Arzneimittel pocket plus 2021

Notfall	1
Kardiologie, Angiologie	2
Pneumologie	3
Gastroenterologie	4
Nephrologie	5
Endokrinologie	6
Hämatologie, Onkologie	7
Rheumatologie	8
Infektiologie	9
Immunologie	10
Anästhesie	11
Neurologie	12
Psychiatrie	13
Dermatologie	14
Ophthalmologie	15
HNO	16
Urologie	17
Gynäkologie	18
Pädiatrie	19
Toxikologie	20
Geriatrie	21

Herausgeber:
Dr. med. Andreas Ruß
Prof. Dr. med. Stefan Endres

Autoren:
P. Baumann, D. Brodmann, H. Bruckbauer, T. Bschor, M. Drey, S. Endres, F. Eyer, M. Helbig, S. Helbig, M. Humpich, M. Jakob, S. Karl, V. Klauss, B. Kloos-Drobner, A. Macke, A. Meurer, N. Reisch, A. Ruß, S. von Stuckrad-Barre, H. Veldink

Lektorat:
Andrea Rauneker, Dr. Anja Schäfer, Dr. Bettina Spengler

Herstellung:
Tobias Angermann

Umschlaggestaltung:
Mariona Dieguez

Wichtiger Hinweis
Der Stand der medizinischen Wissenschaft ist durch Forschung und klinische Erfahrung ständig im Wandel. Autor und Verlag haben größte Mühe darauf verwandt, dass die Angaben in diesem Werk korrekt sind und dem derzeitigen Wissensstand entsprechen.
Für die Angaben kann von Autor und Verlag jedoch keine Gewähr übernommen werden. Jeder Benutzer ist dazu aufgefordert, Angaben dieses Werkes gegebenenfalls zu überprüfen und in eigener Verantwortung am Patienten zu handeln.
Geschützte Warennamen (Warenzeichen) werden nicht besonders kenntlich gemacht.
Aus dem Fehlen eines solchen Hinweises kann also nicht geschlossen werden, dass es sich um einen freien Handelsnamen handelt.
Alle Rechte vorbehalten. Das Werk ist einschließlich aller seiner Teile urheberrechtlich geschützt. Ohne ausdrückliche, schriftliche Genehmigung des Verlags ist es nicht gestattet, das Buch oder Teile dieses Buches in irgendeiner Form durch Fotokopie, Mikroverfilmung, Übertragung auf elektronische Datenträger, Übersetzung oder sonstige Weise zu vervielfältigen, zu verbreiten oder anderweitig zu verwerten.

Die Deutsche Bibliothek verzeichnet diese Publikation in der Deutschen Nationalbibliografie; detaillierte bibliografische Daten sind im Internet über <http://dnb.ddb.de> abrufbar.

© 1995–2020 Börm Bruckmeier Verlag GmbH
Emil-Geis-Str. 4, 82031 Grünwald, www.media4u.com

17. Auflage, August 2020
ISBN 978-3-89862-833-4
Druck: Kösel GmbH & Co. KG

Vorwort zur 17. Auflage

Der Tag, an dem wir dieses Vorwort schreiben (3. Juli 2020), ist der Tag, an dem in der EU mit Remdesivir der erste Wirkstoff für die Therapie der COVID-19-Erkrankung zugelassen wird. Die globale Pandemie hat die Bedeutung der medizinischen Forschung inklusive der Entwicklung von Arzneimitteln für unsere Gesellschaft drastisch vor Augen geführt.

Im Jahr 2019 wurden in Deutschland 25 neue Medikamente mit neuen Wirkstoffen zugelassen, zehn davon für Patienten mit Tumorerkrankungen.

In der aktuellen Auflage des **Arzneimittel pocket plus 2021** finden Sie wieder mit höchstmöglicher Aktualität auch die erst kürzlich neu zugelassenen Medikamente. Die Informationen über Wirkmechanismen, unerwünschte Wirkungen und Kontraindikationen wurden erneut aktualisiert und erweitert.

Die 17. Auflage präsentiert sich in der bewährten Aufteilung mit dem Arzneimittel-Teil vorne, in dem alle wichtigen Wirkstoffe, Handelsnamen und Dosierungen aufgeführt sind, und dem Therapie-Teil hinten, in dem die wichtigsten Krankheitsbilder mit den entsprechenden medikamentösen Therapien dargestellt werden. Hierbei wurde besonderer Wert auf leitliniengerechte Therapieempfehlungen gelegt. Im Therapieteil haben wir uns auf häufige Krankheitsbilder und auf häufig oder gelegentlich eingesetzte Wirkstoffe beschränkt. Auf die Aufnahme sehr selten eingesetzter Wirkstoffe und Reservemedikamente (Drittlinien-Therapien) haben wir bewusst verzichtet.

Nach dem großen Erfolg der i-pocket Applikation wird das **Arzneimittel pocket plus 2021** weiter als **iPhone-** bzw. als **Android App** verfügbar sein.
Für zusätzliche Informationen erkundigen Sie sich einfach auf der Website des Börm Bruckmeier Verlags: **www.media4u.com**.
Wir wünschen Ihnen Freude und Bestätigung bei der ärztlichen Arbeit und insbesondere bei der bestmöglichen Wahl von Medikamenten, die Sie zum Wohl Ihrer Patientinnen und Patienten einsetzen.

Auch in diesem Jahr möchten wir Ihnen für Ihre Treue, Ihre Kommentare und Verbesserungsvorschläge danken.

Andreas Ruß und Stefan Endres Juli 2020
für die Autorinnen und Autoren

Autorenverzeichnis

Dr. Andreas Ruß
(Hrsg., Arzneimittel)
Haushamer Internisten PartGmbB, Kirchplatz 1;
83734 Hausham

Prof. Dr. Stefan Endres
(Hrsg. Therapien,
Gastroenterologie – Therapie)
Leiter der Abteilung für klinische Pharmakologie;
Medizinische Klinik und Poliklinik IV;
Klinikum der Universität München

Dr. Philipp Baumann
(Hämatologie, Onkologie – Therapie)
Oberarzt am Zentrum für Innere Medizin;
Klinikum Garmisch-Partenkirchen

Dr. Doreen Brodmann
(Nephrologie, Urologie – Therapie)
Leitende Ärztin, Innere Medizin/Nephrologie,
Spitalzentrum Oberwallis, Pflanzettastr. 8, CH-3930 Visp

Dr. Harald Bruckbauer
(Dermatologie – Therapien)
Facharztpraxis für Haut- und Geschlechtskrankheiten,
Allergologie, Neufahrn

Prof. Dr. Tom Bschor
(Psychiatrie – Therapie)
Chefarzt der Abteilung für Psychiatrie, Schlosspark-Klinik,
Heubnerweg 2, 14059 Berlin

PD Dr. Michael Drey
(Geriatrie – Arzneimittel)
Akutgeriatrie, Medizinische Klinik und Poliklinik IV,
Klinikum der Universität München

Prof. Dr. Florian Eyer
(Toxikologie – Therapie)
Leiter der Abteilung für Klinische Toxikologie,
Klinikum rechts der Isar, Technische Universität München

PD Dr. Dr. Matthias Helbig
(HNO – Therapie)
Facharztpraxis für Hals-Nasen-Ohrenheilkunde,
Breslauer Str. 44, 65779 Kelkheim/Taunus

PD Dr. Silke Helbig
(HNO – Therapie)
Oberärztin am Zentrum für HNO-Heilkunde,
Klinikum der J.-W.-Goethe-Universität Frankfurt

Dr. Marek Humpich
(Anästhesie – Therapie)
Facharzt für Anästhesiologie und Neurologie, Notfallmedizin,
Leitender Notarzt des Main-Taunus-Kreises, Tagesklinik Hofheim,
Reifenberger Strasse 6, 65719 Hofheim am Taunus

Dr. Michael Jakob
(Pneumologie – Therapie)
Leitender Oberarzt der II. Medizinischen Abteilung,
Krankenhaus Dritter Orden, München

Dr. Sonja Karl
(Dermatologie – Therapie)
Facharztpraxis für Haut- und Geschlechtskrankheiten,
Allergologie, Neufahrn

Prof. Dr. Volker Klauss
(Kardiologie – Therapie)
Facharztpraxis Innere Medizin und Kardiologie,
Sonnenstr. 17, 80331 München

Dr. Beate Kloos-Drobner
(Ophthalmologie – Therapie)
ARGUS Augenzentrum Mittelhessen,
Überörtliche Berufsausübungsgemeinschaft, Giessen

Dr. Alfons Macke
(Pädiatrie – Therapie)
Kinder- und Jugendarzt, Neuropädiatrie,
83052 Bruckmühl

Dr. Anja Meurer
(Rheumatologie, Infektiologie – Ther.)
Facharztpraxis für Innere Medizin und Infektiologie,
Ainmillerstraße 26, 80801 München

PD Dr. Nicole Reisch
(Endokrinologie – Therapie)
Abteilung Endokrinologie;
Medizinische Klinik und Poliklinik IV, Universität München

Dr. Sebastian v. Stuckrad-Barre
(Neurologie – Therapie)
Facharztpraxis für Neurologie,
Bahnhofstr. 26a, 55218 Ingelheim am Rhein

Dr. Hendrik Veldink
(Gynäkologie – Therapie)
Gynäkologie, Mathias-Spital Rheine,
Frankenburgstraße 31, 48431 Rheine

A 1 Notfall 17

A 1.1	Notfallmedikamente	17

A 2 Kardiologie, Angiologie 21

A 2.1	Antihypertensiva	21
A 2.2	Diuretika	41
A 2.3	Antianginosa	46
A 2.4	Antiarrhythmika	48
A 2.5	Digitalisglykoside	52
A 2.6	Sympathomimetika	53
A 2.7	Parasympatholytika	55
A 2.8	Kardiostimulanzien	56
A 2.9	Gerinnung	57

A 3 Pneumologie 73

A 3.1	Inhalative Beta-2-Sympathomimetika	73
A 3.2	System. Beta-2-Sympathomimetika	74
A 3.3	Inhalative Alpha- und Beta-Sympathomimetika	76
A 3.4	Inhalative Anticholinergika	76
A 3.5	Inhalative Glukokortikoide	78
A 3.6	Methylxanthine	81
A 3.7	Leukotrienrezeptorantagonisten	81
A 3.8	Phosphodiesterase-4-Inhibitor	82
A 3.9	Sekreto- und Mukolytika	82
A 3.10	Antitussiva	83
A 3.11	Antihistaminika	84
A 3.12	Mastzellstabilisatoren	86
A 3.13	Monoklonale Antikörper	87
A 3.14	Immunsuppressiva	88
A 3.15	Proteinkinaseinhibitoren	88
A 3.16	Mittel zur Therapie der pulmonalen Hypertonie	89

A 4 Gastroenterologie 92

A 4.1	Ulkustherapeutika	92
A 4.2	Motilitätssteigernde Mittel	96
A 4.3	Spasmolytika	98
A 4.4	Laxantien	98
A 4.5	Darmlavage-Lösungen	100
A 4.6	Karminativa	100
A 4.7	Antidiarrhoika	101
A 4.8	Lebertherapeutika	102
A 4.9	Gallensäuren	102
A 4.10	Verdauungsenzyme	103
A 4.11	Aminosalicylate	103
A 4.12	Glukokortikoide	104
A 4.13	Stammzellen	104
A 4.14	Antikörper bei CED	105
A 4.15	Antiemetika, Antivertiginosa	105
A 4.16	Regulatorische Peptide	108
A 4.17	Serotoninsyntheseinhibitoren	109
A 4.18	Hämorrhoidalmittel	110
A 4.19	Glyceroltrinitrat	110

A 5 Nephrologie 111

A 5.1	Phosphatbinder	111
A 5.2	Kationenaustauscher	111
A 5.3	Eisen	111
A 5.4	Erythropoetin	111
A 5.5	Vitamin D	111
A 5.6	Vitamin-D-Analoga	111
A 5.7	Azidosetherapeutika	111

A 6 Endokrinologie 112

A 6.1	Antidiabetika	112
A 6.2	Antihypoglykämika	119
A 6.3	Lipidsenker	120
A 6.4	Schilddrüse, Nebenschilddrüse	126
A 6.5	Gichtmittel	129
A 6.6	Kalziumstoffwechselregulatoren	131
A 6.7	Abmagerungsmittel	134
A 6.8	Orphan Drugs	134

Inhalt

A 6.9	Steroidgenesehemmer	141
A 6.10	Hypothalamushormone	142
A 6.11	Hypophysenhinterlappenhormone	142
A 6.12	Wachstumshormonrezeptorantagonisten	144
A 6.13	Endokrinologische Diagnostik	144

A 7 Hämatologie, Onkologie 145

A 7.1	Antianämika	145
A 7.2	Eisenchelatbildner	147
A 7.3	Vitamine	148
A 7.4	Wachstumsfaktoren	151
A 7.5	Benutzerhinweise für Chemotherapeutika	152
A 7.6	Allgemeine unerwünschte Wirkungen	152
A 7.7	Alkylierende Mittel	153
A 7.8	Antimetabolite	157
A 7.9	Alkaloide, andere natürliche Mittel	161
A 7.10	Zytotoxische Antibiotika	163
A 7.11	Topoisomerase-I-Hemmer	166
A 7.12	Proteinkinase-Inhibitoren	167
A 7.13	mTOR-Inhibitoren	179
A 7.14	Antikörper	180
A 7.15	Weitere antineoplastische Mittel	189
A 7.16	Entgiftungsmittel	198

A 8 Rheumatologie 199

A 8.1	Non-steroidale Antirheumatika	199
A 8.2	Pyrazolonderivate	204
A 8.3	Analgetika-Kombinationen	204
A 8.4	Analgetika + Schleimhautprotektiva	205
A 8.5	Rheuma-Basistherapeutika	206
A 8.6	Glukokortikoide	208
A 8.7	Selektive Immunsuppresiva	211

A 9 Infektiologie 217

A 9.1	Keimempfindlichkeit	217
A 9.2	Penicilline	218
A 9.3	Beta-Lactamase-Inhibitoren	221
A 9.4	Cephalosporine	223
A 9.5	Monobactame	230
A 9.6	Cycline	230
A 9.7	Makrolide, Ketolide	232
A 9.8	Lincosamide	233
A 9.9	Aminoglykoside	234
A 9.10	Chinolone	235
A 9.11	Folsäureantagonisten	237
A 9.12	Nitroimidazole	239
A 9.13	Nitrofurane/Harnwegantibiotika	239
A 9.14	Carbapeneme	240
A 9.15	Glykopeptide	241
A 9.16	Lipopeptide	243
A 9.17	Oxazolidinone	243
A 9.18	Polymyxine	244
A 9.19	Antiprotozoenmittel	245
A 9.20	Weitere Antibiotika	246
A 9.21	Antimikrobielle Spüllösung	247
A 9.22	Tuberkulostatika	247
A 9.23	Virustatika	251
A 9.24	Systemische Antimykotika	266
A 9.25	Topische Antimykotika	270
A 9.26	Anthelminthika	270
A 9.27	Antimalariamittel	272

A 10 Immunologie 274

A 10.1	Immunsuppressiva	274
A 10.2	Interferone	277
A 10.3	Immunglobuline	277
A 10.4	Spezifische Immunglobuline	278
A 10.5	Immunstimulanzien	278
A 10.6	Impfstoffe	279
A 10.7	Impfkalender	283

A 11 Anästhesie — 284

A 11.1	Opioid-Analgetika	284
A 11.2	Opioidrezeptor-Agonist	292
A 11.3	Weitere zentral wirksame Analgetika	292
A 11.4	Anilinderivate	293
A 11.5	Narkotika	293
A 11.6	Muskelrelaxantien	296
A 11.7	Xanthinderivate	297
A 11.8	Lokalanästhetika	297
A 11.9	Synthetische Anticholinergika	299
A 11.10	Mineralstoffe	299
A 11.11	Parenterale Ernährung	301
A 11.12	Plasmaersatzmittel	304
A 11.13	Azidose, Alkalose	305

A 12 Neurologie — 306

A 12.1	Antiepileptika	306
A 12.2	Antiparkinsonmittel	315
A 12.3	Migränemittel	323
A 12.4	Muskelrelaxantien	326
A 12.5	Cholinergika	329
A 12.6	Antidementiva	330
A 12.7	Kaliumkanalblocker	332
A 12.8	Cannabinoide	332
A 12.9	Selektive Immunsuppressiva	333
A 12.10	Interferone	336
A 12.11	Kalziumantagonisten	336
A 12.12	Neuropathiepräparate	336
A 12.13	VMAT2-Inhibitoren	337
A 12.14	Dopaminantagonisten	337
A 12.15	Antisense-Oligonukleotide	337

A 13 Psychiatrie — 338

A 13.1	Antidepressiva	338
A 13.2	Stimmungsstabilisierer/Antimanika	348
A 13.3	Anxiolytika	348
A 13.4	Antipsychotika	349
A 13.5	Sedativa, Hypnotika	359
A 13.6	Psychoanaleptika	365
A 13.7	Zentral wirksame Alpha-Sympathomimetika	367
A 13.8	Alkoholentwöhnungsmittel	368
A 13.9	Rauchentwöhnungsmittel	369

A 14 Dermatologie — 370

A 14.1	Antipruriginosa, Antiphlogistika	370
A 14.2	Glukokortikoide	370
A 14.3	Dermatitistherapeutika	373
A 14.4	Antipsoriatika	373
A 14.5	Aknemittel	377
A 14.6	Antiinfektiva	379
A 14.7	Keratolytika	383
A 14.8	Haarwuchsmittel	383
A 14.9	Photosensitizer	384
A 14.10	Protektiva gegen UV-Strahlen	384
A 14.11	Topische Antihistaminika	385
A 14.12	Weitere Externa	385

A 15 Ophthalmologie — 387

A 15.1	Oberflächenanästhetika	387
A 15.2	Antiinfektiva	387
A 15.3	Antiphlogistika	389
A 15.4	Glaukommittel	391
A 15.5	Mydriatika und Zykloplegika	394
A 15.6	Antiallergika	395
A 15.7	Vasokonstriktiva	395
A 15.8	Hornhautpflegemittel	396
A 15.9	Antineovaskuläre Mittel, Enzyme	396
A 15.10	Neutralisierungslösungen bei Verätzungen	398

A 16 HNO — 399

A 16.1	Rhinologika	399
A 16.2	Nasale Dekongestiva + Antihistaminikum	401
A 16.3	Otologika	401
A 16.4	Weitere Hals-Rachen-Therapeutika	402

A 17 Urologie — 404

A 17.1	Urospasmolytika	404
A 17.2	Prostatamittel	405
A 17.3	Erektile Dysfunktion	407
A 17.4	Sexualhormone	408
A 17.5	Urolithiasismittel	411
A 17.6	Kationenaustauscher	411
A 17.7	Phosphatbinder	412
A 17.8	Weitere Urologika	412

A 18 Gynäkologie — 413

A 18.1	Hormonpräparate	413
A 18.2	Hormonelle Kontrazeptiva	422
A 18.3	Wehen induktion, Geburtseinleitung	426
A 18.4	Prolaktinhemmer	427
A 18.5	Wehenhemmer	428
A 18.6	Schwangerschaft, Stillzeit	429

A 19 Pädiatrie — 430

A 20 Toxikologie — 431

A 20.1	Allgemeines	431
A 20.2	Ärztliche Behandlung	431
A 20.3	Antidota	432
A 20.4	Transport	436
A 20.5	Asservierung	436

A 21 Geriatrie — 437

A 21.1	Potenziell inadäquate Medikation	437

T 1	**Notfall**	**441**	**T 4** **Gastroenterologie**	**519**
T 1.1	Notfälle – Therapiemaßnahmen	441	T 4.1 Ösophagitis	519
T 1.2	Adult Advanced Life Support	442	T 4.2 Achalasie	520
			T 4.3 Gastritis	520
T 2	**Kardiologie**	**443**	T 4.4 Ulkuskrankheit	521
			T 4.5 Gastroenteritis	523
T 2.1	Hypertonie	443	T 4.6 Divertikulitis	523
T 2.2	Hypertensive Krise	448	T 4.7 Morbus Crohn	524
T 2.3	Hypotonie	450	T 4.8 Colitis ulcerosa	525
T 2.4	Koronare Herzkrankheit	450	T 4.9 Kollagene Kolitis	526
T 2.5	Herzinsuffizienz	463	T 4.10 Reizdarmsyndrom	526
T 2.6	Herzrhythmusstörungen	469	T 4.11 Pankreatitis	526
T 2.7	Infektiöse Endokarditis	476	T 4.12 Hepatitis	527
T 2.8	Endokarditisprophylaxe	476	T 4.13 Autoimmune Cholangitiden	530
T 2.9	Perikarditis	477	T 4.14 Leberzirrhose	531
T 2.10	Periphere arterielle Verschlusskrankheit	478	T 4.15 Leberabszess	532
T 2.11	Akute Extremitätenischämie	479	T 4.16 Cholelithiasis	532
T 2.12	Thrombophlebitis	479	T 4.17 Akute Cholezystitis	532
T 2.13	Tiefe Venenthrombose	479	T 4.18 Darmlavage	533
			T 4.19 Sedierung in der Endoskopie	533
T 3	**Pneumologie**	**481**	**T 5** **Nephrologie**	**534**
T 3.1	Asthma bronchiale	481	T 5.1 Akutes Nierenversagen	534
T 3.2	COPD und Lungenemphysem	490	T 5.2 Chronische Niereninsuffizienz	535
T 3.3	Alpha-1-Antitrypsinmangel	498	T 5.3 Glomerulonephritis	539
T 3.4	Exogen allergische Alveolitis	499	T 5.4 Gefäßerkrankungen	550
T 3.5	Idiopathische Lungenfibrose	499		
T 3.6	Pneumonie	499	**T 6** **Endokrinologie**	**551**
T 3.7	Lungenabszess	505		
T 3.8	Pleuraempyem	505	T 6.1 Dehydratation	551
T 3.9	Schwere respiratorische Infektionen	506	T 6.2 Hyperhydratation	552
T 3.10	Lungenarterienembolie	509	T 6.3 Ödeme	553
T 3.11	Pulmonale Hypertonie	512	T 6.4 Hypokaliämie	553
T 3.12	Bronchiektasen	515	T 6.5 Hyperkaliämie	553
T 3.13	Mukoviszidose	516	T 6.6 Hypokalzämie	554
T 3.14	Sarkoidose	518	T 6.7 Hyperkalzämie	554
			T 6.8 Hypomagnesiämie	555
			T 6.9 Hypermagnesiämie	555
			T 6.10 Metabolische Azidose	555
			T 6.11 Metabolische Alkalose	556

Inhalt

T 6.12	Respiratorische Azidose	556
T 6.13	Respiratorische Alkalose	556
T 6.14	Diabetes mellitus	556
T 6.15	Hyperlipoproteinämien	563
T 6.16	Hyperurikämie, Gicht	565
T 6.17	Porphyrien	566
T 6.18	Osteoporose	567
T 6.19	Osteomalazie	569
T 6.20	Ostitis deformans Paget	570
T 6.21	Morbus Wilson	570
T 6.22	Hämochromatose	571
T 6.23	Struma	571
T 6.24	Hyperthyreose	572
T 6.25	Hypothyreose	574
T 6.26	Thyreoiditiden	574
T 6.27	Cushing-Syndrom	575
T 6.28	Conn-Syndrom, Hyperaldosteronismus	576
T 6.29	Hypokortisolismus	577
T 6.30	Phäochromozytom	578
T 6.31	Hyperparathyreoidismus	578
T 6.32	Hypoparathyreoidismus	580
T 6.33	Hypopituitarismus	580
T 6.34	HVL-Überfunktion, HVL-Tumoren	582
T 6.35	Diabetes insipidus	583
T 6.36	Insulinom	583
T 6.37	Verner-Morrison-Syndrom	584
T 6.38	Karzinoid-Syndrom bei GEP-NET	584
T 6.39	Gastrinom	584
T 6.40	Gynäkomastie	584

T 7 Hämatologie, Onkologie 585

T 7.1	Hämophilie	585
T 7.2	Von-Willebrand-Jürgens-Syndrom	586
T 7.3	Kongenitaler Faktor-XIII-A-Mangel	587
T 7.4	Anämie	587
T 7.5	Zytostatika-induzierte Neutropenie	589
T 7.6	Idiopathische thrombozytopenische Purpura	589
T 7.7	Polyzythaemia vera	590
T 7.8	Essenzielle Thrombozythämie	591
T 7.9	Primäre Myelofibrose	591
T 7.10	Chronisch-myeloische Leukämie	591
T 7.11	Myelodysplasie	592
T 7.12	Non-Hodgkin-Lymphom	592
T 7.13	Akute Leukämie	598
T 7.14	M. Hodgkin	599
T 7.15	Multiples Myelom	601
T 7.16	Supportive Therapie nach Symptom	604
T 7.17	Analkarzinom	604
T 7.18	Harnblasenkarzinom	605
T 7.19	Bronchialkarzinom	607
T 7.20	Gallenblasenkarzinom	614
T 7.21	Pleuramesotheliom	615
T 7.22	Kopf-Hals-Tumoren	615
T 7.23	Hodentumoren	617
T 7.24	Kolorektales Karzinom	617
T 7.25	Leberzellkarzinom	621
T 7.26	Neuroendokrine Tumoren	621
T 7.27	Magenkarzinom	623
T 7.28	Malignes Melanom	625
T 7.29	Mammakarzinom	626
T 7.30	Medulläres Schilddrüsenkarzinom	631
T 7.31	Nierenkarzinom	631
T 7.32	Ösophaguskarzinom	633
T 7.33	Ovarialkarzinom	633
T 7.34	Pankreaskarzinom	634
T 7.35	Prostatakarzinom	636
T 7.36	ZNS-Malignome	637

T 8 Rheumatologie 638

T 8.1	Raynaud-Syndrom	638
T 8.2	Fibromyalgie-Syndrom	638
T 8.3	Arthrosis deformans	638
T 8.4	Rheumatoide Arthritis	639
T 8.5	M. Bechterew	641
T 8.6	Reaktive Arthritis, M. Reiter	641
T 8.7	Psoriasisarthritis	642
T 8.8	Systemischer Lupus erythematodes	643
T 8.9	Progressiv systemische Sklerodermie	644
T 8.10	Arteriitis temporalis Horton	645
T 8.11	Panarteriitis nodosa	645
T 8.12	ANCA-assoziierte Vaskulitis	645
T 8.13	Sjögren-Syndrom	646

T 9 Infektiologie 647

T 9.1	Amöbiasis	647
T 9.2	Borreliose	647
T 9.3	Candidose	648
T 9.4	Cholera	650
T 9.5	Giardiasis	650
T 9.6	Herpes-simplex-Virus	650
T 9.7	Primäre Osteomyelitis	650
T 9.8	Oxyuriasis	651
T 9.9	Scharlach	651
T 9.10	Sexuell übertragbare Erkrankungen	651
T 9.11	Shigellose	658
T 9.12	Taeniasis	658
T 9.13	Tuberkulose	658

T 10 Immunologie 661

T 11 Anästhesie 662

T 11.1	Prämedikation	662
T 11.2	Narkosezwischenfälle	663
T 11.3	Narkoseführung	664
T 11.4	Perioperative Probleme	665
T 11.5	Schock	667
T 11.6	Akutes Lungenödem	669

T 12 Neurologie 670

T 12.1	Glasgow Coma Scale	670
T 12.2	Chorea	671
T 12.3	Demenz	671
T 12.4	Epilepsie	671
T 12.5	Fazialisparese, peripher	674
T 12.6	Kopfschmerzen	674
T 12.7	Lumbago	677
T 12.8	Meningitis/Enzephalitis	678
T 12.9	Multiple Sklerose	679
T 12.10	Myasthenia gravis	682
T 12.11	Myoklonien	682
T 12.12	Parkinson-Syndrom	682
T 12.13	Neuroborreliose	685
T 12.14	Restless-Legs-Syndrom	685
T 12.15	Schwindel	685
T 12.16	Spastik	686
T 12.17	Tremor	687
T 12.18	Zerebrale Ischämie	687

T 13 Psychiatrie 689

T 13.1	Psychiatrischer Notfall	689
T 13.2	Demenz	691
T 13.3	Alkoholabhängigkeit	692
T 13.4	Depression	693
T 13.5	Manie	695
T 13.6	Schizophrenie	696
T 13.7	Wahnerkrankung	697
T 13.8	Angsterkrankung	697
T 13.9	Zwangserkrankung	699
T 13.10	Aufmerksamkeitsdefizit-/Hyperaktivitätsstörung	699

T 14 Dermatologie 700

T 14.1	Hinweis zur Therapie	700
T 14.2	Staph.-aureus-bedingte Infektionen	700
T 14.3	Weitere bakterielle Infektionen	704
T 14.4	Akne und akneiforme Dermatosen	708
T 14.5	Alopezie	711
T 14.6	Ekzemerkrankungen	713
T 14.7	Epizoonosen	717
T 14.8	Ichthyosen	717
T 14.9	Lichen ruber	718
T 14.10	Mykosen	718
T 14.11	Pemphigus vulgaris	721
T 14.12	Psoriasis	722
T 14.13	Sexuell übertragbare Erkrankungen	724
T 14.14	Urtikaria	724
T 14.15	Virale Infektionen	726
T 14.16	Aktinische Präkanzerosen	728
T 14.17	Malignes Melanom	729
T 14.18	Basaliom	730

Inhalt

T 15 Ophthalmologie — 731

T 15.1	Hordeolum	731
T 15.2	Blepharitis	731
T 15.3	Lidabszess, Orbitalphlegmone	731
T 15.4	Virusinfektionen der Lider	732
T 15.5	Dakryoadenitis	732
T 15.6	Dakryozystitis	733
T 15.7	Konjunktivitis	733
T 15.8	Keratitis	735
T 15.9	Verätzung, Verbrennung	736
T 15.10	Episkleritis	736
T 15.11	Skleritis	737
T 15.12	Uveitis anterior	737
T 15.13	Intermediäre und hintere Uveitis	738
T 15.14	Toxoplasmose-Retinochorioiditis	739
T 15.15	Endophthalmitis	740
T 15.16	Neuritis nervi optici	740
T 15.17	Ischämische Optikusneuropathie	740
T 15.18	Zentralarterienembolie	741
T 15.19	Zentralvenenverschluss	742
T 15.20	Primäres Offenwinkelglaukom	743
T 15.21	Akutes Winkelblockglaukom	744
T 15.22	Endokrine Orbitopathie	745
T 15.23	Makuladegeneration	745
T 15.24	Diabetisches Makulaödem	745
T 15.25	Zystoides Makulaödem	746
T 15.26	Chorioretinopathia centralis serosa	746

T 16 HNO — 747

T 16.1	Rhinitis	747
T 16.2	Nasenfurunkel	748
T 16.3	MRSI der Nasenschleimhäute	749
T 16.4	Sinusitis	749
T 16.5	Tonsillitis	750
T 16.6	Pharyngitis	751
T 16.7	Laryngitis	751
T 16.8	Perichondritis	753
T 16.9	Otitis externa	753
T 16.10	Zoster oticus	754
T 16.11	Otitis media	755
T 16.12	Mastoiditis	756
T 16.13	M. Menière	756
T 16.14	Hörsturz	757
T 16.15	Tinnitus aurium	757
T 16.16	Neuropathia vestibularis	757
T 16.17	Idiopathische Fazialisparese	758
T 16.18	Sialadenitis	758

T 17 Urologie — 759

T 17.1	Urologische Infektionen	759
T 17.2	Nierensteine	765
T 17.3	Benigne noduläre Prostatahyperplasie	768
T 17.4	Inkontinenz	769
T 17.5	Erektile Dysfunktion	770

T 18 Gynäkologie — 771

T 18.1	Mastopathie	771
T 18.2	Mastodynie	771
T 18.3	Prämenstruelles Syndrom	771
T 18.4	Endometriose	771
T 18.5	Vulvadystrophie	772
T 18.6	Vulvovaginitis	772
T 18.7	Zervizitis	772
T 18.8	Salpingitis, Endometritis	772
T 18.9	Pelvic inflammatory disease	773
T 18.10	Präeklampsie	773
T 18.11	Hyperemesis gravidarum	775
T 18.12	Puerperalfieber	775
T 18.13	Mastitis	776
T 18.14	Hormonelle Kontrazeption	776
T 18.15	Hormonsubstitution	777
T 18.16	Inkontinenz	778

T 19 Pädiatrie — 779

T 19.1	Pädiatrische Notfälle	779
T 19.2	Kinderkardiologie	790
T 19.3	Kinderpneumologie	792
T 19.4	Pädiatrische Gastroenterologie	796
T 19.5	Pädiatrische Endokrinologie	799
T 19.6	Pädiatrische Hämatologie	801
T 19.7	Pädiatrische Infektiologie	802
T 19.8	Päd. Allergologie und Immunologie	809

T 19.9	Schmerztherapie im Kindesalter	811	T 20.35	Kokain-Intoxikation	843
T 19.10	Sedierung im Kindesalter	813	T 20.36	Kupfer-Intoxikation	844
T 19.11	Neuropädiatrie	813	T 20.37	Lithium-Intoxikation	844
T 19.12	Kinder- und Jugendpsychiatrie	819	T 20.38	MAO-Hemmer-Intoxikation	844
T 19.13	Kinderdermatologie	821	T 20.39	Methanol-Intoxikation	844
T 19.14	Kinder-HNO	825	T 20.40	Met-Hb-Bildner-Intoxikation	844
T 19.15	Pädiatrische Nephrologie, Urologie	826	T 20.41	Methotrexat-Intoxikation	845
			T 20.42	Mutterkornalkaloid-Intoxikation	845
T 20	**Toxikologie**	**830**	T 20.43	Neuroleptika-Intoxikation	845
			T 20.44	Opiat-Intoxikation	846
T 20.1	Wichtige Hinweise zur Therapie	830	T 20.45	Organophosphat-Intoxikation	846
T 20.2	Allgemeinmaßnahmen	831	T 20.46	Paracetamol-Intoxikation	846
T 20.3	Acetylsalizylsäure-Intoxikation	832	T 20.47	Penicillin- und Derivate-Intoxikation	846
T 20.4	Ajmalin-, Prajmalin-Intoxikation	832	T 20.48	Pyrazolon-Verbindungs-Intoxikation	846
T 20.5	Amanitin-Intoxikation	833	T 20.49	Quecksilber-Intoxikation	847
T 20.6	Amantadin-Intoxikation	833	T 20.50	Reizgas-Intoxikation	847
T 20.7	Amphetamin-Intoxikation	834	T 20.51	Reserpin-Intoxikation	847
T 20.8	Antidepressiva-Intoxikation	834	T 20.52	Säuren-Intoxikation	848
T 20.9	Antihistaminika-Intoxikation	835	T 20.53	Schaumbildner-Intoxikation	848
T 20.10	Arsen-Intoxikation	836	T 20.54	Schilddrüsenhormon-Intoxikation	848
T 20.11	Atropin-Intoxikation	836	T 20.55	Spice-Intoxikation/Kräutermischungen	848
T 20.12	Barbiturat-Intoxikation	836	T 20.56	Sulfonamid-Intoxikation	848
T 20.13	Benzodiazepin-Intoxikation	836	T 20.57	Thallium-Intoxikation	848
T 20.14	Betablocker-Intoxikation	837	T 20.58	Theophyllin-Intoxikation	848
T 20.15	Biguanide-Intoxikation	837	T 20.59	Zink-Intoxikation	848
T 20.16	Biperiden-Intoxikation	838	T 20.60	Giftinformationszentralen	849
T 20.17	Blei-Intoxikation	838			
T 20.18	Botulismus-Intoxikation	838	**T 21**	**Geriatrie**	**849**
T 20.19	Carbamat-Intoxikation	838			
T 20.20	Chinin-Intoxikation	838	**T 22**	**Zusatzinfos**	**850**
T 20.21	Chloroquin-Intoxikation	839			
T 20.22	Chrom-Intoxikation	839	T 22.1	Pharmakologische Grundbegriffe	850
T 20.23	Clenbuterol-Intoxikation	839	T 22.2	Dosisanpassung bei Niereninsuffizienz	853
T 20.24	Clonidin-Intoxikation	839	T 22.3	Zytochrom-P450-System	854
T 20.25	Cumarin-Intoxikation	840	T 22.4	Bestimmung der Körperoberfläche	856
T 20.26	Cyanid-Intoxikation	840	T 22.5	Doping	859
T 20.27	Dihydroergotamin-Intoxikation	840	T 22.6	Betäubungsmittelverordnung	863
T 20.28	Eisen-III-/-II-sulfat-Intoxikation	840	T 22.7	Unerwünschte Arzneimittelwirkungen	865
T 20.29	Ethylenglykol-Intoxikation	841	T 22.8	Internetlinks	866
T 20.30	Gammahydroxybuttersäure	841			
T 20.31	Heparin-Intoxikation	842		**Index**	**867**
T 20.32	Herzglykosid-Intoxikation	842			
T 20.33	Kalziumantagonist-Intoxikation	842			
T 20.34	Koffein-Intoxikation	843			

Neuzulassungen 2019

Kapitel	Wirkstoff	Handelsname	Klasse; Indikation	Seite
Kardiologie, Angiologie	Andexanet alfa	Ondexxya	Antidot; Antagonisierung der Wirkung von Apixaban und Rivaroxaban	→ 63
	Damoctocog alfa pegol	Jivi	Faktor VIII; Pro. und Therapie: Blutungen bei Hämophilie A (angeb. Faktor-VIII-Mangel)	→ 69
	Lanadelumab	Takhzyro	Monoklonaler AK; Pro. hereditäres Angioödem	→ 71
	Turoctocog alfa pegol	Esperoct	Faktor VIII; Hämophilie A	→ 70
	Vonicog alfa	Veyvondi	von-Willebrand-Faktor; von-Willebrand-Jürgens-Syndrom	→ 70
Pneumologie	Dupilumab	Dupixent	Monoklonaler AK; schweres refraktäres eosinophiles Asthma	→ 87
Gastroenterologie	Darvadstrocel	Alofisel	Mesenchymale Stammzellen; Fisteln bei M. Crohn	→ 104
Endokrinologie	Pegvaliase	Palynziq	Orphan Drug; Phenylketonurie	→ 140
	Volanesorsen	Waylivra	Familiäres Hyperchylomikronämie-Syndrom	→ 126
Hämatologie, Onkologie	Axicabtagen-Ciloleucel	Yescarta	B-Zell-Lymphom	→ 194
	Brigatinib	Alunbrig	Proteinkinase-Inhibitor; ALK-positives, fortgeschrittenes NSCLC	→ 174
	Cemiplimab	Libtayo	Antikörper; kutanes Plattenepithel-Ca	→ 185
	Chlormethin	Ledaga	Stickstofflost-Analogon; kutanes T-Zell-Lymphom	→ 154
	Dacomitinib	Vizimpro	Proteinkinase-Inhibitor; fortgeschrittenes oder metast. NSCLC	→ 174
	Gilteritinib	Xospata	Proteinkinase-Inhibitor; akute myeloische Leukämie	→ 175
	Larotrectinib	Vitrakvi	Proteinkinase-Inhibitor; solide Tumore	→ 176
	Mesenchymale Stromazellen	Obnitix	GvHD	→ 196

Neuzulassungen 2019 (Fortsetzung)

Kapitel	Wirkstoff	Handelsname	Klasse; Indikation	Seite
Hämatologie, Onkologie (Fortsetzung)	Lorlatinib	**Lorviqua**	Proteinkinase-Inhibitor; ALK-positives, fortgeschrittenes NSCLC	→ 176
	Neratinib	**Nerlynx**	Proteinkinase-Inhibitor; Mamma-Ca	→ 177
	Ravulizumab	**Ultomiris**	AK; paroxysmale nächtliche Hämoglobinurie	→ 188
	Rucaparib	**Rubraca**	Rezidiv eines epithelialen Ovarial-Ca, Eileiter-Ca, primären Peritoneal-Ca	→ 197
Infektiologie	Doravirin	**Pifeltro**	NNRTI; HIV-Infektion	→ 257
	Doravirin + Lamivudin + Tenofovir	**Delstrigo**	HIV-Infektion	→ 256
	Temocillin	**Temopen**	Penicillin; komplizierte Infektionen	→ 221
Immunologie	Ropeginterferon alfa-2b	**Besremi**	Interferon; chronische Hepatitis B/C	→ 277
Neurologie	Fremanezumab	**Ajovy**	Monoklonaler Antikörper; Migräne-Pro.	→ 326
	Galcanezumab	**Emgality**	Monoklonaler Antikörper; Migräne-Pro.	→ 325
	Mexiletin	**Namuscla**	Muskelrelaxanz; nicht-dystrophe myotonische Erkrankungen	→ 327
Dermatologie	Dupilumab	**Dupixent**	Monoklonaler Antikörper; mittelschwere bis schwere atopische Dermatitis	→ 87
	Risankizumab	**Skyrizi**	Monoklonaler Antikörper; mittelschwere bis schwere Psoriasis	→ 376
Ophthalmologie	Voretigen Neparvovec	**Luxturna**	Gentransfervektor; erbliche Netzhautdystrophie	→ 398
Urologie	Apalutamid	**Erleada**	Inhibitor des Androgenrezeptor-Signalwegs; nicht-metastasierendes Prostata-Ca	→ 409

Neuzulassungen 2019/2020

Neuzulassungen 2020

Kapitel	Wirkstoff	Handelsname	Klasse; Indikation	Seite
Gastroenterologie	Naldemedin	**Rizmoic**	Motilitätssteigerndes Mittel; Opiod-induzierte Obstipation	→ 98
Endokrinologie	Givosiran	**Givlaari**	Orphan Drugs; akute hepatische Porphyrie	→ 139
	Romosozumab	**Evenity**	Antikörper; postmenopausale Osteoporose	→ 133
Hämatologie, Onkologie	Betaglobinstammzellen	**Zynteglo**	Beta-Thalassämie	→ 194
	Mogamulizumab	**Poteligeo**	Antikörper; Mycosis fungoides, Sézary-Syndrom	→ 186
	Polatuzumab Vedotin	**Polivy**	Antikörper; B-Zell-Lymphom	→ 187
	Talazoparib	**Talzenna**	Fortgeschrittenes oder metastasiertes Mamma-Ca	→ 197
Rheumatologie	Upadacitinib	**Rinvoq**	Selektives Immunsuppressivum; rheumatoide Arhritis	→ 216
Neurologie	Siponimod	**Mayzent**	Selektives Immunsuppressivum; sekundär progrediente MS	→ 335
Psychiatrie	Solriamfetol	**Sunosi**	Psychoanaleptikum; Narkolepsie, obstruktive Schlafapnoe	→ 367
Ophthalmologie	Brolucizumab	**Beovu**	Antikörper; Makuladegeneration	→ 398
Urologie	Darolutamid	**Nubeqa**	Antiandrogen; Prostata-Ca	→ 410

Notfallmedikamente

A 1 Notfall – Arzneimittel

A 1.1 Notfallmedikamente

Acetylsalicylsäure	HWZ 15min (3-22h), dosisabhängig → 199
Aspirin i.v. *Inj.Lsg. 0.5g/5ml*	**Akutes Koronarsyndrom:** 500mg i.v.; **akuter Migräneanfall:** 1g i.v.; **akute Schmerzen:** 0.5-1g i.v., max. 5g/d
Adenosin	HWZ < 10s → 52
Adrekar *Inj.Lsg. 6mg/2ml*	**Paroxysmale AV-junktionale Tachykardien:** 3-6-9-12mg jeweils als Bolus i.v. je nach Wi
Adrenalin (Epinephrin)	HWZ 1-3min → 54
Suprarenin *Amp. 1mg/1ml; Inj.Fl. 25mg/25ml*	**Kardiopulmonale Reanimation:** 1 : 10 verdünnen, alle 3-5min 1mg i.v. (ggf. intraossär); **schwere Anaphylaxie:** 1 : 10 verdünnen, 0.1mg langsam i.v., je nach Wi. initial alle 1-2min, später alle 5min wiederholen
Ajmalin	HWZ 1,6h → 48
Gilurytmal *Amp. 50mg/10ml*	**Supraventrikuläre Tachykardie bei WPW-Syndrom:** 50mg über 5min i.v.; ggf. Wdh. n. 30min; ggf. Dauerinfusion 20-50mg/h; Perf. (250mg) = 5mg/ml ⇒ 4–10ml/h; max. 1200mg/24h
Amiodaron	HWZ 20h-100d → 51
Cordarex *Amp. 150mg/3ml*	**Reanimation mit rezidiv. Kammerflimmern oder pulsloser VT:** 300mg i.v.
Atropin	HWZ 2h → 55
Atropinsulfat *Amp. 0.5mg/1ml, 100mg/10ml*	**Bradykardie:** 0.5-1.5mg i.v. alle 4-6h; **Alkylphosphatintoxikation:** 2-5mg alle 10-15min i.v. bis zum Rückgang der Bronchialsekretion, bis 50mg
Biperiden	HWZ 11-36h → 320
Akineton *Amp. 5mg/1ml*	**Dyskinesien durch Neuroleptika:** 2.5-5mg i.m./ i.v.
Butylscopolamin	HWZ 5h → 98
Buscopan *Amp. 20mg/1ml*	**Koliken:** 20-40mg i.v./i.m./s.c., max. 100mg/d
Clemastin	HWZ 8h → 85
Tavegil *Amp. 2mg/5ml*	**Allergische Reaktion, Anaphylaxie:** 2mg langsam i.v.
Diazepam	HWZ 24-48h → 361
Diazepam Desitin rectal tube *Rektallsg. 5, 10mg* **Stesolid** *Amp. 10mg/2ml;* **Rectiole** *5, 10mg*	**Erregungszustände:** 2-10mg i.v./rekt.; **Status epilepticus:** 5-10mg i.v./rekt.

A 1 Notfall – Arzneimittel

Digoxin	HWZ 30-50h → 52
Lanicor *Amp. 0.25mg/1ml*	**Tachyarrhythmie bei Vorhofflimmern:** ini 0.25mg i.v., bis 0.75mg an d1 in 3ED

Dopamin	HWZ 5-10min → 54
Dopamin *Amp. 50mg/5ml; Amp. 250mg/50ml*	**Schockzustände, schwere Hypotension:** 2-20µg/kg/min i.v., max. 50µg/kg/min; Perf. (250mg) = 5mg/ml ⇒ 1.7-17ml/h

Esketamin	HWZ 2-4h → 294
Ketanest S *Amp. 25mg/5ml, 50mg/2ml, Inj.Lsg. 100mg/10ml, 250mg/10ml*	**Narkoseeinleitung, Narkoseerhaltung:** 0.5-1mg/kg i.v.; 2-4mg/kg i.m., dann 50% der Initialdosis alle 10-15min; **Analgesie:** 0.125-0.25mg/kg i.v.; 0.25-0.5mg/kg i.m.

Esmolol	HWZ 9min → 28
Brevibloc *Amp. 100mg/10ml, 2.5g/250ml*	**Supraventrikuläre Tachykardie:** ini 0.5mg/kg über 1min i.v., dann 50µg/kg/min, max. 200µg/kg/min

Etomidat	HWZ 3-5h → 294
Hypnomidate *Amp. 20mg/10ml*	**Kurznarkose, Narkoseeinleitung:** 0.15-0.30mg/kg i.v.

Fenoterol	HWZ 3.2h → 73
Berotec N *DA 0.1mg/Hub* Partusisten *Amp. 0.5mg/10ml*	**Asthma bronchiale:** 1 Hub, ggf. Wdh. nach 5min; **vorzeitige Wehentätigkeit:** 0.5-3µg/min i.v., Perf. (0.5mg) = 10µg/ml ⇒ 3-18ml/h

Fentanyl	HWZ 3-12h → 286
Fentanyl-Janssen *Amp. 0.1mg/2ml, 0.5mg/10ml*	**Analgesie:** 1.5-3µg/kg i.v.; **Narkose:** 2-50µg/kg i.v.

Flumazenil	HWZ 53min → 435
Anexate *Amp. 0.5mg/5ml, 1mg/10ml*	**Benzodiazepinintoxikation:** ini 0.2mg i.v., ggf. minütlich Nachinjektion von 0.1mg bis max. 1mg Gesamtdosis

Furosemid	HWZ 1h → 41
Lasix *Amp. 20mg/2ml, 40mg/4ml*	**Lungenödem:** 20-40mg i.v.

Glucose 40%	HWZ 15 min → 303
Glucose 40 Braun *Amp. 10ml*	**Hypoglykämie:** 20-100ml i.v.

Haloperidol	HWZ 13-30h → 354
Haldol *Amp. 5mg/1ml*	**Akute Psychose:** ini 5mg i.m., bei Bedarf stündlich 5mg i.m. bis ausreichende Symptomkontrolle erreicht ist, max. 20mg/d

Notfallmedikamente 19

Heparin	HWZ 1.5-2h → 57
Heparin-Natrium-ratioph. Amp. 25.000IE/5ml	**Akutes Koronarsyndrom, Lungenembolie, Gefäßverschluss:** 5000IE i.v.

Ketamin	HWZ 2-4h → 294
Ketamin-ratioph. Amp. 50mg/5ml, 100mg/2ml, 500mg/10ml	**Narkoseeinleitung, Narkoseerhaltung:** 1-2mg/kg i.v.; 4-8mg i.m., dann 50% der Initialdosis alle 10-15min; **Analgesie:** 0.25-0.5mg/kg i.v., 0.5-1mg/kg i.m.

Mepivacain	HWZ 3h → 298
Scandicain 1% Amp. 50mg/5ml	**Lokalanästhesie:** max. 30ml infiltrieren

Metamizol	HWZ 1.8-4.6h → 204
Novalgin Amp. 1g/2ml, 2.5g/5ml	**Starke Schmerzen:** 1-2.5g i.v., max. 5g/d

Metoclopramid	HWZ 2.6-4.6h → 97
Paspertin Amp. 10mg/2ml	**Übelkeit:** 10mg i.v., bis 3x/d

Metoprololtartrat	HWZ 3-5h → 28
Beloc, Lopresor Amp. 5mg/5ml	**Tachykarde Herzrhythmusstörungen:** 5mg langsam i.v., ggf. Wdh. alle 5-10min bis max 15mg; **akuter MI:** 5mg langsam i.v., ggf. Wdh. in Abständen v. 2min bis max 15mg

Morphin	HWZ 2.5h → 287
Morphin, MSI Amp.10mg/1ml, 20mg/1ml	**Stärkste Schmerzen, Lungenödem:** 2.5-10mg i.v.; 5-30 mg s.c./i.m.

Naloxon	HWZ 3-4h → 290
Naloxon-ratioph. Amp. 0.4mg/1ml	**Opiatintoxikation:** 0.4-2mg i.v./i.m./s.c., ggf. Wdh.; **Opiatüberhang nach Narkose:** 0.1-0.2mg i.v., Wdh. alle 2-3min bis Spontanatmung einsetzt

Natriumhydrogencarbonat 8.4%	→ 305
Natriumhydrogencarbonat 8.4% Inf.Lsg. 100ml (100ml = 100mmol HCO_3^-)	**Metabolische Azidose:** Base excess (-) x 0.3 x kgKG=mmol; max. 1.5mmol/kgKG/h i.v.

Nifedipin	HWZ 2.5-5h → 31
Adalat Kps. 5, 10, 20mg	**Hypertensiver Notfall:** 10-mg-Kapsel zerbeißen und schlucken, ggf. Wdh. nach 30 min

Nitroglycerin (Glyceroltrinitrat)	HWZ 2-4.4min → 46
Nitrolingual Spray 0.4mg/Hub; Amp. 5mg/5ml, 25mg/25ml, 50mg/50ml	**AP, Linksherzinsuffizienz, hypertensiver Notfall, akuter Herzinfarkt:** 0.4-1.2mg s.l., ggf. nach 10min wiederholen; ini 0.5-1mg/h i.v., je nach Wi und RR 2-8mg/h, Perfusor 50mg/50ml (1mg/ml): 0.5-8ml/h

A 1 Notfall – Arzneimittel

Oxytocin	HWZ 1–12min → 427
Oxytocin HEXAL *Amp. 3IE/1ml, 5IE/1ml, 10IE/1ml*	**Postpartale Nachblutung:** 5-6IE langsam i.v.; 5-10IE i.m.

Phenytoin	HWZ 20-60h → 308
Phenhydan *Amp. 250mg/5ml, 750mg/50ml*	**Status epilepticus:** 750mg über 20-30min i.v. (bis 50mg/min), ggf. Wdh., max. 17mg/kg/d bzw. 1500mg/d

Prednisolon	HWZ 1.7-2.7h → 210
Infectocortikrupp *Supp. 100mg* Klismacort *Rektalkps. 100mg* Solu-Decortin H *Amp. 50mg/1ml, 250mg/5ml, 1000mg/10ml*	**Anaphylaktischer Schock:** 1g i.v.; **toxisches Lungenödem:** 1g i.v., evtl. Wdh. nach 6, 12 u. 24h; **Status asthmaticus:** 100-500mg i.v.; **Pseudokrupp:** 100mg rekt., bei Bedarf nach 1h (Infectocortikrupp) bzw. 2-4h (Klismacort) erneut 100mg; 3-5mg/kg i.v., evtl. Wdh. nach 2-3h; **Addison-Krise:** 25-50mg i.v

Promethazin	HWZ 8-15h → 351
Atosil N *Amp. 50mg/2ml*	**Unruhezustände:** 25mg i.v., ggf. Wdh. nach 2h, max. 100mg/d, schw. Fälle 200mg/d; **Ki.: 2-18J:** 12.5-25mg i.v., max. 0.5mg/kg/d

Propofol 1%	HWZ 40-200min → 295
Disoprivan *Amp. 200mg/20ml, 500mg/50ml; Fertigspritze 500mg/50ml* Propofol lipuro *Amp. 200mg/20ml, 500mg/50ml, 1g/100ml*	**Narkoseeinleitung:** 1.5-2.5mg/kg langsam i.v.; Patient > 55J oder Risikopatient 1mg/kg; **Narkoseaufrechterhaltung:** 4-12mg/kg/h i.v.; **Sedierung bei chirurgischen oder diagnost. Eingriffen:** ini 0.5-1mg/kg über 1-5min i.v., dann 1.5-4.5mg/kg/h

Terbutalin	HWZ 16h → 73
Bricanyl *Amp. 0.5mg/1ml*	**Status asthmaticus:** 0.25-0.5mg s.c., ggf. Wdh. nach 15-20min, max. 4x/d

Theophyllin	HWZ 7-9h (Erw.); 3-5h (Ki.) → 81
Bronchoparat, Euphylong *Amp. 200mg/10ml*	**Asthma-Anfall:** 4-5mg/kg über 20min i.v. (2-2.5mg/kg bei Theophyllin-Vorbehandlung), dann 9.5mg/kg/d; Perfusor 800mg/50ml (16mg/ml): 2ml/h

Urapidil	HWZ 2-3h → 33
Ebrantil *Amp. 25mg/5ml, 50mg/10ml*	**Hypertensiver Notfall:** 10-50mg langsam i.v., ggf. Wdh. nach 5min; Dauerinfusion: ini 2mg/min, mittlere Erh.Dos. 9mg/h; Perfusor 100mg/50ml (2mg/ml): 4.5-60ml/h

Verapamil	HWZ 3-7(12)h → 30
Isoptin *Amp. 5mg/2ml* VeraHEXAL *Amp. 5mg/2ml*	**Supraventrikuläre Tachykardie, absolute Arrhythmie mit schneller Überleitung:** 5mg langsam i.v., ggf. Wdh. nach 5-10min; Perf. (100mg) = 2mg/ml ⇒ 2-5ml/h

Antihypertensiva 21

A 2 Kardiologie, Angiologie – Arzneimittel

A 2.1 Antihypertensiva

A 2.1.1 ACE-Hemmer

Wm: kompet. Hemmung des Angiotensin-Konversions-Enzyms ⇒ Angiotensin II ↓, Bradykinin ↑;
Wi: Vasodilatation ⇒ RR ↓, Nierendurchblutung ↑, Aldosteronfreisetzung ↓, Katecholaminfreisetzung ↓, Rückbildung von Herz- u. Gefäßwandhypertrophie, protektive Wi bei diabetischer Nephropathie;
UW (Benazepril): Hb/Hkt/Leukozyten/Thrombozyten ↓, Kopfschmerzen, Gleichgewichtsstrg., Müdigkeit, Apathie, Schläfrigkeit, Hypotonie,Orthostase, Schwindel, Ohnmacht, Sehvermögen ↓, Palpitationen, Husten, Bronchitis, Übelkeit, Bauchschmerzen, gastrointestinale Beschwerden, Verdauungsstrg., Nierenfktstrg., Pollakisurie; **UW** (Captopril): Schlafstrg., Geschmacksstrg., Schwindel, Reizhusten, Dyspnoe, Übelkeit, Erbrechen, Obstipation, Diarrhoe, Bauchschmerzen, Mundtrockenheit, Magenverstimmung, Pruritus, Ausschlag, Alopezie;
UW (Cilazapril): Kopfschmerz, Schwindel, Husten, Übelkeit, Müdigkeit;
UW (Enalapril): Husten, Verschwommensehen, Schwindel, Übelkeit, Asthenie, Kopfschmerzen, Depression, Hypotonie, orthostatische Hypotonie, Synkope, Brustschmerzen, Herzrhythmusstrg., Angina pectoris, Tachykardie, Dyspnoe, Diarrhö, Bauchschmerzen, Geschmacksveränderungen, Hautausschlag, Überempfindlichkeit, angioneurotisches Ödem, Müdigkeit;
UW (Fosinopril): Schwindel, Kopfschmerzen, Tachykardie, Hypotonie, Orthostase, Husten, Übelkeit, Erbrechen, Diarrhoe, Hautausschlag, Angioödem, Dermatitis, Brustschmerz, Schwächegefühl, aP/LDH/Bili/Transaminasen ↑; **UW** (Lisinopril): Benommenheit, Kopfschmerz, orthostatische Wirkungen, Husten, Durchfall, Erbrechen, Nierenfktsstrg.;
UW (Moexipril): übermäßige initiale RR-Senkung, Schwindel, Schwäche, Sehstrg., Synkope, Nierenfktstrg., Bronchitis, trockener Reizhusten, dyspeptische Beschwerden, Kopfschmerzen, Müdigkeit, Hb-Abfall, Leuko-/Thrombopenie;
UW (Perindopril): Kopfschmerzen, Schwindel, Parästhesie, Benommenheit, Sehstrg., Tinnitus, Hypotonie und Folgeerscheinungen, Husten, Dyspnoe, Übelkeit, Erbrechen, Bauchschmerzen, Geschmacksstrg., Dyspepsie, Diarrhoe, Obstipation, Ausschlag, Pruritus, Muskelkrämpfe, Asthenie;
UW (Quinapril): Nervosität, Benommenheit, Müdigkeit, Schlaflosigkeit, Niedergeschlagenheit, Schwindel, Gleichgewichtsstrg., Schlafstrg., Somnolenz, Hypotonie, Husten, Übelkeit, Erbrechen, Diarrhoe, Exanthem, Kopfschmerz, Thoraxschmerz;
UW (Ramipril): Kopfschmerzen, Schwindel, Reizhusten, Bronchitis, Sinusitis, Dyspnoe, Entzündungen des Magen-Darm-Trakts, Verdauungsstrg., abdominelle Schmerzen, Dyspepsie, Übelkeit, Erbrechen, Diarrhoe, Exanthem, Muskelkrämpfe, Myalgie, Kalium ↑, Hypotonie, Orthostase, Synkope, Brustschmerz, Müdigkeit;
UW (Trandolapril): Kopfschmerzen, Schwindel, Husten, Abgeschlagenheit, Asthenie, Hypotonie;
UW (Zofenopril): Schwindel, Kopfschmerzen, Übelkeit, Erbrechen, Husten, Müdigkeit;
KI (Benazepril): bek. Überempfindlichkeit, anamnestisch bekanntes, durch vorhergehende Therapie mit einem ACE-Hemmer ausgelöstes angioneurotisches Ödem, hereditäres oder idiopathisches Angioödem, bds. Nierenarterienstenose, Nierentransplantation, hämodynamisch relevante Aorten-/Mitralklappenstenose, HCMP, primärer Hyperaldosteronismus, Grav. (2. u. 3. Trimenon);

A 2 Kardiologie, Angiologie – Arzneimittel

KI (Captopril, Cilazapril, Enalapril, Fosinopril, Lisinopril, Perindopril, Quinapril): bekannte Überempfindlichkeit, anamnestisch bekanntes, durch vorhergehende Therapie mit einem ACE-Hemmer ausgelöstes angioneurotisches Ödem, hereditäres oder idiopathisches Angioödem, Grav. (2. u. 3. Trimenon); **KI** (Moexipril): bekannte Überempfindlichkeit, anamnestisch bekanntes, durch vorhergehende Therapie mit einem ACE-Hemmer ausgelöstes angioneurotisches Ödem, hereditäres oder idiopathisches Angioödem, Grav. (2. und 3. Trimenon), CrCl < 40, keine ausreichende Therapieerfahrung, Dialyse, primäre Lebererkrankung/Leberfunktionsstrg., unbehandelte, dekompensierte Herzinsuffizienz, Kinder;
KI (Ramipril): bekannte Überempfindlichkeit, anamnestisch bekanntes, durch vorhergehende Therapie mit einem ACE-Hemmer ausgelöstes angioneurotisches Ödem, hereditäres oder idiopathisches Angioödem, Grav. (2. und 3. Trimenon), bds. Nierenarterienstenose oder Nierenarterienstenose bei Einzelniere, extrakorporale Behandlungen mit Kontakt zwischen Blut und negativ geladenen Oberflächen, hypotensiv/hämodynamisch instabile Patienten;
KI (Trandolapril): bek. Überempfindlichkeit, anamnestisch bekanntes, durch vorhergehende Therapie mit einem ACE-Hemmer ausgelöstes angioneurotisches Ödem, hereditäres oder idiopathisches Angioödem, Grav./Lakt., Nierenarterienstenose (bds. oder bei Einzelniere), Z.n. Nierentransplantation, hämodynamisch relevante Mitral-/Aortenklappenstenose, HCM, Hypotonie systolisch < 100mmHg, Schock, primärer Hyperaldosteronismus;
KI (Zofenopril): bek. Überempfindlichkeit gegen Z. bzw. andere ACE-Hemmer; angioneurotisches Ödem durch ACE-Hemmern in der Vorgeschichte; angeborenes/idiopathisches angioneurotisches Ödem; schwere Leberfunktionsstörung; Frauen im gebärfähigen Alter ohne ausreichenden Konzeptionsschutz; Nierenarterienstenose (beidseitig oder einseitig bei Einzelniere), Grav. (2. und 3. Trimenon)

Benazepril Rp HWZ 6h, Q_0 0.05, PPB 95%, PRC C (1.), D (2., 3. Trim.), Lact +

Benazepril AL *Tbl. 5, 10, 20mg* Benazepril 1A *Tbl. 5, 10, 20mg* Cibacen *Tbl. 5, 10, 20mg*	**Art. Hypertonie** → 443: 1 x 10-20mg p.o.; max. 40mg/d; **Herzinsuffizienz** → 463: ini 1 x 2.5mg p.o., Erh.Dos. 1 x 5-10mg p.o., max. 20mg/d p.o.; **DANI** CrCl < 30: max. 10mg/d; **DALI** KI

Captopril Rp HWZ 2(12) h, Q_0 0.15, PPB 30%, PRC C (1.), D (2.Trim.), Lact +

ACE-Hemmer-ratioph. *Tbl. 12.5, 25mg* Captogamma *Tbl. 25, 50mg* CaptoHEXAL *Tbl. 25, 50, 100mg*	**Art. Hypertonie** → 443: ini 2 x 12.5-25mg p.o., nach Wi steigern bis 2 x 50-75mg, max. 150mg/d; **Ki.** 0.3mg/kg, s. FachInfo; **Herzinsuff.** → 463: ini 2-3 x 6.25-12.5mg p.o., langsam steigern auf 75-150mg/d p.o., max. 150mg/d; **post Herzinfarkt** → 458: ini 1 x 6.25mg p.o., nach 2h 1 x 12.5mg, nach 12h 1 x 25mg, ab d2 2 x 50mg; **diabet. Nephropathie bei D.m. Typ 1:** 75-100mg/d; **DANI (Ki.)** 0.15mg/kg; **DANI** CrCl > 40: ini 25-50mg, max. 150mg/d; 21-40: ini 25mg, max. 100mg/d; 10-20: ini 12.5, max. 75mg/d; < 10: ini 6.25mg, max. 37.5mg/d

Antihypertensiva

Cilazapril Rp	HWZ (9)h, Q0 0.2, PPB 25-30%
Dynorm *Tbl. 0.5, 1, 2.5, 5mg*	**Art. Hypertonie** → 443: ini 1 x 1.25mg p.o., je nach Wi steigern auf 1 x 2.5mg, max. 5mg/d; **Herzinsuffizienz** → 463: ini 0.5mg, wöchentl. setigern auf 1-2.5mg, max. 5mg/d; < 40: KI; **DANI** CrCl 40-60: 1 x 0.5-1mg, max. 2.5mg/d; **DALI** KI

Enalapril Rp	HWZ (11)h, Q0 0.1, PPB < 50%, PRC C (1.), D (2., 3. Trim.), Lact +
Benalapril *Tbl. 5, 10, 20mg* **Corvo** *Tbl. 2.5, 5, 10, 20mg* **EnaHEXAL** *Tbl. 5, 10, 20, 30, 40mg* **Enalapril-ratioph.** *Tbl. 2.5, 5, 10, 20mg* **Jutaxan** *Tbl. 5mg* **Xanef** *Tbl. 5, 10, 20mg*	**Art. Hypertonie** → 443: ini 1 x 20mg p.o., Erh.Dos. 20mg/d, max. 2 x 20mg/d; **Herzinsuff., asympt. linksventr. Dysfunktion** → 463: d1-3: 2.5mg, d4-7: 2 x 2.5mg, d8-14: 10mg, d15-28: 20mg/d, max. 40mg/d; **DANI** CrCl 30-80: 5-10mg/d; 10-30: 2.5mg/d p.o.; HD: 2.5mg/d

Fosinopril Rp	HWZ 11.5 h, Q0 0.5, PPB > 95%, PRC C (1.), D (2., 3. Trim.), Lact +
Fosinorm *Tbl. 10, 20mg* **Fosino Teva** *Tbl. 10, 20mg*	**Art. Hypertonie** → 443, **Herzinsuff.** → 463: ini 1 x 10mg p.o.; je nach Wi steigern auf 1 x 20mg, max. 40mg/d; **DANI, DALI** nicht erforderlich

Lisinopril Rp	HWZ 12h, Q0 0.3, PPB 3-10%, PRC C (1.), D (2., 3. Trim.), Lact +
Lisinopril 1A *Tbl. 5, 10, 20, 30mg* **Lisinopril AL** *Tbl. 2.5, 5, 10, 20mg* **LisiHEXAL** *Tbl. 2.5, 5, 10, 20mg* **Lisi Lich** *Tbl. 5, 10, 20mg*	**Art. Hypertonie** → 443: ini 1 x 10mg p.o., Erh.Dos. 1 x 20mg, max. 80mg/d; **Herzinsuffizienz** → 463: ini 1 x 2.5mg p.o., langs. steigern bis 1 x 10mg, max. 35mg/d; **post Herzinfarkt** → 458: ini 1 x 5mg p.o., nach 24h 1 x 5mg, nach 48h 1 x 10mg, Dosisanp. je nach RR; **diab. Nephropathie bei D.m. Typ 2**: 1 x 10-20mg; **DANI** CrCl 30-80: ini 5-10mg/d; 10-30: ini 2.5-5mg; < 10: ini 2.5mg; jew. langsam steigern bis max. 40mg/d

Perindopril-Arginin Rp	HWZ (17)h, Q0 (0.56), PPB 20%, PRC C (1.), D (2., 3. Trim.), Lact +
Coversum Arginin *Tbl. 2.5, 5, 10mg*	**Art. Hypertonie** → 443: ini 1 x 2.5-5mg p.o., ggf. nach 4W 1 x 10mg; **Herzinsuffizienz** → 463: ini 1 x 2.5mg, ggf. n. 2 W. 1 x 5mg; **stab. KHK** → 450: ini 1 x 5mg, n. 2W. 1 x 10mg; **DANI** CrCl > 60: 5mg/d; 30-60: 2.5mg/d; 15-< 30: 2.5mg alle 2d; HD: 2.5mg jeweils nach HD; **DALI** nicht erforderlich

A 2 Kardiologie, Angiologie – Arzneimittel

Quinapril Rp	HWZ (3)h, Q0 0.2, PPB ca. 97%, PRC C (1.), D (2., 3. Trim.), Lact +
Accupro Tbl. 5, 10, 20mg	**Art. Hypertonie** → 443: ini 1 x 10mg p.o., je nach Wi steigern bis 1-2 x 10mg, max. 40mg/d; **Herzinsuffizienz** → 463: ini 2 x 2.5mg p.o., langs. steigern bis 10-20mg/d, max. 2 x 20mg/d; **DANI** CrCl 30-60: ini 1 x 5mg p.o., dann 5-10mg/d, max. 20mg/d; 10-29: 1 x 2.5mg/d, max. 5mg/d; < 10: KI; **DALI** KI

Ramipril Rp	HWZ 3 (13-17)h, Q0 0.15, PPB 73%, PRC C (1.), D (2., 3. Trim.), Lact +
Delix Tbl. 2.5, 5, 10mg Ramilich Tbl. 2.5, 5, 10mg Ramipril-CT Tbl. 2.5, 5, 10mg Ramipril HEXAL Tbl. 1.25, 2.5, 5, 7.5, 10mg Ramipril-ratioph. Tbl. 2.5, 5, 10mg	**Art. Hypertonie** → 443: ini 1 x 2.5mg p.o., je nach Wi steigern bis 1 x 5mg, max. 10mg/d; **Herzinsuff.**→ 463, post Herzinfarkt → 458: ini 2 x 1.25-2.5mg p.o., langsam steigern bis max. 2 x 5mg; **kardiovask. Prävention:** ini 1 x 2.5mg, alle 1-2W. Dosisverdopplung auf Erh.Dos. 1 x 10mg; **diabet. Nephropathie:** ini 1 x 1.25mg, n. 2W. 2.5mg, n. 4W. 5mg; **DANI** CrCl 30-60: ini 1 x 2.5mg/d, max. 5mg/d; 10-30, HD: ini 1.25mg/d, max. 5mg/d; **DALI** KI

Trandolapril Rp	HWZ 1 (16-24)h, Q0 0.44, PPB > 80%, PRC C (1.), D (2., 3. Trim.), Lact +
Udrik Kps. 0.5, 1, 2mg	**Art. Hypertonie** → 443: ini 1 x 1mg p.o., je nach Wi steigern bis 1 x 2mg, max. 4mg/d; **post Herzinfarkt** → 458: ini 1 x 0.5mg p.o., nach 24h 1 x 1mg, dann langsam steigern bis 1 x 4mg; **DANI** CrCl 30-60: 100%; < 30: KI; **DALI** ini 0.5mg/d, max. 2mg/d; KI bei schwerer LI

Zofenopril Rp	HWZ 5h, PPB 88%, PRC C (1.), D (2., 3. Trim.), Lact ?
Zofenil Tbl. 7.5, 30mg	**Art. Hypertonie** → 443: ini 1 x 15mg p.o., je nach Wi steigern auf 30mg/d, max. 60mg/d; **akuter Myokardinfarkt** → 453: d1-2: 2 x 7.5mg; d3-4: 2 x 15mg; ab d5: 2 x 30mg; Dosis ggf. an RR anpassen, s. FachInfo; **DANI** CrCl < 45: 50% 1-x-Gabe; HD: 25% **DALI** leichte bis mittelschwere LI: 50%; schwere LI: KI

Antihypertensiva

A 2.1.2 Angiotensin-II-Blocker (Sartane)

Wm: Blockade des Angiotensin-II-Typ-1-Rezeptors;
Wi: spezifische Hemmung der Angiotensin-II-Wi, ohne Wi auf Bradykinin;
UW (Azilsartan): Schwindel, Diarrhoe, Kreatinphosphokinasespiegel ↑; **UW** (Candesartan): Atemwegsinfektionen, Kopfschmerzen, (Dreh-)Schwindel, Hyperkaliämie, Hypotonie, Einschränkung der Nierenfkt.; **UW** (Eprosartan): Kopfschmerzen, Schwindel, Rhinitis, allergische Hautreaktionen, unspezifische gastrointestinale Beschwerden, Asthenie;
UW (Irbesartan): (orthostatischer) Schwindel, orthostatische Hypotonie, Übelkeit, Erbrechen, muskuloskelettale Schmerzen, Erschöpfung, Hyperkaliämie, Kreatinkinase ↑, Hb ↓;
UW (Losartan): Schwindel, Asthenie, Müdigkeit, Hypotonie, Hyperkaliämie, Hypoglykämie;
UW (Olmesartan): Schwindel, Bronchitis, Husten, Pharyngitis, Rhinitis, Diarrhoe, Übelkeit, Dyspepsie, Gastroenteritis, Arthritis, Abdominal-/Rücken-/Knochenschmerzen, Hämaturie, Infektion der Harnwege, Brustschmerz, Müdigkeit, periphere Ödeme, grippeähnliche Symptome, Kreatinphosphokinase/Harnsäure/Triglyceride/Leberenzyme ↑; **UW** (Telmisartan): keine sehr häufigen/häufigen UW; **UW** (Valsartan): Schwindel, Hypotonie, Nierenfktstörung;
KI (Azilsartan, Irbesartan): bek. Überempf., Grav. (2., 3. Trim.); **KI** (Candesartan): bek. Überempf., schwere LI, Cholestase, Grav. (2., 3. Trim.); **KI** (Eprosartan): bek. Überempf., schwere LI, Grav. (2., 3. Trim.), Nierenarterienstenose (bds. o. bei Einzelniere); **KI** (Losartan): bek. Überempf., schwere LI, Grav. (2., 3. Trim.); **KI** (Olmesartan): bek. Überempf., Grav. (2., 3. Trim.), Gallenwegsobstruktion; **KI** (Telmisartan): bek. Überempf., Grav. (2., 3. Trim.), obstruktive Gallenfunktionstörung, stark eingeschränkte Leberfunktion;
KI (Valsartan): bek. Überempf., schwere LI, Cholestase, biliäre Zirrhose, Grav. (2., 3. Trim.)

Azilsartanmedoxomil Rp	HWZ 11h, PPB >99%, PRC D (1.), X (2., 3. Trim.), Lact -
Edarbi *Tbl. 20, 40, 80mg*	**Art. Hypertonie:** ini 1 × 40mg p.o., je nach Wi steigern bis max. 1 × 80mg/d; **DANI** bei schwerer Nierenfktstrg. keine Erfahrungen; **DALI** bei schwerer Funktionsstörung Anw. nicht empfohlen, bei leichter bis mäßiger Funktionsstrg. ini 1 × 20mg/d

Candesartan Rp	HWZ 9h, Qo 0.4, PPB 99%, PRC C (1.), D (2., 3. Trim.), Lact ?
Atacand *Tbl. 4, 8, 16, 32mg* **Blopress** *Tbl. 4, 8, 16, 32mg* **Candecor** *Tbl. 4, 8, 16, 32mg* **Candesartan HEXAL** *Tbl. 4, 8, 16, 32mg* **Candesartan Stada** *Tbl. 4, 8, 16, 32mg* **Candesartan Q-Pharm** *Tbl. 8, 16, 32mg*	**Art. Hypertonie** → 443: ini 1 × 8mg p.o., je nach Wi steigern bis 1 × 16mg, max. 32mg/d; **Ki. ab 6J:** ini 1 × 4mg, gfl. steigern; < 50kg: max. 8mg/d; > 50kg: 8-16mg; **Herzinsuffizienz** → 463: ini 1 × 4mg, alle 2W Dosis verdoppeln je nach Verträgl. bis 32mg/d; **DANI** ini 4mg; CrCl < 15: Anw. nicht empf.; **DALI** leichte-mittelgradige LI: ini 4mg; schwere LI: KI

Eprosartan Rp	HWZ 5-9h, Qo 0.9, PPB 98%, PRC C (1.), D (2., 3. Trim.), Lact -
Eprosartan-ratioph. *Tbl. 600mg* **Teveten Mono** *Tbl. 600mg*	**Art. Hypertonie** → 443: 1 × 600mg p.o.; **DANI** CrCl > 30: 100%; < 30: sorgfältige Dosiseinstellung; **DALI** KI bei schwerer LI

A 2 Kardiologie, Angiologie – Arzneimittel

Irbesartan Rp — HWZ 11-15h, Q0 1.0, PPB 96%, PRC C (1.), D (2., 3. Trim.), Lact ?

Aprovel *Tbl. 75, 150, 300mg*
Ifirmasta *Tbl. 75, 150, 300mg*
Irbesartan 1A *Tbl. 75, 150, 300mg*
Irbesartan AL *Tbl. 75, 150, 300mg*
Karvea *Tbl. 75, 150, 300mg*

Art. Hypertonie → 443, **diabet. Nephropathie bei D.m. Typ 2:** ini 1 x 150mg p.o., je nach Wi steigern bis max. 300mg/d; **DANI** Dialyse: ini 75mg; **DALI** leichte-mittelgradige LI: nicht erforderlich; schwere LI: keine Daten

Losartan Rp — HWZ 2 (6-9)h, Q0 0.95, PPB 99%, PRC C (1.), D (2., 3. Trim.), Lact ?

Cozaar Protect *Tbl. 50mg*
Lorzaar *Tbl. 12.5, 50, 100mg*
Losar-Q *Tbl. 50, 100mg*
Losartan HEXAL *Tbl. 12.5, 25, 50, 75, 100mg*
Losar Teva *Tbl. 25, 50, 100mg*

Art. Hypertonie → 443: 1 x 50mg p.o., je nach Wi steigern bis max. 100mg/d; **Herzinsuffizienz** → 463: ini 1 x 12,5mg p.o., langsam steigern bis 1 x 25-50mg; **Hypertonie + D.m. + Proteinurie:** (> 0.5g/d): ini 1 x 50mg, ggf. nach 1 Monat 1 x 100mg; **Hypertonie + LVH zur Risikoreduktion zerebr. Insult:** 1 x 50mg; ggf. 1 x 100mg; **DANI** nicht erforderlich; **DALI** Dosisreduktion., KI bei schwerer LI

Olmesartan Rp — HWZ 10-15h, PPB 99%, PRC C (1.), D (2., 3. Trim.), Lact ?

Belsar *Tbl. 40mg*
Olmecor *Tbl. 10, 20, 40mg*
Olmesartan AbZ *Tbl. 10, 20, 40mg*
Olmetec *Tbl. 10, 20, 40mg*
Votum *Tbl. 10, 20, 40mg*

Art. Hypertonie → 443: 1 x 10mg p.o., je nach Wi steigern bis max. 40mg/d; **DANI** CrCl > 20: max. 20mg; < 20: nicht empf.; **DALI** leichte Funktionsstrg.: 100%; mäßige: ini 10mg, max. 20mg/d; schwere LI: Anw. nicht empfohlen

Telmisartan Rp — HWZ > 20h, Q0 1.0, PPB 99%, PRC C (1.), D (2., 3. Trim.), Lact ?

Kinzal mono *Tbl. 40, 80mg*
Micardis *Tbl. 20, 40, 80mg*
Telmisartan HEXAL *20, 40, 80mg*
Tolura *20, 40, 80mg*

Art. Hypertonie → 443: 1 x 20-40mg p.o., max. 80mg/d; **kardiovask. Präv.:** 1 x 80mg p.o.; **DANI** leichte-mäßige NI: 100%; schwere NI, HD: ini 20mg/d; **DALI** max. 40mg/d, KI bei schwerer Leberfktstrg.

Valsartan Rp — HWZ 6h, Q0 0.7, PPB 94-97%, PRC C (1.), D (2., 3. Trim.), Lact ?

Diovan *Tbl. 40, 80, 160, 320mg; Lsg. 3mg/ml*
Provas *Tbl. 40, 80, 160, 320mg*
Valsacor *Tbl. 40, 80, 160, 320mg*
Valsartan Henning *Tbl. 40, 80, 160, 320mg*
Valsartan HEXAL *Tbl. 40, 80, 160, 320mg*
Valsartan Stada *Tbl. 40, 80, 160, 320mg*

Art. Hypertonie → 443: 1 x 80mg p.o.; ggf. ↑ auf max. 320mg/d; **Ki. 6-18J.:** < 35kg: ini 1 x 40mg p.o., max. 80mg/d; > 35kg: ini 1 x 80mg, 35-80kg: max. 160mg/d; 80-160kg: max. 320mg/d; **Herzinsuff.** → 463: ini 2 x 40mg p.o., steigern auf max. 2 x 160mg; **post Herzinfarkt** → 458: ini 2 x 20mg p.o., steigern auf max. 2 x 160mg; **DANI** CrCl > 10: 100%; < 10, HD: nicht empfohlen; **DALI** leichte bis mittelschwere LI: max. 80mg/d, KI bei schwerer LI

Antihypertensiva 27

A 2.1.3 Betablocker

Wm/Wi: kompet. Betarez.-Hemmung ⇒ neg. ino-/chronotrop ⇒ HZV ↓, kard. O_2-Verbrauch ↓, Reninsekretion ↓; hochdosiert: unspez., membranstabilisierende, chinidinartige Wi; **UW** (Atenolol): Bradykardie, Kältegefühl an Extremitäten, Schwindel, Schwitzen, Magen-Darm-Beschwerden, Müdigkeit; **UW** (Betaxolol): Schlaflosigkeit, Schwindel, Müdigkeit, Kopfschmerz, Schwitzen, Bradykardie, Kältegefühl an Extremitäten, Magen-Darm-Beschwerden, allerg. Hautreaktionen, Haarausfall, Schwäche; **UW** (Bisoprolol): Bradykardie (bei chron. Herzinsuff.), Verschlechterung der Herzinsuff., Schwindel, Kopfschmerzen, Übelkeit, Erbrechen, Diarrhö, Obstipation, Kälte- oder Taubheitsgefühl in den Extremitäten, Hypotonie, Asthenie, Müdigkeit; **UW** (Esmolol): Hypotonie, Diaphorese, Anorexie, Depression, Angstzustände, Schwindelgefühl, Somnolenz, Kopfschmerzen, Parästhesie, Aufmerksamkeitsstrg., Verwirrtheitszustand, Unruhe, Übelkeit, Erbrechen, Asthenie, Reakt. an Injektionsstelle; **UW** (Landiolol): Hypotonie, Bradykardie; **KI** (Atenolol): Überempf., manifeste Herzinsuffizienz, Schock, AV-Block II–III°, Sick-Sinus-Syndrom, sinuatrialer Block, Bradykardie, Hypotonie, Azidose, bronchiale Hyperreagibilität, Spätstadium pAVK, gleichzeitige MAO-Hemmer-Therapie; **KI** (Betaxolol): manif. Herzinsuff., kardiogener Schock, anamn. anaphylakt. Reakt., AV-Block II–III°, Sick-Sinus-Syndrom, sinuatrialer Block, Bradykardie, Hypotonie, Prinzmetal-Angina, Raynaud-Syndrom, Spätstadium pAVK, gleichzeit. MAO-Hemmer-Ther., schwere Formen von Asthma/COPD, unbeh. Phäochromozytom, Komb. mit Floctafenin, Sultopril; **KI** (Bisoprolol): akute Herzinsuff., dekomp. Herzinsuff. mit erford. inotroper i.v.-Ther., kardiogener Schock, AV-Block II–III°, Sinusknotensyndrom, SA-Block, Bradykardie < 60/min, Hypotonie, schwere Formen von Asthma bronchiale, schwere COPD, Spätstadium pAVK, Raynaud-Syndrom, unbehand. Phäochromozytom, metabol. Azidose; **KI** (Esmolol): bek. Überempf. gegen E. oder and. Bestandteile, schwere Sinusbradykardie (< 50/min); Sinusknotensyndrom, schw. Strg. der AV-Knotenleitung (ohne Herzschrittmacher), AV-Block II-III°, kardiogener Schock, schw. Hypotonie, dekompensierte Herzinsuff., gleichzeitige oder kürzlich (bis 48h) erfolgte i.v. Verapamil-Verabreichung; unbehand. Phäochromozytom, pulmonale Hypertonie, akuter Asthmaanfall, metabolische Azidose; **KI** (Landiolol): Bradykardie < 50/Min, Sinusknotensyndrom, AV-Block II-III (ohne Schrittmacher), kardiogener Schock, schwere Hypotonie, dekompensierte Herzinsuffizienz, pulmonale Hypertonie, unbehandeltes Phäochromozytom, akuter Asthmaanfall, schwere, nicht korrigierbare metabol. Azidose

Atenolol Rp	HWZ 6h, Q0 0.12, PPB 3%, PRC D, Lact ? 🖐	$β_1$ +	ISA 0
Atenolol-ratioph. *Tbl. 25, 50, 100mg* AteHEXAL *Tbl. 25, 50, 100mg* Tenormin *Tbl. 50mg*	**Hyperkin. Herzsyndrom:** 1 × 25mg p.o.; **art. Hypertonie** → 443, **KHK** → 450, **supraventrik. und ventrik. HRST** → 469: 1 × 50-100mg p.o.; **DANI** CrCl 30-50%; < 10: 25%		

Betaxolol Rp	HWZ 18h, Q0 0.8, PPB 50%, PRC C, Lact ? 🖐	+	0
Kerlone *Tbl. 20mg*	**Art. Hypertonie** → 443: 1 × 10-20mg p.o.; **DANI** CrCl 30 > 30: 100%; < 30, HD: max. 10mg/d		

Bisoprolol Rp	HWZ 11h, Q0 0.48, PPB 30%, PRC C, Lact ? 🖐	+	0
Bisobeta *Tbl. 5, 10mg* BisoHEXAL *Tbl. 1.25, 2.5, 3.75, 5, 7.5, 10mg* Bisoprolol-ratioph. *Tbl. 1.25, 2.5, 3.75, 5, 10mg* Concor, Jutabis *Tbl. 5, 10mg* Concor Cor *Tbl. 1.25, 2.5, 3.75, 5, 7.5, 10mg*	**Art. Hypertonie** → 443, **KHK** → 450: 1 × 2.5-10mg p.o.; **Herzinsuff.** → 463: ini 1 × 1.25mg p.o., je nach Verträgl. steigern um 1.25-2.5mg/W bis 10mg/d; **DANI** CrCl < 20: max. 10mg/d; **DALI** max. 10mg/d		

A 2 Kardiologie, Angiologie – Arzneimittel

Carvedilol Rp	HWZ 6-10h, Q0 1.0, PPB 99%, PRC C, Lact ?	β₁	ISA
Carvedilol HEXAL *Tbl. 3.125, 6.25, 12.5, 25, 50mg* Carvedilol-ratioph. *Tbl. 6.25, 12.5, 25mg* Dilatrend *Tbl. 6.25, 12.5, 25mg* Querto *Tbl. 6.25, 12.5, 25mg*	**Art. Hypertonie** → 443: ini 1 x 12.5mg, n. 2d 1 x 25mg, ggf. n. 14d 2 x 25mg p.o.; **chron. stab. AP** → 459: ini 2 x 12.5mg, n. 2d 2 x 25mg, ggf. nach 14d 2 x 50mg; **Herzinsuff.** → 463: ini 2 x 3.125mg, je nach Verträglichkeit alle 2W steigern um 3.125-12.5mg; bis 85kg: max. 2 x 25mg; > 85kg: max. 2 x 50mg; **DANI** nicht erforderlich	0	0

Celiprolol Rp	HWZ 5-7h, Q0 0.6	+	+
Celipro Lich *Tbl. 200mg* Celitin *Tbl. 200mg*	**Art. Hypertonie** → 443, **KHK** → 450: 1 x 200-400mg p.o.; **DANI** CrCl < 10: 1 x 100mg		

Esmolol Rp	HWZ 9min, Q0 1.0, PPB 55%, PRC C, Lact ?	+	0
Brevibloc *Amp. 100mg/10ml, 2500mg/250ml* Esmocard *Amp. 100mg/10ml, 2500mg/10ml*	**Supraventrik. Tachykardie** → 469: ini 500µg/kg i.v. über 1min, dann 50µg/kg/min, max. 200µg/kg/min; **DANI** CrCl 30-60: Anw. max. 4h; < 30: KI; **DALI** KI bei schw. Leberfktsstrg.		

Landiolol Rp	HWZ 3-4min	+	0
Rapibloc *Inf.Lsg. 20mg/2ml, 300mg*	**Supraventr. Tachykardie** → 469, **nicht kompensator. Sinustachykardie**: ini 100µg/kg i.v. über 1min, dann 10-40µg/kg/min, max. 80µg/kg/min; **DANI** nicht erf.; **DALI** vorsicht. Anw.		

Metoprololsuccinat Rp	HWZ 3-4h, PPB 10%	+	0
Beloc-Zok *Tbl. 23.75(ret.), 47.5(ret.), 95(ret.), 190(ret.)mg* MetoHEXAL-Succ *Tbl. 23.75(ret.), 47.5(ret.), 95(ret.), 142.5(ret.), 190(ret.)mg* Metoprololsuccinat AL *Tbl. 23.75(ret.), 47.5(ret.), 95(ret.), 190(ret.)mg*	**Art. Hypertonie** → 443, **KHK** → 450, **tachyk. HRST** → 469, **hyperkinet. Herzsyndrom**: 1 x 47.5-190mg p.o.; **Herzinsuff.** → 463: ini 1 x 23.75mg, nach Verträglichkeit Dosis alle 2W verdoppeln bis max. 1 x 190mg; **Migräne-Pro.** → 677: 1 x 95mg p.o.		

Metoprololtartrat Rp	HWZ 3-5(8)h, Q0 > 0.8, PPB 12%	+	0
Beloc *Amp. 5mg/5ml* Jutabloc *Tbl. 100, 200(ret.)mg* MetoHEXAL *Tbl. 50, 100, 100(ret.), 200(ret.)mg* Metoprolol AL *Tbl. 50, 100, 200(ret.)mg* Metoprolol-ratioph. *Tbl. 50, 50(ret.), 100, 100(ret.), 200(ret.)mg*	**Art. Hypertonie** → 443, **KHK** → 450, **tachykarde HRST** → 469, **hyperkinet. Herzsyndrom**: 1-2 x 50-100mg p.o.; 1 x 100-200mg (ret.) p.o.; 2.5-5mg langs. i.v., max. 20mg i.v.; **Migräne-Pro.** → 677: 1-2 x 50-100mg p.o.; 1 x 100-200mg (ret.); **DANI** nicht erforderlich		

Antihypertensiva

		$β_1$	ISA
Nebivolol Rp HWZ 10-50h, Qo 0.95, PPB 98% 🖐		+	0
Nebilet *Tbl. 5mg* Nebivolol AL *Tbl. 5mg* Nebivolol Stada *Tbl. 5mg*	**Art. Hypertonie** → 443: 1 x 5mg p.o.; **chron. Herzinsuffizienz bei > 70J:** ini 1.25mg, max. 10mg/d; **DANI** ini 2.5mg; **DALI** KI		
Pindolol Rp HWZ 3-4h, Qo 0.5, PPB 40%, PRC B, Lact ? 🖐		0	+
Visken *Tbl. 5mg*	**Art. Hypertonie** → 443: 3 x 5-10mg p.o.; **KHK** → 450: 3 x 5mg p.o., 1 x 15mg; **tachyk. HRST** → 469: 3 x 5-10mg p.o.; **hyperkinet. Herzsyndrom:** 2-3 x 2.5mg; **DALI** Dosisreduktion		
Propranolol Rp HWZ 3-4h, Qo 1.0, PPB 90%, PRC C, Lact ? 🖐		0	0
Dociton *Tbl. 10, 40, 80mg; Kps. 80(ret.), 160(ret.)mg; Amp. 1mg/1ml* Hemangiol *Lsg. (1ml = 3.75mg)* Inderal *Tbl. 40mg* Obsidan *Tbl. 25, 40, 100mg* Propra-ratioph. *Tbl. 10, 40, 80mg* Propranolol Stada *Tbl. 40, 80mg*	**Art. Hypertonie** → 443: 2-3 x 40-80mg p.o.; 2 x 160mg; 1 x 160-320mg (ret.); **KHK** → 450, **tachykarde HRST** → 469: 2-3 x 40-80mg; 1 x 1mg langsam i.v., max. 10mg i.v.; **Arrhythmien Ki.:** 3-4 x 0.25-0.5mg/kg, max. 4 x 1mg/kg bzw. 160mg/d; **hyperkin. Herzsyndrom:** 3 x 10-40mg; **prim. Angstsyndrom** → 697, **essentieller Tremor** → 687, **Migräne-Pro.** → 675: 2-3 x 40mg; **Hyperthyreose** → 572: 3-4 x 10-40mg; **proliferative infantile Hämangiome:** (Hemangiol) Ki. 5W-5M: ini 1mg/kg/d p.o. in 2ED, nach 1W 2mg/kg/d, nach 2W 3mg/kg/d; Ther.-Dauer 6M; **DANI** nicht erforderlich		
Sotalol Rp HWZ 15h, Qo 0.15, keine PPB, PRC B, Lact ? 🖐		0	0
SotaHEXAL *Tbl. 40, 80, 160mg* Sotalex *Tbl. 80, 160mg* Sotalol Carinoph. *Tbl. 40mg/4ml* Sotalol-ratioph. *Tbl. 40, 80, 160mg*	**Ventrikuläre HRST:** ini 2 x 80mg p.o., ggf. steigern bis 3 x 80 od. 2 x 160mg; max. 640mg/d in 2-3 ED; **PRO chron. VHF nach DC-Kardioversion:** 2 x 80mg p.o., max. 2 x 160mg/d; **PRO paroxysmales VHF:** 2-3 x 80mg p.o.; **schwerwiegende ventrikuläre oder supraventrikuläre HRST:** ini 20mg über 5 min i.v., ggf. nach 20 min wdh., max. 1.5mg/kg; **DANI** CrCl 30-60: 50%; 10-30: 25%; <10: keine oder vorsichtige Anw.		

$β_1$: selektive Hemmung von Beta-1-Rezeptoren; **ISA:** intrinsische sympathomimetische Aktivität = partieller Agonismus und partieller Antagonismus

A 2 Kardiologie, Angiologie – Arzneimittel

A 2.1.4 Direkte Renininhibitoren

Wm/Wi: selektive direkte Hemmung des humanen Renins ⇒ Blockade der Umwandlung von Angiotensinogen zu Angiotensin I ⇒ Plasmareninaktivität ↓; AT-I- und II-Spiegel ↓ ⇒ RR ↓;
UW: Schwindel, Diarrhoe, Arthralgie, Hyperkaliämie, Hautausschlag, Hypotonie, Einschränkung der Nierenfunktion, periphere Ödeme;
KI: angeborenes/idiopathisches Angioödem, Angioödem unter Aliskiren in Vorgeschichte, gleichzeitige Anwendung mit Ciclosporin, Itraconazol u. anderen potenter P-gp-Inhibitoren (z. B. Chinidin), gleichzeitige Anwendung mit Angiotensin-II-Rezeptor-Blockern oder ACE-Hemmern bei Patienten mit Diabetes mellitus oder eingeschränkter Nierenfkt. (CrCl < 60), Grav. (2./3. Trim.), bek. Überempfindlichkeit gegen Wirkstoff oder sonstige Bestandteile

Aliskiren Rp	HWZ 40h, PPB 49%, PRC C (1.), D (2., 3. Trim.), Lact ?
Rasilez *Tbl. 150, 300mg*	**Art. Hypertonie** → 443: ini 1 x 150mg p.o., ggf. nach 2W steigern auf 1 x 300mg; **DANI** CrCl < 30: vorsichtige Anw.; < 60: KI bei gleichzeitiger Einnahme v. ACE-Hemmern oder AT-II-Blockern; **DALI** nicht erforderlich

A 2.1.5 Kalziumantagonisten (Non-Dihydropyridine)

Wm: Hemmung des Ca^{2+}-Einstroms; **Wi:** negativ inotrop, kardialer O_2-Verbrauch ↓, Vasodilatation (v.a. Arteriolen ⇒ Nachlast ↓, Vorlast unbeeinflusst!), negativ chronotrop, AV-Überleitungszeit ↑, AV-Refraktärzeit ↑;
UW (Verapamil): Übelkeit, Brechreiz, Völlegefühl, Obstipation, Müdigkeit, Nervosität, Schwindel, Benommenheit, Schläfrigkeit, Parästhesie, Neuropathie, Tremor, Entwicklung/Verschlechterung einer Herzinsuffizienz, Hypotonie, Orthostase, Sinusbradykardie, AV-Block I°, Knöchelödeme, Flush, Hautrötung, Wärmegefühl, allergische Reaktionen, Erythem, Pruritus, Urtikaria, makulopapulöses Exanthem, Erythromelalgie, Schwitzen, Kopfschmerzen;
KI (Verapamil): Herz-Kreislauf-Schock, akuter MI mit Komplik., ausgeprägte Reizleitungsstrg. (z.B. SA- bzw. AV-Block II° u. III°), Sinusknotensyndr., manifeste Herzinsuff., Vorhofflimmern/ -flattern u. gleichzeit. WPW-Syndrom, i.v.-Appl. von Betablockern (Ausnahme Intensivmedizin)

Diltiazem Rp	HWZ 6h, Q0 > 0.9, PPB 70-85%, PRC C, Lact -
DiltaHEXAL *Tbl. 60, 90(ret.)mg* Diltiazem AL *Tbl. 60mg; Kps. 90(ret.), 120(ret.)mg* Diltiazem-ratioph. *Tbl. 60mg* Dilzem *Tbl. 90(ret.), 120(ret.), 180(ret.)mg*	**Art. Hypertonie** → 443, **KHK** → 450: 3 x 60mg; 2 x 90-180mg (ret.); **DANI, DALI** vorsichtige Anw.

Verapamil Rp	HWZ 3-7h, Q0 > 0.8, PPB 90%, PRC C, Lact +
Isoptin *Tbl. 40, 80, 120, 120(ret.), 240(ret.)mg; Inj.Lsg. 5mg/2ml* VeraHEXAL *Tbl. 40, 80, 120, 120(ret.), 240(ret.)mg; Inj.Lsg. 5mg/2ml* Veramex *Tbl. 120mg* Verapamil-ratioph. *Tbl. 40, 80, 120, 240(ret.)mg; Inj.Lsg. 5mg/2ml*	**Art. Hypertonie** → 443, **KHK** → 450, **supraventr. Tachyk.** → 469: 3 x 80-120mg; 2 x 120-240mg (ret.) p.o.; 5mg langs. i.v., dann 5-10mg/h, max. 100mg/d; Perf. (100mg) = 2mg/ml ⇒ 2-5ml/h; **Ki. 6-14J:** 80-360mg/d, 2.5-5mg i.v.; < 6J: 80-120mg/d, 2-3mg i.v.; **Sgl.:** 0.75-2mg i.v.; **NG:** 0.75-1mg i.v.; **DANI** nicht erforderlich; **DALI** 2-3 x 40mg

Antihypertensiva

A 2.1.6 Kalziumantagonisten (Dihydropyridine)

Wm/Wi: Hemmung des Ca^{2+}-Einstroms ⇒ negativ inotrop, kardialer O_2-Verbrauch ↓, Vasodilatation v.a. der Arteriolen ⇒ Nachlast ↓, Vorlast unbeeinflusst!;
UW (Amlodipin): Knöchelschwellung, Kopfschmerzen, Schläfrigkeit, Schwindel, Schwäche, Palpitationen, Übelkeit, Dyspepsie, Bauchschmerzen, Gesichtsrötung mit Hitzeempfindung;
KI (Amlodipin): Überempfindlichkeit gegen Amlodipin oder andere Dihydropyridine, schwere Hypotonie, Schock, kardiogener Schock, Herzinsuffizienz nach akutem Herzinfarkt (erste 4W), hochgradige Aortenstenose, instabile Angina pectoris

Amlodipin Rp   HWZ 40h, Qo 0.85, PPB 93%, PRC C, Lact ?

Amlodipin besilat Dexcel *Tbl. 5, 10mg* **Amlodipin HEXAL** *Tbl. 5, 7.5, 10mg* **Amlodipin-ratioph.** *Tbl. 5, 10mg* **Norvasc** *Tbl. 5mg*	**Art. Hypertonie** → 443, **chron. stabile AP** → 450: 1 × 5-10mg p.o.; **DANI** nicht erforderlich; **DALI** KI b. schwerer LI

Felodipin Rp   HWZ 10-16h, Qo 1.0, PPB 99%, PRC C, Lact ?

Felocor *Tbl. 2.5(ret.), 5(ret.), 10(ret.)mg* **Felodipin-CT** *Tbl. 5(ret.), 10(ret.)mg* **Felodipin Stada** *Tbl. 2.5(ret.), 5(ret.), 10(ret.)mg* **Modip** *Tbl. 5(ret.), 10(ret.)mg*	**Art. Hypertonie** → 443: ini 1 × 2.5-5mg; Erh.Dos. 1 × 5-10mg (ret.) p.o.; **DANI** CrCl < 30: KI; **DALI** sorgf. Dosiseinstellg., KI bei Child C

Isradipin Rp   HWZ 8.4h, Qo 1.0, PPB 95%, PRC C, Lact ?

Vascal uno *Kps. 2.5(ret.), 5(ret.)mg*	**Art. Hypertonie** → 443: 2 × 2.5-5mg; 1 × 5-10mg (ret.) p.o.; **DANI** CrCl > 30: ini 50%; < 30: nicht empfohlen; **DALI** KI

Lercanidipin Rp   HWZ 8-10h, PPB > 98%

Carmen, Corifeo *Tbl. 10, 20mg* **Lercanidipin Heumann** *Tbl. 10, 20mg* **Lercanidipin Stada** *Tbl. 10, 20mg*	**Art. Hypertonie** → 443: 1 × 10-20mg p.o.; **DANI** CrCl > 30: 100%; < 30: nicht empf.; **DALI** KI bei schwerer Leberfktstrg.

Manidipin Rp   PPB 99%

Manyper *Tbl. 10, 20mg*	**Art. Hypertonie** → 443: ini 1 × 10mg p.o., nach 4W je nach Wi 1 × 20mg; **DANI** CrCl < 10: KI; **DALI** max. 10mg/d

Nifedipin Rp   HWZ 2.5-5h, Qo 1.0, PPB 98%, PRC C, Lact + ⚠

Adalat *Kps. 10mg; Tbl. 20(ret.)mg;* *Inf.Lsg. 5mg/50ml* **Nifedipin-ratioph.** *Tbl. 20(ret.)mg;* *Gtt. (1ml = 20mg)* **Nifedipin Stada** *Tbl. 20(ret.), 40(ret.)mg*	**Art. Hypertonie** → 443, **KHK** → 450: 3 × 10-20mg p.o.; 1 × 30-60mg (ret.) p.o.; 2 × 20mg (ret.); max. 60mg/d p.o.; 0.63-1.25mg/h i.v.; Perf. (5mg) = 0.1mg/ml ⇒ min1-5: 60-120ml/h, dann 6-12ml/h; **hypertensive Krise** → 448: 10mg p.o. (Kps. zerbeißt), evtl. Wdh. nach 30min; **Raynaud-Syndrom** → 638: 3 × 10-20mg p.o.; **DANI** nicht erforderlich; **DALI** sorgfältige Dosiseinstellung

A 2 Kardiologie, Angiologie – Arzneimittel

Nitrendipin Rp HWZ 8-12h, Qo 1.0, PPB 99%, PRC C

Bayotensin *Tbl. 10, 20mg; Phiole 5mg* **Nitrendipin Aristo** *Tbl. 10, 20mg* **Nitrendipin-ratioph.** *Tbl. 10, 20mg*	**Art. Hypertonie** → 443: 1-2 x 10-20mg p.o.; **hypertensive Krise** → 448: 5mg s.l., evtl. Wdh. nach 30 min; **DANI** nicht erforderlich; **DALI** ini 10mg/d, häufige RR-Kontrolle

A 2.1.7 Zentral angreifende Alpha-2-Rezeptoragonisten

Wm: Stimulation zentraler Alpha-2-Rez. ⇒ präsynaptisch ⇒ Noradrenalinfreisetzung ↓ ⇒ postsynaptisch ⇒ peripherer Sympathikotonus ↓ ⇒ Hemmung des RAAS;
Wm (Alpha-Methyldopa): bildet zusätzl. „falschen" Transmitter Alpha-Methylnoradrenalin;
Wm (Moxonidin): Stimulation von zentralen Imidazolinrezeptoren; relativ schwache Stimulation zentraler Alpha-2-Rez.; **Wi:** peripherer Widerstand ↓, HF ↓, HZV ↓ ⇒ RR ↓;
UW (Alpha-Methyldopa): Sedierung, Schwindel, orthostatische Strg., Benommenheit, Kopfschmerzen, HF ↓, Mundtrockenheit, Ödeme, Schlafstrg., Depression, Halluzinationen, Libidostrg., Gynäkomastie, Amenorrhoe;
UW (Clonidin): Schlafstrg., Depression, Kopfschmerzen, AV-Block, HF ↓, Sedierung, Mundtrockenheit, Potenz- u. Libidostrg.;
UW (Moxonidin): Benommenheit, Mundtrockenheit, Schläfrigkeit, Schwäche, Schwindel, Kopfschmerzen, gestörte Denkprozesse, Schlafstrg., Schwäche, Obstipation, Vasodilatation;
KI (Alpha-Methyldopa): akute u. chronische Lebererkrankungen, schwere Nierenfktstrg., Phäochromozytom, Depression, schwere Herzinsuffizienz, hämolytische Anämie;
KI (Clonidin): Depressionen, HF ↓ < 50/min, AV-Block II°-III°, Sick Sinus; Grav./Lact.
KI (Moxonidin): Sick Sinus, sinuatrialer Block, AV-Block II°-III°, HF ↓ < 50, maligne Arrhythmien, Herzinsuffizienz, schwere Koronarinsuffizienz, instabile AP, schwere Nierenfunktionsstörung, Angioödem, schwere Lebererkrankung

Alpha-Methyldopa Rp HWZ 2h, Qo 0.4, PPB 10-15%, PRC B, Lact +

Dopegyt *Tbl. 250mg* **Methyldopa Stada** *Tbl. 250mg* **Presinol** *Tbl. 125, 250, 500mg*	**Art. Hypertonie** → 443: ini 1-3 x 125mg p.o., je nach Wi steigern bis 2-3 x 250mg; **Schwangerschaftshypertonie** → 774: 250-2000mg/d; **DANI** sorgf. Dosiseinst., Erh.Dos. max. 50%

Clonidin Rp HWZ 10-20h, Qo 0.4, PPB 30-40%, PRC C, Lact ?

Catapresan *Tbl. 0.075, 0.15, 0.3mg* **Clonidin-ratioph.** *Tbl. 0.075, 0.15, 0.3mg;* *Kps. 0.25mg; Amp. 0.15mg/1ml* **Clonistada** *Tbl. 0.15, 0.3, 0.25 (ret.)mg*	**Art. Hypertonie** → 443: 2 x 0.075-0.3mg; 1-2 x 0.25mg (ret.), max. 0.9mg/d p.o.; **hypertensive Krise** → 448: 1-4 x 0.075-0.15mg i.m./s.c./i.v.; Perf. (0.45mg) = 9μg/ml ⇒ 1-5ml/h; s. a. Alkoholentwöhnungsmittel → 368; **DANI** max. 0.3mg/d p.o./i.v.

Moxonidin Rp HWZ 2-3h, Qo 0.4, PPB 7%

Moxobeta *Tbl. 0.2, 0.3, 0.4mg* **Moxonidin HEXAL** *Tbl. 0.2, 0.3, 0.4mg* **Physiotens** *Tbl. 0.2, 0.3, 0.4mg*	**Art. Hypertonie** → 443: 1-2 x 0.2-0.4mg p.o., max. 0.6mg/d; **DANI** CrCl: 30-60: max. 0.4mg/d; < 30: KI; **DALI** KI bei schwerer LI

Antihypertensiva 33

A 2.1.8 Alphablocker

Wm: revers. Alpha-1-Rezeptorblock.; (Phenoxybenzamin) irrev. Alpha-1-/Alpha-2-Rez.-Block.;
Wi: Vasodilatation, Pre- und Afterload ↓; Urapidil: zusätzlich Agonist am 5-HT1A-Rezeptor;
UW (Doxazosin): Atemwegsinfekte, Harnwegsinfekt, Benommenheit, Kopfschmerzen, Somnolenz, Schwindel, Hypotonie, othostat. Hypotonie, Palpitationen, Tachykardie, Bronchitis, Dyspnoe, Rhinitis, Bauchschmerzen, Dyspepsie, Mundtrockenheit, Übelkeit, Pruritus, Rückenschmerzen, Myalgien, Zystitis, Harninkontinenz, Schwächegefühl, Brustschmerz, Grippesymptome, periph. Ödeme; **KI** (Doxazosin): bekannte Überempfindlichkeit, orthostatische Hypotonie, Pat. mit benigner Prostatahyperplasie, die gleichzeitig eine Stauung der oberen Harnwege, einen chronischen, Harnwegsinfekt oder Blasensteine aufweisen, Pat. mit gastrointest. Obstruktion, ösophagealer Obstruktion oder verringertem Lumendurchmesser des GI-Trakts in der Anamnese, Lakt., benigne Prostatahyperplasie mit Überlaufblase, Anurie oder progressive Niereninsuffizienz als Monotherapie

Doxazosin Rp	HWZ 8.8-22h, Q0 0.95, PPB 98%, PRC C, Lact ?
Cardular PP Tbl. 4(ret.), 8(ret.)mg Diblocin PP Tbl. 4(ret.)mg Doxacor Tbl. 1, 2, 4, 8mg Doxazosin-ratioph. Tbl. 2, 4, 4(ret.), 8(ret.)mg Doxazosin Stada Tbl. 1, 2, 4, 4(ret.), 8mg	**Art. Hypertonie** → 443: ini 1 × 1mg/d, bei Bedarf um 1mg/W steigern bis 1 × 8mg/d p.o., max. 16mg/d; **DANI** nicht erf.; **DALI** leichte LI: sorgfältige Dosiseinst.; schwere LI: Anw. nicht empf.

Phenoxybenzamin Rp	HWZ 24h, PRC C, Lact ?
Dibenzyran Kps. 10mg	**Phäochromozytom** → 578: 1-3W präop.: ini 1 × 10mg p.o., je nach Wi steigern bis 100mg/d; inop.: ini 10mg/d, Erh.Dos. 2-3 × 20-40mg; **Ki.:** ini 0.2-0.4mg/kg/d; **DANI** KI

Terazosin Rp	HWZ 8-14h, Q0 0.95, PPB 90-94%, PRC C, Lact ?
Heitrin Tbl. 1, 2, 5mg Terazosin AL Tbl. 2, 5mg Terazosin Stada Tbl. 2, 5mg	**Art. Hypertonie** → 443: ini 1 × 1mg p.o., je nach Wi steigern bis max. 20mg/d; **DANI** nicht erf.; **DALI** Dosisreduktion

Urapidil Rp	HWZ 4.7 (10)h, Q0 1.0, PPB 80%
Ebrantil Kps. 30(ret.), 60(ret.), 90(ret.)mg; Amp. 25mg/5ml, 50mg/10ml Urapidil Carino Amp. 25mg/5ml, 50mg/10ml, 100mg/20ml Urapidil Stragen Kps. 30(ret.), 60(ret.), 90(ret.)mg; Amp. 25mg/5ml, 50mg/10ml, 100mg/20ml	**Art. Hypertonie** → 443: 2 × 30-90mg (ret.) p.o.; **hypertensiver Notfall** → 448: 10-50mg langs. i.v., ggf. Wdh. nach 5min; Dauerinfusion ini 2mg/min, mittlere Erh.Dos. 9mg/h; Perfusor 100mg/50ml (2mg/ml): 4.5-60ml/h; **DANI, DALI** sorgfältige Dosiseinstellung

A 2 Kardiologie, Angiologie – Arzneimittel

A 2.1.9 Direkte Vasodilatatoren

Wm: direkter Angriff an der glatten Muskulatur kleinerer Arterien und Arteriolen ⇒ peripherer Widerstand ↓ (Afterload) ⇒ RR ↓;
UW (Dihydralazin): orthostat. Hypotonie, Schwindel, Appetit ↓, Übelkeit, Erbrechen, Durchfall, Verstopfung, paralytischer Ileus, migräneartige Kopfschmerzen, Nasenverstopfung, Hautrötung, Ödeme, periphere Neuropathie, Parästhesien, Tremor, Muskelkrämpfe; **UW** (Minoxidil): Salz- u. Wasserretention, Tachykardie, Perikarditis, Perikarderguss u. -tamponade, Magen-Darm-Unverträglichkeit, Hypertrichose, Veränderung der Haarfarbe, EKG-Veränderungen;
KI (Dihdralazin): bek. Überempf. (auch gegen Hydralazin); idiopathisch u. medikamentös induzierter Lupus erythem., Aortenaneurysmen, Herzklappenstenosen, hypertrophe Kardiomyopathie, isolierte Rechtsherzinsuff. infolge pulmonaler Hypertonie, Grav. (1. Trimenon);
KI (Minoxidil): bek. Überempf., pulm. Hypertonie wegen Mitralstenose, Phäochromozytom

Dihydralazin Rp	HWZ 4-5h, PPB 84-90%, PRC B
Nepresol *Tbl. 25, 50mg; Amp. 25mg/2ml*	**Art. Hypertonie** → 443: ini 2 x 12.5mg p.o., je nach Wi steigern bis 2 x 25mg; max. 100mg/d; **hypertensive Krise** → 448, **Eklampsie** → 774: 12.5-25mg i.m.; 6.25-12.5mg langs. i.v., evtl. Wdh. nach 20min; Perf. (75mg) = 1.5mg/ml ⇒ 1-5ml/h; max. 100mg/24h; **DANI, DALI** sorgfältige Dosiseinstellung

Minoxidil Rp	HWZ 4h, Qo 0.9, keine PPB, PRC C, Lact +
Loniten *Tbl. 2.5, 10mg* **Lonoten** *Tbl. 10mg* **Lonolox** *Tbl. 2.5, 10mg*	**Therapieresistente art. Hypertonie** → 443: ini 2 x 2.5mg p.o., alle 3d um 5-10mg steigern, ab 50mg um 25mg/d steigern bis max. 100mg/d; Komb. mit Diuretikum u. Betablocker; **Ki.** bis 12J: ini 0.1mg/kg, alle 3d steigern um 0.1-0.2mg/kg, max. 1mg/kg bzw. 50mg/d; **DANI** CrCl < 30, HD: sorgfältige Dosiseinst.

A 2.1.10 ACE-Hemmer-Kombinationen

Benazepril + Hydrochlorothiazid Rp	PPB (H) 64%, PRC C (1.), D (2., 3. Trim.), Lact –
Benazeplus AL *Tbl. 10+12.5, 20+25mg* **Benazeplus Stada** *Tbl. 10+12.5, 20+25mg* **Benazepril 1A comp.** *Tbl. 10+12.5, 20+25mg* **Cibadrex** *Tbl. 10+12.5, 20+25mg*	**Art. Hypertonie** → 443: 1 x 10-20 + 12.5-25mg p.o., max. 2 x 20+25mg; **DANI** CrCl 30-60: sorgfältige Dosiseinstellung; < 30: KI; **DALI** KI

Captopril + Hydrochlorothiazid Rp	PRC C (1.), D (2., 3. Trim.), Lact –
ACE-Hemmer-ratiopharm. comp. *Tbl. 50+25mg* **CaptoHEXAL comp.** *Tbl. 25 +12.5, 25+25, 50+25mg*	**Art. Hypertonie** → 443: 1 x 25-50+12.5-25mg p.o.; **DANI** CrCl 30-80: ini 1 x 25+12.5mg; < 30: KI; **DALI** sorgf. Dosiseinst., KI bei schwerer LI

Cilazapril + Hydrochlorothiazid Rp	
Dynorm Plus *Tbl. 5+12.5mg*	**Art. Hypertonie** → 443: 1 x 5+12.5mg p.o.; **DANI** CrCl 30-60: sorgfältige Dosiseinstellung; < 30: KI; **DALI** KI bei schwerer LI

Antihypertensiva

Enalapril + Hydrochlorothiazid Rp	PPB (E) < 50%, PRC C (1.), D (2., 3. Trim.), Lact - 🖐
Corvo HCT *Tbl. 10+25mg* EnaHEXAL comp. *Tbl. 10+25mg, 20+6mg, 20+12.5mg* Enalagamma HCT *Tbl. 10+25, 20+12.5mg* Enaplus AL *Tbl. 10+25mg, 20+6mg, 20+12.5mg* Renacor *Tbl. 10+25mg*	**Art. Hypertonie** → 443: 1 x 10-20+6-25mg p.o.; **DANI** CrCl 30-60: sorgfältige Dosiseinstellung; < 30: KI; **DALI** KI bei schwerer LI

Lisinopril + Hydrochlorothiazid Rp	PRC C (1.), D (2., 3. Trim.), Lact - 🖐
Acercomp *Tbl. 10+12.5, 20+12.5mg* Lisinopril 1A plus *Tbl. 10+12.5, 20+12.5mg* Lisiplus Stada *Tbl. 10+12.5, 20+12.5mg*	**Art. Hypertonie** → 443: 1 x 10-20+12.5mg p.o.; **DANI** CrCl 30-60: sorgf. Dosiseinst.; < 30: KI; **DALI** KI bei schwerer LI

Moexipril + Hydrochlorothiazid Rp	PRC C (1.), D (2., 3. Trim.), Lact - 🖐
Fempress Plus *Tbl. 15+25mg*	**Art. Hypertonie** → 443: 1 x 15+25mg p.o.; **DANI** CrCl 40-60: 50%; < 40: KI; **DALI** KI

Perindopril + Indapamid Rp	
BiPreterax N *Tbl. 5+1.25mg* Perindo In 1A *Tbl. 2+0,625mg, 4+1.25mg* Preterax *Tbl. 2.5+0.625mg*	**Art. Hypertonie** → 443: 1 x 2.5-5+0.625-1.25mg p.o.; **DANI** CrCl 30-60: max. 1 x 2.5+0.625mg; < 30: KI; **DALI** KI

Perindopril + Amlodipin + Indapamid Rp	🖐
Viacorind *Tbl. 7+5+2.5mg*	**Art. Hypertonie**: 1 x 7+5+2.5mg p.o.; **DANI** CrCl < 30: KI; **DALI** schwere LI: KI

Quinapril + Hydrochlorothiazid Rp	PRC C (1.), D (2., 3. Trim.), Lact - 🖐
Accuzide *Tbl. 10+12.5, 20+12.5mg* Accuzide diuplus *Tbl. 20+25mg* Quinaplus Stada *Tbl. 10+12.5, 20+12.5, 20+25mg* Quinapril HCT *Tbl. 10+12.5, 20+12.5, 20+25mg*	**Art. Hypertonie** → 443: 1 x 10-20+12.5-25mg p.o.; **DANI** CrCl 30-60: sorgfältige Dosiseinstellung; < 30: KI; **DALI** KI bei schwerer LI

Ramipril + Piretanid Rp	🖐
Arelix ACE *Tbl. 5+6mg* Ramipril Piretanid Winthrop *Tbl. 5+6mg* Ramitanid AL *Tbl. 5+6mg*	**Art. Hypertonie** → 443: 1 x 5-10+6-12mg p.o.; **DANI** CrCl 30-60: sorgfält. Dosiseinst., max. 1 x 5 + 6mg; < 30: KI; **DALI** schwere LI: KI

Ramipril + Hydrochlorothiazid Rp	🖐
Delix plus *Tbl. 2.5+12.5, 5+25mg* Ramiplus AL *Tbl. 2.5+12.5, 5+12.5, 5+25mg* Ramipril Abz *Tbl. 2.5+12.5, 5+12.5, 5+25mg* Ramipril-ratioph. comp. *Tbl. 2.5+12.5, 5+12.5, 5+25mg*	**Art. Hypertonie** → 443: 1 x 2.5-5+12.5-25mg p.o.; **DANI** CrCl 30-60: sorgfältige Dosiseinstellung; < 30: KI; **DALI** KI bei schwerer LI

A 2 Kardiologie, Angiologie – Arzneimittel

A 2.1.11 Angiotensin-II-Blocker + Diuretikum

Candesartan + Hydrochlorothiazid Rp

Präparate	Indikation/Dosierung
Atacand plus Tbl. 8+12,5, 16+12,5, 32+12,5, 32+25mg **Blopresid plus** Tbl. 16+12,5, 32+12,5, 32+25mg **Blopress plus** Tbl. 8+12,5; 16+12,5, 32+12,5, 32+25mg **Candesartan-ratioph. comp.** Tbl. 8+12,5, 16+12,5, 32+12,5, 32+25mg	**Art. Hypertonie** → 443: 1 x 8–16+12,5mg p.o.; **DANI** CrCl > 30: 100%; < 30: KI; **DALI** KI bei schwerer LI

Eprosartan + Hydrochlorothiazid Rp — PRC C (1.), D (2., 3. Trim.), Lact -

Eprosartan-ratioph. comp. Tbl. 600+ 12,5mg **Teveten plus** Tbl. 600+12,5mg	**Art. Hypertonie** → 443: 1 x 600+12,5mg p.o.; **DANI** CrCl > 30: 100%; < 30: KI; **DALI** leichte bis mittelschwere Leberfktstrg.: nicht empfohlen, schwere LI: KI

Irbesartan + Hydrochlorothiazid Rp — PRC C (1.), D (2., 3. Trim.), Lact -

CoAprovel Tbl. 150+12,5, 300+12,5, 300+25mg **Irbecor comp.** Tbl. 150+12,5, 300+12,5, 300+25mg **Irbesartan comp. HEXAL** Tbl. 150+12,5, 300+12,5, 300+25mg **Karvezide** Tbl. 150+12,5, 300+12,5, 300+25mg	**Art. Hypertonie** → 443: 1 x 150-300+12,5-25mg p.o.; **DANI** CrCl > 30: 100%; < 30: KI; **DALI** KI bei schwerer LI

Losartan + Hydrochlorothiazid Rp — PRC C (1.), D (2., 3. Trim.), Lact -

Cozaar comp. Tbl. 50+12,5mg **Fortzaar** Tbl. 100+25mg **Lorzaar plus** Tbl. 50+12,5, 100+12,5mg **Losar-Q comp.** Tbl. 50+12,5; 100+25mg **Losartan HEXAL comp.** Tbl. 50+12,5; 100+25mg	**Art. Hypertonie** → 443: 1 x 50+12,5-25mg p.o.; ggf. steigern bis max. 1 x 100+25mg; **DANI** CrCl > 30: 100%; < 30: KI; **DALI** KI bei schwerer LI

Olmesartan + Hydrochlorothiazid Rp — PRC C (1.), D (2., 3. Trim.), Lact -

Belsar plus Tbl. 20+12,5mg, 20+25mg **Olmetec plus** Tbl. 20+12,5mg, 20+25mg, 40+12,5mg, 40+25mg **Votum plus** Tbl. 20+12,5mg, 20+25mg, 40+12,5mg, 40+25mg	**Art. Hypertonie** → 443: 1 x 20-40+12,5-25mg p.o.; **DANI** CrCl 30-60: max. 1 x 20+12,5-25mg/d; < 30: KI; **DALI** leichte bis mäßige LI: vors. Anw. bzw. max. 20+12,5-25 mg/d; starke Leberfktstrg.: KI

Telmisartan + Hydrochlorothiazid Rp — PRC C (1.), D (2., 3. Trim.), Lact -

Kinzalkomb Tbl. 40+12,5, 80+12,5, 80+25mg **Micardis plus** Tbl. 40+12,5, 80+12,5, 80+25mg **Tolucombi** Tbl. 40+12,5, 80+12,5, 80+25mg	**Art. Hypertonie** → 443: 1 x 40-80+12,5-25mg p.o.; **DANI** CrCl > 30: 100%; < 30: KI; **DALI** max. 40+12,5mg, KI bei schwerer Leberfktstrg.

Antihypertensiva

Valsartan + Hydrochlorothiazid Rp	PRC C (1.), D (2., 3. Trim.), Lact -
CoDiovan Tbl. 80+12.5, 160+12.5, 160+25, 320+12.5, 320+25mg **Cotareg** Tbl. 80+12.5, 160+12.5, 160+25, 320+12.5, 320+25mg **Provas comp.** Tbl. 80+12.5, 160+12.5, 320+12.5mg **Provas maxx** Tbl. 160+25mg, 320+25mg **Valsacor comp.** Tbl. 80+12.5, 160+12.5, 160+25, 320+12.5, 320+25mg **Valsartan-ratioph. comp.** Tbl. 80+12.5, 120+12.5, 160+12.5, 160+25, 320+12.5, 320+25mg	**Art. Hypertonie** → 443: 1 x 80-320+12.5-25mg p.o.; ggf. steigern auf max. 320+25mg/d; **DANI** CrCl > 30: 100%; < 30: KI; **DALI** Anwendung nicht empfohlen

A 2.1.12 Angiotensin-II-Blocker + Kalziumantagonist

Candesartan + Amlodipin Rp	
Camlostar Tbl. 8+5, 8+10, 16+5, 16+10mg **Candeamlo HEXAL** Tbl. 8+5, 8+10, 16+5, 16+10mg **Caramlo** Tbl. 8+5, 16+5, 16+10mg	**Art. Hypertonie** → 443: 1 x 8-16 + 5-10mg p.o.; max. 32+10mg; **DANI** bei mäßiger NI: K⁺ u. Krea kontrollieren; **DALI** schw. LI und/oder Cholestase: KI

Losartan + Amlodipin Rp	
Losamlo Tbl. 50+5, 50+10, 100+5, 100+10mg	**Art. Hypertonie** → 443: 1 x 50-100 + 5-10mg p.o.; max. 100+10mg; **DANI** nicht erf.; **DALI** vors. Anw.; schwere LI:KI

Olmesartan + Amlodipin Rp	
Olmeamlo Tbl. 20+5, 40+5, 40+10mg **Olmedipin** Tbl. 20+5, 40+5, 40+10mg **Sevikar** Tbl. 20+5, 40+5, 40+10mg **Vocado** Tbl. 20+5, 40+5, 40+10mg	**Art. Hypertonie** → 443: 1 x 20-40 + 5-10mg p.o.; **DANI** CrCl 20-60: max. 20+5mg; < 20: Anw. nicht empf.; **DALI** leicht bis mäßig eingeschr. Leberfkt: vorsichtige Anw.; KI bei schwerer LI, Gallenwegsobstruktion

Telmisartan + Amlodipin Rp	
Twynsta Tbl. 40+5, 40+10, 80+5, 80+10mg	**Art. Hypertonie** → 443: 1 x 40-80 + 5-10mg p.o.; **DANI** leicht bis mäßig eingeschr. Nierenfkt.: 100%, vors. Anw. bei schwerer NI; **DALI** leicht bis mäßig eingeschr. Leberfkt: vors. Anw.; KI bei schwerer LI, Gallenwegsobstruktion

Valsartan + Amlodipin Rp	
Copalia Tbl. 160+5, 160+10mg **Dafiro** Tbl. 80+5, 160+5, 160+10mg **Exforge** Tbl. 80+5, 160+5, 160+10mg	**Art. Hypertonie** → 443: 1 x 5-10+80-160mg p.o.; **DANI** CrCl < 30, HD: KI; **DALI** schwere LI, biliäre Leberzirrhose, Cholestase: KI

A 2.1.13 Angiotensin-II-Blocker + Kalziumantagonist + Diuretikum

Amlodipin + Valsartan + Hydrochlorothiazid Rp

Copalia HCT Tbl. 10+160+25mg **Dafiro HCT** Tbl. 5+160+12.5, 5+160+25, 10+160+12.5, 10+160+25, 10+320+25mg **Exforge HCT** Tbl. 5+160+12.5, 5+160+25, 10+160+12.5, 10+160+25, 10+320+25mg	**Art. Hypertonie** → 443: 1 x 5-10+160-320+12.5-25 mg p.o.; **DANI** leichte bis mittelschwere Nierenfktstrg.: 100%; CrCl < 30, Anurie, HD: KI; **DALI** KI bei Leberfktsstrg., Cholestase, biliärer Zirrhose

Amlodipin + Olmesartan + Hydrochlorothiazid Rp

Sevikar HCT Tbl. 20+5+12.5, 40+5+12.5, 40+5+25, 40+10+12.5, 40+10+25mg **Vocado HCT** Tbl. 20+5+12.5, 40+5+12.5, 40+5+25, 40+10+12.5, 40+10+25mg	**Art. Hypertonie** → 443: 1 x 20-40+5-10+12.5-25 mg p.o.; **DANI** CrCl 30-60: max. 1 x 20+5+12.5mg, < 30: KI; **DALI** Child A: vorsichtige Anw., Child B: max. 1 x 20+5+12.5mg, Child C/Cholestase/Gallenwegsobstruktion: KI

A 2.1.14 Neprilysinhemmer + Angiotensin-II-Blocker

Wm/Wi (Sacubitril): Hemmung von Neprilysin ⇒ Anreicherung natriuretischer Peptide ⇒ Diurese u. Natriurese ↑, Sympathikolyse, Vasodilatation, antiproliferative Wi;
UW (S. + V.): Anämie, Hyperkaliämie, Hypokaliämie, Hypoglykämie, Schwindel, Kopfschmerzen, Synkope, Hypotonie, Husten, Diarrhoe, Übelkeit, Gastritis, Nierenfktstrg., Nierenversagen, Asthenie, Ermüdung;
KI (S. + V.): bek. Überempf., gleichz. Anw. von ACE-Hemmern, anamnest. bek. Angioödem im Zusammenhang mit früherer ACE-Hemmer- oder ARB-Ther.; hered. oder idiop. Angioödem; gleichz. Anw. mit aliskirenhalt. Arzneimitteln bei Pat. mit D.m. oder Nierenfktstrg. (CrCl < 60); schwere LI, biliäre Zirrhose, Cholestase, Grav. (2. u. 3 Trim.)

Sacubitril + Valsartan Rp

Entresto Tbl. 24+26, 49+51, 97+103mg	**Herzinsuffizienz mit reduzierter EF:** ini 2 x 49 + 51mg p.o., bei guter Verträglichkeit nach 2-4W steigern auf 2 x 97 + 103mg; **DANI** CrCl 30-60: evtl. ini 2 x 24 + 26mg; < 30: ini 2 x 24 + 26mg; chron. Nierenversagen: Anw. nicht empf.; **DALI** Child A: 100%; B: vors. Anw.; C, biliäre Zirrhose, Cholestase: KI

A 2.1.15 Betablocker + Diuretikum

Atenolol + Chlortalidon Rp PRC D, Lact -

Atenolol AL Comp. Tbl. 50+12.5, 100+25mg **Atenolol comp. Stada** Tbl. 50+12.5, 100+25mg **Teneretic** Tbl. 100+25mg	**Art. Hypertonie** → 443: 1 x 50-100+12.5-25mg p.o.; **DANI** sorgfältige Dosiseinst.; CrCl < 30: KI; **DALI** KI bei schwerer LI

Antihypertensiva

Bisoprolol + Hydrochlorothiazid Rp PRC C, Lact ?

Bisolich comp. *Tbl. 5+12.5, 10+25mg* **Bisoplus AL** *Tbl. 5+12.5, 10+25mg* **Bisoplus Stada** *Tbl. 5+12.5, 10+25mg* **Concor plus** *Tbl. 5+12.5, 10+25mg*	**Art. Hypertonie** → 443: 1 x 5–10+12.5–25mg p.o.; **DANI** sorgfältige Dosiseinstellung; CrCl < 30: KI

Metoprololtartrat + Hydrochlorothiazid Rp

MetoHEXAL comp. *Tbl. 100+12.5mg* **Metoprolol-ratioph. comp.** *Tbl. 100+ 12.5mg*	**Art. Hypertonie** → 443: 1 x 100+12.5mg p.o.; **DANI** sorgfältige Dosiseinst.; CrCl < 30: KI; **DALI** KI bei Coma/Praecoma hepaticum

Metoprololsuccinat + Hydrochlorothiazid Rp

Beloc-Zok comp *Tbl. 95(ret.)+12.5mg* **MetoHEXAL Succ comp.** *Tbl. 95(ret.) +12.5mg* **Metoprololsuccinat plus 1A** *Tbl. 95(ret.) +12.5mg*	**Art. Hypertonie** → 443: 1 x 95–190+12.5–25mg p.o.; **DANI** sorgfält. Dosiseinst.; CrCl < 30: KI **DALI** KI bei Coma/Praecoma hepaticum

Propranolol + Triamteren + Hydrochlorothiazid Rp

Dociteren *Tbl. 80+25+12.5mg* **Propra comp.-ratioph.** *Tbl. 80+25+12.5mg*	**Art. Hypertonie** → 443: 1-2 x 80-160+25-50+12.5-25mg p.o.; **DANI** sorgfältige Dosiseinst.; CrCl < 30: KI; **DALI** Dosisreduktion, KI bei schwerer LI

A 2.1.16 Direkte Renininhibitoren + Diuretikum

Aliskiren + Hydrochlorothiazid Rp

Rasilez HCT *Tbl. 150+12.5, 150+25,* *300+12.5, 300+25mg*	**Art. Hypertonie** → 443: 1 x 150–300+12.5–25mg p.o.; **DANI** CrCl < 30: KI; < 60: KI in Komb. mit ACE-Hemmern oder AT-II-Blockern; **DALI** KI bei schw. LI

A 2.1.17 Kalziumantagonisten + Diuretikum

Verapamil + Hydrochlorothiazid Rp

Isoptin RR plus *Kps. (ret.) 240+12.5mg*	**Art. Hypertonie** → 443: 1 x 240+12.5mg p.o.; **DANI** CrCl < 30: KI; **DALI** (Prae-)Coma hep.: KI

Verapamil + Hydrochlorothiazid + Triamteren Rp

Veratide *Tbl. 160+25+50mg*	**Art. Hypertonie** → 443: 1-2 x 160+25+50mg p.o.; **DANI** CrCl 50-75: max. 50mg Triamteren; 30-50: max. 25mg Triamteren; < 30: KI; **DALI** sorgfältige Dosiseinstellung

A 2.1.18 Kalziumantagonisten + Betablocker

Amlodipin + Bisoprolol Rp

Biramlo Tbl. 5+5, 5+10, 10+5, 10+10mg
Bisodipin Tbl. 5+5, 5+10, 10+5, 10+10mg

Art. Hypertonie → 443: 1 x 5-10+5-10mg p.o.;
DANI CrCl < 20: max. 10mg Bisoprolol/d;
HD: vors. Anw.; **DALI** leichte bis mäßige LI:
vors. Anw.; schwere LI: max.10mg Bisoprolol/d

Felodipin + Metoprololsuccinat Rp

Logimat Tbl. (ret.) 5+47.5mg
Logimax Tbl. (ret.) 5+47.5mg
Mobloc Tbl. (ret.) 5+47.5mg

Art. Hypertonie → 443: 1 x 5-10+47.5-95mg
p.o.; **DANI** CrCl > 30: nicht erf., < 30: KI;
DALI KI bei schwerer Leberfunktionsstörung

Nifedipin + Atenolol Rp

Nif Ten Kps. 20(ret.)+50mg

Art. Hypertonie → 443: 1 x 20(ret.)+50mg p.o.;
DANI CrCl > 30: 100%; < 30: nicht empf.

Nifedipin + Metoprololtartrat Rp

Belnif Kps. (ret.) 15+50mg

Art. Hypertonie → 443: 1-2 x 15+50mg p.o.;
chronisch stabile AP → 450: 2 x 15+50mg;
DANI CrCl < 30: nicht empf.; **DALI** schwere LI: KI

A 2.1.19 Kalziumantagonisten + ACE-Hemmer

Amlodipin + Perindopril-Arginin Rp

Viacoram Tbl. 2.5+3.5mg, 5+7mg

Art. Hypertonie → 443: ini 1 x 2.5+3.5mg p.o.,
ggf. nach 4W steigern auf 1 x 5+7mg;
DANI CrCl 30-60: ini 2.5+3.5mg alle 2d,
ggf. steigern auf 2.5+3.5mg/d; < 30: KI;
DALI schwere LI: vorsichtige Anw.

Amlodipin + Ramipril Rp

Ramidipin Tbl. 5+5, 5+10, 10+5, 10+10mg
Ramipril HEXAL plus Amlodipin
Tbl. 5+5, 5+10, 10+5, 10+10mg
Tonotec Tbl. 5+5, 5+10, 10+5, 10+10mg

Art. Hypertonie → 443: 1 x 5-10+5-10mg p.o.;
DANI CrCl < 60: max. 5mg Ramipril;
HD: vorsichtige Anw.;
DALI Anw. nicht empfohlen

Felodipin + Ramipril Rp

Delmuno Tbl. (ret.) 2.5+2.5mg, 5+5mg
Triapin Tbl. (ret.) 5+5mg

Art. Hypertonie → 443: 1 x 2.5-5+2.5-5mg p.o.;
DANI CrCl 20-60: s. Einzelsubstanz; < 20: KI;
DALI s. Einzelsubstanz

Lercanidipin + Enalapril Rp

Carmen ACE Tbl. 10+10mg, 10+20mg
Enacanpin Tbl. 10+10mg, 10+20mg
Lercaprel Tbl. 10+10mg, 10+20mg
Zaneril Tbl. 10+10mg, 10+20mg
Zanipress Tbl. 10+10mg, 10+20mg

Art. Hypertonie → 443:
1 x 10 +10-20mg p.o.;
DANI CrCl < 30, HD: KI;
DALI KI bei schwerer Leberfunktionsstörung

Diuretika 41

Nitrendipin + Enalapril Rp	
Eneas *Tbl. 20+10mg*	Art. Hypertonie → 443: 1 x 20+10mg p.o.; **DANI** CrCl < 10, HD: KI; **DALI** schwere LI: KI

Verapamil + Trandolapril Rp	PRC D, Lact -
Tarka *Tbl. (ret.) 180+2, 240+2, 240+4mg*	Art. Hypertonie → 443: 1 x 180-240+2-4mg p.o.; **DANI** CrCl < 10: KI; **DALI** bei schwerer LI nicht KI bei Leberzirrhose mit Aszites

A 2.1.20 Statin + ACE-Hemmer + Kalziumantagonist

Atorvastatin + Perindopril + Amlodipin Rp (UW, KI → 124)	
Stapressial *Tbl. 10+5+5, 20+5+5, 20+10+5, 20+10+10, 40+10+10mg* Triveram *Tbl. 10+5+5, 20+5+5, 20+10+5, 20+10+10, 40+10+10mg*	Hypertonie und/oder stabile KHK + prim. Hypercholesterinämie od. gemischte Hyperlipidämie: 1 x 10-40 + 5-10 + 5-10mg p.o.; **DANI** CrCl ≥ 60: 100%; < 60: Anw. nicht empfohlen, **DALI** KI bei aktiver Lebererkr.

A 2.2 Diuretika

A 2.2.1 Schleifendiuretika

Wm: Rückresorption ↓ von Na^+, Cl^-, K^+, H_2O, v.a. im aufsteigenden Teil der Henle-Schleife; **Wi:** Exkretion von Na^+, Cl^-, K^+, H_2O, Ca^{2+}, Mg^{2+} ↑; **UW** (Furosemid): Hämokonzentration, Dehydratation, Hypotonie, Orthostasesyndrom, Hyponatriämie, Hypochlorämie, Hypokaliämie, Hyperurikämie, Hypercholesterinämie, Hypertriglyzeridämie, hepat. Enzephalopathie bei Pat. mit LI, Kreatinin ↑, Urinvolumen ↑; **KI** (Furosemid): bek. Überempf. gegen Furosemid/Sulfonamide, Nierenversagen mit Anurie (spricht auf Furosemid nicht an), hepat. Enzephalopathie mit (Prae-)Coma hepaticum, schwere Hypokaliämie, schwere Hyponatriämie, Hypovolämie, Dehydratation, Lakt.; bei Tbl. 500mg, Inf.Lsg. 250: normale Nierenfkt. bzw. CrCl > 20 wegen Gefahr des zu starken Flüssigkeits-/Elektrolyt-Verlusts

Furosemid Rp	HWZ 30-120min, Qo 0.3, PPB 95%, PRC C, Lact ?
Furanthril *Tbl. 40, 500mg* Furorese *Tbl. 40, 80, 125, 250, 500mg; Kps. 30(ret.), 60(ret.), 120(ret.)mg; Amp. 20mg/2ml, 40mg/4ml* Furosemid-ratiopharm. *Tbl. 20, 40, 125, 250, 500mg; Kps. 30(ret.)mg; Amp. 20mg/2ml, 40mg/4ml, 250mg/25ml* Jufurix *Tbl. 40mg* Lasix *Tbl. 40, 500mg; Kps. 30(ret.)mg; Gtt. (1ml = 10mg); Amp. 20mg/2ml, 40mg/4ml, 250mg/25ml*	Ödeme → 553, Aszites, art. Hypertonie → 443: 1-2 x 20-40mg p.o.; 1 x 60mg (ret.) p.o.; 20-40mg i.v., Wdh. je nach Diurese; **Ki.:** 1-2mg/kg/d, max. 40mg/d p.o., 0.5mg/kg/d i.v.; **Oligurie bei terminaler NI:** 250-1000mg/d i.v.; ini 100-200mg i.v., je nach Diurese bis 1000mg/d; **akutes Nierenversagen** → 534: ini 40mg i.v., je nach Diurese 50-100mg/h, max. 1500mg/d; **DANI** nicht erforderlich, s. auch FachInfo; **DALI** KI bei Praecoma/Coma hepaticum

A 2 Kardiologie, Angiologie – Arzneimittel

Piretanid Rp	HWZ 1-1.7h, Q0 0.5, PPB 90%
Arelix Tbl. 3, 6mg; Kps. 6(ret.)mg **Piretanid 1A** Tbl. 3, 6mg **Piretanid HEXAL** Tbl. 3, 6mg **Piretanid Stada** Tbl. 6mg	**Ödeme** → 553: ini 1 x 6mg p.o., Erh.Dos. 1 x 3-6mg; **arterielle Hypertonie** → 443: ini 2 x 6mg (ret.), nach 2-4W 1 x 6mg (ret.) p.o.; **DANI** Dosisreduktion; **DALI** KI bei Coma hepaticum

Torasemid Rp	HWZ 3-4h, Q0 0.75, PPB 99%
Toragamma Tbl. 2.5, 5, 10, 20, 200mg **Torasemid HEXAL** Tbl. 2.5, 5, 10, 20, 50, 100, 200mg **Torem** Tbl. 2.5, 5, 10, 200mg; Amp. 10mg/2ml, 20mg/4ml; Inf.Lsg. 200mg/20ml **Unat** Tbl. 5, 10mg	**Art. Hypertonie** → 443: 1 x 2.5-5mg p.o.; **kard. Ödeme** → 553: 1 x 5mg p.o., je nach Wi bis 20mg/d steigern; 10mg i.v., max. 40mg/d; **Oligurie bei termin. Niereninsuff.** → 535: ini 50mg, je nach Diurese bis 200mg/d p.o./i.v.; **DANI** nicht erf., s. auch FachInfo

A 2.2.2 Benzothiadiazine und Analoga

Wm: Hemmung der Rückresorpt. von Na^+, Cl^- und H_2O im dist. Tubulus, K^+-Sekretion ↑;
Wi: Ausscheidung von Na^+, Cl^-, H_2O und K^+ ↑; Exkretion von Ca^{2+} und PO_4^{3-} ↓;
UW (Chlortalidon): Hypokaliämie, Hyperurikämie, Gichtanfälle, Cholesterin-/Triglyceridspiegel ↑, Hyponatriämie, Hypomagnesiämie, Hyperglykämie, Glukosurie, diabetische Stoffwechsellage ↓; Krea/Harnstoff ↑; Kopfschmerzen, Schwindel, Schwächegefühl, Hypotonie, Orthostase, Palpitationen, Appetit ↓, Mundtrockenheit, Übelkeit, Erbrechen, Oberbauchschmerzen, Bauchkrämpfe, Obstipation, Diarrhoe, allerg. Reakt., Pruritus, Hypotonie der Skelettmuskulatur, Muskelkrämpfe, Impotenz;
UW (Hydrochlorothiazid): Hypokaliämie, Serumlipide ↑, Hyponatriämie, Hypomagnesiämie, Hyperurikämie, Urtikaria, Exanthem, Appetitlosigkeit, Übelkeit, Erbrechen; orthostatische Hypotonie, die durch Alkohol, Anästhetika od. Sedativa verstärkt werden kann;
UW (Xipamid): Hypokaliämie, Störungen des Elektrolyt- und Flüssigkeitshaushalts, Hypermagnesiämie, Kopfschmerzen, Schwindel, Mundtrockenheit, Müdigkeit, orthostat. Hypotonie, Antriebsarmut, Lethargie, Muskelspasmen/-krämpfe, Herzklopfen, Schwitzen, Angst, Agitiertheit, Oberbauchbeschwerden, Bauchkrämpfe, Diarrhoe oder Obstipation, reversibler Anstieg von Harnstoff, Kreatinin;
KI (Chlortalidon): bek. Überempf. gegen C., andere Thiazide und Sulfonamide; Anurie, schwere Nierenfktsstrg., CrCl < 30, Serum-Krea >1,8mg/100ml, GN, schwere Leberfktsstrg., Hyperkalzämie, therapieresist. Hypokaliämie oder Zustände mit erhöhten Kaliumverlusten, schwere Hyponatriämie, symptomatische Hyperurikämie;
KI (Hydrochlorothiazid): bek. Überempf. gegen H., andere Thiazide und Sulfonamide, Weizenstärke, Anurie, schwere Nierenfktsstrg., CrCl < 30, Serum-Krea > 1,8mg/100ml, Glomerulonephritis, Coma und Praecoma hepaticum, therapieresist. Hypokaliämie oder Hyperkalzämie, therapierefrakt. Hyponatriämie, Hypovolämie, symptomatische Hyperurikämie/Gicht, Grav./Lakt.;
KI (Xipamid): bek. Überempf. gegen X., and. Thiazide u. Sulfonamide, schwere Leberfktsstrg., therapieres. Hypokaliämie, schw. Hyponatriämie, Hyperkalzämie, Hypovolämie, Gicht, Grav./Lakt.

Bemetizid nur in Komb. mit anderen Diuretika	HWZ 6h, Q0 0.8
Bendroflumethiazid nur in Komb. mit anderen Diuretika	HWZ 3.5h, Q0 0.7

Diuretika 43

Chlortalidon Rp	HWZ 50h, Qo 0.5, PPB 76%
Hygroton *Tbl. 25, 50mg*	**Ödeme** → 553, **Herzinsuffizienz** → 463: ini 1 x 50-100mg, max. 200mg p.o., Erh.Dos. 1 x 25-50mg; **art. Hypertonie** → 443: ini 1 x 12.5-50mg, Erh.Dos. alle 2d 25-50mg; **renaler Diabetes insipidus** → 583: ini 2 x 100mg, Erh.Dos. 1 x 50mg; **DANI** CrCl > 30: 100%; < 30: KI; **DALI** KI bei schwerer LI

Clopamid nur in Komb. mit anderen Diuretika	HWZ 4-5h, Qo 0.6

Hydrochlorothiazid Rp	HWZ 6-8h, Qo 0.05, PPB 64%, PRC B, Lact +
Esidrix *Tbl. 25mg* HCT Beta *Tbl. 12.5, 25mg* HCT HEXAL *Tbl. 12.5, 25mg* HCTad *Tbl. 25mg*	**Ödeme** → 553: ini 1 x 25-50mg p.o., Erh.Dos. 1 x 25-100mg; **art. Hypertonie** → 443: 1 x 12.5-25mg; **DANI** CrCl > 30: 100%; < 30: KI; **DALI** KI bei Coma hepaticum

Indapamid Rp	HWZ 15-18h, Qo 0.95, PPB 76-79%, PRC B, Lact ?
Indapamid AL *Tbl. 1.5(ret.)mg* Indapamid Heumann *Tbl. 1.5(ret.)mg, 2.5mg* Natrilix *Tbl. 1.5(ret.), 2.5mg*	**Art. Hypertonie** → 443: 1 x 2.5mg p.o.; 1 x 1.5mg(ret.); **DANI** CrCl > 30: 100%; < 30: KI; **DALI** KI bei Coma hepaticum

Mefrusid nur in Komb. mit anderen Diuretika	HWZ 3-12(10-14)h

Xipamid Rp	HWZ 7h, Qo 0.6, PPB 99%
Xipamid AL *Tbl. 10, 20, 40mg* Xipamid-ratioph. *Tbl. 10, 20, 40mg* Xipamid Stada *Tbl. 10, 20, 40mg*	**Ödeme** → 553: 1 x 10-40mg p.o., max. 2 x 40mg; **art. Hypertonie** → 443: 1 x 10-20mg; **DANI** vorsichtige Anw., Wirkungsverlust bei mittlerer-schwerer NI; **DALI** Dosis anpassen, KI bei schwerer Leberfunktionsstörung

A 2.2.3 Kaliumsparende Diuretika

Wm: Hemmung der Rückresorption von Na^+, Cl^- und H_2O, Hemmung der K^+-Sekretion im distalen Tubulus;

Wi: vermehrte Ausscheidung von Na^+, Cl^- und H_2O, K^+-Ausscheidung ↓;

Amilorid nur in Komb. mit anderen Diuretika HWZ 9.6h, Qo 0.25, PPB 40%, PRC B, Lact ?

Triamteren nur in Komb. mit and. Diuretika HWZ 1.5-2.5h, Q0 0.8, PPB 60%, PRC D, Lact -

A 2 Kardiologie, Angiologie – Arzneimittel

A 2.2.4 Aldosteronantagonisten

Wm: kompetitive Blockade des Aldosteronrezeptors im spätdistalen Tubulus;
Wi: Ausscheidung von Na^+, Cl^- und H_2O ↑; K^+-Ausscheidung ↓;
UW (Eplerenon): Eosinophilie, Hyperkaliämie, Dehydrierung, Hypercholesterinämie, Hypertriglyzeridämie, Hyponatriämie, Schlaflosigkeit, Benommenheit, Kopfschmerz, Vorhofflimmern, MI, Linksherzinsuff., Hypotonie, Beinarterienthrombose, Pharyngitis, Durchfall, Übelkeit, Erbrechen, Blähungen, Juckreiz, Schwitzen ↑, Rückenschmerzen, Beinkrämpfe, Nierenfktsstrg., Kreatinin ↑, Harnsäure ↑, Kraftlosigkeit, Unwohlsein, Pyelonephritis; **UW** (Spironolacton): Hyperkaliämie, Gynäkomastie, Kopfschmerzen, Schläfrigkeit, Ataxie, Verwirrtheit, Impotenz, Amenorrhoe, Hirsutismus, Stimm-, Hautveränderungen, Harnsäure ↑; **KI** (Eplerenon): Kalium > 5 mmol/l bei Behandlungsbeginn, NI CrCl < 50, LI Child C, Kombination mit kaliumsparenden Diuretika/starken CYP3A4-Hemmern (Itraconazol, Ketoconazol, Ritonavir, Nelfinavir, Clarithromycin, Telithromycin); **KI** (Spironolacton): bek. Überempf., NI CrCl < 30 oder Krea > 1,8mg/dl, Anurie, akutes Nierenversagen, Hyperkaliämie, Hyponatriämie, Hypovolämie, Dehydratation, Grav./Lakt.

Eplerenon Rp	HWZ 3-5h, PPB 50%
EplerenHEXAL Tbl. 25, 50mg **Eplerenon Stada** Tbl. 25, 50mg **Inspra** Tbl. 25, 50mg	**Herzinsuffizienz mit linksventrikulärer Dysfunktion nach MI** → 453: ini 1 x 25mg p.o., innerhalb von 4W auf 1 x 50mg steigern; **DANI** CrCl < 50: KI; **DALI** Child C: KI

Kaliumcanrenoat Rp	HWZ 23h, PPB > 98%
Aldactone Amp. 200mg/10ml	**Primärer/sekundärer Hyperaldosteronismus** → 576: 1-2 x 200mg i.v., max. 800mg/d; **Ki.:** ini 4-5mg/kg i.v., dann max. 2-3mg/kg; **Sgl.:** ini 2-3mg/kg i.v., dann max. 1.5-2mg/kg/d; **DANI** CrCl 30-60: sorgf. Dosiseinstellg.; < 30: KI

Spironolacton Rp	HWZ 1-2(13-15)h, Q_0 1.0, PPB 98%, PRC D, Lact +
Aldactone Tbl. 25, 50mg; Kps. 100mg **Spirobeta** Tbl. 50, 100mg **Spironolacton-ratioph.** Tbl. 50, 100mg	**Primärer/sekundärer Hyperaldosteronismus** → 576: ini 100-200mg, max. 400mg/d p.o., nach 3-6d 50-100mg, max. 200mg/d; **Ki.:** ini 3mg/kg/d, nach 3-5d 2-3mg/kg/d; **Sgl.:** ini 2-3mg/kg/d, nach 3-4d 1.5-2mg/kg/d; **DANI** CrCl 30-60: sorgf. Dosiseinstellg.; < 30: KI

A 2.2.5 Osmotische Diuretika

Wm: osmotische Bindung von Wasser im Tubuluslumen der Niere;
Wi: vermehrte Wasserausscheidung bei geringer Mehrausscheidung von Elektrolyten;
UW: Exsikkose, Hypernatriämie, Volumenbelastung; **KI:** Herzinsuffizienz, Lungenödeme

Mannitol OTC	HWZ 71-100min, Q_0 0.05, PRC C, Lact ?
Mannit, Mannitol, Osmofundin, Osmosteril Inf.Lsg. 10, 15, 20%	**Beginnendes akutes Nierenvers. nach Trauma, Schock** → 534: bis 1.5g/kg/d, max. 0.3g/kg/h i.v.; **Hirnödem:** 1.5-2g über 30-60min i.v.; **Ki.:** ini 1ml/kg über 3-5min, dann 2.5-7.5ml/kg

Diuretika 45

A 2.2.6 Diuretika-Kombinationen

Amilorid + Bendroflumethiazid Rp

Tensoflux *Tbl. 5+2.5mg*

Ödeme → 553, art. Hypertonie → 443:
1-2 x 1Tbl. p.o.; Aszites: 1 x 1Tbl.;
DANI CrCl < 30: KI; **DALI** KI bei Coma hepat.

Amilorid + Hydrochlorothiazid Rp — PRC B, Lact -

Amiloretik *Tbl. 2.5+25mg; 5+50mg*
Amilorid comp.-ratioph. *Tbl. 5+50mg*

Art. Hypertonie → 443: ini 1 x 2.5+25mg,
Erh.Dos. 1 x 1.25+12.5mg; Ödeme → 553:
1 x 2.5-5+25-50mg, max. 10+100mg/d;
DANI CrCl < 60: KI; **DALI** KI bei Coma hepat.

Triamteren + Hydrochlorothiazid Rp — PRC D, Lact -

Dytide H *Tbl. 50+25mg*
Nephral *Tbl. 50+25mg*
Triampur comp. *Tbl. 25+12.5mg*
Triamteren comp.-ratioph. *Tbl. 50+25mg*
Tri Thiazid *Tbl. 50+25mg*
Turfa Gamma *Tbl. 50+25mg*

Art. Hypertonie → 443: ini 1-2 x 50+25mg,
Erh.Dos. 1 x 25-50+12.5-25mg p.o.;
Ödeme → 553: ini 2 x 50-100+25-50mg,
Erh.Dos. 1 x 25+12.5mg oder 50+25mg alle 2d;
Herzinsuffizienz → 463: 1-2 x 50+25mg;
DANI CrCl 75-100: max. 100mg Triamteren/d;
50-74: max. 50mg Triamteren/d;
30-49: max. 25mg Triamteren/d; < 30: KI;
DALI KI bei Praecoma/Coma hepaticum

Triamteren + Furosemid Rp

Furesis comp. *Tbl. 50+40mg*

Ödeme → 553, art. Hypertonie → 443,
Herzinsuff. → 463: 1-2 x 50+40mg p.o.;
DANI CrCl 30-60: sorgfältige Dosiseinstellung;
< 30: KI; **DALI** KI bei Coma hepaticum

Triamteren + Xipamid Rp

Neotri *30+10mg*

Art. Hypertonie → 443: 1 x 30+10mg p.o.;
Ödeme → 553: 1 x 30-60 + 10-20mg;
DANI CrCl 30-60: sorgfältige Dosiseinstellung;
< 30: KI; **DALI** KI bei Coma hepaticum

Triamteren + Bemetizid Rp

Diucomb *Tbl. 20+10, 50+25mg*
Dehydro sanol tri *Tbl. 20+10mg*

Ödeme → 553, art. Hypert. → 443:
1 x 10-50+5-25mg p.o.;
DANI CrCl 30-60: sorgfältige Dosiseinst.;
< 30: KI; **DALI** KI bei Coma hepaticum

Spironolacton + Furosemid Rp

Osyrol-Lasix *Kps. 50+20, 100+20mg*
Spiro comp. *Tbl. 50+20, 100+20mg*
Spiro D *Tbl. 100+20mg*

Hyperaldosteronismus mit Ödemen → 576,
Aszites: ini 1-4 x 50-100 + 20mg p.o., nach
3-6d Erh.Dos. 50-300 + 20-60mg/d, evtl. nur
alle 2-3d; **DANI** CrCl 30-60: sorgf. Dosiseinst.;
< 30: KI; **DALI** KI bei Coma hepaticum

Spironolacton + Hydrochlorothiazid Rp	
Spironothiazid *KTbl.. 50+50, 100+50mg*	**Hyperaldosteronismus mit Ödemen** → 576, **Aszites:** ini 2 x 50-100 + 50mg p.o., Erh.Dos. 1-2 x 50-100 + 50mg; **art. Hypertonie:** 1 x 25-50 + 25mg; **DANI** CrCl < 30: KI; **DALI** KI bei Coma/Praecoma hepaticum

A 2.3 Antianginosa
A 2.3.1 Nitrate

Wm (Nitrate): Metabolit NO relaxiert glatte Gefäßmuskulatur; **Wi** (Nitrate): Vorlast ↓ durch venöses Pooling, Koronarspasmolyse, Nachlast ↓; **Wm/Wi** (Trapidil): Hemmung der Phosphodiesterase ⇒ Hemmung der intrazellulären cAMP- und cGMP-Degradation ⇒ Vasorelaxation; Thromboxan-A_2-Bildung ↓ ⇒ Thrombozytenaggregation ↓;
UW (ISDN): Tachykardie, Schwächegefühl, Kopfschmerzen, Benommenheit, Schwindelgefühl, Schläfrigkeit, Hypotonie; **UW** (Molsidomin): Kopfschmerzen, reflektorische Tachykardie, orthostat. Dysregulation; **UW** (Trapidil): keine sehr häufigen bzw. häufigen UW;
KI (Glyceroltrinitrat): bek. Überempf. ggü. Nitraten, akutes Kreislaufversagen, kardiogener Schock, ausgeprägte Hypotonie (RR < 90 mmHg), tox. Lungenödem; Erkr., die mit erhöhtem intrakraniellem Druck einhergehen; gleichz. Anw. von Sildenafil, Vardenafil, Tadalafil;
KI (ISDN): bek. Überempf. gegen ISDN bzw. andere Nitrate; akutes Kreislaufversagen, nicht ausreichend behandelter kardiogener Schock, HOCM, konstriktive Perikarditis, Hypotonie mit RR < 90 mmHg, gleichzeitige Anwendung von Sildenafil, Vardenafil, Tadalafil;
KI (Molsidomin): bek. Überempf., akutes Kreislaufversagen, schwere Hypotonie, Lakt., gleichz. Anw. von Sildenafil, Vardenafil, Tadalafil;
KI (Trapidil): bek. Überempf., Schock, Hypotonie, Grav./Lakt.

Glyceroltrinitrat (Nitroglycerin) Rp	HWZ 2-4.4 min, Qo 1.0, PPB 60%, PRC C, Lact ?
Corangin Nitrospray *Spray 0.4mg/Hub* Minitrans *TTS 5, 10mg/d* Nitro Carino *Inf.Lsg. 50mg/50ml* Nitroderm *TTS 5, 10mg/d* Nitrolingual *Spray 0.4mg/Hub* Nitronal *Kps. 0.8mg*	**AP, Ther. und Pro.** → 450: 0.4-1.2mg s.l.; TTS 1 Pfl. (5-10mg)/d; **akute Linksherzinsuff., akuter MI** (RR syst. > 100): 0.4-1.2mg s.l., ggf. Wdh. n. 10min; 2-8mg/h i.v.; Perf. (50mg) = 1mg/ml ⇒ 2-8ml/h; **Pro. katheterinduzierte koron. Spasmen:** 0.4-0.8mg vor Koronarangio; **DANI** nicht erf.

Isosorbidmononitrat Rp HWZ 4-5h, Qo 0.8, PRC C, Lact ?	
IS 5 mono-ratioph. *Tbl. 20, 40, 40(ret.), 60(ret.), 100(ret.)mg; Kps. 50(ret.)mg* ISMN AL *Tbl. 20, 40mg; Kps. 40(ret.), 50(ret.), 60(ret.), 100(ret.)mg* Ismo *Tbl. 20, 40(ret.)mg*	**Pro., Langzeit-Therapie der AP** → 459: 2 x 20-40mg; 1 x 40-100mg (ret.) p.o.; **DANI** nicht erforderlich

Antianginosa

Isosorbiddinitrat Rp	HWZ 0.5(5)h, Qo 1.0, PPB 16-40%, PRC C, Lact ?
ISDN AL Kps. 20(ret.), 40(ret.), 60(ret.), 80(ret.)mg **ISDN-ratioph.** Tbl. 5mg; Kps. 20(ret.), 40(ret.), 60(ret.)mg **Isoket** Subling.Tbl. 5mg; Tbl. 10, 20, 40, 20(ret.), 40(ret.), 60(ret.)mg; Kps. 80(ret.), 120(ret.)mg	**Akute AP → 450:** 5mg s.l.; 1-3 Hübe, evtl. Wdh. nach 10min; **Pro., Langzeit-Therapie der AP:** 2 x 10-40mg p.o.; 2 x 20mg (ret.); 1-2 x 40-60mg (ret.); 1 x 80-120mg (ret.); **DANI** nicht erforderlich

Molsidomin	HWZ 0.25(1-2)h, Qo 0.9, PPB 3-11%
Corvaton Tbl. 2, 4, 8(ret.)mg; Amp. 2mg/1ml **Molsidomin Heumann** Tbl. 2, 4, 8(ret.)mg **Molsidomin Stada** Tbl. 8(ret.)mg	**Pro., Langzeit-Therapie der AP → 459:** 2 x 2-4mg, max. 3-4 x 4mg p.o.; 1-2 x 8mg (ret.), max. 3 x 8mg (ret.); **instabile AP → 450:** ini 2-4mg i.v., dann 4mg/h; **DANI/DALI** niedrigere Initialdosis i.v.

Pentaerithrityltetranitrat Rp	HWZ 0.1 h
Pentalong Tbl. 50mg	**Pro., Langzeit-Therapie der AP → 459:** 2-3 x 50mg p.o.

Trapidil Rp	HWZ 2-4h, PPB 80%
Rocornal Kps. 200mg	**Chronisch stabile AP:** 2-3 x 200mg p.o.

A 2.3.2 I_f-Kanal-Hemmer

Wm/Wi: selektive Hemmung des I_f-Kanals, der die spontane Depolarisation am Sinusknoten kontrolliert ⇒ negativ chronotrop, myokardialer O_2-Verbrauch ↓, O_2-Versorgung ↑;
UW: leichtbed. visuelle Symptome, Verschwommensehen, HF ↓, AV-Block I°, VES, SVES, Vorhofflimmern, Palpitationen, Kopfschmerzen, Schwindel, Übelkeit;
KI: bek. Überempf. gegen I_f-Kanal-Hemmer, HF in Ruhe < 70/min, kardiogener Schock, akuter MI, schwere Hypotonie, schwere LI, Sick Sinus, SA-Block, AV-Block III°, instabile oder akute Herzinsuffizienz, Herzschrittmacherabhängigkeit, instabile AP, gleichzeitige Anw. starker CYP 3A4-Hemmer (Ketoconazol, Itraconazol, Clarithromycin, Erythromycin p.o., Josamycin, Telithromycin, Nelfinavir, Ritonavir, Nefazodon), Kombination mit Verapamil oder Diltiazem, Grav./Lakt.

Ivabradin Rp	HWZ 2h, PPB 70%
Ivabalan Tbl. 5, 7.5mg **Ivabradin 1A** Tbl. 5, 7.5mg **Ivabradine Anpharm** Tbl. 5, 7.5mg **Procoralan** Tbl. 5, 7.5mg	**Symptomat. KHK → 450:** ini 2 x 5mg p.o., je n. Ansprechen auf Ther. n. 3-4W ↑ auf 2 x 7.5mg; **chron. stabile Herzinsuff. NYHA II-IV → 463:** ini 2 x 5mg p.o., bei HF > 60 nach 2W ↑ auf 2 x 7.5mg; **DANI** CrCl > 15: 100%; CrCl < 15: vorsichtige Anw.; **DALI** KI bei schwerer LI

Metoprololtratrat + Ivabradin Rp	
Implicor Tbl. 25+5, 25+7.5, 50+5, 50+7.5mg	**Chron. stabile AP → 459:** 2 x 5-7.5+25-50mg p.o.; **DANI** CrCl > 15: 100%; CrCl < 15: vors. Anw.; **DALI** KI bei schwerer LI

A 2.3.3 I$_{Na}$-late Inhibitor

Wm/Wi: weitestgehend unbekannt; Hemmung des späten Natriumeinstroms in die kardialen Myozyten, dadurch Reduktion der intrazellulären Kalziumüberladung ⇒ O$_2$- Bedarf ↓, O$_2$-Angebot ↑, Verbesserung der myokardialen Relaxation und Mikrozirkulation; hämodynamisch neutral, nur minimale Beeinflussung von RR und HF;
UW: Schwindel, Kopfschmerzen, Obstipation, Erbrechen, Übelkeit, Asthenie;
KI: bek. Überempf.; schwere NI und/oder mäßige bis schwere LI; gleichz. Anw. von starken CYP3A4-Inhibitoren (z.B. Itraconazol, Ketoconazol, Voriconazol, Posaconazol, HIV-Proteasehemmer, Clarithromycin, Telithromycin, Nefazodon); gleichz. Anw. von Antiarrhythmika der Klasse Ia (Chinidin) oder Klasse III (z.B. Dofetilid, Sotalol) mit Ausnahme von Amiodaron

Ranolazin Rp	HWZ 7h, PPB 62% PRC C, Lact -
Ranexa *Tbl. 375(ret.), 500(ret.), 750(ret.)mg*	**Stabile AP** → 459: ini 2 × 375 mg p.o., nach 2-4W 2 × 500mg, dann je nach Anspr. auf max. 2 × 750mg steigern; **DANI** CrCl < 30: KI; **DALI** KI bei mäßiger oder schwerer LI

A 2.4 Antiarrhythmika

A 2.4.1 Klasse-Ia-Antiarrhythmika

Wm/Wi: Na$^+$-Einstrom ↓ ⇒ Depolarisation ↓, Leitungsgeschwindigkeit ↓ (neg. dromotrop), Schwellenpotential AP ↑ (Erregbarkeit ↓), neg. inotrop, K$^+$-Ausstrom ↓ ⇒ AP-Dauer ↑, Refraktärzeit ↑;
UW (Ajmalin): Transaminasen ↑, Cholestase, BB-Veränd., Proarrhythmien, Reizleitungsstrg., Kammerfrequenz ↑ bei Vorhofflimmern, Flush-/GI-Sympt.; **UW** (Prajmaliumbitartrat): Übelkeit, Appetitlosigkeit, Erbrechen, Durchfall, Verstopfung, intrahepatische Cholestase;
KI (Ajmalin): bek. Überempf., AV-Block II° und III°, vorbestehende intraventr. Erregungsleitungsstrg., Adam-Stokes-Anfälle, manifeste Herzinsuff., erhebliche Verbreiterung des QRS-Komplexes bzw. Verlängerung der QT-Zeit, Intox. mit herzwirksamen Glykosiden, hypertrophe Kardiomyopathie, Bradykardien < 50/min; Tachykardien aufgrund v. Herzdekompensation, Myasthenia gravis, innerhalb der ersten drei Monate nach MI oder bei Pat. mit einer linksventrikulären Auswurffraktion von < 35% (Ausnahme: Pat. mit lebensbedrohl. ventrikulären Herzrhythmusstörungen);
KI (Prajmaliumbitartrat): s. Ajmalin, Z.n. medikamentös induzierter Cholestase

Ajmalin Rp	HWZ 1.6h, Q0 0.85, PPB 75%
Gilurytmal *Amp. 50mg/10ml*	**(Supra-)ventrikuläre Tachykardie** → 469: 50mg langsam i.v., ggf. Wdh. nach 30min; ggf. Dauerinf. 20-50mg/h, max. 1200mg/24h; **DANI** sorgfältige Dosiseinst.; **DALI** 10-30mg/h

Prajmaliumbitartrat Rp	HWZ 4-7h, Q0 0.95, PPB 60%
Neo-Gilurytmal *Tbl. 20mg*	**(Supra-)ventrikuläre Tachykardie** → 469: ini 3-4 × 20mg p.o., nach 2-3d 2-4 × 10mg; **DANI** CrCl 30-60: 50%; < 30: KI; **DALI** nicht erforderlich

Antiarrhythmika 49

A 2.4.2 Klasse-Ib-Antiarrhythmika

Wm: Na$^+$-Einstrom ↓, K$^+$-Ausstrom ↑, Phase-4-Depolarisation verlangsamt;
Wi: Erregbarkeit ↓, v.a. am Ventrikel (s. Kl. Ia); AP-Dauer + Refraktärzeit (Purkinje-System) ↓, an Vorhof/Ventrikel ↑; Ausfilterung hochfrequenter Erregungen (Extrasystolen), AV-Überleitung evtl. ↑, negative Inotropie geringer als Klasse Ia; in hohen Konz. negativ dromo-, inotrop;
UW (Lidocain): Benommenheit, Schwindel, Sprachstrg., Parästhesien bis hin zu generalisierten Krämpfen, kardiovaskuläre Strg., Blutdruckabfall, Bradykardie, AV-Blockierungen, Asystolie, proarrhythmische Wirkungen mit der möglichen Folge eines Herzstillstandes, Erhöhung der Defibrillationsschwelle bei Herz-Kreislauf-Stillstand, respiratorische Strg.;
KI (Lidocain): bek. Überempf. gegen Lidocain bzw. gegen Lokalanästhetika vom Säureamid-Typ; bei AV-Block II. und III. Grades ohne verfügbaren Herzschrittmacher, innerhalb der ersten drei Monate nach Myokardinfarkt oder bei eingeschränkter Herzleistung (linksventrikuläres Auswurfvolumen < 35%) außer bei Pat. mit lebensbedrohenden ventrikulären HRST

Lidocain Rp	HWZ 1.5-2(3.5)h, Qo 0.9, PPB 60%, PRC B, Lact +
Xylocain 2% *Amp. 100mg/5ml, 1000mg/50ml* **Xylocitin Cor 1%, 2%** *Amp. 100mg/10ml, 100mg/5ml, 200mg/10ml*	**Ventrikuläre HRST** → 474: ini 50-100mg bzw. 1-1,5mg/kg langsam über 2-3min. i.v.; ggf. Wdh. in Abständen v. 5-10min. dann Dauerinfusion: 1mg/min.; max. 4 mg/min. bzw. 200-300mg/h; alternativ: Erh.Dos. 30μg/kg/min. über 24-30h; **endotracheopulmonale Anwendung:** 2- 2,5-fache der i.v. initialen Bolusgabe; **DANI, DALI** sorgfältige Dosiseinstellung, 50% bei ausgeprägter NI, LI

A 2.4.3 Klasse-Ic-Antiarrhythmika

Wm/Wi (Flecainid): bindet an schnelle Natriumkanäle und verlangsamt die Depolarisationsgeschwindigkeit; Überleitung in Vorhof, AV-Knoten, Ventrikel und Purkinje-Fasern ↓;
Wm/Wi (Propafenon): Blockade von Natriumkanälen → neg. dromotrop; Refraktärzeiten ↑ in Vorhof, AV-Knoten, akzessorischen Bahnen (WPW-Syndrom) und Kammern;
UW (Flecainid): Schwindel, Depression, Angstzustände, Schlaflosigkeit, Kopfschmerzen, Parästhesien, Hypästhesien, Ataxien, Synkope, Hautrötung, Schwitzen ↑, Zittern, Sehstrg., Tinnitus, proarrhythm. Wi., Atemnot, Übelkeit, Erbrechen, Durchfall, Verdauungsstrg., Verstopfung, Exanthem, Schwäche, Müdigkeit, Ödeme; **UW (Propafenon):** Schwindel, Benommenheit, Überleitungsstrg. (SA-Block, AV-Block, intraventr. Block), Angst, Schlafstörungen, Kopfschmerzen, Geschmacksstrg., Sehstrg., Sinusbradykardie, Bradykardie, Tachykardie, Vorhofflattern, Dyspnoe, Bauchschmerzen, Erbrechen, Übelkeit, Durchfall, Verstopfung, Mundtrockenheit, Anomalien der Leberfkt., Brustschmerzen, Asthenie, Müdigkeit, Pyrexie;
KI (Flecainid): bek. Überempf., strukturelle Herzerkr. und/oder eingeschränkte linksventr. Fkt. (EF < 35 %); nach MI (außer bei Pat. mit lebensbedrohenden ventrik. Herzrhythmusstörungen); kardiogener Schock, schwere Bradykardie, SA-Blockierungen, AV-Block II-III u. intraventrik. Leitungsstrg. bei Pat. ohne Herzschrittmacher; Sinusknotensyndrom oder Bradykardie-Tachykardie-Syndrom bei Pat. ohne Herzschrittmacher; permanentes Vorhofflimmern, hämodynamisch wirksame Herzklappenfehler, gleichz. Anw. von Antiarrhythmika der Klasse I;

KI (Propafenon): bek. Überempf., Brugada-Syndrom, manifeste Herzinsuff., kardiogener Schock (außer wenn dieser durch eine Störung der Herzschlagfolge bedingt ist); schwere symptomatische Bradykardie, innerhalb der ersten drei Monate nach MI oder bei eingeschränkter Herzleistung (EF < 35%), außer bei lebensbedrohenden ventrik. Herzrhythmusstörungen; ausgeprägte Reizleitungsstrg. wie SA- bzw. AV-Block II-III°, Schenkelblock ohne Schrittmacherimplant., bei Sinusknotensyndrom (ohne Schrittmacherimplant.); ausgeprägte Hypotonie, manifeste Strg. des Elektrolythaushalts, schwere obstruktive Atemwegerkr., Myasthenia gravis, gleichz. Anw. von Ritonavir

Flecainid Rp	HWZ 20h, Qo 0.7, PPB 40%, PRC C, Lact +
Flecadura *Tbl. 50, 100mg* **Flecainid HEXAL** *Tbl. 50, 100mg* **Tambocor** *Tbl. 50, 100mg;* *Inj.Lsg. 150mg/15ml*	**(Supra-)ventrikuläre Tachykardie** → 469: 2 x 50-150mg p.o.; 1mg/kg langsam i.v., evtl. nach 15-20min 0.5mg/kg; Dauerinfusion: 200-400mg/d; **DANI, DALI** CrCl < 50: ini max. 2 x 50mg p.o., Erh.Dos. max. 2 x 150mg oder 200-300mg i.v.

Propafenon Rp	HWZ 5-8h, Qo 1.0, PPB 85-95%, PRC C, Lact ?
Propafenon-ratioph. *Tbl. 150, 300mg* **Rytmonorm** *Tbl. 150, 300mg;* *Amp. 70mg/20ml* **Rytmonorm SR** *Kps. 225(ret.), 325(ret.), 425(ret.)mg*	**(Supra-)ventrikuläre Tachykardien** → 469: 3 x 150 oder 2 x 300mg, max. 3 x 300mg p.o.; **Ki.:** 10-20mg/kg p.o. in 3-4ED; 0.5-1mg/kg i.v., ggf. 2mg/kg Kurzzeitinf. über 1-3h mit 0.5-1mg/Min; Langzeitinf. max. 560mg/d **Rezidiv-Pro. Vorhofflimmern:** ini 2 x 225mg p.o., ggf. nach 5d 2 x 325mg bzw. nach 10d 2 x 425mg; **DANI** sorgfältige Dosiseinstellung; **DALI** ggf. Dosisred.

A 2.4.4 Klasse-II-Antiarrhythmika = Betablocker → 27

A 2.4.5 Klasse-III-Antiarrhythmika

Wm/Wi: Blockade von K⁺Kanälen ⇒ AP-Dauer ↑;
UW (Amiodaron): Korneaablagerung, Lungenfibrose, Photosensibilität, Leberschäden, Sehstrg., Erythema nodosum, Hypo-, Hyperthyreose;
UW (Sotalol): AV-Block, HF yx↓, Hypotonie, Herzinsuffizienz ↑, QT-Verlängerung, ventrikuläre Tachyarrhythmien, Torsade de pointes, Broncho-, periphere Vasokonstriktion, Insulinsekretion ↓, Glykogenolyse ↓,
Hypoglykämiesymptome maskiert, Potenzstörung;
KI (Amiodaron): bek. Überempfindlichkeit, Sinusbradykardie (< 55/min), alle Formen einer Leitungsverzögerung (sinuaurikuläre und nodale Leitungsverzögerung, einschließlich Sick-Sinus, AV-Block II und III sowie bi- und trifaszikuläre Blöcke, sofern kein Herzschrittmacher eingesetzt ist); Schilddrüsenerkrankungen, vorbestehende QT-Verlängerung, Hypokaliämie, Jodallergie, gleichzeitige Ther. mit MAO-Hemmern, gleichzeitige Ther. mit Arzneimitteln, die Torsade de pointes auslösen können; Kreislaufkollaps, Hypotonie, schwere Ateminsuffizienz, Kardiomyopathie, Herzinsuffizienz, Kinder bis 3J., Grav./Lakt.;
KI (Sotalol): Herzinsuff. NYHA IV, akuter Herzinfarkt, AV-Block II°-III°, SA-Block, Sick Sinus, HF↓ < 50/min, vorbestehende QT-Verlängerung, COPD, schwere pAVK s. Betablocker → 27

Antiarrhythmika 51

Amiodaron Rp · HWZ 64d, Qo 1.0, PPB 95%, PRC D, Lact -

Amiodaron-ratioph. Tbl. 100, 200mg; Amp. 150mg/3ml **AmioHEXAL** Tbl. 200mg **Cordarex** Tbl. 200mg; Amp. 150mg/3ml **Cordarone** Tbl. 200mg; Amp. 150mg/3ml	**(Supra-)ventrikuläre HRST** → 469: d1-10: 3-6 x 200mg, Erh.Dos. 1 x 200mg an 5d/W p.o.; 5mg/kg über 3min i.v.; Dauerinfusion: 10-20mg/kg in 250-500ml Glucose 5% für max. 7d; **DANI** nicht erforderlich

Sotalol (s. auch Betablocker → 29) Rp HWZ 7-18h, Qo 0.015, keine PPB, PRC B, Lact ?

A 2.4.6 Klasse-IV-Antiarrhythmika
= Ca-Antagonisten mit antiarrhythmischer Wi → 30

A 2.4.7 Mehrkanalblocker

Wm/Wi: (Dronedaron): Hemmung des Kalium-, Natrium- u. Kalziumstroms, AP und Refraktärzeit verlängert, nicht kompetitiver Antagonist adrenerger Aktivität ⇒ effektive Refraktärzeit im Vorhof, AV-Knoten und Ventrikel verlängert ⇒ Verhinderung von Vorhofflimmern oder Wiederherstellung eines Sinusrhythmus, Reduktion der Herzfrequenz;
Wm/Wi (Vernakalant): Blockade von elektrischen Strömen in allen Phasen des atrialen Aktionspotentials ⇒ antiarrhythmische Wi v.a. im Vorhof, atriale Refraktärzeit ↑, Überleitungsgeschwindigkeit ↓ ⇒ Konversion in Sinusrhythmus;
UW (Dronedaron): Kreatininanstieg, QTc-Verlängerung, Bradykardie, Diarrhoe, Erbrechen, Übelkeit, Bauchschmerzen, Dyspepsie, Exanthem, Juckreiz, Müdigkeit, Asthenie;
UW (Vernakalant): Dysgeusie, Parästhesie/Hypoästhesie, Schwindel, Kopfschmerz, Bradykardie, Vorhofflattern, Hypotonie, Niesen, Husten, nasale Beschwerden, Übelkeit, Erbrechen, Mundtrockenheit, Pruritus, Hyperhidrose, Schmerzen/Parästhesien an Inf.Stelle, Hitzegefühl;
KI (Dronedaron): bek. Überempf., AV-Block II°/III° oder Sick-Sinus-Syndrom (außer bei gleichzeitigem Schrittmacher), Bradykardie < 50/min; Herzinsuff. NYHA IV oder instabile NHYA III, hämodyn. instabile Pat.; gleichz. Anw. starker CYP-3A4-Inhibitoren (z.B. Ketoconazol, Itraconazol, Voriconazol, Posaconazol, Telithromycin, Clarithromycin, Nefazodon, Ritonavir); gleichz. Anw. von Arzneimitteln, die Torsade de pointes verursachen können (z.B. Phenothiazine, Cisaprid, Bepridil, trizyklische Antidepressiva; Terfenadin, bestimmte orale Makrolid-Antibiotika, Klasse-I- und -III-Antiarrhythmika), QTc-Verlängerung ≥ 500 ms, schwere Leberfktsstrg., stark eingeschränkte Nierenfunktion (CrCl < 30ml/min);
KI (Vernakalant): Überempf., schwere Aortenklappenstenose, RR < 100mmHg (systolisch), NYHA III/IV, QT-Verlängerung, schwere Bradykardie, AV-Block II°/III°/Sinusknotenerkr. (ohne Schrittmacher), i.v.-Anw. von Antiarrhythmika in letzten 4h, ACS innerhalb der letzten 30d

Dronedaron Rp · HWZ 25-30h, PRC X, Lact ?

Dronedaron Aristo Tbl. 400mg **Dronedaron beta** Tbl. 400mg **Multaq** Tbl. 400mg	**Nichtpermanentes Vorhofflimmern** → 470: 2 x 400mg p.o.; **DANI** CrCl ≥ 30: 100%; < 30: KI; **DALI** KI bei schwerer LI

Vernakalanthydrochlorid Rp · HWZ 3-5,5h , PRC X, Lact ?

Brinavess Inf.Lsg. 20mg/ml	**Kürzlich aufgetret. Vorhofflimmern** → 470: (ohne herzchir. Eingriff < 7d, mit herzchir. Eingriff < 3d): ini 3mg/kg über 10min i.v. (max. 339mg), nach 15min ggf. Wdh. mit 2mg/kg über 10min. (max. 226mg); max. 5mg/kg/24h; **DANI, DALI** nicht erforderlich

A 2.4.8 Weitere Antiarrhythmika

Wm/Wi (Adenosin): über Purin-1-Rezeptoren vermittelte Verlangsamung der Überleitungszeit am AV-Knoten und Sinusknoten ⇒ Terminierung von Reentry-Tachykardien; Relaxierung von Gefäßmuskelzellen; **UW** (Adenosin): Flush, thorakale Schmerzen, HF ↓, Asystolie (meist transient), Sinuspause, ventrikuläre und supraventrikuläre Extrasystolen, AV-Block, ventrikuläre Tachykardien, Vorhofflimmern, Dyspnoe, Kopfschmerzen, Schwindel, innere Unruhe, Verschwommensehen, metallischer Geschmack, Bronchospasmus, RR ↓;
KI (Adenosin): bek. Überempfindlichkeit, AV-Block II°-III°, Sick-Sinus-Syndrom, Vorhofflimmern/-flattern, chronisch obstruktive Lungenerkrankungen, verlängertes QT-Intervall, schwere Hypotonie, dekomp. Herzinsuffizienz, gleichzeitige Anw. v. Dipyridamol

Adenosin Rp	HWZ < 10s, Q0 1.0, PRC C, Lact ?
Adenoscan *Inj.Lsg. 30mg/10ml* **Adenosin Life Medical** *Inj.Lsg. 10mg/2ml, 50mg/10ml, 250mg/50ml* **Adrekar** *Inj.Lsg. 6mg/2ml* **Rotop Adenosin** *Inj.Lsg. 50mg/10ml, 75mg/15ml, 250mg/50ml*	**Paroxysmale AV-junktionale Tachykardien:** 3-6-9-12mg jeweils als Bolus je nach Wi; **Ki.:** ini 100µg/kg i.v., je nach Wi steigern um 50µg/kg alle 2min bis 250µg/kg; **pharmakologische Provokation einer Myokardischämie:** 140µg/kg/min über 4-6min i.v.; **DANI** nicht erforderlich

A 2.5 Digitalisglykoside

Wm: Hemmung des aktiven Na^+-K^+-Transports an der Muskelzelle ⇒ intrazelluläres Na^+ ↑ ⇒ Na^+-Ca^{2+}-Austausch ↓ ⇒ intrazelluläres Ca^{2+} ↑; Vagusaktivität ↑, Sympathikusaktivität ↓;
Wi: positiv inotrop, Schlagvolumen ↑ ⇒ Wirkungsgrad des insuffizienten Herzens ↑, Gewebs- und Koronarperfusion ↑, negativ chrono-, dromotrop, Refraktärzeit am AV-Knoten ↑, am Myokard ↓ ⇒ Aktivierung ektoper Schrittmacher, positiv bathmotrop;
UW: AV-Block, Arrhythmie, Extrasystolie, Nausea, Erbrechen, Diarrhoe, Farbstörung, Verwirrtheit; **KI:** AV-Block II°-III°, WPW-Syndrom, ventrikuläre Tachykardie, Carotissinussyndrom, HOCM, Hyperkalzamie, Hypokaliämie, thorakales Aortenaneurysma

Digitoxin Rp	HWZ 7-8d, Q0 > 0.7, PPB 90-97%, PRC C, Lact +; therap. Serumspiegel (ng/ml): 10-30
Digimerck *Tbl. 0.05, 0.07, 0.1mg;* *Amp. 0.1mg/1ml, 0.25mg/2.5ml* **Digitoxin Philo** *Amp. 0.25mg/1ml* **Digitoxin AWD** *Tbl. 0.07mg*	**Herzinsuff.** → 463, **tachyk. Vorhofflimmern** → 470: d1-3: 3 x 0.07-0.1mg p.o., dann 1 x 0.07-0.1mg; d1: 0.5mg i.v., d2, 3: 0.25mg i.v., dann 0.07-0.1mg/d p.o./i.v.; **Ki.:** bis zur Sättigung 0.03mg/kg/d, dann 0.003mg/kg/d p.o.; **DANI** CrCl < 10: Dosisred.

Digoxin Rp	HWZ 30-50h, Q0 0.3, PPB 20%, PRC C, Lact +; therap. Serumsp. (ng/ml): 0.8-2.0
Lanicor *Tbl. 0.25mg; Amp. 0.25mg/1ml* **Lenoxin** *Tbl. 0.125, 0.25mg;* *Gtt. (1ml = 0.05mg)*	**Herzinsuff.** → 463, **tachyk. Vorhofflimmern** → 470: d1-3: 1 x 0.25-0.5mg p.o.; 2-3 x 0.25mg i.v., dann 1 x 0.25-0.375mg p.o.; 1 x 0.25mg i.v.; **Ki.:** s. FachInfo; **DANI** CrCl 50-100: 50%; 20-49: 33-50%; < 20: 33%; **DALI** nicht erf.

Sympathomimetika

Beta-Acetyldigoxin Rp HWZ (36)h, Qo 0.3, PPB 30%; therap. Serumsp. (ng/ml): 0.8-2.0	
Novodigal *Tbl. 0.1, 0.2mg*	**Herzinsuff.** → 463, **tachykardes Vorhofflimmern** → 470: d1-2: 3 x 0.2mg p.o., dann: 1 x 0.2-0.3mg; **Ki. 1-3J:** d1 40µg/kg in 3ED, dann 10µg/kg; **4-12J:** d1: 25-30µg/kg in 3ED, dann 5µg/kg; **DANI** CrCl 50-100: 50%; 20-49: 33-50%; < 20: 33%; **DALI** nicht erf.
Metildigoxin Rp HWZ 48h, Qo 0.35, PPB 20-30%; therap. Serumspiegel (ng/ml): 0.8-2.0	
Lanitop *Tbl. 0.05, 0.1, 0.15mg*	**Herzinsuff.** → 463, **tachyk. Vorhofflimmern** → 470: d1-2: 1 x 0.3-0.4mg p.o., dann 1 x 0.1-0.3mg; **Ki.:** s. Packungsbeilage; **DANI** CrCl 50-100: 50%; 20-49: 33-50%; < 20: 33%

A 2.6   Sympathomimetika

Wm/Wi (Dobutamin): v.a. beta-1- u. alpha-1-, geringer auch beta-2- u. alpha-2-agonistisch, Kontraktilität↑, Schlagvolumen ↑, linksventrikulärer Füllungsdruck ↓, systemischer Gefäßwiderstand ↓; **Wm/Wi** (Dopamin): dosisabhängig dopaminerg, alpha-/beta-agonistisch, renale Vasodil., HZV ↑, Vasokonstriktion, RR ↑; **Wm/Wi** (Ephedrin): sympathomimet. Amin, das direkt an Alpha- und Batarez. wirkt; indirekte Wi über ↑ Freisetzung von Noradrenalin, Wi als MAO-Hemmer; **Wm/Wi** (Epinephrin): beta- > alphaagonistisch, pos. ino-, chrono-, bathmotrop, syst. RR ↑, diast. RR ↓, Bronchodilatation; **Wm/Wi** (Etilefrin): alpha-/betaagonistisch, RR ↑ durch Vasokonstriktion, positiv ino- und chronotrop; **Wm/Wi** (Midodrin): alpha-1-agonistisch, syst. u. diast. RR ↑ ; **Wm/Wi** (Norepinephrin): alpha-/beta-1-agonistisch, Vasokonstriktion, syst. und diast. RR ↑; **Wm/Wi** (Theodreanlin + Cafedrin): beta-agonistisch, Kontraktilität ↑, Schlagvolumen ↑, peripherer Gefäßwiderstand ↑;
UW (Cafedrin + Theodrenalin): Herzklopfen, pektanginöse Beschwerden, ventrikuläre Herzrhythmusstörungen, Miktionsbeschwerden, Muskeltremor, Gewöhnung, Abhängigkeit; **UW** (Dobutamin): HRST, Palpitationen, AP, RR ↑ u. RR ↓, Kopfschmerzen, Übelkeit, Exanthem, Fieber, Bronchospasmus, Hemmung d. Thrombozytenfkt.; **UW** (Dopamin): HRST, AP, Dyspnoe, Übelkeit, Erbrechen, Angstgefühl, Kopfschmerzen, RR ↑ und RR ↓; **UW** (Ephedrin): Verwirrtheit, Angstzustände, Depressionen, Nervosität, Reizbarkeit, Unruhe, Schwäche, Schlaflosigkeit, Kopfschmerz, Schwitzen, Palpitationen, Hypertonie, Tachykardie, Dyspnoe, Übelkeit, Erbrechen; **UW** (Epinephrin): tachykarde HRST, Kammerflimmern, AP, hypertone Rkt., Vasokonstriktion, Hyperglykämie, metabol. Azidose, Übelkeit, Tremor, Angst, Halluzinationen; **UW** (Etilefrin): Palpitationen, HRST, RR ↑ AP, Unruhe, Angstzustände, Schwitzen, Tremor, Kopfschmerzen, Schwindel; **UW** (Midodrin): Liegendhypertonie, Reflexbradykardie, Palpitationen, Tachykardie, Parästhesien, Pruritus, Piloarrektion, Kältegefühl, Nausea, Dyspepsie, Harnverhalt; **UW** (Norepinephrin): Herzklopfen, AP, Myokardischämie, starker RR ↑, Lungenödem, Vasokonstriktion, ischämische Nekrosen, Oligurie, Anurie;
KI (Cafedrin + Theodrenalin): bek. Überempf., Hypertonie, Mitralstenose, Hyperthyreose, Engwinkelglaukom, Phäochromozytom, Prostataadenom mit Restharnbildung, Bronchialasthmatiker mit Sulfitüberempf.; **KI** (Dobutamin): mechan. Behinderung der ventrik. Füllung u./o. des Ausflusses, Hypovolämie; **KI** (Dopamin): Thyreotoxikose, Phäochromozytom, Glaukom, Blasenentl.-Strg., hochfrequ. absol. Arrhythmie, Hypovolämie, Kammerflimmern, Grav.;

A 2 Kardiologie, Angiologie – Arzneimittel

KI (Ephedrin): bek. Überempf., Behandlung mit MAO-Hemmern, Koronarthrombose, Diabetes mellitus, ischämische Herzerkrankung, Hypotonie, Thyreotoxikose, Winkelblockglaukom, ältere Patienten, Prostathypertrophie; **KI** (Epinephrin): system. Anw.: bek. Überempf., Hypertonie, Hyperthyreose, Phäochromozytom, Engwinkelglaukom, Prostataadenom mit Restharnbildung, paroxysmale Tachykardie, hochfrequente absolute Arrhythmie, schwere Nierenfktsstrg., Koronar- und Herzmuskelerkrankungen, sklerotische Gefäßveränderungen, Cor pulmonale, Sulfitüberempfindlichkeit, intraarterielle Anwendung; lokale Anw.: bek. Überempfindlichkeit, Engwinkelglaukom, paroxysmale Tachykardie, hochfrequente absolute Arrhythmie; Anästhesien im Endstrombereich (insbes. Finger, Zehen, Penis, Nasenspitze); Sulfitüberempfindlichkeit; **KI** (Etilefrin, Midodrin): Thyreotoxikose, Phäochromozytom, Glaukom, Blasenentleerungsstrg., RR↑, KHK, tachykarde HRST, Herzklappenstenose, HOCM; **KI** (Norepinephrin): Hypertonie, Hyperthyreose, Phäochromozytom, Engwinkelglaukom, Prostataadenom mit Restharnbildung, paroxysmale Tachykardie, hochfrequente absol. Arrhythmie, schwere Nierenfunktionsstörungen, Koronar- und Herzmuskelerkrankungen, Arteriosklerose, Cor pulmonale, bek. Überempf., Sulfit-Überempf., intraarterielle Anw.

Adrenalin (Epinephrin) Rp	HWZ 1-3min, Q0 > 0.7, PRC C, Lact ?
Adrenalin Infectopharm *Amp. 1mg/1ml* **Adrenalin 1:10.000 Aguettant** *Fertigspr. 1mg/10ml* **Emerade** *Pen 0.15/0.15ml, 0.3/0.3ml, 0.5mg/0.5ml* **Epipen** *Autoinjektor 0.15mg/0.3ml, 0.3mg/0.3ml* **Fastjekt** *Autoinjektor 0.15, 0.3mg/ED* **Jext** *Autoinjektor 0.15mg/0.3ml, 0.3mg/0.3ml* **Suprarenin** *Amp. 1mg/1ml; Inj.Lsg. 25mg/25ml*	**Kardiopulmonale Reanimation** → 442: 1mg i.v. alle 3-5min; **Ki.:** 0.01mg/kg i.v./i.o., ggf. nach 3-5min wdh.; bei persist. Erfolglosigkeit 0.1mg/kg i.v./i.o., max. 1mg; **Anaphylaxie** → 667: 1:10 verdünn., 0.1mg i.v.; Wdh. nach Wi; **Ki.:** 0.01mg/kg über 1-2min i.v., ggf. Perfus. mit 0.05-0.5µg/kg/min i.v.; Autoinj. Pen: Selbstmedikation 0.3mg i.m., 15-30kg: 0.15-0.3mg i.m., >30kg: 0.3mg i.m.; **Septischer Schock:** 0.014-0.28µg/kg/min als Dauerinf. i.v.; **lokale Blutstillung:** 1:10 verdünnen, davon 10 Gtt. auf Tupfer bzw. einige ml in Harnröhre instillieren; **Blasenblutung:** 1:10-50 verdünnen, davon 100-150ml zur Spülung

Dobutamin Rp	HWZ 2-3min, Q0 0.7, PRC B, Lact ?
Dobutamin Carino, Dobutamin Fresenius *Inf.Lsg. 250mg/50ml, 500mg/50ml* **Dobutamin Hameln** *Inf.Lsg. 250mg/50ml*	**Akute Herzinsuff.** → 463: 2.5-10µg/kg/min i.v.; Perf. (250mg) = 5mg/ml ⇒ 2-10ml/h; **Ki.:** 1-15µg/kg/min i.v.

Dopamin Rp	HWZ 5-10min, Q0 0.95, PRC C, Lact ?
Dopamin Fresenius *Amp. 50mg/5ml, 200mg/5ml; Inf.Lsg. 250mg/50ml*	**Kardiale und andere Schockzustände** → 667: 2-20µg/kg/min i.v.; Perf. (250mg) = 5mg/ml ⇒ 2-18ml/h; max. 50µg/kg/min i.v.; **Ki.:** 5-10µg/kg/min i.v.

Ephedrin Rp	HWZ 3-6h
Ephedrin Carino *Inj.Lsg. 30mg/ml* **Ephedrin Meduna** *Inj.Lsg. 50mg/5ml*	**Verringerung RR-Abfall unter Spinalanästh.:** bis zu 30mg in Teildosen von 3-7.5mg i.v.

Parasympatholytika 55

Etilefrin OTC	HWZ 2.5h, Qo 0.7, PPB 23%, PRC C
Bioflutin *Gtt. (1ml = 5mg)* **Effortil** *Tbl. 5mg; Gtt. (1ml = 7.5mg)*	**Hypotone Kreislaufregulationsstörung** → 450: 3 x 5-10mg p.o.; 1-2 x 25mg (ret.) p.o.; **Ki. 2-6J:** 3 x 2.5-5mg p.o.; < **2J:** 3 x 2-5Gtt. (1-2.5mg)
Midodrin OTC	HWZ 0.5h, Qo 0.4, PRC C, Lact ?
Gutron *Tbl. 2.5mg; Gtt. (1ml = 10mg)*	**Orthostat. Hypotonie** → 450: 2-3 x 2.5mg (= 7Gtt.) p.o.; ggf. ↑, max. 30mg/d
Norepinephrin (Noradrenalin) Rp	HWZ 1-3min, Qo > 0.8, PPB 50%, PRC C, Lact ?
Arterenol *Amp. 1mg/1ml; Inj.Lsg. 25mg/25ml* **Sinora** *Inf.Lsg. 1mg/1ml, 10mg/10ml* **Noradrenalin Aguettant** *Inf.Lsg. 5mg/50ml*	**Sept. Schock:** 0.014-0.28µg/kg/min i.v.; Perf. (5mg) = 0.1mg/ml ⇒ 0.6-12ml/h; **akute Hypotonie:** Sinora 0.4-0.8mg/h; Perf. (2mg) = 0.04mg/ml ⇒ 10-20ml/h
Theodrenalin + Cafedrin OTC	HWZ 1h (Cafedrin)
Akrinor *Amp. 10+200mg/2ml*	**Anästhesie-bedingte, klinisch relevante Blutdruckabfälle; klinisch relevante Hypotonien i.d. Notfallmedizin** → 450: 1 Amp. mit 8ml NaCl 0.9% verdünnen (1ml = 1 + 20mg); nach Wi. Einzelgaben von 1 + 20mg i.v./i.m., max 30 + 600mg/d

A 2.7 Parasympatholytika

Wm: kompetitiver Antagonismus an muscarinartigen Cholinozeptoren; **Wi:** HF ↑, Spasmolyse, Tränen-/Speichel-/Schweiß-/Bronchialsekretion ↓, Mydriasis; **UW** (Atropin) ohne Häufigkeitsangabe: Mundtrockenheit, Schweißsekretion ↓, Tachykardie, Sehstrg. infolge Mydriasis und Störung der Akkomodation, supraventrik. und ventrik.Arrhythmien, Verkürzung der AV-Überleitung, Muskelschwäche, muskuläre Koordinationsstrg., Miktionsstrg., Strg. der Darmperistaltik, Schluckstrg., gastroösophagealer Reflux, Sprachstrg., Unruhe- und Erregungszustände, Halluzinationen, Verwirrtheitszustände, Krämpfe, Delirien, komatöse Zustände, Glaukomanfall;
KI (Atropin): bek. Überempf. gegen A./and. Anticholinergika, Engwinkelglaukom, Tachykardie bei Herzinsuff. u. Thyreotoxikose, tachykarde Herzrhythmusstrg., Koronarstenose, mech. Verschlüsse des Magen-Darm-Trakts, paralyt. Ileus, Megakolon, obstrukt. Harnwegerkr., Prostatahypertrophie mit Restharnbildung, Myasthenia gravis, akutes Lungenödem, Schwangerschaftstoxikose

Atropin Rp	HWZ 2 h, Qo 0.45, PPB 2-40%, PRC C, Lact ?
Atropinsulfat *Amp. 0.5mg/1ml;* *Inj.Lsg. 100mg/10ml* **Atropinum sulfuricum** *Amp. 0.25mg/1ml,* *0.5mg/1ml, 1mg/1ml*	**Bradykarde HRST** → 475: 0.5-1.5mg i.v./i.m. alle 4-6h; **Ki.:** 0.01mg/kg i.v. (min. 0.1, max. 0.5mg); **Narkoseprämed.:** 0.01mg/kg i.v.; **Alkylphosphat-Intoxikation:** 2-5mg alle 10-15min i.v. bis zum Rückgang der Bronchialsekretion, max. 50mg in Einzelfällen; Erh.Dos. 0.5-1mg alle 1-4h; **Ki.:** 0.5-2mg i.v., Erh.Dos. nach Klinik; **Neostigmin-/Pyridostigmin-Intox.:** 1-2mg i.v.

A 2.8 Kardiostimulanzien

Wm: Hemmung der Phosphodiesterase ⇒ intrazelluläre cAMP-Konzentration ↑ und Ca^{2+} ↑ ⇒ Kontraktion ↑; **Wi:** positiv chrono- und inotrop (Schlagvolumen und HZV ↑), Broncho-/Vasodilatation (Vor-/Nachlast ↓); **Wm** (Levosimendan): ↑ Kalziumsensitivität der kontraktilen Proteine durch Bindung an kardiales Troponin C; Öffnung der ATP-sensitiven Kaliumkanäle ⇒ Vasodilatation systemischer und koronarer art. Widerstandsgefäße und systemischen ven. Kapazitätsgefäße; **Wi** (Levosimendan): positiv ino- u. chronotrop, Vasodilatation, Vor- und Nachlast ↓, aktiviert "stunned" Myokard, myokardiale Durchblutung ↑, Endothelin-1-Spiegels ↓;
UW (Enoximon): Hb-Wert/Hämatokrit ↓ um mind. 5%, ventrik. Tachykardie, andere Arrhythmien, Hypotonie, Schlaflosigkeit, Gedächtnisstrg., Somnolenz, Angst, Unruhe, Kopfschmerzen, Übelkeit, Erbrechen, Muskelschmerzen, Thrombopenie, petechiale Blutungen, Purpura, and. Blutungskompl., GOT ↑, Bilirubin ↑, bei schwerer Herzinsuff. bedrohliche ventrik. Arrhythmien
UW (Levosimendan): Hypokaliämie, Schlaflosigkeit, Kopfschmerzen, Schwindel, ventrik. Tachykardie, Vorhofflimmern, Tachykardie, ventrik. Extrasystolen, Herzversagen, Myokardischämie, Eytrasystolen, Hypotonie, Übelkeit, Obstipation, Diarrhoe, Erbrechen, Hämoglobinwerte ↓;
UW (Milrinon): ventrik. Ektopien, ventrik. Tachykardie, supraventrik. Arrhythmien, Hypotonie, Kopfschmerzen;
KI (Enoximon): bek. Überempf., extravasale Injektion, Gabe der Erh.Dos. als Inf. bei Kreatinin-Clearance < 40ml/min, Grav.; **KI** (Levosimendan): bek. Überempf., schwere Hypotonie und Tachykardie; signif. mech. Behinderung, die die ventrikuläre Füllung und/oder den Ausstrom beeinflussen; CrCl < 30ml/min, schwer beeinträchtigte Leberfkt., Torsades de Pointes in der Anamnese; **KI** (Milrinon): bek. Überempfindlichkeit, schwere Hypovolämie

Enoximon Rp	HWZ 4.2-6.2h, Q_0 1.0 (0), PPB ca. 85%
Perfan *Inj.Lsg. 100mg/20ml*	**Akute Herzinsuff.** → 463: ini 90µg/kg/min i.v., nach 10-30 min 2.5-10µg/kg/min; 0.5mg/kg (max. 12.5mg/min, max. 8 x/d); **DANI** CrCl 0-5: 33%, 6-15: 50%, 16-30: 67%, 31-40: 80%, > 40: 100%; **DALI** s. FachInfo

Levosimendan Rp	HWZ 1h, PPB ca. 97%
Simdax *Inf.Lsg. 12.5mg/5ml, 25mg/10ml*	**Akut dekompensierte schwere chronische Herzinsuffizienz:** ini 6-12µg/kg i.v. über 10min, dann 0.1µg/kg/min über 24h i.v., ggf. Dosisanpassung auf 0.05-0.2µg/kg/min; **DANI** CrCl < 30: KI; **DALI** KI bei schwerer LI

Milrinon Rp	HWZ 2.3h, Q_0 0.2, PPB 70-91%
Milrinon Carino *Amp. 10mg/10ml* Milrinon Hikma *Amp. 10mg/10ml* Milrinon Stragen *Amp. 10mg/10ml*	**Schwere Herzinsuff.** → 463: ini 50µg/kg i.v langsam über 10min, anschließend Erh.Dos. 0.375-0.75µg/kg/min; max. 1.13mg/kg/d; **DANI** CrCl 0-5: 0.2µg/kg/min, 6-10: 0.23µg/kg/min, 11-20: 0.28µg/kg/min, 21-30: 0.33µg/kg/min, 31-40: 0.38µg/kg/min, 41-50: 0.43µg/kg/min

A 2.9 Gerinnung

A 2.9.1 Unfraktioniertes Heparin

Wm/Wi: Komplexbildung mit AT-III ⇒ beschleunigt inhibierende Wi von AT-III um Faktor 1000 ⇒ v.a. Hemmung von Thrombin, Xa, XIa, XIIa und Kallikrein, Aktivierung der Lipoproteinlipase; **UW** (Heparin): Heparininduzierte Thrombopenie Typ 1, Blutungen, Reakt. an Injektionsstelle, Transaminasen/gGT/Lipase/LDH ↑; **KI** (Heparin): bek. Überempf., aktive Blutungen, Heparininduzierte Thrombopenie Typ II (HIT-II), mit hämorrhagischer Diathese verbundene Erkrankungen und Organschäden wie Koagulopathien, Thrombozytopenie, schwere Erkrankungen von Leber und Pankreas; Krankheiten, bei denen der Verdacht vor Gefäßschäden besteht, z.B. Blutungen im Magen-Darm-Trakt; nicht eingestellte und schwere arterielle Hypertonie mit einem diastolischen Blutdruck von mehr als 110 mmHg, intrakranielle Blutungen, Hirnarterienaneurysma, Retinopathien, Glaskörperblutungen, ophthalmologische Eingriffe oder Verletzung, aktive Tuberkulose, infektiöse Endokarditis, Abortus imminens

Heparin Rp   HWZ 90-120 min, Qo 0.8, PPB 90%, PRC C, Lact +

Heparin-Natrium-ratioph. *Amp. 5000IE/0.2ml, 25000IE/5ml; Fertigspr. 5000IE/0.2ml, 7500IE/0.3mg* **Heparin Rotexmedica** *Amp. 2500IE/5ml*	**Thrombose-Pro.** → 479: 3 x 5000IE oder 2 x 7500IE s.c.; **Ther. Thromboem.:** 5000IE als Bolus i.v., dann 400-600IE/kg/d, Perf. (25000IE) = 500IE/ml: 1.7-3.3ml/h; Dosisanp. nach PTT (1.5-2.5 x Normwert); **Ki.:** ini 50IE/kg i.v., dann 20IE/kg/h; **DANI** nicht erf.

A 2.9.2 Niedermolekulare Heparine

Wm/Wi: Molekulargewicht ↓ ⇒ Thrombinhemmung ↓, während Faktor-Xa-Hemmung ↑; Wi auf Thrombozytenfkt. ↓, Thrombolyse ↑ ⇒ antithrombotische Wi ↑, Blutungsgefahr ↓; geringere Neutralisation durch Plättchenfaktor 4; bei s.c.-Anw. Bioverfügbarkeit deutlich ↑; längere HWZ; **UW** (Enoxaparin): Blutung, Thrombozytose, Thrombopenie, Transaminasen ↑, allergische Reaktion, Urtikaria, Pruritus, Erythem, Hämatom/Schmerzen an Injektionsstelle; **KI** (Enoxaparin): bek. Überempf., <6W zurückliegende OP an ZNS, Auge, Ohr, <30d zurückliegende, klin. relevante Blutung, <6M zurückliegender hämorrhagischer Schlaganfall oder andere intrakranielle Blutungen, akute oder anamnestisch bek. intrakranielle Erkrankung (Neoplasma, arteriovenöse Malformation, Aneurysma), klinisch relevante Gerinnungsstrg., Magen- od. Darmulzera, Abortus imminens, schwere Leber- oder Pankreaserkr., unkontrollierbare schwere Hypertonie, Endokarditis, allergisch bed. Thrombozytopenie (HIT-Typ II) auf Heparin, V. a. vaskuläre Retinopathie, Glaskörperblutungen oder andere intraokuläre Blutungen, gleichzeitige Lumbalpunktion, Epidural- oder Periduralanaesthesie

Certoparin Rp   HWZ 4.3h

Mono-Embolex *Fertigspr. 3000IE/0.3ml, 8000IE/0.8ml* **Mono-Embolex multi** *Inj.Lsg. 90000IE/15ml (3000 IE/0.5ml)*	**Postop. Thromb.-Pro.:** ini 3000IE s.c. 1-2h vor OP-Beginn, dann 1 x tgl. 3000IE; **Thromb.-Pro. internist. Pat. u. bei ischäm. Schlaganfall:** 1 x 3000IE s.c.; **Ther. tiefe VT** → 479: 2 x 8000IE s.c.; **Antikoag. bei Dialyse:** ini 3000IE i.v., dann 600IE/h, individ. Dosisanp.; **DANI** vorsichtige Anw. bei schwerer NI (CrCl < 30); **DALI** KI bei schwerer LI

A 2 Kardiologie, Angiologie – Arzneimittel

Dalteparin Rp	HWZ 2-5h, PRC B, Lact ?
Fragmin P *Fertigspr. 2500IE/0.2ml* **Fragmin P forte** *Fertigspr. 5000IE/0.2ml* **Fragmin** *Amp. 10000IE/1ml;* *Fertigspr. 10000IE/0.4ml, 12.500IE/0.5ml,* *15000IE/0.6ml, 18000/0.72ml* **Fragmin D** *Amp. 10000IE/4ml* **Fragmin Multidose** *Inj.Lsg. 100000IE/4ml,* *100000IE/10ml*	**Postop. Thrombose-Pro.:** ini 2500IE s.c. 2h vor OP-Beginn, dann 1 x 2500IE; bei hohem Risiko: 5000IE am Abend vor OP, dann 1 x 5000IE; **Thrombose-Pro. internist. Pat.:** 1 x 5000IE; **Ther. tiefe Venenthrombose** → 479: 1 x 200IE/kg s.c. oder 2 x 100IE/kg s.c., max. 18000IE/d; **Rezidiv-Pro. Thromboembolie bei onkologischen Pat.:** 1 x 150IE/kg s.c., Dosisred. bei Thrombopenie (s. FachInfo) **Antikoag. bei Dialyse:** Bolus 85IE/kg i.v.; **kontinuierliche Antikoagulation:** ini 30–35IE/kg, dann 10–15IE/kg/h, bei hohem Blutungsrisiko ini 5–10IE/kg, dann 4–5IE/kg/h; **DANI, DALI** vorsichtige Anwendung
Enoxaparin Rp	HWZ 4.5h
Clexane *Fertigspr. 20mg/0.2ml, 40mg/0.4ml, 60mg/0.6ml, 80mg/0.8ml, 100mg/1ml* **Clexane multidose** *Inj.lsg. 1000mg/10ml* **Crusia** *Fertigspr. 40mg/0.4ml, 60mg/0.6ml, 80mg/0.8ml, 100mg/1ml* **Enoxaparin Becat** *Fertigspr. 20mg/0.2ml, 40mg/0.4ml, 60mg/0.6ml, 80mg/0.8ml, 100mg/1ml* **Hepaxane** *Fertigspr. 20mg/0.2ml, 40mg/0.4ml, 60mg/0.6ml, 80mg/0.8ml, 100mg/1ml* **Inhixa** *Fertigspr. 20mg/0.2ml, 40mg/0.4ml, 60mg/0.6ml, 80mg/0.8ml, 100mg/1ml* **Lovenox** *Fertigspr. 20mg/0.2ml, 40mg/0.4ml, 60mg/0.6ml, 80mg/0.8ml, 100mg/1ml*	**Postop. Thrombose-Pro.:** 1 x 20mg s.c., Beginn 2h präop.; hohes Risiko 1 x 40mg s.c., Beginn 12h präop.; **Thrombose-Pro. nicht-chirurg. Pat.:** 1 x 40mg s.c.; **Ther. TVT** → 479: 2 x 1mg/kg s.c.; **Antikoagulation bei Dialyse:** 0.01ml/kg (Lsg. multidose) i.v. bzw. individ. Dosis; **NSTEMI, instabile AP** → 450: 2 x 1mg/kg s.c.; **STEMI** → 453: Pat. < 75J: Bolus 30mg i.v., 2 x 1mg/kg s.c.; Pat. > 75J: kein Bolus, 2 x 0.75mg/kg s.c.; **DANI** CrCl > 30: 100%; < 30: s. FachInfo; **DALI** KI bei schwerer LI
Nadroparin Rp	HWZ 3.3h
Fraxiparin *Fertigspr. 1900IE/0.2ml, 2850IE/0.3ml, 3800IE/0.4ml, 5700IE/0.6ml, 7600IE/0.8ml, 9500IE/1ml* **Fraxiparin Multi** *Amp. 47.500IE/5ml, 142.500IE/15ml (1ml → 9500IE)* **Fraxodi** *Fertigspr. 11400IE/0.6ml, 15200IE/0.8ml, 19000IE/1.0ml*	**Postop. Thromb.-Pro.:** 2850IE 2h vor OP, dann 1 x tgl. 2850IE s.c. für 7d; Hüft-OP: s. Packungsbeil.; **Antikoag. bei Dialyse:** 2850–5700IE i.v.; **Ther. TVT** → 479: Fraxiparin: < 50kg: 2 x 0.4ml; 50–59kg: 2 x 0.5ml; 60–69kg: 2 x 0.6ml; 70–79kg: 2 x 0.7ml; 80–89kg: 2 x 0.8ml; > 90kg: 2 x 0.9ml s.c.; Fraxodi: 1 x tgl. s.c. ml/kg s.o.; **DANI** KI bei schw. NI (CrCl < 30), vorsichtige Anw. bei CrCl 30–60; **DALI** KI bei schwerer LI

Gerinnung 59

Reviparin Rp	HWZ 3.3h
Clivarin 1750 Fertigspr. 1750IE/0.25ml **Clivarin 5726IE/ml** Fertigspr. 3436IE/0.6ml **Clivarodi** Fertigspr. 17178IE/ml	**Thrombose-Pro. perioperativ bzw. bei Immobilisation:** ini 1750IE s.c. 2h vor OP-Beginn, dann 1 x tgl. 1750IE s.c.; **Pro. bei hohem Thromboserisiko:** ini 3436IE/0.6ml s.c. 12 h vor OP-Beginn, dann 1 x tgl. 3436IE/0.6ml s.c.; **Therapie TVT** → 479: 35-45kg: 2 x 2863IE s.c.; 46-60kg: 2 x 3436IE s.c.; >60kg: 2 x 5153IE oder 1 x tgl. 10307IE/0.6ml s.c. (Clivarodi); **DANI, DALI:** KI bei schwerer NI/LI

Tinzaparin Rp	HWZ 3-4h, PRC B, Lact ?
innohep Fertigspr. 3500IE/0.3ml, 4500IE/0.45ml **innohep multi** 20000IE/2ml, 50000IE/5ml **innohep 20000** Fertigspr. 8000IE/0.4ml, 10000IE/0.5ml, 12000IE/0.6ml, 14000IE/0.7ml, 16000IE/0.8ml, 18000IE/0.9ml; Amp. 40000IE/2ml	**Thrombose-Pro. perioperativ, mittleres Risiko:** ini 3500IE s.c. 2h vor OP-Beginn, dann 1 x 3500IE s.c.; hohes Risiko: ini 4.500IE s.c. 12h vor OP-Beginn, dann 1 x 4.500IE s.c.; **Thrombose-Pro. bei Immobilisierung, hohes Risiko:** 1 x 4.500IE s.c.; mittl. Risiko: 1 x 3500IE s.c.; **Ther. TVT** → 479: 1 x tgl. 175IE/kg s.c.; **Thromboembolie-Ther./Rezidiv-Pro. bei aktiver Tumorerkr.:** 1 x tgl. 175IE/kg s.c. für 3-6M; **Antikoagulation bei Dialyse:** < 4h: 2.000-2.500IE Bolus i.v.; > 4h: ini 2.500IE i.v., dann 750IE/h i.v.; **DANI** CrCl < 30 Anw. nicht empf.; **DALI** keine Daten

A 2.9.3 Heparinoide, andere Faktor-Xa-Hemmer

Wm/Wi (Apixaban, Edoxaban, Rivaroxaban als NOAK): selektiver, direkter Inhibitor von Faktor Xa; **Wm/Wi** (Danaparoid; Fondaparinux): Faktor-Xa-Hemmung;
UW (Apixaban): Anämie, Blutungen, Übelkeit, Hämatome, Hämaturie, Kontusion;
UW (Danaparoid): Blutungskomplikationen, allergische Reaktionen, Thrombopenie;
UW (Edoxaban): Anämie, Epistaxis, GI-Blutungen, Mund-/Pharynx-Blutungen, Hämaturie, vaginale Blutung, Blutung an Punktionsstelle, Übelkeit, Erhöhung von gGT, Bilirubin, anomaler Leberfunktionstest, kutane Weichteilgewebsblutung, Exanthem, Juckreiz;
UW (Fondaparinux): Blutungskomplik., Anämie, Thrombopenie, Ödeme, veränderte Leberfunktionstests; **UW** (Rivaroxaban): postop. Blutungen, Anämie, Schwindel, Kopfschmerzen, Augeneinblutungen, Hypotonie, Hämatome, Epistaxis, Hämoptyse, Zahnfleischbluten, GI-Blutungen, GI-Schmerzen, Dyspepsie, Verstopfung, Durchfall, Erbrechen, Übelkeit, Transaminasen ↑, Pruritus, Hautrötung, Ekchymose, kutane und subkutane Blutung, Extremitätenschmerzen, Blutung im Urogenitaltrakt, Nierenfunktion ↓, Fieber, Ödeme, Leistungsfähigkeit ↓;
KI (Apixaban): bek. Überempf., klinisch relevante aktive Blutung, Lebererkrankung mit Koagulopathie, Läsionen oder klinische Situationen mit hohem Blutungsrisiko;
KI (Danaparoid): hämorrhagische Diathese, kurz zuvor Schlaganfall/OP am Gehirn, bakterielle Endokarditis, diabetische Retinopathie, fortgeschrittene NI und LI, Überempfindlichkeit gegen Wirkstoff bzw. Sulfit, Grav./Lakt.;

A 2 Kardiologie, Angiologie – Arzneimittel

KI (Edoxaban): bek. Überempf., klinisch relevante akute Blutung; Lebererkrankungen, die mit Koagulopathie und klinisch relevantem Blutungsrisiko einhergehen; Läsionen oder signif. Risiko für eine schwere Blutung (z.B. gastrointestinale Ulzerationen, maligne Neoplasien mit hohem Blutungsrisiko, kürzlich aufgetretene Hirn- oder Rückenmarksverletzungen, kürzlich durchgeführte chirurgische Eingriffe an Gehirn, Rückenmark oder Augen, kürzlich aufgetretene intrakranielle Blutungen, Ösophagusvarizen, arteriovenöse Fehlbildungen, vaskuläre Aneurysmen, größere intraspinale oder intrazerebrale vaskuläre Anomalien); nicht eingestellte schwere Hypertonie, gleichzeitige Anw. anderer Antikoagulanzien, Grav./Lakt.;
KI (Fondaparinux): bek. Überempf., aktive Blutung, bakt. Endokarditis, CrCl < 20 (1.5–2.5mg); < 30 (5–10mg); **KI** (Rivaroxaban): aktive Blutungen, Läsionen od. signif. Risiko einer schweren Blutung, bek. Überempf., Lebererkr. mit Koagulopathie oder klin. relevantem Blutungsrisiko, gleichz. Anw. anderer Antikoagulanzien außer bei Umstellung der antikoag. Ther., Grav./Lakt.

Apixaban Rp	HWZ 12h, PPB 87%
Eliquis *Tbl. 2.5, 5mg*	**Pro. ven. Thromboembolien bei Hüft-/Kniegelenkersatz:** 2 x 2.5mg p.o., Beginn 12-24h post OP, für 32-38d (Hüfte) bzw. 10-14d (Knie); **Ther. tiefer Venenthrombosen und Lungenembolien:** 2 x 10mg, nach 7d 2 x 5mg; **Pro. rezidiv. TVT/LE:** 2 x 2.5mg; **Pro. Schlaganfall/system. Embolien bei VHF:** 2 x 5mg p.o.; Pat. mit mind. 2 Kriterien (≥ 80J, ≤ 60kg oder Krea ≥ 1.5mg/dl): 2 x 2.5 mg; **DANI:** CrCl > 30: 100%, 15-29: vors. Anw., < 15: Anw. nicht empfohlen; **DALI:** Child A/B: vors. Anw., Child C: Anw. nicht empfohlen

Danaparoid Rp	HWZ 7-14h, Qo 0.58, PRC B, Lact ?
Orgaran *Amp. 750E/0.6ml*	**Thrombose-Pro.:** 2 x 750E s.c.; **Ki.:** 2 x 10E/kg s.c.; **Thromboembolie bei HIT-2:** ini 2500E (< 55kg: 1250E; > 90kg: 3750E) i.v., dann 400E/h für 4h, dann 300E/h für 3h, Erh.Dos. 150-200E/h; **Ki.:** ini 30E/kg, dann 1.2-4E/kg/h i.v.; **DANI, DALI** KI bei schwerer NI/LI

Edoxaban Rp	HWZ 10-14h, PPB 55% , PRC C, Lact ?
Lixiana *Tbl. 15, 30, 60mg*	**Pro. Schlaganfall/system. Embolien bei VHF:** 1 x 60mg p.o.; **Ther. tiefe VT, LE, Pro. rezidiv. TVT, LE:** ini parent. Antikoagulans über 5d, dann 1 x 60mg p.o; Pat. ≤ 60kg od. gleichz. Anw. von Ciclosporin, Erythromycin, Ketoconazol, Dronedaron: 1 x 30 mg p.o.; **DANI** CrCl > 50: 100%; 15-50: 1 x 30mg; < 15: Anw. nicht empfohlen; **DALI** leichte bis mäßige LI: 100%; schwere LI: Anw. nicht empfohlen; Lebererkr. mit Koagulopathie: KI

Gerinnung 61

Fondaparinux Rp	HWZ 17-21h, PRC B, Lact ?
Arixtra *Fertigspr.* 1.5mg/0.3ml, 2.5mg/0.5ml, 5mg/0.4ml, 7.5mg/0.6ml, 10mg/0.8ml **Fondaparinux-Natrium beta** *Fertigspr.* 2.5mg/0.5ml, 5mg/0.4ml, 7.5mg/0.6ml, 10mg/0.8ml	**Thrombose-Pro.:** ini 6h post-OP 2.5mg s.c., dann 1 x 2.5mg für 5-9d; **DANI** CrCl > 50: 100%; 20-50: 1.5mg/d; < 20: KI; **Ther. oberfl. VT unt. Extr.:** 1 x 2.5mg s.c. für 30-45d; **Ther. tiefe VT, LE:** < 50kg: 1 x 5mg s.c.; 50-100kg: 1 x 7.5mg; > 100kg: 1 x 10mg; **NSTEMI, instab. AP:** 1 x 2.5mg s.c. für max. 8d; **STEMI:** 1 x 2.5 mg, 1. Dosis i.v., dann s.c. max. 8d; **DANI** untersch. je nach Ind/Dos. s. FachInfo; **KI s.o.**; **DALI** schwere LI: vors. Anw.
Rivaroxaban Rp	HWZ 7-11h, PPB 94%
Xarelto *Tbl.* 2,5, 10, 15, 20 mg	**Pro. Thromboembolie bei elekt. Knie-/Hüftgelenkersatz:** 1 x 10mg p.o. 6-10h post-OP, dann 10mg/d für 35d (Hüfte) bzw. 14d (Knie); **Ther./Pro. rez. tiefer VT:** d1-21 2 x 15mg p.o., ab d22 1 x 20mg; **Ther./Pro. rez. LE bei hämodyn. stabilen Pat.:** d1-21 2 x 15mg p.o., ab d22 1 x 20mg; **Sek.-Pro. nach ACS mit ↑ kard. Biomarkern:** 2 x 2.5 mg in Komb. mit ASS oder mit ASS + Clopidogrel/Ticlopidin; **Pro. von Schlaganfällen/system. Embolien bei Vorhofflimmern:** 1 x 20mg p.o.; **Pro. atherothrombot. Ereignisse bei KHK/AVK:** 2 x 2.5mg, Komb. mit 75-100mg ASS; **DANI** CrCl > 50: 100%; 15-49: s. Fachinfo; < 15: Anw. nicht empf.; **DALI** KI bei Leberkrkr. mit Koagulopathie und ↑ Blutungsrisiko

A 2.9.4 Direkte Thrombininhibitoren

Wm/Wi (Argatroban, Bivalirudin; Dabigatran als NOAK): direkter spezif. Thrombininhibitor; **UW** (Argatroban): Blutungskomplikationen, Anämie, Leukopenie, Thrombopenie, Thrombose, Thrombophlebitis, Purpura, Übelkeit, Erbrechen, Kopfschmerzen; **UW** (Bivalirudin): Blutungskomplik., allerg. Rkt., Fieber, Anämie, Thrombopenie, Kopfschmerz, HRST, Erbrechen, Rückenschmerz; **UW** (Dabigatran): Anämie, Nasenbluten, GI-Blutung, Bauchschmerzen, Diarrhoe, Übelkeit, Dyspepsie, abnorme Leberfkt. bzw. Leberfunktionstests, urogenitale Blutung; **KI** (Argatroban): unkontrollierbare Blutungen, bek. Überempfindlichkeit, schwere Leberfktsstrg.; **KI** (Bivalirudin): aktive Blutungen, Gerinnungsstrg., unkontrollierte Hypertonie, subakute bakt. Endokarditis, NI mit CrCl < 30, Hämodial.; **KI** (Dabigatran): bek. Überempf., schwere NI (CrCl < 30), akute klin. relev. Blutung, Läsionen od. klin. Situationen mit signif. Risiko einer schweren Blutung; Beeinträchtigung der Leberfkt. oder Leberkrkr. mit evtl. Auswirkungen auf das Überleben; gleichzeit. Anw. anderer Antikoagulanzien außer bei Umstellung der Antikoagulationsther.; gleichzeit. Anw. von Ketoconazol, Ciclosporin, Itraconazol, Tacrolimus und Dronedaron; Pat. mit künstlichen Herzklappen, die eine gerinnungshemmende Therapie benötigen

A 2 Kardiologie, Angiologie – Arzneimittel

Argatroban Rp — HWZ 1h PPB 54% PRC B, Lact?

Argatra *Inj.Lsg. 250mg/2.5ml; Inf.Lsg. 50mg/50ml*
Argatroban Accord *Inf.Lsg. 50mg/50ml*

Antikoagulation bei HIT-2: 2µg/kg/min i.v., Dosisanp. n. PTT (Ziel: 1.5-3 x Ausgangswert), max. 10µg/kg/min, Ther.-Dauer max. 14d;
DANI nicht erforderlich;
DALI Child B: ini 0.5µg/kg/min; Child C: KI

Bivalirudin Rp — HWZ 13-37 min

Bivalirudin Accord *Inj.Lsg. 250mg*

Instabile AP, NSTEMI → 450: ini 0.1mg/kg i.v., dann 0.25mg/kg/h bis zu 72h; s. FachInfo für Dosierung bei nachfolgenden Interventionen; **perkutane Koronarintervention:** ini 0.75mg/kg i.v.-Bolus, dann 1.75mg/kg/h für Dauer des Eingriffs, ggf. weitere 4h;
DANI CrCl 30–59: 1.4mg/kg/h, akt. Gerinnung (ACT) kontr.; < 30, HD: KI; **DALI** nicht erf.

Dabigatran Rp — HWZ 12-14h PPB 35%

Pradaxa *Kps. 75, 110, 150mg*

Pro. Thromboembolie bei elektivem Knie-/Hüftgelenkersatz: 110mg p.o. 1-4h post-OP, dann 1 x 220mg für 10d (Knie) bzw. 28-35d (Hüfte); > 75J. oder Pat., die Verapamil, Amiodaron od. Chinidin einnehmen: 1x150mg;
Pro. von Schlaganfällen/system. Embolien bei Vorhofflimmern: 2 x 150mg p.o., > 80J. oder Pat., die Verapamil, Amiodaron oder Chinidin einnehmen: 2 x 110mg;
Ther./Pro. rez. tiefer VT und LE: 2 x 150mg; > 80J. oder Pat., die Verapamil, Amiodaron oder Chinidin einnehmen: 2 x 110mg;
DANI: CrCl < 30: KI; 30-50: s. FI; > 50: 100%;
DALI: GPT > 2 x ob. Grenzwert: Anw. nicht empf.

A 2.9.5 Sonstige antithrombotische Mittel

Wm/Wi (Defibrotid): schützt Endothelzellen vor Fludarabin-induz. Apoptose, Funktion des Gewebeplasminogenaktivators (t-PA) ↑, Aktivität des Plasminogenaktivator-Inhibitors (PAI-1) ↓;
UW (Defibrotid): Koagulopathie, Blutungen, Hypotonie, Erbrechen, Hämaturie;
KI (Defibrotid): bek. Überempfindlichkeit, gleichzeitige Anw. einer thrombolytischen Ther.

Defibrotid Rp — HWZ 1h

Defitelio *Inf.Lsg. 200mg/2.5ml*

Schwere hepatische venookklusive Erkrankung bei Stammzell-Tx.: 6.25mg/kg alle 6h i.v., Anw. f. mindestens 21d;
DANI, DALI vorsichtige Anwendung

Gerinnung 63

A 2.9.6 Antidota für Antikoagulantien

Wm/Wi (Andexanet alfa): abgewandelte Form des Faktor-Xa-Proteins ⇒ hebt Wirkung von Faktor-Xa-Inhibitoren auf; **Wm/Wi** (Idarucizumab): monoklonales Fab-AK-Fragment ⇒ bindet an Dabigatran und neutralisiert dessen antikoagulatorische Wi.; **Wm/Wi** (Protamin): bildet salzartige Heparinverbindung ⇒ Inaktivierung von Heparin; **UW** (Idarucizumab): keine; **UW** (Protamin): Wärmegefühl, Flush, Hypotonie; **UW** /Andexanet alfa): Urtikaria, Schwindel, Kopfschmerz, ischämischer Schlaganfall, Palpitationen, Husten, Dyspnoe, Bauchschmerzen, Mundtrockenheit, Geschmackstörung, Übelkeit, Pruritus, Rückenschmerzen, Muskelspasmen, Hitzewallungen, Wärmegefühl, Thoraxbeschwerden, Hyperhidrose, periph. Kältegefühl, Fieber, Anstieg von D-Dimer und Prothrombinfragmenten F1+2; **KI** (Andexanet alfa): bek. Überempf., bek. allerg. Reaktion gegen Hamsterproteine; **KI** (Idarucizumab): keine; **KI** (Protamin): bek. Überempf.

Andexanet alfa Rp	HWZ 1h
Ondexxya *Inj.Lsg. 200mg*	Antagonisierung der Apixaban- oder Rivaroxaban-Wi: ini 30mg/min über 15-30min, dann 4-8mg über 120min; s.a. FachInfo **DANI**, **DALI** nicht erforderlich

Idarucizumab Rp	HWZ 10h
Praxbind *Inj.Lsg. 2.5g/50ml*	Antagonisierung der Dabigatran-Wi: 5g i.v., ggf. Wh innerhalb von 24h; **DANI**, **DALI** nicht erforderlich

Protamin OTC	HWZ (24min) PRC C, Lact ?
Protaminsulfat Leo *Amp. 7000IE/5ml*	Antagonisierung der Heparin-Wi: 1000IE inaktivieren 1000IE Heparin, langsam i.v.; **Antagon. von niedermol. Heparinen**: s. FI

A 2.9.7 Cumarinderivate

Wm/Wi: Hemmung der Vit.-K-vermittelten Carboxylierung Ca^{2+}-abhäng. Gerinnungsfakt. (II, VII, IX, X) in der Leber; **UW** (Phenprocoumon): Hämaturie, Epistaxis, Zahnfleischbluten, Hämatome nach Verletzungen, Hepatitis, Ikterus; **KI** (Phenprocoumon): bek. Überempf., Erkr. mit erhöhter Blutungsbereitschaft, frischer Apoplex, Endocarditis lenta, Perikarditis, Hirnarterienaneurysma, dissez. Aortenaneurysma, Magen-Darm-Ulzera, OPs am Auge, OPs od. Traumen am ZNS, Retinopathien ↑, Blutungsrisiko, fixierte u. behandlungsrefraktäre Hypertonie (> 200/105 mmHg), kavernöse Lungen-Tbc, nach Uro-OP mit Makrohämaturie, ausgedehnte offene Wunden, schwere Leberparenchymschäden, Grav. (Ausnahme: absolute Ind. zur Antikoagulation bei lebensbedrohlicher Heparinunverträglichkeit)

Phenprocoumon Rp	HWZ 150h, Q0 1.0, PPB 99%
Falithrom *Tbl. 1.5, 3mg* Marcumar *Tbl. 3mg* Phenprocoumon Acis *Tbl. 3mg* Phenpro-ratioph. *Tbl. 3mg* Phenprogamma *Tbl. 3mg*	Langzeitantikoagulation, Pro. arterieller und venöser Thrombosen und Embolien: d1: 6-9mg p.o., d2: 6mg; (Erh.Dos. je nach INR-Wert 1 x 1.5-4.5mg (abends); **DANI** nicht erforderlich; **DALI** schwere Leberparenchymschäden: KI

A 2 Kardiologie, Angiologie – Arzneimittel

Warfarin Rp	HWZ 35-45h, Qo 1.0, PPB 99%, PRC X, Lact +
Coumadin Tbl. 5mg	**Langzeitantikoagulation, Pro. arterieller und venöser Thrombosen und Embolien:** ini 2.5-10mg, Erh.Dos. je nach INR-Wert 2.5-10mg (abends); **DANI** nicht erf.

A 2.9.8 Thromboembolische Risiken und Ziel-INR bei oraler Antikoagulation

Indikation	Risiko ohne OAK	RR durch OAK	Ziel-INR
Akute venöse Thromboembolie, 1. M	40%	80%	2.0-3.0
Akute venöse Thromboembolie 2. + 3. M	10%	80%	2.0-3.0
Rezidiv venöse Thromboembolie	15%	80%	2.0-3.0
Arterielle Embolie	15%	66%	2.0-3.0
Absolute Arrhythmie + Z.n. Embolie	12%	66%	2.0-3.0
Absolute Arrhythmie ohne Klappenbeteiligung	4.5%	66%	2.0-3.0
Aortenklappenersatz*	12%		2.0-3.0
Mitralklappenersatz*	22%	85%	2.5-3.5
Doppelklappenersatz*	90%	95%	2.5-3.5

* Bei Bioklappen OAK nur in den ersten 3M postop., INR 2.0-3.0; OAK: orale Antikoagulation; RR: Risikoreduktion; INR: International Normalized Ratio; Bauersachs R.: Moderne Antikoagulation; Internist 2004, 45 Heft 6: 717-726, Springer Verlag

A 2.9.9 Fibrinolytika

Wm (Urokinase, rtPA): proteolytische Umwandlung von Plasminogen in Plasmin;
Wi: Auflösung noch nicht organisierter Thromben;
UW: Blutungskompl., Kopf-/Rückenschmerzen, anaphylaktische Reaktionen;
KI: schwere Hypertonie, Aortenaneurysma, Endokarditis, Ulzera, Pankreatitis, fortgeschrittenes Malignom, pathol. Hämostase, OP/Punktion < 10d, i.m.-Injektion < 7d, Ösophagusvarizen, Grav.: 1. Trimcnon

Alteplase (rt-PA) Rp	HWZ 26-46min, Qo 1.0, PPB 0%, PRC C, Lact ?
Actilyse Inj.Lsg. 10mg/10ml, 20mg/20ml, 50mg/50ml **Actilyse Cathflo** Inj.Lsg. 2mg/2ml	**Herzinfarkt, akut** → 453: 15mg über 2min i.v., dann 50mg über 0.5h, dann 35mg über 1h; < 65kg: 15mg über 2min i.v., dann 0.75mg/kg, dann 0.5mg/kg; **Lungenembolie** → 509: 10mg i.v. über 2min, dann 90mg über 2h; < 65kg Gesamtdosis max. 1.5mg/kg; **zerebr. Ischämie** → 687: 0.9mg/kg, max. 90mg über 1h, davon 10% als Initialbolus, kein Heparin! **DALI** KI bei schwerer Lebererkrankung; **Thrombolyse verschlossener ZVK, Port-Hämodialysekatheter:** ≥ 30kg: 2mg in den dysfunktionalen Venenkatheter instillieren, ggf. Wdh. nach 2h; < 30kg: s. FachInfo

Gerinnung 65

Tenecteplase Rp	HWZ 17-20min, PRC C, Lact ?
Metalyse *Inj.Lsg. 10000U (50mg)/10ml*	**Herzinfarkt, akut** → 453: < 60kg: 30mg; 60-69kg: 35mg; 70-79kg: 40mg; 80-89kg: 45mg; > 90kg: 50mg als Bolus i.v.; **DALI** KI bei schwerer Leberfunktionsstrg.

Urokinase Rp	HWZ 20min od. weniger, PRC B, Lact ?
Urokinase medac *Inf.Lsg. 10000IE, 50000IE, 100000IE, 250000IE, 500000IE*	**Art. Thrombose:** 0.25-0.6 Mio IE über 10-20 min i.v., dann 80000-150000IE/h über 4-5d; **Lungenembolie** → 509: 2000-4400IE/kg über 10-20min i.v., dann 2000IE/kg/h; **ven. Thrombose** → 479: 0.25-0.6 Mio IE über 10-20min i.v., 40000-100000IE/h über 7-14d; **DANI, DALI** KI bei schwerer NI, LI

A 2.9.10 Protein C

Protein C Rp

Ceprotin *Inj.Lsg. 500, 1000IE*	**Purpura fulm., cumarininduz. Hautnekrosen, schwerer angeborener Protein-C-Mangel:** ini 60-80IE/kg i.v., dann n. Protein-C-Spiegel; **DANI, DALI** engmaschige Kontrolle

A 2.9.11 Antifibrinolytika

Wm/Wi (Aminomethylbenzoesäure, Aprotinin): Hemmung der Plasminbildung/-wirkung ⇒ sofortige Fibrinolysehemmung; **Wm/Wi** (Aprotinin): Hemmung von Trypsin, Plasmin, Plasma- u. Gewebekallikrein ⇒ Fibrinolysehemmung;
Wm/Wi (Tranexamsäure): Plasminogenaktivatorhemmung ⇒ verzögerte Fibrinolysehemmung;
UW (Aminomethylbenzoes., Aprotinin): keine sehr häufigen bzw. häufigen UW;
UW (Tranexamsäure): Diarrhoe, Übelkeit, Erbrechen; **KI** (Aminomethylbenzoesäure): bek. Überempf., schwere NI, Glaskörperblutungen, akute Thrombosen oder thromboembolische Erkr., außer als Antidot bei vital bedrohl. Blutungen unter fibrinolyt. Therapie;
KI (Aprotinin): bek. Überempf.; pos. Aprotinin-Antkörpertest; erneute Gabe innerhalb von 12M, wenn zuvor Aprotinin-Antkörpertest nicht durchgeführt werden kann;
KI (Tranexamsäure): bek. Überempf.; akute venöse oder arterielle Thrombosen, hyperfibrinolytische Zustände infolge Verbrauchskoagulopathie, außer vorherrschender Aktivierung des fibrinolytischen Systems mit akuten schw. Blutungen, schwere Nierenfktsstrg., Krampfanfälle in Anamnese, intrathekale und intraventrikuläre Injektion, intrazerebr. Applikation

Aminomethylbenzoesäure Rp

Pamba *Tbl. 250mg*	**Lokale und generalis. hyperfibrinolytische Blutungen:** 2-3 x 250mg p.o., max. 1000mg/d; **DANI** KI bei schwerer NI

A 2 Kardiologie, Angiologie – Arzneimittel

Aprotinin Rp HWZ 5-10h

Trasylol *Inf.Lsg. 500.000KIE/50ml*
Pro. eines hohen Blutverlusts bei extrakorporaler Zirkulation: zunächst Testdosis mit 10.000 KIE; dann 1-2 Mio KIE über 20-30min i.v., weitere 1-2 Mio KIE in das Priming-Volumen der Herz-Lungen-Maschine, dann 250.000-500.000 KIE/h bis OP-Ende, max. 7 Mio KIE Gesamtdosis;
DANI nicht erforderl.; **DALI** keine Daten

Tranexamsäure Rp HWZ 1.9-3.3h, Q0 0.03

Cyklokapron *Tbl. 500mg; Inj.Lsg. 500mg/5ml*
Tranexamsäure HEXAL *Inj.Lsg. 500mg/5ml*
Pro./Ther. hyperfibrinolytische Blutung: 6-8 x 500mg p.o.; 2-3 x 500-1000mg i.v./i.m.;
Ki.: ini 10mg/kg i.v./i.m. in 15min, dann 1mg/kg/h;
DANI Krea (mg/dl):
1.35-2.82: 2 x 10mg/kg i.v., 2 x 15mg/kg p.o.;
2.82-5.65: 1 x 10mg/kg i.v., 1 x 15mg/kg p.o.;
> 5.65: 1 x 5mg/kg i.v., 1 x 7.5mg/kg p.o.;
schwere NI: KI; **DALI** nicht erforderl.

A 2.9.12 Thrombozytenaggregationshemmer

Wm (ASS): Hemmung der Cyclooxygenase ⇒ ↓ Synthese v. Thromboxan A2 (Aggregationsaktivator von Thrombozyten) und von Prostacyclin (Aggregationsinhibitor im Endothel);
Wm (Clopidogrel, Prasugrel, Ticagrelor, Ticlopidin): Blockade des ADP-Rezeptors an Thrombozyten;
Wm (Dipyridamol): Hemmg. der Phosphodiesterase ⇒ aggregationshemm. cAMP in Thromboz. ↑;
Wm (Eptifibatid, Tirofiban): Antagonist des Glykoprotein-IIb/IIIa-Rezeptors;
UW (ASS): Ulkus, allerg. Hautreakt., Schwindel, Tinnitus, Sehstrg., Nausea, Bronchospasmus, Alkalose, Azidose; **UW** (Cangrelor): Blutungen, Hämatom, Ekchymose, Hb-Abfall, Ausfluss aus Punktionsstelle; **UW** (Clopidogrel): Bauchschmerzen, Dyspepsie, Durchfall, Übelkeit, Exanthem, Juckreiz, Kopfschmerzen, Schwindel, Parästhesien, Blutungen, Thrombopenie;
UW (Prasugrel): Anämie, Hämatom, Epistaxis, GI-Blutung, Exanthem, Ekchymose, Hämaturie, Hämatom/Blutung an Punktionsstelle; **UW** (Ticagrelor): Dyspnoe, Epistaxis, GI-Blutung, subkutane/dermale Blutungen; **UW** (Ticlopidin): Agranulozytose, Panzytopenie, allerg. Hautreakt.;
UW (Tirofiban): Blutung, Thrombopenie, Übelkeit, Fieber, Kopfschmerz;
KI (ASS): Ulzera, hämorrhag. Diathese, Anw.Beschr. Grav./Lakt., Ki.; **KI** (Cangrelor): bek. Überempf., aktive Blutung od. ↑ Risiko von Blutungen bei beeinträchtigter Hämostase u./od. irreversiblen Koagulationsstrg. oder kürzlich erfolgten großen chirurgischen Eingriffen, Traumata oder unkontrollierter schwer einstellbarer Hypertonie; Schlaganfall oder TIA i.d. Anamnese;
KI (Clopidogrel): schwere Leberfktsstrg., akute Blutung, Grav./Lakt.; **KI** (Prasugrel): bek. Überempf., Schlaganfall u./od. TIA in Anamnese, aktive pathol. Blutung, Leberfktsstrg. Child C;
KI (Ticagrelor): bek. Überempf., aktive pathol. Blutung, intrazerebrale Blutung in Anamnese, mäßige/schwere Leberfktsstrg.; **KI** (Ticlopidin): BB-Veränderung, Grav./Lakt.;
KI (Tirofiban): zerebrovask. Komplik. in letzten 2J, OP/Trauma in letzten 2M, Thrombopenie, Vaskulitis, Aneurysma, AV-Fehlbildungen, hypertensive/diabet. Retinopathie

Gerinnung 67

Acetylsalicylsäure (ASS) OTC	HWZ 15min (3h), Qo 1.0 (0.8), PRC D, Lact ?

Aspirin *Tbl. 100, 300mg*
ASS Dexcel protect *Tbl. 75, 100mg*
ASS-ratioph. *Tbl. 100, 300mg*
Godamed *Tbl. 50, 100, 300mg*
Herz ASS-ratioph. *Tbl. 50, 100mg*

Instabile AP, akuter Herzinfarkt → 453:
1 x 75-300mg p.o.;
Sekundär-Pro. KHK, AVK → 478, zerebrale Ischämie, TIA → 687:
1 x 30-300mg p.o.; s. auch → 199

Cangrelor Rp	HWZ 3-6 min, PPB 98% PRC C, Lact ?

Kengrexal *Inf.Lsg. 50mg*

Pro. thrombotisch-kardiovaskulärer Ereignisse bei PCI: ini 30µg/kg als Bolus i.v., dann 4µg/kg/min f. die Dauer der Intervention, mindest. 2h, max 4h; Komb. mit ASS;
DANI, DALI nicht erforderlich

Cilostazol Rp	HWZ 10h, PPB 98%

Cilostazol AL *Tbl. 50,100mg*
Cilostazol HEXAL, Pladizol *Tbl. 100mg*
Pletal *Tbl. 50, 100mg*

AVK → 478: 2 x 100mg p.o.;
DANI: CrCl > 25: 100%; < 25: KI;
DALI KI bei mittelschwerer bis schwerer LI

Clopidogrel Rp	HWZ 8h, Qo > 0.8, PRC B, Lact ?

Clopidogrel HEXAL *Tbl. 75mg*
Clopidogrel-ratioph. *Tbl. 75mg*
Grepid *Tbl. 75mg*
Iscover *Tbl. 75, 300mg*
Plavix *Tbl. 75, 300mg*

Sekundär-Pro. KHK, AVK → 478, zerebrale Ischämie, TIA → 687: 1 x 75mg p.o.;
NSTEMI (inkl. Pat. nach PCI mit Stenting), **STEMI** (für Thrombolyse infrage kommende Pat.) **→ 450:** ini 300mg p.o., dann 1 x 75mg, Komb. mit ASS;
Pro. atherothrombotischer und thromboembolischer Ereignisse bei Vorhofflimmern: 1 x 75mg. Komb. m. ASS;
DANI vors. Anw.; **DALI** KI bei schwerer LI

Clopidogrel + ASS Rp	

DuoPlavin *Tbl. 75+100mg*

ACS ohne ST-Hebung (inkl. Pat. PCI mit Stenting), **STEMI** (für Thrombolyse infrage komm. Pat.) **→ 450:** 1 x 75 + 100mg p.o.;
DANI, DALI KI bei schwerer NI, LI

Dipyridamol + ASS Rp	

Aggrenox *Kps. 200+25(ret.)mg*
Asasantin Retard *Kps. 200+25(ret.)mg*
Dipyridamol Ass beta *Kps. 200+25(ret.)mg*

Sekundär-Pro. nach TIA, zerebraler Ischämie → 687: 2 x 1Kps. p.o.

Eptifibatid Rp	HWZ 1.13-2.5h, Qo 0.6, PRC B, Lact ?

Eptifibatid Accord *Inj.Lsg. 20mg/10ml; Inf.Lsg. 75mg/100ml*
Integrilin *Inj.Lsg. 20mg/10ml; Inf.Lsg. 75mg/100ml*

Instabile AP, Non-Q-wave-Infarkt:
ini 180µg/kg i.v., dann 2µg/kg/min bis 20-24h n. PCI, max für 72h;
DANI CrCl 30-50: 1µg/kg/min; < 30: KI

A 2 Kardiologie, Angiologie – Arzneimittel

Prasugrel Rp
HWZ 7h, PPB 98%

Efient Tbl. 5, 10mg
Prasugrel Accord Tbl. 5, 10mg
Prasugrel beta Tbl. 5, 10mg
Prasugrel Heumann Tbl. 5, 10mg
Prasugrel-ratioph. Tbl. 5, 10mg

Pro. atherothrombotischer Ereignisse bei akutem Koronarsyndrom (instabile AP, NSTEMI → 450, STEMI → 453) mit prim./verzögerter PCI: ini 60mg p.o., dann 1 x 10mg, Komb. mit ASS; < 60kg: 1 x 5mg; > 75J: Anw. nur nach sorgfältiger Nutzen-Risiko-Abwägung, 1 x 5mg;
DANI nicht erforderlich; **DALI** Child C KI

Ticagrelor Rp
HWZ 7(8.5)h, PPB > 99%, PRC C, Lact ?

Brilique Tbl. 60, 90mg

Akutes Koronarsyndrom: (komb. mit ASS), ini 1 x 180mg, dann 2 x 90mg p.o. für 12M; Z.n. MI (> 1J) u. hohem atherothrombot. Risiko → 453: 2 x 60-90mg (Komb. mit ASS);
DANI nicht erf., HD: Anw. nicht empfohlen; **DALI** mäßige LI: vorsicht. Anw.; schwere LI: KI

Ticlopidin Rp
HWZ 30-50h, Qo 1.0, PPB 98%, PRC B, Lact ?

Tiklid, Tiklyd Tbl. 250mg
Ticlopidin AL Tbl. 250mg
Ticlopidin Neuraxph. Tbl. 250mg

Sekundär-Pro. nach TIA, PRIND, zerebraler Ischämie → 687: 2 x 250mg p.o.

Tirofiban Rp
HWZ 1.5h, Qo 0.6, PRC B, Lact ?

Aggrastat Inf.Lsg. 12.5mg/50ml, 12.5mg/250ml
Tirofiban HEXAL Inf.Lsg. 12.5mg/50ml, 12.5mg/250ml
Tirofiban Ibisqus Inf.lsg. 12.5mg/250ml

Instabile AP, Non-Q-wave-Infarkt: ini 0.4µg/kg/min in 30min i.v., dann 0.1µg/kg/min, Ther.-Dauer mind. 48h, max. 108h bzw. mind. 12h und max. 24h nach PCI, Komb. mit unfraktioniertem Heparin und ASS;
bei vorgesehener PCI innerhalb der ersten 4h: ini 25µg/kg als Bolus i.v. über 3min, dann 0.15 µg/kg/min über 12-24h, max. 48h, Komb. m. Heparin und oralen Thrombozytenaggregationshemmern;
DANI CrCl < 30: 50%; **DALI** KI bei schwerer LI

A 2.9.13 Durchblutungsfördernde Mittel

Wm/Wi (Alprostadil, Iloprost): Prostaglandine ⇒ Vasodilatation, Hemmung der Thrombozytenaggregation; **Wm/Wi** (Pentoxifyllin): Vasodilatation, Erythrozytenverformbarkeit ↑, Blutviskosität ↓; **UW** (Alprostadil): Temperatur ↑, Verwirrtheit, Krampfanfälle, RR ↓, Tachykardie, Kopfschmerz, Durchfall, Übelkeit, Erbrechen, Flush-Reaktion, Schmerz, Erytheme, Ödeme an infundierter Extremität, Rötungen der infundierten Vene;
UW (Pentoxifyllin): Hautreaktionen, Flush, Kopfschmerzen, Schwindel, GI-Störung, Tachykardie, RR ↓, Stenokardien;
KI (Alprostadil): schwere Herzinsuffizienz, HRST, KHK, Lungenödem, Lungeninfiltrationen, schwere COPD, Lebererkrankung, Magenulkus, Grav./Lakt.; **KI** (Pentoxifyllin): frischer MI, Massenblutungen, großflächige Retinablutung, Grav. Cave in Lakt.

Gerinnung 69

Alprostadil Rp	HWZ 5-10 (0.5)min, PRC X, Lact -
Pridax *Amp. 20µg/1ml* **Prostavasin** *Amp. 20µg*	**AVK Stadium III-IV** → 478: 2 x 40µg in 250ml NaCl über 2h i.v.; 1 x 10-20µg in 50ml NaCl über 60-120min i.a.; **DANI** Krea (mg/dl) > 1.5: ini 2 x 20µg i.v., nach 2-3d evtl. 2 x 40µg i.v.; **DALI** KI bei Lebererkrankung

Iloprost Rp	HWZ 0.5h, Q0 1.0, PPB 60%
Ilomedin *Amp. 20mg/1ml* **Iloprost Ibisqus** *Amp. 50µg/0.5ml*	**Thrombangitis obliterans:** 0.5-2ng/kg/min über 6h i.v.; **DANI** CrCl > 30: 100%; HD: sorgfält. Dosis- einst., Dosisintervall mind. 3h; **DALI** Dosisred.

Naftidrofuryl Rp	HWZ 1 h
Dusodril *Kps. 100mg; Tbl. 100(ret.), 200mg* **Naftilong** *Kps. 100(ret.), 200(ret.)mg* **Nafti-ratioph.** *Kps. 100(ret.), 200(ret.)mg*	**AVK Stadium II** → 478: 3 x 100-200mg p.o.; 3 x 100-200mg (ret.) p.o.; **DALI** KI bei Leberfunktionsstrg.

Pentoxifyllin Rp	HWZ 1.6 h, Q0 1.0, PRC C, Lact ?
Pentoxifyllin 1A *Tbl. 400(ret.), 600(ret.)mg* **Trental** *Tbl. 400(ret.), 600(ret.)mg*	**AVK Stadium IIb** → 478: 2-3 x 400mg (ret.) p.o.; 2 x 600mg (ret.) p.o.; 1-2 x 100-600mg i.v., max. 100mg/h; **DANI** CrCl < 30: 50-70%; **DALI** Dosisred.

A 2.9.14 Gerinnungsfaktoren

Faktor I (Fibrinogen) Rp	HWZ 72-96h
Fibclot, Fibryga *Inf.Lsg. 1g* **Haemocomplettan P** *Inf.Lsg. 1, 2g*	**Hypo-, Dys-, Afibrinogenämie:** 1-2g i.v., weiter nach Bedarf

Faktor VIIa (Eptacog alfa) Rp	HWZ 2.9h
NovoSeven *Inj.Lsg. 50, 100, 250, 400kIE*	**Angeb. Hämophilie** → 585, **erworb. Hemm- körper gegen Fakt. VIII u. IX:** ini 4.5kIE/kg über 2-5min i.v., dann 3-6kIE/kg pro Inj.

Faktor VIII (antihämophiles Globulin A, Haemoctin) Rp	HWZ 8-24h
Beriate P, Haemate HS, Immunate *Inj.Lsg. 250, 500, 1000IE* **Advate, Adynovi, Helixate, Iblias, Kogenate,** **Kovaltry** *Inj.Lsg. 250, 500, 1000, 2000IE* **Afstyla, Elocta, Esperoct, NovoEight** *Inj.Lsg. 250, 500, 1000, 1500, 2000, 3000 IE* **Jivi** *Inj.Lsg. 250, 500, 1000, 2000, 3000IE* **Nuwiq** *Inj.Lsg. 250, 500, 1000, 2000IE* **Obizur** *Inj.Lsg. 500 IE* **Recombinate** *Inj.Lsg. 250, 500, 1000IE* **Voncento** *Inj.Lsg. 500, 1000IE*	**Hämophilie A** → 585: 1IE/kg erhöht den Faktor-VIII-Spiegel um 2%; **erworb. Hämophilie mit Faktor-VIII-AK:** Obizur: ini 200 IE/kg i.v., weitere Gaben nach Faktor-VIII-Aktivität

A 2 Kardiologie, Angiologie – Arzneimittel

Faktor IX (Christmasfaktor, antihämophiles Globulin B) Rp

Alphanine *Inj.Lsg.* 500, 1000IE **Alprolix** *Inj.Lsg.* 250, 500, 1000, 2000, 3000IE **Benefix** *(rekombinant) Inj.Lsg.* 250, 500, 1000, 2000, 3000IE **Idelvion** *Inj.Lsg.* 250, 500, 1000, 2000IE **Immunine** *Inj.Lsg.* 600, 1200IE **Mononine, Octanine** *Inj.Lsg.* 500, 1000IE **Refixia** *Inj.Lsg.* 500, 1000, 2000IE **Rixubis** *Inj.Lsg.* 250, 500, 1000, 2000, 3000IE	**Hämophilie B** → 586: 1IE/kg erhöht den Faktor-X-Spiegel um 0.5-1.5%

Faktor XIII (fibrinstabilisierender Faktor) Rp HWZ 96-168h

Fibrogammin *Inj.Lsg.* 250, 1250IE	**Angeborener und erworbener Faktor-XIII-Mangel:** 10-35 E/kg i.v.

Prothrombinkomplex (Faktor II, VII, IX, X) Rp

Beriplex *Inj.Lsg.* 250, 500, 1000IE **Octaplex** *Inj.Lsg.* 500IE	**Angeborener und erworbener Mangel an Faktor II, VII, IX, X, Cumarin-Überdosierung:** 1IE/kg hebt Quick-Wert um ca. 1%

Prothrombinkomplex (Faktor II, VII, VIII, IX, X) Rp

FEIBA *Inj.Lsg.* 500E, 1000IE	**Hämophilie-A und B und erworb. Mangel an Faktor VIII, IX, XI; in Kombination mit Faktor-VIII-Konzentrat für LZ-Ther. mit F VIII:** 50–100IE/kgKG (max. 100IE/kg, max. 200IE/kg/d)

Vonicog alfa (von-Willebrand-Faktor) Rp

Veyvondi *Inj.Lsg.* 650, 1300IE	**von-Willebrand-Jürgens-Syndrom** → 586: 1IE/kg erhöht den Plasmaspiegel um 2%; s. FI

A 2.9.15 Thrombininhibitoren

Antithrombin III Rp HWZ 36-72h

Anbinex *Inj.Lsg.* 500, 1000IE **AT III Nf** *Inj.Lsg.* 500, 1000IE **Atenativ, Kybernin Hs** *Inj.Lsg.* 500, 1000IE	**Angeborener und erworbener AT-III-Mangel:** 1IE/kg erhöht den AT-III-Spiegel um ca. 1-1.5%

A 2.9.16 Enzyminhibitoren, Antikörper

Wm/Wi (Alpha-1-Proteinase-Inhibitor): Hemmung der Neutrophilen-Elastase ⇒ Hemmung der Proteolyse des Lungengewebes; **Wm/Wi** (C1-Esterase-Inhibitor): Hemmung des Komplementsystems; **Wm/Wi** (Conestat alfa): rekombin. Analogon des humanen C1-Esterase-Inhibitors; **Wm/Wi** (Icatibant): selektiver kompetitiver Antagonist des Bradykininrezeptors Typ 2; **Wm/Wi** (Lanadelumab): humaner monoklon. AK ⇒ Hemmung der proteolytischen Aktivität von Plasmakallikrein, Limitierung der Bradykininbildung; **UW** (Alpha-1-Proteinase-Inhibitor): Schwindel, Kopfschmerzen; **UW** (C1-Esterase-Inhibitor): Hautausschlag; **UW** (Conestat alfa): Kopfschmerzen, allergische Reaktion; **UW** (Icatibant): Erythem, Schwellung, Brennen, Jucken, Hautschmerzen, Wärmegefühl, Übelkeit, Bauchschmerzen, Schwächegefühl, Schwindel, Kopfschmerzen, verstopfte Nase, Exanthem, CK ↑, abnorme Leberfunktionswerte;

Gerinnung

UW (Lanadelumab): Überempf., Schwindel, makulopapulöses Exanthem, Myalgie, Reaktionen a.d. Injektionsstelle, Transaminasenerhöhung;
KI (Alpha-1-Proteinase-Inhibitor): bek. Überempf., IgA-Mangel und bek. AK gegen IgA;
KI (Conestat alfa): Allergie gegen Kaninchen, bekannte Überempfindlichkeit;
KI (C1-Esterase-Inhibitor, Icatibant, Lanadelumab): bekannte Überempfindlichkeit

Alpha-1-Proteinase-Inhibitor Rp   HWZ 5d

Prolastin Inf.Lsg. 1g Respreeza Inf.Lsg. 1, 4, 5g	Schw. Alpha-1-Proteinase-Inhib.-Mangel: 60mg/kg 1x/W i.v.; **DANI, DALI** keine Daten

C1-Esterase-Inhibitor Rp   HWZ 4.5d

Berinert Inj.Lsg. 500, 1500, 3000E	**Erbliches Angioödem** → 726: 500-1000E i.v., ggf. Wdh. je nach Wi; **Ki.:** s. Erw.
Cinryze Inj.Lsg. 500E	**Erbliches Angioödem** → 726: 1000E i.v., ggf. Wdh. nach 60 min od. früher; **Pro:** alle 3-4 d 1000E i.v. bzw. 24h vor Eingriff; **Ki.:** s. Erw., **DANI/DALI** nicht erforderlich

Conestat alfa Rp   HWZ 2h, PRC C, Lact ?

Ruconest Inj.Lsg. 2100IE (150IE/ml)	**Attacke eines hereditären Angioödems** → 726: Erw. <84kg: 50IE/kg i.v. über 5min; >84kg: 4200IE i.v.; max. 2 Dosen/24h; <18J: KI; **DANI** nicht erforderlich, **DALI** keine Daten

Icatibant Rp   HWZ 1-2h PPB 44%

Firazyr Fertigspr. 30mg/3ml	**Attacke eines hereditären Angioödems** → 726: 30mg s.c., max 3 x 30mg/24h; **DANI, DALI** nicht erforderlich

Lanadelumab Rp   HWZ 14h

Takhzyro Inj.Lsg. 300mg/2ml	**PRO eines hereditären Angioödems** → 726: Erw., Ki. ab 12J: 300mg alle 2W s.c., ggf. 300mg alle 4W bei Attackenfreiheit unter Ther.; **DANI, DALI** nicht erforderlich

A 2.9.17 Fusionsproteine

Wm/Wi (Eltrombopag): Aktivierung der Thrombozytenproduktion über Interaktion mit der Transmembrandomäne des Thrombopoetin-Rez.; **Wm/Wi** (Romiplostim): Fusionsprotein, aktiviert über den Thrombopoetin-Rezeptor die Thrombozytenproduktion;
UW (Eltrombopag): Schlaflosigkeit, Kopfschmerzen, Katarakt, Augentrockenheit, Übelkeit, Diarrhoe, Obstipation, Bauchschmerzen, Transaminasen- u. Bilirubinerhöhung, Exanthem, Juckreiz, Haarausfall, Arthralgie, Myalgie, Knochenschmerzen, Fatigue, peripheres Ödem;
UW (Romiplostim): Kopfschmerzen, Knochenmarkstrg., Thrombozytose, Schlaflosigkeit, Schwindel, Parästhesie, Migräne, Übelkeit, Dyspepsie, Bauchschmerzen, Diarrhoe, Obstipation, Pruritus, Ekchymose, Exanthem, Arthralgie, Myalgie, Knochenschmerzen, Müdigkeit, Ödeme, grippeähnl. Sympt., Schmerzen, Fieber, Asthenie, Reakt. an Injektionsstelle, Kontusion;
KI (Eltrombopag): bek. Überempf.; **KI** (Romiplostim): Überempf. gg. Romiplostim, E.-coli-Proteine

A 2 Kardiologie, Angiologie – Arzneimittel

Eltrombopag Rp	HWZ 21-32h; PPB 99%
Revolade *Tbl. 25, 50, 75mg*	Immunthrombozytopenische Purpura mit Splenektomie; Thrombopenie bei chron. Hepatitis C; schwere aplastische Anämie: ini 1 x 50mg p.o. (Ostasiaten 25mg), dann Dosisanpassung an Thrombozytenzahl (s. FI), max. 75mg/d; **DANI** vorsichtige Anw.; **DALI** mäßige bis schwere LI: Anw. nicht empf.

Romiplostim Rp	HWZ 3.5d
Nplate *Inj.Lsg. 250, 500µg*	Immunthrombozytopenische Purpura: ini 1x/W 1µg/kg s.c., weitere Dosis je nach Thrombozytenzahl (s. FachInfo), max. 10µg/kg/W; **DANI, DALI** keine Daten

A 2.9.18 Sonstige Hämostatika

Wm/Wi (Caplicizumab): humanisierter bivalenter Nanobody, hemmt Wechselwirkung zwischen dem von-Willebrand-Faktor und den Thrombozyten ⇒ Hemmung der gesteigerten Thrombozytenadhäsion; **Wm/Wi** (Emicizumab): verbindet aktivierten Faktor IX und Faktor X, um die Funktion des fehlenden aktivierten Faktor VIII wiederherzustellen, die für eine effektive Hämostase notwendig ist;
UW (Caplicizumab): Kopfschmerzen, Epistaxis, Zahnfleischbluten, Urtikaria, Fieber, Ermüdung, Hirninfarkt, Augenblutung, Hämatom, Dyspnoe, Hämoptoe, Hämatemesis, GI-Blutungen, Myalgie, Hämaturie, Menorrhagie, vaginale Blutung, Reaktion an Injektionsstelle, Subarachnoidalblutung; **UW** (Emicizumab): thrombot. Mikroangiopathie, Kopfschmerzen, Diarrhoe, Arthralgie, Myalgie, Fieber, Reaktion an der Injektionsstelle;
KI (Caplicizumab): bek. Überempfindlichkeit; **KI** (Emicizumab): bek. Überempfindlichkeit

Caplicizumab Rp	
Cablivi *Inj.Lsg. 10mg*	Erw. thrombotisch-thrombozytopenische Purpura: ini 10mg i.v. vor Plasmapherese, dann tgl. 10mg s.c. nach Plasmapherese, nach Ende Plasmaph. tgl. 10mg s.c. f. 30d; **DANI, DALI** nicht erford.

Emicizumab Rp	HWZ 4-5W
Helimbra *Inj.Lsg. 30mg/1ml, 60mg/0.4ml, 105mg/0.7ml, 150mg/1ml*	PRO von Blutungsereignissen bei Hämophilie A und Faktor-VIII-Hemmkörpern: 3mg/kg s.c. 1 x/W f. 4W, dann 1.5mg/kg 1 x/W; **DANI, DALI** leichte bis mäßige NI, LI: 100%; schwere NI, LI: keine Daten

A 3 Pneumologie – Arzneimittel

A 3.1 Inhalative Beta-2-Sympathomimetika

A 3.1.1 SABA (short-acting beta-agonist)

Wm/Wi (alle): Stimulation der Beta-2-Rezeptoren ⇒ Erschlaffung der Bronchialmuskulatur, Anregung der mukoziliären Clearance;
Wi (Fenoterol): pos. ino-/chronotrop, Relaxation der Uterusmuskulatur;
UW (Fenoterol): Tremor, Schwindel, Husten, Übelkeit, Schwitzen;
UW (Salbutamol): Tremor, Übelkeit, Kopfschmerzen, Schwindel, Palpitationen, Tachykardie, Arrhythmie, Urtikaria, Myalgien, Schlafstrg., K$^+$↓;
KI (alle): bekannte Überempfindlichkeit;
KI (Fenoterol): HOCM, tachykarde Arrhythmien;
KI (Terbutalin): Hyperthyreose, Thyreotoxikose, Tachykardie, idiopathische hypertrophe subvalvuläre Aortenstenose, Phäochromozytom

Fenoterol Rp	HWZ 3.2 h, Qo 0.85
Berotec N DA 100µg/Hub	**Asthma bronchiale** → 481, **COPD (akute Atemnot)** → 490: Erw., Ki. ab 6J: 100µg, evtl. Wdh. nach 5min; Ki. 4-6J: 100µg ED; **Dauerther.:** 3-4 x 100-200µg, max. 800µg/d; **4-6J:** 4 x 100µg; **Pro. Anstrengungsasthma:** 100-200µg 10min zuvor; **4-6J:** 100µg

Salbutamol Rp	HWZ 2.7-5 h, Qo 0.7, PPB 10%
Apsomol N DA 0.1mg/Hub **Bronchospray** DA u. Autohaler 0.1mg/Hub **Pentamol** Fert.Inh.Lsg. 1.25mg/2.5ml **SalbuHEXAL** DA 0.1mg/Hub; Fert.Inh.Lsg. 1.25mg/2.5ml; Inh.Lsg. (1ml = 5mg) **Salbulair N** Easi-Breathe 0.1mg/Hub **Salbutamol-ratioph.** DA 0.1mg/Hub; Fert. Inh.Lsg.1.25mg/2.5ml; Inh.Lsg. (1ml = 5mg) **Sultanol** DA 0.12mg/Hub; Fert.Inh.Lsg. 1.25mg/2.5ml; 2.5mg/2.5ml; Inh.Lsg. (1ml = 5mg) **Ventilastin** Novolizer 0.1mg/Hub	**Asthma bronchiale** → 481, **COPD (akute Atemnot)** → 490: 0.1-0.2mg; Ki. < 12J: 0.1mg; **Dauerther.:** 3-4 x 0.1-0.2mg, max. 1.0mg/d; Ki. < 12J: 3-4 x 0.1mg, max. 0.4mg/d; **Akute Atemnot: Erw., Ki. 4-18J:** 1.25mg über Vernebler inhalieren lassen, ggf. nach 5-10min wiederholen, max. 7.5mg/d; **Pro. Anstrengungsasthma:** 0.1-0.2mg 10min zuvor; **4-11J:** 0.1mg

Terbutalin Rp	HWZ 3-4 h, Qo 0.4, PPB 25%, PRC B, Lact +
Aerodur Turbohaler 0.5mg/Hub **Bricanyl** Turbohaler 0.5mg/Hub	**Asthma bronchiale** → 481, **COPD (akute Atemnot)** → 490: **Erw., Ki. ab 5J:** 0.5mg, evtl. Wdh. nach 5min; **Dauerther.:** 3 x 0.5mg, max. 6mg/d; **< 12J:** max. 4mg/d; **Pro. Anstrengungsasthma:** 0.5mg 10min zuvor

A 3 Pneumologie – Arzneimittel

A 3.1.2 LABA (long-acting beta-agonist)

Wm/Wi (alle): Stimulation der Beta-2-Rezeptoren ⇒ Erschlaffung der Bronchialmuskulatur, Anregung der mukoziliären Clearance; **Wm/Wi** (Formoterol, Salmeterol): lang wirksame Beta-2-Sympathomimetika, nicht zur Therapie des akuten Asthma-Anfalls geeignet;
UW (Formoterol): Kopfschmerzen, Tremor, Palpitationen; **UW** (Indacaterol): Nasopharyngitis, Infektion der oberen Atemwege, Sinusitis, Diabetes mellitus, Hyperglykämie, Kopfschmerzen, Schwindel, ischämische Herzerkrankung, Palpitationen, Husten, pharyngolaryngealer Schmerz, Rhinorrhoe, Atemwegsobstruktion, Muskelspasmus, periphere Ödeme;
UW (Olodaterol): keine häufigen bzw. sehr häufigen UW;
UW (Salmeterol): Tremor, Kopfschmerzen, Palpitationen, Muskelkrämpfe;
KI (alle): bekannte Überempfindlichkeit

Formoterol Rp   HWZ 2-3h, Qo 0.9

Atimos *DA 12µg/Hub* **Foradil P** *Inh.Kps. 12µg/Hub; DA 12µg/Hub* **Forair** *DA 12µg/Hub* **Formoterol-ratiroph.** *Inh.Kps. 12µg* **Formatris** *Novolizer 6, 12µg/Hub* **Oxis** *Turbohaler 6, 12µg/Hub*	**Asthma bronchiale** → 481, **COPD** → 490: 1-2 x 6-12µg, max. 48µg/d; Pro. Anstrengungsasthma oder allergisches Asthma: 12-24µg 15min zuvor; Ki. > 6J: Asthma: 1-2 x 12µg/d, max. 24µg/d; Pro. Anstrengungsasthma oder allerg. Asthma: 12µg 15min zuvor; **DANI**, **DALI** nicht erf.

Indacaterol Rp   HWZ 40-52h, PPB 95%

Onbrez *Breezhaler 150, 300µg*	**COPD** → 490: 1 x 150-300µg, max. 300µg/d; **DANI** nicht erf. **DALI** leichte bis mittelschwere LI: nicht erf.; schwere LI: keine Daten

Olodaterol Rp   HWZ 45h, PPB 60%

Striverdi *Respimat 2.5µg/Hub*	**COPD** → 490: 1 x 5µg; **DANI** nicht erf.; **DALI** leichte bis mittelschwere LI: nicht erf.; schwere LI: keine Daten

Salmeterol Rp   HWZ 5.5h, PRC C, Lact ?

Salmeterol HEXAL *DA 0.025mg/Hub* **Serevent** *DA 0.025mg; Diskus 0.05mg/Hub*	**Asthma bronchiale** → 481, **COPD Dauerther.:** 2 x 0.025-0.1mg, max. 0.2mg/d; Ki. ab 4J: 2 x 0.05mg

A 3.2 Systemische Beta-2-Sympathomimetika

Wm: Stimulation der Beta-2-Rezeptoren; **Wi:** Erschlaffung der Bronchialmuskulatur, Anregung der mukoziliären Clearance, antiallergisch;
UW (Bambuterol): Urtikaria, Exanthem, Palpitationen, Überempfindlichkeitsreakt., Verhaltensstrg., Schlafstrg., Tremor, Kopfschmerzen, Muskelkrämpfe; **UW** (Clenbuterol): Tremor, Kopfschmerzen, Unruhegefühl, Übelkeit, Palpitationen; **UW** (Orciprenalin): Nervosität, Kopfschmerzen, Schwindel, Tachykardie, Arrhythmie, Palpitationen, Husten, lokale Irritationen, Hautreaktionen, Muskelkrämpfe, Myalgie; **UW** (Reproterol): Kopfschmerzen, Unruhe, Tremor, Palpitationen, Muskelkrämpfe; **UW** (Terbutalin): Tremor, Palpitationen, Kopfschmerzen, Muskelkrämpfe, Tachykardie, Hypokaliämie, Urtikaria, Exantheme;

Systemische Beta-2-Sympathomimetika 75

KI (Bambuterol): bek. Überempf., frischer MI, Tachykardie, subvalvuläre Aortenstenose;
KI (Clenbuterol): bek. Überempf., schwere Hyperthyreose, tachykarde Arrhythmien, HOCM;
KI (Orciprenalin): bek. Überempf., HOCM, Tachyarrhythmien, schwere Hyperthyreose, Phäochromozytom; **KI (Reproterol):** bek. Überempfindlichkeit, schwere Hyperthyreose, HOCM, Phäochromozytom; **KI (Terbutalin):** bekannte Überempfindlichkeit, Tachykardie, Hyperthyreose, Phäochromozytom, idiopathische subvalvuläre Aortenstenose

Bambuterol Rp	HWZ 13(22)h, Qo 0.45
Bambec *Tbl. 10mg*	**Asthma bronchiale** → 481, **COPD** → 490: ini 1x 10mg p.o. z.N., nach 1-2W evtl. 1 x 20mg; **Ki. 2-6J:** 1 x 10mg p.o.; **6-12J:** s. Erw.; **DANI** CrCl < 60: 50%

Clenbuterol Rp	HWZ 34h, Qo 0.4
Spiropent *Tbl. 0.02mg;*	**Asthma bronchiale** → 481, **COPD** → 490: 2 x 0.01-0.02mg p.o.; **Ki. 0-8M:** 2 x 2.5µg; **8-24M:** 2 x 5µg; **2-4J:** 2 x 7.5µg; **4-6J:** 2 x 10µg; **6-12J:** 2 x 15µg

Orciprenalin Rp	HWZ 2.6h, PRC C, Lact ?
Alupent *Inj.Lsg. 0.5mg/1ml; Inf.Lsg. 5mg/10ml*	Akute Zustände bei Asthma bronchiale oder bronchopulmonale Erkr. mit asthmat. Komponente: 0.5-1mg i.m./s.c.; 0.25mg unter Monitoring langsam i.v.; 5-10µg/min i.v.; **DANI, DALI** keine Daten

Reproterol Rp	HWZ 1.5h
Bronchospasmin *Amp. 0.09mg/1ml*	**Bronchospastischer Anfall, Status asthmaticus** → 487: 0.09mg langsam i.v.; Dauerinfusion: 18-90µg/h i.v.; **Ki.:** 1.2µg/kg langsam i.v.; Dauerinfusion: 0.2µg/kg über 36-48h

Salbutamol Rp	HWZ 2.7-5h, PPB 10%
Salbubronch Elixier *Gtt. (1ml enth. 1mg)* Salbubronch Forte *Gtt. (1ml enth. 5mg)* Volmac *Tbl. 8mg (ret.)*	**Asthma bronch., chron. Bronchitis, Emphysem: Ki. 2-23M:** ini 0.15mg/kg/d p.o. in 3ED, max. 0.6mg/kg/d; **2-13J:** 2-4 x 1-2mg p.o., max. 8mg/d; **ab 14J.,** Erw.: 3-4 x 2-4mg p.o., max. 16mg/d; **DANI, DALI** keine Daten

Terbutalin Rp	HWZ 11-26h, PPB 25% PRC B, Lact +
Bricanyl *Amp. 0.5mg/1ml* Terbutalin AL *Tbl. 2.5mg; Kps. 7.5(ret.)mg*	**Asthma bronchiale** → 481, **COPD** → 490: 2-3 x 2.5-5mg p.o.; 2 x 7.5mg (ret.) p.o., max. 15mg/d p.o.; bis 4 x 0.25mg s.c.; **Ki. < 2J:** 2-3 x 0.75mg p.o.; **3-6J:** 2-3 x 0.75-1.5mg p.o.; **7-14J:** 2-3 x 1.5-3mg p.o.

A 3.3 Inhalative Alpha- und Beta-Sympathomimetika

Wm: Stimulation von Alpha-/Beta-Rezeptoren;
Wi: Bronchodilatation, Abschwellung der Schleimhäute im Bereich der Luftwege;
UW (Epinephrin inhalativ): Herzklopfen, Rhythmusstörung, Blutzuckeranstieg;
KI (Epinephrin inhalativ): bekannte Überempfindlichkeit, paroxysmale Tachykardie, Engwinkelglaukom, hochfrequente absolute Arrhythmie

Epinephrin (Adrenalin) Rp   HWZ 1-3min

InfectoKrupp Inhal *Inh.Lsg.* (4mg/ml = 0.56mg/Hub)	**Akute stenosierende Laryngotracheitis:** 7-14 Hübe über Vernebler applizieren

A 3.4 Inhalative Anticholinergika

A 3.4.1 SAMA (short-acting muscarinergic-antagonist)

Wm/Wi: Hemmung der vagusinduzierten Reflexbronchokonstriktion, Freisetzung bronchospastisch wirksamer Mediatoren ↓; **UW** (Ipratropium): Kopfschmerzen, Schwindel, Husten, Rachenreizung, trockener Mund, Übelkeit, Geschmacksstörung, gastrointestinale Mobilitätsstörungen; **KI:** bek. Überempfindlichkeit, auch gegen Atropinderivate

Ipratropiumbromid Rp   HWZ 4h, PRC B, Lact ?

Atrovent *DA 20µg/Hub; Fert.Inh.Lsg. 0.25mg/2ml; 0.5mg/2ml* Atrovent Ls *Inh.Lsg. (1ml = 0.25mg)* Iprabronch *DA 20µg/Hub; Inh.Lsg. 0.25mg/1ml; 0.5mg/2ml* Ipratropium Teva *Inh.Lsg. 0.25mg/1ml; 0.5mg/2ml* Ipratropiumbromid HEXAL *DA 20mg/Hub*	**Asthma bronchiale** → 481, **COPD** → 490: DA: 3-6 x 20-40µg, max. 240µg/d; Ki.: s. Erw.; Inh.Lsg.: 3-4 x 0.5mg; Ki. 6-12J: 3-4 x 0.25mg; < 6J: 3-4 x 0.1-0.25mg

A 3.4.2 LAMA (long-acting muscarinergic-antagonist)

Wm/Wi: Hemmung der vagusinduzierten Reflexbronchokonstriktion, Freisetzung bronchospastisch wirksamer Mediatoren ↓;
UW (Aclidinium): Sinusitis, Nasopharyngitis, Kopfschmerz, Husten, Diarrhoe;
UW (Glycopyrronium): trockener Mund, Insomnie, Kopfschmerzen, Gastroenteritis, Harnweginfekt; **UW** (Tiotropium): trockener Mund; **UW** (Umeclidinium): Nasopharyngitis, Infektion der oberen Atemwege, Infektion der Harnwege, Sinusitis, Kopfschmerzen, Tachykardie, Husten; **KI** (alle): bek. Überempfindlichkeit, auch geg. Atropinderivate

Aclidiniumbromid Rp   HWZ 2-3h

Eklira *Genuair 322µg/Hub* Bretaris *Genuair 322µg/Hub*	**COPD** → 490: 2 x 322µg/d; **DANI** nicht erforderlich; **DALI** nicht erforderlich

Glycopyrroniumbromid Rp   HWZ 33-57h

Seebri *Breezhaler 44µg/Hub* Tovanor *Breezhaler 44µg/Hub*	**COPD** → 490: 1 x 44µg/d; **DANI** CrCl > 30: 100%; < 30: vorsichtige Anw.; **DALI** nicht erforderl.

Inhalative Anticholinergika 77

Tiotropiumbromid Rp · HWZ 5-6d, PRC C, Lact ?

Braltus *Zonda 10µg/Hub* Spiriva *HandiHaler 18µg/Hub; Respimat 2.5µg/Hub* Srivasso *HandiHaler 18µg/Hub*	**COPD** → 490: Spiriva Handihaler: 1 x 18µg, max. 18µg/d; Spiriva Respimat: 1 x 5µg, max. 5µg/d; Braltus Zonda: 1 x 10µg, max. 10µg/d; **Asthma bronchiale** zusätzlich zu ICS + LABA; Spiriva Respimat: 1 x 5µg; **DANI** CrCl > 50: 100%; < 50: vorsichtige Anw.; **DALI** nicht erf.

Umeclidiniumbromid Rp · HWZ 19h

Incruse Ellipta *Inh.Pulver 55µg* Rolufta Ellipta *Inh.Pulver 55µg*	**COPD:** 1 x 55µg/d, max. 55µg/d **DANI** nicht erf.; **DALI** schwere LI: vors. Anw.

A 3.4.3 Kombinationen

Wm/Wi (Vilanterol): selektiver, langwirksamer beta-2-adrenerger Agonist ⇒ zyklisches AMP ↑ ⇒ Relaxation der glatten Bronchialmuskulatur, Hemmung der Freisetzung von Mediatoren d. allerg. Sofortreaktion; **UW** (Aclidinium + Formoterol): Nasopharyngitis, Sinusitis, Harnwegsinf., Zahnabszesse, Schlafstg., Angstzustände, Kopfschmerzen, Schwindel, Tremor, Husten, Diarrhoe, Übelkeit, Mundtrockenheit, Myalgie, Muskelkrämpfe, Ödeme, CK ↑; **UW** (Glycopyrronium + Formoterol): Angstzustände, Kopfschmerzen, Schwindel, Mundtrockenheit, Übelkeit, Muskelspasmen, Brustschmerz; **UW** (Umeclidinium + Vilanterol): Harnwegsinf., Sinusitis, Nasopharyngitis, Pharyngitis, Inf. der oberen Atemwege, Kopfschmerzen, Husten, Schmerzen im Oropharynx, Obstipation, trockener Mund

Aclidiniumbromid + Formoterol Rp

Brimica *Genuair 340+12µg/Hub* Duaklir *Genuair 340+12µg/Hub*	**COPD:** 2 x 340 + 12µg/d; **DANI, DALI:** nicht erforderl.

Glycopyrroniumbromid + Formoterol Rp

Bevespi Aerosphere *DA 7.2+5µg/Hub*	**COPD** → 490: 2 x 14.4 + 10µg/d; **DANI, DALI:** vors. Anw. bei schwerer NI/LI

Glycopyrroniumbromid + Indacaterol Rp

Ultibro, Ulunar, Xoterna Breezhaler *43+85µg/Hub*	**COPD** → 490: 1 x 43 + 85µg/d; **DANI** CrCl > 30: 100%; < 30: vors. Anw.; **DALI** schw. LI: vors. Anw.

Ipratropiumbromid + Fenoterol Rp

Berodual N *DA 20+50µg/Hub* Berodual Ls *Inh.Lsg., Pumpspender (1ml = 0.25+0.5mg; 1Hub = 0.1ml)* Berodual Respimat *20+50µg/Hub* Duovent *DA 20+50µg/Hub*	**Asthma bronchiale, COPD** → 490: DA: **Erw., Ki. ab 6J:** 3-4 x 20-40+50-100µg; **Akut-Ther. plötzlicher Bronchialkrämpfe:** Berodual Ls: **Erw., Ki. ab 12J:** 1-2.5, max. 4ml inhalieren; **Ki. 6-12J.:** 0.5-2ml inhalieren; **Pro. Anstrengungsasthma, allerg. Asthma:** Berodual LS: **Erw., Ki. ab 6J:** 0.1-0.2ml inhal. Berodual Respimat: Erw. > 18J: akuter Asthmaanfall: 20+50µg, ggf. Wdh. n. 5min; Asthma bronchiale, COPD, intermittierend und Dauerbehandlung bis zu 4 x 20+50µg

A 3 Pneumologie – Arzneimittel

Ipratropiumbromid + Salbutamol Rp

Combiprasal, Ipramol, SalbuHEXAL plus **Ipratropiumbromid** *Inh.Lsg. (2.5ml = 0.5+2.5mg)*	**COPD** → 490: Erw., **Ki. ab 12J:** 3-4 x 0.5 +2.5mg inhalieren; **DANI, DALI** keine Daten

Umeclidiniumbromid + Vilanterol Rp   PRC C, Lact ?

Anoro *Ellipta 55+22µg* **Laventair** *Ellipta 55+22µg*	**COPD** → 490: 1 x 55+22µg p.i.; **DANI** nicht erf.; **DALI** vorsichtige Anw. bei schwerer LI

Tiotropiumbromid + Olodaterol Rp

Spiolto *Respimat 2.5+2.5µg/Hub*	**COPD:** 1 x 5+5µg p.i.; **DANI, DALI** nicht erf.

A 3.5 Inhalative Glukokortikoide (ICS: inhaled corticosteroids)

Wi: Entzündungsreakt. ↓, Empfindlichkeit v. Beta-Rezeptoren ↑, antiallergisch, antiödematös, antiexsudativ; **UW** (Beclometason): Laryngitis, Pharyngitis, Übelkeit, Dyspepsie, Husten;
UW (Budesonid): oropharyngeale Candida-Inf., Reizungen im Rachenraum, Husten, Heiserkeit;
UW (Ciclesonid): keine sehr häufigen bzw. häufigen UW;
UW (Fluticasonpropionat): Heiserkeit, Blutergüsse, Pneumonie bei COPD-Patienten, Candidose der Mund- und Rachenschleimhaut; **UW** (Mometason): Candidose, Pharyngitis, Dysphonie, Kopfschmerzen; **KI** (alle): bek. Überempf.

Beclometason Rp

BecloHEXAL *DA 0.1mg/Hub* **Beclomet** *Easyhaler 0.1, 0.2, 0.4mg/Hub* **Beclometason-ratioph.** *DA 0.05, 0.1, 0.2, 0.25mg/Hub* **Junik** *DA 0.05, 0.1mg/Hub;* *Autohaler 0.05, 0.1mg/Hub* **Sanasthmax** *DA 0.05, 0.25mg/Hub;* *Jetspacer 0.05, 0.25mg/Hub, Inh.Susp. 0.4mg/1ml* **Ventolair** *DA 0.05, 0.1, 0.25mg/Hub* **Ventolair Steri-Neb** *Inh.Susp. 0.4mg/1ml*	**Asthma bronchiale** → 481, **COPD** → 490: **Erw., Ki. ≥ 12J:** 2 x 0.2-0.5mg, max. 1.5-2mg/d; max. 1.5-2mg/d; 2 x 0.8-1.6mg über Vernebler; **Ki. 6-12J:** 2 x 0.25mg, max. 0.5mg/d; 2 x 0.4-0.8mg über Vernebler; **Rauchgasinhalation:** unmittelbar nach Exposition 0.4mg, nach ambulanter Aufnahme erneut 0.4mg, nach weiteren 2h 0.4mg; bei persistierenden Symptomen alle 2h 0.4mg bis zum Abklingen

Budesonid Rp   HWZ 2-3h, PRC C, Lact ?

Budes N *DA 0.2mg/Hub* **Budiair** *DA Jetspacer 0.2mg/Hub* **Cyclocaps Budesonid** *Inh.Kps. 0.1, 0.2, 0.4mg* **Larbex** *Inh.Lsg. 0.5mg/2ml* **Miflonide** *Breezhaler 0.2, 0.4mg/Hub* **Novopulmon** *Novolizer 0.2, 0.4mg/Hub* **Pulmicort** *Turbohaler 0.2, 0.4mg/Hub;* *Inh.Lsg. 0.5mg/2ml, 1mg/2ml*	**Asthma bronchiale** → 481, **COPD** → 490: **Erw., Ki. ab 12J:** 2 x 0.2-0.4mg, max. 1.6mg/d; **Ki. < 12J:** 1-2 x 0.1-0.2mg, max. 0.8mg/d; Inh.Lsg.: 2 x 0.5-1mg über Vernebler

Ciclesonid Rp

Alvesco *DA 80, 160µg/Hub*	**Asthma bronchiale** → 481: **Erw., Ki. ≥ 12J:** ini 1 x 160µg, ggf. reduzieren auf 1 x 80µg; **DANI** nicht erforderl.

Inhalative Glukokortikoide 79

Fluticasonpropionat Rp HWZ 7.8h, PRC C, Lact ?

| Fluticason Cipla *DA 0.125, 0.25mg/Hub*
Flutide *DA 0.05, 0.125, 0.25mg/Hub;*
Diskus 0.05, 0.1, 0.25, 0.5mg;
FlutiHEXAL *DA 0.125, 0.25mg/Hub* | **Asthma bronchiale** → 481, **COPD** → 490: 2 x 0.25-0.5mg;
Ki. 2-4J: 2 x 0.1mg, max. 0.2mg/d;
> 4J: 2 x 0.05-0.1mg, max. 2 x 0.2mg/d |

Mometason Rp HWZ 4.5h

| **Asmanex** *Twisthaler 200, 400µg/Hub* | **Asthma bronchiale** → 481: Erw., Ki. ab 12J: 1-2 x 200µg, 1 x 400µg, max. 2 x 400µg |

A 3.5.1 Kombinationen

Wm/Wi: Stimulation der Beta-2-Rezeptoren ⇒ Erschlaffung der Bronchialmuskulatur ⇒ Bronchodilatation, Anregung der mukoziliären Clearance, Entzündungsreaktion ↓, Empfindlichkeit von Beta-Rez. ↑; **Wm/Wi** (Vilanterol): selektiver, langwirksamer beta-2-adrenerger Agonist ⇒ zyklisches AMP ↑ ⇒ Relaxation der glatten Bronchialmuskulatur, Hemmung der Freisetzung von Mediatoren der allergischen Sofortreaktion;
UW (Formoterol + Beclometason): Pharyngitis, Kopfschmerzen, Dysphonie;
UW (Formoterol + Budesonid): Candidiasis Mund/Rachenraum, Kopfschmerzen, Tremor, Palpitationen, leichte Reizung des Rachens, Husten, Heiserkeit;
UW (Salmeterol + Fluticasonpropionat): Kopfschmerzen, Nasopharyngitis, Candidiasis Mund/Rachenraum, Pneumonie, Bronchitis, Hypokaliämie, Heiserkeit, Dysphonie, Sinusitis, Blutergüsse, traumatische Frakturen, Arthralgien, Myalgien; **UW** (Vilanterol + Fluticasonfuroat): Pneumonie, Infektion der oberen Atemwege, Influenza, Candidiasis im Mund- u. Rachenraum, Kopfschmerzen, Nasopharyngitis, Schmerzen im Oropharynx, Sinusitis, Pharyngitis, Rhinitis, Husten, Dysphonie, Bauchschmerzen, Arthralgie, Rückenschmerzen, Frakturen, Fieber;
UW (Vilanterol + Fluticasonfuroat + Umeclidinium): Pneumonie, Infektion d. oberen Atemwege, Pharyngitis, Rhinitis, Influenza, Nasopharyngitis, Kopfschmerzen, Husten, Arthralgie, Rückenschmerzen; **UW** (Formoterol + Beclometason + Glycopyrronium): Pneumonie, Pharyngitis, orale Candidose, Harnwegsinfektion, Nasopharyngitis, Kopfschmerzen, Dysphonie;
KI: bek. Überempfindlichkeit

Formoterol + Beclometason Rp

| **Inuvair** *DA 6+100µg/Hub*
Formodual *DA 6+100µg/Hub*
Foster *DA 6+100, 6+200µg/Hub;*
Nexthaler 6+100, 6+200µg/Hub
Kantos *DA 6+100, 6+200µg/Hub;*
Nexthaler 6+100, 6+200µg/Hub | **Asthma bronchiale** → 481: Erhaltungsther.: 2 x 6-12 + 100-400µg; Erhaltungs- und Bedarfstherapie: 2 x 6 + 100µg, ggf. 6 zusätzliche Gaben bis max. 48 + 800µg/d; **COPD** → 490: 2 x 12 + 200µg; Pat. < 18J: nicht empf.; **DANI, DALI** keine Daten |

A 3 Pneumologie – Arzneimittel

Formoterol + Budesonid Rp

Airbufo *Easyhaler 4.5+160/Hub*
Bufori *Easyhaler 4.5+80, 4.5+160/Hub*
DuoResp *Spiromax 4.5+160, 9+320µg/Hub*
Pulmelia *Elpenhaler 5.5+97, 5.5+194, 11+380µg/Hub*
Symbicort *Turbohaler 4.5+80, 4.5+160, 9+320µg/Hub*

Asthma bronchiale → 481: Erhaltungsther.: 2 x 4.5+80-160mg - 9+320µg; zusätzl. Bedarfsther. möglich mit 4.5+160µg, max. 12 Inh./d mit 4.5+160µg f. begrenzten Zeitraum; DuoResp: nur Erw. ab18J; Symbicort: **Ki. 6–11J**: 2 x 2 Inh.; Erhaltungs- u. Bedarfsther.: 2 x 1 Inh., max. 12 Inh./d; 4.5+160µg: Erhaltungsther.: 2 x 1-2 Inh., max. 8 Inh./d; **12–17J**: 2 x 1-2 Inh.; Erhaltungs- u. Bedarfsther.: 2 x 1-2 Inh., max. 12 Inh./d; 9+320µg: 2 x 1 Inh., max. 4 Inh./d; **COPD**: 4.5+160µg: 2x2 Inh.; 9+320µg: 2x1 Inh.

Formoterol + Fluticasonpropionat Rp

Flutiform *DA 5+50, 5+125, 10+250µg/Hub, K-Haler 5+50, 5+125µg/Hub*

Asthma bronchiale → 481: Erw.: 2 x 5-10 + 50-250µg; **Ki ab 12J**: 2 x 5-10 + 50-125µg; **DANI, DALI** keine Daten

Salmeterol + Fluticasonpropionat Rp

Aerivio *Spiromax 50+500µg/Hub*
Airflusal *DA 25+125, 25+250µg/Hub; Forspiro 50+500µg/Hub*
Atmadisc *DA 25+50, 25+125, 25+250µg/Hub; Diskus 100, 50+250, 50+500µg/Hub*
Flusarion *Easyhaler 50+250, 50+500µg*
Rolenium *Elpenhaler 50+250, 50+500µg/Hub*
Seretide *DA 25+250µg/Hub; Diskus 100, 50+250, 50+500µg/Hub*
Serroflo *DA 25+125, 25+250µg/Hub*
Viani *DA 25+50, 25+125, 25+250µg/Hub; Diskus 50+100, 50+250, 50+500µg/Hub*

Asthma bronchiale → 481: 2 x 50+100-500µg; **Ki. 4–12J**: 2 x 50+100µg; **COPD** → 490: 2 x 50+500µg; **DANI** nicht erforderlich; **DALI** keine Daten

Vilanterol + Fluticasonfuroat Rp

Relvar *Ellipta 22+92, 22+184µg*
Revinty *Ellipta 22+92, 22+184µg*

Asthma bronchiale → 481: Erw., **Ki. ab 12J**: 1 x 22+92-184µg; **COPD** → 490: Erw. ab 18J: 1 x 22+92µg; **DANI** nicht erf.; **DALI** vors. Anw.; Child B, C: max. 22+92µg/d

Formoterol + Beclometason + Glycopyrroniumbromid Rp

Trimbow *DA 5+87+9µg/Hub*

Moderate **bis schwere COPD**: Erw. ab 18J: Erhaltungstherapie 2 x 10+174+18µg; **DANI, DALI**: schwere NI, LI: vorsichtige Anw.

Vilanterol + Fluticasonfuroat + Umeclidinium Rp

Elebrato *Ellipta 22+92+55µg*
Trelegy *Ellipta 22+92+55µg*

Moderate bis schwere COPD → 490: Erw. ab 18J: Erhaltungsther. 1 x 22+92+55µg; **DANI**: nicht erf.; **DALI**: leichte LI: 100%; mittelschwere bis schwere LI: vors. Anw.

A 3.6 Methylxanthine

Wm: Hemmung der intrazell. Phosphodiesterase ⇒ cAMP ↑;
Wi: Bronchospasmolyse, zentrale Atemstimulation, positiv ino-/chronotrop, Vasodilatation (Ausnahme Hirngefäße), Diurese ↑;
UW (Theophyllin): Tachykardie, Arrhythmie, Palpitationen, RR ↓, Magen-Darm-Beschwerden, Übelkeit, Erbrechen, Diarrhoe, Hypokaliämie, Hyperkalziämie, Hyperglykämie, Hyperurikämie, Kopfschmerzen, Erregungszustände, Tremor, Unruhe, Schlaflosigkeit, Schwindel, Krampfanfälle, verstärkte Diurese, Krea ↑;
KI (Theophyllin): bek. Überempf., frischer MI, akute tachykarde Arrhythmien

Theophyllin Rp   HWZ (5-10)h, Q0 0.8, ther. Serumspiegel: 8-20mg/l

Afpred forte Theo *Amp. 200mg/5ml* Bronchoretard *Kps. 100(ret.), 200(ret.), 350(ret.), 500(ret.)mg* Contiphyllin *Tbl. 300(ret.)mg* Solosin *Tbl. 135(ret.), 270(ret.)mg; Gtt. (24Gtt. = 104mg)* Theophyllin-ratioph. *Kps. 125(ret.), 250(ret.), 375(ret.), 500(ret.)mg* Uniphyllin *300(ret.), 400(ret.), 600(ret.)mg*	**Asthma bronchiale** → 481, **COPD** → 490: 11-13mg/kg/d p.o. in 2ED; Ki. **1-8J:** 24mg/kg/d p.o.; **8-12J:** 20mg/kg/d p.o.; **12-16J:** 18mg/kg/d p.o.; Dosisanpassung an Theophyllinserumspiegel; **akute Bronchokonstr.:** ohne Theophyllinvorbeh.: 4-5mg/kg über 20min i.v.; mit Theophyllinvorbeh.: 2-2.5mg/kg in 20min i.v.; Erh.Dos. 9.5mg/kg/d i.v.; Raucher: 15mg/kg/d i.v.; **> 60J:** 5.5mg/kg/d i.v.; Ki. **6M-9J:** 19mg/kg/d i.v.; **9-16J:** 15mg/kg/d i.v.; Dosisanpassung an Theophyllinserumspiegel; **DANI** nicht erforderlich

A 3.7 Leukotrienrezeptorantagonisten

Wm: Blockade der Leukotrienrezeptoren; **Wi:** Bronchodilatation, bronchiale Hyperreagibilität ↓; **UW:** Infektion der oberen Atemwege, Fieber, Diarrhoe, Nausea, Erbrechen, Erhöhung von GOT/GPT, Ausschlag, Pyrexie; **KI:** bekannte Überempfindlichkeit

Montelukast Rp   HWZ 2.7-5h, PRC B, Lact -

Monkasta *Tbl. 10mg* Montelair HEXAL, Montelubronch *Tbl. 10mg; Kautbl. 4, 5mg; Gran. 4mg* Montelukast AL *Tbl. 10mg; Kautbl. 4, 5mg* Singulair *Tbl. 10mg; Kautbl. 4, 5mg; Gran. 4mg*	**Asthma bronchiale** → 481: 1 x 10mg p.o. z.N.; Ki. **6-14J:** 1 x 5mg p.o. z.N.; **6M-5J:** 1 x 4mg; **Pro. Anstrengungsasthma** Ki. **2-5J:** 1 x 4mg p.o.; **DANI** nicht erforderlich; **DALI** Child-Pugh < 9: 100%; > 9: keine Daten

A 3 Pneumologie – Arzneimittel

A 3.8 Phosphodiesterase-4-Inhibitor

Wm/Wi: Phosphodiesterase-4-Inhibitor, nicht-steroidale antiinflammatorische Substanz ⇒ cAMP-Spiegel intrazellulär ↑ ⇒ systemische u. pulmonale Entzündung ↓;
UW: Gewicht ↓, Appetit ↓, Schlafstrg., Kopf-/Bauchschmerzen, Diarrhoe, Übelkeit;
KI: Überempfindlichkeit, Child-Pugh B/C

Roflumilast Rp   HWZ 17 (30)h, PPB 99%, PRC C, Lact ?

Daxas Tbl. 500µg	Begleittherapie bei schwerer COPD → 490/ häufiger Exazerbation: 1 x 1 Tbl.; DANI nicht erforderl.; DALI Child A: vorsichtige Anw., Child B/C: KI

A 3.9 Sekreto- und Mukolytika

Wm/Wi (ACC): Spaltung von Disulfidbrücken der Schleimproteine ⇒ Sputumviskosität ↓;
Wm/Wi (Ambroxol, Bromhexin): Schleimproduktion ↑ ⇒ Sputumviskosität ↓;
Wm/Wi (Mannitol): verändert viskoelastische Eigenschaften des Schleims, steigert Hydration der periziliären Solschicht und hat mukoziliäre Aktivität ⇒ verstärkte Sputumclearance;
Wm (Tyloxapol): Oberflächenspannung u. Mucusviskosität ↓;
UW (ACC): keine sehr häufigen bzw. häufigen UW; **UW** (Ambroxol): i.v.: Tachykardie, Palpitationen, Übelkeit, Erbrechen; p.o.: Übelkeit; **UW** (Bromhexin): keine sehr häufigen bzw. häufigen UW;
UW (Mannitol): Kopfschmerzen, Husten, Hämoptysen, Reizhusten, Pharyn-/Kehlkopfschmerzen, Thoraxbeschwerden, Giemen, Rachenreizung; (posttussives) Erbrechen, Asthma;
UW (Tyloxapol): Überempfindlichkeitsreaktion, Übelkeit, initialer Hustenreiz;
KI (ACC, Bromhexin): bek. Überempf.; **KI** (Mannitol): bek. Überempf., bronchiale Hyperreaktivität gegen inh. Mannitol; **KI** (Tyloxapol): Lungenödem, Flüssigkeitsansammlung in der Lunge, Sekretstau durch Strg. des Abtransportes des Schleims aus der Lunge, Grav./Lakt.

Acetylcystein (ACC) OTC/Rp   HWZ 2h, Q0 0.7, PRC B, Lact ?

ACC HEXAL Tbl. 100, 200, 600mg; Brausetbl. 100, 200, 600mg; Saft (5ml = 100mg); Amp. 300mg/3ml **Bromuc Akut** Brausetbl. 200, 600mg **Fluimucil** Brausetbl. 200, 600mg; Gran. 200mg; Saft (5ml = 100mg); Amp. 300mg/3ml, 5g/25ml **NAC-ratioph.** Trinktbl. 200, 600mg; Brausetbl. 200, 600mg; Gran. 200, 600mg; Amp. 300mg/3ml	**Erkältungsbedingte Bronchitis:** 600mg/d in 1-3ED; **Ki. 6-14J:** 3-4 x 100mg p.o.; **Akute/chron. bronchopulm. Erkrankung:** 2-3 x 200-300mg p.o.; 1 x 600mg p.o.; 1-2 x 300mg i.v.; **Ki. < 2J:** 2-3 x 50mg p.o., **2-5J:** 2-3 x 100mg p.o., **6-14J:** 3-4 x 100mg p.o. **Mukoviszidose: Ki. < 2J:** 3 x 50mg p.o., **2-6J:** 4 x 100mg p.o.; > **6J:** 3 x 200mg p.o., **Paracetamol-Intoxikation** → 846; → 788 **DANI** nicht erforderlich

Antitussiva

Ambroxol OTC/Rp	HWZ 9h, Q0 0.9, PPB 85%
AmbroHEXAL *Tbl. 30mg; Brausetbl. 60mg; Gtt.* (1ml = 7.5mg); *Saft* (5ml = 15, 30mg); **Mucosolvan** *Tbl. 60mg; Brausetbl. 60mg; Lutschtbl. 15mg; Kps. 75(ret.)mg; Gtt.* (20Gtt. = 15mg); *Saft* (5ml = 30mg); *Inh.Lsg.* (1ml = 7.5mg); *Amp.* 15mg/2ml; *Inf.Lsg.* 1g/50ml **Paediamuc** *Saft* (5ml = 30mg)	**Akute/chron. bronchopulm. Erkrankung:** ini 2-3 x 30mg p.o., nach 3d 2 x 30mg od. 3 x 15mg; 1 x 75mg (ret.) p.o.; 2-3 x 15-30mg i.v.; 1-2 x 2-3ml inhalieren; **Ki.** < 2J: 2 x 7.5mg p.o./i.v.; **2-5J:** 3 x 7.5mg p.o./i.v.; **6-12J:** 3 x 15mg p.o./i.v.; **Atelektasenpro. Intensivpat.:** 1 x 1g über 3-4h i.v.; **Atemnotsyndrom FG- u. NG:** 30mg/kg/d in 4ED i.v.

Bromhexin OTC	HWZ 1h
Bisolvon *Tbl.* 8mg; *Saft* (5ml = 8mg) **Bromhexin Berlin Chemie** *Tbl.* 8mg, *Gtt.* (1ml = 12mg) **Bromhexin KM** *Tbl.* 12mg; *Gtt.* (1ml = 8, 12mg)	**Akute/chronische bronchopulmonale Erkrankung:** 3 x 8-16mg p.o.; **Ki. 3-6J:** 3 x 4mg p.o.; **6-14J:** 3 x 8mg p.o.

Mannitol Rp	HWZ 4-5h, PRC B, Lact ?
Bronchitol *Inh.Kps.* 40mg	**Mukoviszidose** → 516: 2 x 400mg p.i.; nach Initialdosis-Test, s. Fl; **DANI, DALI** nicht erf.

Tyloxapol OTC	
Tacholiquin *Inh.Lsg.* 1%	**Entzündungen/akute/chron. Reizzustände d. Atemwege:** 3-5 x 5ml d. 1%-Lsg. inhalieren; bei Dauerinh. 0.1%- od. 1%-Lsg. verwenden

A 3.10 Antitussiva

Wm/Wi: (Codein): Bindung an supraspinale Opiatrezeptoren (µ) ⇒ zentral analgetisch und antitussiv (dosisabhängig); **Wm/Wi** (Dextromethorphan, Pentoxyverin): Derivat des Levorphanols ⇒ antitussiv, nur schwaches Abhängigkeitspotenzial; **Wm/Wi** (Dihydrocodein): opioid-agonistische Wirkung ⇒ antitussiv, zentral analgetisch; **Wm/Wi** (Dropropizin): vagale Afferenzen in der Lunge ↓ ⇒ Hustenreflex wird unterbrochen; **Wm/Wi** (Noscapin): Hemmung des Hustenzentrums im Gehirn ⇒ Häufigkeit, Intensität von Hustenstößen ↓;
UW (Codein): Kopfschmerzen, Schläfrigkeit, Übelkeit, Erbrechen, Obstipation;
UW (Dextromethorphan, Pentoxyverin): Müdigkeit, Schwindel, Übelkeit/Erbrechen, Magen-Darm-Beschwerden; **UW** (Dihydrocodein): Sedierung, Kopfschmerzen, Schwindel, Obstipation, Übelkeit, Erbrechen, Abdominalschmerz, Mundtrockenheit; **UW** (Dropropizin): keine sehr häufigen bzw. häufigen UW; **UW** (Noscapin): Kopfschmerzen, Benommenheit;
KI (Codein): bek. Überempf., Ateminsuffizienz, Atemdepression, Pneumonie, akute Asthma-anfall, Koma, Ki. < 12J, nahende Geburt, drohende Frühgeburt, tiefe Bewusstlosigkeit;
KI (Dextromethorphan, Pentoxyverin): bek. Überempfindlichkeit, Ateminsuff., -depression, Pneumonie, Asthma bronchiale, COPD, Lakt.; **KI** (Dihydrocodein): bek. Überempfindlichkeit, Ateminsuffizienz, Asthmaanfall, akute/chron. Pankreatitis; **KI** (Dropropizin): bek. Überempf., eingeschränkte Leber-/Nierenfkt., Ki. < 12J, schwere Herz-/Kreislaufbeschwerden, Grav./Lakt., Asthma bronchiale; **KI** (Noscapin): bek. Überempfindlichkeit, produktiver Husten;
KI (Pentoxyverin): bek. Überempfindlichkeit gegen P., Methyl(4-hydroxybenzoat), Propyl(4-hydroxybenzoat); Grav./Lakt., Ki. < 2J.

A 3 Pneumologie – Arzneimittel

Codein Rp	HWZ 3-5h, PRC C, Lact +
Bronchicum Mono Codein *Gtt. (30Gtt= 24mg)*; **Codeintropfen-CT** *Gtt. (20Gtt. = 20mg)*; **Codicaps Mono** *Kps. 30mg*; **Codicompren** *Tbl. 50(ret.)mg*; **Trysasol Codein** *Gtt. (30Gtt. = 30mg)*; *Lsg. (10ml = 25mg)*	**Reizhusten:** 2-4 x 30-50mg p.o., 2 x 30-50mg (ret.), max. 200mg/d;

Dextromethorphan OTC	HWZ 1.2-2.2h
Dextro Bolder *Pastillen 7.7mg*; **Hustenstiller-ratioph.** *Drg. Kps. 30mg*; **Wick Husten** *Pastillen 7.3mg*; *Saft (15ml = 15mg)*	**Reizhusten:** Kps.: 30mg alle 6h p.o., max. 120mg/d; **Ki. 1-6J:** Saft: 3 x 5ml; **7-12J** 3 x 7.5ml; **>13J:** 3 x 15ml

Dihydrocodein Rp	HWZ 3.3-5.8h
DHC *Tbl. 60(ret.), 90(ret.), 120(ret.)mg*; **Paracodin** *Tbl. 6.7mg; Saft (1ml = 2.43mg)*; *Gtt. (20Gtt. = 10mg)*	**Reizhusten:** 1-3 x 10-30mg p.o.; 1-2 x 40-80mg (ret.); **mäßig starke bis starke Schmerzen:** 2 x 60-120mg (ret.) p.o.

Dropropizin OTC	HWZ 2h
Larylin Hustenstiller *Pastillen 20mg*; *Saft (10ml = 30mg)*	**Reizhusten:** 1-3 x 20-60mg p.o., max. 180mg/d; **DANI, DALI** KI

Noscapin Rp	HWZ 4.5h
Capval *Tbl. 25mg; Gtt. (30Gtt. = 25mg)*; *Saft (5ml = 25mg)*	**Reizhusten: Tbl.:** 1-3 x 50mg p.o.; **Ki. > 6M:** 2 x 12.5mg p.o.; **3-12J:** 3 x 25mg; **Saft:** 3 x 10ml; **Ki. > 6M:** 2 x 2.5ml; **3-12J:** 3 x 5ml; **Gtt.:** 6 x 30Gtt.; **Ki. > 6M:** 6 x 8Gtt.; **3-12J:** 6 x 15Gtt.

Pentoxyverin OTC	HWZ 2-6h
Sedotussin *Saft (5ml = 6.76mg)*; *Gtt. (10ml = 19mg)*; **Silomat Pentoxyverin** *Saft (10ml = 13.5mg)*; *Gtt. (30Gtt. = 30mg)*	**Reizhusten:** 4-6 x 20-30mg, max. 120mg/d p.o.; 2 x 50mg p.o.; **Ki. 2-5J:** 0.5-1mg/kg/d p.o. in 3ED; **6-14J:** 1-2mg/kg/d p.o. in 3ED

A 3.11 Antihistaminika

Wm/Wi (alle): kompetit. Blockade von H1-Rez. ⇒ antiallergisch; **UW** (Cetirizin): Müdigkeit, Schläfrigkeit, Bauchschmerzen, Kopfschmerzen, Schwindel, Agitiertheit, Mundtrockenheit, Übelkeit, Pharyngitis, Rhinitis; **UW** (Clemastin): Sedierung, Erregungszust. des ZNS, Somnolenz; **UW** (Desloratadin): Diarrhoe, Fieber, Schlaflosigkeit, Kopfschmerzen, Müdigkeit; **UW** (Dimetinden): Erschöpfung, Schläfrigkeit, Nervosität; **UW** (Ebastin, Hydoxyzin): Somnolenz, Kopfschmerzen, Mundtrockenheit; **UW** (Fexofenadin): Kopfschmerzen, Müdigkeit, Schwindel, Übelkeit; **UW** (Levocetirizin): Somnolenz, Kopfschmerzen, Schwindel, Pharyngitis, Rhinitis, Bauchschmerzen, Mundtrockenheit, Übelkeit, Müdigkeit; **UW** (Loratadin): Kopfschmerzen, Nervosität, Müdigkeit; **UW** (Mizolastin): Diarrhoe, Übelkeit, Abdominalschmerzen, Mundtrockenheit; **UW** (Rupatadin): Somnolenz, Kopfschmerz, Schwindel, Müdigkeit, Schwäche, Mundtrockenheit;

Antihistaminika 85

KI (Cetirizin): bek. Überempf., schwere NI; **KI** (Clemastin): bek. Überempf., Porphyrie, LI, NI;
KI (Dimetinden): bek. Überempf., Ki. < 3J.; **KI** (Ebastin): bek. Überempf., schwere LI;
KI (Hydroxyzin): bek. Überempf., Porphyrie, QT-Zeit-Verlängerung, Engwinkelglaukom,
Prostataadenom mit Restharnbildung, Ther. mit MAO-Hemmern, Intox. mit Alkohol/zentral
dämpfenden Med., Ki. < 6 J., Grav./Lakt.; **KI** (Levocetirizin): bek. Überempf., schwere NI;
KI (Mizolastin): bek. Überempf. gleichzeitige Ther. mit Makroliden/Imidazol-Antimykotika/
QT-Zeit-verlängernden Medikamenten, schwere Leberfkt.strg., manifeste Herzkrankungen/
Arrythmien, QT-Zeit-Verlängerung, Strg. d. Elektrolythaushaltes, relevante Bradykardie.

Cetirizin OTC
HWZ 7.4 h, Qo 0.3, PRC B, Lact ?

Cetidex, Cetirizin 1A Tbl. 10mg
Cetirizin HEXAL Tbl. 10mg;
Gtt. (20Gtt. = 10mg); Saft (10ml = 10mg)
Reactine Tbl. 10mg
Zyrtec Tbl. 10mg; Gtt. (20Gtt. = 10mg)

Allergische Rhinokonjunktivitis → 747,
Urtikaria → 725: 1 x 10mg p.o.;
Ki. 2-6J: 2 x 2.5mg p.o.; **6-12J:** 2 x 5mg p.o.;
DANI CrCl >50: 100%; 30-49: 1 x 5mg;
10-29: 5mg alle 2d; < 10: **DALI** nicht erf.

Clemastin OTC
HWZ 8h, Qo 1.0, PRC B, Lact -

Tavegil Tbl. 1mg; Amp. 2mg/5ml

Chron. idiopathische Urticaria, allergische Rhinitis: 2 x 1mg, max. 6mg/d p.o.;
Ki. 6-12J: 2 x 0.5mg p.o., max. 2 x 1mg;
akute allergische Zustände, anaphylaktischer Schock: 2mg langsam i.v.;
Prophylaxe von Kontrastmittel-Allergien:
2mg i.v./i.m.; **Ki. ≥ 1J:** 0.03mg/kg langs. i.v.;
DANI KI; **DALI** KI

Desloratadin Rp
HWZ 27h, PRC C, Lact -

Aerius Tbl. 5mg; Schmelztbl. 2.5mg, 5mg;
Gtt. (1ml = 0.5mg)
Dasselta, Desloratadine-ratioph. Tbl. 5mg
Desloraderm Tbl. 5mg

Allergische Rhinitis → 747,
chronische Urtikaria → 725: 1 x 5mg p.o.;
Ki. 1-5J: 1 x 1.25mg; **6-11J:** 1 x 2.5mg;
> 12J: s. Erw.

Dimetinden OTC
HWZ 5-7h, Qo 0.9, PRC B

Fenistil Tbl. 1mg; Gtt. (20Gtt. = 1mg);
Amp. 4mg/4ml

Allergische Haut-, Schleimhautprozesse
→ 724: 3 x 1-2mg p.o.; 1-2 x 4mg i.v.;
Ki. > 3J: Tbl. 3 x 1mg p.o.; **Ki. 1-8J:** Gtt.
3 x 0.5-0.75mg p.o.; **> 9J:** Gtt. 3 x 1mg p.o.

Ebastin Rp
HWZ (15-19h)

Ebastel Tbl. 10, 20mg
Ebastin Aristo Schmelztbl. 10mg;
Tbl. 10, 20mg

Allergische Rhinitis → 747, **Urtikaria** → 725:
1 x 10-20mg p.o.; **Ki. ab 12J:** s. Erw.;
DANI bei Therapie < 6d nicht erforderlich;
DALI bei Therapie < 8d nicht erforderlich

Fexofenadin Rp
HWZ 11-15h, PRC C, Lact -

Fexofenaderm Tbl. 120, 180mg
Fexofenadin Winthrop Tbl. 120, 180mg
Telfast Tbl. 30, 120, 180mg

Allerg. Rhinitis → 747: 1 x 120-180mg p.o.;
Ki. 6-11J: 2 x 30mg; **Ki. ab 12J:** s. Erw.;
DANI, DALI nicht erforderlich

A 3 Pneumologie – Arzneimittel

Hydroxyzin Rp	HWZ 5-24h, PRC C, Lact -
AH 3 N Tbl. 25mg **Atarax** Tbl. 25mg **Hydroxyzin Bluefish** Tbl. 25mg	Allergische Haut-, Schleimhautprozesse → 724, Angst-, Spannungszustände → 697: 2-3 x 12.5-25mg p.o.; **Ki. 6-10J:** 25-50mg/d; **Schlafstrg.:** 37.5-75mg z.N.
Levocetirizin Rp/OTC	HWZ 6-10h, Q0 0.15
Levocetirizin HEXAL/ Stada Tbl. 5mg **Xusal** Tbl. 5mg, Gtt. (20Gtt. = 1mg), Saft (10ml=5mg) **Xyzall** Tbl. 5mg; Gtt. (20Gtt. = 1mg)	Allergische Haut-, Schleimhautprozesse → 724: 1 x 5mg p.o.; **Ki. 2-6J:** 2 x 1.25mg; **6-12J:** 1 x 5mg; **DANI** CrCl 30-49: 5mg alle 2d; < 30: 5mg alle 3d; < 10, Dialyse: KI
Loratadin OTC	HWZ 12-15h, Q0 1.0 (0.5), PRC B, Lact ?
Lorano Akut Tbl. 10mg **Loratadin AL** Tbl. 10mg **Loratadin Stada** Tbl. 10mg	Allerg. Haut-, Schleimhautprozesse → 724: 1 x 10mg p.o.; **Ki. 2-12J:** < 30kg: 1 x 5mg p.o.; > 30kg: 1 x 10mg; **DALI** Erw., **Ki. > 30kg:** ini 10mg alle 2d; **Ki. < 30kg:** ini 5mg alle 2d
Mizolastin Rp	HWZ 13h, Q0 1.0
Mizollen Tbl. 10mg **Zolim** Tbl. 10mg	Allergische Haut-, Schleimhautprozesse → 724: 1 x 10mg p.o.; **Ki. ab 12J:** S.
Rupatadin Rp	HWZ 6-9h
Rupafin Tbl. 10mg **Rupatadin AL** Tbl. 10mg **Urtimed** Tbl. 10mg; Saft (10ml = 10mg)	Allerg. Rhinitis → 747, chron. idiop. Urtikaria → 725: **Erw. u. Ki. > 12J:** 1 x 10mg p.o.; **Ki. < 12J:** nicht empf.; **DANI, DALI** nicht empf.

S. auch Rhinologika, Antiallergika → 399

A 3.12 Mastzellstabilisatoren und Kombinationen

Wm/Wi (Cromoglicinsäure): Stabilisierung der Mastzellmembran ⇒ Mediatorfreisetzung ↓; Permeabilität der Darmmukosa ↓ ⇒ Durchtritt von Allergenen, Mediatoren ↓;
Wm/Wi (Ketotifen): Stabilisierung der Mastzellmembran, H1-Rezeptor-Antagonist;
UW (Cromoglicinsäure): oral/inhalativ: Überempfindlichkeitsreaktionen, Irritation Rachenraum, Husten, Heiserkeit, unangenehmer Geschmack, Übelkeit, Myalgien, Arthralgien, Dermatitis, Myositis, Gastroenteritis; **UW** (Ketotifen): Müdigkeit, initial Verschlechterung d. Asthma bronchiale, Kopfschmerzen, Schwindel, Mundtrockenheit, Übelkeit;
KI (Cromoglicinsäure): oral: bek. Überempf., Sgl. im 1. u. 2. M; inhalativ: bek.Überempf.;
KI (Cromoglicinsäure + Reproterol): bek. Überempf., eosinophile Pneumonie, Ki. < 2J.;
KI (Ketotifen): bek. Überempf.

Cromoglicinsäure OTC	HWZ 1.4h, Q0 0.6
Allergoval Kps. 100mg **Colimune** Gran. 200mg **Intal** DA 1mg/Hub **Pentatop** Kps. 100mg; Gran. 200mg	Asthma bronchiale → 481: **Erw., Ki. ab 5J:** DA: 4 x 2mg; **Nahrungsmittelallergien:** 4 x 200mg p.o. vor den Mahlzeiten, max. 2g/d; **Ki. 2-14J:** 4 x 100mg p.o., max. 40mg/kg/d; **Sgl., Ki. bis 2J:** 20-40mg/kg/d in 4 ED

Cromoglicinsäure + Reproterol Rp	
Aarane N *DA 1mg+0.5mg/Hub* **Allergospasmin N** *DA 1mg+0.5mg/Hub*	**Asthma bronchiale** → 481: 4 × 2 Hub, max. 16 Hub/d

Ketotifen Rp	HWZ 21h, Qo 1.0
Ketof *Kps. 1mg* **Ketotifen Stada** *Kps. 1mg*	**Allergische Haut-, Schleimhautprozesse** → 724; **Asthma-Pro.** → 481: **Erw., Ki. ab 3J:** d1-4: 1mg p.o. z.N., dann 2 × 1mg; **Ki. 6M-3J:** 2 × 0.5mg p.o.

A 3.13 Monoklonale Antikörper

Wm/Wi (Benralizumab): humanisierter monoklonaler AK, der an den Interleukin-5-Rez. auf Eosinophilen bindet ⇒ Apoptose von Eosinophilen ⇒ Hemmung der eosinophilen Entzündung; **Wm/Wi** (Dupilumab): Humaner monoklonaler IgG4-AK ⇒ Hemmung proinflammatorischer Zytokine durch Blockade des IL-4- und IL-13-Signalwegs; **Wm/Wi** (Mepolizumab, Reslizumab): humanisierter monoklonaler Antikörper, der an Interleukin-5 bindet ⇒ Hemmung von Produktion bzw. Überleben der Eosinophilen; **Wm/Wi** (Omalizumab): rekombin. monoklon. AK, der an IgE bindet ⇒ freies IgE ↓, Hemmung der allergischen Kaskade; **UW** (Benralizumab): Pharyngitis, Überempfindlichkeitsreaktionen, Kopfschmerzen, Pyrexie, Reaktion an Inj.-Stelle; **UW** (Dupilumab): Konjunktivitis, Augenjucken, Blepharitis, oraler Herpes, Eosinophilie, Kopfschmerzen, Reaktionen an Inj.-Stelle; **UW** (Mepolizumab): Kopfschmerzen, Infektion d. unt. Atemwege, Pharyngitis, Harnweginfektion, Überempfindlichkeitsreaktionen, nasale Kongestion, Oberbauchschmerzen, Rückenschmerzen, Ekzem, Fieber, Reaktionen an Injektionsstelle; **UW** (Omalizumab): Kopfschmerzen, Reakt. an der Injektionsstelle, Fieber, Oberbauchschmerzen; **UW** (Reslizumab): CK-Anstieg; **KI** (Benralizumab): bek. Überempf.; **KI** (Dupilumab): bek. Überempf.; **KI** (Mepolizumab): bek. Überempf.; **KI** (Omalizumab): bek. Überempf.

Benralizumab Rp	HWZ 16-22d
Fasenra *Fertigspr. 30mg*	**Schweres refrakt. eosinophiles Asthma** → 487: 30mg W0, 4, 8, dann alle 8W s.c.; **DANI, DALI** nicht erf.

Dupilumab Rp	
Dupixent *Fertigspr., Pen 200mg;* *Fertigspr. 300mg*	**Schweres refrakt. eosinophiles Asthma:** **Erw., Ki. ab 12J:** ini 400mg s.c., dann 200mg alle 2W; **schweres Asthma mit oralen Steroiden oder komorbide mittelschwere bis schwere atopische Dermatitis:** ini 600mg, dann 300mg alle 2W; **DANI** leichte bis mäßige NI: nicht erforderl.; schwere NI: keine Daten; **DALI** keine Daten

Mepolizumab Rp	HWZ 16-22d
Nucala *Inj.Lsg. 100mg*	**Schweres refrakt. eosinoph. Asthma:** 100mg alle 4W s.c.; **DANI, DALI** nicht erf.

A 3 Pneumologie – Arzneimittel

Omalizumab Rp — HWZ 26d

Xolair *Fertigspr. 75, 150mg;* *Inj.Lsg. 75, 150mg*	**Schweres persistierendes allergisches Asthma bronchiale** → 481: je nach Gewicht und IgE-Serumspiegel 75-600mg s.c., s. FachInfo; **Ki.** > 6J: s. Erw.

Reslizumab Rp — HWZ 24d

Cinqaero *Inf.Lsg. 25mg/2.5ml, 100mg/10ml*	**Schweres refrakt. eosinoph. Asthma:** 3mg/kg alle 4W i.v.; **DANI, DALI** nicht erf.

A 3.14 Immunsuppressiva

Wm/Wi (Pirfenidon): reduziert Akkumulation von Entzündungszellen, dämpft die Fibroblastenproliferation ⇒ antifibrotisch, antiinflammatorisch; **UW** (Pirfenidon): Infektion der oberen Atemwege, Harnwegsinfektion, Gewicht ↓, Appetit ↓, Anorexie, Insomnie, Kopfschmerzen, Schwindel, Somnolenz, Dysgeusie, Hitzewallung, Dyspnoe, Husten, Auswurf, Dyspepsie, Übelkeit, Durchfall, Reflux, Erbrechen, abdominelle Beschwerden, Gastritis, Obstipation, Flatulenz, AST/ALT/GGT ↑, Photosensibilitätsreaktion, Hautausschlag, Juckreiz, Erythem, Myalgie, Arthralgie, Müdigkeit, Asthenie, nichtkard. Thoraxschmerz, Sonnenbrand; **KI** (Pirfenidon): Überempf., gleichzeitige Anw. von Fluvoxamin, schwere NI/LI

Pirfenidon Rp — HWZ 2.4h, PPB 50-58%, PRC C, Lact ?

Esbriet *Kps. 267mg, Tbl. 267, 801mg*	**Idiopathische Lungenfibrose** → 499: d1-7: 3 x 267mg p.o., d8-14: 3 x 534mg, ab d15: 3 x 801mg; **DANI** CrCl > 30: nicht erforderlich, < 30: KI; **DALI** Child A, B: nicht erford., Child C: KI

A 3.15 Proteinkinaseinhibitoren

Wm/Wi (Nintedanib): Tyrosinkinaseinhibitor ⇒ Hemmung des von Blutplättchen abgeleiteten Wachstumsfaktor-Rezeptors α und β, des Fibroblasten-Wachstumsfaktor-Rezeptors 1-3 und VEGFR 1-3 ⇒ Hemmung der Proliferation, Migration und Differenzierung von Lungenfibroblasten/Myofibroblasten ⇒ antifibrotisch, antiinflammatorisch; **UW** (Nintedanib): Gewicht ↓, Appetit ↓, Diarrhoe, Übelkeit, Bauchschmerzen, Erbrechen, GPT/GOT/γGT ↑; **KI** (Nintedanib): bekannte Überempfindlichk., Erdnuss-, Sojallergie

Nintedanib Rp — HWZ 10-15h, PPB 98%, PRC C, Lact ?

Ofev *Kps. 100, 150mg*	**Idiopathische Lungenfibrose:** → 499: 2 x 150mg p.o., bei schlechter Verträglichkeit ggf. 2 x 100mg p.o.; **DANI** CrCl > 30: nicht erf., CrCl < 30: keine Daten; **DALI** Child A: nicht erforderlich; Child B, C: Anwendung nicht empfohlen

A 3.16 Mittel zur Therapie der pulmonalen Hypertonie

Wm/Wi (Ambrisentan): selektiver Antagonist am Endothelinrezeptor Typ ET_A ⇒ Hemmung der Vasokonstriktion und Proliferation glatter Muskelzellen;
Wm/Wi (Bosentan, Macitentan): spezifischer und kompetitiver Antagonist am Endothelinrezeptor Typ ET_A und ET_B ⇒ Inh. von Endothelin-1-Wi ⇒ pulmonal arterieller Druck ↓;
Wm/Wi (Iloprost): Prostaglandin ⇒ Vasodilatation. **Wm/Wi** (Riociguat): Stimulator der löslichen Guanylatcyclase, nach Bindung an NO wird die cGMP-Synthese gesteigert ⇒ Verminderung von Tonus, Proliferation, Fibrose und Entzündung in pulmonalarteriellen Gefäßen;
Wm/Wi (Selexipag): Stimulation des IP-Rezeptors ⇒ Vasodilatation, Hemmung von Zellproliferation und Fibrose; **Wm/Wi** (Sildenafil, Tadalafil): Hemmung der Phosphodiesterase Typ 5 ⇒ cGMP-Abbau ↓ ⇒ pulmonal arterieller Druck ↓ (Phosphodiesterase-5-Inhibitor).
UW (Ambrisentan): Kopfschmerzen, periphere Ödeme, Flüssigkeitsretention, Palpitationen, Anämie, Schleimhautschwellungen in oberen Atemwegen, Sinusitis, Rhinitis, abdominelle Schmerzen, Obstipation, Hautrötungen; **UW** (Bosentan): Kopfschmerzen, Nasopharyngitis, Hypotension, Flush, Ödeme, Anämie, Transaminasen ↑, Leberschaden;
UW (Macitentan): Nasopharyngitis, Bronchitis, Influenza, Harnwegsinfekt, Anämie, Kopfschmerzen, Hypotonie; **UW** (Riociguat): Schwindel, Kopfschmerz, Diarrhoe, Übelkeit, Erbrechen, Dyspepsie, Ödeme, Gastroenteritis, Anämie, Palpitationen, Hypotonie, Hämoptoe, Epistaxis, vertsopfte Nase, Gastritis, Reflux, Bauchschmerzen, Dysphagie, Obstipation, Meteorismus; **UW** (Selexipag): Kopfschmerzen, Flush, Nasopharyngitis, Diarrhoe, Übelkeit, Erbrechen, Kieferschmerzen, Myalgie, Arthralgie, Extremitätenschmerz, Anämie, Hyperthyreose, reduzierter Appetit, Gewichtsverlust, Hypotonie, Bauchschmerzen, Exanthem, Urtikaria, Erythem, Obstipation; **UW** (Sildenafil): Kopfschmerzen, Flush, Gliederschmerzen, Myalgie, Dyspepsie, Diarrhoe, Husten, Epistaxis, Schlaflosigkeit, Fieber, Grippe, Sehstörung;
UW (Tadalafil): Kopfschmerzen, Verschwommensehen, Hautrötung, Hypotonie, Epipharyngitis, Epistaxis, Übelkeit, Erbrechen, Muskelschmerzen, vermehrte uterine Blutung;
UW (Treprostinil): Kopfschmerzen, Vasodilatation, Diarrhoe, Übelkeit, Hautausschlag, Kieferschmerzen, Schmerzen an der Infusionsstelle, Reaktionen an der Infusionsstelle, Blutung oder Hämatom, Benommenheit, Hypotonie, Pruritus, Ödem, Blutungen;
KI (Ambrisentan): bekannte Überempfindlichkeit, stark eingeschränkte Leberfunktion, keine Kontrazeption, Grav./Lakt.; **KI** (Bosentan): Grav.; **KI** (Macitentan): bek. Überempfindlichkeit, Grav./Lakt., Frauen im gebärfähigen Alter, die keine zuverlässigen Verhütungsmethoden anwenden; schwere Leberfunktionsstörung, vor Behandlungsbeginn bestehende Transaminasenerhöhung (>3 ONW) **KI** (Riociguat): bek. Überempfindlichkeit, gleichzeitige Anwendung von PDE-5-Hemmern (wie z.B. Avanafil, Sildenafil, Tadalafil, Vardenafil); schwere Leberfunktionsstörung (Child C); gleichzeitige Anwendung von Nitraten oder Stickstoffmonoxid-Donatoren (wie z.B. Amylnitrit) in jeglicher Form; RR syst. < 95 mmHg bei Behandlungsbeginn; Grav.; **KI** (Selexipag): bek. Überempfindlichkeit, schwere KHK oder instabile Angina pectoris, Myokardinfarkt innerhalb der letzten 6M, dekomp. Herzinsuffizienz, sofern nicht engmaschig überwacht, schwere Arrhythmien, zerebrovaskuläre Ereignisse innerhalb der letzten 3M, angeborene oder erworbene Klappendefekte mit klinisch relevanten myokardialen Funktionsstörungen, die nicht mit einer pulmonalen Hypertonie in Verbindung stehen;
KI (Tadalafil): bek. Überempfindlichkeit, schw. Hypotonie, Herzinfarkt < 90d, gleichzeitige Anwendung von Nitraten, nichtarteriitische anteriore ischämische Optikusatrophie (NAION);

KI (Treprostinil): Bekannte Überempfindlichkeit, pulmonale arterielle Hypertonie in Verbindung mit einer Venenverschlusserkrankung; kongestive Herzinsuffizienz infolge einer schweren LV-Dysfunktion; schwere Leberinsuffizienz (Child C); aktives Magen-Darm-Geschwür, intrakranielle Blutung, Verletzung oder andere Blutungen; kongenitale oder erworbene Herzklappenfehler mit klinisch relevanter myokardialer Funktionsstörung, die nicht mit pulmonaler Hypertonie zusammenhängt; schwere koronare Herzkrankheit oder instabile Angina; Herzinfarkt innerhalb der letzten sechs Monate; dekompensierte Herzinsuffizienz, wenn diese nicht unter genauer ärztlicher Aufsicht steht; schwere Arrhythmien; zerebrovask. Ereignisse (z. B. transitorischer ischämischer Schlaganfall, Schlaganfall) innerhalb der letzen drei Monate

Ambrisentan Rp	HWZ 14–17h, PPB 99%, PRC X Lact ?
Volibris *Tbl. 5, 10mg*	**Pulmonale Hypertonie** (WHO II-III) → 512: 1 x 5mg p.o.; **PAH + Bindegewebserkrankung:** ini 1 x 5mg, evtl. auf 10mg/d steigern; **Ki.** < 18J: Anwendung nicht empfohlen; **DANI** CrCl > 30: 100%; < 30: vors. Anw.; **DALI** Transaminasenerhöhung > 3 x ULN: KI

Bosentan Rp	HWZ 5h, PPB 98%, PRC X, Lact -
Bosentan AL *Tbl. 62.5, 125mg* **Bosentan Heumann** *Tbl. 62.5, 125mg* **Bosentan Puren** *Tbl. 62.5, 125mg* **Tracleer** *Tbl. 32, 62.5, 125mg*	**Pulmonale Hypertonie** (WHO III-IV) → 512: ini 2 x 62.5mg p.o., nach 4W 2 x 125mg; max. 2 x 250mg; **Ki. > 3J: 10–20kg:** ini 1 x 31.25mg, Erh.Dos. 2 x 31.25mg; **20–40kg:** ini 2 x 31.25mg, Erh.Dos. 2 x 62.5mg; **> 40kg:** ini 2 x 62.5mg, Erh.Dos. 2 x 125mg; **DANI** nicht erforderl.; **DALI** Child B-C: KI

Iloprost Rp	HWZ 0.5h, Qo 1.0, PPB 60%
Ventavis *Amp. 10µg/1ml, 20µg/2ml*	**Primäre pulmonale Hypertonie NYHA III** → 512: 6-9 x 2.5-5µg inhalieren; **DANI** CrCl > 30: 100%; HD: sorgf. Dosiseinst., Dosisintervall mind. 3h; **DALI** Dosisreduktion

Macitentan Rp	HWZ 16 (48)h, PPB 99%
Opsumit *Tbl. 10mg*	**Pulmonale Hypertonie NYHA II-III** → 512: 1 x 10mg p.o.; **DANI** nicht erford.; HD: Anw. nicht empf.; **DALI** schwere LI: KI

Mittel zur Therapie der pulmonalen Hypertonie 91

Riociguat Rp
HWZ 7-12h, PPB 95%

Adempas Tbl. 0.5, 1, 1.5, 2, 2.5mg

Pulmonale Hypertonie, chronisch thromboembolische pulm. Hypertonie NYHA II-III → 512: ini 3 x 1mg p.o. f. 3W, dann alle 2W um 3 x 0.5mg steigern sofern syst. RR ≥ 95mmHg, bis max. 3 x 2.5mg;
DANI CrCl 30-50: vors. Dosistitration; < 30: Anw. nicht empfohlen;
DALI Child B: vorsichtige Dosistitration; C: KI

Selexipag Rp
HWZ 0.8-2.5 (6.2-13.5)h, PPB 99%

Uptravi Tbl. 200, 400, 600, 800, 1000, 1200, 1400, 1600mg

Pulmonale Hypertonie WHO II-III: ini 2 x 200mg p.o., wöchentl. um 2 x 200mg steigern bis zur höchsten individuell verträglichen Dosis, max. 2 x 1600mg;
DANI CrCl < 30: vorsichtige Dosistitration;
DALI Child A: 100%; B: ini 1 x 200mg, um 1 x 200mg steigern; C: Anw. nicht empf.

Sildenafil Rp
HWZ 3-5h, PPB 96%, PRC B, Lact ?

Granpidam Tbl. 20mg
Mysildecard Tbl. 20mg
SildeHEXAL PAH Tbl. 20mg
Revatio Tbl. 20mg; Trockensaft (1ml = 10mg); Inj.Lsg. 10mg/12.5ml

Pulmonale Hypertonie (WHO III) → 512: 3 x 20mg p.o.; 3 x 10mg i.v.;
Ki. 1-17J: < 20kg: 3 x 10mg p.o; > 20kg: 3 x 20mg;
DANI CrCl < 30: bei schlechter Verträglichkeit 2 x 20mg;
DALI Child-Pugh A, B: evtl. 2 x 20mg; C: KI

Tadalafil Rp
HWZ 16h, PPB 94%, PRC B, Lact ?

Adcirca Tbl. 20mg
TadaHexal PAH Tbl. 20mg
Tadal 1A PAH Tbl. 20mg
Tadalafil Puren PAH Tbl. 20mg

Pulmonale Hypertonie (WHO II-III) → 512: 1 x 40mg p.o.;
DANI leichte bis mäßige NI: ini 20mg, ggf. steigern auf 40mg/d; schwere NI: Anwendung nicht empfohlen;
DALI Child-Pugh A, B: evtl. ini 20mg; C: Anwendung nicht empfohlen

Treprostinil Rp

Remodulin Inf.Lsg. 20mg/20ml, 50mg/20ml, 100mg/20ml, 200mg/20ml
Treprostinil beta Inf.Lsg. 20mg/20ml, 50mg/20ml, 100mg/20ml, 200mg/20ml

Idiopathische oder familiäre pulmonalarterielle Hypertonie (NYHA III): ini 1.25ng/kg/min i.v.; in den ersten 4W um 1.25ng/kg/min/W steigern, dann 2.5ng/kg/min; s.a. FachInfo;
DANI, DALI vorsichtige Anw.

A 4 Gastroenterologie – Arzneimittel

A 4.1 Ulkustherapeutika

A 4.1.1 H$_2$-Blocker

Wm: kompetetiver Antagonismus am H$_2$-Rezeptor der Belegzellen;
Wi: basale und Histamin-stimulierte Säuresekretion ↓;
UW (Cimetidin): keine sehr häufigen bzw. höchsten UW;
UW (Famotidin): Kopfschmerzen, Schwindel, Verstopfung, Durchfall;
UW (Ranitidin): Diarrhoe, Hepatitis, Obstipation, Exantheme;
KI (Cimetidin): bek. Überempfindl., Kinder u. Jugendliche im Wachstumsalter, Grav., Lakt.;
KI (Famotidin): bekannte Überempfindlichkeit, Kinder;
KI (Ranitidin): bek. Überempf., Ki. < 10J, akute Porphyrie, schwere Niereninsuffizienz

Cimetidin Rp	HWZ 2 h, Qo 0.3, PPB 20%, PRC B, Lact +
Cimetidin Acis *Tbl.* 200, 400, 800mg **H$_2$-Blocker-ratioph.** *Amp.* 200mg/2ml	**Gastroduodenale Ulzera** → 521: 800–1000mg/d p.o. in 1–2ED; **Stressulkus-Pro.** → 520: 1–2g/d i.v. in 3–5ED oder Dauerinfusion, max. 80mg/h; **Prämed. zur Vermeidung anaphylaktoider Reaktionen:** 5mg/kgKG i.v.; **Refluxösophagitis** → 519: 2 × 400–800mg p.o.; **Zollinger-Ellison-Syndrom** → 584: 1–2g/d p.o. in 2–3ED; **Ki.:** 15–30mg/kg/d p.o., max. 1600mg/d in 4ED; **DANI** CrCl 0–15: 400mg/d; 15–30: 600mg/d; 30–50: 800mg/d

Famotidin Rp	HWZ 2.6–4 h, Qo 0.2, PPB 20% PRC B, Lact ?
Famotidin-ratioph. *Tbl.* 20, 40mg **Famotidin STADA** *Tbl.* 20mg **Pepdul** *Tbl.* 20, 40mg	**Gastroduod. Ulzera** → 521: 1 × 40mg p.o. z.N., Rezidiv-Pro.: 1 × 20mg; **Zollinger-Ellison-Syndrom** → 584: 4 × 20mg p.o., je nach Wi steigern bis 800mg/d; **DANI** CrCl < 30, HD:50%

Ranitidin Rp/OTC	HWZ 2.5 h, Qo 0.25, PPB 15%, PRC B, Lact +
Ranibeta *Tbl.* 150, 300mg **Ranitic** *Tbl.* <u>75</u>, 150, 300mg; *Amp.* 50mg/5ml **Ranitidin-ratioph.** *Tbl.* 150, 300mg; *Brausetbl.* 150, 300mg; *Amp.* 50mg/5ml	**Gastroduod. Ulzera** → 521, **Refluxösophagitis** → 519: 1 × 300mg oder 2 × 150mg p.o.; **Stressulkus-Pro.** → 521: 3–4 × 50mg i.v.; **Zollinger-Ellison-Syndrom** → 584: 3 × 150mg, je nach Wi steigern bis 900mg/d; **Ki.** > 10J: 2 × 2mg/kg p.o.; **Sodbrennen:** 1–2 × 75mg p.o., max. 300mg/d; **DANI** CrCl < 10: KI; < 30: 150mg/d p.o.; 3–4 × 25mg i.v.; > 30: 300mg/d; 3–4 × 50mg i.v.

Ulkustherapeutika 93

A 4.1.2 Protonenpumpenblocker

Wm/Wi: Blockade der H^+/K^+-ATPase ⇒ stärkste Suppression der Säurebildung.
UW (Dexlansoprazol): Kopfschmerzen, Diarrhoe, Bauchschmerzen, Übelkeit, Flatulenz, Obstipation; **UW** (Esomeprazol): Bauchschmerzen, Verstopfung, Diarrhoe, Blähungen, Übelkeit/Erbrechen, Kopfschmerzen; **UW** (Lansoprazol): Kopfschmerzen, Schwindel, Übelkeit, Diarrhoe, Magenschmerzen, Obstipation, Erbrechen, Flatulenz, trockener Mund/Hals, Anstieg der Leberenzyme ↑, Urtikaria, Juckreiz, Hautausschlag, Müdigkeit; **UW** (Omeprazol): Diarrhoe, Verstopfung, Flatulenz, Bauchschmerzen, Übelkeit, Erbrechen, Müdigkeit, Schläfrigkeit, Schlafstörungen, Schwindel, Kopfschmerzen; **UW** (Pantoprazol): Diarrhoe, Kopfschmerzen; **UW** (Rabeprazol): Infekte, Kopfschmerzen, Schwindel, Schlaflosigkeit, Pharyngitis, Rhinitis, Husten, Diarrhoe, Erbrechen, Übelkeit, Bauchschmerzen, Obstipation, Flatulenz, unspezifische Schmerzen, Rückenschmerzen, Asthenie, Influenza-ähnliche Symptome;
KI (Dexlansoprazol): bek. Überempf., Kombination mit Atazanavir; **KI** (Esomeprazol): bek. Überempf., Kombination mit Atazanavir, Nelfinavir; **KI** (Lansoprazol): bek. Überempf., Kombination mit Atazanavir; **KI** (Omeprazol): bek. Überempf., Kombination mit Atazanavir; **KI** (Pantoprazol): bek. Überempf., gegen P., Soja, Erdnuss; Kombination mit Atazanavir; **KI** (Rabeprazol): bek. Überempf., Kombination mit Atazanavir, Grav./Lakt.

Dexlansoprazol Rp	HWZ 1-2h, PPB 98%
Dexilant Kps 30, 60mg	**Erosive Refluxösophagitis:** 1 x 60mg p.o. für 4W, ggf. f. 8W, dann 1 x 30mg f. bis zu 6M; **nichterosive Refluxkrankheit:** 1 x 30mg für bis zu 4W.; **DANI** nicht erforderlich; **DALI** schwere LI anw. nicht empfohlen

Esomeprazol Rp/OTC*	HWZ 1.5h, Q_0 > 0.9, PPB 97%, PRC B, Lact ?
Esomep Tbl. 20, 40mg **Esomeprazol-CT** Tbl. 20, 40mg **Esomeprazol Normon** Inf.Lsg. 40mg **Esomeprazol-ratioph.** Kps. 20, 40mg **Nexium Mups** Tbl. 20, 40mg **Nexium** 20mg, 40mg; Gran. 10mg; Inf.Lsg. 40mg * 20mg Tbl. teils als OTC in kleinen Packungsgrößen verfügbar	**Refluxösophagitis** → 519: Erw. u. **Ki. ab 12J:** ini 1 x 40mg p.o. für 4-8W, dann 1 x 20mg; 1 x 20-40mg i.v.; **Ki 1-11J:** 10-20kg: 1 x 10mg p.o.; ≥ 20kg: 1 x 10-20mg bis zu 8W; **H.P.-Erad.** → 521: 2 x 20mg p.o. + Antibiose; **Pro. gastroduodenale Ulzera bei NSAR-Ther.** → 521: 1 x 20mg; **Zollinger-Ellison-Syndrom** → 584: 2 x 40mg p.o., ggf. bis 2 x 80mg; **DANI** nicht erforderlich; **DALI** bei schwerer LI max. 20mg/d

Lansoprazol Rp	HWZ 0.9-1.5h, Q_0 1.0 (0.7), PPB 97%, PRC B, Lact ?
Agopton Kps. 15, 30mg **Lansoprazol AL** Kps. 15, 30mg **Lansoprazol HEXAL** Kps. 15, 30mg **Lansoprazol-ratioph.** Kps. 15, 30mg	**Gastroduod. Ulzera** → 521, **Refluxösophagitis** → 519: 1 x 30mg p.o.; Rezidiv-Pro.: 1 x 15mg; **H.P.-Erad.** → 521: 2 x 30mg + Antibiose; **Pro. gastroduodenale Ulzera bei NSAR-Ther.** → 521: 1 x 15mg; **Zollinger-Ellison-Syndrom** → 584: ini 1 x 60mg, je nach Wi bis 180mg/d; **DANI** max. 30mg/d; **DALI** leichte bis mäßige LI: 30 bzw. 15mg/d; schwere LI: Anwendung nicht empfohlen

A 4 Gastroenterologie – Arzneimittel

Omeprazol Rp/OTC*
HWZ 0.5–1.5h, Qo 1.0, PPB > 90%, PRC C, Lact ?

Antra Mups Tbl. 10, 20mg
Omebeta Kps. 20mg
Omep Kps. 10, 20, 40mg; Inf.Lsg. 40mg
Omeprazol-ratioph. NT Kps. 10, 20, 40mg
Omeprazol Dexcel Kps. 10, 20, 40mg
Ome Tad Kps. 20mg

20mg Tbl. teils als OTC in kleinen Packungsgrößen verfügbar

Gastroduodenale Ulzera → 521: 1 x 20–40mg p.o.; 1 x 10–20mg i.v.; **Refluxösophagitis** → 519: 1 x 20–40mg p.o.; **Ki. > 2J:** < 20kg: 1 x 10mg; >20kg: 1 x 20mg; **H.P.-Eradikation** → 521: 2 x 20mg; **Pro. gastroduoden. Ulzera bei NSAR-Ther.** → 521: 1 x 20mg; **Zoll.-Ellison-Syndr.** → 584: ini 1 x 60mg p.o., je nach Wi steigern bis 2 x 40–60mg, max. 200mg/d i.v.;
DANI nicht erforderlich; **DALI** max. 20mg/d

Pantoprazol Rp/OTC*
HWZ 1h, Qo 0.7, PPB 98%, PRC B, Lact ?

Pantoprazol HEXAL Tbl. 20, 40mg; Inj.Lsg. 40mg
Pantoprazol NYC Tbl. 20, 40 mg
Pantoprazol Stada Tbl. 20, 40mg
Pantorc Tbl. 40mg
Pantozol Tbl. 20, 40mg; Inj.Lsg. 40mg
Pantozol control Tbl. 20mg
Rifun Tbl. 20, 40mg

20mg Tbl. teils als OTC in kleinen Packungsgrößen verfügbar

Gastroduodenale Ulzera → 521, **Refluxösophagitis** → 519: 1 x 40mg p.o.; 1 x 40mg i.v.; **Langzeittherapie u. Rezidiv-Pro. Refluxösophagitis** → 519, **Pro. gastroduod. Ulzera bei NSAR-Therapie** → 521: 1 x 20mg; **Zollinger-Ellison-Syndrom** → 584: 1 x 80mg p.o./i.v., ggf. zeitweilig 2 x 80mg; **H.P.-Eradik.** → 521: 2 x 40mg p.o. + Antib.;
DANI nicht erforderlich;
DALI schwere LI max. 40mg alle 2d

Rabeprazol Rp
HWZ 1–2h, Qo 0.8, PPB 97%, PRC B, Lact ?

Pariet Tbl. 10, 20mg
Rabeprazol Puren Tbl. 10, 20mg
Rabeprazol-ratioph. Tbl. 10, 20mg

Gastroduod. Ulzera → 521, **Refluxösophagitis** → 519: 1 x 20mg p.o.; Rezidiv-Pro. 1 x 10mg; **H.P.-Eradikation** → 521: 2 x 20mg p.o. + Antibiose; **Zollinger-Ellison-Syndrom** → 584: 1 x 60mg, ggf. bis 2 x 60mg;
DANI, DALI nicht erforderlich

A 4.1.3 Kombinationen zur Helicobacter-pylori-Therapie

Wm/Wi (Bismut): genauer Wm nicht bekannt, scheint mit direkter Toxizität für die Membranfunktion, Hemmung der Protein- und Zellwandsynthese, Hemmung der Urease-Enzymaktivität, Verhinderung von Zytoadhärenz, der ATP-Synthese und einer unspez. kompetitiven Beeinträchtigung des Eisentransportes zusammenzuhängen;
UW (Pylera): metallischer Geschmack, Übelkeit, Diarrhoe, Schwarzfärbung des Stuhls, Vaginalinfektion, Anorexie, verminderter Appetit, Kopfschmerzen, Schwindel, Somnolenz, Erbrechen, Bauchschmerzen, Dyspepsie, Obstipation, Mundtrockenheit, Flatulenz, Transaminasenerhöhung, Exanthem, Chromurie, Schwächezustände;
KI (Pylera): bek. Überempf., Ki. bis 12J., Nieren- oder Leberfunktionsstrg., Grav./Lakt.

Pantoprazol + Amoxicillin + Clarithromycin Rp

ZacPac Packung enth. 14 Tbl. Pantozol 40mg, 14 Tbl. Amoxicillin 1g, 14 Tbl. Clarithromycin 500mg

H.P.-Eradikation → 521: 2 x 1Tbl. p.o. für 7d;
DANI CrCl < 30: KI;
DALI KI bei mittelschwerer bis schwerer LI

Ulkustherapeutika 95

Omeprazol + Amoxicillin + Clarithromycin Rp	
Omep plus *Packung enth. 14 Tbl. Omeprazol 20mg, 14 Tbl. Amoxicillin 1g, 14 Tbl. Clarithromycin 500mg*	**H.P.-Eradikation** → 521: Erw. u. **Ki. ab 12J:** 2 x 1Tbl. p.o. für 7d; **DANI, DALI** Anw. nicht empf.

Bismut-III-Oxid-Citrat + Metronidazol + Tetracyclin Rp	
Pylera *Kps. 140+125+125mg*	**H.P.-Eradikation, PRO rezidivierender peptischer H.P.-induzierter Ulzera:** 4 x 3 Kps. n. d. Essen p.o. + 2 x 20mg Omeprazol für 10d; **DANI, DALI** KI

A 4.1.4 Antazida

Wm/Wi: Neutralisierung der Magensäure; **UW** (Hydrotalcit): weiche Stühle, Diarrhoe; bei NI: Hypermagnesiämie, Aluminiumeinlagerung v.a. in Knochen und Nervengewebe, Phosphatverarmung; **KI** (Hydrotalcit): Niereninsuffizienz (CrCl < 30) nur unter Kontrolle des Magnesium- u. Aluminiumspiegels, Hypophosphatämie, Ki. < 12J

Almasilat OTC	
Megalac Almasilat *Btl. 1g* **Simagel** *Tbl. 430mg*	**Säurebedingte Magenbeschwerden:** bis zu 6 x 430–860mg p.o.; **DANI** CrCl < 30: Al- und Mg-Spiegel-Kontrolle erforderlich

Hydrotalcit OTC	
Ancid *Kautbl. 500, 1000mg* **Hydrotalcit-ratioph.** *Kautbl. 500mg* **Talcid** *Kautbl. 500mg; Btl. 1000mg; Saft 1g/Messl.* **Talidat** *Kautbl. 500mg*	**Säurebedingte Magenbeschwerden:** 3–4 x 500–1000mg p.o., max. 6g/d; **DANI** CrCl < 30: Al- und Mg-Spiegel kontrollieren

Magaldrat OTC	PRC B, Lact ?
Magaldrat-ratioph. *Tbl. 800mg* **Riopan** *Tbl. 800mg; Btl. 1600mg*	**Säurebedingte Magenbeschwerden:** 3–4 x 400–1600mg p.o.; max. 6400mg/d; **DANI** CrCl < 30: Al- und Mg-Spiegel kontrollieren

Al-Na-carbonat-Dihydroxid OTC	
Kompensan *Tbl. 300mg; Btl. 300mg*	**Säurebedingte Magenbeschwerden:** 3–4 x 300–600mg p.o.; **DANI** CrCl < 30: KI

Al-Mg-Silicat OTC	
Gelusil Lac *Kautbl. 500mg*	**Säurebedingte Magenbeschwerden:** bis 3 Kautbl. mehrmals/d p.o.; **DANI** Kontrolle von Al- und Mg-Spiegel erf.; CrCl < 30: KI

Mg-hydroxid + Al-oxid OTC	PRC B, Lact ?
Maalox *Kautbl. 400+200mg* **Maaloxan** *Kautbl. 400+200mg; Btl. 400+230mg; Susp. (10ml = 400+230mg)*	**Säurebedingte Magenbeschwerden:** 3–4 x 400–800 + 200–900mg p.o.; **DANI** CrCl < 30: Al-/Mg-Spiegel kontrollieren

A 4.1.5 Anticholinergika, Schleimhautprotektiva

Wm/Wi (Misoprostol): prostaglandinvermittelte Hemmung der Säuresekretion, Aktivierung der Bikarbonat- und Schleimsekretion; **Wm/Wi** (Pirenzepin): Parasympathikolyse durch kompetitive Blockade der Muscarinrezeptoren ⇒ Säure- und Pepsinogensekretion ↓;
UW (Misoprostol): Diarrhoe, Schwindel, Kopfschmerzen, Metrorrhagien, Übelkeit, Erbrechen;
UW (Pirenzepin): Kopfschmerzen, Akkommodationsstörung, Mundtrockenheit, Diarrhoe, Obstipation, Exanthem; **UW** (Sucralfat): Obstipation, Aluminiumspiegel ↑ bei NI;
KI (Misoprostol): entzündliche Darmerkrankungen, Grav./Lakt.;
KI (Pirenzepin): bek. Überempf., in Grav./Lakt. zu vermeiden; **KI** (Sucralfat): bek. Überempf.; relative KI bei schwerer Einschränkung der Nierenfunktion, Ki. < 14 J, Grav./Lakt.

Misoprostol Rp	HWZ 0.5 h, Qo 1.0, PPB 85%, PRC X, Lact -
Cytotec *Tbl. 200µg*	**Ulkus-Pro. bei NSAR-Ther.** → 521: 2-4 x 200µg p.o.; **Gastroduod. Ulzera** → 521: 4 x 200µg/d

Pirenzepin Rp	HWZ 10-14h, Qo 0.6, PPB 12%
Gastrozepin *Tbl. 50mg*	**Ulcus ventrikuli/duodeni** → 521: 2 x 50mg p.o.; max. 3 x 50mg; **DANI** nicht erforderlich

Sucralfat Rp	PRC B, Lact +
Sucrabest *Tbl. 1g; Gran. 1g*	**Gastroduodenale Ulzera** → 521, **Refluxösophagitis** → 519: 4 x 1g p.o.; Rezidiv-Pro.: 2 x 1g; **DANI** KI bei dialysepflichtiger NI

A 4.2 Motilitätssteigernde Mittel

Wm/Wi (Domperidon, MCP): Antagonismus an zentr. u. periph. Dopaminrezeptoren ⇒ Acetylcholinfreisetzung ↑; **Wm/Wi** (Linaclotid): Agonist am Guanylatzyklase-C-Rezeptor des Darmepithels ⇒ prokinetische Wi, Verringerung viszeraler Schmerzen, Sekretion von Chlorid und Bikarbonat in Darmlumen; **Wm/Wi** (Methylnaltrexon): selektiver Opioid-Antagonist am µ-Rez.; **Wm/Wi** (Naldemedin, Naloxegol): peripher wirkender µ-Opioidrez.-Antagonist im GI-Trakt, wobei es die obstipierenden Wirkungen der Opioide reduziert; **Wm/Wi** (Prucaloprid): selektiver Serotonin-(5HT4)-Agonist ⇒ enterokinet. Aktivität ↑;
UW (Domperidon): Mundtrockenheit; **UW** (Linaclotid): Diarrhoe, Bauchschmerzen, Flatulenz, abdominale Distension, Schwindel, virale Gastroenteritis; **UW** (MCP): Durchfall, Müdigkeit, akute Dyskinesien, Dystonien, Parkinsonismus, Kopfschmerzen, Schwindel, Angst, Ruhelosigkeit, Exanthem, HRST, Prolaktin ↑; **UW** (Methylnaltrexon): abdom. Schmerzen, Übelkeit, Diarrhoe, Flatulenz, Schwindel, allg. Injektionsbeschwerden; **UW** (Naldemedin): Bauchschmerzen, Diarrhoe, Übelkeit, Erbrechen; **UW** (Naloxegol): Bauchschmerzen, Diarrhoe, Nasopharyngitis, Kopfschmerzen, Flatulenz, Übelkeit, Erbrechen, Hyperhidrose;
UW (Prucaloprid): Kopfschmerzen, Schwindel, Übelkeit, Bauchschmerzen, Diarrhoe, Erbrechen, Dyspepsie, Rektalblutung, Flatulenz, anormale Darmgeräusche, Pollakisurie, Müdigkeit;
KI (Domperidon): bek. Überempf., Prolaktinom, mäßige oder schwere Leberfunktionsstrg., best. Verlängerung des kard. Reizleitungsintervalls, insbes. der QTc-Zeit, signif. Elyt.Strg., kongestive HI; gleichzeitige Anw. von Disopyramid, Chinidin, Amiodaron, Dofetilid, Dronedaron, Ibutilid, Sotalol, Haloperidol, Pimozid, Sertindol, Citalopram, Escitalopram, Erythromycin, Clarithromycin, Telithromycin Levofloxacin, Moxifloxacin, Spiramycin, Pentamidin, Halofantrin, Lumefantrin, Cisaprid, Dolasetron, Prucaloprid, Mequitazin, Mizolastin, Toremifen, Vandetanib, Vincamin, Bepridil, Diphemanil, Methadon, Proteasehemmer, systemische Azol-Antimykotika;

Motilitätssteigernde Mittel

KI (Linaclotid): bek. Überempf., bek. oder vermutete mechanische gastrointestinale Obstruktion; **KI** (MCP): bek. Überempf., Phäochromozytom, prolaktinabhängige Tumoren, mechan. Darmverschluss, Darmdurchbruch, Epilepsie, M. Parkinson, extrapyramidalmot. Störung, anamnest. neurolept. oder durch Metoclopramid verurs. Spätdyskinesie, Komb. mit Levodopa oder dopaminergen Agonisten, anamnest. Methämoglobinämie mit Metoclopramid oder NADH-Cytochrom-b5-Reduktase-Mangel, Ki. < 1J; **KI** (Methylnaltrexon): bek. Überempf., Darmverschluss, akutes chirurg. Abdomen; **KI** (Naldemedin): bek. Überempf., Pat. mit bek./vermuteter gastrointest. Obstruktion/Perforation oder Pat. mit erhöhtem Risiko für wiederkehr. Obstruktion wegen Gefahr einer gastrointest. Perforation; **KI** (Naloxegol): bek. Überempf., bek. oder vermut. gastrointest. Verschluss, Krebskr. mit ↑ Risiko f. GI-Perforation (Malignome in GI-Trakt bzw. Peritoneum, rezidiv./fortgeschr. Ovarial-Ca, Ther. mit VGEF-Inhib.), gleichz. Anw. von starken CYP3A4-Inhibitoren (z. B. Clarithromycin, Ketoconazol, Itraconazol, Telithromycin, Ritonavir, Indinavir, Saquinavir; Grapefruitsaft in großen Mengen); **KI** (Prucaloprid): bek. Überempf., Dialysepflicht, Darmperf. od. Verstopfung infolge struktureller/funktionell. Darmwanderkr., obstruktiver Ileus, schwere chron. entzündl. Darmerkrankungen, toxisches Megakolon

Domperidon Rp	HWZ 7h, Q0 1,0, PPB 80-90%
Domperidon HEXAL *Tbl. 10mg* Domperidon Stada *Tbl. 10mg* Motilium *Tbl. 10mg; Gtt. (1ml = 10mg)*	**Übelkeit, Erbrechen: Erw., Ki. ab 12J u. > 35kg:** 1-3 x 10mg p.o., max. 30mg/d für max. 1W.; **DANI** schwere NI: 1-2 x 10mg; **DALI** mäßige bis schwere LI: KI

Linaclotid Rp	(keine Resorption)
Constella *Kps. 290mg*	**Mittelschweres bis schweres Reizdarmsyndr. mit Obst.:** 1 x 290mg p.o.; **DANI, DALI** nicht erf.

Metoclopramid Rp	HWZ 2.5-5h, Q0 0,7, PPB 40%, PRC B, Lact ?
Gastronerton *Tbl. 10 mg* Gastrosil *Tbl. 10mg* MCP HEXAL *Tbl. 10mg; Amp. 10mg/2ml* MCP-ratioph. *Tbl. 10mg; Kps. 30(ret.)mg;* *Lsg. (10ml = 10mg); Supp. 10mg;* *Amp. 10mg/2ml* MCP Stada *Tbl. 10mg; Lsg. (10ml = 10mg);* Paspertin *Tbl. 10mg; Amp. 10mg/2ml*	**Prävent. von verzögerter chemo-/strahlentherapieinduzierter/postop. Übelkeit u. Erbrechen, symptomat. Beh. von Übelkeit und Erbrechen:** 1-3 x 10mg p.o.; max. 2 x 15mg (ret.) p.o.; 3 x 10mg rekt.; 1-3 x 10mg i.v.; Behandlungsdauer max. 5d; **Ki./Jug. 1–18J:** 0,1-0.15mg/kg/ED, max. 0.5mg/kg/d; **Übelkeit, Erbrechen bei Chemotherapie:** 30min vor Chemother. 2mg/kg über 15min i.v., Wdh. nach 2, 4, 6 und 9h, max. 10mg/kg/d; 2h vor Chemother. 1mg/kg/h i.v., während Chemother. 0.5mg/kg/h über 24h i.v.; **DANI** CrCl < 15: 25%, CrCl 15–60: 50%; **DALI** schwere LI mit Aszites: 50%

Methylnaltrexon Rp	HWZ 8h, PPB 13%, PRC B, Lact ?
Relistor *Inj.Lsg. 12mg/0.6ml*	**Opioid-induzierte Obstipation:** Erw. 38-61kg: 1 x 8mg (0.4ml) alle 2d s.c.; 62-114kg: 1 x 12mg (0.6ml) alle 2d s.c.; < 38kg, > 114kg: 0.15mg/kg alle 2d s.c.; **DANI** CrCl < 30: 62-114kg: 1 x 8mg s.c.; < 62kg: 1 x 0.075mg/kg s.c.; terminale NI: Anw. nicht empf.; **DALI** Child C: Anw. nicht empf.

Naldemedin Rp	HWZ 11h, PPB 93%
Rizmoic Tbl. 200µg	**Opioid-induzierte Obstipation:** 1 x 200µg p.o.; **DANI** nicht erf., sorgf. Anw. b. schwerer NI; **DALI** schwere LI: Anw. nicht empf.

Naloxegol Rp	HWZ 6-11h, PPB 0-20%
Moventig Tbl. 12.5, 25mg	**Opioid-induzierte Obstipation:** 1 x 25mg p.o.; **DANI** mittelschwere bis schwere NI: ini 1 x 12.5mg, bei guter Verträglichkeit 1 x 25mg; **DALI** schwere LI: Anw. nicht empfohlen

Prucaloprid Rp	HWZ 24h, PPB 30%
Resolor Tbl. 1, 2mg	**Chron. Obstipation:** 1 x 2mg p.o.; > 65J: ini 1 x 1mg, ggf. steigern auf 2mg/d; **DANI** CrCl < 30: 1mg/d; **DALI** Child C: 1mg/d

A 4.3 Spasmolytika

Wm/Wi: Antagonismus am Muscarinrez. (Parasympatholyse); **Wm/Wi** (Mebeverin): zusätzlich papaverinartige Wi (direkte Wi auf glatte Muskulatur); **UW** (Butylscopolamin): keine sehr häufige bzw. häufigen UW; **UW** (Mebeverin): keine sehr häufige bzw. häufigen UW; **KI** (Butylscopolamin): bek. Überempf., mechanische Stenosen des MD-Trakts, Megakolon, Harnverhaltung bei subvesikaler Obstruktion, Engwinkelglaukom, Tachykardie, Tachyarrhythmie, Myasthenia gravis; **KI** (Mebeverin): bek. Überempf., paralytischer Ileus

Atropin Rp	HWZ 2-3h, Q0 0.45, PPB 2-40%, PRC C, Lact?
Dysurgal Tbl. 0.5mg	**Magen-Darm-/Harnwegsspas.:** 1-3 x 0.5-1mg p.o.; **Ki. 2-5J:** 1-3 x 0.25mg; **6-14J:** 1-3 x 0.5mg

Butylscopolamin OTC/Rp	HWZ 5h, Q0 0.55, PPB 3-11%, PRC C
Buscopan Tbl. 10mg; Amp. 20mg/1ml Butylscopolamin Rotexmed Amp. 20mg/1ml	**Magen-Darm-Spasmen:** 3-5 x 10-20mg p.o.; 20-40mg i.v./i.m./s.c., max. 100mg/d; **Ki. ab 6J, Jug.:** 0.3-0.6mg/kg i.v./i.m./s.c., max. 1.5mg/kg/d

Mebeverin Rp	HWZ 2h, PPB 76%
Duspatal Tbl. 135mg; Kps. 200(ret.)mg Duspatalin, Mebeverin Puren Tbl. 135mg	**Reizdarmsyndrom:** 2 x 200mg (ret.) p.o.; 3 x 135mg, evtl. Dosisred. nach einigen W

A 4.4 Laxantien

Wm/Wi (Bisacodyl, Natriumpicosulfat): nach Resorption und Metabolisierung in der Leber biliäre Exkretion, im Darm als freies Diphenol wirksam ⇒ antiresorptiv, hydragog; **Wm/Wi** (Lactulose): osmotische Wirkung, Vergärung durch Bakterien zu Säuren ⇒ Anregung der Peristaltik; **Wm/Wi** (Macrogol) = Polyethylenglycol: nicht resobierbar, keine Metabolisierung, Wasserbindung ⇒ Auslösung von Diarrhoe; **Wm/Wi** (Plantago ovata): Stuhlvolumen ↑ ⇒ Darmpassage ↑ (Gleit- u. Füllmittel); **Wm/Wi** (Senna): Spaltung der enthaltenen Anthraglykoside durch Colibakt. zu Anthronen bzw. Anthranolen ⇒ antiresorptive und hydragoge Wi; **UW** (Laxantien): Elektrolytverlust (v.a. K$^+$), Melanosis coli, Albuminurie, Hämaturie; **UW** (Plantago ovata): Blähungen, Völlegefühl, allerg. Reakt.; **KI** (Laxantien): Ileus, Grav./Lakt.

Laxantien 99

Bisacodyl OTC	PRC B, Lact ?
Dulcolax *Tbl. 5mg; Supp. 10mg* Hemolax *Tbl. 5mg* Laxans-ratioph. *Tbl. 5mg; Supp. 10mg* Pyrilax *Supp. 10mg* Tirgon *Tbl. 5mg*	**Obstipation:** 5–10mg p.o.; 10mg rekt.; **Ki. > 2J:** 5mg p.o./rekt.

Lactulose OTC	PRC B, Lact ?
Bifiteral *Saft (10ml = 6.67g); Btl. 10g* Lactuflor *Saft (10ml = 6.5g)* Lactulose-ratioph. *Saft (10ml = 6.67g)*	**Obstipation:** 1–2 x 5–10g p.o.; **hepatische Enzephalopathie:** ini 3–4 x 5–10g p.o., langsam steigern bis 3–4 x 20–30g, bis 2–3 weiche Stühle/d entleert werden

Macrogol OTC	
Forlax *Btl. 10g* Kinderlax *Btl. 6g* Laxbene *Btl. 10g* Laxbene Junior *Btl. 4g, Lsg. (1ml enth. 500mg)* Laxofalk *Btl. 10g*	**Obstipation:** 1–2 x 10–14g p.o.; **Ki. 6M–1J:** 4g/d; **1–4J:** 4–8g/d; **4–8J:** 8–16g/d; **> 8J:** 10–20g/d

Macrogol + NaCl + NaHCO$_3$ + KCl Rp/OTC	
Macrogol ratio Balance *Btl. 13,1g+351mg+179mg+47mg* Macrogol Stada *Btl. 13.1g+350mg+ 179mg +46mg* Movicol *Btl. 13,1g+351mg+179mg+47mg* Movicol Junior *Btl. 6.56g+175mg+89mg+23mg*	**Obstipation:** 1–3 x 1Btl. p.o.; **Koprostase:** 8Btl./d p.o.; **Ki. 5–11J:** Movicol Junior: 4–12Btl./d

Natriumpicosulfat OTC	
Agiolax Pico *Tbl. 5mg* Guttalax *Gtt. (1ml = 7.5mg)* Laxoberal *Tbl. 5mg; Gtt. (14Gtt. = 7.5mg)* Regulax picosulfat *Würfel 10mg; Gtt. (14Gtt. = 5mg)*	**Obstipation:** 1 x 5–10mg p.o.; **Ki. > 4J:** 1 x 2.5–5mg p.o.

Paraffin OTC	
Obstinol M *Emulsion (1ml = 332mg)*	**Obstipation:** 10–45ml/d; **Ki. 2–6J:** 10–20ml/d; **6–12J:** 10–30ml

Plantago ovata (Flohsamenschalen) OTC	
Agiocur *Gran. (5g enth. 3.25g)* Mucofalk *Gran. (5g enth. 3.25g)* Flosine Balance *Gran. (5g enth. 3g)* Metamucil *Pulver (10g enth. 5.3g)*	**Obstipation:** Granulat: 1–3 x 5–10g; Pulver: 1–3 x 7.5g (1TL)

Plantago ovata (Flohsamen) + Sennoside OTC	
Agiolax *Gran. (5g enth. 2.6g+15mg)*	**Obstipation:** 1–2 x 1TL Granulat

A 4 Gastroenterologie – Arzneimittel

A 4.5 Darmlavage-Lösungen

Wm/Wi (Macrogol): Polyethylenglycol, nicht resorbierbar, keine Metabolisierung, Wasserbindung ⇒ Diarrhoe; **Wm/Wi** (Na_2SO_4 = Natriumsulfat): verhindert Resorption von Na-Ionen ⇒ osmotische Diarrhoe; **UW:** Übelkeit, Völlegefühl, Erbrechen, Magenkrämpfe, Reizung des Darmausgangs; **KI:** Ileus, V.a. Ileus, GI-Obstruktion oder Perforation, hochfloride Kolitis, tox. Megacolon, Entleerungsstrg. des Magens, Bewusstseinsstrg. mit Aspirationsneigung

Citronensäure + Magnesiumoxid + Natriumpicosulfat OTC

Citrafleet Btl. 12g+3.5g+10mg **Picoprep** Btl. 12g+3.5g+10mg	**Koloskopie-Vorbereitung** → 533: 1Btl. in 150ml Wasser lösen; am Vortag um 8 Uhr und 6-8h später je 1 Btl. trinken; Picoprep: **Ki. 1-2J:** 2 x 1/4 Btl.; **2-4J:** 2 x 1/2 Btl.; **4-9J:** 1Btl. morgens, 1/2Btl. nachmittags; **> 9J:** s. Erw.

Kaliumsulfat + Magnesiumsulfat + Natriumsulfat OTC

Eziclen 2 x Konzentrat 3.13+3.28+17.51g/176ml	**Koloskopie-Vorbereitg.:** Konzentrat mit Wasser auf 0.5l auffüllen; am Vortag um 18 u. 20Uhr 0.5l Lösung + jeweils 1l klare Flüssigkeit trinken; auch 2-d-Schema möglich, s. FachInfo

Macrogol + Na_2SO_4 + $NaHCO_3$ + NaCl + KCl OTC

Delcoprep Lsg. (1l = 59+12.88+1.68+1.46+0.75g) **Klean Prep** Btl. 59+5.68+1.68+1.46+0.74g	**Koloskopie-Vorbereitung** → 533: 1Btl. in 1l Wasser lösen; 3-4l über 4-6h trinken

Macrogol + Na_2SO_4 + NaCl + KCl + Ascorbinsäure + Natriumascorbat OTC

Moviprep Lsg. (1l = 100+7.5+2.69+1.01+4.7+5.9g) **Plenvu** (Dosis 1: 100g Macrogol + 9g Na_2SO_4 + 2gNaCl + 1g KCl; Dosis 2: Btl. A: 40g Macrogol + 3.2g NaCl + 1.2g KCl; Btl. B: 7.54g Ascorbins. + 4.11g Na-Ascorbat)	**Koloskopie-Vorbereitung** → 533: Moviprep: Btl. A u. B in 1l Wasser lösen; 2l über 2-4h trinken; Plenvu: Dosis 1 + 2 je in 500ml Wasser lösen und innerhalb 30min trinken, dann jeweils 500ml klare Flüssigkeit innerhalb 30min trinken

Macrogol + $NaHCO_3$ + NaCl + KCl OTC

Endofalk Classic Btl. 52.5+0.71+1.4+0.18g	**Koloskopie-Vorbereitung** → 533: 2Btl. in 1l Wasser lösen; 3-4l über 4-6h trinken

A 4.6 Karminativa

Wm/Wi: Oberflächenspannung ↓ ⇒ entschäumend, antimeteoristisch; **UW/KI:** keine

Simeticon OTC

Endo-Paractol Susp. (1ml = 5mg) **Espumisan** Kautbl. 40mg; Kps. 40mg; Emulsion (1ml = 40mg) **Lefax** Kautbl. 41, 100mg; Kps. 250mg; Granul. 250mg; Gtt. (1ml = 40mg); Susp. (5ml = 40mg) **sab simplex** Kautbl. 80mg; Gtt. (25Gtt. = 69mg) **Simethicon-ratioph.** Kautbl. 85mg	**Meteorismus:** 3-4 x 40-240mg p.o.; **Sgl.:** 15Gtt. zu jeder Flaschennahrung; **Kleinki.:** 3-4 x 15 Gtt. p.o.; **Schulki.:** 4-6 x 20-30 Gtt; **Spülmittel-Intoxikation:** 5-20ml Suspension; **Ki.:** 2.5-10ml Suspension; **Vorbereitung vor Gastroskopie:** Endo-Paractol: 10ml p.o. **DANI** nicht erforderlich

Antidiarrhoika

A 4.7 Antidiarrhoika

Wm/Wi (Loperamid, Morphin): Stimulation peripherer Opiatrezeptoren ⇒ Hemmung der Peristaltik; **Wm/Wi** (Carbo medicinalis): Adsorption von Bakterientoxinen;
Wm/Wi (Racecadotril): Hemmung der Enkephalinase ⇒ Enkephalinabbau ↓ ⇒ antisekretorisch;
UW (Loperamid): Kopfschmerzen, Müdigkeit, Schwindel, Mundtrockenheit, Nausea;
UW (Morphin): Schläfrigkeit, Schwindel, Miosis, Bronchospasmus, abgeschwächter Husten, Obstipation, Mundtrockenheit, Übelkeit, Erbrechen, Harnretention, Asthenie;
UW (Racecadotril): Kopfschmerzen, Übelkeit, Erbrechen, Fieber, K⁺ ↓, Ileus, Bronchospasmus;
KI (Loperamid): Ileus, Ki. < 2J, Grav./Lakt.; **KI** (Morphin): bek. Überempf. Opiatabhängigkeit, Glaukom, schwere LI/NI, Delirium tremens, schwere Kopfverletzung, Risiko eines paralyt. Ileus;
KI (Racecadotril): Sgl. < 3M, Nieren-/Leberfkt. ↓, Laktoseintoleranz, Glukose-Galaktose-Malabsorption, Saccharase-Isomaltase-Mangel;
KI (Saccharomyces boulardii): Überempf. gegen Hefe, lebensbedrohliche Erkrankung, Pat. mit geschwächter Immunabwehr, Pat.mit liegendem ZVK, Säuglinge und Ki. < 2J

Carbo medicinalis OTC

Kohle-Compretten Tbl. 250mg Kohle Hevert Tbl. 250mg Kohle Pulvis Pulver 10g Ultracarbon Granulat 50g	**Diarrhoe:** 3–4 x 500–1000mg p.o.; **Ki.:** 3–4 x 250–500mg p.o. **Vergiftungen** → 831: 50g in 400ml H_2O suspendieren ⇒ p.o. oder über Magensonde

Loperamid Rp/OTC   HWZ 7–15h, Q0 1.0, PRC B, Lact +

Imodium Lingualtbl. 2mg; Kps. 2mg; Lsg. (1ml = 0.2mg) Lopedium Tbl. 2mg; Brausetbl. 2mg; Kps. 2mg Loperamid-ratioph., Loperhoe Tbl. 2mg Loperamid Stada Kps. 2mg; Lsg. (1ml = 2mg)	**Akute Diarrhoe:** ini 4mg p.o., nach jedem Durchfall 2mg, max. 16mg/d; **Ki. 2–8J:** 0.04mg/kg/d p.o.; > **8J:** ini 2mg p.o.; max. 8mg/d; **chronische Diarrhoe:** 4mg/d p.o.; **DANI** nicht erf.; **DALI** vorsichtige Anw.

Morphin Rp (Btm)   HWZ 2.5h, Q0 0.9(0.3) PPB 20–35%

Dropizol Gtt. (20 Gtt. = 10mg)	**Schwere Diarrhoe:** 2–3 x 5–10 Gtt. p.o., max. 10mg ED bzw. 60mg/d; **DANI, DALI** KI bei schwerer NI/LI

Racecadotril Rp/OTC   HWZ 3h, PPB 90%

Diaverde, Vaprino Kps. 100mg Tiorfan Kps. 100mg; Granulat 10, 30mg	**Akute Diarrhoe:** 3 x 100mg p.o. für max. 7d; **Ki. > 3M:** 3 x 1.5mg/kg p.o. (5–7d)

Saccharomyces boulardii OTC

Eubiol Kps. 375mg Perenterol Kps. 50, 250mg; Btl. 250mg Perocur forte, Yomogi Kps. 250mg	**Akute Diarrhoe, Reisediarrhoe-Pro.:** 3 x 100–200mg p.o.; 1–2 x 250mg p.o.; 1 x 375mg p.o.; **Ki. > 2J:** s. Erw.; **chronische Akne:** 2 x 375mg p.o.

Smektit OTC

Colina Btl. 3g	**Diarrhoe, funktionelle Magen-Darm-Störung:** 3 x 3–6g p.o.; **Ki. < 2J:** 1–2 x 3g; **Ki. > 2J:** 2–3 x 3–6g

A 4 Gastroenterologie – Arzneimittel

A 4.8 Lebertherapeutika

Wm/Wi: (Ornithinaspartat): Ammoniakentgiftung ↑ über günstige Beeinflussung der Harnstoff- und Glutaminsynthese; **UW:** (Ornithinaspartat): keine sehr häufigen bzw. häufigen UW;
KI: (Ornithinaspartat): bek. Überempf., schwere Nierenfunktionsstörung

Ornithinaspartat OTC   HWZ 0.3–0.4h

Hepa Merz *Granulat 3000, 6000mg; Inf.Lsg. 5g/10ml* **Hepa-Vibolex** *Btl. 5000mg*	**Latente/manifeste hep. Enzephalopathie:** 3 x 3000–6000mg p.o.; 20g/d i.v., max.5g/h; bei beginn. **Bewusstseinsstrg./Koma:** 40g/d; **DANI:** Krea > 3mg/dl KI; **DALI** nicht erforderlich

A 4.9 Gallensäuren, Gallensäureregulatoren

Wm/Wi (Obeticholsäure): Agonist am Farnesoid-X-Rezeptor ⇒ ↓ der de-novo-Gallensäure-synthese, Förderung der Cholerese ⇒ Verminderung des zirkulierenden Gallensäurepools;
Wm/Wi (Ursodeoxycholsäure/UDC): Hemmung der biliären Cholesterinsekretion und intestinalen Cholesterinresorption, Hemmung der HMG-CoA-Reduktase ⇒ Cholesterinsynthese ↓, Auflösung von Cholesterinsteinen; relativer Austausch lipophiler, detergentienartig wirkender, toxischer Gallensäuren gegen die hydrophile, zytoprotektive, untoxische Ursodeoxycholsäure ⇒ Verbesserung der sekretor. Leistung der Leberzelle, Einfluss auf immunregulat. Prozesse;
UW (Obeticholsäure): Pruritus, Bauchschmerzen, Müdigkeit, Schilddrüsenfktsstrg. Schwindel, Herzklopfen, Schmerzen im Mund- und Rachenraum, Obstipation, Ekzem, Hautausschlag, Gelenkschmerz, periph. Ödem, Fieber; **UW** (UDC): Durchfall, schw. rechtsseitige Oberbauchschmerzen, Verkalkung von Gallensteinen, Dekompensation einer Leberzirrhose, Urtikaria;
KI (Obeticholsäure): bek. Überempf., totaler Gallengangsverschluss;
KI (UDC): Entzünd. der Gallenblase/-wege, Choledochus- oder Zystikusverschluss, gestörte Kontraktionsfähigkeit der Gallenblase, kalzifizierte Gallensteine, bek. Überempf., Grav./Lakt.

Obeticholsäure Rp   Qo 1.0, PPB 99%

Ocaliva *Tbl. 5, 10mg*	**Primär biliäre Cholangitis: Monother. oder Kombination mit UDC:** ini 1 x 5mg p.o., nach 6M 1 x 10mg; **DANI** nicht erforderl.; **DALI** Child A: 100%; B, C: ini 1x/W 5mg für 3M, dann je nach Ansprechen 2 x 5mg/W, ggf. 2 x 10mg/W

Ursodeoxycholsäure (UDC) Rp   HWZ 3.5–5.8d

UDC AL *Tbl. 250mg* **Urso** *Tbl. 250, 400mg* **Ursochol** *Tbl. 150, 300mg* **Ursofalk** *Tbl. 500mg; Kps. 250mg; Susp. (5ml = 250mg)*	**Auflösung von Cholesteringallensteinen** (bis 15mm) → 532: 10mg/kg p.o.; **Gallenrefluxgastritis:** 1 x 250mg p.o.; **chron. Cholangitis** → 530: 10–15mg/kg p.o.; **hepatobiliäre Erkr. bei zystischer Fibrose:** Ki. 6–18J: 20mg/kg/d p.o. in 2–3 ED, ggf. 30mg/kg/d

Verdauungsenzyme 103

A 4.10 Verdauungsenzyme

Pankreatin OTC PRC C, Lact ?

Cotazym Kps. 20000, 30000, 40000E* **Kreon** Kps. 10000, 25000, 40000E* **Kreon f. Kinder** Granulat (1 Messl. = 5000E*) **Ozym** Kps. 10000, 20000, 40000E* **Pangrol** Kps. 10000, 25000, 40000E*; Tbl. 20000E* **Pankreatin Mikro-ratioph.** Kps. 20000E* **Panzytrat** Kps. 10000, 25000, 40000E*; Pellets (1 Messl. = 20000E*)	**Bei exokriner Pankreasinsuffizienz:** mind. 25000–40000E zu den Hauptmahlzeiten; mind. 10000–25000E zu den Nebenmahlzeiten; Faustregel: pro Gramm Nahrungsfett ca. 2000E Lipase; **Störung der Pankreasfunktion bei Mukovizidose: Sgl.:** 5000E zu jeder Mahlzeit, nach Bedarf steigern, max. 20.000E/kg

Pankreatin + Simeticon (Dimeticon) OTC

Enzym Lefax Kautbl. 2100E*+41.2mg; Kps. 10500E*+40mg	Verdauungsstörung, Meteorismus bei Pankreasinsuffizienz: 3 x 1–2 Kautbl. p.o.; 2–4 Kps. zu jeder Mahlzeit
Meteozym Tbl. 15000E* + 100mg	Ind. s. oben: 1–2 Tbl. zu jeder Mahlzeit p.o.

* Gehalt an Triacylglycerollipase

A 4.11 Aminosalicylate

Wm/Wi (Mesalazin): Beeinflussung der Prostaglandinbiosynthese, Hemmung der Leukotrien-Bildung ⇒ lokal antiphlogistisch; **Wi** (Sulfasalazin): antiinflammatorisch, immunsuppressiv, bakteriostatisch; **UW** (Mesalazin): Flatulenz, Kopfschmerzen, Nausea; **UW** (Sulfasalazin): Folsäuremangelanämie, Leukopenie, Kopfschmerzen, Schwindel, Geschmacksstörung, Husten, Nausea, Bauchschmerzen, Appetitlosigkeit, Dyspepsie, Magenbeschwerden, Proteinurie, Arthralgie, Exantheme, Pruritus, Müdigkeit, Fieber, Schlaflosigkeit, Konzentrationsstrg., Leberenzyme ↑, reversible Oligospermie; **KI** (Mesalazin): bek. Überempf., schwere Leber-/Nierenfunktionsstörung, bestehendes Ulcus ventriculi/duodeni, hämorrhagische Diathese, Cave in Grav./Lakt. (absolute KI in letzten 2W!); **KI** (Sulfasalazin): bek. Überempf., Erkr. der blutbildenden Organe, akute intermittierende Porphyrie, schwere NI/LI, Glucose-6-Phosphat-Dehydrogenase-Mangel, Leuko-/Thrombozytopenie, Ileus, Erythema exsudativa multiforme (auch anamnest.)

Mesalazin (= 5-ASA) Rp HWZ 0.5–2.4(6–9)h, Qo 0.75, PPB 43%

Asacol Tbl. 400, 800, 1600mg **Claversal** Tbl. 500mg; Pellets 1.5g; Supp. 250, 500mg; Klysma 4g; Rektalschaum (5g enth. 1g) **Mesalazin Kohlpharma** Tbl. 500mg; Supp. 500mg; Rektalschaum (5g enth. 1g) **Mesavancol** Tbl. 1.2g **Mezavant** Tbl. (ret.) 1.2g **Pentasa** Tbl. 500(ret.), 1000(ret)mg; Granulat 1(ret.), 2(ret.), 4(ret.)g; Supp. 1g; Klysma 1g **Salofalk** Tbl. 250, 500mg, 1g; Gran. 500(ret.), 1000(ret.), 1500(ret.), 3000(ret.)mg; Supp. 250, 500, 1000mg; Klysma 2, 4g; Rektalschaum (5g enth. 1g)	**Chron. entzündl. Darmerkr.** → 524: akuter Schub: 3 x 400–1000mg p.o.; 1–2 x 2g p.o.; 1 x 1.5–4.8g(ret.) p.o.; 3 x 250–500mg rekt.; 1 x 1g rekt.; Klysma: 1 x 1–4g rekt. z.N.; Rektalschaum: 1 x 2g rekt.; Rezidivpro. 1500mg/d p.o.; 0.75–1g rekt.; > 6J.: akuter Schub 30–50mg/kg/d p.o., max. 75mg/kg/d; > 6J.: 1–1,5g/d rekt.; Rezidivpro. 15–30mg/kg/d p.o.; > 6J. 0.75–1g rekt.; **DANI/DALI** KI bei schwerer Nieren- bzw. Leberinsuffizienz

104 A 4 Gastroenterologie – Arzneimittel

Olsalazin Rp	HWZ 0.9h, PRC C, Lact ?
Dipentum *Kps. 250mg; Tbl. 500mg*	**Colitis ulcerosa** → 525: Akuttherapie: 3 x 500–1000mg p.o.; Rezidiv-Pro.: 2 x 500mg; **DANI/DALI** KI bei schwerer NI/LI

Sulfasalazin Rp	HWZ 7.6h, PPB > 95%, PRC B, Lact ?
Azulfidine *Tbl. 500mg* Colo-Pleon *Tbl. 500mg* Salazopyrine *Tbl. 500mg*	**Colitis ulcerosa** → 525, **M. Crohn** → 524: Akut: 3–4 x 1g p.o.; Rezidiv-Pro.: 2 x 1–1.5g p.o.; 2 x 500–1000mg rekt.; **Ki.:** ini 40–60mg/kg, Erh.Dos. 30–40mg/kgKG p.o. in 3–4ED; **DANI/DALI** KI bei schwerer NI/LI

A 4.12 Glukokortikoide

Wm/Wi (Budesonid): Induktion spezifischer Proteine ⇒ Hemmung der Phospholipase A2 ⇒ verhindert Bildung entzündungsauslösender Mediatoren ⇒ antientzündlich, antiallergisch, antiexsudativ, antiödematös; **UW** (Budesonid): cushingoide, Dyspepsie, Mukelkrämpfe, Palpitationen, Nervosität, Schlaflosigkeit, Verschwommensehen, Exantheme, Urtikaria, Menstruationsstrg., K^+ ↓; **UW** (rektal): Brennen im Enddarm, Schmerzen; **KI** (Budesonid): bek. Überempf., lokale Infekt. des Darms, Leberzirrhose, portale Hypertension

Betamethason Rp	Qo 0.95
Betnesol *Lsg. (100ml = 5mg)*	**Colitis ulcerosa** → 525: 1 x 5mg rekt. für 2–4W

Budesonid Rp	HWZ 2–3h, Qo 1.0, PPB 90%, PRC C, Lact ?
Budenofalk *Kps. 3mg; Granulat 9mg; Rektalschaum 2mg/Hub* Cortiment MMX *Tbl. 9(ret.)mg* Entocort Kapseln *Kps. 3(ret.)mg* Entocort rektal *Klysma 2.3mg* Intestifalk *Kps. 3mg; Granulat 9mg; Rektalschaum 2mg/Hub* Jorveza *Schmelztbl. 1mg*	**M. Crohn** → 524, **kollagene Kolitis** → 526: 1 x 9mg o.d. 3 x 3mg p.o.; **Autoimmunhepat.**: 3 x 3mg p.o., nach Erreichen einer Remission 2 x 3mg; **Col. ulcerosa** → 525: Cortiment zur Remissionsinduktion, wenn Mesalazin nicht ausreicht: 1 x 9mg p.o. f. max. 8W; Entokort rektal: 1 x 2.3mg rekt. f. 4–8W; **eosinophile Ösophagitis**: Jorveza 2 x 1mg für 6 (ggf. 12)W

Hydrocortison Rp	HWZ 1–2h, Qo 1.0, PRC C, Lact –
Colifoam *Schaum (1g enth. 90mg)*	**Proktosigmoiditis bei M. Crohn, Colitis ulcerosa** → 525: 1–2 x 90mg rekt., nach 2W 1 x 90mg

A 4.13 Stammzellen

Wm/Wi (Darvadstrocel) humane, allogene mesenchymale Stammzellen ⇒ Proliferationshemmung aktivierter Lymphozyten, Reduktion proinflammatorischer Zytokine in Fisteln; **UW** (Darvadstrocel): Analabszess, Proktalgie, Analfistel, eingriffsbedingte Schmerzen; **KI** (Darvadstrocel): Überempf. gegen DD. bzw. Rinderserum

Darvadstrocel Rp	
Alofisel *Lsg. 30 Mio Zellen/6ml*	**Komplexe perianale Fisteln bei M. Crohn:** lokale Anw. von 120 Mio Zellen in bis zu 3 Fistelöffnungen, s.a. FI; **DANI, DALI** nicht erf.

Antikörper bei CED

A 4.14 Antikörper bei CED

Adalimumab → 213	
Golimumab → 215	
Infliximab → 215	
Ustekinumab → 377	
Vedolizumab → 216	

A 4.15 Antiemetika, Antivertiginosa
A 4.15.1 H_1-Antihistaminika

Wm/Wi: kompetitive Hemmung zentraler Histaminrezeptoren ⇒ antiemetisch;
UW: Somnolenz, Benommenheit, Schwindel, Muskelschwäche, Mundtrockenheit, Tachykardie, Sehstrg., Miktionsstörungen, Glaukom, Magen-Darm-Beschwerden, Stimmungsschwankungen;
KI: bekannte Überempfindlichkeit, akuter Asthma-Anfall, Engwinkelglaukom, Phäochromozytom, Porphyrie, Prostatahyperplasie mit Restharn, Epilepsie, Eklampsie

Dimenhydrinat Rp/OTC   HWZ 5–10h, Q_0 > 0,7, PPB 99%, PRC B, Lact + 🌸

Dimenhydrinat AL *Tbl. 50mg* **Reisegold, Reisetabletten-ratioph.,** **Rodavan S** *Tbl. 50mg* **Superpep** *Tbl. 50mg; Kautbl. 20mg* **Vertigo-Vomex** *Kps. 120(ret.)mg* **Vomacur** *Tbl. 50mg; Supp. 40, 70mg* **Vomex A** *Lingualtbl. 50mg, Tbl. 50,* *200(ret.)mg; Kps. 150(ret.)mg; Supp. 40, 70,* *150mg; Saft (10ml = 33mg);* *Amp. (i.v.) 62mg/10ml, (i.m.) 100mg/2ml*	**Reisekrankheit:** Pro.: 3 x 20–50mg p.o.; 2 x 200mg (ret.) p.o.; Ther.: 50–100mg p.o. alle 4h, max. 300mg/d; **Ki. 6–12J:** 5mg/kg p.o. in 4ED, max. 150mg/d; **Übelkeit, Erbrechen, zentrales vestibuläres Reizsyndrom:** 3–4 x 50–100mg p.o.; 2 x 120–200mg (ret.) p.o.; 3–4 x 80–150mg rekt.; 100–200mg i.m.; 62–124mg i.v.; **Ki.:** 1–2mg/kg i.v./i.m.; 6–15kg: 1–2 x 40mg rekt.; 15–25kg: 2–3 x 40mg rekt.; > 25kg: 2–4 x 40mg rekt.; 6–14J: 3 x 50mg p.o.

A 4.15.2 Partielle Histaminagonisten

UW: Magen-Darm-Unverträglichkeit, Übelkeit, Augenbrennen, Herzklopfen, Brustbeklemmungen, Kopfdruck, Hitzegefühl, Benommenheit, Nervosität, flüchtiger Hautausschlag;
KI: Asthma bronchiale, Phäochromozytom, Grav.

Betahistin Rp   PPB 1–5%

Betahistin AL *Tbl. 6, 12mg* **Betahistin-ratioph.** *Tbl. 6, 12mg* **Betavert** *Tbl. 6, 8, 12, 16, 24mg* **Vasomotal** *Tbl. 16, 24mg; Gtt. (1ml = 8mg)*	**Schwindelanfälle, M. Menière:** 3 x 6–16mg p.o.; 1–2 x 24mg

A 4.15.3 Prokinetika

Wm/Wi: Antagonismus an zentralen + peripheren Dopaminrezeptoren ⇒ stark antiemetisch und gastroprokinetisch; **UW/KI:** s. motilitätssteigernde Mittel → 96

Alizaprid Rp   HWZ 3h, PPB 75%

Vergentan Tbl. 50mg; Amp. 50mg/2ml	**Übelkeit, Erbrechen bei Chemother., Bestrahlung:** 30min vor + nach Chemother. jeweils 150mg p.o., dann 3 x 50mg; jeweils 100mg vor + 4h nach Chemotherapie i.v./i.m.; **DANI** CrCl < 10: 25%; < 50: 50%

Domperidon → 97
Metoclopramid → 97

A 4.15.4 Serotoninantagonisten

Wm/Wi (Granisetron, Ondansetron, Palonosetron): selektive Blockade zentraler 5-HT3-Rez. ⇒ antiemetisch; **Wm/Wi** (Netupitant): selekt. Antagonist an hum. Substanz-P/Neurokinin-1-Rez. ⇒ antiemetisch, bes. bei verzög. einsetzender Nausea; **UW** (Ondansetron): Kopfschmerzen, Wärmegefühl, Flush, Obstipation, lokale Irritation an Applikationsstelle; **UW** (Palonosetron + Netupitant): Kopfschmerzen, Obstipation, Ermüdung; **KI** (Ondansetron): bek. Überempf., gleichzeitige Anw. v. Apomorphin; **KI** (Palonosetron + Netupitant): bek. Überempf., Grav.

Granisetron Rp   HWZ 10–11h, Q_0 0.85, PPB 65%, PRC B, Lact ?

Axigran Amp. 1mg/1ml; Tbl. 2mg Granisetron HEXAL Tbl. 1, 2mg; Amp. 1mg/1ml, 3mg/3ml Granisetron-ratioph. Tbl. 1, 2mg; Amp. 1mg/1ml, 3mg/3ml Granisetron Stada Tbl. 2mg Kevatril Tbl. 2mg; Amp. 1mg/1ml, 3mg/3ml Kytril Amp. 3mg/3ml Sancuso TTS 3.1mg/24h	**Übelkeit, Erbrechen bei Chemother.** → 604: 1h vor Chemother. 2mg p.o.; vor Chemother. 1–3mg i.v., max. 3 x 3mg/d i.v.; **TTS:** 24–48h vor bis 24h nach Chemother. applizieren, max. 7d; **Ki.** > 1J: 20µg/kg p.o. 1h vor Chemother., bis 2 x 20µg/kg p.o. für 5d; > 2J: 40µg/kg i.v. vor Chemother., ggf. zus. 2 x 20µg/kg i.v.; **DANI/DALI** nicht erforderlich

Ondansetron Rp   HWZ 3h, Q_0 > 0.8, PPB 70–76%, PRC B, Lact ?

Axisetron Tbl. 4, 8mg; Lingualtbl. 4, 8mg; Amp. 4, 8mg Cellondan Tbl. 8mg; Amp. 4, 8mg Ondansetron HEXAL Tbl. 4, 8mg; Lingualtbl. 4, 8mg; Amp. 4, 8mg Ondansetron-ratioph. Tbl. 4, 8mg; Lingualtbl. 4, 8mg; Amp. 4, 8mg Zofran Tbl. 4, 8mg; Lingualtbl. 4, 8mg; Saft (5ml = 4mg); Amp. 4mg/2ml, 8mg/4ml	**Übelkeit, Erbrechen bei Chemother.** → 604: 1–2h vor Chemother. 8mg p.o., dann 2 x 8mg bis max. 5d; bei hochemetogener Chemother. ggf. bis 24mg p.o. + 12mg Dexamethason p.o.; 8mg vor Chemother. i.v., ggf. + 2 x 8mg i.v.; bei hochemetogener Chemother. ggf. 16mg in 50-100ml NaCl 0.9% über 15min i.v + 20mg Dexamethason i.v.; **Ki. 6M–17J:** ≤10kg: d1 bis zu 3 x 0.15mg/kg i.v., d2-6 2 x 2mg i.v.; >10kg: d1 bis 3 x 0.15mg/kg i.v., d2-6 2 x 4mg i.v./p.o.; **postop. Übelkeit, Erbrechen:** 16mg p.o. 1h präop. oder 4mg i.v. bei Narkosebeginn; **Ki. 1M–17J:** 0.1mg/kgKG, max. 4mg i.v.; **DANI** nicht erf.; **DALI** max. 8mg/d p.o.

Antiemetika, Antivertiginosa

Palonosetron Rp	HWZ 40h, PPB 62%
Aloxi *Kps. 500µg; Inj.Lsg. 250µg/5ml* Palonosetron HEXAL *Inj.Lsg. 250µg/5ml* Palonosetron Riboseph. *Inj.Lsg. 250µg/5ml*	**Übelkeit, Erbrechen bei Chemother.** → 604: 1 x 1h vor Chemother. 500µg p.o. od. 30min vor Chemother. 250µg i.v.; **DANI/DALI** nicht erf.

Netupitant + Palonosetron Rp	
Akynzeo *Kps. 300mg + 0.5mg*	**Pro. akut u. verzögert auftretender Übelkeit, Erbrechen bei mäßig/stark emetogener Chemother.:** einmalig 1h vor Chemother. 300mg+500µg p.o., **DANI** HD: Anw. nicht empf.; **DALI** Child-Pugh ≥ 9: vorsichtige Anw.

Tropisetron Rp	HWZ 8h, Qo 0.9, PPB 71%
Navoban *Kps. 5mg;* *Amp. 2mg/2ml, 5mg/5ml*	**Übelkeit, Erbrechen bei Chemother.** → 604: vor Chemother. 5mg i.v., dann 1 x 5mg p.o.; **Ki.:** 0.2mg/kg i.v.; **DANI/DALI** nicht erf.

A 4.15.5 Anticholinergika

Wm/Wi: Antagonist am Muscarinrezeptor ⇒ Parasympatholyse, zentrale antiemetische Wi durch Hemmung der cholinergen Reizübertragung; **UW:** Mundtrockenheit, Mydriasis, Verschwommensehen, Glaukom; **KI:** Ki. bis 10J, Engwinkelglaukom

Scopolamin Rp	HWZ 1(4,5)h, Qo 0.9
Scopoderm TTS *TTS 1mg/72h*	**Reisekrankheit:** 1 Pflaster 5–6h oder am Abend vor Reiseantritt auf unbehaarte Haut hinter dem Ohr aufkleben; Wi-Dauer: bis 72h

A 4.15.6 Neuroleptika

Wm/Wi: Neuroleptikum, wirkt hemmend auf dopaminerge Rez. in der Area postrema, keine antihistaminerge, keine anticholinerge Wi ⇒ antiemetisch; **UW:** Benommenheit, Hypotonie, Halluzinationen, Epilepsie, Parkinson-S., Koma, QT-Verläng., Bronchospasmus, Laryngospasmus; **KI:** Überempf. geg. Droperidol bzw. Butyrophenon, bek./vermutetes verlängertes QT-Intervall, Hypokaliämie od. Hypomagnesiämie, Bradykardie (< 55/min); Begleitmed., die evtl. zu Bradykardie führt; Phäochromozytom, komatöse Zustände, M. Parkinson, schwere Depression

Droperidol Rp	HWZ 2h; PPB 85-90%
Droperidol Rotexmedica *Inj.Lsg. 2.5mg/1ml* Ponveridol *Inj.Lsg. 1.25mg/1ml* Xomolix *Inj.Lsg. 2.5mg/1ml*	**Postoperative Übelkeit/Erbrechen:** Pro. u. Ther.: 0.625–1.25mg i.v.; **Ki. > 2J:** 20–50µg/kg, max. 1.25mg; **DANI, DALI** max. 0.625mg; **morphininduzierte Übelkeit/Erbrechen:** Pro.: 15–50µg/mg Morphin, max. 5 mg/d

A 4.15.7 Neurokinin-1-Antagonisten

Wm/Wi: selektiver Antagonismus am Human-Substanz-P-Neurokinin-Rez. ⇒ antiemetisch; **UW** (Aprepitant, Fosaprepitant): Kopfschmerzen, Schluckauf, Appetitlosigkeit, Obstipation, Diarrhoe, Müdigkeit, Abgeschlagenheit Transaminasen ↑; **UW** (Rolapitant): Kopfschmerzen, Obstipation, Ermüdung; **KI** (Aprepitant), Fosaprepitant): bek. Überempf., Komb. mit Pimozid, Terfenadin, Astemizol, Cisaprid; **KI** (Rolapitant): bek. Überempf., Komb. mit Johanniskraut

A 4 Gastroenterologie – Arzneimittel

Aprepitant Rp	HWZ 9-13h; PPB 97%
Aprepitant AL Kps. 80, 125mg **Aprepitant HEXAL** Kps. 80, 125mg **Aprepitant-ratioph.** Kps. 80, 125mg **Emend** Kps. 80, 125mg; Btl. 125mg	**Übelkeit, Erbrechen bei Chemotherapie:** 1h vor Chemother. 125mg p.o., d2+3 jeweils 1 x 80mg p.o.; Kombin. mit Dexamethason und 5-HT3-Antagonisten; **DANI** nicht erf.

Fosaprepitant Rp	HWZ 9-13h; PPB 97%
Ivemend Inj.Lsg. 150mg	**Übelkeit, Erbrechen bei Chemotherapie:** 150mg über 15min i.v. 30min vor Chemother. an d1; Kombin. mit Dexamethason u. 5-HT3- Antagonist; **DANI** nicht erf.; **DALI** vors. Anw.

Rolapitant Rp	HWZ 7d; PPB 99%
Varuby Tbl. 90mg	**Übelkeit, Erbrechen bei mäßig bis hoch emetogener Chemotherapie:** 180mg p.o. 2h vor Chemother. an d1; Kombination mit Dexamethason und 5-HT3-Antagonist; **DANI, DALI** vors. Anw. bei schwerer NI, LI

A 4.15.8 Cannabinoide

Wm/Wi: synthet. Variante von Tetrahydrocannabinol ⇒ antiemetisch; **UW:** Somnolenz, Vertigo, Euphorie, Ataxie, Sehstrg., Konzentrationsschwierigkeiten, Schlafstrg., Dysphorie, Kopfschmerzen, Hypotonie, Mundtrockenheit, Nausea; **KI** (Nabilon): bek. Überempf.

Nabilon Rp (Btm)	HWZ 2(5-10)h
Canemes Kps. 1mg	**Übelkeit, Erbrechen bei Chemotherapie:** 2 x 1-2mg p.o., max 6mg/d in 3 ED; **DANI** k.D., vors. Anw.; **DALI** schwere LI: Anw. nicht empf.

A 4.15.9 Kombination

Dimenhydrinat + Cinnarizin Rp	PPB (Cinnarizin) 80%
Arlevert Tbl. 40+20mg **Cinna/Dimen-neuraxpharm** Tbl. 40+20mg	**Schwindel verschiedener Genese:** 3 x 1Tbl. p.o., max. 5Tbl./d

A 4.16 Regulatorische Peptide

Wm/Wi (Lanreotid): Octapeptidanalogon des natürlichen Somatostatins, Hemmung der Wachstumshormonsekretion durch Bindung an Somatostatinrezeptoren, v.a. SSTR 2 und 5; **Wm/Wi** (Octreotid, Somatostatin): Hemmung d. Freisetzung von Wachstumshormon, Gastrin, Insulin u. Glucagon, Vasokonstr. im Splanchnikusbereich; **Wm/Wi** (Teduglutid): GLP-2-Analogon, Hemmung der Magensäuresekretion u. Darmaktivität, Darmzottenhöhe/Darmkryptentiefe ↑; **UW** (Lanreotid): Diarrhoe, Bauchschmerz, Nausea, Erbrechen, Dyspepsie, Flatulenz, Cholelithiasis, Kopfschmerzen, Müdigkeit, Sinusbradykardie, Hypo- und Hyperglykämie; **UW** (Octreotid): Übelkeit, Erbrechen, Diarrhoe, Bauchschmerzen, Hepatitis; **UW** (Somatostatin): ini Blutzucker ↓, Brechreiz, Hitzegefühl; **UW** (Teduglutid): Atemweginf., Kopf-/Bauchschmerzen, Blähungen, Übelkeit, Erbrechen, gastroint. Stomakomplik., periph. Ödem, Reakt. an Injektionsstelle, Grippe, Appetit ↓, Angstzustände, Schlafstrg., Parästhesie, kongestive Herzinsuff., Hitzegefühl, Dyspnoe, Husten, Pankreatitis, Darmverschluss, Cholestase, Cholezystitis, allerg. Dermatitis, Gelenkschmerzen, Nierenkolik, empfindl. Nierenlager, Brustschmerzen, nächtl. Schwitzen, CRP ↑;

Serotoninsyntheseinhibitoren

KI (Lanreotid): bekannte Überempfindlichkeit, Anwendung in Grav./Lakt. nicht empfohlen; **KI** (Octreotid): Cave in Grav./Lakt.; **KI** (Somatostatin): peri- u. postnatal, Grav./Lakt.; **KI** (Teduglutid): bek. Überempfindlichkeit gegen T. bzw. Tetracyclin, aktives oder vermutetes Malignom, Vorgeschichte eines Malignoms im GI-Trakt in den vergangenen 5J

Lanreotid Rp	HWZ 23–33d
Somatuline Autogel *Fertigspr. 60, 90, 120mg*	**Akromegalie** ⇒ 582, **karzinoide Tumoren:** ini 60mg s.c., Wdh. alle 4W; nach 3M Dosisanp. je nach Wi bzw. GH- und IGF-1-Spiegel; **gastropankreatische neuroendokr. Tumore:** 120mg s.c., Wdh. alle 4W; **DANI, DALI** nicht erf.

Octreotid Rp	HWZ 1.5h, Q0 0.8, PPB 65%, PRC R, Lact ?
Sandostatin *Inj.Lsg. 0.05mg/1ml, 0.1mg/1ml, 0.5mg/1ml, 1mg/5ml; Pen 1500µg/3ml* Sandostatin LAR Monatsdepot *Inj.Lsg. 10(ret.)mg/2ml, 20(ret.)mg/2ml, 30(ret.)mg/2ml* Octreotid HEXAL *Inj.Lsg 0.05mg/1ml, 0.1mg/1ml, 0.5mg/1ml*	**Hormonaktive Tumoren des GI-Trakts:** ini 1–2 x 0.05mg s.c., dann ↑ bis 3 x 0.1–0.2mg, max. 3 x 0.5mg; 10–30mg (ret.) alle 4W i.m.; **Akromegalie** ⇒ 582: ini 2–3 x 0.05–0.1mg s.c., Erh.Dos. 0.3mg/d, max. 1.5mg/d; 20–40(ret.)mg alle 4W i.m.; **Pro. postop. pankreat. Komplik.:** 3 x 0.1mg s.c. für 7d; **Hypophysenadenome mit TSH-Sekretion:** 3 x 100µg s.c.; 20mg (ret.) alle 4W i.m.; **DANI, DALI** nicht erf.

Somatostatin Rp	HWZ 1.1–3 min
Somatostatin HEXAL *Inj.Lsg. 3mg* Somatostatin Inresa *Inj.Lsg. 3mg*	**Schwere gastrointestinale Blutung, stark sezernierende postop. Pankreasfisteln:** ini 3.5µg/kg in 1min. i.v., dann 3.5µg/kg/h i.v.

Teduglutid Rp	HWZ 2h
Revestive *Inj.Lsg. 1.25/0.5ml; 5mg/0.5ml*	**Kurzdarmsyndrom:** 1 x 0.05mg/kg s.c.; **DANI** CrCl < 50: 50%; **DALI** Child A, B: 100%; C: keine Daten

A 4.17 Serotoninsyntheseinhibitoren

Wm/Wi (Telotristatethyl): Hemmung der Tryptophan-Hydroxylasen ⇒ Hemmung der Serotoninsynthese; **UW** (Telotristatethyl): Bauchschmerzen, gGT/aP/Transaminasen ↑, Müdigkeit, Appetit ↓, Kopfschmerzen, aufgeblähtes Abdomen, Obstipation, Flatulenz, periphere Ödeme, Pyrexie; **KI** (Telotristatethyl): bekannte Überempf.

Telotristatethyl Rp	HWZ 11h, PPB 99%
Xermelo *Tbl. 250mg*	**Karzinoid-Syndrom-bedingte Diarrhoe:** 3 x 250mg p.o.; **DANI** leichte-mäßige NI: vorsichtige Anw.; schwere NI, HD: Anw. nicht empfohlen; **DALI** Child A: evtl. 2 x 250mg; B: evtl. 1 x 250mg; C: Anw. nicht empfohlen

A 4.18 Hämorrhoidalmittel

Wm/Wi (Cinchocain, Lidocain): Lokalanästhetika ⇒ schmerzstillend; **Wm/Wi** (Bismut): Adstringentium ⇒ blutstillend, austrocknend, antiphlogistisch; **Wm/Wi** (Glukokortikoide): antiphlogistisch, antiinflammatorisch; **UW** (Glukokortikoide): Hautatrophie, Sekundärinfekt.; **KI** (Glukokortikoide): vorhandene lokale Infektionen

Cinchocain Rp

Dolo Posterine N *Creme 25, 50, 100g (1g enth. 5mg); Supp. 6mg;* **Dolo Posterine Haemotamp** *Supp. mit Mulleinlage 6mg*	**Hämorrhoiden, Pruritus, Fissuren:** 2 x tgl. auftragen bzw. 2 x 1 Supp. rekt.

Hydrocortison Rp

Postericort *Salbe (1g enth. 2.96mg); Supp. 2.96mg*	**Analekzem:** 2 x tgl. auftragen bzw. 2 x 1 Supp. rekt.; Ther.-Dauer max. 10d

Lidocain OTC

Posterisan Akut *Salbe (1g enth. 50mg); Supp. 60mg*	**Hämorrhoiden, Fissuren, Proktitis:** 2–3 x tgl. auftragen bzw. 1 x 1 Supp. rekt.; max. 4g Salbe/Einzelanwendung

Fluocinonid + Lidocain Rp

Jelliproct *Salbe (1g enth. 0.25+50mg); Supp. 0.25+60mg; Kombipackung (Supp. + Salbe)*	**Hämorrhoiden, Analekzem:** 2 x/d auftragen bzw. 2 x 1 Supp. rekt.; Ther.-Dauer max. 14d

Fluocortolon + Lidocain Rp

Doloproct *Creme (1g enth. 1+20mg); Supp. 1+40mg*	**Hämorrhoiden, Proktitis:** ini bis 3 x/d auftragen bzw. 2–3 x 1 Supp. rekt., dann 1–2 x/d; Ther.-Dauer max. 14d

Bismutgallat + Titandioxid OTC

Bismolan *Salbe*	**Hämorrhoiden mit Brennen, Juckreiz:** Salbe ein- oder mehrmals tgl. auftragen;

A 4.19 Glyceroltrinitrat zur topischen Anwendung

Wm/Wi (Glyceroltrinitrat): Gefäßerweiterung ⇒ Durchblutung ↑ ⇒ bessere Abheilung;
UW (Glyceroltrinitrat): Kopfschmerzen, Schwindelgefühl, Übelkeit, anales Brennen/Jucken;
KI (Glyceroltrinitrat): bek. Überempf.; gleichzeitige Anw. anderer Nitraten, Sildenafil, Vardenafil, Tadalafil, orthostatischer Hypotonus, unbeh. Hypovolämie, erhöhter Schädelinnendruck, zerebrale Durchblutungsstrg., Migräne, Aorten- oder Mitralstenose, HOCM, konstriktive Perikarditis, Perikardtamponade, ausgeprägte Anämie, Engwinkelglaukom

Glyceroltrinitrat Rp

Rectogesic *Salbe (1g enth. 4mg)*	**Chronische Analfissuren:** 2 x tgl. 2.5cm langen Salbenstrang auftragen

A 5 Nephrologie – Arzneimittel

A 5.1 Phosphatbinder

Wm (Sevelamer): Ca- u. Al-freies Polymer; **Wi** (alle): Hemmung d. enteralen Phosphatresorption; **UW** (Aluminiumchlorid-OH-Komplex): Obstipation, Ileus, Al-Einlagerung in Nerven/Knochen; **UW** (Lanthancarbonat): Bauchschmerzen, Obstipation, Diarrhoe, Dyspepsie, Blähungen, Übelkeit, Erbrechen, Hypokalzämie; **UW** (Calciumacetat): Hyperkalziämie, Aufstoßen, Blähungen, Übelkeit, Erbrechen, Obstipation, Diarrhoe; **UW** (Sevelamer): Schmerz, Übelkeit, Erbrechen, Diarrhoe, Obstipation, Dyspnoe; **UW** (Sucroferric-Oxyhydroxid): Diarrhoe, Stuhlverfärbung, Obstipation, Übelkeit, Erbrechen, Dyspepsie, Bauchschmerzen, Flatulenz, Zahnverfärbung; **KI** (Aluminiumchlorid-OH-Komplex): manifeste Al-Intox.; **KI** (Calciumacetat): bek. Überempf., Hyperkalziämie; **KI** (Lanthancarbonat): Hypophosphatämie, bek. Überempf.; **KI** (Sevelamer): Hypophosphatämie, Ileus, Cave in Grav./Lakt.; **KI** (Sucroferric-Oxyhydroxid): bek. Überempfindlichkeit, Hämochromatose

Aluminiumchloridhydroxid-Komplex OTC	
Phosphonorm *Kps. 300mg*	Hyperphosphatämie bei NI: 3–6 x 300mg p.o.

Calciumdiacetat OTC	
Calcet *Tbl. 475, 900mg* Calciumacetat *Tbl. 475, 900mg* Calciumacetat-Nefro *Tbl. 500, 700, 950mg* Calciumacetat Prorenal *Tbl. 500mg* Renacet *Tbl. 475, 900mg*	Hyperphosphatämie bei NI: 2500–7000mg/d p.o. in mehreren ED zu den Mahlzeiten

Calciumdiacetat + Mg^{2+} OTC	
OsvaRen *Tbl. 435 + 60mg* RenaMag *Tbl. 435 + 55mg*	Hyperphosphatämie bei NI: 3–10 Tbl./d p.o. in mehreren ED zu den Mahlzeiten; max. 12 Tbl./d

Lanthancarbonat Rp	PRC C, Lact ?
Fosrenol *Kautbl. 500, 750, 1000mg, Btl. 750, 1000mg*	Hyperphosphatämie bei NI: nach Serumphosphat (mmol/l): 1.8-2.4: 750mg/d p.o., > 2.4-2.9: 1500mg/d, 2.9: 2250mg/d

Sevelamer Rp	PRC C, Lact ?
Renagel *Tbl. 800mg* Renvela *Tbl. 800mg; Btl. 2.4g* Sevelamer HEXAL *Tbl. 800mg*	Hyperphosphatämie bei NI: nach Serumphosphat (mmol/l): 1.76-2.42: 3 x 800mg p.o., > 2.42: 3 x 1600mg

Sucroferric Oxyhydroxide Rp	
Velphoro *Tbl. 500mg*	Hyperphosphatämie bei NI: ini 3 x 1 Tbl. p.o. zu den Mahlz., je n. P-Sp. ↑, max. 6 Tbl./d

A 5.2 Kationenaustauscher → 411	A 5.5 Vitamin D → 149
A 5.3 Eisen → 145	A 5.6 Vitamin-D-Analoga → 149
A 5.4 Erythropoetin → 146	A 5.7 Azidosetherapeutika → 305

A 6 Endokrinologie – Arzneimittel

A 6.1 Antidiabetika

A 6.1.1 Sulfonylharnstoffe

Wm: Blockade ATP-abhängiger K$^+$-Kanäle; **Wi:** Insulinfreisetzung aus Pankreas-Beta-Zellen ↑;
UW (Glibenclamid): Hypoglykämie, Gewicht ↑; **UW** (Gliclazid): ohne Häufigkeitsangabe: Hypoglykämie, GI-Störungen, Leberenzyme ↑, Rash, Pruritus, Urtikaria, Erythem, makulopapulöses Exanthem, bullöse Reaktionen, BB-Veränd.; **UW** (Glimepirid): keine sehr häufigen oder häufigen UW; **UW** (Gliquidon): Hypoglykämie, Gewichtszunahme;
KI (Glibenclamid): bek. Überempf.gegen Glibenclamid oder andere Sulfonylharnstoffe/Sulfonamide, Typ-1-D.m., diabetisches Koma, Ketoazidose, schwere Nieren- u. Leberfktsstrg.; gleichzeitige Anw. von Bosentan; Grav./Lakt.;
KI (Gliclazid): bek. Überempf. gegen Gliclazid oder andere Sulfonylharnstoffe/Sulfonamide, Typ-1-D.m., diabetisches Koma, Ketoazidose, schwere Nieren- u. Leberfktsstrg.; gleichzeit. Anw. von Miconazol, Lakt.;
KI (Glimepirid): bek. Überempf. gegen Glimepirid oder andere Sulfonylharnstoffe/Sulfon-amide, insulinpflichtiger D.m., diabetisches Koma und Präkoma, Ketoazidose, schwere Nieren- u. Leberfktsstrg;
KI (Gliquidon): bek. Überempf. gegen Gliquidon oder andere Sulfonylharnstoffe/Sulfonamide, komplettes Sekundärversagen einer Sulfonylharnstofftherapie bei D.m. Typ 2; Typ-1-D.m., diabetisches Koma, Ketoazidose, schwere Nieren- und Leberfunktionsstörung

Glibenclamid Rp	HWZ 2-5h, Q0 1.0, PPB 99%
Amglidia *Susp. (1ml = 0.6mg, 1ml = 6mg)* **Glib-ratioph.** *Tbl. 1.75, 3.5mg* **Gliben-CT** *Tbl. 3.5mg* **GlibenHEXAL** *Tbl. 3.5mg* **Maninil** *Tbl. 1, 1.75, 3.5, 5mg*	**D.m. Typ 2** → 558: ini 1.75-5mg/d p.o., steigern bis max. 10.5mg/d; **neonataler DM:** Amglidia: NG, Sgl., Ki.: ini 0.2mg/kg/d in 2 ED, steigern um 0.2mg/kg/d, max. 1mg/kg/d; **DANI** CrCl < 30: KI; **DALI** KI bei schwerer LI

Gliclazid Rp	HWZ 12h, Q0 0.8, PPB 95%
Diamicron Uno *Tbl. 60mg* **Gliclazid Axcount** *Tbl. 30mg*	**D.m. Typ 2** → 558: ini 1 × 30mg p.o., ggf. steigern auf 1 × 60-120mg; **DANI** CrCl < 30: KI; **DALI** KI bei schwerer LI

Glimepirid Rp	HWZ 5-8h, Q0 1.0, PPB 99%, PRC C, Lact –
Amaryl *Tbl. 1, 2, 3, 4, 6mg* **Glimepirid-CT** *Tbl. 1, 2, 3mg* **GlimepiridHEXAL** *Tbl. 1, 2, 3, 4, 6mg* **Glimepirid Stada** *1, 2, 3, 4mg*	**D.m. Typ 2** → 558: ini 1 × 1mg p.o. morgens, ggf. schrittweise steigern bis max. 6mg/d; **DANI** CrCl < 30: KI; **DALI** KI bei schwerer Leberinsuffizienz

Gliquidon Rp	HWZ 1.5h
Glurenorm *Tbl. 30mg*	**D.m. Typ 2** → 558: ini 1 × 15, ggf. schrittweise steigern bis max. 120mg/d p.o.; **DANI** CrCl < 30: KI; **DALI** KI

Antidiabetika

A 6.1.2 Glinide

Wm: Blockade ATP-abhängiger K⁺-Kanäle; **Wi:** Insulinfreisetzung aus Pankreas-Beta-Zellen↑;
UW (Nateglinid): Hypoglykämie, Nausea, Dyspepsie, abdom. Schmerzen; **UW** (Repaglinid): Hypoglykämie, grippeähnliche Symptome, Rücken-/Kopfschmerzen, Rhinitis, Bronchitis, abdominelle Schmerzen, Diarrhoe, Arthralgien; **KI** (Nateglinid): bek. Überempf., Typ-1-D.m., Ketoazidose, Grav./Lakt., schwere Lebererkr.; **KI** (Repaglinid): bek. Überempf., Typ-1-D.m., Ketoazidose, Grav./Lakt., schwere Lebererkr., gleichzeitige Einnahme von Gemfibrozil

Nateglinid Rp   HWZ 1,5 h, Q0 > 0.8, PPB 98%

Starlix *Tbl. 60, 120mg*	**D.m. Typ 2** → 558, **Komb. m. Metformin:** 3×60-120mg vor Hauptmahlzeiten p.o., max. 3×180mg; **DANI** nicht erf.; **DALI** KI bei schw. LI

Repaglinid Rp   HWZ < 1h, PPB 98%, PRC C, Lact ?

Enyglid *Tbl. 0.5, 1, 2mg* Novonorm *Tbl. 0.5, 1, 2mg* Prandin *Tbl. 0.5, 1, 2mg* Repaglinid HEXAL *Tbl. 0.5, 1, 2, 4mg* Repaglinid Stada *Tbl. 0.5, 1, 2mg*	**D.m. Typ 2** → 558: ini 0.5mg vor den Hauptmahlzeiten p.o., je nach BZ-Verlauf steigern bis 4mg, max. 16mg/d; **DANI** sorgfältige Dosiseinstellung; **DALI** KI bei schwerer Leberinsuffizienz

A 6.1.3 Biguanide

Wm (Metformin): Glukoseaufnahme in die Zelle ↑, nichtoxidativer Glukosemetabolismus ↑;
UW (Metformin): Nausea, Erbrechen, Diarrhoe, Bauchschmerzen, Appetit ↓, Geschmacksveränd., Laktatazidose (sehr selten); **KI** (Metformin): bek. Überempf., diabet. Ketoazidose, diabet. Präkoma, NI (CrCl < 30); akute Zustände wie Dehydration, schwere Infektionen, Schock, die Nierenfkt. beeinträchtigen können; Erkr. wie dekomp. Herzinsuff., respirat. Insuff., frischer MI, Schock, die Gewebshypoxie bewirken können; LI, akute Alkoholintoxikation, Alkoholismus

Metformin Rp   HWZ 1.5-6.2h, Q0 < 0.1, PPB 0%, PRC B, Lact ?

Diabesin *Tbl. 500, 850, 1000mg* Glucophage *Tbl. 500, 850, 1000mg* Juformin *Tbl. 500, 850, 1000mg* Metfoliquid Geriasan *Lsg. (5ml = 1000mg)* Metformin-ratioph. *Tbl. 500, 850, 1000mg* Metformin Dura *Tbl. 500, 850, 1000mg* Siofor *Tbl. 500, 850, 1000mg*	**D.m. Typ 2** → 558: 2-3 × 500-850mg p.o., max. 3 × 1g; **Ki. ab 10J.:** ini 1 × 500-850mg p.o., max. 2g/d in 2-3ED; **DANI** CrCl 45-59: ini 2 × 500mg, max. 2g/d; 44-30: ini 1 × 500mg, max. 1g/d; < 30: KI; **DALI** KI

A 6.1.4 Alpha-Glukosidase-Inhibitoren

Wm/Wi: Glukosidasehemmung ⇒ intestinale Glukosefreisetzung ↓; **UW:** Meteorismus, Bauchschmerzen, Diarrhoe; **KI:** bek. Überempf., CED mit deutlichen Verdauungs- und Resorptionsstörungen, Kolon-Ulzerationen: bei teilweisem Darmverschluss oder bei Pat. mit prädisponiertem Darmverschluss: Zustände, die sich durch eine vermehrte Gasbildung im Darm verschlechtern können (z. B. Roemheldscher Symptomenkomplex, größere Hernien, Verengungen und Geschwüre des Darms); schwere NI (CrCl < 25); schwere Leberfktstrg.

Acarbose Rp   HWZ 2h, PRC B, Lact ?

Acarbose AL *Tbl. 50,100mg* Acarbose Stada *Tbl. 50, 100mg* Glucobay *Tbl. 50, 100mg*	**Zusatzther. bei D.m.** → 556: ini 3 × 50mg p.o. vor Hauptmahlzeiten, ggf. ↑ bis 3 × 100mg p.o., max. 3 × 200mg/d; **DANI** CrCl < 25: KI

A 6.1.5 GLP1-Agonisten

Wm/Wi (Exenatid, Liraglutid, Semaglutid): Inkretin-Mimetikum mit verschiedenen antihyperglykämischen Wirkungen des Glucagon-like-Peptide (GLP-1);
UW (Dulaglutid): Hypoglykämie, Übelkeit, Diarrhoe, Erbrechen, Bauchschmerzen, Appetit ↓, Obstipation, Meteorismus, Dyspepsie, abdominale Distension, gastroösophageale Refluxerkr., Aufstoßen, Fatigue, Sinustachykardie, AV-Block I°; **UW** (Exenatid): Übelkeit, Erbrechen, Diarrhoe, Hypoglykämie, Appetit ↓, Kopfschmerzen, Schwindel, Bauchschmerzen, Reflux, Schwitzen ↑, innere Unruhe; **UW** (Liraglutid): Übelkeit, Erbrechen, Diarrhoe, Obstipation, Bauchschmerzen, Dyspepsie, Kopfschmerzen, Nasopharyngitis, Hypoglykämie, Schwindel, Schlaflosigkeit, Geschmacksstörung, Cholelithiasis, Refluxkrankheit, Asthenie, Erschöpfung;
UW (Semaglutid): Hypoglykämie (bei gleichzeitig. Anw. weiterer Antidiabetika) Übelkeit, Diarrhoe, Schwindel, Komplikationen b. diabet. Retinopathie, Erbrechen, Bauchschmerzen, abdominelles Spannungsgefühl, Obstipation, Dyspepsie, Gastritis, Refluxkrankheit, Eruktation, Flatulenz, Cholelithiasis, Erschöpfung, Gewichtsverlust, Erhöhung v. Lipase/Amylase;
KI (Exenatid, Liraglutid, Semaglutid): bek. Überempfindlichkeit

Dulaglutid
HWZ 4.6d PRC C Lact ?

Trulicity Pen 0.75, 1.5mg	D.m. Typ 2 als Monother. oder in Komb. mit anderen Antidiabetika inkl. Insulin: Monoth. 1 x/W 0.75mg s.c.; Komb. Ther. 1x/W 1.75mg; **DANI** CrCl ≥ 15: nicht erf.; CrCl < 15: Anw. nicht empf.; **DALI** nicht erf.

Exenatid Rp
HWZ 2.4h PRC C Lact ?

Bydureon Inj.Lsg. 2mg, Pen 2mg Byetta Pen 5µg/Dosis, 10µg/Dosis	D.m. Typ 2 → 558 in Komb. mit Metformin, Sulfonylharnstoff, Thiazolidindion od. Metformin u. Sulfonylharnstoff od. Metformin u. Thiazolidindion: **Byetta**: 2 x 5µg s.c. für 1M, dann ggf. 2 x 10µg, jeweils < 1h vor Mahlzeit; **Bydureon**: 1 x 2mg/W. s.c.; **DANI** CrCl > 50: nicht erf.; Byetta: konservative Dosiseskalation von 5 auf 10µg; Bydureon: Anw. nicht empfohlen; CrCl < 30: Anw. nicht empf.; **DALI** nicht erf.

Liraglutid Rp-L/Rp
HWZ 13h, PPB 98%

Saxenda Pen 18mg/3ml Victoza Pen 18mg/3ml	D.m. Typ 2 → 558 in Komb. mit Basalinsulin oder Metformin u./o. Sulfonylharnstoff oder Thiazolidindion: ini 1 x 0.6mg s.c., nach 1W 1.2mg, ggf. nach 2W 1.8mg; **Gewichtsregulierung bei BMI ≥ 30 oder BMI 27-29 + mindestens 1 Erkrankung (Prädiabetes, D.m., Hypertonie, Dyslipidämie, obstr. Schlafapnoe):** Saxenda: W1: 1 x 0.6mg s.c., wöchentl. um 0.6mg steigern, ab W5: 1 x 3mg; **DANI** CrCl ≥ 30: nicht erf.; < 30: Anw. nicht empf.; **DALI** schwere LI: Anw. nicht empf.

Antidiabetika 115

Semaglutid Rp HWZ 7d, PPB 99%

Ozempic *Pen 0.25mg/Dosis, 0.5mg/Dosis, 1mg/Dosis* | **D.m. Typ 2** → 558 **Monoth. oder Komb. mit Metformin, Sulfonylharnstoff, Thiazolidindion od. Insulin od. Metformin u. Thiazolidindion:** 0.25mg/W s.c., nach 4W 1 × 0.5mg/W, ggf. nach 8W 1 × 1mg/W; **DANI** leichte bis mittelschwere NI: 100%; schwere NI: keine Daten, bei term. NI Anw. nicht empf.; **DALI** vors. Anw. bei schwerer LI

A 6.1.6 DPP-4-Inhibitoren

Wm/Wi (Saxagliptin, Sitagliptin, Vildagliptin): Dipeptidylpeptidase-4-Inhibitor ⇒ Spiegel aktiver Inkretin-Hormone (GLP-1, GIP) ↑ ⇒ glukoseabhängige Insulinfreisetzung aus Pankreas-Beta-Zellen ↑, Glukagonfreisetzung aus Pankreas-Alpha-Zellen ↓;
UW (Saxagliptin): Infektion der oberen Atemwege/Harnwege, Gastroenteritis, Sinusitis, Nasopharyngitis, Hypoglykämie, Kopfschmerzen, Erbrechen, periphere Ödeme;
UW (Sitagliptin): Kopfschmerzen, Obstipation, Schwindel, Hypoglykämie;
UW (Vildagliptin): Hypoglykämie, Tremor, Kopfschmerzen, Schwindel, Übelkeit;
KI (Saxagliptin): bek. Überempf. gegen S. bzw. andere DPP-4-Inhibitoren;
KI (Sitagliptin): bek. Überempf. Grav./Lakt.; KI (Vildagliptin): bek. Überempf.

Saxagliptin Rp HWZ 2.5-3.1h, , Q0 0.5, PRC B, Lact?

Onglyza *Tbl. 2.5, 5mg* | **D.m. Typ 2** als Monother. oder in Komb. mit Metformin, Sulfonylharnstoff, Thiazolidindion oder Insulin (mit/ohne Metformin): 1 × 5mg p.o.; **DANI** CrCl ≥ 45: 100%, < 45: 1 × 2.5mg; HD: Anw. nicht empfohlen; **DALI** leichte bis mäßige LI: vorsicht. Anw.; schwere LI: Anwendung nicht empfohlen

Sitagliptin Rp HWZ 12.4h, Q0 0.15, PPB 38% PRC B Lact ?

Januvia *Tbl. 25, 50, 100mg*
Xelevia *Tbl. 25, 50, 100mg* | **D.m. Typ 2** → 558: als Monotherapie (bei KI/ Unverträgl. von Metformin) oder kombiniert mit Metformin, Pioglitazone (mit oder ohne Metformin), Sulfonylharnstoffen (mit/ohne Metformin) oder Insulin (mit/ohne Metform.): 1 × 100mg p.o.; **DANI** CrCl ≥ 45: 100%, 30-44: 50mg, < 30, HD: 25mg; **DALI** leichte bis mäßige LI: 100%; schwere LI: k. D.

Vildagliptin Rp HWZ 3h, Q0 0.7, PPB 9%

Galvus *Tbl. 50mg*
Jalra *Tbl. 50mg* | **D.m. Typ 2** → 558: als Monother. (bei KI oder Unverträgl. von Metformin) oder in Komb. mit Metformin, Pioglitazon (mit/ohne Metf.), Sulfonylharnstoffen (mit/ohne Metf.) oder Insulin (mit/ohne Metf.): 2 × 50mg p.o.; **DANI** CrCl ≥ 50: 100%, < 50: 1 × 50mg; **DALI** Anw. nicht empf.

A 6 Endokrinologie – Arzneimittel

A 6.1.7 DPP-4-Inhibitor-Kombinationen

Saxagliptin + Metformin Rp

Komboglyze *Tbl. 2.5 + 850mg, 2.5 + 1000mg* — **D.m. Typ 2** → 558: 2 x 2.5+850-1000mg p.o., Komb. mit Insulin od. Sulfonylharnstoff mögl.; **DANI** CrCl ≥ 60: 100%; 45-59: MTD 5+2000mg; 30-44: max. 2.5+1000mg/d; < 30: KI; **DALI** KI

Sitagliptin + Metformin Rp

Janumet *Tbl. 50+850mg, 50+1000mg*
Velmetia *Tbl. 50+850mg, 50+1000mg* — **D.m. Typ 2** → 558: 2 x 50+850-1000mg p.o., Komb. mit Sulfonylharnstoff, Thiazolidindion oder Insulin mögl.; **DANI** CrCl ≥ 60: 100%; 45-59: max. 5+2000mg/d; 30-44: max. 2.5+1000mg/d; < 30: KI; **DALI** KI

Vildagliptin + Metformin Rp

Eureas *Tbl. 50+850mg, 50+1000mg*
Icandra *Tbl. 50+850mg, 50+1000mg* — **D.m. Typ 2** → 558: 2 x 50+850-1000mg p.o., Komb. mit Sulfonylharnstoff, Thiazolidindion oder Insulin mögl.; **DANI** CrCl ≥ 60: 100%; 45-59: max. 50+2000mg/d; 30-44: max. 50+1000mg/d; < 30: KI; **DALI** KI

A 6.1.8 Glitazone und Kombinationen

Wm/Wi (Glitazone) = Thiazolidindione = Insulinsensitizer: spezif. Bindung an Peroxisome Proliferator Activated(PPA)-Rezeptor in Insulinzielgeweben ⇒ verbesserte Insulinwirkung ⇒ zelluläre Glukoseaufnahme ↑, hepatische Glukoneogenese ↓; **UW**: Kombination mit Metformin: Anämie, Hypo-/Hyperglykämie, Kopf-/Bauchschmerzen, Durchfall, Übelkeit, Müdigkeit, Ödeme, Kombination mit Sulfonylharnstoff, Anämie, Thrombopenie, Hypo-/Hyperglykämie, Gewicht ↑, Ödeme; **KI** (Pioglitazon): bek. Überempf., Herzinsuff. (auch i.d. Anamnese), eingeschränkte Leberfkt., diabetische Ketoazidose

Pioglitazon Rp

HWZ 3-7h, QO > 0.8, PPB 99%, PRC C, Lact ?

Actos *Tbl. 15, 30, 45mg*
Pioglitazon Aurobindo *Tbl. 15, 30, 45mg* — **D.m. Typ 2** → 558: 1 x 15-30mg p.o., max. 45mg/d; Monother. oder Komb. m. Metformin und/oder Sulfonylharnstoff oder Insulin; **DANI** CrCl > 4: 100%; HD: KI; **DALI** KI

Pioglitazon + Metformin Rp

Competact *Tbl. 15+850mg* — **D.m. Typ 2** → 558: 2 x 15+850mg p.o.; **DANI** CrCl ≥ 45: 100%; 30-44: max. 15+850mg/d; < 30: KI; **DALI** KI

A 6.1.9 SGLT-2-Inhibitoren

Wm/Wi (Dapagliflozin, Empagliflozin): selektiver reversibler Inhibitor des renalen Natrium-Glucose-Cotransporters 2 ⇒ renale Glucose-Reabsorption ↓ ⇒ Glucose-Ausscheidung mit Harn ↑ ⇒ Nüchtern- und postprandialer Plasma-Glucosespiegel ↓; **UW** (Dapagliflozin): Infektion des Genitalbereichs, Harnwegsinfekte, Hypoglykämie, Rückenschmerzen, Dysurie, Polyurie, Dyslipidämie, Hämatokrit ↑; **UW** (Empagliflozin): Hypoglykämie (bei Komb.-Ther.), vaginale Moniliasis, Vulvovaginitis, Balanitis, genitale Infektionen, Harnwegsinfekt, Pruritus, verstärkte Harnausscheidung; **KI** (Dapagliflozin, Empagliflozin): bek. Überempf.

Antidiabetika 117

Dapagliflozin Rp	HWZ 13 h, PPB 91%
Forxiga *Tbl. 5, 10mg*	**D.m. Typ 2** → 558: 1 x 10mg p.o. Monother. oder Komb. mit anderen Antidiabetika; **D.m. Typ 1** in Ergänzung zu Insulin bei Pat. mit BMI ≥ 27 kg/m² bei unzureichender BZ-Kontr.: 5mg/d (Beh. nur von Spezialisten) **DANI** CrCl > 60: 100%, < 60: Anw. nicht empf.; **DALI** Child-Pugh A, B: 100%; C: in 1 x 5mg/d

Empagliflozin Rp	HWZ 12 h, PPB 86%
Jardiance *Tbl. 10, 25mg*	**D.m. Typ 2** → 558: 1 x 10mg p.o. Monother. oder Kombination mit anderen Antidiabetika; ggf. steigern auf 1 x 25mg p.o.; **DANI** CrCl > 60: 100%, 45-60: 1 x 10mg; < 45: Anw. nicht empf.; **DALI** Child-Pugh A, B: 100%; C: Anw. nicht empf.

A 6.1.10 SGLT-2-Inhibitor-Kombinationen

UW (Dapaglifozin + Metformin): Vulvovaginitis, Balanitis, Infektion des Genitalbereichs, Harnweginf., Hypoglykämie, Geschmacksstrg., gastrointest. Symptome, Rückenschmerzen, Dysurie, Polyurie, Dyslipidämie, Hämatokrit ↑; **UW** (Empagliflozin + Linagliptin): Harnweginf, vag. Candidiasis, Vulvovaginitis, Balanitis, genitale Infektionen, Nasopharyngitis, Hypoglykämie, Durst, Husten, Exanthem, Pruritus, Polyurie, Lipase/Amylase ↑; **UW** (Ertugliflozin + Sitagliptin): vulvovaginale/genitale Pilzinfektionen bei Frauen, vulvovaginaler Pruritus; Balanitis, andere genitale Pilzinfektionen beim Mann; Hypoglykämie, Kopfschmerzen, Hypovolämie, Harndrang ↑, Durst, veränderte Serumlipide, Hb/BUN ↑;
KI (Dapagliflozin+Metformin): bek. Überempf., diab. Ketoazidose, diab. Präkoma, moderate/ schwere Nierenfktsstrg.; akute Erkr., die potenziell die Nierenfkt. beeinflusst (Dehydratation, schwere Inf., Schock); akute/chron. Erkr., die zur Gewebehypoxie führen kann (Herz-/Lungenninsuff., Myokardinfarkt, Schock), Leberfktsstrg., akute Alkoholvergiftung, Alkoholismus;
KI (Empagliflozin + Linagliptin): bek. Überempf.; **KI** (Ertugliflozin + Sitagliptin): bek. Überempf.

Dapagliflozin + Metformin Rp	PRC C, Lact ?
Xigduo *Tbl. 5+850, 5+1000mg*	**D.m. Typ 2** → 558: 2 x 5 + 850-1000mg p.o. **DANI** CrCl > 60: 100%; < 60: KI; **DALI** KI

Empagliflozin + Linagliptin Rp	
Glyxambi *Tbl. 10+5, 25+5mg*	**D.m. Typ 2** → 558: 1 x 10-25 + 5mg p.o., Komb. mit Insulin oder Sulfonylharnstoff mögl.; **DANI** CrCl > 60: 10%: max. 10+5mg; <45, HD: Anw. nicht empfohlen **DALI** leichte bis mäßige LI: 100%; schwere LI: Anw. nicht empfohlen

Ertugliflozin + Sitagliptin Rp	
Steglujan *Tbl. 5+100, 15+100mg*	**D.m. Typ 2** → 558: 1 x 5 + 100mg p.o., ggf. m auf 1 x 15 + 100mg; **DANI** CrCl ≥ 60: 100%; < 60: Anw. nicht empf.; **DALI** leichte-mäßige LI: 100%; schwere LI: Anw. nicht empf.

A 6 Endokrinologie – Arzneimittel

A 6.1.11 Insuline – Übersicht

Wm/Wi (Insuline): Glukoseaufnahme in Muskel- und Fettzellen ↑, anaboler Stoffwechsel ↑ (Glykogen-/Lipid-/Proteinsynthese ↑), katabol. Stoffwechsel ↓ (Glykogeno-, Lipo-, Proteolyse ↓)

Insuline/Insulin-Analoga (IA)	Wirkstoff (Handelsname)	Wirk-beginn	Wirk-max.	Wirk-dauer
Sehr kurz wirksame IA	**Insulin glulisin** (Apidra®); **Insulin lispro** (Humalog®, Liprolog®, Insulin lispro Sanofi®); **Insulin aspart** (NovoRapid®, Fiasp®)	0.25h	0.5–3h	2–5h
Kurz wirksame Insuline (humane Insuline)	**Normalinsulin = Altinsulin** (Berlinsulin H Normal®, Huminsulin Normal®, Insuman Rapid®, Actrapid HM®, Humulin Normal®)	0.25–0.5h	1–4h	6–9h
Mittellang wirksame Insuline (Verzögerungs-insuline)	**NPH-Insulin**, verzögert mit Neutral Protamin Hagedorn (Berlinsulin H Basal®, Huminsulin Basal®, Insuman Basal®, Protaphane HM®, Humulin Basal®, Insulatard®)	0.75–1.5h	3–12h	11–20h
Lang wirksame IA	**Insulin detemir** (Levemir®)	3–4h	10–14h	16–20h
Sehr lang wirksame IA	**Insulin glargin U100** (Abasaglar®, Lantus®)	3–4h	10–16h	20–30h
	Insulin glargin U300 (Toujeo®)	3–4h	keines	30–40h
	Insulin degludec U100/U200 (Tresiba®)	3–5h	keines	36–48h

A 6.1.12 Sehr kurz wirksame Insulin-Analoga

Wm/Wi (Insulinaspart, Insulinglulisin, Insulin lispro): schnellere Resorption durch Veränderung der Aminosäuresequenz ⇒ Verkürzung des Spritz-Ess-Abstands

Insulin aspart Rp		HWZ 81min, PRC ?, Lact ?
NovoRapid, Fiasp	**D.m. Typ 1/2** → 556: nach Bedarf	
Insulin glulisin Rp		HWZ 42min, PRC C, Lact ?
Apidra	**D.m. Typ 1/2** → 556: nach Bedarf	
Insulin lispro Rp		HWZ 26–52min, PRC B, Lact ?
Humalog, Insulin Lispro Sanofi, Liprolog	**D.m. Typ 1/2** → 556: nach Bedarf	

A 6.1.13 Kurz wirksame Insuline (Normalinsulin)

Insulin normal (Altinsulin) human Rp HWZ wenige min (i.v.), 2–5h (s.c.), PPB gering, PRC B

Actrapid, Berlinsulin H Normal, Huminsulin Normal, Humulin Normal, Insuman Infusat, Insuman Rapid	**D.m. Typ 1/2** → 556: nach Bedarf

A 6.1.14 Mittellang wirksame Insuline (Verzögerungsinsuline)

Wm/Wi: plus Protamin als Depotstoff ⇒ Wi-Dauer ↑; NPH = Neutrales Protamin Hagedorn

Verzögerungsinsulin (NPH-Insulin), human Rp

Berlinsulin H Basal, Huminsulin Basal, Humulin Basal, Protaphane, Insuman Basal, Insulatard	**D.m. Typ 1/2** → 556: nach Bedarf

Antihypoglykämika 119

A 6.1.15 Insulin-Kombinationen

Insulin normal (Altinsulin) + Verzögerungsinsulin Rp

Actraphane 30, 50 30/70, 50/50% Berlinsulin H 30/70 30/70% Huminsulin Profil III 30/70% Insuman Comb 15, 25, 50 15/85, 25/75, 50/50% Mixtard 30 30/70%	D.m. Typ 1/2 → 556: nach Bedarf

Insulin lispro + Verzögerungsinsulin (NPL-Insulin) Rp

Humalog Mix 25, 50 25/75, 50/50% Liprolog Mix 25, 50 25/75, 50/50%	D.m. Typ 1/2 → 556: nach Bedarf

Insulinaspart + Verzögerungsinsulin (NPA-Insulin) Rp

Novomix 30 30/70%	D.m. Typ 1/2 → 556: nach Bedarf

A 6.1.16 Lang und sehr lang wirksame Insulin-Analoga

Wm/Wi (Insulin degludec): gentechnisch verändertes Insulinmolekül, Bildung von subkutanen Multihexameren mit Depotwirkung; **Wm/Wi** (Insulindetemir): gentechnisch veränd. Insulinmolekül, starke Selbstassoziation an der Injektionsstelle, Bindung an Albumin ⇒ langsamere Abgabe in periphere Zielgewebe; **Wm/Wi** (Insulin glargin): gentechnisch veränd. Insulinmolekül, im physiolog. pH-Bereich schwer löslich ⇒ langsame Resorption ⇒ Wirkdauer ↑

Insulin degludec Rp	HWZ 25h, PPB 99%
Tresiba	D.m. Typ 1/2 → 556: nach Bedarf

Insulin detemir Rp	HWZ 5-7h, PRC C, Lact ?
Levemir	D.m. Typ 1/2 → 556: nach Bedarf

Insulin glargin Rp	PRC C, Lact ?
Abasaglar, Lantus, Toujeo	D.m. Typ 1/2 → 556: nach Bedarf

A 6.2 Antihypoglykämika

Wm/Wi (Diazoxid): reversible Hemmung der Insulinausschüttung an Pankreas-Beta-Zellen; **Wm/Wi** (Glucagon INj.Lsg.): cAMP-vermitt. Glykogenolyse in der Leber ⇒ Glukoneogenese ↑ ⇒ Blutglucose ↑; **UW** (Diazoxid): Übelkeit, Erbrechen, Ödeme, Kaliumverlust, Tachykardie, Hypotonie, Hautausschlag, Hypertrichose, BB-Veränd., IgG ↓; **UW** (Glucagon Inj.Lsg.): Übelkeit, Erbrechen, Bauchschmerzen, Hypotonie, Tachykardie, sekundäre Hypoglykämie; **UW** (Glucagon Nasenpulver): Kopfschmerz, Tränenfluss ↑, Reizung d. oberen Atemwege, Übelkeit, Erbrechen, Dysgeusie, Pruritus/Hyperämie d. Augen, Pruritus, Hypertonie; **KI** (Diazoxid): bek. Überempf., MI, Herzinsuff., idiop. postprandiale Hypoglykämie, Lakt.; **KI** (Glucagon): bek. Überempf., Phäochromozytom; **KI** (Glucose 40%): Hyperglykämie, Hypokaliämie, Azidose

Diazoxid Rp	HWZ 24-36h, Q0 0.8, PPB 90%, PRC C, Lact ?
Baqsimi Nasenpulver 3mg Proglicem Kps. 25, 100mg	**Hypoglykämie verschiedener Genese**: ini 5mg/kg p.o. in 2-3ED, ggf. steigern; **Ki.:** u.U. 15-20mg/kg; **DANI** Dosisreduktion

… A 6 Endokrinologie – Arzneimittel

Glucagon Rp	HWZ 8-18min, PRC B, Lact ?
Baqsimi Nasenpulver 3mg **GlucaGen** Inj.Lsg. 1mg/1ml	**Hypoglykämie: Baqsimi:** Erw., Ki. ab 4J: 3 mg in ein Nasenloch; **GlucaGen: Erw., Ki. > 25kg** oder **> 6-8J:** 1mg s.c./i.m./i.v.; **Ki. < 25kg** oder **< 6-8J:** 0.5mg; **Relaxation Magen-Darm-Trakt:** 0.2-0.5mg i.v.; 1-2mg i.m.
Glucose 40% Rp/OTC	
Glucose 40 Braun Mini Plasco connect, **Glucosteril 40%** Amp. 4g/10ml	**Hypoglykämie:** 20-100ml i.v.

A 6.3 Lipidsenker

6.3.1 Therapieziele abhängig von Begleiterkrankung[1]

Diabetes mellitus	D.m. plus makro- u./od. mikrovaskuläre Komplikationen oder weitere RF wie arterielle Hypertonie oder Albuminurie

• Hypercholesterinämie LDL-Zielwert < 100 mg/dl
• Kombinierte Hyperlipidämie
  LDL-Zielwert < 100 mg/dl
  TG-Zielwert < 150 mg/dl
	• Hypercholesterinämie LDL-Zielwert < 70 mg/dl
	• Kombinierte Hyperlipidämie
	  LDL-Zielwert < 70 mg/dl,
	  TG-Zielwert < 150 mg/dl

[1] Vereinfachte schematische Darstellung nach aktuellen DDG/DEGIM-und DGK-Empfehlungen 2012; ESC/EAS Guidelines for the management of dyslipidaemias, European Society of Cardiology. European Heart Journal (2011) 32, 1769–1818.

A 6.3.2 Fibrate

Wm: Lipoproteinlipase-Aktivität ↑ ⇒ Triglyzeride ↓, LDL ↓, HDL ↑; **UW (Bezafibrat):** Krea/CPK/AP ↑, Appetitlosigkeit; **UW** (Fenofibrat): Bauchschmerzen, Übelkeit, Diarrhoe, Erbrechen, Flatulenz, Transaminasen ↑; **UW** (Gemfibrozil): Dyspepsie, Diarrhoe, Übelkeit, Bauchschmerzen, Erbrechen, Meteorismus, Obstipation, Ekzem, Exanthem, Müdigkeit; **KI** (Bezafibrat): bek. Überempf., Gallenblasen-/Leberkr. (Ausnahme: Fettleber), bek. photoallergische/-toxische Reaktion auf Fibrate, schwere NI (Krea > 6mg/dl bzw. CrCl < 15), Dialyse, Grav./Lakt., Ki.; **KI** (Fenofibrat): bek. Überempf., LI, primär biliäre Zirrhose, unerklärbar persist. Leberfktsabnormität, Gallenblasenerkr., schwere chronische Nierenerkr., chron. oder akute Pankreatitis mit Ausnahme einer akuten Pankreatitis aufgrund schwerer Hypertriglyzeridämie, bek. photoallerg. oder phototoxische Reaktionen unter Behandlung mit Fibraten oder Ketoprofen; **KI** (Gemfibrozil): bek. Überempf., eingeschr. Leberfkt.; schwere NI, bek. Gallenblasen- oder Gallenwegserkr. mit Cholelithiasis, auch anamnest., gleichz. Anw. v. Repaglinid oder Simvastatin; photoallerg. oder phototoxischen Reaktionen unter Behandlung mit Fibraten in Anamnese

Bezafibrat Rp	HWZ 2.5h, Q0 0.15, PPB 95%
Befibrat Tbl. 400(ret.)mg **Bezafibrat AL** Tbl. 200, 400(ret.)mg **Bezafibrat-ratioph.** Tbl. 400(ret.)mg **Cedur** Tbl. 200, 400(ret.)mg	**Schwere Hypertriglyzeridämie, gemischte Hyperlipidämie** (bei Statin-KI/-Unverträgl.): 3 x 200mg p.o.; 1 x 400mg (ret.); **DANI** CrCl: > 60: 100%; 40-60: 2 x 200mg; 15-40: 200mg alle 1-2d; < 15: KI; **HD:** KI; **DALI** KI

Lipidsenker 121

Fenofibrat Rp	HWZ 21h, Q0 0.2, PPB 99%, PRC C, Lact -
CiL Kps. 160, 200mg **Fenofibrat AL** Kps. 250(ret.)mg **Lipidil** Kps. 200mg **Lipidil 145 ONE** Tbl. 145mg (Nanopartikel) **Lipidil-Ter** Tbl. 160mg	**Schwere Hypertriglyzeridämie, gemischte Hyperlipidämie** (bei Statin-KI/-Unverträgl.), **gemischte Hyperlipidämie** (bei hohem kardiovask. Risiko zusätzl. zu Statin, wenn Triglyzerid- u. HDL-Cholest. nicht ausreich. kontrolliert werden können): 3 x 100mg p.o.; 1 x 160-200mg; 1 x 145mg; 1 x 250mg (ret.); **DANI** Krea (mg/dl) > 2: 1 x 100mg/d; HD: 100mg alle 2d; Krea (mg/dl) > 6: KI; **DALI** KI

Gemfibrozil Rp	HWZ 1.5h, Q0 1.0, PPB > 97%, PRC C, Lact -
Gevilon Tbl. 600, 900mg	**Schwere Hypertriglyzeridämie; gemischte Hyperlipidämie od. prim. Hypercholesterinämie** (bei Statin-KI/-Unverträglichkeit), **Pro. kardiovask. Morbidität** (Männer mit nicht-HDL-Hypercholest. u. Statin-KI/-Unverträglk.): 1 x 900 bis 2 x 600mg p.o.; **DANI** CrCl 50-80: ini 900mg/d; KI bei schwerer NI; **DALI** KI

A 6.3.3 Statine (CSE-Hemmer)

Wm: kompetitive Hemmung der HMG-CoA-Reduktase (= Cholesterol-Synthese-Enzym = CSE); **Wi**: intrazelluläre Cholesterinsynthese ↓, LDL ↓, HDL ↑; **UW** (Atorvastatin): Nasopharyngitis, allerg. Reakt., Hyperglykämie, Kopfschmerzen, Epistaxis, pharyngolaryngeale Schmerzen, Obstipation, Diarrhoe, Dyspepsie, Übelkeit, Meteorismus, Myalgie, Arthralgie, Extremitätenschmerzen, Muskelspasmen, Gelenkschwellungen, Rückenschmerzen, veränderte Leberfunktionstests, CK ↑; **UW** (Rosuvastatin): D.m., Kopfschmerzen, Schwindel, Verstopfung Übelkeit, Bauchschmerzen, Myalgie, Asthenie; **UW** (Simvastatin): Transaminasen ↑, Myopathie, Myalgie, CK ↑, Rhabdomyolyse, Exanthem, Anämie, periph. Neuropathie, Kopfschmerzen, Hypersensitivitätssyndrom; **KI** (Atorvastatin): bek. Überempf., aktive Lebererkr., Transaminasen ↑ > 3 x oberer Normwert, Grav./Lakt., Frauen im gebärfähigen Alter ohne geeignete Empfängnisverhütung; **KI** (Rosuvastatin): bek. Überempf., aktive Lebererkr., unklare Transaminasen ↑, schwere Niereninsuff., Myopathie, gleichzeitige Anw. von Ciclosporin, Grav./Lakt.; 40mg-Dosis bei Pat. mit prädisponierenden Faktoren für eine Myopathie/Rhabdomyolyse wie mittelschwere Niereninsuff., Hypothyreose, erbliche Muskelerkr. in der pers. oder fam. Anamnese, Alkoholmissbrauch, asiatische Abstammung, gleichzeitige Anw. von Fibraten, muskelschädigende Wi. durch frühere Einnahme eines Fibrats oder and. Statins; **KI** (Simvastatin): bek. Überempf., aktive Lebererkr., unklare Transaminasen ↑, Grav./Lakt., gleichz. Anw. potenter CYP3A4-Inhibit. (z.B Itraconazol, Ketoconazol, Proteaseinhibitoren, Erythromycin, Clarithromycin, Telithromycin, Nefazodon)

Atorvastatin Rp	HWZ 14h, Q0 > 0.7, PPB 98%, PRC X, Lact -
Atoris Tbl. 10, 20, 30, 40, 60, 80mg **Atorvastatin 1A** Tbl. 10, 20, 30, 40, 80mg **Atorvastatin HEXAL** Tbl. 10, 20, 30, 40, 60, 80mg **Lipitor** Tbl. 20mg **Sortis** Tbl. 10, 20, 40, 80mg	**Hypercholesterin-, komb. Hyperlipidämie** → 563, **Primärpräv. kardiovask. Erkr.**: ini 1 x 10mg p.o., je nach Wi steigern auf 1 x 20-40mg, max. 80mg/d; **DANI** nicht erf.; **DALI** regelmäßige Transaminasenkontrolle, KI bei aktiver Lebererkrankung

A 6 Endokrinologie – Arzneimittel

Fluvastatin Rp
HWZ 1-3h, Q0 1.0, PPB 98%, PRC X, Lact -

Fluvastatin PUREN *Tbl. 80(ret.)mg*
Fluvastatin HEXAL *Kps. 20, 40mg; Tbl. 80(ret.)mg*
Fluvastatin-ratioph. *Kps. 20, 40mg; Tbl. 80(ret.)mg*
Locol *Tbl. 80(ret.)mg*

Hypercholesterin-, kombinierte Hyperlipidämie → 563, KHK nach Herzkatheter: 1 x 20-40mg p.o., max. 2 x 40mg oder 1 x 80mg (ret.); heterozyg. familiäre Hypercholesterinämie bei Ki. ≥ 9J: 1 x 20mg p.o., max. 2 x 40mg oder 1 x 80mg (ret.);
DANI nicht erford.; **DALI** KI bei aktiver Lebererkrankung/unklarer Transaminasenerhöhung

Lovastatin Rp
HWZ 1.4h, Q0 1.0, PPB 95%, PRC X, Lact -

Lovabeta *Tbl. 10, 20, 40mg*
Lovastatin AL *Tbl. 20, 40mg*
Lovastatin-ratioph. *Tbl. 20, 40mg*

Hypercholesterin-, komb. Hyperlipidämie → 563: 1 x 20-40mg p.o., max. 80mg/d; **DANI** CrCl > 30: 100%; < 30: 20mg/d; **DALI** KI

Pravastatin Rp
HWZ 1.5-2h, Q0 0.55, PPB 45%, PRC X, Lact -

Prava Basics *Tbl. 10, 20, 40mg*
Pravalich *Tbl. 10, 20, 40mg*
Pravastatin-CT *Tbl. 20, 40mg*
Pravastatin HEXAL *Tbl. 10, 20, 30, 40mg*

Hypercholesterin-, kombin. Hyperlipidämie → 563: 1 x 10-40mg p.o.; Primär-/Sekundärpräv. kardiovask. Erkr.: 1 x 10-40mg/d; Post-Transplantations-Hyperlipidämie: ini 1 x 20mg, ggf. steigern auf 1 x 40mg; heterozyg. fam. Hypercholesterinämie bei Ki. 8-13J: 1 x 10-20mg; 14-18J: 10-40mg; **DANI, DALI** ini 1 x 10mg/d, Anpassung unter med. Kontrolle; KI bei aktiver Lebererkrankung/unklarer Transaminasenerhöhung

Rosuvastatin Rp
HWZ 19h, PPB 90%, PRC X, Lact -

Crestor *Tbl. 5, 10, 20mg*
RosuHEXAL *Tbl. 5, 10, 20, 40mg*
Rosustar *Tbl. 5, 10, 20, 40mg*
Rosuvador *Tbl. 5, 10, 20mg*
Rosuvastatin Heumann *Tbl. 5, 10, 20mg*

Hypercholesterin-, kombinierte Hyperlipidämie → 563, homozygote, familiäre Hypercholesterinämie: ini 1 x 5-10mg/d, max. 40mg/d; > 70J: ini 1 x 5mg; Ki. 6-9J: 1 x 5-10mg; 10-17J: 1 x 5-20mg; Pro. kardiovaskulärer Ereignisse: 1 x 20mg; **DANI** CrCl > 60: 100%, 30-60: ini 1 x 5mg, max. 20mg/d, < 30: KI; **DALI** Child-Pugh < 7: 100%, 8-9: Bestimmung der Nierenfunktion, > 9: keine Daten, KI bei aktiver Lebererkr.

Simvastatin Rp
HWZ 1.9h, Q0 1.0, PPB 95%, PRC X, Lact -

Simva Aristo *Tbl. 10, 20, 30, 40, 60, 80mg*
Simvabeta *Tbl. 5, 10, 20, 30, 40, 80mg*
SimvaHEXAL *Tbl. 5, 10, 20, 30, 40, 60, 80mg*
Simvastatin-ratioph. *Tbl. 5, 10, 20, 30, 40, 60, 80mg*
Zocor *Tbl. 10, 20, 40mg*

Hypercholesterin-, komb. Hyperlipidämie → 563, KHK: ini 1 x 10-20mg, je nach Wi alle 4W steigern bis max. 80mg/d; homozygote, famil. Hypercholesterinämie: 1 x 40mg/d oder 80mg/d in 3ED (20-20-40mg); **DANI** CrCl > 30: 100% < 30: 10mg/d; **DALI** KI bei aktiver Lebererkrankung/unklarer Transaminasenerhöhung

Lipidsenker 123

A 6.3.4 Statin-Kombinationen

UW (Fenofibrat + Pravastatin): Abdominelles Spannungsgefühl, Bauchschmerzen, Oberbauchschmerzen, Obstipation, Diarrhoe, Mundtrockenheit, Dyspepsie, Aufstoßen, Flatulenz, Übelkeit, abdominelle Beschwerden, Erbrechen, Transaminasen ↑;
UW (ASS + Atorvastatin + Ramipril): Sodbrennen, Übelkeit, Erbrechen, Magenschmerzen, Diarrhoe, Obstipation, Dyspepsie, geringfügige Blutverluste aus GI-Trakt, paroxysmaler Bronchospasmus, schwerwiegende Dyspnoe, Rhinitis, Nasophyryngitis, allerg. Reaktionen, Hyperglykämie, Kopfschmerzen, Schwindel, pharyngolaryngeale Schmerzen, Epistaxis, Myalgie, Arthralgie, Schmerzen in den Extremitäten, Muskelkrämpfe, Gelenkschwellungen, Rückenschmerzen, Leberenzyme ↑, CK ↑, Reizhusten, Bronchitis, Sinusitis, Exanthem, Muskelkrämpfe, Myalgie, Hyperkaliämie, Hypotonie, orthostat. RR-Abfall, Synkope, Thoraxschmerz, Erschöpfung; **UW** (Atorvastatin + Perindopril + Amlodipin): Nasopharyngitis, allerg. Reakt., Hyperglykämie, Schläfrigkeit, Schwindel, Kopfschmerzen, Geschmacksstörungen, Parästhesie, Sehstörungen, Tinnitus, Palpitationen, Hypotonie, Flush, pharyngolaryngeale Schmerzen, Nasenbluten, Husten, Dyspnoe, Übelkeit, Erbrechen, Bauchschmerzen, Diarrhoe, Obstipation, Blähungen, Exanthem, Pruritus, Gelenkschwellungen, Knöchelschwellungen, Extremitätenschmerzen, Arthralgie, Myalgie, Muskelkrämpfe, Rückenschmerzen, Asthenie, Ödeme, CK ↑, veränderte Leberfunktionstests; **KI** (Fenofibrat + Pravastatin): Überempf. gegen Pravastatin oder Fenofibrat; schwere Leberfunktionsstörung inkl. biliärer Zirrhose oder aktive Lebererkr. einschließl. nicht abgeklärter, persist. erhöhter Werte bei Leberenzymen (> 3 x ULN); Ki. (< 18J), mittelschwere bis schwere NI, bek. Lichtallergie oder phototoxische Reaktion unter Ther. mit Fibraten oder Ketoprofen, Gallenblasenerkr., chron. oder akute Pankreatitis mit Ausnahme einer akuten Pankreatitis infolge schw. Hypertriglyzeridämie, Myopathie u./od. Rhabdomyolyse unter Statinen und/oder Fibraten in der Anamnese oder gesicherte Erhöhung der Creatinphosphokinase (CK) > 5 x ULN unter einer früheren Ther. mit Statinen, Grav./Lakt.; **KI** (ASS + Atorvastatin + Ramipril): Überempf. gegen Wirkstoffe, Soja, Erdnuss, od. Salicylate, NSAR, andere ACE-Hemmer, bei anamnest. bek. Asthmaanfällen oder an. allerg. Reaktionen auf Salicylsäure oder and. NSAR, akute Magen-Darm-Ulzera, Hämophilie und andere Blutungsstörungen, stark eingeschränkte Nieren- und Leberfunktion, Hämodialyse-Patienten, schwere Herzinsuffizienz, gleichz. Beh. mit Methotrexat (≥ 15mg pro Woche); Pat. mit Nasenpolypen im Zusammenhang mit Asthma, das durch ASS ausgelöst oder aktive Lebererkrankung oder unerklärte anhaltende Transaminasenerhöhung (> 3 x ULN), Grav./Lakt.; Frauen im gebärfähigen Alter, die keine geeigneten Empfängnisverhütungsmethoden anwenden; gleichz. Beh. mit Tipranavir, Ritonavir, Ciclosporin; Angioödem in der Vorgeschichte (hereditär, idiopathisch oder früheres Angioödem bei Einnahme von ACE-Hemmern od. AT-II-Rezeptorantagonisten); extrakorporale Beh., bei denen es zu einem Kontakt zwischen Blut und negativ geladenen Oberflächen kommt; signif. beidseitige Nierenarterienstenose oder Nierenarterienstenose bei einer nur funktionsfähigen Niere, hypotensive oder hämodynamisch instabile Zustände, Ki. < 18J., gleichz. Anw. von Aliskiren bei Pat. mit Diabetes mellitus oder eingeschränkter Nierenfkt. mit CrCl < 60; **KI** (Atorvastatin + Perindopril + Amlodipin): bek. Überempf. gegen die Wirkstoffe; aktive Lebererkr. oder unklare dauerhafte ↑ der Serumtransaminasen (> 3 x ULN); Grav./Lakt.; Frauen im gebärfähigen Alter, die keine geeigneten Empfängnisverhütungsmethoden anwenden; schwere Hypotonie, Schock, Obstruktion des linksventrikulären Ausflusstrakts, hämodynamisch instabile Herzinsuff. nach einem akuten MI, Angioödem (Quincke-Ödem) in Anamnese im Zusammenhang mit vorausgegangener ACE-Hemmer-Ther., hereditäres oder idiopathisches Angioödem; gleichzeit. Anw. mit Aliskiren-haltigen Arzneimitteln bei Patienten mit D.m. oder Nierenfunktionstrg. (CrCl < 60)

ASS + Atorvastatin + Ramipril Rp

Iltria Kps. 100+20+2.5mg, 100+20+5mg, 100+20+10mg, 100+40+2.5mg, 100+40+5mg, 100+40+10mg	Sekundär-Pro. kardiovask. Ereignisse: 1 x 100+20(–40)+2.5(–10)mg p.o.; **DANI** CrCl ≥ 60: max. 10mg Ramipril; 30-60: max. 5mg Ramipril; < 30, HD: KI; **DALI** vors. Anw. unter Transaminasenkontrolle, max. 2.5mg Ramipril; schwere LI: KI

Atorvastatin + Perindopril + Amlodipin Rp

Triveram Tbl. 10+5+5, 20+5+5, 20+10+5, 20+10+10, 40+10+10mg **Stapressial** Tbl. 10+5+5, 20+5+5, 20+10+5, 20+10+10, 40+10+10mg	Hypertonie und/oder stabile KHK + prim. Hypercholesterinämie od. gemischte Hyperlipidämie: 1 x 10-40 + 5-10 + 5-10mg p.o.; **DANI** CrCl ≥60: 100%; <60: Anw. nicht empf.; **DALI** KI bei aktiver Lebererkrankung

Fenofibrat + Pravastatin Rp

Pravafenix Tbl. 160+40mg	Komb. Hyperlipidämie und hohes KHK-Risiko: 1 x 160 + 40 mg p.o.; **DANI** CrCl < 60: KI; **DALI** mittelschwere LI: Anw. nicht empfohlen; schwere LI: KI

A 6.3.5 Gallensäurenkomplexbildner

Wm/Wi: Bindung von Gallensäuren im Darm ⇒ Unterbrechung des enterohepat. Kreislaufs der Gallensäuren ⇒ Gallensäureprod. aus Cholesterin ↑ ⇒ Cholesterin i.S. ↓; LDL-Rezeptoraktivität ↑ ⇒ LDL-Aufnahme der Leber ↑ ⇒ Cholesterin i.S. ↓;
UW (Cholestyramin): Obstipation, Völlegefühl, Nausea, Diarrhoe, Resorptionsstörung (Medikamente, lipophile Vit.); **UW** (Colesevelam): Dyspepsie, Obstipation, Myalgie;
KI (Cholestyramin): Gallengangverschluss;
KI (Colesevelam): bek. Überempf., Darmverschluss, Gallengangsobstruktion

Colestyramin Rp

Colestyramin-ratioph., Quantalan, Questran Btl. 4g **Lipocol** Kautbl. 2g **Vasosan** Btl. 4g; Gran. (2 Messl. enth. 4g)	Hypercholesterinämie → 563: 3 x 4-8g p.o.; Pruritus/Ikterus bei partiellem Gallengangverschluss: 1-2 x 4g p.o.; chologene Diarrhoe: 3 x 4g p.o. **Ki.:** kg x Erw.-Dosis/70kg

Colesevelam Rp

Cholestagel Tbl. 625mg	Hypercholesterinämie → 563: 4–6 Tbl./d; max. 3 x 2Tbl.

A 6.3.6 Cholesterinresorptionshemmstoffe, Omega-3-Fettsäuren

Wm/Wi (Ezetimib): selektive Hemmung der intestinalen Cholesterinresorption;
UW (Ezetimib): Kopfschmerzen, Bauchschmerzen, Diarrhoe, bei Komb. mit CSE-Hemmer auch Transaminasen ↑, Myalgie;
UW (Omega-3-S.): Oberbauchschmerzen, Meteorismus, Obstipation, Diarrhoe, Dyspepsie, Flatulenz, Aufstoßen, Refluxösophagitis, Übelkeit, Erbrechen;
KI (Ezetimib): Grav./Lakt.; **KI** (Omega-3-S.): bek. Überempfindlichkeit

Lipidsenker 125

Ezetimib Rp
HWZ 22h, PPB 99%

Ezetad *Tbl. 10mg* **Ezetimib 1A** *Tbl. 10mg* **Ezetimib Basics** *Tbl. 10mg* **Ezetrol** *Tbl. 10mg* **Zetia** *Tbl. 10mg*	**Primäre Hypercholesterinämie, homozygote familiäre Hypercholesterinämie** → 563, **homozygote Sitosterinämie:** 1 x 10mg p.o. allein oder in Kombination mit CSE-Hemmer; **Ki.** < 10J: **KI**; **DANI** nicht erforderlich; **DALI** Child-Pugh 5-6: nicht erf.; > 7: KI

Ezetimib + Atorvastatin Rp

Atozet *Tbl. 10+10mg, 10+20mg, 10+40mg, 10+80mg* **Tioblis** *Tbl. 10+10mg, 10+20mg, 10+40mg, 10+80mg* **Liptruzet** *Tbl. 10+10mg, 10+20mg, 10+40mg, 10+80mg*	**Prim.Hypercholesterinämie, Pro. kardiovask. Ereignisse:** 1 x 10+10 bis 10+80mg p.o.; **homozygote fam. Hypercholesterinämie:** 1 x 10+40 bis 10+80mg; **DANI** nicht erforderl.; **DALI** KI bei aktiver Lebererkr./unklarer Transaminasenerhöhung

Ezetimib + Rosuvastatin Rp

Antilia *Tbl. 10+5mg, 10+10mg, 10+20mg* **Ezehron Duo** *Tbl. 10+5mg, 10+10mg, 10+20mg* **Rosuzet** *Tbl. 10+10, 10+20mg*	**Primäre Hypercholesterinämie** → 563, **Pro. kardiovask. Ereignisse:** 1 x 10+5 bis 10+20mg p.o.; **DANI** CrCl < 60: Komb. nicht geeignet; < 30: KI; **DALI** KI bei aktiver Lebererkr./unklarer Transaminasenerhöhung, Child B, C

Ezetimib + Simvastatin Rp

Ezetimib/Simva 1A *Tbl. 10+10mg, 10+20mg, 10+40mg, 10+80mg* **Goltor, Inegy, Simvazet** *Tbl. 10+10mg, 10+20mg, 10+40mg* **Vytorin** *Tbl. 10+40mg*	**Primäre Hypercholesterinämie** → 563: 1 x 10+10 bis 10+80mg p.o.; **homozyg. fam. Hypercholesterinämie:** 1 x 10+40 bis 10+80mg; **DANI** CrCl < 30: sorgf. Dosisanp.; **DALI** Child-Pugh 5-6: nicht erf.; > 7: KI ; KI bei aktiver Lebererkr./unklarer Transaminasenerhöhung

Omega-3-Säurenethylester Rp

Omacor, Omega 3 Biomo, Omega-3-ratioph., Zodin *Kps. 1g*	**Pro. nach Herzinfarkt:** 1g/d; **Hypertriglyzeridämie** → 564: 2g/d p.o., ggf. steigern bis 4g/d; **DANI, DALI** keine Daten

A 6.3.7 Sonstige Mittel, den Lipidstoffwechsel beeinflussend

Wm/Wi (Evolocumab): Proproteinkonvertase Subtilisin/Kexin Typ 9 (PCSK9) bindet an und zerstört LDL-Rez. an der Leberzelle ⇒ LDL-Chol.-Aufnahme und Abbau in Leberzelle ↓ ⇒ LDL-Cholesterin im Blut ↑; PCSK9-Inhibitoren binden PCSK9 ⇒ LDL-Cholesterin-Aufnahme und -Abbau in Leberzelle ↑ ⇒ LDL-Chol. im Blut ↓;
Wm/Wi (Volanesorsen): Antisense-Oligonukleotid, hemmt Bildung von Apolipoprotein C-III ⇒ beseitigt einen Inhibitor der Triglyzerid-Clearance ⇒ LPL-unabhängiger Triglyzeridabbau
UW (Evolocumab): Influenza, Nasopharyngitis, Inf. d. oberen Atemwege, Hautausschlag, Urtikaria, Übelkeit, Rückenschmerzen, Arthralgie, Reaktionen an Injektionsstelle;
UW (Volanesorsen): s. FachInfo; **KI** (Alirocumab): bek. Überempf., **KI** (Volanesorsen): bek. Überempf., chronische oder ätiologisch unklare Thrombopenie (Thr < 140/nl)

A 6 Endokrinologie – Arzneimittel

Evolocumab Rp	HWZ 11–17d
Repatha *Pen 140mg/1ml*	**Primäre Hypercholesterinämie, gemischte Dyslipidämie:** 140mg alle 2W oder 420mg 1 x /M s.c.; **homozygote familiäre Hypercholesterinämie:** ini 420mg 1x/M s.c., nach 12W ggf. 420mg s.c. alle 2W; **DANI** CrCl < 30: vorsichtige Anw.; **DALI** geringe LI: 100%; mäßige LI: engmaschige Überwachung; schw. LI.: vorsichtige Anw.

Volanesorsen Rp	HWZ 2-5W, PPB 98%
Waylivra *Fertigspr. 285mg*	**Familiäres Hyperchylomikronämie-Syndrom:** 1 x/W 285mg s.c., nach 3M 285mg alle 2W; s. Fl bzgl. Dosisanpassung; **DANI** vors. Anw. bei schwerer NI; **DALI** nicht erf.

A 6.4 Schilddrüse, Nebenschilddrüse

A 6.4.1 Schilddrüsenhormone

Wm/Wi: Stimulierung von Wachstum, körperlicher/geistiger Entwicklung, Proteinsynthese ↑, oxidativer Abbau von Fetten/Kohlenhydraten ↑ (Grundumsatz ↑);
UW: Herzrhythmusstörungen (z. B. Vorhofflimmern und Extrasystolen), Tachykardie, Herzklopfen, pektanginöse Zustände, Kopfschmerzen, Muskelschwäche und Krämpfe, Flush, Fieber, Erbrechen, Menstruationsstörungen, Pseudotumor cerebri, Tremor, innere Unruhe, Schlaflosigkeit, Hyperhidrosis, Gewichtsabnahme, Diarrhoe; **KI:** bes. Überempf., unbehandelte Nebennierenrindeninsuff., unbehandelte Hypophyseninsuff., unbehandelte Hyperthyreose; Ther.-Beginn bei akutem Myokardinfarkt, akuter Myokarditis und akuter Pankarditis; Komb. Ther. mit T4 und Thyreostatika bei Hyperthyreose während der Schwangerschaft

Levothyroxin (T4) Rp	HWZ 7d (22h), Q0 1.0 (1.0), PPB 99%, PRC A, Lact ?
Berlthyrox *Tbl. 50, 75, 100, 125, 150µg* Eferox *Tbl. 25, 50, 75, 100, 125, 150, 175, 200µg* Euthyrox *Tbl. 25, 50, 75, 88, 100, 112, 125, 137, 150, 175, 200µg* L-Thyrox HEXAL *Tbl. 25, 50, 75, 88, 100, 112, 125, 150, 175, 200µg* L-Thyroxin inject Henning *Inj.Lsg. 500µg/5ml* L-Thyroxin-Na ratioph. *Tbl. 25, 50, 75, 100, 125, 150, 175, 200µg* Thevier *Tbl. 50, 100µg*	**Hormonsubstitution bei Hypothyreose** → 574: ini 1 x 25-50µg p.o., alle 2-4W um 25-50µg steigern bis 100-200µg/d; **Ki.:** ini 12.5-50µg/m² KOF, dann 100-150µg/m² KOF; **euthyreote Struma, Pro. Rezidivstruma** → 571: 75-200µg/d; **hypothyreotes Koma:** ini 0.3-0.5mg i.v.; ab d2: 100µg/d; **Suppressionstherapie bei SD-Malignom:** 150-300µg/d

Liothyronin (T3) Rp	HWZ 22h, Q0 1.0 (1.0), PPB 99%, PRC A, Lact ?
Thybon *Tbl. 20, 100µg* Thyrotardin-inject *Inf.Lsg. 100µg*	**Hormonsubstitution bei Hypothyreose** → 574: ini 20µg/d p.o., Erh.Dos. 50-75µg/d in 3 ED; **hypothyreotes Koma:** 0.1mg i.v.; **SD-Suppressionstest:** 60-100µg/d für 6-10d

Schilddrüse, Nebenschilddrüse

T4 + T3 Rp	PRC A, Lact ?
Novothyral *Tbl. 75+15, 100+20µg* **Prothyrid** *Tbl. 100+10µg*	**Hormonsubst. bei Hypothyreose → 574, euthyr. Struma, Pro. Rezidivstruma → 571:** ini 50µg T4/d, nach 2W evtl. 75µg T4/d, Erh.Dos. 50-100µg T4/d; **SD-Malignom postop.:** 100-200µg T4/d

T4 + Kaliumiodid Rp	PRC A
Eferox-Jod *Tbl. 50+150, 75+150, 88+150, 100+100, 100+150, 112+150, 125+150, 150+150µg* **Jodthyrox** *Tbl. 100+131µg* **L-Thyrox Jod HEXAL** *Tbl. 50+150, 75+150, 88+150, 100+150, 100+150, 112+150, 125+150, 150+150µg* **Thyronajod** *Tbl. 50+196, 75+196, 100+196, 125+196, 150+196µg*	**Euthyreote Struma, Pro. Rezidivstruma** → 571: 1 × 50-150µg T4 p.o.

A 6.4.2 Thyreostatika

Wm/Wi (Carbimazol, Propylthiouracil, Thiamazol): Hemmung thyreoidaler Peroxidase (J⁻ → J) und Hormonsynthese, Inkretion bereits fertiger Hormone wird nicht gehemmt, Propylthiouracil: zusätzl. part. Hemmung d. Konversion T4 → T3;
Wm/Wi (Natriumperchlorat): kompet. Hemmung thyreoidaler Iodidaufnahme;
UW: (Carbimazol, Thiamazol): Agranulozytose, Leukos ↓, allerg. Hautreaktion, Strumaentwicklung, GI-Beschwerden, Hepatitis, transiente Cholestase;
UW: (Natriumperchlorat): flüchtiges Exanthem, Übelkeit, Brechreiz, Mundtrockenheit, pharyngitische Reizungen, Lymphadenopathie, Leukopenie, Purpura, fieberhafte Arthralgie;
KI (Carbimazol, Thiamazol): bek. Überempf., Granulozytopenie, frühere Knochenmarksschädigung durch Thyreostatika, Cholestase; bei zusätzl. Therapie mit SD-Hormonen in der Grav.;
KI (Natriumperchlorat): retrosternale Struma, bek. Überempf.; zuvor unter Perchlorat-Gabe aufgetretene BB-Veränd., v.a. Agranulozytose; während Plummerung zur OP-Vorbereitung

Carbimazol Rp	HWZ 0.5(4)h, Q0 1.0 (0.9), PPB 0%, PRC C
Carbimazol Aristo *Tbl. 5, 10mg* **Carbimazol Henning** *Tbl. 5, 10mg* **Carbimazol 1A** *Tbl. 5, 10mg*	**Hyperthyreose → 572:** ini 40-60mg p.o., Erh.Dos. 1 × 5-20mg; **Ki.:** ini 0.5-0.7 mg/kg/d, Erh.Dos. 0.3-0.5 mg/kg/d; **DALI** möglichst niedrige Dosis

Propylthiouracil Rp	HWZ 0.9-4.3h, Q0 0.9, PPB 80%, PRC D, Lact ?
Propycil *Tbl. 50mg*	**Hyperthyreose:** ini 3 × 75-100mg/d p.o., in schweren Fällen: 300-600mg/d in 4-6ED, Erh.Dos. 25-100mg/d; **Ki. 6-10J:** ini 50-150mg/d, Erh.Dos. 25-50mg/d; **neonatal:** ini 5-10mg/d in 3ED, Erh.Dos. 3-4mg/kg/d; **DANI** milde bis mäßige NI: 75%, schwere NI: 50%; **DALI** ggf. Dosisreduktion

A 6 Endokrinologie – Arzneimittel

Thiamazol Rp	HWZ 3h, Q0 0.9, PPB 0%, PRC C
Methizol *Tbl. 5, 20mg* **Thiamazol Henning** *Tbl. 5, 20mg;* *Amp. 40mg/1ml* **Thiamazol HEXAL** *Tbl. 5, 10, 20mg* **Thyrozol** *Tbl. 5, 10, 20mg*	**Hyperthyreose** → 572: ini 20-40mg/d p.o. in 2-4ED, Erh.Dos. 1 x 5-20mg; **Ki.:** ini 0.3-0.5mg/kg/d, Erh.Dos. 0.2-0.3mg/kg/d; **thyreotoxische Krise:** ini 80mg i.v., dann Dauerinfusion 120-240mg/d; **DALI** möglichst niedrige Dosis

Natriumperchlorat Rp	
Irenat *Gtt. (15Gtt. = 300mg)*	**Hyperthyreose** → 572: ini 4-5 x 10Gtt., nach 1-2W 4 x 5Gtt.; **Ki. 6-14J:** 3-6 x 1Gtt. oder 4-6 x 2Gtt.; **Schilddrüsenblockade vor szintigraphischer Untersuchung:** 10-20Gtt.; **Perchlorat-Discharge-Test:** 30-50 Gtt. nach Radiojodtracerdosis; **Ki.:** 300-600mg/m² KOF

6.4.3 Nebenschilddrüsenhormone und Analoga

Wm/Wi (Parathyroidhormon, Teriparatid): rekombinantes Parathormon ⇒ Knochenbildung ↑ durch Osteoblastenstimulation, intest. Kalziumresorption ↑, tubuläre Kalziumreabsorption ↑, renale Phosphatausscheidung ↑;
UW (Parathyroidhormon): Hyperkalzämie, Hypokalzämie, Kopfschmerzen, Hypoästhesie, Parästhesie, Diarrhoe, Übelkeit, Erbrechen, Arthralgie, Muskelspasmen, Hypomagnesiämie, Tetanie, Angst, Schlaflosigkeit, Somnolenz, Palpitationen, Hypertonie, Husten, Oberbauchschmerzen, Muskelzucken, Schmerzen des Muskel- und Skelettsystems, Myalgie, Nackenschmerzen, Extremitätenschmerzen, Hyperkalzurie, Pollakisurie, Asthenie, Thoraxschmerz, Ermüdung, Durst, Reaktionen an Inj.Stelle, pos. PTH-AK, erniedrigtes Vitamin D;
UW (Teriparatid): Gliederschmerzen, Kopfschmerzen, Schwindel, Nausea, Emesis, Depression, Anämie, Hypercholesterinämie, Müdigkeit, Thoraxschmerzen, Schwitzen;
KI (Parathyroidhormon): bek. Überempf., maligne Skeletterkrankungen oder Konchenmetastasen, erhöhtes Risiko für Osteosarkome (M. Paget, Erbkrankheiten), laufende oder Z.n. Strahlentherapie des Skeletts, unklare Erhöhung der knochenspezifischen aP, Pseudohypoparathyreoidismus;
KI (Teriparatid): bek. Überempf., Ca++m, schwere NI, M. Paget, Hyperparathyreoidismus, ungeklärte aP m, Z.n. Strahlentherapie des Skeletts

Parathyroidhormon	HWZ 3h
Natpar *Inj.Lsg 25, 50, 75, 100µg*	**Chronischer Hypoparathyreoidismus:** ini 1 x 50µg s.c., Dosisanpassung n. Serumkalzium s. FachInfo; **DANI** CrCl 30-80: 100%; < 30: keine Daten; **DALI** Child A, B: 100%; C: keine Daten

Teriparatid Rp	HWZ 1h, PRC C, Lact -
Forsteo *Injector 750µg/3ml (20µg/Dosis),* *600µg/2.4ml (20µgDosis)*	**Manif. Osteoporose:** 1 x 20µg s.c. für max. 18M; **DANI** KI bei schw. NI; **DALI** keine Daten

Gichtmittel 129

A 6.4.4 Kalzimimetikum

Wm/Wi: erhöht Empfindlichkeit des kalziumsensitiven Rez. der Nebenschilddrüse auf extrazelluläres Kalzium ⇒ Parathormonspiegel ↓ ⇒ Serumkalziumspiegel ↓;
UW (Cinacalcet): Übelkeit, Erbrechen, Anorexie, Schwindel, Parästhesien, Rash, Myalgien, Asthenie, Hypokalzämie, Testosteronspiegel ↓, allergische Reakt., Krampfanfälle, Hypotonie, Verschlechterung einer Herzinsuff., Dyspepsie, Diarrhoe; **UW** (Etelcalcetid): Hypokalzämie, Hyperkaliämie, Hypophosphatämie, Kopfschmerzen, Parästhesien, Verschlecht. d. Herzinsuff., QT-Verlängerung, Hypotonie, Übelkeit, Erbrechen, Diarrhoe, Muskelkrämpfe, Myalgie;
KI (Cinacalcet): bek. Überempf., Galaktoseintol., Laktasemangel, Glukose-Galaktose-Malabsorption, Ki./Jug.; **KI** (Etelcalcetid): bek. Überempf., korrig. Serumkalzium unter Normbereich

Cinacalcet Rp	HWZ 30-40h, Q0 0.2, PPB 97%, PRC B, Lact ?
Mimpara *Tbl. 30, 60, 90mg; Kps 1, 2.5, 5mg*	**Sek. HPT bei dialysepflichtiger, terminaler NI** → 579: ini 1 x 30mg p.o., Dosistitration alle 2-4W nach PTH-Spiegel, max. 180mg/d; regelmäßige Ca- u. PTH-Kontr.; **Ki. ab 3J:** < 0.2mg/kg, max. 2.5mg/kg/d bzw. 180mg/d; **Hyperkalzämie bei Nebenschilddrüsen-Ca** ← 554, **prim. HPT** → 578: ini 2 x 30mg p.o., alle 2-4W ED um 30mg steigern bis 2 x 90mg, max. 3-4 x 90mg; regelmäßige Ca-Kontrollen; **DALI** sorgfältige Dosiseinstellung

Etelcalcetid Rp	HWZ 3-5d
Parsabiv *Inj.Lsg. 2.5, 5, 10mg*	**Sek. HPT bei dialysepflichtiger, terminaler NI** → 579: ini 5mg 3x/W i.v., dann Dosistitration nach PTH-Spiegel 2.5-15mg 3x/W i.v., max. 3 x 15mg/W; **DALI** keine Daten

A 6.5 Gichtmittel

A 6.5.1 Urikosurika

Wm/Wi (Benzbromaron, Probenecid): Hemmung der tubulären Harnsäurerückresorption;
UW (Benzbromaron): Nausea, Brechreiz, Völlegefühl, Diarrhoe, Gichtanfall, Uratsteine;
UW (Probenecid): Anorexie, Nausea, Brechreiz, Völlegefühl, Hautreakt., Zahnfleischentzündung, Haarausfall, Hautjucken, Kopfschmerzen, Benommenheit, Gichtanfall, Uratsteine;
KI (Benzbromaron): bek. Überempf., Nierensteindiathese, NI, akuter Gichtanfall, Lebererkr., Grav.;
KI (Probenecid): bek. Überempf., akuter Gichtanfall, Ki. < 2J, Nierensteindiathese, NI, Grav./Lakt.

Benzbromaron Rp	HWZ 3(17-20)h, Q0 1.0 (1.0), PPB 99%
Benzbromaron AL *Tbl. 100mg* Narcaricin mite *Tbl. 50mg*	**Hyperurikämie** → 565: ini 1 x 20-25mg p.o., Erh.Dos. 1 x 100mg; **DANI, DALI** KI

Probenecid Rp	HWZ 3-17h, Q0 0.9, PPB 90%, PRC B, Lact ?
Probenecid *Tbl. 500mg*	**Hyperurikämie** → 565: W1: 2 x 250mg p.o., dann 2 x 500mg; **Ki. > 2J:** ini 25mg/kg, dann 40mg/kg; **DANI** KI

A 6 Endokrinologie – Arzneimittel

A 6.5.2 Xanthin-Oxidase-Inhibitoren

Wm/Wi: Hemmung der Xanthinoxidase ⇒ Harnsäureproduktion ↓ (Urikostatikum);
UW (Allopurinol): Nausea, Erbrechen, Hautreakt., Diarrhoe, Leukopenie, reakt. Gichtanfall;
UW (Febuxostat): Leberfkt. Strg., Durchfall, Übelkeit, Hautausschlag, Kopfschmerzen;
KI (Allopurinol): bek. Überempf., Cave in Grav./Lakt.; **KI** (Febuxostat): bek. Überempf.

Allopurinol Rp HWZ 1.5(19)h, Q0 0.8 (0.1), PPB < 1%, PRC C, Lact ?

Allo-CT *Tbl. 100, 300mg* Allopurinol-ratioph. *Tbl. 100, 300mg* Allopurinol AL *Tbl. 100, 300mg* Epidropal *Tbl. 300mg* Zyloric *Tbl. 100, 300mg*	**Hyperurikämie** → 565, **Uratnephropathie** → 768, **Pro. von Ca-Oxalatsteinen** → 766, **Lesch-Nyhan-Syndrom:** 1 × 100-300mg p.o., max. 800mg/d; **Ki. < 15J:** 10mg/kg/d in 3ED; max. 400mg/d; **DANI** CrCl 10-20: 100-200mg/d; < 10: 100mg/d; **HD:** 2-3 x/W 300-400mg; **DALI** s. DANI

Febuxostat Rp HWZ 5-8h, PPB 99%, PRC C, Lact ?

Adenuric *Tbl. 80, 120mg* Febuxostat Glenmark *Tbl. 80, 120mg* Febuxostat HEXAL *Tbl. 80, 120mg* Febuxostat Zentiva *Tbl. 80, 120mg*	**Chron. Hyperurikämie mit Uratablagerungen:** 1 × 80mg p.o.; ggf. 1 × 120mg, wenn Harnsäurespiegel nach 2-4W > 6mg/dl; **DANI** leichte-mittelschw. NI: 100%; schwere NI: keine Daten; **DALI** leichte LI: 80mg/d; mittelschwere bis schwere LI: keine Daten

A 6.5.3 Allopurinol-Kombinationen

Allopurinol + Benzbromaron Rp

Allopurinol-ratioph. comp. *Tbl. 100+20mg*	**Hyperurikämie** → 565: 1 × 100+20mg p.o., evtl. vorübergehend 300+60mg/d; **DANI** KI; **DALI** KI

A 6.5.4 Weitere Gichtmittel

Wm/Wi (Colchicin): verhindert Phagozytose abgelagerter Uratkristalle durch Leukozyten, die Entzündungsmediatoren freisetzen = Mitosehemmstoff; **Wm/Wi** (Rasburicase): Katalyse der enzymat. Oxidation von Harnsäure in Allantoin, das leichter über die Niere ausgeschieden wird;
UW (Colchicin): Durchfälle, Nausea, Erbrechen, Leukopenie, Alopezie;
UW (Rasburicase): Fieber, Erbrechen, Übelkeit, Diarrhoe, Kopfschmerzen, allerg. Reaktionen;
KI (Colchicin): Grav./Lakt.; **KI** (Rasburicase): G-6-PDH-Mangel, Grav./Lakt.

Colchicin Rp HWZ 4.4h, Q0 1.0, PRC D, Lact +

Colchicin Tiopharma *Tbl. 0.5mg* Colchicum-Dispert *Tbl. 0.5mg* Colchysat *Gtt. (25Gtt. = 0.5mg)*	**Akuter Gichtanfall** → 565: ini 1mg p.o., dann alle 1-2h 0.5-1.5mg bis Besserung, max. 8mg/d bzw. 12mg/Anfall; **DANI, DALI** KI

Rasburicase Rp HWZ 19h, keine PPB

Fasturtec *Inj.Lsg. 1.5mg/1ml, 7.5mg/5ml*	**Akute Hyperurikämie** → 565, **Tumorlyse bei Therapie hämatologischer Malignome:** 1 × 0.2mg/kg über 30min i.v. über 5-7d; **DANI, DALI** nicht erforderlich

A 6.6 Kalziumstoffwechselregulatoren

A 6.6.1 Bisphosphonate

Wm/Wi: Osteoklastentätigkeit ↓ ⇒ ossäre Kalziumfreisetzung ↓, Knochenabbau ↓;
UW (Alendronsäure): Kopfschmerzen, Bauchschmerzen, Dyspepsie, Obstipation, Diarrhoe, Flatulenz, Ösophagusulzera, Dysphagie, aufgetrieb. Abdomen, saures Aufstoßen, muskuloskelettaler Schmerz; **UW** (Zolendronsäure): Anämie, Kopfschmerzen, Konjunktivitis, Übelkeit, Erbrechen, Appetit ↓, Knochenschmerzen, Myalgie, Arthralgie, generalis. Schmerzen, Nierenfktsstrg., Fieber, grippeähnliche Symptome, Hypophosphatämie, Hypokalzämie, Serum-Krea/-Harnstoff ↑;
KI (Alendronsäure): bek. Überempf.; Ösophagusanomalien und and. Faktoren, die die Ösophagusentleerung verzögern wie Striktur oder Achalasie; Unfähigkeit, für mind. 30 Min zu stehen oder aufrecht zu sitzen; Hypokalzämie;
KI (Zoledronsäure): bek. Überempfindlichkeit, Lakt.

Alendronsäure Rp	HWZ bis zu 10a (im Knochen), Q0 0, PPB 78%, PRC C, Lact ?
Alendron Beta *Tbl. 70mg* **Alendron HEXAL** *Tbl. 10, 70mg* **Alendronsäure Basics** *Tbl. 10, 70mg* **Alendronsäure-ratioph.** *Tbl. 70mg* **Binosto** *Brausetbl. 70mg* **Fosamax** *Tbl. 10, 70mg* **Tevanate** *Tbl. 10, 70mg*	Postmenopausale Osteoporose, Osteoporose bei Männern, Ther./Pro. der glukokortikoid-induzierten Osteoporose: 1 x 10mg p.o.; postmenopausale Osteoporose: 1 x 70mg/W; **DANI** CrCl 35-60: 100%; < 35: Anw. nicht empfohlen; **DALI** nicht erforderlich

Alendronsäure + Colecalciferol Rp	
Alendronsäure/Colecalciferol AbZ *Tbl. 70mg+5600IE* **Alendronsäure-ratioph. + Colecalciferol** *Tbl. 70mg+2800IE, 70mg+5600IE* **Fosavance** *Tbl. 70mg+2800IE, 70mg+5600IE*	Postmenopausale Osteoporose bei Risiko für Vit.-D-Mangel: 1 x/W 70mg + 2800IE p.o.; bei fehlender zusätzlicher Vitamin-D-Supplementierung 1 x/W 70mg+5600IE; **DANI** CrCl 35-60: 100%; < 35: Anw. nicht empf.

Alendronsäure + Colecalciferol + Calcium Rp	
Alendron HEXAL plus Calcium D *Kombipck. mit Tbl. Alendronsäure 70mg u. Brausetbl. Calcium 1000mg + Colecalciferol 880 IE* **Alendrokit Dura** *Kombipck. mit Tbl. Alendronsäure 70mg u. Tbl. Calcium 600mg + Colecalciferol 400 IE*	Postmenopausale Osteoporose → 567 bei Risiko für Vit.-D- u. Kalzium-Mangel: 1 x/W 70mg Alendrons. p.o.+1 x tgl. 600-1000mg Ca + 400-880IE Colecalciferol p.o.; **DANI** CrCl 35-60: 100%; < 35: Anw. nicht empfohlen

Alendronsäure + Alfacalcidol Rp	
Alendronsäure-ratioph. plus *Kombipck. mit Alendrons. Tbl. 70mg u. Alfacalcidol Kps.1µg* **Tevabone** *Kombipck. mit Alendronsäure Tbl. 70mg und Alfacalcidol Kps.1µg*	Postmenopausale Osteoporose → 567: 1 x/W 70mg Alendronsäure + 1 x tgl. 1µg Alfacalcidol p.o.; **DANI** CrCl 35-60: 100%; < 35: Anw. nicht empfohlen

A 6 Endokrinologie – Arzneimittel

Clodronsäure Rp
HWZ 2h, geringe PPB

Bonefos *Amp. 300mg/5ml, 1,5g/25ml*
Clodron 1A *Tbl. 800mg*
Ostac *Tbl. 520mg*

Tumorinduz. Hyperkalzämie, Osteolyse: ini 2400-3200mg/d p.o., langs. auf 1600mg/d ↓; 1500mg i.v. einmalig od. 300mg/d i.v. für 10d; **DANI** CrCl 50-80: 75% i.v. bzw. 1600mg/d p.o.; 12-50: 50-75% i.v. bzw. 1200mg/d p.o.; < 12: 50% i.v. bzw. 800mg/d p.o.

Ibandronsäure Rp
HWZ 10-16h, PRC C, Lact ?

Ascendra *Fertigspr. 3mg/3ml*
Bondronat *Tbl. 50mg; Amp. 2mg/2ml, 6mg/6ml*
Bonviva *Tbl. 150mg; Fertigspr. 3mg/3ml*
Ibandronsäure HEXAL *Tbl. 150mg; Inf.Lsg. 2mg/2ml, 3mg/3ml, 4mg/4ml, 6mg/6ml*
Ibandronsäure-ratioph. *Tbl. 50, 150mg; Fertigspr. 3mg/3ml*
Ibandronsäure Stada *Tbl. 150mg; Inf.Lsg. 2mg/2ml, 3mg/6ml, 6mg/6ml*

Tumorinduzierte Hyperkalzämie→ 554: 2-4mg, max. 6mg i.v. als ED; **Pro. skelettbezogener Komplikationen bei Knochenmetastasen** → 567: 1 x 50mg p.o.; 6mg i.v. alle 3-4W; **postmenopausale Osteoporose** → 567: 150mg p.o. 1 x/M; 3mg i.v. alle 3M; **DANI** CrCl > 30: 100%; < 30: 2mg i.v. alle 3-4W bzw. 50mg p.o. 1 x/W; **DALI** nicht erforderlich

Pamidronsäure Rp
HWZ 1.6-27h, Q0 0.5, PPB 54%, PRC C, Lact ?

Axidronat *Inj.Lsg. 15mg/5ml, 30mg/10ml, 60mg/10ml, 90mg/10ml*
Pamidron HEXAL *Inj.Lsg. 15mg/1ml, 30mg/20ml, 60mg/4ml, 90mg/6ml*
Pamifos *Inj.Lsg. 15mg/5ml, 30mg/10ml, 60mg/20ml, 90mg/30ml*
Ribodronat *Inj.Lsg. 60mg/20ml, 90mg/30ml*

Tumorinduzierte Hyperkalzämie → 554, **osteolytische Metastasen, multiples Myelom** → 601: 90mg i.v. alle 4W; **M. Paget** → 570: 1 x 30mg/W über 6W i.v.; **DANI** CrCl > 30: 100%, max. 90mg/4h; < 30: KI; **DALI** leichte bis mittlere LI: 100%, schwere LI: keine Daten

Risedronsäure Rp
HWZ 1.5(24)h, PPB 24%, PRC C, Lact ?

Acara *Tbl. 35mg*
Actonel *Tbl. 5, 30, 35, 75mg*
Risedronat Heumann *Tbl. 35mg*
Risedron HEXAL *Tbl. 35, 75mg*
Risedronsäure-CT *Tbl. 75mg*

Osteoporose → 567: 1 x 5mg p.o.; 1 x/W 35mg; postmenopausale Osteoporose mit erhöh-tem Frakturrisiko: 75mg p.o. d1+2, Wh d29; **M. Paget:** 1 x 30mg p.o. für 2M, evtl. Wdh. nach 2M; **DANI** CrCl < 30: KI

Zoledronsäure Rp
HWZ 167h, Q0 0.1, PPB 56%, PRC D, Lact ?

Aclasta *Inf.Lsg. 5mg/100ml*
Ribometa *Inf.Lsg. 4mg/5ml*
Zoledron HEXAL *Inf.Lsg. 4mg/5ml, 4mg/100ml*
Zoledronsäure 1A *Inf.Lsg. 4mg/5ml*
Zoledron Medac *Inf.Lsg. 4mg/5ml, 4mg/100ml*
Zometa *Inf.Lsg. 4mg/5ml, 4mg/100ml*

Tumorinduzierte Hyperkalzämie → 554, **Pro. skelettbezogener Komplikationen bei Knochenmetastasen:** Zometa: 4mg in 100ml NaCl 0.9% über 15min i.v., alle 3-4W; **DANI** CrCl 50-60: 3.5mg; 40-49: 3.3mg; 30-39: 3mg; < 30: Anw. nicht empfohlen; **M. Paget** → 570: Aclasta: einmalig 5mg i.v.; **erhöhtes Frakturrisiko bei postmenopaus./cortisoninduz. Osteoporose, Osteoporose bei Männern** → 567: Aclasta: 1 x/J 5mg i.v.; **DANI** CrCl > 35: 100%; < 35: KI; **DALI** nicht erf.

Kalziumstoffwechselregulatoren 133

A 6.6.2 Calcitonin

Wm/Wi: ossärer Kalzium- und Phosphateinbau ↑, renale Kalzium- und Phosphatausscheidung ↑; **UW:** Flush, Übelkeit, Erbrechen, Malignombildg.; **KI:** bek. Überempf., Hypokalzämie, Pat. < 18J

Calcitonin (vom Lachs) Rp	HWZ 5h, PPB 30-40%, Q0 0.95, PRC C, Lact
Calcitonin Rotexmedica *Amp. 50IE/1ml, 100IE/1ml*	**Pro. von akutem Knochenverlust nach plötzlicher Immobilisation:** 100IE s.c./i.m. in 1-2ED für 2-4W; **Hyperkalzämie durch Malignome:** ini 100IE i.m./s.c. alle 6-8h, Steigerung bis max. 400IE alle 6-8h; in schweren Fällen 5-10IE/kg über 6h i.v.; **M. Paget:** ini 1 x 100IE s.c./i.m., Erh.Dos. 100IE alle 2d; **DANI, DALI** nicht erf.

A 6.6.3 Antikörper

Wm/Wi (Denosumab): humaner monoklon. AK, inhibiert RANKL, hemmt Bildung, Funktion und Überleben der Osteoklasten u. Vorläuferzellen ⇒ Knochenresorption im kortikalen u. trabekulären Knochen ↓; **Wm/Wi** (Romosozumab): IgG2-Ak, bindet an Sklerostin, Aktivierung v. Saumzellen ⇒ Knochenmatrixproduktion ↑, Rekrutierung von Osteoprogenitorzellen; **UW** (Denosumab): Hypokalzämie (v.a. bei renaler Funktionsstrg.), Hypophosphatämie, Dyspnoe, Diarrhoe, Hyperhidrose, Kieferosteonekrose, Zahnextraktion, Katarakt, Harnwegsinfektion, Infekte der oberen Atemwege, Ischiassyndrom, Obstipation, Exanthem, Gliederschmerzen; **UW** (Romosozumab): Nasopharyngitis, Sinusitis, Überempf., Exanthem, Dermatitis, Kopfschmerzen, Arthralgie, Nackenschmerzen, Muskelkrämpfe, Reaktion a. Inj.stelle; **KI** (Denosumab): Hypokalzämie, bek. Überempf., Anw. in Grav./Lakt. nicht empf.; **KI** (Romosozumab): bek. Überempf., Hypokalzämie, Myokardinfarkt oder Schlaganfall in Anamnese

Denosumab Rp	HWZ 26d, PRC C Lact-
Prolia *Fertigspr. 60mg/1ml*	**Postmenop. Osteoporose, O. bei Männern u. bei Z.n. Androgenentzug bei Prostata-Ca:** 60mg s.c. alle 6M; **DANI** nicht erf.; **DALI** k. Dat.
Xgeva *Inj.Lsg. 120mg*	**Pro. skelettbez. Komplik. bei Knochenmetast. solider Tumore:** 120mg s.c. alle 4W. s.c., Komb. mit mind. 500mg Kalzium und 400IE Vit. D, außer bei Hyperkalzämie; **Riesenzelltumore des Knochens:** 120mg s.c. d1, 8, 15, Wdh. d29; **DANI** nicht erf.; **DALI** k. D.

Romosozumab Rp	HWZ 13d
Evenity *Fertigspr., Pen 105mg*	**Postmenop. Osteoporose:** 210mg s.c 1x/M; **DANI** nicht erf., bei schwerer NI: HD Ca^{2+}-Spiegel überwachen; **DALI** keine Daten

A 6.6.4 Knochenmorphogene Proteine

Wm/Wi: osteoinduktives Protein, bindet an Oberflächenrezeptoren von Mesenchymzellen ⇒ Bildung von trabekulärem Knochen; **UW:** Amylase ↑, Kopfschmerzen, Tachykardie, Hypomagnesiämie; **KI:** bek. Überempf. gegen Dibotermin alfa bzw. Rinderkollagen Typ I, noch nicht ausgewachsener Knochenbau, akute Infektion an der Frakturstelle, Kompartmentsyndrom, pathologische Frakturen, M. Paget, Malignome, Grav.

Dibotermin alfa Rp

| InductOs *Implantationskit 12mg/8ml* | **Zur anterioren Lendenwirbelfusion, Tibiafraktur:** Lsg. auf Matrix auftragen und Frakturoberfläche damit bedecken |

A 6.7 Abmagerungsmittel

A 6.7.1 Zentral wirksame Mittel

Wm/Wi (Amfepramon): indirektes Sympathomimetikum durch präsynaptische Freisetzung adrenerger Amine ⇒ Appetithemmung durch Erregung der Neuronen im lat. Hypothalamus; **UW** (Amfepramon): Psychosen, Depression, Nervosität, Schwindel, Tachykardie, Herzklopfen, präkardiale Schmerzen, Mundtrockenheit, Abhängigkeit, pulmonale Hypertonie; **KI** (Amfepramon): tachyk. Arrhythmien, Phäochromozytom, Hyperthyreose, schwere AP, Engwinkelglaukom, pulm. Hypertonie, schwere art. Hypertonie, Psychosen, Anorexia nerv., Grav./Lakt.

Amfepramon Rp-L!   HWZ 4-6h, PRC B, Lact ?

| Regenon *Kps. 25, 60(ret.)mg*
 Tenuate *Tbl. 75(ret.)mg* | **Adipositas** (BMI > 30kg/m²): bis 3 x 25mg p.o.; 1 x 60-75mg (ret.); Therapiedauer max. 12W |

A 6.7.2 Lipasehemmer

Wm: hemmt gastrische und der pankreatischen Lipase; **Wi:** Triglyzeride können nicht mehr in freie Fettsäuren und Monoglyzeride hydrolysiert und somit nicht resorbiert werden; **UW:** Bauchschmerzen, Fettstuhl, Flatulenz mit Stuhlabgang, Stuhldrang, Kopfschmerzen, Abgeschlagenheit, Resorption fettl. Vit. ↓; **KI:** chron. Malabsorptionssyndrom, Cholestase, Grav./Lakt.

Orlistat Rp-L!/OTC   HWZ 1-2h, PPB 99%, PRC B, Lact ?

| Orlistat HEXAL *Kps. 60, 120mg*
 Orlistat-ratioph. *Kps. 60, 120mg*
 Xenical *Kps. 120mg* | **Adipositas:** BMI > 30kg/m² oder > 28kg/m² + Risikofakt.: 3 x 120mg; BMI > 28kg/m²: 3 x 60mg; jeweils zur oder bis 1h nach der Hauptmahlzeit; **DANI, DALI** nicht erf. |

A 6.8 Orphan Drugs

Orphan Drugs: Medikamente zur Therapie seltener Erkr.; **Wm** (Agalsidase, Cerliponase alfa, Galsulfase, Imiglucerase, Laronidase, Sebelipase alfa, Velaglucerase alfa, Velmanase alfa, Vestronidase alfa): Enzymsubstitution der entspr. Mangelerkr.; **Wm/Wi** (Amifampridin): Blockade spannungsabhängiger Kaliumkanäle ⇒ Depolarisation verlängert ⇒ intrazelluläre Kalziumkonzentration ↑ ⇒ Exozytose acetylcholinhaltiger Vesikel ↑; **Wm/Wi** (Asfotase alfa): humanes rekombinantes Fusionsprotein ⇒ Förderung der Skelettmineralisierung; **Wm/Wi** (Ataluren): verhindert die durch ein Stopcodon bedingten vorzeitige Beendigung des Translationsprozess am Ribosom ⇒ Proteine können in voller Länge erzeugt werden; **Wm/Wi** (Betain): Methylgruppendonator ⇒ Remethylierung von Homocystein zu Methionin; **Wm/Wi** (Burosumab): rekomb. hum. monoklon. AK, bindet an Fibroblastenwachstumsfaktor 23 ⇒ tubuläre Rückresorption von Phosphat aus Niere ↑, Serumkonz. von 1,25-OH-Vit. D ↑; **Wm/Wi** (Canakinumab): bindet an Interleukin-1-beta ⇒ Bildung von Entzündungsmediatoren; **Wm/Wi** (Carglumsäure): Aktivierung der Carbamoylphosphatsynthetase (erstes Enzym des Harnstoffzyklus) ⇒ Normalisierung des Ammoniakspiegels; **Wm/Wi** (Cholsäure): Substitution d. vorherrschenden primären Gallensäure; **Wm/Wi** (Eliglustat): Inhibitor der Glukocerebrosid-Synthase ⇒ Hemmung der pathologischen Glucocerebrosid-Anreicherung;

Orphan Drugs 135

Wm/Wi (Elosulfase alfa): liefert exogenes Enzym N-Acetylgalactosamin-6-Sulfatase ⇒ wird in Lysosomen aufgenommen ⇒ steigert Katabolismus der Glukosaminglykane;
Wm/Wi (Givosiran): kleine interferierende Ribonucleinsäure ⇒ Abbau von Aminolaevulinsäure-Synthase-1-Botenribonucleinsäure ⇒ Blutspiegel v. Aminolaevulinsäure u. Porphobilinogen ↓;
Wm/Wi (Hemin): Ausgleich des bei Porphyrien auftretenden Häminmangels, Verhinderung einer erhöhten Delta-Amino-Laevulinsäure-Synthase-Aktivität, Reduktion der Porphyriensynthese bzw. Bildung toxischer Zwischenprodukte; **Wm/Wi** (Inotersen): Antisense-Oligonukleotid ⇒ Hemmung der Transthyretinproduktion; **Wm/Wi** (Ivacaftor): selek. Potentiator des CFTR-Proteins, ↑ CFTR-Kanal-Gating-Aktivität u. Chloridtransport;
Wm/Wi (Lumacaftor, Tezacaftor): CFTR-Korrektor, der die Menge an funktionellem CFTR an Zelloberfläche erhöht; **Wm/Wi** (Metreleptin): bindet an Leptin-Rezeptor ⇒ Aktivierung des JAK/STAT-Signalwegs; **Wm/Wi** (Migalastat): bindet mutierte, fehlgefaltete alpha-Gal-A-Formen ⇒ fördert Abtransport in Lysosomen;
Wm (Miglustat): Hemmung der Glucosylceramidsynthase;
Wm/Wi (Natriumphenylbutyrat): Prodrug, Verstoffwechslung zu Phenylacetat u. Phenylacetatglutamin ⇒ alternativer Träger zur Stickstoffausscheidung;
Wm/Wi (Patisiran) interferierende RNA, die eine katalytischen Abbau der TTR-mRNA bewirkt;
Wm/Wi (Pegvaliase): pegylierte, rekombinante Form der Phenylalanin-Ammoniaklyase ⇒ Phenylalaninabbau;
Wm/Wi (Tafamidis): Stabilisator von Transthyretin ⇒ Verlangsamung des Krankheitsverlaufs;
Wm/Wi (Trientin): Chelatbildner ⇒ renale Ausscheidung überschüssigen Kupfers als stabiler Komplex; **Wm/Wi** (Sapropterin): synthetische Form des 6R-Tetrahydrobiopterins ⇒ Aktivität der Phenylalaninhydroxylase ↑;

UW, KI (alle): s. Packungsbeilage; **UW** (Asfotase alfa): Zellulitis an der Injektionsstelle, Hämatomneigung ↑, Kopfschmerzen, Hitzewallung, orale Hypästhesie, Übelkeit, Erythem, Lipohypertrophie, Cutis laxa, Hautverfärbung mit Hypopigmentierung, gespannte Haut, Extremitätenschmerzen, Myalgie, Fieber, Reizbarkeit, Schüttelfrost, Kontusion, Narbe;
UW (Ataluren): Kopfschmerzen, Übelkeit, Erbrechen, Appetit ↑, Schwindel, Hypertonie, Epistaxis, Husten, Oberbauchschmerzen, Flatulenz, Diarrhoe, Magenbeschw., Bauchschmerzen, Obstipation, Regurgitation, Erythem, Schmerzen in Extremitäten, Einnässen, Nierenzyste, Pollakisurie, anomale Urinfarbe, Pyrexie, Müdigkeit, Gewicht ↓;
UW (Burosumab): Zahnabszess, Zahnschmerzen, Kopfschmerzen, Schwindel, Exanthem, Myalgie, Extremitätenschmerz, Reaktion an der Injektionsstelle, Vit. D ↓;
UW (Cerliponase alfa): Infekt. der oberen Atemwege, Konjunktivitis, vorrichtungsbedingte Infektionen, Überempfindlichkeitsreaktionen, Reizbarkeit, Bradykardie, Krampfanfälle, Kopfschmerzen, CSF-Pleozytose, Dropped-head-Syndrom, Erbrechen, Bauchschmerzen, Blasenbildung der Mundschleimhaut/Zunge, Urtikaria, Beschwerden am Verabreichungsort, Fieber, Nervosität, Schmerzen, CSF-Protein ↑/↓, EKG-Abweichungen;
UW (Cholsäure): ohne Häufigkeitsangabe: Diarrhoe, Pruritus, Gallensteine, Transaminasen ↑;
UW (Eliglustat): Kopfschmerzen, Übelkeit, Diarrhoe, Bauchschmerzen, Blähungen, Arthralgie, Ermüdung; **UW** (Elosulfase alfa): Überempf., Kopfschmerzen, Schwindel, Dyspnoe, Diarrhoe, Erbrechen, Schmerzen im Mundrachenraum, Oberbauchschmerzen, Übelkeit, Myalgie, Schüttelfrost, Pyrexie; **UW** (Givosiran): Überempf., Übelkeit, Transaminasen ↑, Exanthem, Pruritus, glomeruläre Filtrationsrate ↓, Reaktion a.d. Injektionsstelle, Erschöpfung;
UW (Inotersen): Thrombozytopenie, Anämie, Kopfschmerzen, Übelkeit, Erbrechen, Fieber, Reaktion an Inj.Stelle, Ödem, Eosinophilie, Appetit ↓, Orthostase, Hypotonie, Hämatom, Transaminasen ↑, Pruritus, Exanthem, Glomerulonephritis, Proteinurie, Nierenversagen, grippeartige Erkr., periphere Schwellung, Kontusion;

A 6 Endokrinologie – Arzneimittel

UW (Ivacaftor): Nasopharyngitis, Inf. ob. Atemwege, Rhinitis, Kopfschmerzen, Schwindel, Ohrbeschwerden, Tinnitus, Trommelfellhyperämie, verstopfte Nase/NNH, oropharyngeale Schmerzen, Rachenrötung, Bauchschmerzen, Diarrhoe, Hautausschlag, Bakt. im Sputum;
UW (Ivacaftor + Lumacaftor): Nasopharyngitis, Inf. ob. Atemwege, Rhinitis, Kopfschmerzen, Schwindel, Ohrbeschwerden, Tinnitus, Trommelfellhyperämie, vestibuläre Störung, verstopfte Nase/NNH, Dyspnoe, oropharyng. Schmerzen, Rachenrötung, Bauchschmerzen, Diarrhoe, Übelkeit, Erbrechen, Flatulenz, Transaminasen ↑, Hautausschlag, Dysmennorhoe, Metrorrhagie, gutartige Knoten i.d. Brust, Bakt. im Sputum;
UW (Metreleptin): Hypoglykämie, Gewicht ↓, Appetit ↓, Kopfschmerzen, Bauchschmerzen, Übelkeit, Alopezie, Menorrhagie, Ermüdung, Rötung/Hämatom an Injektionsstelle, neutralisierende Antikörper;
UW (Migalastat): Kopfschmerzen, Depression, Parästhesie, Hypästhesie, Benommenheit, Schwindel, Herzklopfen, Dyspnoe, Epistaxis, Diarrhoe, Übelkeit, Bauchschmerzen, Obstipation, Mundtrockenheit, Stuhldrang, Dyspepsie, Exanthem, Juckreiz, Muskelspasmen, Myalgie, Schiefhals, Proteinurie, Müdigkeit, Gewicht ↑, CK ↑;
UW (Natriumphenylbutyrat): Anämie, Thrombozytopenie, Leukopenie, Leukozytose, Thrombozytose, metabolische Azidose, Alkalose, Appetit ↓, Depression, Reizbarkeit, Synkope, Kopfschmerzen, Ödem, abdom. Schmerzen, Erbrechen, Übelkeit, Verstopfung, Dysgeusie, Hautausschlag, abnormaler Hautgeruch, renaltubuläre Azidose, Amenorrhoe, unregelmäßige Menstr., Hypokaliämie, Hypalbuminämie, Hypoproteinämie, Hypophosphatämie, aP/GOT/GPT/Bilirubin/Harnsäure/Chlorid/Phosphat/Natrium ↑; Gewicht ↑;
UW (Patisiran): Bronchitis, Sinusitis, Rhinitis, infusionsbedingte Reaktion, Vertigo, Dyspnoe, Dyspepsie, Erythem, Arthralgie, Muskelspasmen, periph. Ödeme;
UW (Sebelipase alfa): Augenlidödem, Agitiertheit, Reizbarkeit, Hypotonus, Herzerkrankungen, Tachykardie, Gefäßerkrankungen, Hypertonie, Blässe, Atemnot, Giemen, Husten, Rhinitis, Nasenverstopfung, Niesen, Diarrhoe, gastroösophageale Refluxkrankheit, Brechreiz, Erbrechen, Urtikaria, Ausschlag, Ekzem, Pruritus, makulopapulöser Ausschlag, Schüttelfrost, Hyperthermie, Pyrexie, Ödem, Körpertemperatur ↑, Sauerstoffsättigung ↓, RR ↑, Herzfrequenz ↑, Atemfrequenz ↑, Harnwegsinf., anaphylaktische Reaktion, Hypercholesterinämie, Hypertriglyzeridämie, Angst, Schlaflosigkeit, Schwindelgefühl, Hyperämie, Kehlkopfödem, Abdominalschmerz, aufgetriebener Bauch, Übelkeit, Menorrhagie, thorakale Beschwerden, Ödem, Ermüdung, Induration an Infusionsstelle, Pyrexie;
UW (Tafamidis): Harnwegsinfekte, Scheideninfektionen, Diarrhoe, Oberbauchschmerzen;
UW (Tezacaftor + Ivacaftor): Nasopharyngitis, Infektion der oberen Atemwege, Rhinitis, Kopfschmerzen, Schwindel, Ohrenschmerzen, Tinnitus, Trommelfellhyperämie, vestibuläre Störungen, oropharyngeale Schmerzen, verstopfte NNH, Rachenrötung, Bauchschmerzen, Diarrhoe, Transaminasenanstieg, Exanthem, Raumforderungen in der Brust, Bakterien im Sputum; **UW** (Trientin): Kopfschmerzen;
UW (Velmanase alfa): Überempf., anaphylaktoide Reaktion, Appetit ↑, psychotisches Verhalten, Einschlafstörung, Verwirrtheitszustand, Verlust des Bewusstseins, Synkope, Tremor, Schwindel, Kopfschmerzen, Augenerkrankungen, Augenreizung, okuläre Hyperämie, Bradykardie, Epistaxis, Diarrhoe, Bauchschmerzen, Übelkeit, Erbrechen, Refluxgastritis, Urtikaria, Hyperhidrosis, Arthralgie, Rückenschmerzen, Gelenksteife, Myalgie, Schmerz in den Extremitäten, akutes Nierenversagen, Pyrexie, Schmerzen an der Katheterstelle, Schüttelfrost, Hitzegefühl, Ermüdung, Krankheitsgefühl, Gewicht ↑, Kopfschmerzen;
UW (Vestronidase alfa): anaphylaktoide Reaktion, Fieberkrampf, Diarrhoe, Urtikaria, Exanthem, Pruritus, Schwellung/Paravasation a.d. Injektionsstelle;

Orphan Drugs 137

KI (Asfotase alfa): bek. Überempf.; **KI** (Ataluren): bek. Überempf., gleichzeitige i.v.-Anw. von Aminoglykosiden; **KI** (Burosumab): bek. Überempf.; gleichz. Anw. von oralen Phosphatpräp., Vit.-D-Derivaten; Nüchtern-Serumphosphatwert oberhalb des altersbezogenen Normalbereichs, schwere NI; **KI** (Cerliponase alfa): bek. lebensbedrohl. anaphyl. Reaktion auf C., ventrikuloperitonealer Shunt, Anzeichen für Defekt/Undichtigkeit/Infektion an der Zugangsvorrichtung; **KI** (Cholsäure): bek. Überempf.; gleichz. Anw. v. Phenobarbital; **KI** (Eliglustat): bek. Überempf.; **KI** (Elosulfase alfa): bek. Überempf.; **KI** (Givosiran): schwere Überempf.; **KI** (Inotersen): bek. Überempf., Thrombos < 100/nl vor der Beh., Protein-Kreatinin-Quotient im Urin (UPCR) ≥ 113 mg/mmol (1 g/g) vor der Beh.; CrCl < 45ml/min; schwere Leberfunktionsstörung; **KI** (Ivacaftor, Lumacaftor): bek. Überempf.; **KI** (Metreleptin): bek. Überempf.; **KI** (Migalastat): bek. Überempf.; **KI** (Natriumphenylbutyrat): bek. Überempf., Grav., Lakt.; **KI** (Patisiran): bek. Überempf.; **KI** (Sebelipase alfa): lebensbedrohl. Überempf.; **KI** (Tafamidis): bek. Überempf.; **KI** (Tezacaftor + Ivacaftor): bek. Überempf.; **KI** (Trientin): bek. Überempf.; **KI** (Velmanase alfa): bek. Überempf.; **KI** (Vestronidase alfa): bek. Überempf.

Agalsidase alfa Rp	Keine PPB zu erwarten
Replagal *Inf.Lsg. 3.5mg/3.5ml*	**M. Fabry (Alpha-Galactosidase-A-Mangel):** alle 2W 0.2mg/kg über 40min i.v.; **DANI** nicht erforderlich; **DALI** keine Daten

Agalsidase beta Rp	HWZ 45-102min, PRC B, Lact ?
Fabrazyme *Inf.Lsg. 35mg*	**M. Fabry (Alpha-Galactosidase-A-Mangel):** alle 2W 1mg/kg über 2h i.v.; **DANI** nicht erf.

Alglucosidase alfa Rp	HWZ 2-3h, PRC B, Lact ?
Myozyme *Inf.Lsg. 50mg*	**M. Pompe (Alpha-Glukosidase-Mangel):** alle 2W 20mg/kg i.v.; **DANI, DALI** keine Daten

Amifampridin Rp	HWZ 2h
Firdapse *Tbl. 10mg*	**Lambert-Eaton-Myasthenisches-Syndrom:** ini 15mg/d p.o., alle 4-5d um 5mg steigern bis max. 60mg in 3-4ED, max. 20mg/ED; **DANI, DALI** leichte NI/LI ini 10mg; mäßige bis schwere NI/LI ini 5mg

Asfotase alfa Rp	
Strensiq *Inj.Lsg. 12, 18, 28, 40, 80mg*	**Hypophosphatasie bei Ki. und Jug.:** 3x/W 2mg/kg s.c. oder 6x/W 1mg/kg; **DANI, DALI** keine Daten

Ataluren Rp	HWZ 2-6h, PPB 99%
Translarna *Granulat 125, 250, 1000mg*	**Duchenne-Muskeldystrophie mit Nonsense-Mutation im Dystrophin-Gen:** Erw., Ki. ab 5J: 3 x tgl. Einnahme mit 10-10-20mg/kg p.o.; **DANI, DALI** vorsichtige Anw.

Betain Rp	HWZ 14h
Cystadane *Pulver (1g enth. 1g)*	**Homocystinurie:** Erw., Ki >10J: 2 x 3g p.o.; Ki <10J: 100mg/kg/d in 2 Einzeldosen; **DANI, DALI** nicht erforderlich

A 6 Endokrinologie – Arzneimittel

Burosumab Rp	HWZ 19d
Crysvita *Inj.Lsg. 10, 20, 30mg*	**X-chromosomale Hypophosphatämie ab 1J:** ini 0.4mg/kg s.c., Erh. Dos. 0.8mg/kg alle 2W, max. 90mg; **DANI** KI bei schwerer NI; **DALI** keine Daten
Canakinumab Rp	HWZ 26d
Ilaris *Inj.Lsg. 150mg*	**Cryopyrin-assoziierte periodische Syndrome ab 4J:** ≥ **15–40kg:** 2mg/kg alle 8W s.c.; > **40kg:** 150mg alle 8W s.c.; **DANI** nicht erforderlich; **DALI** keine Daten
Carglumsäure Rp	HWZ 28h
Carbaglu *Tbl. 200mg* Ucedane *Tbl. 200mg*	**Hypermammonämie bei N-Acetylglutamat-synthasemangel:** ini 100–250mg/kg in 2-4 ED p.o., Erh.Dos. 10–100mg/kg; **DANI, DALI** keine Daten
Cerliponase alfa Rp	
Brineura *Inf.Lsg. 150mg*	**Neuronale Ceroid-Lipofuszinose Typ 2 (Tripeptidyl-Peptidase-1-Mangel):** 300mg intrazerebroventrikulär alle 2W; **Ki.** < 6M: 100mg; 6M bis < 1J: 150mg; 1J bis < 2J: 200mg die ersten 4 Dosen, dann 300mg; ≥ **2J:** 300mg jeweils alle 2W.; ini 100–250mg/kg in 2-4 ED p.o., Erh.Dos. 10–100mg/kg; **DANI, DALI** keine Daten
Cholsäure Rp	
Orphacol *Kps. 50, 250mg*	**Angeb. Störung d. primären Gallensäure-synthese:** Erw., Ki. ab 1M: 5-15mg/kg p.o., Mindestdosis 50mg, Erw. max. 500mg, Dosiseinst. n. Gallensäurespiegel in Blut/Urin; **DANI** keine Daten, **DALI** vorsichtige Anw.
Eliglustat Rp	HWZ 4-9h PPB 76-83%
Cerdelga *Kps. 84mg*	**M. Gaucher Typ 1:** 2 x 84mg p.o. (intermed. und schnelle CYP2D6-Metabolisierer); 1 x 84mg (langsame CYP2D6-Metabolisierer); **DANI, DALI** keine Daten
Elosulfase alfa Rp	HWZ 7-36min, PRC B, Lact ?
Vimizim *Inf.Lsg. 5mg/5ml*	**Mucopolysaccharidose Typ IVa:** 1 x 2mg/kg KG/W über 4h i.v.; **DANI, DALI** keine Daten
Galsulfase Rp	PRC B, Lact ?
Naglazyme *Inj.Lsg. 5mg/5ml*	**Mukopolysacch. VI:** 1 x/W 1mg/kg über 4h i.v.

Orphan Drugs 139

Givosiran Rp	HWZ 5h, PPB 90%
Givlaari *Inj.Lsg. 189mg/1ml*	Akute hepatische Porphyrie: Erw., Ki. ab 12J: 1 x/M 2.5mg/kg s.c.; **DANI** CrCl ≥15: 100%; < 15, HD: keine Daten; **DALI** leichte LI: 100%; mäßige bis schwere LI: keine Daten
Hemin Rp	HWZ 11h
Normosang *Amp. 250mg/10ml*	Akute Schübe d. akuten intermitt. Porphyrie, Porphyria variegata, hered. Koproporphyrie: 1 x 3mg/kg i.v. für 4-7d; **DANI, DALI** KI
Idursulfase Rp	HWZ 45min
Elaprase *Inj.Lsg. 6mg/3ml*	Hunter-Syndrom (Mukopolysacch. II): 1 x/W 0.5mg/kg über 3h i.v.; **DANI, DALI** keine Daten
Imiglucerase Rp	
Cerezyme *Inf.Lsg. 400U*	M. Gaucher Typ I/III: alle 2W 60U/kg über 3h i.v.; **DANI** nicht erforderlich
Inotersen Rp	HWZ 30d PPB 94%
Tegsedi *Fertigspr. 284mg*	Hereditäre Transthyretin-Amyloidose mit PNP-Stadien 1-2: 284mg 1x/W s.c.; **DANI** CrCl < 45: Anw. nicht empfohlen; **DALI** leichte–mäßige LI: 100%; schwere LI: KI
Ivacaftor Rp	HWZ 12h, PPB 99%, PRC B, Lact ?
Kalydeco *Tbl. 150mg; Gran. 50, 75mg*	Mukoviszidose mit G551D-Mut.: 2 x 150mg/d p.o.; **DANI** CrCl > 30: 100%, < 30: vors. Anw.; **DALI** Child-Pugh A: 100%; B: 1 x 150mg/d; C: keine Dat., ini 1 x 150mg alle 24h
Laronidase Rp	HWZ 1.5-3.6h PRC B, Lact ?
Aldurazyme *Inf.Lsg. 500U/5ml*	Mukopolysaccharidose I: 1 x/W 100U/kg i.v.
Lumacaftor + Ivacaftor Rp	
Orkambi *Tbl. 200 + 125mg*	Mukoviszidose mit homozyg. F508del-Mut.: Erw., Ki. ab 12J: 2 x 400+250mg p.o.; **DANI** CrCl > 30: 100%, < 30: vors. Anw.; **DALI** Child-Pugh A: 100%; B: 600+375mg/d; C: keine Daten, 400+250mg/d
Metreleptin Rp	HWZ 4-5h
Myalepta *Inj.Lsg. 3, 5.8, 11,3mg*	Lipodystrophie: Pat. ≤ 40kg: 0.06mg/kg s.c., max 0.13mg/kg; Männer > 40kg: 2.5mg, max. 10mg; Frauen > 40kg: 5mg, max. 10mg; s.a. FachInfo; **DANI, DALI** keine Daten
Migalastat Rp	HWZ 3-5h, keine PPB
Galafold *Kps. 123mg*	M. Fabry: Erw., Ki. ab 16J: 1 x 123mg alle 2d p.o.; **DANI** CrCl<30: Anw. nicht empf.; **DALI** nicht erf.

A 6 Endokrinologie – Arzneimittel

Miglustat Rp
HWZ 6-7h, keine PPB

Miglustat Bluefish Kps. 100mg
Yargesa Kps. 100mg
Zavesca Kps. 100mg

M. Gaucher Typ I: 3 x 100mg p.o.;
DANI CrCl 50-70: 2 x 100mg;
30-50: 1 x 100mg; < 30: KI; **DALI** k.D.

Natriumphenylbutyrat Rp
HWZ 1.3-2.4h

Pheburane Granulat 483mg/g
Ammonaps Granulat 940mg/g; Tbl. 500mg

Zusatztherapie bei Stoffwechselstörungen des Harnstoffzyklus: < 20kg: 450-600mg/kg/d p.o. in mehreren ED zu den Mahlzeiten; > 20kg: 9.9-13 g/m2/d, max. 20g/d;
DANI, DALI vorsichtige Anwendung

Nitisinon Rp

Nitisinone Dipharma Kps. 5, 10mg
Nitisinone Mdk Kps. 2, 5, 10mg
Orfadin Kps. 2, 5, 10mg

Tyrosinämie Typ I: ini 1mg/kg/d p.o. in 2 ED, ggf. 1.5-2mg/kg/d

Patisiran Rp

Onpattro Inf.Lsg. 10mg

Hereditäre Transthyretin-Amyloidose mit PNP-Stadien 1-2: 300µg/kg alle 3W i.v., Pat. > 100kg: max. 30mg;
DANI CrCl ≥ 30: 100%; < 30: Anw. nicht empf.;
DALI leichte LI: 100%; mittelschwere bis schwere LI: Anw. nicht empfohlen

Pegvaliase Rp

Palynziq Fertigspr. 2.5, 10, 20mg

Phenylketonurie: ini 1 x 2.5/W, Dosis steigern n. Verträglichkeit u. Blut-Phenylalaninwert s. FI

Sapropterin Rp

Kuvan Tbl. 100mg; Btl. 100mg

Hyperphenylalaninämie bei Phenylketonurie: ini 1 x 10mg/kg/d p.o. morgens, ggf. 5-20mg/kg/d; **bei Tetrahydrobiopterin-Mangel:** ini 1 x 2-5mg/kg/d p.o., ggf. bis 20mg/kg/d steigern, evtl. in 2-3 ED;
DANI, DALI keine Daten

Sebelipase alfa Rp
HWZ 0.1h

Kanuma Inf.Lsg 20mg/10ml

Lysosomale saure Lipase-Mangel: Ki. < 6M ini 1 x/W 1mg/kg i.v., ggf. 1 x/W 3mg/kg;
Ki > 6M, Erw. 1mg/kg alle 2W i.v.;
DANI, DALI nicht erforderlich

Tafamidis Rp
HWZ 59h, PPB 99,9%

Vyndaqel Kps. 20, 61mg

Transthyretin-Amyloidose mit symptomatischer PNP (Stadium I): 1 x 20mg/d;
mit Kardiomyopathie: 1 x 61mg/d;
DANI nicht erf.; **DALI** schwere LI: vors. Anw.

Steroidgenesehemmer 141

Tezcaftor + Ivacaftor Rp	
Symkevi *Tbl. 100+150mg*	**Mukoviszidose:** morgens 1x100 + 150mg p.o., abends Ivacaftor 150mg; **DANI** vorsichtige Anw. bei schwerer NI/HD; **DALI** Child A: 100%; B: 100+150mg ohne 150mg Ivacaftor abends; C: ini 100+150mg, Dosisintervalle an Verträglichkeit anpassen, ohne 150mg Ivacaftor abends
Trientin Rp	
Cuprior *Tbl. 150mg*	**M. Wilson bei Penicillaminunverträglichkeit:** 450-975mg p.o. in 2-4 ED; **Ki. ab 5J:** 225-600mg in 2-4 ED; **DANI** nicht erf.
Velaglucerase alfa Rp	PRC B, Lact ?
Vpriv *Inf.Lsg. 400IE (100IE/1ml)*	**M. Gaucher Typ I:** 60 IE/kg i.v. alle 2 W.; **DANI, DALI** nicht erforderlich
Velmanase alfa Rp	HWZ 30h
Lamzede *Inf.Lsg. 10mg*	**Alpha-Mannosidose:** 1mg/kg 1x/W i.v.; **DANI, DALI** nicht erforderlich
Vestronidase alfa Rp	HWZ 2.6h
Mepsevii *Inf.Lsg. 10mg*	**Mukopolysaccharidose VII:** 4mg/kg alle 2W i.v.; **DANI, DALI** keine Daten

A 6.9 Steroidgenesehemmer

Wm/Wi (Ketoconazol): Hemmung der 17-alpha-Hydroxylase und der 11-Hydroxylierung ⇒ Hemmung der Cortison- u. Aldosteronsynthese, Hemmung kortikotroper Tumorzellen bei Cushing-Syndrom; **UW** (Ketoconazol): Nebennierenrindeninsuff., Übelkeit, Erbrechen, Bauchschmerzen, Diarrhoe, erhöhte Leberenzyme, Pruritus, Exanthem; **KI** (Ketoconazol): bek. Überempf. gegen K. bzw. Imidazol enthalt. Antimykotika; Grav./Lakt., akute oder chron. Lebererkr. und/oder Leberenzymerhöhung (> 2 x ULN), gleichz. Anw. von Simvastatin, Atorvastatin, Lovastatin, Eplerenon, Methadon, Disopyramid, Chinidin, Dronedaron, Pimozid, Sertindol, Saquinavir, Saquinavir/Ritonavir, Ranolazin, Mizolastin, Halofantrin, Dabigatran, Triazolam, orales Midazolam u. Alprazolam, Ergotalkaloide, Lurasidon, Quetiapin, Felodipin, Nisoldipin, Colchicin, Irinotecan, Everolimus, Sirolimus, Vardenafil bei Männern > 75J; bei Pat. mit eingeschr. Nierenfunktion: Telithromycin, Clarithromycin, Fesoterodin, Solifenacin

Ketoconazol Rp	HWZ 2h, PPB 99%
Ketoconazole HRA *Tbl. 200mg*	**Endogenes Cushing-Syndrom:** Erw., **Ki ab12J:** ini 400-600mg/d in 2-3ED, rasche Steigerung auf 800-1200mg/d mögl.; Dosisanpassung an Plasmacortisolspiegel; Erh. Dos. 400-1200mg/d; s. FachInfo; **DANI:** nicht erforderlich, **DALI:** KI

A 6 Endokrinologie – Arzneimittel

A 6.10 Hypothalamushormone

A 6.10.1 Somatostatin-Analogon

Wm/Wi (Pasireotid): Bindung an Somatostatin-Rezeptoren (Subtypen hsst 1-5) mit starker Affinität zu hsst5 der kortikotropen Zellen von ACTH-produzierenden Adenomen ⇒ Hemmung der ACTH-Sekretion; **UW** (Pasireotid): Anämie, Nebenniereninsuffizienz, Hyperglykämie, Diabetes mellitus, Appetit ↓, Kopfschmerzen, Sinusbradykardie, QT-Verlängerung, Hypotonie, Durchfall, Bauchschmerzen, Übelkeit, Erbrechen, Cholelithiasis, Haarausfall, Pruritus, Myalgie, Arthralgie, Reaktion an Injektionsstelle, Erschöpfung, glykosyliertes Hb/γGT/ALAT/BZ/Lipase/Amylase, Prothrombinzeit ↑;
KI (Pasireotid): Überempfindlichkeit gegen Wirkstoff oder Bestandteile, Child-Pugh C

Pasireotid Rp		HWZ 12h, PPB 88% PRC C, Lact -
Signifor *Inj.Lsg.* 0.3, 0.6, 0.9mg/ml; 10, 20, 30, 40, 60mg		**M. Cushing** → 575: 2x0.6mg/d s.c., ggf. steigern auf 2 x 0.9mg/d s.c.; ini 10mg alle 4W i.m., ggf. alle 2-4M steigern, max. 40mg alle 4W; **DANI** nicht erf.; **DALI** Child-Pugh A: 100%; B: 2 x 0.3mg/d, max. 2 x 0.6mg/d; C: KI **Akromegalie**: 40mg i.v. alle 4W; ggf. n. 3M steigern auf max. 60mg; ggf. Dosisred. um 20mg bei UW bzw. Überreaktion; **DANI** nicht erf.; **DALI** Child-Pugh A: 100%; B: ini 20mg alle 4W, max. 40mg alle 4W; C: KI

A 6.11 Hypophysenhinterlappenhormone

A 6.11.1 Agonisten

Wm/Wi (Argipressin): = Vasopressin, renale H$_2$O-Rückresorption ↑; vasokonstriktiv;
Wm/Wi (Desmopressin): renale H$_2$O-Rückresorption ↑; vasokonstriktiv;
Wm/Wi (Oxytocin): Kontraktion der Uterusmuskulatur, Förderung der Milchejektion durch Kontraktion der glatten Muskulatur der Milchdrüse;
Wm/Wi (Terlipressin): Durchblutung im Portalgefäßgebiet ↓ + Kontraktion der glatten Ösophagusmuskulatur ⇒ Kontraktion der Ösophagusvarizen ⇒ portale Hypertension ↓;
UW (Argipressin): ohne Häufigkeitsangabe: Herzstillstand, Anaphylaxie, Bronchokonstriktion, Hautnekrose, digitale Ischämie, Arrhythmien, Myokardinfarkt, Übelkeit, Erbrechen, intestinale Ischämie; **UW** (Terlipressin): Bronchospasmus, RR-Schwankungen, Kopfschmerzen, Diarrhoe;
KI (Argipressin): bek. Überempf.; **KI** (Terlipressin): schwere Hypertonie, Arteriosklerose, AP, Epilepsie, Grav.; Anw. Beschr. bei Asthma bronchiale, Herzinsuffizienz

Argipressin Rp		HWZ 10-20min
Empressin *Inj.Lsg.* 40 IE/2ml		**Katecholaminrefraktäre Hypotonie bei septischen Schockzuständen:** ini 0.01IE/min i.v., ggf. alle 15-20min steigern bis 0.03IE/min; Perfusor 40IE/50ml (0.8IE/ml) 0.75-2.25 ml/h; **DANI, DALI** keine Daten

Hypophysenhinterlappenhormone 143

Desmopressin Rp	HWZ 75min i.v./90-150min p.o., Q0 1.0, PRC B, Lact ?
Desmogalen *Spray (10µg/Hub)* **Desmopressin** *Tbl. 0.1, 0.2mg* **Minirin** *Schmelztbl. 60, 120, 240µg;* *Tbl. 0.1, 0.2mg; Spray (10µg/Hub);* *Rhinyle (0.1ml = 10µg); Amp. 4µg/1ml* **Nocdurna** *Schmelztbl. 25, 50µg* **Nocturin** *Tbl. 0.1mg* **Nocutil** *Tbl. 0.1, 0.2mg; Spray (10µg/Hub)* **Octostim** *Spray (150µg/Hub)*	**Zentr. Diabetes insipidus:** 3 x 60-200µg p.o.; 1 x 10-20µg nasal; 1-2 x 0.5-2µg i.v./i.m./s.c.; **Ki.:** 2-3 x 10-40µg p.o.; 1 x 10µg nasal; 1-2 x 0.2-0.5µg i.v./i.m./s.c.; **diagnostisch:** 1 x 40µg nasal; 4µg i.m./s.c.; **Ki. < 1J:** 1 x 10µg nasal; 0.4µg i.m./s.c.; **> 1J:** 1 x 20µg nasal; 1-2µg i.m./s.c.; **Nykturie bei nächtl. Polyurie:** ini 60µg p.o. z.N., ggfs. steigern auf 120-240µg; **Enuresis noct. Ki. ab 5J:** ini 120-200µg p.o. z.N., evtl. 240-400µg; **Steigerung der F-VIII-Gerinnungsaktivität, Thrombozytendysfkt:** 0.3-0.4µg/kg über 30min i.v. präop.; 300µg nasal 1-2h präop.

Oxytocin → 20, → 427	HWZ 15min, PRC X, Lact -, Nasenspray +

Terlipressin Rp	HWZ 24min
Glycylpressin *Inj.Lsg. 0.1mg/ml* **Haemopressin** *Inj.Lsg. 1mg/5ml* **Variquel** *Inj.Lsg. 0.2mg/ml*	**Ösophagusvarizenblutung:** ini 1-2mg i.v., Erh.Dos. 1mg alle 4-6h für 2-3d; max. 6 x 20µg/kg/d

A 6.11.2 Vasopressinantagonisten

Wm/Wi: selektiver Vasopressin-V2-Rezeptorantagonist ⇒ Harnausscheidung ↑ ⇒ Aquaresis ↑, Osmolarität des Urins ↓, Serumnatriumkonzentration ↑.
UW: Polydipsie, Hyperkaliämie, Dehydration, Hyperglykämie, Appetit ↓, orthostatische Hypotonie, Obstipation, Mundtrockenheit, Ecchymosis, Pruritus, Polyurie, Pollakisurie, Durst, Asthenie, Pyrexie, Blukreatininwerte ↑;
KI: bek Überempf., Anurie, Volumendepletion, hypovolämische Hyponatriämie, Hypernatriämie, Patient ohne Durstgefühl, Grav./Lakt.

Tolvaptan Rp	HWZ 12h, PPB 98%, Q0 1.0, PRC C, Lact ?
Jinarc *Tbl. 15, 30mg* **Samsca** *Tbl. 15, 30mg*	**Hyponatriämie bei SIADH:** ini 1 x 15mg/d p.o., max. 60mg/d; **Verlangsamung der Progression von Zystenentwicklung und NI bei autosomal-dominanter polyzystischer Nierenerkr.:** Jinarc: ini 60mg/d, nach 1W 90mg/d, nach 2W 120mg/d; **DANI** CrCl > 10: nicht erforderlich; < 10: keine Daten; Anurie: KI; **DALI** Ch. A-B: nicht erf.; C: vors. Anw.

A 6 Endokrinologie – Arzneimittel

A 6.12 Wachstumshormonrezeptorantagonisten

Wm/Wi: selektive Bindung an Wachstumshormonrezeptoren ⇒ Hemmung d. Wachstumshormonwirkung ⇒ IGF-1 ↓, IGF-Bindungsproteine ↓; **UW:** Diarrhoe, Übelkeit, Erbrechen, grippeähnliche Symptome, Müdigkeit, Arthralgie, Myalgie, Kopfschmerzen, Schwindel, Somnolenz, Tremor, Schwitzen, Pruritus, Exanthem; **KI:** bekannte Überempfindlichkeit

Pegvisomant Rp	6d, PRC B, Lact ?
Somavert Inj.Lsg. 10mg/1ml, 15mg/1ml, 20mg/1ml	**Akromegalie:** ini 80mg s.c., dann 10–20mg/d s.c., Dosisanp. alle 4–6W in 5-mg-Schritten nach IGF-1-Serumsp., max. 30mg/d; **DANI, DALI** keine Daten

A 6.13 Endokrinologische Diagnostik

Corticorelin (CRH) Rp	
Cortirel Inj.Lsg. 0.1mg/1ml **CRH Ferring** Inj.Lsg. 0.1mg/1ml	**Test der kortikotropen Partialfunktion des HVL:** 0.1mg i.v., bei übergewichtigen Pat. 2µg/kg; ACTH- und Cortisolbestimmung zuvor und nach 15, 30, 60, 90min

Gonadorelin (LHRH) Rp	PPB < 15%
LhRh Ferring Amp. 0.1mg/1ml **Relefact LHRH** Amp. 0.1mg/1ml	**Diagnostik hypothalamischer, hypophys. u. gonadaler Funktionsstörung:** 0.1mg i.v. **Ki.:** 60µg/m² KOF, mindestens 25µg i.v.; LH-/FSH-Bestimmung zuvor und nach 30min

Metyrapon Rp	HWZ 2h
Metopiron Kps. 250mg	**ACTH-Insuffizienz-Kurztest:** 30mg/kg, max. 3g um 0 Uhr p.o., nach 7.5–8h Bestimmung von 11-Desoxycortisol und/oder ACTH; Mehrfachddosistest: s. FachInfo; **Ther. Cushing-Syndrom:** ini 250–1000mg p.o., Erh.Dos. 500–6000mg/d in 3–4 ED

Protirelin (TRH) Rp	
TRH Ferring Amp. 0.2mg/1ml	**Diagnostik v. Hypophysen- u. Schilddrüsenfunktionsstörung:** 0.2–0.4mg i.v.; **Ki.:** 1µg/kg oder 50–100µg i.v.; erneute Diagnostik nach 30min

Somatorelin (GHRH) Rp	
GHRH Ferring Inj.Lsg. 0.05mg/1ml	**Test der somatotropen Partialfkt. des HVL:** 0.05mg i.v. **Ki.:** 1µg/kg i.v.; Wachstumshormonbest. zuvor und nach 30, 60, 90, 120min

Tetracosactid (ACTH) Rp	
Synacthen Amp. 0.25mg/1ml (= 25IE)	**Test d. Nebennierenrindenfkt.:** 0.25mg i.v./i.m.; Cortisolbestimmung zuvor und nach 30min

Antianämika

A 7 Hämatologie, Onkologie – Arzneimittel

A 7.1 Antianämika

A 7.1.1 Eisen

UW (Eisen-II-Ion): Übelkeit, Erbrechen, Diarrhoe, Obstipation, epigastrische Beschwerden, Dunkelfärbung des Stuhls; **UW** (Eisen-III-Ion): Geschmacksstörung; **UW** (Eisen-III-Maltol): Bauchschmerzen, Flatulenz, Obstipation, Diarrhoe, Übelkeit, aufgetriebener Bauch; **KI** (Eisen-II-Ion): bek. Überempf., Hämochromatose, chron. Hämolysen mit Zeichen der Eisenüberladung, Bleianämie, Thalassämie, sideroachrestische Anämie; **KI** (Eisen-III-Ion): bek. Überempf.; Anämien, die nicht durch Eisenmangel verursacht sind; Hämochromatose, Hämosiderose, Thalassämie, sideroachrestische Anämie, gleichzeitige Anw. oraler Eisenpräparate; **KI** (Eisen-III-Maltol): bek. Überempf., Hämochromatose und sonstige Eisenüberladungssyndrome; Pat., die wiederholt Bluttransfusionen erhalten

Eisen-II-Ion OTC

Eisentabletten-ratioph. Tbl. 50, 100mg **Eryfer** Kps. 100mg **ferro sanol** Tbl. 40mg; Gtt. (20Gtt. = 30mg) **ferro sanol duodenal** Kps. 50, 100mg **Ferrum Hausmann** Kps. (ret.) 100mg **Lösferron, Vitaferro** Brausetbl. 80,5mg **Tardyferon** Tbl. (ret.) 80mg	**Eisenmangelanämie** → 587: 1-2 x 50-100mg p.o. für mind. 8 W; nach Normalisierung des Hb-Werts Weiterbehandlung für 6-8W

Eisen-III-Ion Rp

Ferrlecit Amp. 40mg/3,2ml, 62,5mg/5ml **Venofer** Amp. 100mg/5ml	**Ausgeprägte Eisenmangelzustände** → 587: 1 x 40-62,5mg langsam i.v.; Venofer: 2-3x/W 100-200mg i.v.; **Ki.:** 2-3x/W 0,15ml/kg i.v

Eisen-III-Hydroxid-Dextran-Komplex Rp

CosmoFer Amp. 625mg (= 100mg Fe^{3+})/2ml	**Ausgeprägte Eisenmangelzustände** → 587: 2-3x/W 100-200mg Fe^{3+} i.v., max. 20mg Fe^{3+}/kg/Infusion

Eisen-III-Hydroxid-Oxidcitrat-Isomaltooligosaccharidalkohol-Hydrat-Komplexe Rp

MonoFer Amp. 100mg Fe^{3+}/1ml, 500mg Fe^{3+}/5ml, 1000mg Fe^{3+}/10ml	**Eisenmangelanämie:** bis 3x/W 100-200mg Fe^{3+} i.v.; Ges. Dosis max. 20mg Fe^{3+}/kg/Inf. in 500ml NaCl über 60min i.v.; s.a. FachInfo

Eisen-III-Hydroxid-Polymaltose-Komplex Rp

Ferinject Amp. 370mg (=100mg Fe^{3+})/2ml, 1850mg (= 500mg Fe^{3+})/10ml **Ferrum Hausmann** Gtt. 186mg (= 50mg Fe^{3+})/1ml; Saft 186mg (= 50mg Fe^{3+})/5ml	**Ausgeprägte Eisenmangelzustände** → 587: max. 2-3x/W 200mg Fe^{3+} i.v.-Inj. oder max. 15mg Fe^{3+}/kg bzw. max. 1x/W 1g Fe^{3+} als Inf.; Gesamtdosis indivuell. berechnen, s. FI; **Erw.:** 1 x 100-200mg Fe^{3+}/d p.o.; **Ki.:** 1 x 50-100mg Fe^{3+}/d p.o.; **< 2J:** 1 x 25-50mg Fe^{3+}/d p.o.; **FG:** 2,5-5mg Fe^{3+}/kg/d p.o.; **DANI, DALI** KI b. schwerer NI, LI

A 7 Hämatologie, Onkologie – Arzneimittel

Eisen-III-Maltol Rp

| **Feraccru** *Kps. 30mg* | **Eisenmangel:** 2 x 30mg p.o.; **DANI, DALI** keine Daten |

A 7.1.2 Erythropoetin

Wm/Wi (Erythropoetin): spez. Interaktion mit dem Erythropoetinrezeptor auf erythroiden Vorläuferzellen im Knochenmark ⇒ Erythropoese ↑;
Wm/Wi (Darbepoetin): s. Erythropoetin, längere HWZ durch veränderte Molekülstruktur;
UW (Darbepoetin): Kopfschmerz, Hypertonie, Shuntthrombose, Schmerz an der Einstichstelle;
UW (Erythropoetin): Hypertonie, Hautreaktion, Schwindel, Kopfschmerz, grippeähnliche Symptome, epileptische Anfälle; **UW** (Epoetin theta): Kopfschmerzen, Hypertonie, hypertensive Krise, Hautreaktionen, Arthralgie, grippeähnliche Erkrankung, Shuntthrombose;
UW (Epoetin zeta): Kopfschmerzen, Benommenheit, Thrombosen, Lungenembolie, Exanthem, Gelenkschmerzen, Blutdruckanstieg, Schwächegefühl, grippeähnliche Symptome, Müdigkeit, Blutgerinnsel in künstlichen Nieren;
KI (alle): bek. Überempf. gegen Inhaltsstoffe; **KI** (Darbepoetin): schwer kontrollierbare Hypertonie, Lakt., keine Daten bezüglich Grav.; **KI** (Erythropoetin): schwer kontrollierbare Hypertonie, Ki.. < 2J; **KI** (Epoetin theta): bek. Überempf., unkontrollierte Hypertonie;
KI (Epoetin zeta): bek. Überempf., unkontrollierte Hypertonie, bek. Erythroblastopenie nach Epoetin-Therapie, Pat. ohne adäquat durchführbare Thromboseprophylaxe; bei Ind. autologe Blutspende: MI, Schlaganfall innerhalb 1M vor Ther., instabile AP, Risiko für Thromboembolien ↑; bei Ind. vor großen orthopädischen OPs: schwere Koronar-, periphere Gefäß-, Karotiden- oder Hirngefäßkrankheit, inkl. Pat. mit kürzlichem MI oder zerebrovaskulärem Ereignis

Darbepoetin alfa Rp　　　　　　　　　　　　　　　　HWZ 49h (s.c.); 21h (i.v.), Q0 > 0.7

| **Aranesp** *Fertigspr. 10, 15, 20, 30, 40, 50, 60, 80, 100, 130, 150, 300, 500µg* | **Anämie bei chron. Niereninsuff.** → 587, **Anämie nach Chemotherapie** → 587: ini 0.45µg/kg 1x/W i.v./s.c.; Dosisanpassung nach Hb (s. Packungsbeilage). |

Epoetin alfa Rp　　　　　　　　　　　　　　　　　　　　　　　　　　HWZ 16h

| **Abseamed/Binocrit/Epoetin Alfa HEXAL** *Fertigspr. 1000IE/0.5ml, 2000IE/1ml, 3000IE/0.3ml, 4000IE/0.4ml, 5000IE/0.5ml, 6000IE/0.6ml, 8000IE/0.8ml, 10000IE/1ml* **Erypo** *Fertigspr. 1000IE/0.5ml, 2000IE/0.5ml, 3000IE/0.3ml, 4000IE/0.4ml, 5000IE/0.5ml, 6000IE/0.6ml, 8000IE/0.8ml, 10000IE/1ml, 20000IE/0.5ml, 30000IE/0.75ml, 40000 IE/1ml* | **Anämie bei chron. Niereninsuff.** → 587: ini 50IE/kg 3x/W s.c./i.v., Dosisanpassung +/- 25IE/kg je nach Hb (Ziel: 10-12g/dl); **Tumoranämie bei Chemotherapie** → 587: 150IE/kg 3x/W s.c., alternativ: 450IE/kg 1x/W s.c., bei Hb↑ < 1g/dl: 300IE/kg; **autologe Blutspende:** 600IE/kg 2x/W s.c. für 3W prä-OP |

Epoetin beta Rp　　　　　　　　　　　　　　　　　　　HWZ 4-12h, Q0 0.9

| **NeoRecormon** *Inj.Lsg. 10000IE/1ml, 20000IE/1ml, 50000IE/10ml, 100000IE/5ml; Fertigspr. 500IE/0.3ml, 1000IE/0.3ml, 2000IE/0.3ml, 3000IE/0.3ml, 4000IE/0.3ml, 5000IE/0.3ml, 6000IE/0.3ml, 10000IE/0.6ml, 20000IE/0.6ml, 30000IE/0.6ml* | **Anämie bei chron. Niereninsuff.** → 587: ini 20IE/kg 3x/W s.c., evtl. Dosis ↑ um 20IE/kg; Erh.Dos. 50% der Initialdosis; **Anämie bei Chemotherapie** → 587: 150IE/kg 3x/W s.c., max. 900IE/kg/W; **Pro. der Frühgeborenenanämie:** 250IE/kg 3x/W s.c. für 6W |

Eisenchelatbildner 147

Epoetin theta Rp — HWZ 22–41h, Qo 0.9

Eporatio Fertigspr. 1000IE/0,5ml, 2000IE/0,5ml, 3000IE/0,5ml, 4000IE/0,5ml, 5000IE/0,5ml, 10.000IE/1ml, 20.000IE/1ml, 30.000IE/1ml

Anämie bei chron. Niereninsuff. → 587: ini 20IE/kg 3x/W s.c., evtl. nach 4W 40IE/kg falls Hb-Anstieg < 1g/dl; ini 40IE/kg 3x/W i.v., evtl. nach 4W 80IE/kg; max 700 IE/kg/W; Erh.Dos. je nach Hb; **Anämie bei Chemother.** → 587: ini 20.000IE 1x/W s.c., evtl. nach 4W 40.000IE falls Hb-Anstieg < 1g/dl; Ther. bis 4W nach Chemotherapie; s.a. FI

Epoetin zeta Rp — HWZ 4–12h, Qo 0.9

Retacrit Fertigspr. 1000IE/0.3ml, 2000IE/0.6ml, 3000IE/0.9ml, 4000IE/0.4ml, 5000IE/0.5ml, 6000IE/0.6ml, 8000IE/0.8ml, 10.000IE/1.0ml, 20.000IE/0.5ml, 30.000IE/0.75ml, 40.000IE/1.0ml
Silapo Fertigspr. 1000IE/0.3ml, 2000IE/0.6ml, 3000IE/0.9ml, 4000IE/0.4ml, 5000IE/0.5ml, 6000IE/0.6ml, 8000IE/0.8ml, 10.000IE/1.0ml, 20.000IE/0.5ml, 30.000IE/0.75ml, 40.000IE/1.0ml

Anämie bei chron. Niereninsuff. → 587: ini 50IE/kg 2-3 x/W s.c./i.v., evtl. nach 4W steigern um 25IE/kg je nach Hb-Verlauf; Erh. Dos. 17-300IE/kg/W; **Ki. + HD:** ini 3 x 50 IE/kg i.v., evtl. nach 4W steigern um 25IE/kg je nach Hb-Verlauf, Erh.Dos. 30-150IE/kg; **Anämie bei Chemother.**→ 587: ini 150IE/kg 3 x/W oder 450IE 1 x/W s.c., ggf. nach 4W 300IE/g 3x/W. falls Hb-Anstieg < 1g/dl; **autologe Blutspende:** 600IE/kg 2 x/W s.c. vor 3W; **vor großem orthopädischem Eingriff:** 600IE/kg 1x/W s.c. 3W vor OP und am OP-Tag; s.a. FI

PEG-Epoetin beta Rp — HWZ 140h

Mircera Fertigspr. 30, 50, 75, 100, 120, 150, 200, 250, 360µg

Anämie bei chron. Niereninsuff. → 587: ini 0.6µg/kg alle 2W s.c./i.v.; Dosisanp. nach Hb, z.B. 25% steigern, wenn Hb < 1g/dl in 1M ansteigt; bei EPO-Vorbehandlung: s. FachInfo

A 7.2 Eisenchelatbildner

Wm/Wi (Deferasirox, Deferipron, Deferoxamin): Komplexbildung mit 3-wertigen Eisenionen und Aluminiumionen ⇒ Ausscheidung des chelatgebundenen Eisens über Urin bzw. Stuhl; **UW** (Deferasirox): Diarrhoe, Obstipation, Erbrechen, Übelkeit, Bauchschmerzen, Blähungen, Dyspepsie, Transaminasenerhöhung, Exanthem, Juckreiz, Kreatininerhöhung, Proteinurie; **UW** (Deferipron): Übelkeit, Erbrechen, Bauchschmerzen, Chromaturie, Neutropenie, Agranulozytose, Appetitzunahme, Kopfschmerz, Diarrhoe, Arthralgie, Mattigkeit, erhöhte Leberwerte; **UW** (Deferoxamin): Kopfschmerzen, Übelkeit, Urtikaria, Arthralgie, Myalgie, Fieber; Schmerzen, Rötung, Schwellung a.d. Inj.Stelle; **KI** (Deferasirox): bek. Überempf., Komb. mit anderen Eisenchelattherapien, CrCl < 60ml/min; **KI** (Deferipron): bek. Überempf., anamnest. belegte rezidivierende; Neutropenie-Schübe bzw. Agranulozytose, Grav./Lakt., gleichzeitige Anw. von Arzneimitteln, die zu Neutropenie oder Agranulozytose führen können; **KI** (Deferoxamin): bek. Überempfindlichkeit

A 7 Hämatologie, Onkologie – Arzneimittel

Deferasirox Rp	HWZ 8-16h, PPB 90%, PRC C, Lact ?
Exjade *Tbl. 90, 125, 180, 250, 500mg*	**Eisenüberladung durch Transfusionen bei Thalassaemia, Eisenüberladung bei anderen Anämien:** Erw., **Ki. ab 2J:** ini 10-30mg/kg p.o., Dosisanpassung an Ferritinspiegel, max 40mg/d; s.a. FachInfo; **DANI** CrCl < 60: KI; **DALI** Child B: Dosisreduktion; C: Anw. nicht empfohlen

Deferipron Rp	HWZ 2-3h, PRC D, Lact ?
Ferriprox *Tbl. 500, 1000mg; Lsg. (1ml enth. 100mg)*	**Eisenüberladung bei Thalassaemia major:** Erw., **Ki. ab 10J:** 3 x 25mg/kg p.o.; **DANI, DALI** vorsichtige Anw.

Deferoxamin Rp	HWZ 3-6h, PRC C, Lact ?
Desferal *Inj.Lsg. 0.5, 2g*	**Chron. Eisenüberladung:** 20-60mg/kg/d als s.c.-Infusion über 8-12h, 5-7 x/W; **DANI** vorsichtige Anw.; **DALI** keine Daten

A 7.3 Vitamine
A 7.3.1 Vitamin B

B_1 (Thiamin) OTC	PRC A, Lact +
B1 Asmedic *Tbl. 100mg* **Novirell B_1 Asmedic** *Amp. 50mg/1ml* **Vitamin B1 Hevert** *Amp. 200mg/2ml* **Vitamin-B_1-ratioph.** *Tbl. 200; Amp. 100mg/2ml*	**Thiaminmangelzustände:** 1-3 x 100mg p.o.; 1 x 100mg i.v.; i.m.

B_2 (Riboflavin) OTC	PRC A, Lact +
B_2-Asmedic *Tbl. 10mg* **Vitamin B_2 Jenapharm** *Tbl. 10mg*	**Riboflavinmangelzustände:** 1-2 x 10mg p.o.; **Ki.:** 1-2 x 5mg p.o.

B_6 (Pyridoxin) OTC	HWZ 15-20d, PRC A, Lact +
B6 Asmedic *Tbl. 40mg* **B_6-Vicotrat** *Tbl. 300mg* **Vitamin B6 Hevert** *Tbl. 100mg; Amp. 25mg/2ml* **Vitamin B_6-ratioph.** *Tbl. 40mg*	**Pro. Vit.-B_6-Mangel-Neuropathie:** 1 x 25-50mg p.o.; **Therapie von Vit.-B_6-Mangelzuständen:** 50-300mg/d p.o.; ini 100-250mg/d i.v./i.m.

B_{12} (Cyanocobalamin) OTC	HWZ 6d PRC A, Lact +
B_{12}-Ankermann *Tbl. 1000µg; Gtt. (1ml = 50µg); Amp. 100µg/1ml, 1000µg/1ml* **Lophakomp B_{12}** *Amp. 3mg/2ml* **Novirell B_{12}** *Amp. 1mg/1ml* **Vitamin B_{12}-ratioph.** *Tbl. 10µg; Amp. 100µg/1ml*	**Perniziöse Anämie, funikuläre Myelose:** ini 100µg tgl. oder 1000-2000µg/W i.m. für 14d, dann 1 x 100µg/M. i.m.; 1 x 300-1000µg p.o.

Vitamine 149

$B_1 + B_6$ OTC

Neuro Medivitan Tbl. 100+100mg **Neuro-ratioph. 100/100 N** Tbl. 100+100mg **Neurotrat S forte** Tbl. 100+100mg	**Neurol. Systemerkrankung durch B1- und B6-Mangel:** 1 x 1Tbl. p.o., bei manifestem nachgewiesenem Mangel max. 3 x 1 Tbl. p.o.

$B_6 + B_{12} +$ Folsäure (+ Lidocain) OTC

Medivitan IM mit Lidocain Amp. 5+1+1.1mg	B_6-, B_{12}-, Folsäure-Mangelzustände: 2 x 1 Amp./W i.m. über 4 W

A 7.3.2 Vitamin C

UW: z.T. osmotische Diarrhoe;
KI: Anw. Beschr. bei Oxalaturolithiasis, Thalassämie, Hämochromatose

Ascorbinsäure OTC — HWZ 3h, Qo 0.3, PRC C, Lact ?

Ascorvit Tbl. 200, 500mg **Cetebe** Kps. 500(ret.)mg **Pascorbin** Inj.Lsg. 7.5g/50ml; Amp. 750mg/5ml **Vitamin C Loges** Amp. 500mg/5ml	**Vitamin-C-Mangel:** 200-1000mg/d p.o.; 100-500mg i.v. **Ki.:** 5-7mg/kg/d i.v. **Methämoglobinämie:** 500-1000mg i.v.

A 7.3.3 Vitamin D

UW: Hyperkalzämie, Nausea, Erbrechen, Kalzifizierung verschiedener Organe, Nierensteine;
KI: Hyperkalzämie, Cave in Grav./Lakt.

Alfacalcidol Rp — HWZ (35)h

Alfacalcidol HEXAL Kps. 0.25, 0.5, 1µg **Bondiol** Kps. 0.25, 0.5, 1µg **Doss** Kps. 0.25, 0.5, 1µg **EinsAlpha** Kps. 0.25, 0.5, 1µg; Gtt. (20Gtt. = 2µg); Amp. 1µg/0.5ml, 2µg/1ml **One-Alpha** Kps. 0.25, 0.5, 1µg; Gtt. (20Gtt. = 2µg); Amp. 1µg/0.5ml, 2µg/1ml	**Renale Osteodystrophie, postmenopausale Osteoporose** → 567, **Osteomalazie** → 569: 1 x 1µg p.o.; **Ki.:** < 20kg: 0.05µg/kg/d; 1µg/Dialyse i.v., max. 12µg/W i.v.; Doss: **zur Sturzprophylaxe bei Älteren:** 1 x 1µg p.o.

Calcitriol Rp — HWZ 5-8h, PRC C, Lact ?

Calcitriol Kyramed Tbl. 0.25, 0.5µg **Decostriol** Tbl. 0.25, 0.5µg; Amp. 1µg/1ml, 2µg/1ml **Osteotriol** Kps. 0.25, 0.5µg **Renatriol** Tbl. 0.25, 0.5µg **Rocaltrol** Kps. 0.25, 0.5µg	**Renale Osteodystrophie:** 0.25µg alle 2d p.o.; ini 0.5µg i.v. 3 x/W nach Dialyse, Erh.Dos. 0.5-3µg 3 x/W nach Dialyse; **Hypoparathyreoidismus** → 580, **hypophosphatämische Rachitis:** 0.25µg/d Dosissteigerung nach Serum-Ca

Colecalciferol OTC/Rp — HWZ 12 h

D 3 Vicotrat Amp. 100.000IE/1ml **Dekristol** Tbl. 400, 500, 1000IE; Kps. 20000IE **Heliodrei** Lsg. 25.000, 100.000/1ml **Vigantol** Gtt. (30Gtt. = 20000IE) **Vigantoletten** Tbl. 500, 1000IE **Vitamin D_3-Hevert** Tbl. 1000IE	**Osteoporose** → 567: 1000-3000IE/d p.o.; **Malabsorption:** 3000-5000IE/d p.o.; 50000-100000IE i.m. alle 3 M; **Vitamin-D-Mangelzustände:** ini 1x/W 100.000 IE p.o.; Erh.Dos. im Verlauf niedriger; **Rachitis, Osteomalazie** → 569: 1000-5000IE/d für 1J; **Rachitis-Pro. Sgl.:** 500IE/d

150 | A 7 Hämatologie, Onkologie – Arzneimittel

Colecalciferol + Calciumcarbonat OTC

Calci Aps D$_3$ *Brausetbl. 880IE+2.5g* **Calcicare D$_3$** *Kautbl. 400IE+1.5g;* *Brausetbl. 880IE+2.5g* **Calcimagon D$_3$** *Kautbl. 400IE+1.25g* **Calcivit D** *Kautbl. 400IE+1.5g; Brausetbl. 400IE+1.5g; 880IE+2.5g* **IDEOS** *Kautbl. 400IE+1.25g* **Ossofortin D** *Brausetbl. 800IE+3g* **Ossofortin forte** *Brausetbl. 400IE+1.5g; Kautbl. 400IE+1.5g* **Sandocal-D** *Gran. 440/880IE+1.25/2.5g*	**Osteoporose → 567, Vitamin-D-, Kalziummangel bei älteren Patienten:** 800-1000IE/d Colecalciferol p.o. in 1-2 ED; **DANI** KI bei schwerer NI; **DALI** nicht erforderlich

Colecalciferol + Fluorid OTC

D-Fluoretten *Tbl. 500IE+0.25mg* **Fluor-Vigantoletten, Zymafluor D** *Tbl. 500IE+0.25mg, 1000IE+0.25mg*	**Rachitis- und Karies-Pro.:** **FG:** 1 x 1000IE p.o.; **Sgl., Ki. bis 2J:** 1 x 500IE p.o.

Dihydrotachysterol Rp — HWZ 16-18h PRC C, Lact ?

A.T. 10 *Kps. 0.5mg; Gtt. (26Gtt. = 1mg)* **Atiten** *Gtt. (26Gtt. = 1mg)*	**Hypoparathyreoidismus → 580:** 0.5-1.5mg/d p.o., je nach Serum-Ca-Spiegel

Paricalcitol Rp — HWZ 15h PPB 99%

Paricalcitol HEXAL *Amp. 4µg/2ml, 5µg/1ml, 10µg/2ml* **Pasonican** *Kps. 1, 2µg* **Zemplar** *Kps. 1,2µg; Amp. 5µg/1ml, 10µg/2ml*	**Pro. Hyperparathyreoidismus bei chron. NI → 578:** nach PTH-Serumspiegel [pg/ml]: Dosis in µg = PTH/80, alle 2d i.v. während Dialyse; Dosisanp. nach PTH s. FI; **DALI** nicht erf.

A 7.3.4 Vitamin K

UW: bei i.v.-Anwendung anaphylaktische Reaktionen mit Atemstillstand

K1 (Phytomenadion) OTC — HWZ 1.5-3h, Qo 0.95

Ka Vit *Gtt. (20Gtt. = 20mg)* **Konakion** *Amp. 2mg/0.2ml, 10mg/1ml* **Neokay** *Kps. 1mg*	**Blutung bei Cumarin-Überdosierung:** 5-10mg p.o.; 1-10mg langsam i.v.; **Pro. M. haemorrhagicus bei NG:** 2mg p.o. oder 2mg i.m./s.c. bei U1, U2, U3

A 7.3.5 Carotinoide

Wm/Wi (Betacaroten): Antioxidans, Fänger von Singulett-Sauerstoff und freien Radikalen; protektive Wi bei phototox. Prozessen; **UW** (Betacaroten): keine häufigen/sehr häufigen UW; **KI** (Betacaroten): bek. Überempfindlichkeit, Leberschäden, starke Raucher (≥ 20 Zigaretten)

Betacaroten OTC

Carotaben *Kps. 25mg*	**Erythropoetische Protoporphyrie, polymorphe Lichtdermatosen:** ini 150-200mg p.o.; Dosisanp. nach Schweregrad bzw. Stärke der Sonneneinstrahlung; **Ki., Vorschulki.:** 50-75mg; **Schulki.:** 50-125mg; **Pigmentstörungen:** ini 75-125mg, n. 3-5W 25-50mg; **DANI** vors. Anw.

A 7.3.6 Folsäure

UW (Folsäure): selten ZNS-Strg., GI-Strg.;
KI (Folsäure): megaloblastäre Anämie infolge Vitamin-B_{12}-Mangels

Folsäure OTC HWZ 1.5-2h PRC A, Lact +

Folarell *Tbl. 5mg; Amp. 5mg/1ml* **Folsan** *Tbl. 0.4, 5mg* **Folsäure Hevert** *Tbl. 5mg; Amp. 5mg/2ml, 20mg/2ml* **Folverlan** *Tbl. 0.4, 5mg*	**Folsäuremangel: Pro.:** 0.4-0.8mg/d; 1-5mg i.v./i.m.; **Therapie:** ini 1-20mg i.v./i.m., dann 5-20mg 1-3x/W i.v./i.m.; ini 5-15mg/d p.o., dann 1-3x/W; **Ki.:** 2.5-7.5mg p.o.

Folsäure + Fe^{2+} OTC

Tardyferon-FOL *Tbl. 0.35+80mg*	**Eisen- u. Folsäuremangelzust.:** 1-3 x 1Tbl. p.o.

A 7.4 Wachstumsfaktoren

Wm/Wi (Filgrastim, Lenograstim): humaner Granulozytenkolonie-stimul. Faktor (G-CSF) reguliert Entstehung und Freisetzung funktionsfähiger neutrophiler Granulozyten aus dem Knochenmark; **Wm/Wi** (Lipegfilgrastim): kovalentes Konjugat von Filgrastim mit verlängerter Verweildauer; **Wm/Wi** (Plerixafor): selektiver, reaktiver Antagonist des CXCR4-Chemokin-Rezeptors ⇒ Leukozytose u. Spiegel zirkulierender, hämatopoetischer Progenitorzellen ↑; Mobilisierung von $CD34^+$-Zellen (funktional und transplantionsfähig);
UW (Filgrastim): Knochenschmerzen, Miktionsbeschwerden, LDH/aP/gGT/Harnsäure ↑, Übelkeit, Erbrechen, Kopfschmerzen; **UW** (Lipegfilgrastim): Thrombozytopenie, Hypokaliämie, Kopfschmerzen, Hautreaktionen, Schmerzen des Muskel- und Skelettsystems/im Brustraum;
UW (Plerixafor): Schlaflosigkeit, Benommenheit, Kopfschmerzen, Durchfall, Übelkeit, Erbrechen, Bauchschmerzen, Obstipation, Flatulenz, Mundtrockenheit, orale Hypästhesie, Hyperhidrose, Erytheme, Arthralgie, Reaktion am Injektionsort, Müdigkeit, Unwohlsein;
KI (Filgrastim): Überempf. gegen Filgrastim, Kostmann-Syndrom (kongenitale Neutropenie);
KI (Lipegfilgrastim): bekannte Überempf. | **KI** (Plerixafor): bekannte Überempf.

Filgrastim (G-CSF) Rp HWZ 2-7h, PRC C, Lact ?

Accofil *Fertigspr. 300, 480µg* **Filgrastim HEXAL** *Fertigspr. 300, 480µg* **Grastofil** *Fertigspr. 300, 480µg* **Neupogen 30, 48** *Inj.Lsg. 300, 480µg;* *Fertigspr. 300, 480µg* **Nivestim** *Fertigspr. 120, 300, 480µg* **Ratiograstim** *Fertigspr. 300, 480µg* **Zarzio** *Fertigspr. 300, 480µg*	**Neutropenie nach Chemother.:** 5µg/kg/d s.c.; **Mobilisierung periph. Blutstammzellen:** 10µg/kg/d als s.c.-Dauerinf. über 24h für 5-7d; **schwere kongenitale Neutropenie:** 12µg/kg/d, max. 24µg/kg/d; **Neutropenie bei HIV:** 1µg/kg/d, max. 4µg/kg/d; **Spender von allogener Stammzellspende:** 10µg/kg/d für 4-5d

Lenograstim (G-CSF) Rp HWZ 3-4h

Granocyte 13 *Inj.Lsg. 105µg (13.4 Mio IE)* **Granocyte 34** *Inj.Lsg. 263µg (33.6 Mio IE)*	**Neutropenie nach Chemother., Mobilisierung periph. Blutstammzellen:** 150µg/m² KOF/d s.c.

Lipegfilgrastim (G-CSF) Rp HWZ 32-62h, PRC C, Lact -

Lonquex *Fertigspr. 6mg/0.6ml (13.4 Mio IE)*	**Neutropenie nach Chemotherapie:** 1 x 6mg s.c. je Zyklus, 24h nach CTX

152 A 7 Hämatologie, Onkologie – Arzneimittel

Pegfilgrastim (G-CSF) Rp	
Neulasta, Pelgraz, Ziextenzo *Fertigspr. 6mg/0.6ml*	**Neutropenie nach Chemotherapie:** 6mg s.c. einmalig pro Chemo-Zyklus
Plerixafor Rp	HWZ 3-5h, PPB 58%, PRC D, Lact ?
Mozobil *Inj.Lsg 24mg/1.2ml*	**Mobilisierung peripherer Blutstammzellen zur autologen Tx bei Lymphom/Multiplem Myelom** → 601: 0.24mg/kg/d s.c. 6-11h vor Apherese nach 4-tägiger G-CSF-Vorbehandlg., Anwendung für 2-7d; **DANI** CrCl > 50: 100%, 20-50: 0.16mg/kg/d, < 20: keine Daten

A 7.5 Benutzerhinweise für Chemotherapeutika

Die Angaben zu Indikation und Dosierung sind den aktuellen Fachinformationen der entsprechenden Handelspräparate entnommen. Hierbei ist zu beachten, dass Chemotherapeutika bei einigen angegebenen Indikationen heute kaum mehr eingesetzt werden. Andererseits erfolgt der Einsatz zahlreicher Substanzen bei hier nicht aufgeführten Indikationen nach aktuellen Therapiestandards.
Bei den Dosierungsangaben unterscheiden sich die hier abgebildeten Angaben aus den FachInfos teils erheblich von der in Klinik und Praxis etablierten Vorgehensweise. Auch kann nicht immer auf die in der Onkologie häufig durchgeführten Kombinationstherapien mit mehreren Substanzen eingegangen werden. Hier sei auf aktuelle Therapieleitlinien von Fachgesellschaften und Tumorzentren verwiesen.
Am Anfang dieses Kapitels sind die unerwünschten Wirkungen (UW) angegeben, die bei nahezu allen Zytostatika teils auftreten können. Weitere substanzspezifische UW sind in den Tabellen der jeweiligen Wirkstoffgruppe aufgeführt.

A 7.6 Allgemeine unerwünschte Wirkungen von Zytostatika

Sofortreaktionen
Übelkeit, Erbrechen, Fieber, allergische Reaktionen, RR ↓, HRST, Venenentzündungen

Verzögert einsetzende, reversible Nebenwirkungen
Knochenmarkdepression (Leuko- u. Thrombopenie, weniger häufig Anämie), Mukositis, Stomatitis, aregenerative Enteropathie mit Appetitlosigkeit und Diarrhoe, Haarausfall, Hautveränderungen (Pigmentierungen, Hyperkeratosen), Hautausschläge, Lungen-, Nieren-, Leberfunktionsstörung, Gerinnungsstörung, Amenorrhoe, Azoospermie, Wachstumshemmung bei Kindern

Bleibende chronische Toxizität
Kardiotoxizität, Nieren- und Leberschädigung, Neurotoxizität (Lähmungen, Sensibilitätsstörung, Polyneuropathie), Mutagenität, Teratogenität, Karzinogenität (Zweittumor)

Indirekte Wirkungen, Paravasat
Immunsuppressive Wirkung als Folge der Leukopenie, Infektanfälligkeit, Hyperurikämie, akute Nephropathie und akutes Nierenversagen;
Zytostatika-Paravasat: initial Ödem, Rötung, Schmerzen, Überwärmung, im weiteren Verlauf Gewebsnekrose, Superinfektion möglich

A 7.7 Alkylierende Mittel

A 7.7.1 Stickstofflost-Analoga

Wm/Wi (alkylierende Mittel): Quervernetzung von DNA-Einzel und -Doppelsträngen durch Alkylierung, Strg. von Matrixfunktion und Synthese der DNA;
UW (alle) s. allgemeine UW von Zytostatika → 152; **UW** (Bendamustin): Infektion, Leukopenie, Thrombopenie, Übelkeit, Erbrechen, Mukositis, Erschöpfung, Fieber, Hb-Abfall, Krea/Harnstoff-Anstieg, Tumorlysesyndrom, Schlaflosigkeit, Palpitationen, Angina pectoris, Arrhythmie, Hypotonie, Hypertonie, Lungenfunktionsstörung, Diarrhoe, Obstipation, Stomatitis, Hautveränderungen, Alopezie, Schmerzen, Schüttelfrost, Dehydrierung, Appetitlosigkeit, Transaminasen/aP/Bili-Anstieg, Hypokaliämie; **UW** (Chlormethin): Dermatitis, Pruritus, Hautinfektion, Hautulzeration, Blasenbildung, Hyperpigmentierung, Überempfindlichkeit; **UW** (Cyclophosphamid): transiente Transaminasen ↑, Cholestase, hämorrhagische Zystitis, Blasenfibrose, bei Hochdosistherapie akute Myo-/Perikarditis, Herzinsuffizienz, hämorrhagische Myokardnekrosen, akute Enzephalopathie, Lungenfibrose, Pneumonitis; **UW** (Chloroambucil): Lungenfibrose v.a. bei kumulativ. Dosis > 2000mg, transiente Transaminasen ↑, Lebertoxizität, periphere/zentrale Neurotoxizität, Zystitis; **UW** (Melphalan): pulmonale Fibrose; **UW** (Ifosfamid): transiente Transaminasen ↑, Cholestase, hämorrhag. Zystitis, akute Enzephalopathie und zerebelläre Neurotoxizität, Verwirrtheit, Psychose, Ataxie, Krampfanfälle, Somnolenz, Koma; **UW** (Trofosfamid): transiente Transaminasen ↑, hämorrhagische Zystitis bei hochdosierter oder Langzeittherapie

Bendamustin Rp	HWZ 30min, PPB 95%
Bendamustin HEXAL *Inf.Lsg. 25, 100mg* **Bendamustin Ribosepharm** *Inf.Lsg. 25, 100mg* **Levact** *Inf.Lsg. 25, 100mg*	**Non-Hodgkin-Lymphome** → 592: 120mg/m² d1-2, Wdh. d22; **Multiples Myelom** → 601: 120-150mg/m² d1-2, Wdh. d29 + Prednison; **CLL:** 70-100mg/m² d1-2, Wdh. d29; **DANI** CrCl ≥ 10: 100%; **DALI** Serumbili 1.2-3mg/dl: 70%; > 3mg/dl: keine Daten; s.a. FI

Cyclophosphamid Rp	HWZ (4-8h), Qo 0.5, PPB 15%
Cyclophosphamid HEXAL *Inf. Lsg. 500, 2000mg* **Endoxan** *Tbl. 50mg;* *Inf.Lsg. 200, 500, 1000mg*	**ALL, AML, maligne Lymph., Hoden-** → 617, **Mamma-** → 626, **Ovarial-Ca** → 633, **Ewing-Sarkom, Neuroblastom, kleinzell. Bronchial-Ca** → 607, **Rhabdomyosarkom, Autoimmunerkr., immunsuppr. Therapie nach Organ-Tx:** Dauertherapie 120-240mg/m² i.v. tgl. oder 1 x 50-200mg p.o.; Intervallther. 400-600mg/m² i.v. in Abständen von 2-5d; 800-1600mg/m² i.v. alle 21-28d; **DANI** CrCl < 10: 50%; **DALI** Serumbili 3.1-5mg/dl: 75%

Chlorambucil Rp	HWZ 1-1.5(2.4)h, Qo 1.0, PPB 98%
Leukeran *Tbl. 2mg*	**CLL, niedr. maligne NHL** → 592: 1 x 0.4mg/kg p.o. d1, Wdh. d15, ggf. um 0.1mg/Zyklus ↑; bei Komb. mit Prednison 5mg/m² d1-3, Wdh. d15, ggf. um 1.3mg/m² ↑; **M. Waldenström:** 0.1mg/kg tgl. od. 0.3mg/kg für 7d, Wdh. alle 6W; **DANI** nicht erf.; **DALI** Dosisreduktion empf.

A 7 Hämatologie, Onkologie – Arzneimittel

Chlormethin Rp	HWZ 1-1.5(2.4)h, Qo 1.0, PPB 98%
Ledaga *Tbl. 2mg*	**Kutanes T-Zell-Lymphom vom Typ Mycosis fungoides:** 1 x/d auftragen; s.a. FachInfo; **DANI, DALI** keine Angaben

Melphalan Rp	HWZ (1.5-2h), Qo 0.9, PPB 90%
Alkeran *Tbl. 2mg; Inf.Lsg. 50mg* Melphalan-ratioph. *Inf. Lsg. 50mg*	**Multiples Myelom** → 601: 0.25mg/kg p.o. d1-4, Wdh. nach 4-6W, Kombination mit Prednison; 15mg/m² i.v. d1, Wdh. nach 4W; Hochdosistherapie: 100-200mg/m²; **fortgeschrittenes Ovarial-Ca:** 0.2mg/kg p.o. d1-5, Wdh. nach 4-8W; **DANI** CrCl 30-50: 50%

Ifosfamid Rp	HWZ 6-8(4-7)h, Qo 0.5, PPB gering
Holoxan *Inf.Lsg. 1, 2, 3g* IFO-cell *Inf.Lsg. 1, 2, 5g*	**Hoden-** → 617, **Zervix-, Mamma-** → 626, **nichtkleinzelliges Bronchial-Ca** → 609, **kleinzelliges Bronchial-Ca** → 607, **Weichteil-, Ewing-Sarkome, NHL** → 592, **M. Hodgkin** → 599: 1200-2400mg/m² i.v. d1-5 oder 5-8g/m² über 24h d1; **DANI** KI bei schwerer NI

Trofosfamid Rp	HWZ 1-1.5(4-8)h
Ixoten *Tbl. 50mg*	**Non-Hodgkin-Lymphome:** 3 x 50mg p.o.; **DANI** k.A.

A 7.7.2 Alkylsulfonate

Wm/Wi (alkylierende Mittel): Quervernetzung von DNA-Einzel- und -Doppelsträngen durch Alkylierung, Strg. von Matrixfunktion und Synthese der DNA;
UW (alle): s. allgemeine UW von Zytostatika → 152;
UW (Busulfan): Lungenfibrose, insbes. bei kumulativer Dosis > 300mg, bei Hochdosistherapie Lebervenenverschlusssyndrom, Katarakt, Gynäkomastie, retroperitoneale Fibrose, Endokardfibrose, hämorrhagische Zystitis; **UW** (Treosulfan): Lungenfibrose, allerg. Alveolitis, Pneumonie, Cholestase, Sklerodermie, Psoriasis, Parästhesien, hämorrhag. Zystitis

Busulfan Rp	HWZ 2.5h, Qo 1.0, PPB 32%
Busilvex *Inf.Lsg. 60mg/10ml* Busulfan Accord *Inf.Lsg. 60mg/10ml* Myleran *Tbl. 2mg*	**Konditionierung vor konventioneller Stammzell-Tx:** 0.8mg/kg i.v. alle 6h über 4d; **CML** → 591: Remissionseinleitung 0.06mg/kg p.o., Erh.ther. 0.5-2mg/d; **Polycythaemia vera** → 590: 4-6mg/d; **DANI** nicht erford.

Treosulfan Rp	HWZ 1.5-1.8h
Ovastat *Kps. 250mg; Inf.Lsg. 1, 5g*	**Ovarial-Ca** → 633: 4 x 100-150mg/m² p.o. für 28d, Wdh. d56; 5-8g/m² i.v. d1, Wdh. d21-28; **DANI** k.A.

Alkylierende Mittel 155

A 7.7.3 Nitrosoharnstoffe

Wm/Wi (alkylierende Mittel): Quervernetzung von DNA-Einzel- u. -Doppelsträngen durch Alkylierung, Strg. von Matrixfunktion und DNA-Synthese;
UW: s. allgemeine UW von Zytostatika → 152; **UW** (Lomustin): pulmonale Infiltrate, Lungenfibrose, transiente Transaminasen ↑, periph. und zentrale Neurotoxizität;
UW (Streptozocin): starke Übelkeit, Erbrechen, Diarrhoe, Proteinurie, Schädigung der prox. Tubuli, Phosphaturie, akute NI, Harnwegserkrankungen;
KI (Lomustin): bek. Überempf., Grav., Lact., Pat. mit Zöliakie, schwere Thrombo- und/oder Leukopenie; stark eingeschränkte Nierenfunktion, gleichzeitige Anwendung von Gelbfieberimpfstoff oder anderen Lebendimpfstoffen; **KI** (Streptozocin): bek. Überempf., CrCl < 30, Lebendimpfstoffe, attenuierte Lebendimpfstoffe, Stillzeit

Lomustin Rp	HWZ (72h), PPB 60%
Cecenu *Kps. 40mg*	M. Hodgkin → 599, Hirntumore → 637, Hirnmetastasen, malignes Melanom → 729, kleinzelliges Bronchial-Ca → 607: 70-100mg/m² p.o. d1, Wdh. nach 6W; **DANI** Dosisred., KI bei stark eingeschränkter Nierenfunktion

Streptozocin Rp	HWZ 35min (> 24h)
Zanosar *Inf.Lsg. 1g*	Neuroendokrine Pankreastumore → 621: Komb. mit 5-FU: 500mg/m² i.v. d1-5, Wdh. nach 6W; oder 1. Zyklus 500mg/m² d1-5, nach 3W 1000mg/m² d 1-5, Wdh. alle 3W; **DANI** CrCl > 60: 100%; 46-60: 50%; 45-31: nach Nutzen-Risiko-Verhältnis; ≤ 30: KI; **DALI** Dosisred. erwägen

A 7.7.4 Platinhaltige Verbindungen

Wm/Wi (alkylierende Mittel): Quervernetzung von DNA-Einzel- u. -Doppelsträngen durch Alkylierung, Störung von Matrixfunktion und Synthese der DNA;
UW: s. allg. UW von Zytostatika → 152; **UW** (Carboplatin): transiente Transaminasen ↑, Nephrotoxizität, periph. Neurotoxizität, Hörstörung, Optikusneuritis;
UW (Cisplatin): Herzinsuff., Enteritis, transiente Transaminasen ↑, Elektrolytveränderungen (Ca^{2+} ↓, Mg^{2+} ↓, K^+ ↓, Na^+ ↓), kumulative Nephrotoxizität mit Tubulusschädigung, Otoxizität, periphere Neurotoxizität, Geschmacksstörung, fokale Enzephalopathie, Sehstrg., Optikusneuritis, Schwindel; **UW** (Oxaliplatin): meist transiente periphere Neuropathie mit Dysästhesie, Parästhesien der Extremitäten (ausgelöst/verstärkt durch Kälteexposition), akute laryngeale/pharyngeale Dysästhesie mit Erstickungsgefühl

Carboplatin Rp	HWZ 2(24)h, Qo 0.25, PPB < 25%
Axicarb *Inf.Lsg. 10mg/ml* Carboplatin-GRY *Inf.Lsg. 10mg/ml* CARBO-cell *Inf.Lsg. 10mg/ml* Carboplatin Kabi *Inf.Lsg. 50, 150, 450, 600mg* Ribocarbo-L *Inf.Lsg. 50, 150, 450, 600mg*	Ovarial- → 633, Zervix-Ca, kleinz. Bronchial-Ca → 607, Plattenep.-Ca Kopf-/Halsbereich: 300-400mg/m² i.v., Wdh. nach 4W; alternativ Dosierung nach AUC; **DANI** CrCl 40-60: 250mg/m²; 20-40: 200mg/m²; < 20: KI

A 7 Hämatologie, Onkologie – Arzneimittel

Cisplatin Rp
HWZ 58-90h, Q0 0.6, PPB > 90%

Cisplatin-Lsg.-Ribosepharm *Inj.Lsg. 10, 50mg*
Cisplatin Accord *Inf.Lsg. 10, 50mg*
Cisplatin Neocorp *Inf.Lsg. 10, 50, 100mg*

Hoden- → 617, Prostata- → 636, Ovarial- → 633, kleinzell. Bronchial-Ca → 607, NSCLC → 609, Oesophagus- → 633, Zervix-, Blasen-, Endometrium-, Kopf-Hals-Ca, Osteosarkom: 50-120mg/m² i.v. d1 oder 15-20mg/m² d1-5, Wdh. nach 3-4W; **DANI** KI bei NI

Oxaliplatin Rp
HWZ biphasisch 0.4h und 38h

Eloxatin *Inf.Lsg. 100, 200mg*
Medoxa *Inf.Lsg. 50mg/10ml, 100mg/20ml, 150mg/30ml*
Oxaliplatin HEXAL *Inf.Lsg. 50, 100, 200ml*
Riboxatin *Inf.Lsg. 50mg/10ml, 100mg/20ml*

Kolorektales Karzinom, adjuvant und metastasiert → 617: 85mg/m² i.v. d1, Wdh. d15, Kombination mit 5-FU; **DANI** CrCl < 30: KI

A 7.7.5 Weitere alkylierende Mittel

Wm/Wi (alkylierende Mittel): Quervernetzung von DNA-Einzel- u. -Doppelsträngen durch Alkylierung, Strg. von Matrixfunktion u. Synthese der DNA; **Wm/Wi** (Procarbazin): hemmt die Inkorporation kleiner DNA-Präkursoren sowie die RNA- und Protein-Synthese, direkte Schädigung der DNA durch Alkylierungsreaktion, schwacher Inhibitor der MAO im ZNS; **UW**: s. allgemeine UW v. Zytostatika → 152; **UW** (Dacarbazin): transiente Transamin. ↑, Lebervenenverschlusssyndrom, Lebernekrose, Photosensitivität, ZNS-Strg. (Kopfschmerzen, Sehstrg., Verwirrtheit, Lethargie, Krämpfe), Parästhesien, Thrombophlebitis, ausgeprägte Nausea; **UW** (Procarbazin): KM-Suppression, Anämie, Neutropenie, Leukopenie, Thrombozytopenie mit Blutungstendenz, Panzytopenie, allerg. Reakt. mit makulopapillarem Exanthem, Hypereosinophilie, Fieber, Hautrötung, Urtikaria, Neuropathien, Parästhesien der Extremitäten, Schläfrigkeit, Verwirrtheit, interstit. Pneumonie, Nausea, Erbrechen, Anorexie, Obstipation, Diarrhoen, Stomatitis, Leberfktsstrg., Azoospermie, Beendigung d. Ovarialfkt., Alopezie, inkurrente Inf., H. zoster; **UW** (Temozolomid): Obstipation, Kopfschmerzen, Schwindel, Geschmackssanom., Parästhesien; **KI** (Procarbazin): bek. Überempf., Myelosuppression mit Granulozyto- und Thrombozytopenie (nicht doch maligne Grunderkrankung bedingt), Lakt., schwere Nieren- und Leberschäden

Dacarbazin Rp
HWZ 0.5-3.5h, Q0 0.3, PPB 5%

Dacarbazin Lipomed *Inf.Lsg. 100, 200mg*
Detimedac *Inf.Lsg. 100, 200, 500, 1000mg*

Malignes Melanom: 200-250mg/m² i.v. d1-5 oder 850mg/m² d1, Wdh. nach 3W; Weichteilsarkom: 250mg/m² d1-5, Wdh. n. 3W; M. Hodgkin: 375mg/m² d1, Wdh. d15; **DANI** leichte bis mittl. NI: 100%, schwere NI: KI; **DALI** leichte bis mittlere LI: 100%, schwere LI: KI

Procarbazin Rp
PRC D, Lact –

Natulan *Kps. 50mg*

M. Hodgkin: 100mg/m² KOF für 7-14 d p.o. in Kombination mit anderen Zytostatika

Temozolomid Rp
HWZ 1.8h, PPB 10-20%

Temodal, Temozo Cell, Temozolomid HEXAL *Kps. 5, 20, 100, 140, 180, 250mg*

Rezidivierende/progred. maligne Gliome: 200mg/m² d1-5, Wdh. nach 4W; vorbeh. Pat. beim 1. Zyklus 150mg/m²; **DANI** nicht erf.

A 7.8 Antimetabolite

A 7.8.1 Folsäure-Analoga

Wm/Wi (Antimetabolite): Einbau als falsches Substrat in die DNA oder RNA, Hemmung der DNA- oder RNA-Polymerase; **UW:** s. allgemeine UW von Zytostatika → 152;
UW (Methotrexat): GI-Blutungen, Transaminasen ↑, Tubulusschädigung, reversible akute Enzephalopathie nach i.v.-/intrathekaler Applikation, Leukenzephalopathie, Konjunktivitis;
UW (Pemetrexed): Transaminasen ↑, Fieber, motorische und sensible Neuropathie, Diarrhoe, Fatigue, Hautrötung, Appetitverlust, Stomatitis, Angina pectoris, kardiovaskuläre Ereignisse

Methotrexat → 207 Rp   HWZ 12-24h, Q0 0.06, PPB 50%

| Methotrexat-Gry
Inf.Lsg. 5, 50, 500, 1000, 5000mg
Methotrexat medac *Inj.Lsg. 5, 15, 50mg;*
Inf.Lsg. 250, 500, 1000, 5000mg
MTX HEXAL *Tbl. 2.5, 5, 7.5, 10, 15mg;*
Inj.Lsg. 5, 7.5, 10, 15, 25, 50, 500, 1000mg;
Fertigspritze 2.5mg/0.33ml, 7.5mg/1ml,
10mg/1ml, 10mg/1.33ml, 15mg/2ml,
20mg/2.67ml, 25mg/3.33ml | **Chorionepitheliom, Mamma-Ca** → 626, **Kopf-Hals-Ca, Non-Hodgkin-Lymphom** → 592, **ALL, kleinzelliges Bronchial-Ca** → 607, **Osteosarkom, Meningeosis leucaemica + carcinomatosa, maligne Lymphome im Kindesalter, ZNS-Tumoren** → 637:
ED i.v. je nach Therapie-Schema,
niedrigdosierte Therapie: < 100mg/m²;
mitteldosierte Therapie: 100-1000mg/m²;
hochdosierte Therapie: > 1000mg/m²;
intrathekal: 8-12mg/m², max. 15mg absolut,
ini alle 2-3d, später alle 4W;
DANI CrCl > 80: 100%; 80: 75%; 60: 63%;
< 60: KI |

Pemetrexed Rp   HWZ 3.5h, PPB 81%

| **Alimta** *Inf.Lsg. 100, 500mg*
Pemetrexed Medac
Inf. Lsg. 100, 500, 1000mg | **Malignes Pleuramesotheliom:** 500mg/m² i.v. d1, Kombination mit Cisplatin 75mg/m² d1, Wdh d22; **NSCLC:** 500mg/m² d1, Wdh. d22;
DANI CrCl ≥ 45: 100%; < 45: Anw. nicht empf. |

A 7.8.2 Purin-Analoga

Wm/Wi (Antimetabolite): Einbau als falsches Substrat in die DNA oder RNA, Hemmung der DNA- oder RNA-Polymerase; **Wm/Wi** (Cladribin): DNA-Synthese und -Reparatur blockiert, Einfluss auf Kaskade immunologischer Ereignisse über B- und T-Lymphozyten; **Wm/Wi** (Nelarabin): wird zu ara-G metabolisiert;
UW: s. allgemeine UW von Zytostatika → 152; **UW** (Cladribin): parenterale Anw.: schwere Neutropenien bzw. Anämien, Thrombozytopenien, Infektionen, Fieber, Müdigkeit, Übelkeit, Hautausschlag, Kopfschmerz, Appetit ↓, Schüttelfrost, Asthenie, Hyperhidrosis, Erbrechen, Obstipation, Diarrhoe, Purpura, Benommenheit, anomale Atem-/Brustkorbgeräusche, Husten, Reakt. an Injektionsstelle: Rötung, Schwellung, Schmerz, inwelteren, Körperschmerz, Bauchschmerzen, Flatulenz, Petechien, Schlaflosigkeit, Angstgefühl, Ödeme, Tachykardie, Herzgeräusche, Kurzatmigkeit, Juckreiz, Hautrötung, Schmerzen, Myalgie, Arthralgie, schwere Infektionen, Exitus (nicht klar von Grunderkr. abzugrenzen); orale Anw.: oraler Herpes, Herpes zoster, Lymphopenie, Neutropenie, Exanthem, Alopezie;

A 7 Hämatologie, Onkologie – Arzneimittel

UW (Clofarabin): febrile Neutropenie, Ängstlichkeit, Kopfschmerzen, Nausea, Erbrechen, Diarrhoe, Dermatitis, Pruritus, Schleimhautentzündung, Pyrexie, Erschöpfung;
UW (Fludarabin): akute Kardiotoxizität mit Arrhythmien, Hypotonie, transiente Transaminasen ↑, periphere Neuropathie mit Parästhesien, ZNS-Strg., Immunsuppression mit T-Zell-Defizienz, (CD^{4+}↓↓, CD^{8+}↓), Tumorlysesyndr., Hämolyse;
UW (Mercaptopurin): transiente Transaminasen ↑, Cholestase, Lebervenenverschlusssyndrom;
UW (Nelarabin): Infektionen, Tumorlysesyndrom, Hypoglykämie, Hypokalzämie, Hypomagnesiämie, Hypokaliämie, Verwirrtheit, Somnolenz, Kopfschmerzen, periphere neurologische Strörung, Schwindel;
UW (Tioguanin): transiente Transaminasen ↑, Cholestasen, Lebervenenverschlusssyndrom, Darmperforation

Cladribin Rp	HWZ 3-22h (kontinuierl. Infusion an 7d), 11h (s.c.-Bolus an 5d), PPB 20%
Leustatin *Inf.Lsg. 10mg/10ml* LITAK *Inj.Lsg. 10mg/5ml* Mavenclad *Tbl. 10mg*	Haarzell-Leukämie: 0.14mg/kg s.c. d1-5 oder 0.09mg/kg i.v. über 24h d1-7; **DANI, DALI** vorsichtige Anwendung; Mavenclad: **Multiple Sklerose:** 2 Behandlungsphasen in 2J mit je 1.75mg/m^2 p.o. über 5d; s.a. FachInfo; Child-Pugh > 6: Anw. nicht empf.

Clofarabin Rp	HWZ 5.2h
Evoltra *Inf.Lsg. 20mg/20ml*	ALL: Ki > 21kg: 52mg/m^2 über 2h i.v. d1-5; **DANI, DALI** KI bei schwerer NI, LI

Fludarabin Rp	HWZ 10-30h, PPB nicht ausgeprägt
Bendarabin *Inf.Lsg. 50mg* Fludara *Inf.Lsg. 50mg* Fludarabinphosphat-GRY *Inj.Lsg. 50mg*	CLL vom B-Zell-Typ: 25mg/m^2 i.v. d1-5, Wdh. d29; **DANI** CrCl 30-70: 50%; < 30: KI; **DALI** vorsichtige Anwendung

Mercaptopurin Rp	HWZ 1.5h, Qo 0.8, PPB 20%
Mercaptopurin Medice *Tbl. 10mg* Puri-Nethol *Tbl. 50mg* Xaluprine *Susp. (1ml = 20mg)*	ALL: 2.5mg/kg/d p.o., Therapiedauer je nach Schema; **DANI, DALI** Dosisreduktion erwägen

Nelarabin Rp	HWZ 0.5(3)h, PPB 25%
Atriance *Inf.Lsg. 250mg/50ml*	T-ALL, T-LBL: 1.5g/m^2 i.v. d 1, 3, 5, Wdh. d22; Ki., Jug. < 21J: 650mg/m^2 i.v. d1-5, Wdh. d22; **DANI, DALI** keine Daten

Tioguanin Rp	HWZ (0.5-6h)
Thioguanin Aspen *Tbl. 40mg*	AML: Induktion: 100mg/m^2 alle 12h p.o.; ALL: 60mg/m^2 p.o.; Therapiedauer je nach Schema; **DANI, DALI** Dosisreduktion erwägen

A 7.8.3 Pyrimidin-Analoga

Wm/Wi (Antimetabolite): Einbau als falsches Substrat in die DNA oder RNA, Hemmung der DNA- oder RNA-Polymerase; **Wm/Wi** (Gimeracil): Dihydropyrimidindehydrogenase-(DPD)-Hemmer ⇒ verhindert Abbau von 5-FU ⇒ 5-FU-Plasmakonzentration ↑; **Wm/Wi** (Oteracil): Orotatphosphoribosyltransferase-(OPRT)-Hemmer ⇒ setzt Aktivität von 5-FU in der normalen Magen-Darm-Mukosa herab; **UW**: s. allgemeine UW von Zytostatika → 152;
UW (Azacitidin): Pneumonie, Nasopharyngitis, Anorexie, Schwindel, Kopf-, Bauch-, Brustschmerzen, Diarrhoe, Obstipation, Petechien, Exanthem, Pruritus, Ekchymosen, Arthralgien, Erythem an der Injektionsstelle, Hypokaliämie, Myalgie;
UW (Capecitabin): Ödeme der unteren Extremitäten, Hand-Fuß-Syndrom, Kopfschmerzen, Parästhesien, Geschmacksstörung, Schwindel, Schlaflosigkeit, Lethargie, Dehydrierung;
UW (Cytarabin): bei hochdosierter Therapie akute Pulmotoxizität, Lungenödem, ARDS, Pankreatitis, Ulzera, Darmnekrose, Ösophagitis, transiente Transaminasen ↑, Cholestase, Konjunktivitis, Keratitis, periphere und zentrale Neurotoxizität, zerebrale und zerebelläre Störung, bei intrathekaler Gabe akute Arachnoiditis, Leukenzephalopathie, Myalgien, Arthralgien, Knochenschmerzen; **UW** (Fluorouracil): akute Kardiotoxizität mit Arrhythmien, Ischämie, Herzinfarkt, Konjunktivitis, hoher Tränenfluss, ZNS-Strg. (Somnolenz, Verwirrtheit), reversible zerebelläre Strg. (Ataxie, Müdigkeit, Sprachstrg.), Palmar- und Plantarveränderungen;
UW (Gemcitabin): Fieber, Schüttelfrost, Kopf-, Rückenschmerzen, transiente Transaminasen ↑, mäßiggradige Proteinurie/Hämaturie, Lungenödem, periph. Ödeme;
UW (Tegafur + Gimeracil + Oteracil): Neutro-/Leuko-/Lymphopenie, Anämie, Thrombopenie, febrile Neutropenie, Anorexie, Dehydratation, Hypokaliämie, Hyponatriämie, Hypokalzämie, Hypomagnesiämie, Hypalbuminämie, Hyperkaliämie, Schlaflosigkeit, periphere Neuropathie, Schwindel, Kopfschmerzen, Dysgeusie, Sehstrg., Erkr. der Tränenwege, Konjunktivitis, Augenerkr., Hörschäden, Taubheit, Hypokalzämie, Hypertonie, tiefe Venenthrombose, Dyspnoe, Epistaxis, Singultus, Husten, Diarrhoe, Erbrechen, Obstipation, Übelkeit, gastrointest. Blutung/Entzündung, Stomatitis, Flatulenz, abdominelle Beschwerden, Dysphagie, Dyspepsie, trockener Mund, Bilirubin/GPT/GOT ↑, Hand-Fuß-Syndrom, Ausschlag, Pruritus, Hyperpigmentierung der Haut, trockene Haut, Alopezie, Schmerzen des Bewegungsapparats, Nierenversagen, Kreatinin/Harnstoff ↑, CrCl ↓, Müdigkeit, Asthenie, Gewicht ↓, Pyrexie, Schleimhautentzündung, peripheres Ödem, Schüttelfrost;
UW (Trifluridin): Neutropenie, Leukopenie, Anämie, Thrombopenie, Appetit ↓, Diarrhoe, Übelkeit, Erbrechen, Ermüdung, Infektion d. unteren/oberen Atemwege, febrile Neutropenie, Lymphopenie, Monozytose, Hypalbuminämie, Schlaflosigkeit, Geschmacksstrg., periph. Neuropathie, Schwindelgefühl, Kopfschmerzen, Flush, Dyspnoe, Husten, Abdominalschmerz, Obstipation, Stomatitis, Erkr. d. Mundraums, Hyperbilirubinämie, Hand-Fuß-Syndrom, Hautausschlag, Alopezie, Pruritus, trockene Haut, Proteinurie, Fieber, Ödem, Schleimhautentzünd., Unwohlsein, Leberenzyme ↑, alkalische Phosphatase ↑, Gewicht ↓;
KI (Tegafur + Gimeracil + Oteracil): bek. Überempf., schwere UW bei Fluoropyrimidin-Therapie in der Vorgeschichte, bek. Mangel an DPD, Grav./Lakt., schwere Knochenmarkdepression, terminale/dialysepflichtige Niereninsuffizienz, gleichzeitige Gabe von anderen Fluoropyrimidinen, Beh. mit DPD-Hemmern innerhalb von 4W; **KI** (Trifluridin): bek. Überempf.

Azacitidin Rp		HWZ 41min
Vidaza Inj.Lsg. 100mg		**Myelodysplastische Syndrome, CMML, AML:** 75mg/m² s.c. d1-7, Wdh. d29; **DANI** s. FachInfo; **DALI** sorgf. Überwachung

A 7 Hämatologie, Onkologie – Arzneimittel

Capecitabin Rp	HWZ 0.25h, Qo 1.0, PPB 54%
Capecitabin Accord *Tbl. 150, 300, 500mg* Capecitabin HEXAL *Tbl. 150, 500mg* Capecitabin Medac *Tbl. 150, 500mg* Ecansya *Tbl. 150, 300, 500mg* Xeloda *Tbl. 150, 500mg*	Kolorekt. Ca → 617: 2 x 1250mg/m²/d p.o. d1-14, Wdh. d22; **Mamma-Ca** → 626: 2 x 1250mg/m²/d p.o. d1-14, Wdh. d22, Komb. m. Docetaxel; **Kombinationsther. bei Kolorektal- und Magen-Ca:** 2 x 800-1000mg/m² d1-14, Wdh. d22; bei fortlauf. Gabe 2 x 625mg/m²; **DANI** CrCl 30-50: 75%; < 30: KI

Cytarabin Rp	HWZ (1-3h), Qo 0.9, PPB 15%
ARA-cell *Inj.Lsg. 40mg/2ml, 100mg/5ml; Inf.Lsg. 1g/20ml, 4g/80ml, 5g/50ml, 10g/100ml* Cytarabin Accord *Inf.Lsg. 100, 1000, 2000, 4000, 5000mg*	**Akute Leukämien:** Indukt. 100-200mg/m² i.v. für 5-10d; Remissionserh.: 70-200mg/m² s.c. d1-5, Wdh. d29; **NHL:** 300mg/m² i.v. je n. Schema, z.B. d8; **DANI** CrCl < 10: 50-75%

Fluorouracil (5-FU) Rp	HWZ 8-40min, Qo 1.0, PPB 0%
Fluorouracil-GRY *Inf.Lsg. 1000mg/20ml, 5000mg/100ml* 5-FU HEXAL *Lsg. 5000mg;* **5-FU medac** *Inf.Lsg. 500, 1000, 5000, 10000mg* Benda 5 Fu *Inf.Lsg. 1g/20ml, 5g/200ml* Ribofluor *Inf.Lsg. 250mg/5ml, 500mg/10ml, 1000mg/20ml, 5000mg/100ml* Efudix *Salbe (1g enth. 50mg)*	**Kolorektales Ca.** → 617: 370-600mg/m² als i.v.-Bolus; 200-750mg/m² als Dauerinf.; **Pankreas-Ca** → 634: 400-500mg/m² als i.v.-Bolus; 1000mg/m² als Dauerinfusion; **Mamma-Ca** → 626, **Magen-Ca** → 623: 500-600mg/m² d1-14; **DANI** CrCl < 10: 50-75%; **solare und solide Keratosen, M. Bowen, Basaliome:** Efudix: 1-2 x tgl. auftragen

Gemcitabin Rp	HWZ 42-94min (0.7-12h), Qo > 0.9
Gemci Cell *Inf.Lsg. 200, 1000, 1500, 2000mg* Gemcitabin HEXAL *Inf.Lsg. 200, 1000, 2000mg* Gemedac *Inf.Lsg. 200, 1000, 1500mg* Gemzar *Inf.Lsg. 200, 1000mg* Ribozar *Inf.Lsg. 200, 1000mg*	**Blasen-Ca** → 605: 1g/m² i.v. d1, 8, 15, Wdh. d29, Komb. mit Cisplatin 70mg/m² d2; **NSCLC:** → 609: 1250mg/m² d1, 8, Wdh. d22 oder 1000mg/m² d1, 8, 15, Wdh. d29; **Mamma-Ca** → 626: 1250mg/m² d1, 8, Wdh. d22, Komb. mit Paclitaxel 175mg/m² d1; **Ovarial-Ca:** 1g/m² d1, 8, Wdh. d22, Komb. mit Carboplatin d1 (Ziel-AUC 4.0mg/ml × min); **Pankreas-Ca** → 634: 1g/m² 1 x/W für 7W, dann d1, 8, 15, Wdh. d29; **DANI** vors. Anw.

Tegafur + Gimeracil + Oteracil Rp	Lact -
Teysuno *Kps. 15+4.35+11.8mg, 20+5.8+15.8mg*	**Fortgeschr. Magen-Ca in Komb. m. Cisplatin:** 2 x 25mg Tegafur/m²/d p.o. d1-21, Wh. d29; **DANI** CrCl > 50: 100%, 30-50: 2 x 20mg Tegafur/m²/d, <30: Anw. nicht empf.; **DALI** nicht erf.

Trifluridin + Tipiracil Rp	
Lonsurf *Tbl. 15+6.14, 20+8.19mg*	**Metastasierendes kolorektales Ca:** 2 x 35mg/m² p.o. d1-5 und d8-12, Wdh. d29 **DANI** CrCl 30-89: 100%, <30: k. D.; **DALI** leichte LI: 100%; mäßige bis schwere LI: k. D.

A 7.9 Alkaloide und andere natürliche Mittel

A 7.9.1 Vinca-Alkaloide und -Analoga

Wm/Wi (Vinca-Alkaloide und -Analoga): Bindung an mikrotubuläre Proteine mit Depolarisation, Verhinderung der mitotischen Spindel, Strg. der Protein-, DNA- und RNA-Synthese; **UW:** s. allgem. UW von Zytostatika → 152; **UW** (Vinca-Alkaloide und -Analoga): kardiovask. Strg., RR ↑, RR ↓, akute interstit. Pneumonitis/Bronchospasmus v.a. bei Gabe mit Mitomycin C, Obstipation, Ileus, Polyurie (ADH-Sekretion ↓), Dysurie, Harnverhalten (Blasenatonie), dosisabhängige periph. Neurotoxizität, autonome Neurotoxizität, Hirnnervenausfälle und ZNS-Strg.: Hypästhesie, Parästhesien, motorische Strg., Areflexie, Paralyse, Ataxie, paralytischer Ileus, Optikusatrophie, Erblindung, Krampfanfälle, Muskelkrämpfe/Schmerzen in Unterkiefer/ Hals/Rücken/Extremitäten nach Injektion, Pankreatitis, schwere Gewebsnekrose bei Paravasat; **UW** (Vinflunin): Panzytopenie, Infektionen, Anorexie, Dehydratation, Überempf., Insomnie, periph. sensor. Neuropathie, Synkope, Kopf-, Ohrenschmerzen, Neuralgie, Tachykardie, Hypo-/ Hypertension, Venenthrombose, gastroint. Strg., Husten, Dyspnoe, Alopezie, Myalgie, Hautreakt., muskuloskelettale Schmerzen, Asthenie, Reaktion an Applikationsstelle, Schüttelfrost

Vinblastin Rp HWZ 25h, Q0 0.95, PPB 44-75%

Vinblastinsulfat Teva *Inf.Lsg. 10mg*	Hoden-Ca → 617, Mamma-Ca → 626, M. Hodgkin → 599, NHL → 592, Histiocyt. X: ini 3.7mg/m²/W, dann steigern um 1.8-1.9mg/m²/W bis 6mg/m² i.v. 1 x/W; **Ki.:** ini 1x/W 2.5mg/m², bis max. 7.5mg/m²/W; **DANI** nicht erf.; **DALI** Bilirubin i.S. (µmol/l) < 25: 100%; 20-50: 50%; > 50: KI

Vincristin Rp HWZ 85h, Q0 0.95, PPB 44%

Cellcristin *Inj.Lsg. 1mg/1ml, 2mg/2ml* Vincristinsulfat Teva *Inj.Lsg. 1mg/1ml, 2mg/2ml, 5mg/5ml*	ALL, M. Hodgkin → 599, NHL → 592, Mamma-Ca → 626, kleinzell. Bronchial-Ca → 607, Sarkome, Wilms-Tu, Neuroblastom, M. Werlhof: 1.4mg/m² i.v. 1 x/W, max. 2mg/W; **Ki.:** < 10kg: 0.05mg/kg/W; > 10kg: 2mg/m²/W; **DANI** k.A.; **DALI** Bili > 3mg/dl: 50%

Vindesin Rp HWZ 25h

Eldisine *Inj.Lsg. 5mg*	Akute Leukämien, Blastenschub der CML → 591, maligne Lymphome, mal. Melanom → 729, NSCLC und SCLC, Mamma- → 626, Ösophagus- → 633, Kopf-Hals-, Hoden-Ca: 3mg/m² i.v.; **Ki.:** 4mg/m²; **DANI** k.A.; **DALI** Bili > 3mg/dl: 50%

Vinflunin Rp HWZ 40h, PPB 67%

Javlor *Inf.Lsg. 25mg/ml*	Fortgeschr./metast. Urothel-Übergangsit-Ca: 320mg/m² über 20min. i.v. d1, Wdh. d22; **DANI** CrCl > 60: 100%; 40-60: 280mg/m²; 20-39: 250mg/m² alle 3W; **DALI** s. FachInfo

A 7 Hämatologie, Onkologie – Arzneimittel

Vinorelbin Rp	HWZ 38-40h, Qo > 0.7, PPB 14%
Bendarelbin Inf.Lsg. 10mg/1ml, 50mg/5ml **Navelbine** Inf.Lsg. 10mg/1ml, 50mg/5ml; Kps. 20, 30, 80mg **Navirel** Inf.Lsg. 10mg/1ml, 50mg/5ml **Vinorelbin Accord** Inf.Lsg. 10mg/1ml, 50mg/5ml **Vinorelbin Nc** Inf.Lsg. 10mg/1ml	Fortgeschrittenes nichtkleinzelliges Bronchial-Ca → 609, anthrazyklinresistentes Mamma-Ca→ 626: 25-30mg/m² i.v. d1, Wdh. d29; 60mg/m² p.o. 1 x/W, nach 3 Gaben 80mg/m²; **DANI** nicht erforderlich; **DALI** massive Lebermetasen/schwere LI: 66%

A 7.9.2 Podophyllotoxin-Derivate

Wm/Wi (Podophyllotoxin-Derivate): Interaktion mit Topoisomerase II, DNA-Einzel- und -Doppelstrangbrüche; **UW**: s. allgemeine UW von Zytostatika → 152;
UW (Etoposid): Hypotonie bei i.v.-Gabe, Ischämie, Dysphagie, Obstipation, transiente Transaminasen ↑, allerg. Reaktionen bis zur Anaphylaxie, periphere Neuropathie/ZNS-Störung;
UW (Teniposid): transiente Transaminasen ↑, Lebervenenverschlusssyndrom, allergische Reaktionen bis zur Anaphylaxie, periphere Neuropathie/ZNS-Störung

Etoposid Rp	HWZ 6-8h, Qo 0.65, PPB 98%
Eto Cell Inf.Lsg. 100, 500mg **Eto-GRY** Inf.Lsg. 20mg/ml **Etomedac** Inf.Lsg. 50mg/5ml, 500mg/25ml **Etopophos** Inf.Lsg. 100, 1000mg **Etoposid HEXAL** Inf.Lsg. 50, 100, 200, 400, 1000mg **Riboposid** Inf.Lsg. 100mg/5ml, 200mg/10ml, 400mg/20ml **Vepesid** Kps. 50, 100mg	Kleinzelliges Bronchial-Ca → 607, nichtkleinzelliges Bronchial-Ca → 609, M. Hodgkin → 599, NHL → 592, AML, Hoden- → 617, Chorion-, Ovarial-Ca → 633: 50-100mg/m² i.v. d1-5 oder 120-150mg/m² d1, 3, 5; 100-200mg/m² p.o. d1-5, Wdh. nach 3-4W; **DANI, DALI** KI bei schwerer Nieren-/Leberinsuffizienz

A 7.9.3 Taxane

Wm/Wi (Taxane): pathol. Bildung und Stabilisierung von Mikrotubuli ⇒ Störung der Mitose;
UW: s. allgemeine UW von Zytostatika → 152; **UW** (Cabazitaxel): Hyperglykämie, Hypokaliämie, Dehydratation, Angst, Verwirrtheitszustände, Geschmacksstörungen, Schwindel, Kopfschmerzen, Lethargie, Ischialgie, Konjunktivitis, Tränenfluss ↑, Tinnitus, TVT, Dyspnoe, Husten, Schmerzen im Oropharynx, Abdominalschmerz, Hämorrhoiden, Reflux, Mundtrockenheit, Rückenschmerzen, Arthralgie, Myalgie, Hämaturie, Dysurie; **UW** (Docetaxel): Ischämiesymptomatik, Obstipation, transient Transamin. ↑, Dermatoxizität, Dysästhesien, Epidermiolyse, periphere Neurotoxizität mit Parästhesien und motor. Störungen, paralytischer Ileus, ZNS-Störung, Hypersensitivitätsreaktion, Flüssigkeitsretention (Kapillarpermeabilität ↑) mit Gewichtszunahme u. Ödemen, Hypotonie, Pleuraerguss, Aszites; **UW** (Paclitaxel): Erregungsleitungsstrg. (Herz), Ischämie, Obstipation, Transaminasen transient ↑, periphere Neurotoxizität mit Parästhesien, paralytischer Illeus, ZNS-Strg., Hypersensitivitätsreaktion

Cabazitaxel Rp	HWZ 95h, Q0 > 0.95, PPB 89-92%
Jevtana Inf.Lsg. 60mg	Hormonrefraktäres, metast. Prostata-Ca (nach Vorbehandlung mit Docetaxel): 25mg/m² über 1h i.v. d1, Wdh. d22; **DANI** CrCl > 50: 100%, <50: vorsichtige Anwendung; **DALI** KI bei schw. LI

Zytotoxische Antibiotika 163

Docetaxel Rp	HWZ 11h, Q0 > 0.9, PPB 95%
Bendadocel Inf.Lsg. 20, 80, 140mg **Docetaxel Nc** Inf.Lsg. 20, 80, 160mg **Ribodocel** Inf.Lsg. 20, 80, 160mg **Taxceus** Inf.Lsg. 20, 80, 140mg **Taxotere** Inf.Lsg. 20, 80, 160mg	**Mamma-Ca** → 626: 75-100mg/m² i.v. d1, Wdh. d22; **NSCLC** → 609, **Prostata**-→ 636, **Magen-Ca**→ 623, **Plattenepithel-Ca im Kopf-/Halsbereich:** 75mg/m² i.v. d1, Wdh. d22; **DANI** k.A.; **DALI** KI bei schwerer LI
Paclitaxel Rp	HWZ 6.4-12.7h, Q0 > 0.8, PPB 89-98%
Abraxane Inf.Lsg. 5mg/ml **Celltaxel** Inf.Lsg. 300mg **Neotaxan** Inf.Lsg. 30, 100, 300mg **Paclitaxel Orca** Inf.Lsg. 30, 100, 300mg **Ribotax** Inf.Lsg. 30, 100, 300mg **Taxomedac** Inf.Lsg. 30, 100, 300mg	**Ovarial-Ca** → 633: 175mg/m² über 3h i.v. d1; 135mg/m² über 24h i.v. d1, Wdh. d22; **Mamma-Ca** → 626, **fortgeschr. NSCLC:** → 609: 175mg/m² über 3h i.v. d1, Wdh. d22; **Kaposi-Sarkom bei AIDS:** 100mg/m² über 3h i.v. d1, Wdh. d15; **DANI** k.A.; **DALI** auf verstärkte Myelosuppression achten; KI bei schwerer LI

A 7.10 Zytotoxische Antibiotika

A 7.10.1 Anthracycline

Wm/Wi (Anthracycline): Interkalation in die Doppelhelix der DNA, Hemmung der Topoisomerase I und II; **Wm/Wi** (Pixantron): schwacher Inhibitor der Topoisomerase II, alkyliert direkt DNA ⇒ bildet stabile DNA-Addukte und Doppelstrangbrüche;
UW: s. allg. UW von Zytostatika → 152; **UW** (Daunorubicin): akute Kardiotoxizität (EKG-Veränd., Arrhythmien, Ischämie, Infarkt) u. chron. Kardiotoxizität (dilatative Kardiomyopathie, LVEF ↓), Tubulusschädigung, Rezidiv früherer Strahlendermatitis; **UW** (Doxorubicin): akute Kardiotoxizität (EKG-Veränd., Arrhythmien, Ischämie, Infarkt) u. chron. Kardiotoxizität (dilatative Kardiomyopathie, LVEF ↓), Rezidiv früherer Strahlendermatitis;
UW (Doxorubicin liposomal): im Vergleich zu Doxorubicin geringere chron. Kardiotoxizität;
UW (Epirubicin): Kardiotoxizität geringer als bei Dauno-/Doxorubicin: akute Kardiotoxizität (EKG-Veränd., Arrhythmien, Ischämie, Infarkt) u. chron. Kardiotoxizität (dilatative Kardiomyopathie mit LVEF ↓), Rezidiv früherer Strahlendermatitis; **UW** (Idarubicin): Kardiotoxizität ist geringer als bei anderen Anthrazyklinen: akute Kardiotoxizität (EKG-Veränderungen, Arrhythmien, Ischämie, Infarkt) u. chron. Kardiotoxizität (dilatative Kardiomyopathie);
UW (Mitoxantron): chron. Kardiotoxizität: Kardiomyopathie, Herzinsuff. (im Vergleich zu Doxorubicin weniger ausgeprägt), GI-Blutungen, Transaminasen ↑ (transient), Cholestase, Pruritus, bläuliche Verfärbung von Skleren/Fingernägel/Injektionsstelle u. Urin;
UW (Pixantron): neutropenische Infektion, Inf. der Atemwege, Neutro-, Leuko-, Lymphopenie, Anämie, Thrombozytopenie, febrile Neutropenie, Bluterkr., Anorexie, Hypophosphatämie, Geschmacksstrg., Kopfschmerzen, Somnolenz, Parästhesie, Konjunktivitis, linksventr. Dysfunktion, Herzerkrankung, kongestive Herzinsuff., Tachykardie, Schenkelblock, Blässe, Venenverfärbung, Hypotonie, Dyspnoe, Husten, Übelkeit, Erbrechen, Stomatitis, Diarrhoe, Obstipation, Abdominalschmerz, Dyspepsie, Mundtrockenheit, Hautverfärbung, Haarausfall, Erythem, Pruritus, Nagelstörungen, Knochenschmerzen, Chromaturie, Proteinurie, Hämaturie, Asthenie, Müdigkeit, Entzündg. der Schleimhaut, Fieber, Schmerzen in der Brust, Ödeme, GOT/GPT/aP/Krea ↑;
KI (Pixantron): Überempfindlichkeit, Immunisierung mit Lebendvirusimpfstoff, starke Knochenmarkdepression, schwere Leberfunktionsstörung

A 7 Hämatologie, Onkologie – Arzneimittel

Daunorubicin Rp HWZ 11-27h, Qo 0.9

| Daunoblastin *Inf.Lsg. 20mg* | **AML, ALL:** 24-60mg/m² d i.v.; Kumulativdosis max. 550mg/m² **Ki.** > 2J max. 300mg/m²; **DANI** Krea (mg/dl) > 3: 50%; **DALI** Bili 1.2-3: 50%; 3.1-5: 25% |

Daunorubicin liposomal Rp

| Daunoxome *Inf. Lsg. 50mg/25ml* | **AIDS-assoziiertes Kaposi-Sarkom:** 40mg/m² d1, Wdh. d15; **DANI, DALI** Anw. nicht empf.; **AML, ALL:** 20-120mg/m² alle 7-14d i.v.; Kumulativdosis max. 550mg/m² |

Doxorubicin Rp HWZ 30-50h, Qo 0.95, PPB 75%

| Adrimedac *Inf.Lsg. 10, 20, 50, 200mg*
DOXO-cell *Inj.Lsg. 10, 50, 150mg, 50mg+BIS*
Doxorubicin HEXAL *Inj.Lsg. 10, 50, 100, 200mg*
Doxorubicin NC *Inf.Lsg. 10, 50, 100mg*
Ribodoxo *Inf.Lsg. 10, 50mg*
UROKIT Doxo-cell *Instillationsset 50 mg* | **SCLC** → 607, **Mamma-Ca** → 626, **Ovarial-Ca** → 633, **Harnblasen-Ca** → 605, **Osteosarkom, Weichteilsarkom, Ewing-Sarkom, Hodgkin-Lymphom** → 599, **NHL** → 592, **ALL, AML, Multiples Myelom** → 601, **Endometrium-Ca, Wilms-Tu., Schilddrüsen-Ca, Neuroblastom, Magen-Ca** → 623, **AIDS-ass. Kaposi-Sarkom:** Monotherapie: 50-80mg/m² d1, Wdh. d22; Polychemotherapie: 30-60mg/m² d1; Wdh. d22/29; Kumulativdosis max. 450-550mg/m² **Rezidiv-Pro. Harnblasen-Ca nach TUR:** 50mg 1x/W intravesikale Instillation f. 1-2h; **DANI** CrCl < 10: 75%; **DALI** Bili 1.2-3: 50%; 3.1-5: 25%; > 5: KI |

Doxorubicin liposomal Rp

| Myocet *Inf.Lsg. 50mg* | **Metast. Mamma-Ca:** 60-75mg/m² i.v. d1 mit Cyclophosphamid, Wdh. d22; **DANI** nicht erf. |

Doxorubicin liposomal, polyethylenglykolisiert Rp HWZ 74h

| Caelyx *Inf.Lsg. 20mg/10ml, 50mg/25ml* | **Mamma-Ca, Ovarial-Ca:** 50mg/m² i.v. d1, Wdh. d29; **AIDS-ass. Kaposi-Sarkom:** 20mg/m² i.v. d1, Wdh. nach 2-3W; **Multiples Myelom:** 30mg/m² i.v. d4 in Komb. mit Bortezomib; **DANI** nicht erforderlich |

Epirubicin Rp HWZ 30-40h, Qo 1.0

| Axirubicin *Inj.Lsg. 50, 200mg*
Bendaepi *Inf.Lsg. 50, 100, 200mg*
EPI-cell *Inj.Lsg. 10, 50, 200mg*
Epirubicin HEXAL *Inj.Lsg. 10, 50, 200mg*
Farmorubicin *Inf.Lsg. 50mg*
Riboepi *Inf.Lsg. 10, 50, 100, 200mg* | **Mamma-** → 626, **Ovarial-Ca** → 633, **SCLC** → 607, **Magen-Ca** → 623, **Weichteilsarkom:** konventionelle Dos.: 75-90mg/m² i.v. d1, Wdh. d22; intensivierte Dos.: bis 135mg/m² d1, Wdh. d22/29; Kumulativ-dosis max. 1g/m²; **Harnblasen-Ca, Rez.-Pro.** → 605: 50mg intravesikal 1 x/W, Wdh. s. FI; **DANI** CrCl < 10: 75%; **DALI** Bili 2.1-3: 75%, > 3: 50% |

Zytotoxische Antibiotika 165

Idarubicin Rp
HWZ 11-35(41-69)h

Idarubicin Accord *Inf.Lsg.* 5mg/5ml, 10mg/10ml **Zavedos** *Inj.Lsg.* 5mg/5ml, 10mg/10ml, 20mg/20ml **Zavedos Oral** *Kps.* 5, 10, 25mg	**AML, ALL:** 15-30mg/m² p.o. d1-3; 12mg/m² i.v. d1-3 od. 8mg/m² d1-5; Kumulativdosis max. 120mg/m² i.v.; **DANI** Krea (mg/dl) > 2.5: KI; **DALI** Bili > 2: KI

Mitoxantron Rp
HWZ 5-18d, Qo 0.95, PPB 90%

Mitoxantron HEXAL *Inj.Lsg.* 10mg, 20mg **Novantron** *Inf.Lsg.* 10mg/5ml, 20mg/10ml **Onkotrone** *Inf.Lsg.* 10mg /5ml, 20mg/10ml, 25mg/12.5ml, 30mg/15ml **Ralenova** *Inf.Lsg.* 10mg/5ml; 20mg/10ml	**Mamma-Ca** → 626, **Non-Hodgkin-Lymphom** → 592: 12-14mg/m² i.v. d1, Wdh. d22; intrapleural: 20-30mg; **AML:** 10-12mg/m² d1-5; **Prostata-Ca** → 636: 12mg/m² d1, Wdh. d22; **Multiple Sklerose** → 679: Ralenova: 12mg/m² i.v. alle 3M; **DANI** k.A.

Pixantron Rp
HWZ 14.5-44.8h, PPB 50%, PRC C, Lact -

Pixuvri *Inj.Lsg.* 29mg	**Mehrfach rezidiv. oder therapierefrakt. Non-Hodgkin-B-Zell-Lymphom:** 50mg/m² i.v. d1, 8 und 15, Wh. d29, bis zu 6 Zyklen; **DANI** keine Daten/vors. Anw.; **DALI** leichte-mittelschwere LI: vors. Anw.; KI bei schwerer LI

A 7.10.2 Weitere zytotoxische Antibiotika

Wm/Wi (Bleomycin): Einzel- und Doppelstrangbrüche der DNA infolge einer Redoxreaktion; **Wm/Wi** (Mitomycin): Alkylierung der DNA ⇒ Hemmung der DNA-Synthese, DNA-Brüche; **UW:** s. allgemeine UW von Zytostatika → 152; **UW** (Bleomycin): interstitielle Pneumonitis und Lungenfibrose, Nagelveränderungen, Pruritus, Striae, Ödeme, idiosynkratische Reaktionen bis zur Anaphylaxie; **UW** (Mitomycin): Herzinsuffizienz, Ischämie, Pulmotoxizität (Pneumonitis, Fibrose), transiente Transaminasen ↑, hämolytisch-urämisches Syndrom, Photosensitivität, Neurotoxizität: Sehstörungen, Parästhesien

Bleomycin Rp
HWZ 3h, Qo 0.45

BLEO-cell *Inj.Lsg.* 15mg **Bleomedac** *Inj.Lsg.* 15, 30mg	**Hoden-Ca** → 617: 30mg i.v. d1, 8, 15; **M. Hodgkin** → 599: 10mg/m² i.v.; **NHL** → 592: 5mg/m² i.v.; **maligne Pleuraergüsse:** 60mg intrapleural; **DANI** k.A.

Mitomycin Rp
HWZ 30-70min

Mitem *Inj.Lsg.* 20mg **Mito-extra** *Inf.Lsg.* 40mg (zur Blaseninstillation) **Mito-medac** *Inj.Lsg.* 20mg (zur Blaseninstillation) **Mitomycin medac** *Inj.Lsg.* 2, 10, 15mg **Mitomycin HEXAL** *Inj.Lsg.* 10, 20mg	**Blasentumoren** → 605: 20-40mg intravesikal 1 x/W; **Magen-** → 623, **Bronchial-** → 607, **Pankreas-** → 634, **Kolon-** → 617, **Rektum-** → 617, **Mamma-** → 626, **Leberzell-, Zervix-, Ösophagus-Ca** → 633, **CML** → 591, **Osteosarkom, Karzinome im Kopf-Hals-Bereich:** 10-20mg/m² i.v. d1, Wdh. nach 6-8W oder 8-12mg/m², Wdh. nach 3-4W; **DANI** k.A.

A 7.11 Topoisomerase-I-Hemmer

Wm/Wi (Topoisomerase-I-Hemmer): Hemmung der Topoisomerase I;
UW: s. allgemeine UW von Zytostatika → 152;
UW (Irinotecan): cholinerges Frühsyndrom (u.a. Diarrhoe, Bauchkrämpfe, Konjunktivitis, HF ↓, Miosis, Flush), verzögert einsetzende Diarrhoe, Fieber, Dyspnoe, Bauchschmerzen, Transaminasen ↑;
UW (Irinotecan liposomal): septischer Schock, Sepsis, Pneumonie, febrile Neutropenie, Gastroenteritis, orale Candidose, Neutropenie, Leukopenie, Anämie, Thrombopenie, Hypokaliämie, Hypomagnesiämie, Dehydratation, Appetitmangel, Hypoglykämie, Hyponatriämie, Hypophosphatämie, Schlaflosigkeit, Schwindel, cholinerges Syndrom, Geschmacksstörung, Hypotonie, Lungenembolie, Embolie, tiefe Beinvenenthrombose, Dyspnoe, Dysphonie, Diarrhoe, Erbrechen, Übelkeit, Abdominalschmerz, Stomatitis, Kolitis, Hämorrhoiden, Hypalbuminämie, Alopezie, akutes Nierenversagen, Fieber, peripheres Ödem, Schleimhautentzündung, Ermüdung, Asthenie, Reaktion im Zusammenhang mit der Infusion, Ödem, Gewichtsverlust, Transaminasenerhöhung, INR-Erhöhung;
UW (Topotecan): schwere Zytopenie, Hautausschläge, Dyspnoe;
KI (Irinotecan): bek. Überempf., CED und/oder Darmverschluss, Lact., Bilirubin > 3fach ULN, schwere Knochenmarkdepression, WHO Performance Status > 2, gleichzeitige Anw. von Johanniskrautpräparaten;
KI (Irinotecan liposomal): bek. Überempfindlichkeit, Lact.;
KI (Topotecan): bek. Überempfindlichkeit, Lact., schwere Knochenmarkdepression

Irinotecan Rp	HWZ 14.2h, Q0 0.8, PPB 65%
Irinotecan HEXAL Inf.Lsg. 40mg/2ml, 100mg/5ml, 150mg/7.5ml, 300mg/15ml, 500mg/25ml **Riboirino** Inf.Lsg. 40mg/2ml, 100mg/5ml, 300mg/15ml, 500mg/25ml	**Kolorektales Karzinom** → 617: Monotherapie: 350mg/m² i.v. d1, Wdh. d22; Kombinationstherapie mit 5-FU: 180mg/m² d1, Wdh. d15; weitere Komb. mgl. mit Cetuximab, Bevacizumab, Capecitabin s. FachInfo; **DANI** Anwendung nicht empfohlen; **DALI** s. FachInfo

Irinotecan liposomal Rp	Q0 0.8, PPB < 1%
Onivyde Inf.Lsg. 50mg/10ml	**Vorbehandeltes (Gemcitabin) metast. Pankreas-Ca** → 634: 80mg/m² über 90min i.v. d1, Komb. mit 5-FU, Folins. Wdh. d15; **DANI** CrCl < 30: Anw. nicht empfohlen; **DALI** Bili > 2.0mg/dl oder GOT/GPT > 2,5-fach ULN bei Leberfiliae: Anw. nicht empfohlen

Topotecan Rp	HWZ 2-3h, Q0 0.6, PPB 35%
Hycamtin Kps. 0.25, 1mg; Inf.Lsg. 1mg, 4mg **Potactsol** Inf. Lsg. 1, 4mg **Topotecan Medac** Inf.Lsg. 1, 2, 4mg	**Ovarial-Ca** → 633, **kleinzelliges Bronchial-Ca** (sec. line) = 1.5mg/m² i.v. d1-5, Wdh. d22; **DANI** CrCl 20-40: 50%; < 20: Anw. nicht empf.

A 7.12 Proteinkinase-Inhibitoren

Wm/Wi (Abemaciclib): selektiver Inhibitor der Cyclin-abhängigen Kinasen CDK 4 und 6 ⇒ Blockade des Zellzyklus von der G1 in die S-Phase, Hemmung des Tumorwachstums; **Wm/Wi** (Afatinib): selektiver irreversibler Blocker der ErbB-Familie (u.a. EGFR, HER2); **Wm/Wi** (Alectinib): ALK- und RET-Tyrosinkinaseinhibitor ⇒ Tumorzell-Apoptose; **Wm/Wi** (Axitinib): selektiver Tyrosinkinase-Inhibitor der vaskulären, endothelialen Wachstumsfaktor-Rez. (VEGFR-1 bis 3) ⇒ Verzögerung des Tumorwachstums, Tumorregression, Hemmung von Metastasen; **Wm/Wi** (Binimetinib): Hemmung der BRAF-Aktivierung von MEK 1 und 2 ⇒ Wachstumshemmung von Melanomzellen; **Wm/Wi** (Bosutinib): hemmt die pathologisch veränderte BCR-ABL-Kinase und die Aktivität von Kinasen der Src-Familie, minimale Hemmung von PDGF-Rezeptoren und c-Kit; **Wm/Wi** (Brigatinib) Tyrosinkinase-Inhibitor, der gegen ALK, ROS1und IGF-1R gerichtet ist;
Wm/Wi (Cabozantinib): Hemmung mehrerer Tyrosinkinasen, die an Tumorwachstum, Angiogenese und pathologischem Knochenumbau beteiligt sind;
Wm/Wi (Crizotinib): selekt. Inhibitor der ALK-Rezeptor-Tyrosinkinase (RTK) + Inhibitor der Hepatozyten-Wachstumsfaktor-Rezeptor-RTK;
Wm/Wi (Cobimetinib): Inhibitor der Kinasen MEK1 und 2 ⇒ antiproliferativ;
Wm/Wi (Dacomitinib): Hemmung der Wachstumsfaktoren EGFR, HER;
Wm/Wi (Dabrafenib): Inhibitor der RAF-Kinasen;
Wm/Wi (Dasatinib): Hemmung der BCR-ABL-Kinase und anderer onkogener Kinasen;
Wm/Wi (Encorafenib): Hemmung des RAF/MEK/ERK-Signalweges in Tumorzellen, die Mutationsformen der BRAF-Kinase exprimieren ⇒ Wachstumshemmung von Melanomzellen;
Wm/Wi (Erlotinib): Hemmung der Tyrosinkinase und dadurch Hemmung der Aktivierung des Wachstumsfaktors HER1/EGFR;
Wm/Wi (Geftinib): Hemmung der Tyrosinkinase des epidermalen Wachstumsfaktors (EGF);
Wm/Wi (Gilteritinib): FLT3- und AXL-Inhibitor ⇒ Induktion einer Apoptose leukämischer Zellen; **Wm/Wi** (Ibrutinib): Bruton-Tyrosinkinase-Inhibitor ⇒ wichtiges Signalmolekül im Signalweg des B-Zell-Antigen-Rezeptors und des Zytokin-Rezeptors ⇒ effektive Hemmung der Proliferation und des Überlebens maligner B-Zellen;
Wm/Wi (Imatinib): Protein-Tyrosinkinase-Inhibitor, starke Hemmung der Tyrosinkinase-Aktivität von BCR-ABL, Inhibition der Proliferation und Induktion von Apoptose;
Wm/Wi (Lapatinib): Inhibition der intrazell. Tyrosinkinase-Domänen, des EGFR- und ErbB2-Rez.; **Wm/Wi** (Larotrectinib): selektiver Tropomyosin-Rezeptor-Kinase-Inhibitor ⇒ Synthesehemmung onkogener Proteine;
Wm/Wi (Lenvatinib): Hemmung von Kinasen, u.a. VEGFR (Vascular Endothelial Growth Factor Receptor) ⇒ antitumoral, antiangiogenet.; **Wm/Wi** (Lorlatinib): Hemmung der ALK und der c-ros-Onkogen-1-Tyrosinkinasen; **Wm/Wi** (Midostaurin): Hemmung multipler Tyrosinkinasen, einschl. der Kinasen FLT3 und KIT ⇒ Zellzyklusstillstand und Apoptose bei Leukämiezellen;
Wm/Wi (Neratinib): Hemmung der Tyrosinkinase, bindet an HER2, HER4 und EGFR ⇒ Hemmung der Tumorzellproliferation; **Wm/Wi** (Nilotinib): Hemmung der BCR-ABL-Kinase;
Wm/Wi (Nintedanib): Angiokinaseinhibitor ⇒ blockiert vaskulär endotheliale, von Blutplättchen abgeleitete Wachstumsfaktorrezeptoren und die Kinaseaktivität von Fibroblasten-Wachstumsfaktorrezeptoren; **Wm/Wi** (Osimertinib): irreversible Hemmung des EGF-Rezeptors;
Wm/Wi (Palbociclib): hochselektiver und reversibler Inhibitor der cyclinabhängigen Kinase 4 und 6 ⇒ Hemmung der Zellproliferation;

Wm/Wi (Pazopanib): Multi-Tyrosinkinase-Inhibitor ⇒ antiproliferativ, antiangiogen;
Wm/Wi (Ponatinib): starker pan-BCR-ABL-Inhibitor ⇒ Hemmung von Tyrosinkinaseaktivitäten;
Wm/Wi (Ribociclib): selektive Hemmung der der Cyclin-abhängigen Kinasen CDK 4 und 6;
Wm/Wi (Ruxolitinib): selekt. Hemmung der JAK1- und JAK2-Kinasen ⇒ Hemmung des Signalwegs und der Zellproliferation von Zytokin-abh. Zellmodellen hämatologischer Malignome;
Wm/Wi (Sorafenib): Multi-Kinase-Inhibitor ⇒ antiproliferativ, antiangiogen;
Wm/Wi (Tivozanib): Inhibitor von VEGFR 1, 2, 3 ⇒ antiangiogen, antiproliferativ;
Wm/Wi (Trametinib): Inhibitor der Kinasen MEK1 und 2 ⇒ antiproliferativ;
Wm/Wi (Vandetanib): Inhibitor von VEGFR-2, EGFR, der RET-Tyrosinkinase und der vaskulären endothelialen Rezeptor-3-Tyrosinkinase ⇒ antiangiogen, antiproliferativ;
Wm/Wi (Vemurafenib): Inhibitor der BRAF-Serin-Threonin-Kinase;
UW (Abemaciclib): Infektionen, Neutropenie, Leukopenie, Anämie, Thrombopenie, Lymphopenie, Appetit ↓, Dysgeusie, Schwindel, Tränenfluss ↑, ven. Thromboembolie, Diarrhoe, Erbrechen, Übelkeit, Alopezie, Pruritus, Exanthem, trockene Haut Muskelschwäche, Fatigue, Pyrexie, Transaminasenerhöhung;
UW (Afatinib): Paronychie, Zystitis, Appetit ↓, Dehydratation Hypokaliämie, Geschmacksstrg., Konjunktivitis, trockenes Auge, Epistaxis, Rhinorrhoe, Diarrhoe, Stomatitis, Dyspepsie, Cheilitis, GPT/GOT ↑, Ausschlag, akneiforme Dermatitis, Pruritus, Hand-Fuß-Syndrom, Muskelspasmen, eingeschränkte Nierenfunktion/Nierenversagen, Fieber, Gewicht ↓;
UW (Alectinib): Anämie, Sehstrg., Bradykardie, Übelkeit, Erbrechen, Diarrhoe, Obstipation, Exanthem, Lichtempf., Myalgie, Ödeme; CK/ Krea/Transaminasen/Bilirubin ↑;
UW (Axitinib): Anämie, Thrombozytopenie, Hypothyreose, Appetit ↓, Dehydrierung, Kopfschmerzen, Dysgeusie, Schwindel, Tinnitus, Hypertonie, Hämorrhagie, arterielle/venöse thrombot./embol. Ereignisse, Dysphonie, Dyspnoe, Husten, oropharyngealer Schmerz, Diarrhoe, Erbrechen, Nausea, Stomatitis, Obstipation, (Ober-)Bauchschmerzen, Dyspepsie, Blähungen, Hämorrhoiden, Hand-Fuß-Syndrom, Ausschlag, trockene Haut, Pruritus, Erytheme, Alopezie, Myalgie, Arthralgie, Schmerz in Extremitäten, Proteinurie, Nierenversagen, Müdigkeit, Asthenie, Mukositis, Gewicht ↓, TSH/GOT/GPT/aP/Amylase/Lipase ↑;
UW (Binimetinib/Encorafenib-Kombination): Plattenepithel-Ca der Haut, Basalzellkarzinom, Papillom der Haut, Anämie, Überempf., periph. Neuropathie, Schwindel, Kopfschmerzen, Geschmackstörung, Gesichtslähmung, Sehstörung, RPED, Uveitis, LV-Dysfunktion, Blutungen, Hypertonie, venöse Thromboembolie, Bauchschmerzen, Diarrhoe, Erbrechen, Übelkeit, Obstipation, Kolitis, Pankreatitis, Hyperkeratose, Exanthem, trockene Haut, Pruritus, Alopezie, Photosensitivität, akneiforme Dermatitis, Hand-Fuß-Syndrom, Erythem, Pannikulitis, Athralgie, Myalgie, Extremitätenschmerzen, Rückenschmerzen, Rhabdomyolyse, Nierenversagen, Pyrexie, periph. Ödem, Fatigue, CK/Transaminasen/γGT/Krea/aP, Amylase/Lipase ↑;
UW (Bosutinib): Atemwegsinfektion, Pneumonie, Grippe, Bronchitis, Nasopharyngitis, Thrombozytopenie, (febrile) Neutropenie, Anämie, Leukopenie, Arzneimittelüberempf., Appetit ↓, Dehydratation, Hyperkaliämie, Hypophosphatämie, Kopfschmerzen, Schwindel, Geschmackstörung, Perikarderguss, QT-Verlängerung, Husten, Dyspnoe, Pleurerguss, Diarrhoe, Erbrechen, Übelkeit, Oberbauchschmerzen, Gastritis, GOT/GPT/Bilirubin/γGT/Lipase/Amylase/Kreatinin/Kreatinphosphokinase ↑, Hepatotoxizität, anormale Leberfunktion, Hautausschlag, Urtikaria, Akne, Pruritus, Arthralgie, Myalgie, Rückenschmerzen, Nierenversagen, Fieber, Ödem, Fatigue, Thoraxschmerz, Asthenie;
UW (Brigatinib): s. FachInfo;

Proteinkinase-Inhibitoren 169

UW (Cabozantinib): Appetit ↓, Hypokalzämie, Hypophosphatämie, Hyperbilirubinämie, Hypokaliämie, Hypomagnesämie, Dysgeusie, Kopfschmerzen, Schwindel, Hypertonie, Dysphonie, orophar. Schmerzen, Diarrhoe, Übelkeit, Stomatitis, Obstipation, Erbrechen, abdominale Schmerzen, Dyspepsie, Dysphagie, Glossodynie, palmoplantares Erythrodysästhesiesyndrom, farbliche Veränderung der Haare; Exanthem, Erythem, trockene Haut, Alopezie, Arthralgie, Muskelkrämpfe, Erschöpfung, Schleimhautentzündung, Asthenie, Gewichts ↓, Leberenzyme/LDH/TSH ↑, Lymphopenie, Thrombopenie, Neutropenie, Abszess, Pneumonie, Follikulitis, Pilzinfektion, Hypothyreose, Dehydratation, Angst, Depression, Verwirrtheit, periph. Neuropathie, Parästhesien, Ageusie, Tremor, Verschwommensehen, Ohrschmerz, Tinnitus, Vorhofflimmern, Hypotonie, Thrombose, periph. Durchblutungsstrg., tracheale Fistelbildung, Lungenembolie, Blutung d. Atemwege, Aspirationspneumonie, GI-Perforation, GI-Blutung, Pankreatitis, Hämorrhoiden, Analfissur, Cholelithiasis, Hyperkeratose, Akne, Blasen, unnatürliches Haarwachstum, Hautabschälung, Hypopigmentierung, muskuloskelettaler Brustschmerz, Kieferosteonekrose, Proteinurie, Dysurie, Hämaturie, gestörte Wundheilung, Schüttelfrost, Gesichtsödem, Kreatinin/CPK ↑; **UW** (Cobimetinib): Anämie, seröse Retinopathie, Hypertonie, Blutungen, Übelkeit, Erbrechen, Diarrhoe, Lichtempfindlichkeit, Exanthem (makulopapulös, akneiform), Hyperkeratose, Pyrexie, CPK/GOT/GPT/γGT/aP/Bili ↑; Basalzell-Ca, kutanes Plattenepithel-Ca, Keratoakanthom, Dehydration, Hypophosphatämie, Hyponatriämie, Hyperglykämie, verschwommenes Sehen, Sehschwäche, Pneumonitis, Schüttelfrost, Auswurffraktion ↓; **UW** (Crizotinib): Neutro-, Leuko-, Lymphopenie, Anämie, Appetit ↓, Hypophosphatämie, Neuropathie, Schwindel, Dysgeusie, Sehstörungen, Bradykardie, Pneumonitis, Übelkeit, Erbrechen, Diarrhoe, Obstipation, ösophageale Störungen, Dyspepsie, Ausschlag, Müdigkeit, Ödeme, GPT/GOT/aP ↑, QT-Zeit ↑; **UW** (Dabrafenib): Papillom, Plattenepithel-Ca der Haut, seborrhoische Keratose, Akrochordon, Basalzell-Ca., Appetit ↓, Hypophosphatämie, Hyperglykämie, Kopfschmerzen, Husten, Übelkeit, Erbrechen, Durchfall, Obstipation, Hyperkeratose, Haarausfall, Hautausschlag, Hand-Fuß-Syndrom, trockene Haut, Pruritus, aktinische Keratose, Hautläsion, Erythem, Arthralgie, Myalgie, Schmerzen in Extremitäten, Pyrexie, Fatigue, Schüttelfrost, Asthenie, grippeartige Erkrankung, LVEF ↓; **UW** (Dasatinib): Flüssigkeitsretention, Diarrhoe, Hautausschlag, Kopfschmerzen, Blutungen, Erschöpfung, Übelkeit, Dyspnoe, febrile Neutropenie; **UW** (Dacomitinib): Appetit ↓, Hypokaliämie, Konjunktivitis, Diarrhoe, Stomatitis, Übelkeit, Erbrechen, Exanhem, Hand-Fuß-Syndrom, Hautfissuren, trockene Haut, Pruritus, Nagelerkr., Alopezie, Fatigue, Asthenie, Transaminasen ↑, Gewicht ↓, Dehydratation, Dysgeusie, Keratitis, interstitielle Lungenerkr., Exfoliation d. Haut, Hypertrichose; **UW** (Erlotinib): Exanthem, Pruritus, Diarrhoe, Übelkeit, Erbrechen, Husten, Konjunktivitis, Stomatitis, Bauchschmerzen, Ermüdung, Anorexie; **UW** (Gefitinib): Anorexie, Konjunktivitis, Blepharitis, trockene Augen, Hämorrhagie, Epistaxis, Hämaturie, interstit. Lungenerkr., Diarrhoe, Übelkeit, Erbrechen, Stomatitis, Dehydratation, Transaminasen/Bilirubin ↑, Hautreaktionen, Alopezie, Nagelstörung, Krea ↑, Proteinurie, Asthenie, Pyrexie; **UW** (Gilteritinib): s. FI; **UW** (Ibrutinib): Pneumonie, Inf. d. oberen Atemwege, Sinusitis, Sepsis, Harnweginf., Hautinf., Neutropenie, Thrombozytopenie, Anämie, Leukozytose, Lymphozytose, Dehydratation, Hyperurikämie, Schwindel, Kopfschmerz, Verschwommensehen, VHF, Blutung, Bluterguss, Petechien, subdur. Hämatom, Epistaxis, Diarrhoe, Erbrechen, Stomatitis, Übelkeit, Obstipation, trockener Mund, Hautausschlag, Hämaturie, muskuloskelettale Schmerzen, Fieber, periph. Ödeme; **UW** (Imatinib): Hepatotoxizität mit reversibler Enzymerhöhung, Flüssigkeitsretention, Ödeme, Muskelkrämpfe, Arthralgie; **UW** (Lapatinib): linksventr. Ejektionsfraktion ↓, Diarrhoe, Erbrechen, Hautausschlag, Nagelveränd., Anorexie, Müdigkeit, Hyperbilirubinämie, Hepatotoxizität, Dyspepsie, trockene Haut, Kopfschmerzen, Stomatitis, Obstipation, Hand-Fuß-Syndrom, Schmerzen in Extremitäten/Rücken, Schlaflosigkeit;

A 7 Hämatologie, Onkologie – Arzneimittel

UW (Larotrectinib): Anämie, Leukopenie, Neutropenie, Schwindel, Parästhesie, Gangstörung, Übelkeit, Obstipation, Erbrechen, Dysgeusie, Myalgie, Muskleschwäche, Fatigue, Gewicht ↑, Transaminasen/aP ↑; **UW** (Lenvatinib): (sehr) häufig: Harnwegsinfektion, Thrombozytopenie, Lymphopenie, Hypothyreose, Thyreoidea-stimulierendes Hormon im Blut ↑, Hypokalzämie, Hypokaliämie, Gewicht ↓, Appetit ↓, Dehydrierung, Hypomagnesiämie, Hypercholesterinämie, Insomnie, Schwindel, Kopfschmerz, Dysgeusie, Schlaganfall, MI, Herzinsuff., im EKG QT-Zeit ↑, Ejektionsfraktion ↓, Blutung, Hypertonie, Hypotonie, Dysphonie, Lungenembolie, Diarrhoe, gastrointest. u. abdom. Schmerzen, Erbrechen, Übelkeit, orale Entzündung, Schmerzen im Mundbereich, Verstopfung, Dyspepsie, Mundtrockenheit, Analfistel, Flatulenz, AST ↑, Hypalbuminämie, ALT ↑, aP ↑, Leberfunktionsstrg.; γGT ↑, Bili ↑; **UW** (Loratanib): Anämie, Hypercholesterinämie, Hypertriglyzeridämie, affektive Effekte, Halluzinationen, kognitive Effekte, periph. Neuropathie, Kopfschmerz, Effekt auf Sprache, Sehstörungen, Pneumonitis, Diarrhoe, Übelkeit, Verstopfung, Exanthem, Arthralgie, Myalgie, Ödem, Fatigue, Gewicht ↑, Amylase/Lipase ↑; **UW** (Midostaurin): Infektion durch med. Gerät, Infektion der Atemwege, febrile Neutropenie, Petechien, Lymphopenie, Überempfindlichkeit, Hyperurikämie, Schlaflosigkeit, Kopfschmerzen, Synkope, Tremor, Lidödem, Hypotonie, Sinustachykardie, Hypertonie, Perikarderguss, Epistaxis, Kehlkopfschmerzen, Dyspnoe, Pleuraerguss, Nasopharyngitis, akutes Atemnotsyndrom, Übelkeit, Erbrechen, Stomatitis, Schmerzen im Oberbauch, Hämorrhoiden, anorekt. Beschwerden, Bauchbeschwerden, Dermatitis exfoliativa, Hyperhidrose, trockene Haut, Keratitis, Rückenschmerzen, Arthralgie, Knochenschmerzen, Extremitätenschmerz, Nackenschmerzen, Pyrexie, Katheter-bedingte Thrombose, Anämie, ANC ↓, Transaminasen ↑, Hypokaliämie, Hyperglykämie, Hypernatriämie, verlängerte PTT, Hyperkalzämie, Gewicht ↑; **UW** (Nilotinib): Exanthem, Pruritus, Diarrhoe, Übelkeit, Obstipation, Ödeme, Knochenschmerzen, Arthralgien, Muskelspasmen; **UW** (Nintedanib): Neutropenie, Abszesse, Sepsis, Appetit ↓, Elektrolytverschiebung, Dehydratation, periph. Neuropathie, Blutung, venöse Thromboembolie, Hypertonie, Diarrhoe, Erbrechen, Übelkeit, Abdominalschmerz, GOT/GPT/Bilirubin ↑, Mukositis; **UW** (Osimertinib): interstit. Lungenerkr., Diarrhoe, Stomatitis, Exanthem, trockene Haut, Paronychie, Pruritus, Thrombo-, Leuko-, Neutropenie; **UW** (Neratinib): Harnwegsinfekt, Epistaxis, Dehydratation, Appetitlosigkeit, Diarrhoe, Erbrechen, Übelkeit, Bauchschmerzen, Stomatitis, Völlegefühl, trockener Mund, Dyspepsie, Transaminasen/Bilirubin/Krea ↑; Exanthem, Nagelerkr., trockene, rissige Haut, Muskelspasmen, NI, Ermüdung, Gewicht ↓; **UW** (Palbociclib): Infektionen, Neutropenie, Leukopenie, Anämie, Thrombopenie, febrile Neutropenie, Appetit ↓, Dysgeusie, verschwommenes Sehen, Tränensekretion ↑, trockenes Auge, Epistaxis, Stomatitis, Übelkeit, Erbrechen, Diarrhö, Exanthem, Alopezie, trockene Haut, Fatigue, Asthenie, Pyrexie, Transaminasen ↑; **UW** (Pazopanib): Hypothyreose, Appetit ↓, Thrombo-, Leuko-, Neutropenie, Geschmacksstrg., Kopfschmerzen, Lethargie, Parästhesie, Schwindel, Hypertonie, Hitzewallungen, Nasenbluten, Dysphonie, Diarrhoe, Übelkeit, Erbrechen, Bauchschmerzen, Dyspepsie, Flatulenz, Stomatitis, Leberfunktionsstrg., Hyperbilirubinämie, Haarausfall, Verfärbung der Haare, Hautausschlag, Hand-Fuß-Syndrom, Hypopigmentierung der Haut, Erythem, Pruritus, trockene Haut, Hyperhidrose, Myalgie, Muskelkrämpfe, Proteinurie, Fatigue, Asthenie, Mukositis, Ödeme, Brustschmerzen, GPT/GOT/Krea/Lipase/γGT ↑, Gewicht ↓, Zahnfleischinfektion, Tumorschmerzen, Hyperalbuminämie, Dehydratation, Schlaflosigkeit, periphere sensorische Neuropathie, verschwommenes Sehen, kardiale Dysfunktion, Bradykardie, venöses thromboembolisches Ereignis, Dyspnoe, Pneumothorax, Singultus, orale/anale Blutungen;

Proteinkinase-Inhibitoren

UW (Ponatinib): Pneumonie, Sepsis, Infekt. der oberen Atemwege, Follikulitis, Anämie, Thrombopenie, Neutropenie, Panzytopenie, Appetit ↓, Dehydratation, Flüssigkeitsretention, Hypokalzämie/-kaliämie/-phosphatämie, Hyperglykämie/-urikämie/-triglyceridämie, Gewicht ↓, Schlaflosigkeit, Kopfschmerzen, periph. Neuropathie, Müdigkeit, Benommenheit, Migräne, Hyper-/Hypo-/Parästhesie, Verschwommensehen, trockene Augen, Herzinsuff., MI, KHK, Vorhofflimmern, Perikarderguss, Angina pectoris, LVEF ↓, Hypertonie, TVT, Hitzewallungen, Flush, Dyspnoe, Husten, Pleuraerguss, Epistaxis, Dysphonie, Bauchschmerzen, Diarrhoe, Erbrechen, Obstipation, Übelkeit, Lipase/Amylase/GOT/GPT/Bilirubin/aP/γGT ↑, Pankreatitis, GERD, Stomatitis, Dyspepsie, Meteorismus, Mundtrockenheit, Hautausschlag, Hauttrockenheit, Erythem, Alopezie, Pruritus, Hyperhidrosis, Petechien, Ekchymose, periorbitales/peripheres/Gesichts-Ödem, Knochenschmerzen, Arthralgie, Myalgie, Gliederschmerzen, Rückenschmerzen, erektile Dysfunktion, Asthenie, Pyrexie, Schüttelfrost, grippaler Infekt, nicht-kardialer Thoraxschmerz, tastbare Knoten;

UW (Ribociclib): Harnwegsinfektion, (febrile) Neutropenie, Leukopenie, Anämie, Thrombopenie, Lymphopenie, Hypokalzämie, Hypokaliämie, Hypophosphatämie, Kopfschmerzen, Schlaflosigkeit, Tränenfluss ↑, trockenes Auge, Synkope, Dyspnoe, Epitaxis, Übelkeit, Diarrhoe, Erbrechen, Obstipation, Stomatitis, Abdominalschmerzen, Dysgeusie, Dyspepsie, Hepatotoxizität, Alopezie, Exanthem, Pruritus, Erythem, Rückenschmerzen, Fatigue, periph. Ödem, Asthenie, Fieber, Leberenzyme ↑, Krea ↑, QT-Verlängerung;

UW (Ruxolitinib): Harnwegsinfektionen, Herpes zoster, Anämie, Thrombozytopenie, Neutropenie, Blutungen, Gewicht ↑, Hypercholesterinämie, Schwindel, Kopfschmerzen, Flatulenz, Obstipation, GOT/GPT ↑, Hypertonie; **UW (Sorafenib):** Lymphopenie, Hypophosphatämie, Blutungen, Hypertonie, Durchfall, Übelkeit, Erbrechen, Exanthem, Hand-Fuß-Syndrom, Müdigkeit, Pruritus, Schmerzen, Leukopenie, Anämie, Thrombopenie, Depression;

UW (Sunitinib): Anämie, Kopfschmerzen, Geschmacksstrg., Verfärbung der Haut, Übelkeit, Erbrechen, Diarrhoe, Bauchschmerzen, palmoplantare Erythrodysästhesie;

UW (Tivozanib): Anämie, Hypothyreose, Appetit ↓, Anorexie, Schlaflosigkeit, Kopfschmerz, periphere Neuropathie, Schwindelgefühl, Dysgeusie, Sehbehinderung, Vertigo, Tinnitus, Myokardinfarkt, Angina pectoris, Tachykardie, Hypertonie, Hämorrhagie, art. und venöse Thromboembolie, venöse thromboembolische Ereignisse, Hitzegefühl, Dyspnoe, Dysphonie, Husten, Epistaxis, Rhinorrhoe, Nasenverstopfung, Bauchschmerzen, Übelkeit, Diarrhoe, Stomatitis, Pankreatitis, Dysphagie, Erbrechen, gastroösophag. Refluxerkrankung, aufgetriebener Bauch, Glossitis, Gingivitis, Dyspepsie, Obstipation, Mundtrockenheit, Flatulenz, Hand-Fuß-Syndrom, Exfoliation der Haut, Erythem, Pruritus, Alopezie, Ausschlag, Akne, trockene Haut, Rückenschmerzen, Arthralgie, Myalgie, Brustkorbschmerzen, Proteinurie, Schmerzen, Asthenie, Ermüdung, Brustkorbschmerzen, Schüttelfrost, Fieber, peripheres Ödem, Gewicht ↓; Transaminasen/γGT/AP/Amylase/Lipase/TSH/Krea ↑;

UW (Trametinib): Anämie, Überempf., Dehydratation, verschwommenes Sehen, periorbitales Ödem, Sehstörung, linksventrik. Dysfunktion, Auswurffraktion ↓, Hypertonie, Hämorrhagie, Lymphödem, Husten, Atemnot, Pneumonitis, Diarrhoe, Übelkeit, Erbrechen, Obstipation, Mundtrockenheit, Exanthem, Stomatitis, akneiforme Dermatitis, trockene Haut, Juckreiz, Haarausfall, Erythem, Hand-Fuß-Syndrom, Hautfissuren, Fatigue, periph. Ödem, Pyrexie, Gesichtsödem, Schleimhautentzündung, Asthenie, Follikulitis, Nagelbettentzündung, Zellulitis, pustulärer Hautausschlag, Transamin./γGT/aP/CK ↑; Harnwegsinf., Nasopharyngitis, kutanes Plattenepithel-Ca, Papillom, seborrh. Keratose, Akrochordon, Anämie, Leukopenie, Thrombopenie, Kopfschmerz, Schwindel, Arthralgie, Myalgie;

A 7 Hämatologie, Onkologie – Arzneimittel

UW (Vandetanib): Nasopharyngitis, Bronchitis, Inf. der oberen Atemwege, Harnweginf., Pneumonie, Sepsis, Influenza, Zystitis, Sinusitis, Laryngitis, Follikulitis, Furunkel, Pilzinf., Pyelonephritis, Hypothyreose, Appetit ↓, Hypo-/Hyperkalziämie, Hypokaliämie, Hyperglykämie, Dehydratation, Hyponatriämie, Insomnia, Depression, Angst, Kopfschmerzen, Parästhesie, Dysästhesie, Schwindel, Tremor, Lethargie, Bewusstseinsverlust, Gleichgewichtsstr., Dysgeusie, verschwommenes Sehen, Strukturveränd. der Hornhaut, Sehstörung, Dyspepsie, Kolitis, Mundtrockenheit, Stomatitis, Halos, Photopsie, Glaukome; Konjunktivitis, Augentrockenheit, Keratopathie, QT-Zeit ↑, Hypertonie, hypertensive Krisen, ischämische zerebrovask. Störungen, Epistaxis, Hämoptyse, Pneumonitis, Abdominalschmerz, Diarrhoe, Übelkeit, Erbrechen, Dyspepsie, Kolitis, Mundtrockenheit, Stomatitis, Dysphagie, Obstipation, Gastritis, gastrointest. Hämorrhagie, Cholelithiasis, Ausschlag und and. Hautreakt., Hand-Fuß-Syndrom, Alopezie, Proteinurie, Nephrolithiasis, Dysurie, Hämaturie, Nierenversagen, Pollakisurie, Harndrang, Asthenie, Erschöpfung, Schmerzen, Ödeme, Pyrexie, GOT/GPT/Krea ↑, Gewicht ↓;

UW (Vemurafenib): Follikulitis, Plattenepithel-Ca der Haut, seborrhoische Keratose, Hautpapillom, Basalzell-Ca, neue prim. Melanome, Kopfschmerzen, Dysgeusie, Facialislähmung, Schwindelgefühl, Uveitis, Husten, Diarrhoe, Erbrechen, Übelkeit, Obstipation, Lichtempfindlichkeitsreakt., aktin. Keratose, Ausschlag, Pruritus, Hyperkeratose, Erythem, Alopezie, trockene Haut, Sonnenbrand, Hand-Fuß-Syndrom, Pannikulitis, Keratosis pilaris, Arthralgie, Myalgie, Schmerzen in Extremität./Bewegungsapp./Rücken, Arthritis, Abgeschlagenheit, Pyrexie, periph. Ödeme, Asthenie, γGT/GPT/aP/Bilirubin ↑, Gewicht ↓, QT-Zeit ↑;

KI (Abemaciclib): bek. Überempf.; **KI (Afatinib):** bek. Überempf.; **KI (Alectinib):** bek. Überempf.; **KI (Axitinib):** bek. Überempf.; **KI (Binimetinib):** bek. Überempf.;
KI (Bosutinib): bek. Überempf., LI; **KI (Brigatinib):** bek. Überempf.;
KI (Cabozantinib): bek. Überempf.; **KI (Cobimetinib):** bek. Überempf.;
KI (Crizotinib): bek. Überempf., schwere Leberfkt. Strg.;
KI (Dabrafenib): bek. Überempf.; **KI (Dacomitinib):** bek. Überempf.;
KI (Encorafenib): bek. Überempf.; **KI (Gilteritinib):** bek. Überempf.;
KI (Ibrutinib): bek. Überempf., gleichzeitige Anw. mit Johanniskraut-Präparaten;
KI (Larotrectinib): bek. Überempf.; **KI (Levatinib):** bek. Überempf.;
KI (Lorlatanib): bek. Überempf., gleichz. Anw. starker CYP3A4/5-Induktoren;
KI (Midostaurin): bek. Überempf.; gleichzeit. Einnahme mit Rifampicin, Johanniskraut, Carbamazepin, Enzalutamid, Phenytoin;
KI (Neratinib): bek. Überempf., gleichz. Anw. von Carbamazepin, Phenobarbital, Phenytoin, Johanniskraut, Rifampicin, Fluconazol, Diltiazem, Verapamil, Erythromycin; LI Child C;
KI (Nintedanib): bek. Überempf., Soja-, Erdnussallergie;
KI (Neratinib): bek. Überempf., gleichz. Anw. von Carbamazepin, Phenobarbital, Phenytoin, Johanniskraut, Rifampicin, Fluconazol, Diltiazem, Verapamil, Erythromycin; LI Child C;
KI (Osimertinib): bek. Überempf., gleichzeitige Anw. von Johanniskraut-Präparaten;
KI (Palbociclib): bek. Überempf., gleichzeitige Anw. von Johanniskraut-Präparaten;
KI (Pazopanib): bek. Überempf.; **KI (Ponatinib):** bek. Überempf.;
KI (Ribociclib): bek. Überempf. gegen R., Erdnuss, Soja;
KI (Ruxolitinib): bek. Überempf., Grav./Lakt.; **KI (Tivozanib):** bek. Überempf., gleichzeitige Anw. von Johanniskraut; **KI (Trametinib):** bek. Überempf.;
KI (Vandetanib): bek. Überempf., kongenitales Long-QT-Syndrom, QT-Intervall > 480ms, gleichzeitige Anw. von arsenhaltiger Arzneimittel, Cisaprid, Erythromycin (i.v.), Toremifen, Mizolastin, Moxifloxacin, Antiarrhythmika d. Klasse IA und III; **KI (Vemurafenib):** bek. Überempf.

Proteinkinase-Inhibitoren 173

Abemaciclib Rp	HWZ 25h, PPB 97%
Verzenios *Tbl. 50, 100, 150mg*	**Lokal fortgeschrittenes u./od. metastasiertes HER2-neg. Mamma-Ca.** → 631: Komb. mit Aromatase-Hemmer oder Fulvestrant: 2 x 150mg p.o. ; ggf. Dosisanpassung nach Toxizität, s. FachInfo; **DANI** schwere NI: vorsichtige Anw.; **DALI** Child A, B: 100%; C: 1 x 150mg
Afatinib Rp	HWZ 37h, PPB 95%, PRC B, Lact -
Giotrif *Tbl. 20, 30, 40, 50mg*	**Lokal fortgeschrittenes und/oder metastasiertes NSCLC mit aktivierenden EGFR-Mutationen** → 612: 1 x 40mg/d p.o., ggf. steigern auf 1 x 50mg/d; **DANI** CrCl > 30: 100%, < 30: Anw. nicht empf.; **DALI** Child-Pugh A, B: 100%; C: Anw. nicht empfehlenswert
Alectinib Rp	HWZ 32h, PPB 99%
Alecensa *Kps. 150mg*	**Fortgeschritt., ALK-pos. NSCLC Crizotinib-vorbehandelt** → 613: 2 x 600mg p.o., Dosisanpassung n. Toxizität, s. FachInfo; **DANI** nicht erforderl.; **DALI** leichte LI: 100%; mittlere bis schwere LI: Anw. nicht empfehlenswert
Axitinib Rp	HWZ 2.5-6h, PPB 99%, PRC C, Lact -
Inlyta *Tbl. 1, 5mg*	**Fortgeschrittenes Nierenzell-Ca:** 2 x 5mg/d p.o., ggf. steigern auf max. 2 x 10mg/d; **DANI** CrCl > 15: 100%, < 15: keine Daten; **DALI** vorsichtige Dosiseinstellung
Binimetinib Rp	HWZ 9h, PPB 97%
Mektovi *Tbl. 15mg*	**Nicht-resezierbares od. metastas. Melanom (BRAF-V600-Mutation-positiv)** → 729: 2 x 45 mg p.o., Komb. mit Encorafenib; ggf. Dosisanpassung n. Toxizität, s. FachInfo; **DANI** nicht erforderlich; **DALI** Child B, C: Anw. nicht empfohlen
Bosutinib Rp	HWZ 34h, PPB 95%, PRC C, Lact -
Bosulif *Tbl. 100, 400, 500mg*	**Ph-positive CML in chronischer/ akzelerierter Phase und Blastenkrise mit mind. einer Vorbehandlung** → 591: 1 x 500mg/d p.o., ggf. steigern auf max. 1 x 600mg/d; **DANI, DALI** keine Daten

A 7 Hämatologie, Onkologie – Arzneimittel

Brigatinib Rp	HWZ 24h, PPB 91%
Alunbrig *Tbl. 30, 90, 180mg*	**ALK-positives, fortgeschrittenes NSCLC, Crizotinib-vorbeh.** → 613: d1-7 1 x 90mg p.o., dann 1 x 180mg; Dosisanpassung nach Toxizität, s. FachInfo; **DANI** CrCl ≥ 30: 100%; < 30: d1-7 1 x 60mg, dann 1 x 90mg; **DALI** Child A, B: 100%; C: d1-7 1 x 60mg, dann 1 x 120mg

Cabozantinib Rp	HWZ 120h, PPB 99%
Cabometyx *Tbl. 20, 40, 60mg* Cometriq *Kps. 20, 80mg*	**Nierenzell-Ca., hepatozelluläres Ca.** → 632: Cabometyx: 1 x 60mg p.o.; ggf. Dosisanp. n. Toxizität, s. FI; **Fortgeschrittenes medulläres Schilddrüsen-Ca.** → 631: Cometriq: 1 x 140mg p.o.; ggf. Dosisanp. bei Toxizität s. FI; **DANI** leichte bis mittelschwere NI: vors. Anw.; schwere NI: Anw. nicht empf.; **DALI** leichte bis mittelschwere LI: 1 x 60mg; schwere LI: Anw. nicht empfohlen

Ceritinib Rp	HWZ 31-41h, PPB 97%, PRC D, Lact ?
Zykadia *Kps. 150mg*	**ALK-posit. NSCLC, Crizotinib-vorbehandelt** → 613: 1 x 750mg p.o.; **DANI** leichte-mäßige NI: 100%; schwere NI: vorsichtige Anw.; **DALI** mäßig-starke LI: Anw. nicht empfohlen

Cobimetinib Rp	HWZ 44h, PPB 95%, Lact -
Cotellic *Tbl. 20mg*	**Nicht-resezierbares od. metastas. Melanom (BRAF-V600-Mutation-positiv)** → 729: 1 x 60mg p.o. d1-21, Wdh. d29; Komb. mit Vemurafenib; **DANI** schw. NI: vorsicht. Anw.; **DALI:** mäßige bis schwere LI: vorsicht. Anw.

Crizotinib Rp	HWZ 42h, PPB 91%, PRC C, Lact -
Xalkori *Kps. 200, 250mg*	**Vorbeh. ALK-pos. NSCLC** → 612: 2 x 250mg/d p.o.; **DANI** CrCl > 30: 100%, < 30: keine Daten; **DALI** leichte bis mäßige Funktionsstörung: vors. Anw., KI bei schwerer Funktionsstörung

Dacomitinib Rp	HWZ 54-80h, PPB 98%
Vizimpro *Tbl. 15, 30, 45mg*	**Fortgeschrittenes od. metas. NSCLC mit aktivierenden EGFR-Mutationen:** → 612: 1 x 45mg p.o., Dosisanpassung bei Toxizität s. FachInfo; **DANI** CrCl ≥ 30: 100%, < 30: keine Daten; **DALI** Child A, B: 100%; C: Anw. nicht empf.

Proteinkinase-Inhibitoren 175

Dabrafenib Rp	HWZ 10h, PPB 99%, PRC C, Lact ?
Tafinlar *Kps. 50, 75mg*	Nicht-resezierbares oder metastasiertes Melanom (BRAF-V600-Mutation-positiv) → 729: 2 x 150mg/d p.o.; Monother. oder Kombination mit Trametinib; **DANI** leichte bis mäßige Funktionsstörung: 100%, schwere Funktionsstrg.: vors. Anw.; **DALI** mäßige bis schwere Funktionsstörung: vorsichtige Anwendung
Dasatinib Rp	HWZ 5–6h, Q0 0.99, PPB 96%
Dasatinib AL *Tbl. 20, 50, 70, 80, 100, 140mg* **Dasatinib HEXAL** *Tbl. 20, 50, 70, 80, 100, 140mg* **Sprycel** *Tbl. 20, 50, 70, 80, 100, 140mg; Lsg. (1 ml = 10mg)*	Chron. Phase neu diagnost. Ph+CML, chron./akzelerierte Phase der CML oder Blastenkrise mit Resistenz/Intoleranz gegen vorherige Behandlung (einschl. Imatinibmesilat), Ph+ALL oder lymphat. Blastenkrise der CML: chronische Phase → 591: 1 x 100mg/d p.o; akzelerierte Phase, myeloische oder lymphatische Blastenkrise: 1 x 140mg/d p.o; **DANI** nicht erf.; **DALI** vors. Dosiseinstellung
Encorafinib Rp	HWZ 6h, PPB 86%
Braftovi *Kps. 50, 75mg*	Nicht-resezierbares od. metastas. Melanom (BRAF-V600-Mutation-positiv) → 729: 1 x 450 mg p.o., Komb. mit Binimetinib; ggf. Dosisanpassung n. Toxizität, s. FachInfo; **DANI** schwere NI: vorsichtige Anw.; **DALI** Child A: 300mg; B, C: keine Dosierungsempf.
Erlotinib Rp	HWZ 36h, Q0 0.97
Tarceva *Tbl. 25, 100, 150mg*	Nichtkleinzell. Bronchial-Ca → 609: 1 x 150mg p.o.; Pankreas-Ca → 634: 1 x 100mg p.o., Kombination mit Gemcitabin; **DANI, DALI**: Anw. bei schwerer NI/LI nicht empfohlen
Gefitinib Rp	HWZ 41h, Q0 0.9, PPB 90%
Iressa *Tbl. 250mg*	Nichtkleinzelliges Bronchial-Ca → 609: 1 x 250mg p.o.; **DANI** CrCl > 20: 100%; < 20: vorsichtige Anwendung; **DALI** Child B, C: engmaschige Überwachung hinsichtlich UW
Gilteritinib Rp	HWZ 113h, PPB 90%
Xospata *Tbl. 40mg*	Rezidiverte od. refraktäre AML mit FLT3-Mutation: 1 x 120mg p.o.; Dosisanpassung nach Toxizität: s. FI; **DANI** leichte bis mittelgradige NI: 100%; schwere NI: keine Daten; **DALI** Child A, B: 100%; C: Anw. nicht empf.;

A 7 Hämatologie, Onkologie – Arzneimittel

Ibrutinib Rp	HWZ 4-13h, PPB 97% PRC D, Lact ?
Imbruvica *Kps. 140mg*	**Rezidiv. oder refrakt. Mantelzell-Lymphom:** 1 x 560mg/d p.o.; **CLL:** 1 x 420mg/d p.o.; **DANI** CrCl > 30: nicht erf.; < 30: vors. Anw.; **DALI** Child A: 1 x 280mg/d p.o.; B: 1 x 140mg/d p.o.; C: Anw. nicht empfohlen

Imatinib Rp	HWZ 18h, Q0 0,95, PPB 95%
Glivec *Tbl. 100, 400mg* Imanivec *Tbl. 100, 400mg* Imatinib Heumann *Tbl. 100, 400mg* Imatinib Onkovis *Kps. 100, 200, 400mg*	**Ph+CML:** chronische Phase: 1 x 400mg p.o.; akzelerierte Phase, Blastenkrise: 600mg p.o.; **Ki. > 2J:** 340mg/m², max. 600mg/m² bzw. 800mg/d; **Ph+ALL:** 1 x 600mg; **MDS:** 1 x 400mg; hypereosinophiles Syndr., chron. eosinophile Leukämie: 1 x 100mg, ggf. bis 400mg/d steigern; **CD117+GIST:** 1 x 400mg; Dermatofibrosarcoma protub.: 1 x 800mg; **DANI** vors. Anw. bei schwerer NI; **DALI** 400mg/d

Lapatinib Rp	HWZ 24h PPB 99%
Tyverb *Tbl. 250mg*	**Fortgeschritt./metastasiertes Mamma-Ca mit Her2-Überexpression → 626:** 1 x 1250mg/d p.o. in Komb. mit Capecitabin; **DANI** CrCl > 30: 100%; < 30: keine Daten; **DALI** Child A, B: keine Daten, Child C: KI

Larotrectinib Rp	HWZ 3h, PPB 70%
VITRAKVI *Lsg. (1ml enth. 20mg)*	**Fortgeschritt./metastasierte Erkrankung solider Tumore mit NTRK-Genfusion:** 2 x 100mg p.o.; Ki.: 2 x 100mg/m²; Dosisanpassung n. Toxizität s. FachInfo; **DANI** nicht erforder.; **DALI** Child A 100%; B, C: Anfangsdosis um 50% reduzieren

Lenvatinib Rp	HWZ 17h, Q0 0,9, PPB 98%
Kisplix *Kps. 4, 10mg* Lenvima *Kps. 4, 10mg*	**Fortgeschritt. Nierenzell-Ca, VGEF-vorbeh. → 632:** Kisplix: 1 x 18mg p.o., Dosisanp. n. Toxizit. s. FI; Komb. m. Everolimus; **DANI, DALI** schwere NI/LI: inn 10mg; **Progr., lokal fortgeschritt. od. metast. differenz. (papiliäres/follikuläres/Hürthle-Zell-)Schilddrüsen-Ca** (DTC), das nicht auf Radiojodtherapie (RAI) angesprochen hat: Lenvima: 24mg p.o.; **DANI** nicht erford.; **DALI** nicht erford.

Lorlatinib Rp	HWZ 24h, PPB 66%
Lorviqua *Tbl. 25, 100mg*	**Fortgeschr. NSCLC, ALK-pos.:** 1 x 100mg p.o., Dosisanp. n. Toxizität s. FI; **DANI** leichte bis mäßige NI: 100%; schwere NI: Anw. nicht empf.; **DALI** Child A: 100%; B, C: Anw. nicht empf.

Proteinkinase-Inhibitoren 177

Midostaurin Rp	HWZ 20 (482)h, PPB 98%
Rydapt *Kps. 25mg*	**AML mit FLT3-Mutation** → 599: 2 x 50mg p.o. d8-21 der Induktions- u. Konsolidierungschemother., weitere Gaben s. FI; **aggressive system. Mastozytose, system. Mastozytose m. assoz. hämatol. Neoplasie, Mastzell-Leukämie:** 2 x 100mg p.o.; **DANI** leichte bis mäßige NI: 100%; schwere NI: keine Daten; **DALI** Child A, B: 100%; C: keine Daten
Neratinib Rp	HWZ 17h, PPB 98%
Nerlynx *Tbl. 40mg*	**Hormonrez.-pos., HER2-überexprimiertes Mamma-Ca, adjuvant n. Trastuzumab-Th.:** 1 x 240mg p.o. f. 1 Jahr; Dosisanpassung n. Toxizität s. FachInfo; **DANI** leichte bis mäßige NI: 100%; schwere NI: Anw. nicht empf.; **DALI** Child A, B: 100%; C: KI
Nilotinib Rp	HWZ 17h, Q0 0.9, PPB 98%
Tasigna *Kps. 150, 200mg*	**Ph+CML** → 591: 2 x 400mg p.o., ggf. Dosisanpassg. nach Blutbild, s. FI; **DANI** nicht erf.
Nintedanib Rp	HWZ 10-15h, PPB 98%
Vargatef *Kps. 100, 150mg*	**Lokal fortgeschrittenes, metastasiertes oder lokal rezidiviertes NSCLC:** 2 x 200mg p.o. d2-21 in Komb. mit Docetaxel; **DANI** CrCl > 30: 100%, < 30: keine Daten; **DALI** Child A: 100%, Child B, C: Anw. nicht empf.
Osimertinib Rp	HWZ 48h
Tagrisso *Kps. 40, 80mg*	**Lokal fortgeschrittenes oder metastasiertes NSCLC mit T790M-Mutation:** 1 x 80mg p.o.; **DANI** schwere NI, HD: vorsichtige Anw.; **DALI** mittlere bis schw. LI: Anw. nicht empf.
Palbociclib Rp	HWZ 29h, PPB 85%
Ibrance *Kps. 75, 100, 125mg*	**Lokal fortgeschrittenes oder metastasiertes Mamma-Ca, HR-pos.** → 626, **HER-2-neg.** → 630: 1 x 125mg p.o. d1-21, dann 7d Pause; je nach UW Dosisreduktion auf 100-75mg.; **DANI** CrCl < 30, HD: keine Daten, vors. Anw.; **DALI** mittlere bis schw. LI: vors. Anw.
Pazopanib Rp	HWZ 31h, PPB 99%, PRC C, Lact 2
Votrient *Tbl. 200, 400mg*	**Fortgeschrittenes Nierenzell-Ca, Weichteilsarkom (WTS, STS):** 1 x 800mg/d p.o.; **DANI** CrCl > 30: 100%, < 30: keine Daten; **DALI** Child A: keine Daten, B: max. 20mg/d, C: KI

A 7 Hämatologie, Onkologie – Arzneimittel

Ponatinib Rp	HWZ 22h, PPB >99%, PRC C, Lact -
Iclusig *Tbl. 15, 30, 45mg*	**CML in chron. od. akzel. Phase od. Blastenkrise u. Ph+ALL:** 1 x 45mg/d p.o.; **DANI** CrCl > 50: 100%, < 50: vors. Anw.; **DALI** vors. Anw.
Ribociclib Rp	HWZ 30-55h, PPB 70%
Kisqali *Tbl. 200mg*	**Fortgeschr. oder metast. Mamma-Ca, HR-pos, HER2-neg.:** 1 x 600mg p.o. d1-21, Wdh. d28, Komb. mit Aromatasehemmer; **DANI** leichte bis mittelschwere NI: 100%, schwere NI: auf Toxizität achten; **DALI** Child A: 100%; B, C: ini 400mg/d
Ruxolitinib Rp	HWZ 3h, PPB 97%
Jakavi *Tbl. 5, 10, 15, 20mg*	**Myelofibrose** → 591: ini 2 x 15-20mg p.o., max. 2 x 25mg/d; **Polycythaemia vera** → 590: ini 2 x 10mg p.o., max. 2 x 25mg/d; **DANI** CrCl > 30: 100%, < 30: MF: 50%, PV: ini 2 x 5mg/d; HD: MF: 1 x 15-20mg oder 2 x 10mg am Dialysetag; PV: 1 x 10mg oder 2 x 5mg am Dialysetag; **DALI** 50%
Sorafenib Rp	HWZ 25-48h, Q0 >0.9
Nexavar *Tbl. 200mg*	**Leberzell-Ca** → 621, **fortgeschr. Nierenzell-Ca** → 631, **Schilddrüsen-Ca:** 2 x 400mg p.o.; **DANI** CrCl > 30: 100%, < 30: k. D.; **DALI** Child A, B: 100%, C: keine Daten
Sunitinib Rp	HWZ 40-60(80-110)h, Q0 >0.7, PPB 95%
Sutent *Kps. 12.5, 25, 50mg*	**GIST, fortgeschr. Nierenzell-Ca** → 631: 1 x 50mg p.o., ggf. Dos. in 12.5mg-Schritten anp.; mind. 25mg/d, max. 75mg/d; über 4W, dann 2W Pause; **pankreat. neuroendokrine Tu:** 1 x 37.5mg ohne Pause; **DANI** nicht erf.; **DALI** Child A, B: 100%; C: k. D., Anw. n. empf
Tivozanib Rp	HWZ 4.5-5d, PPB 99%
Fotivda *Kps. 890, 1340µg*	**Fortgeschrittenes Nierenzell-Ca** → 631: 1 x 1340µg p.o. d1-21, Wdh. d 29; je n. UW Dosisred. auf 890µg, s. FI; **DANI** schwere NI, HD vors. Anw.; **DALI** leichte LI: 100%; mittelschw. LI: 1340µg alle 2d; schwere LI: Anw. nicht empf.
Trametinib Rp	HWZ 5d, PPB 97%, PRC D, Lact ?
Mekinist *Tbl. 0.5, 2mg*	**BRAF-V600E-Mutation-positives, nicht resezierbares oder metastasiertes Melanom:** 1 x 2mg p.o. Monotherapie oder Komb. mit Dabrafenib; **DANI** leichte bis mäßige NI: 100%; schwere NI: keine Daten; **DALI** leichte LI: 100%; mäßige bis schwere LI: vors. Anw.

mTOR-Inhibitoren 179

Vandetanib Rp	HWZ 19d, PPB 93%, PRC C, Lact -
Caprelsa *Tbl. 100, 300mg*	Medull. SD-Ca mit nicht resektabler, lokal fortgeschr. od. metast. Erkr.: 1 × 300mg p.o.; **DANI**: CrCl 30-50: ggf. ini 200mg/d, < 30: Anw. nicht empf.; **DALI** keine Daten
Vemurafenib Rp	HWZ 51.6h, PPB > 99%, PRC B, Lact ?
Zelboraf *Tbl. 240mg*	BRAF-V600-Mutation-positives, nicht resezierbares oder metastas. Melanom: 2 × 960mg p.o.; **DANI, DALI** engmaschige Überwachung bei schwerer Nieren- bzw. mittlerer bis schwerer Leberfunktionsstörung

A 7.13 mTOR-Inhibitoren

Wm/Wi (Everolimus, Temsirolimus): Hemmung des mTOR (mammalian target of rapamycin) = Enzymkomplex, der u.a. das Zellwachstum reguliert ⇒ antitumorale und antiangiogene Wi; **UW** (Everolimus): Stomatitis, Hautausschlag, Hauttrockenheit, Nagelveränd., Hand-Fuß-Syndr., Erythem, Exfoliation, akneförmige Dermatitis, Hautläsionen, Alopezie, Erschöpfung, Asthenie, Diarrhoe, Übelkeit, Appetitlosigkeit, Mukositis, Infektionen, Erbrechen, Husten, Pruritus, Epistaxis, Pneumonitis, Dyspnoe, Anämie, Cholesterin/Triglyzeride/GOT/GPT/Krea/Blutzucker ↑, Thrombopenie, Leukopenie, Neutropenie, Lymphopenie, D.m., Hypophosphatämie, Hypokaliämie, Hypokalzämie, Dehydratation, Hyperlipidämie, Schlaflosigkeit, Dysgeusie, Kopfschmerzen, Konjunktivitis, Ödeme der Augenlider, Hypertonie, Blutungen, Lungenembolie, Bluthusten, Mundtrockenheit, Abdominalschmerzen, Schmerzen im Mund, Dysphagie, Dyspepsie, Arthralgie, Nierenversagen, Proteinurie, peripheres Ödem, Pyrexie, Brustschmerzen, Gewichtsverlust; **UW** (Temsirolimus): Kreatinin ↑, Thrombopenie, Anämie, Dysgeusie, Atemnot, Nasenbluten, Husten, Bauchschmerzen, Erbrechen, Stomatitis, Diarrhoe, Übelkeit, Exanthem, Hautjucken, Akne, Nagelveränderungen, Rückenschmerzen, Arthralgie, Hypokaliämie, bakterielle und virale Infektionen, Pharyngitis, Rhinitis, Mukositis, Schmerzen, Schmerzen im Brustkorb, Ödeme, Pyrexie, Asthenie; **KI** (Everolimus): bekannte Überempfindlichkeit

Everolimus Rp	HWZ 30h, PPB 74%, PRC D, Lact ?
Afinitor *Tbl. 2.5, 5, 10mg* Everolimus AL *Tbl. 2.5, 5, 10mg*	Nierenzell-Ca → 631, **hormonrezeptorpos. Mamma-Ca, neuroendokrine Tumore pankreatischen Ursprungs:** 1 × 10mg p.o., ggf. 5mg bei intolerabel UW; **DANI** nicht erf.; **DALI** Child A: 1 × 7.5mg/d; Child B: 5mg/d; Child C: nach Nutzen-Risiko-Abwägung, max. 1 × 2.5mg/d
Temsirolimus Rp	HWZ 17(55)h, PRC D, Lact ?
Torisel *Inf.Lsg. 30mg*	Nierenzell-Ca → 631: 1 x/W 25mg über 30-60min i.v., zuvor Antihistaminikum; **DANI** vorsichtige Anw. bei schwerer NI; **DALI** Anw. bei schwerer LI nicht empfohlen

A 7.14 Antikörper

Wm/Wi (Antikörper): Bindung an spezifisches Antigen, durch Komplementfixierung entsteht antikörperabhängige, zellvermittelte Zytotoxizität; **Wm/Wi** (Atezolizumab, Avelumab): monokln. IgG1-AK, der an PD-L1 bindet, Wiederherst. der antitumorösen T-Zell-Antwort bzw. direkte Tumorzelllyse über natürliche Killerzellen; **Wm/Wi** (Bevacizumab): bindet an Gefäßwachstumsfaktor VEGF, Hemmung der Tumorvaskularisierung; **Wm/Wi** (Blinatumomab): bindet an CD19 und CD3 ⇒ Bildung zytolytischer Synapse zw. T-Zelle und Tumorzelle ⇒ Freisetzung proteolytischer Enzyme; **Wm/Wi** (Brentuximab Vedotin): AK-Wirkstoff-Konjugat ⇒ setzt Zytostatikum frei ⇒ bindet an CD30-tragende Tumorzellen ⇒ Zellzyklus unterbrochen, programmierter Zelltod; **Wm/Wi** (Cemiplimab): humaner IgG-4-AK, bindet an PD-1-Rezeptor ⇒ Verstärkung der T-Zell- u. d. Anti-Tumor-Antwort; **Wm/Wi** (Cetuximab): Blockierung von EGFR, dadurch Reduktion der Invasion von Tumorzellen ins Normalgewebe und Reduktion von Metastasenbildung; **Wm/Wi** (Daratumomab): hum. monokln. IgG-AK, der an CD38-Protein bindet, das in hoher Konz. auf Tumorzellen des multipl. Myeloms exprimiert wird ⇒ Apoptose; **Wm/Wi** (Durvalumab): humaner monokln. IgG-AK, der die Interaktion von PD-1 mit PD-1 und CD80 blockiert ⇒ Verbesserung der antitumoralen Immunantwort, T-Zellaktivierung ↑; **Wm/Wi** (Eculizumab, Ravulizumab): rekombinanter humanisierter IgG-AK, der an das Komplementprotein C5 bindet, Hemmung der komplementvermittelten intravaskulären Hämolyse; **Wm/Wi** (Elotuzumab): monokln. IgG1-Antikörper, der an SLAMF7 bindet, welches stark auf Myelomzellen exprimiert wird ⇒ erleichtert die Interaktion mit natürlichen Killerzellen; **Wm/Wi** (Gemtuzumab): IgG4-Antikörper, der an CD33 exprimierenden Zellen bindet ⇒ Induktion von Apoptose; **Wm/Wi** (Inotuzumab): IgG4-AK, der an CD22 exprimierende Zellen bindet ⇒ Induktion von Apoptose; **Wm/Wi** (Ipilimumab): monokln. AK, der die vom CTLA-4-Signalweg induzierten inhib. Signale auf die T-Zellen blockiert ⇒ Anzahl der tumorreaktiven T-Effektorzellen ↑; **Wm/Wi** (Mogamulizumab): IgG1-Immunglobulin, bindet an CCR4 ⇒ Depletion maligner T-Zellen; **Wm/Wi** (Necitumumab): humaner, monokln. IgG1-AK, der an EGFR bindet ⇒ Hemmung der Angiogenese, Induktion von Apoptose bzw. Zelltod; **Wm/Wi** (Nivolumab, Pembrolizumab): PD-1-Inhibitor (Programmed-Cell-Death-Protein-1-Inhibitor) blockiert Bindung von PD-L1 u. PD-L2 an PD-1-Rez. auf T-Zellen ⇒ T-Zell-Prolif. ↑, Zytokinbildung ↑, Immunantwort gegen Krebszellen ↑; **Wm/Wi** (Obinutuzumab): monokln., humanisierter AK ⇒ bindet an CD-20-Transmembranantigen auf Oberfläche nicht-maligner u. maligner präB-u. reifer B-Lymphozyten ⇒ direkter Zelltod, antikörperabhängige zelluläre Zytotoxizität und Phagozytose; **Wm/Wi** (Ofatumumab): humaner monokln. AK. AK ⇒ bindet an CD20-Epitope, Lyse von Tumorzellen, Zelltodinduktion durch antikörperabhängige, zellvermittelte Zytotoxizität; **Wm/Wi** (Panitumomab): humaner monokln. AK. IgG2-AK gegen EGF-Rez. ⇒ Hemmung d. Zellwachstums, Induktion d. Apoptose und ↓ Prod. von Interleukin 8 u. vaskul., endothelial. Wachstumsfakt.; **Wm/Wi** (Pertuzumab): humanisierter monokln. AK ⇒ bindet an HER2, hemmt Heterodimerisierung von HER2 mit and. Rez. der HER-Rezeptorfamilie ⇒ zellulärer Wachstumsstopp bzw. Apoptose; **Wm/Wi** (Polatuzumab): gegen CD79b gerichteter AK-Wirkstoff-Konjugat ⇒ Abgabe eines Mitosehemmstoffs ⇒ Abtötung maligner B-Zellen; **Wm/Wi** (Ramucirumab): humaner AK ⇒ bindet spezif. an VEGF Rez.-2 ⇒ verhindert Ligandenstimulierte Aktivierung des VEGF Rez.-2 und nachfolgender Signalkaskaden ⇒ Proliferation und Migration humaner Endothelzellen wird neutralisiert; **Wm/Wi** (Rituximab): bindet spezif. an Transmembran-Antigen CD20, das auf > 95% aller Zellen von NHL B-Zell-Typs exprimiert wird; **Wm/Wi** (Trastuzumab): monoklonaler AK gg. menschl. epidermalen Wachstumsfaktor 2 (HER2); **Wm/Wi** (Trastuzumab Emtansin): gegen HER2 gerichtetes Antikörper-Wirkstoff-Konjugat; Emtansin verleiht Zytostatikum Selektivität für Tumorzellen mit Überexpression von HER2;

Antikörper 181

UW: s. allgemeine UW von Zytostatika → 152;
UW (Atezolizumab): Thrombopenie, Hypersensitivität, Hypo-/Hyperthyreose, Appetit ↓, Hypokaliämie, Hyponatriämie, Hypotonie, Dyspnoe, Pneumonitis, Hypoxie, verstopfte Nase, Übelkeit, Erbrechen, Diarrhoe, Bauchschmerzen, Kolitis, Dysphagie, Transaminasenerhöhung, Exanthem, Pruritus, Arthralgie, Schmerzen d. Bewegungsapparats, Fieber, Fatigue, Asthenie, infusionsbedingte Reaktionen, grippeähnliche Erkrankung, Schüttelfrost;
UW (Avelumab): Anämie, Lymphopenie, Hypothyreose, Appetit ↓, Kopfschmerzen, Schwindel, periphere Neuropathie, Hypertonie, Hypotonie, Husten, Dyspnoe, Pneumonitis, Übelkeit, Erbrechen, Bauchschmerzen, Diarrhoe, Obstipation, Mundtrockenheit, Ausschlag, trockene Haut, Rückenschmerzen, Arthralgie, Myalgie, Ermüdung, Fieber, per. Ödem, Asthenie, Schüttelfrost, influenzaähnl. Erkr., Gewicht ↓; γGT/aP/Amylase/Lipase/Krea ↑; infusionsbed. Reaktion; **UW (Bevacizumab):** Sepsis, Abszess, Infektion, (febrile) Neutropenie, Leuko-, Thrombozytopenie, Anämie, Ovarialinsuff., Dehydrierung, Anorexie, periphere sensorische Neuropathie, Schlaganfall, Synkope, Somnolenz, Kopfschmerzen, Dysgeusie, Dysarthrie, Augenerkr., Tränenfluss ↑, kongestive Herzinsuff., supraventrikuläre Tachykardie, Hypertonie, arterielle/venöse Thromboembolie, Asthenie, Fatigue, Lethargie, Schleimhautentzündung, Pyrexie, Diarrhoe, Übelkeit, Erbrechen, Obstipation, Schmerzen, Magen-Darm-Perforation, Ileus, Bauchschmerzen, Erkrankung des GI-Trakts, Blutungen, Lungenembolie, Dyspnoe, Hypoxie, Epistaxis, Rhinitis, Stomatitis, Hand-Fuß-Syndrom, exfoliative Dermatitis, trockene Haut, Hautverfärbung, Muskelschwäche, Myalgie, Arthralgie, Proteinurie, Harnwegsinfektion;
UW (Blinatumomab): Infektionen, (febrile) Neutropenie, Anämie, Thrombopenie, Leukopenie, Zytokinfreisetzungssyndrom, Hypokaliämie, Hypomagnesiämie, Hyperglykämie, Appetit ↓, Schlaflosigkeit, Kopfschmerzen, Tremor, Schwindel, Hypotonie, Husten, Übelkeit, Verstopfung, Diarrhoe, Bauchschmerzen, Erbrechen, Exanthem, Rückenschmerzen, Gliederschmerzen, Arthralgie, Knochenschmerzen, Fieber, periph. Ödeme, Schüttelfrost, Fatigue, Brustschmerzen, Transaminasen/γGT ↑, Infusionsreaktionen, Sepsis, Pneumonie, Leukozytose, Lymphopenie, Überempf., Hypophosphatämie, Hypalbuminämie, Tumorlysesyndrom, Verwirrtheit, Desorientiertheit, Enzepahlopathie, Aphasie, Parästhesie, Krämpfe, kognitive Störungen, Gedächtnisstörungen, Tachykardie, Ödem, Immunglobuline ↓, Bilirubin ↑; **UW (Brentuximab Vedotin):** Infektion, Infektion d. oberen Atemwege, Herpes zoster, Pneumonie, Neutropenie, Anämie, Thrombozytopenie, Hyperglykämie, periphere sensorische/motorische Neuropathie, Schwindel, demyelinisierende Polyneuropathie, Husten, Dyspnoe, Diarrhoe, Übelkeit, Erbrechen, Obstipation, Haarausfall, Juckreiz, Hautausschlag, Myalgie, Arthralgie, Rückenschmerzen, Fatigue, Fieber, infusionsbed. Reaktionen, Schüttelfrost; **UW (Cemiplimab):** infusionsbed. Reaktion, Hypothyreose, Hyperthyreose, Pneumonitis, Diarrhoe, Stomatitis, Hepatitis, Exanthem, Pruritus, Arthralgie, Muskel/Skelettschmerzen, Arthritis, Fatigue, Transaminasen/aP/Krea ↑;
UW (Cetuximab): Atemnot, Paronychie, Konjunktivitis, akneartiges Exanthem;
UW (Daratumumab): Pneumonie, Nasopharyngitis, Infektion der oberen Atemwege, Thrombopenie, Leukopenie, Lymphopenie, Appetit ↓, Kopfschmerzen, Hypertonie, Husten, verstopfte Nase, Dyspnoe, Übelkeit, Diarrhoe, Obstipation, Erbrechen, Rückenschmerzen, Arthralgie, Gliederschmerzen, muskuloskelettale Brustschmerzen, Fatigue, Pyrexie, Schüttelfrost, infusionsbed. Reaktion;
UW (Durvalumab): Infektionen d. oberen Atemwege, Pneumonie, Infektionen der dentalen/ oralen Weichgewebe, orale Candidose, Influenza, Hypo-/Hyperthyreose, Husten, Pneumonitis, Dysphonie, Diarrhoe, Bauchschmerzen, Transaminasen ↑, Exanthem, Pruritus, Dermatitis, Nachtschweiß, Myalgie, Krea ↑, Dysurie, Pyrexie, periph. Ödem, infusionsbed. Reaktion;

A 7 Hämatologie, Onkologie – Arzneimittel

UW (Eculizumab): Schwindel, Dysgeusie, Parästhesie, Vertigo, progressive Hypertonie, Husten, verstopfte Nase, Pharynx-/Larynxschmerzen, Bauchschmerzen, Obstipation, Diarrhoe, Dyspepsie, Übelkeit, Erbrechen, Alopezie, trockene Haut, Pruritus, Exanthem, Arthralgie, Rückenschmerzen, Myalgie, Nackenschmerzen, Extremitätenschmerzen, Dysurie, Spontanerektion, Thoraxbeschwerden, Schüttelfrost, Fatigue, Asthenie, infusionsbed. Reaktion, Ödeme, Fieber, pos. Coombs-Test; **UW (Elotuzumab):** Herpes zoster, Nasopharyngitis, Pneumonie, Infekt d. oberen Atemwege, Lymphopenie, Hypersensitivität, Stimmungsschwankungen, Kopfschmerzen, Hypästhesie, Husten, tiefe Venenthrombose, oropharyngeale Schmerzen, Diarrhoe, Nachtschweiß, Brustschmerzen, Fatigue, Fieber, Gewicht ↓, infusionsbed. Reakt.;
UW (Gemtuzumab): Infektionen, febrile Neutropenie, Thrombozytopenie, Leukopenie, Lymphopenie, Anämie, Panzytopenie, infusionsbed. Reaktion, Tumorlyse, Kopfschmerzen, Tachykardie, Blutung, Hypotonie, Hypertonie, Dyspnoe, Erbrechen, Übelkeit, Diarrhoe, Obstipation, Stomatitis, Bauchschmerzen, Aszites, Dyspepsie, Transaminasen/Bili/AP/γGT/LDH ↑, Hepatomegalie, Ikterus, venookklusive Lebererkr., Exanthem, Pruritus, Erythem, Fatigue, Pyrexie, Schüttelfrost, Multiorganversagen; **UW (Inotuzumab):** Infektionen, febrile Neutropenie, Thrombozytopenie, Leukopenie, Lymphopenie, Anämie, Panzytopenie, Appetit ↓, Kopfschmerzen, Blutungen (ZNS, GI-Trakt), Epistaxis, Bauchschmerzen, Erbrechen, Übelkeit, Diarrhoe, Stomatitis, Obstipation, Bilirubin/Transaminasen/γGT/aP ↑; Pyrexie, Schüttelfrost, Fatigue, infusionsbed. Reakt., Überempfindlichkeit, Tumorlysesyndrom, Hyperurikämie, Aszites, Bauchdeckenspannung, venookklusive Lebererkr., QT-Verlängerung;
UW (Ipilimumab): Tumorsyndrom, Anämie, Lymphopenie, Hypopituitarismus, Hypothyreose, Appetit ↓, Dehydratation, Hypokaliämie, Verwirrtheit, periphere sensorische Neuropathie, Schwindel, Kopfschmerzen, Lethargie, verschwommenes Sehen, Augenschmerzen, Hypotonie, Hautrötungen, Hitzewallungen, Dyspnoe, Husten, Übelkeit, Erbrechen, Diarrhoe, GI-Hämorrhagie, Kolitis, Obstipation, Refluxkrankheit, Bauchschmerzen, Schleimhautentzündungen, Leberfktstörung, Exanthem, Pruritus, Dermatitis, Urtikaria, Vitiligo, Ekzem, Alopezie, Nachtschweiß, trockene Haut, Arthralgie, Myalgie, Skelettschmerzen, Muskelspasmus, Müdigkeit, Pyrexie, Reaktion a. Injektionsstelle, Schüttelfrost, Asthenie, Ödeme, grippeähnl. Erkr.; Transaminasen/aP/Bilirubin ↑; Gewicht ↓; **UW (Mogamulizumab):** Anämie, Leukopenie, Neutropenie, Thrombopenie, Hypothyreose, Obstipation, Diarrhoe, Übelkeit, Stomatitis, Erbrechen, Ermüdung, Ödem, Fieber, Hepatitis, Infektion, Infusionsreaktion, Lymphozytose, Transaminasen/aP ↑, Tumorlysesyndrom, Kopfschmerz, Medikamentenausschlag;
UW (Necitumumab): Harnwegsinekt, Kopfschmerzen, Dysgeusie, Konjunktivitis, venöse/art. thromboembol. Ereignisse; Phlebitis, Hämoptysen, Epistaxis, oropharyngeale Schmerzen, Erbrechen, Stomatitis, Dysphagie, Mundulzerationen, Hautreaktionen, Überempfindlichkeitsreaktionen, Muskelkrämpfe, Dysurie, Pyrexie, Hypomagnesiämie, Hypokaliämie, Hypophosphatämie, Hypokalziämie, Gewicht ↓; **UW (Obinutuzumab):** Harnweginf., Nasopharyngitis, Lippenherpes, Rhinitis, Pharyngitis, Plattenepithel-Ca Haut, Neutropenie, Thrombozytopenie, Anämie, Leukopenie, Tumorlysesyndrom, Hyperurikämie, Vorhofflimmern, Hypertonie, Husten, Diarrhoe, Obstipation, Alopezie, Arthralgie, Rückenschmerzen, muskuloskelettale Thoraxschmerzen, Fieber, Gewicht ↑, infusionsbed. Reakt.; **UW (Ofatumumab):** Infektionen, Sepsis, Neutropenie, Anämie, Thombopenie, allerg. Reaktion, Tachykardie, Hypo-/Hypertonie, Bronchospasmus, Husten, Hypoxie, Dyspnoe, Brustbeschwerden, Exanthem, Fatigue, Hyperhidrose, Dünndarmobstruktion, Diarrhoe, Übelkeit, Pruritus, Rückenschmerzen, Fieber, Schüttelfrost;
UW (Panitumumab): Exanthem, akneiforme Dermatitis, Exfoliation, Paronychie, Pruritus, Fissuren, Diarrhoe, Fatigue, Infusionsreaktionen, Elektrolytverschiebungen, Nausea, Emesis, Dyspnoe, Husten, Kopfschmerzen, Konjunktivitis, Wimpernwachstum, Stomatitis, Onycholyse, Hypertrichose, Alopezie, trockene Haut/Nase/Mund, Lungenembolie;

Antikörper 183

UW (Pembrolizumab): häufig: Anämie, Thrombozytopenie, Hypophysitis, Hyper-/Hypothyreose, Appetit ↓, Dehydrierung, Kopfschmerzen, Dysgeusie, periphere Neuropathie, Schwindel, Parästhesie, trockene Haut, Vertigo, Hitzewallungen, Pneumonitis, Dyspnoe, Husten, Diarrhö, Übelkeit, Komitees, Erbrechen, Abdominalschmerzen, Obstipation, Mundtrockenheit, aufgeblähtes Abdomen, Hautausschlag, Pruritus, schwere Hautreaktionen, Vitiligo, Hauttrockenheit, Erythem, Ekzem, Hyperhidrose, Hypopigmentierung der Haut, Alopezie, Athralgie, Myalgie, Muskelschwäche, muskuloskelettale Schmerzen, Schmerzen in den Extremitäten, Rückenschmerzen, Arthritis, Muskelkrämpfe, muskuloskelettale Steifheit, Müdigkeit, Erschöpfung, Asthenie, Fieber, Schleimhautentzündungen, periphere Ödeme, grippeähnl. Erkr., Schüttelfrost, Aspartataminotransferase (AST) ↑, Alaninaminotransferase (ALT) ↑, Gewicht ↓, alkalische Phosphatase im Blut ↑, infusionsbed. Reaktionen;
UW (Pertuzumab): Infektion der oberen Atemwege, Nasopharyngitis, (febrile) Neutropenie, Leukopenie, Anämie, Überempfindlichkeit, anaphylakt. Reaktion, infusionsbedingte Reaktion/Zytokin-Freisetzungs-Syndrom, Appetit ↓, Schlaflosigkeit, periphere (sensorische) Neuropathie, Kopfschmerzen, Schwindel, Dysgeusie, Tränensekretion ↑, linksventrikuläre Dysfunktion, Dyspnoe, Husten, Pleuraerguss, Diarrhoe, Erbrechen, Stomatitis, Übelkeit, Obstipation, Dyspepsie, Alopezie, Exanthem, Nagelveränderungen, Pruritus, trockene Haut, Myalgie, Arthralgie, Mukositis, Ödem, Schmerzen, Pyrexie, Fatigue, Asthenie, Schüttelfrost;
UW (Polatuzumab): Pneumonie, Herpesvirusinf., Inf. d. oberen Atemwege, Sepsis, CMV-Infektion, (febrile) Neutropenie, Lymphopenie, Anämie, Thrombopenie, Panzytopenie, Hypokaliämie, Hypokalzämie, Hypoalbuminämie, Appetit ↓, periph. Neuropathie, Schwindel, Gangstörung, Parästhesie, Hypästhesie, Verschwommensehen, Husten, Pneumonitis, Diarrhoe, Übelkeit, Verstopfung, Erbrechen, Bauchschmerzen, Juckreiz, Arthralgie, Fatigue, Fieber, Asthenie, Schüttelfrost, Gewicht ↓, Transaminasen/Lipase ↑, Hypophosphatämie, infusionsbedingte Reaktionen; **UW** (Ramucirumab): Neutro-/Leukopenie, Thrombozytopenie, Hypoalbuminämie, Hypertonie, Epistaxis, gastroint. Blutungsereignisse, Stomatitis, Diarrhoe, Proteinurie, Fatigue/Asthenie, periph. Ödeme, Hypokaliämie, Hyponatriämie, Kopfschmerzen, abdom. Schmerzen; **UW** (Ravulizumab): Infekt d. oberen Atemwege, Nasophyaryngitis, Kopfschmerzen, Meningokokkeninfektion, Schwindel, Erbrechen, Übelkeit, Diarrhoe, Bauchschmerzen, Dyspepsie, Rückenschmerzen, Arthralgie, Myalgie, Muskelspasmen, Fieber, grippeähnl. Symptome, Fatigue, Schüttelfrost, Asthenie, Exanthrm, Pruritus;
UW (Rituximab): Hypertonie, Angina pectoris od. Herzinsuff. bei bek. Herzerkr., Husten, Sinusitis, Bronchitis (obliterans), Dyspepsie, Transaminasen ↑, Kopfschmerzen, Tumorschmerz, Parästhesien, Schwindel, Angstgefühl, allerg. Reaktionen (u.a. Dyspnoe, Bronchospasmus, Angioödem), Nachtschweiß, periphere Ödeme, Arthralgien, Myalgien, Knochenschmerz, Konjunktivitis, Hyperkalzämie, LDH ↑, Lymphadenopathie, Geschmacksveränderungen;
UW (Trastuzumab): Vasodilatation, Tachykardie, Herzinsuff., Kardiomyopathie, Ischämie, Perikarderguss, Herzstillstand, Kopfschmerzen, Schwindel, Parästhesien, Neuropathie, Tremor, Depression, allerg. Reaktionen (u.a. Dyspnoe, Bronchospasmus, Urtikaria, Angioödem, Anaphylaxie), Arthralgie, Myalgie, Mastitis, transienter Tumorschmerz, Ödeme, AK-Bildung;
UW (Trastuzumab Emtansin): Harnweginf., Neutro-, Leukozytopenie, Arzneimittelüberempf., Hypokaliämie, Insomnie, periph. Neuropathie, Kopfschmerzen, Schwindel, Dysgeusie, Gedächtnisstrg., trockenes Auge, Konjunktivitis, verschwomm. Sehen, Tränensekr. ↑, LV-Dysfkt., Blutung, Hypertonie, Epistaxis, Husten, Dyspnoe, Stomatitis, Diarrhoe, Erbrechen, Übelkeit, Obstipation, Mundtrockenheit, Bauchschmerzen, Dyspepsie, Zahnfleischbluten, Ausschlag, Pruritus, Alopezie, Nagelstrg., Hand-Fuß-Syndrom, Urtikaria, Myalgie, Arthralgie, Fatigue, Fieber, Asthenie, Schüttelfrost, peripheres Ödem, Transaminasen/aP ↑, infusionsbed. Reaktionen;

A 7 Hämatologie, Onkologie – Arzneimittel

KI (Atezolizumab, Avelumab): bek. Überempf.; **KI** (Bevacizumab): Überempf. gegen Wirkstoff, CHO-Zellprodukte o. a. rekomb. humane/humanisierte AK, Grav.; **KI** (Blinatomomab): bek. Überempf., Lakt.; **KI** (Brentuximab Vedotin): bek. Überempf., kombin. Anw. mit Bleomycin; **KI** (Cemiplimab, Daratumumab, Durvalumab, Elotuzumab, Gemtuzumab): bek. Überempf.; **KI** (Inotuzumab): bek. Überempf., vorbestehende venookklusive Lebererkrankung, schwere Lebererkrankung; **KI** (Ipilimumab): bek. Überempf.; **KI** (Necitumumab): bek. schwere oder lebensbedrohliche Überempf.; **KI** (Nivolumab): siehe FI; **KI** (Obinutuzumab): bek. Überempf.; **KI** (Pembrolizumab): siehe FachInfo; **KI** (Pertuzumab): bek. Überempf.; **KI** (Polatuzumab): bek. Überempf., aktive schwere Infektionen; **KI** (Ramucirumab): bek. Überempf.; **KI** (Ravulizumab): bek. Überempf., nicht ausgeheilte Infektion mit N. meningitidis, Pat. ohne ausreichenden Impfschutz gg. N. meningitidis; **KI** (Rituximab): bek. Überempf., aktive/schwere Infektionen, stark reduzierte Immunabwehr; **KI** (Trastuzumab Emtansin): bek. Überempf.

Atezolizumab Rp	HWZ 27d
Tecentriq *Inf.Lsg. 1200mg/20ml*	Fortgeschr. oder metas. Urothel-Ca, fortgeschr. oder metast. NSCLC: 1200mg i.v. d1, Wdh. d22; **DANI** leichte bis mäßige NI: 100%; schwere NI: keine Daten; **DALI** leichte LI: 100%; mäßige bis schwere LI: keine Daten

Avelumab Rp	HWZ 6d
Bavencio *Inf.Lsg. 200mg/10ml*	Merkelzellkarz.: 10mg/kg i.v. d1, Wdh. d15; **DANI** leichte bis mäßige NI: 100%; schwere NI: keine Daten; **DALI** leichte LI: 100%; mäßige bis schwere LI: keine Daten

Bevacizumab Rp	HWZ 20d, Lact
Avastin *Inf.Lsg. 100mg/4ml, 400mg/16ml*	Kolorektales Karzinom → 617: 5-10mg/kg i.v. d1, Wdh. d15 oder 7.5-15mg/kg d1, Wdh. d22; Kombination mit 5-FU/Folinsäure/Irinotecan; **Mamma-Ca** → 626: 10mg/kg i.v. d1, Wdh. d15 oder 15mg/kg d1, Wdh. d22; **nichtkleinzelliges Bronchial-Ca** → 609: 7.5 bzw. 15mg/kg d1, Wdh. d22, Komb. mit platinhaltiger Chemoth.; **Nierenzell-Ca** → 631: 10mg/kg d1, Wdh. d15, Komb. mit Interferon; **epitheliales Ovarial-Ca, Eileiter-Ca, prim. Peritoneal-Ca:** Primärbeh.: 15mg/kg i.v. d1, Wdh. d22, in Komb. mit Carbo-platin und Paclitaxel; Rezidiv: 15mg/kg d1, Wdh. d22, in Komb. mit Carboplatin und Gemcitabin; **DANI, DALI** keine Daten

Blinatumomab Rp	HWZ 2h, PRC C, Lact ?
Blincyto *Inf.Lsg. 38.5µg*	Philadelphia-Chrom.-neg., rezidiv. oder refr. B-Vorläufer ALL → 599: 9µg/d Dauerinf. i.v. d1-7, 28µg/d d8-28, dann 2W Pause, danach 28µg/d d1-28; **DANI** leichte-mäßige NI: 100%; schwere NI: keine Daten; **DALI** keine Daten

Antikörper

Brentuximab Vedotin Rp	HWZ 4-6d, PPB 68-82% PRC C, Lact ?
Adcetris *Inf.Lsg.* 50mg/10ml	**Rezidiviertes/refraktäres CD30+Hodgkin-Lymphom, rezidiv. refraktäres großzelliges anaplast. Lymphom:** 1.8mg/kg i.v. über 30min alle 21d, 8-16 Zyklen; **DANI, DALI** k.A.
Cemiplimab Rp	HWZ 19d
Libtayo *Inf.Lsg.* 350mg/7ml	**Metast. od. fortgeschr. kut. Plattenepithel-Ca:** 350mg i.v. d1, Wdh. d22; **DANI** CrCl 30: 100%; < 30: keine Daten; **DALI** leichte LI: 100%; mittelschwere bis schwere LI: k. D.
Cetuximab Rp	HWZ 70-100h
Erbitux *Inf.Lsg.* 100mg/20ml, 500mg/100ml	**Kolorektales Karzinom** → 617, **fortgeschr. Plattenepithel-Ca im Kopf-/Halsbereich** → 615: ini 400mg/m² i.v. d1, dann 1 x/W 250mg/m²; **DANI, DALI** k.A.
Daratumumab Rp	HWZ 18d
Darzalex *Inf.Lsg.* 100mg/5ml, 400mg/20ml	**Rezidiviertes und refraktäres multiples Myelom** → 604: 16mg/kg i.v. W1-8: 1x/W; W9-24: alle 2W; W25 bis Progress: alle 4W; Begleit-Medikation beachten, s. FachInfo; **DANI** nicht erforderl.; **DALI** leichte LI: 100%; mäßige bis schwere LI: keine Daten
Durvalumab Rp	
Imfinzi *Inf.Lsg.* 100mg/5ml	**NSCLC, fortgeschritten mit PD-L1-Expression ≥ 1%** → 609: 10mg/kg i.v. alle 2W; W25 bis Progress: alle 4W; ggf. Dosisanpassung not Toxizität, s. FachInfo; **DANI** leichte bis mäßige Ni: 100%; schwere NI: keine Daten; **DALI** nicht erforderlich
Eculizumab Rp	HWZ 11d
Soliris *Inf.Lsg.* 300mg/30ml	**Paroxysm. nächtl. Hämoglobinurie** → 588: ini 600mg i.v. 1x/W f. 4W, dann 900mg alle 14d; **atyp. hämolytisch-uräm. Syndr.:** ini 900mg i.v. 1 x/W für 4W, dann 1200mg alle 14d; **DANI** nicht erf.; **DALI** keine Daten
Elotuzumab Rp	
Empliciti *Inf.Lsg.* 300, 400mg	**Multiples Myelom mit mind. einer Vorbeh.** → 604: 10mg/kg i.v. d1, 8, 15, 22 Wdh. d29, n. 2 Zyklen: d1,15, Wdh. d29; mit Lenalidomid komb.; **DANI** nicht erf..; **DALI** leichte LI: 100%; mäßige bis schwere Li: keine Daten

A 7 Hämatologie, Onkologie – Arzneimittel

Gemtuzumab Ozogamicin Rp	HWZ 160h
Mylotarg *Inf.Lsg. 5mg*	AML, CD33-pos. ohne Vorbeh.; Erw., Ki. ab 15J. → 599: Induktion mit 3mg/m² i.v. d1, 4, 7; mit Daunorubicin und AraC kombin.; **DANI** leichte bis mittelschwere NI: 100%; schwere NI: keine Daten; **DALI** s. FachInfo

Inotuzumab Ozogamicin Rp	HWZ 12d
Besponsa *Inf.Lsg. 1mg*	Rezidiv. od. refrakt. CD22-pos. Vorläufer-ALL: Zykl. 1: 0.8mg/m² i.v. d1; 0.5 mg/m² d8, 15; weitere Zyklen je n. Ther.-Ansprechen s. FI; **DANI** leichte bis mittelschwere NI: 100%; schwere NI: keine Daten; **DALI** schwere LI: KI

Ipilimumab Rp	HWZ 15d
Yervoy *Inf.Lsg. 50, 200mg*	Fortgeschrittenes oder metast. Melanom: Erw., Ki. ab 12J: 3mg/kg über 90 min i.v. alle 3W, Induktion mit 4 Zyklen; s.a. FachInfo; **DANI** leichte bis mittelschwere NI: 100%; schwere NI: keine Daten; **DALI** leichte LI: 100%; mittelschwere bisschwere LI: s. FachInfo

Mogamulizumab Rp	HWZ 17d
Poteligeo *Inf.Lsg. 20mg/5ml*	Mycosis fungoides, Sézary-Syndrom: 1mg/kg i.v. d1, 8, 15, 22, ab 2. Zyklus d1,15; **DANI** nicht erforderl.; **DALI** leichte bis mäßige LI: 100%; schwere LI: k. D.

Necitumumab Rp	HWZ 14d
Portrazza *Inf.Lsg. 800mg/50ml*	Fortgeschr. EGFR-exprim. NSCLC → 609: 800mg i.v. d1, 8, Wdh. d22, mit Gemcitabin, Cisplatin komb.; **DANI** (leicht-mod.) nicht erf.; schwer: k.D.; **DANI** (mod.-schwer) keine Daten

Nivolumab Rp	HWZ 11d
Opdivo *Inf.Lsg. 40mg/4ml, 100mg/10ml*	Fortgeschr. (nicht-resezierbares od. metastas.) Melanom → 730: 3mg/kg alle 2W über 60min i.v.; bei Komb. mit Ipilimumab: 1mg/kg alle 3W f. 4 Gaben, dann 3mg/kg alle 2W; **NSCLC** → 609, Nierenz.-Ca → 631, Hodgkin-Lymph. → 600, Kopf-Hals-Plattenepith.-Ca → 616, Urothel-Ca → 607: 3mg/kg alle 2W über 60min i.v.; **DANI** (leicht, mod.) nicht erf., (schwer) k.D.; **DALI** (leicht, mäßig) nicht erf., (schwer) k.D

Obinutuzumab Rp	HWZ 30d, PRC C, Lact ?
Gazyvaro *Inf.Lsg. 1000mg/40ml*	CLL Komb. mit Chlorambucil → 595: Zyklus 1: 100mg i.v. d1, 900mg d2, 1000mg d8 und 15, Wh. d29, Zyklus 2-6: 1000mg an d1; **DANI** CrCl > 30: nicht erf., < 30: k.D; **DALI** k.D

Antikörper 187

Ofatumumab Rp	HWZ 1.3d (1.), 11.5d (4.), 15.8d (8.Inf.), PRC C, Lact ?
Arzerra *Inf.Lsg.* 100mg/5ml, 1000mg/50ml	**CLL** → 595 (refraktär auf Fludarabin und Alemtuzumab): ini 300mg i.v. (12ml/h, steigern bis max. 200ml/h), dann 2000mg (25ml/h, steigern bis max. 400ml/h) 1 x/W für 8W, dann 2000mg 1 x alle 4W; **DANI** CrCl > 30: 100%, < 30: k.D.; **DALI** k.D.
Panitumumab Rp	HWZ 7.5d
Vectibix *Inf.Lsg.* 100mg/5ml, 400mg/20ml	**Metastas. EGFR-exprim. kolorekt. Karzinom:** → 617: 6mg/kg alle 14d über 60min. i.v., Verdünnung mit NaCl auf < 10mg/ml; **DANI, DALI** k.D.
Pembrolizumab Rp	HWZ 26d
Keytruda *Inf.Lsg.* 50mg/2ml, 100mg/4ml	**Fortgeschritt. (nicht-resezierbares oder metastasierendes) Melanom** → 730: 2mg/kg alle 3W über 30min i.v.; **DANI** (leicht, moderat) nicht erf., (schwer) keine Daten; **DALI** (leicht) nicht erf., (moderat, schwer) keine Daten; Grav.: keine Daten
Pertuzumab Rp	HWZ 18d, PRC C, Lact ?
Perjeta *Inf.Lsg.* 420mg/14ml (30mg/ml)	**HER2-pos. metastasiertes oder lokal rezidivierendes, inoperables Mamma-Ca** → 630: ini 840mg über 60 min. i.v., Erhaltungsdosis 420mg alle 3W über 30-60 min. i.v.; **DANI** CrCl > 30: 100%, < 30: k.A.; **DALI** k.A.
Polatuzumab Rp	HWZ 4d, PPB 77%
Polivy *Inf.Lsg.* 140mg	**Rezidivierendes oder refraktäres diffusgroßzell. B-Zell-Lymphom:** d1 1.8mg/kg, Wdh. d22, Komb. m. Bendamustin u. Rituximab; Dosisanpassung n. Toxizität s. FI; **DANI** CrCl ≥ 30: 100%, < 30: k.A.; **DALI** leichte LI: 100%; mäßige-schwere LI: Anw. nicht empf.
Ramucirumab Rp	HWZ 15d, PRC C, Lact ?
Cyramza *Inf.Lsg.* 100mg/10ml, 500mg/50ml	**Fortgeschritt. Adeno-Ca des Magens/gastroösoph. Übergangs mit Tumorprogress n. Platin- u. Fluoropyrimidin-haltiger Chemother.** → 625: Monotherapie: 8mg/kg über 60min i.v. alle 2W; Kombination mit Paclitaxel: 8mg/kg KG i.v. d1, 15, Wdh. d29; **DANI/DALI** keine Daten

A 7 Hämatologie, Onkologie – Arzneimittel

Ravulizumab Rp — HWZ 50d
Ultomiris *Inf.Lsg. 300mg/30ml*

Paroxysm. nächtl. Hämoglobinurie: 40-59kg: ini 2.4g i.v., n 2W 3g, dann 3g alle 8W; 60-99kg: ini 2.7g i.v., nach 2W 3.3g, dann 3.3g alle 8W; ≥ 100kg: ini 3g i.v., nach 2W 3.6g, dann 3.6g alle 8W; **DANI/DALI** nicht erf.

Rituximab Rp — HWZ 76-206h
MabThera *Inf.Lsg. 100, 500mg*
MabThera SC *Inj.Lsg. 1400mg/11.7ml*
Truxima *Inf.Lsg. 500mg*

Folliluläres Lymphom: Monotherapie: 375mg/m^2 i.v. d1, Wdh. d8, 15, 22; Komb. mit CVP-Schema: 375mg/m^2 d1; Induktionstherapie: 1 x 1400mg s.c. pro Zyklus; Erhaltungsther.: 1 x 1400mg s.c. alle 2M bzw. alle 3M beim rezid./refrakt. follilul. Lymphom; **CD20+ großzellig diffuses B-Zell-Lymphom:** 375mg/m^2 i.v. d1 bzw. 1 x 1400mg s.c. pro Zyklus, Komb. mit CHOP-Schema; **CLL:** 375mg/m^2 d1 + Chemotherapie, ab 2. Zyklus 500mg/m^2, insgesamt 6 Zyklen; **rheumatoide Arthritis:** 1g i.v. d1, Wdh. d15; **DANI, DALI** k.A.

Siltuximab Rp — HWZ 12-18d
Sylvant *Inf.Lsg. 100, 400mg*

Multizentrische Castlemann-Krankheit, HIV- u. HHV-8 neg.: 11mg/kg über 1h i.v. d1, Wdh. d22 bis zum Therapieversagen; **DANI, DALI** keine Daten

Trastuzumab Rp — HWZ 28.5d
Herceptin *Inf.Lsg. 150mg*
Herceptin s.c. *Inj.Lsg. 600mg/5ml*
Herzuma *Inf.Lsg. 150, 420mg*
Kajinti *Inf.Lsg. 150, 420mg*
Ogivri *Inf.Lsg. 150mg*
Ontruzant *Inf.Lsg. 150mg*
Trazimera *Inf.Lsg. 150mg*

Mamma-Ca mit HER2-Überexpress. → 629: metastasiert: ini 4mg/kg i.v. d1, dann 2mg/kg 1 x/W; Frühstadium: ini 8mg/kg i.v., dann 6mg/kg alle 3W; 600mg s.c. alle 3W; **metastas. Magen-Ca mit HER2-Überexpress.** → 625: ini 8mg/kg i.v. d1, dann 6mg/kg alle 3W; 600mg s.c. alle 3W, Komb. mit Capecitabin oder 5-FU u. Cisplatin; **DANI** k.A.

Trastuzumab Emtansin Rp — HWZ 4d
Kadcyla *Inf.Lsg. 100, 160mg*

Inoperables od. metastas. Mamma-Ca (HER2-pos.) → 630: 3.6mg/kg i.v. d1, Wdh. d22; **DANI** leicht bis mäßig eingeschränkte Fkt.: nicht erf.; schwere Funktionseinschränkung: engmaschige Überwachung; **DALI** keine Daten

A 7.15 Weitere antineoplastische Mittel

Wm/Wi (Aflibercept): agiert als löslicher Rezeptor und bindet an VEGF-A, -B und PlGF ⇒ blockiert rezeptorvermittelte Signalübertragung ⇒ hemmt Wachstum von neuen Gefäßen; **Wm/Wi** (Aldesleukin): vergleichbar mit nativem humanen IL-2 ⇒ vielfältige immunologische Effekte ⇒ inhibiert Wachstum und Ausbreitung von Tumoren; **Wm/Wi** (Alitretinoin): Vitamin A verwandtes Hormon, steuert Prozess der Zelldifferenzierung und -proliferation; **Wm/Wi** (Amsacrin): Interkalation in die DNA, dadurch Hemmung der DNA-Synthese, DNA-Brüche, Chromosomenaberrationen und falsche Chromosomenteilungen; **Wm/Wi** (Anagrelid): Hemmung der zyklischen AMP-Phosphodiesterase III, Verzögerung der Megakaryozytenreifung; **Wm/Wi** (Asparaginase): Asparaginspiegel ↓ ⇒ Stillstand der Proteinsynthese; **Wm/Wi** (Axicabtagen-Ciloleucel): Entnahme v. T-Zellen ⇒ ex vivo genetische Modifikation durch retrovirale Transduktion ⇒ Expression eines chimären Antigenrez. ⇒ Reinfusion ⇒ Elimination CD19-exprimierender Zielzellen; **Wm/Wi** (Beta-Globin-Stammzellen): Einfügen eines modifiz. Beta-Globin-Gens mittels lentiviralem Vektors ex vivo in autologe hämatopoetische CD34$^+$-Stammzellen ⇒ Reinfusion ⇒ Bildung v. Beta-Globinketten; **Wm/Wi** (Bexaroten): selekt. Bindung u. Aktivierung der drei RXR; **Wm/Wi** (Bortezomib, Carfilzomib): Proteasom-Inhibitor; **Wm/Wi** (Eribulin): hemmt die Wachstumsphase der Mikrotubuli und kapselt Tubulin in nicht produktive Aggregate ab ⇒ Mitoseblockade und apoptotischer Zelltod; **Wm/Wi** (Estramustin): antimitotische und antimikrotubuläre Effekte durch Interaktion mit mikrotubuliassoziierten und Tau-Proteinen; estragene Komponente ⇒ LH ↓, FSH ↓ ⇒ Androgenproduktion ↓; **Wm/Wi** (Folinsäure): Blockade der Thymidilatsynthase, Hemmung der DNA-Synthese; **Wm/Wi** (Hydroxycarbamid): Blockade des Ribonukleotidreduktase-Systems ⇒ Hemmung der DNA-Synthese; **Wm/Wi** (Idelalisib): Hemmung der Phosphatidylinositol-3-Kinase p110δ ⇒ induziert Apoptose u. hemmt Proliferation in Zelllinien aus malignen B-Lymphozyten u. Primärtumorzellen; **Wm/Wi** (Ixazomib): Proteasom-Inhibitor ⇒ bindet u. hemmt die Chymotrypsin-ähnl. Aktivität der Beta-5-Untereinheit des 20S-Proteasoms ⇒ Apoptose-Induktion; **Wm/Wi** (Lenalidomid): Proliferationshemmung bestehender hämatopoetischer Tumorzellen, Hemmung d. Angiogenese, Produktionshemmung von TNF-alpha u. IL-6; **Wm/Wi** (mesenchymale Stromazellen): immunmodulierend bei GvHD durch Hemmung der T-Zellen des Spenders, Freisetzung inflammatorischer Zytokine ↓; **Wm/Wi** (Mifamurtid): Analogon von Muramyldipeptid (Bestandteil der Zellwand von Mycobacterium sp.) ⇒ bindet an NOD2, ein starker Monozyten-/Makrophagenaktivator; **Wm/Wi** (Miltefosin): hemmt membranständiger Enzymsysteme; **Wm/Wi** (Mitotan): bindet kovalent an Makromoleküle der Mitochondrien ⇒ Zerstörung der Mitochondrien, Zelltod u. Nekrose, wirkt selektiv zytotoxisch auf Zonae fasciculata u. retikularis, hemmt Produktion von Kortikosteroiden u. beeinflusst extraadrenalen Metabolismus endogener u. exogener Steroide; **Wm/Wi** (Niraparib, Olaparib, Rucaparib): Inhibitor der humanen Poly(ADP-ribose)-Polymerase-Enzyme (PARP), die zur effizienten Reparatur von DNA-Einzelstrangbrüchen benötigt werden ⇒ genomische Instabilität ⇒ Absterben d. Tumorzelle; **Wm/Wi** (Panobinostat): Hemmung der Histon-Deacetylase ⇒ Akkumulation acetylierter Histone ⇒ Stillstand des Zellzyklus u./od. Apoptose transformierter Zellen; **Wm/Wi** (Pentostatin): Hemmung der Adenosin-Deaminase, direkte Hemmung der RNA-Synthese und erhöhte Schädigung der DNA; **Wm/Wi** (Pomalidomid): direkt gegen das Myelom gerichtete, tumorizide Wirkung, immunmodulierende Wirkungen, hemmt Tumorzellwachstum beim multiplen Myelom, hemmt Proliferation u. induziert Apoptose hämatopoet. Tumorzellen, hemmt Proliferation Lenalidomid-resistenter Zelllinien, hemmt Angiogenese, verstärkt die durch T-Zellen und Killerzellen vermittelte Immunität, hemmt Bildung proinflammatorischer Zytokine; **Wm/Wi** (Sonidegib): Hemmung des Hedgehog-Signalwegs ⇒ antiproliferativ durch Hemmung d. Signalübertragung;

Wm/Wi (Talazoparib): Hemmung der PARP-Enzyme ⇒ zytotoxisch auf Tumorzellen durch Modulation zellulärer Signalwege;
Wm/Wi (Talimogen laherparepvec): modifiz. HSV-Virus, das sich in Melanomzellen vermehrt ⇒ Produktion von GM-CSF ⇒ system. Anti-Tumor-Immunantwort;
Wm/Wi (Thalidomid): Suppression der TNF-alpha-Produktion, Hemmung bestimmter Adhäsionsmoleküle und antiangiogenetischer Aktivität ⇒ immunmodulatorisch, antiinflammatorisch, antineoplastisch;
Wm/Wi (Tisagenlecleucel): genetisch veränderte autologe T-Zellen, die für einen chimären Antigenrezeptor kodieren ⇒ Erkennung und Eliminierung CD-19 exprimierender Zellen;
Wm/Wi (T-Zellen, genet. modifiz.): genetisch veränderte T-Lymphozyten zur Expression eines Suizid-Gens ⇒ Apoptose von T-Lymphozyten, die die GvHD-Reaktion initiieren;
Wm/Wi (Venetoclax): selektiver Inhibitor des antiapoptotischen B-Zell-Lymphom(BCL)-2-Proteins ⇒ Einleitung des programmierten Zelltods;
UW (Aflibercept): (neutropenische) Infektion, Sepsis, HWI, Nasopharyngitis, Leuko-, Neutro-, Thrombopenie, Überempf., Appetit ↓, Gewicht ↓, Dehydratation, Kopfschmerzen, Hypertonie, Blutung, arterielle/venöse Thromboembolie, Dyspnoe, Epistaxis, Dysphonie, Schmerzen im Oropharynx, Rhinorrhoe, Diarrhoe, Stomatitis aphtosa, Abdominalschmerz, Rektalblutung, Fistel, Hämorrhoiden, Zahnschmerzen, Proktalgie, GOT/GPT ↑, palmoplantares Erythrodysästhesiesyndrom, Hauthyperpigmentierung, Proteinurie, Kreatinin ↑, Schwächezustände;
UW (Aldesleukin): Infektion im Respirationstrakt, Sepsis, Anämie, Thrombozytopenie, Leukopenie, Koagulopathie (u.a. DIC), Eosinophilie, Hypothyreose, Hyperthyreose, Anorexie, Azidose, Hyperglykämie, Hypo-/Hyperkalziämie ⇒, Hyperkaliämie, Dehydratation, Angstgefühl, Verwirrtheit, Depression, Schlaflosigkeit, Reizbarkeit, Agitiertheit, Halluzinationen, Schwindel, Kopfschmerzen, Parästhesie, Somnolenz, Neuropathie, Synkopen, Sprachstrg., Verlust des Geschmackssinns, Lethargie, Konjunktivitis, Tachykardie, Arrhythmie, Brustschmerzen, Zyanose, vorübergehende EKG-Veränderungen, Myokardischämie, Palpitationen, kardiovask. Erkrankungen (u.a. Herzversagen), Hypotonie, Hypertonie, Phlebitis, Dyspnoe, Husten, Lungenödem, Pleuraergüsse, Hypoxie, Hämoptyse, Epistaxis, nasale Kongestion, Rhinitis, Übelkeit, Erbrechen, Diarrhoe, Stomatitis, Dysphagie, Dyspepsie, Obstipation, gastrointest. Blutungen, Hämatemesis, Aszites, Cheilitis, Gastritis, GOT/GPT/aP/LDH/Bilirubin/Harnstoff/Kreatinin ↑, Hepatomegalie, Hepatosplenomegalie, Erythem, Ausschlag, exfoliative Dermatitis, Pruritus, Schwitzen, Alopezie, Urtikaria, Myalgie, Arthralgie, Oligurie, Hämaturie, Nierenversagen, Anurie, Reaktion/Schmerzen/Entzündung/Knötchen an der Injektionsstelle, Fieber, Schüttelfrost, Unwohlsein, Asthenie, Müdigkeit, Schmerzen, Ödeme, Gewicht ↑/↓, Hypothermie;
UW (Alitretinoin, lokal): Erythem, Ödem, Pruritus, Krustenbildung, Nässen, exfoliative Dermatitis, Schmerzen; **UW (Amsacrin):** Herzinsuff., Herzstillstand, transient. Transaminasen ↑, Gelbfärbung, periph. u. zentr. Neurotoxizität mit Kopfschmerzen, Verwirrtheit, Krampfanfällen;
UW (Anagrelid): Anämie, Flüssigkeitsretention, Kopfschmerzen, Schwindel, Palpitationen, Tachykardie, Müdigkeit, Exanthem, Übelkeit, Erbrechen, Diarrhoe, Bauchschmerzen;
UW (Asparaginase): Transaminasen ↑, Hepatitis, Pankreatitis, Hyperglykämie, Strg. der Gerinnungsfaktorsynthese, thromboembol. Ereignisse, Blutungen, akutes Nierenversagen, reversible Enzephalopathie: Antriebslosigkeit, Somnolenz, Verwirrtheit, hirnorganisches Psychosyndrom (chronisch), allergische Reaktionen bis zum anaphylaktischen Schock;
UW (Axicabtagen-Ciloleucel): s. Fl;
UW (Bexaroten): Hyperlipämie, Hyperthyroidismus, Hypercholesterinämie, Kopfschmerzen, Schmerzen; **UW (Betaglobin-Stammzellen):** s. Fl;
UW (Bortezomib): Dehydratation, periph. Neuropathie, Kopfschmerzen, orthostat. Hypotonie, Dyspnoe, Myalgie, Anorexie, Obstipation; **UW (Carfilzomib):** s. Fl;

Weitere antineoplastische Mittel 191

UW (Eribulin): HWI, orale Candidiasis, Infektion der oberen Atemwege, Nasopharyngitis, Rhinitis, Neutropenie, Leukopenie, Anämie, Thrombozytopenie, Lymphopenie, Appetit ↓, Hypokaliämie, Hypomagnesiämie, Dehydratation, Hyperglykämie, Hypophosphatämie, Insomnie, Depression, periphere Neuropathie, Kopfschmerzen, Dysgeusie, Schwindel, Hypoästhesie, Lethargie, Neurotoxizität, Tränenfluss ↑, Konjunktivitis, Vertigo, Tachykardie, Hitzewallungen, Dyspnoe, Husten, oropharyngeale Schmerzen, Epistaxis, Rhinorrhoe, Übelkeit, Obstipation, Diarrhoe, Erbrechen, Bauchschmerzen, Stomatitis, Mundtrockenheit, Dyspepsie, gastroösophageale Refluxkrankheit, Mundschleimhautgeschwüre, aufgetriebenes Abdomen, GOT/GPT ↑, Alopezie, Hautausschlag, Pruritus, Nagelerkrankungen, nächtl. Schweißausbrüche, Hand-Fuß-Syndrom, trockene Haut, Erythem, Hyperhidrose, Arthralgie, Myalgie, Schmerzen in Extremitäten, Muskelspasmen, muskuloskelettale Schmerzen, Muskelschwäche, Knochenschmerzen, Rückenschmerzen, Müdigkeit, Asthenie, Pyrexie, peripheres Ödem, Schüttelfrost, grippeähnl. Zustand, Gewicht ↓;
UW (Estramustin): Ischämie, Herzinsuff., Ödeme, transient Transaminasen ↑, Gynäkomastie, Missempfindungen im Perineum bzw. Prostatabereich; **UW (Folinsäure):** hochdosiert GI-Strg.;
UW (Hydroxycarbamid): akute Pulmotoxizität mit diffuser pulmonaler Infiltration/Lungenödem, Obstipation, transient Transaminasen ↑, Proteinurie, Hyperurikämie, periphere/zentrale Neurotoxizität;
UW (Idelalisib): Infektionen, Neutropenie, Pneumonitis, Diarrhoe, Kolitis, Transaminasen/Triglyceride ↑, Exanthem, Pyrexie;
UW (Ixazomib): Infektion d. oberen Atemwege, Herpes zoster, Thrombopenie, Neutropenie, periph. Neuropathie, Übelkeit, Erbrechen, Diarrhoe, Obstipation, Exanthem, Rückenschmerzen, periphere Ödem;
UW (Lenalidomid): Neutropenie, Müdigkeit, Asthenie, Obstipation, Muskelkrämpfe, Thrombopenie, Anämie, Diarrhoe, Exanthem, venöse Thromboembolie;
UW (mesenchymale Stromazellen): s. FI;
UW (Mifamurtid): Infektionen und parasitäre Erkrankungen, Tumorschmerzen, Anämie, Leukopenie, Thrombopenie, Anorexie, Dehydratation, Verwirrtheit, Depression, Angstzustände, Verschwommensehen, Hörstörungen, Tachykardie, Hypo-/Hypertonie, Dyspnoe, Pleuraerguss, Husten, Diarrhoe, Emesis, Hyperhidrosis, Exanthem, Arthralgien, Myalgien, Dysurie, Dysmenorrhoe, Fieber, Schüttelfrost, Schmerzen, Ödeme;
UW (Mitotan): subjektive und objektive Symptome einer Hypervitaminose A, Retinoic-Acid-Syndrome, Lethargie, Ataxie, Schwäche, Schwindel, Anorexie, Hypertonie, Hämaturie, hämorrhagische Zystitis, Albuminurie, Leberveränderungen, bei hoher Dosierung M. Addison;
UW (Niraparib): Harnweginfektion, Bronchitis, Konjunktivitis, Thrombozytopenie, Anämie, Neutropenie, Leukopenie, Panzytopenie, Appetit ↓, Hypokaliämie, Schlaflosigkeit, Angst, Depression, Kopfschmerz, Schwindelgefühl, Geschmacksstörung, Palpitationen, Tachykardie, Hypertonie, Dyspnoe, Husten, Nasopharyngitis, Epistaxis, Übelkeit, Obstipation, Erbrechen, Abdominalschmerz, Diarrhoe, Dyspepsie, Mundtrockenheit, Aufblähung des Abdomens, Schleimhautentzündung, Stomatitis, Photosensitivität, Exanthem, Rückenschmerzen, Arthralgie, Myalgie, Ermüdung, Asthenie, periphere Ödeme, γGT/Transaminasen/Krea/aP ↑, Gewicht ↓; **UW (Olaparib):** Appetit ↓, Kopfschmerzen, Schwindel, Dysgeusie, Übelkeit, Erbrechen, Diarrhoe, Dyspepsie, Oberbauchschmerzen, Stomatitis, Erschöpfung, Anämie, Neutropenie, Lymphopenie, Thrombozytopenie, Krea/MCV ↑;
UW (Olaparib): Appetit ↓, Kopfschmerzen, Dysgeusie, Übelkeit, Erbrechen, Diarrhoe, Dyspepsie, Oberbauchschmerzen, Stomatitis, Erschöpfung, Anämie, Neutropenie, Lymphopenie, Thrombozytopenie, Kreatinin-Wert/MCV ↑;

UW (Panobinostat): Infektion d. oberen u. unteren Atemwege, Pneumonie, septischer Schock, Harnwegsinf., Virusinf., orale Herpesinf., Clostridium-difficile-Kolitis, Otitis media, Zellulitis, Sepsis, Gastroenteritis, Candidiasis, Panzytopenie, Thrombopenie, Anämie, Leukopenie, Neutropenie, Lymphopenie, Hypothyreose, Appetit ↓, Hypophosphatämie, Hyponatriämie, Hypokaliämie, Hyperglykämie, Dehydration, Hypalbuminämie, Flüssigkeitsretention, Hyperurikämie, Hypokalzämie, Hypomagnesiämie, Schlaflosigkeit, Schwindel, Kopfschmerz, intrakranielle Blutung, Synkope, Tremor, Geschmackssstrg., Bindehautblutung, Bradykardie, Vorhofflimmern, Sinustachykardie, Tachykardie, Palpitation, QT-Verlängerung, Hypotonie, Hypertonie, Hämatom, orthostatische Hypotonie, Husten, Dyspnoe, respiratorische Insuff., Lungenrasseln, Giemen, Epistaxis, Diarrhoe, Übelkeit, Erbrechen, Abdominalschmerz, Dyspepsie, GI-Blutung, Hämatochezie, Gastritis, Cheilitis, aufgeblähter Bauch, Mundtrockenheit, Flatulenz, anomale Leberfkt., Bilirubin/Transaminasen/aP/Kreatinin/Harnstoff ↑; GFR ↓, Hautläsionen, Ausschlag, Erythem, Gelenkschwellung, Nierenversagen, Hämaturie, Harninkontinenz, Fatigue, periph. Ödem, Fieber, Asthenie, Schüttelfrost, Unwohlsein, Gewicht ↓; **UW** (Pentostatin): EKG-Veränderungen, Herzinsuffizienz, transiente Transaminasenerhöhung, Photosensibilität, Pruritus, Keratokonjunktivitis, periorbitales Ödem; **UW** (Pomalidomid): (Broncho-)Pneumonie, neutropenische Sepsis, Bronchitis, Atemweginf., Nasopharyngitis, (febrile) Neutropenie, Thrombozytopenie, Anämie, Leukopenie, Appetit ↓, Hyperkaliämie, Hyponatriämie, Verwirrtheit, Bewusstseinstrübung, periphere sensorische Neuropathie, Schwindel, Tremor, Vertigo, tiefe Venenthrombose, Dyspnoe, Husten, Lungenembolie, Diarrhoe, Nausea, Obstipation, Erbrechen, Hautausschlag, Pruritus, Knochenschmerzen, Muskelkrämpfe, Nierenversagen, Harnverhalt, Unterleibsschmerzen, Fatigue, Pyrexie, periphere Ödeme; GPT/Bilirubin/aP/yGT/Transaminasen ↑; **UW** (Rucaparib): s. Fl; **UW** (Sonidegib): Appetit ↓, Dehydratation, Dysgeusie, Kopfschmerzen, Übelkeit, Diarrhoe, Bauchschmerzen, Erbrechen, Dyspepsie, Obstipation, gastroösoph. Refluxkrankheit, Alopezie, Pruritus, Hautausschlag, unnormales Haarwachstum, Skelettmuskulatur-, Bindegewebs- und Knochenerkr., Muskelkrämpfe, muskuloskeletale Schmerzen, Myalgie, Myopathie, Amenorrhoe, Fatigue, Schmerzen, Gewichtsabnahme, Anämie, Lymphopenie, Krea/CK/Amylase/Lipase/Blutzucker/Transaminasen ↑; **UW** (Talazoparib): Thrombozopenie, Anämie, Neutropenie, Leukopenie, Lymphopenie, Appetit ↓, Schwindel, Kopfschmerzen, Dysgeusie, Erbrechen, Diarrhoe, Übelkeit, Bauchschmerzen, Stomatitis, Dyspepsie, Alopezie, Fatigue; **UW** (Talimogen laherparepvec): Zellulitis, oraler Herpes, Tumorschmerzen, infizierte Neoplasien, periph. Ödem, Anämie, immunvermittelte Ereignisse, Dehydratation, Kopfschmerzen, Verwirrtheit, Angst, Depression, Schwindel, Schlaflosigkeit, Ohrenschmerzen, Tachykardie, tiefe Venenthrombose, Hypertonie, Erröten, Husten, Belastungsdyspnoe, oropharyngeale Schmerzen, Infektion der oberen Atemwege, Erbrechen Diarrhoe, Obstipation, Übelkeit, Bauchschmerzen, abdomin. Unwohlsein, Vitiligo, Exanthem, Dermatitis, Myalgie, Arthralgie, Schmerzen in Extremitäten, Rückenschmerzen, Schmerzen in d. Leiste, grippeähnl. Erkr., Pyrexie, Schüttelfrost, Fatigue, Schmerzen, Reaktion a.d. Inj.Stelle, Unwohlsein, Schmerzen in der Achselhöhle, Gewicht ↓, Wundkomplik., Wundsekretion, Quetschung, Schmerzen durch Eingriff; **UW** (Thalidomid): Neutro-, Leuko-, Thrombozytopenie, Anämie, periphere Neuropathie, Tremor, Schwindel, Somnolenz, Obstipation, periphere Ödeme, Herzinsuffizienz, Bradykardie, Koordinationsstrg., thromboembolische Ereignisse, Bronchopneumopathie, Erbrechen, toxische Hautausschläge, Fieber, Verwirrtheit, Teratogenität; **UW** (Trabectedin): CK ↑, Obstipation, Anorexie, Asthenie, Abgeschlagenheit; **UW** (Tretinoin): Cheilitis, Konjunktivitis, Kopfschmerzen, intrakran. Druck ↑, Pseudo-tumor-cerebri-Syndrom, Schwindelgefühl, Verwirrtheit, Depression, Parästhesien, Seh-Hörstrg., Pankreatitis, Kreatinin/Transaminasen/Triglyceride/Cholesterol/VLDL/LDL ↑, Hyperkalzämie, Dyspnoe, Atemnotstrg., Knochen-, Brust-, Muskelschmerzen;

Weitere antineoplastische Mittel 193

UW (Tisagenlecleucel): s. FachInfo; **UW** (T-Zellen, genetisch modifiziert): akute GvHD, chron. GvHD, lymphoproliferative Erkrankung nach Tx., intestinale Blutung, LI, febrile Neutropenie, Hb ↓, Thrombozyten ↓, Bronchitis, Pyrexie; **UW** (Venetoclax): Infektion der oberen Atemwege, Harnwegsinfekt, Pneumonie, febrile Neutropenie, Lymphopenie, Hyperphosphatämie, Tumorlysesyndrom, Hyperkaliämie, Hyperurikämie, Hypokalzämie, Diarrhoe, Übelkeit, Erbrechen, Obstipation, Fatigue, Krea ↑ ; **UW** (Vismodegib): Leberenzyme ↑, Appetit ↓, Dehydratation, Hyponatriämie, Dys-/Hypo-/Ageusie, Übelkeit, Diarrhoe, Obstipation, Erbrechen, Dyspepsie, Oberbauchschmerzen, Alopezie, Pruritus, Ausschlag, Madarosis, unnorm. Haarwachstum, Muskelspasmen, Myalgie, Arthralgie, Glieder-/Rücken-/Brustmuskel-/Leistenschmerzen, Amenorrhoe, Gewicht ↓, Müdigkeit, Asthenie;
KI (Aflibercept): bek. Überempf., Anw. am Auge/intravitreale Anw.; Autoimmunkrankheit;
KI (Aldesleukin): bek. Überempfindlichkeit, ECOG ≥ 2, ECOG ≥ 1 plus metastatischer Befall in > 1 Organ plus Intervall < 24 M zwischen Erstdiagnose und Indikationsstellung zur Aldesleukin-Therapie, bek. schwere Herzkrankheit, akute schwere Infektion mit Ind. zur Antibiose, PaO_2 < 60mmHg in Ruhe, bestehende schwere organische Erkr., ZNS-Metastasierung, Anfallsleiden, Leukozyten < 4.000/mm^3, Thrombozyten < 100.000/mm^3, Hkt <30%, Serumbilirubin-/Kreatininwerte außerhalb der Norm, Pat. mit allogener Organtransplantation, potenzielle Notwendigkeit zur Kortikosteroidgabe, bestehende Autoimmunkrankheit;
KI (Axicabtagen-Ciloleucel): bek. Überempf., KI d. Chemoth. zur Lymphozytendepletion zu beachten; **KI** (Betaglobin-Stammzellen): bek. Überempf., Grav., Lakt., vorherige Behandlung mit einer Stammzell-Gentherapie; KI für die Mobilisierungswirkstoffe und für die myeloablative Konditionierung zu beachten; **KI** (Carfilzomib): bek. Überempf., Lakt.;
KI (Eribulin): bek. Überempf., Lakt.; **KI** (Idelalisib): bek. Überempf., Lakt.;
KI (Ixazomib): bek. Überempf.; **KI** (mesenchymale Stromazellen): bek. Überempf.;
KI (Niraparib, Olaparib): bek. Überempf., Lakt. (während u. 1M nach letzter Dosis);
KI (Pomalidomid): bek. Überempf., Grav., gebärfähige Frauen (ohne Grav.-Verhütungsprogramm), männliche Patienten ohne Einhalt der erford. Verhütungsmaßnahmen;
KI (Rucaparib): bek. Überempf., Lakt.;
KI (Sonidegib): bek. Überempf., Grav./Lakt.; Frauen im gebärfähigen Alter ohne Odomzo-Schwangerschaftsverhütungsprogramm;
KI (Talazoparib): bek. Überempf., Lact.;
KI (Talimogen laherparepvec): bek. Überempf., schwere Immunschwäche;
KI (Thalidomid): bek. Überempf., Grav./Lakt., gebärfähiges Alter;
KI (Tisagenlecleucel): bek. Überempf.;
KI (T-Zellen, genet. modif.): bek. Überempf., Immunrekonstitution, definiert als ≥ 100/μl zirkulierende T-Lymphozyten am Tag der geplanten Infusion nach haploidentischer HSCT, GvHD, die eine systemische immunsuppressive Therapie erfordert;
KI (Venetoclax): bek. Überempf., gleichzeitige Anw. von Johanniskraut, Ketoconazol, Ritonavir, Clarithromycin, Itraconazol, Voriconazol, Posaconazol;
KI (Vismodegib): bek. Überempf., Grav./Lakt., gebährfähiges Alter, gleichzeitige Anwendung von Johanniskraut

Aflibercept Rp		HWZ 6d, PRC D, Lact ?
Zaltrap Inf.Lsg. 100mg/4ml, 200mg/8ml		Metastasiertes kolorektales Ca in Komb. mit FOLFIRI: 4mg/kg i.v. über 1h, gefolgt von FOLFIRI, Wdh. nach 14d

A 7 Hämatologie, Onkologie – Arzneimittel

Aldesleukin Rp	PRC C, Lact ?
Proleukin S *Inj./Inf.Lsg 1.1mg/ml (18 x 10⁶ IE/ml)*	**Metastasiertes Nierenzellkarzinom:** 18 x 106 IE/m² KÖ i.v. d1-5, nach 2-6d weit. 5d Therapie, Wdh. nach weiteren 3W Pause; Erhaltg.: bis zu 4 Zyklen (18 x 106 IE/m² d1-5) alle 4W; 18 x 106 IE s.c. d1-5, Pause an d6+7, dann 18 x 106 IE s.c. an d1+2 und 9 x 106IE s.c. an d3-5 der folg. 3W, Zyklus an d8 wdh.; **DANI, DALI** k. D.

Alitretinoin Rp	
Panretin *Gel 0.1% (1g enth. 1mg)*	**Kaposi-Sarkom bei AIDS:** ini 2 x tgl. auf die Hautläsionen auftragen, nach 14d je nach NI und Verträglichkeit ggf. auf 3-4 x tgl. steigern

Amsacrin Rp	HWZ 6.3h, PPB 95%
Amsidyl *Inf.Lsg. 75mg*	**AML, ALL:** Induktion, Monotherapie: 90mg/m² i.v. d1-5; Erh.ther.: 50mg/m² d1-3, Wdh. n. 3-4W; **DANI, DALI** 60-75mg/m² i.v. d1-5; bei NI/LI Nieren-/Leberwerte kontr.

Anagrelid Rp	HWZ 1.3h
Anagrelid beta *Kps. 0.5mg* **Anagrelid Mylan** *Kps. 0.5mg* **Anagrelid HEXAL** *Kps. 0.5mg* **Xagrid** *Kps. 0.5mg*	**Essentielle Thrombozythämie** → 591: ini 2 x 0.5mg p.o., nach 1W je nach Thrombo-Zahl (Ziel: 150-400/nl) steigern um max. 0.5mg/W; Erh.Dos. 1-3mg/d; **DANI** CrCl < 30: KI; **DALI** Child-Pugh C: KI

Asparaginase Rp	HWZ 14-22h
Oncaspar *Inf.Lsg. 3750IE*	**ALL:** 2500IE/m² alle 14d; **Ki. mit KOF < 0.6m²:** 82.5 IE/kg; **DANI** k.A.

Axicabtagen-Ciloleucel Rp	
Yescarta *Inf.Lsg. 0.4-2 x 10⁸ Zellen*	**Rezidiviertes od. refrakt. diffus-großzelliges B-Zell-Lymphom, großzell. mediastinales B-Zell-Lymphom:** Einzeldosis mit 2 x 10⁶ lebensfähigen T-Zellen/kg; Pat. ≥100kg: 2 x 10⁸; Vorbeh., Notfallausrüstung s. FI; **DANI, DALI** keine Daten

Betaglobinstammzellen Rp	
Zynteglo *Inf.Lsg. 1.-20 x 10⁸ Zellen/ml*	**Beta-Thalassämie, transfusionsabhängig, nicht beta⁰/beta⁰-Genotyp, Erw., Ki. ab 12J:** Einzeldosis mit 5 x 10⁶ Zellen/kg i.v.; s.a. FI; **DANI, DALI** nicht erforderl.

Bexaroten Rp	HWZ 1-3h, PPB 99%
Targretin *Kps. 75mg*	**Kutanes T-Zell-Lymphom:** 300mg/m²/d p.o.; **DANI** sorgfältige Überwachung; **DALI** KI

Weitere antineoplastische Mittel 195

Bortezomib Rp	HWZ 5-15h PPB 83%
Velcade *Inf.Lsg. 3.5mg*	**Multiples Myelom** → 601: 1.3mg/m^2 i.v. d1, 4, 8, 11, Wdh. d22; **DANI, DALI** sorgfältige Überwachung, evtl. Dosisreduktion
Carfilzomib Rp	HWZ 1h PPB 97%
Kyprolis *Inf.Lsg. 10, 30, 60mg*	**Multiples Myelom:** 20mg/m^2, max. 44mg i.v. d1, 2, 8, 9, 15, 16, Wdh. d29; bei guter Verträglichk. im 1. Zyklus ab d8 27mg/m^2, max. 60mg; Komb. m. Lenalidomid u. Dexamethason; **DANI** nicht erf.; **DALI** sorgf. Überwachung
Eribulin Rp	HWZ 40h, PPB 49-65%, PRC C, Lact -
Halaven *Inj.Lsg. 0.44mg/ml*	**Lokal fortgeschr. oder metast. Mamma-Ca:** 1.23mg/m^2 über 2-5min i.v. d1, 8, Wdh. d22; **DANI** CrCl < 40: ggfs. Dosisreduktion; **DALI** Child A: 0.97mg/m^2 d1, 8, Wdh. d22; Child B: 0.62mg/m^2; Child C: keine Daten;
Estramustin Rp	HWZ 20-24h, Qo 1.0, PPB 99%
Estracyt *Kps. 140mg*	**Prostata-Ca** → 636: 300-450mg i.v. für 5-10d; ini 3 x 280mg p.o., nach 4W 2 x 280mg; **DANI** k.A.
Folinsäure Rp	HWZ 0.5-2(2.25-6)h
Calciumfolinat HEXAL *Kps. 15mg; Amp. 30mg; Inf.Lsg. 100, 200, 300, 400, 500, 800, 1000mg* Foli Cell *Inf.Lsg. 200, 500, 1000mg* Leukovorin *Tbl. 15mg; Amp. 10, 30, 50mg* Oncofolic *Inf.Lsg. 100, 200, 300, 400, 500, 900mg*	**Kolorektales Karzinom** → 617: 20-500mg/m^2 i.v. + 5-FU; **Pro. von Intoxikationserscheinungen bei Methotrexat-Therapie:** nach MTX-Serumspiegel, s. FachInfo; **DANI** k.A.
Hydroxycarbamid Rp	HWZ 2-4.5h, Qo 0.5
Hydrea *Kps. 500mg* Hydroxycarbamid 1A *Kps. 500mg* Litalir *Kps. 500mg* Syrea *Kps. 500mg* Siklos *Tbl. 100, 1000mg*	**CML** → 591: ini 40mg/kg p.o., wenn Leukos < 20/nl 20mg/kg, Leukozytenziel: 5-10/nl; **essentielle Thrombozythämie** → 591: ini 15mg/kg p.o., Dosisanp. nach Thrombozytenzahl (Ziel < 600/nl); **Polycythaemia vera** → 590: in 15-20mg/kg p.o., Dosisanp. je nach Hkt, Leukozyten; **DANI** k.A.
Idelalisib Rp	HWZ 8.2h, PPB 93-94%, Lact ?
Zydelig *Tbl. 100, 150mg* Zydlig *Tbl. 100, 150mg*	**CLL** in Komb. mit Rituximab (als Zweitlinienther. oder bei Vorliegen einer 17p-Deletion oder TP53-Mutation); **Follikuläres Lymphom** (Drittlinientherapie): 2 x 150mg p.o.; **DANI** nicht erf.; **DALI** schwere LI: vors. Anw.

A 7 Hämatologie, Onkologie – Arzneimittel

Ixazomib Rp	HWZ 9.5d, PPB 99%
Ninlaro *Kps. 2.3, 3, 4mg*	**Multiples Myelom** → 601: 4mg p.o. d1, 8, 15, Wdh. d29; mit Lenalidomid u. Dexamethason kombin.; Dosisanp. n. Toxizität; **DANI** CrCl <30: 3mg; **DALI** mäßige bis schwere LI: 3mg

Lenalidomid Rp	HWZ 3h, PPB 22–29%, PRC X, Lact –
Revlimid *Kps. 2.5, 5, 7.5, 10, 15, 20, 25mg*	**Multiples Myelom** → 601: ini 1 × 25mg p.o. d1-2, Wdh. d29, Komb. mit Dexamethason, ggf. Dosisanp. nach BB, s. FI; **myelodysplast. Syndrome**: ini 1 × 10mg p.o. d1-21, Wdh. d29; Dosisanp. nach BB, s. FI; **DANI** CrCl 30-50: 1 × 10mg; <30: 15mg alle 2d; HD: 15mg 3 x/W

Mesenchymale Stromazellen Rp	
Obtinix *Inf.Lsg. 30, 60, 90 Mio Zellen*	**Akute, steroidrefrakt. GvHD nach allogener Stammzell-TX:** 1-2×106 Zellen/kg d1, 8, 15, 22; s. a. FI; **DANI, DALI** k. D.

Mifamurtid Rp	HWZ 18h
Mepact *Inf.Lsg. (4mg/50ml)*	**High-grade Osteosarkom:** 2-30J als postop. Kombinationstherapie: W1-12: 2mg/m² i.v. 2 x/W, W13-24: 2mg/m² 1 x/W, jeweils als Inf. über 60min; **DANI, DALI** keine Daten

Miltefosin Rp	HWZ 150-200h
Impavido *Kps. 10, 50mg*	**viszerale Leishmaniasis:** 1.5-2.5mg/kg/d p.o. in 2-3ED für 28d; **kutane Leishmaniasis:** 30-45kg: 2 × 50mg; >45kg: 3 × 50mg für 28d; **DANI, DALI** KI bei schwerer NI, LI

Mitotan Rp	HWZ 0.14h
Lysodren *Tbl. 500mg*	**Nebennierenrinden-Ca:** ini 2-3g/d p.o., nach 8W 1-2g/d; **< 18J:** ini 1.5-3.5g/m²/d; **DANI, DALI** bei schwerer NI/LI nicht empf.

Niraparib Rp	HWZ 48-51h, PPB 83%
Zejula *Kps. 100mg*	**Platinsensit. Rezid. eines serösen Ovarial-Ca oder Eileiter-Ca, prim. Peritonealkarzinose:** 1 × 300mg/d p.o.; **DANI, DALI** leichte-mäßige NI/LI: 100%; schwere NI/LI: vorsichtige Anw.

Olaparib Rp	HWZ 11.9h, PPB 82%, PRC D, Lact ?
Lynparza *Kps. 50, 100, 150mg*	**Platin-sensitives Rezidiv eines epithelialen Ovarial-Ca, Eileiter-Ca, primären Peritoneal-Ca:** 2 × 400mg/d p.o.; **DANI** CrCl ≥ 50: 100%; < 50: Anw. nicht empfohlen; **DALI** Anw. nicht empfohlen

Weitere antineoplastische Mittel 197

Panobinostat Rp	HWZ 37h, PPB 90%
Farydak *Kps. 10, 15, 20mg*	**Multiples Myelom, rezidiviert u./od. refrakt.:** 1 x 20mg p.o. d 1, 3, 5, 8, 10, 12 eines 21-täg. Zyklus, mit Bortezomib, Dexamethason komb.; **DANI** leichte-schwere NI: 100%; HD: k. D.; **DALI** leichte LI: ini 15mg, bei guter Verträglichkeit 20mg; mittelschwere LI: ini 10mg, bei guter Verträglichkeit 15mg; schwere LI: Anw. nicht empf.

Pentostatin Rp	HWZ 5.7h, PPB 4%
Nipent *Inf.Lsg. 10mg*	**Haarzell-Leukämie:** $4mg/m^2$ i.v. d1, Wdh. d15; **DANI** CrCl < 60: KI; **DALI** vorsichtige Anw.

Pomalidomid Rp	HWZ 7.5h, PPB 12-44%, PRC X, Lact -
Imnovid *Kps. 1, 2, 3, 4mg*	**Rezidiv. od. refraktäres Multiples Myelom:** 1 x 4mg p.o. d1-21, Wh. d29 m. Dexamethason kombin.; **DANI**, **DALI** vors. Dosiseinst.

Rucaparib Rp	HWZ 17-19h, PPB 70%
Rubraca *Tbl. 200, 250, 300mg*	**Platin-sensit. Rez. v. epithelialem Ovarial-Ca, Eileiter-Ca, prim. Peritoneal-Ca:** 2 x 600mg/d p.o.; **DANI** CrCl ≥ 30: 100%; < 50: Anw. nicht empf.; **DALI** leichte LI: 100%; mittelschwere bis schwere LI: Anw. nicht empf.

Sonidegib Rp	HWZ 28d, PPB 97%
Odomzo *Kps. 200mg*	**Lokal fortgeschritt. Basalzell-Ca:** 1 x 200mg p.o.; **DANI** leichte bis mittelschwere NI: 100%, schwere NI: keine Daten; **DALI** nicht erf.

Talazoparib Rp	HWZ 32-148h, PPB 74%
Talzenna *Kps. 0.25, 1mg*	**Fortgeschr. od. metas. Mamma-Ca, HER2-neg. mit BRCA 1/2-Mutationen:** 1 x 1mg/d p.o.; Dosisanp. nach Toxizität s. FI; **DANI** CrCl 60-89: 100%; 30-59: 0.75mg/d.; <30, HD: Anw. nicht empf.; **DALI** leichte LI: 100%; mittelschwere bis schwere LI: k. D.

Talimogen laherparepvec Rp	
Imlygic *Inj.Lsg. 10^6, 10^8 Plaque-bildende Eineiten (PFU)/ml*	**Mal. Melanom, lokal od. entfernt metastasiert (Stadien IIIB, IIIC, IVM1a)** → 729: je n. Läsionsgröße bis zu 4ml intraläsional, Wdh. n. 3 u. 5W; s. FachInfo; **DANI**, **DALI** nicht erf.

Thalidomid Rp	HWZ 5.5-7.3h, PPB 55-65%, PRC X, Lact -
Thalidomide Celgene *Kps. 50mg*	**Multiples Myelom** → 601 **bei Pat. > 65J oder bei KI für hochdos. Chemother.:** 1 x 200mg abends, max. 12 x 6W; mit Melphalan und Prednison komb.; **DANI**, **DALI** vors. Dosiseinst.

A 7 Hämatologie, Onkologie – Arzneimittel

Tisagenlecleucel Rp	
Kymriah Inj.Lsg. 1.2×10^6 - 6×10^8 Zellen	**B-Zell-ALL:** < 50kg: 0.2–5×10^6 Zellen/kg i.v.; > 50kg: 0.1–2.5×10^8 Zellen/kg; **diffus großzell. B-Zell-Lymphom (DLBCL)** → 597: 0.6–6×10^8 Zellen/kg; s.a. FI; **DANI, DALI** k. A.

Trabectedin Rp	HWZ 180h, PPB 96%
Yondelis Inf.Lsg. 0.25, 1mg	Fortgeschr. Weichteilsark.: $1.5 mg/m^2$ i.v. (ZVK) d1, Wdh. d22; **DANI** CrCl < 30: KI; **DALI** ↑ Bili: KI

Tretinoin Rp	HWZ 0.7h
Vesanoid Kps. 10mg	Akute Promyelozytenleuk.: $45 mg/m^2$ p.o. in 2ED bis Vollremiss., max. 90d; **DANI, DALI** $25 mg/m^2$

T-Zellen, genetisch modifiziert Rp	
Zalmoxis Infusionsdispersion 5–20×10^6 Zellen/ml	Begleitth. bei haploidentischer hämatopoetischer Stammzell-Tx: $1 \pm 0.2 \times 10^7$ Zellen/kg i.v.; s.a. FachInfo; **DANI, DALI** k. A.

Venetoclax Rp	HWZ 26h PPB99%
Venclyxto Tbl. 10, 50, 100mg	CLL n. Ther.-Versagen bzw. bei 17p-Delet. oder TP53-Mut.: W1 20mg/d, W2 50mg/d, W3 100mg/d, W4 200mg/d; W5 u. danach 400mg/d p.o.; **DANI** CrCl 30-90: 100%; < 30, HD: k. D.; **DALI** leichte bis mittelschwere LI: vors. Anw.; schwere LI: Anw. nicht empf.

Vismodegib Rp	HWZ 12d, PPB > 99%, PRC X, Lact -
Erivedge Kps. 150mg	Symptomat. metast. oder lokal fortgeschr. Basalzell-Ca: $1 \times 150mg/d$ p.o.; **DANI, DALI** k.D.

A 7.16 Entgiftungsmittel bei Zytostatikatherapie

Wm/Wi (Mesna): Stabilisierung urotoxischer Hydroxymetaboliten, Bildung atoxischer Additionsverbindungen mit Acrolein; **UW** (Mesna): Überempfindlichkeitsreaktionen, Übelkeit, Erbrechen, Juckreiz, Exantheme, Enantheme, Fieber; **KI** (Mesna): bek. Überempf., Ki. < 3J

Mesna Rp	
Mesna Cell Inj.Lsg. 400, 1000, 5000mg **Uromitexan** Tbl. 400, 600mg; Inj.Lsg. 400, 1000, 5000mg	Verhütung d.Harnwegstoxizität v. Oxazaphosphorinen (Ifosfamid, Cyclophosphamid, Trofosfamid): ini 20% der Oxazaphosphorindosis i.v., nach 2 und 6h 40% p.o.

A 8 Rheumatologie – Arzneimittel

A 8.1 Non-steroidale Antirheumatika (NSAR)

A 8.1.1 Salicylsäurederivate (Salizylate)

Wm: Hemmung der Cyclooxygenase ⇒ Prostaglandinsynthese ↓;
Wi: analgetisch, antiphlogistisch, antipyretisch, (ASS): thrombozytenaggregationshemmend;
UW (NSAR-Säuren): allergische Hautreaktion, Schwindel, Nausea, Tinnitus, Magen-Darm-Ulzera, Bronchospasmus, Blutbildungsstörung, Nierenfunktionsstörung, Abszesse bei i.m.-Anwendung; **UW** (ASS): zusätzlich Panzytopenie, Störung des Säure-Basen-Haushalts, Blutungszeit ↑; **KI** (NSAR-Säuren): Magen-Darm-Ulzera, Blutbildungsstörung, Grav./Lakt. (nicht alle Wirkstoffe); **KI** (ASS): Grav. (nach 36. SSW, vorher strenge Ind.Stell.); Anw.Beschr. bei Ki. und Jugendlichen mit fieberhaften Erkrankungen (Cave: Reye-Syndrom)

Acetylsalicylsäure (ASS) OTC/Rp   HWZ (2-4)h, Oo 1.0, PPB 70-90%, PRC D, Lact ?

Alka Seltzer Classic Brausetbl. 324mg **Aspirin** Tbl. 100, 300, 500mg; Kautbl. 500mg; Brausetbl. 500mg; Gran. 500mg **Aspirin i.v.** Inj.Lsg. 500mg/5ml **ASS 500 Elac** Tbl. 500mg **ASS-ratioph.** Tbl. 100, 300, 500mg **Delgesic** Pulver 100, 500, 1000mg	**Leichte, mäßig starke Schmerzen** → 666, **Fieber:** 1-3 x 324-1000mg p.o., max. 3g/d; 1-2 x 0.5-1g i.v., max. 5g/d; **Thrombozytenaggregationshemmung** → 66: Ki. 6-14J: 1-3 x 250-500mg p.o.; max. 13mg/kg/ED; 10-25mg/kg/d i.v.; DANI, DALI Dosisreduktion

A 8.1.2 Propionsäurederivate

Wm/Wi (Ibuprofen): Hemmung der Cyclooxygenase ⇒ Prostaglandinsynthese ↓ ⇒ analgetisch, antiphlogistisch, antipyretisch, gering thrombozytenaggregationshemmend;
Wm/Wi (Naproxen): Hemmung der Cyclooxygenase ⇒ Prostaglandinsynthese ↓ ⇒ analgetisch, antiphlogistisch, antipyretisch;
UW (Ibuprofen): Sodbrennen, Bauchschmerzen, Obstipation, Übelkeit, Erbrechen, GI-Blutungen/Ulzera, Diarrhoe, Stomatitis, Verschlechterung von Colitis ulcerosa bzw. M. Crohn, Kopfschmerzen, Schwindel, Schlaflosigkeit, Erregung, Reizbarkeit, Müdigkeit; **UW** (Naproxen): Kopfschmerzen, Schwindel, Schlaflosigkeit, Erregung, Reizbarkeit, Müdigkeit, Sehstrg., Hörstrg., Tinnitus, Übelkeit, Erbrechen, Sodbrennen, Magenschmerzen, Völlegefühl, Obstipation, Diarrhoe; geringfügige Blutverluste im Magen-Darm-Trakt, die in Ausnahmefällen eine Anämie verursachen können; GI-Ulzera, GI-Blutung, periph. Ödeme, Exanthem, Pruritus, Purpura, Ekchymosen;
KI (Ibuprofen): bek. Überempf., bek. bronchospastische Reaktion, Asthma, Rhinitis oder Urtikaria nach ASS-/NSAR-Einnahme in der Anamnese, ungeklärte Blutbildungsstrg., akute oder in der Anamnese wiederholt aufgetretene peptische Ulzera oder Blutungen, zerebrovaskuläre oder andere aktive Blutungen, schwere Leber- oder Nierenfktsstrg., schwere Herzinsuffizienz, Grav. (3. Trimenon);
KI (Naproxen): bek. Überempf., bek. Reaktionen von Bronchospasmus, Asthma, Rhinitis, Urtikaria nach Einnahme von ASS oder anderen NSAR; ungeklärte Blutbildungsstrg., bestehende oder Z.n. peptischen Ulzera oder Hämorrhagien (mind. 2 unterschiedliche Episoden nachgewiesener Ulzeration od. Blutung), NSAR-induzierte GI-Blutungen oder Perforation i.d. Vorgeschichte, zerebrovaskuläre oder andere aktive Blutungen, schwere Leber- oder Nierenfktsstrg.; schwere Herzinsuffizienz, Grav. (3. Trimenon), Ki. < 5J.

A 8 Rheumatologie – Arzneimittel

Dexibuprofen Rp — HWZ 1.8-3.5h, Qo 1.0, PPB 99%

Deltaran Tbl. 200, 300, 600mg
Dolomagon Tbl. 400mg

Schmerzen bei degen. Gelenkerkrankung, Dysmenorrhoe: 2-3 x 200-300mg p.o., max. 1200mg/d; **DANI** CrCl < 30: KI; **DALI** KI bei schwerer Leberfktsstrg.

Dexketoprofen Rp — HWZ 0.35-1.65h, PPB 99%

Sympal Tbl. 12.5, 25mg; Granulat 25mg; Inj.Lsg. 50mg/2ml

Leichte, mäßig starke Schmerzen → 666: 4-6 x 12.5mg p.o.; 3 x 25mg p.o., max. 75mg/d; **DANI** CrCl 50-80: max. 50mg/d; < 50: KI; **DALI** Child A-B: max. 50mg/d, C: KI

Ibuprofen OTC/Rp — HWZ 1.8-3.5h, Qo 1.0, PPB 99%, PRC D, Lact +

Aktren Tbl. 200, 400mg; Kps. 400mg
Dolgit Tbl. 200, 400, 600, 800mg; Gel (1g enth. 50mg)
Dolormin Tbl. 200, 400mg; Saft (5ml = 100, 200mg); Gran. 200mg; Gel (1g enth. 50mg)
IbuHEXAL Tbl. 200, 400, 600, 800mg; Gel (1g enth. 50mg)
Ibu-ratioph. Tbl. 200, 400, 600, 800, 800(ret.)mg; Saft (5ml = 100, 200mg)
ib-u-ron Supp. 75, 150mg
Imbun IBU-Lysinat Tbl. 500, 1000mg; Supp. 500mg
Nurofen Schmelztbl. 200mg; Supp. 60, 125mg; Saft (1ml = 100, 200mg)
Pedea Inj.Lsg. 10mg/2ml

Leichte, mäßig starke Schmerzen → 666, Dysmenorrhoe, Fieber, rheumatische Erkrankungen → 639: 2-3 x 200-600mg p.o.; 1-2 x 800mg (ret.) p.o.; 2-3 x 500mg rekt.; max. 2400mg/d; **Ki.** ≥ 6M: 7-10mg/kg p.o./rekt. Einzeldosis, max. 30mg/kg/d;
Schwellung, Entzündung gelenknaher Weichteile, Prellungen, Verstauchungen, Zerrungen: Gel mit 4-10 cm langem Strang 3 x tgl. auftragen, max. 15g Gel (=750mg)/d;
Offener Ductus arteriosus Botalli, Frühgeborene vor 34. SSW: Pedea: ini 10mg/kg i.v., n. 6 und 12h jeweils 5mg/kg; **DANI, DALI** leichte-mäßige NI, LI: 100%; schwere NI, LI: KI

Ketoprofen Rp — HWZ 1.5-2.5h, Qo 0.9, PPB 99%, PRC B, Lact ∓

Alrheumun Kps. 50, 100mg
Gabrilen N Kps. 50, 100mg; Amp. 100mg/2ml
Phardol Ketoprofen Gel (1g enth. 25mg)

Arthritiden → 639, rheumat. Erkr. → 639, schmerzhafte Schwellung, Dysmenorrhoe: 1-2 x 50-150mg p.o.; 1 x 100mg i.m.;
Zerrungen, Prellungen: 3-4 x 2-4g Gel lokal, max. 16g Gel/d;
DANI sorgfältige Dosiseinstellung

Naproxen OTC/Rp — HWZ 12-15h, Qo 0.9, PPB 100%

Aleve Tbl. 200mg
Naproxen AL Tbl. 250, 500mg
Naproxen HEXAL 250, 500mg
Naproxen Infectoph. Susp. (1=50mg)
Naproxen Stada Tbl. 250, 500, 750mg

Arthritiden → 639, rheumat. Erkr. → 639, schmerzhafte Schwellung, Dysmenorrhoe: 500-1250mg/d p.o. in 2-3ED, max. 1000mg ED; leichte bis mäßig starke Schmerzen, Fieber; ini 200-500mg p.o., max. 750mg/d;
akuter Gichtanfall: ini 750mg p.o., dann 250mg alle 8h bis Anfall vorüber ist;
Juvenile rheumatoide Arthritis, Ki. ab 2J: 10mg/kg/d p.o. in 2ED;
DANI CrCl < 30: KI; **DALI** KI bei schwerer LI

Non-steroidale Antirheumatika 201

Tiaprofensäure Rp	HWZ 1.5-3h, Qo 0.55, PPB 98-99%
Surgam *Tbl. 300mg*	Arthritiden → 639, rheumat. Erkr. → 639, **schmerzhafte Schwellung:** 2 x 300mg p.o., max. 600mg/d; **DANI, DALI** KI bei schwerer NI, LI

A 8.1.3 Essigsäurederivate

Wm/Wi (Diclofenac, Indometacin): Hemmung der Cyclooxygenase ⇒ Prostaglandinsynthese ↓ ⇒ analgetisch, antiphlogistisch, antipyretisch, gering thrombozytenaggregationshemmend;
UW (Diclofenac): Erbrechen, Diarrhoe, Nausea, GI-Blutung, Überempfindlichkeit, anaphylaktische Reaktionen, Gesichtsödem, Zungenschwellung, Kehlkopfschwellung mit Eingung der Luftwege, Luftnot, Asthmaanfall, Herzjagen, RR ↓, Schock, Reizbarkeit, Schlaflosigkeit, Kopfschmerzen, Erregung, Müdigkeit, Schwindel, Benommenheit, Dyspepsie, Bauchschmerzen, Blähungen, Anorexie, GI-Ulzera, Transaminasen ↑, Exanthem, Juckreiz, Verschlechterung chronisch entzündlicher Darmerkrankungen;
UW (Indometacin): Exanthem, Juckreiz, Depression, Kopfschmerzen, Benommenheit, Schwindel, Schläfrigkeit, leichte Ermüdbarkeit, Erschöpfung, Tinnitus, Übelkeit, Erbrechen Diarrhoe, geringfügige Magen-Darm-Blutverluste (evtl. mit Anämie), Dyspepsie, Flatulenz, Bauchkrämpfe, Bauchschmerzen, Inappetenz, GI-Ulzera, Transaminasenerhöhung;
KI (Diclofenac): bek. Überempfindlichkeit, bek. Reaktionen von Bronchospasmus, Asthma, Rhinitis oder Urticaria nach der Einnahme von ASS oder anderen NSAR in der Vergangenheit, ungeklärte Blutbildungsstrg., bestehende oder in der Vergangenheit wiederholt aufgetretene peptische Ulzera od. Hämorrhagien, GI-Blutungen od. Perforationen in der Anamnese im Zusammenhang mit einer vorherigen Therapie mit NSAR; zerebrovaskuläre oder andere aktive Blutungen, schwere Leber-/Nierenfunktionsstrg., Herzinsuff. (NYHA II-IV), ischämische Herzkrankheit, pAVK, zerebrovask. Erkrankung, Grav. (3. Trim.), Ki. <15J;
KI (Indometacin): bek. Überempfindlichkeit, bek. Reaktionen von Bronchospasmus, Asthma, Rhinitis od. Urticaria nach Einnahme von ASS oder anderen NSAR i. d. Vorgeschichte; bestehende oder Z.n. peptischen Ulzera oder Hämorraghien (mindestens 2 unterschiedliche Episoden nachgewiesener Ulzeration oder Blutung); NSAR-induzierte GI-Blutungen oder Perforation i.d. Vorgeschichte; ungeklärte Blutbildungs- und Blutgerinnungsstörungen, zerebrovaskuläre oder andere aktive Blutungen, schw. Herzinsuffizienz, Grav. (3. Trimenon), Ki. und Jug.

Aceclofenac Rp	HWZ 4-4.3h, PPB 99%
Beofenac *Tbl. 100mg*	**Aktivierte Arthrose → 638, rheumatoide Arthritis → 639, M. Bechterew → 641:** 1-2 x 100mg p.o.; **DANI** KI bei schwerer Nierenfktsstrg.; **DALI** ini 100mg/d, KI bei schw. Leberfktsstrg.

Acemetacin Rp	HWZ 4.5(6)h, Qo 0.6 (0.85), hohe PPB
Acemetacin Stada *Kps. 30, 60mg* Rantudil *Kps. 60, 90(ret.)mg* Ziloxicum *Kps. 60mg*	Arthrose → 638, rheumatoide Arthritis → 639, M. Bechterew → 641: 1-3 x 30-60mg p.o.; 1-2 x 90mg (ret.) p.o.; **DANI, DALI** vors. Anw.

A 8 Rheumatologie – Arzneimittel

Diclofenac OTC/Rp	HWZ 1-2 (1-3)h, Qo 1.0, PPB 99%, PRC B, Lact ?
Arthrex Schmerzgel *Gel* (1g enth. 9.3mg) Diclac Dolo *Tbl. 25mg* Diclac *Tbl. 25, 50, 75(ret.), 100(ret.), 150(ret.)mg;* *Supp. 50, 100mg; Amp. 75mg/3ml* Diclofenac-ratioph. *Tbl. 25, 50mg; Supp.* *50, 100mg; Pflaster 130mg; Amp. 75mg/2ml;* *Gel (1g enth. = 10mg); Gtt. (20Gtt. = 50mg)* Effekton *Tbl. 50mg; Amp. 75mg/3ml* Voltaren *Tbl. 12.5, 25, 50, 100(ret.)mg;* *Kps. 75mg; Supp. 25, 50, 100mg;* *Pflaster 130mg; Gel (1g enth. 9.3mg)*	**Arthritiden** → 639, **rheumat. Erkr.**, **schmerzh. Schwellungen:** 1-3 x 25-50mg p.o./rekt.; 2 x 75mg p.o.; 1 x 100mg rekt.; 2 x 1 Pfl.; 1 x 100mg (ret.) p.o.; 1 x 75mg (ret.) i.m.; max. 150mg/d (ret.) p.o./ rekt./i.m.; **Ki. >16J.**: 1-3 x 25mg p.o.; **DANI, DALI** leichte bis mäßige NI, LI: 100%; schwere NI, LI: Ki.; **Bemerk. Therapie von Schmerzen, Entzündungen, Schwellungen bei rheumat.** → 639 **und degenerativen Erkr.**, **Sportverletzungen:** 3-4 x tgl. auftragen

Indometacin Rp	HWZ 4-11h, Qo 0.85, PPB > 90%, PRC D
Indometacin AL *Tbl. 50mg*	**Arthritiden** → 639, **rheumat. Erkr.** → 639, **M. Bechterew** → 641, **schmerzhafte Schwellungen:** 1-3 x 50mg; max. 200mg/d; **DANI, DALI** vors. Anw.

A 8.1.4 Oxicame

Wm/Wi (Meloxicam): Hemmung d. Cyclooxygenase ⇒ Prostaglandinsynthese ↓ ⇒ analgetisch, antiphlogistisch, antipyretisch; **Wm/Wi** (Piroxicam): Hemmung der Cyclooxygenase ⇒ Prostaglandinsynthese ↓ ⇒ analgetisch, antiphlogistisch, thrombozytenaggregationshemmend;
UW (Meloxicam): Dyspepsie, Übelkeit, Erbrechen, Bauchschmerzen, Diarrhoe, Obstipation, Blähungen, Kopfschmerzen; **UW** (Piroxicam): Kopfschmerzen, Schwindel, Übelkeit, Tinnitus, Sodbrennen, Bauchschmerzen, Übelkeit, Erbrechen, Blähungen, Diarrhoe, Obstipation, GI-Ulzera/-Blutung, GI-Perforation, ulzerative Stomatitis, Verstärkung Colitis/M. Crohn, Harnstoff ↑, Transaminasen ↑, aP ↑; Exanthem;
KI (Meloxicam): bek. Überempf. gegen Meloxicam/andere NSAR, Ki. und Jug. < 16J, NSAR-induzierte GI-Blutungen oder Perforation in der Anamnese, peptische Ulzera/Hämorrhagien (mind. 2 unterschiedliche Episoden), schwere LI, schweres nichtdialysiertes Nierenversagen, GI-Blutung, zerebrovaskuläre Blutung/einer erhöhten Blutungsneigung in der Anamnese, Grav. (letztes Trim.); **KI** (Piroxicam): bek. Überempf. gegen Piroxicam/andere NSAR, GI-Ulzera/-Blutungen oder -Perforationen aktuell oder anamnestisch, andere gastrointestinale Erkrankungen, die für Blutungen prädisponieren, z.B. Colitis ulcerosa, M. Crohn, gastroint. Malignome, Divertikulitis, entzündliche GI-Erkrankungen, Komb. mit anderen NSAR incl. COX-2-selektiven NSAR und ASS in analgetisch wirksamen Dosen, Komb. mit Antikoagulanzien, schwere (allergische) Arzneimittelreaktionen in der Anamnese, v.a. Hautreaktionen (z.B. Erythema multiforme, Stevens-Johnson-Syndrom, toxische epidermale Nekrolyse), ungeklärte Blutbildungs-/Blutgerinnungsstörung, zerebrovask./andere aktive Blutungen, schwere Leber-/Nierenfktsstrg., mäßige/schwere Herzinsuffizienz, Grav. (letztes Trim.)

Meloxicam Rp	HWZ 15-20h, Qo 1.0, PPB 99%, PRC N, Lact ?
Meloxicam AL *Tbl. 7.5, 15mg* Meloxicam-ratioph. *Tbl. 15mg* Meloxicam Stada *Tbl. 7.5, 15mg* Mobec *Tbl. 7.5, 15 mg*	**Arthrose** → 638, **rheumatoide Arthritis** → 639, **M. Bechterew** → 641: 1 x 7.5-15mg p.o., max. 15mg/d; **DANI** CrCl > 25: 100%; Dialyse max. 7.5mg/d

Non-steroidale Antirheumatika 203

Piroxicam OTC/Rp	HWZ 50h, Qo 0.9, PPB 98%, PRC C, Lact +
Piroxicam AL *Tbl. 10, 20mg;* *Gel (1g enth. 5mg)* **Piroxicam HEXAL** *Tbl. 10, 20mg;* *Amp. 20mg/1ml* **Piroxicam-ratioph.** *Amp. 20mg/1ml* **Piroxicam Stada** *Amp. 20mg/1ml*	**Arthritiden** → 639, **rheumat. Erkr.** → 639, **schmerzhafte Schwellungen:** 10-20mg p.o./i.m., max. 20mg/d; **Entzündungen von Sehnen/Sehnenscheiden, schmerzhafte Schultersteife, Prellung, Zerrung, Verstauchung:** Creme, Gel: 3-4 x lokal; **DANI, DALI** leichte/mittlere Fktsstrg.: 100%, schwere Fktsstrg.: KI

A 8.1.5 Coxibe

Wm: selekt. Hemmung d. Cyclooxygenase-2 ⇒ Prostaglandinsynth. ↓; **Wi:** analget., antiphlogist.
UW (Celecoxib): Sinusitis, Infektionen der oberen Atemwege, Harnwegsinfektionen, Verschlechterung einer Allergie, Schlaflosigkeit, Schwindel, Muskelotonus ↑, Herzinfarkt, Hypertonie, Pharyngitis, Rhinitis, Husten, Dyspnoe, Bauchschmerzen, Diarrhoe, Dyspepsie, Flatulenz, Erbrechen, Dysphagie, Exanthem, Pruritus, grippeähnliche Symptome, periphere Ödeme, Flüssigkeitsretention; **UW** (Etoricoxib): alveoläre Osteitis, Ödeme, Schwindel, Kopfschmerzen, Palpitationen, Hypertonie, Bauchschmerzen, Dyspepsie, Meteorismus, Sodbrennen, Übelkeit, Diarrhoe, Transaminasen ↑, Ekchymose, Asthenie, Müdigkeit, grippeartige Erkrankung.
KI: bek. Überempf. gegen C. bzw. Sulfonamide; aktive peptische Ulzera oder GI-Blutungen, allergische Reaktionen auf ASS, NSAR, COX-2-Hemmer i. d. Vorgeschichte, Grav., Lakt., gebärfähige Frauen (Ausnahme: sichere Methode zur Schwangerschaftsverhütung); schwere Leberfunktionsstrg. (Serumalbumin <25 g/l oder Child-Pugh >10), Niereninsuff. CrCl < 30; entzündliche Darmerkrankungen, Herzinsuff. (NYHA II-IV), klinisch gesicherte KHK, pAVK, zerebrovaskuläre Erkrankungen.
KI (Etoricoxib): bek. Überempf., aktives peptisches Ulkus, aktive GI-Blutung; allergische Reaktion auf ASS, NSAR, COX-2-Hemmer in der Anamnese, Grav., Lakt.; schw. Leberfunktionsstörungen (Serum-Albumin < 25 g/l oder Child-Pugh-Score > 10), Niereninsuffizienz mit CrCl < 30 ml/min., Ki. < 16J.; entzündliche Darmerkrankungen, Herzinsuff. (NYHA II-IV), Hypertonie mit RR > 140/90 mmHg; gesicherte KHK, AVK, zerebrovaskuäre Erkrankungen

Celecoxib Rp	HWZ 8-12h, Qo > 0.7, PPB 97%, PRC C, Lact ?
Celebrex *Tbl. 100, 200mg* **Celecox HEXAL** *Tbl. 100, 200mg* **Celecoxib Actavis** *Tbl. 100, 200mg* **Celecoxib ratioph.** *Tbl. 100, 200mg* **Celecoxib Stada** *Tbl. 100, 200mg*	**Aktivierte Arthrose** → 638, **rheumatoide Arthritis** → 639, **M. Bechterew:** 1-2 x 100-200mg p.o., max. 400mg/d **DANI** vorsichtige Dosiseinstellung, CrCl < 30: KI; **DALI** Child-Pugh A, B: 50%; C: KI

Etoricoxib Rp	HWZ 22h, PPB 92%
Algix *Tbl. 90mg* **Arcoxia** *Tbl. 30, 60, 90, 120mg* **Etoriax** *Tbl. 30, 60, 90, 120mg* **Etoricoxib Libra** *Tbl. 30, 60, 90, 120mg* **Etoricoxib Puren** *Tbl. 30, 60, 90, 120mg* **Tauxib** *Tbl. 90mg*	**Arthrose** → 638: 1 x 30mg p.o., ggf. steigern auf 1 x 60mg; **rheumatoide Arthritis** → 639, **M. Bechterew** → 641: 1 x 60mg p.o., ggf. steigern auf 1 x 90mg; **akute Gichtarthritis:** 1 x 120mg; **postop. Schmerzen n. Zahn-OP:** 1 x 90mg für 3d; **DANI** CrCl > 30: 100%; < 30: KI; **DALI** Child-Pugh A: max. 60mg/d; B: max. 30mg/d; C: KI

A 8 Rheumatologie – Arzneimittel

Parecoxib Rp	HWZ (8h) Q_0 0.95 (> 0.7), PRC C, Lact ?
Dynastat *Inj.Lsg. 40mg/2ml*	Postop. Schmerzen, Kurzzeittherapie: 40mg i.v./i.m., nach 6-12h evtl. 20-40mg für 2d, max. 80mg/d; < 50kg: max. 40mg/d; DANI nicht erforderlich; DALI Child-Pugh A: 100%; B: 50%, max. 40mg/d; C: KI

A 8.2 Pyrazolonderivate

Wm/Wi: Hemmung der Cyclooxygenase ⇒ Prostaglandine ↓; analgetisch, antipyretisch; **Wi** (Phenylbutazon): zusätzl. antiphlogistisch; **UW** (Metamizol): allerg. Reaktionen, Bronchospasmus, RR ↓, Stevens-Johnson-/Lyell-Syndrom, Leukopenie, Agranulozytose, Nierenfkt. ↓, akute interstit. Nephritis; **KI** (Metamizol): bek. Allergie gg. Metamizol od. Pyrazolone/Pyrazolidine, bek. Analgetika-Asthma-Syndrom, bek. Analgetika-Intoleranz (Urtikaria-Angioödem-Typ), akute intermitt. hepat. Porphyrie, G-6-PDH-Mangel, Knochenmarksinsuff., Sgl. <3M oder <5kg; letztes Grav.-Trim., keine i.v.-Gabe bei Hypotonie und instabilem Kreislauf oder bei Sgl. (3–11M)

Metamizol Rp	HWZ 2.5(4)h, Q_0 > 0.8 (0.6), PRC D
Analgin *Tbl. 500mg; Amp. 1g/2ml* Berlosin *Tbl. 500mg; Supp. 1000mg; Amp. 1g/2ml* Metamizol HEXAL *Tbl. 500mg; Gtt. (20Gtt. = 500mg); Supp. 1000mg; Amp. 2.5g/5ml* Novalgin *Tbl. 500mg; Gtt. (20Gtt. = 500mg); Supp. 300, 1000mg; Amp. 1g/2ml, 2.5g/5ml* Novaminsulfon-ratioph. *Tbl. 500mg; Gtt. (20Gtt. = 500mg); Amp. 1g/2ml, 2.5g/2ml*	Starke Schmerzen → 666, **Tumorschmerz, Koliken, Fieber:** 1-4 x 8-16mg/kg p.o./rekt./i.v.; Erw., **Ki. ab 15J:** max. 4 x 1g/d p.o./rekt.; max 2.5g ED bzw. 5g/d i.v.; **Sgl. > 3M bzw. > 5kg:** 1-4 x 8-16mg/kg p.o./i.m.; Ki.: s. Erw.; DANI, DALI mehrfache höhere Dosen vermeiden

Phenazon OTC	HWZ 11-12h, Q_0 0.95, geringe PPB
Eu-Med *Tbl. 500mg* Migräne-Kranit *Tbl. 500mg; Supp. 500mg*	Leichte, mäßig starke Schmerzen → 666, Fieber, Migräneanfall → 675: 1-4 x 0.5-1g p.o./rekt., max. 4g/d; Ki. 7-15J: 3-4 x 250mg p.o., max. 1250mg/d; DANI max. 500mg/ED, max. 2g/d

Propyphenazon OTC	HWZ 1.5h, Q_0 0.9
Demex *Tbl. 500mg*	Leichte bis mäßig starke Schmerzen → 666, Fieber: 1-4 x 0.5-1g p.o., max. 4g/d; Ki. 7-15J: 1-4 x 250mg p.o.; max. 1200mg/d

A 8.3 Analgetika-Kombinationen

ASS + Codein Rp	
Dolviran N *Tbl. 500+30mg*	Mäßig starke/starke Schmerzen → 666: 1-3 x 500-1000+30-60mg p.o.; DANI, DALI Dosisreduktion

Analgetika + Schleimhautprotektiva

ASS + Paracetamol + Coffein OTC

| Dolopyrin AL, Neuralgin, Neuranidal N, Temagin Pac, Thomapyrin Classic Schmerz, Titralgan *Tbl. 250+200+50mg* Thomapyrin Intensiv *Tbl. 250+250+50mg* | Leichte, mäßig starke Schmerzen → 666: 1-3 x 250-500+200-400+50-100mg p.o.; **DANI** KI bei schwerer Nierenfunktionsstrg. |

ASS + Paracetamol + Codein/Coffein Rp

| Dolomo TN *Kombipackung* *Tbl.-T:* 250+250+50mg Coffein; *Tbl.-N:* 250+250+50mg Codein | Mäßig starke Schmerzen → 666: tagsüber: 1-3 x 1-2Tbl.-T p.o.; nachts: 1 x 1-2Tbl.-N p.o.; **DANI** CrCl < 10: Dosisintervall mindestens 8h; **DALI** Dosisreduktion, Child-Pugh > 9: KI |

Diclofenac + Codein Rp

| Voltaren plus *Tbl. 50+50mg* | Starke/sehr starke Schmerzen → 666: 1-3 x 50+50mg p.o.; **DANI** sorgf. Dosiseinstell. |

PRC C, Lact ?

Paracetamol + Codein Rp

| Gelonida Schmerztbl. *Tbl. 500+30mg* Paracetamol comp. Stada *Tbl. 500+30mg* Talvosilen *Tbl. 500+20, 500+30mg, Kps. 500+30mg; Supp. 1000+60mg* Titretta *Supp. 1g+60mg* | Mäßig starke und starke Schmerzen → 666: Erw., **Ki. ab 12j:** 1-4 x 500-1000+20-60mg p.o./rekt.; **DANI** Dosisreduktion, **DALI** Dosisreduktion, Child-Pugh > 9: KI |

Paracetamol + Coffein + Codein Rp

| Azur compositum *Tbl. 350+50+30mg; Supp. 600+50+40mg* | Starke Schmerzen → 666: 1-4 x 350-700+50-100 +30-60mg p.o.; 1-4 x 600+50+40mg rekt.; **DANI** Dosisred; **DALI** Dosisred., Child-P. > 9: KI |

Paracetamol + Metoclopramid Rp

| Migraeflux Mcp *Tbl. 500+5mg* Migränerton *Kps. 500+5mg* | Migräneanfall → 675: ini 1000+10mg p.o., ggf. alle 4h 500+5mg, max. 3000+30mg/d; **DANI** Dosisred., **DALI** LI mit Aszites: 50% |

Paracetamol + N-Butylscopolamin OTC

| Buscopan plus *Tbl. 500+10mg; Supp. 800+10mg* | Krampfartige Magen-Darm-Schmerzen, Dysmenorrhoe: 3 x 500-1000+10-20mg p.o.; 3-4 x 800+10mg rekt.; **DALI** KI bei schwerer LI |

Paracetamol + Tramadol Rp

| Zaldiar *Tbl. 325+37.5mg* | Mäßig starke u. starke Schmerzen → 666: Erw. u. **Ki. > 12J:** ini 2Tbl., dann n. Bed. bis 4 x 2Tbl.; **DANI** CrCl 10-30: Dosisinterv. 12h; < 10: Anw. nicht empf.; **DALI** schwere LI: nicht empf. |

S. auch Migränemittel → 323

A 8.4 Analgetika + Schleimhautprotektiva

Diclofenac + Misoprostol Rp

| Arthotec forte *Tbl. 75+0.2mg* | Aktivierte Arthrose → 638: 2 x 75+0.2mg p.o., **DANI, DALI** sorgfältige Dosiseinstellung |

A 8.5 Rheuma-Basistherapeutika DMARD (disease modifying antirheumatic drugs)

Wm (Chloroquin): Stabilisierung der Lysosomenmembran, Beeinflussung des Bindegewebsstoffwechsels; **Wm** (Cyclophosphamid): Alkylans ⇒ Strangbrüche und Vernetzungen der DNS; **Wm** (Leflunomid): Hemmung der Dihydroorotatdehydrogenase ⇒ ↓ Pyrimidinsynthese ⇒ Lymphozytenproliferation ↓; **Wm** (Methotrexat): immunsuppressiv, Zytokinsynthese ↓; **Wm** (Penicillamin): Spaltung von Rheumafaktoren, mesenchymsuppressiv; **Wm** (Sulfasalazin): Beeinflussung der Prostaglandinsynthese; **Wi**: Beeinflussung des rheumatischen Grundprozesses; **UW** (Chloroquin): Hornhauttrübung, Retinopathia pigmentosa, Exantheme; **UW** (Cyclophosphamid): Myelosuppression, Übelkeit, Erbrechen, hämorrhagische Zystitis, Haarausfall, Leberfktsstrg., Mukositis, venoocclusive disease; **UW** (Penicillamin): Nierenschäden, BB-Veränderungen, Geschmackstrg., Muskellähmungen;
UW (Leflunomid): Leukopenie, allerg. Reaktionen, CK ↑, Parästhesie, Kopfschmerzen, Schwindel, RR ↑, Durchfall, Übelkeit, Erbrechen, Erkr. der Mundschleimhaut, Bauchschmerzen, Anstieg der Leberenzyme, Haarausfall, Ekzem, Exanthem, Pruritus, trockene Haut, Sehnenscheidenentzündung, Appetitlosigkeit, Gewicht ↓, Asthenie; **UW** (Methotrexat): Leukopenie, Anämie, Thrombopenie, Kopfschmerzen, Müdigkeit, Benommenheit, Pneumonie, interstit. Alveolitis/Pneumonitis (oft verbunden mit Eosinophilie), Stomatitis, Dyspepsie, Übelkeit, Appetitlosigkeit, Ulzerationen der Mundschleimhaut, Diarrhoe, Transaminasenanstieg, Exanthem, Erythem, Pruritus;
KI (Chloroquin): Retinopathie, G-6-PDH-Mangel, Grav./Lakt.;
KI (Cyclophosphamid): floride Infektionen, schwere Knochenmarksuppression, Harnabflussstrg.;
KI (Penicillamin): NI, Blutbildungsstrg., Leberschäden, Grav./Lakt.;
KI (Leflunomid): bek. Überempf., schw. Immundefekte, eingeschränkte Knochenmarkfunktion, schw. Infektion, eingeschränkte Leberfunktion, mittlere bis schwere Nereninsuff., schwere Hypoproteinämie, Grav./Lakt., Kinder und Jugendliche < 18J;
KI (Methotrexat): bek. Überempf., stark eingeschränkte Leberfkt., Alkoholabusus, stark eingeschränkte Nierenfkt., vorbestehende Blutbildveränderungen wie Knochenmarkhypoplasie, Leukopenie, Thrombozytopenie oder signifikante Anämie, schwere akute oder chronische Infektionen wie Tuberkulose, HIV oder andere Immundefizienzsyndrome, Ulzera der Mundhöhle und Ulzera des GI-Traktes, Grav./Lakt., gleichzeitige Impfung mit Lebendimpfstoffen

Chloroquin Rp	HWZ 30-60d, Qo 0.3, PPB 50-60%, PRC C, Lact +
Resochin *Tbl. 155mg*	**Rheumatoide Arthritis** → 639, **Lupus erythematodes** → 643: Erw. + Ki.: 2.5mg/kg/d; max. Kumulativdos. 100g

Cyclophosphamid → 153 Rp	HWZ 7(9)h, Qo 0.5, PPB 13%
Cyclophosphamid HEXAL *Inf.Lsg. 500, 2000mg* Endoxan *Tbl. 50mg; Inf.Lsg. 200, 500, 1000, 2000mg*	**Schwere Formen von Lupus-Nephritis, Wegener-Granulomat.:** ini 500-1000mg/m² i.v./p.o., dann 1-2mg/kg p.o.; **DANI** CrCl < 10: 50%; **DALI** Bilirubin 3.1-5mg/dl: 75%

Rheuma-Basistherapeutika 207

Hydroxychloroquinsulfat Rp
HWZ 30-60d, PRC C, Lact ?

Hydroxychloroquin Aristo *Tbl. 200mg*
Plaquenil *Tbl. 200mg*
Quensyl *Tbl. 200mg*

Rheum. Arthritis → 639, juvenile idiop. Arthritis, Lupus erythematodes → 643:
ini 2-3 x 200mg p.o., Erh.Dos. 1-2 x 200mg;
Ki.: 5-6.5mg/kg/d; **DANI, DALI** Dosis anpassen

Leflunomid Rp
HWZ 4-28d, PPB 99%, PRC X, Lact ?

Arava *Tbl. 10, 20, 100mg*
Leflunomid HEXAL *Tbl. 10, 20mg*
Leflunomid medac *Tbl. 10, 15, 20mg*
Leflunomid Stada *Tbl. 10, 20, 100mg*
Leflunomid Winthrop *Tbl. 10, 20, 100mg*

Rheumatoide Arthritis → 639,
Psoriasisarthritis → 642:
d1-3: 1 x 100mg p.o., dann: 1 x 10-20mg p.o.;
DANI KI bei mittlerer bis schwerer NI;
DALI KI bei eingeschränkter Fkt.

Methotrexat → 157 Rp
HWZ 5.1-9.3h, Q0 0.06, PPB 60%, PRC X, Lact -

Lantarel *Tbl. 2.5, 7.5, 10mg; Fertigspr. 7.5mg/1ml, 10mg/1.34ml, 15mg/2ml, 20mg/2.67ml, 25mg/1ml*
Metex *Tbl. 2.5, 7.5, 10mg; Inj.Lsg., Fertigspr. 7.5mg/0.15ml, 10mg/0.20ml, 12.5mg/0.25ml, 15mg/0.30ml, 17.5mg/0.35ml, 20mg/0.40ml, 22.5mg/0.45ml, 25mg/0.50ml, 27.5mg/0.55ml, 30mg/0.60ml*
MTX HEXAL *Tbl. 2.5, 5, 7.5 10, 15mg; Inj.Lsg. 5mg/2ml, 7.5mg/1ml, 10mg/4ml, 15mg/2ml, 20mg/1ml, 50mg/2ml, 500mg/20ml, 1g/40ml*
Trexject *Fertigspr. 7.5mg/0.75ml, 10mg/1ml, 15mg/1.5ml, 20mg/2ml, 25mg/2.5ml*

Rheumatoide Arthritis → 639,
Psoriasisarthritis → 642:
ini 1 x/W 7.5mg p.o./i.v.,
bei guter Verträglichkeit evtl. 1 x/W 10-15mg, max. 20mg/W p.o./i.v.;
juvenile idiopath. Arthritis: Ki. <16J:
10-15mg/m^2/W s.c./i.m.; bei therapierefraktären Fällen bis 20mg/m^2/W;
M. Crohn → 524: ini 25mg/W s.c/iv./i.m.,
Wi-Eintritt nach 8-12 W,
Erh.Dos. 15mg/W s.c/iv./i.m.;
DANI CrCl > 50: 100%; 20-50: 50%, < 20: KI;
DALI Anw. nur mit großer Vorsicht;
Bili > 5 mg/dl: KI

Penicillamin Rp
HWZ 1-7.5h, Q0 0.85, PPB 90%, PRC D, Lact -

Metalcaptase *Tbl. 150, 300mg*

Rheumatoide Arthritis → 639:
W1-2 150mg/d p.o., dann alle 2W um 150mg steigern, max. 1200mg, nach Wi-Eintritt reduzieren auf Erh.Dos. 300-600mg/d
Ki.: ini 3-5mg/kg, max. 15-20mg/kg,
nach Wi-Eintritt auf Erh.Dos. 5-10mg/kg/d reduzieren; **M. Wilson:** 1 x 10-20mg/kg p.o.;
DANI, DALI KI

Sulfasalazin Rp
HWZ 7.6h, PPB > 95%, PRC B, Lact ?

Azulfidine RA *Tbl. 500mg*
Pleon RA *Tbl. 500mg*
Salazopyrine RA *Tbl. 500mg*
Sulfasalazin HEXAL *Tbl. 500mg*
Sulfasalazin Medac *Tbl. 500mg*

Rheumatoide Arthritis → 639:
W1: 1 x 500mg/d p.o.; W2: 2 x 500mg/d;
W3: 1500mg/d; W4: 2 x 1g/d;
DANI, DALI KI bei schwerer NI, LI

A 8.6 Glukokortikoide

Wi: Gluconeogenese ↑, Proteinkatabolismus ↑, Lipolyse, Hemmung mesenchymaler Reaktionen (Entzündung, Exsudation, Proliferation), immunsuppressiv, antiallergisch (Lympho-/Eosinopenie, lymphatisches Gewebe ↓, B-/T-Zellaktivität ↓);
UW diabetogen: Glukose ↑, Glukosurie, Steroiddiabetes;
katabol: negative Stickstoffbilanz, Wachstum ↓, Osteoporose;
Fettstoffwechsel: Stammfettsucht, Vollmondgesicht, Fettsäurespiegel ↑;
BB: Thrombos ↑, Erys ↑, Neutrophile ↑, Eosinophile ↓, Basophile ↓, Lymphos ↓;
ulzerogen: Produktion von Magensäure ↑, Magenschleim ↓;
Augen: Hornhautulkus, Glaukom, Katarakt;
Haut: Atrophie, Striae rubrae, Akne;
Kapillarbrüchigkeit ↑: Petechien, Ekchymosen, Purpura;
mineralokortikoide Wi: H_2O-, Na-Retention, K^+ ↑, RR ↑, Alkalose;
Immunschwäche: Infektgefährdung, Tbc-Aktivierung;
endokrines Psychosyndrom: Euphorie, Depression, Verwirrung, Halluzination;
Muskeln: Schwäche, Atrophie;
NNR-Atrophie: Kortison-Entzugssyndrom (Schwäche, Schwindel, Schock);
KI (bei chronischer Anwendung): GI-Ulzera, schwere Osteoporose, akute virale/bakterielle Infektionen, Systemmykosen, Glaukom, psychiatrische Anamnese;
Glu: relative glukokortikoide Potenz; **Min:** relative mineralokortikoide Potenz

Die Dosierung richtet sich nach der Schwere der jeweiligen Erkrankung.

Betamethason Rp	HWZ 6h, Qo 0.95, PPB 58-70%, PRC C, Lact -	Glu	Min
Celestamine N *Tbl. 0.5mg*; *Gtt. (1ml = 0.5mg)* Celestan Depot *Amp. 5.7mg* Celestan solubile *Amp. 4mg/1ml* Celestone *Tbl. 0.5mg*; *Gtt. (1ml = 0.5mg); Amp. 4mg/1ml*	**Entzündliche/degenerative Gelenkerkr.:** 1.4-11.4mg (je nach Gelenkgröße) intraartikulär; **entzündl./degen. Bindegewebserkr.:** 1.4-5.7mg intraläsional; **Hauterkr.** (s. FachInfo): max. $1.1mg/cm^2$, max. 5.7mg/Behandlung intradermal; **akuter Asthmaanfall** → 487: 11.4mg i.m.; 8-20mg p.o.; **Induktion der Lungenreife bei drohender Frühgeburt:** 2 x 5.7mg im Abstand von 24h, ggf. Wdh. nach 7d; **Panarteriitis nodosa** → 645, **aktive Phasen rheumat. Systemerkr.** → 639, **SLE** → 643, **aktive rheumat. Arthritis** → 639: 6-15mg/d p.o.; **juvenile idiopath. Arthritis (Still-Syndrom)** → 639, **rheum. Fieber mit Karditis** → 476: 12-15mg/d p.o.; **interstit. Aspirationspneumonie:** ini 2-4mg/d, dann 0.25-1mg/d p.o.	25	0
Cloprednol Rp	HWZ 2h, Qo 1.0, PPB 67-84%	8	0
Syntestan *Tbl. 2.5, 5mg*	**Asthma bronchiale** → 481, **rheumatoide Arthritis** → 639: 1 x 1.25-12.5mg/d p.o., langsame Dosisreduktion anstreben		

Glukokortikoide

		HWZ 1.5h, Qo 0.8	Glu	Min
Deflazacort Rp				
Calcort Tbl. 6mg	**Rheumatoide Arthritis** → 639: 1 x 6-18mg p.o., Reduktion bis zur niedrigsten noch wirksamen Dosis		3	3
Dexamethason Rp		HWZ 2-5h, Qo 0.9, PPB gering, PRC D, Lact -	30	0
Dexa-Allvoran Amp. 4mg/1ml Dexaflam Inject Amp. 4mg/1ml DexaHEXAL Amp. 4mg/1ml, 8mg/2ml, Dexamethason-ratioph. Tbl. 4, 8mg Fortecortin Tbl. 0.5, 2, 4, 8mg; Amp. 4mg/1ml, 8mg/2ml, 40mg/5ml, 100mg/10ml InfectoDexaKrupp Saft (5ml = 2mg) Lipotalon Amp. 4mg/1ml	**Hirnödem:** ini 8-80mg i.v., dann 16-48mg/d p.o. in 3-6 ED; **Hirnödem bei bakt. Meningitis:** 0.15mg/kg alle 6h für 4d p.o./i.v.; **Ki:** 0.4mg/kg alle 12h für 2d; **schwerer, akuter Asthmaanfall:** 8-20mg p.o./i.v., bei Bedarf 8mg alle 4h; **Ki:** 0.15-0.4mg/kg p.o.; **akute Laryngotracheitis:** Ki. ab 1M: 0.15mg/kg p.o. als ED; **akute Hauterkr.:** 8-40mg p.o./i.v.; **aktive Phasen rheumat. Systemerkr. rheumatische Arthritis:** 6-16mg/d p.o./i.v.; **schwere Infektionserkrankung:** 4-20mg/d p.o./i.v.; **Palliativtherapie maligner Tumore:** 8-16mg/d p.o./i.v.; **kongenitales AGS:** 1 x 0.25-0.75mg/d p.o.; **Pro./Therapie postop./Chemotherapie- induziertes Erbrechen:** 8-20mg vor Chemo/OP p.o./i.v., dann s. FachInfo; **posttraumatischer/anaphylakt. Schock:** 40-100mg i.v.; **lokale Infiltrations-/ Injektionstherapie:** 2-8mg lokal			
Fludrocortison Rp		HWZ 3.5-4.8h, PRC C, Lact ?	10	125
Astonin H Tbl. 0.1mg	**Substitution bei M. Addison** → 577, **Salzverlustsyndrom:** 0.05-0.2mg/d p.o.; **hypoadrenerge orthostatische Hypotension:** ini 0.1-0.2mg/d p.o., ggf. steigern, Therapie für max. 2M			
Hydrocortison (=Cortisol) Rp		HWZ 1-2h, Qo 1.0, PPB 75-95%, PRC C, Lact -	1	2
Alkindi Granulat 0.5, 1, 2, 5mg Hydrocortison Acis Tbl. 10mg Hydrocortison Hoechst Tbl. 10mg Hydrocortison Amp. 100mg/2ml, 250mg/2ml, 500mg/4ml, 1g/8ml	**Substitution bei primärer/sekundärer NNR-Insuff.:** 10-20mg/d, max. 30mg/d; **Ki:** 10-15mg/m²/d in 2-3 ED p.o.; **Hemmtherapie bei AGS:** 15-20mg/m²/d in 3 ED p.o.; **Schwere akute Schockzustände** → 667, **akute NNR-Insuff.:** 10-50mg/h i.v., Wdh. nach Bedarf			

A 8 Rheumatologie – Arzneimittel

Methylprednisolon Rp	HWZ 2-3h, Qo 0.9, PPB 77%, PRC C, Lact ?	Glu	Min
Methylprednisolon Acis Tbl. 4, 8, 16, 32mg Metypred Tbl. 4, 8, 16, 40mg; Amp. 125mg/2ml, 250mg/4ml, 1g/16ml M PredniHEXAL Tbl. 4, 8, 16mg Urbason Tbl. 4, 8, 16, 40mg; Amp. 16mg/1ml, 32mg/1ml, 250mg/5ml, 1g/10ml	Zahlreiche Ind (s. FachInfo); **Anfangsdosen:** 12-160mg/d p.o.; **Erhaltungsdosen:** 4-12mg/d p.o.; **Ki: Anfangsdosen:** 0.8-1.5mg/kg/d, max. 80mg/d; **Erhaltungsdosen:** 2-4mg/d; **Akut lebensbedrohliche Zustände** (s. FachInfo): 250-1000mg i.v.; **Ki:** 4-20mg/kg i.v.	5	0
Prednisolon Rp	HWZ 2.6-3h, Qo 0.75, PPB 95%, PRC C, Lact -	4	1
Decortin H Tbl. 1, 5, 10, 20, 50mg Infectocortikrupp Supp. 100mg Klismacort Rektalkps. 100mg PredniHEXAL Tbl. 5, 10, 20, 50mg Prednisolon Jenaph. Tbl. 1, 5, 10, 20, 50mg Prednisolon-ratioph. Tbl. 5, 50mg Prednisolut Amp. 10mg/2ml, 25mg/5ml, 50mg/2ml, 100mg/5ml, 250mg/5ml, 500mg/5ml, 1g/10ml Solu-Decortin H Amp. 10mg/1ml, 25mg/1ml, 50mg/1ml, 100mg/1ml, 250mg/5ml, 500mg/5ml, 1g/10ml	Zahlreiche Ind (s. FachInfo); **hohe Dosis:** 80-100(250)mg/d; **mittl. Dosis:** 40-80mg/d; **niedrige Dosis:** 10-40mg/d; **sehr niedrige Dosis:** 1.5-7.5 (10) mg/d; **Ki: sehr hohe Dosis:** 2-3mg/kg/d; **mittlere Dosis:** 1-2mg/kg/d; **Erhaltungsdosis:** 0.25mg/kg/d; **Anaphyl. Schock:** 1g i.v; **toxisches Lungenödem:** 1g i.v., **Ki. 10-15mg/kgKG**, evtl. nach 6, 12 u. 24h wiederholen; **Status asthmaticus:** 100-500mg i.v., **Ki. 2mg/kgKG**; Weiterbehandl. alle 6h mit gleicher oder niedrigerer Dosis, dann Dosisred.; **Pseudokrupp:** 100mg rekt., bei Bedarf nach 1h erneut 100mg; 3-5mg/kgKG i.v., evtl. nach 2-3h wdh.; **Addison-Krise:** 25-50mg i.v. dann orale Weiterbehandlung + Mineralokortikoid		
Prednison Rp	HWZ 1.7-3h, Qo 1.0, PPB 75%, PRC C, Lact +	3.5	1
Decortin Tbl. 5, 20, 50mg Lodotra Tbl. (ret.) 1, 2, 5mg Prednison HEXAL Tbl. 5, 20, 50mg Rectodelt Supp. 100mg	Zahlreiche Ind. (s.FachInfo); **hohe Dosis:** 80-100 (250) mg/d; **mittlere Dosis:** 40-80mg/d; **niedrige Dosis:** 10-40mg/d; **sehr niedrige Dosis:** 1.5-7.5 (10) mg/d; **Ki: hohe Dosis:** 2-3mg/kg/d; **mittlere Dosis:** 1-2mg/kg/d; **Erhaltungsdosis:** 0.25mg/kg/d; **(Pseudo-)Krupp, spastische Bronchitis bei Ki.:** 1 x 100mg rekt., max. 200mg/d		
Triamcinolon Rp	HWZ 2-3h, Qo 1.0, PPB 80%, PRC C, Lact ?	5	0
TriamHEXAL 10/40(KS)mg/1ml Volon Tbl. 4, 8, 16mg Volon A Amp. 10(KS)mg/1ml, 40(KS)mg/1ml; Inj.Lsg. 50mg/5ml, 200mg/5ml; Fertigspr. 40(KS)mg/1ml	**Anw. in Rheumatologie, Dermatologie, Nephrologie, Pulmologie:** 1-100mg/d p.o.; **intraartikuläre, intrafokale, intramuskuläre, subläsionale Anwendung:** 10-80mg		

A 8.7 Selektive Immunsuppressiva

Wm/Wi (Abatacept): Inhibierung der Aktivierung von T-Lymphozyten;
Wm/Wi (Adalimumab): spezifische Bindung an Tumornekrosefaktor-alpha (TNF-alpha)
Wm/Wi (Anakinra): kompetitiver Antagonist an Interleukin-1-Typ-I-Rez. ⇒ Neutralisierung der proinflammatorischen Interleukin-1-Aktivität; **Wm/Wi** (Apremilast): Phosphodiesterase-4-Inhibitor ⇒ Modulation eines Netzwerks pro- und antiinflammatorischer Mediatoren ⇒ Downregulation der Entzündungsreaktion; **Wm/Wi** (Baricitinib): selektiver und reversibler Inhibitor der JAK 1 u. 2 ⇒ Modulation der immunologischen und inflammatorischen Antwort;
Wm/Wi (Belimumab): humaner monoklonaler IgG1Kappa-AK ⇒ Bindung an B-Lymphozyten-Stimulator-Protein ⇒ hemmt Überleben von B-Zellen und reduziert deren Ausdifferenzierung;
Wm/Wi (Canakinumab): humaner monoklonaler IL-1-beta-Antikörper ⇒ hemmt Bildung von Entzündungsmediatoren; **Wm/Wi** (Certolizumab): Fab-Fragment eines humanisierten AK ⇒ neutralisierende Wi auf TNF-Alpha ⇒ Hemmung der Entzündungsaktivität;
Wm/Wi (Etanercept): rekombin., dimeres Protein: bindet TNF und hemmt kompetitiv;
Wm/Wi (Golimumab): humaner, monoklonaler AK ⇒ Komplexbildung mit TNF-Alpha ⇒ Hemmung der Entzündungsaktivität; **Wm/Wi** (Infliximab): chimärer, monoklon., human-muriner AK von TNF-alpha ⇒ hemmt Entzündungsaktivität bei M. Crohn und rheumatoider Arthritis; **Wm/Wi** (Sarilumab): humaner, monoklonaler AK, der an IL-6 bindet ⇒ hemmt proinflammtorische IL-6-Wi;
Wm/Wi (Tocilizumab): bindet an IL-6-Rez. ⇒ hemmt proinflammtorische IL-6-Wi;
Wm/Wi (Tofacitinib, Upadacitinib): selekt.Inhibitor der JAK 1 u. 3 ⇒ ↓ Signalübertragung von Interleukinen ⇒ Modulation der immunologischen und inflammatorischen Antwort;
Wm/Wi (Vedolizumab): humanisierter monoklonaler Antikörper, der an das α4-β7-Integrin von T-Helfer-Lymphozyten bindet ⇒ Hemmung der Migration in den GI-Trakt;
UW (Abatacept): Kopfschmerzen, Übelkeit, Leberwerte ↑, Benommenheit, Husten, Bauchschmerzen, Übelkeit, Exanthem, Atemwegsinfekte, Hypertonie, Flush, Fatigue;
UW (Adalimumab): BB-Veränd., Kopfschmerzen, Atemwegs- und Harnwegsinf., Übelkeit, Diarrhoe, Hautausschlag, Herpes simplex, Grippesyndrom; **UW** (Anakinra): Kopfschmerzen, Reaktion an Einstichstelle, Infekte, Neutrophile ↓; **UW** (Apremilast): Bronchitis, Infekt. der oberen Atemwege, Nasopharyngitis, Appetit ↓, Schlaflosigkeit, Migräne, (Spannungs-)Kopfschmerz, Husten, Diarrhoe, Übelkeit, Erbrechen, Dyspepsie, häufiger Stuhlgang, Oberbauchschmerzen, gastroösoph. Refluxkrankheit, Rückenschmerzen, Fatigue; **UW** (Baricitinib): Infektion d. oberen Atemwege, Hypercholesterinämie, Herpes zoster, Herpes simplex, Gastroenteritis, Harnwegsinfektionen, Übelkeit, Thrombozytose, Übelkeit, ALT-Erhöhung;
UW (Belimumab): Bronchitis, virale Gastroenteritis, (Naso-)Pharyngitis, Zystitis, Leukopenie, Überempfindlichkeitsreaktion, Depression, Schlaflosigkeit, Migräne, Diarrhoe, Übelkeit, Schmerzen an den Extremitäten, Infusionsreaktionen, Fieber;
UW (Canakinumab): Nasopharyngitis, Harnwegsinfektion, Infektion der oberen Atemwege, Virusinfektionen, Influenza, Pneumonie, Gastroenteritis, Sinusitis, Tonsillitis, Otitis media, Nasopharyngitis, Schwindel, Vertigo, Reaktion a. d. Inj.Stelle, Oberbauchbeschwerden, Gelenkschmerzen, Schmerzen der Skelettmuskulatur, Rükkenschmerzen, renale CrCl ↓, Proteinurie, Leukopenie, Neutropenie, Erschöpfung, Asthenie;
UW (Certolizumab): Infektionen der Harnwege/oberen Atemwege, Kopfschmerzen, Schwindel, Erbrechen, Hautausschlag, Pruritus, Erschöpfung, Reaktion an der Einstichstelle;
UW (Etanercept): Kopfschmerzen, Reaktion an der Einstichstelle, Infektionen, Rhinitis;

A 8 Rheumatologie – Arzneimittel

UW (Golimumab): Infekt. d. oberen Atemwege, virale Inf., oberfl. Pilzinfektionen, Anämie, allerg. Reaktionen, Depression, Schlaflosigkeit, Schwindel, Parästhesien, Kopfschmerzen, Hypertonie, GI-Strg., Alopezie, Dermatitis, Juckreiz, Hautausschlag, Transaminasen ↑, verzögerte Wundheilung, Fieber, Asthenie, Reaktion an der Einstichstelle;
UW (Infliximab): virale Inf., Bronchitis, Pneumonie, Sinusitis, Kopfschmerz, Schwindel, Benommenheit, RR ↑, Nausea, Diarrhoe, Hautausschlag, Harnwegsinf., Brustschmerz, Ermüdung;
UW (Sarilumab): Infektionen d. oberen Respirationstrakts, Harnwegsinf., Nasopharyngitis, oraler Herpes, Neutropenie, Thrombopenie, Hypercholesterinämie, Hypertriglyzeridämie, Transaminasen ↑, Rötung/Juckreiz an Inj.Stelle; **UW (Tocilizumab):** Infektionen des oberen Respirationstrakts, Leukopenie, Hypertonie, Kopfschmerzen, Konjunktivitis, Hypercholesterinämie, Schwindel, Transaminasen ↑, Exanthem, Pruritus, Mundulzera, Gastritis, Pneumonie, Herpes zoster/simplex; **UW (Tofacitinib):** Nasopharyngitis, Pneumonie, Influenza, Herpes Zoster, Harnwegsinfekt, Sinusitis, Bronchitis, Leukopenie, Anämie, Dyslipidämie, Hyperlipidämie, Insomnie, Kopfschmerzen, Hypertonie, Dyspnoe, Husten, Bauchschmerzen, Erbrechen, Diarrhoe, Übelkeit, Gastritis, Dyspepsie, Exanthem, Muskelschmerzen, Arthralgie, per. Ödem, Pyrexie, Fatigue, Leberenzyme ↑, Gewicht ↑, Transamin./Cholesterin/CK ↑; **UW (Upadacitinib):** Infektionen d. oberen Atemwege, Neutropenie, Hypercholesterinämie, Husten Übelkeit, Fieber, Gewicht ↑, Transaminasen/CK ↑; **UW (Vedolizumab):** Nasopharyngitis, Bronchitis, Gastroenteritis, Infektionen d. oberen Atemwege, Grippe, Sinusitis, Pharyngitis, Kopfschmerzen, Parästhesie, Hypertonie, oropharyngeale Schmerzen, verstopfte Nase, Husten, anale Abszesse, Analfissur, Übelkeit, Verdauungsstrg., Verstopfung, Meteorismus, Hämorrhoiden, Exanthem, Juckreiz, Erythem, Ekzem, Nachtschweiß, Akne, Arthralgie, Muskelkrämpfe, Rückenschmerzen, Muskelschwäche, Müdigkeit, Fieber; **KI (Abatacept):** bek. Überempf., schwere/opportunistische Infekte; **KI (Adalimumab):** aktive Tbc, schwere/opportunistische Infekte, Herzinsuff. NYHA III-IV; **KI (Anakinra):** bek. Überempf., schwere Nierenfktsstrg.; **KI (Apremilast):** bek. Überempf., Grav.; **KI (Baricitinib):** bek. Überempf., Grav.; **KI (Belimumab):** bek. Überempf.; **KI (Canakinumab):** bek. Überempf., aktive schwere Infekt.; **KI (Certolizumab, Golimumab):** bek. Überempf., aktive Tbc, schwere/opportunistische Infekte, Herzinsuff. NYHA III-IV; **KI (Etanercept):** bek. Überempf., akute Infektionen; **KI (Infliximab):** Sepsis, manifeste Infektionen, Abszesse, Tbc, Grav./Lakt., Ki. < 17J, wiederh. Verabreichung nach arzneimittelfreiem Intervall von 15W bis 2J; **KI (Sarilumab):** bek. Überempf., aktive schw. Infektionen; **KI (Tofacitinib):** bek. Überempf., aktive Tuberkulose, schw. Infektionen, opportunistische Infektionen, schwere Leberfunktionsstörung, Grav./Lakt.; **KI (Upadacitinib):** bek. Überempf., aktive Tuberkulose, aktive schwere Infektionen, schwere Leberinsuff, Grav.; **KI (Vedolizumab):** bek. Überempf., aktive schw. Inf. wie Tuberkulose, Sepsis, CMV-Infektion, Listeriose, opportunistische Infektionen, wie z.B. PML

Siehe auch Immunsuppressiva → 274

Abatacept Rp	HWZ 13d, PRC C, Lact ?
Orencia *Inj.Lsg.* 125; *Inf.Lsg.* 250mg	**Rheumatoide Arthritis, Psoriasisarthritis** → 639: Komb. mit MTX, W 0, 2, 4, dann alle 4W: < 60kg: 500mg i.v; 60-100kg: 750mg i.v; > 100kg: 1g i.v.; 1 x 125mg s.c. wöchentlich, ggf. mit Aufsättigungsdosis i.v. an d0; **Juvenile idiopath. Arthritis** → 639: Ki. 6-17J: 10mg/kg i.v., max. 1g W 0, 2, 4, dann alle 4W; **DANI, DALI** keine Daten

Selektive Immunsuppressiva 213

Adalimumab Rp	HWZ 10-20d, PRC B, Lact ?
Amgevita *Fertigspr./Pen 20, 40mg* **Hulio** *Fertigspr./Pen 20, 40mg* **Humira** *Fertigspr./Pen/Inj.Lsg. 20, 40, 80mg* **Hyrimoz** *Fertigspr./Pen 40mg* **Idacio** *Fertigspr./Pen 40mg* **Imraldi** *Fertigspr. 40mg*	**Rheumatoide Arthritis:** 40mg alle 2W s.c. bei Kombination mit MTX; bei Monotherapie bis 80mg 1x/W; **Ankylosierende Spondylitis, axiale Spondylarthritis, Psoriasisarthritis:** 40mg s.c. alle 2W; **Hidradenitis suppurativa:** W0 160mg, W2 80mg, ab W4 40mg 1x/W; **juvenile idiopathische Arthritis: Ki. 2-12J:** 24mg/m² s.c. alle 2W; **13-17J:** 40mg s.c. alle 2W; **Enthesitis-assoziierte Arthritis:** 24mg/m² s.c. alle 2 W, max. ED 40mg; **M. Crohn** → 524: W0: 80 (ggf. 160)mg; W2: 40 (ggf. 80)mg; dann 40mg s.c. alle 2W (ggf. 1 x/W); **Ki. < 40kg:** W0: 40 (ggf. 80)mg; W2: 20 (ggf. 40)mg, dann 20mg s.c. alle 2W (ggf. 1x/W); **> 40kg:** W0 80 (ggf. 160)mg; W2: 40 (ggf. 80)mg, dann 40mg s.c. alle 2W (ggf. 1x/W); **Colitis ulcerosa** → 525: W0: 160mg s.c.; W2: 80mg, dann 40mg alle 2W; **Psoriasis:** ini 80mg s.c., dann 40mg alle 2W; **Plaque-Psoriasis: Ki. ≥ 4J:** 0.8mg/kg, max. 40mg W0 u. 1, dann 0.8mg/kg alle 2W; **Uveitis:** W0: 80mg s.c., W1: 40mg, dann 40mg alle 2W; **Ki. < 30kg:** 20mg alle 2W, Kombin. m. MTX; **≥ 30kg:** 40mg alle 2W, Komb. m. MTX; **DANI, DALI** keine Daten
Anakinra Rp	HWZ 4-6h, PRC B, Lact ?
Kineret *Fertigspr. 100mg/0.67ml*	**Rheumatoide Arthritis** → 639: 1 x 100mg s.c.; Kombin. mit Methotrexat → 207; **Cryopyrin-assoz. period. Syndrome: Ki. ab 8M, 10kg:** ini 1-2mg/kg tgl. s.c., bei schwerem Verlauf ggf. ↑ auf 3-4mg/kg, max. 8mg/kg; **Still-Syndrom:** 1 x 100mg s.c.; < 50kg: ↑ 2mg/kg/d; **DANI** CrCl < 30: KI; **DALI** nicht erf.
Apremilast Rp	HWZ 9h, PPB 68%, PRC C, Lact ?
Otezla *Tbl. 10, 20, 30mg*	**Aktive Psoriasisarthritis, chron. Plaque-Psoriasis:** d1: 1 x 10mg p.o.; d2: 2 x 10mg; d3: 10mg morgens, 20mg abends; d4: 2 x 20mg; d5: 20mg morgens, 30mg abends; ab d6: 2 x 30mg p.o.; **DANI** CrCl ≥ 30: 100%; < 30: 1 x 30mg; **DALI** nicht erf.

A 8 Rheumatologie – Arzneimittel

Baricitinib Rp	HWZ 12.5h, PPB 50%
Olumiant *Tbl. 2, 4mg*	**Rheumatoide Arthritis** → 639: 1 x 4mg p.o.; Kombination mit Methotrexat → 207; **DANI** CrCl 30-60: 1 x 2mg; < 30: Anw. nicht empfohlen; **DALI** leichte-mittelschwere LI: 100%; schwere LI: Anw. nicht empfohlen;

Belimumab Rp	HWZ 19.4d, PRC C, Lact ?
Benlysta *Inf.Lsg. 120, 400mg; Fertigspr., Pen 200mg*	**Zusatzther. bei aktivem system. Lupus eryth.** → 643: 10mg/kg i.v. an d0, 14, 28, dann alle 4W; 200mg s.c. 1x/W; **DANI, DALI** nicht erf.

Canakinumab Rp	HWZ 26d
Ilaris *Inj.Lsg. 150mg*	**Cryopyrin-assoziierte periodische Syndrome: Ki** 2-< 4J; ≥ 7.5kg: 4mg/kg alle 8W s.c.; **Erw., Ki ≥ 4J, 7.5-< 15kg:** 4mg/kg; **≥ 15-≤ 40kg:** 2mg/kg; **>40kg:** 150mg jeweils alle 8W s.c.; ggf. bis 8mg/kg od. 600mg alle 8W.; **Still-Syndrom, adultes Still-Syndrom, systemische juvenile idiopath. Arthritis** → 639: ≥ 7.5kg: 4mg/kg, max. 300mg alle 4W s.c.; **Gichtarthritis:** 150mg s.c. als ED; **DANI** nicht erforderl.; **DALI** keine Daten

Certolizumab Pegol Rp	HWZ 14d, PRC B, Lact ?
Cimzia *Fertigspr. 200mg/ml*	**Alle Ind:** ini 400mg s.c. in W 0, 2 und 4; **Erh.Dos.: Rheumatoide Arthritis, Psoriasisarthritis:** Komb. mit MTX, 200mg s.c. alle 2W oder 400mg alle 4W; **axiale Spondylarthritis:** 200mg alle 2W oder 400mg alle 4W; **Plaque-Psoriasis:** 200mg alle 2W, ggf. 400mg alle 2W; **DANI, DALI** keine Daten

Etanercept Rp	HWZ 90-300h, PRC B, Lact ?
Benepali *Fertigspr., Pen 25, 50mg* Enbrel *Fertigspr. 25, 50mg; Inj.Lsg. 10mg/1ml, 25mg/1ml, 50mg/1ml* Erelzi *Fertigspr., Pen 25, 50mg*	**Rheumatoide Arthritis** → 639: 2 x 25mg/W od. 1 x 50mg/W s.c.; **Juv. idiop. Arthritis** → 639: **Ki. > 2J:** 2 x 0.4mg/kg/W s.c.; max. 25mg oder 1 x 0.8mg/kg/W, max. 50mg s.c.; **Psoriasisarthritis** → 642, **M. Bechterew** → 641: 2 x 25mg/W oder 1 x 50mg/W s.c.; **Plaque-Psoriasis:** 2 x 25mg/W od. 1 x 50mg/W, ggf. 2 x 50mg/W bis zu 12W, dann 2 x 25mg/W, max. für 24W; **Ki. > 6J.:** 1 x 0.8mg/kg/W s.c., max. 50mg für max. 24W; **DANI, DALI** nicht erf.

Selektive Immunsuppressiva 215

Golimumab Rp	HWZ 9-15d, PRC B, Lact ?
Simponi *Fertigspr. 50mg/0.5ml, 100mg/1ml; Inj.Lsg. 50mg/0.5ml*	**Rheumatoide Arthritis** → 639, **Psoriasisarthritis** → 642, **M. Bechterew** → 641: 1 x 50mg/M s.c.; > 100kg: bei fehlendem Ansprechen evtl. ↑ auf 1 x 100mg/M; **juvenile idiopathische Arthritis:** Ki. ≥ 40kg: 1 x 50mg/M; **Colitis ulcerosa** → 525: < 80kg: ini 200mg s.c., n. 2W 100mg, dann 50mg alle 4W; ≥ 80kg: ini 200mg s.c., n. 2W 100mg, dann 100mg alle 4W; **DANI, DALI** keine Daten
Infliximab Rp	HWZ 9.5d, PRC C, Lact ?
Flixabi *Inf. Lsg. 100mg* **Inflectra** *Inf.Lsg. 100mg* **Remicade** *Inf.Lsg. 100mg* **Remsima** *Inf.Lsg. 100mg* **Zessly** *Inf. Lsg. 100mg*	**Rheumatoide Arthritis** → 639: 3mg/kg über 2h i.v., Wdh. nach 2 u. 6W, dann alle 8W; ggf. steigern bis max. 7.5mg/kg alle 8W oder 3mg/kg alle 4W; 3mg/kg i.v. W0 und 2, dann ab W6 120mg s.c. alle 2W; Kombination mit MTX → 207; **M. Crohn** → 524, **Colitis ulcerosa** → 525: Erw., Ki 6-17J: 5mg/kg über 2h i.v., Wdh. nach 2 und 6W, dann alle 8W; **M. Bechterew** → 641, **Psoriasis** → 722, **Psoriasisarthritis** → 642: 5mg/kg über 2h i.v., in W2 und 6 wdh., bei gutem Ansprechen alle 6-8W wdh. (s. FI); **DANI, DALI** k. D.
Rituximab Rp	HWZ 76-206h
MabThera *Inf.Lsg. 100, 500mg; Inj.Lsg. 1400mg/11.7ml (120mg/ml)* **Rixathon** *Inf.Lsg. 100mg/10ml; 500mg/50ml* **Truxima** *Inf.Lsg. 500mg*	**Rheumatoide Arthritis** → 639: 1g i.v. d1, Wh. d15; **NHL, CLL** → 188; **Granulomatose mit Polyangiitis/ mikroskop. Polyangiitis:** 1 x 375mg/m²/W i.v. für 4W; **DANI, DALI** keine Angaben
Sarilumab Rp	HWZ 21d
Kevzara *Fertigspr., Pen 150, 200mg*	**Rheumatoide Arthritis** → 639: 200mg alle 2W s.c., Komb. m. MTX/Monoth.; bei Neutropenie, Leukopenie, erhöhten Leberenzymen: 150mg alle 2W s.c.; **DANI** leichte bis mittelschwere NI: 100%; schwere NI: k. D.; **DALI** k. D.

A 8 Rheumatologie – Arzneimittel

Tocilizumab Rp	HWZ 8–14d
RoActemra *Inf.Lsg. 80mg/4ml, 200mg/10ml, 400mg/20ml; Inj.Lsg. 162mg/0.9ml*	**Rheumatoide Arthritis** → 639: alle 4W 8mg/kg über 1h i.v., max. 800mg/Inf.; 1 x 162mg s.c. alle 7d; Monotherapie und/od. Kombination mit MTX → 207; **system. juvenile idiop. Arthritis:** ≥ 30kg: 8mg/kg alle 2W i.v.; < 30kg: 12mg/kg alle 2W i.v.; **polyartikuläre juvenile idiopathische Arthritis:** ≥ 30kg: 8mg/kg alle 4W i.v.; < 30kg: 10mg/kg alle 4W i.v.; **Cytokine-release-Syndrom:** ≥ 30kg: 8mg/kg i.v.; < 30kg: 12mg/kg; **DANI** nicht erf.; **DALI** k.D.

Tofacitinib Rp	HWZ 3h, Qo 0.7, PPB 40%
Xeljanz *Tbl. 5mg*	**Rheumatoide Arthritis** → 639, **Psoriasisarthritis** → 642: 2 x 5mg p.o., Komb. mit MTX; Dosisanp. nach Tox. s. FI; **Colitis ulcerosa** → 525: 2 x 10mg p.o. für 8W (ggf. 16W), dann 2 x 5mg; **DANI** CrCl ≥ 30: 100%, < 30: 1–2 x 5mg; **DALI** Ch. A: 100%, B: 1–2 x 5mg, C: KI

Upadacitinib Rp	HWZ 9–14h, PPB 52%
Rinvoq *Tbl. 15 (ret.)mg*	**Rheumatoide Arthritis** → 639: 1 x 15mg p.o.; **DANI** leichte bis mittelschwere NI: 100%; schwere NI: vors. Anw.; **DALI** Child A, B: 100%; C: KI

Vedolizumab Rp	HWZ 25d
Entyvio *Inf.Lsg. 300mg/5ml*	**Colitis ulcerosa** → 525, **M. Crohn** → 524: 300mg über 30min i.v. W0, 2 und 6, dann alle 8W; **DANI** keine Daten; **DALI** keine Daten

A 9 Infektiologie – Arzneimittel

9.1 Keimempfindlichkeit: Keime – Antibiotika

Legende:
- ■ (blau): Therapie 1. Wahl / Alternativtherapie (1. Spalte gramneg.)
- ■ (grau dunkel): Gut wirksam (grampos.)
- ▨ (grau hell): Mäßig wirksam (ohne Zellwand)
- □ (weiß): Nicht anzuraten

Antibiotika (Spalten): Penicillin G | Penicillin V | Flucloxacillin | Ampicillin | Ampic. + Sulbact. | Piperac.+Tazobact. | Cefadroxil | Cefotaxim | Imipenem | Doxycyclin | Clarithromycin | Gentamicin | Levofloxacin | Ciprofloxacin | Cotrimoxazol | Metronidazol | Vancomycin | Linezolid

Keime (Zeilen):
- Streptokokken A, B, C, G
- Streptococcus viridans
- Pneumokokken
- Enterococcus faecalis
- VRE[1]
- Staph. aureus (MSSA[2])
- Staph. aureus (MRSA[3])
- Corynebact. diphtheriae
- Neisseria meningitidis
- Haemophilus influenzae
- Escherichia coli
- Klebsiella spp.
- Proteus mirabilis
- Proteus vulgaris
- Enterobacter spp.
- Serratia spp.
- Salmonella enterica
- Pseudomonas aeruginosa
- Stenotrophomonas
- Borrelia (systemisch)
- Treponema
- Legionella pneumophila
- Actinomyces spp.
- Clostridien (ohne Cl. difficile)
- Bacteroides fragilis
- Chlamydien
- Mykoplasmen
- Rickettsien

Quelle: Antibiotika pc Set 2020–2021; Hof, Börm Bruckmeier Verlag; [1] Streptococcus pneumoniae; [2] Vancomycinresistente Enterokokken; [3] Methicillinsensitiver Staph. aureus; [4] Methicillinresistenter Staph. aureus

A 9.2 Penicilline
A 9.2.1 Beta-Lactamase-sensitive Penicilline

Empf.: Pneumo-, Strepto-, Meningo-, Staphylokokken (nur noch wenige Stämme), Aktinomyceten, Leptospiren, C. diphtheriae, Treponemen, Borrelien, Pasteurella multocida, Fusobakterien, Peptokokken, Clostridien;
resist.: Enterobakterien, Pseudomonas, B. fragilis, E. faecium, Nocardia, Mykoplasmen, Chlamydien, Beta-Lactamase-Bildner;
UW (Penicillin G, Benzylpenicillin-Benzathin): dosisabhängige Neutropenie, allergische Hautreaktionen, angioneurotisches Ödem, Larynxödem, allergische Vaskulitis, Erythema nodosum, allergische Purpura, arterielle Gefäßverschlüsse, eosinophile pulmonale Infiltrate, Arzneimittelfieber, Bronchospasmen, Serumkrankheit, anaphylaktische Reaktionen, Benommenheit, Halluzinationen, Hyperreflexie, Myoklonien (Übergang in fokale, später generalisierte Krampfanfälle und komatöse Zustände möglich);
UW (Phenoxymethylpenicillin): Übelkeit, Erbrechen, Appetitlosigkeit, Magendrücken, Bauchschmerzen, Flatulenz, weiche Stühle, Diarrhoe, Exanthem, Urtikaria, Juckreiz, Schleimhautentzündungen (besonders Glossitis, Stomatitis);
KI: bekannte Überempfindlichkeit gegen Penicilline und Betalactam-Antibiotika

Benzylpenicillin-Benzathin Rp HWZ Tage bis Wochen

Gewebe-gängigkeit	ZNS	entzünd. Lunge		ELF	Galle	Leber	Prostata	Niere	Knochen
	+	++	++	k.A.	++	++	++	++	+

Pendysin *Inj.Lsg. 1.2 Mio IE* Tardocillin *Inj.Lsg. 1.2 Mio IE*	**Rezidiv-Pro. rheumatisches Fieber:** 1-2 x/M 1.2 Mio IE i.m.; **Lues I/II:** 2.4 Mio IE i.m. (verteilt auf 2 Injektionsstellen); **Ki. > 1M:** 50000 IE/kg/W, max. 2.4 Mio. IE, für 3 W

Penicillin G (Benzylpenicillin) Rp HWZ 20-50min, Qo 0.4, PPB 45-65%, PRC B, Lact +

Gewebe-gängigkeit	ZNS	entzünd. Lunge		ELF	Galle	Leber	Prostata	Niere	Knochen
	+	++	++	++	++	++	++	++	+

Penicillin G infectoph. *Inf. Lsg. 1, 5, 10 Mio IE*	**Normal empfindliche Keime:** 1-5 Mio IE/d i.v./i.m. in 4-6ED; **Meningitis → 678, Endokarditis → 476:** 20-60 Mio IE/d i.v.; **NG:** 0.05-0.1 Mio IE/kg/d i.v. in 2ED; **Ki. 1-12M:** 0.05-1 Mio IE/kg/d i.v. in 3-4ED; **1-12J:** 0.05-0.5 Mio IE/kg/d i.v. in 4-6ED; **DANI** CrCl 46-120: 5 Mio IE in 3ED; 19-45: 4 Mio IE in 3ED; 9-18: 5 Mio IE in 2ED; 3-8: 3 Mio IE in 2ED; < 2: 2 Mio IE in 2ED

Penicilline 219

PenicillinV (Phenoxymethylpenicillin) Rp   HWZ 35min Qo 0.6 PPB 71-89% PRC B Lact+

Gewebe-gängigkeit	ZNS	entzünd.	Lunge	ELF	Galle	Leber	Prostata	Niere	Knochen
	-	-	++	++	++	++	++	++	k.A.

Infectocillin Trockensaft (5ml = 0.25, 0.3, 0.4, 0.5 Mio IE) **Isocillin** Tbl. 1.2 Mio IE; Trockensaft (5ml = 0.3 Mio IE) **Pen Mega** Tbl. 0.4, 1, 1.5 Mio IE **PenHEXAL** Tbl. 1, 1.5 Mio IE; Trockensaft (4ml = 0.32 Mio IE) **Penicillin V-ratioph.** Tbl. 1, 1.5 Mio IE	HNO-, Atemweg-, Haut-, Mund-Kiefer-Zahn-Infektionen, Endokarditispro. → 476, Rezidiv-Pro. rheumatisches Fieber, Scharlach → 651, Erysipel → 706, Lymphadenitis: 3 x 0.6-1.5 Mio IE p.o.; **Ki.** < 1M: 45000-60000IE/kg/d; **2.-3.M:** 40000-64000IE/kg/d; **4.M-1J:** 400000-600000IE/d p.o. in 3-4ED; **1-2J:** 600000-900000IE/d; **2-4J:** 900000-1.4 Mio IE/d; **4-8J:** 1.2-1.8 Mio IE/d; **8-12J:** 1.2-2.4 Mio IE/d; **DANI** CrCl > 15: 100%; < 15: 2 x 0.6-1.5 Mio IE

A 9.2.2 Beta-Lactamase-resistente Penicilline (Isoxazolylpenicilline)

Empf. und resist.: gute Aktivität gegen Beta-Lactamase-bildende Staphylokokken; bei den übrigen grampositiven Bakterien jedoch schwächere Aktivität als Penicillin G;
UW (Flucloxacillin): Übelkeit, Erbrechen, Diarrhoe, Thrombophlebitis (bei i.v.-Gabe);
KI (Flucloxacillin): bekannte Überempfindlichkeit gegen Penicilline und Betalactam-Antibiotika, Ikterus/Leberenzymanstieg unter Flucloxacillin-Therapie in der Vorgeschichte; intraarterielle, intrathekale oder subkonjunktivale Anwendung

Flucloxacillin Rp   HWZ 0.7-1h, Qo 0.3, PPB 92-96%

Gewebe-gängigkeit	ZNS	entzünd.	Lunge	ELF	Galle	Leber	Prostata	Niere	Knochen
	-	k.A.	++	k.A.	k.A.	k.A.	k.A.	k.A.	++

Fluclox Inf.Lsg. 1, 2g **Flucloxacillin Altamedics** Kps. 500mg **Staphylex** Kps. 250, 500mg; Inf.Lsg. 0.25, 0.5, 1, 2g	**Staphylokokken-Infektion:** 3 x 1g p.o.; 3 x 1-2g i.v./i.m., max. 12g/d p.o./i.v., max. i.m.-ED: 2g; **Ki.** < **6J:** 40-50mg/kg/d p.o./i.v. in 3ED; **6-10J:** 3 x 250-500mg p.o./i.v.; **10-14J:** 3-4 x 500mg p.o./i.v.; **DANI** CrCl 18: 1.5g in 4ED; 8: 1.5g in 3ED; 2: 1g in 3ED; 0.5: 2g 1x/d; **DALI** nicht erforderlich

Methicillin   Wegen Toxizität nicht mehr im Handel

Verwendung nur noch zur Resistenzprüfung bei Staphylokokken; **MRSA** = Methicillin-resistant Staphylococcus-aureus; **MSSA** = Methicillin-sensitive Staphylococcus-aureus

A 9.2.3 Penicilline mit erweitertem Spektrum

Empf. (Amoxicillin, Ampicillin): im Vergleich zu Penicillin G zusätzlich Enterokokken, H. influenzae, E. coli, Listerien, Proteus mirabilis, Salmonellen, Shigellen;
resist. (Amoxicillin, Ampicillin): Bacteroides fragilis, Pseudomonas, E. faecium, Nocardia, Mykoplasmen, Chlamydien, Beta-Lactamase-Bildner, Klebsiellen, Yersinien;
empf. (Pivmecillinam): Enterobacter spp., E. coli, Klebsiellaspp., Proteus mirabilis;
resist. (Pivmecillinam): Ent. faecalis, E. faecium, Pseudomonas spp.;
empf. (Temocillin): die meisten aeroben gramneg. Bakt.;
resist. (Temocillin): P. aeruginosa, Acinetobacter spp., anaerobe Bakt., grampos. Bakt.
UW (Amoxicillin): dosisabhängig Magenschmerzen, Übelkeit, Erbrechen, Meteorismus, weiche Stühle, Diarrhoe, Exanthem, Juckreiz, Enanthem; **UW** (Ampicillin): Magenschmerzen, Übelkeit, Erbrechen, Meteorismus, weiche Stühle, Diarrhoe, Pruritus, Rash, Exanthem (masernartig); **UW** (Pivmecillinam): Diarrhoe, Übelkeit, vulvovaginale Pilzinfektion;
UW (Temocillin): allerg. Reaktionen, Thrombophlebitis;
KI (Amoxicillin): bek. Überempfindlichkeit gegen Penicilline und Betalactam-Antibiotika;
KI (Ampicillin): bek. Überempfindlichkeit gegen Ampicillin bzw. Penicilline;
KI (Pivmecillinam): bek. Überempf. gg. P., Penicilline und Cephalosporine; alle Bedingungen, die den Durchgang durch die Speiseröhre beeinträchtigen; genetische Stoffwechselstörungen, die zu schwerem Carnitinmangel führen, z. B. Carnitin-Transporter-Defekte, Methylmalonazidurie und Propionazidämie; **KI** (Temocillin): bek. Überempf. gg. Penicilline und Betalactam-AB

Amoxicillin Rp				HWZ 1-2h, Q0 0.12, PPB 17-20%, PRC B, Lact +				
Gewebe-gängigkeit	ZNS	entzünd.	Lunge	ELF	Galle	Leber	Prostata	Niere	Knochen
	−	+	−	++	++	++	k.A.	k.A.	k.A.

Amoxicillin-ratioph. Tbl. 500, 750, 1000mg Trockensaft (1 Messl. = 250, 500mg) AmoxiHEXAL Tbl. 500, 750, 1000mg; Saft (1 Messl. = 250, 500mg) Amoxi-Saar Tbl. 500, 100mg Infectomox Trockensaft (1 Messl. = 250, 500, 750mg)	HNO-, Atemweg-, Harnweg-, MD-Trakt-, Haut-, Weichteilinfektionen, Listeriose: 3 × 750-1000mg p.o.; **Ki.**: < 6J: 50mg/kg/d in 3-4ED; **6-12J:** 900-2000mg/d in 3-4ED; **Endokarditis-Pro.:** 3g p.o. 3h vor Eingriff; **Ki.:** 50mg/kg; **H.P.-Eradikation:** 2 × 1g p.o. + 2 × 500mg Clarithromycin + 2 × 20mg Omeprazol; **DANI** CrCl: 20-30: 66%; < 20: 33%

Ampicillin Rp				HWZ 0.9h, Q0 0.06, PPB 20%, PRC B, Lact +				
Gewebe-gängigkeit	ZNS	entzünd.	Lunge	ELF	Galle	Leber	Prostata	Niere	Knochen
	−	+	k.A.	++	++	k.A.	k.A.	k.A.	k.A.

Ampicillin-ratioph. Inf.Lsg. 0.5, 1, 2, 5g	HNO-, Atemweg-, Harnweg-, MD-Trakt-, Haut-, Weichteilinf., Listeriose, Osteomyelitis, Typhus, Meningitis → 678, Endokarditis → 476: 2-6g/d p.o. in 3-4ED; 1.5-6g/d i.v. in 2-4ED, max. 15g/d; **Ki.** < 6J: 100 (150-200) mg/kg/d p.o./i.v. in 3-4ED; > 6J: s. Erw.; **Meningitis** < 6J: 200-400mg/kg/d i.v.; **DANI** CrCl: 20-30: 66%; < 20: 33%

Beta-Lactamase-Inhibitoren

Pivmecillinam Rp								HWZ 1 h	
Gewebe-gängigkeit	ZNS	entzünd.	Lunge	ELF	Galle	Leber	Prostata	Niere	Knochen
	k.A.	k.A.	k.A.	k.A.	+	k.A.	k.A.	++	k.A.

Pivmelam *Tbl. 400mg* **X-Systo** *Tbl. 400mg*	**Akute, unkomplizierte Zystitis:** 3 x 400mg p.o. für 3d; Ki. ≥ 6J, < 40kg: 20-40mg/kg/d in 3-4 ED, max. 1200mg/d; **DANI, DALI:** nicht erf.

Temocillin Rp								HWZ 1 h	
Gewebe-gängigkeit	ZNS	entzünd.	Lunge	ELF	Galle	Leber	Prostata	Niere	Knochen
	-	+	++	k.A.	k.A.	k.A.	++	k.A.	k.A.

Temopen *Inf.Lsg. 1, 2g*	**Komplizierte Harnwegs-, Wund-, untere Atemwegsinf., Bakteriämie:** 2 x 2g i.v., ggf. 6g/d in 3 ED oder Dauerinf.; Ki.: 25-50mg/kg/d in 2 ED, max. 4g/d; **DANI** CrCl: > 60 : 2 x 2g; 30-60 : 2 x 1g; 10-29, HD: 1 x 1g; **DALI:** nicht erf.

A 9.2.4 Penicilline mit Pseudomonaswirkung (Acylaminopenicilline)

Empf. und resist.: weitgehend identisch mit Breitbandpenicillinen; Piperacillin: zusätzlich gute Aktivität bei Pseudomonas aeruginosa; **UW** (Piperacillin): allergische Hautreaktionen, Juckreiz, Exanthem, Kopfschmerzen, Purpura, zentralnervöse Erregungszustände, Muskelzuckungen (Myoklonien), tonisch/klonische Krämpfe, Tremor, Schwindel, Schleimhautentzündungen, Schleimhautblutungen, Anstieg von Serumkreatinin und Harnstoff;
KI (Piperacillin): bek. Überempfindlichkeit gegen Penicilline und Betalactam-Antibiotika

Piperacillin Rp					HWZ 1 h, Qo 0,3, PPB 16-21%, PRC B, Lact +				
Gewebe-gängigkeit	ZNS	entzünd.	Lunge	ELF	Galle	Leber	Prostata	Niere	Knochen
	0	+	++	++	++	k.A.	k.A.	++	k.A.

Piperacillin Eberth *Inf.Lsg. 1, 2, 4g* **Piperacillin Fresenius** *Inf.Lsg. 1, 2, 4g* **Piperacillin Ibisqus** *Inf.Lsg. 1, 2, 3, 4g* **Piperacillin Hikma** *Inf.Lsg. 2, 4g*	**Sepsis, Endokarditis** → 476, **Meningitis** → 678, **Peritonitis, Pneumonie** → 499, **abdominelle, gynäkol., Knochen-, Weichteilinfektionen:** 6-12g/d i.v. in 2-4ED max. 24g/d; **Ki.** < 2kg: 150mg/kg/d i.v. in 3ED; > 2kg: 300mg/kg/d in 3-4ED; **1M-12J:** 100-200mg/kg/d in→ 227 2-4ED; **DANI** CrCl 40-80: max. 4 x 4g; 20-40: 3 x 4g; < 20: 2 x 4g; HD: 3 x 2g

A 9.3 Beta-Lactamase-Inhibitoren

Empf.: Erweiterung des Spektrums von Penicillinen um Beta-Lactamase-bildende Stämme von Staphylokokken, Moraxella catarrhalis, E. coli, Haemophilus influenzae, Klebsiellen, Proteus, Gonokokken, Bacteroides fragilis; nur zusammen mit Beta-Lactam-Antibiotika wirksam!

Avibactam Nur in Kombination

Clavulansäure Nur in Kombination → 222   HWZ 60-75min

A 9 Infektiologie – Arzneimittel

Sulbactam Rp							HWZ 1-2h, Qo 0.13, PPB 38%	
Gewebe-gängigkeit	ZNS	entzünd. Lunge		ELF	Galle	Leber	Prostata	Niere	Knochen
	k.A.	k.A.	k.A.	k.A.	k.A.	k.A.	k.A.	k.A.	k.A.

Sulbactam Eberth *Inf.Lsg. 1g*

Kombination mit Beta-Lactam-Antibiotika: 3-4 × 0.5-1g i.v.; **Sgl., Ki.:** 50mg/kg/d in 3-4ED, max. 80mg/kg/d; **DANI** CrCl 15-30: max. 2g/d; < 15: max. 1g/d; HD: 1g alle 48h

Tazobactam Nur in Kombination → 223

A 9.3.1 Penicilline + Beta-Lactamase-Inhibitoren

Empf. (Amoxicillin + Clavulansäure): Enterococcus faecalis, Gardnerella vaginalis, Staph. aureus (Methicillin-empfindlich), Staph. agalactiae, Strept. pneumoniae, Strept. pyogenes und andere betahämolysierende Streptokokken, Strept.-viridans-Gruppe, Capnocytophaga spp., Eikenella corrodens, Haemophilus influenzae, Moraxella catarrhalis, Pasteurella multocida, Bacteroides fragilis, Fusobacterium nucleatum, Prevotella spp.;
resist. (Amoxicillin + Clavulansäure): Acinetobacter sp., Citrobacter freundii, Enterobacter sp., Legionella pneumophila, Morganella morganii, Providencia spp., Pseudomonas sp., Serratia sp., Stenotrophomonas maltophilia, Chlamydophila pneumoniae, Chlamydophila psittaci, Coxiella burnetti, Mycoplasma pneumoniae;
UW (Amoxicillin + Clavulansäure): Diarrhoe, mukocutane Candidose, Übelkeit, Erbrechen;
KI (Amoxicillin + Clavulansäure): bekannte Überempfindlichkeit gegen Amoxicillin + Clavulansäure, gegen Penicilline, schwere allergische Sofortreaktion gegen ein anderes Betalaktam-Antibiotikum in der Vorgeschichte, Gelbsucht/Leberfunktionsstrg. in der Vorgeschichte, die durch Amoxicillin/Clavulansäure hervorgerufen wurde; Trockensaft: Überempfindlichkeit gegen Schwefeldioxid

Amoxicillin + Clavulansäure Rp							PRC B, Lact +	
Gewebe-gängigkeit	ZNS	entzünd. Lunge		ELF	Galle	Leber	Prostata	Niere	Knochen
	-	+	k.A.	++	++	k.A.	k.A.	k.A.	++

Amoclav plus *Tbl. 500+125, 875+125mg; Trockensaft (5ml = 125+31.25, 250+62.5, 400+57mg)*
Amoxiclav Basics *Tbl. 500+125, 875+125mg*
Amoxiclav Hikma *Inf.Lsg. 1000+200, 2000+200mg*
Augmentan *Tbl. 500+125, 875+125mg; Trockensaft (10ml = 500+125, 800+114mg)*
Infectosupramox *Trockensaft (5ml = 400+57mg)*

Atemweg-, Harnweg-, Haut-, Weichteil-, abdominelle Infektionen, amb. erworbene Pneumonie, Knochen- u. Gelenkinfektionen: 3 × 500+125mg p.o.; 2 × 875+125mg p.o.; 3 × 1000-2000+200mg i.v.;
Ki. < 2J: max. 40+10mg/kg/d p.o. in 3ED; **2-12J:** max. 60+15mg/kg/d p.o. in 3ED;
DANI CrCl 10-30: 2 × 500+125mg p.o.; ini 1000+200mg, dann 2 × 500+100mg i.v.; < 10: 1 × 500+125mg p.o.; ini 1000+200mg, dann 1 × 500+100mg;
DALI vorsichtige Anwendung

Cephalosporine 223

Ampicillin + Sulbactam Rp   PRC B, Lact +

Gewebe-gängigkeit	ZNS	entzünd. Lunge	ELF	Galle	Leber	Prostata	Niere	Knochen
	k.A.	+	k.A.	++	++	k.A.	k.A.	k.A.	++

Ampicillin/Sul Kabi *Inf.Lsg.* 1+0.5g, 2+1g **Ampicillin + Sulbactam Eberth** *Inf.Lsg* 1+0.5g, 2+1g **Unacid** *Inf.Lsg.* 500+250mg, 1+0.5g, 2+1g	Atemweg-, Harnweg-, Haut-, Weichteil-, abdominelle Infektionen, Gonorrhoe: 3-4 x 1.5-3g i.v.; **Ki.**: **< 1W:** 75mg/kg/d i.v. in 2ED; **> 1W:** 150mg/kg/d in 3-4ED; **DANI** > 30: 100%; 15-30: Dosierungsintervall 12h; 5-14: 24h; < 5: 48h

Piperacillin + Tazobactam Rp   PRC B, Lact +

Gewebe-gängigkeit	ZNS	entzünd. Lunge	ELF	Galle	Leber	Prostata	Niere	Knochen
	-	+	++	++	++	k.A.	k.A.	k.A.	++

Piperacillin/Tazobactam Fresenius *Inf.Lsg.* 2+0.5g, 4+0.5g **Piperacillin/Tazobactam HEXAL** *Inf.Lsg.* 4+0.5g **Piperacillin/Tazobactam Puren** *Inf.Lsg* 2 + 0.25g; 4+0.5g	Schwere (inkl. nosokomiale) Pneumonien: 4 x 4+0.5g i.v.; kompliz. Harnweg-, Haut-, Weichteil-infektionen inkl. diabet. Fuß: 3 x 4+0.5g i.v.; **Ki. 2-12J:** 3 x 100+12.5mg/kg i.v.; **abdominelle Inf.:** 3 x 100+12.5mg/kg i.v.; **DANI** CrCl 40: 100%; 20-40: max 3 x 4+0.5g; < 20: max. 2 x 4+0.5g; nach HD Zusatzdosis mit 2+0.25g; **DALI** nicht erforderl.

Sultamicillin (Ampicillin + Sulbactam) Rp

Gewebe-gängigkeit	ZNS	entzünd. Lunge	ELF	Galle	Leber	Prostata	Niere	Knochen
		k.A.	++		++	k.A.	k.A.	k.A.	+

Sultamicillin-ratioph. *Tbl.* 375mg **Unacid PD** *Tbl.* 375mg; Trockensaft (1 Messl. = 375mg) **Unasyn PD oral** *Tbl.* 375mg	Atemweg-, Harnweg-, Haut-, Weichteil-infektionen: 2 x 375-750mg p.o.; **Ki.:** 50mg/kg/d p.o. in 2ED; **DANI** CrCl 5-14: 1 x 375-750mg; < 5: 375-750mg alle 2d

A 9.4 Cephalosporine

A 9.4.1 Parenterale Cephalosporine Gruppe 1 (Cefazolin-Gruppe)

Empf.: Staphylo-, Strepto-, Meningo-, Pneumokokken, Escherichia coli, Klebsiella, Proteus mirabilis, Haemophilus influenzae; **resist.:** Enterokokken, Pseudomonas, Acinetobacter, Listerien, Chlamydien, Mykoplasmen, gramnegative Beta-Lactamase-Bildner;
UW (Cefazolin): Diarrhoe, Übelkeit, Erbrechen, Appetitmangel, Meteorismus, Bauchschmerzen, Exanthem, Urtikaria, Pruritus;
KI (Cefazolin): bek. Überempf. gegen Cephalosporine, Frühgeborene/Säuglinge im 1. Lebensmonat

A 9 Infektiologie – Arzneimittel

Cefazolin Rp					HWZ 2 h, Qo 0.06, PPB 65-92%, PRC B, Lact +				
Gewebe-gängigkeit	ZNS	entzünd. Lunge		ELF	Galle	Leber	Prostata	Niere	Knochen
	-	-	++	++	++	++	k.A.	++	++

Cefazolin HEXAL Inf.Lsg. 2g **Cefazolin Hikma** Inf.Lsg. 1, 2g **Cefazolin Saar** Inf.Lsg. 1, 2g **Cephazolin Fresenius** Inf.Lsg. 1, 2g	**Atem-, Harn-, Gallenweg-, Haut-, Knochen-, Weichteilinfektionen, Sepsis, Endokarditis:** grampos. Erreger: 1.5-2g/d; gramneg. Erreger: 3-4g/d i.v. in 2-3ED, max. 12g/d; **Ki.** > 2M: 25-50mg/kg in 3-4ED, max. 100mg/kg/d; **Ki.** < 2M: KI; **DANI** CrCl > 35: 100%; 10-34: 50% alle 12h; < 10: 50% alle 18-24h

A 9.4.2 Parenterale Cephalosporine Gruppe 2 (Cefuroxim-Gruppe)

Empf.: vgl. Cefazolin-Gruppe → 223; deutlich besser bei E. coli, Klebsiella, P. mirabilis, H. infl., Beta-Lactamase-Bildnern; **resist.:** Enterokokken, Pseudomonas, Acinetobacter, Listerien, Chlamydien, Mykoplasmen; **UW:** Krea- u. Harnstoffkonz. ↑, v.a. bei Pat. mit bestehender Nierenfktstrg.; Bilirubin/GOT/GPT/aP vorübergehend leicht ↑; Exanthem, Juckreiz, Urtikaria, Schwellungen, Thrombophlebitis; **KI:** bek. Überempf. geg. Cephalosporine, intraart. Anw.

Cefuroxim Rp					HWZ 80min, Qo 0.1, PPB 30%, PRC B, Lact +				
Gewebe-gängigkeit	ZNS	entzünd. Lunge		ELF	Galle	Leber	Prostata	Niere	Knochen
	-	+	++	++	++	++	+	k.A.	++

Cefuroxim Fresenius Inf.Lsg. 0.25, 0.75, 1.5g **Cefuroxim-ratioph.** Inf.Lsg. 0.25, 0.75, 1.5g	**Atemweg-, Harnweg-, Haut-, HNO-, Knochen-, abdom. Infektionen, Sepsis:** unkompliziert: 1.5-2.25g/d i.v.; schwer: 3-4.5g/d i.v. in 2-3ED, max. 6g/d; **Ki. 1M-12J:** 30-100mg/kg/d in 3ED; **DANI** CrCl > 20: 100%; 10-20: 2 x 750mg; < 10: 1 x 750mg; nach HD Zusatzdosis von 750mg; **DALI** nicht erforderl.

Orales Cefuroxim s. Oralcephalosporine Gruppe 2 → 229

A 9.4.3 Parenterale Cephalosporine Gruppe 3a (Cefotaxim-Gruppe)

Empf.: Staphylokokken, H. influenzae, P. mirabilis, Streptokokken, E. coli, K. pneumoniae, Gonokokken, Meningokokken, Salmonellen, Shigellen, Anaerobier, Morganella, Serratia; gegenüber der Cefuroximgruppe bessere Aktivität im gramneg. Bereich; **resist.:** Enterokokken, Listerien, Pseudomonas, Clostridien, Legionellen, Mykoplasmen, Chlamydien, Treponema, MRSA, Bacteroides fragilis; **UW** (Ceftriaxon): Dermatitis, Exanthem, Urtikaria, Pruritus, Ödeme, Transamin./aP ↑, Arzneimittelfieber, Schüttelfrost, Herxheimer-art. Reakt., Thrombophlebitis; **KI** (Ceftriaxon): bek. Überempf. gegen Cephalosporine, schwere Überempfindlichkeitsreaktionen auf Penicilline oder and. Betalactam-Arzneimittel in d. Vorgeschichte, FG bis korrig. Alter von 41W (SSW + Lebenswoche), Hyperbilirubinämie, Ikterus, Hypoalbuminämie oder Azidose bei reifen NG (bis 28d) bzw. die eine intravenöse Kalziumbehandlung oder Kalzium-haltige Infusionen erhalten haben oder erhalten werden (wegen des Risikos von Ceftriaxon-Kalzium-Präzipitationen)

Cephalosporine 225

Cefotaxim Rp					HWZ 1h, Qo 0.35, PPB 25-40%, PRC B, Lact +				
Gewebe- gängigkeit	ZNS	entzünd.	Lunge	ELF	Galle	Leber	Prostata	Niere	Knochen
	+	++	++	++	++	++	k.A.	k.A.	++

Cefotaxim Eberth *Inf.Lsg. 0.5, 1, 2g* **Cefotaxim Fresenius** *Inf.Lsg. 0.5, 1, 2g* **Cefotaxim Saar** *Inf.Lsg. 1g* **Claforan** *Inf.Lsg. 2g*	Atemweg-, Harnweg-, Haut-, Weichteil-, Knochen-, abdomin. Infektionen, Sepsis, Endokarditis→ 476, Meningitis → 678: 2 x 1-2g i.v.; schwere Infektion: 3-4 x 2-3g; Gonorrhoe: 1 x 0.5g i.v.; Borreliose: 6g/d i.v. in 2-3ED f. 14-21d; Ki. bis 12J: 50-100mg/kg/d i.v. in 2ED; FG: max. 50mg/kg/d; DANI CrCl < 10: 50%; < 5: 1g in 2ED; nach HD Zusatzdosis erforderl.

Ceftriaxon Rp					HWZ 8h, Qo 0.5, PPB 85-95%, PRC B, Lact +				
Gewebe- gängigkeit	ZNS	entzünd.	Lunge	ELF	Galle	Leber	Prostata	Niere	Knochen
	++	++	+	+	++	++	k.A.	k.A.	++

Cefotrix *Inf.Lsg. 1, 2g* **Ceftriaxon HEXAL** *Inf.Lsg. 0.5, 1, 2g* **Ceftriaxon Kabi** *Inf.Lsg. 0.5, 1, 2g* **Ceftriaxon-ratioph.** *Inf.Lsg. 1, 2g* **Rocephin** *Inf.Lsg. 2g*	Atemweg-, Harnweg-, Haut-, Weichteil-, Knochen-, abdominelle Infektionen, Meningitis → 678, Borreliose II-III → 647: 1 x 1-2g i.v.; schwere Infektion: 1 x 4g; Gonorrhoe: 1 x 250mg i.m.; Ki. < 2W: 1 x 20-50mg/kg; 2W-12J: 1 x 20-80mg/kg; Meningitis: 1 x 100mg/kg i.v., max. 4g/d; DANI CrCl: < 10: max. 2g/d; DALI nicht erforderl. bei normaler Nierenfunktion

A 9.4.4 Parenterale Cephalosporine Gruppe 3b (Ceftazidim-Gruppe)

Empf. und resist.: weitgehend identisch mit Cefotaxim-Gruppe → 224, jedoch erheblich stärkere Pseudomonas-Aktivität; **UW:** Diarrhoe, Thrombophlebitis, vorübergehende Erhöhung v. GOT, GPT, LDH, GGT, aP; makulopapulöse oder urtikarielle Ausschläge, pos. Coombs-Test; **KI:** bekannte Überempfindlichkeit gegen Cephalosporine

Ceftazidim Rp					HWZ 1.7h, Qo 0.05, PPB 10%, PRC B, Lact +				
Gewebe- gängigkeit	ZNS	entzünd.	Lunge	ELF	Galle	Leber	Prostata	Niere	Knochen
	-	++	+	++	++	k.A.	k.A.	k.A.	++

Ceftazidim Eberth *Inf.Lsg. 0.5, 1, 2g* **Ceftazidim Hikma** *Inf.Lsg. 0.5, 1, 2g* **Ceftazidim Kabi** *Inf.Lsg. 0.5, 1, 2g*	Atemweg-, Harnweg-, Haut-, Weichteil-, Knochen-, abdominelle Infektionen, Sepsis, Meningitis → 678: 2-3 x 1-2g i.v.; Ki. 0-8W: 2 x 12.5-30mg/kg i.v.; 2M-1J: 2 x 25-50mg/kg; 1-14J: 2 x 15-50mg/kg od. 3 x 10-33mg/kg; max. 3 x 50mg/kg bzw. 6g/d; DANI CrCl 31-50: 2 x 1g; 16-30: 1 x 1g; 6-15: 1 x 0.5g; < 5: 0.5g alle 48h

A 9.4.5 Parenterale Cephalosporine Gruppe 4 (Cefepim-Gruppe)

Empf. und resist.: weitgehend identisch mit Cefotaxim-Gruppe → 224, jedoch erheblich stärkere Pseudomonas-Aktivität; **UW:** Verlängerung von Prothrombin- u. partieller Thromboplastinzeit, pos. Coombs-Test, Anämie, Eosinophilie, Gefäßwandentzündung, Reaktionen/Schmerzen an d. Inf.Stelle, Exanthem, Diarrhoe, ↑ GOT, GPT, aP, Bilirubin

Cefepim Rp HWZ 2h, Qo 0.07, PPB < 19%, PRC B, Lact ?

Gewebe-gängigkeit	ZNS	entzünd.	Lunge	ELF	Galle	Leber	Prostata	Niere	Knochen
	-	+	++	++	++	k.A.	k.A.	k.A.	++

Cefepim Rotexmedica *Inf.Lsg. 1, 2g* **Cefepim Stragen** *Inf.Lsg. 1, 2g*	**Sepsis, schwere Pneumonie** → 499, **Harnweg-, Gallenweginfektionen:** 2-3 × 2g i.v.; **Ki. 1-2M:** 2-3 × 30mg/kg/d; **2M bis 40kg:** 2-3 × 50mg/kg/d; **DANI** CrCl > 50: 100%; 30-50: 1-2 × 2g; 11-30: 1 × 1-2g; < 10: 1 × 0.5-1g; HD 1g an d1, dann 0.5g/d, bei febriler Neutropenie 1g/d; **DALI** nicht erforderlich

A 9.4.6 Parenterale Cephalosporine Gruppe 5 (Ceftarolin-Gruppe)

Empf. (Ceftarolin): Staph. aureus (inkl. MRSA), Streptococcus pyogenes/agalactiae/anginosus-Gruppe/dysgalactiae/pneumoniae, E. coli, Klebsiella pneumoniae/oxytoca, Morganella morganii, Haemophilus influenzae/parainfluenzae;
empf. (Ceftobiprol): Staph. aureus (inkl. MRSA), Streptococcus pneumoniae (inkl. MDRSP), E. coli, Klebsiella pneumoniae, Acinetobacter spp., Citrobacter spp., Enterobacter spp., Haemophilus influenzae, Klebsiella oxytoc, Moraxella catarrhalis, Morganella morganii, Proteus mirabilis, Providencia spp., Pseudomonas spp., Serratia spp.;
resist. (Ceftobiprol): Chlamydia pneumoniae, Burkholderia cepacia complex, Mycoplasma pneumoniae, Mykobakterien, Nocardia spp., Stenotrophomonas maltophilia;
Wm/Wi (Ceftarolin): bakterizid und Hemmung der Bakterienzellwand-Synthese;
Wm/Wi Ceftobiprol: bakterizid durch Bindung an wichtige penicillinbindende Proteine;
UW (Ceftarolin): Ausschlag, Pruritus, Kopfschmerzen, Schwindel, Phlebitis, Diarrhoe, Übelkeit, Erbrechen, Abdominalschmerzen, ↑ Transaminasen, Pyrexie, Reaktion an Inj.-Stelle, positiver direkter Coombs-Test; **UW** (Ceftobiprol): Pilzinfektionen, Überempf., Hyponatriämie, Geschmacksstörung, Kopfschmerzen, Schwindel, Schläfrigkeit, Übelkeit, Erbrechen, Diarrhoe, Bauchschmerzen, Dyspepsie, Anstieg der Leberenzyme, Hautausschlag, Pruritus, Reaktionen am Infusionsort; **KI** (Ceftarolin): bekannte Überempf., schwere Überempf. gegen Betalactam-Antibiotika; **KI** (Ceftobiprol): bek. Überempf. gegen C. oder Antibiotika der Cephalosporin-Gruppe oder gegen Betalaktam-Antibiotika (z.B. Penicilline, Carbapeneme)

Ceftarolinfosamil Rp HWZ 2.5h, PPB 20%, PRC B, Lact ?

Gewebe-gängigkeit	ZNS	entzünd.	Lunge	ELF	Galle	Leber	Prostata	Niere	Knochen
	k.A.	k.A.	k.A.	++	k.A.	k.A.	k.A.	k.A.	k.A.

Zinforo *Inf.Lsg. 600mg*	**Komplizierte Haut-/Weichteilinfektionen, ambulant erworbene Pneumonie** → 500: 2 × 600mg über 60min i.v.; **DANI** CrCl > 50: 100%, 31-50: 2 × 400mg, < 30: keine Daten; **DALI** nicht erforderlich

Cephalosporine 227

Ceftobiprol Rp
HWZ 3h, PPB 16%, PRC B, Lact ?

Gewebe-gängigkeit	ZNS	entzünd.	Lunge	ELF	Galle	Leber	Prostata	Niere	Knochen
	-	+	++	++	k.A.	k.A.	k.A.	++	++

Zevtera *Inf.Lsg. 500mg*
Nosokomiale Pneumonie (nicht beatmungsassoziiert), ambulant erworbene Pneumonie
→ 500: 3 x 500mg über 2h i.v.;
DANI CrCl > 50: 100%; 30–50: 2 x 500mg;
< 30: 2 x 250mg i.v.; HD: 1 x 250mg/d i.v.;
DALI nicht erforderlich

A 9.4.7 Parenterale Cephalosporine + Beta-Lactamase-Inhibitoren

Empf. (Ceftazidim/Avib.): Citrobact. freundii, Ent. cloacae, E. coli, Klebsiella oxytoca, Klebsiella pneumoniae, P. aeruginosa, Proteus mirabilis; **resist.** (Ceftazidim/Avib.): S. aureus, Anaerobier, Enterococcus spp., Stenotrophomonas maltophilia, Acinetobacter spp.;
empf. (Ceftolozan/Tazob.): Ent. cloacae, E. coli, Klebsiella oxytoca, Klebsiella pneumoniae, Proteus mirabilis, P. aeruginosa, Streptococcus anginosus, Streptococcus constellatus, Streptococcus salivarius; **resist.:** S. aureus, Ent. faecalis, Ent. faecium;
UW (Ceftazidim/Avib.): pos. dir. Coombs Test, Candidose, Eosinophilie, Thrombozytose, Kopfschmerzen, Schwindel, Durchfall, Abdominalschmerz, Übelkeit, Erbrechen, Erhöhung v. GOT, GPT, gGT, aP, LDH, makulopapulöses Exanthem, Urtikaria, Phlebitis/Thrombose am Infusionsort, Pyrexie; **UW** (Ceftolozan/Tazob.): Thrombozytose, Hypokaliämie, Schlaflosigkeit, Angst, Kopfschmerzen, Schwindel, Hypotonie, Übelkeit, Erbrechen, Bauchschmerzen, Diarrhoe, Obstipation, Exanthem, ↑ Transaminasen; **KI** (Ceftazidim/Avib.; Ceftolozan/Tazob.): bek. Überempf. gegen Cephalosporine, schwerwiegende Überempfindlichkeitsreaktionen auf Penicilline oder anderes Betalactam-Arzneimittel in der Vorgeschichte

Ceftazidim + Avibactam Rp

Gewebe-gängigkeit	ZNS	entzünd.	Lunge	ELF	Galle	Leber	Prostata	Niere	Knochen
	-	+	k.A.	++	k.A.	k.A.	k.A.	++	k.A.

Zavicefta *Inf.Lsg. 2+0.5g*
Komplizierte intraabdominelle Infektionen, komplizierte Harnwegsinfektionen, nosokomiale Pneumonie, beatmungsassoziierte Pneumonie: 3 x 2 + 0.5g über 2h i.v.;
DANI CrCl ≥ 51: 100%; 31–50: 3 x 1+0.25g;
16–30: 2 x 0.75+0.1875g;
6–15: 1 x 0.75+ 0.1875g; terminale NI, HD:
1 x 0.75+0.1875g alle 48h; **DALI** nicht erforderl.

Ceftolozan + Tazobactam Rp
PRC B, Lact ?

Gewebe-gängigkeit	ZNS	entzünd.	Lunge	ELF	Galle	Leber	Prostata	Niere	Knochen
	k.A.	k.A.	k.A.	k.A.	k.A.	k.A.	k.A.	++	k.A.

Zerbaxa *Inf.Lsg. 1+0.5g*
Komplizierte intraabdominelle Infektionen, akute Pyelonephritis, komplizierte Harnwegsinfektionen: 3 x 1 + 0.5g über 1h i.v.;
DANI CrCl 30–50: 3 x 500 + 250mg;
15–29: 3 x 250 + 125mg; HD: ini 500 + 250mg, dann 3 x 100 + 50mg; **DALI** nicht erforderl.

A 9 Infektiologie – Arzneimittel

A 9.4.8 Oralcephalosporine Gruppe 1

Empf.: ähnliches Spektrum wie Cefazolin-Gruppe → 223; gute Aktivität gegen grampositive, geringe gegen gramnegative Keime; **resist.:** Pseudomonas, Enterokokken, Proteus vulgaris, Morganella, Citrobacter, Serratia, Enterobacter, Acinetobacter, Bacteroides fragilis, Listerien, Mykoplasmen, Chlamydien;
UW (Cefaclor): Übelkeit, Erbrechen, Appetitlosigkeit, Bauchschmerzen, weiche Stühle, Diarrhoe, Juckreiz, urtikarielles Exanthem, makulopapulöse u. morbilliforme Exantheme;
KI (Cefaclor): bek. Überempf gegen Cephalosporine, schwerwiegende Überempfindlichkeitsreaktionen auf Penicilline oder anderes Betalactam-Arzneimittel in der Vorgeschichte

Cefaclor Rp — HWZ 30-60min, Q0 0.25, PPB 25%, PRC B, Lact +

Gewebegängigkeit	ZNS	entzünd.	Lunge	ELF	Galle	Leber	Prostata	Niere	Knochen
	k.A.	k.A.	+	++	++	k.A.	+	k.A.	+

CEC Tbl. 250, 500mg; Brausetbl. 250, 500, 1000mg; Trockensaft (5ml = 125, 250mg)
Cefaclor Basics
Saft/Trockensaft (5ml = 125, 250mg)
Infectocef Trockens. (5ml = 125, 250, 500mg)
Panoral Kps. 500mg;
Trockensaft (5ml = 125, 250mg)

Atemweg-, HNO-, Harnweg-, Haut-, Weichteilinfektionen: 3 x 500mg p.o., max. 4g/d; unkomplizierte Infektion: 3 x 250mg;
Gonorrhoe: 1 x 3g + 1g Probenecid p.o.;
Ki. < 6J: 3 x 10mg/kg p.o., max. 1g/d;
6-10J: 3 x 250mg p.o.; > **10J:** s. Erw.;
DANI nicht erforderl.

Cefadroxil Rp — HWZ 1.2-1.7h, Q0 0.1, PPB 20%, PRC B, Lact +

Gewebegängigkeit	ZNS	entzünd.	Lunge	ELF	Galle	Leber	Prostata	Niere	Knochen
	k.A.	k.A.	++	++	++	++	++	++	++

Cefadroxil 1A Tbl. 1000mg
Cefadroxil HEXAL Tbl. 1000mg
Grüncef Tbl. 1g; Trockensaft (5ml = 500mg)

Atemweg-, HNO-, Harnweg-, Haut-, Weichteil-, Knochen-, gynäkologische Infektionen: 2 x 1g p.o., max. 4g/d;
Ki. bis 40kg: 25-100mg/kg/d p.o. in 2-4ED;
Streptokokken-Tonsillopharyngitis:
Erw., **Ki. > 40kg:** 1 x 1g p.o. für 10d;
Ki. bis 40kg: 1 x 30mg/kg;
DANI CrCl 25-50: ini 1g, dann 2 x 500mg; 10-24: ini 1g, dann 1 x 500mg; < 10: ini 1g, dann 500mg alle 36h; nach HD Zusatzdosis 500-100mg erforderl.; **DALI** nicht erforderl.

Cefalexin Rp — HWZ 1h, Q0 0.04, PPB 6-15%, PRC B, Lact +

Gewebegängigkeit	ZNS	entzünd.	Lunge	ELF	Galle	Leber	Prostata	Niere	Knochen
	-	-	+	++	++	+	k.A.	+	+

Cephalex-CT Tbl. 500, 1000mg
Cephalexin-ratioph. Tbl. 500, 1000mg

Atemweg-, HNO-, Harnweg-, Haut-, Weichteil-, Knocheninfektionen:
3-4 x 0.5-1g p.o.;
unkomplizierte Infektion: 2 x 500mg;
Ki. bis 12J: 25-100mg/kg/d in 2-4ED;
DANI CrCl 15-30: Dosisintervall 8-12h;
5-14: 24h; < 5: 48h; CrCl 20-50: max. 3g/d;
5-19: max. 1.5g/d; < 5: max. 0.5g/d

Cephalosporine

A 9.4.9 Oralcephalosporine Gruppe 2

Empf. u. resist.: weitgehend identisch mit Cefuroxim-Gruppe → 224;
UW: Candidose, Anstieg der Leberenzyme, Eosinophilie, Kopfschmerzen, Schwindel, Diarrhoe, Übelkeit, Bauchschmerzen; **KI:** bek. Überempf. gegen Cephalosporine, schwerwiegende Überempf.Reaktionen auf P. oder anderes Betalactam-Arzneimittel in der Vorgeschichte

Cefuroxim-Axetil Rp HWZ 1.1-1.3h, Qo 0.1, PPB 20-50%, PRC B, Lact +

Gewebe-gängigkeit	ZNS	entzünd.	Lunge	ELF	Galle	Leber	Prostata	Niere	Knochen
	–	+	++	++	++	++	k.A.	k.A.	++

Cefurax *Tbl. 250, 500mg;*
Trockensaft (5ml = 125mg)
CefuHEXAL *Tbl. 250, 500mg*
Cefuroxim-ratiopharm *Tbl. 250, 500mg*
Elobact *Tbl. 125, 250, 500mg;*
Trockensaft (5ml = 125mg)

Atemweg-, HNO-, Haut-, Weichteilinfektionen: 2 x 250-500mg p.o.;
Harnweginfektion: 2 x 125-250mg;
Erythema migrans: 2 x 500mg p.o. für 20d;
Ki. 3M-5J: 2 x 10mg/kg p.o.;
> 5J: 2 x 125-250mg;
DANI CrCl ≥ 30: 100%; 10-29: Standard-ED 1 x tgl; < 10: Standard-ED alle 2d; nach HD zusätzl. Standard-ED erforderl.

A 9.4.10 Oralcephalosporine Gruppe 3

Empf. u. resist.: höhere Aktivität und breiteres Spektrum als Gruppe 2 gegen gramnegative Keime; etwas geringere Aktivität gegen grampositive Keime;
UW (Cefpodoxim): Magendrücken, Übelkeit, Erbrechen, Appetitlosigkeit, Blähungen, Diarrhoe, Erythem, Exanthem, Urtikaria, Purpura;
KI: bek. Überempf. gegen Cephalosporine, schwerwiegende Überempfindlichkeitsreaktionen auf Penicilline oder anderes Betalactam-Arzneimittel in der Vorgeschichte

Cefixim Rp HWZ 3-4h, Qo 0.5, PPB 65%, PRC B, Lact ?

Gewebe-gängigkeit	ZNS	entzünd.	Lunge	ELF	Galle	Leber	Prostata	Niere	Knochen
	k.A.	k.A.	++	++	k.A.	k.A.	k.A.	k.A.	k.A.

Cefixim AL *Tbl. 200, 400mg;*
Trockensaft (5ml = 100mg)
Infectoopticef *Trockensaft (5ml = 100mg)*

Atemweg-, HNO-, Harnweg-, Gallenweginfektionen:
2 x 200mg p.o.; 1 x 400mg p.o.
Ki. bis 12J: 8mg/kg/d p.o.;
DANI CrCl < 20: 50%

Cefpodoxim-Proxetil Rp HWZ 2.4h, Qo 0.2, PPB 40%

Gewebe-gängigkeit	ZNS	entzünd.	Lunge	ELF	Galle	Leber	Prostata	Niere	Knochen
	k.A.	k.A.	++	++	k.A.	k.A.	++	++	k.A.

Cefpo Basics *Tbl. 100, 200mg*
Cefpodoxim-ratioph. *Tbl. 100, 200mg;*
Trockensaft (5ml = 40mg)
Orelox *Tbl. 100, 200mg;*
Trockensaft (5ml = 40mg)
Podomexef *Tbl. 100, 200mg;*
Trockensaft (5ml = 40mg)

Atemweg-, HNO-, Harnweg-, Haut-, Weichteilinfektionen: 2 x 200mg p.o.;
Gonorrhoe: 1 x 200mg p.o.
Ki. 4W-12J: 5-12mg/kg/d in 2ED;
DANI CrCl > 40: 100%; 10-40: Dosisintervall 24h; < 10: 48h; HD: 40-200mg nach Dialyse;
DALI nicht erforderl.

A 9 Infektiologie – Arzneimittel

A 9.5 Monobactame

Empf.: gramnegative aerobe Bakterien; **resist.:** grampositive und anaerobe Bakterien; **UW:** Husten, verstopfte Nase, pfeifendes Atemgeräusch, pharyngolaryngeale Schmerzen, Dyspnoe, Bronchospasmus, Brustbeschwerden, Rhinorrhoe, Hämoptysen, Exanthem, Arthralgie, Fieber, verminderte Werte bei Lungenfunktionstests; **KI:** bekannte Überempf.

Aztreonam Rp   HWZ 1.6h, Qo 0.2, PPB 56%, PRC B, Lact +

Gewebe-gängigkeit	ZNS	entzünd.	Lunge	ELF	Galle	Leber	Prostata	Niere	Knochen
	-	-	++	-	-	-	-	-	-

Cayston *Inh.Lsg. 75mg*	**Chronische Pseudomonas-aeruginosa-Lungeninfektion bei Mukoviszidose:** 3 x 75mg über 28d inhalieren; **Ki. ab 6J:** s. Erw.; **DANI, DALI** nicht erforderlich

A 9.6 Cycline

A 9.6.1 Tetracycline

Empf.: zahlreiche grampositive u. gramnegative Bakterien, u.a. Chlamydien, Mykoplasmen, Rickettsien, Yersinien, Borrelien, Leptospiren, Treponemen, Aktinomyceten; **resist.:** Pseudomonas aeruginosa, Providencia, Serratia, Proteus, Morganella; **UW:** allergische Hautreaktionen, phototoxische Reaktionen, reversible Knochenwachstumsverzögerung (Ki. < 8J), irreversible Zahnverfärbung und Zahnschmelzschädigung (Ki. < 8J), intrakranieller Druck↑, BB-Veränderungen, Superinfektion durch Bakterien bzw. Sprosspilze; **KI:** bekannte Überempfindlichkeit, schwere Leberfktsstrg., Niereninsuff., Ki. < 8J, Grav./Lakt.

Doxycyclin Rp   HWZ 12-24h, Qo 0.7, PPB 80-90%, PRC D, Lact ?

Gewebe-gängigkeit	ZNS	entzünd.	Lunge	ELF	Galle	Leber	Prostata	Niere	Knochen
	-	-	++	+	++	++	++	++	++

Doxycyclin Heumann *Tbl. 100, 200mg* Doxycyclin-ratioph. *Kps. 100mg;* *Amp. 100mg/5ml* Doxy-M-ratioph. *Tbl. 100, 200mg* DoxyHEXAL *Tbl. 100, 200mg;* *Amp. 100mg/5ml*	**HNO-, Atemweg-, Harnweginfektionen, diverse Infektionen mit o.g. Erregern:** d1: 1 x 200mg p.o./i.v.; dann 1 x 100mg p.o./i.v.; **Ki. > 8J:** d1: 1 x 4mg/kg, dann 1 x 2mg/kg; **Borreliose** → 647: 1 x 200mg für 14-21d; **Lues bei Penicillinallergie** → 657: 1 x 300mg f. 15d; **Akne vulgaris** → 708, **Rosacea** → 710: ini 100mg/d für 7-21d, dann 50mg/d; **DANI** nicht erforderlich; **DALI** KI bei schwerer Leberfunktionsstörung

Cycline 231

Minocyclin Rp				HWZ 11–22h, Qo 0.85, PPB 70–75%, PRC D, Lact +					
Gewebe-gängigkeit	ZNS	entzünd.	Lunge	ELF	Galle	Leber	Prostata	Niere	Knochen
	-	+	++	+	++	++	++	++	++

Minocyclin-ratioph. Kps. 50, 100mg Skid Tbl. 50, 100mg	HNO-, Atemweg-, Harnweginfektionen, diverse Infektionen mit o.g. Erregern: ini 200mg, dann 2 x 100mg p.o.; **Akne vulgaris** → 708: 100mg/d in 2ED; **Ki. > 8J:** ini 4mg/kg, dann 2 x 2mg/kg; **DANI** nicht erforderlich; **DALI** KI bei schwerer Leberfunktionsstörung

Tetracyclin Rp				HWZ 8–10h, Qo 0.12, PPB 36–64%, PRC D, Lact +					
Gewebe-gängigkeit	ZNS	entzünd.	Lunge	ELF	Galle	Leber	Prostata	Niere	Knochen
	-	-	+	+	++	++	++	++	++

Tetracyclin Wolff Kps. 250, 500mg	HNO-, Atemweg-, Urogenitaltrakt-, gastrointestinale Infektionen, diverse Infektionen mit o.g. Erregern: 4 x 250-500mg p.o., max. 2g/d; **Ki. > 8J:** 25-35mg/kg/d p.o. in 2-4ED; **DANI, DALI** KI

A 9.6.2 Glycylcycline

Empf.: gegen zahlreiche grampositive und gramnegative Bakterien inkl. Anaerobier und speziell gegen problematische Keime wie MRSA, VRE (E. faecalis und E. faecium), ESBL, Chinolon-resistente Escherichia coli, multiresistente Enterobacter und Acinetobacter;
resist.: Pseudomonas aeruginosa;
UW: Übelkeit, Erbrechen, Diarrhoe, Abszess, Infektionen, verlängerte aPTT u. Prothrombinzeit, Schwindel, Phlebitis, Bauchschmerzen, Dyspepsie, Anorexie, Transaminasen↑, Bilirubinämie, Pruritus, Exanthem, Kopfschmerzen, Amylase und Harnstoff↑;
KI: bekannte Überempfindlichkeit gegen Tigecyclin bzw. gegen Tetracycline, Grav.;

Tigecyclin Rp				HWZ 42h, Qo 0.78, PPB 71–89%, PRC D, Lact ?					
Gewebe-gängigkeit	ZNS	entzünd.	Lunge	ELF	Galle	Leber	Prostata	Niere	Knochen
	++	++	k.A.	+	++	++	k.A.	++	k.A.

Tygecyclin-ratioph. Inf.Lsg. 50mg Tygacil Inf.Lsg. 50mg	Komplizierte Haut-, Weichteilinfektionen (außer diabetische Fußinfektion) und abdominelle Infektionen: ini 100mg i.v., dann 2 x 50mg i.v. für 5-14d; **DALI** Child-Pugh C: ini 100mg, dann 2 x 25mg; **DANI** nicht erforderlich

A 9.7 Makrolide, Ketolide

Empf.: Strepto-, Pneumokokken, Chlamydien, Legionellen, Mycoplasma pneumoniae, Listerien, Aktinomyceten, Campylobacter, Helicobacter, Mycobacterium avium intracellulare (MAC);
resist.: Brucellen, Enterobakterien, Nocardia, Mycoplasma hominis, Bacteroides fragilis, Fusobakterien, Pseudomonas;
UW (Azithromycin): Diarrhoe, Übelkeit, Blähungen, Erbrechen, Dyspepsie, Arthralgie, Pruritus, Exanthem, Taubheit, Sehstrg., Benommenheit, Kopfschmerzen, Parästhesien, Strg. des Geruchs- u. Geschmackssinnes, Lymphopenie, Eosinophilie, erniedrigtes Bicarbonat;
UW (Clarithromycin): Übelkeit, Erbrechen, epigastrisches Druckgefühl, Bauchschmerzen, Diarrhoe, Beeinträchtigung des Geruchssinnes, Dyspepsie, Stomatitis, Glossitis, Zahn- und Zungenverfärbungen, orale Candidose, Kopfschmerzen, erhöhte Blut-Harnstickstoffwerte;
KI (Azithromycin): bekannte Überempfindlichkeit gegen Makrolide bzw. Ketolide;
KI (Clarithromycin): bek. Überempf. gegen Makrolide; gleichzeitige Anwendung von Cisaprid, Pimozid, Terfenadin, Astemizol, Dihydroergotamin, Ergotamin

Azithromycin Rp					HWZ 40h, Q0 0,8, PPB 12-52%, PRC B, Lact ?				
Gewebe-gängigkeit	ZNS	entzünd.	Lunge	ELF	Galle	Leber	Prostata	Niere	Knochen
	-	-	++	+	++	++	++	k.A.	k.A.

Azi Teva Tbl. 250, 500mg; Trockensaft (5ml = 200mg)
Azithromycin HEXAL Tbl. 250, 500mg; Trockensaft (5ml = 200mg)
Azithromycin Stada Tbl. 250, 500mg
Ultreon Tbl. 600mg
Zithromax Tbl. 250, 500mg; Trockensaft (5ml = 200mg)

HNO-, Atemweg-, Haut-, Weichteilinfekt., atyp. Pneumonie → 499: 1 x 500mg für 3d p.o. oder 500mg an d1, dann 250mg d2-4;
Ki.: 1 x 10mg/kg für 3d oder 10mg/kg an d1, dann 5mg/kg d2-4;
Gonorrhoe → 653, Genitalinfektion mit Chlamydia trachomatis → 652: 1 x 1g p.o.;
MAC-Pro. bei HIV-Infektionen: 1 x/W 1200mg p.o.;
DANI CrCl > 40: 100%

Clarithromycin Rp					HWZ 3-7h, Q0 0,6, PPB 72%, PRC C, Lact ?				
Gewebe-gängigkeit	ZNS	entzünd.	Lunge	ELF	Galle	Leber	Prostata	Niere	Knochen
	-	-	++	+	++	++	++	k.A.	k.A.

Clarilind Tbl. 250, 500mg
Clarithromycin 1A Tbl. 250, 500mg; Trockensaft (5ml = 125, 250mg)
Clarithromycin Eberth Inf.Lsg. 500mg
Clarithromycin-ratioph. Tbl. 250, 500mg
Klacid Tbl. 250, 500(ret.)mg; Trockensaft (5ml = 125, 250mg); Inf.Lsg. 500mg

HNO-, Atemweg-, Haut-, Weichteilinfektionen, atypische Pneumonie → 499: 2 x 250-500mg p.o.; 2 x 500mg i.v.;
Ki. 6M-12J: 15mg/kg/d p.o. in 2ED;
H.P.-Eradikation → 521: 2 x 500mg p.o. + 2 x 1g Amoxycillin + 2 x 20mg Omeprazol;
DANI CrCl < 30: p.o.: 50%; i.v. d1: 100%, ab d2: 50%

Lincosamide 233

Erythromycin Rp					HWZ 2-3h, Qo > 0.8, PPB 60-70%, PRC B, Lact +				
Gewebe- gängigkeit	ZNS	entzünd.	Lunge	ELF	Galle	Leber	Prostata	Niere	Knochen
	-	-	++	k.A.	++	++	++	++	k.A.

Erythrocin Tbl. 500mg; Inf.Lsg. 500, 1000mg **Erythromycin Stragen** Inf.Lsg. 1000mg **Infectomycin** Trockensaft (5ml = 100, 200, 400, 600mg)	**HNO-, Haut-, Atemweginf., atyp. Pneumonie** → 499: 3-4 x 500mg p.o., 4 x 0.5-1g i.v., max. 4g/d; **Ki. < 8J:** 30-50mg/kg/d p.o. in 3-4ED; **8-14J:** 1-2g/d p.o. in 3-4ED **Gonorrhoe** → 653: 3 x 1g p.o. für 7d; **Lues Primärstadium:** 3 x 1g p.o. für 15d; **Urethritis durch Chlamydia trachomatis,** **Ureaplasma urealyticum:** 3 x 1g p.o. für 7d; **DANI** Krea (mg/dl) > 2: max. 2g/d

Roxithromycin Rp							HWZ 12h, Qo 0.7, PPB 95%		
Gewebe- gängigkeit	ZNS	entzünd.	Lunge	ELF	Galle	Leber	Prostata	Niere	Knochen
	-	-	++	k.A.	k.A.	k.A.	++	k.A.	k.A.

Roxi Aristo Tbl. 150, 300mg **RoxiHEXAL** Tbl. 50, 150, 300mg **Roxithromycin Heumann** Tbl. 150, 300mg **Rulid** Tbl. 150, 300mg	**HNO-, Atemweg-, Haut-, Urogenitaltrakt-** **infektionen:** 2 x 150mg, 1 x 300mg p.o.; **Ki.** bis 40kg: 5-7.5mg/kg/d p.o. in 2ED; **> 40kg:** s. Erw.; **DANI** nicht erf.; **DALI** 50%

A 9.8 Lincosamide

Empf.: Pneumo-, Staphylo-, Streptokokken, Corynebacterium diphtheriae, Anaerobier, Bacteroides fragilis, Clostridium perfringens; **resist.:** Enterobakterien, Pseudom. aeruginosa, Entero-, Gono-, Meningokokken, Haemophilus influenzae, Mykoplasmen, Listerien;
UW: Übelkeit, Erbrechen, Diarrhoe, pseudomembranöse Kolitis, allergische Hautreaktionen, Erythema exsudativum, Thrombophlebitis (i.v.-Anwendung);
KI: Grav./Lakt.; Anw.Beschr. bei Myasthenia gravis

Clindamycin Rp					HWZ 1.5-5h, Qo > 0.8, PPB 90%, PRC B, Lact ?				
Gewebe- gängigkeit	ZNS	entzünd.	Lunge	ELF	Galle	Leber	Prostata	Niere	Knochen
	-	-	+	+	++	++	-	k.A.	++

ClindaHEXAL Kps. 150, 300mg; Tbl. 450, 600mg **Clindamycin-ratioph.** Kps. 150, 300mg; Tbl. 600mg; Amp. 300mg/2ml, 600mg/4ml **Clindasol** Tbl. 150, 300, 600mg; Amp. 300mg/2ml, 600mg/4ml, 900mg/6ml **Clindastad** Kps. 300mg **Sobelin** Kps. 300mg; Gran. (5ml = 75mg); Amp. 300/2ml, 600mg/4ml; Vaginalcreme (5g enth. 100mg); Vaginalsupp. 100mg	**HNO-, Zahn-, Kiefer-, Atemweg-, abdomin.-,** **Haut-, Knochen-, Weichteilinf.:** 4 x 150- 450mg p.o.; 2-4 x 200-600mg i.v./i.m., max. 4.8g/d i.v.; **Ki. 4W-14J:** 8-25mg/kg/d p.o. in 3-4ED; 20-40mg/kg/d i.v./i.m. in 3-4ED; **bakt. Vaginose:** 1 x 5g Creme vaginal f. 3-7d; Vaginalsupp. 100mg 1 x f. 3d; **DANI** leichte bis mäßige NI: 100%; schwere NI: Plasmaspiegel-Kontrolle, ggf. Dosisanpassg.; **DALI** schwere LI: Plasmaspiegel-Kontrolle, ggf. Dosisanpassung

A 9 Infektiologie – Arzneimittel

A 9.9 Aminoglykoside

Empf.: Enterobakterien, Pseudomonas, Staphylokokken, Serratia, Yersinien, Pasteurellen, Brucellen; **resist.:** Streptokokken, Pneumokokken, Enterokokken, Anaerobier;
UW: Schädigung des N. vestibulocochlearis, neuromusk. Blockade, Parästhesien, Nierenschäden, BB-Veränd., allerg. Reakt.; **KI:** Vorschädigung des N. vestibulocochlearis, terminale NI, Grav./Lakt.

Amikacin Rp   HWZ 2.3h, Q0 0.02, PPB 10%, ther. Serumspiegel (mg/l): min. < 10, max. 25

Gewebe-gängigkeit	ZNS	entzünd. Lunge	ELF	Galle	Leber	Prostata	Niere	Knochen
	–	+	++	++	++	k.A.	–	++	+

Amikacin B. Braun *Inf.Lsg.* 250mg/100ml, 500mg/100ml **Amikacin Fresenius** *Inf.Lsg.* 250mg/50ml, 500mg/100ml	Atemweg-, abdominelle, Urogenitalinf., Sepsis, Endokarditis → 476, **Meningitis** → 678, Verbrennungen: 10-15mg/kg i.v./i.m.; max. 1.5g/d, max. Gesamtdosis: 15g; **Ki.** < **6J:** ini 10mg/kg, dann 2 x 7.5mg/kg i.v./i.m.; > **6J:** s. Erw.; **DANI** CrCl < 70: ini 7.5mg/kg, dann Krea (mg/dl) x 9 = Dosisintervall (h); Kontrolle Serumspiegel!

Gentamicin Rp   HWZ 2h, Q0 0.02, PPB < 10%, ther. Serumspiegel (mg/l): min. < 2, max. 10-12

Gewebe-gängigkeit	ZNS	entzünd. Lunge	ELF	Galle	Leber	Prostata	Niere	Knochen
	–	–	++	++	+	+	–	++	+

Gentamicin HEXAL *Amp.* 40mg/1ml, 80mg/2ml, 160mg/2ml **Gentamicin-ratioph.** *Amp.* 40mg/1ml, 80mg/2ml, 160mg/2ml **Refobacin** *Amp.* 10mg/2ml, 40mg/2ml, 80mg/2ml, 120mg/2ml	Abdominelle, Urogenital-, Knocheninf., nosokomiale Pneumonie → 503, Sepsis, Endokarditis → 476, gramneg. **Meningitis** → 678: ini 1.5-2mg/kg, Erh. Dos. 1 x 3-6mg/kg i.v./i.m. (als Kurzinfusion über 60min); **Ki.** bis **3W:** 4-7mg/kg/d i.v./i.m. in 1-2 ED; > **4W:** 3 x 1.5-2.5mg/kg; **DANI** s. Fl

Tobramycin Rp   HWZ 2h, Q0 0.02, keine PPB, ther. Serumspiegel (mg/l): min. < 2, max. 12

Gewebe-gängigkeit	ZNS	entzünd. Lunge	ELF	Galle	Leber	Prostata	Niere	Knochen
	–	–	+	++	+		++	

Bramitob *Inh.Amp.* 300mg/4ml **Gernebcin** *Inj.Lsg.* 40mg/1ml, 80mg/2ml, 160mg/2ml **Tobi** *Inh.Amp.* 300mg/5ml **Tobi Podhaler** *Inh.Kps.* 28mg **Tobramycin B. Braun** *Inj. Lsg.* 80, 240, 360mg **Tobrazid** *Amp.* 40mg/1ml, 80mg/2ml **Vantobra** *Inh.Amp.* 170mg/1.7ml	Atemweg-, Harnweg-, abdom., Knochen-, Haut-, Weichteilinf., Sepsis, Endokarditis, gramneg. **Meningitis** → 678: ini 1.5-2mg/kg/d über 30-60min i.v., dann 3 x 1-2mg/kg i.v./i.m.; **NG:** 2 x 2.5mg/kg i.v./i.m.; **Sgl.:** 3 x 2.5mg/kg i.v./i.m.; **Ki.:** 3 x 2-2.5mg/kg i.v./i.m.; **chron. Lungeninfektion mit Pseudomonas aeruginosa bei Mukoviszidose: Ki.** > **6J:** 2 x 300mg (Amp.) bzw. 2 x 112mg (Kps.) inhalieren für 28d, dann 28d Pause; **DANI** s. FachInfo

Chinolone

A 9.10 Chinolone (Gyrasehemmer)

A 9.10.1 Fluorierte Chinolone Gruppe I

Empf.: Enterobakterien, Salmonellen, Shigellen, Gonokokken;
resist.: Anaerobier, Chlamydien, Mykoplasmen, E. faecium, Ureaplasmen;
UW: Leukopenie, Neutropenie, Eosinophilie, Erhöhung von GOT, GPT, aP; Kopfschmerzen, Benommenheit, Schwindel, Magenbeschwerden, Bauchschmerzen, Übelkeit, Exanthem;
KI: bekannte Überempfindlichkeit gegen Chinolone; Tendinitis oder Sehnenruptur durch Chinolone in der Vorgeschichte

Norfloxacin Rp HWZ 2-4h, Qo 0.7, PPB < 15%, PRC C, Lact ?

Gewebe-gängigkeit	ZNS	entzünd.	Lunge	ELF	Galle	Leber	Prostata	Niere	Knochen
	-	-	k.A.	++	++	++	++	++	k.A.

Barazan Tbl. 400mg **NorfloHEXAL** Tbl. 400mg **Norflosal** Tbl. 400mg **Norfloxacin Stada** Tbl. 400mg	**Harnweginf.** → 759, **Prostatitis** → 764, **bakt. Enteritis:** 2 x 400mg p.o.; **Gonorrhoe** → 653: 1 x 800mg p.o.; **Pro. gramnegative Infektion bei Neutropenie:** 2-3 x 400mg; **DANI** CrCl < 30: 1 x 400mg

A 9.10.2 Fluorierte Chinolone Gruppe II

Empf.: hohe Aktivität gegen Enterobakterien, Haemophilus influenzae, Legionella, unterschiedliche Aktivität gegen Pseudomonas aeruginosa, schwache Aktivität gegen Staphylo-, Pneumo-, Enterokokken, Mykoplasmen, Chlamydien;
UW (Ciprofloxacin): Übelkeit, Diarrhoe
KI (Ciprofloxacin): bekannte Überempfindlichkeit gegen Chinolone; gleichzeitige Anwendung von Tizanidin

Ciprofloxacin Rp HWZ 3-6h, Qo 0.5, PPB 20-30%, PRC C, Lact -

Gewebe-gängigkeit	ZNS	entzünd.	Lunge	ELF	Galle	Leber	Prostata	Niere	Knochen
	+	+	++	++	++	++	++	++	++

Ciprobay Tbl. 250, 500, 750mg; Trockensaft (5ml = 250, 500mg); Inf.Lsg. 200mg/100ml, 400mg/200ml **Ciprobeta** Tbl. 250, 500mg **Cipro HEXAL** Tbl. 100, 250, 500, 750mg; Inf.Lsg. 200mg/100ml, 400mg/200ml **Ciprofloxacin-ratioph.** Tbl. 100, 250, 500, 750mg	**HNO-, Atemweg-, Urogenital-, abdom.-, Haut-, Weichteil-, Knocheninfektionen, Sepsis, Neutropenie:** 2 x 250-750mg p.o.; 2 x 200-400mg i.v.; **unkomplizierte Harnweginfektion:** 2 x 100mg p.o./i.v.; **DANI** CrCl > 60: 100%; 30-60: 2 x 200-400mg i.v., 2 x 250-500mg p.o.; < 30, HD: 1 x 200-400mg i.v., 1 x 250-500mg p.o., nach HD geben; **DALI** nicht erforderl.

A 9 Infektiologie – Arzneimittel

Ofloxacin Rp					HWZ 5-7.5h, Q0 0.1, PPB 25%, PRC C, Lact -				
Gewebe-gängigkeit	ZNS	entzünd.	Lunge	ELF	Galle	Leber	Prostata	Niere	Knochen
	k.A.	k.A.	++	++	k.A.	k.A.	++	++	k.A.

Oflox Basics *Tbl. 100, 200, 400mg* Ofloxacin-ratioph. *Tbl. 100, 200, 400mg* Ofloxacin Stada *Tbl. 200, 400mg*	HNO-, Atemweg-, Urogenital-, abdom., Weichteil-, Haut-, Knocheninfektionen, Enteritis, Neutropenie: 2 x 200mg p.o./i.v.; unkomplizierte Harnweginfektionen: 2 x 100mg p.o./i.v. für 3d; Gonorrhoe: 1 x 400mg p.o. als Einmalgabe; DANI CrCl 20-50: 100-200mg/d; < 20, HD: 100mg/d; DALI max. 400mg/d

A 9.10.3 Fluorierte Chinolone Gruppe III

Empf.: zusätzlich Aktivität gegen Staphylokokken, Pneumokokken, Streptokokken, Chlamydien, Mykoplasmen;
UW: Schlaflosigkeit, Diarrhoe, Erbrechen, Übelkeit, Kopfschmerzen, Benommenheit, Phlebitis (bei i.v.-Gabe);
KI: bek. Überempf. gg. Chinolone, Epilepsie, anamnestisch bek. Sehnenbeschwerden nach früherer Anw. von Fluorchinolonen, Ki./Jug. im Wachstum, Grav./Lakt.

Levofloxacin Rp					HWZ 7h, Q0 0.23, PPB 30-40%, PRC C, Lact -				
Gewebe-gängigkeit	ZNS	entzünd.	Lunge	ELF	Galle	Leber	Prostata	Niere	Knochen
	+	k.A.	++	++	++	++	++	++	++

Levofloxacin AL *Tbl. 250, 500mg* Levofloxacin HEXAL *Tbl. 250, 500mg* Levofloxacin Kabi *Inf.Lsg. 250mg/50ml, 500mg/100ml* Quinsair *Lsg. f. Vernebler 240mg* Tavanic *Tbl. 250, 500mg; Inf.Lsg. 250mg/50ml, 500mg/100ml*	Exazerbierte chron. Bronchitis, Sinusitis, kompl. Harnweginf. → 759, Prostatitis → 764, Lungenmilzbrand: 1 x 500mg p.o./i.v.; ambulant erworbene Pneumonie → 500, komplizierte Haut- u. Weichteilinfektionen: 1-2 x 500mg p.o./i.v.; unkomplizierte Zystitis → 759: 1 x 250mg p.o. für 3d; chron. Lungeninfektion mit P. aeruginosa bei Mukoviszidose, Erw.: 2 x 240mg inhalieren f. 28d, dann 28d Pause; DANI CrCl 20-50: max. 2 x 250mg; 10-19: max. 2 x 125mg; < 10, HD: max. 1 x 125mg; DALI nicht erforderlich

Folsäureantagonisten

A 9.10.4 Fluorierte Chinolone Gruppe IV

Empf.: zusätzlich verbesserte Aktivität gegen Anaerobier;
UW: Superinfektionen durch resistente Bakterien oder Pilze; Übelkeit, Benommenheit, QT-Verlängerung bei Hypokaliämie, Übelkeit, Erbrechen, Bauchschmerzen, Diarrhoe;
KI: bekannte Überempfindlichkeit gegen Chinolone; anamnestisch bekannte Sehnenbeschwerden nach früherer Anwendung von Fluorchinolonen, Pat. < 18J; angeborene oder dokumentierte erworbene QT-Verlängerungen, unkorrigierte Hypokaliämie, klinisch relevante Bradykardie, klinisch relevante Herzinsuffizienz mit reduzierter LV-Auswurffraktion, symptomatische Herzrhythmusstrg. in der Vorgeschichte; gleichzeitige Anwendung von Arzneimitteln, die das QT-Intervall verlängern; eingeschränkte Leberfunktion (Child C bzw. Transaminasen > 5 x oberer Normwert), Grav./Lakt.

Moxifloxacin Rp   HWZ 12h, Qo 0.8, PPB 41%, PRC C

Gewebegängigkeit	ZNS	entzünd.	Lunge	ELF	Galle	Leber	Prostata	Niere	Knochen
	+	k.A.	+	+	++	++	++	++	++

Avalox Tbl. 400mg; Inf.Lsg. 400mg/250ml Avelox Tbl. 400mg Moxifloxacin AL Tbl. 400mg Moxifloxacin HEXAL Tbl. 400mg Moxifloxacin Kabi Inf.Lsg. 400mg	Exazerbierte chronische Bronchitis, ambulant erworbene Pneumonie → 500, Sinusitis, komplizierte Haut- und Weichteilinfektionen, Infektionen der weiblichen Beckenorgane → 773: 1 x 400mg p.o./i.v.; **DANI** nicht erforderlich; **DALI** Child-Pugh C: KI

A 9.11 Folsäureantagonisten

A 9.11.1 Sulfonamide

Empf.: Toxoplasmen in Kombination mit Pyrimethamin;
UW: Übelkeit, Erbrechen, allergische Reaktionen, Erythema exsudativum multiforme, Photosensibilisierung, Nierenschädigung, Blutbildveränderungen;
KI: Sulfonamidüberempfindlichkeit, Erythema exsudativum in der Anamnese, schwere Leber- und Nierenfktsstrg., Grav. (1. + 3. Trim.), strenge Ind.Stell. in der Lakt.

Sulfadiazin Rp   HWZ 7-16h, Qo 0.45, PPB 55%, PRC C, Lact -

Gewebegängigkeit	ZNS	entzünd.	Lunge	ELF	Galle	Leber	Prostata	Niere	Knochen
	++	k.A.	k.A.	++	k.A.	k.A.	k.A.	k.A.	k.A.

Sulfadiazin-Heyl Tbl. 500mg	**Toxoplasmose:** 2-4g/d p.o. in 3-6ED; **Ki.** > 2M: 65-150mg/kg/d in 3-6ED; max. 1.5g/d; Komb. mit Pyrimethamin → 246; **DANI** CrCl < 25: KI; **DALI** KI bei schwerer Funktionsstörung

A 9.11.2 Trimethoprim und Sulfonamid-Kombinationen

Empf. (Cotrimoxazol): fast alle aeroben Bakterien; Pneumocystis jirovecii (carinii)
resist. (Cotrimoxazol): Pseudomonas aeruginosa, Treponema, Clostridien, Leptospiren, Rickettsien, Chlamydia psittaci, Mykoplasmen;
UW (Cotrimoxazol): allergische Reaktionen (z.B. Exantheme), Pruritus, Purpura, Photodermatose, Erythema nodosum, Glossitis, Gingivitis, Stomatitis, abnormer Geschmack, epigastrische Schmerzen, Appetitlosigkeit, Übelkeit, Erbrechen, Diarrhoe;
KI (Cotrimoxazol): bekannte Überempfindlichkeit, Erythema exsudativum multiforme (auch in der Anamnese), Thrombozytopenie, Granulozytopenie, megaloblastische Anämie, angeborener Glukose-6-Phosphat-Dehydrogenase-Mangel der Erythrozyten, Hämoglobinanomalien wie Hb Köln u. Hb Zürich, Nierenschäden oder hochgradige Niereninsuffizienz (CrCl < 15 ml/min), schwere Leberschäden oder Leberfktsstrg., akute Hepatitis, akute Porphyrie, Frühgeborene, Neugeborene mit Hyperbilirubinämie, Osteomyelitis

Trimethoprim Rp HWZ 5-17h, Qo 0.5, PRC C, Lact +

Gewebe-gängigkeit	ZNS	entzünd. Lunge	ELF	Galle	Leber	Prostata	Niere	Knochen
	+	k.A.	k.A.	++	k.A.	k.A.	k.A.	k.A.	k.A.

Infectotrimet Tbl. 50, 100, 150, 200mg; Saft (5ml = 50, 100mg)	**Unkomplizierte Harnweginfektion:** 2 x 150-200mg p.o.; **Ki.** < 12J: 2 x 3mg/kg; **Pro. rezidivierende Harnweginfektion:** 1 x 100mg; **Ki.** < 12J: 1 x 2mg/kg **DANI** CrCl: 15-25: 2 x 200mg für 3d, dann 1 x 100mg; 10-15: 2 x 100mg; < 10: KI

Trimethoprim + Sulfamethoxazol Rp Qo (T/S) 0.5/0.8, PPB 65%/40%, PRC C, Lact ?
(Cotrimoxazol)

Gewebe-gängigkeit	ZNS	entzünd. Lunge	ELF	Galle	Leber	Prostata	Niere	Knochen
	++	++	++	++	++	++	++	++

CotrimHEXAL Tbl. 160+800mg Cotrim-ratioph. Tbl. 80+400, 160+800mg; Saft (5ml = 40+200, 80+400mg); Amp. 80+400mg/5ml Cotrim 960 1A Pharma Tbl. 160+800mg Eusaprim Tbl. 160+800mg Saft (5ml = 40+200, 80+400mg)	**Atemweg-, HNO-, Harnweg-, Genitaltraktinfektionen, bakterielle Enteritis, Salmonellose, Shigellose, Nocardiose:** 2 x 160+800mg p.o./i.v.; **Ki. 6W-5M:** 2 x 20+100mg; **6M-5J:** 2 x 40+200mg; **6-12J:** 2 x 80+400mg; **Pneumocystis-jirovecii-Pneumonie: Ther.:** 20+100mg/kg/d p.o./i.v. in 4ED für 21d; **Pro.:** 80+400mg p.o. 3x/W; **DANI** CrCl > 30: 100%; 15-30: 50%; < 15: KI; **DALI** KI bei schwerer Funktionsstörung

A 9.12 Nitroimidazole

Empf.: obligat anaerobe Bakterien (u.a. Bacteroides, Clostridium), Campylobacter, Helicobacter, Gardnerella vaginalis; Protozoen: Trichomonas vaginalis, Giardia lamblia, Entamoeba histolytica;
resist.: alle aeroben u. fakultativ anaeroben Bakterien, Aktinomyceten, Propionibakterien;
UW: metallischer Geschmack, bitteres Aufstoßen, Zungenbelag, Glossitis, Stomatitis, Magendrücken, Übelkeit, Erbrechen, Appetitlosigkeit, Diarrhoe, Dunkelfärbung des Urins, allergische Hautreaktionen, Photodermatose, Erythema nodosum;
KI: bek. Überempfindlichkeit gegen M. bzw. andere 5-Nitroimidazole

Metronidazol Rp				HWZ 7 (10)h, Q0 0.85 (0.3), PPB < 20%, PRC B, Lact ?					
Gewebe-gängigkeit	ZNS	entzünd. Lunge	ELF		Galle	Leber	Prostata	Niere	Knochen
	++	++	k.A.	++	++	++	k.A.	k.A.	k.A.

Arilin Tbl. 250, 500mg;
Vaginalsupp. 100, 1000mg
Metronidazol Fresenius Inf.Lsg. 500mg
Metronidazol Heumann Tbl. 400mg
Metronidazol-ratioph. Tbl. 400mg
Metronidazol Noridem Inf.Lsg. 500mg

Abdominelle, Genital-, Atemweg-, Knochen-, Zahn-Mund-Kieferinfektionen, Sepsis, Endokarditis → 476, Hirnabszess, Amöbiasis → 647, Lambliasis → 650:
0.8-1g/d p.o., max. 2g/d in 2-3ED;
2-3 x 500mg i.v., Ther.dauer max. 10d;
Ki.: 20-30mg/kg/d p.o./i.v.;
Trichomoniasis → 658: 1 x 100mg vaginal für 6d, 1 x 1g für 1-2d; Mitbehandlung des Partners: 1 x 2g p.o.;
DANI CrCl < 10: max. 1g/d

A 9.13 Nitrofurane/Harnwegantibiotika

Empf. (Nitrofurantoin): Enterococcus faecalis, Staph. saprophyticus, E. coli;
resist. (Nitrofurantoin): Proteus mirabilis, Proteus vulgaris, Pseudomonas aeruginosa;
Empf. (Nitroxolin): Staph. aureus, Staph. epidermidis, ß-hämol. Streptokokken, Citrobacter, Enterobacter, E. coli, Klebsiella oxytoca, Morganella morganii, Proteus mirabilis/vulgaris, Providencia, Mycoplasma hominis, Ureaplasma urealyticum, Candida;
resist. (Nitroxolin): Burkholderia cepacia, Pseudomonas, Stenotrophomonas maltophilia, evtl. auch Enterococcus, koagulasenegative Staphylokokken, Acinetobacter, Klebsiella pneumoniae, Serratia;
UW (Nitrofurantoin): Schwindel, Ataxie, Nystagmus, Arzneimittelfieber, Pruritus, Urtikaria, angioneurotisches Ödem, Kopfschmerzen, allergisches Lungenödem, interstitielle Pneumonie, Pleuritis, Atemnot, Husten, Thoraxschmerz, Appetitlosigkeit, Übelkeit, Erbrechen;
UW (Nitroxolin): Übelkeit, Erbrechen, Diarrhoe;
KI (Nitrofurantoin): bek. Überempf., NI jeden Grades, Oligurie, Anurie, pathologische Leberenzymwerte, Glukose-6-Phosphat-Dehydrogenase-Mangel, Polyneuropathien, Grav. im letzten Trimenon, FG u. Sgl. < 3M;
KI (Nitroxolin): bek. Überempfindlichkeit, schwere Nieren- und/oder Leberinsuffizienz

A 9 Infektiologie – Arzneimittel

Nitrofurantoin Rp					HWZ 20min–1h, Q0 0.7, PPB 50-60%, PRC B, Lact, ☞				
Gewebe-gängigkeit	ZNS	entzünd.	Lunge	ELF	Galle	Leber	Prostata	Niere	Knochen
	−	−	−	++	−	−	−	−	−

Furadantin Kps. 50, 100(ret.)mg Nifurantin Tbl. 50, 100mg Nifuretten Tbl. 20mg Nitrofurantoin-ratioph. Kps. 100(ret.)mg Uro-Tablinen Tbl. 50mg	Harnweginfektion: 3-4 x 100mg p.o.; 2-3 x 100mg ret.; Ki.: 5mg/kg/d; Langzeittherapie: 2-3 x 50mg; 1-2 x 100mg ret.; Ki.: 2-3mg/kg/d; DANI KI

Nitroxolin Rp					HWZ 2.6h, Q0 0.99, PPB 10%				
Gewebe-gängigkeit	ZNS	entzünd.	Lunge	ELF	Galle	Leber	Prostata	Niere	Knochen
	−	−	−	+	−	−	+	+	−

Nilox midi Kps. 150mg Nitroxolin forte Kps. 250mg	Akute Harnweginfektion: 3 x 150–250mg p.o.; Ki. ab 3J: 5mg/kg/d; 10-20mg/kg/d in 3 ED; Chron. Harnweginfekte: 150-500mg/d; DANI, DALI KI bei schwerer NI/LI

A 9.14 Carbapeneme

Empf.: fast alle grampositiven u. gramnegativen Bakterien;
resist. (Ertapenem, Imipenem, Meropenem): MRSA, Burkholderia cepacia, Xanthomonas maltophilia, E. faecium;
UW (Ertapenem, Imipenem, Meropenem): Erbrechen, Diarrhoe, Transaminasen ↑, allergische Reaktion, BB-Veränderungen, ZNS-Strg.;
KI (Ertapenem, Imipenem, Meropenem): Grav./Lakt., Ki. < 3M

Ertapenem Rp					HWZ 4h, Q0 0.6, PPB 92-95% , PRC B, Lact ?				
Gewebe-gängigkeit	ZNS	entzünd.	Lunge	ELF	Galle	Leber	Prostata	Niere	Knochen
	k.A.	k.A.	++	++	k.A.	k.A.	k.A.	++	k.A.

Invanz Inf.Lsg. 1g	Abdominelle, akute gynäkol. Infektionen, ambulant erworbene Pneumonie → 500, Haut- und Weichteilinfektionen bei diabetischem Fuß; Pro. abdomineller Infektionen bei elektiven kolorektalen Eingriffen: 1 x 1g i.v.; Ki. 3M-12J: 2 x 15mg/kg/d i.v.; DANI CrCl > 30: 100%; < 30, HD: KI; DALI nicht erforderlich

Glykopeptide 241

Imipenem + Cilastatin Rp HWZ 0.9/1h, Q0 0.3/0.1, PPB 20/35%, PRC C, Lact ?

Gewebe-gängigkeit	ZNS	entzünd.	Lunge	ELF	Galle	Leber	Prostata	Niere	Knochen
	-	+	++	++	++	++	k.A.	k.A.	++

Imipenem/Cilastatin Kabi *Inf.Lsg.* 500+500mg/100ml **Imipenem/Cilastatin Basics** *Inf.Lsg.* 500+500mg/100ml **Imipenem/Cilastatin Rotexmedica** *Inf.Lsg.* 500+500mg/100ml **Zienam** *Inf.Lsg.* 500+500mg/100ml	Atemweg-, Harnweg-, abdominelle, Genital-, Haut-, Knochen-, Weichteil-infektionen, Sepsis, neutropenisches Fieber: 3-4 x 500+500-1000+1000mg i.v., max. 50+50mg/kg/d bzw. max. 4+4g/d; **Ki.** < 3M: 50+50mg/kg/d in 2-3ED; > 3M: 60+60mg/kg/d i.v. in 4ED, max. 2+2g/d; **DANI** CrCl 41-70: max. 3 x 750+750mg; 21-40: max. 4 x 500+500mg; 6-20: max. 2 x 500+500mg; **DALI** nicht erforderl.

Meropenem Rp HWZ 1h, Q0 0.12, PPB 2%, PRC B, Lact ?

Gewebe-gängigkeit	ZNS	entzünd.	Lunge	ELF	Galle	Leber	Prostata	Niere	Knochen
	+	+	++	++	++	++	k.A.	k.A.	++

Meronem *Inf.Lsg.* 500, 1000mg **Meropenem HEXAL** *Inf.Lsg.* 500, 1000mg **Meropenem Kabi** *Inf.Lsg.* 500, 1000mg **Meropenem Puren** *Inf.Lsg.* 500, 1000mg	Atemweg-, Harnweg-, abdominelle, intra- und postpartale Infektionen Haut-, Weichteilinf., Sepsis, neutropen. Fieber: 3 x 0.5-1g i.v.; **Ki.** > 3M: 3 x 10-20mg/kg i.v.; **Meningitis**: 3 x 2g i.v.; **Ki.**: 3 x 40mg/kg i.v.; **DANI** CrCl > 50: 100%; 26-50: 2 x 0.5-1g; 10-25: 2 x 250-500mg; < 10: 1 x 250-500mg; **DALI** nicht erforderl.

A 9.15 Glykopeptide

Empf.: an-/aerobe grampositive Bakterien, MRSA; Telavancin: MRSA, MSSA; Dalbavancin: Staph. aureus, Strept. pyogenes, Strept. agalactiae, Strept. dysgalactiae, Strept. anginosus, Strept. intermedius und Strept. constellatus;
resist.: alle gramnegativen Bakterien, Mykoplasmen, Chlamydien, Enterobakterien;
UW (Dalbavancin): Kopfschmerzen, Übelkeit, Diarrhoe
UW (Teicoplanin): Exanthem, Erythem, Juckreiz, Schmerzen, Fieber;
UW (Telavancin): Pilzinfektion, Schlaflosigkeit, Geschmackstörung, Kopfschmerzen, Schwindel, Übelkeit, Obstipation, Diarrhoe, Erbrechen, Transaminasenerhöhung, Juckreiz, Exanthem, akutes Nierenversagen, Kreatininerhöhung, schaumiger Urin, Müdigkeit, Schüttelfrost;
UW (Vancomycin i.v.): Venenentzündung, Rötung von Körper/Gesicht, Blutdruck ↓, Dyspnoe, Stridor, Exanthem, Schleimhautentzündung, Juckreiz, Nesselfieber, Nierenschädigung;
UW (Vancomycin oral): keine;
KI (Dalbavancin, Teicoplanin): bek. Überempfindlichkeit;
KI (Telavancin): bek. Überempfindlichkeit, schwere NI, akutes Nierenversagen, Grav.;
KI (Vancomycin i.v./oral): bek. Überempfindlichkeit

A 9 Infektiologie – Arzneimittel

Dalbavancin Rp — HWZ 333-405h, PPB 93%

Gewebe-gängigkeit	ZNS	entzünd. Lunge	ELF	Galle	Leber	Prostata	Niere	Knochen
	–	–	+	+	k.A.	k.A.	k.A.	k.A.	+

Xydalba *Inf.Lsg. 500mg*

Haut- u. Weichteilinfektionen: einmalig 1500mg i.v. oder 1000mg d1 und 500mg d8; **DANI** CrCl 30-79, HD: 100%; < 30 ohne HD: einmalig 1g oder 750mg d1 und 375mg d8; **DALI** Child A: 100%; B, C: vorsichtige Anw.

Teicoplanin Rp — HWZ 70-100h, Qo 0.3, PPB 90%

Gewebe-gängigkeit	ZNS	entzünd. Lunge	ELF	Galle	Leber	Prostata	Niere	Knochen
	–	+	++	++	++	++	k.A.	k.A.	++

Targocid *Amp. 100/1.8ml, 200mg/3.2ml, 400mg/3.2ml*
Teicoplanin HEXAL *Inf.Lsg. 100, 200, 400mg*

Kompliz. Haut- u. Weichteilinf., Knochen- u. Gelenkinf., nosokomiale Pneumonien, amb. erw. Pneumonien → 500, kompliz. **Harnweginf., infektiöse Endokarditis** → 476, **Peritonitis, assoziiert mit kontin. amb. Peritonealdialyse (CAPD):** d1: 1 x 400mg, max. 800mg, dann 1 x 200-400mg i.v./i.m.; **Ki.** < **2M:** d1: 16mg/kg i.v./i.m., dann 1 x 8mg/kg;
2M-12J: d1: 10mg/kg alle 12h, dann 1 x 6-10mg/kg i.v./i.m.;
Cl. difficile Enterokolitis:
2 x 100-200mg p.o. f. 7-14d;
DANI CrCl 40-60: ab d4 50%;
< 40: CrCl/100 x norm. Dos.;
HD: ini 800mg, dann 1 x 400mg/W

Telavancin Rp — HWZ 8h, PPB 90%

Gewebe-gängigkeit	ZNS	entzünd. Lunge	ELF	Galle	Leber	Prostata	Niere	Knochen
	k.A.	k.A.	k.A.	k.A.	k.A.	k.A.	k.A.	k.A.	k.A.

Vibativ *Inf.Lsg. 250, 750mg*

Nosokomiale inkl. beatmungsassoziierte Pneumonie mit gesicherter od. vermuteter MRSA-Genese: 1 x 10mg/kg i.v. f. 7-10d; **DANI** CrCl > 50: 100%; 30-50: 7.5mg/kg; < 30, HD: KI; **DALI** Child A, B: 100%; C: keine Daten, vorsichtige Anw.

Lipopeptide

Vancomycin Rp HWZ 4-6(15)h, Q0 0.05, PPB 55%, ther. Serumsp. (mg/l) min. 5-10, max. 30-40

Gewebe-gängigkeit	ZNS	entzünd. Lunge	ELF	Galle	Leber	Prostata	Niere	Knochen
	-	+	++	+	+	k.A.	k.A.	+

Vanco Saar Inf.Lsg. 0.5, 1g
Vancomycin Eberth Kps. 125, 250mg; Inf.Lsg. 0.5, 1g
Vancomycin Enterocaps Kps. 250mg
Vancomycin Hikma Inf.Lsg. 0.5, 1g
Vancomycin-ratioph. Inf.Lsg. 0.5, 1g
Vancosan Lsg. (oral) 500mg; Inf.Lsg. 0.5, 1g

Knochen-→ 499, **Weichteilinf., Pneumonie, Sepsis, Endokarditis:** 4x 500mg oder 2 x 1g i.v.; **NG/Sgl.:** ini 15mg/kg/d, Erh.Dos.: 2-3 x 10mg/kg/d; **Ki.:** < 12J: 4 x 10mg/kg i.v.; Spiegelkontrollen bei längerer Anwendung, v.a. bei NI, gleichzeitiger Anwendung oto-/nephrotoxischer Substanzen;
DANI CrCl: 100: 100%; 70: 70%; 30: 30%; 10: 10%; HD: ini 1g, dann 1g alle 7-10d;
DALI nicht erforderl.;
C.-difficile- oder Staph.-Enterokolitis: 0.5-2g/d p.o. in 3-4ED; **Ki.:** 40mg/kg/d

A 9.16 Lipopeptide

Empf.: Staph. aureus, alle anderen grampositiven Keime inkl. multiresistente Keime; **resist.:** alle gramnegativen Keime; **UW:** Pilzinfektionen, Kopfschmerzen, Übelkeit, Erbrechen, Durchfall, Exanthem, Reaktion an Infusionsstelle, Leberenzyme ↑ (GOT, GPT, aP), CK ↑, Geschmacksstrg., supraventr. Tachykardie, Extrasystolie, Flush, RR ↑/RR ↓, Obstipation, Bauchschmerzen, Dyspepsie, Glossitis, Ikterus, Pruritus, Urtikaria, Myositis, Muskelschwäche, Muskelschmerzen, Arthralgie, Vaginitis, Pyrexie, Schwäche, Erschöpfung, Schmerzen, Elektrolytstrg., Kreatinin ↑, Myoglobin ↑, LDH ↑; **KI:** bek. Überempfindlichkeit, Grav./Lakt.

Daptomycin Rp   HWZ 8-9h, Q0 0.5, PPB 90% PRC B, Lact ?

Gewebe-gängigkeit	ZNS	entzünd. Lunge	ELF	Galle	Leber	Prostata	Niere	Knochen
	k.A.	k.A.	++	k.A.	k.A.	k.A.	k.A.	k.A.

Cubicin Inf.Lsg. 350, 500mg
Daptomycin Accord Inf.Lsg. 350, 500mg
Daptomycin-ratioph. Inf.Lsg. 350, 500mg

Komplizierte Haut-/Weichteilinfektionen: 1 x 4mg/kg i.v. für 10-14d; **Staph.-aureus-Bakteriämie, rechtsseitige Endokarditis mit Staph. aureus:** 1 x 6mg/kg i.v.;
DANI CrCl > 30: 100%; < 30, HD: 4mg/kg alle 48h; **DALI** Child-P. A, B: 100%; C: keine Daten

A 9.17 Oxazolidinone

Empf. (Linezolid): alle grampositiven Keime; **resist.** (Linezolid): alle gramnegativen Keime; **empf.** (Tedizolid): St. aureus, S. pyogenes, S. agalactiae, S. anginosus-Gruppe;
resist. (Tedizolid): St. lugdunensis; gramneg. Keime; **UW** (Linezolid): Kopfschmerzen, Juckreiz, Übelkeit, Erbrechen, Diarrhoe, Candidiasis, Mykosen, metallischer Geschmack, Blutbildveränderungen, Transaminasen ↑, aP ↑, LDH ↑, Harnstoff ↑, Lipase ↑, Amylase ↑, CK ↑, Glukose ↑, Gesamteiweiß ↓, Albumin ↓, Na ↓, Ca ↓, Kalium ↑↓, Bicarbonat ↑↓;
UW (Tedizolid): Kopfschmerzen, Schwindel, Übelkeit, Erbrechen, Diarrhoe, Pruritus, Ermüdung,

244 A 9 Infektiologie – Arzneimittel

KI (Linezolid): bek. Überempf., unkontrollierbare Hypertonie, Phäochromozytom, Karzinoid, Thyreotoxikose, bipolare Depression, schizoaffektive Psychose, akute Verwirrtheitszustände, gleichzeitige Anw. von Serotonin-Wiederaufnahmehemmer, trizyklische Antidepressiva, Serotonin-5HT1-Rezeptor-Agonisten (Triptane), direkt oder indirekt wirkende Sympathomimetika inkl. adrenerger Bronchodilatatoren, Pseudoephedrin, Phenylpropanolamin, Adrenalin, Noradrenalin, Dopamin, Dobutamin;
KI (Tedizolid): bek. Überempfindlichkeit

Linezolid Rp					HWZ 5h, Q0 0.65, PPB 31%, PRC C, Lact ?				
Gewebe- gängigkeit	ZNS	entzünd.	Lunge	ELF	Galle	Leber	Prostata	Niere	Knochen
	++	++	++	+	k.A.	k.A.	k.A.	k.A.	++

Linezolid 1A *Tbl. 600mg*
Linezolid HEXAL *Tbl. 600mg;*
Inf.Lsg. 600mg/300ml
Zyvoxid *Tbl. 600mg; Gran. (5ml = 100mg);*
Inf.Lsg. 600mg/300ml

Nosokomiale, ambulant erw. Pneumonie → 500, **schw. Haut-, Weichteilinfektionen:**
2 x 600mg p.o./i.v. für 10-14d, max. 28d, nach 14d Blutbildkontrolle;
DANI, DALI nicht erforderlich

Tedizolid Rp					HWZ 12h, Q0 0.9 PPB 70-90%, PRC C, Lact ?				
Gewebe- gängigkeit	ZNS	entzünd.	Lunge	ELF	Galle	Leber	Prostata	Niere	Knochen
	+	k.A.	++	++	k.A.	k.A.	k.A.	++	+

Sivextro *Tbl. 200mg; Inf.Lsg. 200mg*

Haut- und Weichteilinfektionen:
1 x 200mg p.o./i.v. für 6d;
DANI, DALI nicht erforderlich

A 9.18 Polymyxine

Wm/Wi (Colistimethatnatrium): zyklischer antibakterieller Polypeptid-Wirkstoff ⇒ Schädigung der Zellmembran von gramnegativen Bakterien; **empf.** (Colistimethatnatrium): gramnegative Bakterien (außer Proteus spp.) inkl. Pseudomonas;
UW (Colistinsulfat): Übelkeit, Erbrechen, Magenschmerzen, Diarrhoe;
UW (Colistimethatnatrium inhalativ): Gleichgewichtsstrg., Kopfschmerzen, Tinnitus, Dyspnoe, Husten, Dysphonie, Rachenreizung, Hämoptysen, Bronchospasmus, Asthma, Keuchen, thorakale Beschwerden, Infektion der unteren Atemwege, produktiver Husten, Lungenknistern, Dysgeusie, Übelkeit, Erbrechen, Arthralgie, Pyrexie, Asthenie, Müdigkeit, FEV ↓;
UW (Colistimethatnatrium i.v.): Parästhesien in Gesicht, Mund und perioral; Kopfschmerzen, Muskelschwäche, Pruritus, Nierenfunktionsstörung;
KI (Colistinsulfat): bek. Überempf., geschädigte Darmmukosa, FG- und NG;
KI (Colistimethatnatrium, inhalativ/i.v.): bekannte Überempfindlichkeit

Colistinsulfat Rp									
Gewebe- gängigkeit	ZNS	entzünd.	Lunge	ELF	Galle	Leber	Prostata	Niere	Knochen
	-	-	-	-	-	-	-	-	-

Diareont Mono *Tbl. 95mg;*
Trockensaft (1ml = 5.95mg)

Selektive Darmdekontamination:
3-4 x 95mg p.o.; **Ki 6-11J:** 3-4 x 47.5mg;
>12J: 3-4 x 47.5-95mg

Antiprotozoenmittel 245

Colistimethatnatrium Rp   PRC C, Lact ?

Gewebe-gängigkeit	ZNS	entzünd.	Lunge	ELF	Galle	Leber	Prostata	Niere	Knochen
	-	+	++	k.A.	k.A.	k.A.	k.A.	k.A.	k.A.

Colist Inf.Lsg. 1Mio, 2Mio IE **Colistiflex** Inf.Lsg. 1Mio, 2Mio IE **Colistin CF** Inh.Lsg. 80mg = 1Mio IE **Colobreathe** Inh.Kps. 125mg **Promixin** Inh.Lsg. 80mg = 1Mio IE; Inf.Lsg. 1Mio IE	**Mukoviszidose** → 516, **chron. pulmonale Infekte durch Pseudom. aeruginosa** → 506: Erw., Ki ab 6J: 2 x 1 Kps. bzw. 2 x 1 Mio IE p.i., bei Erregerpersistenz bis 3 x 2 Mio IE; **DANI, DALI** nicht erforderlich; **Schwere aerobe gramneg. Infektionen:** ini 9-12Mio IE i.v., dann 9-12Mio IE/d in 2-3 ED **DANI** CrCl 49-30: 5.5-7.5Mio IE/d; 10-29: 4.5-5.5 Mio IE/d; <10: 3.5Mio IE/d; HD s. FachInfo; **DALI** keine Daten, vors. Anw.

A 9.19 Antiprotozoenmittel

Empf. (Atovaquon): Pneumocystis jirovecii; **empf.** (Pentamidin): Pneumocystis jirovecii, Leishmania, Trypanosoma; **empf.** (Pyrimethamin): Malariaplasmodien, Toxoplasma gondii; **UW** (Atovaquon): Übelkeit, Exanthem, Juckreiz, Durchfall, Erbrechen, Kopfschmerzen, Schlaflosigkeit, erhöhte Leberenzyme, Anämie, Neutropenie, Hyponatriämie, Überempfindlichkeitsreaktionen inkl. Angioödem, Bronchospasmus, Enge im Rachen, Urtikaria, Fieber; **UW** (Pentamidin): i.v: Azotämie, akutes Nierenversagen, Hämaturie, lokale Reaktionen am Injektionsort wie Schwellung, Entzündung, Schmerz, Induration, Abszeß, Muskelnekrose, Anämie, Leukopenie, Thrombopenie, Hypoglykämie, Hyperglykämie, Diabetes mell., Hypermagnesiämie, Hyperkaliämie, Hypokalzämie, Hypertonie, Hypotonie, Kollaps, Hitzegefühl, Nausea, Erbrechen, Geschmackssstrg., Leberenzymem, Exanthem; inhalativ: Husten, Dyspnoe, Bronchospasmus, Giemen, Geschmackssstrg. Übelkeit; **UW** (Pyrimethamin): Übelkeit, Erbrechen, Diarrhoe, Exanthem, Kopfschmerzen, Schwindel, Anämie, Leukopenie, Thrombopenie; **KI** (Atovaquon, Pentamidin): bek. Überempf.; **KI** (Pyrimethamin): bek. Überempf., Lakt.

Atovaquon Rp   HWZ 50-84h, PPB 99%, PRC C, Lact ?

Gewebe-gängigkeit	ZNS	entzünd.	Lunge	ELF	Galle	Leber	Prostata	Niere	Knochen
	k.A.	k.A.	++	k.A.	k.A.	k.A.	k.A.	k.A.	k.A.

Wellvone Susp. (5ml = 750mg)	**P.-jirovecii-Pneumonie:** 2 x 750mg p.o.

Pentamidin Rp   HWZ 6-9h, Q_0 0.95, PPB 70%, PRC C, Lact -

Gewebe-gängigkeit	ZNS	entzünd.	Lunge	ELF	Galle	Leber	Prostata	Niere	Knochen
	k.A.	k.A.	++	k.A.	k.A.	k.A.	k.A.	k.A.	k.A.

Pentacarinat Inf.Lsg. 300mg	**Pneumocystis-jirovecii-Pneum.: Ther.:** für 14d 4mg/kg i.v. oder 300-600mg/d inhalieren; **Pro.:** 200mg für 4d, dann 300mg alle 4W inhalieren; **Leishmaniasis:** 3-4mg/kg alle 2d i.m., 10 x; **Trypanosomiasis:** 4mg/kg alle 2d i.v./i.m., 7-10 x; **DANI** s. FachInfo; **DALI** nicht erf.

A 9 Infektiologie – Arzneimittel

Pyrimethamin Rp					HWZ 80-96h, Q0 1.0, PPB 80%, PRC C, Lact +				
Gewebe-gängigkeit	ZNS	entzünd.	Lunge	ELF	Galle	Leber	Prostata	Niere	Knochen
	+	+	k.A.	k.A.	k.A.	k.A.	k.A.	k.A.	k.A.
Daraprim *Tbl. 25mg*					**Toxoplasmose:** d1 100mg p.o., dann 1 x 25-50mg; **Ki.** < 3M: 6.25mg alle 2d; **3-9M:** 1 x 6.25mg; **10M-2J:** 1 x 1mg/kg/d, max. 25mg; **3-6J:** d1 2mg/kg, dann 1mg/kg; Kombination mit Sulfadiazin! → 237				

A 9.20 Weitere Antibiotika

Wm/Wi (Fidaxomicin): lokal wirksames Antibiotikum aus der Klasse der Makrozykline, bakterizid und Hemmung der RNA-Polymerase; **Wm/Wi** (Paromomycin): Aminoglykosid ohne relevante Resorption aus dem GI-Trakt; **empf.** (Fidaxomicin): Clostridium difficile, **empf.** (Fosfomycin): Staphylokokken, Streptokokken, Escherichia coli, Enterobacter, Proteus, P. aeruginosa, Neisseria, H. influenzae, Citrobacter, Serratia; **resist.** (Fosfomycin): Morganella, Bacteroides; **empf.** (Rifaximin): E. coli (ETEC, EAEC), Salmo-nella spp., Shigella spp., Non-V Vibrio cholerae, Plesiomonas spp., Aeromonas spp., Campylobacter spp.;
UW (Fidaxomicin): Erbrechen, Übelkeit, Obstipation; **UW** (Fosfomycin i.v.): Brechreiz, Magendrücken, Phlebitis; **UW** (Fosfomycin, oral): Kopfschmerzen, Schwindel, Asthenie; **UW** (Paromomycin): Diarrhoe, Appetitlosigkeit, Übelkeit, Erbrechen, Bauchschmerzen; **UW** (Rifaximin): Benommenheit, Kopfschmerz, Blähungen, Bauchschmerzen, Stuhldrang, Übelkeit, Erbrechen, Tenesmus ani, Erschöpfung, Pyrexie; **KI** (Fidaxomicin): bek. Überempf.; **KI** (Fosfomycin i.v.): bek. Überempf. gegen F. bzw. gegen Bernsteinsäure; **KI** (Fosfomycin oral): bek. Überempf. gegen F.; schwere NI; **KI** (Paromomycin): bek. Überempf., Myasthenia gravis, Obstipation, Ileus, Vorschädigung des Vestibular- oder Cochleaorgans, Grav.; **KI** (Rifaximin): Überempf. gegen R. bzw. andere Rifamycinderivate, intestinale Obstruktion

Fidaxomicin Rp					HWZ 8-10h, PRC B, Lact ?				
Gewebe-gängigkeit	ZNS	entzünd.	Lunge	ELF	Galle	Leber	Prostata	Niere	Knochen
	-	-	-	-	-	-	-	-	-
Dificlir *Tbl. 200mg*					**Clostridium-difficile-Infektion:** 2 x 200mg p.o. für 10d; **DANI, DALI** nicht erforderl.				

Fosfomycin Rp					HWZ 2 h, Q0 0.1, keine PPB, PRC B, Lact ?				
Gewebe-gängigkeit	ZNS	entzünd.	Lunge	ELF	Galle	Leber	Prostata	Niere	Knochen
	++	++	+	++	++	++	k.A.	k.A.	++
Fosfouro *Granulat 3g* **Fosfomycin Aristo** *Granulat 3g* **Infectofos** *Inf.Lsg. 2, 3, 5, 8g* **Monuril** *Granulat 3g*					**Unkompl. Harnweginf. bei Frauen;** Erw., **Ki. ab 12J:** 1 x 3g p.o.; **DANI** CrCl < 20: KI; **Atemweg-, HNO-, Harn-/Gallenweg-, Haut-, Weichteil-, Knocheninf., Meningitis, Sepsis, Endokarditis** → 476: 2-3 x 3-5g i.v., max. 20g/d; **Ki** < 4W: 100mg/kg/d in 2ED i.v.; **5W-1J:** 200-250mg/kg/d in 3ED; **1-12J:** 100-200mg/kg/d in 3ED, max. 300mg/kg/d; **DANI** s. FachInfo				

Paromomycin Rp

Gewebe-gängigkeit	ZNS	entzünd. Lunge	ELF	Galle	Leber	Prostata	Niere	Knochen
	-	- -	-	-	-	-	-	-

Humatin Kps. 250mg; Pulver (1Fl. = 1g)	Präcoma/Coma hepat. → 563: 35-75mg/kg/d p.o.; **Pro. portosystem. Enzephalopathie** → 532: 1-2g/d; **Darmdekontam. präop.:** 4g/d p.o. für 2d; **nichtinvas. Amöbenenteritis** → 647: 15-100mg/kg/d p.o. für 5d; **DANI** vorsichtig dosieren

Rifaximin Rp

Gewebe-gängigkeit	ZNS	entzünd. Lunge	ELF	Galle	Leber	Prostata	Niere	Knochen
	-	- -	-	-	-	-	-	-

Tixteller Tbl. 550mg Rifaxan Tbl. 200mg Xifaxan Tbl. 200, 550mg	**Reisediarrhoe:** 3 x 200mg p.o. für 3d, max. 2 x 400mg/d; **hepatische Enzephalopathie** → 532: 2 x 550mg p.o.; **DANI** 550mg: vors. Anw.; **DALI** nicht erford.

A 9.21 Antimikrobielle Spüllösung

Wm/Wi (Taurolidin): Methylolgruppen-Übertragung, Denaturierung von Oligosaccharid-Peptid-Komplexen der Bakterien, Entgiftung von Lipopolysacchariden;
UW (Taurolidin): keine häufigen bzw. sehr häufigen UW;
KI (Taurolidin): bek. Überempf., terminale NI, Ki. < 6J

Taurolidin Rp   HWZ (3-6h), PPB 40%

Taurolodin Nova 2% Instillationslsg. 2g/100ml, 5g/250ml	**Lokale oder diffuse Peritonitis:** 300-500ml 0.5% oder 100-250ml 2%; **Ki. 6-15J.:** bis max. 300ml 0.5% oder 50-100ml 2%; **DANI** KI bei terminaler NI

A 9.22 Tuberkulostatika

A 9.22.1 Monopräparate

Empf. (Bedaquilin): M. tuberculosis; **empf.** (Delamanid): M. tuberculosis; **empf.** (EMB): M. tuberculosis, M. kansasii, M. avium-intracellulare; **empf.** (INH): M. tuberculosis, M. kansasii; **empf.** (PTH): M. tuberculosis, M. kansasii, M. leprae; **empf.** (PZA): M. tuberculosis; **empf.** (RMP): M. tuberculosis, grampositive Kokken, Legionellen, Chlamydien, M. leprae, Meningokokken, Gonokokken, Haemophilus influenzae, Bacteroides; **empf.** (SM): M. tuberculosis, Brucellen, Yersinia pestis, Francisella tularensis;
Wm/Wi (Bedaquilin): spezif. Hemmung der mykobakteriellen ATP-Synthase ⇒ bakterizide Wi in sich teilenden und sich nicht teilenden Tuberkulosebakterien;
Wm/Wi (Delamanid): Hemmung der Synthese der Zellwandkomponenten Methoxy- und Keto-Mykolsäure;

A 9 Infektiologie – Arzneimittel

UW (Bedaquilin): Kopfschmerzen, Schwindel, verlängerte QT-Zeit, Nausea, Erbrechen, Diarrhoe, Transaminasen ↑, Arthralgie, Myalgie;
UW (Delamanid): Anämie, Eosinophilie, Retikulozytose, Hypertriglyceridämie, Hypokaliämie, Hyperurikämie, Appetitlosigkeit, Schlaflosigkeit, Psychose, Erregung, Angststörung, Unruhe, Depression, Schwindel, Kopfschmerzen, Parästhesie, Tremor, Tinnitus, Herzklopfen, periphere Neuropathie, Somnolenz, Hypästhesie, trockenes Auge, Photophobie, Ohrenschmerzen, Hypertonie, Hypotonie, Hämatome, Hitzewallungen, Dyspnoe, Husten, Oropharyngeale Schmerzen, Rachenreizung, trockener Rachen, Rhinorrhoe, Hämoptyse, Erbrechen, Diarrhoe, Dyspepsie, Gastritis, Obstipation, Bauchschmerzen, Dermatitis, Urtikaria, juckender Hautausschlag, Juckreiz, Exanthem, Akne, Hyperhidrose, Osteochondrose, Muskelschwäche, Muskel- und Skelettschmerzen, Flankenschmerz, Gliederschmerzen, Arthralgie, Myalgie, Hämaturie, Asthenie, Pyrexie, Brustschmerzen, Unwohlsein, thorakale Beschwerden, periph. Ödeme, Asthenie, QT-Verlängerung, Kortisolspiegel ↑;
UW (EMB): N.-opticus-Schädigung, Transaminasen ↑, allerg. Reaktionen;
UW (INH): periphere Neuropathie, Transaminasen ↑, Akne, Leukopenie, Mikrohämaturie;
UW (PTH): gastrointestinale Störung, Transaminasen ↑, allergische Reaktionen;
UW (PZA): Hyperurikämie, Transaminasen ↑, Erbrechen, Strg. der Hämatopoese;
UW (RMP): Transamin. ↑, Cholestase, Rotfärbung des Urins, Neutro- und Thrombopenie, Nierenversagen; **UW** (SM): Schädigung des N. vestibularis, Nephrotoxizität;
KI (Bedaquilin): bek. Überempfindlichkeit;
KI (EMB): Vorschädigung des N. opticus;
KI (INH): akute Lebererkr., periphere Neuropathien;
KI (PTH): schwere Leberfktsstrg., Grav.; **KI** (PZA): schwere Leberfunktionsstrg.;
KI (RMP): schwere Leberfktsstrg., Lakt.; Cave in Grav.;
KI (SM): schwere Niereninsuffizienz, Innenohrschädigung, Grav./Lakt.

Bedaquilin Rp					HWZ 5.5 Monate, PPB >99%, PRC B, Lact ?				
Gewebe-	ZNS	entzünd.	Lunge	ELF	Galle	Leber	Prostata	Niere	Knochen
gängigkeit	k.A.	k.A.	k.A.	k.A.	k.A.	k.A.	k.A.	k.A.	k.A.

Sirturo *Tbl. 100mg*	**Multiresistente pulmonale TBC** → 658; W 1–2: 1 x 400mg/d p.o.; W 3–24: 200mg 3 x/W; Kombination mit anderen Tuberkulostatika; **DANI** CrCl > 30: nicht erf.; < 30, HD: vorsichtige Anw.; **DALI** Child A, B: nicht erf.; C: Anw. nicht empfohlen

Delamanid Rp					HWZ 30–38h PPB >99%				
Gewebe-	ZNS	entzünd.	Lunge	ELF	Galle	Leber	Prostata	Niere	Knochen
gängigkeit	k.A.	k.A.	k.A.	k.A.	k.A.	k.A.	k.A.	k.A.	k.A.

Deltyba *Tbl. 50mg*	**Multiresistente pulmonale TBC:** 2 x 100mg p.o. für 24W, Kombination mit anderen Tuberkulostatika; **DANI** leichte-mäßige NI: 100%; schwere NI: Anw. nicht empf.; **DALI** mäßige bis schwere LI: Anw. nicht empfohlen

Tuberkulostatika

Ethambutol (EMB) Rp
HWZ 2.5-4h, Qo 0.8, PPB 10-20%, PRC B, Lact +

Gewebe-gängigkeit	ZNS	entzünd. Lunge	ELF	Galle	Leber	Prostata	Niere	Knochen
	-	+	++	++	k.A.	k.A.	k.A.	k.A.	k.A.

EMB-Fatol *Tbl. 100, 400, 500mg; Inf.Lsg. 1000mg/10ml*

TBC → 658: 1 x 25mg/kg p.o./i.v./i.m., n. 2-3M 1 x 20mg/kg; **DANI** CrCl 40-75: 1 x 15mg/kg; 30-39: 15mg/kg alle 2d; < 30: nach Serumsp.

Isoniazid (INH) Rp
HWZ 0.7-4h, Qo 0.6, PPB 30%, PRC C, Lact +

Gewebe-gängigkeit	ZNS	entzünd. Lunge	ELF	Galle	Leber	Prostata	Niere	Knochen
	+	++	++	k.A.	k.A.	k.A.	k.A.	k.A.	k.A.

Isozid *Tbl. 50, 100, 200mg; Inf.Lsg. 0.5g*

TBC: Therapie → 658: 1 x 5mg/kg p.o./i.v.; 15mg 2-3 x/W; **Ki.:** 1 x 200mg/m² KOF; **Pro.:** 500mg p.o./i.v. für mindestens 6-9M; **Ki.:** 15mg/kg 3 x/W p.o., 5mg/kg/d i.v.; **DANI** nicht erf., evtl. 1-2d/W Pause; **DALI** max. 100-200mg/d

Protionamid (PTH) Rp
HWZ 1-2h, keine PPB

Gewebe-gängigkeit	ZNS	entzünd. Lunge	ELF	Galle	Leber	Prostata	Niere	Knochen
	++	++	++	++	k.A.	k.A.	k.A.	k.A.	k.A.

Peteha *Tbl. 250mg*

TBC → 658: 10-15mg/kg p.o. in 1-3ED; **Ki. < 4J:** 25mg/kg p.o.; **5-8J:** 20mg/kg; **> 9J:** 15mg/kg; **DANI** 2-3 x/W 1g p.o.; **DALI** KI

Pyrazinamid (PZA) Rp
HWZ 9-23h, Qo 1.0, PPB 50%, PRC C, Lact ?

Gewebe-gängigkeit	ZNS	entzünd. Lunge	ELF	Galle	Leber	Prostata	Niere	Knochen
	++	++	++	++	k.A.	++	k.A.	++	k.A.

Pyrafat *Tbl. 500mg*
Pyrazinamid *Tbl. 500mg*

TBC → 658: 1 x 20-30mg/kg p.o., max. 2.5g/d für 2-3M; **Ki.** 1 x 30mg/kg p.o., max. 1.5g/d; **DANI** 2 x/W 3g; **DALI** KI bei schwerer Fkt.Strg.

Rifampicin (RMP) Rp
HWZ 2-3h; Qo 0.85; PPB 90%, PRC C, Lact -

Gewebe-gängigkeit	ZNS	entzünd. Lunge	ELF	Galle	Leber	Prostata	Niere	Knochen
	++	++	++	-	k.A.	++	k.A.	++	+

Eremfat *Tbl. 150, 300, 450, 600mg; Saft (5ml = 100mg); Inf.Lsg. 300, 600mg*

TBC → 658: 1 x 10mg/kg p.o./i.v., max. 600mg/d; minimal 450mg/d; **Ki.** < 2M: 10mg/kg; **2M-6J:** 15mg/kg; **> 6J:** 10-20mg/kg, max. 450mg/d; **andere Infektionen:** 600-1200mg/d p.o./i.v. in 2-3ED; **Meningokokken-Pro.:** 2 x 600mg p.o. für 2d; **Ki. 3-11M:** 2 x 5mg/kg für 2d; **1-12J:** 2 x 10mg/kg für 2d; **DANI** nicht erf.; **DALI** KI bei schwerer Fktsstrg.

A 9 Infektiologie – Arzneimittel

Streptomycin (SM) Rp					HWZ 2.5h, Q₀ 0.04, PPB 32-35%, PRC D, Lact +				
Gewebe-	ZNS	entzünd.	Lunge	ELF	Galle	Leber	Prostata	Niere	Knochen
gängigkeit	-	-	++	++	k.A.	k.A.	k.A.	k.A.	k.A.

Strepto-Fatol *Inj.Lsg. 1g*	**TBC** → 658, **Brucellose, Tularämie:** 1 x 15mg/kg i.m.; > **50J:** 1 x 0.5g/d; **Ki.** < **3M:** 1 x 10mg/kg, max. 50mg/d; **3-6 M:** 1 x 15-25mg/kg; **0.5-12J:** 1 x 20-30mg/kg, max. 1g/d; **Enterokokkenendokarditis:** 1 x 2g für 10-14d; **DANI** CrCl 50-60: 1g alle 40h; 40-50: 1g alle 60h; 30-40: 1g alle 72h; < 30: KI; HD: zusätzlich 3.5-5mg

A 9.22.2 Kombinationspräparate

Isoniazid + Pyridoxin Rp

Isozid compositum *Tbl. 100+20mg, 200+40mg, 300+60mg*	**TBC:** 1 x 5mg/kg INH p.o.

A 9.22.3 Tuberkulostatika – Reservemittel

Empf. (Capreomycin): M. tuberculosis, auch streptomycinresistente Stämme; **empf.** (Dapson): M. tuberculosis, M. leprae, Pneumocystis jirovecii (carinii); **empf.** (Rifabutin): M. tuberculosis, M. marinum, M. kansasii, M. leprae, M. avium intracell., gram. Kokken, Legionellen, Chlamydien; **UW** (Rifabutin): rotorange Urinfärbung, Übelkeit, Erbrechen, Leberenzyme↑, Gelbsucht, Leukopenie, Eosinophilie, Thrombopenie, Anämie, Fieber, Hautrötung, Bronchospasmen, Schock, reversible Uveitis, Wirkung hormoneller Kontrazeptiva u.a.↓; **KI** (Rifabutin): Überempf. gegen andere Rifamycine, Verschlussikterus, Leberzirrhose, akute Hepatitis, Cave in Grav./Lakt.

Capreomycin

Gewebe-	ZNS	entzünd.	Lunge	ELF	Galle	Leber	Prostata	Niere	Knochen
gängigkeit	k.A.	k.A.	k.A.	k.A.	k.A.	k.A.	k.A.	k.A.	k.A.

Ogostal *(Int. Apotheke) Inj.Lsg. 1g*	**TBC** → 658: 1 x 1g i.m. f. 1-2M, dann 1g 2-3 x/W

Dapson Rp					HWZ 10-50h, PPB 70-90%, PRC C, Lact -				
Gewebe-	ZNS	entzünd.	Lunge	ELF	Galle	Leber	Prostata	Niere	Knochen
gängigkeit	k.A.	k.A.	++	+	k.A.	k.A.	k.A.	k.A.	k.A.

Dapson-Fatol *Tbl. 50mg* Dapson Tillomed *Tbl. 50mg*	**TBC** → 658: 50-200mg p.o.; **Lepra:** 1 x 50-100mg p.o.

4-Aminosalicylsäure Rp					HWZ 26min, PPB 50-70%				
Gewebe-	ZNS	entzünd.	Lunge	ELF	Galle	Leber	Prostata	Niere	Knochen
gängigkeit	-	+	+	+	k.A.	k.A.	k.A.	k.A.	k.A.

Granupas *Granulat 4g* PAS-Fatol N *Inf.Lsg. 13.5g*	**TBC** → 658: 3 x 4g p.o., **Ki.** > **1M:** 150mg/kg/d in 2 ED p.o.; 1 x 10-15g i.v., max. 40g/d; **Ki.** < **6J:** 200-300mg/kg/d; > **6J:** 200mg/kg/d; **Jug.** > **14J:** s. Erw.

Virustatika 251

Rifabutin Rp					HWZ 45h, Qo 0.9, PPB 91–94%, PRC B, Lact ?				
Gewebe- gängigkeit	ZNS	entzünd.	Lunge	ELF	Galle	Leber	Prostata	Niere	Knochen
	+	+	++	++	k.A.	k.A.	k.A.	k.A.	k.A.
Mycobutin *Kps. 150mg*					**TBC** → 658: 1 × 150mg für 6-9M; vorbehand. u. immunsuppr. Patienten: 1 × 300-450mg p.o.; **Mycobacterium-avium-Infektion: Ther.:** 1 × 450-600mg p.o.; **Pro.:** 1 × 300mg; **DANI** CrCl < 30: 50%; **DALI** Dosisreduktion, KI bei schwerer Leberfktsstrg.				

A 9.23 Virustatika

A 9.23.1 Herpes-Präparate

Wm (Aciclovir): Hemmung der viralen DNA-Polymerase; **Wm** (Brivudin): Nukleosidanalogon, Replikationshemmung des Varizella-Zoster-Virus; **Wm** (Famciclovir): Hemmung der viralen DNA-Polymerase; **Wm** (Valaciclovir): bessere Resorption als Aciclovir; **UW** (Aciclovir): Nierenfktsstrg., Exanthem, Blutbildveränderungen; **UW** (Brivudin): Übelkeit, Kopfschmerzen, Erbrechen, Diarrhoe, Schwindel, Pruritus; **KI** (Aciclovir): Grav./Lakt.; **KI** (Brivudin): bereits voll ausgeprägte Hautmanifestation, Immundefizienz, Kinder, Grav./Lakt., Einnahme von 5-FU oder anderen 5-Fluoropyrimidinen (Abstand zur Brivudineinnahme muss > 4W sein)

Aciclovir Rp	HWZ 3h, Qo 0.25, PPB 9–33%, PRC B, Lact ?
Acic *Tbl. 200, 400, 800mg; Inf.Lsg. 250, 500mg* **Aciclostad** *Tbl. 200, 400, 800mg* **Aciclovir-ratioph.** *Tbl. 200, 400, 800mg; Inf.Lsg. 250, 500mg* **Zovirax** *Susp. (5ml = 200mg)*	**Herpes zoster** → 727: 5 × 800mg p.o.; 3 × 5mg/kg i.v. (5-7d); immunsuppr. Pat.: 3 × 10mg/kg i.v.; **Herpes genitalis** → 654: 5 × 200mg p.o.; 3 × 5mg/kg i.v. (5d); **Herpes-Enzephalitis** → 679: 3 × 10mg/kg i.v. für 10d; **Ki.** < 3M > 12J: s. Erw. (mg/kg); **3M-12J:** 3 × 250-500mg/m² KOF i.v.; **DANI** CrCl: > 50: 100%; 25-50: Dosisintervall 2 × i.v.; 10-25: Dosisintervall 1 × i.v.; < 10, HD: 50% 1 × i.v., nach Dialyse

Brivudin Rp	HWZ 16h, PPB > 95%
Brivudin Aristo, Zoster Galen, Zostex *Tbl. 125mg*	**Herpes zoster** (immunkompetente Pat.): 1 × 125mg p.o. für 7d; **DANI, DALI** nicht erf.

Famciclovir Rp	HWZ 2.2h, Qo 0.14, PPB < 20%, PRC B, Lact ?
Famvir *Tbl. 125, 250, 500mg*	**Herpes genitalis** → 654: Ersterkrankung: 3 × 250mg p.o. für 5d, immunsupprimierte Pat.: 2 × 500mg; Frührezidiv: 2 × 125mg; **Herpes zoster** → 727: 3 × 250mg für 7-10d; bei immunsupprimierten Patienten oder **Zoster ophthalmicus:** 3 × 500mg; **DANI** CrCl > 40: 100%; 30-39: 2 × 250mg; 10-29: 1 × 250mg; **DALI** nicht erforderlich

252 A 9 Infektiologie – Arzneimittel

Valaciclovir Rp — HWZ 3h, Q0 0.25

Valaciclovir 1A Pharma Tbl. 500, 1000mg
Valaciclovir HEXAL Tbl. 500, 1000mg
Valtrex Tbl. 500mg

Herpes zoster → 727: 3 x 1g p.o. für 7d;
DANI CrCl 15-30: max. 2 x 1g; < 15, HD: max. 1 x 1g nach Dialyse;
Herpes genitalis: 2 x 500mg p.o. für 10d;
DANI CrCl < 15: 1 x 500mg

A 9.23.2 CMV-Präparate

Wm (Foscarnet): Hemmung viraler Polymerasen; **Wm** (Ganciclovir): Nukleosidanalogon, Hemmung der DNA-Synthese; **Wm** (Letermovir): hemmt den CMV-DNA-Terminase-Komplex, der für die Spaltung und Verpackung viraler Nachkommen-DNA erforderlich ist;
Wm (Valganciclovir): Prodrug von Ganciclovir;
UW (Ganciclovir): Neutropenie, Thrombopenie, Fieber, Kopfschmerzen, Nausea;
UW (Letermovir): Übelkeit, Diarrhoe, Erbrechen;
KI (Ganciclovir): schwere Leuko- bzw. Thrombopenie, Grav./Lakt., Kinder < 18J;
KI (Letermovir): bek. Überempf.; Kombination mit Pimozid, Mutterkornalkaloiden; bei Kombination von L. mit Ciclosporin: die Kombination mit Dabigatran, Atorvastatin, Simvastatin, Rosuvastatin oder Pitavastatin ist kontraindiziert

Foscarnet Rp — HWZ 3-6h, Q0 0.1, PPB < 20%, PRC C, Lact ?

Foscavir Inf.Lsg. 6g

CMV-Infektion: W1-3: 3 x 60mg/kg i.v., dann: 1 x 90-120mg/kg;
Herpesinfektion (Aciclovir-resistent): 3 x 40mg/kg i.v.; **DANI** s. FachInfo

Ganciclovir Rp — HWZ 2.5-5h, Q0 0.05, PPB 2%, PRC C, Lact ?

Cymeven Inf.Lsg. 500mg
Ganciclovir HEXAL Inf.Lsg. 500mg

CMV-Retinitis: W1-2: 2 x 5mg/kg i.v., dann 1 x 5mg/kg i.v.; **DANI** CrCl 50-69: 2 x 2.5mg/kg i.v.; 25-49: 1 x 2.5mg/kg; 10-24: 1 x 1.25mg/kg; < 10: 1.25mg 3 x/W

Letermovir Rp HWZ 12h, Q0 1.0, PPB 98%

Prevymis Inf.Lsg. 240, 480mg; Tbl. 240, 480mg

PRO CMV-Reaktivierung bei hämatopoetischer Stammzell-Tx: 1 x 480mg p.o./i.v. für 100d; Komb. mit Ciclosporin A: 1 x 240mg p.o./i.v.; **DANI** nicht erf.;
DALI Child A, B: 100%; C: Anw. nicht empf.; bei gleichzeitiger mäßiger-schwerer NI und mäßiger LI: Anw. nicht empfohlen

Valganciclovir Rp — HWZ 3h

Valcyte Tbl. 450mg, Trockensaft (1ml = 50mg)
Valganciclovir HEXAL Tbl. 450mg
Valganciclovir Mylan Tbl. 450mg

CMV-Retinitis: 2 x 900mg p.o. für 21d, dann 1 x 900mg/d;
DANI CrCl > 60: 100%; 40-59: ini 2 x 450mg, dann 1 x 450mg/d; 25-39: ini 1 x 450mg, dann 450mg alle 2d; 10-24: ini 450mg alle 2d, dann 450mg 2 x/W; < 10, HD: KI

A 9.23.3 Influenza-Präparate

Wm (Amantadin): verhindert Uncoating und Reifung von Influenza-Viren;
Wm (Oseltamivir, Zanamivir): Hemmung der viralen Neuraminidase, Hemmung der Freisetzung neu gebildeter Influenza-A- und -B-Viren;
UW (Amantadin): Schlafstör., motorische und psychische Unruhe, Ataxie, Angstzustände, Livedo reticularis, Gedächtnis- und Konzentrationsstr.;
UW (Oseltamivir): Kopfschmerzen, Übelkeit, Erbrechen, Bronchitis, Herpes simplex, Nasopharyngitis, Infektionen der oberen Atemwege, Sinusitis, Schlaflosigkeit, Husten, Halsentzündung, Rhinorrhoe, Schmerzen, Bauchschmerzen, Dyspepsie, Benommenheit, Abgeschlagenheit, Fieber, Gliederschmerzen, Otitis media, Konjunktivitis, Ohrenschmerzen;
KI (Amantadin): HF ↓, Hypokaliämie, Hypomagnesiämie, Long-QT-Syndrom;
KI (Oseltamivir): bekannte Überempfindlichkeit

Amantadin Rp	HWZ 10-14h, Qo 0.1, keine PPB, PRC C, Lact -
Amantadin HEXAL Tbl. 100, 200mg **Amantadin-ratioph.** Tbl. 100mg	**Influenza-A-Virusgrippe:** 2 x 100mg p.o. für 10d, > 65J: 1 x 100mg; **Ki. 5-9J:** 1 x 100mg; **> 10J:** 2 x 100mg; **DANI** CrCl 50-60: 1 x 150mg; 30-49: 1 x 100mg; 20-29: 200mg 2 x/W; 10-19: 100mg 3 x/W; < 10, HD: 100mg 1 x/W

Oseltamivir Rp	HWZ 6-10h, Qo 0.01, PPB 3%
Tamiflu Trockensaft (1ml = 6mg); Kps. 30, 45, 75mg	**Influenza: Ther.:** 2 x 75mg p.o. (5d); **Pro.:** 1 x 75mg (7d); **Ki. > 1J: Ther.:** < 15kg: 2 x 30mg; 15-23kg: 2 x 45mg; 23-40kg: 2 x 60mg; > 40kg: 2 x 75mg; **DANI** CrCl > 30: Ther./Pro.: 2 x 75mg/1 x 75mg; 10-30: 1 x 75mg/75mg alle 2d oder tgl. 30mg; < 10, HD: nicht empf.; **DALI** nicht erf.

Zanamivir Rp	HWZ 1.6-5.1h, PRC B, Lact ?
Dectova Inf.Lsg. 200mg/10ml **Relenza** Diskhaler (ED = 5mg)	**Influenza A, B: Erw. u. Ki ab 5J:** 2 x 10mg inhalieren für 5d; **Postexpositions-Pro.:** 1 x 10mg inhal. f. 10d; **saisonale Pro.:** 1 x 10mg inhal. f. bis zu 28d; **Komplizierte u. potentiell lebensbedrohl. Influenza A, B:** 2 x 600mg i.v. für 5-10d; **Ki. 6M-< 6J:** 2 x 14 mg/kg i.v.; **6J-< 18J:** 2 x 12mg/kg i.v., max. 2 x 600mg; **DANI** (inhal.) nicht erf.; **DANI** (i.v.) CrCl 50-< 80: ini 600mg, nach 12h 2 x 400mg; 30-< 50: ini 600mg, n. 12h 2 x 250mg; 15-< 30: ini 600mg, nach 24h 2 x 150mg; < 15: ini 600mg, nach 48h 2 x 60mg; **DANI** (i.v.) Ki.: s. Fl; **DANI, DALI** (inhal./i.v.) nicht erf.

A 9.23.4 Nukleosidische u. nukleotidische Reverse-Transkriptase-Inhibitoren (NRTI)

Wm/Ind: Blockade der Umwandlung von RNA in DNA durch ein chemisch verändertes Nukleosid; **UW** (Abacavir): Übelkeit, Müdigkeit, Fieber, Kopfschmerzen, Diarrhoe, Anorexie;
UW (Adefovir): Asthenie, Bauchschmerzen, Kopfschmerzen, Übelkeit, Diarrhoe, Krea ↑;
UW (Didanosin): Polyneuropathie, Pankreatitis, Diarrhoe, Exanthem;
UW (Emtricitabin): Kopfschmerzen, Übelkeit, Diarrhoe, CK ↑, Exanthem;
UW (Lamivudin): Kopfschmerzen, Übelkeit, Pankreatitis;
UW (Tenofovir-Alafenamid): Diarrhoe, Übelkeit, Erbrechen, Bauchschmerzen, Völlegefühl, Flatulenz, Erschöpfung, Kopfschmerzen, Schwindel, Exanthem, Pruritus, ALT ↑, Arthralgie;
UW (Tenofovir-Disoproxil): Diarrhoe, Übelkeit, Erbrechen, Hypophosphatämie, Flatulenz;
UW (Zidovudin): Anämie, Leuko ↓, Myopathie, Übelkeit, Kopfschmerzen;
KI (Abacavir): schwere Leberfunktionsstrg., Grav./Lakt.; **KI** (Adefovir): bek. Überempf.;
KI (Didanosin): akute Pankreatitis, Grav./Lakt.; **KI** (Emtricitabin): bek. Überempf.;
KI (Lamivudin): Grav./Lakt.; **KI** (Tenofovir-Alafenamid/Disoproxil): bek. Überempf.;
KI (Zidovudin): Leukozytenabnahme < 750/µl, Hb < 7,5g/dl, Grav./Lakt.

Abacavir (ABC) Rp — HWZ 1-2h, Q0 0.95, PPB 50%, PRC C, Lact –

Abacavir HEXAL Tbl. 300mg
Ziagen Tbl. 300mg; Saft (1ml = 20mg)

HIV-Infektion: 2 x 300mg p.o.;
Ki. 3M-12J: 2 x 8mg/kg, max. 600mg/d;
DANI nicht erforderl.; **DALI** Anw. nicht empf.

Abacavir + Lamivudin — PRC C, Lact –

Abacavir/Lamivudin beta Tbl. 300+600mg
Abacavir/Lamivudin HEXAL Tbl. 300+600mg
Kivexa Tbl. 600+300mg

HIV-Infektion: Erw., Ki. ab 25kg:
1 x 600+300mg p.o.;
DANI CrCl < 50: Anw. nicht empfohlen;
DALI Anwendung nicht empfohlen

Adefovir Rp — HWZ 1-2h, PPB < 4%, PRC C, Lact –

Hepsera Tbl. 10mg

Chron. Hepatitis B → 528: 1 x 10mg p.o.;
DANI CrCl > 50: 100%; 20-49: 10mg alle 48h; 10-19: 10mg alle 72h; HD: 10mg alle 7d

Bictegravir + Emtricitabin + Tenofovir Rp

Biktarvy Tbl. 200+25+50mg

HIV-Infektion: 1 x 200 + 25 + 50mg p.o.;
DANI CrCl ≥ 30: 100%; < 30: Anw. nicht empf.;
DALI Child A, B: 100%; C: Anw. nicht empf.

Didanosin (DDI) Rp — HWZ 1.3-1.5h, Q0 0.5, PPB < 5%, PRC B, Lact ?

Videx Kps. 250mg

HIV-Infektion: < 60kg: 250mg/d p.o.;
> 60kg: 400mg/d in 1-2ED;
Ki. > 3M: 240mg/m² KOF p.o. in 1-2ED,
180mg/m² bei Kombination mit Zidovudin;
DANI CrCl > 60: 100%; 30-59: ≥ 60kg:
200mg/d, < 60kg: 150mg/d; 10-29: ≥ 60kg:
150mg/d, < 60kg: 100mg/d; < 10: ≥ 60kg:
100mg/d, < 60kg: 75mg/d; **DALI** nicht erf.

Virustatika 255

Emtricitabin (FTC) Rp	HWZ 10h, PPB < 4%, PRC B, Lact -
Emtriva *Kps. 200mg; Saft (1ml = 10mg)*	**HIV-Infektion:** 1 × 200-240mg p.o.; **Ki. < 33kg:** 6mg/kg/d, max. 240mg/d; **Ki. > 33kg:** s. Erw. **DANI** CrCl > 50: 100%; 30-49: 200mg alle 48h; 15-29: 200mg alle 72h; < 15, HD: 200mg alle 96h (gilt für Tbl., Saft s. FachInfo)

Emtricitabin + Tenofovir Rp	PRC B, Lact -
Descovy *Tbl. 200+10, 200+25mg* **Emtenovo** *Tbl. 200+245mg* **Emtricitabin/Tenofovirdisoproxil AL** *Tbl. 200+245mg* **Truvada** *Kps. 200+245mg*	**HIV-Infektion:** Descovy: Erw., **Ki. ab 12J,** ≥ **35kg:** je n. Komb. mit anderen Virustatika (s. FachInfo) 1 × 200+10-25mg p.o.; **DANI** CrCl ≥30: 100%; < 30: Anw. nicht empf.; **DALI** Child A, B: 100%; C: Anw. nicht empf.; Truvada: Erw. ≥18J: 1 × 200+245mg p.o.; **DANI** CrCl > 50: 100%; 30-49: 1Kps. alle 48h; < 300, HD: Anw. nicht empf.; **DALI:** nicht erf.

Emtricitabin + Rilpivirin → 258 + Tenofovir Rp	PRC B, Lact -
Eviplera *Tbl. 200+25+245mg* **Odefsey** *Tbl. 200+25+245mg*	**HIV-Infektion:** Eviplera: Erw.: 1 × 200+25+245mg p.o. mit einer Mahlzeit; Odefsey: Erw., **Ki. ab 12J.:** 1 200+25+25mg; **DANI** Eviplera: CrCl < 50, Odefsey: < 30: Anwendung nicht empf.; **DALI** Child A, B: 100%; C: Anw. nicht empf.

Entecavir Rp	HWZ 128-149h, PPB 13%, PRC C, Lact -
Baraclude *Tbl. 0.5, 1mg;* *Saft (1ml = 0.05mg)* **Entecavir Aristo** *Tbl. 0.5, 1mg* **Entecavir Heumann** *Tbl. 0.5, 1mg* **Entecavir HEXAL** *Tbl. 0.5, 1mg* **Entecavir Mylan** *Tbl. 0.5, 1mg*	**Chron. Hepatitis B** → 528: nukleosid-naive Patienten, kompensierte Lebererkrankung: 1 × 0.5mg p.o.; Lamivudin-refraktäre Pat. und/oder dekompensierte Lebererkrankung: 1 × 1mg p.o.; **Ki. 2-18J:** ab 10kg s. FachInfo **DANI** CrCl 30-49: 0.25/0.5mg/d; 10-29: 0.15-0.3mg/d; < 10, HD: 0.05-0.1mg/d; **DALI** nicht erforderlich

Lamivudin (3TC) Rp	HWZ 3-7h, Qo 0.03, PPB 16-36%, PRC C, Lact ?
Epivir *Tbl. 150, 300mg; Saft (1ml = 10mg)* **Zeffix** *Tbl. 100mg; Saft (1ml = 5mg)* **Lamivudin HEXAL** *Tbl. 100, 150, 300mg* **Lamivudin Teva** *Tbl. 100, 150, 300mg*	**HIV-Infektion:** 300mg/d p.o. in 1-2ED; **Ki. > 3M:** 2 × 4mg/kg; **DANI** CrCl > 50: 100%; 30-50: 1 × 150mg; 15-29: 1 × 100mg; 5-14: 1 × 50mg; < 5: 1 × 25mg; **chron. Hepatitis B** → 528: 1 × 100mg p.o.; **DANI** CrCl 30-49: ini 100mg, dann 50mg/d; 15-29: ini 100mg, dann 25mg/d; 5-14: ini 35mg, dann 15mg/d; < 5: ini 35mg, dann 10mg/d

A 9 Infektiologie – Arzneimittel

Lamivudin + Dolutegravir Rp

Dovato *Tbl. 300+50mg*

HIV-Infektion:
Erw., Ki. ≥ 12J, ≥40kg: 1 x 1 Tbl. p.o.;
DANI CrCl ≥50: 100%; < 50: Anw. nicht empf.;
DALI Child A, B: 100%; C: vors. Anw.

Lamivudin + Tenofovir-Disoproxil + Doravirin Rp

Delstrigo *Tbl. 300+245+100mg*

HIV-Infektion: 1 x 1 Tbl. p.o.;
DANI CrCl < 50: Monopräp. empf.;
DALI Child A, B: 100%; C: vorsichtige Anw.

Lamivudin + Zidovudin (CBV) Rp   PRC C, Lact ?

Combivir *Tbl. 150+300mg*
Lamivudin/Zidovudin HEXAL *Tbl. 150+300mg*
Lamizido *Tbl. 150+300mg*

HIV-Infektion: 2 x 1Tbl. p.o.;
Ki. **14–21kg:** 2 x 1/2Tbl.; **21–30kg:**
1 x 1/2Tbl. morgens + 1 x 1Tbl. abends;
DANI CrCl < 50: Monopräparate empfohlen

Lamivudin + Zidovudin + Abacavir Rp   PRC C, Lact -

Trizivir *Tbl. 150+300+300mg*

HIV-Infektion: 2 x 1Tbl. p.o.;
DANI CrCl < 50: Monopräp. empf.;
DALI KI

Tenofovir-Alafenamid Rp   HWZ 0.5h, PPB 80%

Vemlidy *Tbl. 25mg*

Chron. Hepatitis B → 528: Erw., **Ki. ab 12J**, > 35kg: 1x25mg p.o.;
DANI CrCl ≥ 15: 100%; HD: 100% (Gabe n. HD);
< 15 ohne HD: keine Daten;
DALI nicht erf.

Tenofovir-Disoproxil (TDF) Rp   HWZ 12-18h, PPB < 0,7%

Tenofovir Aristo *Tbl. 245mg*
Tenofovir Cipla *Tbl. 245mg*
Tenofovir HEXAL *Tbl. 245mg*
Viread *Tbl. 123, 163, 204, 245mg,
Granulat (1g enth. 33mg)*

HIV-Infektion: 1 x 245mg p.o.;
Ki. 6–12J, 17–21kg: 1 x 123mg; 22–27kg: 1 x 163mg; 28–34kg: 1 x 204mg;
chron. Hepatitis B → 528:
Erw., **Ki. ab 12J**, > 35kg: 1 x 245mg p.o.;
DANI CrCl 30-49: 245mg alle 48h; 10-29: 245mg alle 72-96h; HD: 1 x 245mg/W;
DALI nicht erf.

Zidovudin (AZT) Rp   HWZ 1h, Qo 0.85, PPB 35%, PRC C, Lact ?

Retrovir *Kps. 100, 250mg;
Saft (5ml = 50mg); Inf.Lsg. 200mg*
Zidovudin Aurobindo *Kps. 100, 250mg*

HIV-Infektion: 500-600mg/d p.o. in 2-3ED;
6 x 1-2mg/kg i.v.
Ki. 3M–12J: 360-480mg/m² KOF p.o. in 3-4ED; 4 x 80-160mg/m² KOF i.v.;
DANI CrCl < 10: 300-400mg/d p.o.;
3-4 x 1mg/kg i.v.

Virustatika 257

A 9.23.5 Non-nukleosidische Reverse-Transkriptase-Inhibitoren (NNRTI)

Wm/Ind: Blockade der reversen Transkriptase von HIV-1;
UW (Doravirin): abnorme Träume, Alpträume, Schlaflosigkeit, Depression, Kopfschmerzen, Schwindel, Schläfrigkeit, Übelkeit, Erbrechen, Diarrhoe, Bauchschmerzen, Exanthem, Fatigue;
UW (Efavirenz): Schwindel, Benommenheit, Konzentrationsstörung, Schlaflosigkeit, Exanthem, Leberenzyme ↑; **UW (Etravirin):** Hautausschlag, Diarrhoe, Übelkeit;
UW (Nevirapin): Hautausschlag, Übelkeit, Fieber, Kopfschmerzen, Leberwerte ↑;
UW (Rilpivirin): Leukopenie, Anämie, Thrombopenie, erhöhtes Gesamt-/LDL-Cholesterin, erhöhte Triglyzeride, verminderter Appetit, Schlafstr., abnorme Träume, Depression, Kopfschmerzen, Schwindel, Übelkeit, Somnolenz, Amylase ↑, Lipase ↑, Bauchschmerzen, Erbrechen, Mundtrockenheit, Transaminasen ↑, Bilirubin ↑, Exanthem, Fatigue;
KI (Doravirin): bek. Überempf.; gleichz. Anw. von Carbamazepin, Oxcarbazepin, Phenobarbital, Phenytoin, Rifampicin, Rifapentin, Johanniskraut, Mitotan, Enzalutamid, Lumcaftor;
KI (Efavirenz): Grav./Lakt., Ki. < 3J, bek. Überempf., schw. Leberschädigung, gleichz. Anw. von Johanniskrautpräparaten und verschiedenen anderen Präparaten (s. FachInfo);
KI (Etravirin): bek. Überempf., Lakt., strenge Ind.Stell. in der Grav.;
KI (Nevirapin): bek. Überempf., schw. Leberfunktionsstrg., gleichzeitige Anw. von Johanniskrautpräparaten, Lakt., strenge Ind.Stell. in der Grav.;
KI (Rilpivirin): bek. Überempf., gleichzeitige Anw. von Carbamazepin, Oxcarbazin, Phenobarbital, Phenytoin, Rifabutin, Rifampicin, Rifapentin, Omeprazol, Esomeprazol, Pantoprazol, Rabeprazol, Lansoprazol, Dexamethason (außer Einzeldosis), Johanniskraut

Doravirin Rp	HWZ 15h, PPB 76%
Pifeltro *Tbl. 100mg*	**HIV-Inf.:** 1 × 100mg p.o.; Komb. mit anderen antiretrovir. Substanzen; **DANI** leichte bis schwere NI: 100%; ESRD, HD: keine Daten; **DALI** Child A, B: 100%; C: vorsichtige Anw.

Efavirenz (EFV) Rp	HWZ 40-55h, Q_0 > 0,9, PPB 99%, PRC C, Lact -
Efavirenz Aurobindo *Tbl. 600mg* Efavirenz Teva *Tbl. 600mg* Stocrin *Tbl. 600mg* Sustiva *Kps. 50, 100, 200mg; Tbl. 600mg*	**HIV-Infektion:** 1 × 600mg p.o.; 1 × 720mg p.o.; Ki. 3–17J: < 15kg: 200mg; 15-19kg: 250mg; 20-24kg: 300mg; 25-32kg: 350mg; 32.5-39kg: 400mg; > 40kg: 600mg; **DANI** nicht erforderlich; **DALI** Child C: KI

Efavirenz + Emtricitabin → 255 + Tenofovir-Disoproxil → 256	
Atripla *Tbl. 600+200+245mg* Efavemten *Tbl. 600+200+245mg* Padviram *Tbl. 600+200+245mg*	**HIV-1-Infektion:** 1 × 1 Tbl. p.o.; **DANI** CrCl <50: Anw. nicht empfohlen; **DALI** Child C: KI

Etravirin Rp	HWZ 30-40h, PPB 99,9%, PRC B, Lact -
Intelence *Tbl. 25, 100, 200mg*	**HIV-Inf.:** 2 × 200mg p.o.; Ki. **16 bis < 20kg:** 2 × 100mg; **20 bis < 25kg:** 2 × 125mg; **25–30kg:** 2 × 150mg; **≥ 30kg:** 2 × 200mg; nur komb. mit geboosterten PI/antiretrovir. Substanzen; **DANI** nicht erf.; **DALI** Child C: Anw. nicht empf.

Nevirapin (NVP) Rp — HWZ 22-84h, Q₀ 0.95, PPB 60%, PRC C, Lact ?

Nevirapin Aurobindo *Tbl. 200mg* Nevirapin HEXAL *Tbl. 200, 400(ret.)mg* Nevirapin-ratioph. *Tbl. 200, 400(ret.)mg* Viramune *Tbl. 100(ret.), 200, 400(ret.)mg;* *Saft (5ml = 50mg)*	**HIV-Infektion:** 1 x 200mg p.o., nach 14d 2 x 200mg oder 1 x 400mg (ret.); **Ki. 2M-8J:** 1 x 4mg/kg p.o., nach 14d 2 x 7mg/kg; **8-16J:** 1 x 4mg/kg, nach 14d 2 x 4mg/kg; **DANI** HD: weitere 200mg nach jeder Dialyse; **DALI** Child C: KI

Rilpivirin Rp — HWZ 45h, PPB 99%, PRC B, Lact -

Edurant *Tbl. 25mg*	**HIV-Infekt.:** 1 x 25mg p.o. mit einer Mahlzeit; **DANI** leichte bis mäßige NI: 100%; schwere NI: vorsichtige Anw.; **DALI** Child A, B: 100%; Child C: Anw. nicht empf.

A 9.23.6 Protease-Inhibitoren (PI)

Wm/Ind: spezifische Hemmung der viralen Protease ⇒ Produktion wichtiger Virusproteine ↓ (z.B. rev. Transkriptase);
UW (Atazanavir): Ikterus, Lipodystrophie, Kopfschmerzen, Schlaflosigk., Sklerenikterus, Bauchschmerzen, Diarrhoe, Dyspepsie, Übelkeit, Erbrechen, Ausschlag, Asthenie;
UW (Fosamprenavir): Diarrhoe, Triglyzeride ↑, Kopfschmerzen, Schwindel, weiche Stühle, Übelkeit, Erbrechen, Unterleibschmerzen, Müdigkeit, erythematöse/makulopapuläre Hauteruptionen, Transaminasen ↑, Lipase ↑; **UW** (Ritonavir): Übelkeit, Diarrhoe, Kopfschmerzen, Müdigkeit, Exanthem; **UW** (Saquinavir): Diarrhoe, Übelkeit, Exanthem;
UW (Tipranavir): Hautausschlag, Pruritus, Photosensibilität, Lebertoxizität, Hypertriglyzeridämie, Anorexie, Kopfschmerzen, Diarrhoe, Übelkeit, Erbrechen, Flatulenz, Bauchschmerzen, Dyspepsie, Erschöpfung;
KI (Atazanavir): bek. Überempf., mäßige/schwere LI;
KI (Fosamprenavir): bek. Überempf., schwere LI; **KI** (Ritonavir): schwere LI, Cave in Grav./Lakt.;
KI (Saquinavir): Grav./Lakt.; **KI** (Tipranavir): bek. Überempf., Leberinsuff. (Child B-C)

Atazanavir (AZV) Rp — HWZ 8.6 h, PPB 86%, RCB, Lact -

Atazam *Kps. 300mg* Atazanavir AL, Beta, HEXAL *Kps. 150, 200, 300mg* Reyataz *Kps. 150, 200, 300mg*	**HIV-Infektion:** 1 x 300mg p.o., Kombination mit 1 x 100mg Ritonavir; **DANI** nicht erforderlich; **DALI** Child B, C: KI

Darunavir Rp — HWZ 15h, PPB 95%, PRC B, Lact -

Darunasta *Tbl. 600, 800mg* Darunavir AL *Tbl. 400, 600, 800mg* Darunavir Mylan *Tbl. 600, 800mg* Prezista *Tbl. 75, 150, 400, 600, 800mg;* *Susp. (1ml = 100mg)*	**HIV-Infektion:** Behandlungsnaive 1 x 800mg p.o. mit 1 x 100mg Ritonavir, Vorbehandelte 2 x 600mg p.o. mit 2 x 100mg Ritonavir; **Ki. 3-17J, vorbehandelt: 15 bis < 30kg:** 2 x 375mg mit 2 x 50mg Ritonavir; **30 bis < 40kg:** 2 x 450mg mit 2 x 60mg Ritonavir; **≥ 40kg:** 2 x 600mg mit 2 x 100mg Ritonavir; **DANI** nicht erforderlich; **DALI** Child C: KI

Virustatika

Fosamprenavir (FPV) Rp	HWZ 15-23h, PPB 90%, PRC C, Lact -
Telzir *Tbl. 700mg; Susp. (5ml = 250mg)*	**HIV-Infektion:** 2 x 700mg p.o., Kombination mit 2 x 100mg Ritonavir; **Ki. 25-39kg:** 2 x 18mg/kg + 2 x 3mg/kg Ritonavir; **DANI** nicht erf.; **DALI** Child-Pugh < 7: 100%; 7-9: 2 x 450mg + 2 x 100mg Ritonavir; > 9: KI
Lopinavir + Ritonavir Rp	
Kaletra *Tbl. 100+25, 200+50mg; Saft (5ml = 400+100mg)* **Lopinavir/Ritonavir Accord** *Tbl. 200+50mg*	**HIV-Inf.:** 2 x 400+100mg p.o.; 2 x 5ml p.o.; **Ki.** > 2J: 2 x 230 (max. 400) +57.5 (max. 100)mg/m², s. auch FachInfo; **DANI** nicht erforderl.; **DALI** KI bei schwerer LI
Paritaprevir Rp nur in Kombation mit anderen Virustatika → 262	
Ritonavir (RTV) Rp	HWZ 3-3.5h, Q₀ 0.7, PPB 99%, PRC B, Lact ?
Norvir *Tbl. 100mg; Susp. (1Btl. = 100mg)* **Ritonavir HEXAL** *Tbl. 100mg* **Ritonavir Mylan** *Tbl. 100mg*	**Verbesserung der Pharmakokinetik von Proteaseinhibitoren:** 1-2 x 100-200mg p.o.; s. a. FachInfo d. jeweiligen Proteaseinhibitors; **HIV-Inf.:** ini 2 x 300mg p.o., steigern bis 2 x 600mg; **Ki.** > 2J: ini 2 x 250mg/m², alle 2-3d um 50mg/m² steigern bis 2 x 350mg/m²; **DANI** nicht erforderl.; **DALI** KI bei schw. LI
Saquinavir (SQV) Rp	HWZ 13 h, Q₀ > 0.95, PPB 97%, PRC B Lact ?
Invirase *Tbl. 500mg*	**HIV-Infektion:** 2 x 1g p.o., Kombination mit 2 x 100mg Ritonavir; **DANI** nicht erforderl.; **DALI** KI bei schw. LI
Tipranavir (TPV) Rp	HWZ 5-6h, PPB 99%, PRC C Lact -
Aptivus *Kps. 250mg; Saft (1ml = 100mg)*	**HIV-Infektion:** 2 x 500mg p.o., Kombination mit Ritonavir 2 x 200mg; **Ki. 2-12J:** 2 x 375mg/m² mit Ritonavir 2 x 150mg/m²; **DANI** nicht erf.; **DALI** Child B, C: KI
Voxilaprevir Rp nur in Kombation mit anderen Virustatika → 262	

A 9.23.7 NS5A-Inhibitoren

Wm/Wi (Daclatasvir): Inhibitor des Nichtstrukturproteins 5A ⇒ Hemmung der RNA-Replikation und der Virus-Assembly;
UW (Daclatasvir, Komb. mit Sofosbuvir + Ribavirin): Anämie, Appetit ↓, Depression, Angst, Schlaflosigkeit, Kopfschmerz, Schwindel, Migräne, Hitzewallung, Husten, Dyspnoe, Belastungsdyspnoe, Nasenverstopfung, Übelkeit, Diarrhoe, Oberbauchschmerzen, Obstipation, Flatulenz, gastroösophageale Refluxerkrankung, trockener Mund, Erbrechen, Pruritus, trockene Haut, Alopezie, Ausschlag, Arthralgie, Myalgie, Ermüdung, Reizbarkeit;
KI (Daclatasvir): bek. Überempf.; Komb. mit Phenytoin, Carbamazepin, Oxcarbazepin, Phenobarbital, Rifampicin, Rifabutin, Rifapentin, systemisch angewendetes Dexamethason, Johanniskraut

Daclatasvir (DCV) Rp — HWZ 12–15h, PPB 99%

Daklinza Tbl. 60mg	Chronische Hepatitis C, Genotyp 1–4: 1 × 60mg p.o., Komb. m. anderen Virustatika; s. FachInfo bei gleichzeitiger Anw. von CYP3A4-Inhibitoren/Induktoren; **DANI, DALI** nicht erforderlich

Ledipasvir (LDV) Rp nur in Komb. mit anderen Virustatika → 262

Ombitasvir (OMV) Rp nur in Komb. mit anderen Virustatika → 262

Pibrentasvir Rp nur in Komb. mit anderen Virustatika → 262

A 9.23.8 NS5B-Inhibitoren, nukleos(t)idisch

Wm/Wi (Sofosbuvir): Hemmung der NS5B-RNA-Polymerase ⇒ Hemmung der Virusreplikation;
UW (Sofosbuvir, Komb. mit Ribavirin und PEG-IFN): Anämie, Lymphopenie, Thrombopenie, Neuropenie, ↓ Appetit, Gewichtsabnahme, Schlaflosigkeit, Depression, Angst, Unruhe, Schwindel, Kopfschmerzen, Migräne, Gedächtnisstrg., Aufmerksamkeitsstrg., Sehstrg., Dyspnoe, Husten, Belastungsdyspnoe, Übelkeit, Erbrechen, Obstipation, Mundtrockenheit, Reflux, Bilirubinanstieg, Exanthem, Pruritus, Alopezie, trockene Haut, Arthralgie, Myalgie, Rückenschmerzen, Muskelkrämpfe, Schüttelfrost, Erschöpfung, grippeähnliche Symptome, Reizbarkeit, Schmerzen, Fieber, Brustschmerzen, Asthenie;
KI (Sofosbuvir): bek. Überempf.

Sofosbuvir Rp — HWZ 0.4 (27)h, PPB 85%

Sovaldi Tbl. 400mg	Chronische Hepatitis C: 1 × 400mg p.o., Komb. mit Ribavirin bzw. PEG-IFN-alfa für 12–24W je nach Genotyp, s. FachInfo; **DANI** CrCl > 30: 100%; ≤ 30: keine Daten; **DALI** nicht erforderlich

Virustatika 261

A 9.23.9 Hepatitis-C-Virustatika-Kombinationen

UW (Elbasvir + Grazoprevir): Appetit ↓, Schlaflosigkeit, Kopfschmerzen, Angst, Depression, Schwindel, Übelkeit, Diarrhoe, Bauchschmerzen, Erbrechen, Mundtrockenheit, Pruritus, Alopezie, Arthralgie, Myalgie, Ermüdung, Asthenie, Reizbarkeit;
UW (Glecaprevir + Pibrentasvir): Kopfschmerzen, Diarrhoe, Übelkeit, Fatigue, Asthenie;
UW (Ledipasvir + Sofosbuvir): Kopfschmerzen, Erschöpfung;
UW (Ombitasvir + Paritaprevir + Ritonavir + Dasabuvir + Riavirin): Anämie, Schlaflosigkeit, Übelkeit, Pruritus, Asthenie, Erschöpfgung;
UW (Sofosbuvir + Velpatasvir): Kopfschmerzen, Erschöpfung, Übelkeit;
UW (Sofosbuvir + Velpatasvir + Voxilaprevir): Kopfschmerzen, Diarrhoe, Übelkeit, Erbrechen, Bauchschmerzen, Appetit ↓, Myalgie, Bilirubinerhöhung;
KI (Elbasvir + Grazoprevir): bek. Überempf., LI Child B, C; gleichz. Anw. von Rifampicin, Atazanavir, Darunavir, Lopinavir, Saquinavir, Tipranavir, Cobicistat, Ciclosporin, Efavirenz, Phenytoin, Carbamazepin, Bosentan, Etravirin, Modafinil, Johanniskraut;
KI (Glecaprevir + Pibrentasvir): bek. Überempf., schwere Leberfunktionsstörung Child C, gleichzeitige Anw. von Atazanavir, Atorvastatin, Simvastatin, Dabigatranetexilat, ethinylestradiolhaltigen Arzneimitteln, Rifampicin, Carbamazepin, Johanniskraut, Phenobarbital, Phenytoin, Primidon;
KI (Ledipasvir + Sofosbuvir): bek. Überempf.; gleichzeitige Anw. von Johanniskraut, Rosuvastatin;
KI (Ombitasvir + Paritaprevir + Ritonavir): bek. Überempf., schwere Leberfktsstrg. Child C, gleichz. Anw. von ethinylestradiolhaltigen Arzneimitteln, Alfuzosinhydrochlorid, Amiodaron, Astemizol, Terfenadin, Chinidin, Cisaprid, Colchicin bei Patienten mit Nieren- oder Leberfunktionsstörung, Ergotamin, Dihydroergotamin, Ergometrin, Methylergometrin, Fusidinsäure, Lovastatin, Simvastatin, Atorvastatin, oral angew. Midazolam, Triazolam, Pimozid, Quetiapin, Salmeterol, Sildenafil (bei Behandlung einer pulmonalen arteriellen Hypertonie), Ticagrelor, Carbamazepin, Phenytoin, Phenobarbital, Efavirenz, Nevirapin, Etravirin, Enzalutamid, Johanniskraut, Mitotan, Rifampicin, Clarithromycin, Telithromycin, Cobicistat, Conivaptan, Indinavir, Lopinavir/Ritonavir, Saquinavir, Tipranavir, Itraconazol, Ketoconazol, Posaconazol, Voriconazol;
KI (Sofosbuvir + Velpatasvir): bek. Überempf., Komb. mit Rifampicin, Rifabutin, Johanniskraut, Carbamazepin, Phenobarbital, Phenytoin;
KI (Sofosbuvir + Velpatasvir + Voxilaprevir): bek. Überempf., gleichzeitige Anw. von Rosuvastatin, Dabigatranetexilat, ethinylestradiolhaltigen Arzneimitteln, Rifampicin, Carbamazepin, Johanniskraut, Phenobarbital, Phenytoin

Elbasvir + Grazoprevir

Zepatier *Tbl. 50+100mg*	Chronische Hepatitis C, Genotyp 1b: 1 × 50 + 100mg p.o. f. 12W; **Genotyp 1a, 4:** 1 × 50 + 100mg p.o. f. 12W; bei initialer Viruslast > 800.000 IE/ml Ther.-Dauer 16W u. Komb. mit Ribavirin zu erwägen; **DANI** nicht erforderlich; **DALI** Child B, C: KI

A 9 Infektiologie – Arzneimittel

Glecaprevir + Pibrentasvir	
Maviret *Tbl.* 100+40mg	**Chronische Hepatitis C, Genotyp 1-6:** therapienaiv, ohne Zirrhose: 1 x 300 + 120mg f. 8W; mit Zirrhose f. 12W; mit Vorbehandlung: s. FachInfo; **DANI** nicht erforderlich; **DALI** Child A: 100%; B: Anw. nicht empfohlen; C: KI

Ledipasvir + Sofosbuvir	
Harvoni *Tbl.* 90+400mg	**Chronische Hepatitis C, Genotyp 1, 3, 4:** 1 x 90 + 400mg, Ther.-Dauer, Kombination mit Ribavirin s. FachInfo; **DANI** CrCl ≥ 30: 100%; < 30: keine Daten; **DALI** nicht erforderlich

Ombitasvir + Paritaprevir + Ritonavir	
Viekirax *Tbl.* 12.5+75+50mg	**Chronische Hepatitis C, Genotyp 1, 4:** 1 x 25 + 150 + 100mg, Ther.-Dauer, Komb. mit Ribavirin und/oder Dasabuvir s. FachInfo; **DANI** nicht erforderlich; **DALI** Child A: 100%; B: keine Daten; C: KI

Sofosbuvir + Velpatasvir	
Epclusa *Tbl.* 400+100mg	**Chronische Hepatitis C, alle Genotypen:** ohne Zirrhose 1 x 400+400mg p.o. f. 12W; bei Genotyp 3 u. komp. Zirrhose Komb. mit Ribavirin zu erwägen; bei dekomp. Zirrhose Komb. mit Ribavirin; s.a. FachInfo; **DANI** CrCl ≥ 30: 100%; < 30: keine Daten; **DALI** nicht erforderl.

Sofosbuvir + Velpatasvir + Voxilaprevir	
Vosevi *Tbl.* 400+100+100mg	**Chronische Hepatitis C, Genotyp 1-6: ther.-naiv, ohne Zirrhose:** 1 x 400 +100 + 100mg für 8W; mit Zirrhose f. 12W (evtl. 8W bei Genotyp 3); mit Vorbehandlung, ohne Zirrhose oder komp. Zirrhose: f. 12W; **DANI** leichte-mittelgradige NI: 100%; schwere NI: keine Daten; **DALI** Child A: 100%; B, C: Anw. nicht empfohlen

Virustatika 263

A 9.23.10 Weitere antivirale Mittel und Kombinationen

Wm/Wi (Cobicistat): selektiver Inhibitor der CYP3A-Unterfamilie der Cytochrome P450 ⇒ Steigerung der systemischen Exposition von CYP3A-Substraten wie Elvitegravir;
Wm/Wi (Dolutegravir): HIV-Integrase-Strangtransfer-Inhibitor (INSTI) ⇒ verhindert Einbau der HIV-1-DNA in genomische Wirts-DNA;
Wm/Wi (Elvitegravir): HIV-Integrase-Strangtransfer-Inhibitor (INSTI) ⇒ verhindert Einbau der HIV-1-DNA in genomische Wirts-DNA;
Wm/Wi (Enfuvirtid): hemmt virale und zelluläre Membranfusion ⇒ Hemmung des Eintritts von HIV-1 in menschl. Zellen; **Wm/Wi** (Maraviroc): bindet selektiv an den Chemokin-Rez. CCR5 beim Menschen ⇒ Hemmung des HIV-Eindringens in die Zielzellen;
Wm/Wi (Raltegravir): hemmt virale Integrase ⇒ Hemmung der Integration des HIV-Genoms in das Wirtszellgenom;
Wm (Ribavirin): Guanosinanalogon, Hemmung der RNA-Polymerase;
UW (Cobicistat + Elvitegravir + Emtricitabin + Tenofovir): Neutropenie, allerg. Reaktion, Hypophosphatämie, Hyperglykämie, Hypertriglyceridämie, Appetit ↓, Schlaflosigk., abnorme Träume, Kopfschmerzen, Schwindelgefühl, Diarrhoe, Erbrechen, Übelkeit, Amylase/Lipase/Transaminasen/Bilirubin/CK/Kreatinin ↑, Abdominalschmerzen, Dyspepsie, Obstipation, Völlegefühl, Flatulenz, Hautausschlag, Pruritus, Urtikaria, Verfärbung der Haut, Asthenie, Schmerzen, Müdigkeit;
UW (Cobicistat + Darunavir + Emtricitabin + Tenofovir): Arzneimittelüberempfindlichkeit, Anorexie, Diabetes mellitus, Hypercholesterinämie, Hypertriglyceridämie, Hyperlipidämie, anormale Träume, Kopfschmerzen, Schwindel, Diarrhoe, Übelkeit, Erbrechen, Bauchschmerzen, Meteorismus, Dyspepsie, Flatulenz, Pankreatitis, erhöhte Pankreasenzyme, Hepatitis, erhöhte Leberenzyme, Exanthem, Angioödem, Pruritus, Urticaria, Arthralgie, Myalgie, Ermüdung, Asthenie, Kreatininerhöhung;
UW (Dolutegravir): Kopfschmerzen, Übelkeit, Diarrhoe, Schlafstrg., anormale Träume, Schwindel, Erbrechen, Meteorismus, Bauchschmerzen, Exanthem, Pruritus, Abgeschlagenheit, Transam./CK ↑;
UW (Dolutegravir + Abacavir + Lamivudin): Überempfindlichkeitsreaktion, Anorexie, Schaflosigkeit, anormale Träume, Depression, Albträume, Schlafstrg., Kopfschmerzen, Schwindel, Schläfrigkeit, Lethargie, Husten, nasale Symptome, Übelkeit, Diarrhoe, Erbrechen, Blähungen, abdominale Schmerzen, gastroösophageale Refluxkrankheit, Dyspepsie, Hautausschlag, Pruritus, Haarausfall, Arthralgie, Muskelbeschwerden, Fatigue, Asthenie, Fieber, allgemeines Unwohlsein, ↑ CK/GOT/GPT;
UW (Dolutegravir + Rilpivirin): s. FachInfo;
UW (Enfuvirtid): Diarrhoe, Übelkeit, Müdigkeit, Pneumonie, Pankreatitis, Hautreaktion an der Einstichstelle;
UW (Maraviroc): Leberenzyme ↑, Gewicht ↓, Schwindel, Parästhesien, Geschmacksstrg., Schläfrigkeit, Übelkeit, Husten, Erbrechen, Bauch-schmerzen, Dyspepsie, Exanthem, Juckreiz, Muskelkrämpfe, Rückenschmerzen, Myokard-ischämie, Panzytopenie;
UW (Raltegravir): Schwindel, Bauchschmerzen, Obstipation, Flatulenz, Pruritus, Lipodystrophie, Hyperhidrose, Arthralgie, Müdigkeit, Schwächegefühl;

A 9 Infektiologie – Arzneimittel

UW (Ribavirin oral; Komb. mit Peg-Interferon alfa-2a): Anämie, Anorexie, Depression, Schlaflosigkeit, Kopfschmerzen, Benommenheit, Konzentrationsschwäche, Dyspnoe, Husten, Diarrhoe, Übelkeit, Abdominalschmerzen, Haarausfall, Dermatitis, Pruritus, trockene Haut, Myalgie, Arthralgie, Fieber, Rigor, Schmerzen, Schwäche, Müdigkeit, Reakt. an Applikationsstelle, Reizbarkeit, Inf. der oberen Atemwege, Bronchitis, orale Candidamykose, Herpes simplex, Thrombopenie, Lymphadenopathie, Hypo-/Hyperthyreose, Stimmungsschwankungen, emotionale Verstimmung, Angstgefühl, Aggressivität, Nervosität, Libido ↑, Gedächtnisstrg., Synkopen, Schwäche, Migräne, Hypo-/Hyperästhesie, Parästhesie, Tremor, Geschmacksstrg., Albträume, Somnolenz, Verschwommensehen, Augenschmerzen, Augenentzündung, Xerophthalmie, Vertigo, Ohrenschmerzen, Tachykardie, Palpitationen, periphere Ödeme, Erröten, Belastungsdyspnoe, Epistaxis, Nasopharyngitis, Sinus-/Nasen-Sekretstauungen, Rhinitis, rauer Hals, Erbrechen, Dyspepsie, Dysphagie, Mundgeschwüre, Zahnfleischbluten, Glossitis, Stomatitis, Flatulenz, Verstopfung, Mundtrockenheit, Exanthem, Schwitzen ↑, Psoriasis, Urtikaria, Ekzem, Hauterkr., Lichtempfindlichkeitsreaktionen, Nachtschweiß, Rückenschmerzen, Arthritis, Muskelschwäche, Knochenschmerzen, Nackenschmerzen, Schmerzen der Skelettmuskulatur, Muskelkrämpfe, Impotenz, Schmerzen im Brustkorb, grippeähnliche Erkr., Unwohlsein, Lethargie, Hitzewallungen, Durst, Gewicht ↓;
KI (Cobicistat + Elvitegravir + Emtricitabin + Tenofovir): bek. Überempf., abgebrochene Vorbehandlung mit Tenofovir wegen Nierentoxizität, gleichz. Anw. mit zahlreichen anderen Med. (s. Fachinfo); **KI** (Cobicistat + Darunavir + Emtricitabin + Tenofovir): bek. Überempf., gleichz. Anw. mit zahlreichen anderen Med. (s. Fachinfo); **KI** (Dolutegravir): bek. Überempf., gleichz. Anw. von Dofetilid; **KI** (Dolutegravir + Abacavir+Lamivudin): bek. Überempf., gleichz. Anw. von Dofetilid; **KI** (Dolutegravir + Rilpivirin): bek. Überempf., gleichzeitige Anw. von Dofetilid, Carbamazepin, Oxcarbazepin, Phenobarbital, Phenytoin, Rifampicin, Rifapentin, Protonenpumpeninhibitoren, Dexamethason systemisch, Johanniskraut;
KI (Enfuvirtid, Maraviroc, Raltegravir): bekannte Überempfindlichkeit;
KI (Ribavirin oral): bek. Überempf., schwere Herzkrankheit, schwere Leberfkt.sstrg. oder dekomp. Leberzirrhose, Hämoglobinopathien (z.B. Thalassämie, Sichelzellanämie), Grav./Lakt.

Cobicistat + Darunavir + Emtricitabin + Tenofovir-Disoproxil Rp	
Symtuza Tbl. 150+800+200+10mg	**HIV-1-Inf.:** Erw., Ki. ab12J und ≥ 40kg: 1 x 1Tbl. p.o.; **DANI** CrCl ≥ 30: 100%; <30: Anw. nicht empf.; **DALI** Child A, B: 100%; C: Anw. nicht empf.

Cobicistat + Elvitegravir + Emtricitabin + Tenofovir-Disoproxil	PRC C, Lact –
Genvoya Tbl. 150+150+200+10mg **Stribild** Tbl. 150+150+200+136mg	**HIV-1-Inf.:** Stribild: Erw. ab 18J: 1 x 1Tbl. p.o.; **DANI** vor Therapiebeginn: CrCl < 70: KI, 70-90: Anw. nicht empf., nur falls keine Alternat. verfügbar; während Ther.: CrCl < 70: Therapieabbruch empfohlen, < 50: KI; **DALI** Child-Pugh A, B: 100%; C: keine Daten; Genvoya: Erw., Ki. > 12J ≥ 35kg: 1 x 1Tbl. p.o.; **DANI** CrCl ≥ 30: 100%; <30: Anwendung nicht empfohlen; **DALI** Child-P. A, B: 100%; C: Anwendung nicht empfohlen

Virustatika

Dolutegravir Rp	HWZ 14h, PPB 99%, PRC B, Lact -
Tivicay Tbl. 10, 25, 50mg	**HIV-1-Infektion:** 1 x 50mg p.o., 2 x 50mg b. Komb. mit Efavirenz, Nevirapin, Tipranavir, Ritonavir, Rifampicin bzw. bei Integrase-Inhibitor-Resistenz; **Ki. 12–17J:** 1 x 50mg; **DANI** nicht erf.; **DALI** Child C vorsicht. Anw.

Dolutegravir + Abacavir + Lamivudin Rp	PRC C, Lact -
Triumeq Tbl. 50+600+300mg	**HIV-1-Infektion:** 1 x 1Tbl. p.o.; **DANI** CrCl < 50: Anw. nicht empf.; **DALI** Child A: ggf. Dosisreduktion; B, C: Anw. nicht empfohlen

Dolutegravir + Rilpivirin Rp	
Juluca Tbl. 50+25mg	**HIV-1-Infektion:** 1 x 1Tbl. p.o.; **DANI** CrCl ≥ 30: 100%; < 30: Risiko-Nutzen-Abwäg. bei Komb. m. starkem CYP3A-Inhib.; **DALI** Child B: vors. Anw.; C: Anw. nicht empf.

Enfuvirtid (T20) Rp	HWZ 3.8h, PPB 92%, PRC B, Lact -
Fuzeon Inj.Lsg. 90mg/1ml	**HIV-1-Infektion:** 2 x 90mg s.c.; **Ki. 6–16J:** 2 x 2mg/kg s.c., max. 2 x 90mg; **DANI** nicht erforderlich

Maraviroc (MVC) Rp	HWZ 13h, PPB 76%, PRC B, Lact -
Celsentri Tbl. 25, 75, 150, 300mg; Saft (5ml = 100mg)	**HIV-1-Infektion:** 2 x 150–600mg p.o.; Dosis u. **DANI** abhängig von Komedikation (CYP3A4-Hemmer/-Induktor) s. FachInfo; **Ki.** ≥ 2J u. ≥ 10kg: s. FachInfo; **DALI** vorsichtige Anwendung

Raltegravir Rp	HWZ 9h; PPB 83%; PRC C Lact -
Isentress Kautbl. 25, 100mg; Tbl. 400, 600mg; Granulat 100 mg	**HIV-1-Inf.:** 2 x 400mg p.o.; **Ki. 2–11J:** 12bis < 14kg: 2 x 75mg; 14 bis < 20kg: 2 x 100mg; 20 bis < 28kg: 2 x 150mg; 28 bis < 40kg: 2 x 200mg; ≥ 40kg: 2 x 300mg; **DANI** nicht erf.; **DALI** schwere LI: vors. Anw.

Ribavirin Rp	HWZ 9.5h (Inhal.), 79h (p.o.), Q0 0.6, PRC X, Lact ?
Copegus Tbl. 200, 400mg Rebetol Kps. 200mg; Saft (5ml = 200mg) Ribavirin HEXAL Tbl. 200, 400mg Ribavirin-ratioph. Tbl. 200, 400mg	**Chronische Hepatitis C** (in Kombination mit Interferon → 277): 800–1200mg/d je nach Gewicht bzw. Virus-Genotyp, s. FachInfo; **DANI** CrCl < 50: KI; **DALI** schwere LI bzw. dekompensierte Zirrhose: KI

A 9 Infektiologie – Arzneimittel

A 9.24 Systemische Antimykotika

A 9.24.1 Azole

Empf. (Fluconazol): Candida-Arten (außer C. krusei, C. glabrata), Cryptococcus, Histoplasma, Blastomyces, Trichosporon, Dermatophyten, keine Aktivität gegen Schimmelpilze;
empf. (Isavuconazol): Aspergillus, Mucorales;
empf. (Itraconazol): Candida, Cryptococcus, Coccidioides, Histoplasma, Aspergillus, Dermatophyten;
empf. (Posaconazol): Candida-Arten, Cryptococcus, Coccidioides, Histoplasma, alle Aspergillus-Spezies, Cladosporium, Zygomyceten, Fusarium-Spezies;
empf. (Voriconazol): Candida-Arten, Trichosporon, Cryptococcus, Coccidioides, Histoplasma, einige Aspergillus-Spezies, eingeschränkt bei Scedosporium, Fusarium;
UW (Fluconazol): Nausea, Kopf-/Bauchschmerzen, Diarrhoe, Exantheme, periphere Neuropathie, Veränderung von Leberfunktionswerten;
UW (Isavuconazol): Hypokaliämie, Appetit ↓, Delirium, Kopfschmerzen, Somnolenz, Thrombophlebitis, Dyspnoe, akute resp. Insuffizienz, Übelkeit, Erbrechen, Diarrhoe, Bauchschmerzen, erhöhte Leberwerte, Exanthem, Pruritus, NI, thorakale Schmerzen, Müdigkeit;
UW (Itraconazol): Bauchschmerzen, Übelkeit, Dyspepsie, schlechter Geschmack;
UW (Posaconazol): Neutropenie, Anorexie, Schlaflosigkeit, Schwindel, Kopfschmerzen, Parästhesien, Somnolenz, Hitzewallungen, Bauchschmerzen, Diarrhoe, Übelkeit, Erbrechen, Exanthem, Pruritus, Rückenschmerzen, Asthenie, Müdigkeit, Fieber, Störung des Elektrolythaushalts, Geschmackstörung, Hypertonie, Leberenzymerhöhung, Müdigkeit, anorektale Beschwerden;
UW (Voriconazol): Fieber, Kopf-/Bauchschmerzen, Übelkeit, Erbrechen, Durchfall, Panzytopenie, Ödeme, Exanthem, Sehstrg., akutes Nierenversagen, Halluzinationen, Depressionen, Ängstlichkeit, Benommenheit, Verwirrtheit, Tremor, Unruhe, Paraesthesie, Leberwerte ↑, Ikterus, Kreatinin ↑, Gastroenteritis, Grippesymptome, Sinusitis, Hypoglykämie, Hypokaliämie, Phlebitis, Hypotonie, Rückenschmerzen;
KI (Fluconazol): schwere Leberfktsstrg., Grav./Lakt.; Anw.Beschr. bei Ki.;
KI (Isavuconazol): bek. Überempfindlichkeit, gleichzeitige Anw. von Ketoconazol, gleichzeitige Anw. von hochdosiertem Ritonavir (> 400mg/d), gleichzeitige Anw. von CYP3A4/5-Induktoren (z. B. Rifampicin, Rifabutin, Carbamazepin, Phenobarbital, Phenytoin, Johanniskraut, Efavirenz, Nafcillin, Etravirin); familiäres Short-QT-Syndrom;
KI (Itraconazol): NI CrCl < 30, Grav./Lakt.;
KI (Posaconazol): bek. Überempf.; gleichzeitige Anw. von Mutterkorn-Alkaloiden, Terfenadin, Astemizol, Pimozid, Halofantrin, Chinidin, Simvastatin, Lovastatin, Atorvastatin;
KI (Voriconazol): bek. Überempf., gleichzeitige Anw. von Terfenadin, Astemizol, Pimozid, Chinidin, Rifampicin, Carbamazepin, Phenobarbital, hochdosiertes Ritonavir, Mutterkorn-Alkaloide, Sirolimus, Johanniskraut

Systemische Antimykotika 267

Fluconazol Rp
HWZ 30h, Qo 0.2, PPB 11%, PRC C, Lact -

Diflucan Kps. 50, 100, 200mg; Susp. (1ml = 40mg); Trockensaft (5ml = 50mg)
Fluconazol HEXAL Kps. 50, 100, 150, 200mg; Inf.Lsg. 100mg/50ml, 200mg/100ml, 400mg/200ml
Fluconazol Kabi Inf.Lsg. 100mg/50ml, 200mg/100ml, 400mg/200ml
Flucoderm Kps. 100, 150, 200mg
Fluconazol-ratioph. Kps. 50, 150mg
Flunazul Kps. 50, 100, 150, 200mg
Fungata Kps. 150mg

Oropharyngeale, ösophageale **Candidose** → 751: 200-400mg an d1, dann 1 x 100-200mg p.o.;
Candidurie: 200-400mg/d; **akute Vaginalcandidose, Candida-Balanitis**: einmalig 150mg p.o.; **Systemcandidosen** → 648,
Kryptokokkenmeningitis: d1: 1 x 400mg, dann 1 x 200-400mg p.o./i.v., max. 800mg/d;
Ki. > 1M: 1 x 6-12mg/kg p.o./i.v.; weitere Ind s. FachInfo;
DANI CrCl: > 50: 100%; 11-50: 50%; HD: 100% nach jeder Dialyse;
DALI vorsichtige Anw.

Isavuconazol Rp
HWZ 110h, Q0 1.0, PPB > 99%, PRC C, Lact -

Cresemba Kps. 100mg; Inf.Lsg. 200mg

Invasive Aspergillose, Mucormykose, bei der Ampho B nicht angemessen ist:
d1-2 3 x 200mg i.v., dann 1 x 200mg i.v./p.o.;
DANI nicht erforderl.; **DALI** Child A, B: 100%; C: Anw. nicht empfohlen

Itraconazol Rp
HWZ 24-36h, Qo 1.0, PPB > 95%, PRC C, Lact ?

Itraconazol-ratioph. Kps. 100mg
Itraisdin Kps. 50mg
Sempera Kps. 100mg; Saft (1ml = 10mg); Inf.Lsg. 250mg
Siros Kps. 100mg

Hautmykosen → 718: 1-2 x 50-100mg p.o.;
Systemmyk., Aspergillose: 1-2 x 100-200mg p.o. (Saft wird deutlich besser resorbiert);
vulvovag. Candidose: 2 x 200mg p.o. für 1d;
invasive Mykose: 2 x 200mg p.o. (für 2-5M);
Histoplasmose, Systemmykosen: d1 + 2: 2 x 200mg über 1h i.v., dann 1 x 200mg; max. 14d;
DANI CrCl < 30: KI; **DALI** Dosisanpassung

Posaconazol Rp
HWZ 35h, PPB 98%

Noxafil Inf.Lsg. 300mg; Tbl. 100mg; Susp. (5ml = 200mg)
Posaconazol Heumann Tbl. 100mg
Posaconazol HEXAL Tbl. 100mg
Posaconazol Zentiva Tbl. 100mg

Systemcandidosen → 648, **Aspergillose, Fusariose, Myzetom, Chromoblasto-, Kokzidioidomykose**: d1 2 x 300mg i.v. oder Tbl.; 2 x 300mg p.o.; Susp. 4 x 200mg p.o.; ab d2: 1 x 300mg i.v. oder Tbl.: 1 x 300mg p.o.; Susp. 4 x 200mg oder 2 x 400mg p.o. ;
Pro. invasiver Mykosen: d1 2 x 300mg i.v. oder Tbl.: 2 x 300mg); ab d2: 1 x 300mg i.v. oder Tbl.: 1 x 300mg; Susp.: 3 x 200mg p.o.;
Oropharyngeale Candidose: Susp.: d1: 1 x 200mg p.o., dann 1 x 100mg f. 13d;
DANI CrCl < 50: orale Anw. empfohlen
DALI Child C: vorsichtige Anwendung

A 9 Infektiologie – Arzneimittel

Voriconazol Rp	HWZ 6h, Q0 0.98, PPB ca. 58%, PRC D, Lact –
VFEND Tbl. 50, 200mg; Trockensaft (1ml = 40mg); Inf.Lsg. 200mg **Voriconazol Aristo** Tbl. 50, 100, 200mg **Voriconazol HEXAL** Tbl. 50, 200mg **Voriconazol Mylan** Tbl. 50, 200mg; Inf.Lsg. 200mg **Voriconazol Stada** Tbl. 200mg; Inf.Lsg. 200mg	**Invas. Aspergillose, Candidämie, schwere Candida-Infektion** (Fluconazol-resistent), **Pilzinfektion** (Scedosporium, Fusarium spp.): d1: 2 x 6mg/kg i.v.; 2 x 400mg p.o.; ab d2: 2 x 4mg/kg i.v.; 2 x 200mg p.o.; Pat. < 40kg: d1: 2 x 200mg p.o., ab d2: 2 x 100mg; **Ki. 2-12J:** 2 x 7mg/kg i.v., 2 x 200mg p.o.; **DANI** möglichst orale Anwendung; **DALI** Child A, B: d1: 100%, ab d2: 50%; Child C: nicht empfohlen

A 9.24.2 Polyene

Empf.: Candida-Arten, Aspergillus, Histoplasma, Sporothrix, Blastomyces, Cryptococcus, Coccidioides; **UW:** Fieber, Schüttelfrost, Nausea, Erbrechen, Diarrhoe, generalisierte Schmerzzustände, Anämie, Nierenfunktionsstörung, Hypokaliämie;
KI: schwere Leber-, Nierenfunktionsstörung; Cave in Grav./Lakt.

Amphotericin B Rp	HWZ 24h (15d), Q0 0.95, PPB 90-95%, PRC B Lact ?
Amphotericin B Inf.Lsg. 50mg **Fungizone** Inf.Lsg. 50mg	**Generalisierte Mykosen:** ini 0.1mg/kg i.v., dann: 1 x 0.5-0.7mg/kg i.v., max. 1mg/kg; **Ki.** 1-2mg/d, max. 0.25mg/kg/d i.v.; **DANI, DALI** KI bei schwerer NI/LI

Amphotericin B liposomal Rp	HWZ 7-153h, Q0 0.95, PRC B, Lact ?
AmBisome Inf.Lsg. 50mg	**Schwere systemische Mykosen:** ini 1 x 1mg/kg i.v., steigern bis 3-5mg/kg; **Ki.:** s. Erw.; **DANI, DALI** KI bei schwerer NI/LI

A 9.24.3 Echinocandine

Empf.: Candida albicans und Candida spp.: fungizid, Schimmelpilze: fungistatisch;
UW (Anidulafungin): Hautrötung, Hitzewallungen, Pruritus, Exanthem, Hypokaliämie, Übelkeit, Erbrechen, Diarrhoe, Transaminasen/aP/GGT/Bili/Kreatinin ↑, Koagulopathie, Konvulsionen, Kopfschmerzen; **UW** (Caspofungin): Fieber, Schüttelfrost, Kopfschmerzen, Hypokaliämie, lokale Phlebitis, Übelkeit, Erbrechen, Diarrhoe, Flush, Exanthem, Anämie, Thrombopenie, Leukopenie, Eosinophilie, Tachykardie, Leberenzyme ↑, Arthralgie;
UW (Micafungin): Leukopenie, Thrombopenie, Hämolyse, Anämie, Hypokaliämie, Hypokalzämie, Hypomagnesiämie, Kopfschmerzen, Phlebitis, Übelkeit, Erbrechen, Diarrhoe, Bauchschmerzen, Bilirubin/Transaminasen ↑, Exanthem, Fieber, Rigor;
KI (Anidulafungin): bek. Überempf. gegen Echinocandine;
KI (Caspofungin): bek. Überempf. gegen Caspofungin;
KI (Micafungin): bek. Überempf. gegen Echinocandine

Anidulafungin	HWZ 40-50h, PPB 99%, PRC C, Lact ?
Anidulafungin-ratioph. Inf.Lsg. 100mg **Anidulafungin Stada** Inf.Lsg. 100mg **Ecalta** Inf.Lsg. 100mg	**Invas. Candidose bei nichtneutropen. Pat.:** d1: 1 x 200mg i.v., dann 1 x 100mg für 14d; **DANI, DALI** nicht erforderlich

Systemische Antimykotika

Caspofungin Rp	HWZ 9-11h, PPB 93-96%, PRC C, Lact ?
Cancidas *Inf.Lsg.* 50, 70mg **Caspofungin-ratioph.** *Inf.Lsg.* 50, 70mg **Caspofungin Zentiva** *Inf.Lsg.* 50, 70mg	**Invasive Aspergillose/Candidose, neutropenisches Fieber mit V.a. Pilzinfektion:** d1: 1 × 70mg i.v., dann 1 × 50mg, > 80kg: 1 × 70mg; **Ki. 12M-17J:** d1: 1 × 70mg/m², max. 70mg, dann 50mg/m², ggf. 70mg/m² bei inadäquatem Ansprechen; **DANI** nicht erforderlich; **DALI** Child 7-9: d1: 70mg, dann 1 × 35mg/d
Micafungin Rp	HWZ 13-17h, PPB 99%, PRC C, Lact ?
Mycamine *Inf.Lsg.* 50, 100mg	**Invasive Candidose:** 1 × 100mg i.v.; < 40kg: 2mg/kg/d; bei fehl. Ansprechen Dosis verdoppeln; **Ki.:** s. Erw.; **ösophageale Candidose:** 1 × 150mg i.v.; < 40kg: 3mg/kg/d; **Pro. Cand.:** 1 × 50mg/d; < 40kg: 1mg/kg/d; **Ki.:** s. Erw.; **DANI** nicht erforderlich; **DALI** leichte bis mittelschwere LI nicht erforderlich

A 9.24.4 Weitere Antimykotika

Empf. (Flucytosin): Candida, Cryptoccus, Aspergillus (nur fungistatisch);
UW (Flucytosin): Anämie, Leukopenie, Neutropenie, Granulozytopenie, Thrombozytopenie, Diarrhoe, Übelkeit, Erbrechen, Leberfunktionsstörungen, Transaminasenerhöhung;
UW (Terbinafin): Appetitlosigkeit, Depression, Kopfschmerzen, Geschmackstörung, gastrointestinale Beschwerden, allergische Hautreaktionen, Myalgien, Arthralgien, Müdigkeit;
KI (Flucytosin): bek. Überempfindlichkeit, gleichzeitige Anw. von Ganciclovir und Valganciclovir, Brivudin, Sorivudin und Analoga; Grav.;
KI (Terbinafin): bek. Überempfindlichkeit, chronische oder akute Lebererkrankungen; Nagelmykosen infolge einer primär bakteriellen Infektion

Flucytosin Rp	HWZ 3-8h, Qo 0.03, PPB 5%, PRC C, Lact ?
Ancotil *Inf.Lsg.* 2.5g/250ml	**Schwere Systemcandidose** → 648: 100-150mg/kg i.v. in 4ED in Kombination mit Amphotericin B (0.5mg/kg/d); **FG/NG:** 50-100mg/kg/d in 2ED; **Kryptokokkenmeningitis:** 100mg/kg/d + 0.7-1mg/kg/d Amphotericin B; **Chromoblastomykose:** 70-100mg/kg/d i.v. in 4ED + 50mg Amphotericin B; **DANI** CrCl 20-40: Dosisintervall 12h; 10-19: Dosisintervall 24h; HD: 50mg/kg n. jed. Dialyse
Terbinafin Rp	HWZ 17h, Qo 1.0, PPB 99%, PRC B, Lact -
Dermatin, Lamisil *Tbl.* 250mg **Terbinafin HEXAL** *Tbl.* 125, 250mg **Terbinafin AL** *Tbl.* 125, 250mg	**Schwere Dermatophyteninfektion der Haut:** 1 × 250mg p.o.; **DANI** CrCl < 50: 50%; **DALI** Anw. bei schwerer LI nicht empfohlen

A 9.25 Topische Antimykotika

Empf. (Amphotericin B): Candida, Aspergillus fumigatus; **empf.** (Natamycin): Candida; **empf.** (Nystatin): Candida, Blastomyces, Coccidioides, Histoplasma, Aspergillus;
UW (Amphotericin B): allergische Hautreaktionen, Glossitis, Übelkeit, Erbrechen, Diarrhoe;
UW (Nystatin): bei hoher Dosis Brechreiz; **KI** (Amphotericin B): bek. Überempf.

Amphotericin B Rp

Ampho-Moronal *Tbl. 100mg; Lutschtbl. 10mg; Susp. (1ml = 100mg)*	**Mundsoor:** 4 x 1Tbl. bzw. 4 x 1ml p.o., bis 2-3d nach Verschwinden der sichtbaren Sympt.; **Pro.** einer gastrointest. Hefepilzüberwucherung: 4 x 1 ml p.o.; **DANI** nicht erf.

Nystatin OTC   PRC C, Lact ?

Adiclair, Biofanal *Tbl. 500000IE; Susp. (1ml = 100.000IE); Mundgel (1g = 100000IE)* **Moronal, Mykundex** *Tbl. 500000IE; Susp. (1ml = 100.000IE)* **Nystatin Stada** *Tbl. 500000IE*	**Candida-Infektion:** Mundhöhle: 4-6 x 100000IE p.o.; Magen-Darm-Trakt: 3 x 1-2Tbl.; **Ki.** s. Erw.; **DANI** nicht erforderlich

A 9.26 Anthelminthika

Wm/Wi (Ivermectin): bindet an glutamatgesteuerte Chloridkanäle in den Nerven- und Muskelzellen ⇒ Membranpermeabilität für Chloridionen ↑ ⇒ neuromuskuläre Paralyse der Parasiten durch Hyperpolarisation;
UW (Albendazol): Kopfschmerzen, Schwindel, Bauchschmerzen, Diarrhoe, Übelkeit, Erbrechen, reversibler Haarausfall, Fieber; **UW** (Ivermectin): je n. Ind unterschiedliche UW, s. FachInfo;
UW (Praziquantel): Kopfschmerzen, Benommenheit, Schwindel, Somnolenz, Unwohlsein, Bauchschmerzen, Übelkeit, Erbrechen, Diarrhoe, Urtikaria, Fieber, Anorexie, Myalgie;
KI (Albendazol): bek. Überempf., Grav./Lakt.; **KI** (Ivermectin): bek. Überempfindlichkeit;
KI (Praziquantel): bek. Überempf., intraokuläre Zystizerkose, gleichz. Anw. von Rifampicin

Albendazol Rp   HWZ 8h, PRC C, Lact ?

Eskazole *Tbl. 400mg*	**Echinokokkose:** 2 x 400mg p.o. für 28d, dann 14d Pause, 2-3 Zyklen; **Trichinose:** 2 x 400mg für 6d; **Strongyloidiasis:** 400-800mg/d für 3d; Pat. < 60kg: 15mg/kg/d in 2ED; **DANI** nicht erf.; **DALI** vorsichtige Anw., Transaminasen-Kontr.

Ivermectin Rp   HWZ 12h, Q0 1.0

Driponin *Tbl. 3mg*	**Strongyloidiasis:** einmalig 200µg/kg p.o.; **Mikrofilarämie durch Wuchereria bancrofti:** einmalig 150-200µg/kg p.o. alle 6M oder 300-400µg/kg alle 12M; **Skabies:** einmalig 200µg/kg p.o., ggf. 2. Dosis nach 8-15d bei schweren Formen; **DANI, DALI:** keine Daten

Anthelminthika 271

Mebendazol Rp	HWZ 2-8h, Q0 0.95, PRC C, Lact ?
Vermox Tbl. 100, 500mg	**Enterobiasis:** 1 × 100mg p.o. für 3d, Wdh. nach 2 und 4W; **Ascariasis, Ancylostomiasis:** 2 × 100mg f. 3d; **Trichuriasis:** 2 × 100mg f. 4d; **Taeniasis, Strongyloidiasis:** 2 × 300mg für 3d; **Ki.:** s. Erw., max. 2 × 100mg; **Trichinose:** d1: 3 × 250mg, d2: 4 × 250mg, d3-14: 3 × 500mg; **Echinokokkose:** d1-3: 2 × 500mg, d4-6: 3 × 500mg, dann 3 × 500-1500mg; **DANI** nicht erforderlich; **DALI** vorsichtige Anwendung; bei schwerer Hepatopathie und hoher Dosis Anwendung nicht empfohlen
Niclosamid OTC	
Yomesan Tbl. 500mg	**Taeniasis** → 658, **Fischbandwurm:** 1 × 2g p.o.; **Ki. 2-6J:** 1 × 1g; < **2J:** 1 × 0.5g; **Zwergbandwurm:** d1: 1 × 2g, d2-7: 1 × 1g; **Ki. 2-6J:** d1: 1 × 1g, d2-7: 1 × 0.5g; < **2J:** d1: 1 × 0.5g, d2-7: 1 × 250mg; **DANI** nicht erforderlich
Praziquantel Rp	HWZ 1-2.5(4)h, Q0 0.8, PPB 85%, PRC B
Biltricide Tbl. 600mg *Cysticide* Tbl. 500mg	**Schistosomiasis:** 40-60mg/kg p.o. in 2-3ED für 1d; **Leber- u. Lungenegel:** 75mg/kg in 3ED für 2-3d; **Neurozystizerkose:** 50mg/kg in 3ED für 15d; **Taeniasis:** 1 × 5-10mg/kg; **Fischbandwurm:** 1 × 10mg/kg; **Zwergbandwurm:** 15-25mg/kg, evtl. Wdh. nach 10d; **DALI** vorsichtige Anw. bei schwerer LI
Pyrantelembonat Rp	HWZ 26h PRC C, Lact ?
Helmex Kautbl. 250mg; Saft (5ml = 250mg)	**Enterobiasis, Ascariasis, Ankylostomiasis:** 1 × 10mg/kg p.o., max. 1g; **Hakenwurm:** 20mg/kg für 2d; **DALI** KI bei vorbestehender Leberschädigung
Pyrviniumembonat OTC	PRC B
Molevac Tbl. 50mg; Saft (5ml = 50mg) *Pyrcon* Saft (5ml = 50mg)	**Enterobiasis:** 1 × 5mg/kg p.o., max. 400mg; **DANI, DALI** KI

A 9.27 Antimalariamittel

Wm/Wi (Piperaquintetraphosphat): Wm nicht genau bekannt, evtl. ähnlich wie Chloroquin;
Wm/Wi (Dihydroartemisinin): Schädigung in den parasitären Membransystemen durch freie Radikale; **UW** (Artemether + Lumefantrin): Bauch-/Kopfschmerzen, Anorexie, Diarrhoe, Übelkeit, Schwindel, Pruritus, Exanthem, Husten, Palpitationen, Arthralgie, Myalgie, Asthenie, Müdigkeit; **UW** (Chloroquin): Hornhauttrübung, Retinopathia pigmentosa, Exanthem;
UW (Mefloquin): GI-Strg., ZNS-Strg., Rhythmusstrg., Psychose, Leuko-/ Thrombopenie;
UW (Piperaquintetraphosphat + Dihydroartemisinin): Anämie, Kopfschmerzen, QT-Verlängerung, Tachykardie, Asthenie, Fieber, Grippe, Plasmodium-falciparum-Infektion, Atemweg-/Ohrinfektion, Leukozytose, Leuko-, Thrombo-, Neutropenie, Anorexie, Konjunktivitis, unregelmäßige Herzfrequenz, Husten, Bauchschmerzen, Erbrechen, Durchfall, Dermatitis, Rash;
UW (Proguanil + Atovaquon): Kopfschmerzen, Übelkeit, Erbrechen, Diarrhoe, Bauchschmerzen, Anämie, Neutropenie, allergische Reakt., Hyponatriämie, Appetitlosigkeit, ungewöhnl. Träume, Depression, Schlaflosigkeit, Schwindel, Leberenzyme ↑, Pruritus, Exanthem, Fieber, Husten;
KI (Artemether + Lumefantrin): komplizierte Malaria, Herzerkrankung, QT ↑, Lakt.;
KI (Chloroquin): Retinopathie, G-6-PDH-Mangel, Grav./Lakt.;
KI (Mefloquin): bek. Überempf. gegen M., Chinin, Chinidin; aktive Depression, Depression in Anamnese, generalisierte Angsterkrankung, Psychose, Suizidversuche, suizidale Gedanken und selbstgefährdendes Verhalten, Schizophrenie, andere psychiatrische Störungen, Epilepsie, Komb. mit Halofantrin bzw. Ketoconazol gleichzeit bzw. bis 15 Wochen nach letzter Mefloquin-Einnhame, Schwarzwasserfieber i.d. Anamnese, schwere Leberfunktionsstrg.;
KI (Piperaquintetraphosphat + Dihydroartemisinin): bek. Überempf., schwere Malaria (nach WHO), plötzliche Todesfälle/angeborene QT-Verlängerung in Familienanamnese, bekannte QT-Verlängerung, symptomatische HRST, schwere Bradykardie, schwere Hypertonie, linksventrikuläre Hypertrophie, dekompensierte Herzinsuffizienz, Elektrolytstrg., Einnahme von Medikamenten, die das QT-Intervall verlängern (unter Berücksichtigung der HWZ);
KI (Proguanil + Atovaquon): bekannte Überempfindlichkeit, schwere Nierenfunktionsstrg.

Artemether + Lumefantrin Rp	HWZ (A/L) 2h/2-6d
Riamet *Tbl. 20+120mg*	**Unkomplizierte Malaria-tropica-Ther.:** ini 4Tbl., Wdh. nach 8, 24, 36, 48, 60h; **Ki.:** 5-15kg: s. Erw. mit je 1Tbl.; 15-25kg: je 2Tbl.; 25-35kg: je 3Tbl.

Chloroquinphosphat Rp	HWZ 30-60d, Vd 0.3, PPB 50-60%, PRC C, Lact +
Resochin *Tbl. 250mg*	**Malaria-Pro.:** 1 x/W 8mg/kg p.o., 1W vor bis 4W nach Exposition; **Malaria-Ther.:** ini 16mg/kg p.o., nach 6h 8mg/kg, dann 1 x 8mg/kg für 2-3d; **Ki.:** s. Erw.

Antimalariamittel 273

Mefloquin Rp	HWZ 13-30d, Qo 0.9, PPB 98%, PRC C, Lact ?
Lariam *Tbl. 250mg*	**Malaria-tropica-Pro.:** 1 x/W 250mg p.o., 1W vor bis 4W nach Exposition; **Ki. > 5kg:** 1 x/W 5mg/kg; **Malaria-Ther.:** ini 750mg p.o., nach 6h 500mg, nach 12h 250mg; **Ki. > 5kg:** 20-25mg/kg, Gesamtdosis in 2-3ED; **DANI** nicht erford.; **DALI** KI bei schwerer LI
Piperaquintetraphosphat + Dihydroartemisinin Rp	HWZ 22d bzw. 1h, PPB > 99% bzw. 44-93%, PRC C, Lact ?
Eurartesim *Tbl. 320+40mg*	**Unkomplizierte Plasmodium-falciparum-Malaria:** 5-6kg: 1 x 80+10mg p.o. für 3d, 7-12kg: 1 x 160+20mg, 13-23kg: 1 x 320+40mg, 24-35kg: 1 x 640+80mg, 36-74kg: 1 x 960+120mg, 75-100kg: 1 x 1280+160mg, > 100kg: keine Daten; **DANI, DALI** vorsichtige Anwendung bei mäßiger/schwerer Nieren-/Leberfunktionsstrg.
Primaquin Int. Apotheke	HWZ 4-7h, PRC C, Lact ?
Primaquine *Tbl. 15mg*	**Malaria-tertiana-Nachbehandlung:** 1 x 15mg p.o. für 14d
Proguanil + Atovaquon Rp	
Atovaquon Proguanil AL *Tbl. 100 + 250mg* Atovaquon Proguanil Stada *Tbl. 100 + 250mg* Malarex *Tbl. 100+250mg* Malarone *Tbl. 100+250mg* Malarone junior *Tbl. 25+62.5mg*	**Malaria-Pro.:** 1-2d vor bis 7d nach Exposition: 1 x 100+250mg p.o.; **Ki. 11-20kg:** 1 x 25+62.5mg p.o.; **21-30kg:** 1 x 50+125mg; **31-40kg:** 1 x 75+187.5mg; **unkomplizierte Malaria-tropica-Ther.:** 1 x 400+1000mg p.o. für 3d; **Ki. 11-20kg:** 1 x 100+250mg für 3d; **21-30kg:** 1 x 200+500mg für 3d; **31-40kg:** 1 x 300+750mg für 3d; **DANI** CrCl > 30: 100%; < 30: KI; **DALI** nicht erforderlich

A 10 Immunologie – Arzneimittel

A 10.1 Immunsuppressiva

Wm/Wi (Azathioprin): Umwandlung in 6-Mercaptopurin = Purinantimetabolit;
Wm/Wi (Belatacept): selektiver Kostimulationsblocker ⇒ blockiert CD28-vermittelte Kostimulation von T-Zellen ⇒ Hemmung der Immunantwort gegen transplantierte Niere;
Wm/Wi (Ciclosporin): Blockade ruhender Lymphozyten in der G0- oder G1-Phase, Hemmung der Produktion und Freisetzung von Lymphokinen und T-Zell-Wachstumsfaktor;
Wm/Wi (Mycophenolat): Hemmung der Inosinmonophosphatdehydrogenase ⇒ Hemmung der Synthese v. Guanosin-Nukleotiden ⇒ zytostatischer Effekt auf Lymphozyten;
Wm/Wi (Tacrolimus): hemmt Bildung zytotoxischer T-Zellen; hemmt Lymphokin-Bildung u. Expression des Interleukin-2-Rezeptors;
UW (Azathioprin): Nausea, Erbrechen, Diarrhoe, Panzytopenie, Fieber, Infektionsrisiko ↑, Cholestase, Pankreatitis, Alopezie; **UW** (Ciclosporin): Nierenschädigung, Störung der Leberfunktion, Kardiotoxizität, Tremor, Hirsutismus, Gingivahypertrophie, Ödeme;
UW (Belatacept): Infektionen (Harnweg-, Atemweg-, CMV-, Herpes-, Pilzinfektionen, lokale und Wundinfektionen, BK-Virus-Infektion, Sepsis, Influenza, Gastroenteritis), Zellulitis, Plattenepithelkarzinom der Haut, Basaliom, Hautpapillome, Anämie, Leukopenie, Leukozytose, Thrombopenie, Lymphopenie, Polyzythämie, IgG/M ↓, Cushingoid, Hypophosphatämie, -kaliämie, -kalzämie, -proteinämie, Dyslipidämie, Hyperglykämie, -kaliämie, Gewicht ↓ ↑, Diabetes mellitus, Dehydratation, Azidose, Flüssigkeitsretention, Schlaflosigkeit, Angst, Depression, Kopfschmerzen, Tremor, Schwindel, apoplektischer Insult, Parästhesie, Synkope, Lethargie, periphere Neuropathie, Katarakt, okuläre Hyperämie, Verschwommensehen, Vertigo, Tinnitus, Ohrschmerz, Herzfrequenz ↓ ↑, Vorhofflimmern, Herzinsuff., Angina pectoris, Linksherzhypertrophie, RR ↓ ↑, Schock, Infarkt, Hämatom, Angiopathie, Lymphozele, Arterienfibrosierung, Husten, Dyspnoe, Pulmonarödeme, Keuchen, Hypokapnie, Orthopnoe, Epistaxis, oropharyngeale Schmerzen, Diarrhoe, Konstipation, Übelkeit, Erbrechen, Bauchschmerzen, Dyspepsie, Stomatitis aphtosa, Abdominalhernie, Zytolytische Hepatitis, gestörte Leberfkt., Akne, Pruritus, Alopezie, Hautläsionen, Ausschlag, Nachtschweiß, Hyperhidrose, Arthralgie, Myalgie, Rücken-, Glieder-, Knochenschmerzen, Gelenkschwellung, Muskelschwäche, Muskelspasmus, Bandscheibenerkrankung, Osteoarthrose, Gelenksperre, Protein-, Dys-, Hämaturie, Kreatinin ↑, Nierentubulusnekrose, -arterienstenose, -venenthrombose, Glykosurie, Hydronephrose, vesikoureteraler Reflux, Nykturie, Harninkontinenz, Harnretention, Hydrozele, periph. Ödeme, Pyrexie, Brustschmerz, Müdigkeit, Unwohlsein, verzögerte Heilung, CRP ↑, Parathormon ↑, Dysfunktion des Transplantats, chron. Allotransplantatnephropathie, Narbenhernie;
UW (Everolimus): Infektionen, Knochemarkdepression, Hyperlipidämie, Hypertonie, Thromboembolie, Bauchschmerzen, Diarrhoe, Erbrechen, Nausea, Akne, Ödeme, Schmerzen;
KI (Azathioprin): Überempfindlichkeit gegen 6-Mercaptopurin, schwere Leber-, Nieren- und Knochenmarksschäden, schwere Infektionen;
KI (Belatacept): EBV-Serostatus negativ/unbekannt, bekannte Überempfindlichkeit;
KI (Ciclosporin): Nierenfunktionsstörung, unkontrollierte arterielle Hypertonie, unkontrollierte Infektionen, Tumoren, schwere Lebererkrankungen, Lakt.; Cave in Grav.;
KI (Everolimus): Überempfindlichkeit gegenüber Everolimus oder Sirolimus

Immunsuppressiva

Azathioprin Rp	HWZ 4.5h, Q0 1.0, PPB 30%, PRC D, Lact -
Azafalk *Tbl. 50, 75, 100mg* **Azamedac** *Tbl. 50mg* **Aza Q** *Tbl. 50mg* **Azaimun** *Tbl. 50mg* **Azathioprin HEXAL** *Tbl. 25, 50, 75, 100mg* **Azathioprin-ratioph.** *Tbl. 25, 50mg* **Imurek** *Tbl. 25, 50mg; Inj.Lsg. 50mg* **Imurel** *Tbl. 50mg* **Zytrim** *Tbl. 50mg*	**Nach Organtransplantation (Organ-Tx):** d1: 5mg/kg p.o./i.v., dann 1-4mg/kg/d; **Multiple Sklerose** → 679, **Myasthenia gravis** → 682: 2-3mg/kg/d; **Autoimmunhepatitis** → 529: ini 1-1.5mg/kg, Erh.Dos. bis 2mg/kg; **chronische Polyarthritis** → 639, **M. Crohn** → 524, **Colitis ulcerosa** → 525, **systemischer Lupus erythematodes** → 643, **Dermatomyositis, Panarteriitis nodosa** → 645, **Pemphigus vulgaris** → 721, **bullöses Pemphigoid, M. Behçet, refraktäre autoimmune hämolytische Anämie durch IgG-Wärmeantikörper** → 588, **chron. refraktäre idiopath. thrombozytopenische Purpura** → 589: 1-3mg/kg/d; **Ki.:** s. Erw.; **DANI, DALI** sorgfältige Dosiseinstellung

Basiliximab Rp	HWZ 173h, PRC B, Lact ?
Simulect *Amp. 10, 20mg*	**Pro. der akuten Transplantatabstoßung:** 20mg i.v. 2h vor Tx, 20mg 4d nach Tx; **Ki. < 35kg:** 10mg i.v. 2h vor Tx, 10mg 4d nach Tx; Kombination mit Ciclosporin u. Steroiden

Belatacept Rp	HWZ 8.2-9.8d, PRC C, Lact ?
Nulojix *Inf.Lsg. 250mg*	**Nach Nieren-Tx:** d1, 5, 14, 28 nach Tx: je 10mg/kg i.v.; Ende W8 und 12 nach Tx: je 10mg/kg i.v.; Erhaltungsphase ab Ende W16 nach Tx: 5mg/kg alle 4 W; **DANI** nicht erforderlich; **DALI** keine Daten

Ciclosporin Rp HWZ 7-8 (16-19)h, Q0 1.0, PPB 90%, ther. Serumspiegel (µg/l): 100-300	
Cicloral *Kps. 25, 50, 100mg* **Ciclosporin 1A** *Kps. 25, 50, 100mg* **Deximune** *Kps. 25, 50, 100mg* **Immunosporin** *Kps. 25, 50, 100mg* **Sandimmun** *Kps. 10, 25, 50, 100mg;* *Susp. (1ml = 100mg); Amp. 50mg/1ml,* *250mg/5ml*	**Nach Organ-Tx:** ini 10-14mg/kg p.o. (3-5mg/kg i.v.) 4-12h vor Tx, dann 1 x 10-14mg/kg/d für 1-2W, dann 2-6mg/kg/d p.o. in 1-2ED; **nach KM-Tx:** 12.5-15mg/kg p.o. 1d vor Tx, dann 12.5-15mg/kg für 5d, dann 12.5mg/kg für 3-6M; **nephrotisches Syndrom** → 538: 5mg/kg p.o.; **Ki.:** 6mg/kg p.o.; **schwere Psoriasis** → 722: 2.5mg/kg p.o. in 2ED, max. 5mg/kg; **DANI** KI außer nephrotisches Syndrom

A 10 Immunologie – Arzneimittel

Everolimus Rp	HWZ 21-35h, PPB ca. 74%, ther. Serumspiegel (ng/ml): 3-8
Certican *Tbl. 0.25, 0.5, 0.75, 1mg; Susp. 0.1, 0.25mg/ml*	**Pro. Transplantatabstoßung bei Nieren- und Herz-Tx:** 2 x 0.75mg p.o., Dosisanpas. nach Serumspiegel; Komb. mit Ciclosporin; **Pro. Transplantatabstoßung bei Leber-Tx:** 2 x 1mg p.o., Komb. m. Tacrolimus; **DANI** nicht erford.; **DALI** Child A, B: ini 50%; C: keine Daten

Mycophenolatmofetil Rp	HWZ 6h, Q0 > 0.7, PPB 97%, PRC D, Lact -
CellCept *Kps. 250mg; Tbl. 500mg; Trockensaft (5ml = 1g); Susp. (5mg = 1ml); Inj.Lsg. 500mg* **Mowel** *Tbl. 250, 500mg* **Mycophenolatmofetil AL** *Kps. 250mg; Tbl. 500mg* **Myfenax** *Kps. 250mg; Tbl. 500mg*	**Nach Nieren-Tx:** 2 x 1g p.o./i.v.; **nach Herz-Tx:** 2 x 1.5g p.o.; **nach Leber-Tx:** d1-4: 2 x 1g i.v., dann 2 x 1.5g p.o.; Pat. > 65J: 2 x 1g p.o./i.v.; **Ki. 2-18J:** 2 x 600mg/m² p.o., max. 2g/d; **DANI** CrCl < 25: max. 2 x 1g

Mycophenolatnatrium Rp	HWZ 12h, Q0 > 0.7
Mycophenolsäure HEXAL *Tbl. 180, 360mg* **Myfortic** *Tbl. 180, 360mg*	**Nach Nieren-Tx:** 2 x 720mg p.o.; **DANI** CrCl < 25: sorgfältige Überwachung, max. 1440mg/d; **DALI** nicht erforderlich

Sirolimus Rp	HWZ 57-63h, Q0 1.0, ther. Serumspiegel (ng/ml): 4-12 (12-20 nach Absetzen v. Ciclosporin)
Rapamune *Tbl. 0.5, 1, 2mg; Lsg. (1mg/ml)*	**Nach Nieren-Tx:** ini 6mg, dann 1 x 2mg p.o., bzw. nach Serumspiegel; Kombination in den ersten 2-3M mit Ciclosporin und Steroiden; **sporadische Lymphangioleiomyomatose:** ini 2mg/d, n. 10-20d Dosisanpass. n. Serumsp.; **DANI** nicht erforderlich; **DALI** schwere LI: 50% Erh.Dos. bzw. nach Serumspiegel

Tacrolimus Rp	HWZ 11-15h, Q0 1.0, PPB 99%, PRC C, Lact -
Advagraf *Kps. (ret.) 0.5, 1, 3, 5mg* **Crilomus** *Kps. 0.5, 0.75, 1, 2, 5mg* **Envarsus** *Kps. (ret.) 0.75, 1, 4mg* **Modigraf** *Gran. 0.2, 1mg* **Prograf** *Kps. 0.5, 1, 5mg; Amp. 5mg/1ml* **Tacni** *Kps. 0.5, 1, 5mg* **Tacpan** *Kps. 0.5, 1, 5mg* **Tacrolimus HEXAL** *Kps. 0.5, 1, 5mg*	**Nach Nieren-Tx:** 0.2-0.3mg/kg/d p.o. in 2ED; 0.05-0.1mg/kg/d i.v. als 24h-Dauerinf.; **Ki.:** 0.3mg/kg/d p.o. in 2ED; 0.075-0.1mg/kg/d i.v. als 24h-Dauerinfusion; **nach Leber-Tx:** 0.1-0.2mg/kg/d p.o. in 2ED; 0.01-0.05mg/kg/d i.v. als 24h-Dauerinfusion; **Ki.:** 0.3mg/kg/d p.o. in 2ED; 0.05mg/kg/d i.v. als 24h-Dauerinfusion; **nach Herz-Tx:** 0.075mg/kg/d p.o. in 2ED; 0.01-0.02mg/kg/d i.v. als 24h-Dauerinfusion; **Ki.:** 0.1-0.3mg/kg/d p.o. in 2ED; 0.03-0.05mg/kg/d i.v. als 24-h-Dauerinf.; Dosisreduktion bei allen Ind im Verlauf; ret. Kps. Gabe in 1 ED; **Th Tx-Abstoßung:** s. FI; **DANI** nicht erf.; **DALI** individ. Dosisred. in 20- bis 25-%-Schritten

S. auch Selektive Immunsuppressiva → 211

Interferone 277

A 10.2 Interferone

Wm/Wi (Interferone): antiviral, wachstumshemmend und immunregulatorisch;
UW: Fieber, Schwitzen, Schüttelfrost, Müdigkeit, Gelenk- und Weichteilschmerzen, BB-Veränderungen, HRST, Depression, Tremor, Krampfanfälle, Parästhesien, GI-Störung, Haarausfall, Exantheme, Pruritus; **KI:** Herz-, ZNS-Erkrankung, schwere Leberfktsstörung, Niereninsuffizienz, schwere KM-Schäden, Cave in Grav./Lakt.

Interferon alfa-2a Rp	HWZ 3.7–8.5h, Q0 1.0
Roferon A Fertigspr. 3, 4.5, 6, 9 Mio IE	**Chronische Hepatitis B** → 528: 3 x/W 2.5–5 Mio IE/m² KOF s.c.; **Ki.:** bis 10 Mio IE/m² KOF 3 x/W s.c.; **chron. Hepatitis C** → 529: 3 x/W 3–4.5 Mio IE s.c.; Komb. mit Ribavirin → 265; andere Ind. s. Pck. Beilage; **DANI, DALI** KI bei schwerer NI, LI

Interferon alfa-2b Rp	HWZ 2–3h, Q0 1.0
Intron A Inj.Lsg. 18, 25 Mio IE; Pen 18, 25, 30 Mio IE	**Chron. Hepatitis B** → 528: 3 x/W 5–10 Mio IE s.c.; **chron. Hepatitis C** → 529: 3 x/W 3 Mio IE s.c.; Komb. mit Ribavirin → 265; andere Ind. s. Pck. Beilage; **DANI, DALI** KI

Interferon beta-1a → 336
Interferon beta-1b → 336

Interferon gamma-1b Rp	HWZ 7h, Q0 1.0
Imukin Inj.Lsg. 2 Mio IE	**Septische Granulomatose, maligne Osteopetrose:** Pat. < 0.5m² KOF: 3 x/W 1.5µg/kg s.c.; Pat. > 0.5m² KOF: 3 x/W 50µg/m² KOF s.c.

Peginterferon alfa-2a Rp	HWZ 50–130h
Pegasys Fertigspr. 90µg, 135µg, 180µg	**Chron. Hepatitis B** → 528: 180µg s.c. 1 x/W für 48W; **chron. Hepatitis C** → 529: 180µg s.c. 1 x/W; **Ki. ≥ 5J:** s. FI; Komb. mit Ribavirin → 265; **DANI** ini 135µg 1 x/W; **DALI** s. FachInfo

Ropeginterferon alfa-2b Rp	HWZ 50–130h
Besremi Fertigspr. 90µg, 135µg, 180µg	**Chron. Hepatitis B** → 528: 180µg s.c. 1 x/W für 48W; **chron. Hep. C** → 529: 180µg s.c. 1 x/W; **Ki. ≥ 5J:** s. FI; Komb. mit Ribavirin → 280; **DANI** ini 135µg 1 x/W; **DALI** s. FachInfo

A 10.3 Immunglobuline

Wm/Wi (Immunglobuline): antiviral, wachstumshemmend und immunregulatorisch;
UW: Schüttelfrost, Kopfschmerzen, Fieber, Übelkeit, Erbrechen, allergische Reaktionen, Hypotonie, Anaphylaxie, Gelenkschmerzen, Rückenschmerzen;
KI: bek. Überempfindlichkeit

A 10 Immunologie – Arzneimittel

Immunglobuline Rp HWZ ca. 20-40d

Flebogamma 5% *Inf.Lsg. 0.5g/10ml, 2.5g/50ml, 5g/100ml, 10g/200ml (97% IgG; max. 0.05mg/l IgA)*
Gammagard S/D *Inf.Lsg. 0.5g/10ml, 2.5g/50ml, 5g/100ml, 10g/200ml (92% IgG; max. 0.003mg/l IgA)*
Gamunex 10% *Inf.Lsg. 1g/10ml, 5g/50ml, 10g/100ml, 20g/200ml (98% IgG; max. 0.084mg/l IgA)*
Kiovig *Inf.Lsg. 1g/10ml, 2.5g/25ml, 5g/50ml, 10g/100ml, 20g/200ml, 30g/300ml (98% IgG; max. 140µg/ml IgA)*
Octagam *Inf.Lsg. 1g/20ml, 2.5g/50ml, 5g/100ml, 10g/200ml (95% IgG; max. 0.2mg/l IgA)*
Privigen *Inf.Lsg. 2.5g/25ml, 5g/50ml, 10g/100ml, 20g/200ml (98% IgG)*

Primäre Immunmangelsyndrome: ini 0.4-0.8g/kg i.v. alle 2-4W bis IgG-Spiegel 4-6g/l, dann 0.2-0.8g/kg;
sekundäre Immunmangelsyndrome (CLL, Myelom): 0.2-0.4g/dl alle 3-4W;
Ki. mit AIDS: 0.2-0.4g/kg alle 3-4W;
idiopathische thrombozytopenische Purpura (ITP): 0.8-1g/kg an d1, ggf. Wdh. innerhalb von 3d oder 0.4g/kg über 2-5d;
Guillain-Barré-Syndrom: 0.4g/kg d1-5;
Kawasaki-Syndrom: 1.6-2g/kg über 2-5d;
allogene KM-Tx: 0.5g/kg/W, s. auch FachInfo;
Chronisch inflammatorische demyelinisierende Polyneuropathie (CIDP): Gamunex: ini 2g/kg, Erh.Dos. 1g/kg alle 3W
alle Ind: s. FachInfo für die einzelnen Präparate

A 10.4 Spezifische Immunglobuline

Wm/Wi (Bezlotuxumab): humaner, monoklonaler Antitoxin-Antikörper, bindet an Clostr. Toxin B und neutralisiert dessen Aktivität; **UW (Bezlotuxumab):** Kopfschmerzen, Fieber, Übelkeit, Diarrhoe, infusionsbed. Reaktionen; **KI (Bezlotuxumab):** bek. Überempfindlichkeit

Bezlotuxumab Rp HWZ 19d

Zinplava *Inf.Lsg. 1000mg/40ml*

PRO Rekurrenz einer Cl.-difficile-Infektion bei hohem Risiko: 10mg/kg über 60min einmalig i.v.; **DANI, DALI** nicht erf.

A 10.5 Immunstimulanzien

Wm/Wi (CD34⁺ Zellen): wandern ins Knochenmark ein, Wiederbesiedelung des hämatopoetischen Systems mit Zellen, die pharmakol. wirksame Spiegel des ADA-Enzyms exprimieren;
UW: Anämie, Neutropenie, Hypothyreose, Hypertonie, Asthma, allergische Rhinitis, atopische Dermatitis, Ekzem, Fieber, pos. ANA, erhöhte Leberenzyme, autoimmun-hämolyt. Anämie, autoimmunbedingte aplastische Anämie, Autoimmunthrombozytopenie, Autoimmunthyreoiditis, Guillain-Barré-Syndrom, Autoimmunhepatitis, ANCA pos., SMA pos.;
KI: bek. Überempf., bestehende oder frühere Anamnese von Leukämie oder Myelodysplasie; pos. Test auf das hum. Immundefizienz-Virus (HIV) oder jegliches andere Agens, das in der aktuellen Zell- und Geweberichtlinie der EU gelistet ist; Gentherapie in der Vorgeschichte

CD34⁺ Zellsuspension Rp

Strimvelis *Inf.Lsg. 1-10Mio Zellen/ml*

Schwerer kombin. Immundefekt durch Adenosin-Desaminase-Mangel: einmalig 2-20Mio Zellen/kg i.v.;
DANI, DALI: vermutl. nicht erf., keine Daten

A 10.6 Impfstoffe

A 10.6.1 Bakterielle Impfstoffe

Wm/Wi: Bildung von Antikörpern durch das Immunsystem nach Applikation von attenuierten, abgetöteten oder fragmentierten Krankheitserregern oder deren Toxinen; **UW** (TD-Impfstoff): Rötung, Schwellung, Schmerzen an der Injektionsstelle, Abszess, Granulombildung, Kopfschmerzen, Übelkeit, Fieber, Schweißausbruch, allergische Reaktionen; **UW** (Typhusimpfstoff): Asthma-Anfall, Übelkeit, Erbrechen, Diarrhoe, Bauchschmerzen, Arthralgien, Myalgien, Serumkrankheit; **KI** (TD-Impfstoff): bek. Überempf./Allergie, Infektion, fieberhafte Erkrankung; **KI** (Typhusimpfstoff): akute Erkrankung, Immundefekte, bek. Überempf.

Meningokokken-C-Oligosaccharid Rp — PRC C, Lact +

Meningitec *Fertigspr. 10µg/0.5ml* Menjugate *Amp. 10µg/0.5ml* Neisvac C *Amp. 10µg/0.5ml*	**Meningokokken-Immunisierung:** **Sgl. bis 12M:** 2 x 0.5ml im Abstand von 8W; **Ki. > 1J, Erw.:** 1 x 0.5ml

Meningokokken-A-,-C-,-W135-,-Y-Oligosaccharid Rp — PRC C Lact +

Menveo *Inj.Lsg. 25µg/0.5ml*	**Meningokokken-Immunisierung:** **Erw., Ki. ab 11J:** 0.5ml als ED i.m.

Meningokokken-B-Adsorbat Rp — PRC C, Lact +

Bexsero *Inj.Lsg. 175µg/0.5ml* Trumemba *Inj.Lsg. 120µg/0.5ml*	**Meningokokken-B-Immunisierung:** Bexsero: **Ki. 2-5M:** 3 x 0.5ml im 4-W-Abstand; **Ki. 6M-10J:** 2 x 0.5ml im Abstand von 8W; **Ki. 11J, Erw.:** 2 x 0.5ml im Abstand von 4W; Trumemba: **Ki. 10J, Erw.:** 2 x 0.5ml im Abstand von 6M oder 3 x 0.5ml M0, 1, 4

Pneumokokkenpolysaccharid Rp — PRC C, Lact +

Prevenar-13 *Fertigspr. 0.5ml* Pneumovax 23 *Amp. 0.5ml* Synflorix *Fertigspr. 0.5ml*	**Pneumokokken-Immunisierung:** Prevenar, Synflorix: 0.5ml i.m., 2., 3. u. 4. Lebensmonat und 1 x 0.5ml im 2.Lj.; **Impfung bei erhöhtem Risiko:** Pneumovax: ab 2.Lj.: 0.5ml i.m.

Salmonella-typhi-Polysaccharid Rp

Typhim Vi *Fertigspr. 25µg/0.5ml*	**Typhus-Immunisierung:** ab 2.Lj.: 25µg i.m., Wdh. nach 3J

Tetanus- + Diphtherie-Toxoid Rp — PRC C, Lact +

Td-Impfstoff Mérieux *Amp. 20IE+2IE/0.5ml* Td-pur *Fertigspr. 20IE+2IE/0.5ml*	**Tetanus-/Diphtherie-Grundimmunisierung:** ab 6J: 0.5ml i.m., Wdh. nach 4-8W und nach 6-12M; **Auffrischimpfung:** routinemäßig 0.5ml ab Beginn 6.Lj.; 0.5ml 11.-15.Lj., dann alle 10J 0.5ml; **Immunisierung bei Verletzung:** 0.5ml, wenn letzte Impfung 5-10J zurückliegt

A 10 Immunologie – Arzneimittel

Tetanus- + Diphtherie- + Pertussis-Toxoid Rp PRC C, Lact +

Boostrix *Fertigspr.* 20IE + 2IE + 8µg/0.5ml
Covaxis *Amp.* 20IE + 2IE + 8µg/0.5ml
Infanrix *Fertigspr.* 40IE + 30IE + 25µg/0.5ml

Tetanus/Diphtherie/Pertussis-Grundimmun.:
Infanrix: je 0.5ml i.m. 2., 3. und 4. Lebensmon. u. 1 x 0.5ml im 2. Lj.; **Auffrischimpfung:** Boostrix, Covaxis: ab 4. Lj.: 0.5ml

A 10.6.2 Virale Impfstoffe

Wm/Wi: Bildung von Antikörpern durch das Immunsystem nach Applikation von attenuierten, abgetöteten oder fragmentierten Krankheitserregern oder deren Toxinen;
UW (FSME-Impfstoff): Reakt. an Injektionsstelle, Kopfschmerzen, Übelkeit, Myalgie, Arthralgie, Müdigkeit, Krankheitsgefühl; **UW** (Gelbfieberimpfstoff): Kopfschmerzen, Übelkeit, Erbrechen, Diarrhoe, Myalgien, Lokalreaktionen an Injektionsstelle, Fieber, Abgeschlagenheit;
UW (Hepatitis-A-Impfstoff): Kopfschmerzen, Unwohlsein, Fieber, Appetitverlust;
UW (Hepatitis-B-Impfstoff): Rötung, Schwellung, Schmerzen an der Injektionsstelle, Kopfschmerzen, Übelkeit, Erbrechen, Bauchschmerzen, Fieber, Schweißausbruch, allerg. Reaktionen, Leberfunktionsstrg., Arthralgie, Myalgie; **UW** (MMR-Impfstoff): Fieber, Schweißausbruch, Schüttelfrost, Abgeschlagenheit, Kreislaufreaktionen, Kopfschmerzen, Katarrh, GI-Störung;
UW (Pandemrix): Lymphadenopathie, Kopfschmerzen, Hautblutungen/Verhärtung/Schwellung/ Schmerzen an Injektionsstelle, verstärktes Schwitzen, Arthralgie, Myalgie, Schüttelfrost, Fieber;
UW (Rotavirusimpfstoff): Fieber, Durchfall, Erbrechen, Reizbarkeit, Bauchschmerzen;
UW (Tollwutimpfstoff): Schmerzen/Rötung an der Einstichstelle, Unwohlsein, Fieber, grippeähnl. Symptome, Lymphadenopathie, Kopfschmerzen, Myalgie, Exanthem;
UW (Zoster-Impfstoff): Kopfschmerzen, Erythem/Schwellung/Schmerz/Hämatom/Pruritus/ Überwärmung an der Injektionsstelle.
KI (FSME-Impfstoff): bek. Überempf., schwere Überempf. gegen Eiprotein, Hühnereiweiß, moderate oder schwere akute Erkrankungen;
KI (Gelbfieberimpfstoff): bek. gegen G. bzw. Eier, Hühnereiweiße; Immunsuppression, kongenital od. idiopathisch od. nach Behandlung mit syst. Steroiden, nach Bestrahlung od. nach Th. mit Zytostatika, Dysfunktion des Thymus i. d. Anamnese (einschließlich Thymom u. Thymektomie); symptom. HIV-Inf., asymptom. HIV-Inf. bei nachgewiesener verminderter Immunfunktion, Ki. < 6M, akute, schwere, fieberhafte Erkrankung;
KI (Hepatitis-B-Impfstoff): bek. Überempf./Allergie, Infektion, fieberhafte Erkrankung;
KI (MMR-Impfstoff): bek. Überempf./Allergie, akute Erkrankung, angeborene, erworbene oder therapiebedürftige Immundefizienz, Schwangerschaft; **KI** (Pandemrix): bek. Überempf.;
KI (Rotavirusimpfstoff): bek. Überempfindlichkeit, angeborene Fehlbildungen im GI-Trakt, HIV-Infektion; **KI** (Tollwutimpfstoff): bek. Überempfindlichkeit, Grav.
KI (Zosterimpfstoff): bek. Überempfindlichkeit, angeborene/erworbene Immundefizienz, immunsuppressive Therapie, aktive/unbehandelte Tbc, Grav.

FSME-Impfstoff, Stamm K23 Rp

Encepur Kinder *Fertigspr.* 0.75µg
Encepur Erwachsene *Fertigspr.* 1.5µg

FSME-Immunisierung:
3 x M 0, 1-3 und 9-12; **Ki. 1-11J:** 0.75µg;
Ki. ab 12J, Erw. jeweils 1.5µg i.m.;
1. Auffrischung nach 3J, danach alle 5J, Erw. > 49J. alle 3J

Impfstoffe 281

FSME-Impfstoff, Stamm Neudörfl Rp	
FSME Immun Junior *Fertigspr. 1.2µg* **FSME Immun** *Fertigspr. 2.4µg*	**FSME-Immunisierung:** 3 x M 0, 1-3 und 5-12; **Ki. 1-15J** 1.2µg; **Ki. ab 16J**, Erw. jeweils 2.4µg i.m.; 1. Auffrischung nach 3J, danach alle 5J, Erw. > 60J. alle 3J
Gelbfieber-Impfstoff Rp	PRC C, Lact ?
Stamaril *Inj.Lsg. 1000 IE/0.5ml*	**Gelbfieber-Immunisierung:** Erw., Ki. ab 9M: 1 x 1000 IE s.c./i.m., ggf. Wdh n. 10J
Hepatitis-A-Impfstoff Rp	PRC C, Lact ?
Havrix *Fertigspr. 720E/0.5ml, 1440E/1ml* **Vaqta** *Fertigspr. 25E/0.5ml, 50E/1ml*	**Hepatitis-A-Immunisierung:** **Erw.:** 50 bzw. 1440E i.m. M 0, Wdh. nach 6-12M; **Ki.:** 25 bzw. 720E i.m. M 0, Wdh. nach 6-12M; Auffrischung alle 10J
Hepatitis-B-Impfstoff Rp	
Engerix B Erwachsene *Fertigspr. 20µg/1ml* **Engerix B Kinder** *Fertigspr. 10µg/1ml* **Hbvaxpro** *Amp. 5µg/0.5ml, 10µg/1ml, 40µg/1ml; Fertigspr. 5µg/0.5ml, 10µg/1ml*	**Hepatitis-B-Immunisierung:** **Erw.:** 20µg i.m. M 0, 1 und 6; **NG, Ki. bis 16J:** 10µg i.m. M 0, 1, 2 und 12, alternativ M 0, 1, 6
Hepatitis-A- + -B-Impfstoff Rp	PRC C, Lact ?
Twinrix Erwachsene *Fertigspr. 720E+20µg/1ml* **Twinrix Kinder** *Fertigspr. 720E+10µg/0.5ml*	**Hepatitis-A- +-B-Immunisierung:** **Erw.:** 720E + 20µg i.m. M 0, 1 und 6; **Ki. 1-16J:** 720E + 10µg i.m. M 0, 1 und 6
Influenza-Impfstoff (epidemische Influenza) Rp	PRC C Lact +
Begripal *Fertigspr. 0.5ml* **Fluad** *Fertigspr. 0.5ml* **Influvac** *Fertigspr. 0.5ml*	**Pro. epidemische Influenza: Erw., Ki ab 3J:** 0.5ml i.m./s.c.; **Ki. 6M-3J:** 0.25ml i.m/s.c.; Wdh. bei Kindern nach 4W
Japanische-Enzephalitis-Virus-Impfstoff Rp	
Ixiaro *Fertigspr. 0.5ml*	**Japanische-B-Enzephalitis-Immunisierung:** 0.5ml i.m. M 0 und 1
Masern-Mumps-Röteln-Impfstoff Rp	PRC C, Lact +
MMR Triplovax *Fertigspr. 0.5ml* **MMR Vaxpro** *Fertigspr. 0.5ml* **Priorix MMR** *Fertigspr. 0.5ml*	**Masern-Mumps-Röteln-Immunisierung:** **Ki. ab 12. Lebensmonat:** 0.5ml i.m. M 0 und 4 (möglichst bis Ende 2.Lj.)
Masern-Mumps-Röteln-Varizellen-Impfstoff Rp	PRC C, Lact +
Priorix Tetra *Fertigspr. 0.5ml* **ProQuad** *Fertigspr. 0.5ml*	**Masern-Mumps-Röteln-Varizellen-Immunisierung:** **Ki. ab 9. M-12. Lj.:** 0.5ml s.c. W0 und 6

Papillomvirusimpfstoff Rp

Cervarix Fertigspr. 0.5ml **Gardasil** Fertigspr. 0.5ml **Silgard** Fertigspr. 0.5ml	**Pro. HPV-assoziiertes Zervix-Ca, Anal-Ca, Dysplasien von Zervix und Vulva, Condylomata acuminata → 653:** **9-13J:** 0.5ml i.m. M 0 und 6; **ab 14J:** 0.5ml i.m. M 0, 2 und 6

Poliomyelitis-Impfstoff (Typ I, II, III) Rp   PRC C, Lact +

IPV Merieux Fertigspr. 40+8+32E/0.5ml **Imovax Polio** Fertigspr. 40+8+32E/0.5ml	**Poliomyelitis-Immunisierung:** **Erw. u. Ki.:** 40+8+32E i.m. M 0, 2 und 12; Auffrischung nach 10J

Rotavirusimpfstoff Rp

Rotarix Susp. 1ml **RotaTeq** Dosiertube 2ml	**Rotaviren-Immunisierung:** 1 bzw. 2ml p.o., 1. Dosis Lebenswoche 6-12, Wdh. nach 4 u. 8W

Tollwutimpfstoff Rp

Rabipur Inj.Lsg. 2.5IE/1ml **Tollwutimpfstoff (HDC) inaktiviert** Inj.Lsg. 2.5IE/1ml	**Tollwut-Immunisierung:** 2.5IE i.m. d 0, 7, 21 oder 28; Auffrischung nach Titer oder alle 2-5J; **Impfung nach Exposition:** 2.5IE d 0, 3, 7, 14, 28

Varizellen-Impfstoff Rp   PRC C, Lact ?

Varilrix Fertigspr. 2000E/0.5ml **Varivax** Fertigspr. 1350E/0.5ml	**Varizellen-Immunisierung:** **Erw., Ki. > 12M:** 0.5ml i.m./s.c. W 0 und 6

Varicella-Zoster-Impfstoff Rp   PRC C Lact ?

Shingrix Inj.Lsg. 50µg/0.5ml **Zostavax** Fertigspr. 19.400PBE/0.65ml	**Pro. Herpes zoster und postherpetische Neuralgie → 727:** Patienten > 50J: Shingrix: 50µg i.m. M0 und 2; Zostavax: 1 x 0.65ml s.c.

A 10.6.3 Bakterielle und virale Impfstoffe kombiniert

UW (Infanrix Hexa): Reaktionen an der Injektionsstelle, ungewöhnliches Schreien, Ruhelosigkeit, virale Infekte, Infekte der oberen Atemwege, Bronchitis, Konjunktivitis, Husten, Schnupfen, Diarrhoe, Erbrech., Dermatitis, Bauchschmerzen, Otitis media, Ekzem, Schläfrigkeit; **KI** (Infanrix Hexa): bek. Überempfindlichkeit gegen die enthaltenen Impfstoffe bzw. gegen Neomycin, Polymyxin; frühere Enzephalopathie innerhalb von 7d nach Pertussis-Impfung

Diphtherie-Tetanus-Pertussis-Poliomyelitis-Haemophilus-influenzae-Hepatitis-B-Impfstoff Rp

Infanrix Hexa Fertigspr. 0.5ml	**Immunisierung o.g. Erreger:** 0.5ml i.m. z.B. 2. 3. 4. und 12. Lebensmonat

Diphtherie-Tetanus-Pertussis-Poliomyelitis-Impfstoff Rp

Repevax Fertigspr. 0.5ml	Auffrischung **nach Grundimmunisierung o.g. Erreger: Erw., Ki. ab 3J:** 0.5ml i.m.

A 10.7 Impfkalender

Impfung	W 6	Monate 2	3	4	5-10 U5	11* U6	12	13-14	15	16-23 U7	Jahre 2-4 U7a/U8	5-6 U9	7-8	9-14 U11/J1	15-16	17 J2	>18	≥60
Rotaviren[b]	G1[a]	G2	(G3)															
Tetanus[b]		G1	N	G2	N	G3[c]						A1		A2			A[e]	
Diphtherie[b]		G1	N	G2	N	G3[c]				N		A1		A2			A[e]	
Pertussis[b]		G1	N	G2	N	G3[c]				N		A1		A2			A3[e]	
Hib[b]		G1	N	G2	N	G3[c]												
Poliomyelitis		G1	N	G2	N	G3[c]				N				A1			N	
Hepatitis B[b]		G1	N	G2	N	G3[c]				N							N	
Pneumokokken[b]		G1	N	G2		G3[c]												
Meningokokken C							G1				N							
Masern							G1	N	G2								S[f]	
Mumps, Röteln							G1	N	G2									
Varizellen							G1	N	G2									
HPV														G1[g] G2[h]				
Herpes zoster																	G1[i] G2[i]	
Influenza																		S[j,m]

G Grundimmunisierung zum empfohl. Zeitpunkt in bis zu 3 Teilimpfungen G1–G3; **A** Auffrischimpfung; **S** Standardimpfung; **N** Nachholimpfzeitraum für Grund- bzw. Erstimmunisierung aller noch nicht Geimpften bzw. für Komplettierung einer unvollständigen Impfserie; **a** Erste Impfstoffdosis bereits ab dem Alter von 6 W, je nach verwendetem Impfstoff 2 bzw. 3 Impfstoffdosen im Abstand von mind. 4 W; **b** FG: zusätzl. Impfstoffdosis im Alter von 3 M, d.h. insges. 4 Dosen; **c** 6 M Mindestabstand zur vorangeg. Dosis; **d** Zwei Impfstoffdosen im Abstand von mind. 5 M, bei Nachholimpfung beginnend im Alter > 14 J oder bei Impfabstand von < 5 M zw. 1. u. 2. Dosis ist eine 3. Dosis erf.; **e** Td-A alle 10 J, nächste fällige Td-Impfung 1× als Tdap- bzw. als Tdap-IPV-Kombinationsimpfung; **f** Einmalige Impfung mit MMR-Impfstoff für alle nach 1970 Geborenen ≥ 18 J mit unklarem Impfstatus, mit nur einer oder ohne Impfung in der Kindheit; **g** Impfung mit 23-valentem Polysaccharid-Impfstoff; **h** Zweimalige Impfung mit adjuvantiertem Herpes-zoster-Totimpfstoff mit 2–6 M Abstand; *** Impfungen evtl. auf mehrere Termine verteilen; MMR und V am selben Termin oder mit 4 W Abstand geben

A 11 Anästhesie – Arzneimittel

A 11.1 Opioid-Analgetika

A 11.1.1 Äquianalgetische Dosierungen

Opioid	Parent. (mg)	Oral (mg)	Wi-dauer (h)	Btm
Alfentanil	0.5	-	0.2	X
Buprenorphin	0.3	-	6-8	X
Buprenorphin s.l.	0.4	-	6-8	X
Codein	-	120	3-5	X
Dihydrocodein	-	90	3-4	-
Fentanyl	0.1	-	0.4	X
Hydrocodon	7	-	4-8	-
Hydromorphon	2	4	4	X
Hydromorphon Oros	-	6	24	X
Levomethadon	4	7.5	6	X
Meptazinol	100	-	1-3	-
Methadon	8	15	6	X
Morphin	10	30	2-4	X
Oxycodon	7.5	15	4	X
Pethidin	75	-	2-4	X
Piritramid	15	-	4-6	X
Remifentanil	0.05	-	0.2	X
Sufentanil	0.02	-	0.5	X
Tilidin/Naloxon	-	300	3-4	-
Tramadol	100	300	3-4	-

Opioidähnliche Analgetika (MOR-NRI)

	Parent. (mg)	Oral (mg)	Wi-dauer (h)	Btm
Tapentadol	-	~75		X

A 11.1.2 Opioid-Umstellung auf Pflaster

Morphin → Fentanyl

Dosisbereiche gelten als Orientierung, die Dosisstärke des Pflasters muss individuell auf den Patienten abgestimmt werden.

Morphin mg/24h		Fentanyl µg/h
p.o.	Parent.	TTS
0-45	-	12
46-90	0-22	25
91-150	23-37	50
151-210	38-52	75
211-270	53-67	100
271-330	68-82	125
331-390	83-97	150
391-450	98-112	175

Morphin → Buprenorphin

Morphin mg/24h		Buprenorphin mg/24h		µg/h
p.o.	Parent.	s.l.	Parent.	TTS
0-90	0-30	Bis 1.1	Bis 0.8	35
91-130	31-43	Bis 1.6	Bis 1.2	52.5
131-170	44-57	Bis 2.1	Bis 1.5	70
171-340	58-113	Bis 4.3	Bis 3.1	87.5-140

Maximale Pflastergröße:
Fentanyl 100µg/h, Buprenorphin 70µg/h; bei höherer Dosierung verschiedene Pflastergrößen für die korrekte Dosis kombinieren

A 11.1.3 Opioid-Umstellung, allgemein

1. Errechnung der Tagesdosis des bisherigen Opioids
2. Errechnung der äquianalgetischen Tagesdosis des neuen Opioids (bezogen auf Applikationsart)
3. **50-%-Regel:** ini 30-50% d. rechnerisch ermittelten Äquivalenzdosis; Ausnahmen: bei L-Methadon individuelle Titration; bei Umstellung auf MOR-NRI i.d.R. keine Reduktion, da 2 Wirkmechanismen
4. Aufteilung der Tages- in Einzeldosen entsprechend der Wirkdauer der Substanz
5. Titration gegen den Schmerz mittels schnell freisetzender Bedarfsmedikation
6. Festlegen der neuen Basis- ggf. auch Bedarfsmedikation

Opioid-Analgetika 285

A 11.1.4 Opioidagonisten

Wm: Stimulation zentraler Opioid-Rezeptoren; **Wi:** analgetisch, sedativ, atemdepressiv, antitussiv, emetisch und antiemetisch; vgl. auch UW;
UW (Fentanyl): Übelkeit, Erbrechen, Muskelrigidität, Dyskinesie, Sedierung, Schwindel, Sehstörung, Bradykardie, Tachykardie, Arrhythmie, Hypotonie, Hypertonie, Venenschmerz, Laryngospasmus, Bronchospasmus, Apnoe, allergische Dermatitis, postoperative Verwirrtheit, neurologische, anästhesiologische Komplikationen; **UW** (Fentanyl TTS): Somnolenz, Schwindel, Kopfschmerzen, Übelkeit, Erbrechen, Obstipation, immunologische Überempf., Appetitlosigkeit, Schlaflosigkeit, Depression, Angstgefühl, Verwirrtheitszustand, Halluzinationen, Tremor, Parästhesie, Konjunktivitis, Drehschwindel, Palpitationen, Tachykardie, Hypertonie, Dyspnoe, Diarrhoe, Mundtrockenheit, abdominale Schmerzen, Oberbauchschmerzen, Dyspepsie, Schwitzen, Pruritus, Hautausschlag, Erythem, Muskelkrämpfe, Harnverhalt, Fatigue, periphere Ödeme, Asthenie, Unpässlichkeit, Malaise, Kältegefühl; **UW** (Morphin): Stimmungsänderungen, Veränd. der Aktiviertheit, Schlaflosigkeit, Denkstrg., Wahrnehmungsstrg. wie Halluzinationen, Verwirrtheitszustände, Kopfschmerzen, Schwindel, Geschmacksstrg., Obstipation, Erbrechen, Dyspepsie, Schwitzen, Urtikaria, Pruritus, Harnretention; **UW** (Pethidin): Verwirrtheit, Stimmungsveränd., Veränderungen der kognitiven u. sensorischen Leistungsfähigkeit, Erregungszustände, Wahnvorstellungen, Halluzinationen, Sedierung, Schwindel, Atemdepression;
UW (Piritramid): Tachykardie, Hypotonie, Stupor, Schwindel, Somnolenz, Übelkeit, Erbrechen, Würgereiz, Blässe; **UW** (Oxycodon): Appetit ↓, Stimmungs- und Persönlichkeitsänderung, Aktivität ↓, Unruhe, psychomotorische Hyperaktivität, Aggertheit, Nervosität, Schlaflosigkeit, Denkstörung, Verwirrtheitszustände, Sedierung, Schwindel, Kopfschmerz, Synkope, Parästhesien, Hypotonie, Dyspnoe, Obstipation, Erbrechen, Übelkeit, Abdominalschmerz, Diarrhoe, Mundtrockenheit, Schluckauf, Dyspepsie, Pruritus, Harnretention, Dysurie, Harndrang, Hyperhidrosis, Schüttelfrost, Asthenie; **UW** (Sufentanyl): Sedierung, Pruritus, Fieber, neonataler Tremor, Schwindel, Kopfschmerzen, Tachykardie, Hypertonie, Hypotonie, Blässe, neonatale Zyanose, Hautverfärbung, Muskelzuckungen, Harnverhalt, Harninkontinenz;
KI (Fentanyl): bek. Überempfindlichkeit.; Patienten mit Epilepsie, bei denen eine intraoperative Herdlokalisation vorgenommen werden soll; **KI** (Fentanyl TTS): akute oder postoperative Schmerzzustände, da bei einer kurzzeitigen Anwendung eine Dosistitration möglich ist; schwer beeinträchtigte ZNS-Funktion, schwere Atemdepression; **KI** (Morphin): bek. Überempf., Ileus, Atemdepression, schwere COPD, akutes Abdomen, Gerinnungsstörungen und Infektionen im Injektionsgebiet bei intrathekaler oder epiduraler Anw.; **KI** (Oxycodon): bek. Überempf., schwere Atemdepression mit Hypoxie und/oder Hyperkapnie, schwere chronisch obstruktive Lungenerkrankung, Cor pulmonale, schweres Bronchialasthma, paralytischer Ileus, Stillzeit; **KI** (Jurnista): Ki./Jug. < 18J; **KI** (Pethidin): bek. Überempf., gleichz. Anw. von MAO-Hemmern oder binnen 14d nach der letzten Einnahme, schwere respiratorische Insuffizienz, Ki. < 1J; **KI** (Piritramid): bek. Überempfindlichkeit, Atemdepression, komatöse Zustände; **KI** (Sufentanyl): bekannte Überempfindlichkeit, während der Lakt. (24h nach der Anästhesie kann wieder mit dem Stillen begonnen werden); unter der Geburt oder während des Kaiserschnittes vor Abnabelung des Kindes; akute hepatische Porphyrien; Krankheitszustände, bei denen eine Dämpfung des Atemzentrums vermieden werden soll

Alfentanil Rp (Btm)	HWZ 1.5h, Q0 1.0, PPB 92%, PRC C, Lact?
Alfentanil-Hameln *Amp. 1mg/2ml, 5mg/10ml* Rapifen *Amp. 1mg/2ml, 5mg/10ml*	**Anästhesie:** Erw. und Ki. nach OP-Dauer als Bolus: bis 10min: 15-20μg/kg i.v.; 10-30min: 20-40μg/kg; 0.5-1h: 40-80μg/kg; > 1h: 80-150μg/kg; Dauerinfusion: 0.5-3μg/kg/min

A 11 Anästhesie – Arzneimittel

Fentanyl Rp (Btm) — HWZ 3-12h, Q0 0.9, PPB 80-85%, PRC C, Lact ?

Fentanyl Hameln Amp. 0.1mg/2ml, 0.5mg/10ml, 2.5mg/50ml **Fentanyl HEXAL** Amp. 0.1mg/2ml, 0.5mg/10ml **Fentanyl-Janssen** Amp. 0.1mg/2ml, 0.5mg/10ml	**Prämed.:** 50-100µg i.m. 30-60min. präOP; **analgetische Komponente bei Allgemeinanästhesie:** mittlere Dosis 2-20µg/kg i.v.; hohe Dosis 20-50µg/kg i.v.; Ki. 12-17J. s. Erw.; 2-11J.: ini 1-3µg/kg, ergänzend 1-1.25µg/kg; **analgetische Komponente bei Regionalanästhesie:** 50-100µg i.m. oder langsam i.v.; **Monoanästhetikum bei Allgemeinanäthsie:** 50-100µg/kg i.v., in Einzelfällen bis 150µg/kg; **DANI, DALI** verlängerte postOP Überwachung

Fentanyl oral/nasal Rp (Btm) — HWZ 4-22h Q0 0.9, PPB 85%, PRC C, Lact ?

Abstral Lingualtbl. 100, 200, 300, 400, 600, 800µg **Actiq** Lutschtbl. 200, 400, 600, 800, 1200, 1600µg **Effentora** Buccaltbl. 100, 200, 400, 600, 800µg **Fentanyl HEXAL** Lingualtbl. 67, 133, 267, 400, 533, 800µg **Instanyl** Nasenspray 50, 100, 200 µg/Stoß **PecFent** Nasenspray 100, 400µg/Stoß	**Durchbruchschmerz bei chron. Tumorschm.:** **Actiq:** ini 200µg, ggf. Wdh nach 15min; weitere Dosistitration je nach Wi bis 1600µg; **Abstral, Effentora:** ini 100µg, ggf. Wdh nach 30min, weitere Dosistitration je nach Wi bis max. 800µg; **Instanyl:** ini 50µg, ggf. Wdh. nach 10min, weitere Dosistitration je nach Wi; **Pecfent:** ini 100µg, ggf. nächste Dosis nach 4h, weitere Dosistitration je nach Wi bis 800µg; s.a. FachInfo der einzelnen Präparate; **DANI, DALI** sorgfältige Dosiseinstellung

Fentanyl transdermal Rp (Btm) — HWZ 13-22h , Q0 0.9, PPB 85%, PRC C, Lact ?

Durogesic SMAT TTS 12, 25, 50, 75, 100µg/h **Fentadolon** TTS 25, 50, 75µg/h **Fentamat** TTS 12, 25, 37.5, 50, 75, 100µg/h **Fentanyl HEXAL, Fentanyl Sandoz** TTS 12, 25, 37.5, 50, 75, 100, 150µg/h **Fentavera** TTS 12, 25, 50, 75, 100µg/h **Matrifen** TTS 12, 25, 50, 75, 100µg/h	**Chronische Schmerzen:** alle 3d 1 Pflaster, Dosis je nach Vortherapie: → 666; **DANI, DALI** sorgfältige Dosiseinstellung

Hydromorphon Rp (Btm) — HWZ 2.5h, Q0 1.0, PPB 8%, PRC C, Lact ?

Hydromorphon HEXAL Tbl. 4(ret.), 8(ret.); 16(ret.), 24(ret.)mg; Kps. 2(ret.), 4(ret.), 8(ret.), 16(ret.), 24(ret.)mg; Amp. 2mg/1ml, 10mg/1ml, 100mg/10ml **Hydromorphon Stada** Tbl. 4(ret.), 8(ret.), 16(ret.), 24(ret.)mg **Palladon** Kps. 1.3, 2.6mg; Kps. 4(ret.), 8(ret.), 16(ret.), 24(ret.)mg; Amp. 2mg/1ml, 10mg/1ml, 100mg/10ml	**(Sehr) starke Schmerzen →** 666: ini 1.3-2.6mg alle 4h p.o.; 2 x 4-24mg (ret.) p.o.; 1-2mg i.m./s.c.; 1-1.5mg i.v.; **Ki. < 6J:** 0.015mg/kg i.m./s.c.; **6-12J:** 0.5-1mg i.m/s.c.; **DANI, DALI** sorgfältige Dosiseinstellung

Opioid-Analgetika 287

Hydromorphon Oros Rp (Btm)   HWZ 12.5-14.7h, Qo 1.0, PPB < 30%, PRC C, Lact ?

Jurnista Tbl. 4(ret.), 8(ret.), 16(ret.), 32(ret.), 64(ret.)mg
Starke chron. Schmerzen → 666:
1 x 4-64mg p.o.; **DANI, DALI** sorgf. Dosiseinst.

Levomethadon Rp (Btm)   HWZ 15-60h, Qo 0.25, PPB 85%

L-Poladdict Tbl. 5, 20, 30mg
L-Polaflux Lsg. (1ml=5mg)
L-Polamidon Tbl. 5, 20mg;
Amp. 2.5mg/1ml, 5mg/2ml;
Gtt. (1ml = 20Gtt. = 5mg)
L-Polamidon Lsg. zur Substitution
Lsg. (1ml = 5mg)

(Sehr) starke Schmerzen → 666:
2.5mg i.v.; bis 7.5mg i.m./s.c., evtl. Wdh. alle 4-6h; 4-6 x 2.5-7.5mg p.o., bei Tumorschmerz ggf. weitere Dosissteigerung;
Ki. 2-5J: 0.25-0.5mg/d; **> 5J:** 0.5-1.3mg;
Substitutionsther. bei Opiatabhängigkeit:
ini morgens 15-20mg p.o., abends 10-25mg, n. 1-6d Tagesdosis 1 x/d; **DANI, DALI** Dosisred.

Morphin Rp (Btm)   HWZ 2.5h, Qo 0.9 (0.3), PPB 20-35%, PRC C, Lact ?

Capros Kps. 5, 10, 10(ret.), 20, 30(ret.), 60(ret.), 100(ret.)mg
Morphanton Brausetbl. 20mg; Tbl. (ret.) 10, 20, 30, 60, 100mg
Morphin Merck Gtt. (1ml = 5, 20mg);
Amp.10mg/1ml, 20mg/1ml, 100mg/10ml
MSI Amp. 10mg/1ml, 20mg/1ml, 100mg/5ml, 200mg/10ml
MSR Supp. 10, 20, 30mg
MST Tbl. 10(ret.), 30(ret.), 60(ret.), 100(ret.), 200(ret.)mg; Gran. 20(ret.), 30(ret.), 60(ret.), 100(ret.), 200(ret.)mg
Oramorph Lsg. 10mg/5ml, 20mg/5ml, 30mg/5ml, 100mg/5ml
Sevredol Tbl. 10, 20mg
Substitol Kps. 30(ret.), 60(ret.), 100(ret.), 200(ret.)mg

(Sehr) starke Schmerzen → 666:
2-6 x 10-60mg p.o.; 1-2 x 30-200mg (ret.) p.o.; 4-6 x 5-10mg i.v./s.c./i.m.;
Ki. 0-1J: 4-6 x 0.2mg/kg p.o.;
2-5J: 4-6 x 2.5-5mg p.o.;
6-12J: 4-6 x 5-10mg p.o.;
13-16J: 4-6 x 10-20mg;
Ki. bis 6M: 0.01mg/kg/h i.v. Dauerinfusion;
> 6M: 4-6 x 0.05-0.1mg i.v.;
DANI, DALI sorgfältige Dosiseinstellung;
Substitutionsbehandlung bei Opiodabhängigkeit (Substitol): ohne Vorbehandlung: ini 100-200mg p.o., ggf. n. 6h zusätzl. 200mg, Erh.Dos. individuell 500-800mg/d;
Umstellung von Methadon im Verhältnis 1 : 6-1 : 8 (Metahdonhydrochlorid : Morphin)

Oxycodon Rp (Btm)   HWZ 3.2-8h, PPB 38-45%, PRC C, Lact ?

Oxycodon Beta Tbl. 5(ret.), 10(ret.), 20(ret.), 30(ret.), 40(ret.), 60(ret.), 80(ret.)mg
Oxycodon HEXAL Tbl. 5(ret.), 10(ret.), 20(ret.), 40(ret.), 60(ret.), 80(ret.)mg
Oxycodon Stada Tbl. 5(ret.), 10(ret.), 20(ret.), 40(ret.), 80(ret.)mg
Oxycodon-ratioph. Tbl. 5 (ret.), 10(ret.), 20(ret.), 30(ret.), 40(ret.), 60(ret.), 80(ret.)mg
Oxygesic Tbl. 5(ret.), 10(ret.), 20(ret.), 40(ret.), 60(ret.), 80(ret.), 120(ret.)mg; Kps. 5, 10, 20mg; Lingualtbl. 5, 10, 20mg; Inj.Lsg. 10mg/1ml, 20mg/2ml, 50mg/1ml

(Sehr) starke Schmerzen → 666:
ini 2 x 10mg p.o. (nicht opioidgewöhnte Pat.), nach Bedarf steigern; 1-10mg über 1-2min i.v. bzw. 5mg s.c. als Bolus, max. 6x/d; Infusion 2mg/h i.v.;
Nichttumorschmerz: bis 40mg/d;
Tumorschmerz: 80-120mg/d,
max. 400mg/d;
DANI, DALI ini 50%

A 11 Anästhesie – Arzneimittel

Oxycodon + Naloxon Rp (Btm)	
Oxycodon Comp 1A *Tbl. 5+2.5(ret.), 10+5(ret.), 20+10(ret.), 40+20(ret.)mg* **Targin** *Tbl. 5+2.5(ret.), 10+5(ret.), 20+10(ret.), 40+20(ret.)mg*	**(Sehr) starke Schmerzen → 666:** ini 2 x 10+5mg p.o., max. 80+40mg/d; **DANI, DALI** vorsichtige Dosiseinstellung

Pethidin Rp (Btm)	HWZ 3.5-4h, Q0 0.9, PPB 60%
Dolantin *Gtt. (21 Gtt. = 50mg); Amp. 50mg/1ml, 100mg/2ml* **Dolcontral** *Supp. 100mg* **Pethidin Hameln** *Amp. 50mg/1ml, 100mg/2ml*	**Starke Schmerzen → 666:** 1-5 x 100mg rekt.; 25-150mg p.o./s.c./i.m.; 50mg i.v. Wdh. nach Bedarf, max. 500mg/d p.o./rekt./i.v.; **Ki.:** 0.6-1.2mg/ED p.o.; **DANI** Dosisintervall verlängern; **DALI** sorgfältige Dosiseinstellung

Piritramid Rp (Btm)	HWZ 4-10h, Q0 1.0, PRC C
Dipidolor *Amp. 15mg/2ml* **Piritramid Hameln** *Amp. 7.5mg/1ml, 15mg/2ml, 45mg/6ml*	**(Sehr) starke Schmerzen → 666:** bis 4 x 7.5-22.5mg i.v.; bis 4 x 15-30mg i.m./s.c.; **Ki.:** bis 4 x 0.05-0.2mg/kg i.m./s.c.; bis 4 x 0.05-0.1mg/kg i.v.; **DANI** nicht erforderlich; **DALI** Dosisreduktion

Remifentanil Rp (Btm)	HWZ 3-10min, Q0 > 0.9, PPB 70%, PRC C, Lact ?
Remifentanil B. Braun *Inj.Lsg. 1, 2, 5mg* **Remifentanil Hameln** *Inj.Lsg. 1, 2, 5mg* **Remifentanil Kabi** *Inj.Lsg. 1, 2, 5mg* **Ultiva** *Inj.Lsg. 1mg/3ml, 2mg/5ml, 5mg/10ml*	**Anästhesie bei Spontanatmung:** ini 0.04µg/kg/min i.v., dann nach Bedarf 0.02-0.1µg/kg/min; **Anästhesie mit Beatmung:** ini 0.5-1µg/kg/min i.v., dann je nach Narkoseverfahren; **Ki. 1-12J:** ini 0.25µg/kg/min i.v., dann je nach Narkoseverfahren 0.05-1.3µg/kg/min; **DANI** nicht erforderlich

Sufentanil Rp (Btm)	HWZ 158-164min, Q0 1.0, PPB 92%, PRC C, Lact ?
Sufentanil Hameln *Amp. 0.01mg/2ml, 0.05mg/10ml, 0.25mg/5ml, 0.5mg/50ml, 1mg/20ml*	**Anästhesie bei Kombinationsnarkose:** ini 0.5-2µg/kg i.v., dann 0.15-0.7µg/kg; **Monoanästhesie:** ini 15-20µg/kg i.v., dann 25-50µg nach Bedarf; **epidural:** intraop. 10-15ml Bupivacain 0.25% + 1µg Sufentanil/ml; postoperativ kontinuierlich Bupivacain 0.175% + 1µg Sufentanil/ml; 4-14ml/h; **DANI, DALI** ggf. Dosisreduktion

Opioid-Analgetika 289

A 11.1.5 Opioide mit gemischt-agonistischer-antagonistischer Aktivität

Wm/Wi (Buprenorphin): kappa-Antagonist und µ-Agonist ⇒ analgetisch;
Wm/Wi (Nalbuphin): kappa-Agonist und µ-Antagonist ⇒ analgetisch;
UW (Buprenorphin): Übelkeit, Erbrechen, Erythem, Juckreiz, Schwindel, Kopfschmerzen, Dyspnoe, Schwitzen, Exanthem, Obstipation, Ödeme, Müdigkeit; **UW** (Nalbuphin): Sedierung, Schweißausbrüche, Schläfrigkeit, Vertigo, Mundtrockenheit, Kopfschmerzen, Dysphorie, Übelkeit, Erbrechen; **KI** (Buprenorphin TTS): bek. Überempf., opioidabhängige Pat. bzw. zur Drogensubstitution, Strg. des Atemzentrums bzw. der Atemfunktion, Myasthenia gravis, Kombination mit MAO-Hemmern, Delirium tremens, Grav.; **KI** (Nalbuphin): bek. Überempf., schwere NI, Leberschäden, gleichzeitige Therapie mit µ-agonistischen Opioiden

Buprenorphin Rp (Btm)	HWZ 5h, TTS 30h, Qo 1.0, PPB 96%, PRC C, Lact ?
Bupensan *Lingualtbl.* 2, 4, 8mg **Bupreaddict** *Lingualtbl.* 0.4, 2, 8mg **Buprenorphin AWD** *TTS* 35, 52.5, 70µg/h **Buprenorphin-ratioph. Matrixpflaster** *TTS* 35, 52.5, 70µg/h **Norspan** *TTS* 5, 10, 20, 30, 40µg/h **Subutex** *Lingualtbl.* 0.4, 2, 8mg **Temgesic** *Lingualtbl.* 0.2, 0.4mg; *Amp.* 0.3mg/1ml **Transtec PRO** *TTS* 35, 52.5, 70µg/h	**(Sehr) starke Schmerzen → 666:** 3-4 x 0.2-0.4mg s.l., 3-4 x 0.15-0.3mg i.v./i.m.; max. 1.2mg/d; TTS: 35-70µg/h, Wechsel alle 4d (alle 3d bei Buprenorphin AWD und Buprenorphin-ratioph.); TTS (Norspan): 5-20µg/h, Wechsel alle 7d; **Ki.:** 3-4 x 3-6µg/kg i.v./i.m.; > 35kg: 3-4 x 0.2mg p.o.; > 45kg: 3-4 x 0.4mg p.o.; **Substitutionsther. bei Opiatabhängigkeit:** ini 1 x 2-4mg p.o., dann langsame Dosisred.; **DANI** nicht erforderl.; **DALI** Dosisreduktion, KI bei schwerer LI

Buprenorphin + Naloxon Rp (Btm)	
Bunalict *Lingualtbl.* 2+0.5mg, 8+2mg **Bupensanduo** *Lingualtbl.* 2+0.5mg, 4+1mg, 8+2mg **Suboxone** *Lingualtbl.* 2+0.5mg, 8+2mg, 16+4mg	**Substitutionsther. bei Opiatabhängigkeit:** ini 2-4+0.5-1mg p.o., an d1 ggf. erneut 1-2 x 2+0.5mg, Dosisanp. nach klinischer Wi, max. 24mg Buprenorphin/d, s. a. FachInfo; **DANI** nicht erforderl., CrCl < 30: vors. Anw.; **DALI** Dosisreduktion, KI bei schwerer LI

Meptazinol Rp	HWZ 3h, Qo 0.95
Meptid *Amp.* 100mg/1ml	**Mittelstarke bis starke Schmerzen → 666:** 50-100mg i.v., 75-100mg i.m., ggf. alle 2-4h wdh.

Nalbuphin Rp	HWZ 2-3h
Nalpain *Inj.Lsg.* 10mg/1ml	**Mittelstarke bis starke Schmerzen → 666:** 0.1-0.3mg/kg i.v./i.m./s.c., dann je nach Wi nach 3-6h wdh., max. 20mg/d; **Ki.:** 0.1-0.2mg/kg i.v./i.m./s.c.; **Ki. < 1.5J:** keine Daten; **DANI** KI bei schweren Nierenschäden; **DALI** KI bei schweren Leberschäden

A 11.1.6 Opioidantagonisten

Wm: kompetitiver Antagonismus am Opioidrezeptor;
UW (Naloxon): Schwindel, Kopfschmerzen, Tachykardie, Hypotonie, Hypertonie, Übelkeit, Erbrechen, postoperative Schmerzen;
UW (Naltrexon): Bauchschmerzen, Übelkeit, Erbrechen, Diarrhoe, Obstipation, Appetit ↓, Schlafstörungen, Angstzustände, Nervosität, Affektstörungen, Reizbarkeit, Kopfschmerzen, Unruhe, Schwindel, gesteigerter Tränenfluss, Tachykardie, Palpitationen, Änderungen EKG, Thoraxschmerzen, Exanthem, Gelenk- und Muskelschmerzen, verzögerte Ejakulation, erektile Dysfunktion, Asthenie, Durst, gesteigerte Energie, Schüttelfrost, Hyperhidrose,
KI (Naloxon): bek. Überempfindlichkeit;
KI (Naltrexon): bek. Überempfindlichkeit, schwere Leberinsuffizienz, akute Hepatitis, schwere Nierenfunktionsstörung; Pat., die Opioid-Analgetika erhalten; opioidabhängige Pat. ohne erfolgreichen Entzug, oder Pat., die Opiat-Agonisten erhalten (z. B. Methadon); akute Opiat-Entzugssymptome, Pat. mit einem positiven Opioid-Nachweis im Urin oder einem negativen Ergebnis im Naloxon-Provokationstest

Naloxon Rp	HWZ 3-4h, Q0 1.0, PPB 32-45%, PRC B, Lact ?
Naloxon Hameln *Amp. 0.4mg/1ml* **Naloxon-ratioph.** *Amp. 0.4mg/1ml* **Naloxon Inresa** *Amp. 0.4mg/1ml*	**Opioid-Intox.** → 846: ini 0.4-2mg i.v./i.m./s.c., dann je nach Wi alle 2min 0.4-2mg; **Ki.:** 0.01mg/kg i.v., je n. Wi Wdh. nach 3-5min; **postop. Atemdepression:** 0.1-0.2mg i.v., Wdh. alle 2-3min, bis Spontanatmung einsetzt; **Ki.:** 0.005-0.01mg/kg; **NG, deren Mutter Opioide erhalten hat:** 0.01mg/kg i.v./i.m., je nach Wirkung Wdh. nach 2-3min

Naltrexon Rp	HWZ 2.7(9)h, Q0 1.0, PPB 21%, PRC C, Lact ?
Nalorex *Tbl. 50mg* **Naltrexon-HCL neuraxpharm** *Tbl. 50mg*	**Unterstützung einer Entwöhnungstherapie nach erfolgter Opiatentgiftung:** nach neg. Naloxon-Test d1 25mg, dann 1 × 50mg p.o.; od. Montag, Mittwoch, Freitag 100, 100, 150mg; Adepend → 369 **DANI, DALI** KI bei schwerer NI, LI

Opioid-Analgetika 291

A 11.1.7 Weitere Opioid-Analgetika

Wm/Wi (Tilidin+Naloxon): Kombination Opiodagonist und -Antagonist ⇒ analgetisch, gleichzeitig Verminderung des Missbrauchspotentials durch Opiatabhängige;
Wm/Wi (Tramadol) zentral wirksamer Opioidrezeptor-Agonist, Hemmung der neuronalen Wiederaufnahme von Noradrenalin ⇒ analgetisch, antitussiv, nur gering artemdepressiv;
UW (Tilidin+Naloxon): Übelkeit, Erbrechen, Diarrhoe, Bauchschmerzen, Schwindel, Benommenheit, Müdigkeit, Kopfschmerzen, Nervosität, vermehrtes Schwitzen; **UW** (Tramadol): Schwindel, Kopfschmerzen, Benommenheit, Übelkeit, Erbrechen, Obstipation, Mundtrockenheit, Schwitzen, Erschöpfung; **KI** (Tilidin+Naloxon): bek. Überempf., Opiatabhängigkeit, andere Abhängigkeitserkrankungen, Porphyrie; **KI** (Tramadol): bek. Überempf., akute Alkohol-, Schlafmittel-, Analgetika-, Opioid- oder Psychopharmakaintox.; Pat., die MAO-Hemmer erhalten oder innerhalb der letzten 14d angewendet haben; nicht ausreichend kontrollierte Epilepsie; Anwendung zur Drogensubstitution

Tilidin + Naloxon Rp (Btm unretardierte Formen)	HWZ 3h, Qo 0.95
Tilicomp Beta Tbl. 50+4(ret.), 100+8(ret.), 150+12(ret.)mg; **Tilidin HEXAL comp.** Kps. 50+4mg; Tbl. 50+4(ret.), 100+8(ret.), 150+12(ret.), 200+16(ret.)mg; **Valoron N** Tbl. 50+4(ret.), 100+8(ret.), 150+12(ret.), 200+16(ret.)mg; Gtt. (20 Gtt. = 50+4mg)	**(Sehr) starke Schmerzen** → 666: bis 4 x 50-100+4-8mg p.o., max. 600+48mg/d; 2 x 50-200+4-16mg ret. p.o.; **Ki. 2-13J:** bis 4 x 1Gtt./Lj., minimal 3Gtt./ED; **DANI** nicht erforderlich

Tramadol Rp	HWZ 6(5-10)h, Qo 0.6, PPB 20%, PRC C, Lact -
Tramadolor Kps. 50, 50(ret.), 100(ret.), 150(ret.), 200(ret.)mg; Tbl. 50, 50(ret.), 100(ret.), 150(ret.), 200(ret.), 300(ret.)mg; Brausetbl. 100mg; Gtt. (20Gtt. = 50mg); Pumplsg. 100mg/1ml; Amp. 50mg/1ml, 100mg/2ml **Tramadol-ratioph.** Tbl. 50, 100(ret.)mg; Kps. 50, 50(ret.), 150(ret.), 200(ret.)mg; Brausetbl. 50mg; Gtt. (20Gtt. = 50mg); Pumplsg. 100mg/1ml; Amp. 50mg/1ml, 100mg/2ml **Tramal** Kps. 50mg; Supp. 100mg; Gtt. (20Gtt. = 50mg); Amp. 50mg/1ml, 100mg/2ml **Tramal long** Tbl. 50(ret.), 100(ret.), 150(ret.), 200(ret.)mg **Travex One** Tbl. 150(ret.), 200(ret.), 300(ret.), 400(ret.)mg	**Mäßige, starke Schmerzen** → 666: bis 4 x 50-100mg p.o./i.v./i.m./s.c./rekt.; 1-2 x 50-200mg ret. p.o.; max. 400mg/d; **Ki. 1-11J:** 1-2mg/kg p.o./i.v.; max. 400mg/d bzw. 8mg/kgKG/d; **DANI** bei kurzfristiger Gabe keine Dosisanpassung erforderlich; bei schwerer NI Dauertherapie nicht empfohlen; CrCl < 10: KI; **DALI** KI bei schwerer LI

A 11 Anästhesie – Arzneimittel

A 11.2 Opioidrezeptor-Agonist mit Noradrenalin-Reuptake-Hemmung (MOR-NRI)

Wm/Wi: μ-Opioidrezeptor-Agonist mit Noradrenalin-Wiederaufnahmehemmung ⇒ starke analgetische Wi bei chronischen nozizeptiven, neuropathischen und gemischten Schmerzen;
UW: Schwindel, Somnolenz, Kopfschmerz, Übelkeit, Obstipation, Appetit↓, Angst, depressive Stimmung, Schlafstrg., Nervosität, Ruhelosigkeit, Aufmerksamkeitsstrg., Tremor, unwillkürliche Muskelkontraktionen, Erröten, Dyspnoe, Erbrechen, Diarrhoe, Dyspepsie, Pruritus, Hyperhidrose, Hautausschlag, Asthenie, Müdigkeit, Gefühl der Körpertemperaturveränderung, trockene Schleimhäute, Ödeme;
KI: bekannte Überempfindlichkeit, ausgeprägte Atemdepression, akutes/starkes Bronchialasthma, Hyperkapnie, paralytischer Ileus, akute Intoxikation mit Alkohol, Hypnotika, zentralen Analgetika, psychotropen Substanzen

Tapentadol Rp (Btm) HWZ 4h, PPB 20%

Palexia Tbl. 50, 50(ret.), 100(ret.), 150(ret.), 200(ret.), 250(ret.)mg;
Lsg. (1ml = 20mg)

Umdosierung:
< 80mg Morphin/d → 2 x 50mg/d Tapentadol
≥ 80- < 120mg Morph./d → 2 x 100mg/d Tapentadol
≥ 120- < 160mg Morph./d → 2 x 150mg/d Tapentadol
≥ 160- < 200mg Morph./d → 2 x 200mg/d Tapentadol

Starke chronische Schmerzen → 666:
ohne Opioid-Vorbeh. ini 2 x 50mg/d p.o.,
mit Opioid-Vorbehandlung in ggf. höhere Dosis → 666; nach Bedarf steigern;
max. 2 x 250mg/d;
DANI leichte bis mäßige NI: 100%,
schwere NI: Anwendung nicht empfohlen;
DALI leichte LI: 100%;
mäßige LI: ini 1 x 50mg/d,
nach Verträglichkeit steigern;
schwere LI: Anwendung nicht empfohlen

A 11.3 Weitere zentral wirksame Analgetika

Wm/Wi (Ziconotid): inhibiert spannungsabhängigen Kalziumeinstrom in die primären nozizeptiven afferenten Nerven, die im Rückenmarkshinterhorn endigen;
UW (Ziconotid): Schwindel, Übelkeit, Nystagmus, Verwirrung, Gangabnormalitäten, Gedächtnisstrg., Verschwommensehen, Kopfschmerz, Asthenie, Erbrechen, Somnolenz;
KI (Ziconotid): bek. Überempfindlichkeit, Kombination mit intrathekaler Chemotherapie

Ziconotid Rp HWZ 4.5h, (intrathekal)

Prialt Inf.Lsg. 100μg/1ml, 500μg/5ml

Starke chron. Schmerzen → 666:
ini 2.4μg/d intrathekal, nach Bedarf um max.
2.4μg/d steigern, max. 21.6μg/d;
DANI, DALI keine Daten

A 11.4 Anilinderivate

Wm: Hemmung der zerebralen Prostaglandinsynthese, Hemmung des Effekts endogener Pyrogene auf die hypothalamische Temperaturregulation; **Wi:** antipyretisch, analgetisch, nur sehr gering antiphlogistisch; **UW** (Paracetamol): keine sehr häufigen/häufigen UW; **KI** (Paracetamol): bekannte Überempfindlichkeit; schwere Leberinsuffizienz

Paracetamol (Acetaminophen) OTC/Rp*	HWZ 1-4h, Q0 > 0.9, PPB 10%, PRC B, Lact +
Ben-u-ron Tbl. 500, 1000mg; Kps. 500mg; Gran. 250, 500, 1000mg; Supp. 75, 125, 250, 500, 1000mg; Saft (5ml = 200mg) **Enelfa** Tbl. 500mg; Supp. 125, 250, 500mg; **Paracetamol HEXAL** Tbl. 500mg; Saft (5ml = 200mg) **Paracetamol Kabi** Inf.Lsg. 500/50, 1000mg/100ml **Paracetamol-ratioph.** Brausetbl. 500mg; Tbl. 500mg; Supp. 75, 125, 250, 500, 1000mg; Saft (5ml = 200mg)	**Leichte bis mäßig starke Schmerzen** → 666, **Fieber:** 3-4 x10-15mg/kg, max. 60mg/kg/d p.o./rekt.; 1g i.v., ggf. Wdh. nach 4h, max. 4g/d i.v.; **Ki.:** p.o./rekt.: s. Erw.; i.v.: <10kg: 7.5mg/kg i.v., ggf. Wdh. nach 4h, max. 30mg/kg/d; 10-33kg: 15mg/kg i.v., max. 60mg/kg/d bzw. max. 2g/d; > 33kgKG: 15mg/kg i.v., ggf. Wdh. nach 4h, max. 60mg/kg/d bzw. max. 3g/d i.v.; **DANI** CrCl < 30: (i.v.) Dosisintervall 6h; **DALI** Dosisinterv. verlängern, Child-Pugh > 9: KI

* Verschreibungspflichtig, wenn eine Packung > 10g enthält!

A 11.5 Narkotika

A 11.5.1 Injektionsnarkotika – Barbiturate

Wm/Wi (Methohexital): kurz wirksames Barbiturat, Hypnotikum, keine Analgesie;
Wm/Wi (Thiopental): Barbiturat, hypnotisch, antikonvulsiv, hirndrucksenkend;
UW (Methohexital): RR-Senkung, Atemdepression, Bronchospasmus;
UW (Thiopental): Atemdepression, euphorische Stimmungslagen, Traumerlebnisse z. T. unangenehmer Art, Übelkeit, Erbrechen, Singultus, Husten, Niesen, allergische und pseudoallergische Reaktionen, Broncho- und Laryngospasmus, Hautrötung;
KI (Methohexital): Cave in Grav./Lakt.; **KI** (Thiopental): bek. Überempf. gegen Barbiturate; akute Vergiftungen mit Alkohol, Schlafmitteln, Schmerzmitteln und Psychopharmaka; akute hepat. Porphyrie, maligne Hypertonie, Schock, Status asthmaticus, Lakt.; Cave in Grav.

Methohexital Rp	HWZ 70-125min, Q0 1.0, PPB 73%, PRC B, Lact ?
Brevimytal Inj.Lsg. 500mg	**Narkoseeinleitg.:** 50-120mg od. 1-1.5mg/kg i.v.; **DANI** nicht erf.; **DALI** vorsichtige Anw.

Thiopental Rp	HWZ 3-18h, Q0 1.0, PPB 50-80%
Thiopental Rotexmedica, Thiopental Inresa Inj.Lsg. 0.5g/20ml, 1g/20ml	**Narkoseeinleitung:** 5mg/kg i.v.; **DANI, DALI** Dosisreduktion

A 11.5.2 Injektionsnarkotika – Benzodiazepine

S. Psychiatrie → 359

A 11.5.3 Injektionsnarkotika – Nichtbarbiturate

Wm/Wi (Etomidat): Hypnotikum zur Narkoseeinleitung, keine Analgesie;
Wm/Wi (4-Hydroxybuttersäure): hypnotisch, keine Analgesie;
Wm/Wi (Ketamin): analgetisch, hypnotisch ohne wesentliche Atemdepression;
Wm/Wi (Propofol): Hypnotikum zur Narkoseeinleitung/-aufrechterhaltung, keine Analgesie;
UW (4-Hydroxybuttersäure): Myoklonien; **UW** (Ketamin): Aufwachreaktionen wie lebhafte Träume, Albträume, motor. Unruhe, Schwindel; verschwommenes Sehen, Anstieg von Blutdruck und Herzfrequenz, Tachykardie, pulmon. Hypertonie, pulmonale Mucussekretion ↑, Sauerstoffverbrauch ↑, Laryngospasmus, Atemdepression, Übelkeit, Erbrechen, Salivation ↑, Hyperreflexie, Muskeltonus ↑, Hirndruck und intraokulärer Druck ↑;
UW (Propofol): RR ↓, Apnoe, Exzitationssymptome, Husten, Übelkeit, Erbrechen, Kopfschmerzen, Euphorie, Hypertonie, Flush, Singultus, Brady-/Tachykardie, Arrhythmien, Kältegefühl, Hyperventilation, Überempfindlichkeitsreaktionen, Fieber, sexuelle Hemmschwelle ↓;
KI (Etomidat): Ki. < 6J; Lakt.; Cave in Grav.; **KI** (4-Hydroxybuttersäure): Nephropathie, Hypertonie, Epilepsie, Alkoholismus; **KI** (Ketamin): bek. Überempf., Pat., bei denen erhöhter RR oder gesteigerter Hirndruck ein ernsthaftes Risiko darstellt; Hypertonie (> 180/100 mmHg); Präeklampsie, Eklampsie, Hyperthyreose; Situationen, die einen muskelentspannten Uterus erfordern, z.B. drohende Uterusruptur, Nabelschnurvorfall; wenn es als einziges Anästhetikum bei Pat. mit manifesten ischämischen Herzerkrankungen angewendet wird;
KI (Propofol): bek. Überempf., Überempf. gegen Soja und Erdnuss, Kinder < 1M zur Narkose, Kinder < 16J zur Sedierung; Propofol 2%: Kinder < 3J

Esketamin Rp
HWZ 2-4h, PPB 47%

Esketamin Inresa *Inj.Lsg.* 25mg/5ml, 50mg/2ml, 250mg/10ml; **Esketiv** *Inj.Lsg.* 25mg/5ml, 250mg/10ml; 100mg/20ml **Ketanest S** *Amp.* 25mg/5ml, 50mg/2ml, 250mg/10ml; *Inj.Lsg.* 100mg/20ml	**Narkose:** ini 0.5-1mg/kg i.v.; 2-4mg/kg i.m., dann 50% der Initialdosis alle 10-15min oder 0.5-3mg/kg/h; **Analgesie Notfallmedizin:** 0.125-0.25mg/kg i.v.; 0.25-0.5mg/kg i.m.; **Analgesie bei Beatmung:** ini 0.25mg/kg i.v., dann 0.2-0.5mg/kg/h; **Status asthmaticus:** 0.5-1mg/kg i.v., max. 2.5mg/kg

Etomidat Rp
HWZ 3-5h, Q0 1.0, PPB 76%, PRC C, Lact ?

Etomidat lipuro *Amp.* 20mg/10ml **Hypnomidate** *Amp.* 20mg/10ml	**Narkoseeinleitg.:** 0.15-0.3mg/kg i.v, max. 60mg Gesamtdosis; **Ki. bis 15J:** 0.15-0.2mg/kg i.v.

4-Hydroxybuttersäure Rp

Somsanit *Amp.* 2g/10ml	**Narkose:** 60-90mg/kg i.v.; **DANI** KI bei schwerer NI

Ketamin Rp
HWZ 2-3h, Q0 1.0, PPB 47%, PRC D, Lact -

Ketamin Hameln *Amp.* 500mg/10ml **Ketamin Inresa** *Amp.* 100mg/2ml, 500mg/10ml **Ketamin Rotexmedica** *Amp.* 50mg/5ml, 100mg/2ml, 500mg/10ml	**Narkose:** ini 1-2mg/kg i.v.; 4-8mg/kg i.m., dann 50% der Initialdosis alle 10-15min; **Analgesie Notfallmedizin:** 0.25-0.5mg/kg i.v.; 0.5-1mg/kg i.m.; **Analgesie bei Beatmung:** ini 0.5mg/kg i.v., dann 0.4-1mg/kg/h; **Status asthmaticus:** 1-2mg/kg i.v., bei Bedarf bis 5mg/kg/min

Narkotika 295

Propofol Rp	HWZ 40-200min, Q0 1.0, PPB 98%, PRC B, Lact ?
Disoprivan *Amp. 200mg/20ml; Inj.Lsg. 500mg/50ml, 1g/50ml* **Propofol lipuro** *Amp. 200mg/20ml; Inj.Lsg. 500mg/50ml, 1g/50ml, 1g/100ml* **Propofol HEXAL** *Amp. 200mg/20ml, 500mg/50ml, 1g/50ml*	**Narkoseeinleitung** → 665: 1.5-2.5mg/kg langs. i.v.; Pat. > 55J oder Risikopat. 1mg/kg; **Narkoseaufrechterhaltung** 4-12mg/kg/h i.v.; **Sedierung bei chirurgischen oder diagnostischen Eingriffen:** ini 0.5-1mg/kg über 1-5min i.v., dann 1.5-4.5mg/kg/h; **Sedierung bei Intensivbehandlung:** 0.3-4mg/kg/h i.v.

A 11.5.4 Injektionsnarkotika - Alpha-2-Agonisten

Wm/Wi: selektiver Alpha-2-Agonist ⇒ Noradrenalinfreisetzung ↓ sympatholytisch, sedierend, analgetisch, kardiovaskuläre Wi (HF ↓, RR ↓ bzw. bei höheren Dosen HF ↓, RR ↑);
UW: Hyper-/Hypoglykämie, Unruhe, Bradykardie, myokard. Ischämie/Infarkt, Tachykardie, RR ↑, RR ↓, Übelkeit, Erbrechen, Mundtrockenheit, Entzugssyndrom, Hyperthermie;
KI: bek. Überempf., AV-Block II-III°, unkontrollierte Hypotonie, akute zerebrovask. Ereignisse

Dexmedetomidin Rp	HWZ 1.9-2.5h, PPB 94%, PRC C, Lact ?
Dexdor *Inf.Lsg. 200µg/2ml, 400µg/4ml, 1000µg/10ml* **Dexmedetomidin-ratioph.** *Inf.Lsg. 200µg/2ml, 400µg/4ml, 1000µg/10ml*	**Sedierung von intensivmed. Patienten:** ini 0,7µg/kg/h i.v., je n. Bed. 0,2-1,4µg/kg/h; **DANI** nicht erf., **DALI** vorsichtige Anw.

A 11.5.5 Inhalationsnarkotika

Wm: unbek., u.a. Hemmung spannungsabhängiger Ionenkanäle; **Wi:** narkotisch, analgetisch;
UW (Desfluran): Hypotonie, Atemdepression, Herzrhythmusstrg., Myokardischämie, Speichelfluss ↑, Laryngo- und Bronchospasmus, Husten, Übelkeit, Erbrechen;
UW (Isofluran): Hypotonie, neg. inotrope Effekte, Arrhythmien, Atemdepression, Husten, Laryngospasmus, Leberenzyme ↑, Frösteln, Übelkeit, Erbrechen, Ileus, passagere Leukozytose, maligne Hyperthermie; **UW (Sevofluran):** Hypotonie, Hypertonie, Übelkeit, Erbrechen, Husten, Fieber, Frösteln, Bradykardie, Tachykardie, Laryngospasmus, Bronchospasmus, Speichelfluss ↑, Agitiertheit, Schwindel; **KI:** bek. Überempf., maligne Hyperthermie (Vorgeschichte bzw. genetische Disposition), Pat. mit Leberfktsstrg., Leukozytose, unklares Fieber nach Inhalationsnarkose in Anamnese; **KI (Isofluran):** Kombination mit nichtselektiven MAO-Hemmer

Desfluran Rp	Blut-Gas-Verteilungskoeffizient 0.42
Suprane *Inh.Lsg.*	**Narkoseeinleitung** → 664: 4-11 Vol.% (nicht bei Kindern!); **Narkoseaufrechterhaltung:** 2-6 Vol.% bei Kombination mit Lachgas; 2.5-8.5% bei alleiniger Anwendung + O_2; **DANI, DALI** nicht erforderlich

Isofluran Rp	Blut-Gas-Verteilungskoeffizient 1.4
Isofluran Baxter *Inh.Lsg.* **Isofluran Piramal** *Inh.Lsg.*	**Narkoseeinleitung** → 664: 1.5-3.0 Vol.%; **Narkoseaufrechterhaltung:** 1.0-2.5 Vol.%, bei Kombination mit Opioiden 0.5-1.5 Vol.%; **DANI, DALI** nicht erforderlich

Sevofluran Rp	Blut-Gas-Verteilungskoeffizient 0.65
Sevofluran Baxter *Inh.Lsg.* Sevofluran Piramal *Inh.Lsg.* Sevorane *Inh.Lsg.*	**Narkoseeinleitung** → 664: bis zu 8 Vol.%; **Narkoseaufrechterhaltung:** 0.5–3 Vol.%; **DANI, DALI** nicht erforderlich

Xenon Rp	Blut-Gas-Verteilungskoeffizient 0.14
LENOXe *teilverflüssigtes Gas*	**Narkoseeinleitung und Aufrechterhaltung** → 664: 55%–65%, Anwendung nur mit mind. 30% O_2, max. 6h; **DANI, DALI** nicht erf.

A 11.6 Muskelrelaxantien

A 11.6.1 Stabilisierende Muskelrelaxantien

Wm/Wi: kompetitive Verdrängung von Acetylcholin an Nikotinrezeptoren der motorischen Endplatte ⇒ Verhinderung der Depolarisation;
UW: Bronchospasmus, Tachykardie, Urtikaria, RR ↓; **KI:** Unmöglichkeit der künstlichen Beatmung; Anw.Beschr. bei Myasthenia gravis und Eaton-Lambert-Syndrom

Atracurium Rp	HWZ 20–30min, Wi 25min, Q0 1.0, PPB 82%
Atracurium Hikma, Atracurium Hameln *Amp. 25mg/2.5ml, 50mg/5ml*	**Muskelrelaxierung i.R. einer Narkose:** ini 0.3–0.6mg/kg i.v., dann 0.1–0.2mg/kg alle 15–20min oder 0.3–0.6mg/kg/h Dauerinf.; **DANI, DALI** nicht erforderlich

Cisatracurium Rp	HWZ 22–29min, Wi 35min, Q0 0.85, PRC B, Lact ?
Cisatracurium Accord, Cisatracurium Hameln, Nimbex *Amp. 5mg/2.5ml, 10mg/5ml*	**Muskelrelaxierung i.R. einer Narkose:** ini 0.15mg/kg i.v., dann 0.03mg/kg alle 20min; **DANI, DALI** nicht erforderlich

Mivacurium Rp	HWZ 1.8–2min, Wi 15min, PRC C, Lact ?
Mivacron *Amp. 10mg/5ml, 20mg/10ml*	**Muskelrelaxierung i.R. einer Narkose:** ini 0.2mg/kg i.v., dann 0.1mg/kg alle 15min oder 0.5–0.6mg/kg/h; **DANI, DALI** ini 0.15mg/kg i.v.

Pancuronium Rp	HWZ 110–160min, Wi 50min, Q0 0.33, PPB 30%, PRC C, Lact ?
Pancuronium Inresa *Amp. 4mg/2ml* Pancuronium Rotexmedica *Amp. 4mg/2ml*	**Muskelrelaxierung i.R. einer Narkose:** ini 0.08–0.1mg/kg i.v., dann 0.01–0.02mg/kg

Rocuronium Rp	HWZ 84–131min, Wi 35min, Q0 0.8, PRC B, Lact ?
Esmeron *Inj.Lsg. 50mg/5ml* Rocuroniumbromid Inresa/Kabi *Inj./Inf.Lsg. 50mg/5ml*	**Muskelrelaxierung i.R. einer Narkose:** ini 0.6mg/kg i.v., dann 0.15mg/kg; **DANI, DALI** vorsichtige Anwendung

Vecuronium Rp	HWZ 65–80min, Wi 25min, Q0 0.8, PPB 30%, PRC C, Lact ?
Vecuronium Inresa *Inj.Lsg. 10mg* Vecuronium Bradex *Inj.Lsg. 10mg*	**Muskelrelaxierung i.R. einer Narkose:** ini 0.08–0.1mg/kg i.v., dann 0.02–0.03mg/kg oder 0.8–1.4μg/kg/min

A 11.6.2 Depolarisierende Muskelrelaxantien

Wm/Wi: Dauerdepolarisation der mot. Endplatte, Verhinderung der sofortigen Repolarisation; **UW:** allerg.Hautreaktionen, Faszikulationen, Muskelschmerzen, HRST, maligne Hyperthermie; **KI:** bek. Überempf., Unmöglichkeit der künstlichen Beatmung, maligne Hyperthermie in der Anamnese, Pat. mit schwerwiegenden Verbrennungen/Verletzungen, schwerwiegende langandauernde Sepsis; subakute schwerwiegende Denervierung der Skelettmuskulatur oder nach Verletzungen der oberen Nervenbahnen; schwerwiegende Hyperkaliämie

Suxamethonium (Succinylcholin) Rp HWZ 2-10min, Q0 1.0, PPB 30%

| Lysthenon *100mg/2ml, 100mg/5ml*
Succinylcholin Inresa *Inj.Lsg. 100mg/5ml* | Muskelrelaxierung im Rahmen einer Narkose: 1-1.5mg/kg i.v.;
Ki.: 1-1.5mg i.v.; 2-3mg/kg i.m. |

A 11.6.3 Relaxans-Antagonisten

Wm/Wi: Komplexbildung mit Rocuronium bzw. Vecuronium; **UW:** metallischer/bitterer Geschmack, Narkosekomplikationen; **KI:** bekannte Überempfindlichkeit

Sugammadex Rp HWZ 1.8h, PPB 0%

| Bridion *Inj.Lsg. 200mg/2ml, 500mg/5ml* | Aufhebung einer durch Rocuronium bzw. Vecuronium induz. neuromusk. Blockade → 666: 2-4mg/kg i.v.; 16mg/kg für sofortige Aufhebung d. Blockade; **DANI** CrCl < 30: Anw. nicht empf.; **DALI** vors. Anw. bei schwerer LI |

A 11.7 Xanthinderivate

Wm/Wi (Coffeincitrat): ZNS-Stimulans durch Antagonisierung der Adenosinrezeptoren ⇒ Stimulation des Atemzentrums, Erhöhung der Minutenventilation, Absenkung der Hyperkapnieschwelle, vermehrtes Ansprechen auf eine Hyperkapnie, Erhöhung des Skelettmuskeltonus, Verminderung der Zwerchfellerschöpfung, Erhöhung der Stoffwechselrate; **UW** (Coffeincitrat): Phlebitis/Entzündung an Infusionsstelle, **KI** (Coffeincitrat): bek. Überempf.

Coffeincitrat Rp HWZ 3-4d, PPB keine Daten

| Peyona *Inj.Lsg. 20mg/1ml;*
Lösung (oral) 20mg/1ml | Primäre Apnoe bei FG: ini 20mg/kg über 30min i.v., nach 24h Erh.Dos. von 1 x 5mg/kg über 10min i.v. oder 1 x 5mg/kg über nasogastrale Sonde; **DANI, DALI** vors. Anw. |

A 11.8 Lokalanästhetika

A 11.8.1 Säureamide und Esther

Wm: Membranpermeabilität für Kationen ↓, v.a. Na⁺; **Wi:** Erregbarkeit von Nervenfasern ↓ bis aufgehoben; **UW:** Schwindel, Erbrechen, Benommenheit, Krämpfe, HF ↓, HRST, Schock; **KI:** schwere Überleitungsstrg., akut dekomp. Herzinsuff., Schock, Infekt. im Injektionsbereich, bek. Allergie; **UW** (Chloroprocain): Hypotonie, Übelkeit, Erbrechen, Angst, Unruhe, Parästhesien, Schwindel; **KI** (Chloroprocain): bek. Überempf., dekomp. Herzinsuff., hypovolämischer Schock, i.v. Regionalanästhesie, schwere kardiale Erregungsleitungsstrg., schwere Anämie

A 11 Anästhesie – Arzneimittel

Bupivacain Rp — HWZ 3.5h, Q0 > 0.9, PPB 92-96%, PRC B

Bucain 0.25%, 0.5%, 0.5% (hyperbar), 0.75%; Amp. 2, 4, 5, 10, 20, 50ml
Carbostesin 0.25%, 0.5%, 0.5% (hyperbar), 0.75%; Amp. 4, 5, 20ml
Dolanaest 0.25%; Amp. 5ml

Leitungsanästhesie: z.B. N.-ischiadicus-Blockade: 10-20ml 0.25-0.5%; max. 2mg/kg; **Spinalanästhesie:** 0.5-4ml 0.5% hyperbar subarachnoidal

Chloroprocain Rp — HWZ 19-26sec

Ampres Amp. 50mg/5ml

Spinalanästhesie: 40-50mg intrathekal, max. 50mg

Lidocain Rp — HWZ 1.5-2(3.5)h, Q0 0.9, PPB 60%, PRC B, Lact +

Heweneural Amp. 1%: 2ml
Licain Amp. 0.5%: 50, 100ml; Amp. 1%: 2, 5, 10, 50, 100ml
Xylocain Amp. 1%: 50ml; Amp. 2%: 5, 50ml; Gel, Lösung (viskös) 2% (1g enth. 20mg); Spray (1 Sprühstoß = 10mg)
Xylocitin Loc Amp. 0.5%: 10ml; Amp. 1%: 10ml; Amp. 2%: 2, 5, 10ml

Infiltrationsanästhesie: max. 300mg 0.5-2%; **Periduralanästh.:** lumbal: 1-1.5ml/Segment 0.5-1%; **Schleimhautanästhesie b. Intubation:** 100mg (5g Gel) auf unteres Tubusdrittel, max. 320mg (16g Gel); **Haut-, Schleimhautanästhesie:** 1-5 Sprühstöße, max. 20 Sprühst. bzw. 3mg/kg; bis 6 x 5-15ml visköse Lsg. im Mund verteilen; **DANI, DALI** Dosisreduktion

Mepivacain Rp — HWZ 1.9-3.2h, Q0 0.95, PPB 65-78%, PRC C, Lact ?

Meaverin Amp. 0.5%, 1%, 2%, 3%, 4% (hyperbar): 1.8, 2, 5, 50ml
MepiHEXAL Amp. 1%: 5, 50ml
Scandicain 1%, 2%, 4% (hyperbar); Amp. 2, 5, 50ml

Infiltrationsanästhesie: bis max. 300mg (30ml 1%), max. 200mg im HNO-Bereich; **Spinalanästhesie:** 0.5-2ml 4% (hyperbar); **Leitungsanästh.:** z.B. Interkostalblockade: 2-4ml 1%; **DANI, DALI** Dosisreduktion empf.

Prilocain Rp — HWZ 1.5h, PPB 55%

Takipril Amp. 2% (hyperbar) 5ml
Xylonest Amp. 0.5%, 1%, 2%: 10, 50ml

Spinalanästhesie: Takipril: 40-60mg (2-3ml 2%) intrathekal; **Infiltrationsan.:** bis max. 400mg (40ml 1%); **Oberst-Leitungsanästhesie:** 2ml 2%

Procain OTC/Rp — HWZ 0.5-1h

Pasconeural Injectopas Amp. 1%, 2%: 2, 5ml
Procain Actavis Amp. 0.5%, 1%, 2%: 2, 5, 50ml

Schmerzen: 4mg/kg als 1promillige Lsg. über 20min i.v.;
Neuralgie, Neuritis: 5-30ml 1-2% perineural

Ropivacain Rp — HWZ 1.8h, Q0 1.0, PPB 94%

Naropin Amp. 20mg/10ml, 40mg/20ml, 75mg/10ml, 100mg/10ml, 150mg/20ml, 200mg/20ml; Inf.Lsg. 200mg/100ml, 400mg/200ml
Ropivacain Kabi Amp. 20mg/10ml, 40mg/20ml, 75mg/10ml, 100mg/10ml, 200mg/20ml, 200mg/100ml, 400mg/200ml

Postop. Analgesie: 12-28mg/h epidural = Lsg. 2mg/ml: 6-14ml/h;
Plexusblockade: 225-300mg = Lsg. 7.5mg/ml: 30-40ml

Synthetische Anticholinergika 299

A 11.8.2 TRPV1-Rezeptoragonisten

Wm/Wi: TRPV1-Agonist ⇒ Aktivierung kutaner Nozizeptoren ⇒ im Verlauf dann Schmerzlinderung durch Desensibilisierung; **UW:** Schmerzen, Erythem, Pruritus, Papeln, Bläschen, Schwellung an der Anwendungsstelle; **KI:** bek. Überempfindlichkeit

Capsaicin Rp

Qutenza *Pflaster 179mg/280cm^2*	**Periphere neuropathische Schmerzen:** Pflaster auf schmerzhafte Areale für 60min aufkleben, an Füßen nur 30min; Wdh. n. 90d möglich; s.a. FachInfo; **DANI, DALI** nicht erf.

A 11.9 Synthetische Anticholinergika

Wm/Wi: synthet. Anticholinergikum ⇒ Speichelfluss ↓, Bronchialsekretion ↓, Vagushemmung; **UW:** Mundtrockenheit, Transpiration ↓, verzögerte Miktion, Akkomodationsstrg., Augendruck ↑, Tachykardie, Übelkeit, Erbrechen, Obstipation, Kopfschmerzen, Schwindel, Verwirrtheit, allerg. Reaktionen; **KI:** bek. Überempf., Stenosen der Harnwege bzw. des GI-Trakts, paralyt. Ileus, schwere C. ulcerosa, tox. Megakolon, Myasthenia gravis, kardiovask. Labilität bei akuten Blut.

Glycopyrroniumbromid Rp

Robinul *Inj.Lsg. 0.2mg/1ml*	**Periop. Sekretionshemmung** (Speichel, Bronchialsekret): 0.2-0.4mg i.m. 30-60min präop.; **Ki.:** 0.004-0.008mg i.m., max. 0.2mg; **Bradykardie bei Narkoseeinleitg.:** 0.1mg i.v.; **Schutz vor cholinergen Nebenwirkungen:** 0.2mg pro 1.0mg Neostigmin oder pro 5.0mg Pyridostigmin i.v.; **DANI, DALI** keine Angaben

A 11.10 Mineralstoffe

A 11.10.1 Kaliumpräparate

UW (Kalium oral): Nausea, Erbrechen, Aufstoßen, Sodbrennen, Blähungen, Leibschmerzen, Durchfälle; (ret.): Schleimhautulzera, GI-Blutungen; **KI:** Hyperkaliämie, Hyperchlorämie, Niereninsuffizienz, M. Addison

Kalium OTC

Kalinor *Brausetbl. 40mmol K$^+$* Kalinor ret. P *Kps. 8mmol K$^+$* Kalitrans *Brausetbl. 25mmol K$^+$* Kalium Verla *Gran. 20mmol K$^+$* Rekawan *Tbl. 13.4mmol K$^+$;* *Kps. (ret.) 8.05mmol K$^+$*	**Kaliumsubstitution** → 553: 40-100mmol/d p.o., max. 150mmol/d

Kaliumchlorid OTC   PRC C, Lact ?

Kaliumchlorid 7.45% *Amp. 20mmol K$^+$/20ml, 50mmol K$^+$/50ml, 100mmol K$^+$/100ml*	**Kaliumsubstitution** → 553: max. 20mmol K$^+$/h bzw. max. 2-3mmol K$^+$/kg/d i.v.; als Zusatz zu Inf.Lsg. max. 40mmol/l

A 11.10.2 Kalziumpräparate

UW (Kalzium i.v.): starkes Wärmegefühl, Schweißausbruch, RR ↓, Übelkeit, Erbrechen, HRST;
KI (Kalzium i.v.): Hyperkalzämie, Nephrokalzinose, Digitalisintox., schwere Niereninsuffizienz;
KI (Calciumglukonat): bek. Überempfl., Hyperkalzämie, Hyperkalziurie, Therapie bzw. Vergiftung mit herzwirksamen Glykosiden; gleichzeitige Gabe von Ceftriaxon und intravenösen kalziumhaltigen Produkten bei unreifen Neugeborenen und Neugeborenen (< 28d alt)

Calcium-Ion OTC

Calcitrat *Tbl. 200mg* **Calcium HEXAL** *Brausetbl. 500, 1000mg* **Calcium-Sandoz** *Brausetbl. 500, 1000mg, Amp. (10ml = 2.25mml)* **Frubiase Calcium T** *Trinkamp. 109mg/10ml*	**Kalziumsubstitution** → 554: 1-3 x 500mg p.o.; **Ki.:** 500-1000mg/d; **Osteoporose** → 567: 500-1500mg/d; **Hyperphosphatämie:** 2-8g/d in 2-4 ED

Calciumgluconat Rp

PRC C, Lact ?

Calciumgluconat Braun 10% *Amp. 2.26mmol/10ml*	**Flusssäureverätzungen der peripheren Extremitäten:** 10-20ml i.a. bis Schmerz nachlässt; an anderen Stellen Unterspritzung mit 10ml oder mehr bei großen Flächen; **akute symptomat. Hypokalzämie** → 554: Erw. 10ml 10% Lsg. i.v.; **Ki.<4J:** 0.4-1ml/kg i.v.; **Ki. 4-12J:** 0.2-0.5ml/kg; **>12J:** s. Erw.

A 11.10.3 Magnesiumpräparate

UW: Müdigkeit, Diarrhoe, ZNS-Störungen, HRST, Muskelschwäche, Atemdepression;
KI: Anw.Beschr. bei eingeschränkter Nierenfunktion; i.v.: AV-Block, Myasthenia gravis

Magnesium OTC

Magium *Brausetbl. 5, 10mmol* **Magnetrans** *Kps. 6.2, 10mmol* **Magnesium Diasporal** *Kps. 6.2mmol; Lutschtbl. 4mmol; Gran. 12mmol; Amp. 2mmol/5ml, 4mmol/2ml* **Magnesium-ratioph.** *Kautbl. 5mmol* **Magnesium Verla** *Tbl. 1.65mmol; Kautbl. 5mmol; Brause 5mmol; Gran. 5mmol; Amp. 3.15mmol; Inf.Lsg. 20.3mmol* **Magnesiocard** *Tbl. 2.5mmol; Brausetbl. 7.5mmol; Gran. 5, 10mmol; Amp. 2.5mmol/5ml, 3mmol/10ml* **Mg 5-Longoral** *Kautbl. 5mmol* **Mg 5 Sulfat** *10% Amp. 4.05mmol/10ml, 50% Amp. 20.25mmol/10ml*	**Magnesiummangel** → 555: ini 0.37mmol/kg/d p.o., Erh.Dos. 0.185mmol/kg/d; alle 1-2d 2.5-4mmol i.v./i.m.; **Torsade-de-pointes-Tachykardie** → 475: ini 8mmol über 15min i.v., dann 3mmol/h für 10h; **Muskelrelaxierung bei Abortneigung, vorzeitige Wehen:** ini 8-16mmol über 15-30min i.v., dann 4-8mmol/h

A 11.10.4 Magnesium-Kombinationen

Kalium + Magnesium OTC

Tromcardin duo *Tbl. 117.3 + 36.5mg*	**Nahrungserg. mit K** → 553, **Mg** → 555: 2-4 Tbl. p.o.

Parenterale Ernährung

A 11.10.5 Spurenelemente

Selen (Natriumselenit) OTC/Rp

Cefasel Tbl. <u>50</u>, 100, 300µg; Amp. 300µg/1ml **Selenase** Tbl. <u>50</u>, 300µg; Lsg. 50µg/1ml, 100µg/2ml; Amp. 100µg/2ml	**Selenmangel:** 1 x 50-300µg p.o.; 1 x 100-300µg i.v.

Zink OTC

Cefazink Tbl. 10, 20mg **Curazink** Kps. 15mg **Unizink** Tbl. 10mg; Amp. 5.95mg/10ml **Zinkit** Brausetbl. 10mg	**Zinkmangel:** 1 x 10-20mg p.o.; 1 x 5-20mg i.v.; Kleinkinder: 1 x 1-2mg/kg i.v.

A 11.11 Parenterale Ernährung

A 11.11.1 Tagesbedarf bei parenteraler Ernährung

Substrat	Einheit	Bedarf	Substrat	Einheit	Bedarf
Wasser	[ml/kg]	30-50	K^+	[mmol/kg]	0.5-2
Energie	[kcal/kg]	25-35	Ca^{2+}	[mmol/kg]	0.1
Kohlenhydrate	[g/kg]	3-4	Cl^-	[mmol/kg]	2-4
Aminosäuren	[g/kg]	1	Mg^{2+}	[mmol/kg]	0.1
Fett	[g/kg]	1	PO_4^{3-}	[mmol/kg]	0.2
Na^+	[mmol/kg]	1-2			

A 11.11.2 Stufenschema zur parenteralen Ernährung

		Infusionslösungen	Beispiel
Stufe 1	**Tag 1** nach kleinen Eingriffen, guter EZ, Nahrungskarenz < 2d	30 ml/kg als Vollelektrolytlsg., evtl. mit 5%igem Glucosezusatz	2000 ml Sterofundin, 500 ml Glucose 5%, evtl. 500ml NaCl 0.9%
Stufe 2	**Tag 2–3** bei mittelfristiger Nahrungskarenz und geringgradiger Katabolie	2.5-3.5%ige Aminosäurelsg., 5-10%ige Kohlenhydratlsg., 2/3-Elektrolytlsg.	1000ml Periamin G, 1000ml Glucose 10%, 500–1000ml Thomaejonin OP
Stufe 3	Ab **Tag 4** bei längerfristiger, vollständiger parenteraler Ernährung, ZVK erforderlich	10-15%ige Aminosäurelsg., 20-50%ige Kohlenhydratlsg., 10-20%ige Fettlsg., Vitamine, Spurenelemente	1.0l Aminomel 10, 0.5l Glucose 50%, 1.25l Normofundin OP, 0.25l Lipofundin 20% + 1A Multibionta + 1A Vitintra + 1A Addel

A 11.11.3 Vollelektrolytlösungen (Na⁺ 121–160 mmol/l)

Ind.: plasmaisotoner Flüssigkeitsersatz bei isotoner und hypotoner Dehydratation

	Na⁺ mmol/l	Ca²⁺ mmol/l	Cl⁻ mmol/l	K⁺ mmol/l	Mg²⁺ mmol/l	Acet. mmol/l	Lact. mmol/l	Gluc. g/l
Ringer-Lösung	147	2.3	155	4.0	-	-	-	-
Ringer-Lactat	130	2.0	112	5.0	-	-	27	-
Jonosteril	137	1.65	110	4.0	1.25	36.8	-	-
Sterofundin	140	2.5	106	4.0	1.0	-	45	-
Tutofusin	140	2.5	153	5.0	1.5	-	-	-
Tutofusin Viaflo	140	2.5	153	5.0	1.5	-	-	50

A 11.11.4 Zweidrittelelektrolytlösungen (Na⁺ 91–120 mmol/l)

Ind.: Flüssigkeitsersatz bei hypertoner und isotoner Deydratation, partielle Deckung des Energiebedarfs durch Kohlenhydratzusatz

	Na⁺ mmol/l	Ca²⁺ mmol/l	Cl⁻ mmol/l	K⁺ mmol/l	Mg²⁺ mmol/l	Acet. mmol/l	Gluc. g/l	Xylit g/l	Kcal/l
Normofundin G5	100	2.0	90	18	3.0	38	50	-	200
Jonosteril Na 100	100	2.5	100	20	2.5	20	-	-	0
Tutofusin OPG	100	2.0	90	18	2.0	38	55	-	200

A 11.11.5 Halbelektrolytlösungen (Na⁺ 61–90 mmol/l)

Ind.: Flüssigkeitsersatz bei hypertoner Dehydratation, partielle Deckung des Energiebedarfs durch Kohlenhydratzusatz

	Na⁺ mmol/l	Ca²⁺ mmol/l	Cl⁻ mmol/l	K⁺ mmol/l	Mg²⁺ mmol/l	Acet. mmol/l	Gluc. g/l	Xylit g/l	Kcal/l
Jonosteril HD 5	68.5	0.82	73.4	2.0	0.62	-	55	-	200
Normofundin OP	80	2	76	18	3	32	-	-	0
Tutofusin H G5	70	1.25	76.5	2.5	0.75	-	55	-	200

A 11.11.6 Kaliumfreie Lösungen

Ind.: kaliumfreier Flüssigkeitsersatz bei gestörter bzw. unbekannter Nierenfunktion

	Na⁺ mmol/l	Ca²⁺ mmol/l	Cl⁻ mmol/l	K⁺ mmol/l	Mg²⁺ mmol/l	Acet. mmol/l	Gluc. g/l	Xylit mmol/l	Kcal/l
NaCl 0.9%	154	-	154	-	-	-	-	-	-

Parenterale Ernährung

A 11.11.7 Kohlenhydratlösungen

Ind.: Glucose 5%, 10%: Zufuhr freien Wassers bei hypertoner Dehydratation, partielle Deckung des Kohlenhydratbedarfs, Glucose 20-70%: partielle bis komplette Kohlenhydratzufuhr

	Na^+ mmol/l	Ca^{2+} mmol/l	Cl^- mmol/l	K^+ mmol/l	Mg^{2+} mmol/l	Gluc. g/l	Osmo mosm/l	Kcal/l
Glucose 5%	-	-	-	-	-	50	277	200
Glucose 10%	-	-	-	-	-	100	555	400
Glucose 20%	-	-	-	-	-	200	1110	800
Glucose 40%	-	-	-	-	-	400	2200	1600
Glucose 50%	-	-	-	-	-	500	2775	2000
Glucose 70%	-	-	-	-	-	700	3885	2870

A 11.11.8 Aminosäurelösungen

Ind.: Zufuhr von essentiellen und nichtessentiellen Aminosäuren zur parenteralen Ernährung; z.T. mit Kohlenhydraten und Elektrolyten kombiniert

	Na^+ mmol/l	Ca^{2+} mmol/l	Cl^- mmol/l	K^+ mmol/l	AS g/l	Gluc. g/l	Xylit g/l	Osmo mosm/l	Kcal/l
Aminomix 2 Novum	-	-	-	-	50	120	-	1164	680
Aminoplasmal 10% E	50	-5	52	25	100	-	-	1021	400

A 11.11.9 Aminosäurelösungen bei Niereninsuffizienz

Ind.: Zufuhr v.a. von essentiellen Aminosäuren ⇒ angestauter Harnstoff wird zur Synthese nicht essentieller Aminosäuren verwendet

	Na^+ mmol/l	Ca^{2+} mmol/l	Cl^- mmol/l	K^+ mmol/l	AS g/l	Osmo mosm/l	Kcal/l
Aminomel nephro	-	-	-	-	K.A.	510	222
Nephrotect	-	-	-	-	100	935	400

A 11.11.10 Aminosäurelösungen bei Leberinsuffizienz

Ind.: Zufuhr v.a. verzweigtkettiger AS ⇒ günstige Beeinflussung einer hep. Enzephalopathie

	Na^+ mmol/	Ca^{2+} mmol/	Cl^- mmol/	K^+ mmol/	AS g/l	Osmo mosm/l	Kcal/l
Aminoplasmal Hepa 10%	-	-	10	-	100	K.A.	400
Aminosteril N Hepa 8%	-	-	-	-	80	770	320

A 11.11.11 Fettlösungen

Ind.: Zufuhr von Lipiden in Form von langkettigen Triglyzeriden (LCT), mittelkettigen Triglyzeriden (MCT), Phospholipiden (Pholip) und Glyzerol (Glyc) zur parenteralen Ernährung

	LCT g/l	MCT g/l	Pholip g/l	Glyc. g/l	Osmo mosm/l	Kcal/l
Deltalipid 20%	200	-	12	25	350	2030
Lipofundin 20%	200	-	12	25		2000
Lipovenös MCT 20	100	100	12	25	273	1950

A 11.12 Plasmaersatzmittel

A 11.12.1 Stärkederivate

Wm/Wi: (Hydroxyethylstärke = HAES/HES) mit Wasserbindungsvermögen und i.v.-Verweildauer ⇒ intravasales Volumen ↑;
Ind: Hypovolämie aufgrund akuten Blutverlustes, wenn kristalloide Infusionslösungen allein nicht ausreichend sind;
UW: allergische Reaktionen, Hyperamylasämie;
KI: bek. Überempfindlichkeit, Sepsis, Verbrennungen, Nierenfunktionsstörung oder Nierenersatztherapie, intrakranielle oder cerebrale Blutung, kritisch kranke Pat. (in der Regel Pat., die auf die Intensivstation aufgenommen werden müssen), Hyperhydratation, Lungenödem, Dehydratation, schwere Hypernatriämie oder schwere Hyperchlorämie, schwere Leberfunktionsstörungen, dekompensierte Herzinsuffizienz, schwere Gerinnungsstörung, organtransplantierte Patienten

	HWZ	MW	HES g/l	Na$^+$ mmol/l	Ca^{2+} mmol/l	Cl$^-$ mmol/l	K$^+$ mmol/l	Lact. mmol/l	Gluc. g/l
Voluven 6%	2–4 h	130000	60	154	-	154	-	-	-
Voluven 10%	2–4h	130000	100	154	-	154	-	-	-

A 11.12.2 Gelatinederivate

Wm/Wi: kolloidale Substanzen mit Wasserbindungsvermögen und intravenöser Verweildauer ⇒ intravasales Volumen ↑;
UW: selten allergische Reaktionen;
KI: bek. Überempfindlichkeit, Hypervolämie, Hyperhydratation, schwere Herzinsuffizienz, schwere Blutgerinnungsstörungen, Hypernatriämie, Hyperchlorämie

	HWZ	MW	Gela g/l	Na$^+$ mmol/l	Ca^{2+} mmol/l	Cl$^-$ mmol/l	K$^+$ mmol/l	Azet. mmol/l	Gluc. g/l
Gelafusal	3–4h	30000	40	130	0.9	85	5.4	27	-
Gelafundin Iso		30000	40	154	-	120	-	-	-

A 11.13 Azidose, Alkalose

A 11.13.1 Azidosetherapeutika

Wm/Wi (Na-Hydrogencarbonat): $H^+ + HCO_3^- \Rightarrow H_2CO_3 \Rightarrow H_2O + CO_2$; H^+-Elimination v.a. aus dem Extrazellulärraum;
Wm/Wi (Trometamol): Ausscheidung von Tris-H über den Urin; H^+-Elimination im Intra- und Extrazellulärraum;
UW (Na-Hydrogencarbonat): Alkalose, Hypernatriämie, Nekrose bei Paravasat, hypokalzämische Tetanie, CO_2-Retention bei respiratorischer Insuffizienz;
UW (Trometamol): Alkalose, Nekrose bei Paravasat, Atemdepression;
KI (Na-Hydrogencarbonat): Alkalose, Hypernatriämie;
KI (Trometamol): Alkalose, Niereninsuffizienz

Natriumhydrogencarbonat OTC

bicaNorm Tbl. 1g *(11.9mmol HCO_3^-)* **Natriumhydrogencarbonat 4.2%** *Inf.Lsg. 250ml (100ml = 50mmol HCO_3^-)* **Natriumhydrogencarbonat 8.4%** *Inf.Lsg. 20, 100, 250ml* *(100ml = 100mmol HCO_3^-)*	**Metabolische Azidose** → 555: Base excess (-) x 0.3 x kg = mmol; max. 1.5mmol/kg/h i.v., 3-5g/d p.o.

Trometamol OTC HWZ 5-6h, Qo 0.1

Tham Koehler 3M *Amp. 20ml = 60mmol*	**Metabolische Azidose** → 555: Base excess x 0.3 x kg = mmol; max. 1mmol/kg/h i.v., max. 5mmol/kg/d; Verdünnung auf 0.3mmol/ml; **DALI KI**

A 11.13.2 Alkalosetherapeutika

Wm/Wi (Argininhydrochlorid): Bikarbonat-Neutralisation durch HCl;
UW (Salzsäure): Nekrosen bei paravenöser oder intraarterieller Infusion;
KI (Argininhydrochlorid): Azidosen

Argininhydrochlorid OTC

L-Arginin-Hydrochlorid 21% *Amp. 20ml = 20mmol H^+*	**Metabolische Alkalose** → 556: Base excess x 0.3 x kg = mmol; max. 1mmol/kg/h i.v., max. 1mmol/kg/d; Verdünnung erforderlich!

Salzsäure OTC

Salzsäure 7.25% *Amp. 10ml = 20mmol H^+*	**Metabolische Alkalose** → 556: Base excess x 0.3 x kg = mmol; max. 0.25mmol/kg/h i.v.; Verdünnung erforderlich

A 12 Neurologie – Arzneimittel

A 12.1 Antiepileptika
A 12.1.1 Natrium-Blocker

Wm/Wi (Carbamazepin): hemmt die synaptische Übertragung ⇒ reduziert Fortleitung von konvulsiver Entladungen; **Wm/Wi** (Eslicarbazepinacetat): Hemmung wiederholter neuronaler Entladungen vermutl. durch Stabilisierung des inaktiven Zustands spannungsabhängiger Na^+-Kanäle; **Wm/Wi** (Lacosamid): Stabilisierung hypererregbarer Neuronalmembranen; **Wm/Wi** (Lamotrigin): exakter Wm unbekannt, Hemmung spannungsabh. Na^+-Kanäle, Glutamatfreisetzung ↓; **Wm/Wi** (Oxcarbazepin): Membranstabilisierung durch Blockade von Na^+-Kanälen, Durchlässigkeit der Zellmembran für K^+ ↑, Modulation spannungsaktivierter Kalziumkanäle; **Wm/Wi** (Phenytoin): Ionenpermeabilität ↓, Membranstabilisierung; **Wm/Wi** (Rufinamid): Modulation der Aktivität von Na^+-Kanälen; **Wm/Wi** (Zonisamid): Hemmung spannungsabhängiger Na^+- und Ca^{2+}-Kanäle, Modulation der GABA-Inhibition;
UW (Carbamazepin): Somnolenz, Sedierung, Schläfrigkeit, Schwindel, Ataxie, cholestatische Hepatitis, Hämatopoesestrg., allergische Hautreaktionen, Appetitlosigk., Mundtrockenheit, Übelkeit, Erbrechen, Hyponatriämie; **UW** (Eslicarbazepinacetat): Schwindel, Schläfrigkeit, Kopfschmerzen, Koordinations-/Aufmerksamkeitsstrg., Tremor, Doppelsehen, verschwommenes Sehen, Übelkeit, Erbrechen, Durchfall, Hautausschlag, Müdigkeit, Gangstörungen;
UW (Lacosamid): Schwindel, Kopfschmerzen, Diplopie, Nausea, Depression, Verwirrtheit, Schlaflosigkeit, Gedächtnis-, Gleichgewichts-, Konzentrations-, Aufmerksamkeits-, kognitive Störungen, Somnolenz, Tremor, Nystagmus, Hypästhesie, Dysarthrie, Verschwommensehen, Vertigo, Tinnitus, Erbrechen, Obstipation, Flatulenz, Dyspepsie, Mundtrockenheit, Pruritus, Rash, Muskelspasmen, Asthenie, Gehstörung, Müdigkeit, Reizbarkeit, Stürze, Hautwunden;
UW (Lamotrigin): Aggressivität, Reizbarkeit, Agitiertheit, Kopfschmerzen, Schläfrigkeit, Insomnie, Tremor, Ataxie, Nystagmus, Diplopie, Verschwommensehen, Müdigkeit, Schwindel, Übelkeit, Erbrechen, Diarrhoe, Hautausschlag, Arthralgie, Rückenschmerzen;
UW (Oxcarbazepin): Hyponatriämie, Verwirrtheitszustände, Depression, Apathie, Unruhe, Affektlab., Müdigkeit, Schwächegefühl, Schläfrigkeit, Schwindel, Kopfschmerz, Ataxie, Tremor, Nystagmus, Konzentrationsschwäche, Amnesie, Übelkeit, Erbrechen, Obstipation, abdom. Schmerzen, Diarrhoe, Doppelbilder, Verschwommensehen, Sehstrg., Akne, Alopezie, Exanthem;
UW (Phenytoin): zahlreiche UW ohne Häufigkeitsangabe, s. FachInfo;
UW (Rufinamid): Schläfrigkeit, Kopfschmerzen, Schwindel, Übelkeit, Erbrechen, Oberbauchschmerzen, Obstipation, Diarrhoe, Dyspepsie, Ausschlag, Akne, Rückenschmerzen, Oligomenorrhoe, Müdigkeit, Pneumonie, Influenza, Infekte der oberen Atemwege/des Ohrs, Anorexie, Appetitminderung, Essstörung, Gewicht ↓, Angst, Schlaflosigkeit, Status epilepticus, Koordinationsstörung, Nystagmus, psychomotorische Hyperaktivität, Tremor, Diplopie, Verschwommensehen, Epistaxis, Gangstrg., Kopfverletzung, Kontusion;
UW (Zonisamid): kleinflächige Hautblutungen, Überempfindlichkeit, Schläfrigkeit, Schwindel, Anorexie, Diplopie, Verwirrtheit, Depression, Agitiertheit, Reizbarkeit, Affektlabilität, Angst, Schlaflosigkeit, psychotische Störung, Ataxie, Gedächtnisstörung, abdominelle Schmerzen, Fieber, Obstipation, Dyspepsie, Diarrhoe, Übelkeit, Bradyphrenie, Aufmerksamkeitsstörung, Nystagmus, Parästhesie, Sprachstörung, Tremor, Hautausschlag, Pruritus, Alopezie, Nephrolithiasis, Müdigkeit, grippeähnliche Erkrankung, periphere Ödeme, Gewichtsabnahme, erniedrigter Bikarbonatspiegel;

Antiepileptika

KI (Carbamazepin): bek. Überempf., KM-Schädigung, KM-Depression in der Vorgeschichte, AV-Block, akute intermittierende Porphyrie, gleichzeitige Anw. mit MAO-Hemmern oder Voriconazol, schwere Leberfunktionsstörungen, Grav. (1. Trim.);
KI (Eslicarbazepinacetat): bek. Überempfindlichkeit, AV-Block II°-III°;
KI (Lacosamid): Überempfindlichkeit gegen Lacosamid/Soja/Erdnuss, AV-Block II°-III°;
KI (Lamotrigin): bek. Überempfindlichkeit; **KI** (Oxcarbazepin): bek. Überempf., Lakt.;
KI (Phenytoin): bek. Überempf., schwere Schädigungen der Blutzellen/des Knochenmarks, AV-Block II°-III°, Sick Sinus, in ersten 3M nach MI, HI (EF < 35%), Cave in Grav./Lakt.;
KI (Rufinamid): bek. Überempfindlichkeit gegen Rufinamid und Triazolderivate, Lakt.;
KI (Zonisamid): bek. Überempfindlichkeit

Carbamazepin Rp · HWZ 15h (mult. Dosis), 36h (1 x Dosis), Q0 1.0, PPB 70-80%, ther. Serumspiegel: 3-8mg/l

Carbadura Tbl. 300(ret.), 400(ret.), 600(ret.)mg *Carbamazepin-ratioph.* Tbl. 200(ret.), 400(ret.)mg *Carbamazepin HEXAL* Tbl. 200, 400mg *Tegretal* Tbl. 200, 200(ret.), 400(ret.)mg; Saft (5ml = 100mg) *Timonil* Tbl. 150(ret.), 200, 200(ret.), 300(ret.), 400(ret.) 600(ret.)mg; Saft (5ml = 100mg)	**Alle Ind:** ini 200-400mg/d p.o., in 2-4 (unret.) bzw. 1-2ED (ret.), langsam steigern bis Erh.Dos.; **Epilepsien** → 671: Erh.Dos. 600-1200mg p.o.; **Ki.:** Erh.Dos. 10-20mg/kg/d; **Trigeminusneuralgie** → 677: Erh.Dos. 400-800mg/d; **diabetische PNP:** Erh.Dos. 600mg/d, max. 1200mg/d; **Pro. manisch-depressive Phasen** → 694: Erh.Dos. 200-400mg/d, max. 800mg/d; **Anfalls-Pro. bei C2-Entzug** → 692: 600mg/d, in schweren Fällen 1200mg/d in den ersten d; **DANI** nicht erforderlich

Eslicarbazepinacetat Rp · HWZ 20-24h, PPB < 40%, PRC B, Lact ?

Zebinix Tbl. 200, 800mg; Saft (1ml = 50mg)	**Begleittherapie bei partiell epileptischen Anfällen** → 671: ini 1 x 400mg, nach 1-2W 1 x 800mg, max. 1 x 1200mg/d; nur in Kombination mit bestehender Therapie; **Ki. ab 6J:** ini 1 x 10mg/kg, Dosissteigerung um 10mg/kg alle 1-2W auf max. 30mg/kg/d, max. 1200mg/d; **DANI** CrCl > 60: 100%; 30-60: ini 400mg alle 2d, nach 2W 1 x 400mg/d; < 30: Anw. nicht empf.; **DALI** Anw. bei schwerer LI nicht empfohlen

Lacosamid Rp · HWZ 13h, PPB < 15%

Vimpat Tbl. 50, 100, 150, 200mg; Saft (1ml = 10mg); Inf.Lsg. 200mg/20ml	**Fokale Anfälle** → 671: Monother.: ini 2 x 50mg p.o./i.v., nach 1W: 2 x 100mg p.o./i.v., Dosissteigerung um 2 x 50mg/d/W; max. 2 x 300mg/d p.o./i.v.; Zusatzther.: max. 400mg/d; **DANI** CrCl > 30: 100%; < 30: max. 250mg/d; **DALI** leichte bis mäßige LI: nicht erf.

A 12 Neurologie – Arzneimittel

Lamotrigin Rp (s.a. → 348)	HWZ 29 h, Q0 0.9, PPB 55%, PRC C, Lact ?
Lamictal Tbl. 2, 5, 25, 50, 100, 200mg **Lamotrigin Acis** Tbl. 25, 50, 100, 200mg **Lamotrigin HEXAL** Tbl. 25, 50, 100, 200mg **Lamotrigin-ratioph.** Tbl. 50, 100, 200mg	**Epilepsien** → 671: **Erw., Ki. ≥ 13J:** d1-14: 1 × 25mg p.o., d15-29: 1 × 50mg, dann alle 1-2W um 50-100mg steigern, Erh.Dos. 100-200mg/d in 1-2ED; **Ki. 2-12J:** d1-14: 0.3mg/kg, d15-29: 0.6mg/kg, dann alle 1-2W um 0.6mg/kg steigern, Erh.Dos. 1-15mg/kg/d, bei Kombinationstherapie s. FachInfo; **DANI** vorsichtige Anwendung; **DALI** Child B: 50%, Child C: 25%

Oxcarbazepin Rp	HWZ 1-2.5(9)h, Q0 1.0(0.7), PPB 40%, PRC C, Lact ?
Apydan Extent Tbl. 150, 300, 600mg **Oxcarbazepin Dura** Tbl. 150, 300, 600mg **Timox extent, Trileptal** Tbl. 150, 300, 600mg; Saft (5ml = 300mg)	**Epilepsien** → 671: ini 2 × 300mg p.o., um 600mg/W steigern, Erh.Dos. 600-2400mg/d; **Ki. > 6J:** ini 8-10mg/kg/d, max. 10mg/kg/W steigern, Erh.Dos. 30mg/kg/d, max. 46mg/kg/d; **DANI** CrCl < 30: ini 1 × 300mg

Phenytoin Rp	HWZ 22 h, Q0 1.0, PPB 83-94%, ther. Serumspiegel 10-20mg/l
Phenhydan Tbl. 100mg; Amp. 250mg/5ml; Inf.Lsg. 750mg/50ml **Phenytoin AWD** Tbl. 100mg	**Epilepsien** → 671: ini 3 × 100mg p.o., dann nach Wi bzw. Serumspiegel; **Ki. < 12J:** ini 2mg/kg/d, dann alle 3d um 1mg/kg steigern, dann nach Serumspiegel; **Status epilept.** → 674: 250mg über 10min i.v., ggf. Wdh. nach 20min, dann Wdh. alle 1.5-6h; 750mg über 20-30min i.v., max. 17mg/kg/d; **Ki. < 12J:** d1: 30mg/kg i.v.; d2: 20mg/kg; d3: 10mg/kg, max. 1mg/kg/min i.v.; **DANI** nicht erforderlich

Rufinamid Rp	HWZ 6-10h, PPB 34%
Inovelon Tbl. 200, 400mg, Saft (10ml = 400mg)	**Lennox-Gastaut-Syndrom: Erw., Ki. ab 4J:** ini 400mg/d, ggf. alle 2d um 400mg/d steigern, 30-50kg: max. 1800mg/d; 51-70kg: max. 2400mg/d; > 70kg: max. 3200mg/d; **Ki. 1-4J:** ini 10mg/kg/d in 2 ED, ggf. alle 3d um 10mg/kg/d steigern bis 45mg/kg/d; **Ki. ab 4J:** < 30kg: ini 200mg p.o., ggf. alle 2d um 200mg/d bis 1g steigern, bei Komb. mit Valproat max. 400mg; **DANI** nicht erf.; **DALI** Anw. bei schwerer LI nicht empfohlen

Zonisamid Rp	HWZ 60h, PPB 40-50%
Zonegran Kps. 25, 50, 100mg **Zonisamid-ratioph.** Kps. 25, 50, 100mg **Zonisol** Saft (5ml = 100mg)	**Epilepsie** → 671: ini 2 × 25mg p.o., nach 1W 2 × 50mg, dann wöchentlich um 100mg steigern, Erh.Dos. 300-500mg/d; **DANI** sorgfältige Dosiseinstellung; **DALI** KI bei schwerer Leberfunktionsstrg.

Antiepileptika 309

A 12.1.2 Kalzium-Blocker

Wm/Wi: Verringerung der Ströme spannungsabhängiger Kalzium-Kanäle vom T-Typ;
UW: Übelkeit, Erbrechen, Singultus, Leibschmerzen, Lethargie, Kopfschmerzen, Zurückgezogenheit, Ängstlichkeit, Schlaf-/Appetitstörung, Gewicht ↓, Diarrhoe, Obstipation, Ataxie;
KI: bekannte Überempfindlichkeit, Lakt.

Ethosuximid Rp — HWZ 33-55h, Q0 0.8, keine PPB, Serumspiegel: 40-100mg/l

Ethosuximid-neuraxpharm Kps. 250mg; Gtt. (1ml = 500mg); Saft (5ml=250mg) **Petnidan** Kps. 250mg; Saft (5ml = 250mg) **Suxilep** Kps. 250mg	**Absencen, myoklonische Anfälle → 671:** ini 5-10mg/kg p.o., alle 4-7d um 5mg/kg steigern; Erh.Dos. 15mg/kg, max. 30mg/kg; **Ki.:** Erh.Dos. 20mg/kg, max. 40mg/kg in 1-3ED; **DANI** nicht erforderlich

A 12.1.3 GABA-erge Substanzen

Wm/Wi (Phenobarbital): Verstärkung der GABA-ergen Hemmwirkung im ZNS ⇒ sedierend, schlafinduzierend, anxiolytisch, antiaggressiv, antikonvulsiv, muskelrelaxierend;
Wm/Wi (Vigabatrin): irrev. Hemmung des enzymat. Abbaus von GABA (GABA-Transaminase);
UW (Phenobarbital): starke Beruhigung, Müdigkeit, Schwindel, Kopfschmerzen, Benommenheit, Ataxie, kognitive Störung, Verwirrtheit, Störung der Sexualfunktion, Überhangeffekte, paradoxe Erregungszustände; **UW** (Vigabatrin): Gewicht ↑, Somnolenz, Sprachstörungen, Kopfschmerzen, Schwindel, Parästhesien, Aufmerksamkeits- und Gedächtnisstörungen, psychische Beeinträchtigungen, Tremor, Gesichtsfelddefekte, Verschwommensehen, Diplopie, Nystagmus, Übelkeit, abdominale Schmerzen, Erregbarkeit, Ödeme, Müdigkeit, Agitation, Aggression, Nervosität, Depression, paranoide Reaktionen, Kinder: Erregung, Agitiertheit;
KI (Phenobarbital): bek. Überempfindlichkeit, akute Alkohol-, Schlafmittel- und Schmerzmittelvergiftung, Vergiftung durch Anregungsmittel oder dämpfende Psychopharmaka;
KI (Vigabatrin): bekannte Überempfindlichkeit

Phenobarbital Rp — HWZ 60-150h, Q0 0.7, PPB 40-60%, PRC D, Lact - ⌇

Luminal Tbl. 100mg; Amp. 200mg/1ml **Luminaletten** Tbl. 15mg **Phenobarbital-neuraxpharm** Tbl. 15, 100mg	**Epilepsien → 671:** 1-3mg/kg/d p.o. in 2ED; 200-400mg i.v., max. 800mg/d i.v.; **Ki.:** 3-4mg/kg p.o. in 2ED; 2-3 x 20-75mg i.v.; **DANI** CrCl < 10: Dosisreduktion

Vigabatrin Rp — HWZ 5-8h, Q0 0.01, keine PPB

Sabril Tbl. 500mg; Granulat 500mg	**Fokale Anfälle → 671:** ini 1g p.o., steigern um 0.5g/W, Erh.Dos. 2-3g/d; **Ki.:** ini 40mg/kg/d, Erh.Dos. 50-100mg/kg/d; **infantile Spasmen:** ini 50mg/kg/d p.o., Erh.Dos. bis 150mg/kg/d; **DANI** CrCl < 60: sorgfältige Dosiseinstellung

A 12.1.4 Benzodiazepine

Wm/Wi: Verstärkung natürlicher GABA-beteiligter Hemm-Mechanismen im ZNS ⇒ vorwiegend antikonvulsive aber auch beruhigende, schlafanstoßende, anxiolytische, muskelrelaxierende Eigenschaften; **UW:** Somnolenz, verlängerte Reaktionszeit, verminderter Muskeltonus, Muskelschwäche, Schwindel, Ataxie, Müdigkeit, Mattigkeit;
KI: bek. Überempf. gegen C. oder andere Benzodiazepine; Medikamenten-, Drogen-, Alkoholabhängigkeit; Myasthenia gravis, schwere Ateminsuff., schwere Leberinsuffizienz

Clonazepam Rp
HWZ 30-40h, Q0 1.0, PPB 83-87%

Antelepsin Tbl. 0.5, 2mg
Clonazepam-neuraxpharm
Gtt. (1ml = 2.5mg)
Rivotril Tbl. 0.5, 2mg; Gtt. (25Gtt. = 2.5mg); Amp. 1mg/2ml

Epilepsien → 671: ini 2 x 0.5mg p.o., über 2-4W steigern bis Erh.Dos. 4-8mg/d in 3-4ED; **Sgl.:** ini 2 x 0.1mg/d, Erh.Dos. 0.5-1mg/d; **Kleinki.:** ini 3 x 0.2mg/d, Erh.Dos. 1.5-3mg/d; **Schulki.:** ini 2 x 0.25mg/d, Erh.Dos. 3-6mg/d; **Status epilepticus** → 674: 1mg langsam i.v., Wdh. n. Bed., max. 13mg/d; **Sgl., Ki.:** 0.5mg i.v.; **DANI** nicht erforderlich; **DALI** leichte bis mäßige LI: vors. Anw.; schwere LI: KI

Diazepam → 361, **Dikaliumclorazepat** → 361, **Lorazepam** → 362

A 12.1.5 Natrium-Blocker und GABA-erge Substanzen

Wm/Wi (Topiramat): Membranstabilisierung durch Blockade von Na$^+$-Kanälen, Antagonisierung der exzitatorischen Glutamatwirkung, GABA-erge Hemmwirkung ↑;
Wm/Wi (Valproinsäure): exakter Wm unklar, Blockade von Na$^+$-Kanälen, enzymatischer Abbau von GABA ↓; **UW** (Topiramat): Nasopharyngitis, Anämie, Hypersensitivität, Anorexie, Appetit ↓, Depression, Sprachstrg., Bradyphrenie, Insomnie, Angst, Verwirrtheit, Desorientierung, Aggression, Stimmungsschwankungen, Parästhesie, Schwindel, Somnolenz, Gedächtnis-, kognitive, Aufmerksamkeits-, Koordinations-, Gleichgewichts-, Gangstörung, Tremor, Nystagmus, Dysarthrie, Dysgeusie, Sedierung, Sehstörung, Verschwom-mensehen, Diplopie, Tinnitus, Ohrschmerzen, Dyspnoe, Epistaxis, verstopfte Nase, Rhinorr-hoe, Übelkeit, Erbrechen, Obstipation, Diarrhoe, abdominelle Schmerzen, Mundtrockenheit, Parästhesien, Alopezie, Hautausschlag, Pruritus, Arthralgie, Myalgie, Nephrolithiasis, Pollakisurie, Dysurie, Fieber, Fatigue, Gewichtszu-/abnahme; **UW** (Valproinsäure): Anämie, Thrombopenie, Leukopenie, Hyperammonämie, Gewicht ↑/↓, Appetitlosigkeit, Appetit ↑, Hyponatriämie, Verwirrtheitszustände, Aggression, Agitiertheit, Aufmerksamkeitsstrg., Tremor, extrapyramidale Strg., Stupor, Schläfrigkeit, Parästhesien, Konvulsionen, eingeschränktes Erinnerungsvermögen, Kopfschmerzen, Nystagmus, Taubheit, Blutungen, Übelkeit, Diarrhoe, Oberbauchschmerzen, Haarausfall, Leberschäden, Dysmenorrhoe;
KI (Topiramat): bek. Überempf., Prophylaxe von Migräne-Kopfschmerz in Grav. oder bei Frauen ohne Verhütung; **KI** (Valproinsäure): bek. Überempf., anamnestisch/fam. Lebererkr., schwerwiegende Leber- und Pankreasfunktionsstrg., Leberfunktionsstrg. mit tödlichem Ausgang während Valproinsäurether. bei Geschwistern, hepatische Porphyrie, Blutgerinnungsstrg., mitochondriale Erkr., die durch Mutationen des das mitochondriale Enzym POLG kodierende Kerngens verursacht sind (z.B. Alpers-Huttenlocher-Syndrom); Ki. < 2J, bei denen der V. a. eine POLG-verwandte Erkr. besteht; bek. Strg. des Harnstoffzyklus; s. FachInfo bei Anw. in Grav.

Antiepileptika 311

Topiramat Rp HWZ 18-24h, $Q_0 < 0.5$, PPB 13-17%, PRC C, Lact ?

Topamax *Tbl. 25, 50, 100, 200mg;*
Kps. 25, 50mg
Topiramat Heumann *Tbl. 25, 50, 100, 200mg*
Topiramat-neuraxpharm
Tbl. 25, 50, 100, 200mg

Epilepsie → 671: Monother.: ini 1 x 25mg abends p.o., alle 1-2W um 25-50mg steigern, Erh.Dos. 100mg/d; max. FachInfo.
Ki. > 6J: ini 0.5-1mg/kg/d abends p.o., alle 1-2W um 0.5-1mg/kg steigern, initiale Zieldosis 2mg/kg/d; Komb.Therapie s. FachInfo.
Migräne: → 675; **DANI** CrCl < 60: sorgfältige Dosiseinstellung, HD Erh.Dos.

Valproinsäure Rp HWZ 6-16h, Q_0 0.95, PPB 90-95%, ther. Serumspiegel: 50-100mg/l

Convulex *Kps. 300, 500mg*
Depakine *Gtt. (1ml = 300mg)*
Ergenyl *Tbl. 150, 300, 300(ret.)mg; 500, 500(ret.)mg; Gtt. (1ml = 300mg); Amp. 400mg/4ml*
Orfiril *Tbl. 150, 300, 600(ret.)mg; 600, 1000(ret.)mg; Kps. 150(ret.), 300(ret.)mg; Saft (5ml = 300mg); Amp. 300mg/3ml, 1g/10ml*
Valproat HEXAL *Lsg. (1ml = 300mg)*
Valproat-neuraxph. *Tbl. 150, 300, 600mg; Lsg. (1ml = 300mg)*

Epilepsien → 671: ini 5-10mg/kg/d p.o., alle 4-7d um 5mg/kg steigern, Erh.Dos. 20mg/kg/d; 5-10mg/kg i.v., dann 1mg/kg/h; max. 2.5g/d i.v.;
Jugendl.: 25mg/kg/d;
Ki.: 30mg/kg/d;
akute Manie → 695: ini 20mg/kg/d; Erh.Dos.1-2g/d;
DANI nicht erforderlich;
DALI KI bei Lebererkrankung

A 12.1.6 Antiepileptika mit anderen Wirkmechanismen

Wm/Wi (Gabapentin): GABA-Analogon, bindet an Bindungsstellen, die mit alpha$_2$delta-Untereinheiten von spannungsabhängigen Ca-Kanälen assoziiert sind ⇒ Freisetzung verschiedener Monoamin-Neurotransmitter ↓;
Wm/Wi (Pitolisant): Histamin-H3-Antagonist/inverser Agonist ⇒ Verstärkung der Aktivität histaminerger Neuronen; Modulation verschiedener Neurotransmitter ⇒ erhöhte Ausschüttung von Acetylcholin, Noradreanlin, Dopamin;
Wm/Wi (Pregabalin): GABA-Analogon, bindet an Bindungsstellen, die mit alpha$_2$delta-Untereinheiten von spannungsabhängigen Ca-Kanälen assoziiert sind ⇒ Veränderung der Calcium-Ströme, Modulation der Freisetzung verschiedener Neurotransmitter (u.a. Glutamat, Noradrenalin, Substanz P); **Wm/Wi** (Stiripentol): GABA-Konzentration ↑;
Wm (Sultiam): Hemmung der Carboanhydrase;
UW (Gabapentin): Virusinfektionen, Infektionen der Atemwege/Harnwege, sonstige Infekte, Otitis media, Pneumonie, Leukopenie, Anorexie, gesteigerter Appetit, Feindseligkeit, Verwirrtheitszustände, Affektlabilität, Depressionen, Angst, Nervosität, Denkstörungen, Somnolenz, Schwindel, Ataxie, Krämpfe, Hyperkinesie, Dysarthrie, Amnesie, Tremor, Schlaflosigkeit, Kopfschmerzen, Missempfindungen, Koordinationsstörungen, Nystagmus, verstärkte/ abgeschwächte/fehlende Reflexe, Sehstörungen, Palpitationen, Hypertonie, Vasodilatation, Dyspnoe, Bronchitis, Pharyngitis, Husten, Rhinitis, Erbrechen, Übelkeit, Zahnanomalien, Gingivitis, Diarrhoe, Bauchschmerzen, Dyspepsie, Obstipation, Mundtrockenheit, Flatulenz, Gesichtsödem, Purpura, Akne, Pruritus, Hautausschlag, Arthralgie, Myalgie, Rückenschmerzen, Muskelzucken, Inkontinenz, Impotenz, Ermüdung, Fieber, periphere oder generalisierte Ödeme, anormaler Gang, Asthenie, Schmerzen, Unwohlsein, Grippesymptome, Gewichtszunahme, unfallbedingte Verletzungen, Frakturen, Abschürfungen;

A 12 Neurologie – Arzneimittel

UW (Pitolisant): Schlaflosigkeit, Angst, Reizbarkeit, Depression, Schlafstörung, Kopfschmerzen, Schwindel, Tremor, Übelkeit, Erbrechen, Dyspepsie, Ermüdung;
UW (Pregabalin): gesteigerter Appetit, Benommenheit, Schläfrigkeit, Euphorie, Verwirrung, verringerte Libido, Reizbarkeit, Desorientierung, Schlaflosigkeit, Ataxie; Aufmerksamkeits-, Koordinations-, Gedächtnis- Gleichgewichtsstrg.; Tremor, Dysarthrie, Parästhesie, Sedierung, Lethargie, Kopfschmerzen, Verschwommensehen, Diplopie, Schwindel, Mundtrockenheit, Obstipation, Erbrechen, Flatulenz, erektile Dysfunktion, periphere Ödeme, Trunkenheitsgefühl, Ödeme, Gangstrg., Abgeschlagenheit, Gewichtszunahme;
UW (Stiripentol): Neutropenie, Anorexie, Gewichts-, Appetitverlust, Schlaflosigkeit, Aggressivität, Reizbarkeit, Verhaltensstörungen, ablehnendes Verhalten, Übererregbarkeit, Schlafstörungen, Benommenheit, Ataxie, Hypotonie, Dystonie, Übelkeit, Erbrechen, Hyperkinesie, erhöhte γGT; **UW** (Sultiam): Magenbeschwerden, Parästhesien in den Extremitäten und im Gesicht, Tachypnoe, Hyperpnoe, Dyspnoe, Schwindel, Kopfschmerzen, Stenokardien, Tachykardien, Doppelbilder, Singultus, Gewichtsverlust, Appetitlosigkeit;
KI (Gabapentin, Pregabalin, Retigabin): bek. Überempfindlichkeit;
KI (Pitolisant): bek. Überempf., schwere Leberfunktionsstörung, Lakt.;
KI (Stiripentol): bek. Überempf., Vorgeschichte mit Psychosen in Form deliranter Anfälle;
KI (Sultiam): bek. Überempf., akute Porphyrie, Hyperthyreose, arterielle Hypertonie, Grav./Lakt.

Gabapentin Rp	HWZ 5-7h, Q0 0.08, PPB < 3%, PRC 0, Lact ?
Gabaliquid Geriasan Lsg. (1ml = 50mg) **Gabapentin HEXAL** Kps. 100, 300, 400mg; Tbl. 600, 800mg **Gabapentin-ratioph.** Kps. 100, 300, 400mg; Tbl. 600, 800mg **Gabapentin Stada** Kps. 100, 300, 400mg; Tbl. 600, 800mg **Neurontin** Kps. 100, 300, 400mg; Tbl. 600, 800mg	**Epilepsien** → 671, **neuropath. Schmerzen:** d1: 300mg/d, d2: 600mg/d, d3: 900mg/d in 1-3ED p.o., dann 1800-3600mg/d in 3ED, max. 3600mg/d; **Ki. 6-12J:** d1: ini 10-15mg/kg/d, Erh.Dos. 25-35mg/kg/d, max 50mg/kg/d; **DANI** CrCl > 80: 900-3600mg/d; 50-79: 600-1800mg/d; 30-49: 300-900mg/d; 15-29: 150-600mg/d; < 15: 150-300mg/d; HD: ini 300-400mg, nach 4-stünd. HD jew. 200-300mg

Pitolisant Rp	HWZ 10-12h, PPB 90%
Wakix Tbl. 4.5, 18mg	**Narkolepsie mit oder ohne Kataplexie:** W1 1 x 9mg p.o., W2 4.5-18mg, W3 bis max. 36mg/d; **DANI** max. 18mg/d; **DALI** Child A: 100%; B: max 18mg/d; C: KI

Pregabalin Rp	HWZ 6.3h, keine PPB, PRC 0, Lact ?
Algecia Kps. 25, 50, 75, 100, 150, 200, 225, 300mg **Lyrica** Kps. 25, 50, 75, 100, 150, 200, 225, 300mg; Lsg. (1ml = 20mg) **Pregabador** Kps. 25, 50, 75, 100, 150, 200, 225, 300mg **Pregaba HEXAL** Kps. 25, 50, 75, 100, 150, 200, 225, 300mg **Pregabalin Glenmark** Kps. 25, 50, 75, 100, 150, 200, 225, 300mg	**Neuropath. Schmerzen** → 671, **Epilepsie:** ini 150mg/d in 2-3ED, nach Bedarf nach 3-7d steigern auf 300mg/d, max. 600mg/d; **generalisierte Angststrg.:** ini 150mg/d, nach Bedarf nach 1W steigern auf 300mg/d, nach 2W ggf. 450mg/d, max. 600mg/d; **DANI** CrCl 30-60: ini 75mg/d, max. 300mg/d; 15-29: ini 25-50mg/d, max. 150mg/d; < 15: ini 25mg/d, max. 75mg/d; **DALI** nicht erford.

Antiepileptika 313

Stiripentol Rp HWZ 4.5–13 h, PPB 99%

Diacomit *Kps. 250, 500 mg; Pulver 250, 500mg/Beutel*
Schwere myoklonische Epilepsie (Dravet-Syndr.): Komb. mit Valproat und Clobazam; in 3d langsam steigern auf 50mg/kg/d p.o.; **DANI, DALI** Anwendung nicht empfohlen

Sultiam Rp HWZ 3–30h, PPB 29%

Ospolot *Tbl. 50, 200mg*
Sultiam-neuraxph. *Tbl. 50, 100, 200mg*
Rolando-Epil. → 671: Erh.Dos. 5–10mg/kg p.o.

A 12.1.7 Antiepileptika mit unbekannten Wirkmechanismen

Wm/Wi (Brivaracetam): antikonvulsive Wi durch Bindung an synapt. Vesikelprotein 2A (SV2A); **Wm/Wi** (Felbamat, Levetiracetam): genauer Wm unbek.; **Wm/Wi** (Mesuximid): genauer Wm unklar, Krampfschwelle ↑; **Wm/Wi** (Primidon): Hyperpolarisation von Membranen, gen. Wm unklar ⇒ sedierend, schlafinduzierend, anxiolytisch, antiaggressiv, antikonvulsiv, muskelrelax.; **Wm/Wi** (4-Hydroxybuttersäure): exakter Wm unbek., dämpfend auf ZNS, antikataplektisch;
UW (Brivaracetam): Schwindel, Somnolenz, Konvulsion, Vertigo, Infektionen d. oberen Atemwege, Husten, Influenza, Übelkeit, Erbrechen, Obstipation, Fatigue, Depression, Angst, Insomnie, Reizbarkeit, Appetit ↓; **UW** (Felbamat): Gewicht ↓, Anorexie, Schlaflosigkeit, Somnolenz, Ataxie, Schwindel, Kopfschmerzen, Sehstrg., Diplopie, Übelkeit, Erbrechen, Dyspepsie, Abdominalschmerzen, Müdigkeit; **UW** (Levetiracetam): Nasopharyngitis, Anorexie, Depression, Feindseligkeit/Aggression, Angst, Insomnie, Nervosität/Reizbarkeit, Somnolenz, Kopfschmerzen, Konvulsion, Gleichgewichtsstrg., Schwindel, Lethargie, Tremor, Drehschwindel, Husten, Bauchschmerzen, Diarrhoe, Dyspepsie, Erbrechen, Nausea, Rash, Asthenie, Müdigkeit; **UW** (Mesuximid): Kopfschmerzen, Schwindel, Sedierung, Schlaflosigkeit, Gangstrg., Sehstrg., Magenbeschwerden, Singultus, Übelkeit, Erbrechen, Diarrhoe, Appetit ↓, Gewicht ↓, Euphorie, Reizbarkeit, Bewegungsdrang;
UW (Primidon): megaloblastäre Anämie, T4/fT4 ↓, Hypokalzämie, aP/γGT ↑, Teilnahmslosigkeit, Reizbarkeit, Verstimmung, Schwindel, Ataxie, Somnolenz, Akkommodationsstrg., Übelkeit, Erbrechen, makulopap. Exanthem, Müdigkeit, Gleichgewichtsstrg.;
UW (4-Hydroxybuttersäure): Anorexie, Appetit ↓, Gewicht ↓, Depression, Kataplexie, Angst, abnorme Träume, Verwirrtheitszustand, Desorientiertheit, Alpträume, Schlafwandeln, Schlafstrg., Nervosität, Schwindel, Kopfschmerzen, Schlaflähmung, Somnolenz, Tremor, Gleichgewichtsstrg., Aufmerksamkeitsstrg., Hypästhesie, Parästhesie, Sedierung, Dysgeusie, Schwindel, Palpitationen, Hypertonie, verschwommen. Sehen, Dyspnoe, Schnarchen, verstopfte Nase, Nausea, Erbrechen, Diarrhoe, Oberbauchschmerzen, Hyperhidrosis, Hautausschlag, Arthralgie, Muskelspasmen, Rückenschmerzen, Enuresis noct,, Harninkontinenz, Nasopharyngitis, Sinusitis, Asthenie, Müdigkeit, Gefühl des Betrunkenseins, periphere Ödeme, Stürze;
KI (Brivaracetam): bek. Überempf. gegen B. oder andere Pyrrolidon-Derivate; **KI** (Felbamat): Bluterkr., Leberfktstrg. (auch in Anamnese), bek. Überempf., Grav./Lakt.; **KI** (Levetiracetam): bek. Überempf.; **KI** (Mesuximid): bek. Überempf., hepatische Porphyrie, hämatol. Erkr., Lakt.; **KI** (Primidon): akute hepatische Porphyrie, schwere Leber- u. Nierenfktstrg., schwere Myokardschäden, akute Vergiftung mit zentral dämpfenden Pharmaka oder Alkohol; **KI** (4-Hydroxybuttersäure): bek. Überempf., schwere Depression, Succinatsemialdehyd-dehydrogenase-Mangel, gleichzeitige Beh. mit Opioiden/Barbituraten

A 12 Neurologie – Arzneimittel

Brivaracetam Rp — HWZ 9h, PPB 20%, PRC C, Lact ?

Briviact *Tbl. 10, 25, 50, 75, 100mg; Lsg. (10mg/ml)*

Zusatztherapie fokaler Anfälle mit/ohne sekundäre Generalisierung: Erw., Ki. ab 16J: ini 2 x 25-50mg p.o./i.v., Erh.Dos. 50-200mg/d; **Ki. ab 4J:** < 50kg: ini 1-2mg/kg/d in 2 ED, Erh.Dos. 2mg/kg/d, max. 4mg/kg/d; ≥ 50kg: ini 50-100mg/d in 2 ED, Erh.Dos. 100mg/d, max. 200mg/d; **DANI** nicht erf.; HD: Anw. nicht empf.; **DALI** ini 50mg, max. 2 x 75mg

Felbamat Rp — HWZ 15-23h, PPB 22-25%, PRC ??, Lact ??

Taloxa *Tbl. 600mg; Lsg. 600mg/5ml*

Lennox-Gastaut-Syndr.: ini 600-1200mg p.o. in 2-3ED, wöchentlich steigern bis 3600mg/d in 3-4ED; **Ki., Jug. 4-14J:** ini 7.5-15mg/kg/d p.o. in 2-3ED, wöchentlich ↑ bis 45mg/kg/d (nicht > 3600mg/d) in 3-4ED; Dosisanpassung antiepileptischer Begleitmedikation (s. Fachinfo); **DANI** CrCl: > 50: Anfangsdosis 50%, vorsichtige Dosistitration

Levetiracetam Rp — HWZ 6-8h, PPB < 10%, PRC C, Lact ?

Keppra *Tbl. 250, 500, 750, 1000mg; Lsg. (1ml = 100mg); Inf.Lsg. 500mg/5ml*
Levetiracetam UCB *Tbl. 250, 500, 750, 1000mg; Lsg. (1ml = 100mg); Inf.Lsg. 500mg/5ml*
Levetiracetam Winthrop *Tbl. 250, 500, 750, 1000mg*

Epilepsien → 671: Monoth.: ini 2 x 250mg p.o./i.v., nach 2W 2 x 500mg p.o., n. Bed. alle 2W um 2 x 250mg/d ↑ bis max. 2 x 1500mg; Zusatzth.: ini 2 x 500mg, ggf. steigern um 2 x 500mg alle 2-4W bis max. 2 x 1500mg; **Ki (< 50kg):** ini 2 x 10mg/kg, dann max. 2 x 30mg/kg; **DANI** CrCl: > 80: 100%; 50-79: max. 2 x 1g; 30-49: max. 2 x 750mg; < 30: max. 2 x 500mg; HD: 1 x 0.5-1g, nach HD zusätzl. 250-500mg

Mesuximid Rp — HWZ 2.5(40)h, Qo 1.0, PPB unerheblich

Petinutin *Kps. 150, 300mg*

Epilepsien, Absencen → 671: d1-7 1 x 150mg p.o., dann über 7W um 150mg/W steigern, Erh.Dos. 9.5-11mg/kg/d, max. 15mg/kg/d; **DALI** KI b. hepat. Porphyrie

Primidon Rp — HWZ 8(80)h, Qo 0.6(0.2), geringe PPB, ther. Serumspiegel 5-10mg/l

Liskantin *Tbl. 250mg; Saft (5ml = 125mg)*
Mylepsinum *Tbl. 250mg*
Primidon Holsten *Tbl. 250mg*

Epilepsien, Absencen: ini 60-125mg/d p.o., alle 3d um 125mg m, Erh.Dos. 15mg/kg/d in 2-3 ED; **Ki.:** Erh.Dos. 20mg/kg/d in 2-3 ED; **DANI** Krea (mg/dl) > 8: max. 250mg/d; schwere NI: KI; **DALI** schwere LI: KI

4-Hydroxybuttersäure (Natriumoxybat) Rp (Btm) — HWZ 0.5-1h, PPB < 1%

Xyrem *Saft (1ml = 500mg)*

Kataplexie mit Narkolepsie: ini 2 x 2.25g p.o., ggf. um 1.5g/d steigern bzw. reduz., max. 9g/d; **DANI** nicht erf.; **DALI** ini 50% Reduktion

A 12.2 Antiparkinsonmittel

A 12.2.1 L-Dopa (Dopaminergikum)

Wm/Wi (Levodopa): Levodopa passiert Blut-Hirn-Schranke, gelangt in dopaminerge Zellen, Decarboxylierung zu Dopamin, beeinflusst aller Parkinsonsymptome, v.a. Akinesie und psychische Störungen;
Wm/Wi (Decarboxylase-Hemmstoffe: Benserazid, Carbidopa; DDI = Dopamin-Decarboxylase-Inhibitoren): passieren Blut-Hirn-Schranke nicht, verhindern Decarboxylierung von L-Dopa in der Peripherie; **Wm/Wi** (Entacapon): spezifischer und v.a. peripher wirksamer COMT-Hemmer ⇒ klinisches Ansprechen auf L-Dopa wird verstärkt und verlängert;
UW (L-Dopa + Benserazid): fieberhafte Infektionen, Bronchitis, Schnupfen, Anorexie, Schlafstörungen, Depression, Halluzination, Ängstlichkeit, Dyskinesien, Fluktuationen im therapeutischen Ansprechen, Kopfschmerzen, Mundtrockenheit, Dysgeusie, Arrhythmie, Hypotonie, orthostatische Dysregulation, Übelkeit, Erbrechen, Diarrhoe, Erhöhung von aP/Harnstoff;
UW (L-Dopa + Carbidopa): Anorexie, Verwirrtheit, depressive Verstimmung, Alpträume, Halluzinationen, On-Off-Phänomene, Schwindel, Parästhesien, Schläfrigkeit, orthostatische Regulationsstörungen, Atemnot, Durchfall, Erbrechen, Brustschmerzen;
UW (L-Dopa + Carbidopa + Entacapon): Anämie, Gewichtsabnahme, Appetitverlust, Depression, Halluzinationen, Verwirrtheit, ungewöhnliche Träume, Angst, Schlaflosigkeit, Dyskinesie, Verstärkung der Parkinson-Symptome, On-Off-Phänomene, Tremor, Dystonie, mentale Beeinträchtigung, Somnolenz, Kopfschmerzen, Benommenheit, Verschwommensehen, Symptome der KHK, Arrhythmie, Hypertonie, orthostatische Hypotonie, Dyspnoe, Diarrhoe, Übelkeit, Erbrechen, Dyspepsie, Abdominalschmerzen, Mundtrockenheit, Hautausschlag, Hyperhidrosis, Myalgie, Arthralgie, Muskelkrämpfe, Urinverfärbung, Harnweginfektionen, Brustschmerzen, Stürze, Gangstörungen, Asthenie, Fatigue;
UW (L-Dopa + Carbidopa + Pramipexol): Appetitverlust, Gewichtsabnahme, Unruhe, Angst, Schlafstörungen, Halluzinationen, Wahnvorstellungen, Aggressivität, depressive Dysphorie mit oder ohne Suizidtendenzen, hypomanische Episoden, Verwirrtheit, Albträume, Hyperkinesie choreiformer oder dystonischer Art, Myoklonie der Gesichtsmuskeln, plötzliches Off-Phänomen, Schwindel, Benommenheit, metallischer Geschmack, Parästhesie, übermäßige Tagesschläfrigkeit und Schlafattacken, Verschwommensehen, Herzrhythmusstrg., Palpitationen, Kreislaufstörungen, Hitzewallungen, Hypertonie, Übelkeit, Erbrechen, Diarrhoe, Müdigkeit, Thoraxschmerz, Schwindel, Dyskinesien, Somnolenz, Amnesie, Kopfschmerzen, Sehstrg., Obstipation, Erbrechen, Müdigkeit, periphere Ödeme, Gewichtsverlust;
KI (L-Dopa + Benserazid): bek. Überempf., Pat. < 25J., schwere Schilddrüsenüberfunktion, Tachykardien, Phäochromozytom, schw. Stoffwechsel-, Herz-, Leber-, Nieren- und Knochenmarkserkr., endogene und exogene Psychosen, Behandlung mit Reserpin oder nicht selektiven MAO-Hemmern, Engwinkelglaukom, Grav.; **KI** (L-Dopa + Carbidopa): bek. Überempf., gleichzeitige Gabe von nichtselektiven MAO-Hemmern, verdächtige nicht diagnostizierte Hautveränderungen oder anamnestisch bek. Melanom, Engwinkelglaukom, Pat. < 18J.;
KI (L-Dopa + Carbidopa + Entacapon): bek. Überempf., schwere Leberinsuff., Engwinkelglaukom, Phäochromozytom, gleichzeitige Anw. mit nicht-selektiven oder selektiven MAO-Hemmern, malignes neuroleptisches Syndrom und/oder atraumatische Rhabdomyolyse in der Anamnese; **KI** (L-Dopa + Carbidopa + Pramipexol): bek. Überempf., arzneimittelinduzierte Parkinson-Syndrome, Engwinkelglaukom, schw. Psychose, Ki. <18J, gleichzeitige Anw. von nichtselektiven MAO-Hemmern und selektiven MAO-A-Hemmern

L-Dopa + Benserazid Rp	HWZ (L-D) 1.5 h, Q0 (L-D/B) 1.0/1.0
Levopar Kps. 50+12.5, 100+25, 200+50mg **Madopar** Kps. 50+12.5, 100+25, 100(ret.)+25mg; Tbl. 100+25, 200+50mg **Restex** Tbl. 100+25mg; Kps.100(ret.)+25mg	**M. Parkinson, Parkinson-Syndrome** → 682: ini 100-200+25-50mg/d p.o. in 3ED, je nach Wi alle 3-7d um 50-100+12.5-25mg steigern, max. 800+200mg/d; **Restless-Legs-Syndrom** → 685: 100+25mg p.o. z.N., evtl. zusätzlich 100(ret.)+25mg

L-Dopa + Carbidopa Rp	HWZ L/C 1.5/10h Q0 L/C 1.0/> 0.7, PRC C, Lact ?
Duodopa Gel (1ml enth. 20+5mg) **Isicom** Tbl. 100+25, 250+25mg; Tbl. 100+25, 100(ret.)+25mg **Levodopa/Carb-ratioph.** Tbl. 100+25, 100(ret.)+25mg, 200+50mg, 200(ret.)+50mg **Nacom** Tbl. 100+25, 100(ret.)+25, 200(ret.)+50, 250+25mg **Sinemet** Tbl. 100(ret.)+25, 200(ret.)+50mg **Suades** Dosierspender Tbl. 5+1.25mg	**M. Parkinson, Parkinson-Syndrome** → 682: ini 50-150+12.5-37.5mg/d p.o., je nach Wi alle 3-7d um 50-125+12.5-25mg steigern, max. 2000+500mg/d in 3-4ED; (Duodopa): Gabe über intest. Sonde u. Pumpe: Morgendosis als Bolus 5-10ml, max. 15ml, Erh.Dos. individuell 1-10ml/h über 16h; s.a. FachInfo; **DANI, DALI** nicht erforderlich

L-Dopa + Carbidopa + Entacapon Rp	
LCE 1A-Pharma Tbl. 50+12.5+200mg, 75+18.75+200mg, 100+25+200mg, 125+31.25+200mg, 150+37.5+200mg, 200+50+200mg **Stalevo** Tbl. 50+12.5+200mg, 75+18.75+200mg, 100+25+200mg, 125+31.25+200mg, 150+37.5+200mg, 200+50+200mg	**M. Parkinson** → 682: Einstellung entsprechend L-Dopa-Vormedikation; s. Pck.Beil.

A 12.2.2 Dopaminagonisten (Dopaminergika)

Wm/Wi: direkter dopaminerger Agonismus, Beeinflussung aller Parkinsonsymptome, v.a. Akinesie und psychische Störung;
UW (Bromocriptin): Übelkeit, Erbrechen, Magen-Darm-Beschwerden, Appetitlosigkeit, Obstipation, Kopfschmerzen, Schwindel, Müdigkeit, depressive Verstimmung, psychomotorische Unruhe, Schlafstrg., Sehstrg., visuelle Halluzinationen, Psychosen, Verwirrtheit, Benommenheit, Angst, Nervosität, Dyskinesie, Ataxien, Synkope, Miktionsbeschwerden, allergische Hautreaktionen, Ödeme, Erythromelalgie, Muskelkrämpfe, Mundtrockenheit, Haarausfall, Gefühl der verstopften Nase; **UW** (Cabergolin): Halluzinationen, Schlafstrg., Benommenheit, Schläfrigkeit, Dyskinesien, orthostatische Hypotonie, Übelkeit, Verstopfung, Dyspepsie, Gastritis, Erbrechen, periphere Ödeme, Verwirrtheit, Herzklappenveränderungen, Schwindel, Müdigkeit, Libido ↑, Kopfschmerzen, Ermüdung, Dyspnoe, Asthenie, abnormer Leberfunktionstest; bei Zusatztherapie zu Prolaktin-Hemmung: Angina pectoris, Verringerung des Hämoglobinwerts, des Hämatokrits und/oder des roten Blutbilds; **UW** (Pergolid): Schmerzen, Herzklappenveränderungen u.a. kardiale Erkrankungen, Übelkeit, Erbrechen, Dyspepsie, Dyskinesie, Halluzinationen, Schläfrigkeit, Rhinitis, Dyspnoe, Diplopie; **UW** (Piribedil): Übelkeit, Erbrechen, Blähungen, Halluzinationen, Erregung, Schwindel, Zerstreutheit, Schläfrigkeit;

Antiparkinsonmittel 317

UW (Pramipexol): abnorme Träume, Impulskontrollstörungen, zwanghaftes Verhalten, Verwirrtheit, Halluzinationen, Schlaflosigkeit, Schwindel, Dyskinesie, Somnolenz, Kopfschmerzen, Sehstörungen, Hypotonie, Übelkeit, Obstipation, Erbrechen, Müdigkeit, periphere Ödeme, Gewichtsabnahme, Appetit ↓; **UW** (Ropinirol): Monotherapie: Halluzinationen, Somnolenz, Schwindel, Übelkeit, Erbrechen, Obstipation, peripheres Ödem, Synkope, Sodbrennen; Kombinationstherapie: Dyskinesie, (orthostatische) Hypotonie, Verwirrtheit, Übelkeit; **UW** (Rotigotin): Überempfindlichkeit, Schlafattacken, ungewöhnliche Träume, Störung des sexuellen Verlangens, Schlaflosigkeit, Kopfschmerzen, Somnolenz, Hypertonie, Übelkeit, Erbrechen, Dyspepsie, Juckreiz, Reaktionen an Applikationsstelle, Reizbarkeit, Schwächezustände, Gewichtsabnahme, Sturzneigung, Singultus, Obstipation, Schwindel, Mundtrockenheit, Dyskinesie, Lethargie, orthostatische Hypotonie, Palpitationen, periphere Ödem, Halluzinationen, Bewusstseinsstörungen, Hyperhidrosis, Erythem;
KI (Bromocriptin): bek. Überempf., Schwangerschaftstoxikose, unkontrollierte Hypertonie, KHK, arterielle Verschlusskrankheiten, schwere psychische Störung, echokardiographischer Nachweis einer Herzklappenerkrankung; **KI** (Cabergolin): bek. Überempf.; fibrotische Veränderungen an Lunge, Herzbeutel oder im Retroperitonealraum; Präeklampsie, Eklampsie, unkontrollierte Hypertonie, echokardiographischer Nachweis einer Herzklappenerkrankung;
KI (Pergolid): bek. Überempf., fibrotische Erkrankungen, echokardiographischer Nachweis von Herzklappenerkrankungen; **KI** (Piribedil): bek. Überempf., kardiovaskulärer Schock, akuter Herzinfarkt, Komb. mit Neuroleptika außer Clozapin; KI (Pramipexol): bek. Überempf.;
KI (Ropinirol): bek. Überempf., schwere NI (CrCl < 30) ohne regelmäßige Hämodialyse, LI;
KI (Rotigotin): bek. Überempf., MRT, elektrische Kardioversion

Bromocriptin Rp	HWZ 1(38)h, Q0 1.0, PPB 95%, PRC B, Lact -
Bromocriptin Abz Tbl. 2.5mg **Bromocriptin-ratioph.** Tbl. 2.5mg; Kps. 5, 10mg **Pravidel** Tbl. 2.5mg; Kps. 5mg	**M. Parkinson** → 682: ini 1 x 1.25mg p.o. z.N., um 1.25mg/W steigern bis 3 x 2.5mg, max. 30mg/d; **DANI** nicht erforderlich

Cabergolin Rp	HWZ 63-68h, PPB 41-42%, PRC B, Lact ?
Cabaseril Tbl. 1, 2mg **Cabergolin-ratioph.** Tbl. 0.5, 1, 2mg **Cabergolin Teva** Tbl. 0.5, 1, 2mg	**M. Parkinson** → 682: bei Komb. mit L-Dopa: ini 1 x 1mg p.o., alle 1-2W um 0.5-1mg steigern, Erh.Dos. 1 x 2-3mg; Monotherapie: ini 0.5mg, langsam steigern bis 2mg/d, max. 3mg/d; **DANI** nicht erforderlich; **DALI** Child C: vorsichtige Anwendung

Pergolid Rp	HWZ 7-16h, PPB 90%, PRC B, Lact ?
Pergolid-neuraxpharm Tbl. 0.25, 1mg	**M. Parkinson** → 682: d1-2: 1 x 0.05mg p.o., dann alle 3d um 0.1-0.15mg steigern, ab d17 alle 3d um 0.25mg steigern, Erh.Dos.: 3 x 1mg p.o.

Piribedil Rp	HWZ 12h, PPB 70-80%
Clarium Tbl. 50(ret.)mg **Pronoran** Tbl. 50(ret.)mg **Trivastal** Tbl. 50(ret.)mg	**M. Parkinson** → 682: Monotherapie: 150-250mg/d p.o. in 3ED; Kombination mit L-Dopa: 3 x 50mg

A 12 Neurologie – Arzneimittel

Pramipexol Rp	HWZ 8-12h, PPB < 20%, PRC C, Lact ?
Glepark Tbl. 0.088, 0.18, 0.35, 0.7mg **Mirapexin** Tbl. 0.088, 0.18, 0.7mg; Tbl. ret. 0.26, 0.52, 1.05, 2.1, 3.15mg **Oprymea** Tbl. 0.088, 0.18, 0.35, 0.7mg; Tbl. ret. 0.26, 0.52, 1.05, 1.57, 2.1, 2.62, 3.15mg **Pramipexol-Neurax** Tbl. 0.088, 0.18, 0.35, 0.7, 1.1 mg; Tbl. ret. 0.26, 0.52, 1.05, 1.57, 2.1, 2.62, 3.15mg **Sifrol** Tbl. 0.088, 0.18, 0.35, 0.7mg; Tbl. ret. 0.26, 0.52, 1.05, 1.57, 2.1, 2.62, 3.15mg	**M. Parkinson** → 682: W1: 3 x 0.088mg p.o., W2: 3 x 0.18mg, W3: 3 x 0.36mg, n. Bedarf weiter um 0.54mg/W steigern, max. 3.3mg/d; **Restless-Legs-Syndrom** → 685: ini 1x 0.088mg, ggf. alle 4-7d steigern: 0.18, 0.35, 0.54mg, max. 0.54mg; **DANI** CrCl > 50: 100%; 20-49: 100% in 2ED; < 20: 100% in 1ED; **DALI:** keine Daten, vermutlich nicht erford.

Ropinirol Rp	HWZ 6h, Q0 0.9, PPB 10-40%, PRC C, Lact ?
Adartrel Tbl. 0.25, 0.5, 2mg **Ralnea** Tbl. 2(ret.), 4(ret.), 8(ret.)mg **ReQuip** Tbl. 0.25, 0.5, 1, 2, 2(ret.), 4(ret.), 5, 8(ret.) mg **Ropinirol dura** Tbl. 0.25, 0.5, 1, 2, 5mg **Ropinirol HEXAL** Tbl. 0.25, 1, 2, 2(ret.), 3, 4, 4(ret.), 8(ret.)mg	**M. Parkinson** → 682: W1: 3 x 0.25mg p.o., W2: 3 x 0.5mg, W3: 3 x 0.75mg, W4: 3 x 1mg, dann um 0.5-1mg/W steigern, Erh.Dos. 3-9mg/d, max. 24mg/d; W1: 1 x 2mg (ret.), W2: 1 x 4mg (ret.), ggf. um 2mg/W weiter steigern, max. 24mg/d; **Restless-Legs-Syndrom** → 685: d1+2: 1 x 0.25mg p.o., d3-7: 1 x 0.5mg p.o., d8-14: bis 1mg/d, dann nach Bedarf um 0.5mg/W bis 1 x 2mg steigern, max. 4mg/d; **DANI** CrCl > 30: 100%; < 30: KI

Rotigotin Rp	HWZ 5-7h, PPB 92%
Leganto, Neupro TTS 1mg/24h, 2mg/24h, 3mg/24h, 4mg/24h, 6mg/24h, 8mg/24h	**M. Parkinson** → 682: ini 1 x 2mg/24h, dann wöchentlich um 2mg/24h erhöhen auf 4-8mg/24h, max. 8mg/24h; **DANI** nicht erf.

A 12.2.3 MAO-B-Hemmer (Dopaminergika)

Wm: irreversible Hemmung der dopaminabbauenden Monoaminoxidase B (MAO-B) ⇒ Dopamingehalt im Striatum ↑, Verstärkung der Wi und UW von L-Dopa;
Wi: Beeinflussung aller Parkinsonsymptome, v.a. Akinesie und psychische Störungen;
UW (Rasagilin): Grippe, Leukopenie, Melanom, allerg. Reaktion, Depression, Halluzinationen, Kopfschmerzen, Konjunktivitis, Schwindel, Angina pectoris, Rhinitis, Flatulenz, Dermatitis, Myalgien, Arthritis, Harndrang, Unwohlsein, Nackenschmerzen, Fieber, Appetit ↓, Dyskinesie, Dystonie, Karpaltunnelsyndrom, Gleichgewichtsstörung, Dyspepsie, Bauchschmerzen, Obstipation, Übelkeit, Erbrechen, Mundtrockenheit, Hautausschlag, Gewichtsverlust, Stürze, Hypotonie; **UW** (Safinamid): Schlaflosigkeit, Dyskinesie, Somnolenz, Schwindel, Kopfschmerzen, Parkinson-Krankheit, Katarakt, orthostat. Hypotonie, Übelkeit, Stürze; **UW** (Selegilin): Schwindel, Bewegungsstrg., Kopfschmerzen, Bradykardie, Übelkeit, Erbrechen, Leberenzyme ↑, Blutdruckabfall, Psychosen, Schlaflosigkeit, Mundtrockenheit; **KI** (Rasagilin): bek. Überempf., gleichzeit. Anw. von anderen MAO-Hemmern oder Pethidin, stark eingeschränkte Leberfunktion; **KI** (Safinamid): bek. Überempf., gleichzeitige Behandlung mit and. MAO-Hemmern, gleichzeitige Behandlung mit Pethidin, schw. Leberinsuff., Albinismus, Netzhautdegeneration, Uveitis, erblich bedingte Retinopathie oder schwere progressive diabetische Retinopathie;
KI (Selegilin): bek. Überempf., aktive Magen-Darm-Geschwüre, Komb. mit SSRI, SNRI, trizykl. Antidepressiva, Sympathomimetika, MAO-Hemmer, Opioiden, Serotonin-Agonisten, Grav./Lakt.

Antiparkinsonmittel 319

Rasagilin Rp	HWZ 0.6-2h, PPB 60-70%
Azilect *Tbl. 1mg* Rasagilin-ratioph. *Tbl. 1mg*	**M. Parkinson** → 682: 1 x 1mg p.o.; **DANI** nicht erforderl.; **DALI** KI bei schwerer LI

Safinamid Rp	HWZ 20-30h, PPB 88-90%
Xadago *Tbl. 50, 100mg*	**M. Parkinson:** ini 1 x 50mg p.o., ggf. steigern auf 1 x 100mg; **DANI** nicht erforderl.; **DALI** mittelschw. LI: max 50mg/d; schw. LI: KI

Selegilin Rp	HWZ 1.5h, Qo 1.0, PPB 94%
Selegilin-neuraxpharm *Tbl. 5, 10mg* Selegilin Stada *Tbl. 5mg*	**M. Parkinson** → 682: 5-10mg/d p.o. in 1-2ED (morgens und mittags); max. 10mg/d; Lingualtbl.: 1 x 1.25mg; **DANI** KI; **DALI** KI

A 12.2.4 COMT-Hemmer (Dopaminergika)

Wm: Hemmung der Catechol-O-Methyltransferase ⇒ L-Dopa-Plasmaspiegel ↑ (Anw. nur komb. mit L-Dopa); **Wi:** beeinflusst alle Parkinsonsymptome, v.a Akinesie, psychische Strg.;
UW: (Entacapon): Schlaflosigkeit, Halluzinationen, Verwirrtheit, unangenehme Träume, Dyskinesien, Parkinsonsymptome ↑, Benommenheit, Dystonie, Hyperkinesie, KHK-Symptome, Übelkeit, Diarrhoe, Abdominalschmerzen, Mundtrockenheit, Urinverfärbung, Müdigkeit, Hyperhidrosis, Stürze, Obstipation, Erbrechen; (Opicapon): Dyskinesie, Halluzinationen, abnorme Träume, Schlaflosigkeit, Schwindel, Somnolenz, Kopfschmerzen, orthostatische Hypotonie, Obstipation, Mundtrockenheit, Erbrechen, Muskelspasmen, CK-Erhöhung;
UW (Tolcapon): Infekte der oberen Atemwege, Schlafstörungen, exzessives Träumen, Schläfrigkeit, Verwirrtheit, Halluzinationen, Dyskinesie, Dystonie, Kopfschmerzen, Schwindel, Hypokinesie, orthostatische Strg., Synkopen, Influenza, Übelkeit, Anorexie, Diarrhoe, Erbrechen, Verstopfung, Xerostomie, Bauchschmerzen, Dyspepsie, verstärktes Schwitzen, Urinverfärbung, Brustschmerzen;
KI (Entacapon): bek. Überempf., LI, Phäochromozytom, malignes neuroleptisches Syndrom bzw. atraumatische Rhabdomyolyse in der Anamnese, Behandlung mit nicht-selektiven MAO-Hemmern, Behandlung mit selektiven MAO-A und MAO-B-Hemmern zusammen, Grav./Lakt.; **KI** (Opicapon): bek. Überempf., Phäochromozytom, Paragangliom oder andere Katecholamin-sezernierende Neubildungen, malignes neuroleptisches Syndrom und/oder atraumatische Rhabdomyolyse i.d. Anamnese; gleichzeitige Anw. von MAO-Hemmern (z.B. Phenelzin, Tranylcypromin, Moclobemid) mit Ausnahme der bei M. Parkinson angewendeten;
KI (Tolcapon): bek. Überempf., Lebererkr., erhöhte Leberenzyme, schwere Dyskinesien, Phäochromozytom, malignes neuroleptisches Syndrom bzw. atraumatische Rhabdomyolyse oder Hyperthermie in der Anamnese, Behandlung mit nichtselektiven MAO-Hemmern

Entacapon Rp	HWZ 2.4h, Qo 1.0, PPB 98%, PRC C, Lact ?
Comtess *Tbl. 200mg* Entacapon-neuraxpharm *Tbl. 200mg*	**M. Parkinson** → 682: 200mg p.o. zu jeder L-Dopa-Dosis, max. 2g/d; **DANI** nicht erforderlich; **DALI** KI

A 12 Neurologie – Arzneimittel

Opicapon Rp	HWZ 0.7-3.2h, Q0 1.0, PPB 99%
Ongentys *Kps. 50mg*	**M. Parkinson** → 682: 1 x 50mg p.o. beim Zubettgehen; mind. 1 h vor oder nach L-Dopa-Einnahme; **DANI** nicht erforderlich; **DALI** Child A: 100%; B: vorsichtige Anw.; C: Anw. nicht empfohlen

Tolcapon Rp	HWZ 2h, Q0 1.0, PPB 99%, PRC C, Lact ?
Tasmar *Tbl. 100mg* **Tolcapon-neuraxpharm** *Tbl. 100mg*	**M. Parkinson**: 100mg p.o. zu jeder L-Dopa-Dosis, in Ausnahmefällen 3 x 200mg; **DANI** CrCl < 30: vorsichtige Anw.; **DALI** KI

A 12.2.5 Zentral wirksame Anticholinergika

Wm: Hemmung zentraler cholinerger Neuronen;
Wi: Reduktion v.a. der Plus-Symptome Rigor und Tremor;
UW (Biperiden): Müdigkeit, Schwindelgefühl, Benommenheit; in höheren Dosen Unruhe, Angst, Erregung, Euphorie, Verwirrtheit; bei Hirnleistungsstrg. zentrale Erregung, Mundtrockenheit, Akkomodationsstrg., Mydriasis mit Photophobie, Schweißminderg., Obstipation, Tachykardie, Magenbeschwerden, Übelkeit, Miktionsstrg;
UW (Bornaprin): zahlreiche UW ohne Häufigkeitsangabe (s. Fachinfo);
UW (Procyclidin): Mundtrockenheit, Obstipation, Harnverhalt, verschwomm. Sehen;
UW (Trihexyphenidyl): Akkomodationsstrg., Benommenheit, Nervosität, Übelkeit, Erbrechen, Mundtrockenheit;
KI (Biperiden): bek. Überempf., unbeh. Engwinkelglaukom, mechan. Stenosen im Magen-Darm-Trakt, Megakolon, Ileus;
KI (Bornaprin): bek. Überempf., Engwinkelglaukom, mechan. Stenosen im Magen-Darm-Trakt, Megakolon, Ileus, Gedächtnisstrg.;
KI (Procyclidin): bek. Überempf., Demenz, unbehandeltes Engwinkelglaukom, Darmatonie, mechanische Stenosen im Magen-Darm-Trakt, Megakolon; Intox. mit Alkohol, Schlafmitteln, trizyklischen Antidepressiva, Antikonvulsiva, Antihistaminika und Tranquilizern;
KI (Trihexyphenidyl): bek. Überempf., akute Intoxikation mit zentral dämpfenden Pharmaka oder Alkohol, Prostatahypertrophie mit Restharnbildung, akute Delirien und Manien, unbehandeltes Engwinkelglaukom, Pylorusstenose, paralytischer Ileus, akutes Harnverhalten, Megakolon, Tachyarrhythmie, Ki., Jug., Grav., Lakt.

Biperiden Rp	HWZ 24h, Q0 1.0, PPB 94%, PRC C, Lact ?
Akineton *Tbl. 2, 4 (ret.)mg; Amp. 5mg/1ml* **Biperiden-neuraxpharm** *Tbl. 2, 4mg; Amp. 5mg/1ml*	**Parkinson-Syndrom** → 682: ini 2 x 1mg p.o., um 2mg/d steigern, Erh.Dos. 3-4 x 1-2mg, max. 16mg/d; 10-20mg i.m./langsam i.v.; **medik. bed. extrapyramidale Symptomatik:** 1-4 x 1-2mg p.o.; 2.5-5mg i.m./langsam i.v., ggf. Wdh. nach 30min, max. 10-20mg/d; **Ki. 3-15J:** 1-3 x 1-2mg p.o.; < **1J:** 1mg i.v.; **1-6J:** 2mg i.v.; < **10J:** 3mg i.v.; **Nikotinvergiftung:** 5-10mg i.m.

Antiparkinsonmittel 321

Bornaprin Rp	HWZ 5.2h, PPB 72%
Sormodren *Tbl. 4mg*	**Parkinson-Syndrom** → 682, **medikamentös bedingte extrapyramidale Symptomatik:** ini 1 x 2mg p.o., Erh.Dos. 6-12mg/d in 2-3ED; **Hyperhidrosis:** ini 2mg/d, Erh.Dos. 4-8mg/d

Procyclidin Rp	HWZ 12h
Osnervan *Tbl. 5mg*	**Parkinson-Syndrom** → 682, **medikamentös bedingte extrapyramidale Symptomatik:** ini 3 x 2.5mg p.o., alle 2-3d um 2.5-5mg steigern, Erh.Dos. 3 x 5-10mg

Trihexyphenidyl Rp	HWZ 8.6h
Artane *Tbl. 2, 5mg* **Parkopan** *Tbl. 2, 5mg*	**Parkinson-Syndrom** → 682: ini 1mg/d p.o., dann tgl. um 1mg ↑, Erh.Dos. 6-16mg/d p.o. in 3-4ED, max. 16mg/d; **medik. bed. extrapyramidale Symptomatik:** 2-16mg/d p.o. in 1-4ED; Pat. > 60J: 50%

A 12.2.6 Glutamatrezeptorantagonisten

Wm: indirekt agonistische Wi am striatalen Dopaminrezeptor; Hemmung der NMDA-Rezeptor vermittelten Freisetzung von Acetylcholin;
Wi: Beeinflussung v.a. von Akinesie und Rigor (s. auch Virustatika → 253);
UW: Schwindel, Schlafstörungen, motorische und psychische Unruhe, Harnretention bei BPH, Livedo reticularis, Übelkeit, Mundtrockenheit, orthostatische Dysregulation;
KI: bek. Überempf., schwere Herzinsuff. (NYHA IV), Kardiomyopathien, Myokarditis, AV-Block II-III°, Bradykardie (< 55/min), Long-QT-Syndrom oder erkennbare U-Welle oder QT-Syndrom in Familienanamnese, anamnestisch schwerwiegende ventrikuläre Arrhythmien (inkl. Torsade de pointes), Hypokaliämie, Hypomagnesiämie, gleichzeitige Therapie mit Budipin oder anderen QT-verlängernden Medikamenten

Amantadin Rp	HWZ 10-30h, Qo 0.1, PPB 67%, PRC C, Lact -
Amantadin HEXAL *Tbl. 100, 200mg* **Amantadin-neuraxpharm** *Tbl. 100, 200mg* **PK-Merz** *Tbl. 100, 150mg;* *Inf.Lsg. 200mg/500ml* **Tregor** *Tbl. 100, 200mg*	**M. Parkinson** → 682, **medikamentös bedingte extrapyramidale Symptomatik:** ini 1 x 100mg p.o., wöchentlich um 100mg steigern, Erh.Dos. 200-600mg/d in 2-3ED; 1-3 x 200mg über 3h i.v.; **DANI** CrCl 60-80: 2 x 100mg p.o.; 50-59: 100/200mg im Wechsel; 30-49: 1 x 100mg; 20-29: 200mg 2 x/W; 10-19: 100mg 3 x/W; < 10, HD: 100mg 1 x/W

A 12.2.7 Weitere Antiparkinsonmittel

Wm/Wi (Apomorphin): direkte Stimulation von Dopaminrezeptoren;
Wm/Wi (Dihydroergocriptin): stimuliert D2-Rez. und partiell D1-Rezeptoren;
UW (Apomorphin): Verwirrtheit, optische Halluzinationen, Sedierung, Somnolenz, Schwindel, Benommenheit, Gähnen, Übelkeit, Erbrechen, Reaktionen an Injektionsstelle;
UW (Dihydroergocriptin): Übelkeit, Magenschmerzen, Schwächegefühl, Kopfschmerzen, Schwindel, Erbrechen, Sodbrennen, Magenkrämpfe, Blutdruck ↓, orthostatische Kreislaufbeschwerden, Tachykardie, Unruhe, Ödeme, depressive Verstimmung, Schlaflosigkeit, Exantheme, Gewichtsveränd., trockener Mund;
KI (Apomorphin): bek. Überempf., Atemdepression, Demenz, Psychosen, LI, Ki. <18J;
KI (Dihydroergocriptin): bek. Überempf. gegen D. bzw. andere Mutterkornalkaloide, Kinder, Grav., Lact.; gleichzeitige Einnahme anderer Mutterkornalkaloide; Herzklappenerkrankung (bei Langzeit-Anwendung)

Apomorphin Rp — HWZ 33min

Apomorphinhydrochlorid *Inf.Lsg. 100mg/20ml* **Apomorphin-Archimedes** *Amp. 50mg/5ml* **APO-go** *Amp. 50mg/5ml;* *Fertigspr. 50mg/10ml, Pen 30mg/3ml* **Dacepton** *Inf.Lsg. 30mg/3ml, 100mg/20ml*	**M. Parkinson mit on-off-Phänomen:** ini 1mg s.c., ggf. alle 40min steigern bis Wi einsetzt, weiter n. Bedarf mit ermittelter Schwellendosis; Komb. mit Domperidon: 3 x 20mg, i.v.-Gabe s. FachInfo; **Abstinenzsyndrome bei Opiatabhängigen:** 3-4 x 10mg s.c., Komb. m. Etilefrin; **akute Alkoholintoxikation:** 10mg s.c./i.m., Komb. mit Etilefrin; **Auslösen von Erbrechen:** 10mg i.m., Komb. mit Etilefrin; **Schulkinder:** 0.1mg/kg s.c. + 7-10mg Etilefrin; **DANI** nicht erforderl.; **DALI:** KI

Dihydroergocriptin Rp — HWZ 10-15h, PPB 45-64%

Almirid Cripar *Tbl. 20mg*	**M. Parkinson → 682:** Monoth.: ini 2 x 5mg p.o., nach 2W 2 x 10mg, nach 4W 2 x 20mg, ggf. weiter erhöhen um 20mg alle 2W, Erh.Dos. 30-120mg/d; Komb. mit L-Dopa: ini 2 x 5mg p.o., nach 2W 2 x 10mg, nach 4W 2 x 15mg oder 3 x 10mg, ggf. weiter erhöhen um 10mg alle 2W, Erh. Dos. 60mg/d, max. 120mg/d; **DANI** keine Angaben; **DALI** KI

A 12.3 Migränemittel

A 12.3.1 Secale-Alkaloide (Ergotamine)

Wm/Wi (Ergotamin): Vasokonstriktion v.a. durch alpha-adrenergen Agonismus, serotoninerge Wirkung; **UW** (Ergotamin): Übelkeit, Erbrechen, Diarrhoe;
KI (Ergotamin): bek. Überempf., Sepsis, zentrale Durchblutungsstörungen, periph. art. Gefäßerkrankungen, Erkrankungen an Herzkranzgefäßen, arterielle Hypertonie, schwere Leber- und Nierenfunktionsstrg., Basilaris-Migräne, familiäre hemiplegische Migräne, Phäochromozytom, Thyreotoxikose, anamnestisch medikamenteninduzierte Fibrose, Komb. mit Betablockern/Makroliden/Tetracyclinen/Vasokonstriktoren, Grav./Lakt., < 16J., > 65J.

Ergotamin Rp HWZ 20-34h, Qo 0,5, PPB > 90%
Ergo-Kranit Migräne *Tbl. 2mg* **Migräneanfall** → 675, **vask. Kopfschmerzen:** 1 x 2mg p.o., ggf. erneut 2mg nach 4-6h; max. 4mg/d bzw. 6mg/W;
DANI, DALI KI bei schwerer NI/LI

A 12.3.2 Triptane

Wm/Wi: selektive 5-HT1-Rez.-Agonisten ⇒ Vasokonstriktion; **UW** (Almotriptan): Schwindel, Somnolenz, Übelkeit, Erbrechen, Müdigkeit; **UW** (Eletriptan): Pharyngitis, Rhinitis, Schläfrigkeit, Kopfschmerz, Benommenheit, abnorme Empfindungen, Muskeltonus ↑, Hypästhesie, Myasthenie, Schwindel, Palpitationen, Tachykardie, Flush, Engegefühl im Hals, abdominale Schmerzen, Übelkeit, Mundtrockenheit, Dyspepsie, Schwitzen, Rückenschmerzen, Myalgie, Schwächegefühl, Brustschmerzen, Frösteln; **UW** (Frovatriptan): Schwindel, Parästhesien, Kopfschmerzen, Somnolenz, Dysästhesie, Hypoästhesie, Sehstörungen, Flush, Engegefühl des Halses, Übelkeit, Mundtrockenheit, Dyspepsie, Abdominalschmerzen, Hyperhidrosis, Ermüdung, Thoraxbeschwerden; **UW** (Naratriptan): Kribbeln, Schwindel, Schläfrigkeit, Übelkeit, Erbrechen, Hitzegefühl, Unwohlsein; **UW** (Rizatriptan): Schwindel, Schläfrigkeit, Parästhesien, Kopfschmerzen, Hypästhesie, Aufmerksamkeitsstrg., Tremor, Palpitationen, Tachykardie, Hitzewallungen, Rachenbeschwerden, Atemnot, Übelkeit, Mundtrockenheit, Erbrechen, Diarrhoe, Flush, Schwitzen, Hautausschlag, Schweregefühl, Schwäche, Müdigkeit, Bauch-/Brustschmerzen; **UW** (Sumatriptan): Schwindel, Schläfrigkeit, Sensibilitätsstrg., RR ↑, Flush, Dyspnoe, Übelkeit, Erbrechen, Schweregefühl, Myalgie, Schmerzen, Hitze-/Kälte-/Druck-/Engegefühl, Schwäche, Müdigkeit; **UW** (Zolmitriptan): Sensibilitätsstrg., Schwindel, Kopfschmerzen, Schläfrigkeit, Palpitationen, abdominale Schmerzen, Übelkeit, Erbrechen, Mundtrockenheit, Muskelschwäche, Myalgien, Asthenie, Schwere-/Enge-/Druckgefühl;
KI (Almotriptan): bek. Überempfindlichkeit, ischämische Herzerkrankung, arterielle Hypertonie, anamnestisch Apoplex/TIA, periphere Gefäßkrankheit, Kombination mit Ergotamin(-derivaten)/5-HT1B1D-Agonisten, schwere Leberfunktionsstörung;
KI (Eletriptan): bek. Überempfindlichkeit, schwere Leber-/Nierenfunktionseinschränkung, arterielle Hypertonie, KHK, ischämische Herzerkrankungen (od. entsprechende Symptome), Prinzmetal-Angina, signifikante Arrhythmien oder Herzinsuffizienz, periphere Gefäßerkr., anamnestisch zerebrovaskuläre Ereignisse/TIA, Kombination mit Ergotamin(-derivaten)/ anderen 5-HT1-Rezeptor-Agonisten; **KI** (Frovatriptan): bek. Überempf., anamnestisch Myokardinfarkt, ischäm. Herzerkrankung, koronarer Vasospasmus, periphere Gefäßerkr., arterielle Hypertonie, anamnestisch zerebrovask. Ereignisse/TIA, schwere Leberinsuffizienz, Kombination mit Ergotamin(-derivaten)/anderen 5-HT1-Rezeptor-Agonisten;

A 12 Neurologie – Arzneimittel

KI (Naratriptan): bek. Überempfindlichkeit, zur Migräne-Prophylaxe, arterielle Hypertonie, anamnestisch Myokardinfarkt, ischäm. Herzerkrankung, koronarer Vasospasmus, periphere Gefäßerkrankung, anamnestisch zerebrovaskuläre Ereignisse/TIA, Leber-/Nierenfunktionsstörungen, Kombination mit Ergotamin(-derivaten)/anderen 5-HT1-Rezeptor-Agonisten, hemiplegische/ophthalmoplegische/Basilaris-Migräne;
KI (Rizatriptan): bek. Überempf., Kombination mit MAO-Hemmern/Ergotamin(-derivaten)/ anderen 5-HT1-Rezeptor-Agonisten, schwere Leber-/Nierenfunktionseinschränkung, anamnestisch zerebrovaskuläre Ereignisse/TIA, arterielle Hypertonie, anamnestisch Myokardinfarkt, ischäm. Herzerkrankung, koronarer Vasospasmus, periphere Gefäßerkrankung;
KI (Sumatriptan): bek. Überempf., Kombination mit MAO-Hemmern/Ergotamin(-derivaten)/ anderen 5-HT1-Rezeptor-Agonisten, anamnestisch Myokardinfarkt, ischäm. Herzerkrankung, koronarer Vasospasmus, periphere Gefäßerkrankung, anamnestisch zerebrovaskuläre Ereignisse/TIA, schwere Leberfunktionssstrg., arterielle Hypertonie;
KI (Zolmitriptan): bek. Überempfindlichkeit, arterielle Hypertonie, anamnestisch Myokardinfarkt, ischäm. Herzerkrankung, koronarer Vasospasmus, periph. Gefäßerkrankung, anamnestisch zerebrovaskuläre Ereignisse/TIA, schwere Nierenfunktionseinschränkung (CrCl < 15), Kombination mit Ergotamin(-derivaten)/anderen 5-HT1-Rezeptor-Agonisten

Almotriptan Rp/OTC	HWZ 3.5h
Almogran Tbl. 12.5mg **Almotriptan Heumann b. Migräne** Tbl. 12.5mg **Dolortriptan** Tbl. 12.5mg	**Migräneanfall** → 675: 12.5mg p.o., ggf. Wdh. nach 2h; **DANI** bei schwerer NI max. 12.5mg/d

Eletriptan Rp	HWZ 4h, PPB 85%
Eletriptan Bluefish Tbl. 20, 40mg **Relpax** Tbl. 20, 40mg	**Migräneanfall** → 675: 1 x 40mg p.o., ggf. Wdh. nach 2h, max. 80mg/d; **DANI** 20mg, max. 40mg/d; KI bei schwerer NI; **DALI** KI bei schwerer LI

Frovatriptan Rp	HWZ 26h, PPB ca. 15%
Allegro Tbl. 2.5mg **Tigreat** Tbl. 2.5mg	**Migräneanfall** → 675: 2.5mg p.o., ggf. Wdh. nach 2h, max. 5mg/d; **DANI** nicht erf.; **DALI** Child C KI

Naratriptan Rp/OTC	HWZ 6h, Q0 0.5, PPB 30%, PRC C, Lact ?
Formigran Tbl. 2.5mg **Naratriptan A1** Tbl. 2.5mg **Naramig** Tbl. 2.5mg **Naratriptan-neuraxpharm** Tbl. 2.5mg	**Migräneanfall** → 675: 1 x 2.5mg p.o., ggf. Wdh. nach 4h, max. 5mg/d; **DANI** CrCl < 15: KI; **DALI** Child C KI

Rizatriptan Rp	HWZ 2-3h, Q0 > 0.8, PPB 14%, PRC C, Lact ?
Maxalt Tbl. 5, 10mg; Lingualtbl. 5, 10mg **Rizatriptan-neuraxpharm** Tbl. 5, 10mg; Lingualtbl. 5,10mg **Rizatriptan HEXAL** Lingualtbl. 5, 10mg	**Migräneanfall** → 675: 1 x 10mg p.o., ggf. Wdh. n. 2h, max. 20mg/d; Komb. mit Propranolol **DANI** 5mg, KI bei schwerer NI **DALI** 5mg, KI bei schwerer LI

Migränemittel 325

Sumatriptan Rp	HWZ 2h, Qo 0.8, PPB 14–21%, PRC C, Lact -
Imigran *Tbl. 50, 100mg; Pen 6mg/0.5ml; Nasenspray (1 Hub = 10, 20mg)* **Sumatriptan 1A** *Tbl. 50, 100mg* **Sumatriptan beta** *Tbl. 50, 100mg* **Sumatriptan HEXAL** *Tbl. 50, 100mg* **Sumatriptan Hormosan** *Tbl. 50, 100mg; Pen 6mg/0.5ml* **Sumatriptan-ratioph.** *Tbl. 50, 100mg*	**Migräneanfall → 675, Horton-Syndrom:** 1 x 50–100mg p.o., ggf. Wdh. nach 2h, max. 300mg/d; 6mg s.c., ggf. Wdh. nach 2h, max. 12mg/d; 20mg nasal, ggf. Wdh. nach 2h, max. 40mg/d; **12–17J:** 10mg nasal, max. 20mg/d; s.c. Anw. nicht empf.; **DANI** nicht erf.; **DALI** 25–50mg/d, KI bei schwerer LI

Zolmitriptan Rp	HWZ 2.5–3h, Qo 0.7, PPB 25%, PRC C, Lact ?
AscoTop *Tbl. 2.5, 5mg; Lingualtbl. 2.5, 5mg; Nasenspray (5mg/ED)* **Zolmitriptan HEXAL, Zolmitriptan Stada** *Tbl. 2.5, 5mg; Lingualtbl. 2.5, 5mg* **Zomig** *Tbl. 2.5mg; Lingualtbl. 2.5mg; Nasenspray (5mg/0.1ml)*	**Migräneanfall → 675:** 1 x 2.5mg p.o., 1 x 2.5mg nasal, bei erneutem Anfall 2.5–5mg p.o./nasal, max. 10mg/d; **DANI** CrCl < 15: KI; **DALI** max. 5mg/d

S. auch Analgetika → 199–204

A 12.3.3 Weitere Migränemittel

Wm/Wi (Galcanezumab, Erenumab, Fremanezumab): humaner monoklonaler Antikörper, bindet an den Rez. des Calcitonin-Gene-Related-Peptide ⇒ Hemmung der Vasodilatation; **Wm/Wi** (Topiramat): genauer Wm unbekannt; antiepileptisch, Migräne-prophylaktisch; **UW** (Erenumab): Obstipation, Pruritus, Muskelspasmen, Reaktionen a.d. Injektionsstelle; **UW** (Fremanezumab): Schmerzen, Erythem, Juckreiz, Verhärtung, Exanthem a.d. Inj.-Stelle; **UW** (Galcanezumab): Obstipation, Pruritus, Schwindel, Reaktionen a.d. Injektionsstelle; **UW** (Topiramat): Gewicht ↓/↑, Anämie, Parästhesie, Somnolenz, Schwindel, Aufmerksamkeits-/Gedächtnis-/Koordinations-/Gleichgewichts-/Gangstörung, Amnesie, kognitive Störung, Konvulsion, Tremor, Lethargie, Hypästhesie, Nystagmus, Dysgeusie, Dysarthrie, Sedierung, Sehstörungen, Schwindel, Tinnitus, Ohrenschmerzen, Dyspnoe, Epistaxis, Rhinorrhoe, verstopfte Nase, Übelkeit, Erbrechen, Diarrhoe, Obstipation, Reflux, abdom. Schmerzen, Mundtrockenheit, orale Parästhesie, Nephrolithiasis, Pollakisurie, Dysurie, Alopezie, Hautausschlag, Pruritus, Arthralgie, Myalgie, Muskelspasmen, Brustschmerz, Asthenie, Anorexie, Appetit ↓, Nasopharyngitis, Fatigue, Fieber, Asthenie, Hypersensitivität, Depression, Angst, psychische Störungen; **KI** (Erenumab, Fremanezumab, Galcanezumab): bek. Überempf.; **KI** (Topiramat): bek. Überempf., Grav., Frauen ohne wirksame Verhütung

Galcanezumab Rp	HWZ 27d
Emgality *Pen 120mg*	**Migräne-Pro. bei mind. 4 Migräne-d/M** → 677: ini 240mg s.c., dann 120mg alle 4W s.c.; **DANI, DALI**: leichte bis mittelschw. NI/LI 100%

Erenumab Rp	HWZ 28d
Aimovig *Pen 70, 140mg*	**Migräne-Pro. bei mind. 4 Migräne-d/M** → 677: 70mg alle 4W s.c.; ggf. 140mg alle 4W; **DANI, DALI**: leichte bis mittelschw. NI/LI 100%

A 12 Neurologie – Arzneimittel

Fremanezumab Rp	HWZ 30d
Ajovy *Fertigspr. 225mg*	Migräne-Pro. bei mind. 4 Migränetagen/M → 677: 225mg alle 4W od. 675mg alle 3M s.c.; DANI, DALI: leichte-mittelschw. NI/LI 100%

Topiramat Rp	HWZ 18-24h, Qo < 0,5, PPB 13-17%, PRC C, Lact ?
Topamax *Tbl. 25, 50, 100, 200mg; Kps. 25, 50mg* Topiramat Migräne Stada *Tbl. 25, 50, 100mg*	Migräne-Pro. → 677: ini 1 x 25mg p.o., alle 1-2W um 25mg steigern, Erh.Dos. 50-100mg/d

S. auch Antiepileptika → 306

A 12.4 Muskelrelaxantien

A 12.4.1 Peripher wirksame Muskelrelaxantien

Wm/Wi (Chininsulfat): Refraktärzeit ↑, Erregbarkeit an mot. Endplatte ↓, Beeinflussung der Verteilung von Kalzium in Muskelfaser ⇒ Häufigkeit und Intensität von Muskelkrämpfen ↓; **Wm/Wi** (Clostridium-Toxine): spezif. Bindung an präsynapt. Akzeptor cholinerger Nervenenden, Blockierung der Acetylcholinfreisetzung; **Wm/Wi** (Dantrolen): Interferenz mit Kalziumfreisetzung aus sarkoplasmatischem Retikulum ⇒ entkoppelt Nervenreiz und Kontraktion des Skelettmuskels; **Wm/Wi** (Mexiletin): Blockade von Natriumkanälen, wirkt relaxierend auf Muskelfasern, die wiederholten Entladungen ausgesetzt sind;
UW (Chininsulfat): keine häufigen/sehr häufigen UW;
UW (Clostridium-Toxin A): Oberlidptosis, Keratitis punctata, Lagophthalmus, trockenes Auge, Photophobie, Augenreizung, Zunahme Lakrimation, Ekchymose, Irritationen, Gesichtsödem, Rhinitis, Infektion der oberen Atemwege, Schwindel, Muskelhypertrophie, Hypoästhesie, Somnolenz, Kopfschmerzen, Dysphagie, Mundtrockenheit, Übelkeit, Rigor, Schmerz, Asthenie, grippeähnliche Symptome, Virusinfektion, Ohrinfektion, Somnolenz, Gangstrg., Parästhesie, Myalgie, Harninkontinenz, Stürze, Hitzewallungen, Hyperhidrosis, Pruritus, Alopezie, Harnwegsinfekt, Dysurie, Harnverhalt, Pollakisurie, Insomnie, Obstipation;
UW (Clostridium-Toxin B): Mundtrockenheit, Kopfschmerzen, Dysphagie, Torticollis, Geschmacksveränderungen, Verschwommensehen, Dysphonie, Dysphagie, Verdauungsstrg, Myasthenie, Schmerzen an Injektionsstelle, Nackenschmerzen, grippeähnl. Symptome;
UW (Dantrolen): Kopfschmerz, Sprachstörungen, Krampfanfälle, Appetitlosigkeit, Bauchkrämpfe, Übelkeit, Erbrechen, Leberwerte ↑, Hautausschlag, Akne, Muskelschwäche, Schüttelfrost, Fieber; **UW** (Mexiletin): Schlaflosigkeit, Somnolenz, Müdigkeit, Kopfschmerz, Parästhesie, verschwommenes Sehen, Schwindel, Tachykardie, Hautrötung, Hypotonie, Bauchschmerzen, Akne, Gliederschmerzen, Asthenie, Brustbeschwerden, Unwohlsein;
KI (Chininsulfat): bek. Überempf., Grav., Glucose-6-Phosphat-Dehydrogenase-Mangel, Myasthenia gravis, bek. Ohrgeräusche, Sehnervschädigungen, Hypokaliämie, Bradykardie, klinisch relevante HRST, Herzinsuff. NYHA IV, Long-QT-Syndrom (oder familienanamnest.), erworbene QT-Zeit-Verlängerung; Kombin. mit Medikamenten, die Torsades de pointes hervorrufen oder QT-Intervall verlängern; **KI** (Clostridium-Toxin A): bek. Überempf., Inf. an Injektionsstelle; bei Behandlung v. Blasenfunktionsstörung: Harnwegsinfekt, akuter Harnverhalt; **KI** (Clostridium-Toxin B): bek. Überempf., neuromuskuläre Erkr.;
KI (Dantrolen): bek. Überempf., Lebererkr., Lungenfkt. ↓, schwere Herzmuskelschäden, Grav./Lakt.;

Muskelrelaxantien 327

KI (Mexiletin): bek. Überempf., Überempf. gegen Lokalanästhetika, ventrik. Tachyarrhythmie, AV-Block, Schenkelblock, bi- und trifaszikulärer Block, Myokardinfarkt (akut oder in der Vorgeschichte) oder anormale Q-Zacken, symptomatische KHK, Herzinsuffizienz mit EF < 50%; atriale Tachyarrhythmie, Vorhofflimmern oder -flattern, Sinusknoten-Dysfunktion (inkl. Sinusfrequenz < 50/min); gleichzeitige Anw. von Arzneimitteln, die Torsades de Pointes induzieren; gleichzeitige Anw. von Arzneimitteln mit geringer therapeutischer Breite

Chininsulfat Rp

Limptar N *Tbl. 200mg*	**Nächtliche Wadenkrämpfe:** 1-2 x 200mg p.o.; **DANI** nicht erforderlich

Clostridium-botulinum-Toxin Typ A Rp/Rp-L

Azzalure *Inj.Lsg. 10 E* Bocouture *Inj.Lsg. 50 E* Botox *Inj.Lsg. 50, 100, 200E* Dysport *Inj.Lsg. 500E* Vistabel *Inj.Lsg. 50E* Xeomin *Inj.Lsg. 100E*	**Blepharospasmus:** ini 1.25-2.5E i.m., max. 5E/Inj.Stelle bzw. max. 25E/Auge, Wdh. nach 12W, max. Gesamtdosis 100E/12W; **zervikale Dystonie:** max. 50E/Inj.Stelle bzw. max. 100E in den M. sternocleidomastoideus bzw. max. 300E/Behandlung, Wdh. nach 12W; s. auch FachInfo; **Faltenbehandlung der Glabella:** Erw. < 65J: 50E Gesamtdosis; **fokale Spastizität bei infantiler Zerebralparese bzw. n. Schlaganfall, prim. Hyperhidrosis axillaris, idiopathische überaktive Blase, Harninkontinenz bei neurogener Detrusorhyperaktivität, chronische Migräne:** s. FachInfo

Clostridium-botulinum-Toxin Typ B Rp   Wirkdauer: 4-16W

NeuroBloc *Inj.Lsg. 2500E/0.5ml, 5000E/1ml, 10000E/2ml*	**Zervikale Dystonie:** 10000E i.m.

Dantrolen Rp   HWZ 8.7h, Qo 0.95, PPB 90%, PRC C, Lact ?

Dantamacrin *Kps. 25, 50mg* Dantrolen IV *Inj.Lsg. 20mg/60ml*	**Spastik der Skelettmuskulatur:** W1: 2 x 25mg p.o., W2: 4 x 25mg, W3: 3 x 50mg, W4: 4 x 50mg; **Ki. > 5J:** ini 1mg/kg/d, W1: 1 x 25mg p.o., W2: 2 x 25mg, W3: 3 x 25mg; **maligne Hyperthermie:** 2.5mg/kg i.v., Infusion fortsetzen, so lange Hyperthermie anhält; Gesamtdosis ca. 10mg/kg/d

Mexiletin Rp   HWZ 10h, PPB 50%

Namuscla *Kps. 167mg*	**Nicht-dystrophe myotonische Erkr.:** ini 1 x 167mg p.o., ggf. nach 1W 2 x 167mg, nach 2W 3 x 167mg; **DANI** leichte bis mittel schwere NI: 100%; schwere NI: Anw. nicht empf.; **DALI** leichte bis mittelschwere LI: vorsicht. Anw.; schwere LI: Anw. nicht empf.

A 12.4.2 Zentral wirksame Muskelrelaxantien (Myotonolytika)

Wm/Wi (Baclofen): Verstärkung der präsynaptischen Hemmung ⇒ Dämpfung der Erregungs-übertragung ⇒ spastischer Muskeltonus und pathologische Massenreflexe ↓;
Wm (Methocarbamol): Hemmung der polysynaptischen Reflexleitung im Rückenmark und subkortikalen Zentren; **Wm/Wi** (Orphenadrin): spezifische Blockade des Förderzentrums in Formatio reticularis ⇒ Entspannung des pathologisch erhöhten Muskeltonus;
Wm/Wi (Pridinol): Hemmung der Rezeptor-vermittelten Reizleitung in spinalen Motoneuronen ⇒ Muskeltonus im Ruhezustand ↓; **Wm/Wi** (Tizanidin): Stimulation präsynaptischer Alpha-2-Rezeptoren ⇒ Hemmung der polysynaptischen Signalübertragung ⇒ Reduktion des Muskeltonus; **Wm/Wi** (Tolperison): genauer Wm unbekannt; membranstabilisierend, Reduktion des Einstroms von Natrium durch isolierte Nervenmembranen, inhibitorisch auf spannungsabhängige Kalziumkanäle;
UW (Baclofen): Depression, Euphorie, Halluzinationen, Verwirrtheit, Alpträume, Schläfrigkeit, Sedation, Müdigkeit, Benommenheit, Tremor, Ataxie, Kopfschmerzen, Schwindel, Schlafstörungen, Atemdepression, Nystagmus, Akkommodationsstrg., Sehstrg., Palpitationen, abnehmende Herzleistung, Hypotonie, Übelkeit, Erbrechen, Mundtrockenheit, Diarrhoe, Obstipation, Magen-Darm-Störungen, Blasenentleerungsstörungen, Exantheme, Hyperhidrosis, Muskelschmerzen;
UW (Methocarbamol): keine häufigen/sehr häufigen UWs; **UW** (Orphenadrin): Müdigkeit, Schwindel, Übelkeit, Brechreiz, Sehstörungen; **UW** (Pridinol): keine häufigen/sehr häufigen UWs;
UW (Tizanidin): Benommenheit, Müdigkeit, Schwindel, Brady-/Tachykardie, Blutdruckabfall, Rebound-Hypertonie, Mundtrockenheit, Übelkeit, gastrointestinale Störungen;
UW (Tolperison): keine häufigen/sehr häufigen UWs;
KI (Baclofen): bekannte Überempf. gegen Wirkstoff oder Weizenstärke, zerebrale Anfallsleiden, terminale Niereninsuff., Behandlung von Spastizität bei Erkrankungen des rheumatischen Formenkreises, Parkinsonismus oder aufgrund peripherer Verletzungen;
KI (Methocarbamol): bek. Überempf., Grav./Lakt., (prä-)komatöse Zustände, ZNS-Erkrankungen, Myasthenia gravis, Ki. < 12J.; **KI** (Orphenadrin): bek. Überempf., Myasthenia gravis, < 16J.;
KI (Pridinol): bek. Überempf., Glaukom, Prostatahypertrophie, Harnverhalt, Obstruktionen im Magen-Darm-Trakt, Herzrhythmusstrg., Grav. (1.Trim.);
KI (Tizanidin): bek. Überempf., stark eingeschränkte Leberfkt., Komb. mit starken CYP1A2-Hemmern (z.B. Fluvoxamin, Ciprofloxacin);
KI (Tolperison): bek. Überempf., Myasthenia gravis, Lakt.

Baclofen Rp	HWZ 3.5h, Q0 0.3, PPB 20–41%, PRC C, Lact +
Baclofen-neuropharm *Tbl. 10, 25mg* Baclofen-ratioph. *Tbl. 10, 25mg* Lioresal *Tbl. 5, 10, 25mg; Amp. 10mg/5ml, 10mg/20ml*	**Spastische Syndrome:** ini 3 x 5mg p.o., um 5mg/ED steigern je nach Wi, Erh.Dos. 30–75mg/d, max. 120mg/d; **Ki.:** ini 4 x 2.5mg p.o., langsam steigern, < 10J: max. 0.75-2mg/kg/p.o.; > 10J: 2.5mg/kg/d; intrathekal: Erh.Dos. 300-800µg/d; **DANI** KI bei terminaler NI

Methocarbamol Rp	HWZ 0.9–2h, PRC C, Lact +
Dolovisano Methocarbamol *Tbl. 750mg* Methocarbamol-neuraxph. *Tbl.750mg* Ortoton *Tbl. 750, 1500mg; Amp. 1g/10ml*	**Verspannung und Spasmen der Skelettmuskulatur:** ini 4 x 1.5g p.o., dann 3 x 1.5g; 1–3g langsam i.v.

Cholinergika 329

Orphenadrin Rp	HWZ 14h, Qo 0.9, PPB 90%
Norflex Tbl. 100(ret.)mg; Amp. 60mg/2ml	**Skelettmuskelspasmen untersch. Genese:** 2 x 100mg (ret.) p.o., max. 400mg/d p.o.; 60mg langsam i.v./i.m, ggf. Wdh. nach 8-12h

Pridinol Rp	HWZ 4h
Myditin Tbl. 3mg **Myopridin** Inj.Lsg. 1.5mg/1ml; Tbl. 3mg	**Zentrale und periphere Muskelspasmen, Lumbalgie, Torticollis, allgemeine Muskelschmerzen:** 1-3 x 1.5mg i.m.; 3 x 1.5-3mg p.o.; **DANI, DALI** vorsichtige Anw. bei schw. NI, LI

Tizanidin Rp	HWZ 2.5h, Qo 1.0, PPB 30%, PRC C, Lact ?
Sirdalud Tbl. 2, 4, 6mg **Tizanidin Teva** Tbl. 2, 4, 6mg	**Spasmen, schmerzhafte Muskelverspannungen:** ini 3 x 2mg p.o., alle 4-7d um 2-4mg/d steigern, Erh.Dos. 12-24mg/d in 3-4ED, max. 36mg/d; **DANI** CrCl < 25: ini 2mg/d, dann langsame Dosissteigerung; **DALI** KI bei schwerer LI

Tolperison Rp	HWZ 2.5h, Qo 1.0
Mydocalm Tbl. 50mg **Tolperison HEXAL** Tbl. 50mg **Tolperison Stada** Tbl. 50, 150mg	**Spastizität n. Schlaganfall:** 3 x 50-150mg p.o.; Ki <15J: nur in Ausnahmefällen, strenge Indikationsstellung; **DANI/DALI** schwere NI/LI Anw. nicht empf.

A 12.5 Cholinergika

Wm/Wi: Hemmung der Cholinesterase ⇒ Acetylcholinkonzentration ↑ im synaptischen Spalt ⇒ Parasympathikotonus ↑, Tonus der quergestreiften Muskulatur ↑;
UW (Bethanecholchlorid): verstärkte Speichel- u. Schweißbildung, Hypothermie, Bradykardie, Blutdruckabfall, Diarrhoe, verstärkter Harndrang, Hautrötung, Miliaria cristallina;
UW (Distigmin): Diarrhoe, Nausea, Erbrechen, verstärkte Salivation, Bradykardie, Schweißausbrüche, Miosis, Tränenfluss; **UW** (Neostigmin): Bradykardie;
UW (Pyridostigmin): zahlreiche UW ohne Häufigkeitsangabe;
KI (Bethanecholchlorid): bek. Überempf., Asthma bronchiale, Hypotonie, Hypertonie, Bradykardie, KHK, AV-Überleitungsstörungen, Epilepsie, Parkinsonismus; externe Detrusor-Sphinkter-Dyssynergie, wenn nicht zugleich eine effektive Relaxation des Sphinkter externus vorhanden ist; kürzlich erfolgte gastrointestinale Operationen, mechanischer Ileus oder andere Obstruktionen im Harn- bzw. Gastrointestinaltrakt, Hyperthyreose, ausgeprägter Vagotonus, Peritonitis, Ulkuskrankheit; **KI** (Distigmin): bek. Überempf., Obstruktionsileus, Stenosen/Spasmen des Darmtrakts, der Gallen- oder Harnwege, Myotonie, Asthma bronchiale, Iritis, Parkinsonismus, Thyreotoxikose, postoperative Schock- und Kreislaufkrisen, Lakt.; **KI** (Neostigmin): bek. Überempf., Obstruktionsileus, Stenosen oder Spasmen des Darmtraktes, der Gallen- oder Harnwege, Myotonie, Parkinsonismus, Kombination mit depolarisierenden Muskelrelaxantien, Iritis, Asthma bronchiale, Hyperthyreose, postoperative Schock- und Kreislaufkrisen; **KI** (Pyridostigmin): bek. Überempf., mechanische Verschlüsse der Verdauungs-/Harnwege, Asthma bronchiale, Iritis, Lakt.

Bethanechol Rp	
Myocholine-Glenwood *Tbl. 10, 25mg*	Postop. Blasenatonie: bis 4 x 25-50mg p.o.
Distigmin Rp	HWZ 65-69h
Ubretid *Tbl. 5mg; Amp. 0.5mg/1ml*	**Postoperative Darm-/Blasenatonie:** 0.5mg i.m., ggf. steigern auf 0.01mg/kg; **neurogene Blasenstrg.:** 1 x 5mg p.o., 0.5mg i.m. alle 3-4d; Erh.Dos. 5mg p.o. alle 2-3d; **Myasthenia gravis** → 682: W1: 1 x 5mg p.o., W2: 1 x 7.5mg, ab W3: 1 x 10mg; 0.5-0.75mg i.m. alle 2d
Neostigmin Rp	HWZ 24-80min, Qo 0.45, PRC C, Lact +
Neostig Carino *Amp. 0.5mg* Neostigmin Rotexmedica *Amp. 0.5mg/1ml*	**Antagonisierung nichtdepolarisierender Muskelrelaxantien:** 0.5-2mg i.v., ggf. bis 5mg; **Ki. < 20kg:** 50µg/kg i.v.; **Myasthenia gravis** → 682: mehrmals tgl. 0.5mg s.c./i.m.
Pyridostigmin Rp	HWZ 1.7h, Qo 0.2, PRC C, Lact +
Kalymin *Tbl. 10, 60, 180(ret.)mg; Amp. 5mg/1ml* Mestinon *Tbl. 10, 60, 180(ret.)mg; Amp. 25mg/5ml*	**Darm-/Blasenatonie:** 60mg p.o. alle 4h; 1-2mg alle 4-6h i.m. für 2d; **paralyt. Ileus: Sgl.:** 10mg p.o. alle 4h für 2d; 0.5mg/4h i.m. für 2d; **Klein-/Schulki.:** 20-30mg p.o. alle 4h für 2d; 1mg/4h i.m. für 2d; **Myasthenia gravis** → 682: 2-4 x 60-180mg p.o.; 2 x 180-540mg (ret.) p.o.; 1-5mg/d i.m./s.c.; **Antagonisierung nichtdepolarisierender Muskelrelaxantien:** 5mg i.v., bei Überdosierung des Relaxans bis zu 10-20mg langs. i.v.

A 12.6 Antidementiva

Wm/Wi (Donepezil, Galantamin, Rivastigmin): spezifische und reversible Hemmung der zerebralen Cholinesterase ⇒ Verbesserung der kognitiven Fähigkeiten;
Wm/Wi (Memantin): spannungsabhängiger NMDA-Rezeptorantagonist ⇒ Regulierung toxisch erhöhter Glutamatkonzentrationen; **Wm/Wi** (Nicergolin): Alpha-Rezeptor-Blockade ⇒ antagonistisch auf endogene und exogene Katecholamine; **Wm/Wi** (Nimodipin): Kalziumantagonist mit guter Passage der Blut-Hirn-Schranke ⇒ Stabilität und Funktionsfähigkeit von Nervenzellen ↑; **Wm/Wi** (Piracetam): zerebrale Durchblutung ↑, der Sauerstoffumsatzrate und der Glukoseumsatzrate in primär ischämisch geschädigten Hirnarealen;
UW (Donepezil): Übelkeit, Diarrhoe, Appetitlosigkeit, Muskelkrämpfe, Müdigkeit, Erbrechen, Schlaflosigkeit, Kopfschmerzen, Schmerzen, Unfälle, Erkältungen, Magen-Darm-Beschwerden, Schwindel, Halluzinationen, Erregungszustände, aggressives Verhalten, abnormale Träume, Synkope, Juckreiz, Exanthem, Harninkontinenz; **UW** (Galantamin): Appetit ↓, Anorexie, Halluzination, Depression, Schwindel, Somnolenz, Synkope, Tremor, Kopfschmerz, Lethargie, Bradykardie, Hypertonie, Erbrechen, Übelkeit, Abdominalschmerz, Diarrhoe, Dyspepsie, Hyperhidrosis, Muskelkrämpfe, Müdigkeit, Asthenie, Malaise, Gewicht ↓, Stürze;

Antidementiva

UW (Memantin): Schwindel, Gleichgewichtsstrg., Kopfschmerzen, Verstopfung, Dyspnoe, Schläfrigkeit, Hypertonus, Arzneimittelüberempfindlichkeitsreaktionen, Leberwerte ↑;
UW (Nicergolin): Schlaflosigkeit, Müdigkeit, Kopfdruck, Rötungen, Hitzgefühl;
UW (Nimodipin): Blutdrucksenkung, Übelkeit; **UW** (Piracetam): Nervosität, Aggressivität, Schlafstrg., Hyperkinesie, Gewicht ↑, psychomotor. Aktivität ↑, depressive Verstimmung, Angst, GI-Beschwerden; **UW** (Rivastigmin): Appetitlosigkeit, Agitiertheit, Verwirrtheit, Angst, Schwindel, Kopfschmerzen, Somnolenz, Tremor, Übelkeit, Erbrechen, Diarrhoe, abdominale Schmerzen, Dyspepsie, Hyperhidrosis, Müdigkeit, Asthenie, Unwohlsein, Gewicht ↓, Appetit ↓, Dehydratation, Schwäche, visuelle Halluzinationen, Depression, Aggression, Dyskinesie, Hypokinesie, Verschlechterung einer Parkinson-Erkrankung, Bradykardie, Hypertonie, Hypersalivation, Stürze, Gangstrg.;
KI (Donepezil, Memantin, Nimodipin): bek. Überempf.; **KI** (Galantamin): bek. Überempf., schwere Leber-/Nierenfktsstrg.; **KI** (Nicergolin): bek. Überempf. gegen Mutterkornalkaloide, frischer MI, akute Blutungen, Bradykardie (< 50/min), Kollapsneigung, orthostat. Dysregulation, Kombin. mit Alpha-/Beta-Rezeptor-stimul. Sympathomimetika, Grav./Lakt.;
KI (Piracetam): bek. Überempf., zerebrale Blutungen, Chorea Huntington, terminale NI;
KI (Rivastigmin): bek. Überempf., allerg. Kontaktdermatitis mit Rivastigmin-Pflastern

Donepezil Rp — HWZ 70h, Q0 0.95, PPB 95%, PRC C, Lact ?

Aricept *Tbl. 5, 10mg*
Donepezil HEXAL *Tbl. 5, 10mg;*
Lingualtbl. 5, 10mg
Yasnal *Lingualtbl. 5, 10mg*

Alzheimer-Demenz → 691:
1 x 5mg p.o. z.N., nach 4W evtl. 1 x 10mg;
DANI nicht erforderlich

Galantamin Rp — HWZ 7-8h, PPB 18%

Galantamin HEXAL *Kps. 8(ret.), 16(ret.), 24(ret.)mg; Lsg. (1ml = 4mg)*
Galnora *Kps. 8(ret.), 16(ret.), 24(ret.)mg*
Reminyl *Kps. 8(ret.), 16(ret.), 24(ret.)mg; Lsg. (1ml = 4mg)*

Alzheimer-Demenz → 691: Kps. (ret.): ini morgens 1 x 8mg, nach 4W 1 x 16mg, evtl. nach 8W 1 x 24mg;
Lsg.: 2 x 4mg p.o., nach 4W 2 x 8mg, evtl. nach 8W 2 x 12mg;
DANI CrCl > 9: 100%; < 9: KI;
DALI KI bei Child-Pugh > 9

Memantin Rp — HWZ (60-100)h, PPB 45%

Axura *Tbl. 10, 20mg; Lsg. (5mg/Pumpenhub)*
Ebixa *Tbl. 10, 20mg; Lsg. (5mg/Pumpenhub)*
Memando *Tbl. 10, 20mg*
Memantin-neuraxpharm *Tbl. 5, 10, 15, 20mg; Lingualtbl. 10, 20mg; Gtt. (20Gtt. = 10mg)*
Memantin Hennig *Tbl. 10, 20mg*

Alzheimer-Demenz → 691:
W1: 1 x 5mg p.o., W2: 1 x 10mg p.o., W3: 1 x 15mg p.o., ab W4: 1 x 20mg p.o.;
DANI CrCl 40-60: 10mg/d;
DALI: Child A, B: 100%; C: Anw. nicht empf.

Nicergolin — HWZ 7.3h, PPB 82-87%

Ergobel *Tbl. 30mg*
Nicergolin-neuraxpharm *Tbl. 10, 30mg*

Hirnleistungsstrg. im Alter:
20-30mg/d, max. 60mg/d

Nimodipin Rp — HWZ 8-9h, Q0 1.0, PPB 98%, PRC C, Lact ?

Nimodipin Carino *Inf.Lsg. 10mg/50ml*
Nimodipin HEXAL *Tbl. 30mg*
Nimotop *Tbl. 30mg; Inf.Lsg. 10mg/50ml*

Hirninfarkt bei Älteren: 3 x 30mg p.o.;
Vasospasmen nach Subarachnoidalblutung:
ini 15µg/kg/h i.v., nach 2h 30µg/kg/h

332 A 12 Neurologie – Arzneimittel

Piracetam Rp	HWZ 4.5-5.5h, Qo 0.02, PPB 15%
Cebrotonin Tbl. 800mg **Nootrop** Tbl. 800mg; 1200 mg; Amp. 3g/15ml; Inf.Lsg. 12g/60ml **Piracetam-neuraxpharm** Tbl. 800mg; 1200 mg; Lsg. (800mg/2.4ml); Btl. 2.4g; Inf.Lsg. 12g/60ml **Piracetam-ratioph.** Tbl. 800, 1200mg **Piracetam Stada** Tbl. 800, 1200mg	**Dementielles Syndrom** → 671: 2-3 x 2.4g/d, max. 3 x 4.8g/d; 3-12g i.v.; **postkommotionelles Syndrom:** 2-3 x 2.4g/d, bei Bedarf 3 x 4.8g/d; **postanoxisches Myoklonus-Syndrom:** ini 2 x 3.2g, dann alle 3d um 4.8g steigern, max. 24g/d p.o.; ini bis 12g/d i.v., nach 1-2W Dosisreduktion u. auf orale Ther. umstellen; **DANI** Krea (mg/dl) bis 3: 50%; 3-8: 12.5-25%; HD: 100%

Rivastigmin Rp	HWZ 1h, Qo 1.0, PPB 40%, PRC B, Lact 7
Exelon Kps. 1.5, 3, 4.5, 6mg; TTS 4.6, 9.5, 13.3mg/24h; Lsg. (1ml = 2mg) **Nimvastid** Kps. 1.5, 3, 4.5, 6mg **Rivastigmin HEXAL** Kps. 1.5, 3, 4.5, 6mg; TTS 4.6, 9.5, 13.3mg/24h; Lsg. (1ml = 2mg) **Rivastigmin-neuraxph.** Kps. 1.5, 3, 4.5, 6mg; TTS 4.6, 9.5,13.3mg/24h **Rivendo** TTS 4.6, 9.5mg/24h	**Alzheimer-Demenz** → 691: ini 2 x 1.5mg/d p.o., nach 2W 2 x 3mg, je nach Verträglichkeit alle 2W um 2 x 1.5mg steigern bis 2 x 6mg; TTS: ini 4.6mg/24h, Pflaster tgl. wechseln, bei guter Verträglichkeit nach 4W steigern auf 9.5mg/24h; ggf. nach weiteren 6W steigern auf 13.3mg/24h; **DANI** nicht erf.

A 12.7 Kaliumkanalblocker

Wm/Wi: Blockierung der Kaliumkanäle ⇒ verlängerte Repolarisation und verstärkte Aktionspotenzialbildung in demyelinisierten Axonen; **UW:** Harnweginfekt, Schlaflosigkeit, Angst, Schwindel, Kopfschmerzen, Gleichgewichtsstrg., Parästhesie, Tremor, Dyspnoe, pharyngolaryngeale Schmerzen, Übelkeit, Erbrechen, Obstipation, Dyspepsie, Rückenschmerzen, Asthenie; **KI:** bek. Überempf., gleichz. Beh. mit Fampridin-haltigen Arzneimitteln, Krampfanfälle, Krampfanfälle in der Anamnese, NI (CrCl < 80), gleichzeitige Anwendung von Cimetidin

Fampridin Rp	HWZ 6h, PPB 7%
Fampyra Tbl. 10(ret.)mg	**MS mit Gehbehinderung** → 679: 2 x 10mg (ret.) p.o.; **DANI** CrCl < 80: KI; **DALI** nicht erf.

A 12.8 Cannabinoide

Wm/Wi: Agonismus an Cannabinoidrezeptoren ⇒ Verbesserung der Motorik durch Linderung der Steifigkeit in Extremitäten; **UW:** Schwindel, Müdigkeit, Anorexie, reduzierter oder erhöhter Appetit, Depression, Desorientierung, Dissoziation, euphorische Stimmung, Amnesie, Gleichgewichtsstrg., Aufmerksamkeitsstrg., Dysarthrie, Dysgeusie, Lethargie, Gedächtnisstrg., Schläfrigkeit, verschwommenes Sehen, Obstipation, Diarrhoe, Mundtrockenheit, Glossodynie, Mundschleimhautaphten, Nausea, Erbrechen, Unbehagen/Schmerzen in der Mundhöhle, Trunkenheitsgefühl, Indisposition, Sturz; **KI:** bek. Überempf., Laktst., bek./vermutete Anamnese/Familienanamnese von Schizophrenie oder einer anderen psychotischen Krankheit, Anamnese einer schweren Persönlichkeitsstrg. oder einer anderen erheblichen psychiatrischen Störung mit Ausnahme einer Depression, bedingt durch die zugrunde liegende Erkrankung

Tetrahydrocannabinol + Cannabidiol Rp	HWZ 2-9h, PPB 97%
Sativex *Spray 2.7+2.5mg/Hub*	**Multiple Sklerose mit mittelschwere bis schwerer Spastik** → 679: ini 1 Hub in die Mundhöhle, bei Bedarf um 1 Hub/d steigern bis max. 12 Hub/d, aufgeteilt in 2ED; **DANI, DALI** keine Daten

A 12.9 Selektive Immunsuppressiva

Wm/Wi (Alemtuzumab): monoklonaler AK ⇒ bindet an CD52 von T- und B-Lymphozyten ⇒ antikörperabhängige, zellvermittelte Zytolyse und komplementvermittelte Lyse; **Wm/Wi** (Dimethylfumarat): genauer Wm nicht vollständig bekannt; Aktivierung des Nuclear factor (erythroid-derived 2)-like 2-Transkriptionswegs ⇒ Hochregulierung antioxidativer Gene ⇒ immunmodulatorisch, entzündungshemmend; **Wm/Wi** (Fingolimod): funktioneller Antagonist an Sphingosin-1-Phosphat-Rezeptoren ⇒ blockiert Migration von Lymphozyten ⇒ Infiltration pathogener Lymphozyten im ZNS ↓ ⇒ neuronale Entzündung ↓, Zerstörung von Nervengewebe ↓; **Wm/Wi** (Glatirameracetat): Polymer aus 4 AS mit spezifischen immunmodulatorischen Eigenschaften ⇒ Erhöhung der Zahl spezifischer Supressorzellen, die antiinflammatorische Zytokine sezernieren; **Wm/Wi** (Natalizumab): bindet spezifisch an ein Integrin auf Leukozytenoberfläche ⇒ Hemmung der transendothelialen Migration von Leukozyten in entzündliches Gewebe; **Wm/Wi** (Ocrelizumab): monoklonaler AK, der an CD-20-B-Zellen bindet; Immunmodulation durch Depletion CD-20-exprimierender Zellen; **Wm/Wi** (Siponimod): Funktioneller Antagonist am Sphingosin-1-Phosphat-Rezeptor der Lymphozyten ⇒ vermindert Rezirkulation von T-Zellen in das ZNS ⇒ Entzündungshemmung; **Wm/Wi** (Teriflunomid): selekt. und reversible Hemmung der Dihydroorotat-Dehydrogenase ⇒ blockiert die Prolif. sich teilender Zellen ⇒ immunmodulatorisch, entzündungshemmend;
UW (Alemtuzumab): Infektion der oberen/unteren Atemwege, Harnweginfektion, Herpes zoster, Gastroenteritis, oraler Herpes, orale Candidose, vulvovaginale Candidose, Grippe, Ohreninfektion, Lymphopenie, Leukopenie, Lymphadenopathie, Zytokin-Freisetzungs-Syndrom, Basedow-Krankheit, Hyperthyreose, Immunthyreoiditis, Hypothyreose, Struma, pos. Schilddrüsen-Antikörpertest, Schlaflosigkeit, Ängstlichkeit, Kopfschmerz, MS-Schub, Schwindel, Hypoästhesie, Parästhesie, Tremor, Geschmacksstörung, verschwommenes Sehen, Vertigo, Tachykardie, Bradykardie, Palpitationen, Hitzegefühl, Hypotonie, Hypertonie, Dyspnoe, Husten, Epistaxis, Schmerzen im Oropharynx, Übelkeit, Abdominalschmerz, Erbrechen, Diarrhoe, Dyspepsie, Stomatitis, Urtikaria, Ausschlag, Pruritus, Erythem, Ekchymose, Alopezie, Hyperhidrose, Akne, Myalgie, Muskelschwäche, Arthralgie, Rückenschmerzen, Schmerz in der unteren Extremität, Muskelspasmen, Nackenschmerzen, Proteinurie, Hämaturie, Pyrexie, Ermüdung, Beklemmungsgefühl in der Brust, Schüttelfrost, periphere Ödeme, Asthenie, Unwohlsein, Schmerzen an der Infusionsstelle, Prellung;
UW (Dimethylfumarat): Gastroenteritis, Lymphopenie, Leukopenie, brennende Schmerzen, Hitzegefühl, Hitzewallung, Diarrhoe, Übelkeit, Abdominalschmerz, Erbrechen, Dyspepsie, Gastritis, Gastrointestinale Erkrankung, Pruritus, Ausschlag, Erythem, Proteinurie, Ketonurie, Albuminurie, Erhöhung von GOT/GPT; **UW** (Fingolimod): Influenza, Herpesinfektion, Bronchitis, Sinusitis, Gastroenteritis, Tineainfektion, Lympho-/Leukopenie, Depression, Kopfschmerzen, Schwindel, Migräne, Parästhesie, Verschwommensehen, Augenschmerzen, Bradykardie, AV-Block, Hypertonie, Dyspnoe, Husten, Diarrhoe, Ekzem, Pruritus, Alopezie, Rückenschmerzen, Asthenie, Leberwerte ↑, Gewicht ↓;

A 12 Neurologie – Arzneimittel

UW (Glatirameracetat): Infektionen, grippeähnliche Symptome, Neoplasma, Lymphadenopathie, Überempfindlichkeitsreaktionen, Anorexie, Gewicht ↑, Angst, Depression, Nervosität, Kopfschmerzen, Dysgeusie, Rigor, Sprachstrg., Synkope, Tremor, Diplopie, Funktionsstrg. der Augen/Ohren, Palpitationen, Tachykardie, Vasodilatation, Dyspnoe, Husten, Übelkeit, Obstipation, Karies, Dyspepsie, Dysphagie, Erbrechen, Darminkontinenz, Leberwerte ↑, Rash, Pruritus, Urtikaria, Arthralgie, Rückenschmerzen, Harndrang, Pollakisurie, Harnretention, Reaktionen an der Inj.Stelle, Schmerzen, Ödeme, Fieber; **UW** (Natalizumab): Harnweginfekte, Nasopharyngitis, Urtikaria, Kopfschmerzen, Schwindel, Übelkeit, Erbrechen, Arthralgien, Rigor, Fieber, Abgeschlagenheit, Überempfindlichkeitsreaktionen; **UW** (Ocrelizumab): Infektion d. oberen Atemwege, Nasopharyngitis, Sinusitis, Bronchitis, oraler Herpes, Gastroenteritis, Konjunktivitis, Zellulitis, virale Infektion, Husten, Katarrh, erniedrigtes IgG/IgM, Neutropenie, infusionsbedingte Reaktion; **UW** (Siponimod): Herpes zoster, melanozytärer Naevus, Lymphopenie, Kopfschmerzen, Schwindel, Krampfanfälle, Tremor, Makulaödem, Bradykardie, AV-Block I u. II; Hypertonie, Übelkeit, Diarrhoe, Extremitätenschmerzen, periph. Ödem, Asthenie, Leberenzymerhöhung, Lungenfunktionseinschränkung; **UW** (Teriflunomid): Grippe, Infektion der oberen Atemwege, Harnweginfektion, Bronchitis, Sinusitis, Pharyngitis, Zystitis, virale Gastroenteritis, Herpes simplex labialis, Zahninfektion, Laryngitis, Tinea pedis, Neutropenie, Leukopenie, allergische Reaktionen, Angst, Parästhesie, Ischialgie, Karpaltunnelsyndrom, Hyperästhesie, Neuralgie, periphere Neuropathie, Hypertonie, Diarrhoe, Übelkeit, Erbrechen, Zahnschmerzen, Alopezie, Exanthem, Akne, Schmerzen im Muskel-/Skelettsystem, Pollakisurie, Menorrhagie, GOT/GPT/ γGT ↑, posttraumat. Schmerzen;
KI (Alemtuzumab): bek. Überempf. HIV-Inf., schwere aktive Infektion;
KI (Dimethylfumarat): bek. Überempf.; **KI** (Fingolimod): Immundefizienzsyndrom, geschwächtes Immunsystem, schwere aktive Inf., aktive chron. Inf., aktive maligne Erkr., Überempf., Child C;
KI (Glatirameracetat): bek. Überempf., Grav.; **KI** (Natalizumab): bek. Überempf., progressive multifok. Leukenzephalopathie, Immunschwäche, laufende immunsuppressive Ther., Komb. mit Interferon beta oder Glatirameracetat, aktive Malignome (Ausnahme: Basaliom), Ki./Jug. < 18J.;
KI (Ocrelizumab): bek. Überempf., aktive Infektion, schwer immunsupprimierter Zustand, aktive Malignome; **KI** (Siponimod): bek. Überempf., Immundefizienzsyndrom, anamnestisch bek. progressive multifokale Leukenzephalopathie oder Kryptokokkenmeningitis; aktive maligne Erkr., schwere Leberfunktionsstörung (Child C); Pat., die i.d. letzten 6 M MI, instabile AP, Schlaganfall, TIA, dekompensierte Herzinsuff. mit stat. Behandl. hatten oder NYHA III/IV; Pat. mit anamnest. bek. AV-Block II Mobitz Typ II, AV-Block III, SA-Block, Sick-Sinus-Syndrom ohne Herzschrittmacher; Pat., die homozygot für CYP2C9*3-Allel sind (CYP2C9*3-Genotyp; langsame Metabolisierer); Grav.; Frauen im gebärfähigen Alter ohne zuverlässige Verhütung;
KI (Teriflunomid): bek. Überempf., Child-C-Leberzirrhose, Grav., Frauen ohne zuverlässige Verhütung, Lakt., Immunschwäche, signif. beeinträchtigte KM-Funktion, signif. Anämie/ Neutropenie/Thrombopenie, schw. aktive Infektion, Dialyse, schwere Hypoproteinämie

Alemtuzumab Rp	PRC C, Lact ?
Lemtrada Inf.Lsg. 12mg/1.2ml	Schubförmig-remittierende MS mit aktiver Erkr. → 679: 1. Behandlungsjahr: 12mg/d i.v. über 4h an 5 aufeinanderfolg. Tagen; 2. Beh.-Jahr: 12mg/d an 3 aufeinanderfolg. Tagen; weitere Gaben s. FachInfo; **DANI, DALI** keine Daten

Selektive Immunsuppressiva 335

Dimethylfumarat Rp	HWZ 1h, PPB 27-40%, PRC C, Lact ?
Tecfidera *Kps. 120, 240mg*	**Schübförmig-remittierend verlaufende Multiple Sklerose** → 679: ini 2 x 120mg/d p.o., nach 7d 2 x 240mg; **DANI, DALI** vorsichtige Anwendung bei schwerer NI, LI

Fingolimod Rp	HWZ 6-9d, PPB >99%, PRC D, Lact -
Gilenya *Kps. 0.25, 0.5mg*	**Hochaktive, schubförmig remittierende Multiple Sklerose** → 679: 1 x 0.5mg/d p.o.; **Ki. ab 10J:** ≥ 40kg: 1 x 0.25mg; > 40kg: 1 x 0.5mg; **DANI** nicht erforderl.; **DALI** Child C: KI

Glatirameracetat Rp	
Clift *Fertigspr. 20mg/1ml* Copaxone *Fertigspr. 20mg/1ml, 40mg/1ml*	**Schubförmig remittierende Multiple Sklerose** → 679: 1 x 20mg s.c.; 3x/W 40mg s.c.; **DANI** vorsicht. Anw.; **DALI** keine Daten

Natalizumab Rp	HWZ 16d, PRC C, Lact ?
Tysabri *Inf.Lsg. 300mg/15ml*	**Hochaktive, remittierende Multiple Sklerose** → 679: 300mg über 1h i.v. alle 4W; **DANI, DALI** keine Daten, vermutl. nicht erf.

Ocrelizumab Rp	HWZ 26d
Ocrevus *Inf.Lsg. 300mg/10ml*	**Schubförmig remittierende Multiple Sklerose** → 679: 300mg i.v. W0 und W2, dann 600mg alle 6M; **DANI, DALI** keine Daten, vermutl. nicht erf.

Siponimod Rp	HWZ 30h, PPB 99%
Mayzent *Tbl. 0.25, 2mg*	**Sekundär progrediente Multiple Sklerose** → 679: CYP2C9-Status bestimmen; Titration u. Erh.Dos. s. FachInfo; **DANI** nicht erforderl.; **DALI** Child A, B: vorsichtige Anw.; C: KI

Teriflunomid Rp	HWZ 19d, PPB > 99%, PRC X, Lact -
Aubagio *Tbl. 14mg*	**Schubförmig remittierende Multiple Sklerose** → 679: 1 x 14mg/d p.o.; **DANI** nicht erforderlich, KI bei Dialyse; **DALI** Child A/B: nicht erforderl., Child C: KI

A 12.10 Interferone

Wm/Wi: antiviral, wachstumshemmend und immunregulatorisch;
UW: Fieber, Schwitzen, Schüttelfrost, Müdigkeit, Gelenk- und Weichteilschmerzen, BB-Veränd., HRST, Depression, Tremor, Krampfanfälle, Parästhesien, GI-Störung, Haarausfall, Exantheme, Pruritus;
KI: Herz-, ZNS-Erkrankung, schwere Leberfunktionsstörung, Niereninsuffizienz, schwere KM-Schäden, Cave in Grav./Lakt.

Interferon beta-1a Rp — HWZ 10h, Q0 1.0

Avonex Inj.Lsg. 30µg; Fertigspr. 30µg **Rebif** Fertigspr. 8.8, 22, 44µg **Plegridy** Fertigspr. 63, 94, 125µg; Pen 63, 94,125µg	**Multiple Sklerose** → 679: Avonex: W1 7.5µg i.m.; W2 15µg, W3 22.5µg, ab W4 1 x/W30µg; Rebif: W1-2: 3 x/W 8.8µg s.c.; W3-4: 3x/W 22µg; ab W5 3x/W 44µg; Plegridy: d1 63µg s.c., W2 94µg, W4 125µg, dann 125mg alle 2W

Interferon beta-1b Rp — HWZ 5h, Q0 1.0

Betaferon Inj.Lsg. 250µg/ml **Extavia** Inj.Lsg. 250µg/ml	**Multiple Sklerose** → 679: ini 62.5µg s.c. alle 2d, Dosis wchtl. um 62.5µg steigern, Erh.Dosis alle 2d 250µg; **DALI** KI bei dekompensierter LI

A 12.11 Kalziumantagonisten

Wm: Kalziumantagonist ⇒ Vasodilatation, genauer Wm unklar;
UW: Gewichtszunahme, Benommenheit, Müdigkeit;
KI: bek. Überempf., M. Parkinson, extrapyramidale Störungen, Depression

Flunarizin Rp — HWZ 18d, Q0 1.0, PPB > 90%

Flunarizin CT Kps. 5, 10mg **Flunavert** Kps. 5, 10mg	**Vestibulärer Schwindel** → 685, **Migräne-Intervall-Therapie** → 675: ini 10mg z.N.; Pat. > 65J: 5mg; Erh.Dos. 5-10mg alle 2d

A 12.12 Neuropathiepräparate

Wm: Koenzymfunktion bei der oxidativen Decarboxylierung von alpha-Ketosäuren ⇒ es werden weniger sog. „advanced glycosylation end products" gebildet, Verbesserung des endoneuralen Blutflusses, physiologische Antioxidantienspiegel ↑;
UW: Übelkeit, Schwindel; bei i.v.-Gabe Kopfdruck, Atembeklemmung;
KI: bekannte Überempfindlichkeit

Alpha-Liponsäure OTC — HWZ 1h

Alpha-Lipogamma Tbl. 600mg; Inf.Lsg. 600mg/50ml, 600mg/24ml **Thioctacid** Tbl. 200, 600mg; Amp. 600mg/24ml; Inf.Lsg. 600mg/50ml	**Diabetische Polyneuropathie:** 600mg/d p.o. in 1-3ED; 300-600mg/d i.v.

VMAT2-Inhibitoren 337

A 12.13 VMAT2-Inhibitoren

Wm: reversible Hemmung des vesikulären Monoamintransporters 2 (VMAT2) ⇒ Entleerung der Speicher von Dopamin und anderen Monoaminen im ZNS;
UW: Depression, Erregung, Verwirrung, Angstgefühl, Schlaflosigkeit, Benommenheit, Parkinson-Symptome (Gleichgewichtsstörungen, Tremor, vermehrter Speichelfluss);
KI: bekanne Überempfindlichkeit, prolaktinabhängige Tumore, Phäochromozytom, Depression, gleichzeitige Gabe von Reserpin bzw. MAO-Hemmern, Parkinson-Syndrom, hyperkinetisch-rigides Syndrom, Lakt.

Tetrabenazin Rp	HWZ 5h, PPB 0%
Dystardis *Tbl. 25mg* **Nitoman** *Tbl. 25mg* **Tetmodis** *Tbl. 25mg* **Tetrabenazin neuraxph.** *Tbl. 12.5, 25mg* **Xenazine** *Tbl. 25mg*	**Hyperkinetische Bewegungsstörungen bei Chorea Huntington:** ini 3 x 25mg p.o., nach Bedarf alle 3-4d um 25mg/d steigern, max. 200mg/d; **Spätdyskinesien:** ini 12.5mg, ggf. steigern; **DANI, DALI** sorgfältige Dosiseinstellung

A 12.14 Dopaminantagonisten

Wm: Blockade von Dop.-2-Rezeptoren in Nucleus caudatus, Putamen und Corpus striatum;
UW: Agitation, Apathie, Schlaflosigkeit, Benommenheit, Schwindel, Kopfschmerzen, extrapyramidale Symptome, orthostatische Hypotonie, Schwäche, Müdigkeit, Gleichgültigkeit, erhöhter Prolaktinspiegel;
KI: bek. Überempfindlichkeit, Prolaktinom, Mammakarzinom, Phäochromozytom, Kombination mit Levodopa, malignes neuroleptisches Syndrom

Tiaprid Rp	HWZ 3 h, Qo 0.25, PPB 0%
Tiaprid AL *Tbl. 100, 200mg* **Tiaprid HEXAL** *Tbl. 100, 200mg* **Tiapridal** *Tbl. 100mg; Gtt. (1ml = 137.9mg)*	**Dyskinesien:** 3 x 100-200mg p.o./i.m./i.v.; **Chorea** → 671: 300-1000mg/d in 3-5ED; **DANI** CrCl 50-80: 75%; 10-49: 50%; < 10: 25%

A 12.15 Antisense-Oligonukleotide

Wm (Nusinersen): Antisense-Oligonukleotid, Modulation der SMN-Gen-Expression;
UW (Nusinersen): Kopfschmerzen, Erbrechen, Rückenschmerzen;
KI (Nusinersen): bek. Überempfindlichkeit

Nusinersen Rp	HWZ 135-177d
Spinraza *Inj.Lsg 12mg/5ml*	**5q-assoziierte spinale Muskelatrophie:** 12mg intrathekal d0, 14, 28, 63, dann alle 4M; **DANI** keine Daten, vorsichtige Anw.; **DALI** vermutlich nicht erforderl., keine Daten

A 13 Psychiatrie – Arzneimittel

A 13.1 Antidepressiva

A 13.1.1 Nichtselektive Monoamin-Reuptake-Inhibitoren (NSMRI), trizyklische Antidepressiva

Wm: Wiederaufnahmehemmung der Monoamine Noradrenalin u. Serotonin in die präsynaptischen Vesikel ⇒ Stimmungsaufhellung durch Verstärkung der noradrenergen und serotoninergen Übertragung im ZNS; antagonistische Eigenschaften an M-Cholinozeptoren, Histaminrezeptoren, Alpha-Adrenozeptoren und Serotoninrezeptoren;
Wi (Amitriptylin): ausgeprägte sedierende Komponente, antinozizeptiv;
Wi (Clomipramin): gering sedierend, antinozizeptiv, leicht antriebsfördernd;
Wi (Nortriptylin): gering sedierend;
Wi (Trimipramin): stark sedierend, anxiolytisch;
UW (Amitriptylin): Gewichtszunahme, Aggression, innere Unruhe, Libidoverlust, Impotenz, delirante Syndrome, Benommenheit, Schwindel, Sprachstrg., Tremor, Akkommodationsstrg., Tachykardie, Herzrhythmusstrg., Hypotonie, orthostatische Dysregulation, verstopfte Nase, Mundtrockenheit, Obstipation, Anstieg der Leberenzyme (passager), Schwitzen, Hautausschläge, Miktionsstörung, Müdigkeit, Durstgefühl, Hyponatriämie;
UW (Amitryptilinoxid): s. Amitryptilin + Übelkeit, Erbrechen;
UW (Clomipramin): Benommenheit, Müdigkeit, Schläfrigkeit, innere Unruhe, Appetit ↑, Verwirrtheitszustände, Angstzustände, Erregung, Schlafstörung, Persönlichkeitsstörung, Depressionsverstärkung, Alpträume, Tremor, Schwindel, Kopfschmerzen, Myoklonien, Parästhesien, Sprachstörung, Delir, Muskelschwäche/-hypertrophie, Mundtrockenheit, verstopfte Nase, Akkommodationsstrg., verschwommenes Sehen, Schwitzen, Obstipation, Miktionsstörung, Hitzewallungen, Mydriasis, Hypotonie, orthostatische Dysregulation, Tachykardie, EKG-Veränderungen, Übelkeit, Erbrechen, abdominale Schmerzen, Diarrhoe, Anorexie, Geschmacksstörung, Durstgefühl, Anstieg der Leberenzyme (passager), allergische Hautreaktionen, Pruritus, Photosensibilität, Gewichtszunahme, sexuelle Funktionsstörung, Galaktorrhoe, Gynäkomastie, Tinnitus;
UW (Doxepin): Mundtrockenheit, verstopfte Nase, Müdigkeit, Benommenheit, Schwitzen, Schwindel, Hypotonie, orthostatische Dysregulation, Tachykardie, Herzrhythmusstörung, Tremor, Akkommodationsstörung, Obstipation, Gewicht ↑, Leberenzyme ↑ (passager), Miktionsstörung, innere Unruhe, Durstgefühl, allergische Hautreaktionen, Pruritus, Libidoverlust, Ejakulationsstörung, Impotenz, Verwirrtheitszustände, delirante Syndrome;
UW (Imipramin): Benommenheit, Tremor, Schwindel, Mundtrockenheit, verstopfte Nase, Schwitzen, Akkommodationsstrg., verschwommenes Sehen, Hitzewallungen, Obstipation, Hypotonie, orthostatische Dysregulation, Tachykardie, EKG-Veränderungen, Obstipation, Anstieg der Leberenzyme (passager), Gewicht ↑;
UW (Nortryptilin): Gewicht ↑, EKG-Veränderungen, Verlängerung von QT-Zeit/QRS-Komplex, Palpitationen, Tachykardie, kardiale Erregungsleitungsstrg. (AV-Block, RSB, LSB), Tremor, Schwindel, Aufmerksamkeitsstörung, innere Unruhe, Dysgeusie, Parästhesie, Ataxie, Akkommodationsstrg., Mydriasis, verstopfte Nase, Mundtrockenheit, Obstipation, Übelkeit, Miktionsstrg., Schwitzen, Hautausschläge, Hypotonie, orthostatische Dysregulation, Müdigkeit, Durstgefühl, sexuelle Funktionsstörung, Verwirrtheitszustände, Libidoverlust;

Antidepressiva 339

UW (Trimipramin): Tachykardie, Müdigkeit, Benommenheit, Kopfschmerzen, Schwindel, Tremor, Mundtrockenheit, Akkommodationsstrg., Obstipation, Verdauungsstörung, Übelkeit, Miktionsstrg., Schwitzen, Hautausschläge, Hypotonie, orthostatische Dysregulation, Gewichtszunahme, Durstgefühl, Anstieg der Leberenzyme (passager), sexuelle Funktionsstörung, innere Unruhe, Schlafstörungen;
KI (Amitriptylin, -oxid): bek. Überempfindlichkeit, akute Alkohol-/Schlafmittel-/Schmerzmittel-/Psychopharmakavergiftungen, Harnretention, Delirien, unbehandeltes Engwinkelglaukom, Prostatahyperplasie mit Restharn, Pylorusstenose, paralytischer Ileus, Hypokaliämie, Bradykardie, Long-QT-Syndrom, klinisch relevante kardiale Störung, gleichzeitige Therapie mit MAO-Hemmern/QT-verlängernder Medikation;
KI (Clomipramin): bek. Überempfindlichkeit, akute Alkohol-/Schlafmittel-/Schmerzmittel-/Psychopharmakavergiftungen, akuter Harnverhalt, akute Delirien, unbehandeltes Engwinkelglaukom, Prostatahyperplasie mit Restharn, Pylorusstenose, paralytischer Ileus, gleichzeitige Therapie mit MAO-Hemmern, akuter Myokardinfarkt;
KI (Doxepin): bek. Überempfindlichkeit, akute Alkohol-/Schlafmittel-/Schmerzmittel-/Psychopharmakavergiftungen, akuter Harnverhalt, Prostatahyperplasie mit Restharn, paralytischer Ileus, Lakt., Ki. < 12J.;
KI (Imipramin): bek. Überempfindlichkeit, akute Alkohol-/Schlafmittel-/Schmerzmittel-/Psychopharmakavergiftungen, akuter Harnverhalt, akute Delirien, unbehandeltes Engwinkelglaukom, Prostatahyperplasie mit Restharn, Pylorusstenose, paralytischer Ileus, gleichzeitige Therapie mit MAO-Hemmern, Remissionsphase nach Myokardinfarkt;
KI (Nortryptilin): bek. Überempfindlichkeit, akute Alkohol-/Schlafmittel-/Schmerzmittel-/Psychopharmakavergiftungen, akuter Harnverhalt, akutes Delir, unbehandeltes Engwinkelglaukom, Prostatahypertrophie mit Restharn, Pylorusstenose, paralytischer Ileus, gleichzeitige Therapie mit MAO-Hemmern;
KI (Trimipramin): bek. Überempfindlichkeit, akute Alkohol-/Schlafmittel-/Schmerzmittel-/Psychopharmakavergiftungen, akuter Harnverhalt, akutes Delir, unbehandeltes Engwinkelglaukom, Prostatahypertrophie mit Restharn, Pylorusstenose, paralytischer Ileus, Grav./Lakt.;

Amitriptylin Rp	HWZ 15h, Q0 1.0, PPB 95%, PRC D/C, Lact ?
Amineurin *Tbl. 10, 25, 50, 100 (ret.)mg* **Amitriptylin-neuraxpharm** *Tbl. 10, 25, 50, 75, 100mg; Lsg. (1ml = 40mg)* **Syneudon** *Tbl. 50mg*	**Depression** → 693: ini 3 x 20-25mg p.o., je nach Wi steig. bis 3 x 50 oder 2 x 75mg, ältere Pat. 50%; bis 300mg/d bei stationärer Behandlung; ini 25mg i.v./i.m. über 3-7d auf 150mg/d steigern; **Ki./Jugendl. < 18J:** 25-150mg/d, max. 4-5mg/kg/d; **chronische Schmerzen** → 666: 50-150mg/d; **DANI** nicht erf., **DALI** vorsichtige Anw.

Amitriptylinoxid Rp	HWZ 10-20(31)h, PPB 95%
Amioxid-neuraxpharm *Tbl. 30, 60, 90, 120mg*	**Depression** → 693: ini 60mg/d p.o., nach Bed. steigern auf 90-120mg, max. 150mg/d p.o. bzw. 300mg/d bei stationärer Behandlung

A 13 Psychiatrie – Arzneimittel

Clomipramin Rp	HWZ 21 (36)h, Q0 1.0, PPB 98%, PRC C, Lact +
Anafranil Tbl. 10, 25, 75(ret.)mg; **Clomipramin-neuraxpharm** Tbl. 25, 75(ret.)mg **Clomipramin 1A** Tbl. 75(ret.)mg	**Depression** → 693, **Zwangsstörung** → 699, **Phobien** → 697: ini 50-75mg/d p.o., über 7d steigern auf 100-150mg/d, bis 300mg/d bei stationärer Behandlung; **Ki. 5-7J:** ini 10mg/d, über 10d steigern auf 20mg/d; **8-14J:** steigern auf 20-50mg/d; **> 14J:** steigern auf 50mg/d; **Narkolepsie:** 25-75mg/d; **chronische Schmerzen** → 666: 25-150mg/d; **funktionelle Enuresis nocturna: Ki. ab 5J:** 10-25mg/d, s. FachInfo; **DANI** nicht erforderlich
Doxepin Rp	HWZ 17(51)h, Q0 1.0, PPB 80%, PRC C, Lact -
Aponal Tbl. 5, 10, 25, 50, 100mg; Gtt. (20Gtt. = 10mg); Amp. 25mg/2ml **Doneurin** Tbl. 10, 25, 50, 75, 100mg; Kps. 25, 50mg **Doxepin-ratioph.** Tbl. 25, 50, 100mg **Mareen** Tbl. 50, 100mg	**Depression** → 693, **Angstsyndrome** → 697: ini 1 x 50mg p.o. z.N., nach 3-4d 75mg, nach 7-8d 100-150mg/d; bis 300mg/d bei stationärer Behandlung; 25-75mg i.m./i.v.; **Entzugssyndrome** → 692: ini 3 x 50mg p.o., nach 4d langsame Dosisreduktion; **DANI** nicht erf.; **DALI** schwere LI: vors. Anw.
Imipramin Rp	HWZ 12(15)h, Q0 1.0 (1.0), PPB 90%, PRC D, Lact ?
Imipramin-neuraxpharm Tbl. 10, 25, 100mg	**Depression**→ 693, **Panik- und Angststörung** → 697, **chron. Schmerzen** → 666: ini 2-3 x 25mg p.o., nach 3d 3 x 50-75mg, max. 300mg/d; **Enuresis: Ki. 5-7J:** ini 10mg p.o., dann 20mg; **8-14J:** ini 10mg, dann 50mg; **DANI, DALI** schwere NI, LI: vorsichtige Anw.
Nortriptylin Rp	HWZ 18-56h, Q0 1.0, PPB 94%, PRC D, Lact ?
Nortriptilen Glenmark Tbl. 10, 25mg	**Depression** → 693: 2-3 x 10-50mg p.o.; max. 3 x 75mg bei stat. Therapie; **DANI/DALI** Dosisreduktion
Trimipramin Rp	HWZ 24h, Q0 0.9, PPB 95%, PRC C, Lact ?
Stangyl Tbl. 25, 100mg; Gtt. (40Gtt. = 40mg) **Trimineurin** Tbl. 25, 50, 100mg; Gtt. (40Gtt. = 40mg) **Trimipramin-neuraxpharm** Tbl. 25, 50, 75, 100mg; Gtt. (40Gtt. = 40mg)	**Depression** → 693, **chron. Schmerzen** → 666: ini 25-50mg p.o., langsam steigern, Erh.Dos. 100-150mg/d, max. 400mg/d bei stationärer Behandlung; **DANI, DALI** sorgfältige Dosiseinstellung

Antidepressiva 341

A 13.1.2 Alpha-2-Rezeptor-Antagonisten, tetrazyklische Antidepressiva

Wm (Maprotilin): v.a. Hemmung des Noradrenalin-Reuptakes, daneben antihistaminerge, Alpha-1-antagonistische und geringe anticholinerge Wirkung;
Wi (Maprotilin): stimmungsaufhellend, sedierend;
Wm (Mianserin): starke antiserotonerge und antihistaminerge Wirkung;
Wi (Mianserin): stimmungsaufhellend, sedierend, anxiolytisch;
Wm/Wi (Mirtazapin): Blockade von zentralen Alpha-2-Rezeptoren ⇒ zentrale noradrenerge/serotonerge Transmission ↑ ⇒ antidepressiv; Histamin-antagonistische Wirkung ⇒ sedierend;
UW (Maprotilin): Müdigkeit, Schläfrigkeit, Benommenheit, Mundtrockenheit, Verstopfung, Akkomodationsstrg., Miktionsstrg., Schwindel, Myoklonien, Unruhe, Erregungszustände, Kopfschmerzen, Übelkeit, Erbrechen, Schlafstörungen, Angst, Delir, Halluzinationen, Hypomanie, Manie; **UW** (Mianserin): keine sehr häufigen bzw. häufigen UW;
UW (Mirtazapin): Appetit ↑, Gewicht ↑, anormale Träume, Schlaflosigkeit, Verwirrtheit, Angst, Schläfrigkeit, Sedierung, Kopfschmerzen, Lethargie, Tremor, Schwindel, orthostatische Hypotonie, Mundtrockenheit, Übelkeit, Erbrechen, Diarrhoe, Exanthem, Arthralgie, Myalgie, Rückenschmerzen, Ödeme, Erschöpfung, Agranulozytose, Neutropenie, Müdigkeit, Benommenheit, Ikterus, Hypotonie, Tremor, HRST, epileptische Anfälle, Gewichtszunahme, erhöhte Transaminasen, Parästhesien, Verschlechterung psychotischer Symptome;
KI (Maprotilin): bek. Überempfindlichkeit, akute Alkohol-/Schlafmittel-/Opioid-/Psychopharmakavergiftung, akuter Harnverhalt, akute Delirien und Manien, unbehandeltes Engwinkelglaukom, Prostatahypertrophie mit Restharn, Pylorusstenose, paralytischer Ileus, relevante Störung der Blutdruckregulation, akuter Herzinfarkt, Erregungsleitungsstörung des Herzens, Ther. mit MAO-Hemmern in letzten 14d, Lakt.;
KI (Mianserin): bek. Überempfindlichkeit, akute Alkohol-/Schlafmittel-/Schmerzmittel-/Psychopharmakavergiftung, gleichz. Therapie mit MAO-Hemmern;
KI (Mirtazapin): bek. Überempfindlichkeit, gleichzeitige Anwendung von MAO-Hemmern

Maprotilin Rp	HWZ 27-58(43)h, Qo 1.0, PPB 88%, PRC B, Lact ?
Maprotilin-neuraxpharm Tbl. 25, 50, 75mg **Maprotilin-ratioph.** Tbl. 50mg **Maprotilin-CT** Tbl. 75mg	**Depression** → 693: ini 25-75mg p.o./i.v., nach 2W um 25mg/d steigern bis 150mg/d, max. 225mg/d bei stationärer Behandlung; **DANI** nicht erforderlich

Mianserin Rp	HWZ 21-61h, Qo 0.95, PPB 90%
Mianserin-neuraxpharm Tbl. 10, 30, 60mg **Mianserin Holsten** Tbl. 10, 30mg	**Depression** → 693: ini 30mg p.o., Erh.Dos. 30-90mg/d; **DANI/DALI** ggf. Dosisanpassung

Mirtazapin Rp	HWZ 20-40h, PPB 85%, PRC C, Lact ?
Mirtazapin Stada Tbl. 15, 30, 45mg; Lingualtbl. 15, 30, 45mg **Mirtazelon** Tbl. 30, 45mg **Remergil** Lingualtbl. 15, 30, 45mg **Remeron** Lingualtbl. 15, 30, 45mg	**Depression** → 693: 15-30mg p.o. abends, Erh.Dos. 1 x 15-45mg; **DANI** CrCl < 40: vorsichtige Dosiseinstellung; **DALI** vorsichtige Dosiseinstellung

A 13.1.3 MOI (MAO-Hemmer)

Wm/Wi (Moclobemid): selektive reversible Hemmung der MAO-A ⇒ Abbau von Noradrenalin, Dopamin, Serotonin ↓ ⇒ stimmungsaufhellend und antriebssteigernd;
Wm/Wi (Tranylcypromin): irreversible Hemmung der MAO-A und der MAO-B ⇒ Hemmung des oxidativen Abbaus, dadurch Konzentration ↑ von Adrenalin, Noradrenalin, Serotonin an der Synapse; zunächst stark antriebssteigernd und psychomotorisch aktivierend, nach ca. 3-5W stimmungsaufhellend und antidepressiv; **UW** (Moclobemid): Schlafstörungen, Schwindel, Kopfschmerzen, Mundtrockenheit, Übelkeit; **UW** (Tranylcypromin): Schlafstörungen, Hypotonie, Orthostase-Reaktionen, Hypertonie, Angstzustände, Agitiertheit, Unruhe, Schwindelgefühl, Mundtrockenheit, Müdigkeit, Herzklopfen, Gewichtszunahme, Gewichtsabnahme, Schwäche; **KI** (Moclobemid): bek. Überempfindlichkeit, akute Verwirrtheitszustände, Phäochromozytom, Alter < 18J., Komb. m. Selegilin/SSRI/anderen Antidepressiva/Dextromethorphan/Pethidin/Tramadol/Triptanen; **KI** (Tranylcypromin): bek. Überempfindlichkeit, Phäochromozytom, Karzinoid, vaskuläre Erkrankungen des Gehirns, Gefäßfehlbildungen, schwere Formen von Hypertonie bzw. von Herz-Kreislauf-Erkrankungen, Leberfunktionsstörungen bzw. Lebererkrankungen, schwere Nierenfunktionsstörungen bzw. Nierenerkrankungen, Porphyrie, Diabetes insipidus, maligne Hyperthermie (auch in der Vorgeschichte), akutes Delir, akute Vergiftung mit zentral dämpf. Pharmaka, Ki. u. Jugendliche, Kombination mit SSRI, Clomipramin, Venlafaxin, Duloxetin, Sibutramin, Milnacipran, L-Tryptophan, Serotonin-Agonisten wie Triptane, Buspiron, Imipramin, indirekte Sympathomimetika; Amphetamine, Pethidin, Tramadol, Dextrometorphan, Disulfiram, Levodopa ohne Decarboxylase-Hemmstoffe

Moclobemid Rp	HWZ 2-4h, Qo 1.0, PPB 50%
Aurorix *Tbl. 150, 300mg* Moclobemid HEXAL *Tbl. 150, 300mg* Moclobemid Stada *Tbl. 150, 300mg*	**Depression** → 693: ini 300mg p.o., Erh.Dos. 300-600mg/d; **soziale Phobie** → 698: ini 2 x 150mg, nach 4d 2 x 300mg; **DANI** nicht erf.; **DALI** schwere LI: 50-33%

Tranylcypromin Rp	HWZ 2h, Qo 0.95, PRC C, Lact ?
Jatrosom *Tbl. 10, 20, 40mg* Tranylcypromin Aristo *Tbl. 10, 20mg* Tranylcypromin-neuraxpharm *Tbl. 10, 20mg*	**Depression** → 693: ini 1 x 10mg morgens p.o., je nach Wi um 10mg/W steigern, Erh.Dos. 20-40mg/d in 1-3 ED, max. 60mg/d; **DANI** b. schw. NI Anw. nicht empf.; **DALI** KI

A 13.1.4 Selektive Serotonin-Reuptake-Inhibitoren (SSRI)

Wm: selektive Hemmung der Serotoninwiederaufnahme ⇒ Serotoninanreicherung im synaptischen Spalt; **Wi**: antidepressiv, psychomotorisch aktivierend;
UW (Citalopram): Asthenie, Apathie, Appetit ↓, Gewicht ↓, Agitiertheit, verringerte Libido, Ängstlichkeit, Nervosität, Verwirrtheit, anormale Träume, Konzentrationsstörungen, Amnesie, Anorexie, Orgasmusstörungen (Frauen), Schläfrigkeit, Schlaflosigkeit, Kopfschmerzen, Schlafstörungen, Tremor, Geschmacksstörungen, Parästhesie, Migräne, Schwindel, Aufmerksamkeitsstörungen, Akkommodationsstörungen, Tinnitus, Herzklopfen, Hypotonie, Hypertonie, Gähnen, Rhinitis, Sinusitis, Mundtrockenheit, Übelkeit, Obstipation, Diarrhoe, Erbrechen, Flatulenz, Speichelfluss ↑, Abdominalschmerzen, Dyspepsie, vermehrtes Schwitzen, Juckreiz, Myalgie, Arthralgie, Polyurie, Impotenz, Ejakulationsstörungen, Erschöpfungszustände;

Antidepressiva 343

UW (Escitalopram): verminderter/gesteigerter Appetit, Gewichtszunahme, Ängstlichkeit, Ruhelosigkeit, anormale Träume, verringerte Libido, Anorgasmie (Frauen), Schlaflosigkeit, Schläfrigkeit, Schwindel, Parästhesie, Tremor, Sinusitis, Gähnen, Übelkeit, Diarrhö, Obstipation, Erbrechen, Mundtrockenheit, vermehrtes Schwitzen, Arthralgie, Myalgie, Ejakulationsstörungen, Impotenz, Müdigkeit, Fieber;
UW (Fluoxetin): verminderter Appetit, Angst, Nervosität, Ruhelosigkeit, Angespanntheit, verminderte Libido, Schlafstörung, anormale Träume, Kopfschmerzen, Aufmerksamkeitsstörung, Schwindel, Geschmacksstörung, Lethargie, Somnolenz, Tremor, verschwommenes Sehen, Palpitation, Flush, Gähnen, Diarrhö, Erbrechen, Dyspepsie, Mundtrockenheit, Ausschlag, Nesselsucht, Hyperhidrose, Pruritus, Arthralgie, häufiges Wasserlassen, gynäkologische Blutung, erektile Dysfunktion, Ejakulationsstörung, Müdigkeit, Nervosität, Schüttelfrost, Gewichtsverlust;
UW (Fluvoxamin): Palpitationen, Tachykardie, Kopfschmerzen, Schwindel, Somnolenz, Tremor, Bauchschmerzen, Obstipation, Diarrhö, Mundtrockenheit, Dyspepsie, Schwitzen, Anorexie, Asthenie, Malaise, Agitiertheit, Angst, Schlafstörungen, Nervosität;
UW (Paroxetin): Erhöhung der Cholesterinwerte, verminderter Appetit, Schläfrigkeit, Schlaflosigkeit, Agitiertheit, ungewöhnliche Träume, Schwindelgefühl, Tremor, Kopfschmerzen, Konzentrationsschwierigkeiten, verschwommenes Sehen, Gähnen, Übelkeit, Obstipation, Diarrhö, Erbrechen, Mundtrockenheit, Schwitzen, sexuelle Dysfunktion, Schwächezustände, Gewichtszunahme, Schwindel, sensorische Störungen, Schlafstörungen, Angst, Kopfschmerzen;
UW (Sertralin): Schlaflosigkeit, Schläfrigkeit, Appetitlosigkeit, Gähnen, Agitiertheit, Angst, Tremor, Schwindel, Mundtrockenheit, Kopfschmerzen, Bewegungsstörungen, Parästhesie, Hypästhesie, vermehrtes Schwitzen, Sehstörung, Tinnitus, Palpitaion, Brustschmerz, Übelkeit, Diarrhö, Dyspepsie, Verstopfung, Abdominalschmerz, Erbrechen, Hautausschlag, Menstruationsstörungen, Sexualstörungen, Asthenie, Müdigkeit, Hitzewallungen;
KI (Citalopram, Escitalopram): bekannte Überempfindlichkeit, verlängertes QT-Intervall, angeborenes Long-QT-Syndrom, gleichzeitige Anwendung von MAO-Hemmern, Linezolid, Pimozid, Arzneimittel mit bekannter QT-Intervall-Verlängerung;
KI (Fluoxetin, Fluvoxamin): bek. Überempfindlichkeit, gleichzeitige Anwendung von MAO-Hemmern;
KI (Paroxetin): bek. Überempfindlichkeit, gleichzeitige Anwendung von MAO-Hemmern, Thioridazin, Pimozid;
KI (Sertralin): bek. Überempfindlichkeit, gleichzeitige Anwendung von MAO-Hemmern, Pimozid

Citalopram Rp	HWZ 33-37h, $Q_0 > 0.7$, PPB 80%, PRC C, Lact ?
Cipramil Tbl. 20, 40mg; Inf.Lsg. 20mg/0.5ml **Citalon** Tbl. 20, 40mg **Citalopram HEXAL** Tbl. 10, 20, 30, 40mg **Citalopram-ratioph.** Tbl. 10, 20, 30, 40mg **Citalopram Stada** Tbl. 10, 20, 30, 40mg	**Depression** → 693: 1 × 20mg p.o., max. 40mg/d; > 65J.: max. 20mg/d; 20mg/d i.v., max. 40mg/d i.v.; **Panikstörung** → 697: ini 1 × 10mg p.o., nach 1W 1 × 20mg, je nach Ansprechen bis max. 40mg/d steigern; **DALI** leichte-mittelschwere LI: ini 10mg/d für 14d, dann max. 20mg/d; **DANI** CrCl > 30: 100%; < 30: Anw. nicht empf.

A 13 Psychiatrie – Arzneimittel

Escitalopram Rp — HWZ 30h, PPB 80%

Cipralex Tbl. 10, 20mg; Gtt. (20Gtt. = 20mg)
Escitalex Tbl. 5, 10, 15, 20mg
Escitalopram HEXAL Tbl. 5, 10, 15, 20mg; Lingualtbl. 10, 20mg; Gtt. (1ml = 20mg)
Escitalopram-neuraxpharm Tbl. 5, 10, 15, 20mg; Lingualtbl. 10, 20mg
Seroplex Tbl. 20mg

Depression → 693, **Zwangsstörung** → 699, **generalisierte Angststörung** → 697:
1 x 10mg p.o., ggf. 1 x 20mg;
Panikstörung → 697:
ini 1 x 5mg, nach 7d 1 x 10mg, ggf. 1 x 20mg;
soziale Angststörung: ini 1 x 10mg,
nach 2-4W Dosisanpassung 5-20mg;
Pat. > 65J.: ini 1 x 5mg, ggf. 1 x 10mg;
DANI CrCl < 30: sorgfältige Dosisanpassung;
DALI W1+2: 5mg/d, dann max.10mg/d

Fluoxetin Rp — HWZ 4 (7)d, Q₀ 0.85, PPB 95%, PRC C, Lact -

Fluoxetin 1A Tbl. 10, 20, 40mg
Fluoxetin HEXAL Tbl. 10, 20, 40mg; Kps. 10, 20mg;
Fluoxetin-ratioph. Tbl. 20mg; Kps. 20mg

Depression → 693: 1 x 20mg p.o.; **Zwangsstörung** → 699: 1 x 20mg, ggf. 60mg/d;
Bulimie: 60mg/d;
Ki. > 8J: ini 10mg/d, nach 1-2W max. 20mg/d;
DANI nicht erforderlich; **DALI** 20mg alle 2d

Fluvoxamin Rp — HWZ 17-22h, Q₀ 1.0, PPB 80%, PRC C, Lact ?

Fevarin Tbl. 50, 100mg
Fluvoxamin-neuraxpharm Tbl. 50, 100mg

Depression → 693: ini 50mg p.o.,
Erh.Dos. 1 x 100-200mg, max. 300mg/d;
Zwangsstörung → 699: ini 50mg/d,
Erh.Dos. 200-300mg/d;
Ki. > 8J: ini 25-50mg p.o.,
um 25-50mg/W steigern, max. 200mg/d;
DANI/DALI Dosisreduktion

Paroxetin Rp — HWZ 17-24h, Q₀ 0.95, PPB 95%, PRC C, Lact ?

Paroxat Tbl. 10, 20, 30, 40mg
Paroxetin-ratioph. Tbl. 20mg
Paroxetin Stada Tbl. 20mg
Seroxat Tbl. 20mg; Saft (1ml = 2mg)

Depression → 693, **Angststrg.** → 697, **soziale Phobie** → 698, **posttraumat. Belastungsstrg.:**
1 x 20mg p.o., ggf. steigern, max. 50mg/d;
Panik- → 697, **Zwangsstrg.** → 699: ini 10mg,
um 10mg/W steig., Erh.Dos. 40mg, max. 60mg/d;
DANI CrCl < 30: red. Dosis, **DALI** red. Dosis

Sertralin Rp — HWZ 24h, Q₀ 1.0, PPB 98%, PRC C, Lact ?

Sertralin Aristo Tbl. 50, 100mg
Sertralin HEXAL Tbl. 50, 100mg
Sertralin-neuraxpharm Tbl. 50, 100mg
Zoloft Tbl. 50, 100mg; Lsg. (1ml = 20mg)

Depression → 693; **Zwangsstrg.** → 697:
1 x 50mg p.o., je nach Wi steig. auf 1 x 100mg,
max. 200mg/d; **Panikstrg.** → 697, **posttraumat. Belastungsstrg., soziale Angststrg.**
→ 697: ini 1 x 25mg, nach 1W 1x 50mg,
ggf. um 50mg/W steigern bis 200mg/d;
Zwangsstrg. → 699: **Ki. 6-12J.:** ini 1 x 25mg,
nach 1W 1 x 50mg; **13-17J.:** ini 1 x 50mg;
ggf. um 50mg/W steigern bis 200mg/d;
DANI nicht erforderlich; **DALI** reduzierte Dosis

Antidepressiva 345

A 13.1.5 Serotonin-Noradrenalin-Reuptake-Inhibitoren (SNRI)

Wm/Wi (Duloxetin, Milnacipran, Venlafaxin): Hemmung der Serotonin- und der Noradrenalin-Wiederaufnahme ⇒ Erhöhung der extrazellulären Konzentration von Serotonin u. Noradrenalin in verschiedenen Gehirnarealen ⇒ schmerzhemmend und antidepressiv;
UW (Duloxetin): verminderter Appetit, Schlaflosigkeit, Agitiertheit, trockener Mund, Übelkeit, Erbrechen, Obstipation, Diarrhoe, Dyspepsie, Abdominalschmerzen, Flatulenz, Müdigkeit, Angst, verminderte Libido, Anorgasmie, anomale Träume, Kopfschmerzen, Schläfrigkeit, Schwindel, Tremor, Verschwommensehen, Herzklopfen, Tinnitus, Blutdruckanstieg, Gähnen, Erröten, vermehrtes Schwitzen, Lethargie, Parästhesien, Hautauschlag, muskuloskeletale Schmerzen, Muskelkrämpfe, Dysurie, erektile Dysfunktion, Ejakulationsstörungen, Gewichtsabnahme;
UW (Milnacipran): Kopfschmerzen, Übelkeit, Agitiertheit, Ängstlichkeit, Depression, Essstörungen, Schlafstörungen, suizidales Verhalten, Migräne, Tremor, Schwindel, Empfindungsstörungen, Schläfrigkeit, Tachykardie, Palpitationen, Hitzewallungen, Hypertonie, Verstopfung, Diarrhoe, Bauchschmerzen, Dyspepsie, Erbrechen, Mundtrockenheit, Pruritus, Hautausschlag, Hyperhidrose, Muskelschmerzen, Dysurie, Pollakisurie, Ejakulationsstrg., Erektionsstrg., Hodenschmerzen, Müdigkeit;
UW (Venlafaxin): erhöhte Cholesterinwerte, Gewichtsabnahme, Mundtrockenheit, Obstipation, Übelkeit, Erbrechen, Nervosität, Schlaflosigkeit, Parästhesien, Sedierung, Tremor, Verwirrtheit, Depersonalisation, vermehrtes Schwitzen, sexuelle Störungen, Miktions-, Menstruationsstörungen, Libidoabnahme, erhöhter Muskeltonus, Kopfschmerzen, Asthenie, anomale Träume, Schwindel, Akkommodationsstörung, Mydriasis, Sehstörungen, Blutdruckanstieg, Vasodilatation, Palpitation, Gähnen, verminderter Appetit, Schüttelfrost;
KI (Duloxetin): bekannte Überempfindlichkeit, Leberfunktionsstörung, schwere Niereninsuffizienz, unkontrollierte Hypertonie, Kombination mit MAO-Hemmern, Fluvoxamin, Ciprofloxacin, Enoxacin;
KI (Milnacipran): bek. Überempfindlichkeit, Komb. mit MAO-Hemmern, unkontrollierte Hypertonie, schwere oder instabile KHK, Lakt.;
KI (Venlafaxin): bekannte Überempfindlichkeit, Kombination mit MAO-Hemmern

Duloxetin Rp	HWZ 8-17h, PPB 96%
Cymbalta *Kps. 30, 60mg* Duloxetin-neuraxpharm *Kps. 30, 60mg* Duloxetin Puren *Kps. 20, 30, 40, 60mg* Xeristar *Kps. 30, 60mg*	**Depression** → 693, **Schmerzen bei diabetischer PNP:** 1 × 60mg p.o.; max. 2 × 60mg; **generalisierte Angststörung** → 697: ini 1 × 30mg p.o, ggf. steigern auf 1 × 60mg; **DANI:** CrCl 30-80: 100%; < 30: KI; **DALI:** KI
Milnacipran Rp	HWZ 8h, PPB 13%
Milnaneurax *Kps. 25, 50mg*	**Depression** → 693: 2 × 50mg p.o.; **DANI:** CrCl ≥ 60: 100%; 30-59: 2 × 25mg; < 30: 1 × 25mg; **DALI:** keine Daten

A 13 Psychiatrie – Arzneimittel

Venlafaxin Rp — HWZ 5(12)h, Q0 0.45 (0.5), PPB 27%, PRC C, Lact ?

Trevilor Kps. 37.5(ret.), 75(ret.), 150(ret.)mg
Venlafaxin-CT Tbl. 75(ret.), 150(ret.)mg; Kps. 37.5(ret.), 75(ret.), 150(ret.)mg
Venlafaxin-ratioph. Tbl. 75(ret.), 150(ret.), 225(ret.)mg; Kps. 37.5(ret.), 75(ret.), 150(ret.)mg

Depression → 693: ini 1 x 75mg p.o., ggf. alle 2W steigern bis max. 375mg/d; **generalisierte Angststörung** → 697, **soziale Angststörung** → 697: ini 1 x 75mg, ggf. steigern bis 225mg/d; **Panikstörung** → 697: d1-7: 37.5mg/d, dann 75mg/d; ggf. steigern bis max. 225mg/d; **DANI** CrCl 30-70: vorsichtige Anwendung; < 30, HD: 50%; **DALI** 50%

A 13.1.6 Noradrenalin-Reuptake-Inhibitoren (NARI)

Wm/Wi (Reboxetin): Hemmung der Noradrenalin-Wiederaufnahme ⇒ Erhöhung der extrazellulären Konzentration von Noradrenalin in verschiedenen Gehirnarealen und Modifikation der noradrenergen Transmission;
UW (Reboxetin): verminderter Appetit, Schlaflosigkeit, Agitiertheit, Angst, Kopfschmerzen, Parästhesie, Akathisie, Geschmacksstörung, Mundtrockenheit, Übelkeit, Erbrechen, Verstopfung, Hyperhidrosis, Schwindel, Tachykardie, Palpitationen, Vasodilatation, Hypotonie, Hypertonie, Akkommodationsstörungen, Exanthem, Miktionsbeschwerden, Harnwegsinfektionen, Dysurie, Harnverhalt, Erektions-/Ejakulationsstörungen, Schüttelfrost;
KI (Reboxetin): bekannte Überempfindlichkeit

Reboxetin Rp — HWZ 13h, Q0 > 0.8, PPB 92-97%, PRC B, Lact ?

Edronax Tbl. 4mg

Depression → 693: 2 x 4mg p.o., max. 12mg/d; **DANI/DALI** ini 2 x 2mg, dann nach Wirkung steigern

A 13.1.7 Melatonin-Rezeptoragonisten

Wm/Wi (Agomelatin): Agonist an melatonergen MT$_1$- u. MT$_2$-Rezeptoren, Antagonist an postsynaptischen 5-HT2C-Rezeptoren ⇒ antidepressiv, Resynchronisierung der zirkadianen Rhythmik, Wiederherstellung des Schlaf-Wach-Rhythmus; speziell im frontalen Kortex Freisetzung von Dopamin und Noradrenalin ↑, kein Einfluss auf den extrazellulären Serotoninspiegel;
Wm/Wi (Melatonin): Hormon der Epiphyse, Agonist an melatonergen MT1-, MT2- und MT3-Rezeptoren ⇒ schlaffördernd, Beeinflussung des zirkadianen Rhythmus;
Wm/Wi (Tasimelteon): Agonist an melatonergen MT1- u. MT2-Rezeptoren ⇒ Regulierung des zirkadianen Rhythmus;
UW (Agomelatin): Kopfschmerzen, Schwindel, Schläfrigkeit, Schlaflosigkeit, Müdigkeit, Migräne, Übelkeit, Erbrechen, Diarrhoe, Obstipation, Bauch-, Rückenschmerzen, Schwitzen, Transaminasen (GOT und/oder GPT) ↑, Angst;
UW (Melatonin): keine sehr häufigen bzw. häufigen UW;
UW (Tasimelteon): Kopfschmerzen, Schlafstörungen, Schlaflosigkeit, ungewöhnliche Träume, Schläfrigkeit, Schwindel, Dyspepsie, Übelkeit, Mundtrockenheit, GPT-Erhöhung;
KI (Agomelatin): bek. Überempf., eingeschränkte Leberfunktion, Transaminasen ↑ > 3 ULN, gleichzeitige Anw. von starken CYP1A2-Inhibitoren (z.B. Fluvoxamin, Ciprofloxacin);
KI (Melatonin): bek. Überempf.; **KI** (Tasimelteon): bek. Überempf.

Antidepressiva 347

Agomelatin Rp	HWZ 1-2h, PPB 95%
Agomelatin AL *Tbl. 25mg* Agomelatin Mylan *Tbl. 25mg* Valdoxan *Tbl. 25mg*	Depression → 693: 1 x 25mg p.o. z.N., ggf. steigern auf 1 x 50mg; DANI vorsichtige Anwendung; DALI KI

Melatonin Rp	HWZ 3.5-4h, PPB 60%
Circadin *Tbl. 2(ret.)mg* Slentyo *Tbl. 2(ret.), 5(ret.)mg*	Insomnie ab 55J: 1 x 2mg p.o. z.N.; **Schlafstörung bei Autismus-Spektrum-Störung oder Smith-Magenis-Syndrom:** Ki. 2-18J: Slentyo: ini 2mg p.o. z.N., ggf. steigern auf 5mg, max. 10mg; DANI vors. Anw.; DALI Anw. nicht empfohlen

Tasimelteon Rp	HWZ 1.3h, PPB 90%
Hetlioz *Tbl. 20mg*	**Nicht-24h-Schlaf-Wach-Syndrom bei Blinden:** 1 x 20mg p.o. 1h vor Schlafengehen; DANI nicht erf.; DALI Child C: vorsichtige Anw.

A 13.1.8 Weitere Antidepressiva

Wm/Wi (Bupropion): neuronale Hemmung der Dopamin- und Noradrenalin-Wiederaufnahme ⇒ antidepressiv; **Wm/Wi** (Tianeptin): erhöhte elektrische Aktivität der Pyramidenzellen im Hippocampus, erhöhte Wiederaufnahme von Serotonin im Kortex und hippocampalen Neuronen, steigert den Dopamin-Stoffwechsel des Gehirns und verringert die Freisetzung von Acetylcholin ⇒ stimulierend und anxiolytisch, Auswirkungen auf somatische Störungen;
Wm/Wi (Trazodon): präsynaptische Hemmung des Serotonin-Reuptakes, postsynaptische Blockade von 5-HT1-Rezeptoren, Blockade von Alpha-1-Rezeptoren ⇒ sedierend, antidepressiv, anxiolytisch, prosexuell;
UW (Bupropion): Urtikaria, Appetitlosigkeit, Schlaflosigkeit, Agitiertheit, Angst, Kopfschmerzen, Tremor, Schwindel, Geschmacks-/Sehstörungen, Tinnitus, Gesichtsröte, Mundtrockenheit, Übelkeit, Erbrechen, Bauch-/Brustschmerzen, Obstipation, Exanthem, Pruritus, Schwitzen, Hypertonie, Fieber, Asthenie; **UW** (Tianeptin): Anorexie, Alpträume, Schlaflosigkeit, Schläfrigkeit, Schwindel, Kopfschmerz, Zusammenbruch, Tremor, beeinträchtigtes Sehvermögen, Herzrasen, Herzklopfen, Extrasystolen, präkordiale Schmerzen, Hitzewallungen, Dyspnoe, trockener Mund, Darmträgheit, Bauchschmerzen, Übelkeit, Erbrechen, Dyspepsie, Diarrhö, Blähungen, Sodbrennen, Rückenschmerzen, Myalgie, Globusgefühl, Asthenie; **UW** (Trazodon): Hypotonie, HRST, Schwindel, Kopfschmerz, Unruhe, GI-Beschwerden, Mundtrockenheit, Schlafstörungen, Müdigkeit;
KI (Bupropion): bek. Überempf., Epilepsie, ZNS-Tumor, Alkoholentzug, schwere Leberzirrhose, Anorexia nervosa, Bulimie, gleichzeitige Anw. mit MAO-Hemmern; **KI** (Tianeptin): bek. Überempf., Kombination mit nichtselektiven MAO-Hemmern; **KI** (Trazodon): bek. Überempf., akute Intoxikation mit zentral dämpfenden Pharmaka bzw. Alkohol, Karzinoid-Syndrom

Bupropion Rp	HWZ 20h, Q0 > 0.8, PPB 84%, PRC B, Lact ?
Bupropion-neuraxpharm *Tbl. 150, 300mg* Elontril *Tbl. 150, 300mg*	Depression → 693: ini 1 x 150mg p.o., ggf. nach 4W auf 1 x 300mg steigern; DANI max. 150mg/d; DALI max. 150mg/d; KI bei schw. Leberzirrhose

A 13 Psychiatrie – Arzneimittel

Tianeptin	HWZ 2.5-3(7-8)h, PPB 95%
Tianeurax *Tbl. 12.5mg*	**Depression** → 693: 3 x 12.5mg p.o., **DANI** 2 x 12.5mg; **DALI** nicht erforderlich

Trazodon Rp	HWZ 7(10-12)h, Qo 1.0 (0.7), PPB 89-95%, PRC C, Lact ?
Trazodon HEXAL *Tbl. 100mg* Trazodon-neuraxpharm *Tbl. 100mg*	**Depression** → 693: W1: 100mg/d, W2: 200mg/d, ab W3: 200-400mg/d; **DANI** nicht erforderlich

A 13.2 Stimmungsstabilisierer/Antimanika

Wm/Wi (Lamotrigin): blockiert spannungsgesteuerte Na^+-Kanälen ⇒ repetitive Entladungen der Neurone und Glutamat-Freisetzung ↓ ⇒ antikonvulsiv, Prävention von Stimmungsepisoden; **Wm/Wi** (Lithiumcarbonat, -sulfat): beeinflusst viele neurochem. Systeme (Ionenkanäle, Neurotransmitter, Second-messenger-Systeme) ⇒ Phasenverschiebung biologischer Rhythmen; **UW** (Lamotrigin): Aggressivität, Reizbarkeit, Kopfschmerzen, Somnolenz, Schwindel, Tremor, Insomnie, Ataxie, Nystagmus, Diplopie, Verschwommensehen, Übelkeit, Erbrechen, Diarrhoe, Hautausschlag, Müdigkeit, Agitiertheit, Mundtrockenheit, Arthralgie, Rückenschmerzen, Schmerzen; **UW** (Lithiumcarbonat): Durst, Polyurie, GI-Strg., Tremor, Struma, Hypothyreose, Nierenschäden; **KI** (Lamotrigin): bek. Überempf.; **KI** (Lithiumcarbonat): bek. Überempf., akutes Nierenversagen/schwere NI, akuter MI/HI, schwere Hyponatriämie, Brugada-Syndr., Grav.

Lamotrigin Rp	HWZ 29h, Qo 0.9, PPB 55%, PRC C, Lact ?
Lamictal *Tbl, 2, 5, 25, 50, 100, 200mg* Lamotrigin-neuraxpharm *Tbl. 25, 50, 100, 200mg* Lamotrigin-ratioph. *Tbl. 5, 25, 50, 100, 200mg*	**Pro. depressiver Episoden bei bipolarer Störung** → 694: W1-2: 1 x 25mg p.o.; W3-4: 50mg in 1-2ED, ab W5: 100mg/d in 1-2ED, Zieldosis 200mg/d, max. 400mg/d; bei Kombinationstherapie s. FachInfo; **DANI** vors. Anw.; **DALI** Child B: 50%; C: 25%

Lithiumcarbonat Rp HWZ 14-24h, Qo 0.02, keine PPB, ther. Serumspiegel 0.6-1.2mmol/l	
Hypnorex ret. *Tbl. 400(ret.)mg (= 10.8mmol Li^+)* Quilonum ret. *Tbl. 450(ret.)mg (= 12.2mmol Li^+)*	**Ther./Pro. manisch-depressiver Erkr.** → 693: d1-3: 12mmol/d p.o., d4-7: 24mmol/d, weitere Dosisanpassung nach Serumspiegel; **DANI** KI bei schwerer NI

A 13.3 Anxiolytika

Wm/Wi (Opipramol): Antagonismus an H1-, D2-, 5-HT2A-, Alpha-1-Rezeptoren, hohe Affinität für Sigmarezeptoren ⇒ Beeinflussung von NMDA-Rezeptoren sowie Transmission/ Stoffwechsel von Dopamin im ZNS ⇒ sedierend, anxiolytisch, stimmungsaufhellend; **UW** (Opipramol): Hypotonie, orthostatische Dysregulation, Müdigkeit, Mundtrockenheit, verstopfte Nase; **KI** (Opipramol): bek. Überempf., gleichzeitige Anw. mit MAO-Hemmern, akute Alkohol-, Schlafmittel-, Analgetika- und Psychopharmaka-Intox., akuter Harnverhalt, akute Delirien, unbehandeltes Engwinkelglaukom, Prostatahypertrophie mit Restharn, paralytischer Ileus, höhergrad. AV-Block, diffuse (supra-)ventrikuläre Reizleitungsstörungen

Opipramol Rp   HWZ 6-9h, PPB 91%
Insidon *Tbl. 50, 100mg; Gtt. (24Gtt. = 100mg)* | **Generalis. Angststörung** → 697, **somatoforme**
Opipram *Tbl. 50, 100mg* | **Störg.:** 50–50–100mg p.o., ggf. Dosisanp. auf
Opipramol-neuraxpharm *Tbl. 50, 100, 150mg* | 150mg/d, max. 300mg/d; **Ki.** > 6J: 3mg/kg/d;
Opipramol Stada *Tbl. 50, 100mg* | **DANI** sorgf. Dosiseinst., evtl. Dosisred. erf.

A 13.4 Antipsychotika

A 13.4.1 Niederpotente Antipsychotika

Wm/Wi (Chlorprothixen): Antagonismus an D1- weniger an D2- und D3-Rezeptoren, stark antagonistisch an 5HT2-, H1-, alpha1- u. mACh-Rezeptoren; schwach antipsychotisch, stark sedierend; **Wm/Wi** (Levomepromazin): schwacher Antagonismus an D2- und D3-Rez., stark antagonistisch an 5HT2-, H1-, alpha1- u. mACh-Rezeptoren; ausgeprägt psychomotorisch dämpfend und sedierend, analgetisch, antiemetisch, antiallergisch, depressionslösend, lokalanästhetisch, schwach antipsychotisch; **Wm/Wi** (Melperon): schwacher Antagonismus an D2- und D3- alpha1/2 u. 5HT2-Rezeptoren, fast fehlender Antagonismus an H1- und mACh-Rezeptoren; affektive Entspannung, sedierend, muskelrelaxierend, antiarrhythmisch, in höherer Dosis antipsychotisch; **Wm/Wi** (Pipamperon): Antagonismus an 5HT2-Rezeptoren, schwächer an D4- u. alpha1-Rezeptoren, keine H1- und mACh-Rezeptorblockade; sedativhypnotisch, erregungsdämpfend; **Wm/Wi** (Promethazin): starker Antagonismus an H1-Rez., gering antagonistisch an 5HT2-, alpha1-, mACh-Rezeptoren, nahezu fehlende Dopaminrezeptorblockade; stark sediert, antiemetisch, hypnotisch, keine antipsychotische Wi.; **Wm/Wi** (Sulpirid): starker Antagonismus am D2-Rezeptor; antidepressiv, Beeinflussung der schizophrenen Symptomatik, antivertiginös; **Wm/Wi** (Thioridazin): Antagonismus vorwiegend am D2-Rez., auch an 5HT2-, H1-, alpha1- und mACh-Rezeptoren; ausgeprägt antipsychotisch, günstige Beeinflussung katatoner Erregung, affektiv entspannend, stark sedierend;

UW (Chlorprothixen): Frühdyskinesien, Dystonien, malignes neurolept. Syndrom, Müdigkeit, Reaktionszeit ↑, Benommenheit, Schwindel, Verwirrtheit, Asthenie, Abgeschlagenheit, Nervosität, Agitiertheit, Kopfschmerzen, Libido ↓, Hypotonie, orthostat. Dysregulation, Tachykardie, Palpitationen, Strg. der Erregungsausbreitung/-rückbildung am Herzen, Obstipation, Verdauungsstrg., Übelkeit, Miktionsstörungen, Leberenzyme ↑, Strg. d. Speichelsekretion, Speichelfluss ↑, Schwitzen ↑ oder ↓, Sprech-, Seh-, Akkommodationsstrg., Mundtrockenheit, Dermatitis, Myalgie, Gewicht ↑, Appetit ↑; **UW** (Levomepromazin): Müdigkeit, extrapyramidalmot. Strg. (wie Frühdyskinesien, Parkinson-Syndrom, Akathisie), Blickkrämpfe, Akkommodationsstrg., Augeninnendruck ↑, orthostat. Dysregulation, Hypotonie, Tachykardie, EKG-Veränd., verstopfte Nase, Obstipation, Übelkeit, Erbrechen, Diarrhoe, Appetit ↓, Mundtrockenheit, Miktionsstrg.; **UW** (Melperon): Müdigkeit, orthostat. Dysregulation, Hypotonie, Tachykardie, extrapyramidale Strg., Parkinson-Syndrom, Akathisie; **UW** (Pipamperon): Depression, Somnolenz, Zahnradphänomen, Hypertonie, Akathisie, okulogyrische Krise, Opisthotonus, Dyskinesie, Tachykardie, orthostat. Hypotonie, Erbrechen, Urtikaria, muskuläre Spastik, Amenorrhoe, Gangstrg., Asthenie; **UW** (Promethazin): Sedierung, Mundtrockenheit, Strg. d. Speichelsekretion; **UW** (Prothipendyl): orthostat. Kreislaufstrg.;
UW (Sulpirid): Übelkeit, Mundtrockenheit, Speichelsekretion ↑, Transpiration, Kopfschmerzen, Schwindel, Müdigkeit, Hypokinesie, Tachykardie, Hypotonie, Hypertonie, Strg. des hormonhaushalts, Obstipation, gastroint. Strg. mit Übelkeit und Erbrechen;
UW (Thioridazin): Sedierung, Schläfrigkeit, Schwindel, Mundtrockenheit, Sehstörung, Akkommodationsstörung, Nasenverstopfung, orthostatische Hypotonie, Galaktorrhö;

A 13 Psychiatrie – Arzneimittel

KI (Chlorprothixen): bek. Überempf. Kreislaufkollaps, Bewusstseinstrübungen verschiedener Ursache, komatöse Zustände, klinisch signif. Herz-Kreislauf-Störungen, ventrik. Arrhythmien, Torsades de Pointes (anamn.), Hypokaliämie, Hypomagnesiämie, angeb. Long-QT-Syndrom, sek. QT-Intervall-Verlängerung, gleichz. Anw. von QT-Zeit-verlängernden Med., Ki. < 3J;
KI (Levomepromazin): bek. Überempf., akute Alkohol-, Schlafmittel-, Analgetika- und Psychopharmaka-Intox., Kreislaufschock, Koma, BB-Strg., Ki. < 16J.;
KI (Promethazin): bek. Überempf., schwere Blutzell- und Knochenmarkschädigung, akute Intox. mit zentral dämpfenden Medik. oder Alkohol, Kreislaufschock, Koma, anamnestisch malignes neuroleptisches Syndrom, Ki. < 2J.; **KI** (Prothipendyl): bek. Überempf., akute Intoxikation mit zentraldämpfenden Medikamenten oder Alkohol, komatöse Zustände;
KI (Sulpirid): bek. Überempf., akute Intox. mit zentraldämpfenden Medikamenten od. Alkohol, maniforme Psychosen, organ. Psychosyndrom, M. Parkinson, Hyperprolaktinämie, Krampfanfälle, prolaktinabhängige Tumore, Mammatumore, Tumore der Nebennieren, Grav./Lakt.;
KI (Thioridazin): bek. Überempf., schw. Herzkrankheiten, Kombination mit QT-Zeit-verlängernden Med., Cytochrom P450 2D6-Isoenzym hemmenden Med. (SSRI, trizyklische Antidepressiva, Betablocker), den Metabolismus von Thioridazon verlangsamenden (Fluvoxamin, Pindolol, Propranolol) Medikamenten, angeb. oder erw. Cytochrom-P450-2D6-Isoenzym-Mangel, komatöse Zustände, schwere ZNS-Dämpfung, hämatol. Störungen in der Anamnese, Lakt.

Chlorprothixen Rp　　　　　　　　　　　　　　　　　HWZ 8-12h, Qo 1.0, PPB 99%

Chlorprothixen-neuraxpharm *Tbl. 15, 50, 100mg* **Chlorprotixen Holsten** *Tbl. 15, 50mg*	**Unruhe-, Erregungszustände** → 689, **Schizophrenie** → 696, **Psychose** → 689: 2-4 x 15-100mg p.o.; **Ki.** > 3J: 0.5-1mg/kg/d p.o. in 2ED; **DANI** sorgfältige Dosiseinst.

Levomepromazin Rp　　　　　　　　　　　　　　　　HWZ 17h, Qo 1.0, PPB 98%

Levomepromazin-neuraxpharm *Tbl. 10, 25, 50, 100mg; Gtt. (20Gtt. = 40mg); Amp. 25mg/1ml* **Neurocil** *Tbl. 25, 100mg; Gtt. (20Gtt. = 20mg); Amp. 25mg/1ml*	**Unruhe-, Erregungszustände, Psychose** → 689: ini 15-30mg p.o., Erh.Dos. 75-150mg p.o.; bei stat. Behandl. ini 75-100mg/d p.o., auf 150-300mg/d steigern, max. 600mg/d; 25-50mg i.m., ggf. Wdh., bis 150mg/d i.m.; **Ki.**: 1mg/kg/d; **chron. Schmerzen** → 666: ini 25-75mg/d p.o., langsam steigern bis 300mg/d; **DANI/DALI** sorgfältige Dosiseinstellung

Melperon Rp　　　　　　　　　　　　　　　　　　　HWZ 4-8h, Qo 0.9, PPB 50%

Melneurin *Tbl. 10, 25, 50mg; Saft (1ml = 5mg)* **Melperon-ratioph.** *Tbl. 25, 50, 100mg; Saft (1ml = 5mg)*	**Schlafstrg., Unruhe-, Erregungs-, Verwirrtheitszustände, Psychosen** → 689: 3 x 25-100mg p.o., höhere Dosis abends, max. 400mg/d; **DANI/DALI** sorgf. Dosiseinst.

Pipamperon Rp　　　　　　　　　　　　　　　　　　HWZ 4h

Dipiperon *Tbl. 40mg; Saft (5ml = 20mg)* **Pipamperon-neuraxpharm** *Tbl. 40, 120mg; Saft (5ml = 20mg)* **Pipamperon HEXAL** *Tbl. 40mg; Saft (5ml = 20mg)*	**Schlafstörung**: 40mg/d; **Dysphorie, Verwirrtheit, psychomotorische Erregung**: ini 3 x 40mg p.o., ggf. steigern bis 3 x 120mg; **Ki.** < 14J: ini 1mg/kg/d p.o., je nach Wi um 1mg/kg/d steigern, Erh.Dos. 2-6mg/kg/d in 3ED

Antipsychotika 351

Promethazin Rp — HWZ 7-15h, Qo 1.0, PPB > 90%, PRC C, Lact ?

Atosil Tbl. 25mg; Gtt. (20Gtt. = 20mg); Amp. 50mg/2ml
Promethazin-neuraxpharm Tbl. 10, 25, 50, 75, 100mg; Gtt. (20Gtt. = 20, 100mg); Amp. 50mg/2ml
Proneurin, Prothazin Tbl. 25mg

Unruhe-, Erregungszustände → 689, allergische Reaktion, Schlafstörung: ini 1 x 25mg p.o. z.N., ggf. steigern auf 1 x 50mg, bis 4 x 25mg, max. 200mg/d; 25–50mg i.v./i.m.; **Ki. 2–18J:** 12.5–25mg i.v., max. 0.5mg/kgKG/d; **DANI/DALI** 50%

Prothipendyl — HWZ 2.5h

Dominal Tbl. 40, 80mg; Gtt. (10Gtt. = 25mg)

Unruhe-, Erregungszustände → 689, Psychosen → 689: 2-4 x 40-80mg p.o.; **Ki.: > 6J:** 2-3 x 40mg p.o.; **DANI/DALI** nicht erf.

Sulpirid Rp — HWZ 8h, Qo 0.3, kaum PPB

Dogmatil Kps. 50; Tbl. 200mg; Saft (1ml = 5mg); Amp. 100mg/2ml
Meresasul Kps. 50mg
Sulpirid 1A Tbl. 100, 200mg; Kps. 50mg
Sulpirid Stada Tbl. 50, 200mg
Sulpivert Kps. 50; Tbl. 100, 200mg
Vertigo Meresa Kps. 50mg
Vertigo Neogama Tbl. 200mg

Akute/chron. Psychose → 689: ini 3 x 100mg p.o., Erh.Dos. 400–800mg/d in 2-4ED; max. 1600mg/d; 200–1000mg/d i.m. in 2-4ED; **Ki.> 6J:** ini 1–2mg/kg/d p.o., Erh.Dos. 5mg/kg/d in 2-3ED; **Depression** → 693, **Schwindel** → 685: ini 1–3 x 50mg p.o., Erh.Dos. 150–300mg/d; **DANI** CrCl 30-60: 50%; 10-29: 30%; < 10: 20%; **DALI** Dosisreduktion

---

Thioridazin Rp — HWZ 10h, Qo 1.0, PPB > 95%, PRC C, Lact ?

Melleril Tbl. 30(ret.), 200(ret.)mg
Thioridazin-neuraxpharm Tbl. 25, 50, 100, 200mg

Chron. Psychose, Unruhe-/Erregungszustände → 689: ini 25–50mg/d, Erh.Dos. 200–300mg/d, bei stationärer Behandlung bis 600mg/d; **Ki.:** 1-2mg/kg/d p.o.; **DANI/DALI** Dosisredukt.

A 13.4.2 Mittelpotente Neuroleptika

Wm/Wi (Perazin): Antagonismus an D1-, D2, H1-Rezeptoren sowie an alpha1-, 5HT2- u. mACh-Rezeptoren; antipsychotisch, anxiolytisch, affektiv entspannend, psychomotorisch dämpfend, schlafanstoßend, sedierend; **Wm/Wi** (Zuclopenthixol): starker Antagonismus an D1-, D2-, 5HT2-, H1- u. alpha1-Rezeptoren, etwas schwächer an mACh- u. alpha2-Rez.; ausgeprägte antipsychotische Wi, stark wirksam bei manischer Symptomatik;
UW (Perazin): Hypotonie bzw. orthostat. Dysregulation, Tachykardie, EKG-Verränd., Sedierung, Leberenzyme ↑, Hyperglykämie; **UW** (Zuclopenthixol): extrapyramidalmot. Strg. (z.B. Frühdyskinesien, Parkinson-Syndrom), Tremor, Akathisie, Müdigkeit, Unruhe, Hypokinese, Schwindel, Erregung, Depression, Kopfschmerzen, Dystonie, Parästhesie, Aufmerksamkeitsstrg., Amnesie, Gangstrg., Insomnie, Angst, anormale Träume, Akkommodationsstrg., Augeninnendruck ↑, Sehstrg., orthostatische Dysregulation, Tachykardie, EKG-Verränd., Palpitationen, Dyspnoe, verstopfte Nase, Obstipation, Übelkeit, Erbrechen, Diarrhoe, Dyspepsie, Miktionsstrg., Harnretention, Polyurie, Hautreaktionen, Photosensibilität, Myalgie, Hyperhidrosis, Hypotonie, Asthenie, Schmerzen, Gewicht/Appetit ↑, Anorexie, Unwohlsein, Menstruationsstrg., sexuelle Fktsstrg.;
KI (Perazin): bek. Überempf., schwere Blutzell-/Knochenmarkschäd.; **KI** (Zuclopenthixol): bek. Überempf., akute Alkohol-, Schlaf-/Schmerzmittel- und Psychopharmakaintox., Kreislaufschock, Koma, Phäochromozytom, BB-Verränd., Leistung des hämatopoetischen Systems ↓

A 13 Psychiatrie – Arzneimittel

Perazin Rp   HWZ 8-16h, Q0 > 0.7, PPB 94-97%

Perazin-neuraxpharm *Tbl. 25, 100, 200mg* — **Akute psychotische Syndrome, psychomot. Erregungszustände** → 689: ini 50-150mg p.o., Erh.Dos. 300mg/d, bei stat. Beh. 200-600mg/d, max. 1g/d; **chron. Psychose:** 75-600mg/d p.o.; **DANI** nicht erforderl.; **DALI** Dosisreduktion

Zuclopenthixol Rp   HWZ 15-25h, PPB 98%

Ciatyl-Z *Tbl. 2, 10, 25mg; Gtt. (20Gtt. = 20mg)*
Ciatyl-Z Acuphase *Amp. 50mg/1ml*
Ciatyl-Z-Depot *Amp. 200mg(Dep.)/1ml*
Clopixol *Tbl. 2, 25mg;*
Amp. 200mg(Dep.)/1ml

Unruhe- → 689, **Verwirrtheitszustände bei Demenz** → 691: 2-6mg/d p.o. in 2-3ED; **akute, chron. Psychosen:** ini 25-50mg/d p.o. in 2-3ED, ggf. nach 2-3d steigern auf 75mg/d, bis 150mg/d bei stationärer Behandlung; ini 50-150mg i.m., evtl. Wdh. nach 2-3d; 200-400mg Depot i.m. alle 2-4W

A 13.4.3 Hochpotente Antipsychotika

Wm/Wi (Benperidol): starker Antagonismus am D2-Rezeptor, schwächer am D3-, 5HT2- u. alpha1-Rez.; antipsychotisch, sediered, **Wm/Wi** (Bromperidol): starker Antagonismus am D2-Rez., schwächer am D3-, 5HT2- u. alpha1-Rez.; antipsychotisch, sediered, antiemetisch; **Wm/Wi** (Flupentixol): Bindung an D1- und D2-Rez. ⇒ antipsychotisch, antidepressiv; **Wm/Wi** (Fluphenazin): starker Antagonismus am D2-Rezeptor, schwächer am 5HT2-, alpha1- u. H1-Rezeptor; antipsychotisch, Dämpfung psychomot. Erregung und affektiver Gespanntheit; **Wm/Wi** (Fluspirilen): starker Antagonismus am D2- u. D3-Rez., schwächer am 5HT2-Rezeptor; antipsychotisch, schwach sedierend; **Wm/Wi** (Haloperidol): starker Antagonismus am D2-Rezeptor, schwächer am alpha1-Rez., keine Wi. am H1- u. mACh-Rez.; antipsychotisch, psychomotorisch dämpfend; **Wm/Wi** (Perphenazin): starker Antagonismus am D2-Rez., schwächer am 5HT2-, alpha1- u. H1-Rezeptor; antipsychotisch, antiemetisch; **Wm/Wi** (Pimozid): starker Antagonismus am D2- u. D3-Rez.; antipsychotisch, aktivierend; **UW** (Benperidol): Frühdyskinesien, Parkinson-Syndrom, Akathisie, malignes Neuroleptika-Syndrom, Hypotonie, orthostatische Dysregulation, Tachykardie, Müdigkeit; **UW** (Bromperidol): Agitiertheit, Insomnie, Depression, Schlafstrg., Somnolenz, Schwindel, Akathisie, extrapyram. Strg., Tremor, Dystonie, Parkinsonismus, Akinesie, Hypokinesie, Dyskinesie, Sedierung, Ataxie, verschwommenes Sehen, okulogyre Krise, Tachy-/Bradykardie, Mundtrockenheit, Obstipation, Hypersalivation, Übelkeit, Erbrechen, Muskelsteifheit, Sekretion aus Brustdrüse, Asthenie, Erschöpfung, EKG-Veränd., Gewicht ↑; **UW** (Flupentixol): Frühdyskinesien, Parkinson-Syndrom, Akathisie, Hyper-/Hypokinesie, Dystonie, Schwindel, Kopfschmerzen, orthostat. Dysregulation, Hypotonie, Tachykardie, Dyspnoe, verstopfte Nase, Mundtrockenheit, Dyspepsie, Übelkeit, Erbrechen, Diarrhoe, Obstipation, Miktionsstrg., Harnverhalt, Pruritus, Hyperhidrose, Myalgie, Appetit ↑/↓, Gewicht ↑, Libidoverlust, abnormales Sehen, Akkommodationsstrg., Tränenfluss ↑, Augeninnendruck ↑, Müdigkeit, Asthenie; **UW** (Fluphenazin): Frühdyskinesien, Parkinson-Syndr., Akathisie, malignes Neuroleptika-Syndrom, Müdigkeit, Sedierung, Unruhe, Erregung, Benommenheit, Depression, Lethargie, Schwindelgefühl, Kopfschmerzen, verworrene Träume, delirante Symptome, zerebrale Krampfanfälle, Hypo-/Hyperthermie, Hypotonie, orthostat. Dysregulation, Tachykardie, ventrikuläre Arrhythmien; **UW** (Fluspirilen): Depression, Insomnie, Schlafstrg., Hypokinesie, extrapyramidale Strg., Akathisie, Parkinson-Syndrom, Tremor, Somnolenz, Dyskinesie, Schwindel, Sedierung, psychomot. Hyperaktivität, Frühdyskinesie, Dystonie, Bradykinesie, Übelkeit, muskuloskelettale Steifheit, Müdigkeit, Reaktion an Inj.Stelle;

Antipsychotika

UW (Haloperidol): Agitation, Insomnie, psychotische Strg., Depression, extrapyramidale Strg., Hyperkinesie, Kopfschmerz, Tremor, Maskengesicht, Hypertonie, Dystonie, Somnolenz, Bradykinesie, Schwindel, Akathisie, Dyskinesie, Hypokinesie, tardive Dyskinesie, Sehstrg., okulogyrische Krise, orthostat. Hypotonie, Hypotonie, Obstipation, Mundtrockenheit, Hypersalivation, Erbrechen, Übelkeit, anomaler Leberfunktionstest, Exanthem, Harnretention, erektile Dysfunktion, Gewicht ↑/↓; **UW (Perphenazin):** zahlreiche UW ohne Häufigkeitsangabe, s. FI; **UW (Pimozid):** Anorexie, Schlaflosigkeit, Depression, Agitation, Ruhelosigkeit, Schwindel, Somnolenz, Kopfschmerzen, Tremor, Lethargie, extrapyramidalmotorische Strg., Akathisie, verschwommenes Sehen, Obstipation, Mundtrockenheit, Erbrechen, Speichelfluss ↑, Hyperhidrose, Überfunktion der Talgdrüsen, Muskelsteifigkeit, Nykturie, Pollakisurie, erektile Dysfunktion, Erschöpfung, Gewicht ↑;
KI (Benperidol): bek. Überempf., Parkinson-Syndrom, malignes neurolept. Syndrom nach Benperidol in der Anamnese; **KI (Bromperidol):** bek. Überempf., zentralnervöse Dämpfung, komatöse Zustände, depressive Erkr.; **KI (Flupentixol):** bek. Überempf. (auch gg. Neuroleptika vom Phenothiazin- u. Thioxanthentyp), akute Alkohol-, Opiat-, Hypnotika- oder Psychopharmakaintoxikation, Kreislaufschock, Koma; **KI (Fluphenazin):** bek. Überempf., akute Intox. mit zentral dämpfenden Medikamenten oder Alkohol, schwere Blutzell- oder Knochenmarkschädigung, prolaktinabhängige Tumore, Leukopenie u.a. Erkr. des hämatopoet. Systems, Parkinson-Syndrom, malignes neuroleptisches Syndrom nach Fluphenazin, schwere Lebererkr., schwere Depression, Koma, Ki. < 12J; **KI (Fluspirilen):** bek. Überempf., akute Intoxikation mit zentral dämpfenden Medikamenten oder Alkohol, Parkinson-Syndrom, Ki < 18J., in Geweben mit vermind. Durchblutung; **KI (Haloperidol):** bek. Überempf., komatöser Zustand, Depression des ZNS infolge von Alkohol oder and. sedierenden Arzneimitteln, Läsion der Basalganglien, Parkinson-Krankh., anamn. bek. malignes neurolept. Syndrom nach Haloperidol, Ki. < 3J; Ki. und Jug. (parenterale Applikationsformen);
KI (Perphenazin): bek. Überempf., akute Intox. mit zentral dämpfenden Medikamenten oder Alkohol, schwere Blutzell- oder Knochenmarkschädigung, schwere Depression, schwere Lebererkrankung, komatöse Zustände; **KI (Pimozid):** bek. Überempf., akute Intox. mit zentral dämpf. Medikamenten od. Alkohol, M. Parkinson, Depression, angeb./erw. Long-QT-Syndrom (auch familienanamn.), anamn. HRST/Torsades de pointes, Hypokaliämie, -magnesiämie, klin. relevante Bradykardie, gleichzeitige Anwendung von Cytochrom-P450-3A4/-2D6-inhibierenden Arzneimitteln oder Serotonin-Reuptake-Hemmern anamn. HRST/Torsades de pointes, Hypokaliämie, Hypomagnesiämie, klinisch relevante Bradykardie, gleichz. Anw. von Cytochrom-P450-3A4/-2D6-inhibierenden Arzneimitteln od. Serotonin-Reuptake-Hemmern.

Benperidol Rp HWZ 7-8h

Benperidol-neuraxpharm *Tbl. 2, 4, 10mg;* *Gtt. (20Gtt. = 2mg)* **Glianimon** *Gtt. (20Gtt. = 2mg);* *Amp. 2mg/2ml*	**Akute, chron. Psychose** → 689: ini 2-6mg/d p.o./i.m./i.v. in 1-3ED, max. 40mg/d, Erh.Dos. 1-6mg/d; **psychomot. Erregungszustände** → 689: ini 1-3mg/d p.o./i.m./i.v.

Bromperidol Rp HWZ 36h, PPB > 90%

Impromen *Tbl. 5mg; Gtt. (20Gtt. = 2mg)*	**Akute Psychosen** → 689: 1 x 10-50mg p.o.; **subakute, chronische Psychosen:** 1 x 5mg

Flupentixol Rp HWZ 22-36h, 70-190h (Dep.), PPB 99%

Fluanxol *Tbl. 0.5, 5mg; Gtt. (1ml = 50mg);* *Amp. (Dep.) 20mg/1ml, 100mg/1ml* **Flupentixol-neuraxpharm** *Amp. (Dep.) 20mg/1ml, 100mg/1ml, 40mg/1ml, 200mg/10ml*	**Akute, chronische Schizophrenie** → 696: 5-60mg/d p.o. in 2-3ED; 20-100mg i.m. alle 2-4W

A 13 Psychiatrie – Arzneimittel

Fluphenazin Rp	HWZ 20h, Qo 1.0, PPB > 95%, PRC C, Lact ?
Fluphenazin-neuraxpharm *Amp. (Dep.) 12.5mg/0.5ml, 25mg/1ml, 50mg/0.5ml, 100mg/1ml, 250mg/10ml*	Schizophrene Psychosen, LZ-Th. u. Rezidiv-PRO → 696: 12.5-100mg alle 2-4W i.m.; **DANI, DALI** Anw. nicht empf., schwere LI: KI
Fluspirilen Rp	HWZ 7-14d, PPB 81-95%
Imap *Amp. 1.5mg/0.75ml, 12mg/6ml*	Akute, chronische Psychose → 689: ini 2-10mg i.m. alle 7d, Erh.Dos. 4-8mg alle 7d; **DANI, DALI** vorsichtige Anwendung
Haloperidol Rp	HWZ 24h, i.m.: ~3W; Qo 1.0, PPB 92%, PRC C, Lact ?
Haldol Janssen *Tbl. 1, 5, 10mg;* *Gtt. (20Gtt. = 2mg); Amp. 5mg/1ml;* *Amp. (Dep.) 50mg/1ml, 150mg/3ml* **Haloperidol-neuraxpharm** *Tbl. 1, 4, 5, 12, 20mg; Gtt. (20Gtt. = 2, 10mg);* *Amp. 5mg/1ml; Amp. (Dep.) 50mg/1ml, 100mg/1ml* **Haloperidol-ratioph.** *Tbl. 5, 10mg;* *Gtt. (20Gtt. = 2mg); Amp. 5mg/1ml*	Schizophrenie, schizoaffekt. Störung → 696: 2-10mg/d p.o. in 1-2 ED, max. 20mg/d; nach Stabilisierung Umstellg. mgl. auf H.-Decanoat: 25-200mg, max. 300mg alle 4W i.m.; Ki. 13-17J: 0.5-3mg/d p.o. in 2-3 ED, max. 5mg/d; **Delirium**: 1-10mg/d p.o. in 2-3 ED; 1-10mg i.m.; **manische Episoden mit bipol. Störung I:** 2-10mg/d p.o. in 2 ED, max. 15mg/d; **akute psychomot. Erregungszust.** → 689: 5-10mg fp.o., ggf. Wdh. in 12h, max. 20mg/d; 5mg i.m., ggf. stdl. Wdh., max. 20mg/d; **Chorea Huntington** → 671: 2-10mg/d p.o. in 1-2 ED; 2-5mg i.m., ggf. stdl. wdh., max. 10mg/d; **Aggression und psychotische Symptome bei Demenz:** 0.5-5mg/d p.o. in 1-2 ED; **Tics, Tourette-Syndrom:** 0.5-5mg/d p.o. in 1-2 ED; Ki. 10-17J: 0.5-3mg/d p.o. in 2-3 ED; **schwere Aggression bei Autismus oder Entwicklungsstörungen:** Ki. 6-11J: 0.5-3mg/d p.o.; 12-17J: 0.5-5mg/d in 2-3 ED; **organisch bedingte Psychosen:** ini 1-5mg p.o., max. 20mg/d, Erh.Dos. 3-15mg/d; **Pro. u. Ther. von postoperativer Übelkeit/Erbrechen:** 1-2mg i.m. **DANI** sorgfältige Dosiseinstellung, **DALI** in 50%, dann sorgf. Dosiseinstellung
Perphenazin Rp	HWZ 8-12h, Qo 1.0, PPB 90%, PRC C, Lact –
Perphenazin-neuraxpharm *Tbl. 8mg*	Psychosen, katatone, delirante Syndrome, psychomot. Erregungszustände: 3 x 4-8mg p.o.; **DANI/DALI** sorgfältige Dosiseinstellung
Pimozid Rp	HWZ 5h, Qo 1.0, PPB 99%, PRC C, Lact ?
Orap *Tbl. 1, 4mg*	Chronische Psychosen → 689: ini 1 x 2-4mg p.o., je nach Wi um 2-4mg/W steigern, Erh.Dos. 2-12mg/d, max. 16mg/d

A 13.4.4 Atypische Antipsychotika

Wm/Wi (Amisulprid): hohe Affinität zu D2- und D3-Rez. ⇒ klin. Wirksamkeit auf Positiv- und Negativsymptomatik schizophrener psychotischer Strg.; **Wm/Wi** (Aripiprazol): partiell agonistisch auf D2- und Serotonin-5HT1a-Rez. und antagonistische Wi auf 5HT2a-Rez.; **Wm** (Asenapin): u.a. Antagonismus an D2- und 5-HT2a-Rez.; **Wm** (Cariprazin): partial-agonistisch am D3-, D2- und 5HT1a-Rez., antagonistisch an 5HT2b-, 5HT2a und H1-Rez. ⇒ antipsychotisch; **Wm** (Clozapin): hohe Affinität zu D4-Rez., starke anti-Alpha-adrenerge, anticholinerge und antihistaminerge Aktivität ⇒ stark sedierend, antipsychotisch; **Wm/Wi** (Loxapin) Antagonismus an D2- und 5HT2a-Rez. ⇒ Beruhigung, Unterdrückung aggressiven Verhaltens; **Wm/Wi** (Olanzapin): Antagonismus an D2- und 5HT2a-Rez. ⇒ antimanisch, stimmungsstabilisierend; **Wm/Wi** (Paliperidon): Hemmung von 5-HT2-, D2- und gering Alpha-2-Rez.; **Wm/Wi** (Quetiapin): Blockade von D1-/D2-Rez., antiserotoninerg, antihistaminerg und anti-alpha-1-adrenergen ⇒ antipsychotisch; **Wm/Wi** (Risperidon): selekt. Hemmung serotonerger 5-HT2-Rez., D2-Rez. u. Alpha-1-Rez.; **Wm/Wi** (Sertindol): selekt. Hemmung mesolimbischer und dopaminerger Neuronen; inhib. Effekte auf zentr. Dopamin-D2-, Serotonin-5HT2- und Alpha-1-Rez.; **Wm** (Ziprasidon): hohe Affinität zu D2- u. 5HT2a/5HT2C/5HT1D u. 5HT1A-Rez.;

UW (Amisulprid): extrapyramidale Störungen, akute Dystonien, Schläfrigkeit, Schwindel, Prolaktinkonzentration ↑ (mit z.B. Gynäkomastie, Galaktorrhö, Zyklusstörungen, erektiler Dysfunktion), Hypotension, Gewicht ↑; **UW** (Aripiprazol): Schläfrigkeit, Schwindel, Kopfschmerzen, Akathisie, Übelkeit, Erbrechen, Ruhelosigkeit, Schlaflosigkeit, Angstgefühl, extrapyramidale Störungen, Tremor, Sedierung, verschwommenes Sehen, Dyspepsie, Übelkeit, Erbrechen, Obstipation, Hypersalivation, Abgeschlagenheit; **UW** (Asenapin): Angst, Appetit ↑, Gewicht ↑, Somnolenz, Dystonie, Schwindel, Parkinsonismus, Sedierung, Schwindel, Akathisie, Geschmacksstörung, orale Hypästhesie, Muskelrigidität, GPT ↑, Ermüdung; **UW** (Cariprazin): Akathisie, Parkinsonismus, Appetit ↓/↑, Gewicht ↑, Dylipidämie, Schlafstörungen, Angst, Sedierung, Schwindel, Dystonie, Bewegungsstörungen, extrapyramidale Erkrankungen, verschwommenes Sehen, Tachyarrhythmie, Hypertonie, Übelkeit, Obstipation, Erbrechen; Leberenzyme, CK ↑; Ermüdung; **UW** (Clozapin): Leukopenie, Neutropenie, Leukozytose, Eosinophilie, Gewicht ↑, Schläfrigkeit, Sedierung, verschwommenes Sehen, Kopfschmerzen, Tremor, Rigor, Akathisie, extrapyramidale Symptome, Krampfanfälle/Konvulsionen, myoklonische Zuckungen, Tachykardie, EKG-Veränderungen, Hypertonie, orthostatische Hypotonie, Synkope, Obstipation, Hypersalivation, Übelkeit, Erbrechen, Appetitlosigkeit, trockener Mund, Leberwerte ↑, Harninkontinenz, -verhalt, Müdigkeit, Fieber, benigne Hyperthermie, Strg. der Schweiß- und Temperaturregulation; **UW** (Loxapin): Sedierung, Somnolenz, Schwindel, Rachenreizung, Geschmacksstrg., Mundtrockenheit, Müdigkeit; **UW** (Olanzapin): Eosinophilie, Cholesterin/Glukose/Triglyzeride/Transaminasen ↑, Gewicht ↑, Glukosurie, Appetit ↑, Schläfrigkeit, Schwindel, Akathisie, Parkinsonismus, Dyskinesie, orthostatische Hypotonie, Obstipation, Mundtrockenheit, Ausschlag, erektile Dysfunktion, Libido ↓, Asthenie, Müdigkeit, Ödeme; **UW** (Paliperidon): Kopf-, Bauchschmerzen, Akathisie, Schwindel, Dystonie, extrapyramidale Störung, Hypertonie, Parkinsonismus, Sedierung, Somnolenz, Tremor, AV-Block I°, Bradykardie, Schenkelblock, Sinustachykardie, orthostat. Hypotonie, Mundtrockenheit, Speichelfluss ↑, Erbrechen, Asthenie, Erschöpfung, Gewicht ↑; **UW** (Paliperidon): Kopf-, Bauchschmerzen, Akathisie, Schwindel, Dystonie, extrapyramidale Störung, Hypertonie, Parkinsonismus, Sedierung, Somnolenz, Tremor, AV-Block I°, Bradykardie, Schenkelblock, Sinustachykardie, orthostatische Hypotonie, Mundtrockenheit, Speichelfluss ↑, Erbrechen, Asthenie, Erschöpfung, Gewicht ↑;

A 13 Psychiatrie – Arzneimittel

UW (Quetiapin): Blutbildveränd. (z.B. Hb ↓, Leukopenie), Hyperprolaktinämie, T3/T4 ↓, TSH/Triglyzeride/Glucose/Gesamtcholesterin/Transaminasen/γGT ↑, Gewicht ↑, Appetit ↑, abnormale Träume, suizidale Gedanken/Verhalten, Schwindel, Somnolenz, Kopfschmerzen, Synkope, extrapyramidale Stör., Dysarthrie, Tachykardie, Palpitationen, verschwommenes Sehen, orthostatische Hypotonie, Rhinitis, Dyspnoe, Mundtrockenheit, Dyspepsie, Obstipation, Erbrechen, Asthenie, periph. Ödeme, Gereiztheit, Pyrexie; **UW** (Risperidon): Kopfschmerzen, Angstzust., Schlaflosigkeit, Agitation, Sedierung; **UW** (Sertindol): Rhinitis, Ejakulationsstrg., Schwindel, Mundtrockenheit, orthostatische Hypotonus, Gewicht ↑, Ödeme, Dyspnoe, Parästhesien, QT-Verlängerung; **UW** (Ziprasidon): Unruhe, Dystonie, Akathisie, extrapyramidale Störungen, Parkinsonismus, Tremor, Schwindel, Sedierung, Somnolenz, Kopfschmerzen, verschwommenes Sehen, Übelkeit, Erbrechen, Verstopfung, Dyspepsie, Mundtrockenheit, Speichelfluss, muskulo-skelettale Rigidität, Asthenie, Müdigkeit; **KI** (Amisulprid): bek. Überempf., prolaktinabhängige Tumore, Phäochromozytom, stark eingeschränkte Nierenfkt.; Komb. mit Levodopa o. Med., die schwerwiegende HRST auslösen können; Ki < 3J., Lakt.; **KI** (Aripiprazol): bek. Überempf.; **KI** (Asenapin): bek. Überempf.; **KI** (Cariprazin): bek. Überempf.; gleichz. Anw. starker oder moderater CYP3A4-Induktoren u. -Inhibitoren (s. FachInfo); **KI** (Clozapin): bek. Überempf., anamnestisch toxische oder allerg. Granulozytopenie/Agranulozytose, wenn keine regelmäßigen Blutuntersuchungen durchgeführt werden können, Schädigung der Knochenmarkfkt., ungenügend kontrollierte Epilepsie, alkoholische o.a. vergiftungsbedingte Psychosen, Arzneimittelintox. und Bewusstseinstörungen, Kreislaufkollaps u./od. ZNS-Depression jeglicher Genese, schw. Erkr. der Niere/des Herzens, aktive Lebererkr., paralytischer Ileus; **KI** (Loxapin): bek. Überempf. gg. L bzw. Amoxapin; akute respirat. Symptome, COPD, Asthma; **KI** (Olanzapin): bek. Überempf., unbehand. Engwinkelglaukom; **KI** (Paliperidon): bek. Überempf.; **KI** (Quetiapin): bek. Überempf., gleichzeitige Anw. von Cytochrom-P 450-3A4-Hemmern (z.B. Erythromycin, Antimykotika vom Azoltyp, HIV-Protease-Hemmer); **KI** (Risperidon): bek. Überempf., nichtmedikam. bed. Hyperprolaktinämie; **KI** (Sertindol): bek. Überempf. angeb. oder erworb. Long-QT-Syndrom, unbeh. Hypokaliämie bzw. Hypomagnesiämje, dekomp. HF, Arrhythmien, Bradykardie, schwere Leberinsuff.; **KI** (Ziprasidon): bek. Überempf., QT-Intervall-Verlängerung, angeborenes QT-Syndrom, akuter MI, nichtkompensierte Herzinsuff., HRST (mit Antiarrhythmika der Klassen IA und III behandelt), gleichzeitige Anwendung QT-Zeit-verlängernder Medikamente

Amisulprid Rp	HWZ 12h, Q0 0.5, PPB 16%
Amisulprid HEXAL Tbl. 50, 100, 200, 400mg **AmisulpridLich** Tbl. 50, 100, 200, 400mg **Solian** Tbl. 100, 200, 400mg; Lsg. (1ml = 100mg)	**Schizophrene Psychosen** → 696: prod. Zust.: 400-800mg/d p.o., max. 1200mg/d; prim. neg. Zust.: 50-300mg/d; ED bis 300mg; **DANI** CrCl 30-60: 50%; 10-29: 33%; <10: KI; **DALI** nicht erf.

Aripiprazol Rp	HWZ 75h, PPB > 99%, PRC C, Lact –
Abilify Tbl. 5, 10, 15, 30mg; Lingualtbl. 10mg, 15mg; Saft (1ml=1mg); Inj.Lsg. 7.5mg/1ml **Abilify Maintena** Inj.Lsg. 300, 400mg **Aripipan** Tbl. 5, 10, 15, 30mg **Aripiprazol-ratioph.** Tbl. 5, 10, 15, 20, 30mg **Arpoya** Tbl. 5, 10, 15, 30mg	**Schizophrenie** → 696: 1 x 15mg p.o.; ini 1 x 9.75mg i.m., dann 1 x 5.25-15mg i.m.; max. 30mg/d p.o./i.m.; **Erhaltungsther.:** 1 x 400mg/M i.m., ini für 14d gleichz. 10-20mg p.o.; bei Auftreten von UW 300mg/M; **Ki ab 15J.:** d1+2: 1 x 2mg p.o., d3+4 1 x 5mg, dann 1 x 10mg, ggf. steigern bis max. 30mg/d; **Man. Episoden** → 695: 1 x 15mg p.o., max. 30mg/d; **Präv. man. Episoden bei Bipolar-I-Störung** → 694: Weiterbeh. gleicher Dosis; **DANI** nicht erf.; **DALI** schwere LI: vors. Dosiseinst.

Antipsychotika

Asenapin Rp	HWZ 24h , PPB 95% , PRC C, Lact ?
Sycrest Lingualtbl. 5, 10mg	**Manische Episode einer bipolaren Störung** → 695: 2 x 5-10mg p.o.; **DANI** CrCl > 15: 100%, < 15: keine Daten; **DALI** Child A: 100%, B: vorsichtige Anw., C: Anw. nicht empfohlen
Cariprazin Rp	HWZ 2(8)d , Q0 0.8, PPB 97%
Reagila Kps. 1.5, 3, 4.5, 6mg	**Schizophrenie** → 696: ini 1 x 1.5mg p.o., ggf. langs. in 1.5mg-Schritten ↑ bis max. 6mg/d; **DANI** CrCl ≥ 30: 100%, < 30: Anw. nicht empf.; **DALI** Child A, B: 100%; C: Anw. nicht empf.
Clozapin Rp	HWZ 8-12h, Q0 1.0, PPB 95%, PRC B, Lact -
Clozapin-neuraxpharm Tbl. 25, 50, 100, 200mg **Clozapin-ratioph.** Tbl. 25, 50, 100, 200mg **Leponex** Tbl. 25, 50, 100mg	**Akute, chron. schizophr. Psychose** → 697: d1: 1-2 x 12.5mg p.o., dann um 25-50mg/d steigern, Erh.Dos. 200-450mg/d p.o., max. 900mg/d p.o.; Pck.Beil. beachten!
Loxapin Rp	HWZ 6-8h, PPB 97%, PRC C, Lact ?
Adasuve Einzeldosisinhalator 9.1mg	**Leichte-mittelschwere Agitiertheit bei Schizophrenie oder bipolarer Störung:** 9.1mg inhalieren, ggf. Wdh. nach 2h; ggf. 4.5mg bei schlechter Verträglichkeit; **DANI, DALI** keine Daten
Olanzapin Rp	HWZ 34-52h, Q0 > 0.7, PPB 93%, PRC C, Lact ?
Olanzapin HEXAL Tbl. 2.5, 5, 7.5, 10, 15, 20mg; Lingualtbl. 5, 10, 15, 20mg; **Zalasta** Tbl. 2.5, 5, 7.5, 10, 15, 20mg; Lingualtbl. 5, 7.5, 10, 15, 20mg **Zypadhera** Inj. Lsg. 210, 300, 405mg **Zyprexa** Tbl. 2.5, 5, 7.5, 10, 15, 20mg; Lingualtbl. 5, 10, 15mg	**Schizophrenie** → 696, **Phasenpro. bei bipolaren Störungen** → 695: ini 1 x 10mg p.o.; **manische Episoden** → 695: ini 15mg/d bei Monotherapie, 10mg bei Kombinationsther.; Erh.Dos. 5-20mg; **DANI** ggf. ini 5mg/d; **DALI** ini 5mg/d, dann vorsichtig steigern; Zypadhera: zur Erh.ther. n. Stabilis. mit Olanzapin p.o.: z.B. bei 15mg/d ini 300mg i.m./2W, nach 2M 210mg/2W oder 405mg/4W; je n. Fl
Paliperidon Rp	HWZ 7h, PPB 83%, PRC C, Lact ?
Invega Tbl. (ret.) 3, 6, 9mg **Trevicta** Inj. Susp. (Dep.) 175, 263, 350, 525mg **Xeplion** Inj. Susp. (Dep.) 25, 50, 75, 100, 150mg	**Schizophrenie** → 696, **Erw., Ki. ab15J**: 1 x 6mg p.o., ggf. Dosisanpass. auf 3-12mg; Depot: 150 mg d1 i.m. deltoidal, 100mg d8 i.m. deltoidal, 75mg alle 4W i.m. deltoidal/gluteal, ggf. 25-150mg alle 4W i.m.; je n. Vor-Ther. (s. FachInfo) 175-525mg alle 3M i.m.; **DANI**: CrCl 50-80: 1 x 3mg, Dosissteig. mögl.; 30-50: 1 x 3mg; 10-30: 3mg alle 2d, ggf. auf 1 x 3mg/d steigern; < 10: Anw. nicht empf.; Trevicta, Xeplion: < 50: Anw. nicht empf.; **DALI**: vorsichtige Anwendung bei schwerer LI

A 13 Psychiatrie – Arzneimittel

Quetiapin Rp
HWZ 7h, PPB 83%, PRC C, Lact ?

Quetiapin HEXAL *Tbl. 25, 50, 100, 200, 300, 400mg; Tbl. 50(ret.), 200(ret.), 300(ret.), 400(ret.)mg*
Quetiapin-neuraxpharm *Tbl. 25, 50, 100, 150, 200, 300, 400mg; Tbl. 50(ret.), 200(ret.), 300(ret.), 400(ret.)mg*
Seroquel *Tbl. 25, 100, 200, 300mg; Tbl. 50(ret.), 150(ret.), 200(ret.), 300(ret.), 400(ret.)mg*

Schizophrenie → **696:** d1: 2 x 25mg, d2: 2 x 50mg, d3: 2 x 100mg, d4: 2 x 150mg; Erh.Dos. 150-750mg;
manische Episoden bei bipol. Strg. → **695:** d1: 2 x 50mg, d2: 2 x 100mg, d3: 2 x 150mg, d4: 2 x 200mg, ggf. steigern um max. 200mg/d, Erh.Dos. 400-800mg/d;
depressive Episoden bei bipol. Strg. → **693:** d1: 1 x 50mg, d2: 1 x 100mg, d3: 1 x 200mg, d4: 1 x 300mg; Erh.Dos. 300mg; Erh.Dos. 150-750mg; **DANI** nicht erforderlich; **DALI** ini 25mg, um 25-50mg/d steigern

Risperidon Rp
HWZ 3 (24)h, Qo 0.95 (0.1), PPB 88%, PRC C, Lact ?

Risperdal *Tbl. 0.5, 1, 2, 3, 4mg; Gtt. (1ml = 1mg)*
Risperdal Consta *Inj.Susp. (ret.) 25mg/2ml, 37.5mg/2ml, 50mg/2ml*
Risperidon AL *Tbl. 0.5, 1, 2, 3, 4, 6mg; Lsg. 1mg/1ml*
Rispolept Consta *Inj.Susp. (ret.) 25mg/2ml, 37.5mg/2ml, 50mg/2ml*
Risperidon-ratioph. *Tbl. 0.25, 0.5, 1, 2, 3, 4mg; Lingualtbl. 0.5mg; Gtt. (1ml = 1mg)*

Chronische Schizophrenie → **696:** d1: 2mg, d2: 4mg, dann 4-6mg p.o. in 1-2ED; 25mg alle 2W i.m., ggf. 37.5-50mg alle 2W;
Kurzzeitther. (≤ 6W) anhaltender Aggression bei mäßiger bis schwerer Alzheimer-Demenz mit Risiko für Eigen- u. Fremdgefährdung: ini 2 x 0.25mg p.o., je nach Wi alle 2W um 2 x 0.25mg steigern, Erh.Dos. 2 x 0.5-1mg;
Verhaltensstörung: Ki. 5-18J., < 50kg: ini 1 x 0.25mg p.o., nach Bedarf steigern auf 0.5-0.75mg; **≥ 50kg:** ini 1 x 0.5mg p.o., nach Bedarf steigern auf 1-1.5mg;
DANI, DALI 50%

Sertindol Rp
HWZ 3d, PPB > 99%

Serdolect *Tbl. 4, 12, 16, 20mg*

Schizophrenie → **696:** ini 1 x 4mg p.o., alle 4-5d um 4mg steigern, Erh.Dos. 12-20mg, max. 24mg/d; **DANI** nicht erf.; **DALI** langs. Dosistitr., niedrigere Erh.Dos.; KI bei schwerer LI

Ziprasidon Rp
HWZ 6.6h, PPB > 99%

Zeldox *Kps. 20, 40, 60, 80mg; Susp. (2ml = 20mg); Inj.Lsg. 20mg/1ml*
Ziprasidon AL *Kps. 20, 40, 60, 80mg*
Ziprasidon HEXAL *Kps. 20, 40, 60, 80mg*

Schizophrenie → **696, bipol. Störung** → **694:**
Erw.: ini 2 x 40mg p.o., max. 2 x 80mg, Erh.Dos. 2 x 20mg; 10-20mg i.m., ggf. nach 2-4h erneut 10mg, max. 40mg/d;
bipol. Störungen: Ki. 10-17J.: d1 1 x 20mg p.o., dann über 1-2W steigern, **> 45kg:** 120-160mg/d; **< 45kg:** 60-80mg/d;
DANI nicht erf.; **DALI** sorgfältige Dosiseinst.

A 13.5 Sedativa, Hypnotika

A 13.5.1 Benzodiazepine

Wm: Öffnung von Chloridkanälen ⇒ Verstärkung der hemmenden Funktion GABA-erger Neuronen v.a. am limbischen System;

Wi: sedierend, schlafinduzierend, anxiolytisch, antiaggressiv, antikonvulsiv, muskelrelaxierend;

UW (Alprazolam): Verwirrtheit, Depression, Appetit ↑, Sedierung, Verschlafenheit, Ataxie, Koordinationsstrg., Erinnerungsvermögen ↓, schleppende Sprache, Konzentrationsstrg., Schwindel, Kopfschmerz, verschwommenes Sehen, Obstipation, Übelkeit, Asthenie, Reizbarkeit; **UW (Bromazepam):** Müdigkeit, Schläfrigkeit, Mattigkeit, Benommenheit, Reaktionszeit ↑, Konzentrationsstrg., Kopfschmerzen, Niedergeschlagenheit, anterograde Amnesie, Überhangeffekte, Tagessedierung; **UW (Brotizolam):** Benommenheit, Kopfschmerzen, Magen-Darm-Strg.; **UW (Chlordiazepoxid):** Müdigkeit, Schläfrigkeit, Mattigkeit, Schwindel, Benommenheit, Ataxie, Tagessedierung, Kopfschmerzen, Reaktionszeit ↑, Verwirrtheit, anterograde Amnesie; **UW (Clobazam):** zahlreiche UW ohne Häufigkeitsangabe, s. FachInfo; **UW (Diazepam):** Tagessedierung, Müdigkeit, Schwindel, Kopfschmerzen, Ataxie, Verwirrtheit, anterograde Amnesie, Reaktionsfähigkeit ↓, Sturzgefahr (bei älteren Pat.); **UW (Dikaliumclorazepat):** zahlreiche UW ohne Häufigk., s. FI **UW (Flunitrazepam):** zahlreiche UW ohne Häufigkeiten, s. FI; **UW (Flurazepam):** Somnolenz, Aufmerksamkeit ↓, Müdigkeit, Emotionen ↓, Verwirrtheit, Muskelschwäche, Ataxie, Bewegungsunsicherheit, Kopfschmerzen, Schwindel, Sehstrg., Überhangeffekte; **UW (Lorazepam):** Muskelschwäche, Mattigkeit, Sedierung, Müdigkeit, Benommenheit, Ataxie, Verwirrtheit, Depression, Demaskierung einer Depression, Schwindel; **UW (Lormetazepam):** Angioödeme, Angstzustände, Libido ↓, Kopfschmerzen, Schwindel, Benommenheit, Sedierung, Schläfrigkeit, Aufmerksamkeitsstrg., Amnesie, Sehvermögen ↓, Sprachstrg., Dysgeusie, Bradyphrenie, Tachykardie, Erbrechen, Übelkeit, Oberbauchschmerzen, Konstipation, Mundtrockenheit, Pruritus, Miktionsstrg., Asthenie, Hyperhidrosis; **UW (Medazepam):** Schwindel, Kopfschmerzen, Ataxie, Tagessedierung, Müdigkeit, Verwirrtheit, anterograde Amnesie, Überhangeffekte; **UW (Midazolam):** i.v.: dosisabhängige Fluktuationen lebenswichtige Funktionen, v.a.: Atemzugvolumen und Atemfrequenz ↓; Apnoe, Blutdruckschwankungen, Änderungen der Herzfrequenz; **UW (Nitrazepam):** zahlreiche UW ohne Häufigkeiten, s. FachInfo; **UW (Oxazepam):** Kopfschmerzen, Schwindel, Somnolenz, Sedierung, Übelkeit, Mundtrockenheit; **UW (Prazepam):** Verwirrtheit, lebhafte Träume, Tagesmüdigkeit, Reaktionszeit ↑, Benommenheit, Schläfrigkeit, Ausgelassenheit, Ataxie, Kopfschmerzen, Tremor, verlangsamtes oder undeutliches Sprechen, Stimulation, Schwindel, Hyperaktivität, Sehstrg., Palpitationen, Mundtrockenheit, Magen-Darm-Beschwerden, Diaphorese, transienter Hautausschlag, muskuläre Hypotonie, Gelenkschmerzen, Erschöpfung, Schwächegefühl; **UW (Temazepam):** zahlreiche UW ohne Häufigkeitsangabe, s. FachInfo; **UW (Triazolam):** Schläfrigkeit, Schwindel, Ataxie, Kopfschmerzen;

KI (Alprazolam): bek. Überempf., Myasthenia gravis, schwere Ateminsuff., schwere Leberfktstrg., Schlafapnoe-Syndrom, akute Intoxikation durch Alkohol oder andere ZNS-aktive Substanzen;
KI (Bromazepam): bek. Überempf., Drogen-, Alkohol- und Medikamentenabhängigkeit, akute Intox. mit Alkohol, Schlaf-/Schmerzmitteln oder Psychopharmaka, Myasthenia gravis;
KI (Brotizolam): bek./angeb. Überempf., Abhängigkeitsanamnese; akute Vergiftung mit Alkohol, Schlaf- oder Schmerzmitteln sowie Psychopharmaka, Myasthenia gravis, schwere respirat. Insuff., Schlafapnoe-Syndrom, schwere Leberinsuff., Grav./Lakt., Ki. < 18J.;
KI (Chlordiazepoxid): bek. Überempf., Abhängigkeitsanamnese, Ki/Jug.;
KI (Clobazam): bek. Überempf., Abhängigkeitsanamnese, akute Intox mit Alkohol, Schlaf-/Schmerzmitteln oder Psychopharmaka, Myasthenia gravis, schw. respirat. Insuff., Schlafapnoe-Syndrom, schw. LI, Grav. im 1. Trim., Lakt.;

A 13 Psychiatrie – Arzneimittel

KI (Diazepam): bek. Überempf., Abhängigkeitsanamnese, Myasthenia gravis, akute Alkohol-, Schlafmittel-, Schmerzmittel- oder Psychopharmakaintoxikation (Neuroleptika, Antidepressiva, Lithium); schwere Ateminsuff., schw. LI, Schlafapnoes;
KI (Dikaliumclorazepat, Flurazepam): bek. Überempf., Abhängigkeitsanamnese, akute Vergiftung mit Alkohol, Schlaf-/Schmerzmitteln oder Psychopharmaka, Myasthenia gravis, schwere respiratorische Insuff., Schlafapnoe-Syndrom, schwere Leberschädigung, spinale/zerebelläre Ataxie; **KI** (Flunitrazepam): bek. Überempf., Abhängigkeitsanamnese, Myasthenia gravis, schwere Ateminsuff., Schlafapnoe-Syndrom, schwere Leberinsuffizienz;
KI (Lorazepam): bek. Überempfindlichkeit; p.o.: Abhängigkeitsanamnese, Ki < 6J.; i.v.: Kollapszustände, Schock, gleichzeitige Anw. mit Scopolamin, Früh-/Neugeborene;
KI (Lormetazepam): bek. Überempf., Abhängigkeitsanamnese, Myasthenia gravis, akute Intox. mit Alkohol, Schlaf- oder Schmerzmitteln sowie Psychopharmaka, i.v.-Gabe: zusätzl. FG und NG; **KI** (Medazepam): bek. Überempf., Abhängigkeitsanamnese, Myasthenia gravis;
KI (Midazolam): bek. Überempf., schwere Ateminsuff.; p.o.: Myasthenia gravis, schwere LI, Schlafapnoe-Syndrom, Abhängigkeitsanamnese, akute Intox. mit Alkohol, Schlaf-/Schmerzmitteln sowie Psychopharmaka, Kinder, gleichz. Behandlung mit Ketoconazol, Itraconazol, Voriconazol und HIV-Proteaseinhibitoren; i.v.: akute Atemdepression;
KI (Nitrazepam): bek. Überempf., Myasthenia gravis, Abhängigkeitsanamnese, schwere Ateminsuffizienz, Schlafapnoe-Syndrom, schwere LI, spinale/zerebrale Ataxien; akute Vergiftung mit Alkohol, Sedativa, Hypnotika, Analgetika oder Psychopharmaka;
KI (Oxazepam): bek./angeb. Überempf., Abhängigkeitsanamnese, akute Alkohol-, Schlafmittel-, Schmerzmittel- (Opiattyp) sowie Psychopharmakavergiftung;
KI (Prazepam): bek. Überempf., Abhängigkeitsanamnese, akute Intox. mit Alkohol, Schlaf-/Schmerzmitteln oder Psycho-pharmka, Myasthenia gravis, schw. Ateminsuff., Schlafapnoe-Syndrom, schwere LI, Engwinkelglaukom, Ki./Jug. < 18J.; **KI** (Temazepam): bek. Überempf., Myasthenia gravis, schw. Ateminsuff., Schlafapnoe-Syndrom, schwere LI, Ki < 14J., spinale/zerebelläre Ataxien, akute Intox. mit Alkohol, Sedativa, Hypnotika, Analgetika oder Psychopharmaka; **KI** (Triazolam): bek. Überempf., Myasthenia gravis, schw. Ateminsuff., Schlafapnoe-Syndrom, schw. LI, Ki./Jug. < 18J., gleichz. Anw. von Ketoconazol, Itraconazol, Nefazodon oder Efavirenz, Grav., Lakt., spinale/zerebelläre Ataxien, akute Vergiftung mit zentraldämpfenden Mitteln, Abhängigkeitsanamnese

Alprazolam Rp	HWZ 13h, Q0 > 0.7, PPB 80%, PRC D, Lact ?
Alprazolam 1A *Tbl. 0.5, 1mg* Alprazolam-ratioph. *Tbl. 0.25, 0.5, 1mg* Tafil *Tbl. 0.5, 1mg*	**Spannungs-/Erregungs-** → 689, **Angstzust.** → 697: 3 x 0.25-0.5mg p.o., max. 4mg/d, für max. 8-12W; **Panikstrg.:** ini 0.5-1mg z.N., bei Bedarf alle 3-4d um max. 1mg steigern, max. 10mg/d; **DANI, DALI** Dosisreduktion
Bromazepam Rp	HWZ 16h, Q0 1.0, PPB 70%
Bromazanil *Tbl. 3, 6mg* Bromazepam-ratioph. *Tbl. 6mg* Lexostad *Tbl. 6mg* Normoc *Tbl. 6mg*	**Spannungs-, Erregungs-zustände** → 697: ini 1 x 1.5-3mg p.o. z.N., ggf. ↑ bis 1 x 6mg; bis 3 x 6mg bei stat. Beh.; **DANI, DALI** Dosisred. ini 1.5mg z.N., max. 6mg/d
Brotizolam Rp	HWZ 5h, Q0 1.0, PPB 89-95%
Lendormin *Tbl. 0.25mg* Lendorm *Tbl. 0.25mg*	**Ein-, Durchschlafstörung:** 0.125-0.25mg p.o. z.N., max. 0.25mg/d, für max. 2W; **DALI** Dosisreduktion, KI bei schwerer LI

Sedativa, Hypnotika 361

Chlordiazepoxid Rp	HWZ 15(10-80)h, Qo 1.0 (1.0), PPB 94-97%, PRC D, Lact ?
Librium *Tbl. 25mg*	**Spannungs-, Erregungs-** → 689, **Angstzustände** → 697: 2-3 x 5-10mg p.o., max. 60mg/d, max. 30mg ED; **DANI, DALI** 50%

Clobazam Rp	HWZ 18(50)h, Qo 1.0, PPB 85-91%
Epaclob *Lsg. (1ml = 2mg)* **Frisium** *Tbl. 10, 20mg*	**Spannungs-, Erregungs-** → 689, **Angstzustände** → 697: 20-30mg/d p.o. in 1-2ED; **Ki. 3-15J:** 5-10mg/d; **Epilepsie** → 671: ini 5-15mg/d, langs. Dosis steig., max. 80mg/d; **Ki. 3-15J:** ini 5mg, Erh.Dos. 0.3-1mg/kg; **DANI, DALI** Dosisreduktion

Diazepam Rp	HWZ 24-48(100)h, Qo 1.0 (1.0), PPB 95-99%, PRC D, Lact ?
Diazepam Desitin rectal tube *Rektallsg. 5, 10mg* **Diazepam-ratioph.** *Tbl. 2, 5, 10mg;* *Supp. 10mg; Gtt. (20Gtt. = 10mg);* *Amp. 10mg/2ml* **Stesolid** *Rect. Tube 5,10mg; Amp. 10mg/2ml* **Valocordin Diazepam** *Gtt. (28Gtt. = 10mg)*	**Spannungs-, Erregungs-** → 689, **Angstzustände** → 697: 5-20mg/d p.o./rekt. in 1-2ED, 30-60mg/d bei stat. Beh.; 0.1-0.2mg/kg i.v., ggf. wdh. n. 3-8h; **Ki.:** 1-2mg i.v/i.m., ggf. wdh. nach 3-4h; **erhöhter Muskeltonus:** ini 10-20mg/d p.o/rekt. in 2-4ED, Erh.Dos. 1-2 x 5mg; ini 1-2 x 5-10mg i.m., max. 1-2 x 10-20mg/d; **Ki.:** 2-10mg i.m.; **Prämed. vor OP:** 10-20mg p.o./rekt./i.m. am Vorabend; **Status epilepticus** → 674: 5-10mg i.v./i.m., Wdh. bei Bed. alle 10min bis 30mg; **Ki. bis 3J:** 2-5mg i.v., 5-10mg i.m.; > **3J:** 5-10mg i.v.; **DANI, DALI** 50%

Dikaliumclorazepat Rp	HWZ 2-2.5(25-82)h, Qo 1.0 (1.0), PPB 95%
Tranxilium *Kps. 5, 10, 20mg; Tbl. 20, 50mg*	**Spannungs-, Erregungs-** → 689, **Angstzustände** → 697: 10-20mg p.o. in 1-3ED; max. 150mg/d, bei stat. Beh. max. 300mg/d; **Prämed. vor OP:** 20-50mg p.o.; **Ki.:** 0.3-1.25mg/kg; **DANI, DALI** 50%

Flunitrazepam Rp (Btm)	HWZ 16-35(28)h, Qo 1.0, PPB 78%
Rohypnol *Tbl. 1mg*	**Schlafstörung:** 0.5-1mg, max. 2mg p.o. z.N.; **Ki.** > **6J:** 0.015-0.03mg/kg i.m./i.v.; **DANI, DALI** sorgfältige Dosiseinstellung, KI bei schwerer LI

Flurazepam Rp	HWZ 2(10-100)h, Qo 1.0 (0.7), PPB 95%, PRC X, Lact ?
Dalmadorm *Tbl. 30mg* **Flurazepam Real** *Tbl. 30mg* **Staurodorm Neu** *Tbl. 30mg*	**Schlafstörung:** 15-30mg p.o. z.N.; **DANI, DALI** Dosisreduktion, KI bei schwerer Leberinsuffizienz

A 13 Psychiatrie – Arzneimittel

Lorazepam Rp — HWZ 12-16h, Q0 1.0, PPB 80-93%, PRC D, Lact ?

Lorazepam-neuraxpharm Tbl. 1, 2.5mg
Tavor Tbl. 0.5, 1, 2, 2.5mg;
Lingualtbl. 1, 2.5mg; Amp. 2mg/1ml
Tolid Tbl. 1, 2.5mg

Spannungs-, Erregungs- → 689, **Angstzustände** → 697: 0.5-2.5mg/d p.o. in 2-3ED, bis 7.5mg/d bei stationärer Beandlung;
akute Angstzustände → 698: 0.05mg/kg i.v., evtl. Wdh. nach 2h;
Schlafstörung: 0.5-2.5mg p.o. z.N.;
Prämed. vor OP: 1-2.5mg p.o. am Vorabend und/oder 2-4mg p.o. 1-2h präop.;
Status epilepticus → 674: 4mg langsam i.v., ggf. Wdh. nach 10-15min, max. 8mg in 12h;
Ki.: 0.05mg/kg i.v., ggf. Wdh. nach 10-15min;
DALI Dosisreduktion

Lormetazepam Rp — HWZ 10(15)h, Q0 0.85 (1.0), PPB 88%

Ergocalm Tbl. 1, 2mg
Loretam Kps. 1, 2mg
Lormetazepam-ratioph. Tbl. 0.5, 1, 2mg
Noctamid Tbl. 1, 2mg
Sedalam Amp. 2mg/10ml

Ein- und Durchschlafstörung: 1-2mg p.o. z.N.;
Prämed. vor OP: 2mg p.o. am Vorabend und/oder 2mg bis 1h präoperativ; 0.4-1mg i.v.;
Sedierung bei chir. Eingriffen in Allgemeinnarkose: 0.4-2mg i.v.; **Sedierung bei diagn. Eingriffen:** 1-2mg i.v.; **akute Spannungs-, Erregungs- u. Angstzustände:** 0.4-1mg, max. 2mg i.v.

Medazepam Rp — HWZ 2(100)h, Q0 1.0

Rudotel Tbl. 10mg

Spannungs-, Erregungs- → 689, **Angstzust.** → 697: 10-30mg/d p.o. in 2-3ED, max. 60mg/d

Midazolam Rp (Btm: Amp > 50mg) — HWZ 1.5-2.2h, Q0 1.0, PPB 95%, PRC D, Lact ?

Buccolam Lsg. zur Anw. i.d. Mundhöhle 2.5mg/0.5ml, 5mg/1ml, 7.5mg/1.5ml, 10mg/2ml
Dormicum Tbl. 7.5mg; Amp. 5mg/1ml, 5mg/5ml, 15mg/3ml
Midazolam HEXAL Amp. 5mg/1ml, 5mg/5ml, 15mg/3ml
Midazolam-ratioph. Saft (1ml = 2mg); Amp. 5mg/1ml, 5mg/5ml, 15mg/3ml, 50mg/50ml, 100mg/50ml

Prämed. vor OP → 662: 7.5-15mg p.o. 30-60min präop., 3.5-7mg i.m. 20-30min präop.;
Sedierung → 662: ini 2-2.5mg i.v., je nach Wi in 1-mg-Schritten bis max. 7.5mg; Pat. > 60J: 50%;
Ki. 6M-5J: 0.05-0.1mg/kg i.v., max. 6mg;
6-12J: 0.025-0.05mg/kg i.v., max. 10mg;
Narkoseeinleitung: 0.1-0.2mg/kg i.v.;
Sedierung Intensivtherapie: ini 0.03-0.3mg/kg i.v., dann 0.03-0.2mg/kg/h;
länger anhaltende akute Krampfanfälle:
Ki. 3M − < 1J: 2.5mg buccal; **1− < 5J:** 5mg; **5 − < 10J:** 7.5mg; **10 − < 18J:** 10mg
DALI Dosisreduktion, KI bei schwerer LI.

Sedativa, Hypnotika 363

Nitrazepam Rp	HWZ 25-30h, Qo 1.0, PPB 87%
Eatan N *Tbl. 10mg* Mogadan *Tbl. 5mg* Nitrazepam AL *Tbl. 5, 10mg* Nitrazepam-neuraxpharm *Tbl. 5, 10mg*	**Schlafstörung:** 2.5-5mg, max. 10mg p.o. z.N.; **BNS-Krämpfe: Sgl., Kleinki.:** 2.5-5mg p.o.; **DANI, DALI** Dosisreduktion; KI bei schwerer Leberinsuffizienz

Oxazepam Rp	HWZ 6-25h, Qo 1.0, PPB 97%, PRC D, Lact ?
Adumbran *Tbl. 10mg* Durazepam *Tbl. 50mg* Oxazepam-ratioph. *Tbl. 10, 50mg* Praxiten *Tbl. 10, 15, 50mg*	**Spannungs-, Erregungs-** → 689, **Angst-zustände** → 697: 1-2 x 10-20mg p.o., max. 3 x 20mg; bei stat. Behandlung 50-150mg/d in 2-4ED; **Ki.:** 0.5-1mg/kg/d in 3-4ED; **Durchschlafstrg.:** 10-20mg, max. 30mg p.o. z.N.

Prazepam Rp	HWZ 1-3h, Qo 1.0, PPB 88%
Demetrin *Tbl. 10mg* Mono Demetrin *Tbl. 20mg*	**Spannungs-, Erregungs-** → 689, **Angst-zustände** → 697: 20mg p.o. z.N.; max. 60mg/d; **DANI, DALI** ini 10-15mg/d, vorsichtig steigern

Temazepam Rp	HWZ 3.5-18.4h, Qo 1.0, PPB 96%, PRC X, Lact ?
Planum *Kps. 20mg* Remestan *Kps. 10, 20mg* Temazep-CT *Kps. 10, 20mg*	**Schlafstörung:** 10-20mg p.o. z.N., max. 40mg/d; **Jugendl. 14-18J:** 10mg/d; **DANI, DALI** 10mg/d, max. 20mg/d

Triazolam Rp	HWZ 1.4-4.6h, Qo 1.0, PPB 75-90%, PRC X, Lact ?
Halcion *Tbl. 0.25mg*	**Schlafstörung:** 0.125-0.25mg p.o. z.N.; **DALI** Dosisreduktion, KI bei schwerer LI

A 13.5.2 Weitere Sedativa und Hypnotika

Wm/Wi (Buspiron): Agonist an 5-HT1A-Rezeptoren, alpha-2-antagonistisch; anxiolytisch, antidepressiv; **Wm/Wi** (Chloralhydrat): verstärkt die elektrophysiologische Reaktion auf die inhibitorischen Neurotransmitter GABA und Glycin ⇒ sedativ, hypnotisch und antikonvulsiv; **Wm/Wi** (Clomethiazol): hypnotisch, sedativ, antikonvulsiv; **Wm/Wi** (Diphenhydramin, Doxylamin): kompetitive Blockade von H1-Rezeptoren ⇒ sedierend, antiemetisch, lokalanästhetisch; **Wm/Wi** (L-Tryptophan): Synthese von Serotonin ↑ durch Subst. der physiol. Vorstufe; **Wm/Wi** (Zolpidem, Zopiclon): benzodiazepinähnliche Wrkg.
UW (Buspiron): nichtspez. Brustschmerzen, Alpträume, Zorn, Feindseligkeit, Verwirrtheit, Schläfrigkeit, Tinnitus, Halsentzündg, verstopfte Nase, Verschwommensehen, Muskelschmerzen, Taubheitsgefühl, Missempfindungen, Koordinationsstrg., Tremor, Ekzeme, Schwitzen, feuchte Hände; **UW** (Chloralhydrat): zahlreiche UW ohne Häufigkeitsangabe, s. FachInfo; **UW** (Clomethiazol): starke Speichelsekretion, Bronchialsekretion ↑ ;
UW (Diphenhydramin): Somnolenz, Benommenheit, Konzentrationsstrg., Schwindel, Kopfschmerzen, Sehstrg., Magen-Darm-Beschwerden, Mundtrockenheit, Obstipation, Reflux, Miktionsstrg., Muskelschwäche; **UW** (Doxylamin): zahlreiche UW ohne Häufigkeitsangabe, s. FachInfo; **UW** (L-Tryptophan): keine (sehr) häufigen NW; **UW** (Zolpidem): Halluzinationen, Agitiertheit, Alpträume, gedämpfte Emotionen, Verwirrtheit, Somnolenz, Kopfschmerzen, Schwindelgefühl, verstärkte Schlafstrg., anterograde Amnesie, Schläfrigkeit am Folgetag, Aufmerksamkeit ↓, Doppelbilder, Schwindel, Muskelschwäche, Ataxie; **UW** (Zopiclon): Geschmacksstörung, Benommenheit am Folgetag, Mundtrockenheit;

A 13 Psychiatrie – Arzneimittel

KI (Buspiron): bek. Überempf., akutes Engwinkelglaukom, Myasthenia gravis, schwere Leber-/Nierenfktsstörung; **KI** (Chloralhydrat): bek. Überempf., schwere Leber-/Nierenschäden, schwere Herz-Kreislauf-Schwäche, Grav./Lakt., Beh. mit Antikoagulantien vom Cumarin-Typ, Ki/Jug. < 18 J.; **KI** (Clomethiazol): bek. Überempf., Schlafapnoe-Syndrom, zentr. Atemstrg., akute Intox. durch Alkohol o.a. zentraldämpfende Mittel, Abhängigkeitsanamnese (Ausnahme: akute Beh. des Prädelirs, Delirium tremens u. akuter Entzugssymptomatik), Asthma bronchiale; **KI** (Diphenhydramin): bek. Überempf., akutes Asthma bronchiale, Engwinkelglaukom, Phäochromozytom, Prostatahypertrophie mit Restharn, Epilepsie, Hypokaliämie, Hypomagnesiämie, Bradykardie, angeb. Long-QT-Syndrom oder andere klinisch signif. kard. Strg.; gleichz. Anw. von Arzneimitteln, die das QT-Intervall verlängern/zu Hypokaliämie führen/MAO-Hemmern, Grav./Lakt., Ki < 8kg.; **KI** (Doxylamin): bek. Überempf., Engwinkelglaukom, Prostatahypertrophie mit Restharn, akuter Asthmaanfall, Phäochromozytom, gleichz. Anw. mit MAO-Hemmern, Epilepsie; akute Vergiftung durch Alkohol, Schlaf- oder Schmerzmittel sowie Psychopharmaka; **KI** (L-Tryptophan): bek. Überempf., schwere Leberinsuffizienz, hepatische Enzephalopathie, schwere Nierenerkrankungen und Niereninsuffizienz, Karzinoide, gleichzeitige Anwendung mit MAO-Hemmern/SSRI; **KI** (Zolpidem): bek. Überempf., schw. LI, Schlafapnoe-Syndrom, Myasthenia gravis, akute und/oder schw. Ateminsuff., Ki. u. Jug. < 18J; **KI** (Zopiclon): bek. Überempf., schw. LI, schw. Schlafapnoe-Syndrom, Myasthenia gravis, schwere Ateminsuff., Ki. und Jug. < 18J, Lakt.

Buspiron Rp	HWZ 4h, Q0 1.0, PPB > 95%, PRC B, Lact ?
Anxut Tbl. 5, 10mg Busp Tbl. 5, 10mg	**Angstzustände:** ini 3 x 5-10mg p.o., max. 60mg/d; **DANI/DALI** KI bei schwerer NI/LI

Chloralhydrat Rp	HWZ 4min (7h), Q0 1.0, PPB 40%, PRC C, Lact ?
Chloraldurat Kps. 250, 500mg	**Schlafstörung, Erregungszustände** → 689: 250-1000mg p.o. z.N., max. 1.5g/d

Clomethiazol Rp	HWZ 2.3-5h, Q0 0.95, PPB 60-70%
Distraneurin Kps. 192mg; Lsg. (1ml = 31.5mg)	**Akute Entzugssymptom.** → 692, **Delirium tremens** (stat. Beh.) → 690: ini 384-768mg p.o., max. 1152-1536mg in den ersten 2h, dann max. 384mg alle 2h; **Verwirrtheit, Unruhe älterer Pat.:** 3 x 192-384mg p.o.; **Schlafstörung älterer Patienten** → 691: 384mg z.N., evtl. Wdh. nach 30-60min

Diphenhydramin OTC	HWZ 4-8h, Q0 0.9, PPB 85-99%, PRC B, Lact -
Betadorm D Tbl. 50mg Dolestan Tbl. 25, 50mg Dormutil N Tbl. 50mg Emesan Tbl. 50mg; RektalKps. 20, 50mg Halbmond Tbl. 50mg Nervo Opt N Tbl. 50mg Schlaftabletten Elac Tbl. 50mg Sodormwell Kps. 50mg Vivinox Sleep Tbl. 25, 50mg	**Schlafstörung:** 25-50mg p.o. z.N.; **vestibul. Schwindel** → 685, **Übelkeit, Erbrechen, Kinetose** → 686: 1-3 x 50mg p.o./rekt.; **Ki. 6-12J.:** 1-2 x 25mg p.o.; **> 12J:** 1-2 x 50mg p.o.; **Ki. 8-10kg:** 1 x 20mg rekt.; **10-20kg:** 1-2 x 20mg rekt.; **20-39kg:** 1-3 x 20mg rekt.; **>12J:** 1-2 x 50mg rekt.; **DANI, DALI** Dosisanpassung

Psychoanaleptika 365

Doxylamin OTC — HWZ 10h

Gittalun Brausetbl. 25mg Hoggar Night Tbl. 25mg Schlafsterne Tbl. 30mg SchlafTabs-ratioph. Tbl. 25mg Sedaplus Saft/Lsg. 12.5ml/5mg	Schlafstörung: 25–50mg p.o. z.N.; > 6M: 6.25mg; > 1J: 6.25–12.5mg; 5–12J: 12.5–25mg

L-Tryptophan OTC — HWZ 2.5h, Qo 1.0, PPB 85%

Ardeydorm Tbl. 500mg Ardeytropin Tbl. 500mg Kalma Tbl. 500mg L-Tryptophan-ratioph. Tbl. 500mg	Schlafstörung: 1–2g p.o. z.N.; DANI/DALI KI

Zolpidem Rp — HWZ 2–2.6h, Qo 1.0, PPB 92%, PRC B, Lact ?

Bikalm Tbl. 10mg Stilnox Tbl. 10mg Zolpidem-ratioph. Tbl. 5, 10mg Zolpidem Stada Tbl. 5, 10mg	Schlafstörung: 10mg p.o. z.N.; Pat. > 65J, geschwächte Pat.: 5mg; DANI nicht erforderlich; DALI max. 5mg/d, KI bei schwerer LI

Zopiclon Rp — HWZ 5h, Qo 0.95, PPB 45%

Präparate	Dosierung
Optidorm, Somnosan, Ximovan, Zopiclon HEXAL Tbl. 7.5mg Zopiclon-ratioph. Tbl. 3,75, 7.5mg	Schlafstörung: 7.5mg p.o. z.N., ältere Pat. 3.75mg; DANI, DALI max. 3.75mg/d, KI bei schw. LI

A 13.6 Psychoanaleptika

Wm/Wi (Atomoxetin): selektive Hemmung des präsynaptischen Noradrenalintransporters;
Wm/Wi (Dexamfetamin): zentral stimulierendes Sympathomimentikum;
Wm/Wi (Lisdexamfetamin): Prodrug von Dexamfetamin, zentral wirk. Sympathomimetikum;
Wm/Wi (Methylphenidat): Amphetaminderivat, zentral erregend durch Katecholaminfreisetzung;
Wm/Wi (Modafinil): Potenzierung der zerebralen Alpha-1-adrenergen Aktivität ⇒ Vigilanz ↑, Zahl plötzlicher Schlafepisoden ↓;
Wm/Wi (Solriamfetol): Dopamin- und Noradrenalinwiederaufnahmehemmung.
UW (Atomoxetin): Appetit ↓, Gewicht ↓, Anorexie, Reizbarkeit, Stimmungsschw., Schlaflosigkeit, Kopfschmerzen, Schläfrigkeit, Schwindel, abdom. Schmerzen, Erbrechen, Übelkeit, Obstipat., Dyspepsie, Dermatitis, Hautausschlag, Müdigkeit, Lethargie, Tachykardie, Hypertonie;
UW (Dexamfetamin): Arrhythmien, Tachykardie, Palpitationen, Abdominalschmerzen, Übelkeit, Erbrechen, Mundtrockenheit, Veränderung des Blutdrucks/Herzfrequenz, Appetit ↓, verringerte Gewichts- und Größenzunahme bei längerer Anw. bei Kindern, Arthralgie, Schwindel, Dyskinesie, Kopfschmerzen, Hyperaktivität, Schlaflosigkeit, Nervosität, abnormes Verhalten, Aggressivität, Erregungs- und Angstzustände, Depression, Reizbarkeit;
UW (Lisdexamfetamin): Appetit ↓, Anorexie, Schlafstörungen, Agitiertheit, Angst, Libido ↓, Tic, Affektlabilität, psychomotorische Hyperaktivität, Aggression, Kopfschmerzen, Schwindel, Unruhe, Tremor, Somnolenz, Mydriasis, Tachykardie, Palpitationen, Dyspnoe, Mundtrockenheit, Diarrhoe, Oberbauchschmerzen, Übelkeit, Erbrechen, Hyperhidrose, Hautausschlag, erektile Dysfunktion, Reizbarkeit, Müdigkeit, Zerfahrenheit, Fieber, Blutdruck ↑, Gewicht ↓;

A 13 Psychiatrie – Arzneimittel

UW (Methylphenidat): Anorexie, Appetitverlust, mäßige Verminderung der Gewichtszunahme und des Längenwachstums bei längerer Anwendung bei Kindern, Schlaflosigkeit, Nervosität, abnormes Verhalten, Aggression, Affektlabilität, Erregung, Anorexia, Ängstlichkeit, Depression, Reizbarkeit, Konzentrationsmangel und Geräuschempfindlichkeit (bei Erwachsenen mit Narkolepsie), Kopfschmerzen, Somnolenz, Schwindelgefühl, Dyskinesie, psychomotorische Hyperaktivität, Tachykardie, Palpitationen, Arrhythmien, Hypertonie, Bauchschmerzen, Magenbeschwerden, Übelkeit, Erbrechen, Mundtrockenheit, Diarrhoe, Schwitzen, Alopezie, Pruritus, Rash, Urtikaria, Arthralgien, Husten, Rachen- und Kehlkopfschmerzen, Nasopharyngitis, Fieber, Änderung v. Blutdruck/Herzfrequenz, Gewichtsverlust;
UW (Modafinil): Appetit ↓, Nervosität, Insomnie, Angst, Depression, Denkstrg., Verwirrtheit, Kopfschmerzen, Schwindelgefühl, Somnolenz, Parästhesien, verschwomm. Sehen, Tachykardie, Palpitationen, Vasodilat, Bauchschmerzen, Übelkeit, Mundtrockenheit, Diarrhoe, Dyspepsie, Verstopfung, Asthenie, Brustschmerzen, dosisabhängig γGT/aP ↑, path. Leberfunktionstests;
UW (Solriamfetol): Kopfschmerzen, Übelkeit, Appetit ↓, Angstzustände, Schlaflosigkeit, Reizbarkeit, Zähneknirschen, Schwindel, Palpitationen, Husten, Diarrhoe, Mundtrockenheit, Obstipation, Erbrechen, Hyperhidrosis, Gefühl der Fahrigkeit, Thoraxbeschwerden, Hypertonie;
KI (Atomoxetin): bek. Überempf., Engwinkelglaukom, gleichz. Anw. von MAO-Hemmern, schwere kardio-/zerebrovaskuläre Erkr., Phäochromozytom; **KI** (Dexamfetamin): bek. Überempf. oder Idiosynkrasie ggü. sympathomimetischen Aminen, Glaukom, Phäochromozytom, Hyperthyreose oder Thyreotoxikose, Diagnose oder Anamnese schwerer Depression, Anorexia nervosa/anorekt. Störungen, Suizidneigung, psychot. Symptome, schwere affektive Störungen, Manie, Schizophrenie, psychopathischen/Borderline-Persönlichkeitsstörungen, Gilles-de-la-Tourette-Syndrom oder ähnliche Dystonien, Diagnose/Anamnese schwerer und episodischer (Typ I) bipolarer affektiver Störungen, vorbestehende Herz-Kreislauf-Erkr. einschließlich mittelschwerer und schwerer Hypertonie, HI, arterieller Verschlusskrankheit, Angina pectoris, hämodynamisch signifikanter angeborener Herzfehler, Kardiomyopathien, Myokardinfarkt, potenziell lebensbedrohender Arrhythmien und Kanalopathien, zerebrale Aneurysmen; Gefäßabnormalitäten inkl. Vaskulitis oder Schlaganfall, Porphyrie, anamnest. Drogenabhängigkeit oder Alkoholismus, gleichzeitige Anwendung mit MAO-Hemmern, Grav./Lakt.; **KI** (Lisdexamfetamin): bek. Überempf., gleichzeitige Anw. von MAO-Hemmern, Hyperthyreose/Thyreotoxikose, Erregungszustände, symptomatische Herz-Kreislauf-Erkr., fortgeschrittene Arteriosklerose, mittelschw. bis schw. Hypertonie, Glaukom;
KI (Methylphenidat): bek. Überempf., Hyperthyreose oder Thyreotoxikose, Glaukom, Phäochromozytom, vorbestehende Herz-Kreislauf-/zerebrovaskuläre Erkr., gleichzeitige Anw. von MAO-Hemmern; Diagnose oder Anamnese von: schwerer Depression, Anorexia nervosa/anorektischen Störungen, Suizidneigung, psychotischen Symptomen, schweren affektiven Strg., Manie, Schizophrenie, psychopathischen/Borderline-Persönlichkeitsstrg., Gilles-de-la-Tourette-Syndrom oder ähnlichen Dystonien, schweren und episodischen (Typ I) bipolaren affektiven Störungen; **KI** (Modafinil): bek. Überempf., nicht kontrollierte mittelschwere–schwere Hypertonie, Grav.; **KI** (Solriamfetol): bek. Überempf., Myokardinfarkt in vergangenen Jahr, instabile AP, unkontroll. Hypertonie, schwere Arrhythmien, schwere Herzprobleme, gleichzeitige oder bis 14d zurückliegende Anw. von MAO-Hemmern

Atomoxetin Rp	HWZ 3.6h, PPB 98%
Strattera Kps. 10, 18, 25, 40, 60, 80, 100mg; Lsg. 4mg/ml	**ADHS** → 699: **Ki.** > 6J: ini 0.5mg/kg/d p.o., n. 7d je n. Wi steigern auf 1.2mg/kg/d; >70kg: ini 1 x 40mg, dann 80mg, max. 100mg/d; **DANI** nicht erf.; **DALI** Child B: 50%, Child C: 25%

Zentral wirksame Alpha-Sympathomimetika

Dexamfetamin Rp (Btm)	HWZ 10h
Attentin Tbl. 5, 10, 20mg	**Aufmerksamkeitsdefizit-Hyperaktivitätsstörung mit fehlendem Ansprechen auf Atomoxetin bzw. Methylphenidat: Ki. > 6J:** ini 5-10mg p.o., ggf. um 5mg/W steigern, max. 20-40mg/d; **DANI, DALI** keine Daten

Lisdexamfetamin Rp (Btm)	HWZ 1(11)h, PRC B, Lact -
Elvanse Kps. 20, 30, 40, 50, 60, 70mg	**ADHS ohne Ansprechen auf Methylphenidat** → 699: **Ki. > 6J:** ini 1 x 20-30mg p.o., ggf. um 20mg/W ↑, max. 70mg (ret.), max. 60mg/d; **DANI, DALI** k. D.

Methylphenidat Rp (Btm)	HWZ 2-4h, Qo 0.95, PPB 10-33%, PRC C, Lact ?
Concerta Tbl. 18(ret.), 27 (ret.), 36(ret.), 54(ret.)mg **Equasym** Kps. 10(ret.), 20(ret.), 30(ret.)mg **Medikinet** Tbl. 5, 10, 20mg; Kps. 5(ret.), 10(ret.), 20(ret.), 30(ret.), 40(ret.), 50(ret.), 60(ret.)mg **Methylphenidat HEXAL** Tbl. 10mg **Ritalin** Tbl. 10mg; Kps. (ret.) 20, 30, 40mg **Ritalin Adult** Kps. (ret.) 10, 20, 30, 40mg	**ADHS** → 699: **Ki. ab 6J:** ini 5mg p.o., um 5-10mg/W steigern, max. 60mg/d in 2-3ED; 1 x 18-36mg (ret.), max. 54mg/d in 1ED; **Erw.:** ini 1 x 10-20mg (ret.), ggf. steigern um 10-20mg/W., max. 80mg/d; **Narkolepsie:** 10-60mg/d in 2-3ED; **> 6J:** ini 1-2 x 5mg/d, um 5-10mg/W ↑, max. 60mg/d; **DANI, DALI** k. D., vorsichtige Anw.

Modafinil Rp)	HWZ 10-12h, PPB 62%, PRC C, Lact ?
Modafinil-neuraxpharm Tbl. 100, 200mg **Modafinil Heumann** Tbl. 100mg **Vigil** Tbl. 100, 200mg	**Narkolepsie:** 200-400mg/d p.o. in 2ED (morgens, mittags); **DANI** keine Daten; **DALI** schwere LI: 50%

Solriamfetol Rp	HWZ 7h, PPB 19%
Sunosi Tbl. 75, 150mg	**Narkolepsie mit oder ohne Kataplexie:** ini 1 x 75mg morgens, ggf. 1 x 150mg; **obstruktive Schlafapnoe:** ini 1 x 37.5mg, ggf. Dosis alle 3d verdoppeln, max. 150mg/d; **DANI** CrCL ≥60: 100%; 30-59: ini 37.5mg, max. 1 x 75mg; 15-29: 1 x 37.5mg; <15: Anw. nicht empf.; **DALI** keine Daten

A 13.7 Zentral wirksame Alpha-Sympathomimetika

Wm/Wi (Clonidin): zentr. Stimul. Alpha-2-adrenerger Rez. ⇒ Sympathikusaktivität ↓ ⇒ dämpft Überaktivität noradren. Neurone (die Alkoholentzug bewirken); **Wm/Wi** (Guanfacin): zentr. Stimul. Alpha-2-adrenerger Rez. ⇒ veränderte Signalübertragung in präfrontalem Kortex u. Basalganglien; **UW** (Clonidin): Depression, Schlafstrg., Schwindel, Sedierung, Kopfschmerzen, orthostat. Hypotonie, Mundtrockenheit, Obstipation, Übelkeit, Erbrechen, Schmerzen in Speicheldrüsen, erektile Dysfkt., Müdigkeit; **UW** (Guanfacin): Depression, Angst, Affektlabilität, Insomnie, Durchschlafstrg., Alpträume, Somnolenz, Kopfschmerz, Sedierung, Schwindel, Lethargie, Bradykardie, Hypotonie, orthostat. Hypotonie, Bauchschmerzen, Erbrechen, Übelkeit, Diarrhoe, Obstipation, Mundtrockenheit, Exanthem, Enuresis, Ermüdung, Reizbarkeit, Gewicht ↑; **KI** (Clonidin): bek. Überempf., ausgeprägte Hypotonie, Major Depression, Erregungsbildungs- und -leitungsstrg. des Herzens, Bradykardie, Grav./Lakt.; **KI** (Guanfacin): bek. Überempf.

A 13 Psychiatrie – Arzneimittel

Clonidin Rp	HWZ 12-16h, Qo 0.4, PPB 30-40%, PRC C, Lact ?
Paracefan *Amp. 0.15mg/1ml, 0.75mg/5ml*	**Alkoholentzugssyndrom:** ini 0.15-0.6mg, max 0.9mg i.v. dann 0.3-4mg/d, max. 10mg/d; Perf. (0.75mg) = 15µg/ml ⇒ 2-8ml/h

Guanfacin Rp	HWZ 18h, PPB 70%, PRC B, Lact ?
Intuniv *Tbl. 1(ret.), 2(ret.), 3(ret.), 4(ret.)mg*	**Aufmerksamkeitsdefizit-Hyperaktivitätsstörung: Ki. 6-17J:** ini 1 x 1mg p.o., je nach Wi/Verträglichkeit steigern um max. 1mg/W, Erh.Dos. 0.05-0.12mg/kg/d; **DANI** CrCl < 30: Dosisreduktion; **DALI:** vorsichtige Anw.

A 13.8 Alkoholentwöhnungsmittel

Wm/Wi (Acamprosat): Stimulierung der inhibitorischen GABAergen Neurotransmission sowie antagonistischer Effekt auf die erregenden Aminosäuren, insbesondere Glutamat;
Wm/Wi (Nalmefen): Agonist am Kappa-Rezeptor, Antagonist am µ- und Δ-Rezeptor ⇒ Modulierung kortiko-mesolimbischer Funktionen ⇒ Verringerung des Alkoholkonsums;
Wm/Wi (Naltrexon): kompetitiver Antagonismus am Opioidrezeptor.
UW (Acamprosat): Libido ↓, Durchfall, Übelkeit, Erbrechen, Bauchschmerzen, Blähungen, Pruritus, makulopap. Ausschlag, Frigidität, Impotenz;
UW (Nalmefen): Appetit ↓, Schlaflosigkeit/-störungen, Verwirrtheit, Ruhelosigkeit, Libido ↓, Halluzinationen, Dissoziation, Schwindel, Kopfschmerz, Somnolenz, Tremor, Aufmerksamkeitsstör., Parästhesie, Hypästhesie, Tachykardie, Palpitationen, Übelkeit, Erbrechen, trockener Mund, Hyperhidrose, Muskelspasmen, Ermüdung, Asthenie, Unwohlsein, Gefühl anormal; Gewicht ↓;
UW (Naltrexon): Bauchschmerzen, Übelkeit, Erbrechen, Diarrhoe, Obstipation, Appetit ↓, Schlafstrg., Angstzustände, Nervosität, Affektstrg., Reizbarkeit, Kopfschmerzen, Unruhe, Schwindel, Tränenfluss ↑, Tachykardie, Palpitationen, EKG-Änd., Thoraxschmerzen, Exanthem, Gelenk-/Muskelschmerzen, verzög. Ejakulation, erektile Dysfunktion, Asthenie, Durst, Energie ↑, Schüttelfrost, Hyperhidrose;
KI (Acamprosat): bek. Überempf., Lakt., NI; **KI** (Nalmefen): bek. Überempf., gleichz. Anw. von Opioid-/Partialagonisten, Pat. mit besteh./kurz zurücklieg. Opioidabhängigkeit, mit akuten Opioidentzugssymp.„, Pat. mit vermuteter kürzlicher Opioidanw.; schwere LI, NI; Pat. mit jüngst aufgetret. akuten Alkoholentzugsersch. (inkl. Halluzin., Krampfanfälle, Delirium tremens);
KI (Naltrexon): bek. Überempf. schwere LI, akute Hepatitis, schwere Nierenfktsstrg., Pat. unter Opioid-Analgetika, opioidabhängige Pat. ohne erfolgreichen Entzug oder Pat., die Opiat-Agonisten erhalten (z.B. Methadon); akute Opiat-Entzugssymptome, Pat. mit positiven Opioid-Nachweis im Urin oder negativen Ergebnis im Naloxon-Provokationstest

Acamprosat Rp	HWZ 20.7h, keine PPB
Campral *Tbl. 333mg*	**Aufrechterhaltung der Abstinenz bei Alkoholabhängigkeit** → 692: 3 x 666mg p.o.; Pat. < 60kg: 2-1-1Tbl.; **DANI** Krea > 120µmol/l: KI; **DALI** Child C: KI

Rauchentwöhnungsmittel 369

Nalmefen Rp	HWZ 12.5h, PPB 30%
Selincro *Tbl. 18mg*	**Zur Reduktion des Alkoholkonsums bei Alkoholabhängigkeit mit hohem Risikoniveau:** n. Bed. 18mg p.o., max. 18mg/d; **DANI, DALI** leichte bis mittelschwere NI/LI: 100%; KI bei schwerer NI/LI

Naltrexon → 290 Rp	HWZ 2.7(9)h, Qo 1.0, PPB 21%, PRC C, Lact ?
Adepend *Tbl. 50mg*	**Minderung des Rückfallrisikos nach Alkoholabhängigkeit:** 1 x 50mg p.o.; **DANI, DALI** vorsichtige Anw. bei leichter bis mäßiger NI/LI; KI bei schwerer NI/LI

A 13.9 Rauchentwöhnungsmittel

Wm/Wi (Bupropion): Hemmung des Katecholamin-Reuptakes im Gehirn ⇒ Noradrenalin ↑, Dopamin ↑ in bestimmten Hirnregionen ⇒ Milderung von Nikotinentzugssymptomen, Rauchdrang ↓; **Wm/Wi** (Vareniclin): bindet an neuronale nikotinerge Acetylcholinrezeptoren ⇒ lindert Symptome des Rauchverlangens und des Nikotinentzugs;
UW (Bupropion): Urtikaria, Fieber, Mundtrockenheit, Übelkeit, Erbrechen, Bauchschmerzen, Obstipation, Schlaflosigkeit, Agitiertheit, Zittern, Konzentrationsstörung, Kopfschmerzen, Schwindel, Geschmacksstörungen, Depression, Angst, Hautausschlag, Pruritus, Schwitzen;
UW (Vareniclin): Übelkeit, Erbrechen, Obstipation, Diarrhoe, Magenbeschwerden, Dyspepsie, Flatulenz, Mundtrockenheit, gesteigerter Appetit, abnorme Träume, Schlaflosigkeit, Kopfschmerzen, Somnolenz, Schwindel, Dysgeusie, Müdigkeit;
KI (Bupropion): bek. Überempf., Epilepsie, ZNS-Tumore; abrupter Entzug von Alkohol/Medikamenten kann zu Entzugskrämpfen führen, Bulimie, Anorexie, bipolare Erkr., gleichzeitige Anw. von MAO-Hemmern, schwere Leberzirrhose, Grav.;
KI (Vareniclin): bek. Überempf.

Bupropion (Amfebutamon) Rp-L!	HWZ 20h, Qo > 0.8, PPB 84%, PRC C Lact-
Zyban *Tbl. 150(ret.)mg*	**Raucherentwöhnung:** d1-6: 1 x 150mg p.o., dann 2 x 150mg; **DANI** 150mg/d; **DALI** 150mg/d, KI bei schwerer LI

Vareniclin Rp-L!	HWZ 24h, PPB < 20%
Champix *Tbl. 0.5, 1mg*	**Raucherentwöhnung:** d1-3: 1 x 0.5mg p.o.; d4-7: 2 x 0.5mg; ab d8: 2 x 1mg, Dauer 12W; **DANI** CrCl > 30: 100%; < 30: max. 1mg/d; bei term. NI Anw. nicht empf.; **DALI** nicht erf.

14 Dermatologie – Arzneimittel

A 14.1 Antipruriginosa, Antiphlogistika

Ammoniumbituminosulfonat OTC

Ichtholan 10, 20, 50% *Salbe (100g enth. 10, 20, 50g)* **Ichtholan spezial** *Salbe (100g enth. 85g)* **Schwarze Salbe Lichtenstein** *Salbe (100g enth. 20, 50g)* **Thiobitum 20%** *Salbe (100 g enth. 20g)* **Zugsalbe Effect 20, 50%** *Salbe (100g enth. 20, 50g)*	**Unspezifisch entzündliche Hauterkrankungen (Furunkel → 703, Schweißdrüsenabszess → 704):** Salbe dick auftragen und mit Verband abdecken, Verbandswechsel alle 2d

Phenolsulfonsäure (Gerbstoff) OTC

Tannolact *Creme (100g enth. 400, 1000mg); Pulver (100g enth. 40g); Lotio (100g enth. 1g)* **Tannosynt** *Creme, Lotio (100g enth. 1g); Konzentrat (100g enth. 40g)*	**Hauterkrankungen mit Entzündung, Juckreiz oder Nässen:** Creme: 3 x tgl. dünn auftragen; Lotio: 1-2 x tgl. dünn auftragen; Pulver: in warmem Wasser auflösen für Bäder und Umschläge

A 14.2 Glukokortikoide

A 14.2.1 Schwach wirksame topische Glukokortikoide

Hydrocortison Rp

Ebenol *Creme (100g enth. 250, 500, 1000mg); Lsg. (100g enth. 500mg)* **Hydrocortison 1A** *Salbe (100g enth. 250, 500, 1000mg)* **Hydrocutan** *Creme (100g enth. 250mg); Salbe (100g enth. 100, 1000mg)* **Linolacort Hydro** *Creme (100g enth. 500, 1000mg)*	**Entzündliche, allergische → 724, pruriginöse Hauterkrankungen, chemisch und physikalisch induzierte Dermatitiden:** 1-3 x tgl. auftragen

Prednisolon Rp

Linola-H N, Linola-H-Fett N *Creme (100g enth. 400mg)* **Prednisolon LAW** *Creme (100g enth. 250mg)*	**Akute Ekzeme → 713, Dermatitiden:** 1-3 x tgl. auftragen

A 14.2.2 Mittelstark wirksame topische Glukokortikoide

Clobetason Rp

Emovate *Creme (100g enth. 50mg)*	**Leichtere Ekzemformen → 713, seborrhoische Dermatitis → 714 und steroidempfindliche Dermatosen:** 2 x tgl. auftragen

Glukokortikoide 371

Dexamethason Rp	
Dexamethason LAW *Creme (100g enth. 50mg)* **Solutio Cordes Dexa N** *Lsg. (100g enth. 20mg)*	**Ekzeme** → 713, **Psoriasis capitis** → 722, **auf Kortikoide ansprechende akute** **Dermatitiden:** 1-3 x tgl. auftragen

Flumetason Rp	
Cerson *Creme, Fettcreme,* *Lsg. (100g enth. 20mg)* **Locacorten** *Creme (100g enth. 20mg)*	**Ekzeme** → 713, **Neurodermitis** → 713, **Psoriasis** → 722, **Intertrigo, Lichen ruber** → 718, **Lichen scler., kut. Lupus eryth.:** 1 x tgl. auftragen

Fluprednidem Rp	
Decoderm *Creme (100g enth. 100mg);* *Salbe (100g enth. 50mg)*	**Ekzeme** → 713, **auf Kortikoide ansprechende** **Dermatitiden:** 1-3 x tgl. auftragen

Hydrocortisonbutyrat Rp	PRC C, Lact ?
Alfason *Creme, Salbe, Emulsion,* *Lsg. (Crinale) (100g enth. 10mg)* **Laticort** *Creme (100g enth. 10mg)*	**Ekzeme** → 713, **auf Kortikoide** **ansprechende Dermatitiden:** 2 x tgl. auftragen

Prednicarbat Rp	PRC C, Lact ?
Dermatop *Creme, Salbe, Fettsalbe* **Prednicarbat Acis** *Creme, Salbe, Fettsalbe,* *Lsg. (100g enth. 250mg)* **Prednitop** *Creme, Salbe, Fettsalbe,* *Lsg. (Crinale) (100g enth. 250mg)*	**Ekzeme** → 713, **auf Kortikoide** **ansprechende Dermatitiden:** 1-2 x tgl. auftragen

Triamcinolonacetonid Rp	PRC C, PPB 80% (bei syst. Anwendung), Lact ?
Kortikoid-ratioph. *Creme, (100g enth. 100mg)* **Triamgalen** *Creme, Salbe, Lotion (100g* *enth. 100mg); Lsg. (100g enth. 200mg)* **Volon A** *Creme, Salbe, Haftsalbe,* *Lotio (100g enth. 100mg)* **Volonimat** *Creme, Salbe (100g enth. 25mg)*	**Ekzeme** → 713, **auf Kortikoide** **ansprechende Dermatitiden:** 1-2 x tgl. auftragen

A 14.2.3 Stark wirksame topische Glukokortikoide

Amcinonid Rp	PRC C, Lact ?
Amciderm *Creme (100g enth. 100mg)*	**Ekzeme** → 713, **Lichen ruber** → 718, **steroid-** **empfindl. Dermatosen:** 1-2 x tgl. auftragen

Betamethason Rp	PRC C, Lact -
Bemon *Creme (100g enth. 122mg)* **Betnesol V** *Creme, Salbe, Lotio,* *Lsg. (Crinale) (100g enth. 100mg)* **Diprosis** *Salbe (100g enth. 50mg)* **Diprosone** *Creme, Salbe, Lsg.* *(100g enth. 50mg)*	**Ekzeme** → 713, **steroidempfindliche** **Dermatosen:** 1-2 x tgl. auftragen

Desoximetason Rp	PRC C, Lact ?
Topisolon *Salbe (100g enth. 250mg)*	Ekzeme → 713, steroidempfindliche Dermatosen: 1-2 x tgl. auftragen
Diflucortolon Rp	
Nerisona *Creme, Salbe, Fettsalbe (100g enth. 100mg)*	Ekzeme → 713, steroidempfindliche Dermatosen: 1-2 x tgl. auftragen
Fluocinolonacetonid Rp	
Flucinar *Creme, Salbe (100g enth. 25mg)* Jellin *Creme, Salbe (100g enth. 25mg)*	Entzündliche, entzündlich-juckende u. allerg. Dermatosen → 724: 1-2 x tgl. auftragen
Fluocinonid Rp	PRC C, Lact ?
Topsym *Creme, Salbe, Lsg. (100g enth. 50mg)*	Entzündliche, entzündlich-juckende u. allerg. Dermatosen → 724: 1-2 x tgl. auftragen
Methylprednisolon Rp	HWZ 2-3h, PRC C, Lact ?
Advantan *Creme, Salbe, Fettsalbe, Lsg., Milch (100g enth. 100mg)*	Endogene und exogene Ekzeme → 713, Neurodermitis → 713: 1 x tgl. auftragen
Mometason Rp	PRC C, Lact ?
Ecural *Fettcreme, Salbe, Lsg. (100g enth. 100mg)* Elocon *Fettcreme (100g enth. 100mg)* Momegalen *Creme, Fettcreme, Salbe, Lsg. (Crinale) (100g enth. 100mg)*	Entzündliche und juckende steroidempfindliche Dermatosen: 1 x tgl. auftragen

A 14.2.4 Sehr stark wirksame topische Glukokortikoide

Clobetasol Rp	
Butavate *Creme, Salbe, Lsg. (100g enth. 50mg)* Clobegalen *Creme, Salbe, Lsg., Lotion (100g enth. 50mg)* Clobetasol Acis *Creme, Salbe, Fettsalbe, Lsg. (Crinale) (100g enth. 50mg)* Dermoxin *Creme, Salbe (100g enth. 50mg)* Dermoxinale *Lsg. (Crinale) (100g enth. 50mg)* Karison *Creme, Salbe, Fettsalbe, Lsg. (Crinale) (100g enth. 50mg)*	Psoriasis → 722, akutes und chronisches Ekzem → 713, Lichen ruber planus → 718, Lichen sclerosus et atrophicans, Pustulosis palmaris et plantaris: 1 x tgl. auftragen, max. 20% der KOF, max. 50g Salbe/Creme pro W

A 14.2.5 Glukokortikoid + Triclosan

Flumetason + Triclosan Rp	
Duogalen *Creme (100g enth. 17mg+3g)*	Infiz. Ekzeme, Dermatomykosen mit Begleitentzündg., Impetigo, ekzematisierte Follikulitis: 2 x tgl. dünn auftragen, Dauer ca. 7d
Halometason + Triclosan Rp	
Infectocortisept *Creme (100g enth. 50mg+1g)*	Infiz. Ekzeme, Dermatomykosen mit Begleitentzündg., Impetigo, bakterielle Intertrigo: 1-2 x tgl. dünn auftragen, Ther.-Dauer ca. 7d

A 14.3 Dermatitistherapeutika

Wm/Wi (Alitretinoin): immunmodulatorisch, antiinflammatorisch;
Wm/Wi (Pimecrolimus, Tacrolimus): Calciumneurininhibitoren; immunsuppressiv, Hemmung von Produktion und Freisetzung proinflammatorischer Zytokine;
UW (Alitretinoin): Kopfschmerzen, Hypertriglyzeridämie, Hypercholesterinämie, Anämie, Fe-Bindungskapazität ↑, Thrombozyten ↓, TSH/FT4 ↓, Konjunktivitis, trockene Haut und Augen, Gesichtsröte, Transaminasen ↑, Myalgie, Arthralgie;
UW (Tacrolimus): Brennen, Pruritus, Schmerzen, Exanthem, Wärmegefühl, Reizung, Parästhesie an der Applikationsstelle; Alkoholunverträglichkeit mit Hautrötung, Eczema herpeticum, Follikulitis, Herpes simplex, Herpesvirus-Infektion, Kaposi variceliforme Eruption;
KI (Alitretinoin): bek. Überempf. gegen Retinoide, Frauen im gebärfähigen Alter (es sei denn, es werden alle Bedingungen des Grav.-Verhütungsprogramms eingehalten), Leberinsuffizienz, schwere Niereninsuffizienz, nicht ausreichend eingestellte Hypercholesterinämie/Hypertriglyzeridämie, nicht ausreichend eingestellter Hypothyroidismus, Hypervitaminose A, Allergie gegen Erdnüsse/Soja, gleichzeitige Anw. von Tetrazyklinen, Vitamin A oder anderen Retinoiden, Grav./Lakt.;
KI (Tacrolimus): bek. Überempf.

Alitretinoin Rp	HWZ 2-10h
Alitrederm Kps. 10, 30mg **Toctino** Kps. 10, 30mg	**Schweres chronisches Handekzem:** ini 1 x 30mg p.o., dann 10-30mg/d; Behandlungszyklus 12-24W; **DANI** KI bei schwerer NI; **DALI** KI bei LI

Dupilumab → 87	

Pimecrolimus Rp	
Elidel 1% Creme (1g enth. 10mg)	**Leichtes bis mittelschweres atopisches Ekzem:** 2 x tgl. auftragen bis Abheilung; **Ki.:** s. Erw.

Tacrolimus Rp	
Protopic 0.03%, 0.1% Salbe (1g enth. 0.3, 1mg) **Takrozem** Salbe (1g enth. 1mg)	**Mittelschweres bis schweres atopisches Ekzem:** ini 0.1% 2 x tgl. auftragen, nach 2-3W 0.03% bis zur Abheilung; **Ki.** > 2J: 0.03% 2 x tgl. auftragen, nach 2-3W 1 x tgl. bis zur Abheilung

A 14.4 Antipsoriatika
A 14.4.1 Externa

Calcipotriol Rp	
Calcipotriol HEXAL Salbe, Lsg. (100g enth. 5mg) **Daivonex** Creme, Salbe, Lsg. (100g enth. 5mg)	**Leichte bis mittelschwere Psoriasis → 722:** 2 x tgl. auftragen

Calcipotriol + Betamethason Rp

Daivobet Salbe, Gel (100g enth. 5+50mg) **Enstilar** Schaum (100g enth. 5+50mg) **Xamiol** Gel (100g enth. 5+50mg)	**Leichte bis mittelschwere Psoriasis → 722:** 1 x tgl. auftragen: Kopfhaut (nur Gel) 1-4g, max. 15g/d f. 4W; übrige Hautpartien (Gel, Salbe, Schaum) max. 15g/d f. 4-8W

Steinkohlenteer Rp

Lorinden Teersalbe Salbe (1g enth. 15mg) **Tarmed** Shampoo (100g enth. 4g) **Teer Linola Fett** Salbe (1g enth. 20mg)	**Psoriasis der Kopfhaut → 722, Ekzem, seborrhoische Dermatitis, juckende und fettende Kopfhaut, Schuppen:** 1-2 x/W auftragen/anwenden

A 14.4.2 Interna

Wm/Wi (Acitretin): Vitamin-A-Derivat, normalisiert Wachstum/Differenzierung von Haut- und Schleimhautzellen; **Wm/Wi** (Brodalumab): humaner monoklon. IgG2-AK, der an IL 17RA bindet ⇒ Hemmung proinflammatorischer Zytokine; **Wm/Wi** (Ciclosporin, Methotrexat): Hemmung aktivierter T-Zellen, deren Zytokine zur Hyperproliferation der Keratinozyten beitragen; **Wm/Wi** (Dimethylfumarat): vorübergehender Anstieg der intrazell. Ca^{2+}-Konz. ⇒ Prolierationshemmung der Keratinozyten, intraepidermale Infiltration mit Granulozyten und T-Helferzellen ↓; **Wm/Wi** (Guselkumab): monoklonaler IgG1-AK, der an IL-23 bindet ⇒ Hemmung proinflammatorischer Zytokine; **Wm/Wi** (Ixekizumab): monoklonaler IgG4-AK, der an IL-17A bindet ⇒ Hemmung von Proliferation u. Aktivierung der Keratinozyten; **Wm/Wi** (Risankizumab, Tildrakizumab): humaner monoklonaler AK, bindet an IL-23 ⇒ Hemmung proinflammatorischer Zytokine, Chemokine; **Wm/Wi** (Secukinumab): humaner monoklon. AK, bindet an IL 17A ⇒ Hemmung proinflammatorischer Zytokine, Chemokine und Mediatoren der Gewebsschädigung; **Wm/Wi** (Ustekinumab): monoklon. AK, bindet an IL-12 u. IL-23 ⇒ Unterdrückung der gesteigerten Immunzellaktivierung;

UW (Acitretin): Trockenheit von Haut und Schleimhäuten, Lippenentzündung, Haarausfall, Transaminasen ↑, BB-Veränderungen, Lipide ↑; **UW** (Brodalumab): Grippe, Tinea-Infektionen, Neutropenie, Kopfschmerz, Schmerzen im Oropharynx, Diarrhoe, Übelkeit, Arthralgie, Myalgie, Ermüdung, Schmerzen a. Inj.-Stelle; **UW** (Ciclosporin): Nierenschädigung, Leberfktsstrg., Kardiotoxizität, Tremor, Hirsutismus, Gingivahypertrophie, Ödeme; **UW** (Dimethylfumarat): Gesichtsrötung, Hitzegefühl, Diarrhoe, Völlegefühl, Oberbauchkrämpfe, Blähungen, Leukopenie, Lymphopenie, Eosinophilie; **UW** (Guselkumab): Infektion der oberen Atemwege, Gastroenteritis, Herpes-simplex-Infektionen, Tinea, Kopfschmerzen, Diarrhoe, Urtikaria, Arthralgie, Erythem an der Injektionsstelle; **UW** (Ixekizumab): Infektion der oberen Atemwege, Tinea-Infektion, oropharyngeale Schmerzen, Übelkeit, Reaktion a.d. Injektionsstelle; **UW** (Methotrexat): Exanthem, Haarausfall, GI-Ulzera, Übelkeit, Hämatopoesestörung; **UW** (Risankizumab): Infektion der oberen Atemwege, Tinea-Infektion, Follikulitis, Kopfschmerz, Pruritus, Fatigue, Reaktion a.d. Injektionsstelle; **UW** (Secukinumab): Infektionen der oberen Atemwege, oraler Herpes, Rhinorrhoe, Diarrhoe, Urtikaria; **UW** (Tildrakizumab): Infektionen der oberen Atemwege, Kopfschmerzen, Gastroenteritis, Diarrhoe, Übelkeit, Schmerzen an der Injektionsstelle, Rückenschmerzen; **UW** (Ustekinumab): Infektionen Hals/Atemwege, Kopfschmerzen, Schwindel, verstopfte Nase, oropharyngeale Schmerzen, Diarrhoe, Übelkeit, Erbrechen, Juckreiz, Rücken-, Muskelschmerzen, Müdigkeit; Erythem/Schmerzen a.d. Injektionsstelle;

Antipsoriatika 375

KI (Acitretin): bek. Überempf. gegen Retinoide, LI, NI, D. m., schwere Hyperlipidämie; gleichzeitige Einnahme von Vit. A oder anderen Retinoiden, Methotrexat, Tetrazykline; Grav./Lakt., Frauen im gebärfähigen Alter ohne sichere Kontrazeption; **KI** (Brodalumab): bek. Überempfindlichkeit, aktiver M. Crohn, relevante aktive Infektionen; **KI** (Ciclosporin): Nierenfktsstrg., unkontrollierte art. Hypertonie, unkontrollierte Infektionen, Tumoren, schwere Lebererkr., Lakt., Cave in Grav.; **KI** (Dimethylfumarat): bek. Überempf., gastroduodenale Ulzera, schwere Leber- und Nierenerkrankungen, leichte Formen der Psoriasis (zu hohes Behandlungsrisiko), Psoriasis pustulosa (fehlende Erfahrung), Pat. <18J, Grav., Lakt.; **KI** (Guselkumab, Ixekizumab, Risankizumab): bek. Überempf., klin. relev. aktive Infektionen; **KI** (Methotrexat): akute Infektionen, schwere Knochenmarksdepression, Leberfunktionsstrg., GI-Ulzera, Niereninsuff., Grav./Lakt.; **KI** (Secukinumab): bek. Überempf., klinisch relevante Infektionen; **KI** (Tildrakizumab): bek. Überempf., klinisch relevante aktive Infektionen; **KI** (Ustekinumab): bek. Überempf., klinisch relevante aktive Infektionen

Acitretin Rp	HWZ 50(60)h, Q0 1.0, PPB 99%, PRC X, Lact ?
Acicutan Kps. 10, 25mg **Neotigason** Kps. 10, 25mg	**Psoriasis** → 722, **Hyperkeratosis palmoplant., M. Darier, Pust. palmoplant., Ichthyosis** → 717, **Pityriasis rubra pil., Lichen ruber planis** → 718: ini 30mg/d p.o. für 2-4 W, dann ggf. bis max. 75mg/d; **Ki.:** ini 0.5mg/kg/d, ggf. bis 1mg/kg/d, MTD 35mg, Erh.Dos. 0.1mg/kg/d, max. 0.2mg/kg/d; **DANI, DALI** KI

Brodalumab Rp	HWZ 11d
Kyntheum Fertigspr. 210mg	**Mittelschwere bis schwere Psoriasis** → 722: W0, 1, 2: 210mg s.c., dann 210mg alle 2W; **DANI, DALI** keine Daten

Ciclosporin Rp	HWZ 7-8(16-19)h, Q0 1.0, PPB 90%, ther. Serumspiegel (µg/l): 100-300
Cicloral Kps. 25, 50, 100mg **Ciclosporin Pro** Kps. 25, 50, 100mg **Immunosporin** Kps. 25, 50, 100mg **Sandimmun** Kps. 10, 25, 50, 100mg; Susp. (1ml = 100mg); Amp. 50mg/1ml, 250mg/5ml	**Schwerste Formen der Psoriasis** → 722: 2.5mg/kg/d p.o., max. 5mg/kg/d; Kreatininkontrolle! **DANI** KI → 275; **DALI** 50-75%

Dimethylfumarat + Ethylhydrogenfumarat Rp	HWZ 11min (36h)
Fumaderm initial Tbl. 30 +75mg **Fumaderm** Tbl. 120 +95mg	**Mittelschwere bis schwere Psoriasis** → 722: W1 1 x 30+75mg; W2 2 x 30+75mg; W3 3 x 30+75mg; W4 1 x 120+95mg, dann wö Wi um 120+95mg/W bis max. 3 x 240+190mg steigern; **DANI, DALI** KI bei schwerer NI, LI

Dupilumab → 87

14 Dermatologie – Arzneimittel

Guselkumab Rp	HWZ 17d
Tremfya *Fertigspr. 100mg/1ml*	**Mittelschwere bis schwere Psoriasis** → 722: W0, 4 jeweils 100mg s.c.; dann 100mg alle 8W; **DANI, DALI** keine Daten
Ixekizumab Rp	HWZ 13d
Taltz *Fertigspr. 80mg; Pen 80mg*	**Mittelschwere bis schwere Psoriasis** → 722: W0 160mg s.c.; W 2, 4, 6, 8, 10, 12 jeweils 80mg, dann 80mg alle 4W; **DANI, DALI** keine Daten
Methotrexat → 207 Rp	HWZ 5–9h, Q0 0.06, PPB 50%, PRC X, Lact -
Lantarel *Tbl. 2.5, 7.5, 10mg; Fertigspr. 7.5mg/1ml, 10mg/1.34ml, 15mg/2ml, 20mg/2.67ml, 25mg/1ml* **Metex** *2.5, 7.5, 10mg; Inj.Lsg. 7.5, 10, 15, 20, 25mg; Fertigspr. 7.5mg/0.15ml, 10mg/0.20ml, 15mg/0.30ml, 20mg/0.40ml, 25mg/0.50ml, 30mg/0.60ml* **MTX HEXAL** *Tbl. 2.5, 5, 7.5, 10mg; Inj.Lsg. 5mg/2ml, 10mg/4ml, 25mg/1ml, 50mg/2ml, 500mg/20ml, 1g/40ml, 5g/200ml; Fertigspr. 2.5mg/0.33ml, 7.5mg/1ml, 10mg/1.33ml, 15mg/2ml, 20mg/2.67ml, 25mg/3.33ml*	**Schwerste Formen der Psoriasis** → 722: ini 1 x 2.5–5mg zur Toxizitätsabschätzung; dann 7.5–25mg 1 x/W p.o./s.c./i.m./i.v., max. 30mg/W; **DANI** CrCl > 80: 100%, 80: 75%, 60: 63%, < 60: KI
Risankizumab Rp	HWZ 28d
Skyrizi *Fertigspr. 75mg*	**Mittelschwere bis schwere Psoriasis** → 722: W0, 4 jeweils 150mg s.c.; dann 150mg alle 12W; **DANI, DALI** keine Daten
Secukinumab Rp	HWZ 18–46d PRC B, Lact ?
Cosentyx *Fertigspr., Pen 150mg*	**Mittelschwere bis schwere Plaque-Psoriasis, Psoriasisarthritis** → 722: ini 300mg s.c. 1 x/W, n. 4W 300mg alle 4W; **M. Bechterew** → 641: ini150mg s.c. 1 x/W, nach 4W 150mg alle 4W; **DANI, DALI** keine Daten
Tildrakizumab Rp	HWZ 23d
Ilumetri *Fertigspr. 100mg*	**Mittelschwere bis schwere Plaque-Psoriasis** → 722: 100mg s.c W0 u. 4, dann 100mg alle 12W; ggf. 200mg bei hoher Krankheitslast, ≥ 90kg; DANI, DALI keine Daten

Aknemittel

Ustekinumab Rp	HWZ 15-32d
Stelara *Inj.Lsg. 45, 90mg; Fertigspr. 45, 90mg; Inf.Lsg. 130mg*	**Mittelschw. bis schw. Plaque-Psoriasis** → 722: W0 u. 4, dann alle 12W: 45mg s.c.; >100kg: jeweils 90mg s.c.; **Ki. ab12J:** W0 und 4, dann alle 12W: < 60kg: 0.75mg/kg s.c.; 60-100kg: 45mg s.c.; > 100kg: 90mg s.c.; **Psoriasisarthr.** → 724: W0 u. 4, dann all 12W: 45mg s.c.; > 100kg: jeweils 90mg s.c. mögl.; **Colitis ulcerosa, M. Crohn** → 524: ini i.v.-Gabe ≤ 55kg: 260mg; 55-85kg: 390mg; > 85kg: 520mg; n. 8W 90mg s.c., dann 90mg alle 12W; **DANI, DALI** keine Daten
Adalimumab, Etanercept, Infliximab → 211	

A 14.5 Aknemittel
A 14.5.1 Antibiotikahaltige Externa

Chlortetracyclin Rp	
Aureomycin *Salbe (100g enth. 3g)*	**Akne vulgaris** → 708: 1-2 x tgl. auftragen

Clindamycin Rp	
Zindaclin *Gel (100g enth. 1g)*	**Akne vulgaris** → 708: 1-2 x tgl. auftragen

Erythromycin Rp	
Aknemycin *Salbe, Lsg. (100g enth. 2g)* **Inderm** *Lsg. (100g enth. 1g)*	**Akne vulgaris** → 708: 2 x tgl. auftragen

Nadifloxacin Rp	
Nadixa *Creme (1g enth. 10mg)*	**Akne vulgaris** → 708: 2 x tgl. auftragen für 8W, max. für 12W

A 14.5.2 Peroxide

Benzoylperoxid OTC	PRC C, Lact ?
Aknefug Oxid *Gel (100g enth. 3, 5, 10g); Susp. (100g enth. 4g)* **Akneroxid** *Gel (100g enth. 5, 10g); Susp. (100g enth. 4g)* **Benzaknen** *Gel (100g enth. 5, 10g); Susp. (100ml = 5g)* **Cordes BPO** *Gel (100g enth. 3, 5, 10g)*	**Akne vulgaris** → 708: 1-2 x tgl. auftragen

14 Dermatologie – Arzneimittel

A 14.5.3 Retinoide zur topischen Anwendung, Kombinationen

Adapalen Rp — PRC C, Lact ?

Differin Creme, Gel (100g enth. 100mg) **Dipalen** Creme, Gel (100g enth. 100mg)	**Akne vulgaris** → 708: 1 x tgl. auftragen

Adapalen + Benzoylperoxid Rp

Epiduo Gel (100g enth. 100+2500mg, 300+2500mg)	**Akne vulgaris**: 1 x tgl. auftragen

Tretinoin Rp — PRC C (top)/D (syst.), Lact ? (top)/–(syst.)

Airol Creme (100g enth. 50mg) **Cordes VAS** Creme (100g enth. 50mg)	**Akne vulgaris** → 708, **Halogenakne, Akne medicamentosa**: 1-2 x tgl. auftragen

Tretinoin + Clindamycin Rp — PRC C (top)/D (syst.), Lact ? (top)/–(syst.)

Acnatac Gel (100g enth. 25mg + 1g)	**Akne vulgaris mit Komedonen, Papeln und Pusten**: 1 x tgl. auftragen f. max. 12W

A 14.5.4 Weitere Externa

Wm/Wi (Ivermectin): antientzündlich durch Hemmung der Lipopolysaccharid-induzierten Produktion entzündlicher Zytokine; antiparasitär Abtötung von Demodex-Milben

Azelainsäure Rp — PPB 43%

Skinoren Creme (100g enth. 20g); Gel (100g enth. 15g)	**Akne vulgaris** → 708, **papulopustulöse Rosacea** → 710: 2 x tgl. auftragen

Ivermectin Rp

Soolantra Creme (1g enth. 10mg)	**Papulopustulöse Rosacea**: 1 x tgl. auftragen, Ther.-Dauer bis 4M; **DANI** nicht erforderl.; **DALI** schwere LI: vorsichtige Anw.

A 14.5.5 Interna

Wm/Wi (Isotretinoin): Mitoserate von Epidermiszellen ↑, Auflockerung der Hornschicht, Talgproduktion ↓; **Wm/Wi** (Minocyclin): Tetracyclin-Antibiotikum, hemmt Lipase der Propionibakterien; **UW** (Isotretinoin): trockene Haut und Schleimhäute, Lippenentzündung, Haarausfall, Transaminasen ↑, BB-Veränderung, Lipide ↑; **UW** (Minocyclin): Schwindel, Kopfschmerz, Übelkeit, allergische Hautreakt., phototoxische Reaktionen, reversible Knochenwachstumsverzögerung (Ki. < 8J), irreversible Zahnverfärbung u. Zahnschmelzschädigung (Ki. < 8J), ICP ↑, BB-Veränderungen, Superinfektion durch Bakterien/Sprosspilze; **KI** (Isotretinoin): bek. Überempf., Frauen im gebärfähigen Alter (es sei denn, es werden alle Bedingungen des Grav.-Verhütungsprogramms eingehalten), präpubertäre Akne, LI, übermäßig erhöhte Blutfette, Hypervitaminose A, gleichzeitige Behandlung mit Tetrazyklinen, Grav./Lakt.; **KI** (Minocyclin): Tetracyclinüberempf., schw. Leberfktsstrus., Niereninsuff., Ki. < 8J, Grav./Lakt.

Doxycyclin → 230 Rp — HWZ 12-24h, Q0 0.7, PPB 80-90%, PRC D, Lact ?

Doxakne Tbl. 50mg **Doxyderma** Tbl. 50mg **Oraycea** Tbl. 40mg (veränderte Wirkstofffreisetzung)	**Akne vulgaris** → 708, **Rosacea** → 710: 1 x 100mg p.o. für 7-21d, dann 1 x 50mg für 2-12W; Oraycea: **Rosacea**: 1 x 40mg p.o. **DANI** nicht erforderlich; **DALI** KI

Antiinfektiva

Isotretinoin Rp	HWZ 10-20h, Q0 1.0, PPB 99%, PRC X, Lact -
Aknenormin Kps. 10, 20mg **IsoGalen** Kps. 10, 20mg **Isotret HEXAL** Kps. 10, 20mg **Isotretinoin-ratioph.** Kps. 10, 20mg	**Schwere therapieresist. Akne** → 708: ini 0.5mg/kg/d p.o., Erh.Dos. 0.5-1mg/kg/d, in schweren Fällen bis 2mg/kg/d; Gesamtdosis pro Behandlung 120mg/kg; **DANI** ini 10mg/d, dann langsam steigern auf 1mg/kg/d; **DALI** KI

Minocyclin → 231 Rp	HWZ 11-22h, Q0 0.85, PPB 70-75%, PRC D, Lact +
Minocyclin 1A Kps. 50, 100mg **Minocyclin-ratioph.** Kps. 50, 100mg **Skid** Tbl. 50, 100mg	**Akne vulgaris** → 708: 2 x 50mg p.o.; **DALI** KI

A 14.6 Antiinfektiva
A 14.6.1 Antibiotika

Framycetin Rp	
Leukase N Salbe (100g enth. 2g); Puder (100g enth. 2g); Wundkegel 10mg (+ Lidocain 2mg)	**Pyodermien, Ulcus cruris, Dekubitus, infiz.** **Wunden, Impetigo, Verbrennungen, bakt.** **bedingte Ekzeme:** 1 x tgl. auftragen; 1-2 Wundkegel einmalig einlegen; **DANI** KI

Fusidinsäure Rp	
Fucidine Creme, Salbe (100g enth. 2g); Wundgaze **Fusicutan** Creme, Salbe (100g enth. 2g)	**Infizierte Hauterkrankungen:** 2-3 x tgl. auftragen; Gaze: 2-3d belassen

Gentamicin Rp	PRC C, Lact ?
Infectogenta Creme, Salbe (100g enth. 100mg) **Refobacin** Creme (100g enth. 100mg)	**Ulcus cruris, Dekubitus:** 2-3 x tgl. auftragen

A 14.6.2 Virustatika

Aciclovir OTC/Rp	PRC B, Lact ?
Acic, Aciclovir-ratioph., Aciclostad, **Zovirax** Creme (100g enth. 5g)	**Herpes labialis** → 727, **Herpes genitalis** → 654: 5 x tgl. auftragen

Docosanol OTC	
Docosanol Engelhard Creme (1g enth. 100mg) **Muxan** Creme (1g enth. 100mg)	**Herpes labialis** → 727: 5 x tgl. auftragen

Foscarnet Rp	
Triapten Creme (100g enth. 2g)	**Herpes labialis** → 727, **H. genitalis** → 654, **Herpes integumentalis:** 6 x tgl. auftragen

Penciclovir OTC	PRC B, Lact -
Pencivir Creme (100g enth. 1g)	**Rezid. Herpes lab.** → 727: 6-8 x tgl. auftragen

14 Dermatologie – Arzneimittel

A 14.6.3 Antimykotika

Amorolfin OTC

Amofin 5%, Amorolfin-ratioph. 5% *Nagellack (1ml = 50mg)* **Loceryl** *Creme (100g enth. 250mg);* *Nagellack (1ml = 50mg)*	**Hautmykosen durch Dermatophyten, kutane Candidose** → 720: 1 x tgl. auftragen; **Nagelmykose** → 719: Nagellack 1-2 x/W auftragen

Bifonazol OTC

Bifon *Creme, Gel (100g enth. 1g);* *Lsg. (1ml = 10mg); Spray (1 Hub = 1.4mg)* **Canesten Extra** *Creme, Spray (100g enth. 1g)*	**Hautmykosen durch Dermatophyten, Hefen, Schimmelpilze, Mallassezia furfur, Infektion durch Corynebacterium minutissimum:** 1 x/d auftragen bzw. 1 x 3 Gtt. bzw. 1 x 2 Hübe

Ciclopirox OTC/Rp

Batrafen *Creme, Vaginalcreme, Lsg., Shampoo (100g enth. 1g)* **Ciclopirox-ratioph.** *Creme, Lsg. (100g enth. 1g)* **Ciclopirox Winthrop** *Nagellsg. (100g enth. 8g)* **Inimur Myko** *Vaginalcreme (100g enth. 1g); Vaginalsupp. 100mg* **Nagel Batrafen** *Nagellsg. (100g enth. 8g)* **Sebiprox** *Lsg. (100g enth. 1.5g)* **Selergo** *Creme, Lsg. (100g enth. 1g)* **Stieprox** *Shampoo (100ml enth. 1.5g)*	**Alle Dermatomykosen** → 718: 2 x tgl. auftragen; **Nagelmykose** → 719: Nagellösung W1-4: alle 2d auftragen, W5-8: 2 x/W, ab W9: 1 x/W; **vaginale Candidose** → 772: 1 x tgl. 100mg vaginal; **seborrhoische Dermatitis der Kopfhaut:** 1-3 x/W auf die Kopfhaut auftragen, einmassieren und ausspülen

Clotrimazol OTC/Rp — HWZ 3.5-5h, PRC B, Lact ?

Antifungol *Creme, Lsg., Spray, Vaginalcreme (100g enth. 1, 2g); Vaginaltbl. 200, 500mg* **Canifug** *Creme, Lsg. (100g enth. 1g); Vaginalcreme (100g enth. 1, 2g); Vaginalsupp. 100, 200mg* **Canesten** *Creme, Lsg., Spray (100g enth. 1g)* **Canesten Gyn** *Vaginalcreme (100g enth. 1, 2, 10g); Vaginaltbl. 100, 200, 500mg* **Fungizid-ratioph.** *Creme, Vaginalcreme, Spray (100g enth. 1g); Vaginaltbl. 200mg*	**Hautmykosen durch Dermatophyten, Hefen, Schimmelpilze, Mallassezia furfur, Infektion durch Corynebacterium minutissimum:** 2-3 x tgl. auftragen; **vaginale Mykosen:** 1 x 1 Applikatorfüllung Creme 10% oder 1Tbl. 500mg vaginal; 1 x 1 Applikatorfüllung Creme 2% oder 1Tbl./Supp. 200mg vaginal für 3d; 1 x 1 Applikatorfüllung Creme 1% oder 1Tbl./Supp. 100mg vaginal für 6d

Econazol OTC/Rp — PRC C, Lact ?

Epi-Pevaryl *Creme, Lsg., Lotio (100g enth. 1g)*	**Alle Dermatomyk.** → 718: 2-3 x tgl. auftragen

Ketoconazol OTC — PRC C, Lact ?

Fungoral *Creme, Lsg. (100g enth. 2g)* **Nizoral** *Creme (100g enth. 2g)* **Terzolin** *Creme, Lsg. (100g enth. 2g)* **Ketozolin** *Shampoo (100g enth. 2g)*	**Seborrhoische Dermatitis** → 714: 2 x tgl. auftragen; Shampoo: 2x/W f. 2-4W; **Pityriasis versicolor:** 1 x tgl. auftragen; Shampoo: 1x/d für 5d

Antiinfektiva 381

Miconazol OTC/Rp	PRC C, Lact ?
Daktarin *Creme, Mundgel* (100g enth. 2g) **Gyno-Mykotral** *Vaginalcreme* (100g enth. 2g) **Micotar** *Creme, Lsg., Mundgel* (100g enth. 2g) **Mykotin** *Mundgel* (100g enth. 2g)	Dermatomykosen → 718, Miconazol-empfindliche grampositive Hautinfekte: 2 x tgl. auftragen; Mundsoor → 648: **Erw., Ki.:** 4 x 1/2 Messl. p.o.; **Sgl.:** 4 x 1/4 Messl.; vaginale Candidose: 1 x 1 Applikatorfüllung vaginal; 1 x 1 Ovulum 100mg vaginal

Naftifin OTC	PRC B, Lact ?
Exoderil *Creme, Gel* (100g enth. 1g)	Dermatomykosen durch Dermatophyten, Hefen, Schimmelpilze: 1 x tgl. auftragen

Nystatin OTC	PRC C, Lact ?
Adiclair *Creme, Salbe, Mundgel* (100g enth. 10 Mio IE) **Candio-Hermal** *Creme, Salbe* (100g enth. 10 Mio IE); *Mundgel* (100g enth. 25 Mio IE) **Lederlind** *Paste, Mundgel* (100g enth.10 Mio IE) **Nystaderm** *Creme, Paste Mundgel* (100g enth. 10 Mio IE)	Hautinfektionen durch Nystatin-empf. Hefepilze: 2-3 x tgl. auftragen; Mundsoor → 648: **Erw. u. Ki.:** 4 x 1g Gel p.o.; **Sgl.:** 4 x 0.5-1g

Sertaconazol OTC	
Mykosert *Creme, Lsg., Spray* (100g enth. 2g) **Zalain** *Creme* (100g enth. 2g)	Dermatomykosen durch Dermatophyten, Hefen: 2 x tgl. auftragen;

Terbinafin OTC	
Fungizid-ratioph. Extra *Creme* (100g enth. 1g) **Lamisil** *Creme, Gel, Lsg., Spray* (100g enth. 1g) **Terbinafin-CT, Terbinafinhydrochlorid AL/Stada** *Creme* (100g enth. 1g)	Dermatomykosen durch Dermatophyten und Hefepilze, Pityriasis versicolor → 720: 1 x tgl. auftragen

Tolnaftat OTC	
Tinatox *Creme, Lösung* (100g enth. 1g)	Dermatomykosen durch Dermatophyten, Pityriasis versicolor: 1-2 x tgl. auftragen

A 14.6.4 Antimykotika-Glukokortikoid-Kombinationen

Clotrimazol + Betamethason Rp	
Flotiran, Lotricomb, Lotriderm *Creme, Salbe* (100g enth. 1g+50mg)	Dermatomykosen mit Entzündung/Ekzem: 1 x tgl. auftragen f. 3-5d

Clotrimazol + Hydrocortison Rp	
Baycuten HC *Creme* (100g enth. 1+1g)	Dermatomykosen mit Entzündung/Ekzem: 1-2 x tgl. auftragen, nach 7d Weiterbehandlung ohne Kortikoid

Econazol + Triamcinolonacetonid Rp	
Epipevisone Creme (100g enth. 1+0.1g)	**Dermatomykosen mit Entzündung, Ekzeme mit Pilzinfektion:** 2 x tgl. auftragen, nach 7d Weiterbehandlung ohne Kortikoid

Miconazol + Fluprednidin Rp	
Decoderm Tri Creme (100g enth. 2+0.1g) **Vobaderm** Creme (100g enth. 2+0.1g)	**Dermatomykosen mit Entzündung, Ekzeme mit Pilzinfektion:** 2 x tgl. auftragen, nach 7d Weiterbehandlung ohne Kortikoid

A 14.6.5 Antiparasitäre Mittel

Wm/Wi (Malathion): Metabolit wird irreversibel an Acetylcholinesterase gebunden und inaktiviert sie ⇒ Kumulation von ACh ⇒ Überstimulation und Tod der Insekten (ovizide Wi);
UW (Benzylbenzoat): Kontaktdermatitis, Urtikaria;
UW (Dimeticon): keine sehr häufigen oder häufigen UW;
UW (Permethrin): Hautirritation, Brennen, Pruritus;
KI (Benzylbenzoat): Anwendungsbeschränkung bei Sgl./Kleinki.;
KI (Dimeticon): bek. Überempf.;
KI (Permethrin): bek. Überempf., Ki. < 2M

Benzylbenzoat OTC	PRC B
Antiscabiosum 10%, 25% Emuls. (100g enth. 10, 25g)	**Skabies** → 717: an 3d gesamten Körper (ohne Kopf) einreiben; **Ki.:** 10% Emulsion verwenden

Dimeticon OTC	
Nyda Lsg. 50ml **Nyda Express** Lsg. 50ml **Jacutin Pedicul Fluid** Lsg. 100, 200ml	**Befall mit Kopfläusen:** Nyda: Haare u. Kopfhaut benetzen, nach 45min auskämmen, nach 8h mit Shampoo waschen; Wdh. nach 8-10d; Nyda express, Jacutin Pedicul fluid: Haare und Kopfhaut benetzen, mind. 10min einwirken lassen, dann auskämmen, dann mit Shampoo 2 x waschen; Wdh. nach 8-10d

Ivermectin (systemisch) → 270

Permethrin OTC	PRC B
Infectopedicul Lsg. (100g enth. 430mg) **Infectoscab 5%** Creme (1g enth. 50mg) **Permethrin Biomo** Lsg. (1ml enth. 4.3mg), Creme (1g enth. 50mg)	**Befall mit Kopfläusen:** 30-45min einwirken lassen, dann ausspülen; **Ki. 2M-3J:** max. 25ml; **Scabies:** dünn auftragen, bis 30g; **Ki. > 12J:** s. Erw.; **Ki. 6-12J:** bis 15g; **Ki. 2M-5J:** bis 7g

Pyrethrine OTC	PRC B
Goldgeist Forte Lsg. (100g enth. 75mg)	**Befall mit Kopf-, Filz-, Kleiderläusen:** 30-45min einwirken lassen, dann ausspülen

A 14.7 Keratolytika

Harnstoff OTC

Basodexan *Creme, Fettcreme, Salbe (100g enth. 10g)* Elacutan *Creme, Fettcreme (100g enth. 10g)* Linola Urea *Creme (100g enth. 12g)* Nubral *Creme (100g enth. 10g)* Ureotop *Creme, Salbe (100g enth. 12g)*	**Trockene, rauhe Haut, Ichthyosis** → 717, **Intervall- und Nachbehandlung abgeklungener Dermatosen bei Kortikoid- und Phototherapie:** 1-2 x tgl. auftragen

Salicylsäure OTC

Guttaplast *Pflaster enth. 1.39g* Salicylvaseline *Salbe (100g enth. 2, 5, 10g)* Verrucid *Lsg. (100g enth. 10g)*	**Hyperkeratosen:** Pflaster: 2d belassen, Lsg.: 2 x tgl. auftragen

Salicylsäure + Fluorouracil + Dimethylsulfoxid Rp

Verrumal *Lsg. (100g enth. 10+0.5+8g)*	**Vulgäre Warzen** → 726, **plane juven. Warzen** → 726, **Dornwarzen:** 2-3 x tgl. auftragen

Salicylsäure + Milchsäure OTC

Duofilm *Lsg. (100g enth. 16.7+16.7g)*	**Warzen** → 726: 3-4 x tgl. auftragen

A 14.8 Haarwuchsmittel

Wm/Wi (Alfatradiol): Estradiol-Isomer, Antagonisierung der hemmenden Testosteronwirkung am Haarfollikel; **Wm/Wi** (Finasterid): Hemmung der 5-Alpha-Reduktase ⇒ Umwandlungshemmung von Testosteron in Dihydrotestosteron ⇒ Haardichte ↑; **Wm/Wi** (Minoxidil): unbek.; **UW** (Alfatradiol): Brennen, Rötung, Juckreiz der Haut; **UW** (Finasterid): Libido-/Erektionsstrg., Gynäkomastie, Lippenschwellung, Hautausschlag, Cave: Schwangere dürfen Tabletten bruch nicht berühren; **UW** (Minoxidil): Pruritus, Hautabschuppung, Dermatitis, Salz-/ Wasserretention, Tachykardie, Schwindel, Angina pectoris, Otitis externa, Hypertrichose, Haarausfall; **KI** (Alfatradiol): bek. Überempf.; **KI** (Finasterid): Frauen, **KI** (Minoxidil): Frauen, Männer < 18J o. > 49J, Glatzenbildung im Schläfenbereich, Anw. anderer topischer Arzneimittel an der Kopfhaut, plötzlich auftretender/unregelmäßiger Haarausfall

Alfatradiol OTC-L!

Ell Cranell, Pantostin *Lsg. (1ml = 0.25mg)*	**Androgenet. Alopezie** → 711: 1 x 3ml auftr.

Finasterid Rp-L!

	HWZ 6h, Q0 1.0, PPB 93%, PRC X, Lact -
Finahair, Finasterid Stada, Propecia *Tbl. 1mg*	**Androgenet. Alopezie** → 711: 1 x 1mg p.o.

Minoxidil Rp-L!

	PRC C, keine PPB, Lact ?
Alopexy *Lsg. (1ml = 50mg)* Minoxicutan Frauen *Lsg. (1ml = 20mg)* Minoxicutan Männer *Lsg. (1ml = 50mg)* Regaine Frauen *Lsg. (1ml = 20mg)* Regaine Männer *Lsg., Schaum (1ml = 50mg)*	**Androgenetische Alopezie** → 711: 2 x tgl. 1ml auf die Kopfhaut im Tonsurbereich auftragen

A 14.9 Photosensitizer

Wm/Wi: Metabolisation zu Protoporphyrin IX ⇒ intrazelluläre Kumulation in aktinischer Keratoseläsion ⇒ Aktivierung durch Rotlicht ⇒ Zerstörung der Zielzelle;
UW (5-Aminolävulinsäure): Kopfschmerzen, Reaktion an Applikationsstelle (Hautstraffung, Brennen, Erythem, Schmerzen, Pruritus, Ödem, Exfoliation, Induration, Schorfbildung, Vesikel, Parästhesie, Hyperalgesie, Wärmeempf., Erosion); **UW** (5-Amino-4-oxopentansäure): lok. Reakt. (Pruritus, Brennen, Erythem, Schmerzen, Krustenbildung, Hautabschälung, Irritationen, Blutung, Abschuppung, Sekretion, störendes Hautgefühl, Hypo-/Hyperpigmentierung, Erosion, Ödem, Schwellung, Blasen, Pusteln), Kopfschmerzen;
UW (Methyl-5-amino-4-oxopentanoat): Schmerz, Brennen, Krustenbildung, Erytheme, Parästhesie, Kopfschmerz, Infektion, Geschwürbildung, Ödem, Schwellung, Blasen, Bluten der Haut, Pruritus, Hautabschälung, Hauterwärmung, Reakt. an der Behandlungsstelle, Wärmeempfindung, **KI** (5-Aminolävulinsäure): bek. Überempf., Porphyrie, bek. Photodermatosen; **KI** (5-Amino-4-oxopentansäure): bek. Überempf., kein Ansprechen, Porphyrie; **KI** (Methyl-5-amino-4-oxopentanoat.): bek. Überempf., Porphyrie, morphaeaformes Basaliom

5-Aminolävulinsäure Rp	PRC B, Lact ?
Ameluz Gel (1g enth. 78mg)	**Aktinische Keratose im Gesicht/Kopfhaut (Grad I–II nach Olsen):** 1mm auf betroffene Areale + 5mm Randsaum, in Komb. mit PDT

5-Amino-4-oxopentansäure Rp	Lact ?
Alacare Pflaster 8mg	**Leichte aktinische Keratose im Gesicht/Kopfhaut:** Pflaster (max. 6 Stück) für 4h auf betroffene Läsionen, dann PDT

Methyl-5-amino-4-oxopentanoat Rp	
Luxerm Creme (1g enth. 160mg) **Metvix** Creme (1g enth. 160mg)	**Aktinische Keratose:** Luxerm: erst Sonnenschutz auf alle lichtexponierten Körperteile, nach Eintrocknen Creme dünn auf Läsionen auftragen, für 2h ins Freie gehen, danach Creme abwaschen; s.a FI; **aktinische Keratose, oberflächl. Basaliom:** Metvix: 1mm dick auf Läsion und 5-10mm auf umgebende Haut okklusiv auftragen, nach 3h PDT

A 14.10 Protektiva gegen UV-Strahlen

Wm/Wi (Afamelanotid): Analogon des alpha-Melanozyten-stimulierenden Hormons, bindet an Melanocortin-1-Rezeptor ⇒ Bildung des schwarz-braunen Pigments Eumelanin ⇒ verstärkte Hautpigmentierung, antioxidative Wi.; **UW** (Afamelanotid): Infektionen d. oberen Atemwege, Appetit ↓, Kopfschmerzen, Migräne, Lethargie, Schläfrigkeit, Schwindel, Hitzegefühl, Hitzewallung, Übelkeit, Bauchschmerzen, Diarrhoe, Erbrechen, Erythem, melanozytärer Nävus, Pigmentstörung, Verfärbung der Haut, Hyperpigmentierung der Haut, Sommersprossen, Pruritus, Rückenschmerzen, Reaktionen an der Implantatstelle, CK ↑;
KI (Afamelanotid): bek. Überempf.; schwere Lebererkrankung, LI, NI

Afamelanotid Rp

Scenesse *Implantat 16mg*	Pro. von Phototoxizität bei erythropoetischer Protoporphyrie: 1 Implantat s.c./2M von Frühjahr bis Frühherbst; 3 Implantate/Jahr, max. 4/Jahr; **DANI:** KI; **DALI:** KI

A 14.11 Topische Antihistaminika

Wm/Wi: lokal wirksame Antihistaminika

Bamipin OTC

Soventol *Gel (1g enth. 20mg)*	**Juckreiz, Insektenstiche, Sonnenbrand, Quallenerytheme, Kälteschäden, leichte Verbrennungen:** mehrmals tgl. auftragen

Dimetinden OTC

Fenistil *Gel (1g enth. 1mg)*	**Juckende/allerg. Hauterkr., Sonnenbrand, Insektenstiche:** mehrmals tgl. auftragen

Tripelennamin OTC

Azaron *Stick (5.75g enth. 115mg)*	**Insektenstiche, nach Kontakt mit Quallen, Brennnesseln:** 1 x tgl. auftragen

A 14.12 Weitere Externa

Wm/Wi (Brimonidin): selektiver alpha-2-Rezeptoragonist ⇒ direkte kutane Vasokonstriktion; **Wm/Wi** (Diclofenac): Wm bei aktinischer Keratose nicht bekannt, evtl. assoziiert mit COX-Hemmung ⇒ Synthese von Prostaglandin E2 ↓; **Wm/Wi** (Eflornithin): Hemmung der Ornithin-Decarboxylase ⇒ Putrescinsynthese ↓ ⇒ Zellwachstum in Haarfollikel ↓; **Wm/Wi** (Grünteeblätterextrakt): Wachstumshemmung aktivierter Keratinozyten; antioxidative Effekte am Applikationsort; **Wm/Wi** (Imiquimod): Immunmodul. durch Induktion v. Zytokinen; **Wm/Wi** (Podophyllotoxin): antimitotisch durch Wi am Tubulin ⇒ Blockade der Zellteilung, Nekrose des Warzengewebes;
UW (Brimonidin): Hitzewallungen, Erythem, Juckreiz, Brennen der Haut;
UW (Diclofenac): lokale Reakt., system. Wi, Hyper-/Parästhesie, Muskelhypertonie, Konjunktivitis;
KI (Brimonidin): bek. Überempf. Ki. < 2J, gleichz. Anw. von MAO-Hemmern (Selegilin, Moclobemid) bzw. trizyklische oder tetrazyklische Antidepressiva (Maprotilin, Mianserin, Mirtazapin), die die noradregenerge Übertragung beeinflussen;

Brimonidin Rp

Mirvaso *Gel (1g enth. 3mg)*	**Gesichtserythem bei Rosazea:** 1 x/d auftragen, max. 1g Gel/d

Clostridium-histolyticum-Kollagenase + Proteasen Rp

Iruxol N *Salbe (1g = 1.2E+0.24E)*	**Enzymatische Reinigung kutaner Ulzera von nekrotischem Gewebe:** 1-2 x tgl. auftragen

14 Dermatologie – Arzneimittel

Diclofenac Rp	
Solaraze 3% Gel (1g enth. 30mg)	**Aktinische Keratose:** 2 x tgl. auf betroffene Hautstellen für 60-90d; max. 8g/d
Eflornithin Rp	
Vaniqa Creme (1g enth. 115mg)	**Hirsutismus im Gesicht bei Frauen:** 2 x tgl. auftragen
Grünteeblätterextrakt (Catechine) Rp	
Veregen Salbe (1g enth. 100mg)	**Condylomata acuminata** → 653: 3 x tgl. auftragen bis zur kompletten Abheilung, max. für 16W
Imiquimod Rp	PRC B, Lact ?
Aldara Creme (100g enth. 5g) Zyclara Creme (1g enth. 37.5mg)	**Condylomata acuminata** → 653: Aldara: 3 x/W auftragen; **Aktinische Keratose:** Zyclara: 2 Zyklen: 1 x/d 250-500mg Creme für 14d abends auftragen, zwischenzeitlich 2W Pause
Natrium-Pentosanpolysulfat (Na-PPS) OTC	HWZ 24h, Qo 0.7, PRC B, Lact -
Thrombocid Gel (100g enth. 1.5g); Salbe (100g enth. 0.1g)	**Adjuvante topische Ther. der Thrombophlebitis superficialis** → 479: mehrmals tgl. auftragen
Podophyllotoxin Rp	
Condylox Lsg. (1ml enth. 5mg) Wartec Creme (1g enth. 1.5mg)	**Condylomata acuminata** → 653: 2 x/d an 3 aufeinanderfolgenden Tagen auf max. 10 Condylome einer Größe von 1-10mm und insgesamt etwa 1,5 cm^2 Fläche auftragen, max. ED 0.25ml; Anw. bis zur Abheilung wöchentlich wdh., max. für 4W

A 15 Ophthalmologie – Arzneimittel

A 15.1 Oberflächenanästhetika

UW: allergische Reaktionen, Hornhautschäden bei längerer Anwendung

Oxybuprocain Rp

Conjuncain-EDO *AT (1ml = 4mg)* Novesine 0.4% *AT (1ml = 4mg)*	Tonometrie: 1-2Gtt. 30s vorher; Anästhesie bei kleinen chirurg. Eingriffen: 3-6 x 1Gtt. im Abstand von 30-60s

Proxymetacain Rp

Proparakain-POS 0.5% *AT (1ml = 5mg)*	Tonometrie: 1-2Gtt. 30s vorher; Anästhesie bei kleinen chirurg. Eingriffen: 3-6 x 1Gtt. im Abstand von 30-60s

A 15.2 Antiinfektiva

A 15.2.1 Aminoglykoside

Gentamicin Rp — PRC C, Lact ?

Refobacin *AT (1ml = 3mg)* Gentamicin-POS *AT, AS (1ml = 3mg)* Gent-Ophtal *AS (1g enth. 3mg)* Infectogenta *AT (1ml = 3mg); AS (1g enth. 3mg)*	Bakterielle Infektion/Infektionspro. bei Verletzung des vorderen Augenabschnitts, intraokuläre Eingriffe: 4-6 x 1Gtt. bzw. 2-3 x 0.5cm Salbenstrang

Kanamycin Rp

Kanamycin-POS *AT (1ml = 5mg); AS (1g enth. 5mg)*	Bakt. Infektion/Verletzung des äußeren Auges, nach op. Eingriffen: 3-6 x/d 1Gtt. alle 2-3h bzw. 1cm Salbenstrang alle 3-4h

Tobramycin Rp — PRC B, Lact -

Tobramaxin *AS (1g enth. 3mg)*	Bakt. Infektion des äußeren Auges/vorderen Augenabschnitts: leichte bis mittelschwere Infektion: 2-3 x 1.5cm Salbenstrang; schwere Infekt.: 1.5cm Salbenstrang alle 3-4h

A 15.2.2 Breitspektrumantibiotika

Azithromycin Rp — PRC C, Lact -

Azyter *AT (1g enth. 15mg)* Infectoazit *AT (1g enth. 15mg)*	Bakterielle Konjunktivitis → 734, trachomatöse Konjunktivitis: 2 x 1Gtt. für 3d

Chloramphenicol Rp — PRC C, Lact -

Posifenicol C *AS (1g enth. 10mg)*	Bakterielle Infektion des vorderen Augenabschnitts/der Konjunktiven/des Tränenkanals: 0.5cm Salbenstrang alle 2h; Rezidivpro.: 3-4 x 0.5cm Salbenstrang für 2-3d

A 15 Ophthalmologie – Arzneimittel

Ciprofloxacin Rp	PRC C, Lact -
Ciloxan *AT (1ml = 3mg)*	Hornhautulzera: d1: h0-6 1Gtt./15min, h7-24 1Gtt./30min, d2: 1Gtt./h, d3-14: 1Gtt./4h; bakterielle Konjunktivitis → 734, Blepharitis: 4 x 1Gtt. für 7d

Fusidinsäure Rp	
Fucithalmic *AT (1g enth. 10mg)*	Bakterielle Konjunktivitis → 734: 2 x 1Gtt.

Levofloxacin Rp	
Oftaquix *AT (1ml = 5mg)*	Bakterielle Infektion des vorderen Augenabschnitts: d1+2: bis 8 x 1-2Gtt., d3-5: 4 x 1-2Gtt.

Ofloxacin Rp	PRC C, Lact -
Floxal *AT (1ml = 3mg); AS (1g enth. 3mg)* Ofloxacin-Ophtal *AT (1ml = 3mg)* Oflaxacin-ratioph. *AT (1ml = 3mg)* Ofloxacin Stulln *AT (1ml = 3mg)*	Bakterielle Infektion des vorderen Augenabschnitts: 4 x 1Gtt. bzw. 3-5 x 1cm Salbenstrang

Oxytetracyclin Rp	
Oxytetracyclin *AS (1g = 10mg)*	Bakterielle Infektion des vorderen Augenabschnitts: 3-6 x 1cm Salbenstrang

Polymyxin B + Neomycinsulfat + Gramicidin	PRC C, Lact -
Polyspectran *AT (1ml = 7.500+3.500I.E.+0.02mg)*	Bakterielle Infektion des äußeren Auges und seiner Adnexe, Infektionspro. vor und nach Augen-OP: 3-5 x 1Gtt.; in akuten Fällen alle 2h

A 15.2.3 Virustatika

Aciclovir Rp	PRC B, Lact ?
Acic-Ophtal, Acivision, Virupos, Xoros, Zovirax *AS (1g enth. 30mg)*	Keratitis durch Herpes-simplex-Virus → 735: 5 x 1cm Salbenstrang

Ganciclovir Rp	
Virgan *Augengel (1g enth. 1.5mg)*	Keratitis durch H.-simplex-Virus → 735: 5 x 1Gtt. bis zur vollständigen Reepithelisierung der Cornea, dann 3 x 1Gtt. für 7d, Behandlungsdauer max 21d

A 15.2.4 Antiseptika

Bibrocathol OTC	
Posiformin *AS (1g enth. 20mg)*	Reizzustände des äußeren Auges, Blepharitis → 731, Hordeolum → 731, nichtinfizierte frische Hornhautwunden: Ki. > 12J/Erw.: 3-5 x 0.5cm Salbenstrang

A 15.3 Antiphlogistika
A 15.3.1 Kortikoide

UW: Glaukom, Katarakt, Hornhautulcus, Sekundärinfektion;
KI: bakterielle, virale und pilzbedingte Augenerkrankungen, Verletzungen, Hornhautulzera

Dexamethason Rp
PRC C, Lact -

Dexapos, Dexa-sine, Spersadex *AT (1ml = 1mg)* Dexamethason Augensalbe, Isopto-Dex *AS (1g enth. 1mg)* Ozurdex *Implantat 700µg*	Nichtinfizierte akute u. chron. entzündl. Erkrankungen des vord. Augenabschnitts, Verätzungen → 736, Verbrennungen → 736, **postop.:** 2-3 x 1-2Gtt., in akuten Fällen bis 6 x 1-2Gtt. an d1 bzw. 3-4 x 1cm Salbenstrang; **Makulaödem als Folge eines retinalen Venenast-/Zentralvenenverschlusses:** 1 Impl. intravitreal; **DANI/DALI** nicht erf.

Fluocinolonacetonid Rp

Iluvien *Implantat 190µg*	Chron. diabetisches Makulaödem mit unzureichendem Ansprechen auf andere Therapien → 746: Implantat im betroffenen Auge applizieren, ggf. weiteres Implantat nach 12M

Fluorometholon Rp
PRC C, Lact ?

Efflumidex *AT (1ml = 1mg)* Fluoropos *AT (1ml = 1mg)*	Nichtbakt. od. allerg. Entzündg. des vord. Augenabschnitts → 736, **postop.:** 2-4 x 1-2Gtt.

Hydrocortison Rp
PRC C (top), Lact ?

Ficortril *AS (1g enth. 5mg)* Hydrocortison POS *AS (1g enth. 10, 25mg)* Softacort *AT (1ml = 1mg)*	Allerg. Veränderungen an Lid/Konjunktiven, nichtinfektiöse Konjunktivitis → 733, Keratitis → 735, Skleritis → 737, nichtbakt. Uveitis (Iritis, Zyklitis, Chorioiditis), Retinitis: 2-3 x 1cm Salbenstrang; Leichte, nicht infektiöse allerg. oder entzündliche Konjunktivitis: 2-4 x 2 Gtt.

Loteprednol Rp

Lotemax *AT (1ml = 5mg)*	Postop. Entzündung am Auge: 4 x 1-2Gtt.

Prednisolon Rp
PRC C, Lact -

Inflanefran forte *AT (1ml = 10mg)* Predni POS *AT (1ml = 5, 10mg)* Ultracortenol *AT (1ml=5mg); AS (1g enth. 5mg)*	Nichtinfektiöse entzündliche Erkrankung des Auges, postoperative Entzündung: 2-4 x 1Gtt. bzw. 2-4 x 0.5cm Salbenstrang

A 15.3.2 Antibiotika-Kortikoid-Kombinationen

Gentamicin + Dexamethason Rp

Dexa-Gentamicin, Dexamytrex AT (1ml = 3+1mg); AS (1g enth. 3+0.3mg)	Infektion des vorderen Augenabschnitts/Lidrands → 731, allergische, superinfizierte Entzündung der Konjunktiven/des Lidrands: 4-6 x 1Gtt. bzw. 2-3 x 0.5cm Salbenstrang

Neomycinsulfat + Polymyxin B + Dexamethason Rp PRC C, Lact ?

Isopto-Max AT (1ml = 3500IE+6000IE+1mg), AS (1g = 3500IE+6000IE+1mg) Maxitrol AT (1ml = 3500IE+6000IE+1mg)	Entzündung des vorderen Augenabschnitts, Infektionspro., periphere Keratitis, Blepharitis → 731, Verätzungen: 3-6 x 1-2Gtt. bzw. W1-2: 3-4 x 1cm Salbenstrang, dann Dosisreduktion

A 15.3.3 Nichtsteroidale Antiphlogistika

Wm/Wi (Nepafenac): antiphlogistisch und analgetisch wirkendes Prodrug ⇒ Umwandlung in Amfenac ⇒ Inhibition der Prostaglandin-H-Synthese;
UW (Nepafenac): Keratitis punctata;
KI (Nepafenac): bek. Überempfindlichkeit gegen bzw. NSAR, Reaktion auf ASS oder NSAR mit Asthma, Urtikaria oder akuter Rhinitis

Diclofenac Rp PRC B, Lact ?

Diclo Vision AT (1ml = 1mg) Voltaren ophtha AT (1ml = 1mg) Difen Stulln Ud AT (1ml = 1mg)	Postoperative Entzündung, chronische/nichtinfektiöse Entzündung, Aufrechterhaltung der Mydriasis präop.: 3-5 x 1Gtt.

Flurbiprofen Rp PRC B, Lact ?

Ocuflur O.K. AT (1ml = 0.3mg)	Postop. Entzündung des vorderen Augenabschnitts, Entz. nach Lasertrabekuloplastik: 4 x 1Gtt.; Vermeidung einer Miosis intraoperativ: 2h vor OP alle 30min 1Gtt.

Ketorolac Rp PRC C, Lact ?

Acular AT (1ml = 5mg) Ketovision AT (1ml = 5mg)	Pro./Ther. postop. Entzündung nach Kataraktextraktion: 3 x 1Gtt. für 3-4W, erstmalig 24h präop.

Nepafenac Rp PRC C, Lact +

Nevanac AT (1ml = 1, 3mg)	Pro./Ther. postop. Entzündg. nach Kataraktoperationen, Pro. postoperativer Makulaödeme nach Katarakt-OP bei Diabetikern: 1 x 1Gtt. 30-120 min. präop., dann 3 x 1Gtt. für 21d bzw. 60d, erstmalig 24h präop.

A 15.3.4 Immunsuppressiva

Wm/Wi (Ciclosporin): Hemmung von Produktion bzw. Freisetzung proinflammatorischer Zytokine einschließlich IL-2 und T-Zell-Wachstumsfaktor;
UW (Ciclosporin): Erythem des Augenlids, verstärkte Produktion von Tränenflüssigkeit, okuläre Hyperämie, verschwommenes Sehen, Augenlidödem, konjunktivale Hyperämie, Augenreizung, Augenschmerzen, Schmerzen an der Verabreichungsstelle;
KI (Ciclosporin): bek. Überempf.; akute oder vermutete okuläre oder periokulare Infektion

Ciclosporin Rp

Ikervis *AT (1ml = 1mg)*	Schwere Keratitis bei trockenem Auge ohne Erfolg einer Tränenersatzmittel-Ther: 1 x 1Gtt.

A 15.4 Glaukommittel

A 15.4.1 Betablocker

UW: Auge: Bindehautreizung, trockenes Auge, Verschlechterung der Papillenperfusion; systemisch: Bronchospasmus, HF ↓, Hypotonie, Verstärkung einer Herzinsuffizienz;
KI: Herzinsuffizienz (NYHA III und IV), HF ↓, Asthma bronchiale

Betaxolol Rp — PRC C, Lact ?

Betoptima *AT (1ml = 5.6mg)*	Chronisches Weitwinkelglaukom, okuläre Hypertension, Sekundärglaukom: 2 x 1Gtt.

Levobunolol Rp — PRC C, Lact -

Vistagan Liquifilm *AT (1ml = 5mg)*	Okuläre Hypertension, chronisches Weitwinkelglaukom: 2 x 1Gtt.

Timolol Rp — PRC C, Lact -

Arutimol, Chibro-Timoptol, Dispatim, Timo-Comod, Timo-Stulln, TimoHEXAL, Timolol 1A Pharma, Tim-Ophtal, Timo Vision *AT (1ml = 1, 2.5, 5mg)*	Okuläre Hypertension, chronisches Offenwinkelglaukom → 743, Aphakieglaukom, kindliches Glaukom: 2 x 1Gtt.

A 15.4.2 Parasympathomimetika

UW (Pilocarpin): Linsenflattern, permanente vordere und hintere Synechien, Pupillarblock (bei engem Kammerwinkel und bestehender Linsentrübung), verminderte Sehschärfe bei Linsentrübung, gestörte Akkommodation mit vorübergehender Kurzsichtigkeit, Akkommodationsspasmen die bis zu 2–3h anhalten können, Pupillenverengung mit Störung des Sehens bei Dämmerung und Dunkelheit besonders bei Pat. < 40J, Muskelkrämpfe des Lides;
KI (Pilocarpin): bek. Überempfindlichkeit, Iritis acuta und andere Erkrankungen, bei denen eine Pupillenverengung kontraindiziert ist

A 15 Ophthalmologie – Arzneimittel

Pilocarpin Rp	PRC C, Lact ?
Pilomann AT (1ml = 5, 10, 20mg) **Spersacarpin** AT (1ml = 5, 20mg)	**Chron. Offenwinkelglaukom** → 743, **chron. Engwinkelglaukom, Miosis nach Mydriatikagabe:** 2-4 × 1Gtt.; ölige Substanzen bzw. Gel z.N.; **akuter Glaukomanfall:** in den ersten 30min alle 5min 1Gtt. (0.5-1%), dann alle 15min 1Gtt. bis zum Erreichen des erforderlichen Druckniveaus

A 15.4.3 Sympathomimetika

Apraclonidin Rp	PRC C, Lact ?
Iopidine AT (1 ml = 5mg)	**Zusatzther. bei chron. Glaukom:** 3 × 1Gtt.

Brimonidintartrat Rp	PRC B, Lact -
Alphagan, Brimogen, Brimo Ophtal, Brimonidin HEXAL AT (1ml = 2mg)	**Okuläre Hypertension, Offenwinkelglaukom:** 2 × 1Gtt.

Clonidin Rp	PRC C, Lact ?
Clonid-Ophtal AT (1ml = 0.625, 1.25mg)	**Alle Formen des Glaukoms:** 2-3 × 1Gtt.

A 15.4.4 Carboanhydrasehemmer

Brinzolamid Rp	PRC C, Lact -
Azopt AT (1ml = 10mg) **Brinzolamid AL** AT (1ml = 10mg) **Brinzolamid-ratioph.** AT (1ml = 10mg)	**Okuläre Hypertension, Offenwinkelglaukom** → 743: 2 × 1Gtt.

Dorzolamid Rp	PRC C, Lact ?
Dorlazept AT (1ml = 20mg) **Dorzo Vision** AT 1ml = 20mg **Dorzolamid 1A** AT (1ml = 20mg) **Trusopt** AT (1ml = 20mg)	**Okuläre Hypertension, Offenwinkelglaukom** → 743, **Pseudoexfoliationsglaukom:** 2-3 × 1Gtt.

A 15.4.5 Prostaglandin-Derivate

Bimatoprost Rp	PRC C, Lact ?
Bimato Vision AT (1ml = 0.3mg) **Bimatoprost HEXAL** AT (1ml = 0.3mg) **Lumigan** AT (1ml = 0.1, 0.3mg)	**Okuläre Hypertension, chronisches Offenwinkelglaukom** → 743: 1 × 1Gtt.

Latanoprost Rp	PRC C, Lact ?
Arulatan, Latanelb, Latanoprost HEXAL, Monoprost, Xalatan AT (1ml = 50μg)	**Okuläre Hypertension, chronisches Offenwinkelglaukom** → 743: 1 × 1Gtt.

Tafluprost Rp	
Taflotan AT (1ml = 15μg)	**Okuläre Hypertension, chronisches Offenwinkelglaukom** → 743: 1 × 1Gtt.

Glaukommittel

Travoprost Rp	PRC C, Lact ?
Travatan AT *(1ml = 40µg)* **Travo Vision** AT *(1ml = 40µg)* **Travoprost 1A** AT *(1ml = 40µg)* **Travoprost AL** AT *(1ml = 40µg)*	Okuläre Hypertension, chron. Offenwinkelglaukom → 743: Erw., Ki. ab 2M: 1 x 1Gtt.

A 15.4.6 Kombinationen

Bimatoprost + Timolol Rp	
Ganfort AT *(1ml = 0.3+5mg)*	Okuläre Hypertension, Offenwinkelglaukom → 743: 1 x 1Gtt.

Brimonidin + Timolol Rp	
Combigan AT *(1ml = 2+5mg)*	Okuläre Hypertension, chronisches Weitwinkelglaukom: 2 x 1Gtt.

Brinzolamid + Timolol Rp	
Azarga AT *(1ml = 10+5mg)*	Okuläre Hypertension, Offenwinkelglaukom → 743: 2 x 1Gtt.

Brinzolamid + Brimonidin Rp	
Simbrinza AT *(1ml = 10+2mg)*	Okuläre Hypertension, Offenwinkelglaukom → 743: 2 x 1Gtt.

Dorzolamid + Timolol Rp	
Arutidor AT *(1ml = 20+5mg)* **Cosopt** AT *(1ml = 20+5mg)* **Dorzocomp Vision** AT *(1ml = 20+5mg)* **Dorzolamid HEXAL comp.** AT *(1ml = 20+5mg)* **Duokopt** AT *(1ml = 20+5mg)*	Offenwinkelglaukom → 743, Pseudoexfoliationsglaukom: 2 x 1Gtt.

Latanoprost + Timolol Rp	
Arucom AT *(1ml = 0.05+5mg)* **Fixaprost** AT *(1ml = 0.05+5mg)* **Latanoprost HEXAL comp.** AT *(1ml = 0.05+5mg)* **Latanotim Vision** AT *(1ml = 0.05+5mg)* **Xalacom** AT *(1ml = 0.05+5mg)*	Okuläre Hypertension, Offenwinkelglaukom → 743: 1 x 1Gtt.

Pilocarpin + Timolol Rp	
Fotil AT *(1ml = 20+5mg)* **TP-Ophtal** AT *(1ml = 10+5mg)*	Okuläre Hypertension, Kapselhäutchen-, primäres Weitwinkelglaukom: 2 x 1Gtt.

Travoprost + Timolol Rp	
Duotrav AT *(1ml = 0.04+5mg)* **Travotimvision** AT *(1ml = 0.04+5mg)* **Travo/Timol AL** AT *(1ml = 0.04+5mg)*	Offenwinkelglaukom → 743, okuläre Hypertension: 1 x 1Gtt.

A 15 Ophthalmologie – Arzneimittel

A 15.4.7 Interna

Acetazolamid Rp	HWZ 4-8h, Qo 0.2, PPB 90%, PRC C, Lact - ✋
Acemit *Tbl. 250mg* Glaupax *Tbl. 250mg*	Primäres/sekundäres Glaukom, nach Katarakt-, Glaukom-OP: 125-500mg p.o.; akutes Winkelblockglaukom → 744: ini 1 x 500mg p.o., dann 125-500mg p.o. alle 4h
Mannitol OTC	HWZ 71-100min, PRC C, Lact ? ✋
Mannitol 10%, 15%, 20% *Inf.Lsg. 25g/ 250ml, 50g/500ml, 37.5g/250ml, 50g/250ml*	Glaukom → 744: 1.5-2g/kg über 30min i.v.

A 15.5 Mydriatika und Zykloplegika

Atropin Rp	PRC C, Lact ?
Atropin-POS *AT (1ml = 5mg)*	Ausschaltung der Akkommodation, Refraktionsbestimmung: 3 x 1Gtt.; akute/chron. intraokuläre Entzündung: 1-2 x 1Gtt.; Penalisation: 1 x 1Gtt.; Sprengung von Synechien: 3 x 1Gtt.
Cyclopentolat Rp	PRC C, Lact ?
Cyclopentolat *AT (1ml = 5, 10mg)* Zyklolat *AT (1ml = 5mg)*	Mydriasis zur Fundoskopie, Zykloplegie zur Refraktionsbestimmung: 1 x 1Gtt., nach 5-10min wdh.; Iritis, Iridozyklitis: 1 x 1Gtt. alle 5-6h
Phenylephrin Rp	PRC C, Lact +
Neosynephrin POS *AT (1ml = 50, 100mg)*	Mydriasis zur Fundoskopie, Pro./Therapie hinterer Synechien: 1-4 x 1Gtt.
Tropicamid Rp	PRC C, Lact ?
Mydriaticum *AT (1ml = 5mg)* Mydrum *AT (1ml = 5mg)*	Diagnostische Mydriasis: 1 x 1Gtt.
Tropicamid + Phenylephrin Rp	PRC C, Lact -
Mydriasert *Insert 0,28/5,4mg*	Präoperative/diagnostische Mydriasis: 1 Insert pro Auge, max. 2h vor Eingriff

A 15.6 Antiallergika

Azelastin OTC

Allergodil akut, Azela Vision, Vividrin akut Azela AT (1ml = 0.5mg)	Saisonale/perenniale allergische Konjunktivitis → 734: 2-4 x 1Gtt.

Cromoglicinsäure OTC PRC B

Allergo Comod, Allergocrom, CromoHEXAL, Cromo-ratioph., Dispacromil, Vividrin AT (1ml = 20mg)	Allergisch bedingte akute/chronische Konjunktivitis → 734: 4-8 x 1Gtt.

Emedastin Rp

Emadine AT (1ml = 0.5mg)	Saisonale, allerg. Konjunktivitis → 734: 2-4 x 1Gtt.

Epinastin Rp

Relestat AT (1ml = 0.5mg)	Saisonale, allerg. Konjunktivitis → 734: 2 x 1Gtt.

Ketotifen Rp

Allergo Vision, Ketotifen Stulln, Zaditen ophtha, Zalerg ophtha AT (1ml = 0.25mg)	Saisonale, allerg. Konjunktivitis → 734: 2 x 1Gtt.

Levocabastin OTC PRC C, Lact ?

Livocab AT (1ml = 0.5mg)	Allergische Konjunktivitis, Conjunctivitis vernalis → 734: 2-4 x 1Gtt.

Olopatadin Rp

Opatanol AT (1ml = 1mg)	Saisonale, allerg. Konjunktivitis → 734: 2 x 1Gtt.

A 15.7 Vasokonstriktiva

UW: Bindehautreizung, Bindehautverdickung, Glaukomanfall, Mydriasis, Akkommodationsstrg., Tachykardie, RR ↑, AP; **KI:** Engwinkelglaukom, Kinder < 2J

Naphazolin OTC PRC C, Lact ?

Proculin AT (1ml = 0.3mg) Televis Stulln AT (1ml = 0.1mg)	Nichtinfektiöse/allerg. Konjunkt. → 734: Erw., Ki. > 6J: 3-4 x 1Gtt.; 2-6J: 2 x 1Gtt.

Tetryzolin OTC

Berberil N, Ophtalmin N, Visine Yxin AT (1ml = 0.5mg)	Augenreizungen, allergische Entzündungen des Auges → 733: 2-3 x 1Gtt.

A 15.8 Hornhautpflegemittel

Filmbildner (Povidon Polyvinylalkohol, Hyaluronsäure, Hypromellose, Carbomer) OTC

Artelac, Celluvisc, Dispatenol, Lacrimal, Lac-Ophtalsystem, Liquifilm, Liquigel, Protagent, Siccaprotect, Systane, Thilo-Tears	Keratokonjunktivitis sicca → 733, Nachbenetzung bei Tragen von Kontaktlinsen: 4-6 x 1Gtt.

Dexpanthenol OTC

Bepanthen AS (1g enth. 50mg) Corneregel AT, AS (1ml = 50mg) Pan Ophtal AT (1ml = 50mg); AS (1g enth. 50mg)	Läsionen der Schleimhautoberfläche des Auges: 2-4 x 1Gtt. bzw. 1cm Salbenstrang

Hyaluronsäure OTC

Artelac Splash AT (1ml = 2.4mg) Hylan AT (0.0975mg/0.65ml) Hylo Gel AT (1ml = 2mg)	Keratokonjunktivitis sicca → 733, Nachbenetzung bei Tragen von Kontaktlinsen: 4-8 x 1Gtt.

Perfluorohexyloctan Rp

Evotears AT	Keratokonjunktivitis sicca → 733, Nachbenetzung bei Tragen von Kontaktlinsen: nach Bedarf mehrmals tgl. 1-2Gtt.

Trehalose + Hyaluronsäure OTC

Thealoz Duo AT, Gel (1ml = 30 + 1.5mg)	Keratokonjunktivitis sicca → 733, Nachbenetzung bei Tragen von Kontaktlinsen: nach Bedarf mehrmals tgl. 1-2Gtt.

A 15.9 Antineovaskuläre Mittel, Enzyme

Wm/Wi (Aflibercept): löslicher Köderrezeptor, der den vaskulären endothelialen Wachstumsfaktor A (VEGF-A) und den Plazenta-Wachstumsfaktor (PlGF) mit hoher Affinität bindet ⇒ hemmt die Bindung und Aktivierung der artverwandten VEGF-Rezeptoren;
Wm/Wi (Brolucizumab, Ranibizumab): Antikörper, der an den hum. endothelialen Wachstumsfaktor (VEGF) bindet;
Wm/Wi (Idebenon): Antioxidans ⇒ Wiederherstellung der zellulären ATP-Gewinnung ⇒ Reaktivierung retinaler Ganglienzellen;
Wm/Wi (Ocriplasmin): proteolytisch auf Protein-bestandteile des Glaskörpers und der vitreoretinalen Grenzschicht ⇒ Auflösung der Proteinmatrix, die für abnorme vitreomakulare Adhäsion verantwortlich ist;
Wm/Wi (Ranibizumab): Antikörper, der an den hum. endothelialen Wachstumsfaktor (VEGF) bindet;
Wm/Wi (Verteporfin): Photosensibilisator, nach Lichtapplikation entsteht Singulett-Sauerstoff, der zu Zellschäden und vaskulären Verschlüssen führt;
Wm/Wi (Voretigen Neparvovec): Gentransfervektor, Transduktion von retinalen Pigmentepithelzellen mit cDNA, die für das normale humane RPE65Protein kodiert ⇒ Wiederherstellung des Sehzyklus;

Antineovaskuläre Mittel, Enzyme 397

UW (Aflibercept): Bindehautentzündung, Augenschmerzen, Netzhautablösung, Einriss/Abhebung des retinalen Pigmentepithels, Netzhautdegeneration, Katarakt, Hornhautabrasion, Augeninnendruck ↑, verschwommenes Sehen, Glaskörperschlieren/-abhebung, Hornhautödem, Schmerzen/Blutungen an Inj.Stelle, Fremdkörpergefühl, Tränensekretion ↑, Augenlidödem, Bindehauthyperämie, okuläre Hyperämie; **UW** (Brolucizumab): Überempf., Sehschärfe ↓, Retinaeinblutung, Uveitis, Iritis, Glaskörperabhebung, Netzhauteinriss, Katarkt, Bindehautblutung, mouches volantes, Augenschmerzen, Augeninnendruck ↑, Konjunktivitis, Einriss des retinalen Pigmentepithels, Verschwommensehen, korneale Abrasion, Keratitis punctata; **UW** (Idebenon): Nasopharyngitis, Diarrhoe, Husten, Rückenschmerzen; **UW** (Ocriplasmin): Mouches volantes, Augenschmerzen, Bindehautblutung, Sehstörungen, Netzhaut-/Glaskörperblutung, Netzhautabriss/-ablösung/-degeneration, Augeninnendruck ↑, Makulaloch/-degeneration/-ödem, Ödem der Retina, Pigmentepithelerkr., Metamorphopsie, Glaskörperadhäsionen/-ablösung, Bindehautödem, Augenlidödem, Viritis, Iritis, Vorderkammerflackern, Photopsie, Bindehauthyperämie, okuläre Hyperämie, Augenbeschwerden, Photophobie, Chromatopsie; **UW** (Ranibizumab): Übelkeit, Kopfschmerzen, Bindehautblutung, Augenschmerzen, Mouches volantes, retinale Einblutungen, Augeninnendruck ↑, Glaskörperabhebung, intraokulare Entzündung, Augenirritation, Katarakt, Fremdkörpergefühl, Blepharitis, subretinale Fibrose, okuläre Hyperämie, Visusverschlechterung, trockenes Auge, Vitritis, Konjunktivitis, retinale Exsudation, lokale Reaktionen an der Injektionsstelle, Tränenfluss ↑, Pruritus des Auges, Konjunktivitis, Makulopathie, Abhebung des retinalen Pigmentepithels; **UW** (Verteporfin): Übelkeit, Photosensibilitätsreaktionen, Rückenschmerzen, Pruritus, Asthenie, Schmerzen an der Injektionsstelle, Sehstörung, Visusverschlechterung, subretinale Hämorrhagie, Störung der Tränenbildung; **UW** (Voretigen Neparvovec): retinale Ablagerungen, Angstzustände, Kopfschmerzen, Schwindel, Hyperämie der Konjunctiva, Katarakt, Netzhauteinriss, Hornhautdellen, Makulaforamen, Augenentzündung, Augenreizung, Augenschmerz, Makulopathie, chorioidale Blutungen, konjunktivale Zyste, Augenbeschwerden, Augenschwellung, Fremdkörpergefühl, Makuladegeneration, Endophthalmitis, Netzhautablösung, Netzhauterkr., retinale Blutung, Übelkeit, Erbrechen, Bauchschmerzen, Lippenschmerzen, Exanthem, Gesichtsschwellung, Anstieg des Augeninnendrucks, T-Inversion im EKG, Komplikationen infolge endotrachealer Intubation, Wunddehiszenz;
KI (Aflibercept): Überempf., bestehende oder vermutete (peri-)okulare Infektion, schwere intraokulare Entzündung; **KI** (Brolucizumab): bek. Überempf., bestehende oder Verdacht auf (peri-)okulare Infektionen, intraokuläre Entzündung; **KI** (Idebenon): bek. Überempf.; **KI** (Ocriplasmin): bek. Überempf., (peri-)okulare Infektionen; **KI** (Ranibizumab): bek. Überempf., (peri-)okulare Infektionen, schwere intraokulare Entzündung, Grav.; **KI** (Verteporfin): Porphyrie, bek. Überempf., schwere Leberfktsstörung, Grav.; **KI** (Voretigen Neparvovec): bek. Überempf., okulare und periokulare Infektion, aktive intraokulare Entzündung

Aflibercept Rp	PRC C, Lact ?
Eylea *Inj.Lsg. 4mg/100µl*	**Neovask. altersabh. Makuladegen.** → 745: 2mg intravitreal alle 4W für 12W, dann 2mg alle 8W; **Makulaödem infolge retinalen Venenverschlusses:** 2mg intravitreal alle 4W; **diabet. Makulaödem** → 746: 2mg intravitreal alle 4W für 20W, dann 2mg alle 8W; **myope choroidale Neovaskularisation:** einmalig 2mg intravitreal; **DANI, DALI** nicht erf.

A 15 Ophthalmologie – Arzneimittel

Brolucizumab Rp

| Beovu *Inj.Lsg. 120mg/ml* | **Neovask. altersabh. Makuladegen.** → 745: 6mg intravitreal alle 4W für 12W, danach individuelle Intervalle; **DANI, DALI** nicht erf. |

Idebenon Rp — PPB 96%

| Raxone *Tbl. 150mg* | **Lebersche hereditäre Opitkusneuropathie:** 3 x 300mg p.o.; **DANI, DALI** vorsichtige Anw., keine Daten |

Ocriplasmin Rp

| Jetrea *Inj.Lsg. 0.5mg/0.2ml* | **Vitreomakuläre Traktion:** 0.125mg intravitreal, einmalige Anw.; **DANI, DALI** nicht erforderlich |

Ranibizumab Rp

| Lucentis *Inj.Lsg. 3mg/0.3ml* | **Neovaskuläre altersabhängige Makuladegen.** → 745: 0.5mg intravitreal alle 4W; **DANI, DALI** nicht erforderlich |

Verteporfin Rp — PPB 90%

| Visudyne *Inf.Lsg. 15mg* | **Neovaskuläre altersabhängige Makuladegeneration** → 745: $6mg/m^2$ über 10min i.v., dann Lichtaktivierung durch Laser auf die neovaskulären Läsionen; 1-4 x/J; **DALI** KI bei schwerer Leberfunktionsstrg. |

Voretigen Neparvovec Rp

| Luxturna *Inj.Lsg. 5 x 1012 Vektorgenome/ml* | **Erbliche Netzhautdystrophie mit biallelischen RPE65-Mutationen:** 1.5×10^{11} Vektorgenome in den subretinalen Raum injizieren; Kombination mit Prednison, s. FachInfo; **DANI, DALI** nicht erforderlich |

A 15.10 Neutralisierungslösungen bei Verätzungen

Natriumdihydrogenphosphat OTC

| Isogutt MP *Lsg. 250ml* | **Verätzungen am Auge** → 736: Bindehautsack sofort kräftig spülen, bis schädigender Stoff ausgespült ist |

A 16 HNO – Arzneimittel

A 16.1 Rhinologika

A 16.1.1 Sympathomimetika

Wm/Wi: alpha-adrenerg wirkende Sympathomimetika ⇒ Vasokonstriktion ⇒ Schleimhautabschwellung; **UW** (Naphazolin): Herzklopfen, Pulsbeschleunigung, Blutdruckanstieg, Brennen und Trockenheit der Nasenschleimhaut, nach Abklingen der Wirkung stärkeres Gefühl einer „verstopften Nase" durch reaktive Hyperämie; **UW** (Xylometazolin): reaktive Hyperämie; **KI** (Naphazolin): bek. Überempf., Rhinitis sicca, Grav. (1. Trimenon), Engwinkelglaukom, Z. n. transsphenoidaler Hypophysektomie oder anderen operativen Eingriffen, die die Dura Mater beschädigen; **KI** (Xylometazolin): bek. Überempf., Rhinitis sicca, Ki. < 6J

Naphazolin OTC — PRC C, Lact ?

Privin Lsg. *(1ml = 1mg)* **Rhinex Nasenspray** Spray *(1g enth. 0.5mg)*	**Entzündliche Schleimhautschwellung der Nase/NNH:** 1-6 x 1-2Gtt. bzw. Sprühstöße

Oxymetazolin OTC — HWZ 5-8h, PRC C, Lact ?

Nasivin NT *(1ml = 0.1, 0.25, 0.5mg);* *Spray (1ml = 0.25, 0.5mg)* **Wick Sinex** Spray *(1ml = 0.5mg)*	**Entzündliche Schleimhautschwellung der Nase/NNH:** 1-3 x 1-2Gtt. bzw. Sprühstöße

Tramazolin OTC

Rhinospray Spray *(1ml = 1mg)*	**Entzündliche Schleimhautschwellung der Nase/NNH:** 1-3 x 1-2Gtt. bzw. Sprühstöße

Xylometazolin OTC

Nasengel/-spray-ratioph. Gel *(1g enth.1mg);* *Spray (1Hub = 0.045, 0.09mg)* **Nasentropfen-ratioph.** NT *(1ml = 0.5, 1mg);* **Olynth** NT *(1ml = 0.25, 0.5, 1mg);* *Gel (1g enth. 0.5mg)* **Otriven** NT *(1ml = 0.25, 0.5mg);* *Spray (1ml = 0.5, 1mg); Gel (1g enth. 1mg)* **Snup** Spray *(1ml = 0.5, 1mg)*	**Entzündliche Schleimhautschwellung der Nase/NNH:** 1-3 x 1-2Gtt. bzw. Sprühstöße

A 16.1.2 Antihistaminika

Siehe auch Pneumologie - Antihistaminika → 84

Azelastin Rp

Allergodil Spray *(1ml = 1mg)*	**Allergische Rhinitis** → 747: 2 x 1 Sprühstoß

Cromoglicinsäure OTC

CromoHEXAL, Cromo-ratioph., Vividrin gegen Heuschnupfen Spray *(1ml = 20mg)*	**Allergische Rhinitis** → 747: 4 x 1 Sprühstoß

Levocabastin OTC

Livocab Spray *(1ml = 0.5mg)*	**Allergische Rhinitis** → 747: 2-4 x 2 Sprühstöße

A 16 HNO – Arzneimittel

A 16.1.3 Kortikoide

Beclometason Rp — PPB 87%

Beclomet Nasal Spray (1 Hub = 0.1mg) **Beclometason-ratioph.** Spray (1 Hub = 0.05, 0.1mg) **Beclorhinol** Spray (1 Hub = 0.05mg) **Rhinivict** Spray (1 Hub = 0.05, 0.1mg)	**Allergische Rhinitis** → 747, **Nasenpolypen:** 2-4 x 0.1mg

Budesonid Rp — HWZ 2-3h, PPB 86-90%, PRC C, Lact ?

Aquacort, Budapp, Budes Spray (1 Hub = 0.05mg) **Pulmicort Topinasal** Spray (1 Hub = 64µg)	**Allergische Rhinitis** → 747, **Nasenpolypen:** 2 x 1 Sprühstoß

Dexamethason Rp

Dexa Rhinospray N sine, Solupen sine Spray (1 Hub = 10.26µg) **Dexa Siozwo** Nasensalbe (1g enth. 0.181mg)	**Allergische Rhinitis** → 747: **Erw., Ki. ab 6J:** 3 x 1-2 Sprühstöße; 3-4 x 1cm Salbenstrang in jede Nasenöffnung

Flunisolid Rp — HWZ 1-2h, PRC C, Lact ?

Syntaris Spray (1ml = 0.25mg)	**Allerg. Rhinitis** → 747: 2-3 x 2 Sprühstöße

Fluticasonfuroat Rp — PPB > 99%, PRC C, Lact ?

Avamys Spray (1 Hub = 22.7µg)	**Allergische Rhinitis:** 1-2 x 2 Sprühstöße

Fluticasonpropionat Rp — HWZ 3h, PPB 81-95%, PRC C, Lact ?

Flutide Nasal, Otri Allergie Fluticason Spray (1 Hub = 0.05mg)	**Allergische Rhinitis:** 1-2 x 2 Sprühstöße; **Nasenpolypen:** 1-2 x 0.2ml in jedes Nasenloch

Mometason Rp — HWZ 6h, PRC C, Lact ?

Aphiasone Spray (1 Hub = 0.05mg) **Mometa HEXAL** Spray (1 Hub = 0.05mg) **Mometason Abz** Spray (1 Hub = 0.05mg) **Mometason-ratioph.** Spray (1 Hub = 0.05mg) **Nasonex** Spray (1 Hub = 0.05mg)	**Allergische Rhinitis** → 747: **Erw., Ki. ab 12J:** 1 x 2 Sprühstöße in jedes Nasenloch; **Ki. 3-11J:** 1 x 1 Sprühstoß; **Nasenpolypen: Erw.:** 1 x 2 Sprühstöße

Triamcinolon Rp — HWZ 3h, PRC C, Lact ?

Nasacort Spray (1 Hub = 0.05mg) **Rhinisan** Spray (1 Hub = 0.05mg)	**Allergische Rhinitis** → 747: **Erw., Ki. ab 12J:** 1 x 2 Sprühstöße in jedes Nasenloch; **Ki. 6-11J:** 1 x 1 Sprühstoß

A 16.1.4 Antihistaminika + Kortikoide

Wm/Wi (Azelastin + Fluticason): synergistischer Effekt durch H$_1$-Rezeptorblockade und entzündungshemmende Wirkung; **UW** (Azelastin + Fluticason): Kopfschmerzen, unangenehmer Geschmack/Geruch; **KI** (Azelastin + Fluticason): bekannte Überempfindlichkeit

Azelastin + Fluticasonpropionat Rp

Dymista Spray (1 Hub = 130 + 50µg)	**Allergische Rhinitis: Erw., Ki ab 12J:** 2 x 1 Sprühstoß in jedes Nasenloch

Nasale Dekongestiva + Antihistaminikum

A 16.1.5 Topische Antibiotika

Wm/Wi: Kompetitive Hemmung der bakteriellen Isoleucyl-Transfer-RNA-Synthetase;
UW: Reaktionen an der Nasenschleimhaut; **KI:** bek. Überempfindlichkeit, Anw. bei Sgl.

Mupirocin Rp

Bactroban *Salbe (1g enth. 20mg)* **Turixin** *Salbe (1g enth. 20mg)*	Elimination von Staphylokokken einschließl. Methicillin-resistenter Stämme aus der Nasenschleimhaut: Erw. und Ki.: ca. 2mm Salbenstrang 2-3 x/d in die Nase

A 16.2 Nasale Dekongestiva + Antihistaminikum

Wm/Wi (Pseudoephedrin): Alpha-sympathomimetisch ⇒ Vasokonstriktion ⇒ Abschwellen der Nasenschleimhaut;
UW (Pseudoephedrin + Cetirizin): Nervosität, Schlaflosigkeit, Schwindel, Kopfschmerzen, Somnolenz, Gleichgewichtsstr., Tachykardie, Mundtrocken-heit, Übelkeit, Asthenie;
UW (Pseudoephedrin + Triprolidin): Müdigkeit, Hypertonie;
KI (Pseudoephedrin + Cetirizin/Triprolidin): bek. Überempfindlichkeit, Glaukom, Komb. mit MAO-Hemmern, schwere Nierenenerkr., Harnverhalt, schwere Hypertonie, Tachyarrhythmien, ischämische Herzkrankheiten, Hyperthyreose, hämorrhag. Schlaganfall, Grav.

Pseudoephedrin + Cetirizin OTC

Reactine Duo *Tbl. 120 + 5(ret.)mg*	Allerg. Rhinitis mit nasaler Kongestion → 747: Erw. bis 60J, Ki. > 12J: 2 x 120 + 5mg p.o., für max. 14d; **DANI, DALI** KI

Pseudoephedrin + Triprolidin OTC

Rhinopront Kombi *Tbl. 60 + 2.5mg*	Allergische oder vasomotorische Rhinitis mit nasaler Kongestion → 747: Erw. bis 60J, Ki. > 12J: 3 x 60 + 2.5mg p.o. für max. 10d; **DANI, DALI** KI bei schwerer NI, LI

A 16.3 Otologika

Phenazon + Procain OTC

Otalgan *OT (1g enth. 50+10mg)*	Otitis externa → 753, Otitis media → 755: Erw., Ki. > 15J: 3-4 x 5Gtt.; Ki. bis 14J: 3-4 x 2-3Gtt.

Docusat + Ethanol OTC

Otitex *OT (1ml enth. 50+150mg)* **Otowaxol** *OT (1ml enth. 50+150mg)*	Entfernung überschüssigen Cerumens: 10Gtt. in den äußeren Gehörgang, nach 5-10min ausspülen

Dexamethason + Cinchocain Rp

Otobacid N *OT (1ml = 0.22+5.6mg)*	Entzündl. Erkr. von Ohrmuschel/Gehörgang, Gehörgangsekzem: 3-4 x 2-4Gtt.

A 16 HNO – Arzneimittel

Ciprofloxacin Rp

Ciloxan OT (1ml = 3mg) Infectocipro OT (1ml = 2mg) Panotile Cipro OT (0.5ml = 1mg)	Otitis externa → 753, chron. eitrige Otitis media→ 755: Ciloxan: 2 x 4Gtt.; Ki. ab 1J: 2 x 3Gtt.; Infectocipro: Erw. u. Ki. ab 1J: 2 x 0.5mg; Panotile: Erw. u. Ki. ab 2J: 2 x 1 Pipette

Ciprofloxacin + Dexamethason Rp

Cilodex OT (1ml = 3+1mg)	Otitis media mit Paukenröhrchen, Otitis ext.: Erw., Ki. ≥ 6M: 2 x 4Gtt. f. 7d

Ciprofloxacin + Fluocinolonacetonid Rp

Infectociprocort OT (1ml = 3+0.25mg)	Otitis externa → 753: Erw., Ki. ≥ 7J: 3 x 4–6Gtt. f. 8d

Polymyxin-B-Sulfat + Neomycin + Gramicidin Rp

Polyspectran OT (1ml = 7500IE+3500IE+0.02mg)	Otitis externa: 3–5 x 2–3 Gtt.

A 16.4 Weitere Hals-Rachen-Therapeutika

A 16.4.1 Antiseptika

Wm/Wi (Chlorhexidin, Hexamidin): lokal antiseptisch; **UW** (Chlorhexidin): keine sehr häufigen bzw. häufigen UW; **UW** (Hexamidin): allerg. Schleimhautreaktionen; **KI** (Chlorhexidin): bek. Überempf., Asthma bronchiale, Wunden, Ulzerationen, erosiv-desquamative Veränderungen der Mundschleimhaut; Grav., Lakt.; **KI** (Hexamidin): bek. Überempf.

Chlorhexidindigluconat OTC

Chlorhexamed Lsg. (1ml enth. 1, 2mg)	Zur vorübergehenden Keimzahlminderung der Mundhöhle, Gingivitis, eingeschränkte Mundhygienefähigkeit: 2 x tgl. Mundspülung mit je 15ml

Hexamidin OTC

Laryngomedin N Spray (1g enth. 1mg)	Bakterielle Entzündungen der Mund/Rachenschleimhaut: mehrmals/d 1–2 Hübe

A 16.4.2 Lokalanästhetika

Benzocain OTC

Anästhesin Lutschtbl. 8mg Angin HEXAL Dolo Lutschtbl. 8mg Benzocain 1A Lutschtbl. 8mg	Schmerzhafte Beschwerden in Mund- und Rachenraum: Erw., Ki. >16J: nach Bedarf 1 Lutschtbl./2h, max. 6 Lutschtbl./d

Lidocain OTC

Dynexan Mundgel Gel (1g enth. 20mg)	Schmerzen an Mundschleimhaut, Zahnfleisch und Lippen: 4–8 x/d erbsengroßes Stück Gel auftragen und leicht einmassieren

A 16.4.3 Antiseptika-Kombinationen

Wm/Wi (Benzalkonium, Cetrimonium): quartäre Ammoniumverbindungen mit hoher Oberflächenaktivität, die sowohl grampositive als auch gramnegative Keime erfassen;
Wm/Wi (Tyrothricin): Polypeptidantibiotikum mit bakterizider Wi gegen grampos. Keime;
UW: Überempfindlichkeitsreaktionen; **KI:** bekannte Überempfindlichkeit

Benzalkonium + Benzocain + Tyrothricin OTC

Dorithricin *Lutschtbl. 1+1.5+0.5mg*	**Halsentzündung mit Schluckbeschwerden:** alle 2-3h 1Tbl. lutschen

Cetrimonium + Lidocain + Tyrothricin OTC

Lemocin *Lutschtbl. 2+1+4mg*	**Halsentzündung mit Schluckbeschwerden:** alle 1-3h 1Tbl. lutschen, max. 8Tbl./d

A 16.4.4 Antiphlogistika

Wm/Wi (Benzydamin): Indazolderivat mit antiphlogistischen, lokalanästhetischen, bakteriziden und fungiziden Eigenschaften;
UW (Benzydamin): keine sehr häufigen bzw. häufigen UW;
KI (Benzydamin): bekannte Überempfindlichkeit

Benzydamin OTC

Tantum Verde *Lutschtbl. 3mg; Spray, Lsg. (1ml enth. 1.5mg)*	**Schmerzen und Reizungen im Mund/Rachenraum:** Erw., Ki. >6J: 1 Lutschtbl. 3x/d; 2-5 x/d mit 15 ml Lsg. spülen bzw. gurgeln; bis 5 x 6 Sprühstöße in den Rachen

A 17 Urologie – Arzneimittel

A 17.1 Urospasmolytika

Wm: Parasympatholytisch durch Blockade des Muscarinrezeptors, v.a. direkte Einwirkung auf die glatte Muskulatur (papaverinartig);
Wi: Tonussenkung der glatten Muskulatur von Magen-Darm- und Urogenitaltrakt;
UW: Schweißdrüsensekretion ↓, Mundtrockenheit, Tachykardie, Akkommodationsstrg., Glaukomanfall, abdominelle Schmerzen, Diarrhoe, Obstipation, Dysurie, Schlaflosigkeit;
KI: Glaukom, Blasenejntleerungsstrg. mit Restharn, Tachyarrhythmie, Stenosen im GI-Trakt, toxisches Megacolon, Myasthenia gravis, Grav./Lakt., gleichz. Anw. von CYP3A4 -Hemmern bei mäßiger/schwerer LI/NI, schwere Colitis ulcerosa, Child-C;

Darifenacin Rp	PPB 98%
Emselex *Tbl. 7.5(ret.), 15(ret.)mg*	**Dranginkontinenz, Pollakisurie, imperativer Harndrang** → 769: 1 x 7.5mg p.o., ggf. nach 2W steigern auf 1 x 15mg; **DANI** nicht erforderlich; **DALI** Child B-C: max. 7.5mg/d

Desfesoterodin Rp	HWZ 7 h, PPB 50%
Tovedeso *Tbl. 3.5(ret.), 7(ret.)mg*	**Dranginkontinenz, Pollakisurie, imperativer Harndrang** → 769: 1 x 3.5mg p.o., max. 1 x 7mg/d; **DANI** CrCl < 30: max. 3.5mg/d; **DALI** Child B: max. 3.5mg/d, Child C: KI; s. FachInfo b. Komb. mit CYP3A4-Hemmern

Fesoterodin Rp	HWZ 7h, PPB 50%
Toviaz *Tbl. 4(ret.), 8(ret.)mg*	**Dranginkontinenz, Pollakisurie, imperativer Harndrang** → 769: 1 x 4mg p.o., max. 1 x 8mg/d p.o.; **DANI** CrCl > 30: 100%, < 30: max. 4mg/d; **DALI** Child B: max. 4mg/d, Child C: KI

Flavoxat OTC	HWZ 3 h PRC B, Lact ?
Spasuret *Tbl. 200mg*	**Dranginkontinenz, Pollakisurie, imperativer Harndrang** → 769: 3-4 x 200mg p.o.

Oxybutynin Rp	HWZ 1.1-2.3 h, Qo 1.0, PRC B, Lact ?
Dridase *Tbl. 5mg* **Kentera** *TTS 3.9mg/24h* **Oxybugamma** *Tbl. 2.5, 5mg* **Oxybutynin-ratioph.** *Tbl. 2.5, 5mg* **Spasyt** *Tbl. 5mg*	**Dranginkontinenz, Pollakisurie, imperativer Harndrang** → 769: 3 x 2.5-5mg p.o.; ini 1 x 5mg (ret.), ggf. steigern um 5mg/W, max. 20mg/d; **Ki.: > 5J:** ini 2 x 2.5mg p.o., max. 0.3-0.4mg/kg/d; TTS: alle 3-4d wechseln; **DANI** nicht erforderlich

Prostatamittel 405

Propiverin Rp	HWZ 20h, Qo 0.9, PPB 90%
Mictonetten Tbl. 5, 10mg Mictonorm Tbl. 15mg; Kps. 30(ret.), 45(ret.)mg Propiverin AL Tbl. 5, 15mg Propiverin HEXAL Tbl. 15mg	**Dranginkontinenz, Pollakisurie, imperativer Harndrang:** 2-3 x 15mg p.o.; 1 x 30-45mg (ret.); **Ki. ab 5J:** 0.8mg/kg/d in 2-3- Einzelgaben; **DANI** CrCl >30: 100%, vorsichtige Anw.; < 30: max. 30mg/d; **DALI** mittelschwere bis schwere LI: Anw. nicht empfohlen

Solifenacin Rp	HWZ 45-68h
Belmacina Tbl. 5, 10mg Solifemin Tbl. 5, 10mg Solifenacin 1A Tbl. 5, 10mg Vesicare Tbl. 5, 10mg Vesikur Tbl. 5, 10mg	**Dranginkontinenz, Pollakisurie, imperativer Harndrang** → 769: 1 x 5mg p.o., ggf. 1 x 10mg; **DANI** CrCl > 30: 100%; < 30: max. 5mg/d; **DALI** Child-Pugh 7-9: max. 5mg/d

Tolterodin Rp	HWZ 1.9-3.7h, PPB 96%, PRC C, Lact -
Detrusitol Tbl. 1, 2mg; Kps. 4(ret.) Tolterodin Puren Tbl. 1, 2mg; Kps. 4(ret.)mg Tolterodin HEXAL Tbl. 1, 2mg; Kps. 4(ret.)mg	**Dranginkontinenz, Pollakisurie, imperativer Harndrang:** 2 x 2mg p.o.; 1 x 4mg (ret.) p.o.; **DANI** CrCl < 30: max. 2mg/d; **DALI** max. 2mg/d

Trospiumchlorid Rp	HWZ 5-21h
Spasmex Tbl. 5, 15, 30, 45mg Spasmolyt Tbl. 5, 10, 20, 30mg Spasmo-Urgenin TC Tbl. 5mg Trospi Tbl. 30mg Urivesc Kps. 60(ret.)mg	**Dranginkontinenz, Pollakisurie, imperativer Harndrang** → 769, **Spasmen der glatten Muskulatur** → 765: 3 x 15mg, 2 x 20mg p.o. oder 30-0-15mg; 1 x 60mg (ret.) p.o.; **DANI:** CrCl 10-30: max. 20mg/d

A 17.2 Prostatamittel

Wm/Wi (Alfuzosin, Silodosin, Tamsulosin, Terazosin): selektive Blockade von Alpha-1-Rezeptoren in der glatten Muskulatur von Prostata und Blasenhals ⇒ Urinflussrate ↑;
Wm/Wi (Dutasterid, Finasterid): Hemmung der 5-Alpha-Reduktase ⇒ Umwandlungshemmung von Testosteron in Dihydrotestosteron ⇒ Rückbildung der Hyperplasie;
Wm/Wi (Silodosin): Antagonismus am Alpha-1A-Rezeptor ⇒ Entspannung der glatten Muskulatur ⇒ Verminderung des Blasenauslasswiderstandes;
UW (Alfuzosin, Tamsulosin, Terazosin): Schwindel, orthostatische Hypotension, Kopfschmerzen, Herzklopfen, retrograde Ejakulation; **UW** (Dutasterid): Potenzstörung, Libidoverlust, Gynäkomastie, Ejakulationsstörung; **UW** (Finasterid): Potenzstörung, Libidoverlust, Gynäkomastie, Ejakulationsstörung, Cave: Tablettenbruch darf von schwangeren Frauen nicht berührt werden! **UW** (Silodosin): retrograde Ejakulation, Anejakulation, Schwindel, orthostatische Hypotonie, Nasenverstopfung, Diarrhoe;
KI (Alfuzosin, Tamsulosin, Terazosin): orthostatische Dysregulation, schwere Leberinsuffizienz;
KI (Dutasterid, Finasterid): schwere Leberinsuffizienz, Anwendung bei Frauen;
KI (Silodosin): bekannte Überempfindlichkeit

A 17 Urologie – Arzneimittel

Alfuzosin Rp — HWZ 4-6h, Qo 0.9, PPB 90%

Alfuzosin HEXAL Tbl. 10(ret.)mg
Alfuzosin Stada Tbl. 5(ret.), 10(ret.)mg
Alfuzosin Winthrop Tbl. 2.5, 5(ret.), 10(ret.)mg
Uroxatral Tbl. 2.5, 10(ret.)mg

Benigne Prostatahyperplasie → 768:
2-3 x 2.5mg p.o.; 1-2 x 5mg (ret.);
1 x 10mg (ret.)

Finasterid Rp — HWZ 6-8h, Qo 1.0, PPB 93%

Finamed, Finasterid HEXAL, Finasterid-ratioph., Finasterid Sandoz, Finural, Proscar, Prosmin Tbl. 5mg

Benigne Prostatahyperplasie → 768:
1 x 5mg p.o.;
DANI nicht erforderlich; **DALI** keine Daten

Dutasterid Rp — HWZ 3-5W, PPB > 99,5%

Avodart Kps. 0.5mg
Dutascar Kps. 0.5mg
Dutasterid Axiromed Kps. 0.5mg

Benigne Prostatahyperplasie → 768:
1 x 0.5mg p.o.;
DANI nicht erforderl.; **DALI** leichte bis mittelschwere LI: vorsichtige Anw.; schwere LI: KI

Dutasterid + Tamsulosin Rp

Duodart Kps. 0.5 + 0.4mg

Benigne Prostatahyperplasie → 768:
1 x 0.5+0.4mg p.o.;
DANI nicht erforderl.; **DALI** leichte bis mittelschwere LI: vorsichtige Anw.; schwere LI: KI

Silodosin Rp — HWZ 40-52h, PPB 95%

Silbesan Kps. 4, 8mg
Silodosin AL Kps. 4, 8mg
Urorec Kps. 4, 8mg

Benigne Prostatahyperpl. → 768: 1 x 8mg p.o.;
DANI CrCl 30-50: ini 4mg, ggf. nach 1W
1 x 8mg; < 30: Anwendung nicht empfohlen;
DALI leichte bis mittelschwere LI: 100%;
schwere LI: Anwendung nicht empfohlen

Sitosterin (Phytosterol) OTC

Azuprostat Sandoz Kps. 65mg
Harzol Kps. 10mg

Benigne Prostatahyperplasie → 768:
3 x 20mg p.o.; 2 x 65mg

Tamsulosin Rp — HWZ 9-13h, Qo 0.9, PPB 99%, PRC B, Lact -

Alna Ocas, Omnic Ocas, Omsula, Prostadil, Tadin, Tamsu-Astellas, Tamsulosin Beta, Tamsulosin HEXAL, Tamsunar Kps. 0.4(ret.)mg

Benigne Prostatahyperplasie → 768:
1 x 0.4mg (ret.) p.o.;
DANI nicht erforderlich;
DALI KI bei schwerer LI

Terazosin Rp — HWZ 9-12h, Qo 0.95, PPB 92%, PRC C, Lact ?

Flotrin Tbl. 2, 5, 10mg
Terablock Tbl. 2, 5mg
Tera Tad Tbl. 2, 5, 10mg
Terazosin HEXAL Tbl. 2, 5mg

Benigne Prostatahyperplasie → 768:
ini 1 x 1mg p.o., nach 7d 1 x 2mg,
Erh.Dos. 2-5mg/d; max. 10mg/d;
DANI nicht erforderlich;
DALI vorsichtige Anw.; schwere LI:
Anw. nicht empfohlen

Erektile Dysfunktion 407

A 17.3 Erektile Dysfunktion

Wm (Alprostadil): Prostaglandinvermittelte Vasodilatation des Corpus cavernosum; **Wm/Wi** (Avanafil, Sildenafil, Tadalafil, Vardenafil): selektive Hemmung der cGMP-spezifischen Phosphodiesterase (PDE5) ⇒ cGMP im Corpus cavernosumm bei sexueller Erregung ⇒ Relaxierung der glatten Muskulatur ⇒ Bluteinstrom ↑ ⇒ Erektion; **Wm/Wi** (Yohimbin): Blockade zentraler Alpha-2-Rez. ⇒ erektionsfördernde Efferenzen ↑;
UW (Avanafil, Sildenafil, Tadalafil, Vardenafil): Kopfschmerz, Flush, Schwindel, Hitzegefühl, Nasenverstopfung, Dyspepsie, Muskelschmerzen, Rückenschmerzen; **UW** (Yohimbin): Tremor, Erregungszustände; **KI** (Avanafil): Herzinfarkt, Schlaganfall oder eine lebensbedrohliche Arrhythmie in den vergangenen 6 M; anhaltender Hypotonie < 90/50 mmHg oder Hypertonie > 170/100mmHg; instabile Angina pectoris, Angina pectoris während des Geschlechtsverkehrs, Herzinsuffiz. (≥ NYHA II); schwere Leberfunktionsstörung (Child C), schwere Nierenfunktionsstörung (Krea-Clearance < 30 ml/min); nicht arteriitische anteriore ischämische Optikusneuropathie (NAION); bekannte erbliche degenerative Netzhauterkrankungen, gleichzeitige Einnahme von starken CYP3A4-Inhibitoren anwenden (u.a. Ketoconazol, Ritonavir, Atazanavir, Clarithromycin, Indinavir, Itraconazol, Nefazodon, Nelfinavir, Saquinavir und Telithromycin); **KI** (Sildenafil, Tadalafil, Vardenafil): bek. Überempf., instabile Angina pectoris, schwere Herz- oder Leberinsuffizienz, Z.n. Schlaganfall/Herzinfarkt, Retinitis pigmentosa; gleichzeitige Anw. v. Nitraten; **KI** (Yohimbin): Hypotonie

Alprostadil Rp-L!	HWZ 5-10(0.5)min, PRC X, Lact -
Caverject *Inj.Lsg. 10, 20µg* **Muse** *Stäbch. 250, 500, 1000µg* **Viridal** *Inj.Lsg. 10, 20, 40µg* **Vitaros** *Creme 300µg/100mg*	**Erektile Dysfunktion:** ini 1.25-2.5µg intrakavernös, je nach Wi steigern: 2.5-5-7.5-10µg, max. 40µg; Muse: ini 250µg intraurethral, je nach Wi steigern auf 500-1000µg; Vitaros: 300µg intraurethral

Avanafil Rp-L!	HWZ 6-17h PPB 99%, PRC X, Lact -
Spedra *Tbl. 50, 100, 200mg*	**Erektile Dysfunktion:** ini 100mg p.o. 0.5h vor Koitus, je nach Wi Dosisanpassung auf 50 bzw. 200mg, max. 200mg; max. 1 x/d; **DANI** CrCl ≥ 30: 100%; < 30: KI; **DALI** Child A, B: mit niedrigst wirks. Dosis beginnen; C: KI

Sildenafil Rp-L!	HWZ 4h, Qo > 0.85, PPB 96%, PRC B, Lact -
Arifil *Tbl. 100mg* **Duraviril, Viagra** *Tbl. 25, 50, 100mg* **Ereq** *Tbl. 50, 100mg* **Sildegra** *Tbl. 25, 50, 100mg;* *LingualTbl. 25, 50, 100mg* **SildeHEXAL** *Tbl. 25, 50, 100mg* **Sildenafil-ratioph.** *Tbl. 25, 50, 75, 100mg*	**Erektile Dysfunktion:** ini 50mg p.o. 1h vor Koitus, je nach Wi Dosisanpassung auf 25 bzw. 100mg, max. 100mg; max. 1 x/d; **DALI, DANI** CrCl < 30: ini 25mg

Tadalafil Rp-L!	HWZ 17.5h, PPB 94%
Cialis *Tbl. 5, 10, 20mg* **Tadagis** *Tbl. 10, 20mg* **Tadalafil Mylan** *Tbl. 5, 10, 20mg* **Tadalafil Stada** *Tbl. 5, 10, 20mg* **Tarektin** *Tbl. 10, 20mg*	**Erektile Dysfunktion:** ini 10mg p.o. 0.5-12h vor Koitus, je nach Wi Dosisanpassung auf 20mg; bei tgl. Anwendung 1 x 2.5-5mg; **DANI** bei schwerer NI max. 10mg; **DALI** max. 10mg

A 17 Urologie – Arzneimittel

Vardenafil Rp-L!	HWZ 4h, PPB 95%
Levitra *Tbl. 5, 10, 20mg; Lingualtbl. 10mg* **Vardegin** *Tbl. 5, 10, 20mg* **Vardenafil Stada** *Tbl. 5, 10, 20mg* **Vardenaristo** *Tbl. 5, 10, 20mg*	**Erektile Dysfunktion:** ini 10mg p.o. 25-60min vor Koitus, je nach Wi Dosisanpassung auf 5 bzw. 20mg, max. 20mg; max. 1 x/d; **DANI:** CrCl < 30: ini 5mg; **DALI** Child A-B max. 10mg

Yohimbin Rp-L!	HWZ 0.6(6)h, PRC N, Lact -
Yocon-Glenwood *Tbl. 5mg*	**Erektile Dysfunktion:** 3 x 5-10mg p.o.

A 17.4 Sexualhormone

A 17.4.1 Androgene

Wm/Wi: Entwicklungsförderung der sekundären männl. Geschlechtsmerkmale, Regulation der Spermienproduktion, Libido ↑, Potentia coeundi ↑, Muskelaufbau ↑, Knochendichte ↑, Talgprod. ↑; **UW:** Cholestase, Spermatogeneshemmung, Priapismus, beschleunigte Knochenreifung, Virilisierung bei Frauen, Ödeme, Gewicht ↑, Gynäkomastie, Alopezie, Libido ↑, Prostataschmerzen, Kopfschmerzen, Nausea, Polyzythämie; **KI:** Prostata-Ca, Mamma-Ca, Grav.

Testosteron Rp	HWZ 10-100min (i.m.), PRC X, Lact ? 👁
Andriol *Kps. 40mg* **Androtop** *Gel-Btl. 25, 50mg* **Testim** *Gel 10mg/1g* **Testogel** *Gel-Btl. 25, 50mg* **Testopatch** *TTS 1.2, 1.8, 2.4mg/24h* **Testosteron-Depot** *Amp. 250mg/1ml* **Testoviron-Depot** *Amp. 250mg/1ml* **Tostran 2%** *Gel 20mg/1g*	**Hodenunterfunktion, Hypogonadismus:** ini 120-160mg/d p.o., nach 2-3W 40-120mg/d; 50-100mg alle 1-3W i.m.; 250mg alle 2-4W i.m.; Testopatch: ini 2 Pflaster mit 2.4mg alle 48h; Dosisanpassung nach Testosteronspiegel; Gel: 1 x 40.5-50mg auftragen, max. 100mg/d; **Pubertas tarda:** 1 x/W 250mg i.m. für 3M, evtl. Wdh. nach 3-6M; **Unterdrückung übermäßigen Längenwachstums bei Knaben:** 500mg i.m. alle 2W für 1-2J; **Aplast., renale Anämie beim Mann:** 250mg 2-3 x/W i.m., max. 1000mg/W

Testosteronundecanoat Rp	HWZ 10-100min (i.m.), PRC X, Lact ?
Nebido *Inj.Lsg. 1g/4ml*	**Hodenunterfunktion, Hypogonadismus:** 1g alle 10-14W i.m.

A 17.4.2 Antiandrogene

Wm/Wi (Abirateronacetat): Inhibition der 17-Alpha-Hydroxylase (CYP17) → Hemmung der Androgenbiosynthese in Hoden, Nebennieren und im Prostatatumorgewebe; Mineralkortikoidsynthese in Nebennieren ↑; **Wm/Wi** (Bicalutamid, Flutamid): reines Antiandrogen ohne gestagene Wi; **Wm/Wi** (Cyproteronacetat): kompetit. Antagonismus am Androgenrez., starke gestagene Wi ⇒ LHo ⇒ Testosteron ↓; **Wm/Wi** (Apalutamid, Enzalutamid, Darolutamid): starker Inhibitor d. Androgenrez.-Signalwegs; keine agonistische Wi am Androgenrez. ⇒ Wachstum + Zelltod der Krebszellen ↓, Tumorregr.; **UW** (Abirateronacetat): periph. Ödeme, Hypokaliämie, Hypertonie, Harnveginf., Herzinsuff., HRST, AP, Hypertriglyzeridämie, Hepatotox., Nebenniereninsuff.; **UW** (Apalutamid): Hypothyreose, Hypercholesterinämie, Hypertriglyzeridämie, Krampfanfall, QT-Verläng., Exanthem, Pruritus, Fraktur, Arthralgie, Ermüdung, Gewicht ↓, Sturz;

Sexualhormone 409

UW (Cyproteronacetat): Übelkeit, Erbrechen, Gynäkomastie, Libido- u. Potenz ↓, Leberfktsstrg.; **UW** (Darolutamid): ischäm. Herzerkr., Herzinsuff., Exanthem, Extremitäten-/Muskel- u. Skelettschmerzen, Frakturen, Fatigue, Neutropenie, Bilirubin/GOT ↑; **UW** (Enzalutamid): Neutropenie, visuelle Halluzin., Angst, Kopfschmerzen, kognit. Störg., Gedächtnisstörg., Hitzewallungen, Hypertonie, trockene Haut, Pruritus, Frakturen, Stürze; **KI** (Abirateronacetat): bek. Überempf., Grav.; **KI** (Apalutamid): bek. Überempf., Grav.; Frauen, die schwanger werden könnten; **KI** (Cyproteronacetat): Leberkrkr., anamn. idiop. Schwangerschaftsikterus/-pruritus/Herpes gest., konsumier. Erkr. (außer Prostata-Ca), schwere Depressionen, Thromboembolien, Sichelzellenanämie, DM mit Gefäßveränd., Jug. vor Ende d. Pubertät, Ki., Grav./Lakt.; **KI** (Darolutamid): bek. Überempf., pot. schwangere Frauen; **KI** (Enzalutamid): bek. Überempf., Grav./Lakt.

Abirateronacetat Rp	HWZ 15h, Q0 0.95, PPB 99%, PRC C, Lact ?
Zytiga *Tbl. 250, 500mg*	**Metastasiertes, kastrationsresistentes, trotz docetaxelhaltiger Chemother. progredientes Prostata-Ca** → 636**: Männer > 18J: 1 x 1g in Komb. mit 10mg/d Prednison oder Prednisolon (> 2h nach o. 1h vor Mahlzeiten)***; **DANI**: nicht erf.; **DALI**: Child B-C: Anw. nicht empf.

* In klinischen Studien Anwendung nur bei Gabe eines LHRH-Agonisten oder nach Orchiektomie

Apalutamid Rp	HWZ 3d, PPB 96%
Erleada *Tbl. 60mg*	**Nicht-metastas., kastrationsresist. Prostata-Ca** → 637**: 1 x 240mg p.o., mit medikam. od. chir. Kastration komb.; **DANI** leichte bis mäßige NI: 100%; schwere NI: vors. Anw.; **DALI** Child A, B: 100%; C: Anw. nicht empf.

Bicalutamid Rp	HWZ 5.8d, PPB 96%, PRC X, Lact ?
Androcal *Tbl. 50, 150mg* **Bicalutamid beta, Bicalutamid Axcount,** **Bicalutamid Medac** *Tbl. 50, 150mg* **Bicalutin** *Tbl. 50, 150mg* **Casodex** *Tbl. 50, 150mg*	**Fortgeschrittenes Prostata-Ca** → 636**: 1 x 50mg p.o., Komb. mit medikam. od. chir. Kastration); 1 x 150mg als Monother. oder adjuvant nach Prostatektomie/Bestrahlung; **DANI** nicht erf.; **DALI** leichte LI: 100%, mittlere bis schwere LI: vorsichtige Anw.

Cyproteronacetat Rp	HWZ 38-58h, Q0 1.0, PRC X, Lact -
Androcur *Tbl. 10, 50mg; Amp. 300mg/3ml* **Cyproteronacetat beta** *Tbl. 50, 100mg* **Cyproteronacetat-GRY** *Tbl. 50mg*	**Prostata-Ca** → 636**: nach Orchiektomie 1-2 x 100mg p.o.; 300mg i.m. alle 14d; ohne Orchiekt. 2-3 x 100mg p.o.; 300mg i.m. alle 7d; **Triebdämpfung bei Sexualdeviation:** ini 2 x 50mg p.o., evtl. nach 4W 2-3 x 100mg, bei Therapieerfolg langsame Dosisreduktion je nach Wi bis 2 x 25mg; 300mg i.m. alle 10-14d; **Androgenisierungserscheinungen bei Frauen:** Zyklustag 1-10: 100mg p.o., Komb. mit Östrogen, s. FachInfo; **DALI** KI bei LI

A 17 Urologie – Arzneimittel

Darolutamid Rp	HWZ 20h, PPB 92%,
Nubeqa *Kps. 300mg*	**Nicht-metastasierendes, kastrationsresist. Prostata-Ca** → 637: 2 x 600mg p.o.; **DANI** CrCl > 30: 100%, < 30: ini 2 x 300mg; **DALI** Child-Pugh A: 100%; B, C: ini 2 x 300mg

Enzalutamid Rp	HWZ 5.8d, PPB 97%
Xtandi *Kps. 40mg*	**Metast. Prostata-Ca n. Versagen v. Androgenentzugsther. od. währ./n. CTX mit Docetaxel** → 637: 1 x 160mg p.o.; **DANI** CrCl > 30: 100%, < 30: vors. Anw.; **DALI** Child-Pugh A: 100%; B: vors. Anw.; C: Anw. nicht empf.

Flutamid Rp	HWZ 9.6(5-6)h, Q0 1.0, PRC D, Lact ?
Fluta Cell *Tbl. 250mg* Flutamid AL *Tbl. 250mg*	**Prostata-Ca** → 636: 3 x 250mg p.o.; **DANI, DALI** vorsichtige Anwendung

A 17.4.3 Gn-RH-Antagonisten

Wm/Wi: Antagonismus am Gonadotropin-Releasing-Hormon-Rez. ⇒ LH↓, FSH↓ ⇒ hormonelle Kastration ohne initialen Testosteron↑; **UW:** Hitzewallungen, Reakt. an Inj.stelle, Schlaflosigkeit, Schwindel, Kopfschmerzen, Übelkeit, Hyperhidrosis, Transaminasen↑, Schüttelfrost, Pyrexie, Asthenie, Müdigkeit, grippeähnl. Symptome, Gewicht↑; **KI:** bek. Überempf., Frauen, Ki.

Degarelix Rp	HWZ 28d, PPB 90%, PRC X, Lact -
Firmagon *Inj.Lsg. 80, 120mg*	**Fortgeschrittenes Prostata-Ca** → 636: ini 2 x 120mg s.c., dann 1 x 80mg alle 4W; **DANI, DALI** leichte bis mittelschwere NI/LI: nicht erforderlich; schwere NI/LI: keine Daten

A 17.4.4 Gn-RH-Agonisten

Wm/Wi (Gonadorelin): natürliches Releasing-Hormon für LH + FSH, diese unterhalten Entwicklung u. Fkt. der Gonaden; **Wm/Wi** (Triptorelin): LHRH-Analogon ⇒ Inhibition der LH-Sekretion ⇒ Testosteron ↓, initial Testosteronanstieg mögl.; **UW** (Gonadorelin): Schlafstörungen, Unruhe, Agitiertheit, Hodentorsion; **UW** (Triptorelin): Hitzewallungen, Größe der Genitalien ↓, Skelettschmerzen, Schmerzen an Inj.stelle, Rücken-/Beinschmerzen, Müdigkeit, Brustkorbschmerzen, Asthenie, periphere Ödeme, Hypertonie, Gynäkomastie, Obstipation, Diarrhoe, Übelkeit, Bauchschmerzen, Dyspepsie, abnorme Leberfkt., aP ↑, Gicht, Arthralgie, Aufflammen des Tumors, Kopfschmerzen, Schwindel, Beinkrämpfe, Schlaflosigkeit, Impotenz, Anorexie, Libido ↓, Husten, Dyspnoe, Pharyngitis, Exanthem, Augenschmerzen, Konjunktivitis, Dysurie, Harnverhalt; **KI** (Gonadorelin): bek. Überempf.; Anw. b. Früh- u. Neugeborene; **KI** (Triptorelin): bek. Überempf.

Buserelin Rp	HWZ 50-80min, PRC X, Lact -
Profact Depot 2 *Implantat 6.3mg* Profact Depot 3 *Implantat 9.45mg* Profact nasal *Spray (1Hub = 0.1mg)* Profact pro injectione *Inj.Lsg. 5.5mg/5.5ml* Suprefact Depot *Implantat 6.3mg, 9.45mg*	**Fortgeschrittenes Prostata-Ca** → 636: 6.3mg alle 2M s.c.; 9.45mg alle 3M s.c.; 6 x 0.2mg/d nasal; 3 x 0.5mg s.c.; 5d vor Ther. Gabe von Antiandrogen, dann für 3-4W Komb. mit Antiandrogen

Urolithiasismittel 411

Gonadorelin Rp	HWZ 5 min, PPB <15%
Kryptocur *Spray 0.2mg/Sprühstoß*	Ein-/beiseit. Hodenhochstand: 3 x/d 1 Sprühstoß in jed. Nasenloch f. 28d; **DANI, DALI** k. A.

Goserelin Rp	HWZ 2.3-4.2h, Q_0 0.4, PRC X, Lact -
Zoladex *Implantat 3.6, 10.8mg*	Fortgeschr. Prostata-Ca → 636: 3.6mg 1 x/M s.c.; 10.8mg alle 3M s.c.; **DANI** nicht erf:

Leuprorelin Rp	HWZ 2.9h
Eligard *Inj.Lsg. 7.5, 22.5, 45mg* Enantone-Monatsdepot *Fertigspr. 3.75mg/1ml* Leuprone HEXAL *Implantat 3.78mg/1ml, 5.25mg/1ml* Trenantone *Fertigspr. 11.25mg/1ml* Sixantone *Fertigspr. 28.58mg/1ml*	Fortgeschrittenes Prostata-Ca → 636: 3.75mg s.c. alle 4W; 11.25mg s.c. alle 3M; 28.58mg s.c. alle 6M; Eligard: 7.5mg s.c. alle 4W; 22.5mg s.c. alle 3M; **DANI** nicht erforderlich

Triptorelin Rp	HWZ 2.8h, PPB 0%, PRC X, Lact ?
Pamorelin LA *Inj.Lsg. 3.75, 11.25, 22.5mg* Salvacyl *Inj.Lsg 11.25mg*	Fortgeschr. Prostata-Ca → 636: 3.75mg alle 4W, 11.25mg alle 3M, 22.5mg alle 6M i.m.; **schwere sex. Abnormität b. Mann:** Salvacyl: 11.25mg alle 12W i.m.; **DANI, DALI** nicht erf.

A 17.5 Urolithiasismittel

Wm/Wi (Citrat): Urinalkalisierung; **Wm/Wi** (Methionin): Urinansäuerung

Citronensäure + Natriumcitrat OTC	
Blemaren N *Brausetbl. 1197+835.5mg*	Harnalkalisierung, Harnsäure-/-oxalatsteine → 767, Zystinsteine → 768: 3 x 1-2Tbl. p.o.

Kalium-Natrium-Hydrogencitrat OTC	
Uralyt-U *Gran. (1 Messl. = 2.5g)*	Harnalkalisierung bei Zytostatikather., Harnsäure-, Harnsäureoxalat-/Kalziumsteine → 767, Zystinsteine → 768: 1-1-2 Messl. p.o.

Methionin OTC	HWZ 1-2h
Acimethin, Acimol, Methionin HEXAL *Tbl. 500mg*	Harnansäerg., zus. bei Harnweginf., Infekt-, → 766, Phosphatsteinen: 3 x 500-1000mg p.o.

A 17.6 Kationenaustauscher

Wm/Wi (Partiromer): nicht resorbierbares Kationenaustauschpolymer ⇒ bindet Kalium im GI-Trakt ⇒ fäkale Kaliumausscheidung ↑; **Wm/Wi** (Polysulfonsäure): enterale Zufuhr eines unlöslichen Kunststoffs mit Sulfonsäure als Grundgerüst, Austausch von Kationen zur Neutralisierung der Säure entspr. dem Konzentrationsverhältnis im Darmlumen ⇒ Bindung von Kalium; **UW** (Partiromer): Hypomagnesiämie, Obstipation, Diarrhoe, Bauchschmerzen, Flatulenz; **UW** (Polysulfonsäure): Übelkeit, Erbrechen, Obstipation, Hyperkalzämie; **KI** (Partiromer): Hypokaliämie, Hyperkalzämie, stenosierende Darmerkr.; **KI** (Partiromer): bek. Überempf.

A 17 Urologie – Arzneimittel

Patiromer Rp

Veltassa *Btl. 8.4, 16.8,g*	**Hyperkaliämie** → 553: 1 x 8.4g p.o., ggf. steigern, max. 25.2g/d

Polysulfonsäure Rp

Anti-Kalium Na *Btl. 15g* CPS Pulver *Btl. 15g* Resonium A *Dose 500g*	**Hyperkaliämie** → 553: 2-4 x 15g p.o.; 1-2 x 30g in 150-200 ml Wasser rekt. als Einlauf; **NG, Ki.:** 0.5-1g/kg in mehreren ED

A 17.7 Phosphatbinder → 111

A 17.8 Weitere Urologika

Wm/Wi (Dapoxetin): Serotonin-Reuptake-Hemmung ⇒ Neurotransmitter-Wi auf prä-/postsynaptische Rez. ↑; **Wm/Wi (Duloxetin):** kombinierte Serotonin- und Noradrenalin-Reuptake-Hemmung ⇒ Neurotransmitter-Konz. im sakralen Rückenmark ↑ ⇒ N.-pudendus-Stimulat. ↑ ⇒ Tonus des Harnröhrenschließmuskels ↑; **Wm/Wi (Pentosanpolysulfat):** Ausscheidung als Glykosaminoglykane in Urin ⇒ Bindung an die geschädigte Blasenschleimhaut;
UW (Dapoxetin): Schwindel, Kopfschmerzen, Übelkeit, Insomnie, Angstzust., Agitation, Libido ↓, Ruhelosigkeit, Somnolenz, Aufmerksamkeitsstrg., Tremor, Parästhesien, Tinnitus, Erröten, NNH-Verstopfung, Verschwommensehen, Durchfall, Erbrechen, Obstipation, Abdominalschmerz, Hyperhidrose, erektile Dysfunktion, Müdigkeit, Hypotonie; **UW (Duloxetin):** Schlaflosigkeit, trockener Mund, Durst, Übelkeit, Erbrechen, Obstipation, Diarrhoe, Müdigkeit, Angst, Libido ↓, Anorgasmie, Kopfschmerzen, Schwindel, Tremor, Verschwommensehen, Nervosität, Schwitzen ↑, Lethargie, Pruritus, Schwäche; **UW (Pentosanpolysulfat):** Infekte, Influenza, Kopfschmerzen, Schwindel, Übelkeit, Diarrhoe, Dyspepsie, Unterleibschmerzen, Abdomen ↑, rektale Blutungen, periph. Ödem, Haarausfall, Rückenschmerzen, häufiger Harndrang, Asthenie, Beckenschmerzen;
KI (Dapoxetin): bek. Überempf., bek. kardiale Vorerkr.; gleichz. Beh. mit MAO-Hemmern, Thioridazin, SSRI, CYP3A4-Hemmern, Leberfunktionsstrg. (Child B, C), < 18J; **KI (Duloxetin):** Leberfunktionsstrg., Grav./Lakt.; **KI (Pentosanpolysulfat):** bek. Überempf., aktive Blutungen

Dapoxetin Rp-L!   HWZ 19h

Priligy *Tbl. 30, 60mg*	**Ejaculatio praecox:** 18-64J: 1 x 30-60mg p.o. 1-3h vor sexueller Aktivität; **DANI** leichte bis mittelschwere NI: vorsicht. Anw., schwere NI: nicht empf.; **DALI** Child B, C: KI

Duloxetin Rp   HWZ 8-17h

Dulovesic *Kps. 20, 40mg* Duloxetin-ratioph. Uro *Kps. 20, 40mg* Yentreve *Kps. 20, 40mg*	**Belastungsinkontinenz bei Frauen** → 769: 2 x 40mg p.o., ggf. Dosisreduktion nach 4W auf 2 x 20mg, je nach UW; **DANI** CrCl 30-80: 100%; < 30: KI; **DALI** KI

Pentosanpolysulfat-Natrium Rp   HWZ 24-34h

Elmiron *Kps. 100mg*	**Chronische Blasenschmerzen durch Glomerulationen oder Hunner-Läsionen:** 3 x 100mg p.o.; **DANI, DALI** keine Daten, vorsichtige Anw.

A 18 Gynäkologie – Arzneimittel

A 18.1 Hormonpräparate

A 18.1.1 Östrogene

Wi (Estradiol/Estradiolvalerat): synthetisches 17b-Estradiol, das mit dem körpereigenen humanen Estradiol chemisch und biologisch identisch ist, substituiert den Verlust der Östrogenproduktion bei menopausalen Frauen und mindert die damit verbundenen Beschwerden; beugt dem Verlust an Knochenmasse nach der Menopause/Ovarektomie vor;
Wi (konjugierte Östrogene): substituieren den Verlust der Östrogenproduktion bei menopausalen Frauen und mindern die damit verbundenen Beschwerden; sie beugen dem Verlust an Knochenmasse nach der Menopause/Ovarektomie vor;
Hinweis: Die alleinige Anwendung von Östrogenen (ohne regelmäßigen Zusatz von Gestagenen) darf nur bei hysterektomierten Frauen erfolgen;
UW: Mammakarzinom, Endometriumhyperplasie, Endometriumkarzinom, Ovarialkarzinom, venöse Thromboembolien, KHK, Schlaganfall, Erkrankung der Gallenblase, Chloasma, Erythema multiforme, Erythema nodosum, vaskuläre Purpura, wahrscheinlich Demenz bei Frauen > 65 J.;
KI: bek. Überempf., bestehender oder früherer Brustkrebs bzw. ein entsprechender Verdacht, östrogenabhängiger maligner Tumor bzw. ein entspr. Verdacht (v.a. Endometriumkarzinom), nicht abgeklärte Blutung im Genitalbereich, unbehandelte Endometriumhyperplasie, frühere/ bestehende venöse thromboembolische Erkr. (v.a. tiefe Venenthrombose, Lungenembolie), bekannte thrombophile Erkrankungen (z. B. Protein-C-, Protein-S- oder Antithrombin-Mangel), bestehende oder erst kurze Zeit zurückliegende arterielle thrombo-embolische Erkrankungen (v.a. Angina pectoris, Myokardinfarkt), akute Lebererkrankung oder zurückliegende Lebererkrankungen (solange sich die relevanten Leberenzymwerte nicht normalisiert haben), Porphyrie

Estradiol (oral) Rp	HWZ 1h, PRC X, Lact -
Femoston mono *Tbl. 2mg*	**Postmenopausale Hormonsubstitution bei Östrogenmangelsymptomen, Osteoporose-Pro. bei postmenopausalen Frauen mit hohem Frakturrisiko und Unverträglichkeit oder KI gg. andere zur Osteoporoseprävention zugelassene Arzneimittel:** 1 x 2mg p.o.; **DANI:** auf Flüssigkeitsretention achten; **DALI:** KI bei akuter Lebererkr. oder erhöhten Leberenzymen
Estradiol Jenapharm *Tbl. 2mg* Estrifam *Tbl. 1, 2mg* Gynokadin *Tbl. 1, 2mg* Progynova 21 (mite) *Tbl. 1, 2mg*	**Postmenopausale Hormonsubstitution bei Östrogenmangelsymptomen:** 1 x 1-2 Tbl. p.o.; **DANI:** auf Flüssigkeitsretention achten; **DALI:** KI bei akuter Lebererkr. oder erhöhten Leberenzymen

A 18 Gynäkologie – Arzneimittel

Estradiol (transdermal) Rp	HWZ 1 h, PRC X, Lact -
Estradot *TTS 25, 37.5, 50, 75, 100µg/24h* **Fem7** *TTS 50µg/24h*	Postmenopausale Hormonsubstitution bei Östrogenmangelsympt., Osteoporose-Pro. bei postmenopausalen Frauen mit hohem Frakturrisiko und Unverträgl./KI gg. and. zur Osteoporosepräv. zugel. Arzneimittel → 567: Estradot: 2 x/W 25-100µg/24h; Fem7: 1x/W 50µg/24h; **DANI:** auf Flüssigkeitsretention achten; **DALI:** KI bei akuter Lebererkr. oder erhöhten Leberenzymen
Dermestril *TTS 25, 50µg/24h* **Dermestril-Septem** *TTS 25, 50, 75µg/24h* **Estreva** *Gel 0.1%* **Gynokadin** *Gel 0.06%* **Lenzetto** *Dosierspray (1.53mg/Sprühstoß)*	Postmenopausale Hormonsubstitution bei Östrogenmangelsymptomen: TTS: 1-2 x/W 25-100µg/24h; Gel: 1 x tgl. 0.5-3mg auf die Haut auftragen; Dosierspray: ini 1 x 1.53mg auf Unterarmhaut, je n. Ansprechen steigern, max. 4.59mg/d; **DANI:** auf Flüssigkeitsretention achten; **DALI:** KI bei akuter Lebererkr. oder erhöhten Leberenzymen

Estriol Rp	HWZ 0.5-1 h
Estriol Jenapharm *Tbl. 2mg* **OeKolp** *Tbl. 2mg* **Ovestin** *Tbl. 1mg*	Postmenopausale Hormonsubstitution bei Östrogenmangelsymptomen: ini 1 x 2-4mg p.o., nach einigen W 1 x 1-2mg; **DANI:** auf Flüssigkeitsretention achten; **DALI:** KI bei akuter Lebererkr. oder ↑ Leberenzymen

Konj. Östrogene Rp	HWZ 4-18.5 h, PRC X, Lact -
Presomen 28 *Tbl. 0.3, 0.6*	Postmenop. Hormonsubst. bei Östrogenmangelsympt., Osteoporose-Pro. bei postmenopausalen Frauen mit hohem Frakturrisiko und Unverträgl./KI gg. andere zur Osteoporoseprävention zugel. Arzneimittel → 567: 1 x 0.3-1.25mg p.o.; **DANI:** auf Flüssigkeitsretention achten; **DALI:** KI bei akuter Lebererkr. oder ↑ Leberenzymen

A 18.1.2 Gestagene

Wi (Chlormadinon): ausgeprägte antiöstrogene Wirkung, hemmt Uteruswachstum und Proliferation des Endometriums, sekretorische Transformation des Endometriums, hemmt Hyperplasie des Endometriums, Tubenmotilität ↓, Zervikalsekret: Menge ↓ u. Viskosität ↑, in hoher Dosierung Gonadotropinsekretion ↓, antiandrogene Partialwirkung durch Verdrängung der Antiandrogene von Androgenrezeptoren an den Erfolgsorganen (Haarfollikel, Talgdrüsen), geringe glukokortikoide Wirkung in hoher Dosierung, keine androgene Partialwirkung, dosisabhängige Verschlechterung der Insulinsensibilität;

Wi (Dienogest): antiandrogene und starke gestagene Wirkung, keine signif. androgenen/mineralokortikoiden/glukokortikoiden Eigenschaften, verringert bei Endometriose die endogene Estradiolproduktion, führt bei kontinuierlicher Gabe zu einem hypoöstrogenen und hypergestagenen endokrinen Zustand mit folgernder Atrophie endometrischer Läsionen;

Hormonpräparate 415

Wi (Dydrogesteron): bewirkt volle sekretorische Transformation des unter Östrogeneinfluss aufgebauten Endometriums; in additiver Gabe Verringerung des östrogenbedingten Risikos einer Endometriumhyperplasie und/oder -karzinoms; keine östrogene, androgene, thermogene, anabole oder kortikoide Aktivität;
Wi (Medroxyprogesteronacetat): blockiert die Proteinsynthese im Zellkern, dadurch Bildung von Östrogenrezeptoren ↓ u. Verringerung des wachstumsfördernden Östrogeneffekts, in hoher Dosierung direkte zytotoxische Wi auf den Tumor durch Störung der DNA- u. RNA-Synthese u. Blockade des E2-Rezeptors, FSH- u. LH-Sekretion der Hypophyse ↓; ACTH-Sekretion ↓ ⇒ Kortisol- u. Androgenspiegel ↓; Hemmung der Hormonsynthese in der Nebennierenrinde; Östrogenaktivität ↓ durch Erhöhung der Aktivität von 17-ß-Steroid-Dehydrogenase (Umbau Estradiol in Estron), Förderung der Bildung von 5-Alpha-Reduktase in Leber (Abbau zirkulierender Androgens u. Vermind. der Umwandlung von Androgen in Estrogen);
Wi (Megestrolacetat): hemmt RNA-Synthese ⇒ Abnahme zytoplasmatischer Östrogenrezeptoren; direkter östrogenunabh. wachstumshemmender Effekt; hohe Affinität zu Progesteronrezeptoren, deutliche Affinität zu Androgen- u. Glukokortikoidrez.; FSH-Ausschüttung ↓ ⇒ Östrogen- und Androgensynthese ↓; Aufhebung des wachstumsstimulierenden Effekts von Östrogenen; Reduktion des hypophysären LH-Gehalts u. der LH-Sekretion;
Wi (Progesteron): entspricht in seiner Struktur der physiol. Form des im Verlauf des weibl. Ovarialzyklus sezernierten Gelbkörperhormons, bewirkt sekret. Transformation des Endometriums, reduziert östrogeninduziertes Risiko einer Endometriumhyperplasie;
UW: s. jeweilige Fach-Info;
KI (Chlormadinon): Brustkrebs, nicht abgeklärte Vaginalblutungen, vorausgegangene/besteh. Lungenembolie/venöse Thrombose, kürzlich vorangegangene/bestehende arterielle Thrombose, schwere Lebererkrankungen (noch pathol. Leberwerte), cholestatischer Ikterus, vorausgegangene/bestehende Lebertumoren, Porphyrie, bek. Überempf., Grav./Lakt.;
KI (Dienogest): bestehende venöse thromboembolische Erkrankungen, vorausgegangene/best. arterielle u. kardiovaskuläre Erkrankungen, Diabetes mellitus mit Gefäßbeteiligung, bestehende/vorausgegangene schwere Lebererkr. (noch pathol. Leberwerte), bestehende/vorausgegangene benigne/maligne Lebertumoren, bek. od. vermutete sexualhormonabhängige maligne Tumoren, nicht abgeklärte Vaginalblutungen, bek. Überempf., Grav./Lakt.;
KI (Dydrogesteron): schwere akute/chron. Lebererkr., Strg. im Stoffwechsel d. Gallenfarbstoffe (z.B. Dubin-Johnson-, Rotor-Syndr.), idiopathischer Grav.-Ikterus in der Vorgeschichte, Lebertumoren, Hypertonie, nicht abgeklärte Vaginalblutungen, Thrombophlebitis, thromboembolische Erkrankungen, Hypercholesterinämie, bekannter oder V.a. gestagenabhängigem Tumor, bek. Überempf. Grav./Lakt.;
KI (Medroxyprogesteronacetat): Thromboembolien, Thrombophlebitis, apoplektische Insult (auch Z.n.), Hyperkalzämie bei Pat. mit Knochen-metastasen, schwere Leberfktstrg., schwerer Diabetes mellitus, schwere arterielle Hypertonie, verhaltener Abort, bekannte Überempfindlichkeit, Grav., erste 6W d. Lakt.;
KI (Megestrolacetat): schwere Leberfktstrg., Thrombophlebitis, thromboembolische Erkrankungen, bek. Überempf., Grav./Lakt.;
KI (Progesteron): schwere akute/chron. Lebererkrankung, Strg. im Stoffwechsel der Gallenfarbstoffe (z.B. Dubin-Johnson-, Rotor-Syndr.), Leberzell-tumoren, maligne Tumoren der Brust/Genitalorgane, nicht abgeklärte Vaginalblutungen, Thrombophlebitis, thromboembolische Erkrankungen, Z.n. Herpes gestationis, Hirnblutung, Porphyrie, bek. Überempf. (auch gegen Soja, Erdnuss), Grav./Lakt.

A 18 Gynäkologie – Arzneimittel

Chlormadinon Rp	HWZ 39h
Chlormadinon Jenapharm *Tbl. 2mg*	**Oligo-, Poly- u. Hypermenorrhoe:** 1 x 2-4mg p.o. vom 16.-25. Zyklustag; **funktionelle Dysmenorrhoe:** 1 x 2mg für 10-14d bis zum 25. Zyklustag; **Endometriose:** 1 x 4mg, max. 10mg für 4-6M; **sek. Amenorrhoe:** 1 x 2mg vom 16.-25. Zyklustag + Östrogen; **DALI** KI bei akuten/chronischen Lebererkr.

Dienogest Rp	HWZ 9h
Visanne *Tbl. 2mg*	**Endometriose** → 771: 1 x 2mg p.o. möglichst zur selben Zeit einnehmen; **DANI** nicht erf.; **DALI** KI bei schw. Lebererkr.

Dydrogesteron Rp	HWZ 7h
Duphaston *Tbl. 10mg*	**Zyklusstrg. bei Corpus-luteum-Insuffizienz:** 1 x 10-20mg p.o. v. 12.-26. Zyklustag; **klimakterische Beschwerden:** 1 x 10-20mg vom 15.-28. Zyklustag + Östrogen; **DALI** KI bei schwerer Leberfunktionsstörung

Medroxyprogesteronacetat Rp	HWZ 24-50h; HWZ i.m.: 30-40d, Qo 0.55
MPA HEXAL *Tbl. 250, 500mg*	**Metastasiertes Mamma-Ca** → 626: 300-1000mg/d p.o. in 1-3ED; **Endometriumkarzinom:** 300-600mg/d; **DALI** KI bei schwerer Leberfunktionsstörung

Megestrolacetat Rp	HWZ 15-20h
Megestat *Tbl. 160mg*	**Mamma-Ca** → 626: 1 x 160mg p.o.; **Endometriumkarzinom:** 1 x 80-320mg/d; **DALI** KI bei schwerer Leberfunktionsstörung

Progesteron Rp	
Famenita *Kps. 100, 200mg* Progestan *Kps. 100mg* Utrogest *Kps. 100, 200mg* Utrogestan *Kps. 100mg*	**Endometriumprotektion bei Östrogenbeh. wg. peri-/postmenopausaler Östrogenmangelbeschwerden oder nach chirurgisch induzierter Menopause:** 200-300mg/d: 2 Kps. abends vor dem Schlafengehen, ggf. zusätzl. 1 Kps. morgens vor dem Frühstück; **zur sequenziellen Progesteronsubst. und komb. Ther. mit Östrogenen peri-/postmenopausal:** Einnahme über gewöhnlich 12d pro 28-tägigem Anwendungszyklus, beginnend mit 10. Tag der Östrogenbehandlung; **DALI** KI bei schwerer Leberfunktionsstörung

Diverse andere Gestagene in Kombination mit Östrogenen, s. hormonelle Kontrazeptiva → 422

Hormonpräparate 417

A 18.1.3 Kombinationspräparate (Östrogene + Gestagene), synthetische Steroide

Wi, UW, KI: s. Östrogene → 413 und Gestagene → 414;
Östrogene fördern das Endometriumwachstum und erhöhen bei ungehinderter Gabe das Risiko von Endometriumhyperplasie und -karzinom. Die Kombination mit einem Gestagen reduziert das östrogenbedingte Riskiko einer Endometriumhyperplasie deutlich.

Estradiol + Cyproteronacetat Rp

Climen Tbl. 2+1mg	Postmenopausale Hormonsubstitution bei Östrogenmangelsympt., Osteoporose-Pro. bei postmenopausalen Frauen mit hohem Frakturrisiko und Unverträgl./KI gg. and. zur Osteoporosepräv. zugel. Arzneimittel → 567: 1 x 1 Tbl. (zyklisch); **DANI:** auf Flüssigkeitsretention achten; **DALI:** KI bei akuter Lebererkr. oder ↑ Lebererzymen

Estradiol + Dienogest

Lafamme Tbl. 1+2mg, 2+2mg	Postmenopausale Hormonsubstitution bei Östrogenmangelsymptomen: 1 x 1 Tbl. (kontinuierlich kombiniert); **DANI:** auf Flüssigkeitsretention achten; **DALI:** KI bei akuter Lebererkr. oder ↑ Lebererzymen

Estradiol + Drospirenon

Angeliq Tbl. 1+2mg	Postmenopausale Hormonsubstitution bei Östrogenmangelsympt., Osteoporose-Pro. bei postmenopausalen Frauen mit hohem Frakturrisiko und Unverträgl./KI gg. and. zur Osteoporosepräv. zugel. Arzneimittel → 567: 1 x 1 Tbl. (kontinuierlich kombiniert); **DANI:** auf Flüssigkeitsretention achten; **DALI:** KI bei akuter Lebererkr. oder ↑ Lebererzymen

Estradiol + Dydrogesteron Rp

Femoston Tbl. 1+5mg, 1+10mg, 2+10mg Femoston conti Tbl. 1+5mg Femoston mini Tbl. 0.5+2.5mg	Postmenopausale Hormonsubstitution bei Östrogenmangelsympt., Osteoporose-Pro. bei postmenopausalen Frauen mit hohem Frakturrisiko und Unverträgl./KI gg. and. zur Osteoporoseprävetion zugelassene Arzneimittel → 567: 1 x 1 Tbl. (Femoston: kontinuierlich sequenziell, Femoston conti, mini: kontinuierlich kombiniert); **DANI:** auf Flüssigkeitsretention achten; **DALI:** KI bei akuter Lebererkr. oder ↑ Lebererzymen

A 18 Gynäkologie – Arzneimittel

Estradiol + Levonorgestrel Rp

Östronara Drg. 2+0,075mg	Postmenopausale Hormonsubstitution bei Östrogenmangelsympt., Osteoporose-Pro. bei postmenopausalen Frauen mit hohem Frakturrisiko und Unverträgl./KI gg. and. zur Osteoporosepräv. zugel. Arzneimittel → 567: 1 x 1 Tbl. (kontinuierlich sequenziell); **DANI:** auf Flüssigkeitsretention achten; **DALI:** KI bei akuter Lebererkr. oder ↑ Leberenzymen
Cyclo-Progynova Tbl. 2+0.15mg **Fem 7 Combi** TTS 50μg+10μg/24h **Fem 7 Conti** TTS 50μg+7μg/24h **Wellnara** Tbl. 1+0,04mg	Postmenopausale Hormonsubstitution bei Östrogenmangelsymptomen: 1 x 1 Tbl. (Cyclo-Progynova, Klimonorm: zyklisch, Wellnara: kontinuierlich sequenziell); TTS: 1 x/W (Fem7 Combi kontin. sequenziell, Fem7 Conti kontinuierlich kombiniert); **DANI:** auf Flüssigkeitsretention achten; **DALI:** KI bei akuter Lebererkr. oder ↑ Leberenzymen

Estradiol + Medroxyprogesteron Rp

Indivina 1+2.5, 1+5, 2+5mg	Postmenopausale Hormonsubstitution bei Östrogenmangelsympt., Osteoporose-Pro. bei postmenopausalen Frauen mit hohem Frakturrisiko und Unverträgl./KI gg. and. zur Osteoporosepräv. zugel. Arzneimittel → 567: 1 x 1 Tbl. (zyklisch); **DANI:** auf Flüssigkeitsretention achten; **DALI:** KI bei akuter Lebererkr. oder ↑ Leberenzymen

Estradiol + Norethisteronacetat Rp

Activelle Tbl. 1+0.5mg **Clionara** Tbl. 2+1mg **Cliovelle** Tbl. 1+0.5mg **Kliogest N** Tbl. 2+1mg **Novofem** Tbl. 1+1 **Sequidot** TTS 0.51+4.8mg **Trisequens** Tbl. 2+0/2+1/1+0mg	Postmenopausale Hormonsubstitution bei Östrogenmangelsympt., Osteoporose-Pro. bei postmenopausalen Frauen mit hohem Frakturrisiko und Unverträgl./KI gg. and. zur Osteoporosepräv. zugel. Arzneimittel → 567: 1 x 1 Tbl. (kontinuierlich kombiniert, nur Trisequens: kontinuierlich sequenziell); TTS: 2 x/W 1 Pflaster (kontin. sequenziell); **DANI:** auf Flüssigkeitsretention achten; **DALI:** KI bei akuter Lebererkr. oder ↑ Leberenzymen

Ethinylestradiol + Cyproteronacetat Rp

Attempta-ratioph. Tbl. 2+0.035mg **Cyproderm** Tbl. 2+0.035mg **Diane 35** Tbl. 2+0.035mg **Morea sanol** Tbl. 2+0.035mg	Androgenisierungserschein. der Frau (Akne, Hirsutismus, androgen. Alopezie): 1 x 1Tbl. f. 21d, dann 7d Pause (wirkt auch kontrazeptiv); **DANI:** auf Flüssigkeitsretention achten; **DALI:** KI bei akuter Lebererkr. oder ↑ Leberenzymen

Hormonpräparate 419

Konj. Östrogene + Medrogeston Rp	
Presomen 28 compositum *Tbl. 0.3+5mg, 0.6+5mg* **Presomen conti** *Tbl. 0.6+2mg*	Postmenopausale Hormonsubstitution bei Östrogenmangelsympt., Osteoporose-Pro. bei postmenopausalen Frauen mit hohem Frakturrisiko und Unverträgl./KI gg. and. zur Osteoseprä. zugel. Arzneimittel → 567: 1 x 1 Tbl. (Presomen conti: kontinuierl. kombiniert, Presomen 28 compositum: kontinuierlich sequenziell); **DANI:** auf Flüssigkeitsretention achten; **DALI:** KI bei akuter Leberekr. oder ↑ Leberenzymen

Tibolon Rp	HWZ (6h)
Livial *Tbl. 2.5mg* **Liviella** *Tbl. 2.5mg* **Shyla** *Tbl. 2.5mg* **Tibolon Aristo** *Tbl. 2.5mg*	Klimakterische Beschwerden: 1 x 1 Tbl. abends; **DANI:** auf Flüssigkeitsretention achten; **DALI:** KI bei akuter Leberekr. oder ↑ Leberenzymen

A 18.1.4 Selektive Östrogenrezeptor-Modulatoren

Wm/Wi (Raloxifen): Bindung an Östrogenrezeptoren ⇒ selektive Expression östrogenregulierter Gene ⇒ Knochendichte ↑, Gesamt- + LDL-Cholesterin ↓
UW (Raloxifen): Wadenkrämpfe, erhöhtes Risiko thromboembolischer Erkrankungen, Ödeme, Hitzewallungen, Schläfrigkeit, Urtikaria, Mundtrockenheit;
KI (Raloxifen): thromboemb.Erkrankung in der Anamnese, Frauen im gebärfähigen Alter, schw. Leber- und Niereninsuff., Endometrium-/Mammakarzinom, nicht abgeklärte Uterusblutung

Raloxifen Rp	HWZ 27.7h, Q0 0.9, PRC X, Lact ?
Evista *Tbl. 60mg* **Optruma** *Tbl. 60mg* **Raloxifen HEXAL** *Tbl. 60mg* **Raloxifen Stada** *Tbl. 60mg*	Therapie der Osteoporose bei postmenopausalen Frauen → 567: 1 x 60mg p.o; **DANI** KI bei schwerer NI; **DALI** KI

A 18.1.5 Antiöstrogene

Wm (Anastrozol, Exemestan, Letrozol): Hemmung der Aromatase ⇒ Östrogensynthese ↓;
Wm (Fulvestrant): vollst. kompet. Blockade von Östrogenrez. ohne partiellen Agonismus;
Wm (Tamoxifen): Blockade peripherer Östrogenrez. mit partiellem Agonismus;
UW (Exemestan): Appetitlosigkeit, Schlaflosigkeit, Depression, Kopfschmerzen, Benommenheit, Karpaltunnelsyndrom, Hitzewallungen, Übelkeit, Bauchschmerzen, Obstipation, Diarrhoe, Dyspepsie, Erbrechen, vermehrtes Schwitzen, Exanthem, Haarausfall, Gelenkschmerzen, Muskelschmerzen, Osteoporose, Frakturen;
UW (Fulvestrant): Hitzewallungen, Übelkeit, Erbrechen, Durchfall, Anorexie, Hautausschlag, venöse Thromboembolien, Kopfschmerzen, Asthenie, Rückenschmerzen;
UW (Tamoxifen): Alopezie, Knochenschmerzen, Hitzewallungen, Vaginalblutungen, Zyklusstrg., Endometriumhyperplasie, Nausea, Erbrechen, Hyperkalzämie;
KI (Exemestan): bekannte Überempfindlichkeit, prämenopausale Frauen, Grav./Lakt.;
KI (Fulvestrant): bek. Überempf., schwere Leberfunktionsstörung, Grav./Lakt.;
KI (Tamoxifen): schwere Leuko-/Thrombopenie, schwere Hyperkalzämie, Grav./Lakt.

A 18 Gynäkologie – Arzneimittel

Anastrozol Rp — HWZ 40-50h

Anablock Tbl. 1mg
Anastrozol Heumann Tbl. 1mg
Anastrozol HEXAL Tbl. 1mg
Arimidex Tbl. 1mg

Adjuv. Ther. des Hormonrez.-pos. frühen Mamma-Ca postmenopausal (mit und ohne 2-3-jähriger Tamoxifen-Vorther.) → 626; metastasiertes Hormonrez.-pos. Mamma-Ca postmenopausal → 626: 1 x 1mg p.o.; **DANI** CrCl < 30: vorsichtige Anwendung; **DALI** mäßige-schwere LI: vorsichtige Anw.

Exemestan Rp — HWZ 24h, Qo 0.5

Aromasin Tbl. 25mg
Exemestan Accord Tbl. 25mg
Exemestan HEXAL Tbl. 25mg
Exemestan-ratioph. Tbl. 25mg
Exestan Tbl. 25mg

Adjuvante Therapie des Östrogenrez.-pos. frühen Mamma-Ca postmenopausal (nach 2-3J initialer Tamoxifen-Therapie) → 626; metast. Mamma-Ca postmenopausal nach Progress unter Antiöstrogen-Ther. → 626: 1 x 25mg p.o.; **DANI**, **DALI** nicht erforderl.

Fulvestrant Rp

Faslodex Fertigspr. 250mg/5ml
Fulvestrant HEXAL Inj.Lsg. 250mg/5ml

Mamma-Ca postmenopausal, Östrogenrez.-pos. (lokal fortgeschr. od. metast.) → 626; bei Rezidiv währ./nach adjuv. Antiöstrogenther. od. bei Progression der Erkr. unter Ther. mit Antiöstrogen → 626: 1 x/M 250mg i.m.; **DANI** CrCl > 30: 100%, < 30: vorsichtig dosieren; **DALI** KI bei schwerer LI

Letrozol Rp — HWZ 48h, Qo 0.95

Femara Tbl. 2.5mg
Letroblock Tbl. 2.5mg
LetroHEXAL Tbl. 2.5mg
Letrozol Winthrop Tbl. 2.5mg

Mamma-Ca postmenopausal adjuvant und fortgeschritten → 626: 1 x 2.5mg p.o.; **DANI** CrCl > 30: 100%; < 30: keine Daten; **DALI** Child C: sorgfältige Dosiseinstellung

Tamoxifen Rp — HWZ 7 d, Qo 1.5, PRC D, Lact ?

Nolvadex Tbl. 20mg
Tamox 1A Tbl. 10, 20, 30mg
Tamoxifen HEXAL Tbl. 10, 20, 30, 40mg
Tamoxifen-ratioph. Tbl. 20mg

Mamma-Ca adjuvant → 626:
1 x 20-40mg p.o. für 5J;
metastasiertes Mamma-Ca:
1 x 20-40mg

A 18.1.6 LH-RH-Agonisten

Wi/Wm: hochdosierte Gabe von Gonadotropin-Releasing-Hormonen ⇒ vollständige Down-Reg. der hypophysären Rez. ⇒ Bildung von Sexualhormonen sinkt auf Kastrationsniveau

Buserelin Rp — HWZ 50-80min, PRC X, Lact -

Metrelef Spray (1Hub = 0.15mg)

Endometriose → 626:
3 x 0.3mg nasal, max. 1.8mg/d;
Vorbereitung der Ovulationsinduktion:
4 x 0.15mg nasal, ggf. 4 x 0.3mg

Hormonpräparate 421

Goserelin Rp	HWZ 2.3-4.2h, Qo 0.4, PRC X, Lact - 🐮
Zoladex *Implantat 3.6, 10.8mg*	**Mamma-Ca prä- u. perimenopausal** → 626, **Endometriose** → 771, **Uterus myomatosus:** 3.6mg s.c. alle 28d; **DANI** nicht erforderlich

Leuprorelin Rp	HWZ 2.9h
Enantone-Monatsdepot *Fertigspr. 3.75mg/1ml* **Trenantone** *Fertigspr. 11.25mg/1ml*	**Mamma-Ca prä- und perimenopausal, Endometriose** → 771, **Uterus myomatosus:** 3.75mg s.c. alle 4W; 11.25mg alle 3M; **DANI** nicht erforderlich

A 18.1.7 FSH-Agonisten

Wi/Wm (Corifollitropin): Follikelstimulans mit deutlich längerer Wirkung als FSH;
Wi/Wm (Follitropin): rekombinantes FSH ⇒ Entwicklung reifer Graafscher Follikel;
UW (Corifollitropin, Follitropin): Kopfschmerzen, Übelkeit, Schmerzen im Becken, Brustbeschwerden, Erschöpfung, ovarielles Hyperstimulationssyndrom;
KI (Corifollitropin, Follitropin): bek. Überempf., Tumoren der Ovarien, der Brust, des Uterus, der Hypophyse oder des Hypothalamus, abnormale vaginale Blutungen ohne bek. Ursache, primäre Ovarialinsuff., Ovarialzysten oder vergrößerte Ovarien, ovarielles Überstimulationssyndrom in der Anamnese, vorangegangener COS-Behandlungszyklus, der laut Ultraschalluntersuchung zu mehr als 30 Follikel > 11mm führte, Ausgangszahl antraler Follikel > 20, Uterusmyome, die eine Grav. nicht zulassen, Missbildungen von Geschlechtsorganen

Corifollitropin alfa Rp	HWZ 69h
Elonva *Fertigspr. 100µg/0.5ml, 150µg/0.5ml*	**Kontrollierte ovarielle Stimulation:** < 60kg: 100µg als ED, > 60kg 150µg s.c.; Komb. mit GnRH-Antag. d5 oder d6, s.a. FI; **DANI** Anw. nicht empf.; **DALI** keine Daten

Follitropin alfa Rp	HWZ 24h
Bemfola *Pen 75, 150, 225, 300, 450 IE* **Gonal F** *Inj.Lsg. 75, 450, 1050 IE; Fertigspr. 300, 450, 900 IE* **Ovaleap** *Inj.Lsg. 300, 450, 900 IE*	**Anovulation, kontrollierte ovarielle Stimulation, Follikelstimulation bei LH/FSH-Mangel, Stimulation der Spermatogenese bei Männern mit hypogonadotropem Hypogonadismus:** s. FachInfo

Follitropin beta Rp	HWZ 40h
Puregon *Inj.Lsg.; Pen 50, 300, 600, 900IE*	**Anovulation, kontrollierte ovarielle Überstim., Stim. der Spermatogenese bei Männern mit hypogonadotropem Hypogonadismus:** s. FachInfo

Follitropin delta Rp	HWZ 28-40h
Rekovelle *Inj.Lsg. 12µg/0.36ml, 36µg/1.08ml, 72µg/2.16ml*	**Kontrollierte ovarielle Stim.:** Dosierung nach AMH-Spiegel, s. FachInfo

A 18.2 Hormonelle Kontrazeptiva

A 18.2.1 Depotpräparate

Wm/Wi: Ovulationshemmung durch reine Gestagengabe als Depotapplikation;
UW (Depotpräparate), s. UW Gestagene → 414

Etonogestrel Rp — HWZ 25h

Implanon *Implantat 68mg* Nexplanon *Implantat 68mg*	Kontrazeption → 776: s.c.-Implantation für 3J

Medroxyprogesteronacetat Rp — HWZ 30-40d (i.m.), Qo 0.55

Depo-Clinovir *Fertigspr. 150mg/1ml* Depo-Provera *Fertigspr. 150mg/1ml*	Kontrazeption → 776: 150mg alle 3M i.m.; **DALI** KI bei schwerer Leberfunktionsstörung

Norethisteronenantat Rp — HWZ 7-9h

Noristerat *Amp. 200mg/1ml*	Kontrazeption → 776: 200mg i.m.; die nächsten 3 Injektionen alle 8W, danach alle 12W; **DALI** KI bei PBC

A 18.2.2 Einphasenpräparate

Wi/Wm: Verabreichung einer fixen Östrogen-Gestagen-Kombination über 21d
⇒ Unterdrückung der Ovulation durch antigonadotropen Effekt;
UW/KI (Einphasenpräparate), s. UW Dreiphasenpräparate → 424;
UW (Estradiol + Nomegestrol): Akne, abnormale Abbruchblutung, Libido ↓, Depression, Stimmungsschwankungen, Kopfschmerzen, Migräne Übelkeit, Metrorrhagie, Menorrhagie, Brustschmerz, Unterbauchschmerz, Gewicht ↑; **KI** (Estradiol + Nomgestrol): bek. Überempf., bestehende oder vorausgegangene venöse Thrombosen, Lungenembolie, arterielle Thrombosen (z. B. Myokardinfarkt) oder Prodrome einer Thrombose (z. B. TIA, AP), bestehender oder vorausgegangener Schlaganfall, Migräne mit fokalen neurologischen Symptomen in der Anamnese, Vorliegen eines schwerwiegenden Risikofaktors oder mehrerer Risikofaktoren für eine venöse oder eine arterielle Thrombose wie Diabetes mellitus mit Gefäßveränderungen, schw. Hypertonie, schw. Dyslipoproteinämie; erbliche oder erworbene Prädisposition für venöse oder arterielle Thrombosen, wie aktivierte Protein-C-(APC)-Resistenz, Antithrombin-III-Mangel, Protein-C-Mangel, Protein-S-Mangel, Hyperhomozysteinämie, Antiphospholipid-Antikörper; bestehende oder vorausgegangene Pankreatitis in Verbindung mit schwerer Hypertriglyzeridämie, bestehende oder vorausgegangene schwere Lebererkr., solange sich die Leberfunktionswerte nicht normalisiert haben, bestehende oder vorausgegangene Lebertumoren (benigne oder maligne); bek. oder vermutete sexualhormonabhängige maligne Tumoren (z. B. der Genitalorgane oder der Brust); nicht abgekärte vaginale Blutungen

Estradiol + Nomegestrolacetat Rp

Zoely *Tbl. 1.5+2.5mg*	Kontrazeption: 1 x 1Tbl. p.o.

Ethinylestradiol + Chlormadinon Rp

Angiletta, Belara, Bellissima, Chariva, Chloee, Enriqa, Lisette, Minette, Mona, Pink Luna *Tbl. 0.03+2mg*	Kontrazeption: 1 x 1Tbl. p.o.

Hormonelle Kontrazeptiva 423

Ethinylestradiol + Desogestrel Rp	
Belinda *Tbl. 0.02+0.15mg; 0.03+0.15mg* **Desmin** *Tbl. 0.02+0.15mg; 0.03+0.15mg* **Gracial** *Tbl. 0.03+0.125mg* **Lamuna** *Tbl. 0.02+0.15mg; 0.03+0.15mg* **Marvelon** *Tbl. 0.03+0.15mg* **Mercilon** *Tbl. 0.02+0.15mg*	**Kontrazeption** → 776: 1 x 1Tbl. p.o.

Ethinylestradiol + Dienogest Rp	
Aristelle, Bonadea, Finic, Maxim Mayra, Sibilla, Starletta, Stella, Valette, Velafee, Violette *Tbl. 0.03+2mg*	**Kontrazeption** → 776: 1 x 1Tbl. p.o.

Ethinylestradiol + Drospirenon Rp	
Aida *Tbl. 0.02+3mg* **Eliza** *Tbl. 0.02+3mg* **Petibelle** *Tbl. 0.03+3mg* **Yasmin** *Tbl. 0.03+3mg* **Yasminelle** *Tbl. 0.02+3mg* **Yaz** *Tbl. 0.02+3mg*	**Kontrazeption** → 776: 1 x 1Tbl. p.o.

Ethinylestradiol + Gestoden Rp	
Aidulan *Tbl. 0.03+0.075mg* **Alessia** *Tbl. 0.06+0.015mg* **Femodene** *Tbl. 0.03+0.075mg* **Femovan** *Tbl. 0.03+0.075mg* **Minulet** *Tbl. 0.03+0.075mg* **Yaluvea** *Tbl. 0.06+0.015mg*	**Kontrazeption** → 776: 1 x 1Tbl. p.o.;

Ethinylestradiol + Levonorgestrel Rp	PRC X, Lact -
Estelle *Tbl. 0.02+0.1mg* **Femigoa** *Tbl. 0.03+0.15mg* **Femigyne-ratioph.** *Tbl. 0.03+0.15mg* **Femranette** *Tbl. 0.03+0.15mg* **Gravistat 125** *Tbl. 0.05+0.125mg* **Illina** *Tbl. 0.02+0.1mg* **Leios** *Tbl. 0.02+0.1mg* **Leona HEXAL** *Tbl. 0.02+0.1mg* **Lotta HEXAL** *Tbl. 0.03+0.125mg* **Luisa HEXAL** *Tbl. 0.03+0.15mg* **Microgynon 21** *Tbl. 0.03+0.15mg* **Minisiston** *Tbl. 0.02+0.1mg, 0.03+0.125mg* **Miranova** *Tbl. 0.02+0.1mg* **MonoStep** *Tbl. 0.03+0.125mg* **Stediril 30** *Tbl. 0.03+0.15mg*	**Kontrazeption** → 776: 1 x 1Tbl. p.o.

Ethinylestradiol + Norethisteron Rp	
Conceplan M *Tbl. 0.03+0.5mg* **Eve 20** *Tbl. 0.02+0.5mg*	**Kontrazeption** → 776: 1 x 1Tbl. p.o.

Ethinylestradiol + Norgestimat Rp	PRC X, Lact -
Amicette *Tbl. 0.035+0.25mg* **Lysandra** *Tbl. 0.035+0.25mg*	**Kontrazeption** → 776: 1 x 1Tbl. p.o.

A 18.2.3 Zweiphasenpräparate

Wi/Wm: erste Zyklusphase: nur Östrogene oder kombiniert mit niedrig dosierten Gestagenen, zweite Zyklusphase: übliche Östrogen-Gestagen-Kombination ⇒ Ovulationshemmung;
UW/KI (Zweiphasenpräparate), s. UW Dreiphasenpräparate → 424

Ethinylestradiol + Chlormadinon Rp	
Neo-Eunomin *Tbl. 0.05+1mg, 0.05+2mg*	**Kontrazeption** → 776: 1 x 1Tbl. p.o.

Ethinylestradiol + Desogestrel Rp	PRC X, Lact -
Biviol *Tbl. 0.04+0.025mg, 0.03+0.125mg*	**Kontrazeption** → 776: 1 x 1Tbl. p.o.

A 18.2.4 Dreiphasenpräparate

Wi/Wm: d1-6: niedrige Östrogen- u. Gestagendosis; d7-11: erhöhte Östrogen- und Gestagendosis; d12-21: niedrige Östrogen- und deutlich höhere Gestagendosis ⇒ Ovulationshemmung;
UW (Östrogen-Gestagen-Kombinationen): Seborrhoe, Akne, Schwindel, Kopfschmerzen, Übelkeit, Erbrechen, Brustspannungen, Depression, Vaginalcandidose, Thrombosen;
KI (Östrogen-Gestagen-Kombinationen): Leberfunktionsstrg., Cholestase, Lebertumoren, hormonabhängige maligne Tumoren, Thrombosen, Grav./Lakt.

Estradiol + Dienogest Rp	PRC X, Lact -
Qlaira *Tbl. 3+0mg, 2+2mg, 2+3mg, 1+0mg*	**Kontrazeption:** 1 x 1Tbl. p.o.

Ethinylestradiol + Desogestrel Rp	PRC X, Lact -
Novial *Tbl. 0.035+0.05mg, 0.03+0.1mg, 0.03+0.15mg*	**Kontrazeption** → 776: 1 x 1Tbl. p.o.

Ethinylestradiol + Levonorgestrel Rp	PRC X, Lact -
Novastep, Trigoa, Trinordiol, Triquilar *Tbl. 0.03+0.05mg, 0.04+0.075mg, 0.03+0.125mg*	**Kontrazeption** → 776: 1 x 1Tbl. p.o.

Ethinylestradiol + Norethisteron Rp	
Synphase *Tbl. 0.035+0.5mg, 0.035+1mg, 0.035+0.5mg*	**Kontrazeption** → 776: 1 x 1Tbl. p.o.

A 18.2.5 Minipille

Wi/Wm: niedrig dosierte reine Gestagengabe über 28d ⇒ Viskosität des Zervixschleims ↑, keine Ovulationshemmung; Desogestrel: zusätzlich Ovulationshemmung;
UW (Desogestrel): veränd. Stimmungslage, depressive Verstimmung, Libido ↑, Kopfschmerzen, Übelkeit, Akne, Brustschmerzen, unregelmäßige Blutungen, Amenorrhoe, Gewicht ↑;
KI (Desogestrel): bekannte Überempfindlichkeit, aktive venöse thromboembolische Erkrankungen, vorausgegangene oder bestehende schwere Lebererkr. bis zur Normalisierung der Leberfunktionswerte, bestehende/vermutete geschlechtshormonabhängige bösartige Tumore, nicht abgeklärte vaginale Blutungen

Hormonelle Kontrazeptiva 425

Desogestrel Rp	HWZ 30h
Cerazette, Chalant, Damara, Desirett, Desofemono, Desogestrel Aristo, Diamilla, Evakadin, Feanolla, Jubrele, Melinagyn, Midesia, Simonette, Yvette-ratioph. *Tbl. 0.075mg*	**Kontrazeption** → 777: 1 x 1Tbl. p.o.
Levonorgestrel Rp	HWZ 11-45h, PRC X, Lact ?
28-mini, Microlut *Tbl. 0.03mg*	**Kontrazeption** → 777: 1 x 1Tbl. p.o.

A 18.2.6 Postkoitalpille

Wm/Wi (Levonorgestrel): Hemmung der Ovulation; nach bereits erfolgter Ovulation Hemmung der Implantation; **Wm/Wi** (Ulipristalacetat): Progesteronrezeptormodulator ⇒ Hemmung/Verzögerung der Ovulation, Beeinflussung des Endometriums;
UW (Levonorgestrel): Spannungsgefühl in den Brüsten, Übelkeit, Erbrechen, Durchfall, Kopf-, Unterbauchschmerzen;
UW (Ulipristalacetat): Kopf-, Bauchschmerzen, Menstruationsunregelmäßigkeiten, Schwindel, Infektionen, affektive Störungen, Übelkeit, Erbrechen, Muskelkrämpfe;
KI (Levonorgestrel): bek. Überempf.; **KI** (Ulipristalacetat): bek. Überempf., Grav.

Levonorgestrel OTC	
Levonoraristo, Navela, Pidana, Postinor, Unofem *Tbl. 1.5mg*	**Notfallkontrazeption** → 777: bis max. 72h postkoital 1.5mg p.o.
Ulipristalacetat OTC	HWZ 32h, PPB 98%
Ellaone *Tbl. 30mg*	**Notfallkontrazeption** → 777: bis max. 120h (5d) postkoital 30mg p.o.

A 18.2.7 Intrauterine und sonstige Kontrazeptiva

Wm/Wi (Vaginalring/ITS): Resorption der enthaltenen Hormone über die Vaginalschleimhaut/ Haut ⇒ Ovulationshemmung; **Wm/Wi** (IUP + Cu): kontinuierliche Kupferfreisetzung ⇒ morphologische und biochemische Veränderung des Endometriums ⇒ Verhinderung der Nidation;
Wm/Wi (IUP + Gestagen): kontinuierliche Gestagenfreisetzung ⇒ Verhinderung der Endometriumproliferation, Viskosität des Zervixschleims ↑;
UW (IUP): Unterleibs-/Kreuzschmerzen, stärkere/länger anhaltende Menstruationen, Schmierblutungen, Unterleibsinfektionen, Hautreaktionen; **UW** (Vaginalring): Kopfschmerzen, Vaginitis, Leukorrhoe, Bauchschmerzen, Übelkeit, Akne, Thromboembolie;
KI (Vaginalring): Thromboembolie in der Vorgeschichte, diabetische Angiopathie, schwere Lebererkrankung, benigne/maligne Lebertumoren, sexualhormonabhängige Tumoren, nicht abgeklärte Vaginalblutungen; **KI** (IUP): Grav., Malignome im Genitalbereich, chronische Unterleibsinfektionen, Endometriose, Extrauterin-Grav., Gerinnungsstörungen;
KI (IUP): M. Wilson; **KI** (IUP + Gestagen): akute Lebererkrankungen, Lebertumoren

Ethinylestradiol + Etonogestrel Rp	
Circlet, Ginoring, Nuvaring, Setlona, Veri-Aristo *Vaginalring 0.015+0.12mg/d*	**Kontrazeption** → 777: vag. Einlage für 3W

Ethinylestradiol + Norelgestromin Rp	
EVRA *TTS 33.9+203µg/24h*	**Kontrazeption** → 777: 1. Pfl. an d1 des Zyklus, 2./3.Pfl. an d8/15; d22-28 pflasterfrei

Intrauterinpessar mit Kupfer Rp	
Ancora mini *IUP* **Cu-Safe T 300** *IUP* **Gynefix 10a, 200, 330** *IUP* **Multisafe Cu 375** *IUP* **Novaplus T** *IUP* **Primedifem-T Cu 380** *IUP*	**Kontrazeption:** intrauterine Einlage für 3-5 J

Intrauterinpessar mit Levonorgestrel Rp	
Jaydess *IUP 13.5mg (14µg/24h)* **Kyleena** *IUP 19.5mg (17.5µg/24h)* **Mirena** *IUP 52mg (11-20µg/24h)*	**Kontrazeption** → 777, **Hypermenorrhoe:** Mirena: intrauterine Einlage für 5J; **Kontrazept.:** Jaydess: intrauterine Einlage f. 3J

A 18.3 Weheninduktion, Geburtseinleitung

Wm/Wi (Oxytocin): Stimulation von Kontraktionsfrequenz und kontraktiler Kraft der Uterusmuskulatur, Förderung der Milchejektion durch Kontraktion der glatten Muskulatur der Milchdrüse; **Wm/Wi** (Dinoproston): synthetisches Prostaglandin E2 ⇒ bewirkt Erweichung und Dilatation der Cervix uteri, löst Kontraktionen im schwangeren Uterus aus, erhöht die Durchblutung der Zervix, bewirkt Aufsplittung der Kollagenfasern und Vermehrung der Grundsubstanz der Zervix; **Wm/Wi** (Sulproston): synthetisches Prostaglandin E2, Kontraktion der Uterusmuskulatur, Konstriktion uteriner Gefäße, Plazentaablösung;
UW (Dinoproston): Kopfschmerzen, Übelkeit, Erbrechen, Krämpfe, Diarrhoe, Rückenschmerzen, Fieber, uterine Überstimulation, Wärmegefühl in der Vagina, abnormale den Fetus beeinflussende Wehen; beim Kind: Alteration der kindlichen Herzfrequenz und deren Oszillationsmuster, Fetal-distress-Syndrom; **UW** (Oxytocin): zu starke Wehentätigkeit, Tetanus uteri, Übelkeit, Erbrechen, HRST, allergische Reaktionen, Hypertonie, ausgeprägte Hypotonie mit Reflextachykardie, Wasserretention, Hyponatriämie; **UW** (Sulproston): Übelkeit, Erbrechen, Hypotonie, Bauchkrämpfe, Diarrhoe, Fieber, erhöhte Körpertemperatur;
KI (Dinoproston): bek. Überempf. vorausgegangene Uterus-OP; bei Myomenukleation, Mehrlings-Grav., Multiparität, fehlendem Kopfeintritt in das Becken, fetopelvine Disproportion; fetale Herzfrequenzmuster, die Gefährdung des Kindes vermuten lassen; bei geburtshilflichen Situationen, die für operative Geburtsbeendigung sprechen; ungeklärter vaginaler Ausfluss, anormale Uterusblutungen, vorliegende Infektionen (z.B. Kolpitis, Zervizitis), regelwidrige Kindslage oder Poleinstellung, Zervixläsion, vorzeitige Plazentalösung, Placenta praevia, bei Einsetzen der Wehen, Komb. mit wehenfördernden Arzneimitteln;
KI (Oxytocin): bek. Überempf., EPH-Gestose, Neigung zu Tetanus uteri, drohende Uterusruptur, vorz. Plazentalösung, Placenta praevia, unreife Cervix, drohende Asphyxia fetalis, Lageanomalien des Kindes, z.B. Beckenendlage, mechanisches Geburtshindernis;
KI (Sulproston): bek. Überempf. Bronchialasthma, spastische Bronchitis, vorgeschädigtes Herz, Gefäßerkrankungen, KHK, schwere Hypertonie, schwere Leber- oder Nierenfunktionsstrg., dekomp. D.m., zerebrale Krampfleiden, Glaukom, Thyreotoxikose, akute gynäkologische Infektionen, Colitis ulcerosa, akutes Ulcus ventriculi, Sichelzellenanämie, Thalassämie, Krankheiten des rheumatischen Formenkreises, allgem. schw. Krankheiten, vorausgegangene Uterusoperationen, Geburtseinleitung bei lebensfähigem Kind

Prolaktinhemmer 427

Dinoproston Rp
HWZ 1-3min, PPB 73%

Minprostin E2 *Vaginaltbl. 3mg; Vaginalgel 1, 2mg*
Prepidil *Gel 0.5mg/2.5ml*
Propess *Vaginalinsert 10mg*

Geburtseinleitung bei unreifer Zervix: Minprostin: Gel: ini 1mg intravaginal, ggf. nach 6h 2. Gabe mit 1-2mg, max. 3mg/d; Tbl.: 3mg intravaginal, ggf. nach 6-8h 2. Gabe, max. 6mg/d; Prepidil: 0.5mg intrazervikal, ggf. nach 8-12 h wdh., max. 1.5mg in 24h; Propess: intravaginal einführen, Freisetzung des Wirkstoffs über 24h

Oxytocin Rp
HWZ 1-12min, PRC X, Lact -, Nasenspray +

Oxytocin HEXAL *Amp. 3IE/1ml, 5IE/1ml, 10IE/1ml*
Oxytocin Rotexmedica *Amp. 3IE/1ml, 10IE/1ml*

Geburtseinleitung: ini 1-2milli-IE/min Dauerinfusion i.v., je nach Wehentätigkeit alle 15min steigern um 1-2milli-IE/min, max. 20-30 milli-IE/min i.v.; **postpartale Blutung:** 5-6IE langsam i.v.;5-10IE i.m; **Laktationsstörung, Mastitis-Pro.** → 776: 4IE nasal 2-3min vor Stillen

Sulproston Rp
HWZ 2h, PPB 20-30%

Nalador *Amp. 500µg*

Abortinduktion und Geburtseinleitung bei intrauterinem Fruchttod: ini 1.7µg/min als Infusion i.v., ggf. steigern bis max. 8.3µg/min., für max. 10h bzw. max. 1500µg/24h; **Postpartale atonische Blutung:** ini 1.7µg/min als Infusion i.v., ggf. steigern bis max. 8.3µg/min., nach therapeutischer Wirkung Erh.Dos. 1.7µg/min; max. 1500µg/24h; **DANI, DALI** KI bei schwerer NI, LI

A 18.4 Prolaktinhemmer

Wm/Wi: Stimulation hypophysärer Dopaminrezeptoren ⇒ Hemmung der Prolaktinfreisetzung; **UW:** Übelkeit, Erbrechen, GI-Störungen, psychomot. und extrapyramidalmot. Störungen, RR↓, Bradykardie, periphere Durchblutungsstrg.; **KI:** Anwendungsbeschr. bei psychischen Störungen, gastroduodenalen Ulzera, schweren Herz-Kreislauf-Erkrankungen

Bromocriptin Rp
HWZ 50h, Q0 1.0, PRC B, Lact -

Bromocriptin-CT *Tbl. 2.5mg*
Bromocriptin-ratioph. *Tbl. 2.5mg*
Pravidel *Tbl. 2.5mg*

Primäres, sekundäres Abstillen: d1: 2 x 1.25mg p.o., dann 2 x 2.5mg für 14d; **postpartaler Milchstau:** 2.5mg p.o., evtl. Wdh. nach 6-12h; **puerperale Mastitis** → 776: d1-3: 3 x 2.5mg p.o.; d4-14: 2 x 2.5mg; **Galaktorrhoe, Amenorrhoe:** d1: 1.25mg p.o., ab d2: 3 x 1.25mg p.o., evtl. ↑ bis 2-3 x 2.5mg; **Akromegalie:** ini 2.5mg p.o., über 1-2W steigern bis 10-20mg/d in 4ED; **M. Parkinson** → 317, → 682

A 18 Gynäkologie – Arzneimittel

Cabergolin Rp	HWZ 63–69h, PRC B, Lact ?
Cabergolin Dura Tbl. 0.5mg **Cabergolin Teva** Tbl. 0.5mg **Dostinex** Tbl. 0.5mg	**Primäres Abstillen:** 1 x 1mg in den ersten 24h nach Geburt; **hyperprolaktinämische Störung:** ini 2 x/W 0.25mg p.o., monatlich steigern um 0.5mg/W bis 1-2mg/W, max. 4.5mg/W; **M. Parkinson** → 317, → 682; **DALI** KI b. schwerer LI

Quinagolid Rp	HWZ 11.5h
Norprolac Tbl. 75, 150µg	**Hyperprolaktinämie:** d1-3: 1 x 25µg p.o.; d4-6: 1 x 50µg, dann 1 x 75-150µg; **DANI, DALI** KI

A 18.5 Wehenhemmer

Wm/Wi (Atosiban): kompetitiver Antagonist am Oxytocinrezeptor ⇒ Senkung von Tonus und Kontraktionsfrequenz der Uterusmuskulatur ⇒ Wehenhemmung;
Wm/Wi (Fenoterol): Stimulation von Beta-2-Rezeptoren ⇒ Erschlaffung d. Myometriums;
UW (Atosiban): Übelkeit, Kopfschmerzen, Schwindel, Hitzewallungen, Tachykardie, Hyperglykämie, Schlaflosigkeit, Juckreiz, Fieber;
UW (Fenoterol): Hypokaliämie, Tachykardie, Tremor, Schwindel, Unruhe- und Angstzustände, Hypotonie, Übelkeit, Erbrechen, Hyperhidrosis;
KI (Atosiban): Dauer der Grav. < 24 bzw. > 33 W, vorzeitiger Blasensprung, intrauterine Wachstumsretardierung u. gestörte HF des Fetus, Eklampsie, intrauter. Fruchttod/Infektion, Placenta praevia;
KI (Fenoterol): Erkr. in Gestationsalter < 22W, vorbestehende ischämische Herzerkr. oder Patientinnen mit signif. RF für eine ischämische Herzerkr., drohender Abort während des 1. u. 2. Trimesters; Erkr. der Mutter/des Fötus, bei der die Verlängerung der Schwangerschaft ein Risiko darstellt (z. B. schwere Toxämie, Intrauterininfektion, Vaginalblutung infolge einer Placenta praevia, Eklampsie oder schwere Präeklampsie, Ablösung der Placenta oder Nabelschnurkompression); intrauteriner Fruchttod; bek. letale erbliche oder letale chromos. Fehlbildung; bek. Überempf. gegen Beta-Sympathomimetika, Vena-cava-Kompressionssyndr., schwere Hyperthyreose, Phäochromozytom, Amnioninfektionssyndrom, Psychosen, Hypokaliämie, schwere Leber- und Nierenerkr., kardiale Erkrankung (bes. Tachyarrhythmie, Myokarditis, Mitralklappenvitrium); bei vorbestehenden Erkrankungen, bei denen ein Beta-Mimetikum eine UW hätte (z. B. bei pulmonaler Hypertonie und Herzerkrankungen, wie hypertropher obstruktiver Kardiomyopathie oder jeglicher Art einer Obstruktion des linksventrikulären Ausflusstraktes, z. B. Aortenstenose); Blutgerinnung ↓, unkontrollierter Diabetes mellitus

Atosiban Rp	HWZ 2h
Atosiban Ibisqus, Atosiban Sun Inf.Lsg. 6.75mg/0.9ml; Inf.Konz. 37.5mg/5ml	**Tokolyse:** ini 6.75mg i.v., dann 18mg/h für 3h, dann 6mg/h für insgesamt max. 48h

Fenoterol Rp	HWZ 3.2h, $Q_0 > 0.85$, PPB 40–55%
Partusisten intrapartal *Amp. Konzentrat 25µg/1ml*	**Dystokien in Eröffnungs-/Austreibungs-periode, intrauterine Asphyxie, geburtshilf-liche Notfälle, zur Uterusrelaxation z.B. bei Sectio:** ini 20–30µg über 2–3min i.v., ggf. Wdh., dann Dauerininf. mit bis zu 4µg/min (1ml Konzentrat + 4ml NaCl ⇒ 1ml enth. 5µg)
Partusisten *Amp. Konzentrat 0.5mg/10ml*	**Tokolyse 22.–37. Grav. W:** 0.5–3µg/min i.v.; Perf. 0.5mg/50ml ⇒ 3–18ml/h; Anw. max. 48h

A 18.6 Schwangerschaft, Stillzeit

A 18.6.1 Beratungsstelle für Arzneimittel

Pharmakovigilanz- und Beratungszentrum für Embryonaltoxikologie, Charité-Universitätsmedizin Berlin, Campus Virchow-Klinikum, Augustenburger Platz 1, 13353 Berlin, Tel. 030/450-525700, Fax 030/450-525902, http://www.embryotox.de

A 18.6.2 Schwangerschaftsrisikoklassen (nach Food and Drug Administration)[a] Pregnancy Risk Categories (PRC)

PRC A	Geeignete Studien bei schwangeren Frauen zeigten kein Risiko für den Fetus.
PRC B	Tierversuche zeigten kein Risiko für den Fetus, aber Studien an schwangeren Frauen fehlen **oder** Tierversuche zeigten Risiko, aber geeignete Studien an schwangeren Frauen zeigten kein Risiko für den Fetus.
PRC C	Tierversuche zeigten Risiko für den Fetus, Studien an schwangeren Frauen fehlen. Die therapeutischen Vorteile sind u.U. dennoch höher zu bewerten.
PRC D	Risiko für den Fetus ist nachgewiesen, aber therapeutische Vorteile sind u.U. im Grenzfall (z.B. keine med. Alternative) dennoch höher zu bewerten.
PRC X	Risiko für den Fetus ist eindeutig nachgewiesen. Das Risiko übersteigt den erwarteten therapeutischen Nutzen.
PRC ED	Einzeldosis (wahrscheinlich) unbedenklich.

A 18.6.3 Laktation (Stillperiode)[a]

Lact +	Zur Anwendung auch während der Stillperiode geeignet
Lact ?	Risiko für Säugling während Stillperiode nicht bekannt oder kontrovers diskutiert
Lact –	Anwendung während Schwangerschaft wird nicht empfohlen (Risiko für Säugling)

[a] Spezifische Angaben zu den Arzneimitteln in den Tabellen rechts neben dem Wirkstoff!

A 18 Gynäkologie – Arzneimittel

A 18.6.4 Arzneimittel in Schwangerschaft und Stillzeit

Allergien
- Loratadin
- Bewährte ältere H_1-Blocker wie Dimetinden

Asthma
- Beta-2-Sympathomimetika zur Inhalation
  - Kurz wirksame: z.B. Reproterol, Salbutamol
  - Lang wirksame: z.B. Formoterol, Salmeterol
- Glukokortikoide
- Theophyllin

Bakterielle Infektionen
- Penicilline
- Cephalosporine (Reserve: Makrolide)

Chronisch-entzündliche Darmerkrankungen
- Mesalazin, Olsalazin
- Sulfasalazin
- Glukokortikoide (Reserve: Azathioprin)

Depression
- Trizyklische Antidepressiva, z.B. Amitriptylin
- Selektive SSRI, z.B. Sertralin

Diabetes mellitus
- Humaninsulin

Gastritis
- Antazida, z.B. Magaldrat
- Bewährte H_2-Blocker, z.B. Ranitidin
- Protonenpumpenblocker, z.B. Omeprazol

Glaukom
- Beta-Rezeptorenblocker
- Carboanhydrasehemmstoffe
- Cholinergika

Hustendämpfung
- Dextromethorphan
- Codein

Hypertonus
- Alpha-Methyldopa
- Metoprolol
- Dihydralazin
- Nach dem 1. Trimenon auch Urapidil u.a.

Krätze (Skabies)
- Benzylbenzoat
- Crotamiton

Läuse
- Dimeticon

Migräne
- Siehe Schmerzen; ggf. auch Sumatriptan

Mukolytika
- Acetylcystein

Refluxösophagitis
- Omeprazol

Schlafstörungen
- Diphenhydramin
- Diazepam, Lorazepam

Schmerzen
- Paracetamol, ggf. mit Codein
- Ibuprofen, Diclofenac (nur bis SSW 28)
- Ggf. Tramadol

Übelkeit/Hyperemesis
- Dimenhydrinat
- Metoclopramid

Wurmerkrankung
- Pyrviniumembonat
- Mebendazol
- Niclosamid

A 19 Pädiatrie – Arzneimittel

Alle Informationen zum Thema Pädiatrie finden Sie im Therapieteil,
Kapitel T 19 Pädiatrie → 779, das auf die relevanten Wirkstoffe im Arzneimittelteil verweist.

Allgemeines

A 20 Toxikologie – Arzneimittel

A 20.1 Allgemeines

1. Erstanamnese

Welches Gift? Stoff? Produktname? Bestandteile? Hersteller? Verpackung? **Giftaufnahme?** Oral? Inhalation? Haut? **Wann?** Einnahme? Erste Symptome? **Warum?** Suizid? Sucht? Irrtümlich? **Wieviel?** Menge? Konzentration? **Klinik?** Ansprechbar? Bewusstlos? Alter? Geschlecht? Gewicht? AZ?

2. Vergiftungszentrale verständigen

3. Soforthilfe durch den Laien

- **Lagerung:** bewusstloser Patient → stabile Seitenlage/Bauchlage mit seitlicher Kopflagerung; bei mechanischer Atemwegsverlegung: Kopf in Seitenlage und Mundhöhle säubern
- **Erstilfe bei oraler Giftaufnahme** → Auslösen von Erbrechen durch Laien unbedingt vermeiden
  Hautkontamination: Reinigung mit Wasser und Seife
  Augenkontamination: Augenspülung unter laufendem Wasser

A 20.2 Ärztliche Behandlung (5-Finger-Regel)

1. Elementarhilfe (Stabilisierung der Vitalparameter)

Entsprechend dem Schweregrad der Vergiftung (= Ausmaß der Vigilanzminderung):
Grad 0 = keine Vigilanzminderung; G1 = Somnolenz; G2 = Sopor; G3 = motorisch reaktives Koma; G4 = areaktives Koma mit respiratorischer Insuffizienz; G5 = Grad 4 mit instabilem Kreislauf

	Überwachung	Lagerung	Ven. Zugang	Atemweg sichern	Beatmung	Katecholamine
Bei Grad	Immer	≥ 1	≥ 2	≥ 3	≥ 4	5

2. Giftelimination

Primär (Giftentfernung vor Resorption)

- **Orale Giftaufnahme:**
  – **Aktivkohle** (Carbo medicinalis). **Cave:** Aspirationsrisiko ↑ bei bewusstlosen, nicht intubierten Pat. bei Applikation über Magensonde. **Dos.:** ca. 10-facher Überschuss an Kohle gegenüber Gift, bei unbekannter Menge im Allgemeinen 1g/kg; **Komb. von Kohle u. Laxans** beschleunigt Giftelimination, **KI:** fehlende Stabilisierung der Vitalparameter, Perforationsgefahr
  – **Induziertes Erbrechen** (meist erst in Klinik, möglichst innerhalb 1h): Ipecacuanha-Sirup: 1.Lj. (10ml), 2.Lj. (20ml), ab 3.Lj./Erw. (30ml); **KI:** Vigilanzminderung, Verätzung, Vergiftung mit organischen Lsg.-Mitteln, Tenside, Antiemetika
  – **Magenspülung** (Anm.: bei Medikamentenintoxikation besteht meist keine Indikation):
    1. Pro. eines reflektorischen Laryngospasmus: 1mg Atropin i.m.
    2. Lagerung: bei wachen/vigilanzgeminderten Pat. mit erhaltenem Schluckreflex: keine Intubation → stabile Seiten-, Bauchlage; bei bewusstlosen Pat.: Intubation → Rückenlage
    3. Spülung: weicher Magenschlauch (Erw. ø 18mm; Kleinkind ø 11mm) → Lagekontrolle → Spülung: 10-20l lauwarmes H₂O (mit je10ml x kg) → dann 50g Carbo med. + 15-20g Na-Sulfat in Wasser auflösen und im Magenspülschlauch instillieren → Schlauch abklemmen, entfernen
- **Inhalative Giftaufnahme:** Pat. aus Gefahrenbereich (Eigenschutz beachten!), O₂, Frischluft
- **Kutane Giftaufnahme:** Kleidung entfernen, Haut abwaschen → Giftentfernung
- **Augenkontamination:** Augenspülung (10min unter fließendem Wasser) → Augenarzt

Sekundär (Giftentfernung nach Resorption)

Zuerst Giftnotrufzentrale konsultieren; dann ggf. alkalische Diurese, Hämodialyse, Hämoperfusion, Plasmapherese, Albumindialyse

A 20.3 Antidota

Wm/Wi (ACC): Verstoffwechslung in Hepatozyten zu Glutathion, das zur Entgiftung toxischer Paracetamolmetabolite benötigt wird;
Wm/Wi (Atropin): parasympatholytisch durch kompetitiven Antagonismus an muscarinartigen Cholinozeptoren;
Wm/Wi (Digitalisantitoxin): von Schafen gewonnene Immunglobulinfragmente, die freies und zellmembrangebundenes Digitalisglykosid binden;
Wm/Wi (4-DMAP): Bildung von Methämoglobin ⇒ Komplexbildung mit Cyanid ⇒ Entblockung der Cytochromoxidase;
Wm/Wi (DMPS): Chelatbildner, bildet mit Schwermetallen stabile Komplexe, die renal ausgeschieden werden;
Wm/Wi (Ethanol): hat höhere Bindungskonstante an die Alkoholdehydrogenase (ADH) als Methanol, durch Sättigung der ADH mit Ethanol wird die Methanoloxidation gehemmt, es entstehen weniger toxische Metabolite wie Formaldehyd und Ameisensäure;
UW (ACC): Abfall des Prothrombinwerts, anaphylaktische Reaktionen;
UW (Atropin): Schweißdrüsensekretion ↓, Tachykardie, Miktionstrg., Mundtrockenheit, Glaukomanfall, Akkommodationsstrg., Unruhe, Halluzinationen, Krämpfe, Delirien;
UW (Digitalisantitoxin): allergische Reaktionen, Anaphylaxie, Hyperkaliämie;
UW (4-DMAP): Methämoglobinämie, Brechreiz, Durchfall, Asthmaanfall, Vigilanzminderung, Schock;
UW (DMPS): Fieber, Schüttelfrost, Übelkeit, allergische Hautreaktionen, Erythema exsudativum multiforme, Stevens-Johnson-Syndrom, Transaminasenanstieg, Leukopenie, Angina pectoris, Geschmacksveränderungen, abdominelle Beschwerden, Appetitverlust, Zink- und Kupfermangel;
KI (ACC): keine;
KI (Atropin): Engwinkelglaukom, Tachykardie bei Herzinsuffizienz und Thyreotoxikose, tachykarde Herzrhythmusstrg., Koronarstenose, mechanische Verschlüsse des Magen-Darm-Trakts, paralytischer Ileus, Megacolon, obstruktive Harnwegserkrankungen, Prostatahypertrophie mit Restharnbildung, Myasthenia gravis, akutes Lungenödem, Schwangerschaftstoxikose, bekannte Überempfindlichkeit gegenüber Atropin und anderen Anticholinergika;
KI (Digitalisantitoxin): bekannte Überempfindlichkeit, Schafeiweißallergie;
KI (4-DMAP): Glukose-6-Phosphat-Dehydrogenasemangel;
KI (DMPS): bekannte Überempfindlichkeit

Acetylcystein (ACC) Rp	HWZ 30–40min, Q_0 0.7, PRC B, Lact ?
Fluimucil Antidot 20% Amp. 5g/25ml	**Paracetamol-Intoxikation:** ini 150mg/kg in 200ml Glucose 5% über 15min i.v., dann 50mg/kg in 500ml Glucose 5% über 4h i.v., dann 100mg/kg in 1l Glucose 5% über 16h i.v.; **DANI** nicht erforderlich

Antidota 433

Atropin Rp	HWZ 2-3h, Qo 0.45, PPB 2-40%, PRC C, Lact ?
Atropinsulfat *Amp. 0.5mg/1ml; Inj.Lsg. 100mg/10ml* **Atropinum sulfuricum** *Amp. 0.25mg/1ml, 0.5mg/1ml, 1mg/1ml*	**Alkylphosphatvergiftung:** 2-5mg alle 10-15min i.v. bis zum Rückgang der Bronchialsekretion, bis zu 50mg in Einzelfällen, Erh.Dos. 0.5-1mg alle 1-4h; **Ki.:** 0.5-2mg i.v., Erh.Dos. nach Klinik; **Neostigmin- und Pyridostigmin-überdosierung:** 1-2mg i.v.
Digitalisantitoxin Rp	
DigiFab *Inj.Lsg. 40mg (Int. Apotheke)*	**Digitalis-Intoxikation:** Allergietestung durch Intrakutan- bzw. Konjunktivaltest: 160mg als Infusion über 20min i.v., dann Dauerinfusion mit 30mg/h über 7-8h; nach Bolusgabe kann auf die Digitalisbestimmung gewartet werden, um dann die notwendige Menge für die kontinuierliche Infusion zu errechnen; **bei bekanntem Serumspiegel: Errechnung des Körperbestands:** Digoxin: Serumkonzentration in ng/ml x 5.6 x kg: 1000; Digitoxin: Serumkonzentration in ng/ml x 0.56 x kg: 1000; Antikörperdosis (mg) = Körperbestand (mg) x 80; Cave: falsch hoher Digitalisspiegel nach Antidotgabe!
Dimethylaminophenol (4-DMAP) Rp	
4-DMAP *Amp. 250mg/5ml*	**Cyanid-Intoxikation:** 3-4 mg/kg langsam i.v., **Ki.:** 3 mg/kg langsam i.v.; nach 4-DMAP Natriumthiosulfat geben!
Dimercaptopropansulfonat (DMPS) Rp	PPB 90%
Dimaval *Amp. 250mg/5ml; Kps.100mg*	**Akute Quecksilbervergiftung:** an d1 250mg i.v. alle 3-4h, d2 250mg alle 4-6h, d3 250mg alle 6-8h, d4 250mg alle 8-12h, dann 250mg 1-3 x/d; 12 x 100-200mg p.o.; **chronische Quecksilber-, Bleivergiftung:** 300-400mg/d p.o.; **DANI** Anwendung nur bei gleichzeitiger Dialyse möglich
Ethanol OTC	
Alkohol 95% *Amp. 15g/20ml*	**Methanol-Intoxikation:** 0.5-0.75g/kg über 30min i.v. in Glucose 5%, dann 0.1-0.2g/kg; Serumalkoholspiegel von 0.5-1‰ anstreben

A 20 Toxikologie – Arzneimittel

Wm/Wi (Flumazenil): Antagonismus an Benzodiazepinrezeptoren;
Wm/Wi (Fomepizol): Hemmung der Alkoholdehydrogenase ⇒ verhindert Bildung toxischer Metaboliten in der Leber;
Wm/Wi (Hydroxycobalamin): bindet Cyanid im Plasma, indem der Hydroxoligand durch einen Cyanoliganden ersetzt wird, das dabei entstandene Cyanocobalamin wird rasch mit dem Urin ausgeschieden; **Wm/Wi** (Kohle): durch die große Absorptionsfläche der Kohle (1000-2000m²/g) können Giftstoffe gebunden werden, da Kohle vom Magen-Darm-Trakt nicht resorbiert wird, werden die gebundenen Giftstoffe mit dem Stuhl ausgeschieden;
Wm/Wi (Natriumthiosulfat): Schwefeldonator ⇒ Sulfatierung der Cyanide, dadurch schnellere Bildung des weniger giftigen Rhodanids;
Wm/Wi (Obidoxim): Reaktivierung der blockierten Acetylcholinesterase, Verhinderung der Phosphorylierung und Inaktivierung des Enzyms;
Wm/Wi (Physostigmin): reversible Hemmung der Cholinesterase ⇒ Anstieg von Acetylcholin im synaptischen Spalt ⇒ indirekte parasympathomimetische Wirkung;
Wm/Wi (Simeticon): = Silikon, setzt Oberflächenspannung herab, Verhinderung der Schaumbildung, keine Resorption; **Wm/Wi** (Tiopronin): Chelatbildner, Schwermetallbindung;
Wm/Wi (Toloniumchlorid): Reduktion von Methämoglobin zu Hämoglobin;
UW (Flumazenil): Übelkeit, Erbrechen, Blutdruckschwankungen, Herzklopfen, Gefühl von Bedrohung, Auslösung von Benzodiazepinentzugssymptomen;
UW (Fomepizol): Bradykardie, Tachykardie, RR-Anstieg, Vertigo, Anfälle, Sehstörungen, Nystagmus, Sprachstörungen, Angst- und Unruhezustände, Transaminasenanstieg, Übelkeit, Erbrechen, Diarrhoe, Dyspepsie, Schluckauf, Schmerzen an der Injektionsstelle, Phlebitis, Juckreiz, Hautausschlag, Hypereonsinophilie, Anaemie, CK-Erhöhung;
UW (Hydroxycobalamin): allergische Reaktionen, dunkelrote Verfärbung des Urins;
UW (Kohle): Obstipation, mechanischer Ileus bei sehr hohen Dosen;
UW (Natriumthiosulfat): Überempfindlichkeitsreaktionen wie z.B. Brechreiz, Durchfall, Asthmaanfall, Bewusstseinsstrg., Schock; **UW** (Obidoxim): Hitzegefühl, Kälteempfinden, Mentholgeschmack, Taubheitsgefühl, Muskelschwäche, Mundtrockenheit, Tachykardie, Hypertonie, EKG-Veränderungen, Herzrhythmusstrg., Leberfunktionsstrg.; nach Gabe von 3-10g innerhalb von 1-3d cholestatischer Ikterus möglich;
UW (Physostigmin): Erbrechen, Übelkeit, Speichelfluss, Harn- und Stuhlinkontinenz, Krampfanfälle, Bradykardie, Durchfall, Asthmaanfall, Bewusstseinsstrg.;
UW (Simeticon): keine; **UW** (Tiopronin): Diarrhoe, Geschmacksstrg., Pruritus, Hautreaktionen, Stomatitis, Blutbildveränderungen, Hepatitis, Temperaturerhöhung;
UW (Toloniumchlorid): Blaufärbung von Haut und Urin;
KI (Fomepizol): bek. Überempf. gegen F. oder andere Pyrazole;
KI (Hydroxycobalamin): nach Anw. von Natriumthiosulfat; **KI** (Kohle): Vergiftung mit ätzenden Stoffen, diagn.-endoskopische Maßnahmen erschwert;
KI (Natriumthiosulfat): Sulfitüberempfindlichkeit;
KI (Obidoxim): Carbamatintoxikation (z.B. Aldicarb = Temik 5G);
KI (Physostigmin): bek. Überempf., Asthma bronchiale, Gangrän, koronare Herzerkrankungen, mechanische Obstipation, mechanische Harnsperre, Dystrophia myotonica, Depolarisationsblock nach depolarisierenden Muskelrelaxantien, Intoxikationen durch "irreversibel wirkende" Cholinesterasehemmer, geschlossene Schädel-Hirn-Traumen, Obstruktionen im Magen-Darm-Trakt oder in den ableitenden Harnwegen, Vergiftung mit depolarisierenden Muskelrelaxantien vom Suxamethonium-Typ;

Antidota 435

KI (Flumazenil): bek. Überempf.; bei Pat. mit Epilepsie, die Benzodiazepine als Zusatzmed. erhielten; mit Angstzuständen und Selbstmordneigung, die deshalb vorher mit Benzodiazepinen behandelt wurden; die eine niedrige Dosis eines kurz wirkenden Benzodiazepin-Derivates erhielten; denen Benzodiazepine zur Beherrschung eines potenziell lebensbedrohlichen Zustands verabreicht wurden (z. B. intrakranielle Druckregulierung oder Status epilepticus); in der postoperativen Periode bei anhaltendem, atemdepressivem Effekt der Opiate und bereits bestehender Bewusstseinsklarheit; **KI** (Simeticon): bekannte Überempf.;
KI (Tiopronin): Albuminurie, Glomerulonephritis, Myasthenie, Polymyositis, Pemphigus, arzneimittelbedingte Zytopenien, Grav.; **KI** (Toloniumchlorid): keine bei korrekter Indikation

Fomepizol Rp

Fomepizole Eusa Pharma
Inf.Lsg. 100mg/20ml

Ethylenglykol-Intoxikation: ini 15mg/kg über 30-45min i.v., n. 12h 10mg/kg, weiter je n. Ethylenglykol-Serumspiegel, s. FachInfo
DANI Krea > 3mg/dl: HD erforderl., ini 15mg/kg ber 3-45min i.v., dann 1mg/kg/h während der gesamten HD

Flumazenil Rp   HWZ 1h, Q0 1.0, PPB 50%

Anexate *Amp. 0.5mg/5ml, 1mg/10ml*
Flumazenil Hameln/Kabi
Amp. 0.5mg/5ml, 1mg/10ml

Aufhebung der Benzodiazepinwirkung: ini 0.2mg i.v., ggf. minütliche Nachinjektion von 0.1mg bis max. 1mg Gesamtdosis;
Ki. > 1J: 0.01mg/kg über 15s i.v., ggf. minütliche Nachinjektionen bis max. 0.05mg/kg bzw. 1mg Gesamtdosis

Hydroxocobalamin

Cyanokit *Inj.Lsg. 5g*

Cyanid-Intoxikation: ini 5g in 200ml NaCl 0.9% über 30min i.v., je nach Klinik weitere 5g über 0.5-2h; **Ki.:** 70mg/kg über 20-30min i.v.

Kohle, medizinische (Carbo medicinalis) OTC

Kohle Hevert *Tbl. 250mg*
Kohle Pulvis *Pulver 10g*
Ultracarbon *Granulat 50g*

Intoxikationen durch Nahrungsmittel, Schwermetalle, Arzneimittel: 1g/kg p.o. oder über Magenschlauch applizieren; 10g Kohle werden in 70-80ml Wasser aufgeschüttelt; **Ki.:** 0.5g/kg;
wirkt nicht bei: Lithium, Thallium, Eisensalzen, Blausäure, Borsäure, DDT, Tolbutamid, Methanol, Ethanol, Ethylenglykol

Natriumthiosulfat OTC   HWZ 2h

Natriumthiosulfat 10%, 25%
Amp. 1g/10ml; Inf.Lsg. 10g/100ml, 25g/100ml, 50g/500ml

Cyanid-Intoxikation: 50-100mg/kg i.v.;
Sgl.: bis zu 1g i.v., **Kleinki.:** bis zu 2g, **Schulki.:** bis zu 5g;
Intoxik. mit Alkylantien: bis zu 500mg/kg i.v.
Intoxik. mit Bromat und Jod: 100mg/kg i.v.; Magenspülung mit 1% Lsg.

Obidoximchlorid OTC	HWZ 2h Qo 0.85
Toxogonin *Amp. 250mg/1ml*	**Intoxikationen mit Organophosphaten:** 250mg i.v., dann Dauerinfusion mit 750mg/d; **Ki.:** 4–8mg/kg i.v., dann Dauerinfusion mit 10mg/kg/d; zuerst Atropin-Gabe!
Physostigmin Rp	
Anticholium *Amp. 2mg/5ml*	**Anticholinerges Syndrom bei Vergiftungen** (Atropin, trizyklische Antidepressiva, Antihistaminika): ini 2mg oder 0.04mg/kg langsam i.v. oder i.m., 1–4mg alle 20min i.v. bzw. Wdh. der Vollwirkdosis, wenn Vergiftungssymptome wieder auftreten; **Ki.:** 0.5mg i.v. oder i.m., Wdh. alle 5min bis Gesamtdosis von 2mg, so lange die anticholinergen Symptome weiterbestehen und keine cholinergen Symptome auftreten
Simeticon OTC	
Espumisan *Emulsion (1ml = 40mg)* sab simplex *Emulsion (1ml = 69mg)*	**Spülmittel-Intoxikation:** 10ml p.o.; **Ki.:** 5ml p.o.
Tiopronin Rp	
Captimer *Tbl. 100, 250mg*	**Quecksilber-, Eisen-, Kupfer-, Zink-, Polonium-, Cadmium-Intoxikation, M. Wilson, Hämosiderose:** 7–10mg/kg p.o.
Toloniumchlorid Rp	
Toluidinblau *Amp. 300mg/10ml*	**Intoxikationen mit Methämoglobin-bildnern** (z.B. Anilin, Nitrobenzol, Nitrit, aromatische Amine, oxidierende, organische Lösungsmittel, Dapsone, manche Lokalanästhetika), **DMAP-Überdosierung:** 2–4mg/kg langsam i.v.; **Ki.:** s. Erw.

A 20.4 Transport

Durch Notarzt/Rettungsmittel mit Rettungsassistenz in nächstes Krankenhaus; dort ggf. Sekundärverlegung, bei schweren/unklaren Vergiftungen Kontakt mit Giftnotrufzentrale durch Arzt

A 20.5 Asservierung

Immer: Urin, Blut in EDTA-Röhrchen, Blut nativ, u.U. bei Lebensmittel- oder Pilzvergiftungen Stuhl, bei Gasvergiftung Ausatemluft in Atemballon; Beschriftung der Probe (Entnahmezeit, Material, Patientendaten); **sachgemäße Lagerung** (bei 4°C im Kühlschrank), vor jeder Antidotgabe Asservierung von Blut und Urin

Potenziell inadäquate Medikation 437

A 21 Geriatrie – Arzneimittel (Michael Drey)

A 21.1 Potenziell inadäquate Medikation (PIM)[1]

PIM (Wirkstoffe)	Bedenken	Alternative
Analgetika		
NSAR → 199	Hohes Risiko für GI-Blutung	**Metamizol** → 204, **Paracetamol** → 293
Pethidin → 288	Hohes Risiko für Delir und Stürze	**Tilidin + Naloxon** → 291, **Oxycodon** → 287
Antiarrhythmika		
Digoxin → 52	Geringe therapeutische Breite bei häufig gleichzeitig bestehender Niereninsuffizienz	Vorhofflimmern: zunächst **Betablocker** → 27; Herzinsuffizienz: zunächst **ACE-Hemmer** → 21 + **Betablocker** → 27 alternativ: **Digitoxin** → 52
Flecainid → 50 **Sotalol** → 29	Proarrhythmierisiko bei häufig gleichzeitig bestehender KHK	**Betablocker** → 27 **Amiodaron** → 51
Antibiotika		
Nitrofurantoin → 240	Ungünstiges Nutzen-Risiko-Verhältnis	**Cephalosporine** → 223, **Cotrimoxazol** → 238, **Trimethoprim** → 238
Antidementiva		
Naftidrofuryl → 69, **Nicergolin** → 331, **Pentoxifyllin** → 69, **Piracetam** → 332	Kein sicherer Wirksamkeitsnachweis, ungünstiges Nutzen-Risiko-Verhältnis	**Donepezil** → 331 **Galantamin** → 331 **Rivastigmin** → 332 **Memantin** → 331
Antidepressiva		
Antidepressiva, trizyklische: Amitriptylin → 339, **Imipramin** → 340, **Trimipramin** → 340	Anticholinerge Wirkung (Obstipation, Mundtrockenheit, Verwirrtheit, kognitive Defizite)	**Citalopram** (max. 20mg) → 343, **Mirtazapin** → 341
MAO-Hemmer: Tranylcypromin → 342	Blutdruckkrisen, maligne Hyperthermie	**Citalopram** (max. 20mg) → 343, **Mirtazapin** → 341
SSRI: Fluoxetin → 344	Zentralnervöse UW (Übelkeit, Schlafstörung, Schwindel, Verwirrtheit)	**Citalopram** (max. 20mg) → 343, **Mirtazapin** → 341

A 21 Geriatrie – Arzneimittel

PIM (Wirkstoffe)	Bedenken	Alternative
Antiemetika		
Dimenhydrinat → 105	Anticholinerge Wirkung	**Metoclopramid** (nicht bei Parkinsonpatienten) → 97, **Domperidon** → 97
Antiepileptika		
Phenobarbital → 309	Sedierung, paradoxe Erregungszustände	**Levetiracetam** → 314, **Lamotrigin** → 308, **Valproinsäure** → 311, **Gabapentin** → 312
Antihistaminika		
Dimetinden → 85, **Hydroxyzin** → 86, **Triprolidin** → 401	Anticholinerge Wirkung	**Cetirizin** → 85, **Loratadin** → 86
Antihypertensiva		
Alphablocker → 33: **Clonidin** → 32, **Doxazosin** → 33, **Terazosin** → 33, **Alpha-Methyldopa** → 32	Hypotension, Benommenheit, Mundtrockenheit	**ACE-Hemmer** → 21, **Alphablocker** → 33, **lang wirksame Ca-Antagonisten (Dihydropyridintyp)** → 31, **(Thiazid-)Diuretika** → 41, **Betablocker** → 27
Nifedipin (nicht retardiert) → 31	Erhöhtes Myokardinfarktrisiko, erhöhte Sterblichkeit	**ACE-Hemmer** → 21, **Alphablocker** → 33, **lang wirksame Ca-Antagonisten (Dihydropyridintyp)** → 31, **(Thiazid-)Diuretika** → 41, **Betablocker** → 27
Reserpin	Hypotension, Sedierung, Depression	**ACE-Hemmer** → 21, **Alphablocker** → 33, **lang wirksame Ca-Antagonisten (Dihydropyridintyp)** → 31, **(Thiazid-)Diuretika** → 41, **Betablocker** → 27
Verapamil → 30	Negativ inotrop bei häufig gleichzeitig bestehender Herzinsuffizienz	**ACE-Hemmer** → 21, **Alphablocker** → 33, **lang wirksame Ca-Antagonisten (Dihydropyridintyp)** → 31, **(Thiazid-)Diuretika** → 41, **Betablocker** → 27

Potenziell inadäquate Medikation 439

PIM (Wirkstoffe)	Bedenken	Alternative
Antikoagulantien		
Prasugrel → 68	Erhöhtes Blutungsrisiko für Patienten über 75 Jahre	**ASS** → 199, **Clopidogrel** → 67
Ticlopidin → 68	Blutbildveränderungen	**ASS** → 199, **Clopidogrel** → 67
Ergotamin und -Derivate		
Ergotamin → 323	Ungünstiges Nutzen-Risiko-Verhältnis	**Andere Parkinsonmedikamente** → 315 Ergotamin bei Migräne: **Sumatriptan** → 325;
Muskelrelaxantien		
Baclofen → 328	Amnesie, Verwirrtheit, Sturz	**Physiotherapie, Tolperison** → 329
Neuroleptika		
Fluphenazin → 354, **Levomepromazin** → 350, **Perphenazin** → 354, **Thioridazin** → 351	Anticholinerge und extrapyramidale Wirkung, Parkinsonismus, Hypotonie, Sedierung, erhöhte Sterblichkeit bei Demenzpatienten	**Risperidon** → 358, **Quetiapin** → 358, **Melperon** → 350, **Pipamperon** → 350
Sedativa		
Benzodiazepine, lang wirksame: Bromazepam → 360, **Chlordiazepoxid** → 361, **Clobazam** → 361, **Diazepam** → 361, **Dikaliumclorazepat** → 361, **Flunitrazepam** → 361, **Flurazepam** → 361, **Medazepam** → 362, **Nitrazepam** → 363	Muskelrelaxierende Wirkung mit Sturzgefahr, verzögertes Reaktionsvermögen, kognitive Funktionseinschränkungen, paradoxe Reaktion (Unruhe, Reizbarkeit, Halluzinationen)	**kurz wirksame Benzodiazepine in geringer Dosis** (**Zolpidem** → 365, **Zopiclon** → 365), **Mirtazapin** → 341, **Melperon** → 350, **Pipamperon** → 350

A 21 Geriatrie – Arzneimittel

PIM (Wirkstoffe)	Bedenken	Alternative
Sedativa (Fortsetzung)		
Benzodiazepine, mittellang wirksame: Alprazolam → 360, Brotizolam (> 0.125mg/d) → 360, Lorazepam (> 2mg/d) → 362, Lormetazepam (> 0.5mg/d) → 362, Oxazepam (> 60mg/d) → 363, Temazepam → 363, Triazolam → 363	Muskelrelaxierende Wirkung mit Sturzgefahr, verzögertes Reaktionsvermögen, kognitive Funktionseinschränkungen, paradoxe Reaktion (Unruhe, Reizbarkeit, Halluzinationen)	**Schlafhygiene, Baldrian, Melperon** → 350, **Pipamperon** → 350, **Mirtazapin** → 341, **Zolpidem** (< 5mg/d) → 365
Benzodiazepine, kurz wirksame: Zopiclon (> 3.75mg/d) → 365, Zolpidem (> 5mg/d) → 365	Muskelrelaxierende Wirkung mit Sturzgefahr, verzögertes Reaktionsvermögen, kognitive Funktionseinschränkungen, paradoxe Reaktion (Unruhe, Reizbarkeit, Halluzinationen)	**Schlafhygiene, Baldrian, Melperon** → 350, **Pipamperon** → 350, **Mirtazapin** → 341,
Weitere Sedativa: Chloralhydrat → 364, Diphenhydramin → 364, Doxylamin → 365	Anticholinerge Wirkung, Schwindel, EKG-Veränderungen	**Schlafhygiene, Baldrian, Melperon** → 350, **Pipamperon** → 350, **Mirtazapin** → 341, **Zolpidem** (< 5mg/d) → 365
Urospasmolytika		
Oxybutynin → 404, **Tolterodin** → 405	Anticholinerge Wirkung (Obstipation, Mundtrockenheit, Verwirrtheit, kognitive Defizite), QT-Verlängerung	**Trospiumchlorid** → 405, **Darifenacin** → 404

[1] Holt S., Schmiedl S, Türmann PA: Priscus-Liste potenziell inadäquater Medikamente für ältere Menschen, Lehrstuhl für Klinische Pharmakologie, Private Universität Witten/Herdecke gGmbH, Witten; Philipp Klee-Institut für Klinische Pharmakologie, HELIOS Klinikum Wuppertal, Wuppertal, Stand 01.02.2011

Notfälle – Therapiemaßnahmen

T 1 Notfall – Therapie

T 1.1 Notfälle – Therapiemaßnahmen

Herz, Kreislauf	Herzkreislaufstillstand	→ 442
	Akuter Myokardinfarkt	→ 453
	Akutes Koronarsyndrom (STEMI)	→ 453
	Hypertensiver Notfall	→ 448
	Herzrhythmusstörung	→ 469
	Kardiogener Schock	→ 458
	Hypovolämischer Schock	→ 668
	Anaphylaktischer Schock	→ 667
Atmung	Status asthmaticus/Asthma-Exazerbation	→ 487
	Akute COPD-Exazerbation	→ 496
	Lungenembolie	→ 509
	Akutes Lungenödem	→ 669
Stoffwechsel	Diabetisches (hyperosmolares) Koma	→ 563
	Hypoglykämisches Koma	→ 558
	Hyperosmolares Koma	→ 563
	Thyreotoxische Krise	→ 573
	Myxödem-Koma	→ 574
	Addison-Krise	→ 577
	Hyperkalzämische Krise	→ 554
Neurologie	Status epilepticus	→ 671
	Ischämischer Hirninfarkt	→ 687
Vergiftungen	Vergiftungen	→ 831

T 1 Notfall – Therapie

T 1.2 Adult Advanced Life Support[1] (ALS)

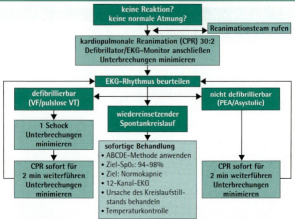

[1] J. Soar, J.P. Nolan et al. Erweiterte Reanimationsmaßnahmen für Erwachsene, Kapitel 3 der Leitlinien zur Reanimation 2015 des ERC. Notfall Rettungsmed 2015; 18:770-832. DOI 10.1007/s10049-015-0085-x. © European Resuscitation Council (ERC), German Resuscitation Council (GRC), Austrian Resuscitation Council (ARC). Mit Genehmigung von Springer im Namen der GRC.

Hypertonie

T 2 Kardiologie – Therapie (V. Klauss)

T 2.1 Hypertonie

T 2.1.1 Klassifikation und Risikofaktoren[1, 2]

Kategorie	RR syst. [mmHg]		RR diast. [mmHg]
Optimal	< 120	und	< 80
Normal	120–129	und/oder	80–84
Hochnormal	130–139	und/oder	85–89
Hypertonie Grad 1	140–159	und/oder	90–99
Hypertonie Grad 2	160–179	und/oder	100–109
Hypertonie Grad 3	≥ 180	und/oder	≥ 110
Isolierte systolische Hypertonie	≥ 140	und	< 90

In den aktuellen ESC Guidelines (2018) wird die Bedeutung von ambulanten 24-RR-Messungen sowie RR-Messungen zuhause betont.

Klinische Risikofaktoren, Organschädigungen und andere, v.a. kardiovask. Erkrankungen, die die Prognose von Patienten zusätzlich zur arteriellen Hypertonie beeinflussen

Klinische Risikofaktoren

- Geschlecht (m > w)
- Alter (m > 55 J., w > 65 J.)
- Rauchen
- Hyperlipidämie
- Diabetes mellitus
- Positive Familienanamnese bzgl. kardiovaskulärer Erkrankungen (m < 55 J., w < 65 J.)
- Pathologischer Bauchumfang (> 102cm [m], > 88cm [w]), Übergewicht
- Frühe Menopause
- Psychosoziale und sozioökonomische Faktoren
- Hyperurikämie

Asymptomatische Hypertonie-bedingte Organschädigung (HMOD= hypertension-mediated organ damage)

- Hypertrophiezeichen im EKG (z. B. Sokolow-Lyon-Index > 3,5 mV)
- Zeichen der linksventrikulären Hypertrophie im Herzultraschall
- Knöchel-Arm-Index < 0,9
- Mikroalbuminurie (30–300mg/24h)
- Chronische Nierenerkrankung
- Fortgeschrittene Retinopathie

Vorbekannte kardiovaskuläre Erkrankung

- Zerebrovaskuläre Erkrankungen: TIA, ischämischer oder hämorrhagischer Schlaganfall
- KHK: Myokardinfarkt, Z. n. Revaskularisation (PCI oder ACVB), Angina pectoris
- Zeichen der Herzinsuffizienz, auch bei erhaltener systolischer Funktion
- pAVK

T 2.1.2 Therapiemaßnahmen in Abhängigkeit von Blutdruck (BP) und kardiovaskulärem Risiko[1] (siehe T 2.1.3, → 445)

Einleitung der Hypertonie-Behandlung nach dem Praxis-Blutdruckwert

Empfehlungen	Empf.-Gr.	Evid.-Gr.
Bei Patienten mit Hypertonie Grad 2 oder 3 wird auf jeder Stufe des kardiovaskulären Risikos empfohlen, sofort mit der Blutdruck-senkenden Therapie zu beginnen, gleichzeitig mit der Einleitung von Lebensstil-Interventionen.	I	A
Bei Patienten mit Hypertonie Grad 1: • Lebensstil-Interventionen werden empfohlen, um festzustellen, ob sie den Blutdruck (BP) normalisieren. • Bei Patienten mit Hypertonie Grad 1 mit niedrigem bis moderatem Risiko und ohne Anzeichen von HMOD wird eine BP-senkende Medikation empfohlen, wenn der Patient nach einer Phase von Lebensstil-Intervention hyperton bleibt. • Bei Patienten mit Hypertonie Grad 1 und hohem Risiko oder mit Nachweis von HMOD wird die sofortige Einleitung der Pharmakotherapie empfohlen, gleichzeitig mit Lebensstil-Interventionen.	IIa I I	B A A
Bei leistungsfähigen älteren Patienten mit Hypertonie (auch wenn > 80 Jahre) wird eine BP-senkende Medikation und Lebensstil-Intervention empfohlen, wenn der SBP ≥ 160 mmHg ist.	I	A
BP-senkende Pharmakotherapie und Lebensstil-Intervention werden für leistungsfähige ältere Patienten (> 65 Jahre bis > 80 Jahre) empfohlen, wenn der SBP im Grad 1-Bereich (140–159mmHg) liegt, vorausgesetzt die Therapie wird gut vertragen.	I	A
Eine antihypertensive Therapie kann auch bei gebrechlichen älteren Patienten erwogen werden, sofern sie vertragen wird.	IIb	B
Absetzen der BP-senkenden Medikation aufgrund des Alters, selbst bei Patienten ≥ 80 Jahre, wird nicht empfohlen, sofern die Therapie gut vertragen wird.	III	A
Bei Patienten mit hochnormalem BP (130–139/85–89mmHg): • werden Lebensstiländerungen empfohlen. • kann eine medikamentöse Behandlung erwogen werden, wenn ihr CV-Risiko infolge manifester CVD, insbesondere KHK, sehr hoch ist.	I IIb	A A

Aus ESC-/DGK-Pocket guidelines „Management der arteriellen Hypertonie", Version 2018.

Bei Patienten mit Hypertonie Grad 1 und einem niedrigen bis moderaten Risiko kann der Pharmakotherapie eine längere Phase von Lebensstil-Interventionen vorausgehen, um zu prüfen, ob dieser Ansatz den Blutdruck normalisiert. Die Dauer der alleinigen Lebensstil-Intervention hängt ab von der BP-Höhe innerhalb des Grad-1-Bereichs, d.h. der Wahrscheinlichkeit eine BP-Kontrolle mit alleiniger Lebensstil-Intervention zu erreichen, und den individuellen Möglichkeiten für eine wesentliche Änderung des Lebensstils beim Patienten.

Hypertonie

T 2.1.3 Kategorien des kardiovaskulären Risikos über 10 Jahre (Systematic Coronary Risk Evaluation system [SCORE])

	Personen mit einem der folgenden Faktoren:
Sehr hohes Risiko	**Klinisch oder eindeutig in der Bildgebung dokumentierte CVD:** • **Klinische CVD** umfasst: akuter Myokardinfarkt, akutes Koronarsyndrom, koronare oder andere arterielle Revaskularisierung, Schlaganfall, TIA, Aortenaneurysma und PAE. • **Zweifelsfrei in der Bildgebung dokumentierte CVD** umfasst: signifikante Plaques (d. h. ≥ 50 % Stenose) in der Angiographie oder Sonographie. Nicht gezählt wird eine Zunahme der Intima-media-Dicke der Carotis. • **Diabetes mellitus mit Endorganschäden,** z.B. Proteinurie oder mit einem Hauptrisikofaktor wie Hypertonie Grad 3 oder Hypercholesterinämie • **Schwere CKD** (eGFR < 30 ml/min/1,73 m^2) • **Berechneter 10-Jahres-SCORE ≥ 10 %**
Hohes Risiko	Personen mit einem der folgenden Faktoren: • **Deutliche Erhöhung eines einzelnen Risikofaktors,** insbesondere Cholesterin > 8 mmol/l (> 310 mg/dl) z.B. familiare Hypercholesterinämie, Hypertonie Grad 3 (BP ≥ 180/110 mmHg) • **Patienten mit Diabetes mellitus** (außer manchen jungen Patienten mit Diabetes mellitus Typ 1 und ohne Hauptrisikofaktoren, die ein moderates Risiko haben) • **Hypertensive Herzerkrankung** • **Mittelschwere CKD** (eGFR 30.59 ml/min/1,73 m^2) • **Berechneter 10-Jahres-SCORE von 5 bis 10 %**
Moderates Risiko	Personen mit: • **Berechnetem 10-Jahres-SCORE ≥ 1 % bis < 5 %** • **Hypertonie Grad 2** **Viele Personen mittleren Alters fallen in diese Kategorie**
Niedriges Risiko	Personen mit: **Berechneter 10-Jahres-SCORE < 1 %**

Aus ESC-/DGK-Pocket guidelines „Management der arteriellen Hypertonie, Version 2018".

Nicht-pharmakologische Maßnahmen

Folgende nicht-pharmakologische Maßnahmen zur Änderung des Lebensstils mit dokumentierter Wirkung auf eine Blutdrucksenkung gelten für alle Patienten mit arterieller Hypertonie: Optimierung der BZ-Einstellung, Kochsalzrestriktion, Gewichtsreduktion (u.a. Diät mit hohem Anteil an Gemüse und Obst), Einschränkung des Alkoholkonsums, Nikotinverzicht, regelmäßige körperliche Aktivitäten.

T 2 Kardiologie – Therapie

Effekte der medikamentösen antihypertensiven Therapie

- Der Haupteffekt einer antihypertensiven Therapie liegt in der Blutdrucksenkung per se.
- Fünf große Klassen an blutdrucksenkenden Medikamenten (Diuretika, Betablocker, Ca-Antagonisten, ACE-Hemmer und Angiotensin-Rezeptor-Antagonisten) stehen allein oder in Kombination für die Einleitung und Aufrechterhaltung einer antihypertensiven Therapie zur Verfügung.
- Seit 2007 ist der direkte Reninhemmer Aliskiren zur Behandlung der arteriellen Hypertonie zugelassen. Aliskiren darf bei Patienten mit Diabetes mellitus oder Nierenfunktionsstörung (< 60 ml/min) nicht zusammen mit ACE-Hemmern oder Sartanen gegeben werden.
- Alpha-1-Rezeptorblocker sind weitere Alternativen in der Hypertoniebehandlung.
- Je nach Patientencharakteristika und Begleiterkrankungen können die verschiedenen Klassen von Antihypertensiva eingesetzt und kombiniert werden.
- **In den aktuellen Richtlinien wird der frühe Einsatz von Kombinationstherapien empfohlen, möglichst in einer Tablette zusammengefasst („single pill combination").**

T 2.1.4 Medikamentöse Therapie

Diuretikum

	Renale NaCl-Ausschwemmung, **Cave:** bei Kreatinin ≥ 2mg/dl kontraindiziert		
	Benzothiadiazin (renaler H$_2$O- und NaCl-Verlust, endogene vasokonstriktorische Reize ↓)	Hydrochlorothiazid → 43	1 x 12.5–50mg/d p.o.
		wg. eines vermuteten Zusammenhangs zwischen HCT-Dosis/-Einnahmedauer und der Entstehung von Basaliomen und spinozellulären Ca wird von HCT-Einsatz abgeraten, wenn der BP mit anderen Diuretika-/Kombinationen einstellbar ist	
oder	**Pteridinderivat, K$^+$-sparendes Diuretikum + Benzothiadiazin** (ren. H$_2$O- und NaCl-Verlust, Hemmung der K$^+$-Sekretion)	Triamteren + Hydrochlorothiazid → 45	0.5–1 x 50/25mg/d p.o
oder	**Benzothiazidin**	Chlortalidon → 43	1 x 12.5–50mg/d p.o.
		Indapamid → 43	1 x 1.25–2.5mg/d p.o.

Betablocker

	Cave: AV-Block, Asthma bronchiale, pAVK		
	Beta-1-selektiver Blocker (HZV ↓, neg. chronotrop, neg. inotrop, Reninsekret. ↓, zentrale Sympathikusakt. ↓)	Metoprololtartrat → 28	2 x 50–100mg/d p.o.
oder		Metoprololsuccinat → 28	1–2 x 47.5mg/d p.o. oder 1 x 190mg/d p.o.
oder		Bisoprolol → 27	1 x 2.5–10mg p.o.
oder		Nebivolol → 29	1 x 2.5–5mg/d p.o.
oder	**Alpha-/Betablocker** (HZV ↓, Alpha- u. Beta-Blockade)	Carvedilol → 28	1 x 12.5 bis 1 x 50 mg oder 2 x 25mg/d p.o.

Hypertonie 447

Kalziumantagonist			
	Benzothiazepinderivat, Kalziumantagonist (Chronotropie ↓, Dromotropie ↓, Inotropie ↓, Afterload ↓)	Diltiazem → 30	3 x 60–90mg/d p.o., 2 x 90–180mg/d (ret.) p.o., 1 x 240mg/d (ret.) p.o.
oder		Verapamil → 30	3 x 80–120mg/d p.o., 2 x 120–240mg (ret.) p.o.
oder	**Dihydropyridinderivat, Kalziumantagonist** (Inotropie ↓, Afterload ↓)	Nifedipin → 31	2 x 20mg/d (ret.) p.o., 3 x 10mg/d p.o.
oder		Amlodipin → 31	1 x 5–10mg/d p.o.
oder		Lercanidipin → 31	1 x 10–20mg/d p.o.
oder		Nitrendipin → 32	2 x 10mg/d oder 1 x 20mg/d p.o.
oder		Felodipin → 31	1 x 2.5–10mg/d p.o.
oder		Isradipin → 31	1 x 5–10mg/d p.o.

ACE-Hemmer			
1.Wahl oder 2. Wahl	**Angiotensin-Converting-Enzym-Hemmer** (Vasodilatation ↑, Nierendurchblutung ↑, Aldosteronfreisetzung ↓, Katecholaminfreisetzung ↓)	Enalapril → 23	1 x 5–40mg/d p.o.
		Captopril → 22	2–3 x 12.5–25mg/d p.o.
		Lisinopril → 23	1 x 5 bis max. 40mg/d p.o.
		Benazepril → 22	1 x 10 bis max. 40mg/d p.o.
		Perindopril → 23	1 x 5–10mg/d p.o.
		Cilazapril → 23	1 x 1–5mg/d p.o.
		Quinapril → 24	1 x 5 bis max. 2 x 20mg/d p.o.
		Fosinopril → 23	1 x 10 bis max. 40mg/d p.o.
		Ramipril → 24	1 x 2.5–10mg/d p.o.

AT-II-Blocker			
1. Wahl bei Diabetes	**AT-II-Blocker** (Angiotensinwirkung ↓, spezifische Blockade des Angiotensin-II-Typ-1-Rez.)	Losartan → 26	1 x 50–100mg/d p.o.
		Valsartan → 26	1 x 80–320mg/d p.o.
		Candesartan → 25	1 x 8–32mg/d p.o.
		Irbesartan → 26	1 x 150–300mg/d p.o.
		Eprosartan → 25	1 x 600mg/d p.o.
		Olmesartan → 26	1 x 10 bis max. 40mg/d p.o.
		Telmisartan → 26	1 x 20–80mg/d p.o.

T 2 Kardiologie – Therapie

Direkte Renininhibitoren

	Direkte Reninblocker (selekt. dir. Renin-Hemmung ⇒ Blockade der Umwandlung von Angiotensinogen zu Angiotensin I ⇒ Plasmareninaktivität ↓; Spiegel von Angiotensin I + II ↓ ⇒ RR ↓)	Aliskiren → 30	150–300mg/d p.o.; Kombination mit ACE oder ARB kontraindiziert bei Diabetikern sowie bei Pat. mit Niereninsuffizienz (GRF < 60ml/min/1,73m²)

Peripher oder zentral antiadrenerge Substanzen

	Alpha-1-Blocker (Vasodilatation ↑, Afterload ↓, Preload ↓)	Urapidil → 33	2 x 30–90mg/d p.o.
oder		Doxazosin → 33	1 x 4–8mg/d p.o., MTD 16mg
	Imidazolinrez.-Agonisten	Clonidin → 32	2 x 75 bis 2 x 300μg/d p.o

[1] 2018 ESC/ESH Guidelines for the management of arterial hypertension. Williams B, Mancia G, Spiering W, et al. Eur Heart J 2018 doi:10.1093/eurheartj/ehy339.
[2] ESC-/DGK-Pocket guidelines „Management der arteriellen Hypertonie, Version 2018".

T 2.1.5 Hypertonie in der Schwangerschaft → 774

T 2.2 Hypertensive Krise

T 2.2.1 Initial

	Kalziumantagonist (Inotropie ↓, Afterload ↓)	Nitrendipin → 32	5mg Lsg. oral
		Nifedipin → 31	10mg (Weichkapsel) (nicht bei ACS!!!)
oder	**ACE-Hemmer** (Vasodilatation ↑, Nierendurchblutung ↑, Aldosteronfreisetzung ↓, Katecholaminfreisetzung ↓)	Captopril → 22	12.5mg s.l., evtl. Wdh.; **Cave** bei NI oder bek. Nierenarterienstenose
		Enalapril → 23	1.25–2.5mg i.v.; **Cave** bei NI oder bek. Nierenarterienstenose
oder	**Nitrat** (Pre-/Afterload ↓, venöses Pooling)	Glyceroltrinitrat → 46	2–3 Hub (à 0.4mg), 0.8mg s.l.
oder	**Betablocker** (HZV ↓, neg. chronotrop, neg. inotrop, Reninsekr. ↓, zentrale Sympathikusaktivität ↓)	Metoprololtartrat → 28	2.5–5mg i.v.; **Cave:** AV-Blockierung, Bradykardie, eingeschränkte LV-Fkt.

Hypertensive Krise

T 2.2.2 Bei Persistenz

	Postsyn. Alpha-1-Blocker, 5-HT1A-Agonismus (Vasodilatation ↑, Afterload ↓, Preload ↓)	Urapidil → 33	*12.5mg i.v., stat. Perf. (150mg) = 3mg/ml ⇒ 3–10ml/h;* **Cave:** *langs. RR ↓ auf 160–180/110mmHg*
oder	**Zentr. Alpha-2-Agonist** (Noradrenalinfreisetzung ↓, peripherer Sympathikotonus ↓, Renin ↓)	Clonidin → 32	*1–4 x 0.15mg s.c. oder i.v.*
oder	**Peripherer Vasodilatator** (Afterload ↓)	Dihydralazin → 34	*6.25mg langsam i.v., evtl. nach 30min doppelte Dosis i.v., stat. Perf. (75mg) = 1.5mg/ml ⇒ 1–5ml/h, max. 100mg/24 h*

T 2.2.3 Bei drohendem Lungenödem zusätzlich

	Schleifendiuretikum (Volumenentlastung)	Furosemid → 41	*20–40mg i.v., evtl. Wdh. nach 30min*
oder		Torasemid → 42	*5–20mg p.o.; 10 bis max. 100mg i.v.*
plus	**Opiat** (Analgesie)	Morphin → 287	*3–5mg i.v (1 : 10 verdünnt), ggf. wdh. bis Schmerzfreiheit*
plus	**Gas** (Blutoxygenation)	Sauerstoff	*2–4l/min Nasensonde*

T 2.2.4 Bei Therapierefraktärität

	Direkter Vasodilatator (Pre-/Afterload ↓)	Nitroprussidnatrium	*0.3–8µg/kg/min i.v., Perf. (60 mg) = 1.2mg/ml ⇒ 1–28 ml/h*

T 2.2.5 Bei Phäochromozytom

	Imidazolderivat, Alphablocker (Vasodilatation ↑, After-/Preload ↓)	Phentolamin (nur über internationale Apotheke)	*2–5mg i.v.*
oder	**Postsyn. Alpha-1-Blocker, 5-HT1A-Agonismus** (Vasodilatation ↑, Afterload ↓, Preload ↓)	Urapidil → 33	*25mg i.v.*

450 T 2 Kardiologie – Therapie

T 2.3 Hypotonie

T 2.3.1 Bei hypo-/asympathikotoner Form

evtl.	**Alpha-/Beta-Sympatho-mimetikum** (Gefäßwiderstand ↑, HZV ↑)	Etilefrin → 55	3 x 5–10mg/d p.o.

T 2.3.2 Bei Hypokortisolismus, passager bei schwer therapierbarer Hypotonie, diabetischer autonomer Neuropathie

evtl.	**Mineralkortikosteroid** (H_2O- und Na^+-Retention ⇒ zirkul. Volumen ↑)	Fludrokortison → 209	0.1mg/d p.o., evtl. ↑
oder	**Alpha-Sympathomimet.** (Vasokonstriktion)	Midodrin → 55	2–3 x 2.50mg p.o., max. 30mg/d

T 2.4 Koronare Herzkrankheit

T 2.4.1 Nicht-ST-Streckenhebungsinfarkt (NSTEMI)

Linderung von Schmerz, Angst und Atemnot

evtl.	**Gas** (Blutoxygenation)	Sauerstoff	2–6l/min Nasensonde (bei O_2-Konzentration < 90%)
evtl. plus	**Opiat** (Analgesie)	Morphin → 287	3–5mg i.v. (1 : 10 verdünnt), ggf. wh. bis Schmerzfreiheit
evtl. plus	**Benzodiazepin** (Sedation)	Diazepam → 361	5–10mg i.v.

Empfehlungen für antiischämische Medikamente in der akuten Phase des NSTEMI

	Beta-1-selektiver Blocker (HZV ↓ [neg. chronotrop + inotrop], O_2-Verbrauch ↓, zentrale Sympathikusakt. ↓)	Metoprololtartrat → 28	5mg i.v.; **Cave:** Hypotonie, Bradykardie; 50–100mg/d p.o./i.v. Beta-Blocker-Ther. bei primärer PCI bei kreislaufstabilen Pat. (IIa)
oder		Metoprololsuccinat → 28	47.5–190mg/d p.o.
oder		Bisoprolol → 27	2.5–10mg/d p.o.
oder	**Alpha/Beta-Blocker** (HZV ↓, Alpha- u. Beta-Blockade)	Carvedilol → 28	2 x 12.5–25mg/d p.o.
evtl. plus	**Nitrat** (Pre-/Afterload ↓, venöses Pooling)	Glyzeroltrinitrat → 46	ini 2–3 Hub (à 0.4mg), 0.8mg s.l., 0.3–1.8µg/kg/min i.v., dann Perf. (50mg) = 1mg/ml ⇒ 1–6ml/h

Empfehlungen für die langfristige Therapie nach NSTEMI → 452

Koronare Herzkrankheit

Antithrombotische Therapie

1. Thrombozytenaggregationshemmung

	Salizylat, Cyclooxygenase-hemmer (Thrombozytenaggregationshemmung)	Acetylsalizylsäure → 67	150–300mg p.o., oder 150mg i.v.
plus	**P2Y12-Rez.-Hemmer** (Blockade des ADP-Rezeptors an Thrombozyten)	Ticagrelor → 68	*Ladedosis 180mg, dann 2 x 90mg/d als Erh. Dosis; auch möglich bei konservativ behandelten Pat. und mit P2Y12-Antag. vorbehand. Pat. (12M kombin. mit ASS; KI: vorherige intrakranielle Blutung*
oder		Prasugrel → 68	*Ladedosis 60mg, dann 10mg/d bei Fehlen von KI (Alter > 75 J., Vorbeh. mit P2Y12-Antagonist, zurückliegender Apoplex/TIA); bei KG < 60kg Erh. Dos. 5mg/d (für 12M komb. mit ASS); Prasugrel nur bei (geplanter) PCI*
oder		Clopidogrel → 67	*75mg/d p.o. (Ladedosis einmalig 300mg p.o. oder 600mg bei geplanter PCI) für 12M in Komb. mit ASS; Clopidogrel nur, wenn Prasugrel oder Ticagrelor nicht möglich sind und bei Pat. mit OAK-Indikation*
oder		Cangrelor → 67	*Bolus 30µg/kg i.v., gefolgt von 4µg/kg/min Infusion für bis zu 4h (erwägen bei Pat. vor PCI, die keine oralen P2Y12-Hem. erhielten)*
evtl. plus	**GP-IIb-/IIIa-Hemmer** (Thrombozytenaggregationshemmung) nur bei Risikopatienten, z.B. sichtbarer Thrombus in der Koronarangiografie	Tirofiban → 68	*Bolus 10µg/kg/min, dann Inf. 0.15µg/kg/min für 48h*
		Eptifibatid → 67	*180µg/kg Bolus i.v., dann Inf. 2µg/kg/min bis max. 72h*

2. Antikoagulation

	Niedermolekul. Heparin (Beschleunigung der Gerinnungsfaktorinhibition)	Enoxaparin → 58	2 x 1mg/kg KG s.c.
oder	**Indirekter Faktor-Xa-Inhibitor**	Fondaparinux → 61	1 x 2.5mg/d s.c., **Cave:** mit UFH-Einmaldosis kombinieren (70–85IE/kgKG)
oder	**Direkter Thrombin-Inhibitor**	Bivalirudin → 62	0.75mg/kg Bolus, bei geplantem invasivem Vorgehen, danach 1.75mg/kg/h (bis zu 4h nach PCI)
oder	**Unfraktion. Heparin** (Beschleunig. der Gerinnungsfaktorinhibition)	Heparin → 57	70–100U/kg i.v., max. 5000U, dann Inf. 12–15U/kg/h, max. 1000U/h

Empfehlungen für die langfristige, nicht antithrombotische Therapie nach NSTEMI

	Beta-1-selektiver Blocker (chronotropie ↓, zentrale Sympathikusaktivität ↓) nur bei Pat. mit eingeschr. LV-Fkt. (LV-EF < 40%) oder Herzinsuffizienz (I A)	Metoprololsuccinat → 28	1 x 47.5-190mg/d p.o.; **Cave:** Hypotonie, Bradykardie
		Metoprololtartrat → 28	1–2 x 50–100mg/d p.o.
		Metoprololsuccinat → 28	1 x 47.5–190mg/d p.o.
		Bisoprolol → 27	1 x 2.5–10mg/d p.o.
oder	**Alpha/Beta-Blocker** (HZV↓, Alpha- u. Beta-Block.)	Carvedilol → 28	2 x 12.5 bis 2 x 25mg/d p.o. (max. 100 mg/d)
und	**Angiotensin-Converting-Enzym-Hemmer** (Vasodil. ↑, Nierendurchblut. ↑, Aldosteronfreis. ↓, Katecholaminfreisetzung ↓) innerh. v. 24h bei allen Pat. mit ↓ LV-Fkt. (LV-EF < 40%), HI, DM od. art. Hypert. (I A)	Enalapril → 23	1 x 2.5–20mg/d p.o., max. 40mg/d
		Ramipril → 24	1 x 1.25–5mg/d p.o., max.10mg/d
oder	**AT-II-Blocker** (AT-Wirkung ↓, spezifische Block. des AT-II-Typ-1-Rez.) für Patienten mit ACE-Hemmer-Unverträglichkeit	z.B. Valsartan → 26	1 x 80–320mg/d p.o.
plus	**Aldosteronantagonist** (ren. H$_2$O- u. NaCl-Verlust, Hemmg. der K$^+$-Sekr.) bei Pat. mit ↓ LV-Fkt. (LV-EF < 40%) u. HI od. DM; Voraussetzung: keine NI, keine Hyperkaliämie	Spironolacton → 44	1 x 25–50mg/d p.o.
		Eplerenon → 44	25mg/d p.o., wenn K$^+$ < 5mmol/l, nach 4W auf 50mg/d steigern, **Cave:** K$^+$-Spiegel

Koronare Herzkrankheit

plus	**CSE-Hemmer** (intrazell. Chol.-synth. ↓, LDL ↓, HDL ↑) Ziel-LDL < 1,8mmol/l (< 70mg/dl) od. mind. 50% ↓, wenn LDL-C-Ausgangswert 1,8–3,5mmol/l (70–135mg/dl)	Atorvastatin → 121	10–80mg/d p.o.
		Simvastatin → 122 oder andere Statine	10–80mg/d p.o.
evtl. plus	**Cholesterin-Aufnahmehemmer**	Ezetimib → 125	10mg/d p.o
evtl. plus	**PCSK-9-Hemmer** (LDL-Chol.-Aufnahme u. -Abbau in Leberzelle ↑)	Evolocumab → 126	140mg s.c. alle 2W oder 420mg s.c. 1/M, max. 420mg s.c. alle 2W bei homozygoter Hyperchol.
oder		Alirocumab (in D nicht mehr verfügbar)	75 oder 150mg s.c. alle 2W

Antithrombotische Erhaltungstherapie nach ACS s. Kap. T 2.4.6 (→ 461)

Weiteres Vorgehen

Falls Troponintest positiv (Messung 2 x im Abstand von 3–4h, je nach Testverfahren, falls 1. Messung negativ): invasive Strategie (Herzkatheter) je nach Risiko < 2 bis < 72h.

[3] ESC Guidelines for the management of acute coronary syndromes in patients presenting without persistent ST-segment elevation Eur Heart J 2016; 37:267–315.

T 2.4.2 ST-Streckenhebungsinfarkt (STEMI)[4]

Linderung von Schmerz, Angst und Atemnot bei STEMI

evtl.	**Gas** (Blutoxygenation)	Sauerstoff	2–6l/min Nasensonde (bei O_2-Konzentration < 90%)
evtl. plus	**Opiat** (Analgesie)	Morphin → 287	3–5mg i.v. (1 : 10 verdünnt), ggf. wh. bis Schmerzfreiheit
evtl. plus	**Benzodiazepin** (Sedation) bei besonders ängstl. Pat.	Diazepam → 361	5–10mg i.v.

Empfehlungen für die akute, subakute und langfristige nicht antithrombotische Therapie

i.v.	**Beta-1-selektiver Blocker** [HZV ↓ (neg. chrono- und inotrop), O_2-Verbrauch ↓, zentr. Sympathikusakt. ↓]	Metoprololtartrat → 28	2.5–5mg i.v.; *Cave: Hypotonie, Bradykardie; i.v. Beta-Blocker-Ther. bei primärer PCI bei kreislaufstabilen Patienten (IIa)*
p.o.	**Beta-1-selektiver Blocker** (Chronotropie ↓, zentrale Sympathikusaktivität ↓) bei Pat. mit eingeschr. LV-Fkt. (LV-EF < 40%) oder Herzinsuff. (I), sonst (IIa)	Metoprololsuccinat → 28	1 x 47.5–190mg/p.o.; *Cave: Hypotonie, Bradykardie*
		Metoprololtartrat → 28	1–2 x 50–100mg/d p.o.
		Metoprololsuccinat → 28	1 x 47.5–190mg/d p.o.
		Bisoprolol → 27	1 x 2.5–10mg/d p.o.

T 2 Kardiologie – Therapie

oder	**Alpha/Beta-Blocker** (HZV ↓, Alpha- u. Beta-Block.	Carvedilol → 28	2 x 12.5 bis 2 x 25mg/d p.o. (max. 100 mg/d)
und	**Angiotensin-Converting-Enzym-Hemmer** (Vasodilatation ↑, Nierendurchblutung ↑, Aldosteronfreisetzung ↓, Katecholaminfreisetz. ↓) innerh. v. 24h bei allen Pat. mit eingeschr. LV-Fkt., HI, DM oder Vorderwandinfarkt (I), sonst (IIa)	Enalapril → 23	1 x 2.5–20mg p.o., max. 40mg/d, ini 1.25mg i.v., dann 4 x 1.25–2.5mg
		Ramipril → 24	1 x 1.25–5mg p.o., max.10mg/d
oder	**AT-II-Blocker** (AT-Wirkg. ↓, spezif. Blockade des AT-II-Typ-1-Rez.) für Pat. mit ACE-Hemmer-Unverträglichkeit	z.B. Valsartan → 26	1 x 80–320mg/d p.o.
plus	**Aldosteronantagonist** (ren. H₂O- u. NaCl-Verlust, Hemmung der K⁺-Sekretion) bei Pat. mit ↓ LV-Fkt. (LV-EF < 40%) u. HI od. DM; Voraussetzg.: keine NI, keine Hyperkaliämie	Spironolacton → 44	1 x 25–50mg/d p.o.
		Eplerenon → 44	25mg/d p.o., wenn K^+ < 5mmol/l, nach 4W auf 50mg/d steigern, **Cave:** K^+-Spiegel
plus	**CSE-Hemmer** (intrazell. Cholesterinsynth. ↓, LDL ↓, HDL ↑) Ziel-LDL < 1,8mmol/l (< 70 mg/dl) oder mind. 50 % ↓, wenn LDL-C-Ausgangswert 1,8–3,5mmol/l (70–135mg/dl)	Atorvastatin → 121	10–80mg/d p.o.
		Simvastatin → 122 oder andere Statine	10–80mg/d p.o.
evtl. plus	**Cholesterin-Aufnahmehemmer**	Ezetimib → 125	10mg/d p.o
evtl. plus	**PCSK-9-Hemmer** (LDL-Chol.-Aufnahme u. -Abbau in Leberzelle ↑)	Evolocumab → 126	140mg s.c. alle 2W oder 420mg s.c. 1/M, max. 420mg s.c. alle 2W bei homozygoter Hyperchol.
oder		Alirocumab (in D nicht mehr verfügbar)	75 oder 150mg s.c. alle 2W
Primäre PCI			
Prä- und periprozedurale antithrombotische Therapie			
1. Thrombozytenaggregationshemmung			
	Cyclooxygenasehemmer (Thrombozytenaggregationshemmung) schnellstmöglich, bei allen Patienten ohne KI	Acetylsalizylsäure → 67	1 x 75–250mg i.v. oder 150–300mg p.o.

Koronare Herzkrankheit

plus	**P2Y12-Rez.-Hemmer** (Blockade des ADP-Rezeptors an Thrombozyten) vor (oder spätestens zum Zeitpunkt) der PCI, über 12M, wenn keine KI wie übermäßiges Blutungsrisiko bestehen	Prasugrel → 68	*Ladedosis 60mg, Erh.Dos. 10mg/d; Pat. mit <60kgKG: Ladedos. 60mg, Erh.Dos. 5mg; KI bei Z.n. Schlaganfall/TIA, nicht empf. bei Pat. >75J; nicht bei bereits mit Clopidogrel vorbeh. Pat.*
oder		Ticagrelor → 68	*Ladedosis 180mg, dann 2 x 90mg/d als Erh.Dosis; KI: Z.n. intrakran. Blutung*
oder		Clopidogrel → 67	*Ladedosis 600mg, dann 75mg/d (wenn Prasugrel oder Ticagrelor nicht verfügbar oder KI und bei Pat. mit OAK-Indikation)*
oder		Cangrelor → 67	*Bolus 30µg/kg i.v., dann 4µg/kg/min Inf. für bis zu 4h (bei Pat. vor PCI, die keine oralen P2Y12-Hemmer erhielten u. bei denen eine orale Therapie mit P2Y12-Hemmern nicht möglich oder wünschenswert ist)*
evtl. plus	**GP-IIb-/IIIa-Hemmer** (Thrombozytenaggregationshemmung) nur bei Hinweisen auf No-Reflow oder eine thrombotische Komplikation	Tirofiban → 68	*25µg/kg für 3min, dann 0.15µg/kg/min für 18h*
		Eptifibatid → 67	*180µg/kg Doppelbolus i.v. in 10-min-Abstand, dann für 18h Dauerinf. 2µg/kg/min*
2. Antikoagulation			
Plus	**Unfraktioniertes Heparin** (Beschleunigung der Gerinnungsfaktorinhibition) routinemäßige Verwendung empfohlen	Heparin → 57	*70–100IE/kgKG i.v. Bolus (50–70IE/kgKG i.v. Bolus bei gleichzeitiger Gabe von GP-IIb-IIIa-Hemmern)*
evtl. oder	**Niedermolekul. Heparin** (Beschleunigung der Gerinnungsfaktorinhibition)	Enoxaparin → 58	*0.5mg/kg KG i.v. Bolus*
evtl. oder	**Unfraktioniertes Heparin** (Beschleunigung der Gerinnungsfaktorinhibition)	Heparin → 57	*70–100IE/kgKG i.v. Bolus (50–70IE/kgKG i.v. Bolus bei gleichzeitiger Gabe von GP-IIb-IIIa-Hemmern)*

evtl. oder	**Direkter Thrombin-Inhibitor** bei Pat. mit HIT empfohlen (dann I C-Empfehlung)	Bivalirudin → 62	0.75mg/kg i.v. Bolus, dann Inf. von 1.75mg/kg/h für bis zu 4h nach der Prozedur, falls klin. ind.; danach bei klin. Ind. dosisred. Inf. mit 0.25mg/kg/h für 4–12h

Fibrinolyse bei STEMI (wenn primäre PCI nicht < 120 min möglich)

1. Wahl	**Plasminogenaktivator** (Rekanalisation, Begrenzung der Myokardnekrose, Senkung der Mortalität)	rt-PA → 64	5000 IE Heparin als Bolus, dann 15mg i.v. als Bolus, dann 0.75mg/kg (max. 50mg) über 30min, dann 0.5mg/kg (max. 35mg) über 1h, Gesamtdosis max. 100mg; **Cave:** sehr differente Therapieschemata
oder		Tenecteplase → 65	30–50mg Bolus i.v. nach KG

Antithrombotische Begleittherapie

1. Thrombozytenaggregationshemmung

- Eine DAPT (in Form von ASS plus P2Y12-Inhibitor) ist bis zu 1 Jahr indiziert bei Pat. mit Fibrinolyse und anschließender PCI.
- Clopidogrel ist der P2Y12-Inh. der Wahl zur adjuvanten Therapie und nach Fibrinolyse; 48h nach Fibrinolyse bei PCI-Pat. Wechsel zu Prasugrel/Ticagrelor erwägen.

	Cyclooxygenasehemmer (Thrombozytenaggregationshemmung)	Acetylsalizylsäure → 67	1 x 75–250mg i.v. oder 150–300mg p.o.; Erh.dos. 75–100mg/d
plus	**P2Y12-Rez.-Hemmer** (Blockade des ADP-Rezeptors an Thrombozyten)	Clopidogrel → 67	Ladedosis 300mg, dann 75mg/d; bei Pat. ≥ 75J: ini 75mg, Erh.dos. 75mg/d

2. Antikoagulation

	Niedermolekulares Heparin (Beschleunigung der Gerinnungsfaktorinhibition) bevorzugt vor UFH	Enoxaparin → 58	Pat. < 75J: 30mg i.v. Bolus, nach 15min 1mg/kg s.c. alle 12h bis Entlassung (max. 8d, erste 2 Gab. s.c. max. 100mg); Pat. ≥ 75J: statt Bolus i.v. Beginn mit 0.75mg/kgKG s.c., erste 2 Gaben max. 75mg; Pat. mit CrCl < 30ml/min: altersunabhängig eine Gabe s.c. alle 24h
oder	**Unfraktioniertes Heparin** (Beschleunigung der Gerinnungsfaktorinhibition)	Heparin → 57	70–100U/kg i.v. Bolus ohne geplanten GP IIb/IIIa-Inhib.; 50–60U/kg i.v. Bolus mit geplantem GP IIb/IIIa-Inhib.

Antithrombotische Erhaltungstherapie nach ACS s. Kap. T 2.4.6

Koronare Herzkrankheit

T 2.4.3 Therapie der Komplikationen bei Myokardinfarkt

Tachykarde ventrikuläre Rhythmusstörungen

evtl.	**Antiarrhythmikum Kl. III** (K^+-Ausstromhemmung, Refraktärzeit ↑)	Amiodaron → 51	p.o.: d 1–10 3–5 x 200mg/d, dann 1 x 200mg/d; i.v.: 5mg/kgKG über mind. 3min; 2. Inj. frühestens ab 15min nach 1. Inj.; Dauerinfusion 10–20mg/kg/KG während 24h
plus	**Kaliumpräparat**	Kaliumchlorid → 299	max. 20mmol K^+/h i.v., Zielwert 5mmol/l

Vorhofflimmern → 470

Rhythmisierung oder Frequenzkontrolle bei klinischen Zeichen einer Herzinsuffizienz

	Antiarrhythmikum Kl. III	Amiodaron → 51	d 1–10 3–5 x 200mg/d, dann 1 x 200mg/d

Frequenzkontrolle

	Beta-1-selektiver Blocker (Chronotropie ↓, zentrale Sympathikusaktivität ↓)	Metoprololtartrat → 28	1–2 x 50–100mg/d p.o., 2.5–5mg i.v.
		Metoprololsuccinat → 28	1 x 47.5–190mg/p.o.
oder		Bisoprolol → 27	1 x 2.5–10mg/d p.o.
oder	**Kalziumantagonist** (Chrono-/Ino-/Dromotropie ↓, Afterload ↓)	Verapamil → 30	5mg langs. i.v., dann 5–10mg/h, max. 100mg/d, Perf. (100mg) = 2mg/ml ⇒ 2–5ml/h
evtl. +	**Magnesiumpräparat**	Mg-Sulfat 10%	2–8mmol/g/d i.v.

Eventuell Kardioversion!

Bradykardie

	Parasympatholytikum	Atropin → 55	0.5–1mg i.v.
evtl.	**Katecholamin** (Ino-/Chrono-/Bathmotropie ↑, Bronchodilatation ↑)	Adrenalin → 54	0.5–1mg i.v. (1 : 10 verdünnt), Wdh. nach Wi., Perf. (5mg) = 0,1mg/ml ⇒ 0.4–17ml/h
ggf.	**Herzschrittmacher**		

Akute Herzinsuffizienz bei Myokardinfarkt

oder	Schleifendiuretikum (Volumenentlastung)	Furosemid → 41	20–40mg i.v.
		Torasemid → 42	10–20mg i.v
plus	Nitrat (Pre-/Afterload ↓, venöses Pooling)	Glyzeroltrinitrat → 46	0.3–1.8µg/kg/min i.v., stat. Perf. (50mg) = 1mg/ml ⇒ 1–6ml/h
plus	Gas (Blutoxygenation nur bei O_2 ≤ 90%, Ziel O_2 ≥ 95%)	Sauerstoff	2–4l/min Nasensonde
plus 1.Wahl	ACE-Hemmer (Vasodil. ↑, Nierendurchblutung ↑, Aldosteronfreisetzg. ↓, Katecholaminfreisetzung ↓)	Captopril → 22	6.25–12.5mg p.o.
oder		Enalapril → 23	1 x 5–20mg/dl p.o. einschl.
oder		Ramipril → 24	1 x 1.25–5mg p.o., MTD 10mg

Zur antithrombotischen Therapie s. Kap. 2.4.6 → 461

Kardiogener Schock

Primäres Therapieziel: meist Intubation, Beatmung, ggf. intraaortale Gegenstrompulsation, Senkung der hohen Mortalität nur durch Herzkatheter/PTCA möglich

	Katecholamin (Ino-/Chrono-/Bathmotropie ↑, Bronchodilatation)	Adrenalin → 53	auf 1 : 10 verdünnen, 0.5–1mg i.v., Wdh. nach Wi, Perf. (5mg) = 0.1mg/ml ⇒ 0.4–17ml/h
plus	Gas (Blutoxygenation)	Sauerstoff	2–4l/min Nasensonde
plus	Benzodiazepin (Sedation)	Diazepam → 361	5–10mg i.v.
plus	Opioid (Analgesie)	Morphin → 287	3–5mg i.v. (1:10 verdünnt), ggf. wdh. bis Schmerzfreiheit
plus	Schleifendiuretikum	Furosemid → 41	20–80mg i.v.
evtl.	Alpha- und Beta-Sympathomimetikum, D1-Rezeptor-Agonist (Inotropie ↑, Vasokonstriktion, renale Vasodilatation, Natriurese)	Dopamin → 54	Nierendosis: 0.5–5µg/kg/min i.v., Perf. (250mg) = 5mg/ml ⇒ 1–3.5ml/h; RR-Dosis: 6–10µg/kg/min i.v., Perf. (250mg) ⇒ 4.5–9ml/h, max. 18ml/h
evtl.	Betasympathomimetikum (Inotropie ↑)	Dobutamin → 54	2.5–12µg/kg/min i.v., Perf. (250mg) = 2–10ml/h

[4] Ibanez B et al.: 2017 ESC Guidelines for the management of acute myocardial infarction in patients presenting with ST-segment elevation: The Task Force for the management of acute myocardial infarction in patients presenting with ST-segment elevation of the European Society of Cardiology (ESC). Eur Heart J 2018; 392,7: 119–177.

T 2.4.4 Angina-pectoris-Anfall

	Relative Kontraindikation: kurz wirksame Kalziumantagonisten, Digitalisglykoside		
	Nitrat (Pre-/Afterload ↓, venöses Pooling)	Glyzeroltrinitrat → 46	2–3 Hub (à 0.4mg), 0.8mg s.l., 0.3–1.8μg/kg/min i.v., stat. Perf. (50mg) = 1mg/ml ⇒ 1–6ml/h
evtl. plus	**Gas** (Blutoxygenation, nur bei O_2 ≤ 90%)	Sauerstoff	2–4 l/min Nasensonde
plus	**Cyclooxygenasehemmer**	Acetylsalicylsäure → 67	150mg/d i.v. oder 150–300mg p.o.
schwere AP	**Opiat** (Analgesie)	Morphin → 287	3–5mg i.v. (1 : 10 verdünnt), ggf. wdh. bis schmerzfrei
evtl.	**Benzodiazepin** (Sedation)	Diazepam → 361	5–10mg i.v.
plus	**Beta-1-selektiver Blocker** (HZV ↓ [neg. chrono-/inotrop], O_2-Verbrauch ↓, zentrale Sympathikusaktivität ↓)	Metoprololtartrat → 28	ini 5mg langsam i.v. (1–2mg/min), max. 15mg i.v.
		Metoprololsuccinat → 28	1 x 47.5–190mg p.o.
		Bisoprolol → 27	1 x 2.5–10mg p.o.

T 2.4.5 Chronisches Koronarsyndrom (CCS)[11]

Allgemein

	Cyclooxygenasehemmer	Acetylsalicylsäure → 67	1 x 75–100mg/d p.o.
evtl. plus	**Faktor Xa-Inhibitor**	Rivaroxaban → 62	2 x 2.5mg/d p.o. (bei Pat. mit chronischer KHK, ohne Vorhofflimmern und begleitender pAVK)
oder	**P2Y12-Rez.-Hemmer** (Block. d. thromboz. ADP-Rez.)	Clopidogrel → 67	75mg/d p.o. (bei ASS-Unverträglichkeit)
plus	**Nitrat** (Pre-/Afterload ↓, venöses Pooling, Koronarspasmolyse, O_2-Verbrauch ↓)	Isosorbidmononitrat → 46	2 x 20–40mg/d p.o. (1–1–0), 1 x 40–100mg/d (ret.) p.o.
evtl. plus	**NO-Freisetzung ohne Toleranzentwicklung** (Pre-/Afterload ↓, venöses Pooling, Koronarspasmolyse, O_2-Verbrauch ↓)	Molsidomin → 47	2–3 x 2mg/d p.o., 1–2 x 8mg/d (ret.) p.o., (nur bei Angina pectoris)
oder		Pentaerithrityltetranitrat → 47	2–3 x 50–80mg/d p.o.
plus	**Beta-1-selektiver Blocker** (HZV ↓ [neg. chrono-/inotrop], O_2-Verbrauch ↓, zentrale Sympathikusaktivität ↓) (Pat. mit ↓ LV-Fkt./Z.n. STEMI)	Metoprololtartrat → 28	1–2 x 50–100mg/d p.o.
		Metoprololsuccinat → 28	1 x 47.5–190mg p.o.
		Bisoprolol → 27	1 x 2.5–10mg p.o.
		Atenolol → 27	1 x 50–100mg/d p.o.

T 2 Kardiologie – Therapie

oder	**Alpha-/Betablocker** (s.o.)	Carvedilol → 28	*2 x 12.5–25mg/d p.o. (MTD 100mg)*
evtl. plus	**I_f-Kanal-Hemmer** (neg. chronotrop, myokard. O$_2$-Verbr. ↓, O$_2$-Versorg.)	Ivabradin → 47	*2 x 2.5–7.5mg/d p.o.*
evtl. plus	**I_{Na, late}-Inhibitor** (Hemmung d. späten Na$^+$-Einstroms in kardiale Myozyten ⇒ intrazell. Kalziumüberladung ↓ ⇒ O$_2$-Bedarf ↓, O$_2$-Angebot ↑)	Ranolazin → 48	*2 x 375–750mg/d p.o.*
plus	**CSE-Hemmer** (intrazell. Cholesterinsynthese ↓, LDL ↓, HDL ↑) Ziel-LDL < 70 mg/dl oder niedriger, abhängig vom kardiovaskulären Risiko)	Atorvastatin → 121	*10–80mg/d p.o.*
		Simvastatin → 122	*10–80mg/d p.o.*
		Rosuvastatin → 122	*5–40mg/d p.o.*
		Fluvastatin → 122	*20–80mg/d p.o.*
		Lovastatin → 122	*20–80mg/d p.o.*
		Pravastatin → 122	*10–40mg/d p.o.*
evtl. plus	**Cholesterin-Aufnahmehemmer**	Ezetimib → 125	*10mg/d p.o*
evtl. plus	**PCSK-9-Hemmer** (LDL-Cholesterin-Aufnahme und -Abbau in Leberzelle ↑)	Evolocumab → 126	*140mg s.c. alle 2W oder 420mg s.c. 1/M, max. 420mg s.c. alle 2W bei homozygoter Hypercholest.*
oder		Alirocumab (in D nicht mehr verfügbar)	*75 oder 150mg s.c. alle 2W*
und/oder	**ACE-Hemmer** (Vasodil. ↑ ⇒ Afterload ↓, Nierendurchbl. ↑, Aldosteron- + Katecholaminfreisetzg. ↓)	Enalapril → 23	*1 x 2.5–20mg p.o. (MTD 40mg)*
		Ramipril → 24	*1 x 1.25–5mg p.o. (MTD 10mg)*
oder	**AT-II-Blocker** (Angiotensinwirkung ↓, spezifische Blockade des Angiotensin-II-Typ-1-Rez.) (bei zusätzlicher Hypertonie, Herzinsuffizienz u. Diabetes)	Losartan → 26	*1 x 50mg/d p.o. (MTD 100mg)*
		Valsartan → 26	*80–320mg/d*
		Candesartan → 25	*8–32mg/d*
		Irbesartan → 26	*75–300mg/d*
		Eprosartan → 25	*1 x 600mg p.o.*
und/oder	**Kalziumantagonist** (O$_2$-Verbrauch ↓, Inotropie ↓, Afterload ↓)	Amlodipin → 31	*1 x 5–10mg/d p.o.*
		Lercanidipin → 31	*1 x 10–20mg/d p.o..*
ggf. plus	**SGLT-2-Inhibitoren** (bei zusätzlichem Diabetes)	Empagliflozin → 117	*10 oder 25mg/d p.o.*
		Dapagliflozin → 117	*10mg/d p.o.*
und/oder	**GLP-1-Analoga** (bei zusätzlichem Diabetes)	Liraglutid → 114	*0.6–1.8mg/d s.c.*
		Semaglutid → 115	*0.25–1.0mg/W s.c.*

T 2.4.6 Antithrombotische Erhaltungstherapie bei Patienten mit KHK[5, 6, 7]

Allgemeine Empfehlungen

- PPI immer in Kombination mit DAPT bei Pat. mit erhöhtem Blutungsrisiko (IA), sonst IB.
- Im Falle einer OP Ticagrelor mind. 3d, Clopidogrel 5d und Prasugrel 7d pausieren (IIa). ASS soll dabei nicht unterbrochen werden (I).
- Eine elektive OP mit der Notwendigkeit einer Pausierung der P2Y12-Hemmern sollte frühestens 1M nach PCI erfolgen (IIa), bei Pat. nach ACS frühestens nach 6M (IIb).
- Bei Pat. nach ACS mit erhöhten kardialen Biomarkern und einer DAPT mit ASS und Clopidogrel zusätzlich Rivaroxaban 2 x 2.5mg/d p.o. für 12M.

Verlängerung der dualen antithrombotischen Therapie

- Bei Postinfarkt-Patienten können über die ersten 12M hinaus zusätzlich zu ASS 100mg/d folgende Substanzen gegeben werden, wenn diese Kombinationen im 1. Jahr gut vertragen wurden (IIb A): Clopidogrel 75mg oder Prasugrel 10mg (oder 5mg bei KG < 60kg oder Alter > 75 J) jeweils 1 x/d, oder Ticagrelor 60 mg 2 x/d.
- ASS 100mg/d plus Rivaroxaban 2 x 2.5mg/d bei Postinfarkt-Patienten > 1J oder Patienten mit Mehrgefäß-KHK (IIb A).

Strategien bei post-PCI-Pat. mit OAK-Indikation

- Ischämie- und Blutungsrisiko mittels validierter Risikoscores (z. B. CHA_2DS_2-VASc, ABC, HAS-BLED) bewerten, mit Fokus auf den veränderbaren Risikofaktoren.
- Die antithrombozytäre Therapie sollte bei Pat. mit OAK nach 6–12M abgesetzt werden (IIa B).
- Tripletherapie 1W bis 1M; bei Patienten mit hohem ischämischen und niedrigem Blutungsrisiko bis 6M (IIa C).
- NOAK anstelle von VKA erwägen, falls NOAK nicht kontraindiziert sind (I A).
- Einen INR-Zielwert im unteren Bereich des empfohlenen Zielbereichs (2.0–2.5) anstreben und die Zeit im therapeutischen Bereich maximieren, d. h. > 65–70% (IIa A).
- Bei post-PCI-Patienten, die für eine NOAK-Therapie in Frage kommen, soll die normale (nicht die reduzierte) therapeutische NOAK-Dosis mit ASS und/oder Clopidogrel kombiniert werden (I A).
- Bei post-PCI-Patienten, deren Blutungsrisiko höher als das ischämische Risiko eingeschätzt wird und der Rivaroxaban 20mg/d od. Dabigatran 150mg 2 x/d einnehmen, Dosisreduktion auf Rivaroxa-ban 15mg/d bzw. Dabigatran 110mg 2x/d für Zeit der Kombinationstherapie erwägen (IIa B).
- Clopidogrel ist der P2Y12-Hemmer der Wahl; Prasugrel und Ticagrelor werden nicht in Zusammenhang mit einer OAK empfohlen (III C).
- Niedrig dosiertes ASS (≤ 100 mg/d) einsetzen.
- Bei erhöhtem gastrointestinalem Blutungsrisiko routinemäßig PPIs bei antithrombotischen Kombinationstherapien verwenden.

---

[5] 2018 ESC/EACTS Guidelines on myocardial revascularization. Eur Heart J 2018; doi:10.1093/eurheartj/ehy394.

[6] ESC-DGK-Pocket-Leitlinie DAPT – Duale antithrombozytäre Therapie bei koronarer Herzkrankheit, Version 2017.

[7] 2019 ESC Guidelines for the diagnosis and management of chronic coronary syndromes. Eur Heart J 2019; 00, 1–71 doi:10.1093/eurheartj/ehz425

[8] 2019 ESC/EAS Guidelines for the management of dyslipidaemias: lipid modification to reduce cardiovascular risk. Eur Heart J 2019; 00, 1-78 doi:10.1093/eurheartj/ehz455

Antithrombotische Therapie bei PCI-Pat. mit Indikation zur oralen Antikoagulation[6]

Patienten mit Indikation zur OAK, die sich einer PCI unterziehen[1]

Zeit ab Therapiebeginn	Sorge wegen Ischämierisiko[2] überwiegt	Sorge wegen Blutungsrisiko[3] überwiegt	
	A C O 1 M Tripletherapie *IIa-B*	**A C O** 1 M Tripletherapie *IIa-B*	**C O** Duale Therapie bis zu 12 M *IIa-A*
1 M	↓	↓	
3 M	**A C O** Tripletherapie bis zu 6 M *IIa-B*	**C O** ODER **A O** Duale Therapie bis zu 12 M *IIa-A*	
6 M	↓		
	C O **A O** Duale Therapie bis zu 12 M *IIa-A*		
12 M			
jenseits 12 M	**O** OAK allein *IIa-B*		

A = ASS **C** = Clopidogrel **O** = Orale Antikoagulation

M = Monat(e). Die Farbkodierung bezieht sich auf die Anzahl gleichzeitiger antithrombotischer Medikamente. Tripletherapie bezeichnet eine Behandlung mit DAPT plus orales Antikoagulans (OAK). Duale Therapie bezeichnet eine Behandlung mit einem einzelnen antithrombozytären Medikament (ASS oder Clopidogrel) plus OAK.

[1] Periprozedurale Gabe von ASS und Clopidogrel während der PCI wird empfohlen, ungeachtet der Behandlungsstrategie.
[2] Als hohes Ischämierisiko werden ein akuter klinischer Befund oder anatomische/prozedurale Merkmale angesehen, die das Risiko für einen Myokardinfarkt erhöhen können.
[3] Das Blutungsrisiko kann mit dem HAS-BLED oder ABC-Score abgeschätzt werden.

T 2.5 Herzinsuffizienz (HF)

T 2.5.1 Bestimmung des Stadiums der Herzinsuffizienz (nach NYHA)

I	Beschwerdefreiheit, keine Symptomatik
II	Leichte Einschränkung der körperlichen Belastbarkeit
III	Höhergradige Einschränkung der körperlichen Belastbarkeit bei gewohnten Tätigkeiten des Alltags
IV	Beschwerden bei allen körperlichen Tätigkeiten und in Ruhe

Die Sicherung der Diagnose einer chron. Herzinsuffizienz beruht auf der typischen Symptomatik, dem Untersuchungsbefund und dem Nachweis einer zugrunde liegenden Herzerkr.

T 2.5.2 Diagnostik der HF + Begleiterkrankungen

Definition wichtiger Formen der Herzinsuffizienz

Akute Herzinsuffizienz	• Rasches Einsetzen (evtl. innerhalb von Stunden) oder rasche Veränderung von Symptomen/Zeichen der HF (lebensbedrohliche Situation) • Unterscheidung von „de novo akuter HF" und „akuter HF bei bereits diagnostizierter bestehender chronischer HF (systolisch oder diastolisch)" ⇒ bei dieser Form oft klar definierte Auslöser, z.B. Arrhythmie oder Stopp von Diuretikatherapie

Chronische Herzinsuffizienz

HF-rEF = HF mit reduzierter Ejektionsfraktion	• Wird auch als systolische Form der HF bezeichnet • Typische Symptome und Zeichen der Herzinsuffizienz • Reduzierte linksventrikuläre Ejektionsfraktion (< 40%), reduzierte Pumpleistung und reduzierter Auswurf
HF-pEF = HF mit erhaltener Ejektionsfraktion	• Wird auch als diastolische Form der HF bezeichnet • Typische Sympt. u. Zeichen der HF, aber normale (EF > 50%) • Relevante strukturelle Herzerkrankung (LV-Hypertrophie/linksatriale Vergrößerung) und/oder diastolische Dysfunktion • Erhöhte BNP- oder NT-proBNP-Werte • Etwa 30–40% der HF-Fälle, häufig Frauen
HF-mrEF = HF with mid-range ejection fraction	• EF 40–49 % • Relevante strukturelle Herzerkrankung (LV-Hypertrophie/linksatriale Vergrößerung) und/oder diastolische Dysfunktion • Erhöhte BNP- oder NT-proBNP-Werte

Diagnostik

Klinische Symptomatik	• **Akute HF:** akutes Lungenödem (schwerste Atemnot, schaumiges Sputum, Todesangst, radiol. massive Lungenstauung), evtl. kardiogener Schock, Orthopnoe, Tachypnoe, Kaltschweißigkeit, Zyanose • **Chronische HF:** Belastungsdyspnoe, im Spätstadium Ruhedyspnoe, Ödeme, Gewicht ↑, Müdigkeit, Schwindel, Verwirrtheit, Schlafstörung, Inappetenz
Labor	Blutbild, NT-proBNP/BNP, Elektrolyte i.S. (Natrium, Kalium, Kalzium), Leberwerte, Kreatinin i.S., Harnstoff, eGFR, Nüchtern-Blutzucker, Ferritin, TSH, FT3, FT4, Lipidprofil, INR
EKG	Zustand nach Infarkt, Hypertrophie, Rhythmusstörungen
Belastungstests (Belastungs-EKG, Stress-Echokardiografie, Myokard-Szintigrafie)	Bei V. a. koronare Herzerkrankung
Echokardiografie	Linksventrikuläre Funktion, regionale/globale Kontraktionsstörungen, linksventrikulärer Diameter, Wanddicken, Vorhofgröße, Klappenmorphologie, Klappenvitien, Rechtsherzbelastung, Perikarderguss
Röntgen-Thorax	Herzgröße (linker und rechter Ventrikel, linker Vorhof), Stauungszeichen, Erguss, pulmonale Hypertonie
Lungenfunktion, Ergospirometrie	Abklärung primär pulmonaler Ursachen bei Atemnot, Objektivierung der kardiopulmonalen Leistungsfähigkeit
Herzkatheteruntersuchung	Abgrenzung koronare Herzerkrankung vs. hypertensive Herzerkrankung/Kardiomyopathie, linksventrikuläre Funktion, globale/regionale Kontraktionsstörungen, semiquantitative Bestimmung von Regurgitationen, Hämodynamik (linksventrikuläre Drücke, system- und pulmonalarterielle Druckwerte, Widerstandsberechnung)
Myokardbiopsie	Bei V. a. akute Myokarditis
Lungenventilations-/ -perfusionsszintigramm	Verdacht auf Lungenembolien
Computertomografie	Abklärung von Lungengerüsterkrankungen, Lungenembolie
Kernspintomografie	Vitiendiagnostik, Shunt- u. Regurgitationsquantifizierung, Nachweis von ischämischem oder vitalem Myokard, Nachweis Myokarditis/Speicherkrankung (u.a. ATTR-Kardiomyopathie)
PET	Vitalitätsdiagnostik

Herzinsuffizienz

T 2.5.3 Nicht medikamentöse Therapie der chronischen HF

Multidisziplinäres Management/Schulung	• Programme zur Senkung des Risikos für eine Hospitalisierung • Schulung der Patienten (zur Erkrankung, zu sozialen Veränderungen etc.)
Ernährung und Gewicht	• Evtl. Flüssigkeitsrestriktion auf 1,5-2l/d bei Patienten mit schwerer HF • Limitierte Kochsalzzufuhr (unter 3g/d), kein Nachsalzen • Tägliche Gewichtskontrolle! (Cave: bei Zunahme > 1kg/Nacht sowie > 2kg/3d sowie > 2,5kg/W ⇒ Arzt kontaktieren • Kontrollierter Alkoholkonsum (M: 20ml/d äquiv. reinen Alkohol, F: 10ml/d)
Rauchen	Unbedingter Rauchstopp
Körperliche Aktivität	Moderates Ausdauertraining für Pat. im Stadium NYHA I bis III
Impfungen und Reisen	• Impfung gegen Pneumokokken und Influenza bei fehlenden KI • Flugreisen kontraindiziert bei Ruhedyspnoe

T 2.5.4 Medikamentöse Therapie der chronischen HF

Hinweise zur Therapie der Herzinsuffizienz im NYHA-Stadium I (= asymptomatisch)

- ACE-Hemmer/Sartane bei allen Pat. mit EF ≤ 40%
- Betablocker nach MI bei Hypertonie
- Ggf. zusätzlich Diuretika bei Hypertonie
- AT-II-Antagonisten bei allen Pat. mit EF ≤ 40%, die keine ACE-Hemmer vertragen
- Weitere Wirkstoffe (Digitalis, Antikoagulantien) bei bestimmten Voraussetzungen

Therapie der chronischen HF bei erhaltener Ejektionsfraktion (HF-pEF)

- Für keine medikamentöse Behandlung konnte bisher eine Verbesserung der Mortalität bei Patienten mit HF-pEF gezeigt werden.
- Bei Pat. mit HF-pEF konnte mit **Sacubitril + Valsartan** → 38 die Häufigkeit von erneuten Hospitalisierungen tendenziell veringert werden.
- Diuretika werden eingesetzt wie bei HF-rEF, um Luftnot und Stauung zu lindern.
- Strikte Risikofaktorbehandlung (z.B. Hypertonie, Diabetes mellitus, KHK)
- Für die ATTR-Kardiomyopathie ist seit Ende März 2020 Tafamidis (→ 141) zugelassen.

T 2.5.5 Therapiealgorithmus bei chronischer symptomatischer HF (HF-rEF)[9]

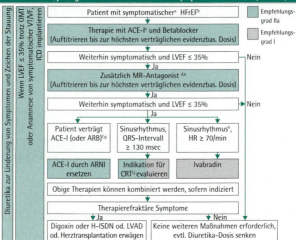

Grün: Empfehlungsgrad I; grau: Empfehlungsgrad IIa. ACE-I = ACE-Hemmer; ARB = Angiotensin-Rezeptor-Antagonisten; ARNI = Angiotensinrezeptor-Neprilysin-Hemmer; H-ISDN = Hydralazin-Isosorbiddinitrat; MR = Mineralokortikoidrezeptor; OMT = optimale medikamentöse Therapie; VF = Kammerflimmern; VT = Kammertachykardie.

a Symptomatisch = NYHA-Klasse II-IV.
b HFrEF = LVEF < 40%.
c Wenn ACE-Hemmer nicht vertragen werden/kontraindiziert sind, ARB verwenden.
d Wenn MRA nicht vertragen werden/kontraindiziert, sind ARB verwenden.
e Sofern erhöhte Plasmaspiegel natriuretischer Peptide (BNP > 250 pg/ml oder NTproBNP > 500 pg/ml bei Männern und 750 pg/ml bei Frauen).
f Sofern erhöhter Plasmaspiegel natriuretischer Peptide (BNP ≥ 150 pg/ml oder NT-proBNP ≥ 600 pg/ml, oder bei HF-bedingtem Krankenhausaufenthalt binnen der letzten 12 Monate – BNP ≥ 100 pg/ml oder NT-proBNP ≥ 400 pg/ml).
g Dosierung äquivalent zu Enalapril 10 mg 2x täglich.
h Sofern HF-bedingter Krankenhausaufenthalt im Vorjahr.
i CRT wird empfohlen bei QRS ≥ 130 msec und LBBB (mit Sinusrhythmus).
j CRT sollte/kann erwogen werden bei QRS ≥ 130 msec mit non-LBBB (mit Sinusrhythmus) oder bei Patienten mit Vorhofflimmern, vorausgesetzt es besteht eine Strategie zur Gewährleistung eines hohen ventrikulären Stimulationsanteils (individualisierte Entscheidung).

[9] Nach ESC/DGK Pocket-Leitlinien „Herzinsuffizienz" - Update 2016.

Herzinsuffizienz 467

T 2.5.6 Medikamentöse Behandlung der chronischen HF[10]

(1 A)	**Angiotensin-Converting-Enzym-Hemmer** (Vasodilatation ↑, Nierendurchblutung ↑, Aldosteronfreisetzung ↓, Katecholaminfreisetzung ↓) Therapie einschleichen, Nierenfunktion und Blutdruck kontrollieren	Captopril → 22	ini 3 x 6.25mg/d p.o., MTD 3 x 50mg
		Enalapril → 23	ini 2 x 2.5mg/d p.o., MTD 2 x 20mg
		Ramipril → 24	1–2 x 1.25-2.5mg/d p.o., MTD 2 x 5mg od.1 x 10mg
		Perindopril → 23	1 x 2.5mg/d p.o., MTD 1 x 5mg
		Quinapril → 24	2 x 2.5mg/d p.o., MTD 2 x 20mg
		Cilazapril → 23	1 x 0.5mg/d p.o., MTD 1 x 5mg
		Lisinopril → 23	1 x 2.5mg/d p.o., MTD 1 x 35mg
		Benazepril → 22	1 x 2.5mg/d p.o., MTD 1 x 20mg
plus (1 A)	**Betablocker** (HZV ↓ [neg. chronotrop, neg. inotrop], O$_2$-Verbrauch ↓)	Carvedilol → 28	2 x 3.125mg/d p.o., je nach Verträglichkeit alle 2W um 3.125–12.5mg steigern, MTD 2 x 25–50mg
		Metoprolol-succinat → 28	½–1 x 23.75mg/d p.o., je nach Verträglichkeit Dosis alle 2W verdoppeln, MTD 1 x 190mg p.o.
		Bisoprolol → 27	1 x 1.25mg/d p.o., MTD 1 x 10mg
	nur bei Patienten > 70 J	Nebivolol → 29	1 x 1.25mg/d p.o., MTD 1 x 10mg

Pat. mit SR + EF < 35% + NYHA II–IV mit HF > 70/min unter Betablocker bzw. -Unverträglichkeit

(IIa B/ IIb C)	**I$_f$-Kanal-Hemmer** (neg. chronotrop, myokard. O$_2$-Verbr. ↓, O$_2$-Versorg. ↑)	Ivabradin → 47	2 x 5–7.5mg p.o.
evtl. zusätzl.	**Thiaziddiuretika** (renaler H$_2$O- und NaCl-Verlust, endogene vasokonstrikt. Reize ↓)	Hydrochloro-thiazid → 43	1 x 12.5–50mg p.o.; **Cave:** KI bei GFR < 30ml/min
		Blutdruck möglichst mit anderen Diuretika/-Kombinationen einstellen, da HCT-Dosis/-Einnahmedauer und Entstehung von Basaliomen und spinozellulären Ca evtl. korrelieren.	
		Xipamid → 43	1 x 10–40mg p.o.; **Cave:** bei Krea > 2.5mg/dl unwirksam
	Schleifendiuretikum (Volumen-Entlastung)	Furosemid → 41	1–3 x 10–20mg/d p.o., MTD 80mg
		Torasemid → 42	1–2 x 2.5–10mg/d p.o., MTD 20mg
(1 A)	**Diuretikum** (Aldosteron-Rezeptor-Antagonist)	Spironolacton → 44	25(–50)mg/d p.o.; Voraussetzung: K$^+$ < 5mmol/l und Krea < 2.5mg/dl (m), < 2(w); bei älteren Pat. GFR > 30ml/min dokumentieren, mit 12.5mg beginnen
		Eplerenon → 44	25mg/d p.o. wenn K$^+$ < 5mmol/l, nach 4W auf 50mg/d steigern

T 2 Kardiologie – Therapie

(IIb B) bei NI	**Digitalisglykosid** (Chronotropie ↓, Inotropie ↑, Dromotropie ↓, AV-Knoten-Refraktärzeit ↑)	Digoxin → 52	*Digitalisierung z.B. d1–3: 1 x 0.5mg/d p.o./2–3 x 0.5mg i.v., ab d4 1 x 0.25–0.375mg p.o./1 x 0.25mg i.v.*
		Digitoxin → 52	*d1–3: 3 x 0.07–0.1mg p.o., dann 1 x 0.07–0.1mg* **oder** *d1 0.5mg i.v., d2 u. d3 0.25mg i.v., dann 0.07–0.1mg/d p.o./i.v.*
(I A)	**AT-II-Blocker** (AT-Wirkung ↓, spezifische Blockade d. AT-II-Typ-1-Rez.) bei ACE-Hemmer-Unverträgl.	Losartan → 26	*1 x 25–50mg/d p.o., MTD 1 x 150mg*
		Candesartan → 25	*1 x 4–8 mg/d p.o., MTD 1 x 32mg*
		Valsartan → 26	*2 x 40mg/d p.o., MTD 2 x 160mg*
(I B)	**ARNI** (Angiotensin receptor neprilysin inhibitor) nicht mit ACE-Hemmern und AT-II-Blockern zusammen	Sacubitril + Valsartan → 38	*2 x 24/26mg/d p.o., MTD 2 x 97/103mg*
evtl. plus	bei symptomatischen Pat. mit HFrEF und Eisenmangel (Ferritin < 100 µg/L oder zwischen 100 u. 299µg/L und Transferrin-Sättigung <20%)	Eisencarboxymaltose → 145	*max. 1000mg als Einzeldosis (abhängig von Hb und KG)*
evtl. + (IIa B)	**SGLT-2 Inhibitoren** bei Diabetes	Empagliflozin → 117	*10 oder 25mg/d p.o.*
		Dapagliflozin	*10mg/d p.o.*

[10] Modifiziert nach ESC Guidelines for the diagnosis and treatment of acute and chronic heart failure 2016; European Heart J doi:10.1093/eurheartj/ehw128

T 2.5.7 Aggregattherapie, chirurgische Therapie und Koronarrevaskularisation[11]

Implantation eines Kardioverter/Defibrillators (ICD), um Risiko f. plötzl. Herztod zu senken

Vorbedingungen: Lebenserwartung > 1 Jahr mit gutem funktionellen Status

Sekundärprävention	ICD empfohlen bei Patienten mit Zustand nach ventrikulärer Herzrhythmusstörung, die zur hämodynamischen Instabilität führte (IA)
Primärprävention	• Bei Patienten mit symptomatischer HF (NYHA-Klasse II bis III) und einer EF ≤ 35% trotz optimaler Pharmakotherapie > 3 M • Ischämische Ätiologie und > 40 Tage nach akutem MI (IA) • Nicht ischämische Kardiomyopathie (IB)

Empfehlungen zur CRT (CRT = Resynchronisationstherapie = biventrikuläres Pacing)

Vorbedingungen	Empfehlung/Evidenzgrad
LSB, QRS ≥ 150 ms, SR, EF ≤ 35%, NYHA II-IV	Klasse I A
LSB, QRS 130–149 ms, SR, EF ≤ 35%, NYHA II-IV	Klasse I B
Kein LSB, QRS >150 ms, SR, EF ≤ 30%, NYHA II-IV	Klasse IIa B
Kein LSB, QRS 130–149 ms, SR, EF ≤ 30%, NYHA II-IV	Klasse IIb B
CRT bei Pat. mit VHF, SR, QRS > 130 ms, EF ≤ 35%, NYHA III-IV	Klasse IIa B

Herzrhythmusstörungen

Vorbedingungen (Fortsetzung)	Empfehlung/Evidenzgrad
Patienten mit nicht kontrollierbarer Tachykardie, eingeschränkter LV-Funktion und geeignet für AV-Knoten-Ablation	Klasse IIa B
CRT soll alleiniger RV-Stimulation vorgezogen werden bei Pat. mit AV-Block III und Indikation zur Ventrikelstimulation	Klasse I A

Chirurgische Therapieverfahren und Koronarevaskularisation

Je nach Indikationen (s. Leitlinien) Bypasschirurgie, perkutane Interventionsverfahren, Herztransplantation, klappenchirurgische Eingriffe und Unterstützungssysteme

[11] ESC Guidelines for the diagnosis and treatment of acute and chronic heart failure 2016. European Heart Journal; doi:10.1093/eurheartj/ehw128.

T 2.6 Herzrhythmusstörungen

T 2.6.1 Supraventrikuläre Tachykardie

Inadäquate Sinustachykardie

	I_f-Kanal-Hemmer (neg. chronotrop, myokardialer O_2-Verbr. ↓, O_2-Versorg. ↑)	Ivabradin → 47	2 x 2.5–7.5mg p.o.
ggf. plus (IIaC)	Beta-1-selekt. Blocker (Chronotropie ↓, zentr. Sympathikusaktivität ↓)	Metoprololtartrat → 28	1–2 x 50–100mg/d p.o.
		Metoprololsuccinat → 28	1 x 47.5–190mg/d p.o.
		Bisoprolol → 27	1 x 5–10mg/d p.o.

Vorhofflattern/Makro-Reentry-Tachykardie[14]

1. Frequenzkontrolle/Rhythmuskontrolle Bei akut aufgetretenem Vorhofflattern mit hämodynamischer Instabilität kommt die i.v.-Therapie primär zur Anwendung, alternativ auch die Kardioversion. Im chronischen Stadium auch Katheterablation erwägen (IIaB).

(IIaB)	Beta-1-selektiver Blocker	Metoprololtartrat → 28	ini 5mg langsam i.v. (1–2mg/min), max. 15mg i.v., dann 1–2 x 50–100mg/d p.o.
		Metoprololsuccinat → 28	1 x 47.5–190mg/d p.o.
		Bisoprolol → 27	1 x 5–10mg/d p.o.
oder (IIaB)	Kalziumantagonist (Chronotropie ↓, Dromotropie ↓, Inotropie ↓)	Verapamil → 30	5mg langsam i.v., dann 5–10mg/h, max. 100mg/d, Perf. (100mg) = 2mg/ml ⇒ 2–5ml/h; 3–4 x 40–120mg/d p.o.
		Diltiazem → 30	3 x 60–90mg/d p.o., 2 x 90–180mg/d (ret.) p.o., 1 x 240mg/d (ret.) p.o..
oder (IIbC)	Antiarrhythmikum Kl. III (K^+-Ausstromhemmung ⇒ Refraktärzeit ↑)	Amiodaron → 51	d1–10: 3–5 x 200mg/d p.o., dann 1 x 200mg/d p.o. oder 5mg/kg über mind. 30min i.v., MTD 1200mg

T 2 Kardiologie – Therapie

2. Emboliprophylaxe (IIaC) (NOAK sind offiziell nicht zugelassen als Antikoagulanzien bei Vorhofflattern, werden aber in der Praxis eingesetzt; Dosierung wie bei VHF)

	Unfraktion. Heparin (Beschleunigung der Gerinnungsfaktorinhibition, Emboliprophylaxe)	Heparin → 57	5000IE als Bolus i.v., dann Perf. (25.000IE): 2ml/h (Dosisanpassung an Ziel-PTT: das 1.5- bis 2.5-Fache des Normbereichs)
	Vitamin-K-Antagonist (Langzeit-Antikoagulation)	Phenprocoumon → 63	d 1-2-3 12-9-6mg, Erh.Dos. nach INR 1.5-6mg abends

Vorhofflimmern[12, 13, 14]

1. Emboliprophylaxe

akut	**Unfraktion. Heparin** (Beschleunigung der Gerinnungsfaktorinhibition, Emboliprophylaxe)	Heparin → 57	5000IE als Bolus i.v., dann Perf. (25000IE): 2ml/h (Dosisanpass. an Ziel-PTT: das 1.5-2.5-Fache des Normbereichs)
dann	**Vitamin-K-Antagonist** (Langzeit-Antikoagulation)	Phenprocoumon → 63	d 1-2-3 12-9-6mg, Erh.Dos. nach INR 1.5-6mg abends
oder	**Direkter Thrombininhibitor**	Dabigatran → 62	2 x 150mg/d p.o.; 2 x 110mg/d bei GFR 30-50ml/min, Alter > 75J, Z.n. GI-Blutung
ggf.	**Spezifisches Antidot gegen Dabigatran** (humanisiertes monoklonales Antikörperfragment)	Idarucizumab → 63	2 x 2.5g i.v. über je 5-10min oder als Bolusinjektion (zur Behandlung von unter Dabigatran auftretenden schweren nicht kontrollierbaren Blutungen)
oder	**Faktor Xa-Inhibitor**	Rivaroxaban → 62	1 x 20mg/d p.o.; 1 x 15mg/d p.o. bei GFR 30-50ml/min
		Apixaban → 60	2 x 5mg/d p.o.; 2 x 2.5mg/d p.o. bei Vorliegen von 2 der folg. 3 Kriterien: Alter > 80J, Krea > 1.5mg/dl, KG < 60kg; vor früher Kardioversion: 10mg mind. 2h vor Kardioversion oder mind. 5d 2 x 5mg oder 2 x 2.5mg, wenn Dosisreduktion erforderlich ist (s. oben)

Herzrhythmusstörungen

	Faktor Xa-Inhibitor	Edoxaban → 60	1 x 60m/d p.o.; 1 x 30mg/d p.o. bei GFR 15–50ml/min u. KG < 60kg; vor früher Kardioversion: 60mg mind. 2h vor Kardioversion
	Spezifisches Antidot gegen Rivaroxaban oder Apixaban	Andexanet alfa → 63	s.u.

Niedrige Dosis: 400mg i.v. Bolus verabreicht mit einer Menge von ~30mg/min, gefolgt innerhalb von 2min von einer i.v. Infusion mit 4mg/min für bis zu 120min;
Hohe Dosis: 800 mg i.v. Bolus verabreicht mit einer Menge von ~30mg/min, gefolgt innerh. von 2min von einer i.v. Infusion mit 8mg/min für bis zu 120min;

Apixaban:
- Letzte Dosis ≤ 5mg und zeitlicher Abstand der Einnahme zur Andexanet-alfa-Gabe < 8h oder unbekannt ⇒ niedrige Dosis
- Letzte Dosis > 5mg oder unbekannt und zeitlicher Abstand der Einnahme zur Andexanet-alfa-Gabe < 8h oder unbekannt ⇒ hohe Dosis
- Zeitl. Abstand der Einnahme zur Andexanet-alfa-Gabe ≥ 8h ⇒ niedrige Dosis

Rivaroxaban:
- Letzte Dosis ≤ 10mg und zeitlicher Abstand der Einnahme zur Andexanet-alfa-Gabe < 8 h oder unbekannt ⇒ niedrige Dosis
- Letzte Dosis > 10 mg oder unbekannt und zeitl. Abstand der Einnahme zur Andexanet-alfa-Gabe < 8 h oder unbekannt ⇒ hohe Dosis
- Zeitl. Abstand der Einnahme zur Andexanet-alfa Gabe ≥ 8h ⇒ niedrige Dosis

2. Frequenzkontrolle

	Digitalisglykosid (Chronotropie ↓, Dromotropie ↓, Inotropie ↑, AV-Knoten-Refraktärzeit ↑)	Digoxin → 52	ini 3 x 0.4mg/24h i.v., dann 1 x 0.25–0.375mg/d p.o., 1 x 0.2mg/d i.v.
oder		Digitoxin → 52	ini 3 x 0.1mg/24 h i.v., dann 1 x 0.07–0.1mg/d p.o.
und/ oder	Beta-1-selekt. Blocker (Chronotropie ↓, zentrale Sympathikusaktivität ↓)	Metoprololtartrat → 28	1–2 x 50–100mg/d p.o.
		Metoprololsuccinat → 28	1 x 47.5–190mg/d p.o.
		Bisoprolol → 27	1 x 5–10mg/d
und/ oder	Kalziumantagonist (neg. chrono-, dromo- und inotrop, Afterload ↓)	Verapamil → 30	5mg langsam i.v., dann 5–10mg/h, max. 100mg/d, Perf. (100mg) = 2mg/ml ⇒ 2–5ml/h; 3–4 x 40–120mg/d p.o.
und/ oder	Kalziumantagonist (neg. chrono-, dromo- und inotrop, Afterload ↓)	Diltiazem → 30	3 x 60–90mg/d p.o., 2 x 90–180mg/d (ret.) p.o., 1 x 240mg/d (ret.) p.o.

T 2 Kardiologie – Therapie

3. Medikamentöse Kardioversion, um Sinusrhythmus zu erreichen; primäres Verfahren: elektrische Kardioversion

	Antiarrhythmikum Kl. IC (Na⁺-Einstromblock ⇒ Erregungsleitung ↑, Refraktärzeit ↑)	Propafenon → 50	2mg/kg in 10–20min i.v., **Cave:** Klasse I ist kontraind. bei struktureller Herzerkr.; „Pill-in-the-pocket": 600mg > 70kg KG, 450mg < 70kg KG
oder		Flecainid → 50	2 x 50–100mg p.o., (in Ausnahmefällen bis 2 x 250mg) 2mg/kg i.v. über 10–20min.; Packungsbeilage beachten, **Cave:** immer mit Betabl. kombin.; KI: Kl. I bei strukt. Herzerkr.; „Pill-in-the-pocket": 300mg > 70kg KG, 200mg < 70kg KG
oder	**Antiarrhythmikum Kl. III** (K⁺-Ausstromhemmung ⇒ Refraktärzeit ↑)	Amiodaron → 51	5mg/kg über mind. 30min i.v., MTD 1200mg
oder	**Mehrkanalblocker** (Block. elektr. Ströme in allen Phasen d. atrialen AP ⇒ antiarrhythm. Wi w. im Vorhof, atr. Refraktärzeit ↑, Überleit.-geschw. ↓ ⇒ Konvers. in SR)	Vernakalant → 51	3mg/kg KG i.v. für 10min.; wenn 15 min. nach Beenden dieser Infusion kein SR vorliegt, dann erneute Infusion mit 2mg/kg KG
	Cave: Rhythmisierung nur unter kontinuierlicher Überwachung der Vitalparameter; bei Herzinsuffizienz nur stationär		

4. Rezidivprophylaxe

	Cave: Proarrhythmie, v.a. keine Klasse I-A bei struktureller Herzerkrankung!		
	Indikation zur Pulmonalvenenisolation prüfen!		
	Beta-1-selekt. Blocker (Chronotropie ↓, zentrale Sympathikusaktivität ↓)	Metoprololtartrat → 28	1–2 x 50–100mg/d p.o.
		Metoprololsuccinat → 28	1 x 47.5–190mg/d p.o.
		Bisoprolol → 28	1 x 5–10mg/d p.o.
oder	**Antiarrhythmikum Kl. III** (K⁺-Ausstromhemmung ⇒ Refraktärzeit ↑)	Amiodaron → 51	d1–10: 3–5 x 200mg/d, dann 1 x 200mg/d p.o.
oder	**Mehrkanalblocker** (Verläng. von AP + Refraktärzeit, Verhindern von Vorhofflimmern/Wiederherstellung SR, HF ↓)	Dronedaron → 51	2 x 400mg/d p.o. (nicht jodhaltig); (nicht bei Pat. mit Herzinsuffizienz und Einschränkung der LV-Funktion)

Herzrhythmusstörungen

oder	**Antiarrhythmikum Kl. III** (K⁺-Ausstromhemmung + Betarezeptorblocker ⇒ Refraktärzeit ↑)	Sotalol → 51	*1–2 x 80–160mg/d p.o.*
oder	**Antiarrhythmikum Kl. IC** (Na⁺-Einstromblockade ⇒ Erregungsleitung ↑, Refraktärzeit ↑)	Propafenon → 50	*3 x 150 oder 2 x 300mg/d p.o. (max. 900mg/d p.o.)*
		Flecainid → 50	*2 x 50–100mg p.o. (max. 2 x 150mg/d p.o.)*

5. Antithrombotische Therapie bei Pat. mit Indikation zur oralen Antikoagulation

s. Kap. T 2.4.6 → 461

AV-Knoten-Reentrytachykardie (AVNRT)[14]

Je nach Häufigkeit des Auftretens und Ausprägung der Symptome definitive Therapie mittels Radiofrequenzablation erwägen. Zunächst vagale Manöver vor Einleitung einer medikamentösen Therapie.

(I B)	**Adenosinrezeptorblockade** (kurzfristige Blockade der A1-Adenosinrez. im AV-Knoten)	Adenosin → 52	*6-9-12-18mg je als Bolus i.v. nach Wirkung*
ggf. plus (IIa B)	**Kalziumantagonist** (neg. chrono-, dromo- und inotrop, Afterload ↓)	Verapamil → 30	*5mg langsam i.v., dann 5–10mg/h, max. 100mg/d, Perf. (100mg) = 2mg/ml ⇒ 2–5ml/h*
oder (IIa C)	**Beta-1-selekt. Blocker** (Chronotropie ↓, zentrale Sympathikusaktivität ↓)	Metoprololtartrat → 28	*ini 5mg langsam i.v. (1–2mg/min), max. 15mg i.v.*
		Esmolol → 28	*500μg/kg KG/min. i.v. über 1min, dann Erh. Dos. 50μg/kg KG/min. i.v. über 4min, ggf. nach Fachinfo steigern*

Atrioventrikuläre Tachykardien (AVRT)[14]

Zunächst Terminierung immer mit vagalen Manövern versuchen, bei hämodynamischer Instabilität elektrische Kardioversion.

Orthodrome AVRT[14]

(I B)	**Adenosinrezeptorblockade** (kurzfristige Blockade der A1-Adenosinrez. im AV-Knoten)	Adenosin → 52	*6-9-12-18mg je als Bolus i.v. nach Wirkung*
ggf. plus (IIa B)	**Kalziumantagonist** (neg. chrono-, dromo- und inotrop, Afterload ↓)	Verapamil → 30	*5mg langsam i.v., dann 5–10mg/h, max. 100mg/d, Perf. (100mg) = 2mg/ml ⇒ 2–5ml/h*

T 2 Kardiologie – Therapie

Antidrome AVRT[14]

(IIa B)	**Antiarrhythmikum Kl. IC** (Na⁺-Einstromblock ⇒ Erregungsleitung ↑, Refraktärzeit ↑)	Flecainid → 50	1mg/kgKG i.v. über mind. 5 min., ggf. nach 15–20min erneut 0.5mg/kgKG
		Propafenon → 50	0.5–2mg/kgKG i.v.
ggf. plus (IIb B)	**Antiarrhythmikum Kl. III** (K⁺-Ausstromhemmung ⇒ Refraktärzeit ↑)	Amiodaron → 51	5mg/kg über mind. 3min i.v., max. 1200mg i.v. in 24h

Akuttherapie von Vorhofflimmern bei Präexzitation[14]

Bei Instabilität elektrische Kardioversion (I B)

(IIa B)	**Antiarrhythmikum Kl. IC** (Na⁺-Einstromblock ⇒ Erregungsleitung ↑, Refraktärzeit ↑)	Flecainid → 50	1mg/kgKG i.v. über mind. 5 min., ggf. nach 15–20min erneut 0.5mg/kgKG
		Propafenon → 50	0.5–2mg/kgKG i.v.

[12] 2016 ESC Guidelines for the management of atrial fibrillation developed in collaboration with EACTS, Eur Heart Journal 2016; doi:10.1093/eurheartj/ehw210.
[13] The 2018 European Heart Rhythm Association Practical Guide on the use of non-vitamin K antagonist oral anticoagulants in patient with atrial fibrillation. Eur Heart J 2018; 39, 1330–1393; doi:10.1093/eurheartj/ehy13.
[14] 2019 ESC Guidelines for the management of patients with supraventricular tachycardia, Eur Heart J 2019; 00, 1-65; doi:10.1093/eurheartj/ehz467.

T 2.6.2 Ventrikuläre Tachykardie

Akuttherapie (Breitkomplex-Tachykardie)

Bei hämodynamischer Instabilität: Kardioversion (I B)

(IIa B)		Procainamid (in D noch nicht erhältlich)	10mg/kg KG i.v.
oder (IIa C)	**Adenosinrezeptorblockade** (kurzfristige Blockade der A1-Adenosinrez. im AV-Knoten)	Adenosin → 52	6-9-12-18mg je als Bolus i.v. nach Wirkung
oder (IIb B)	**Antiarrhythmikum Kl. III** (K⁺-Ausstromhemmung ⇒ Refraktärzeit ↑)	Amiodaron → 51	5mg/kg über mind. 3min i.v., max. 1200mg i.v. in 24h

Prophylaxe

	Antiarrhythmikum Kl. III (s.o.)	Amiodaron → 51	d1–10: 5 x 200mg/d p.o., dann 1 x 200mg/d p.o.
oder	**Antiarrhythm. Kl. III** (s.o.)	Sotalol → 51	1–2 x 80–160mg p.o.
oder	**Beta-1-selekt. Blocker** (Chronotropie ↓, zentrale Sympathikusaktivität ↓)	Metoprololtartrat → 28	1–2 x 50–100mg/d p.o.
		Metoprololsuccinat → 28	1 x 47.5–190mg/d p.o.
		Bisoprolol → 27	1 x 5–10mg/d
ggf.	**Implantierbaren Defibrillator (ICD) erwägen**		

Herzrhythmusstörungen

T 2.6.3 Torsades de pointes

Meist Ausdruck proarrhythmischer Wirkung von Antiarrhythmika (Kl. I und III) oder anderer QT-Zeit verlängernder Medikmaente (z.B. trizyklische Antidepressiva) ⇒ absetzen

Akuter Anfall

	Magnesiumpräparat (Substitution)	Mg-Sulfat 200mg (= 8mmol) → 300	8mmol über 15min, dann 2g/d
plus	Beta-Sympathomimetika (Chrono- und Inotropie ↑)	Orciprenalin → 75	0.25–0.5mg i.v., 10–30µg/min i.v., Perf. (5 mg) = 0.1mg/ml ⇒ 6–18ml/h

Prophylaxe

1. Wahl Absetzen von Antiarrhythmika oder QT-Zeit verlängernder Medikamente
ggf. temporäre Ventrikelstimulation mit F = 90/min

T 2.6.4 Extrasystolen

Supraventrikuläre Extrasystolen

	Beta-1-selektiver Blocker (HZV ↓ [neg. chrono-/neg. inotrop], O₂-Verbrauch ↓, zentr. Sympathikusaktivität ↓)	Metoprololtartrat → 28	1–2 x 25–100mg/d p.o., 1 x 100–200mg/d (ret.) p.o., 5–10(–20)mg langs. i.v.
		Metoprololsuccinat → 28	1 x 47.5–190mg/ p.o.
		Bisoprolol → 27	1 x 2.5–10mg/d p.o.
	Zusätzlich Ursache beheben, z.B. Hyperthyreose		

Ventrikuläre Extrasystolen

	Beta-1-selekt. Blocker (HZV ↓ [neg. chrono-/neg. inotrop], O₂-Verbrauch ↓, zentr. Sympathikusakt. ↓)	Metoprololtartrat → 28	1–2 x 25–100mg/d p.o., 1 x 100–200mg/d (ret.) p.o., 5–10(max. 20) mg langs. i.v.
		Metoprololsuccinat → 28	1 x 47.5–190mg/d p.o.
oder evtl.	Antiarrhythmikum Kl. III (K⁺-Ausstromhemmung ⇒ Refraktärzeit ↑)	Amiodaron → 51	d 1–10 5 x 200mg/d, dann 1 x 200mg/d, **Cave:** Proarrhythmie
oder evtl.	Antiarrhythmikum Kl. III (K⁺-Ausstromhemmung + Betablocker ⇒ Refraktärzeit ↑)	Sotalol → 51	1 x 20mg i.v., evtl. nach 5min weitere 20mg, 1–2 x 80–160mg p.o., **Cave:** Proarrhythmie
evtl.	Elektrolyte (symptomat.)	Mg-K-Präparat	3 x 1 Tbl.
	Cave: proarrhythmischer Effekt der Antiarrhythmika		

T 2.6.5 Bradykarde Rhythmusstörungen

evtl.	Parasympatholytikum (s.o.)	Atropin → 55	0.5–1mg i.v.
evtl. plus	Betasympathomimetikum (Chronotropie ↑, Inotropie ↑)	Orciprenalin → 75	0.25–0.5mg i.v., 10–30µg/min i.v., Perf. (5mg) = 0.1mg/ml ⇒ 6–18ml/h
meist	Herzschrittmacher		

T 2.7 Infektiöse Endokarditis (IE)[15]

T 2.7.1 Initiale und empirische Therapie (vor Keimnachweis)

Antibiotikum	Dosierung	Evidenz	Kommentar
Native Herzklappen			
Ampicillin-Sulbactam → 223	12g/d i.v. in 4–6 ED/d	IIa C	Bei Patienten mit inf. Endokarditis und neg. Blutkulturen Mikrobiologen hinzuziehen
plus Flucloxacillin → 219 oder Oxacillin	12g/d i.v. in 4–6 ED/d	IIb C	
plus Gentamicin → 234	1 x 3mg/kgKG/d i.v. oder i.m.		
Vancomycin → 243	30–60mg/kgKG/d (2–3 ED)	IIb C	Bei Penicillinallergie
plus Gentamicin → 234	1 x 3mg/kgKG/d i.v. oder i.m.		
Kunstklappen (früh, < 12 Monate postoperativ, oder nosokomial)			
Vancomycin → 243	30mg/kgKG/d i.v. (in 2 ED)	IIb C	Rifampicin nur bei Kunstklappenendokarditis
plus Gentamicin → 234	1 x 3mg/kgKG/d i.v. oder i.m.		
plus Rifampicin → 249	900–1200mg/d p.o./i.v. (2–3 ED)		
Kunstklappen (spätestens ≥ 12 Monate postoperativ)			
Therapie siehe Nativklappen, ab Keimnachweis erfolgt eine keimspezifische Therapie.			

T 2.7.2 Differenzierte medikamentöse Therapie der IE bei Keimnachweis

Therapie siehe: [15]Habib G et al., 2015 ESC Guidelines for the management of infective endocarditis. Eur Heart J 2015; 36:3075–3123; doi:10.1093/eurheartj/ehv319.

T 2.8 Endokarditisprophylaxe

T 2.8.1 Wichtigste Änderungen der Empfehlungen zur Prävention der IE

- Die prophylaktische Gabe von Antibiotika ist auf Höchstrisikopatienten mit zahnärztlichen Höchstrisikoeingriffen beschränkt.
- Eine gute Mundhygiene und regelmäßige zahnärztliche Kontrollen erscheinen für die Prävention der IE bedeutsamer als eine Prophylaxe mit Antibiotika.
- Die Beachtung von Sterilität und Desinfektion ist bei der Manipulation an intravenösen Kathetern und bei medizinischen Eingriffen zwingend erforderlich.

Patienten mit dem höchsten Risiko für eine infektiöse Endokarditis

Nur für diese Pat. wird eine antibiotische Prophylaxe bei Hochrisikoprozeduren empfohl.:
- Pat. mit Klappenprothesen (chirurgisch oder interventionell) oder mit rekonstruierten Klappen unter Verwendung von Fremdmaterial
- Pat. mit überstandener Endokarditis
- Pat. mit angeborenen Vitien, das schließt ein: unkorrigierte zyanotische Vitien oder residuelle Defekte, palliative Shunts od. Conduits, binnen 6 M nach operativer oder interventioneller Vitienkorrektur unter Verwendung von prothetischem Material
- Lebenslang bei persistierenden residuellen Defekten bei Verwendung von chirurgisch oder interventionell eingebrachtem prothetischem Fremdmaterial

Perikarditis

Kein erhöhtes Risiko
Mitralklappenprolaps ohne Insuff., Vorhof-Septum-Defekt, Z.n. Myokardinfarkt o. Bypass-OP

T 2.8.2 Empfehlungen zur Prophylaxe der infektiösen Endokarditis

Prophylaxe-Empfehlungen	Empfehlung/Evidenzgrad
A. Dentale Prozeduren	
Antibiotikaprophylaxe empfohlen nur bei: Manipulation an Gingiva und periapikal, Perforation der Mukosat	IIa C
Antibiotikaproph. nicht empfohlen: Lokalanästhesie bei nicht infiziertem Gewebe, Fädenziehen, Röntgen, Platzieren/Adjustieren von Zahnspangen, Trauma an Lippen oder Mundschleimhaut	III C
B. Respirationstrakt	
Antibiotikaprophylaxe ist nicht empfohlen: bei Prozeduren im Bereich des Respirationstrakts, einschl. Bronchoskopie und Laryngoskopie, transnasale oder endotracheale Intubation	III C
C. GI-Trakt, Urogenitaltrakt	
Antibiotikaprophylaxe nicht empfohlen: bei Gastroskopie, Koloskopie, Zystoskopie, transösophagealer Echokardiographie	III C
D. Haut und Weichteile	
Antibiotikaprophylaxe bei keiner Maßnahme empfohlen	III C

T 2.8.3 Empfohlene Prophylaxe bei Zahnprozeduren bei Hochrisikopatienten[15]

Keine Allergie gegen Penicillin oder Ampicillin	Amoxicillin → 220 oder Ampicillin → 220	2g p.o./i.v. (1 x 30–60min vor geplantem Eingriff)
Bekannte Allergie gegen Penicillin oder Ampicillin	Clindamycin → 233	600mg p.o./i.v. 1 x 30–60min vor geplantem Eingriff)
Alternativen (Cave: nicht bei Patienten mit bekannter Penicillinallergie)	Cefalexin → 228	2g i.v.
	Cefazolin → 224	1g i.v.
	Ceftriaxon → 225	

T 2.9 Perikarditis[16]

T 2.9.1 Bakterielle Perikarditis

Antibiose nach Austestung, Tbc beachten!

T 2.9.2 Akute virale oder idiopathische Perikarditis

NSAR	Ibuprofen → 200	600mg alle 6–8h für 1–2W, dann wöchentl. Dosis um 200–400mg/d reduzieren + Magenschutz

T 2 Kardiologie – Therapie

oder	**Salizylate, Cyclooxygenase-hemmer** (Thrombozytenaggregations-hemmung)	Acetylsalicylsäure → 199	750–1000mg alle 8h für 1–2W, dann wöchentl. Dosisred. um 250–500mg/d + Magenschutz
plus	**Gichtmittel** (Mitosehemmstoff)	Colchicin → 130	0.5mg/d bei KG < 70kg und 2 x 0.5mg/d bei KG > 70kg für 3 Monate
plus	**Kortikosteroid** (antiphlogistisch, antialler-gisch, immunsuppressiv)	Prednison → 210 (niedrig dosiert kombin. mit Colchizin, wenn ASS oder andere NSAR nicht vertragen werden oder Symptome nicht reduzieren; nicht bei infektiöser Genese)	0.2–0.5mg/kgKG/d; Dosisreduktion erst nach Symptomfreiheit

T 2.9.3 PCIS (post-cardiac injury syndrome, inkl. Dressler-Syndrom)

Therapie siehe akute virale oder idiopathische Perikarditis (s. Kap. T 2.9.2)

[16] Adler Y et al.: Guidelines on the Diagnosis and Management of Pericardial Diseases. The Task Force on the Diagnosis and Management of Pericardial Diseases of the European Society of Cardiology. Eur Heart J 2015; 36:2921–2964. doi:10.1093/eurheartj/ehv318.

T 2.10 Periphere arterielle Verschlusskrankheit[17]

T 2.10.1 Stadium II

	Salizylate	Acetylsalicylsäure → 67	1 x 100mg/d p.o.
evtl. plus	Faktor Xa-Inhibitor	Rivaroxaban → 61	2 x 2,5mg/d p.o. bei Pat. mit symptomat. pAVK
alter-nativ	P2Y12-Rez.-Hemmer (blockiert thromb. ADP-Rez.)	Clopidogrel → 67	75mg/d p.o.

T 2.10.2 Stadium III(/IV)

evtl. plus	Durchblutungsfördernde Mittel	Naftidrofuryl → 69	3 x 200mg/d p.o., max. 6M
oder	Thrombozyten-aggregationshemmer	Cilostazol → 67	2 x 100mg/d p.o.

T 2.10.3 Extremitätenischämie ohne Möglichkeit zur Revaskularisierung, Thrombangitis obliterans

	Prostaglandine (Thrombozytenfunktions-hemmung)	Alprostadil → 69	2 x 40μg in 250ml NaCl i.v. über je 2h, max. 4W
		Iloprost → 69	0.5–2ng/kgKG/min über 6h/d während 2–4W

[17] AWMF 065-003 S3-Leitlinie zur Diagnostik, Therapie und Nachsorge der peripheren arteriellen Verschlusskrankheit. Stand 2015. http://www.awmf-online.de.

Akute Extremitätenischämie

T 2.11 Akute Extremitätenischämie

Je nach Ausmaß/Lokalisation des Verschlusses auch primär gefäßchirurg./intervent. Ther.

	Unfraktioniertes Heparin (beschleun. Gerinnungsfaktorinhibitoren, Verhind. von Appositionsthromben)	Heparin → 57	5000–10 000IE i.v., dann Perf. (25 000IE): 2ml/h (Dosisanpassung an Ziel-PTT: 1.5–2.5Fache des Normber.)
oder	**Niedermolekulare Heparine**	Enoxaparin → 58	2 x 100IE/kgKG s.c., max. 2 x 10000IE/d
	Opioid (Analgesie)	Pethidin → 288	75–100mg langsam i.v.

T 2.12 Thrombophlebitis

	Propionsäurederivate	Ibuprofen → 200	300 bis max. 2400mg/d p.o.
oder	**Essigsäurederivate** (siehe Ibuprofen)	Diclofenac → 202	50 bis max. 150mg/d p.o.
evtl. plus	**Indirekter Faktor-Xa-Inhibitor**	Fondaparinux → 61	2.5mg/d s.c. für 30–45d

T 2.13 Tiefe Venenthrombose (TVT) und Lungenembolie (LE)

T 2.13.1 Akuttherapie, weitere Behandlung und Prophylaxe rez. TVT und LE

	Niedermolekulare Heparine	Certoparin → 57	2 x/d 8000IE s.c.
		Dalteparin → 58	2 x/d 100IE/kgKG s.c 1 x/d 200IE/kgKG s.c
		Enoxaparin → 58	2 x/d 1.0mg/kgKG s.c
		Nadroparin → 58	2 x/d 0.1ml/10kg KG s.c
		Reviparin → 59	2 x/d 0.5/0.6 od. 0.9ml nach KG s.c.
		Tinzaparin → 59	1 x/d 175IE/kgKG s.c
oder	**Indirekter Faktor-Xa-Inhibitor**	Fondaparinux → 61	1 x/d 7.5mg s.c 1 x/d KG < 50kg 5mg s.c. 1 x/d KG > 100kg 10mg s.c
oder	**Unfraktioniertes Heparin** (Beschleunigung der Gerinnungsfaktorinhibition)	Heparin → 57	5000 IE Bolus i.v., dann 15–20 IE/kg/h i.v. oder gleiche Dosis 2 x/d s.c.
oder	**Faktor Xa-Inhibitor**	Rivaroxaban → 61	2 x 15mg/d p.o. für 21d, danach 1 x 20mg/d p.o., danach 1 x 10mg/d p.o. ab M 7 (verl. Erhaltungstherapie)

oder	**Faktor Xa-Inhibitor**	Apixaban → 60	*2 x 10mg/d für 7d p.o., danach 2 x 5mg/d p.o. 2 x 2.5mg/d p.o. (Rezidivproph. nach 6M)*
		Edoxaban → 60	*1 x 60mg/d p.o., nach mind. 5-tägiger initialer Gabe eines parent. Antikoagulans*
oder	**Direkter Thrombininhibitor**	Dabigatran → 62	*2 x 150mg/d p.o., bei Pat. > 80J oder erhöhtem Blutungsrisiko 2x 110mg/d p.o., nach vorausgegangener mind. 5-tägiger initialer Gabe eines parenteralen Antikoagulans*
oder	**Vitamin-K-Antagonist** (Langzeit-Antikoagulation) ab d1 oder d2 überlappend nach UFH oder NMH	Phenprocoumon → 63	*d1-2-3: 12-9-6mg, Erh.Dos. nach INR (Ziel 2.0–3.0)*

Dauer der Antikoagulation nach TVT[18]

Indikation	Dauer	Empfehlung
Erstes Ereignis		
bei transientem RF (z.B. OP)	3 Monate	I A
bei idiopathischer Genese – distal	3 Monate	II B
bei idiopathischer Genese – prox. dann bei geringem Blutungsrisiko und gutem Monitoring	> 3 Monate zeitlich unbegrenzt	I A I A
bei aktiver Krebskrankheit NMH dann NMH oder VKA	3–6 Monate zeitlich unbegrenzt	I A I C
Rezidiv		
bei idiopathischer Genese	zeitlich unbegrenzt	I A

[18] AWMF 065-002 Diagnostik und Therapie der Venenthrombose und der Lungenembolie.

T 2.13.2 Initiale Lysetherapie ausgedehnter Fälle

	Plasminogenaktivator (lokale Lyse)	Urokinase → 65	*ini 250000 oder 600000 IE i.v. über 10–20min, dann 2000IE/h i.v., bis Lyseerfolg, ca.12d, max. 4W*
oder	**Plasminogenaktivator** (lokale Lyse)	rt-PA → 64	*0.25mg/kg/24h i.v. oder 20mg i.v. über 4h, bis Lyseerfolg, ca. 5–7d*

Asthma bronchiale 481

T 3 Pneumologie – Therapie (M. Jakob)

T 3.1 Asthma bronchiale[1, 2, 3]

T 3.1.1 Asthmatherapiemanagement[2]

Ansprechen überprüfen:
- Symptome
- Exazerbationen-Nebenwirkungen
- Patienten-/Elternzufriedenheit
- Lungenfunktion

Beurteilen:
- Diagnose
- Symptomkontrolle und Risikofaktoren (inkl. Lungenfunktion)
- Inhalationstechnik und Therapieadhärenz
- Vorlieben des Patienten/der Eltern
- Komorbiditäten

Therapie anpassen:
- Asthma-Medikation
- Nicht-pharmakologische Maßnahmen
- Veränderbare Risikofaktoren behandeln
- Patientenschulung/Training

Asthma-Stufentherapie Erwachsene und Jugendliche ≥ 12J

	Stufe 1	Stufe 2	Stufe 3	Stufe 4	Stufe 5
1. Wahl	bei Bedarf niedrige Dosis ICS-Formoterol*	tgl. niedrige ICS-Dosis od. b. Bd. niedr. dos. ICS-Formoterol*	niedrige ICS-LABA-Dosis	mittlere ICS-LABA-Dosis	hohe ICS-LABA-Dosis, nach Phänotyp zusätzl. Tiotropium, Anti-IgE, Anti-IL-5/5R, Anti-IL-4R
Alternative Controller	niedrige ICS-Zugabe, immer wenn SABA⁵	LTRA oder niedrige ICS-Zugabe, immer wenn SABA⁵	mittlere ICS-Dosis oder niedrige ICS+LTRA-Dosis	hohe ICS-Dosis + Tiotropium oder LTRA#	niedrigste effektive OCS-Dosis Cave: UAW
Reliever	b. Bed. ICS-Formoterol niedrigdos.*			b. Bed. ICS-Formoterol, niedrigdosiert†	
Alt. Reliever	bei Bedarf kurzwirksamer β₂-Agonist (SABA)				

Asthma-Stufentherapie Kinder 6–11J

	Stufe 1	Stufe 2	Stufe 3	Stufe 4	Stufe 5
1. Wahl Symptome verhindern/ kontrollieren		tgl. niedrige ICS-Dosis (s. ICS-Dos. Tabelle)	niedrige ICS-LABA-Dosis oder mittlere ICS-Dosis	mittlere ICS-LABA-Dosis Überweisung zum Facharzt	nach Phänotyp ± zusätzliche Therapie z.B. Anti-IgE
Alternative Controller	niedrige ICS-Zugabe, immer wenn SABA⁵ od. tgl. ICS niedrige Dosis	LTRA oder niedrige ICS-Zugabe immer wenn SABA⁵	niedrige ICS-Dosis+LTRA	hohe ICS+LABA-Dosis oder + Tiotropium oder LTRA	Anti-IL5 oder + niedrige OCS-Dosis Cave: UAW
Reliever	bei Bedarf kurzwirksamer β₂-Agonist (SABA)				

* off-label: nur Daten für Budenosid-Formoterol; † niedrigdosiertes ICS-Formoterol als Reliever bei Pat. mit Budenosid-Formoterol- oder Beclometasondipropionat (BDP)-Formoterol als Erhaltungs- oder Bedarfstherapie; † off-label: ICS- u. SABA-Inhalationstherapie einzeln od. kombiniert; # sublinguale Immuntherapie (HDM SLIT = House Dust Mite Sublingual immunotherapy) erwägen bei sensibilisierten Pat. mit allergischer Rhinitis u. $FEV_1 > 70\%$ vom Soll; ⁵ off-label: separate ICS- und SABA-Inhalationstherapie; nur eine Studie bei Kindern

T 3.1.2 Grad der Asthmakontrolle[1, 3]

	Kontrolliertes Asthma Ki	Kontrolliertes Asthma Erw.	Teilweise kontrolliert	Unkontrolliert
			1–2 Kriterien erfüllt	3 Kriterien mind. erfüllt
Symptome tagsüber	keine	≤ 2 x/W	> 2 x/W	
Nächtliche Symptomatik	keine	keine	jedes Symptom	
Bedarfsmedikation*	keine	keine	> 2 x/W	
Aktivitätseinschränkung	keine	keine	jede Einschränkung	
FEV_1	normal	normal	vermindert	
Exazerbation	keine	keine	mind. 1 x/J	in aktueller W

* außer Reliever-Einnahme vor körperlicher Belastung; Kriterium nicht anwendbar bei ausschließl. bedarfsw. ICS/Formoterol-Fixkombination in Stufe 2 bei Pat. > 12J; bei gut kontrolliertem Asthma wird diese Fixkombination nicht mehr als 2 x/Wo angewendet.

Asthmaschweregrade bei Erwachsenen[3]

Symptome	Merkmale
Leicht (mild)	Gute Asthmakontrolle unter Medikation der Therapiestufen 1 oder 2
Mittelschwer	Gute Asthmakontrolle unter Medikation der Therapiestufen 3 oder 4
Schwer	Keine gute Asthmakontrolle unter hochdosierter ICS-LABA-Therapie oder Verlust der Asthmakontrolle bei Reduktion der ICS-LABA-Therapie trotz guter Therapieadhärenz und Inhalationstechnik; Notwendigkeit für Therapiestufe 5

T 3.1.3 Antiobstruktive Therapie (Stufentherapie für Erwachsene)[2, 3]

Stufe 1: Patienten mit mildem Asthma in der Initialtherapie oder nach Step-Down bei kontrolliertem Asthma in Stufe 2, Symptome < 2 x/M, keine Risikofaktoren für Exazerbationen (z.B. unkontrolliertes Asthma, Exazerbationen im letzten Jahr, niedrige FEV_1)

GINA 2020 empfiehlt bereits ab Stufe 1 immer einen Controller, keine alleinige SABA-Therapie als Reliever; ICS/Formoterol favorisiert bei Bedarf für Erwachsene und Jugendliche ≥ 12J (obwohl noch off-label in Stufe 1 und 2).

b. Bed. Reliev. plus Contr.	**Kombinationstherapie ICS und Formoterol**	Formoterol + Budesonid → 80	4.5+160µg, max. 8(-12) Inh., (max. 72µg Formoterol/d)
		Formoterol + Beclometason → 79	6+100µg, max. 8 Inh. (max. 48µg Formoterol/d)
oder bei Bedarf	**Inhal. kurz wirksames Beta-2-Sympatho-mimetikum (SABA)** (bronchodilatatorisch)	Salbutamol → 73	bei Bed. 1-2 Inh. max. 10-12 Inh./d
		Terbutalin → 73	
		Fenoterol → 73	

Immer in Komb. mit niedrigdosiertem ICS (s. Stufe 2) bei jeder bedarfsweisen SABA-Gabe (off-label)
Ki. 6–11J: Immer plus ICS, wenn SABA erforderlich oder niedrigdosierte tägliche ICS-Therapie

Asthma bronchiale

Stufe 2: Patienten mit leichtem Asthma (Symptome ≥ 2 x/Mo aber nicht tgl.) in Initial- und Langzeittherapie mit regelmäßiger Controller-Therapie (bevorzugt niedrig-dosiert ICS) zur Verhinderung schwerer Exazerbationen

b. Bed. Reliev. plus Contr.	**Kombinationstherapie ICS und Formoterol**	Formoterol + Budesonid → 80	4.5+160µg, max. 8(-12) Inh., (max. 72µg Formoterol/d)
		Formoterol + Beclometason → 79	6+100µg, max. 8 Inh. (max. 48µg Formoterol/d)
altern. Dauermedikation	**Inhalatives Glukokortikosteroid (ICS)** niedrigdosiert (antiinflammatorisch, Empfindlichkeit der Rezeptoren ↑)	Beclometason → 78	2 x 1-2 Inh., 100-200µg/d; Ki. 6-11J: 50-100µg/d
		Budesonid → 78	2 x 1-2 Inh., 200-400µg/d; Ki. 6-11J: 100-200µg/d
		Ciclesonid → 78	1 x/d, 80-160µg/d; Ki. 6-11J: 80µg/d
		Fluticasonpropionat → 79	2 x 1-2 Inh., 100-250µg/d; Ki. 6-11J: 100-200µg/d; Fluticasonfuroat100µg/d
		Mometason → 79	2 x 1-2 Inh., 110-220µg/d; Ki. 6-11J: 110µg/d
wenn Contr., bei Bedarf	**Inhal. kurz wirksames Beta-2-Sympathomimetikum (SABA)** (bronchodilatatorisch)	Salbutamol → 73	bei Bed. 1-2 Inh., max. 10-12 Inh./d
		Terbutalin → 73	
		Fenoterol → 73	
Alternative: SABA immer in Kombination mit einem niedrigdosierten ICS (s.o.), wenn ausschließliche bedarfsweise SABA-Gabe (off-label)			
oder	**Leukotrien-Rezeptor-Antagonist (LTRA)**	Montelukast → 81	10mg p.o. 1x/d

Ki. 6-11J: bevorzugt tgl. niedrigdosierte ICS-Therapie, alternativ LTRA oder gleichzeitig niedrigdosiert ICS, wenn SABA erforderlich

Stufe 3: Patienten mit mittelschwerem Asthma, ohne vollständige Kontrolle unter niedrigdosierter ICS-Therapie; Initialtherapie b. nahezu tgl. Symptomen oder nächtlichem Erwachen wg. Symptomen ≥ 1x/W; bevorzugt Dauertherapie: niedrigdosiert ICS + LABA und b. Bed. SABA oder ICS + Formoterol MART-Therapie (maintenance and reliever therapy); ICS/LABA-Fixkombinationen n. NVL bevorzugt; alternative Controller-Therapie: mittelhoch dosiertes ICS

bei Bedarf	**Inhalatives kurz wirksames Beta-2-Sympathomimetikum** (bronchodilatatorisch)	Salbutamol → 73	bei Bed. 1-2 Inh., max. 10-12 Inh./d
		Terbutalin → 73	
		Fenoterol → 73	
altern. Reliever + Contr.	**Kombinationstherapie ICS und Formoterol** Langzeit- u. Bedarfstherapie (MART-Konzept = maintenance and reliever therapy)	Formoterol + Budesonid → 80	4.5+160µg, max. 8(-12) Inh., (max. 72µg Formoterol/d)
		Formoterol + Beclometason → 79	6+100µg, max. 8 Inh. (max. 48µg Formoterol/d)

T 3 Pneumologie – Therapie

Dauer-medi-kation	**Kombinationstherapie ICS und LABA** niedrigdosiert Alternative zu Einzelsubstanzen	Salmeterol + Fluticasonpropionat → 80	DPI: 4–11J: 2 x 1 Inh. 50+100µg; > 12J: 2 x 1 Inh. 50+100, 50+250µg; DA: 4–11J: 2 x 1–2 Inh. 25+50µg; > 12J: 2 x 1–2 Inh. 25+50, 25+125µg
		Formoterol + Budesonid → 80	2 x 1 Inh., 4,5 +160µg, max. 8–(12) Inh./d (max. 72µg Formoterol/d)
		Formoterol + Beclometason → 79	2 x 1 Inh. 6+100µg, max. 8 Inh./d (max. 48µg Formoterol/d)
		Formoterol + Fluticasonpropionat → 80	2 x 1 Inh. 5+50µg, 5+125µg
		Vilanterol + Fluticasonfuroat → 80	1 x 1 Inh. 22+92µg
alternativ Einzelsubst.	**Inhalatives Glukokortikosteroid (ICS)** niedrigdosiert (antiinflammatorisch, Empfindlichkeit der Rez. ↑)	Siehe Stufe 2	
plus	**Inhal. lang wirksames Beta-2-Sympathomimetikum (LABA)** (bronchodilatatorisch) Cave: LABA nie als Monotherapie bei Asthma	Formoterol → 74	DPI 6 od.12µg: 1–2 x 1–4 Inh., max. 2 x 12µg; DA 12µg: 2 x 1–2 Inh.; max. Erh.Dos. 48µg
		Salmeterol → 74	DA 25µg: 2 x 2–4 Inh., max. 8 Inh.; DPI 50µg: 2 x 1–2 Inh., max. 4 Inh.
alternativ	**Inhalatives Glukokortikosteroid (ICS)** mittelhochdosiert	Beclometason → 78	2 x/d Inh. 200–400µg/d; Ki. 6-11J: 100–200µg/d
		Budesonid → 78	2 x/d Inh. 400–800µg/d; Ki. 6-11J: 200–400µg/d
		Ciclesonid → 78	1 x 160–320µg/d; Ki. 6-11J: 80–160µg/d
		Fluticasonpropionat → 79	2 x/d Inh. 250–500µg/d; Ki. 6-11J: 200–500µg/d
		Mometason → 79	2 x/d Inh. 220–440µg/d; Ki. 6-11J: < 440µg/d
alternativ	**Inhalatives Glukokortikosteroid (ICS)** niedrigdosiert	Siehe oben	
plus	**Leukotrien-Rez.-Antag.**	Montelukast → 81	1 x 10mg/d p.o.
Ki. 6–11J: mittlere Dosis ICS oder niedrigdosiert ICS + LABA			

Asthma bronchiale

Stufe 4: Patienten mit mittelschwerem Asthma, die unter niedrigdosiertem ICS + LABA trotz guter Therapieadhärenz u. Inhalationstechnik nicht ausreichend kontrolliert sind und aus diesem Grund höhere ICS-Dosis in Kombination mit einem LABA od. weitere Controller benötigen; Initialtherapie bei nahezu tgl. Symptomen oder nächtlichem Erwachen wg. Symptomen ≥ 1x/W oder reduzierter Lungenfunktion; GINA 2020 ist in Stufe 4 zurückhaltend bzgl. Hochdosis-ICS-Dauertherapie.

bei Bedarf	**Inhalatives kurz wirksames Beta-2-Sympathomimetikum**	Salbutamol → 73	*bei Bed. 1–2 Inh., max. 8(–12) Inh., (max. 72µg Formoterol/d)*
		Terbutalin → 73	
		Fenoterol → 73	
altern. Reliever + Contr.	**Kombinationstherapie ICS und Formoterol** (MART-Konzept s.o.)	Formoterol + Budesonid → 80	*4.5+160µg, max. 8(–12) Inh., (max. 72µg Formoterol/d)*
		Formoterol + Beclometason → 79	*6+100µg, max. 8 Inh. (max. 48µg Formoterol/d)*
Dauermedikation	**Kombinationstherapie ICS und LABA** mittlere bis hohe Dosis als Alternative zu Einzelsubstanzen	Salmeterol + Fluticasonpropionat → 80	*DPI 4–11J: 2 x 1 Inh. 50+200–400µg/d.; > 12J: 2 x 1 Inh. 50+100, 50+250, 50+500µg/d; DA 4–11J: 2 x 1–2 Inh. 25+50µg/d; > 12J: 2 x 2 Inh. 25+125, 25+250µg/d*
		Formoterol + Budesonid → 80	*2 x 1–2 Inh. 4.5 +160µg, max. 8–(12) Inh./d (max. 72µg Formoterol/d)*
		Formoterol + Beclometason → 79	*2 x 1–2 Inh. 6+100µg, max. 8 Inh./d (max. 48µg Formoterol/d)*
		Formoterol + Fluticasonpropionat → 80	*2 x 1–2 Inh. 5+50, 5+125, 10+250µg*
		Vilanterol + Fluticasonfuroat → 80	*DPI 22+92 od. 22+184µg: 1 x 1 Inh.*
Dauermedikation	**Inhalatives Glukokortikosteroid (ICS)** mittelhoch-hochdosiert	Beclometason → 78	*2 x 1–2 Inh., MTD 2000µg*
		Budesonid → 78	*2 x 1–2 Inh., MTD 1600µg*
		Ciclesonid → 78	*1 x 1 Inh., MTD 320µg*
		Fluticasonpropionat → 78	*2 x 1–2 Inh., MTD 1000µg*
		Mometason → 78	*2 x 1–2 Inh., MTD 800µg*

T 3 Pneumologie – Therapie

evtl. plus	**Inhalatives lang wirksames Beta-2-Sympathomimetikum (LABA)** Cave: LABA nie als Monotherapie bei Asthma	Formoterol → 74	DPI 6 od. 12µg: 1–2 x 1–4 Inh., max. 2 x 12µg; DA 12µg: 2 x 1–2 Inh., max. Erh.Dos. 48µg/d
		Salmeterol → 74	DA 25µg: 2 x 2–4 Inh., max. 8 Inh.; DPI 50µg: 2 x 1–2 Inh., max. 4 Inh./d
evtl. plus	**Lang wirksames Anticholinergikum (LAMA)**	Tiotropiumbromid (Softhaler) → 77	1 x 5µg Inh. (1 x 2 Hübe 2.5µg); Pat. ≥ 6J und Exazerbation in der Vorgeschichte
evtl. plus	**Leukotrien-Rezeptor-Antagonist**	Montelukast → 81	1 x 10mg/d p.o.

Ki. 6–11J: mittlere Dosis ICS+LABA und ggf. ein weiterer Controller; Unterstützung durch Asthma-Experten

Stufe 5: Patienten mit unkontrolliertem Asthma und/oder Exazerbationen trotz Einsatz aller Optionen der Stufe 4, inkl. Tiotropiumbromid; Beurteilung d. Asthma-Experten, inkl. Untersuchung bzgl. Asthma-Phänotyp (z.B. schw. allerg. Asthma, schw. eosinophiles Asthma)

bei Bedarf	**Inhalatives kurz wirksames Beta-2-Sympathomimetikum**	Salbutamol → 73	bei Bed. 1–2 Inh., max. 10–12 Inh./d
		Terbutalin → 73	
		Fenoterol → 73	
altern. Reliever + Contr.	**Kombinationstherapie ICS und Formoterol** (MART-Konzept s.o.)	Formoterol + Budesonid → 80	4.5+160µg, max. 8(–12) Inh., (max. 72µg Formoterol/d)
		Formoterol + Beclometason → 79	6+100µg, max. 8 Inh. (max. 48µg Formoterol/d)
Dauer-medi-kation	**Kombinationstherapie ICS und LABA** hohe Dosis einer Kombination als Alternative zu Einzelsubstanzen (s.o.)	Salmeterol + Fluticasonpropionat → 80	DPI > 12J: 2 x 1–2 Inh. 50+100, 50+250, 50+500µg; DA > 12J: 2 x 2 Inh. 25+125, 25+250µg
		Formoterol + Budesonid → 80	2 x 2 Inh. 4.5+160µg, 9+320µg, max. 8–(12)Inh./d (max. 72µg Formoterol/d)
		Formoterol + Beclometason → 79	2 x 2 Inh. 6+100µg, 6+200µg, max. 8 Inh./d (max. 48µg Formoterol/d)
		Formoterol + Fluticasonpropionat → 80	2 x 2 Inh. 5+125mg, 10+250µg
		Vilanterol + Fluticasonfuroat → 80	1 x 1 Inh. 22+184µg

Asthma bronchiale 487

plus	**Monoklon. AK gegen IgE** nur bei allergischem Asthma	Omalizumab → 88	≥ 6J: Dos. nach IgE-Konz. i.S. vor Therapiebeginn und Körpergewicht; 1–2 x/M s.c., max. 600mg alle 2W
oder	**Monoklon. IL-5-AK** bei schwerem eosinoph. Asthma	Mepolizumab → 87	Ki. 6–11J: 40mg s.c. alle 4W; ≥ 12J: 100mg s.c. alle 4W
		Reslizumab → 88	≥ 18J: 3mg/kg KG i.v. alle 4W
oder	**IL-5-Rezeptor-AK** bei schwerem eosinoph. Asthma	Benralizumab → 87	≥ 18J: 30mg s.c. W 0, 4, 8, dann alle 8W
oder	**IL-4-Rezeptor-AK**	Dupilumab → 87	≥ 12J: ini 2 x 200mg s.c., dann 200mg s.c. alle 2W; Patienten mit bereits OCS ini 2 x 300mg s.c., dann 300mg s.c. alle 2W
altern. oder adjuv.	**Glukokortikosteroid (OCS)** systemisch, niedrigste effektive Dosis	Prednison → 210	mögl. ≤ 7.5mg Prednisolon-Äquivalent/d p.o.
		Prednisolon → 210	
		Methylprednisolon → 210	

Ki. 6–11J: Unterstützung durch Asthma-Experten, Einteilung in Asthma-Phänotyp, ggf. Anti-IgE-Ak oder Anti-IL5-Ak oder niedrigdosiert orales Kortikosteroid (OCS)

OCS = orales Kortikosteroid

T 3.1.4 Asthma-Exazerbation[2, 3]

Cave: Patienten anhand Notfallbehandlungsplan vorbehandeln.
Follow-up bei jedem Grad der Exazerbation: Pat. in folg. Woche kontrollieren, Inhalationstechnik überprüfen, Selbstmanagement-Therapieplan erneuern, Controller-Dosierung für die nächsten 2–4 Wochen erhöhen und Reliever auf Anwendung nach Bedarf reduzieren (s.o.).

Leichte bis mittelschwere Exazerbation

Sprechen ohne Atemnot, bevorzugt sitzende Position und kein Gebrauch der Atemhilfsmuskulatur, Atemfrequenz < 25–30/min, Herzfrequenz < 100–120/min, PEF > 50% des Sollwerts oder persönlichen Bestwerts, O_2-Sättigung unter Raumluft 90–95%

Beginn	**Beta-2-Sympathomim.** (bronchodilatatorisch)	Salbutamol → 73	ini 4–10 Inh., ggf. alle 10–20min wdh. (bis zu 1h)
plus	**Glukokortikosteroid** (antiinflammatorisch, Empfindlichkeit der Rezeptoren ↑)	Prednisolon → 210	20–50mg p.o., Ki.: 1–2mg/kgKG, max. 40mg p.o.; Dauer nach Exazerbation: Erw. 5–7d, Ki. 3–5d
ggf. plus	**Oxygenierung**	Sauerstoff	z.B. über Nasensonde; Ziel-SaO_2: 93–95% (Erw.), 94–98% (Ki.); Cave: resp. Azidose

Schwere Exazerbation[2, 3]

Abgehacktes Sprechen nur in Worten, agitiert, sitzend, nach vorne gebeugt, Gebrauch der Atemhilfsmuskulatur, Atemfrequenz > 30/min, Herzfrequenz > 120/min), PEF < 50% des Sollwerts oder persönlichen Bestwerts, O_2-Sättigung unter Raumluft < 90%

Be-ginn	**Beta-2-Sympatho-mimetikum**	Salbutamol → 73	ini 4-10 Inh., ggf. alle 20min wiederholen (bis zu 1h)
ggf. plus	**Parasympatholytikum** (bronchodilatatorisch)	Ipratropiumbromid → 76	4 Inh. bei Bedarf
plus	**Glukokortikosteroid** (antiinflammatorisch, Empfindlichkeit der Rezeptoren ↑)	Prednisolon → 210	1mg/kgKG, 25-50(-100)mg p.o./i.v., Ki.: 1-2mg/kgKG, max. 40mg p.o./i.v.; Dauer nach Exazerbation: Erw. 5-7d, Ki. 3-5d
ggf. plus	**Oxygenierung**	Sauerstoff	z.B. über Maske, Ziel-SaO_2: Erw: 93-95%, Ki.: 94-98%; Cave: resp. Azidose

Lebensbedrohliche Exazerbation[2, 3]

Frustrane Atemarbeit, sehr flache Atmung, „silent chest", Zyanose, verwirrt oder somnolent, PEF < 33% des Sollwerts oder persönlichen Bestwerts, O_2-Sättigung unter Raumluft < 90%, ggf. Anstieg $PaCO_2$ (> 45mmHg)

	Beta-2-Sympathomimet. (bronchodilatatorisch)	Salbutamol → 73	ini 4-10 Inh., ggf. alle 20min wiederholen (bis zu 1h)
ggf. plus	**Parasympatholytikum** (bronchodilatatorisch)	Ipratropiumbromid → 76	4 Inh. bei Bedarf
plus	**Glukokortikosteroid** (antiinflammatorisch, Empfindlichkeit der Rez. ↑)	Prednisolon → 210	Erw. 50(-100)mg i.v./p.o., Ki. (1-)2mg/kgKG, max. 40mg i.v./p.o.; Dauer nach Exazerbation: Erw. 5-7d, Ki. 3-5d
ggf. plus	**Oxygenierung**	Sauerstoff	z.B. über Maske, Ziel-SaO_2: Erw: 93-95%, Ki.: 94-98%; Cave: resp. Azidose

Ggf. ventilatorische Unterstützung durch nichtinvasive oder invasive Beatmung, insbesondere bei respiratorischer Azidose

Asthma bronchiale 489

Weitere Therapiemaßnahmen bei unzureichendem Ansprechen auf Initialtherapie[2, 3]			
	Oxygenierung	Sauerstoff	nach BGA
evtl.	Kurzwirksames Beta-2-Sympathomimetikum (bronchodilatatorisch)	Terbutalin → 73	0.25–0.5mg s.c. (Wdh. nach 4h möglich) und als Akuttherapie
oder	Beta-2-Sympathomimetikum (bronchodilatatorisch)	Reproterol → 75	1 Amp 0.09mg langsam i.v., Wdh. nach 10min möglich; Perfusor: 0.018–0.09mg/h
plus	Glukokortikosteroid	Prednisolon → 210	50(-100)mg i.v. alle 4–6h
und/oder	Magnesium	Magnesiumsulfat 10% (1g) → 300	(1–)2 Amp. (2g) langsam i.v.

T 3.1.5 Therapie des anstrengungsinduzierten Asthmas[2, 3]

	Inhalatives kurz wirks. Beta-2-Sympathomim.	Salbutamol → 73	bei Bedarf 1–2 Inh. unmittelbar vor Belastung; nur bei ansonsten gut kontrolliertem Asthma und seltenen anstrengungsinduzierten Symptomen
oder b. Bed. Reliever + Contr.	Kombinationstherapie ICS und Formoterol	Formoterol + Budesonid → 80	4.5+160µg, 1–2 Inh.
		Formoterol + Beclometason → 79	6+100µg, 1–2 Inh.
oder Dauermed.	Inhalatives Glukokortikosteroid (ICS)	Beclometason → 78	niedrige Dosis s. Stufe 2
oder	Leukotrien-Rez.-Antag.	Montelukast → 81	10mg p.o. 1x/d
ggf.	Beta-2-Sympathomimetikum + Mastzellstabilisator	Reproterol + Cromoglicinsäure → 87	0.5mg/1mg, 1–2 Inh. vor Belastung, max. 10–12 Inh., geringe Evidenz
oder	Mastzellstabilisator (Mediatorliberationshemmg.)	Cromoglicinsäure → 86	4 x 2 Inh., geringe Evidenz

Bei vorbehandeltem Asthma zur Prophylaxe belastungsabhängiger Beschwerden: ICS-Dosis erhöhen, Leukotrien-Rezeptor-Antagonist, zusätzl. LABA oder ICS-LABA-Kombination, falls nicht im Therapieplan.

[1] Nationale Versorgungsleitlinie Asthma. Konsultationsversion. 4. Aufl. 2020; AWMF-Register-Nr.: nvl-002
[2] ©Global Initiative for Asthma (GINA) 2020. Alle Rechte vorbehalten. http://www.ginasthma.org
[3] Buhl R et al.: S2k-Leitl. Diagn. u. Ther. von Patienten mit Asthma. Pneumologie 2017; 7: 849-91

T 3.2 COPD und Lungenemphysem[4, 5]

T 3.2.1 COPD-Beurteilung

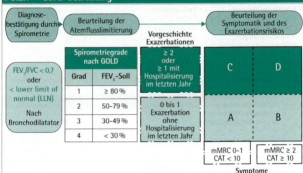

mMRC (Modified British Medical Research Council):

0: Atemnot nur bei starker Anstrengung
1: Atemnot bei schnellem Gehen in der Ebene und leichter Steigung
2: Langsameres Gehen als Gleichaltrige wegen Atemnot oder häufige Stopps bei Gehen in der Ebene
3: Wegen Atemnot bereits Stopp nach 100m Gehen in der Ebene oder nach ein paar Min.
4: Wegen Atemnot kein Verlassen der Wohnung möglich, Atemnot beim An- und Ausziehen

CAT (COPD Assessment Test):

8 Fragen mit einem Score von 0–40 Punkten; je höher die Punktzahl, desto stärker ist COPD-Symptomatik

Exazerbationen in der Vergangenheit:

≤ 1/Jahr: geringes Risiko für Exazerbationen;
≥ 2/Jahr oder 1 Exazerbation mit Hospitalisation: hohes Risiko für Exazerbationen; hohes Risiko (Gruppe C und D) gilt bereits für eine Exazerbation, die zu einer Hospitalisation führt

---

[4] ©Global Initiative for Chronic Obstructive Lung Disease GOLD 2020 Report.http://www.goldcopd.org
[5] Vogelmeier C et al.: Leitlinie zur Diagnostik und Therapie von Patienten mit chronisch obstruktiver Bronchitis und Lungenemphysem (COPD). Pneumologie 2018; 72: 253-308

COPD und Lungenemphysem

T 3.2.2 Allgemeinmaßnahmen

Prävention	Nicht-medikamentös	Apparativ/interventionell/operativ (nach Indikation)
• Tabakentwöhnung (Komb. psychologisch u. ggf. pharmakologisch) • Schutzimpfungen (Influenza/Pneumokokken) • Arbeitsplatzhygiene • Therapie von Komorbiditäten	• Patientenschulung (inkl. Prüfen d. Inhalationstechnik) • Körperliches Training (unter Anleitung) • Atemgymnastik/Physiother. • Ernährungstherapie	• Langzeitsauerstofftherapie (LTOT) • Nicht-invasive Beatmung • Lungenvolumenreduktion (endoskop. oder chirurgisch) • Lungentransplantation

Pneumologische Rehabilitation (nach GOLD mindestens für COPD Gruppen B bis D)

Medikamentöse Allgemeinmaßnahmen

	Tabakentwöhnung pharmakologisch (immer kombiniert mit psychologischer Therapie; Rauchstopp nach ca. 1W)	Nikotinkaugummi	*2mg für Raucher < 20 Zig., 8–12 Stck./d; 4mg für Raucher > 20 Zig., 8–12 Stck./d; max. 6M*
		Nikotinpflaster	*Wirkdauer 16 oder 24h; transdermal 7–30mg; 8–12W*
		Bupropion → 369	*W1 1 × 150mg/d; W2 2 × 150mg/d für max. 9W*
		Vareniclin → 369	*d1–3: 1 × 0.5mg/d d4–7: 2 × 0.5mg/d ab d8: 2 × 1mg/d für 12W*
evtl. sympt.	**Expektorans** (Sputumviskosität ↓)	Acetylcystein → 82	*3 × 200–600mg/d p.o., i.v.*

T 3.2.3 Initiale medikamentöse Therapie[4, 5]

Initiale medikamentöse Therapie anhand der COPD-Gruppen ABCD

≥ 2 mäßige Exazerbationen *oder* ≥ 1 Exazerbation mit Hospitalisierung	**Gruppe C** LAMA	**Gruppe D** LAMA *oder* LAMA + LABA* *oder* ICS + LABA**
Keine *oder* 1 mäßige Exazerbation (ohne Hospitalisierung)	**Gruppe A** Bronchodilatator nach Wahl	**Gruppe B** Langwirksamer Bronchodilatator (LABA *oder* LAMA)
	mMRC 0–1 CAT < 10	mMRC ≥ 2 CAT ≥ 10

*Erwägen bei schwerer Symptomatik (z.B. CAT > 20)
**Erwägen bei Eosinophilie ≥ 300 Zellen/μl

Aktuelle initiale Therapieempfehlungen im Einzelnen

Gruppe A
Start mit einem kurz- oder langwirksamen Bronchodilatator bei geringer Belastungsdyspnoe; kurzwirksamer Bronchodilatator (SABA oder SAMA) kann in allen Gruppen zur akuten Symptomlinderung eingesetzt werden

Gruppe B
- Therapiestart mit einem langwirksamen Bronchodilatator ohne Präferenz, ob LABA oder LAMA, aber Bevorzugung gegenüber bedarfsweisen kurzwirksamen Bronchodilatatoren
- Empfehlung einer Eskalation zu langwirksamer Bronchodilatator-Kombination (LAMA + LABA), wenn anhaltende Atemnot; ohne Verbesserung der Atemnot, Deeskalation zu Monotherapie erwägen und immer symptomatische Komorbiditäten einbeziehen.
- Therapiestart mit Kombination LAMA + LABA in Betracht ziehen, wenn bereits primär schwere Atemnot
- Immer mögliche Komorbiditäten als Ursachen von Dyspnoe in Betracht ziehen und behandeln

Gruppe C
Therapiestart bei höherer Exazerbationsrate (höherem -risiko) und eher geringer Symptomatik mit LAMA-Monotherapie, da nach aktueller Studienlage effektiver als LABA-Monotherapie in der Exazerbationsprävention

Gruppe D
- Bei höherer Exazerbationsrate und stärkerer Symptomatik initial eine LAMA-Therapie (s. a. Begründung Gruppe C).
- Für Patienten mit initial bereits sehr schwerer Symptomatik (CAT ≥ 20) ist eine LAMA + LABA-Kombinationstherapie zu befürworten
- Initialtherapie mit ICS + LABA sinnvoll, wenn zusätzliche Diagnose Asthma u./od. bei Bluteosinophilie ≥ 300/µl (steigende Effektivität der ICS zur Exazerbationskontrolle)
- Für ICS, auch in Kombination mit LABA, bestehen Bedenken gegenüber einer erhöhten Pneumonierate (ohne erhöhte Mortalität); dies gilt es in der Initialtherapie abzuwägen.

T 3.2.4 Aktuelle Therapieempfehlungen im Verlauf

Krankheitsmanagement

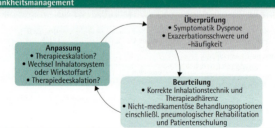

Therapie im Verlauf

1. Adäquates Ansprechen der initialen Therapie: Therapie beibehalten

2. Unzureichendes Ansprechen:

- Entscheidung über das vordringliche Therapieziel (Dyspnoe oder Exazerbation); Auswählen des Exazerbations-Algorithmus, wenn beide klinischen Merkmale (Dyspnoe und Exazerbationen) gleichzeitig optimiert werden sollen
- Zuordnung des Patienten zur aktuellen Therapie und dem Algorithmus folgen
- Beurteilung des Therapieansprechens, Anpassung und Überprüfung (s.o. Grafik)

Diese Empfehlungen hängen nicht von der COPD-Gruppenzuordnung ABCD zur Diagnosestellung ab.

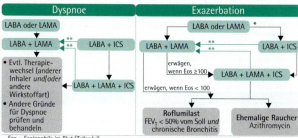

Eos = Eosinophile im Blut (Zellen/μl)
* In Erwägung ziehen, falls Eos im Blut ≥ 300/μl oder ≥ 100/μl UND ≥ 2 mäßige Exazerbationen/1 mit Hospitalisierung
** ICS-Deeskalation oder Therapiewechsel bei Pneumonie, inadäquater ursprünglicher Indikation und unzureichendem Therapieansprechen

Dyspnoe im Vordergrund

- Erweiterung eines Bronchodilatators auf LAMA + LABA; sollte es zu keiner Symptombesserung kommen, ist eine Deeskalation zu LAMA- oder LABA-Monotherapie möglich; Wechsel des Inhalators oder der Wirkstoffart sind ebenfalls zu prüfen
- Bei vorbestehender LABA-ICS-Therapie kann bei anhaltender Dyspnoe die Eskalation zur Triple-Therapie sinnvoll sein: LAMA + LABA + ICS.
- Alternativ kann bei vorbestehender LABA-ICS-Therapie Wechsel zu LAMA + LABA Sinn machen, wenn eine initiale ICS-Therapie nicht nötig war oder im Verlauf nicht angesprochen hatte oder Nebenwirkungen im Vordergrund stehen.
- Bei vordergründiger Dyspnoe immer Komorbiditäten einbeziehen und behandeln.

Exazerbationen im Vordergrund

- **Eskalation** einer langwirksamen Bronchodilatator-Monotherapie (LAMA oder LABA) auf ICS + LABA, wenn Bluteosinophile ≥ 300/µl oder ≥ 2 mäßige oder 1 schwere Exazerbation mit Krankenhausaufenthalt und gleichzeitig Bluteosinophile ≥ 100/µl;
- **Alternative:** Eskalation auf Kombinationstherapie LAMA + LABA
- **Vorbestehende LAMA-LABA-Therapie mit weiteren Exazerbationen:** Eskalation zu LAMA + LABA + ICS, insb. wenn Bluteosinophilie ≥ 100/µl. Darunter geringere Rate an moderaten bis schweren Exazerbationen. Bei geringerer Eosinophilenzahl eher an Alternativen Roflumilast (s.u.) oder Azithromycin-Langzeit-Antibiotikagabe denken.
- **Vorbestehende ICS-LABA-Therapie mit weiteren Exazerbationen:** Eskalation zu Triple-Therapie LAMA + LABA + ICS; alternativ, falls bisher kein Ansprechen auf ICS oder Nebenwirkungen (v.a. Pneumonie), Wechsel auf LAMA + LABA
- **Exazerbationen unter LAMA-LABA-ICS-Therapie:**
  - Wenn Phänotyp chronische Bronchitis und FEV_1 < 50 %, insb. stationäre Exazerbation: zusätzlich Roflumilast
  - Zusätzlich Makrolide (insb. pos. Ergebnisse für Azithromycin); wegen Nebenwirkungen in der Langzeittherapie, v.a. im Hinblick auf bakterielle Resistenzentwicklung wird insb. gemäß deutscher Leitlinie der Einsatz nur in begründeten Ausnahmefällen (Exazerbationen ≥ 2/Jahr und Nachweis von P. aeruginosa) empfohlen
  - Beendigung ICS: mögliche Ineffektivität bezügl. Exazerbationsrate und Nebenwirkungen (v.a. Pneumonien)

T 3.2.5 Behandlung der stabilen COPD

Prinzipien:

- Immer Symptomatik und Exazerbationsrate einbeziehen (s. Kap. T 3.2.1), Komorbiditäten beachten.
- Inhalierbare Bronchodilatatoren gegenüber der oralen Form bevorzugen.
- Monotherapie mit inhalativen oder systemischen Glukokortikoiden ist nicht empfohlen.
- Langfristige systemische Glukokortikosteroide vermeiden.
- Theophyllin nur noch dann einsetzen, wenn andere langwirksame Bronchodilatatoren nicht verfügbar sind.
- Medikamente: Intensive Schulung der jeweiligen Inhalationstechnik bzw. des jeweiligen Systems, individuelle Auswahl und regelmäßige Kontrolle der korrekten Anwendung und Therapieadhärenz.

Kurz wirksames Beta-2-Sympathomimetikum (bronchodilatatorisch)	Salbutamol → 73	3–4 x 2 Inh. bei Bedarf, DA: 100–200µg
	Terbutalin → 73	3–4 x 2 Inh. bei Bedarf, DPI; DA: 100–200µg
	Fenoterol → 73	3–4 x 2 Inh. bei Bedarf, DPI: 400–500µg
Kombinationspräparat	Fenoterol 50µg + Ipratropiumbromid 20µg → 77	3–4 x 1–2 Inh.
Kurz wirksames Anticholinergikum (bronchodilatatorisch)	Ipratropiumbromid → 76	3 x 2 Inh. bei Bedarf

COPD und Lungenemphysem

Lang wirksames Beta-2-Sympathomimetikum (LABA) (bronchodilatatorisch)	Formoterol → 74	*DPI 6 od. 12µg: 1–2 x 1–4 Inh., max. 12µg/d; DA 12µg: 2 x 1–2 Inh., max. Erh.Dos. 48µg*
	Salmeterol → 74	*DA 25µg: 2 x 2–4 Inh., max. 8 Inh.; DPI 50µg: 2 x 1–2 Inh., max. 4 Inh.*
	Indacaterol → 74	*DPI 150µg/d 1 x 1 Inh., max. 300µg*
	Olodaterol → 74	*Lsg.-Inh. 2,5µg; 1 x 2 Hübe/d = 5µg/d*
Lang wirksames Anticholinergikum (LAMA) (bronchodilatatorisch)	Tiotropiumbromid → 77	*1 x 1 Inh/d. 18µg; 1 x 5µg (1 x 2 Hübe à 2,5µg) Inh.*
	Aclidiniumbromid → 76	*DPI 322µg: 2 x 1 Inh./d*
	Glycopyrroniumbrom. → 76	*DPI 44µg: 1 x 1 Inh./d*
	Umeclidiniumbromid → 77	*DPI 55µg: 1 x1 Inh./d*
Kombinationspräparat LAMA und LABA	Glycopyrroniumbromid + Indacaterol → 77	*DPI 43+85µg: 1 x 1 Inh./d*
	Umeclidiniumbromid + Vilanterol → 78	*DPI 55+22µg: 1 x 1 Inh./d*
	Aclidiniumbromid + Formoterol → 77	*DPI 340+12µg: 2 x 1 Inh./d*
	Tiotropiumbromid + Olodaterol → 78	*1 x 2 Inh. 2.5µg+2.5µg*
Inhalative Glukokortikoide (ICS)	Beclometason → 78	*2 x 1–2 Inh. (insg. 400µg/d)*
	Budesonid → 78	*2 x 1–2 Inh. (insg. 400µg/d)*
	Fluticasonpropionat → 79	*2 x 1–2 Inh (insg. 500µg/d)*
Theophyllin, retardiert (bronchodilatatorisch, zentrale Atemstimulation)	Theophyllin → 81 für Dauerther. nur Retardpräparate verwenden!	*100–600mg/d p.o. (n. Serumspiegel = 5–15 mg/l, Wi nur in 50%); nachr. Alternative*
Kombinationspräparate LABA und ICS	Salmeterol + Fluticasonpropionat → 80	*2 x 1–2 Inh. 50+100µg, 2 x 1 Inh. 50+250µg, (1–)2 x 1 Inh. 50+500µg*
	Formoterol + Budesonid → 80	*2 x 2 Inh. 4.5+80µg, 2 x 2 Inh. 4.5+160µg, 2 x 1 Inh. 9+320µg*
	Formoterol + Beclometason → 79	*2 x 1–2 Inh. 6+100µg*
	Vilanterol + Fluticasonfuroat → 80	*DPI 22+92µg: 1 x 1 Inh./d*

T 3 Pneumologie – Therapie

Kombinationspräparate LAMA, LABA und ICS	Umeclidiniumbr. + Vilanterol + Fluticasonfuroat	DPI 65+22+92µg: 1 x 1 Inh./d
	Glycopyrroniumbromid + Formoterol + Beclometason	DA 9+5+87µg: 1 x 1 Inh./d
Phosphodiesterase-4-Inhibitor (PDE4-Inh.)	Roflumilast → 82	1 x/d 500µg, bei Phänotyp chronische Bronchitis und häufige Exazerbationen sowie FEV_1 < 50% des Solls
Sekretolytikum (Sputumviskosität ↓)	Acetylcystein → 82	3 x 200-600mg/d p.o.

Ggf. Zusatzmaßnahmen neben einer medikamentösen Therapie

Oxygenierung	Sauerstofflangzeittherapie	pO_2 < 55mmHg u./od. pO_2 < 60mmHg bei chron. Rechtsherzinsuffizienz u./od. sek. Eryhthozytose

Operative/interventionelle Therapieverfahren: Bullaresektion, endoskop. Lungenvolumenreduktion, operative Lungenvolumenresektion, LTX nach entsprechenden Kriterien, nicht-invasive nächtl. Heimbeatmung bei chron. respiratorischer (hyperkapnischer) Insuffizienz

Akute Exazerbation[4, 5]

Leichte Exazerbation: Dosiserhöhung der kurzwirksamen Betamimetika u./od. Anticholinergika (Dosierung s.o.), bei leichtgradiger COPD trotz Sputumpurulenz eher keine Antibiotika

Mittelschwere Exazerbation: Dosiserhöhung der kurzwirksamen Betamimetika und/oder Anticholinergika (Dosierung s.o.) und systemische Glukokortikosteroide, nur bei Sputumpurulenz Antibiotika für 5-7d (s. AECOPD)

plus	Glukokortikosteroid (OCS) (antiinflammatorisch, Empfindlichkeit der Rez. ↑)	Prednison → 210	40(-50)mg Prednisolon-Äquivalent für 5(-7)d p.o.
		Prednisolon → 210	
		Methylprednisolon → 210	

Schwere Exazerbation: notwendige Krankenhaus- oder Notfallambulanz-Behandlung, **Kriterien für eine nötige Hospitalisierung:** schwere Dyspnoe, schlechter Allgemeinzustand, progrediente Symptomatik, Bewusstseinstrübung, Zunahme von Rechtsherzinsuffizienzzeichen (Ödeme), instabile Komorbiditäten, Versagen der ambulanten Therapie, fehlende adäquate häusliche Versorgung; Dosiserhöhung der kurzwirksamen Betamimetika u./od. Anticholinergika (Dosierung s.o.) und systemische Glukokortikosteroide, bei Sputumpurulenz Antibiotika für 5-7d (s. AECOPD)

plus	Glukokortikosteroid (antiinflammatorisch, Empfindlichkeit der Rez. ↑)	Prednison → 210	40(-50)mg Prednisolon-Äquival. für 5(-7)d p.o.; nur bei inadäquater enteraler Resorption ggf. i.v.; z.B. 4 x 25mg Prednisolon-Äquivalent i.v.
		Prednisolon → 210	
		Methylprednisolon → 210	
evtl. plus	Sauerstoff		Ziel SaO_2: 91–92%

COPD und Lungenemphysem 497

Sehr schwere Exazerbation: notwendige Krankenhaus-Behandlung **mit zusätzlichen Kriterien für eine intensivierte Therapie auf einer Intensivstation oder IMC:**
schwere Dyspnoe, die sich unter stationärer Initialtherapie nicht bessert, Hypoxämie mit $PaO_2 < 55$ mmHg trotz Sauerstoffgabe, progrediente hyperkapnische resp. Insuffizienz und respiratorische Azidose (pH < 7,35), hämodynamische Instabilität; Dosiserhöhung der kurzwirksamen Betamimetika u./od. Anticholinergika (Dosierung s.o.) und systemische Glukokortikosteroide **und** (intravenöse) Antibiotika auch ohne Sputumpurulenz (hierfür begrenzte Datenlage, s.a. AECOPD)

plus	**Glukokortikosteroid** (antiinflammatorisch, Empfindlichkeit der Rez. ↑)	**Prednison** → 210 **Prednisolon** → 210 **Methylprednisolon** → 210	*40(–50)mg Prednisolon-Äquival. für 5(–7)d p.o. zu bevorzugen; nur bei inadäquater enteraler Resorption ggf. i.v.; z.B. 4 x 25mg Prednisolon-Äquivalent i.v.*
evtl. +	**Sauerstoff**		*Ziel SaO$_2$: 91–92%*
	High-Flow-Oxgen		*nur bei schwerer hypoxämischer Insuffizienz (nicht hyperkapnisch)*
	Beatmung		*nichtinvasiv (favorisiert) oder invasiv, insbes. bei hyperkapnischem Lungenversagen mit resp. Azidose (pH < 7.35)*
	Extrakorporale CO$_2$-Elimination		*mögliche Indikationen bei sehr schwerer hyperkapn. Insuff. bei exaz. COPD: Verhinderung einer Intubation oder Verkürzung der invasiven Beatmung; strenge Indikationsstellung nur in ausgewiesenen Zentren*

T 3.2.6 Akute Infektexazerbation der COPD (AECOPD)[6, 7]

(Milde bis) mittelschwere Exazerbation AECOPD mit Sputumpurulenz (ambulante Ther.)

Antiinfektivum	Dosierung p.o./d	Dosierung i.v./d	Therapiedauer
Mittel der Wahl			
Amoxicillin → 220	≥ 70 kg: 3 x 1g; < 70 kg: 3 x 750mg		5–7d
Amoxicillin/Clavulansäure (bei V.a. H. infl.) → 222	2 x 875/125mg		5–7d
Alternativen			
Azithromycin → 232	1 x 500mg		3d
Clarithromycin → 232	2 x 500mg 3d, dann 2 x 250mg		5–7d
Doxycyclin → 230	1 x 200mg ini, dann ≥ 70kg: 1 x 200mg; < 70kg: 1 x 100mg		5–7d

T 3 Pneumologie – Therapie

Schwere bis sehr schwere AECOPD mit Notwendigkeit einer stationären Behandlung, ohne Risikofaktoren (Bronchiektasen, bekannte Kolonisation, Beatmung)

Antiinfektivum	Dosierung p.o./d	Dosierung i.v./d	Therapiedauer
Amoxicillin + Clavulansäure → 222	2 x 875 + 125mg		5-7d
Ampicillin + Sulbactam		3 x 3g	5-7d
Ceftriaxon → 225		1 x 2g	5-7d
Cefotaxim → 225		3 x 2g	5-7d
Alternativen			
Levofloxacin → 236	1-2 x 500mg	1-2 x 500mg	5-7d
Moxifloxacin → 237	1 x 400mg	1 x 400mg	5-7d

Schwere bis sehr schwere AECOPD mit RF für das Vorliegen einer P.-aerug.-Infektion (kalk. Pseudomonas-Ther. nicht zwingend → individuelle Entscheidung) oder -Nachweis

Antiinfektivum	Dosierung p.o./d	Dosierung i.v./d	Therapiedauer
Piperacillin/Tazobactam		3-4 x 4.5g	8d
Cefepim → 226		3 x 2g	8d
Ceftazidim* → 225		3 x 2g	8d
Imipenem → 241		3 x 1g	8d
Meropenem → 241		3 x 1g	8d
Alternativen			
Levofloxacin → 236	2 x 500mg	2 x 500mg	8d
Ciprofloxacin* → 235	2 x 750mg	3 x 400mg	8d

*Ciprofloxacin und Ceftazidim in Kombination mit einer pneumokokkenwirksamen Substanz

[6] Höffken G et al.: Epidemiologie, Diagnostik, antimikrobielle Therapie und Management von erwachsenen Patienten mit ambulant erworbenen tiefen Atemwegsinfektionen sowie ambulant erworbener Pneumonie. Update 2009. Pneumologie 2009; 63:e1-68.

[7] AWMF 082-006: Bodmann, K.F. et al.: S2k Leitlinie kalkulierte parenterale Initialtherapie bakterieller Erkrankungen bei Erwachsenen – Update 2018. Stand 1.12.2017, gültig bis 31.12.2021

T 3.3 Alpha-1-Antitrypsinmangel [5, 8]

Ind. einer Substitutionsbehandlung: vorwiegend homozygote Form (PiZZ) mit Alpha-1-AT-Spiegel < 0.5g/l, FEV1 30–65% des Solls oder Abnahme der FEV1 > 50ml/J, Nichtraucher

Alpha-1-Antitrypsin (Hemmung der Neutrophilen-Elastase)	Alpha-1-Protease-Inhibitor → 71	60mg/kg i.v. 1 x /W; Zielspiegel > 80mg/dl

[8] Köhnlein T et al.: Expertenstellungnahme zur Substitutionstherapie bei Patienten mit Alpha-1 Antitrypsin-Mangel. Pneumologie 2014; 68: 492-495

Exogen allergische Alveolitis 499

T 3.4 Exogen allergische Alveolitis (chronisch)[9]

Allergenkarenz!

evtl.	**Glukokortikosteroid**[9] (antiinflammatorisch, Empfindlichkeit der Rezeptoren ↑)	Prednisolon → 210	*ini 0.5(–1)mg/kg/d p.o., z.B. 40mg/d; max. 60mg/d) bis Symptomred. bzw. Lufu o.B., dann niedrigstmögl. Erh.Dos. (komplettes Ausschleichen über 3M mögl.)*

[9] Koschel D, Exogen-allergische Alveolitis. Pneumologie 2007; 61:305-322

T 3.5 Idiopathische Lungenfibrose (IPF)[10, 11, 12]

Medikamentöse Therapie zugelassen für IPF mit UIP-Muster (usual interstitial pneumonia) im HR-CT oder wahrscheinliches oder mögliches UIP-Muster im HR-CT mit entsprechendem histopathologischem Bild nach multidisziplinärem Konsens und Ausschluss alternativer Diagnosen der Lungengerüsterkrankung

bei Hypoxämie	**Sauerstofflangzeittherapie**		pO_2 < 55mmHg u./od. pO_2 < 60 mmHg unter Belastung, im Schlaf oder bei chronischer Rechtsherzinsuffizienz und/oder sek. Erythozytose
entw.	**Pirfenidon** → 88		*Filmtbl. 267, 534, 801 mg; Hartkps. 267mg; d1-7: 3 x 267mg, d8-14: 3 x 534mg (2 x 267mg); ab d15: 3 x 801mg*
oder	**Nintedanib** → 177		*2 x 150mg p.o.; Zulassung auch bei interstitieller Lungenerkrankung b. Systemischer Sklerose (SSc-ILD)*

Akute Exazerbation einer idiopathischen Lungenfibrose

	Methylprednisolon → 210	*Pulstherapie 1g/d für 3d, dann 0.5–1mg/kg/d*

[10] AWMF-Leitlinie 020/016. Behr J et al.: S2k-Leitlinie zur Diagnostik der idiopathischen Lungenfibrose. Stand 17.12.2019, gültig bis 16.12.2024
[11] Behr J et al.: S2K-Leitlinie Idiopathische Lungenfibrose - Update zur medikamentösen Therapie 2017. Pneumologie 2017; 71: 460-474
[12] Raghu G et al.: ATS/ERS/JRS/ALAT Clinical Practice Guideline. Diagnosis of Idiopathic Pulmonary Fibrosis. Am. J. Respir. Crit. Care Med. 2018; 198(5): e44-e68

T 3.6 Pneumonie[13]

MERKE: Die angegebenen Dosierungen gelten für nieren- und lebergesunde Erwachsene. Bei Ki. und Pat. mit entspr. Organdysfunktion Dos. nach jeweiliger Produktinfo anpassen.

T 3.6.1 Allgemeinmaßnahmen

evtl.	**Anilinderivat** (analgetisch, antipyretisch)	Paracetamol → 293	*3-4 x 500–1000mg/d p.o., rekt. (bei Bedarf)*
alternativ	**Propionsäurederivat**	Ibuprofen → 200	*3 x 400–600mg/d p.o. bei pleuritischem Schmerz*

evtl.	Volumentherapie	Kristalloide Lsg.	*Vollelektrolytlsg. i.v. nach Volumenstatus (klinisch, invasiv od. in EKG beurteilt)*
Hypotension	Vasopressoren	Noradrenalin → 55	*i.v., Ziel-MAP > 65mmHg*

Frühmobilisation

T 3.6.2 Ambulant erworbene Pneumonie (CAP)[13, 14]

- **Schweregradbeurteilung und Antibiotikaauswahl bei CAP:** CRB-65-Score, funktioneller Status, potenziell instabile Komorbiditäten, Oxygenierungsstatus
- **CRB-65-Index (0-4 Kriterien):**
  Confusion: Bewusstseinstrübung; Respiratory rate: Atemfrequenz ≥ 30/min; Blood pressure: syst. Blutdruck ≤ 90 mmHg oder diast. Blutdruck ≤ 60mmHg; Alter ≥ 65J
- **Krankenhaus-Letalität bzgl. CRB-65-Index:**
  0 Kriterien = 2%, 1–2 Kriterien 13%, 3–4 Kriterien 34%
- **Patienten-Gruppierung:**
  1a: Patienten mit guter bis ausreichender Funktionalität (Bettlägerigkeit < 50% des Tages)
  1b: Patienten mit schlechter Funktionalität (Bettlägerigkeit ≥ 50% des Tages) und/oder Patienten aus Pflegeeinrichtungen
  2: Pat. mit schwerer Komorbidität und infauster Prognose, daher Palliation als Therapieziel
- **Komorbiditäten mit erhöhtem Risiko definierter Erreger:**
  – Chron. Herzinsuffizienz: Enterobakterien (z.B. Klebsiella pneumoniae, E. coli)
  – ZNS-Erkr. (Schluckstörungen): Staph. aureus (MSSA), Enterobakterien (s.o.), Anaerobier
  – Schwere COPD (GOLD IV u./od. häufige Exazerbationen), Bronchiektasen: P. aeruginosa
  – PEG-Sonden-Ernährung, Bettlägerigkeit: Staph. aureus (MSSA), Enterobakt., P. aeruginosa

T 3.6.3 Pneumonie als akuter Notfall

- Patienten der **Gruppe 1a und 1b mit > 2 Minorkriterien** oder **einem Majorkriterium** bedürfen Monitoring (u.a. Laktatbestimmung) und Intensivbehandlung mit rascher Volumentherapixe, ggf. Vasopressoren und Breitspektrum-Antibiotika i.v. (nach Entnahme von Blutkulturen) innerhalb einer Stunde sowie weitere Therapie nach Sepsisleitlinie
- Intensivierte Überwachung für Pat. der Gruppe 1a und 1b mit instabilen Komorbiditäten oder ≥1 Minorkriterium

Majorkriterien:
1. Notwendigkeit Intubation und maschinelle Beatmung
2. Notwendigkeit von i.v. Vasopressoren

Minorkriterien nach ATS/IDSA:
1. Schwere akute resp. Insuffizienz (PaO$_2$ ≤ 55mmHg)
2. Atemfrequenz ≥ 30/min
3. Multilobäre Infiltrate im Rö-Thorax
4. Neu aufgetretene Bewusstseinstrübung
5. Systemische Hypotension mit Notwendigkeit hoher Volumengabe
6. Akutes Nierenversagen (Harnstoff-N ≥ 20mg/dl)
7. Leukopenie (Leukozyten < 4000 Zellen/mm^3)
8. Thrombozytopenie (Thrombozyten < 100000 Zellen/mm^3)
9. Hypothermie (Körpertemperatur < 36°C)

Pneumonie

T 3.6.4 Medikamentöse Therapie der Pneumonie

Leichte Pneumonie ohne Komorbiditäten (Letalität ca. 1%)

CRB-65-Score = 0, ausreichende Oxygenierung (SaO_2 > 90%), keine dekompensierte Komorbidität; ambulante Behandlung mit oralen Antibiotika möglich
Häufigster Erreger: S. pneumoniae; **häufig:** H. influenzae, Influenzaviren, bei jüngeren Pat. (< 60J) Mycoplasma pneumoniae; **selten:** Legionella pneumophila, Chlamydia pneumoniae und im Sommer Coxiella burnetti, **sehr selten** gramnegative Bakterien
Wichtig: Penicillin-resist. Pneumokokken: < 1%, Makrolid-resist. Pneumokokken: 13%
- Ciprofloxacin-Monotherapie wegen schlechter Pneumokokkenwirksamkeit und häufiger Resistenzentwicklung kontraindiziert
- Orale Cephalosporine wegen schlechter Bioverfügbarkeit bzw. Unterdosierung mit Therapieversagen, ESBL-Ausbreitung und Clostridienselektion nicht empfehlenswert
- Dauer der Therapie: 5–7d, vor Therapieende mind. 2d klinische Stabilisierung (s.u.)

1. Wahl	Aminopenicillin	Amoxicillin → 220	≥ 70kg: 3 x 1g p.o., < 70kg: 3 x 0.75g p.o. (5–7d)
alternativ	Makrolid	Azithromycin → 232	1 x 500mg p.o. (3d)
		Clarithromycin → 232	2 x 500mg p.o. (5–7d)
oder	Tetracyclin	Doxycyclin → 230	ini 1 x 200mg p.o., dann ≥ 70kg: 1 x 200mg p.o., < 70kg: 1 x 100mg p.o. (5–7d)
oder	Fluorchinolon Gr. 3	Levofloxacin → 236	1 x 500mg p.o. (5–7d)
oder	Fluorchinolon Gr. 4	Moxifloxacin → 237	1 x 400mg p.o. (5–7d)

Leichte Pneumonie mit Komorbiditäten

Chron. Herzinsuffizienz, ZNS-Erkrankungen mit Schluckstörungen, schwere COPD und/oder Bronchiektasen (relevantes Pseudomonas-Risiko), Bettlägerigkeit, PEG-Sonden-Ernährung (relevantes Pseudomonas-Risiko);
Erreger: Gleiches Spektrum wie leichte Pneumonie ohne Komorbiditäten (s.o.), zusätzlich Enterobacteriaceae, Staph. aureus, Pseudomonas, Anaerobier

1. Wahl	Aminopenicillin + Beta-Laktamase-Inhibitor	Amoxicillin + Clavulansäure → 222	≥ 70kg: 3 x 875+125mg p.o., < 70kg: 2 x 875+125mg p.o. (5–7d)
alternativ	Fluorchinolon Gr. 3	Levofloxacin → 236	1 x 500mg p.o. (5–7d)
oder	Fluorchinolon Gr. 4	Moxifloxacin → 237	1 x 400mg p.o. (5–7d)
Pseudom.-Risiko	Aminopenicillin + Fluorchinolon Gr. 2	Amoxicillin → 220	≥ 70kg: 3 x 1g p.o., < 70kg: 3 x 0.75g p.o. (5–7d)
		Ciprofloxacin → 235	2 x 500–750mg p.o.
oder	Fluorchinolon Gr. 3	Levofloxacin → 236	1 x 500mg p.o. (5–7d)

Bei V.a. Legionellen-Epidemie: Moxifloxacin oder Levofloxacin

Mittelschwere Pneumonie

CRB-65 ≥ 1, keine akute resp. Insuffizienz, keine schwere Sepsis oder septischer Schock, keine dekompensierte Komorbidität; in der Regel Krankenhausbehandlung nötig.
Erregerspektrum wie leichte Pneumonie, Zunahme von Staph. aureus-, Enterobakterien- und Pseudomonas-Infektionen; zunehmende prognostische Relevanz von Legionellenpneumonien (Letalität 10%) → **Kombinationstherapie** mit Makroliden zu erwägen, um breiteres Erregerspektrum früh zu erfassen und antiinflammatorische Effekte zu nutzen

Kalkulierte Initialtherapie (i.v. beginnen, ggf. auf p.o. umsetzen → Sequenztherapie)

	Aminopenicillin + Beta-Laktamase-Inhibitor	Ampicillin + Sulbactam → 223	3(–4) x 3g i.v. (5–7d)
oder		Amoxicillin + Clavulansäure → 222	3(–4) x 2.2g i.v., Sequenztherapie p.o. s.o. (5–7d)
oder	Cephalosporin Gr. 2	Cefuroxim → 224	3(–4) x 1.5g i.v.
oder	Cephalosporin Gr. 3a	Ceftriaxon → 225	1 x 2g i.v.
oder		Cefotaxim → 225	3(–4) x 2g i.v
plus/minus	Makrolid	Azithromycin → 232	1 x 500mg p.o./i.v. (3d)
		Clarithromycin → 232	2 x 500mg i.v./i.v. (3d)
oder	Fluorchinolon Gr. 3	Levofloxacin → 236	1–2 x 500mg i.v./p.o. (5–7d)
	Fluorchinolon Gr. 4	Moxifloxacin → 237	1 x 400mg i.v. od. p.o. (5–7d)

Schwere Pneumonie[15]

CRB-65 ≥ 1, akute resp. Insuffizienz und/oder schwere Sepsis bzw. septischer Schock u./od. eine dekompensierte Komorbidität; immer Krankenhausbehandlung und ggf. intensivierte Überwachung bzw. Behandlung auf Intensivstation
Häufigster Erreger: immer Streptococcus pneumoniae, dann Haemophilus influenzae; häufiger als bei leichteren Pneumonien Leg. pneumophila, Staph. aureus, Enterobakterien, saisonal Influenzaviren; **sehr selten:** Mycoplasma pneumoniae, Chlamydia pneumoniae, Pseudomonas aeruginosa, MRSA, ESBL bildende Enterobakterien
Parenterale Antibiotikagabe immer für 3d, Sequenztherapie dann je nach Stabilisierung möglich; gesamte Therapiedauer in der Regel 7d ausreichend, mind. 2d klinische Stabilität (s.u.)

Kalkulierte Initialtherapie

1. Wahl	Ureidopenicillin + Beta-Laktamase-Inhibitor	Piperacillin + Tazobactam → 223	3(–4) x 4.5g i.v. (7d)
oder	Cephalosporin Gr. 3a	Ceftriaxon → 225	1 x 2g i.v. (7d)
oder		Cefotaxim → 225	3(–4) x 2g i.v. (7d)
plus	Makrolid	Azithromycin → 232	1 x 500mg i.v./p.o. (3d)
		Clarithromycin → 232	2 x 500mg i.v./p.o. (3d)
alternativ	Fluorchinolon Gr. 3	Levofloxacin → 236	2 x 500mg i.v. (7d), Monother. nicht bei sept. Schock
	Fluorchinolon Gr. 4	Moxifloxacin → 237	1 x 400mg i.v. (7d), Monother. nicht bei sept. Schock

Pneumonie

- **Influenza-Epidemie** oder hohes saisonales Auftreten von Influenza: bei mindestens mittelschwerer Pneumonie kalkulierte frühzeitige Oseltamivirgabe (2 x 75mg p.o.) zusätzlich zu o.g. Antibiotika; absetzen, wenn Influenza PCR negativ
- **Keine generelle** kalkulierte Therapie multiresistenter Erreger (MRSA, ESBL-Bildner, Pseudomonas), sondern anhand des individuellen Risikos (z.B. bekannte MRSA- und/oder ESBL-Kolonisation, vorhergehende Antibiotika und Hospitalisationen, Pflegeheim, Dialyse, schwere COPD, Bronchiektasen, PEG-Sondenernährung)
- **Falls kalkulierte Therapie multiresistenter Erreger sinnvoll,** vergleiche unten: „T 3.9 Schwere respiratorische Infektionen" → 506
- **Deeskalation/Fokussierung:** kausaler Erregernachweis sollte bei Empfindlichkeit des Erregers zur Fokussierung des Antibiotikaregimes führen; z.B. bei bakteriämischem Pneumokokkennachweis Penicillin G i.v.
- **Sequenztherapie:** nach initial intravenöser Antibiotika-Therapie und klinischer Stabilisierung (meist ab d3–5) Umsetzen auf orale Gabe bei mittelschwerer Pneumonie empfohlen, bei schwerer Pneumonie möglich
- **Klinische Stabilitätskriterien:** Herzfrequenz ≤ 100/min, Atemfrequenz ≤ 24/min, syst. Blutdruck ≥ 90mmHg, Temperatur ≤ 37,8°C, gesicherte Nahrungsaufnahme, normaler oder vorheriger Bewusstseinszustand, keine Hypoxämie sowie laborchemisch signifikanter Abfall von CRP (> 50% nach 72h) u./od. PCT 3–4d

[13] Ewig S et al.: Behandlung von erwachsenen Patienten mit ambulant erworbener Pneumonie und Prävention - Update 2016. Pneumologie 2016; 70: 151-200.
[14] Drömann D et al.: Therapie der ambulant erworbenen Pneumonie. Pneumologie 2008; 62:411-422.
[15] AWMF 082-006: Bodmann K F et al.: S2k Leitlinie kalkulierte parenterale Initialtherapie bakterieller Erkrankungen bei Erwachsenen – Update 2018. Stand 1.12.2017, gültig bis 31.12.2021.

T 3.6.5 Nosokomiale Pneumonie (NAP)[15, 16, 17]

Kalkulierte Initialtherapie einer nosokomialen Pneumonie bei Patienten ohne erhöhtes Risiko für multiresistente Erreger (MRE)

Häufigste Erreger: Staph. aureus, Enterobacteriaceae (E. coli, Klebsiella spp., Enterob. spp.), Hämophilus influenzae, Streptococcus pneumoniae

	Aminopenicillin + Beta-Laktamase-Inhibitor	Ampicillin + Sulbactam → 223	3 x 3g i.v.
oder	Cephalosporin Gr. 3a	Ceftriaxon → 225	1–2 x 2g i.v.
oder	Cephalosporin Gr. 3a	Cefotaxim → 225	3 x 2g i.v.
oder	Fluorchinolon Gr. 3	Levofloxacin → 236	2 x 500mg/d i.v.
oder	Fluorchinolon Gr. 4	Moxifloxacin → 237	1 x 400mg i.v.
oder	Carbapenem	Ertapenem → 240	1 x 1g

Kalkulierte Initialtherapie einer nosokomialen Pneumonie bei Patienten mit erhöhtem Risiko für MRE

Wichtig: Klinikinterne Surveillance sollte regelmäßig über Erregerspektrum und Resistenzsituation der Einheit Auskunft geben.
Häufigste Erreger: zusätzl. zu den o.g. vor allem P. aeruginosa, MRSA, ESBL-bildende Enterobacteriaceae (v.a. E. coli, Klebsiella), Acinetobacter baumannii, Stenotrophomonas maltophilia

Risikofaktoren für multiresistente Erreger (MRE):

- Antimikrobielle Therapie in den letzten 90d
- Late-onset Pneumonie (Hospitalisierung > 4d)
- Bekannte Kolonisation mit multiresistenten Keimen (insbesondere multiresistente gramnegative Keime [MRGN] und MRSA)
- Vorherige medizinische Versorgung in Süd- und Osteuropa, Afrika, Naher Osten, Asien
- Septischer Schock, septische Organdysfunktion
- Zusätzliche Risikofaktoren für Pseudomonas aeruginosa:
  - Strukturelle Lungenerkrankungen (Bronchiektasen, schwere COPD)
  - Bekannte chronische Kolonisation mit P. aeruginosa

	Ureidopenicillin + Beta-Laktamase-Inhibitor	Piperacillin + Tazobactam → 223	4.5g alle 6h i.v.
oder	Cephalosporin Gr. 3b	Cefepim → 226	2g alle 8h i.v.
		Ceftazidim → 225	2g alle 8h i.v.
		plus gegen Pneumokokken u. S. aureus wirksames Antibiot.	
oder	Carbapenem	Imipenem → 241	1g alle 8h i.v.
		Meropenem → 241	1g alle 8h i.v.
+/-*	Fluorchinolon Gr. 3	Levofloxacin → 236	2 x 500mg i.v.
	Fluorchinolon Gr. 2	Ciprofloxacin → 235	3 x 400mg i.v.

* Kombinationstherapie mit Chinolon oder Aminoglykosid bei lebensgefährlicher Infektion (Sepsis-assoz. Organdysfunktion u. invasive Beatmung); als alternativer Kombinationspartner bei schwerer nosokomialer Pneumonie mit RF für MRE ist Fosfomycin 3 x 5-8g i.v. möglich

oder*	Aminoglykosid	Amikacin → 234	1 x 15-20mg/kg/d i.v., (Talspiegel < 4µg/ml)
		Gentamicin → 234	1 x 3-7mg/kg/d i.v, (Talspiegel < 1µg/ml)
		Tobramycin → 234	1 x 3-7mg/kg/d i.v., (Talspiegel < 1µg/ml)

bei MRSA-Verdacht

plus	Oxazolidinone	Linezolid → 244	600mg alle 12h i.v.
oder	Glykopeptid	Vancomycin → 243	15mg/kg alle 12h i.v. oder 2x1g i.v., (Talsp. 15-20µg/ml)

Beachte: Nach 48-72h Ther. überprüfen und auf Monother. deeskalieren, falls Nachweis eines empf. Keims und/oder Patientenstabilisierung; Therapiedauer einer nosokom. Pneumonie i.d.R. 7-8d; längere Therapiedauer (15d) bei Nonfermenter (Pseudomonas, Acinetobacter u. Stenotrophomonas) bewirkt geringere Rückfallrate, aber vermehrten Nachweis resist. Erreger; bei gleichzeitiger komplizierter Staph.-aureus-Bakteriämie und Pneumonie 2-4W Therapie

[16] Dalhoff K et al.: Epidemiologie, Diagnostik und Therapie erwachsener Patienten mit nosokomialer Pneumonie. Pneumologie 2012; 66: 707-765
[17] Dalhoff K et al.: Epidemiologie, Diagnostik und Therapie erwachsener Patienten mit nosokomialer Pneumonie - Update 2017. Pneumologie 2018; 72: 15-63
[18] Mandell, LA, Niederman, LS: Aspiration Pneumonia. N. Engl. J. Med. 2019; 380: 651-663

T 3.6.6 Aspirationspneumonie und Retentionspneumonie[17, 18]

- Aspirationspneumonie oft bei neurologischen Grunderkrankungen, Stenosen im oberen GI-Trakt, Bettlägerigkeit, Pflegeheimbewohnern, Intoxikationen
- Meist Mischinfektionen, vorwiegend Staph. aureus, Streptokokken, Klebsiellen, E. coli, Pseudomonas, Anaerobier
- Dauer der Therapie individuell je nach Verlauf
- Retentionspneumonie mit gleichem Keimspektrum; Therapiedauer im Falle einer Stenosebeseitigung 7d, sonst individuell bis zu mehreren Wochen

	Aminopenicillin + Beta-Laktamase-Inhibitor	Ampicillin + Sulbactam → 223	3 x 3g i.v.
oder	Fluorchinolon Gr. 4	Moxifloxacin → 237	1 x 400mg i.v. oder p.o.
altern.	Cephalosporin Gr. 2	Cefuroxim → 224	3 x 1.5g i.v.
oder	Cephalosporin Gr. 3a	Ceftriaxon → 225	1–2 x 2g i.v.
oder		Cefotaxim → 225	3(–4) x 2g i.v.
plus	Lincosamide	Clindamycin → 233	3–4 x 600mg/d i.v.

T 3.7 Lungenabszess[13]

Meist Mischinfektionen, vorwiegend Anaerobier, S. aureus, Streptokokken, Klebsiellen, E. coli.; Dauer der Therapie individuell je nach Verlauf, häufig 4–8 Wochen

	Aminopenicillin + Beta-Laktamase-Inhibitor	Ampicillin + Sulbactam → 223	3 x 3g i.v.
oder	Fluorchinolon Gr. 4	Moxifloxacin → 237	1 x 400mg i.v.
altern.	Cephalosporin Gr. 2	Cefuroxim → 224	3 x 1.5g i.v.
oder	Cephalosporin Gr. 3a	Ceftriaxon → 225	1–2 x 2g i.v.
oder		Cefotaxim → 225	3(–4) x 2g i.v.
plus	Lincosamide	Clindamycin → 233	3–4 x 600mg/d i.v.

T 3.8 Pleuraempyem[13]

Mögl. Erreger: Staph., Pneumokokken, H. influenzae, Streptok., E. coli, Anaerobier, Mykobakt.
Dauer der Therapie je nach Verlauf: 7d (bei suffizienter Drainage) bis 2W und länger
Frühzeitig großlumige Drainagetherapie erwägen (mit oder ohne intrapleurale Fibrinolyse) oder videoassistierten Thorakoskopie (VATS)

	Cephalosporin Gr. 2/3a	z.B. Cefuroxim → 229	3(–4) x 1.5g i.v.
plus	Lincosamide	Clindamycin → 233	3–4 x 600mg p.o./i.v.
oder	Aminopenicillin + Beta-Laktamase-Inhibitor	Ampicillin + Sulbactam → 223	3(–4) x 3g i.v.
oder	Fluorchinolon Gr. 4 (od. 3)	z.B. Moxifloxacin → 237	1 x 400mg p.o./i.v.

Falls Risikofaktoren für MRE (s.o.) oder ein nosokomial erworbenes Pleuraempyem vorliegen, siehe „Kalkulierte Initialtherapie einer nosokomialen Pneumonie bei Patienten mit erhöhtem Risiko für MRE" → 503

T 3.9 Schwere respiratorische Infektionen[6, 13, 17]

Wenn möglich, gezielt nach Antibiogramm therapieren

Pneumokokken (Streptococcus pneumoniae) 1. Wahl

	Benzylpenicillin	Penicillin G → 218	4–6 x 1–5 Mio. IE/d i.v.
oder	Cephalosporin 2. Gen.	Cefuroxim → 229	3 x 1.5g i.v.
	Cephalosporin 3. Gen.	Ceftriaxon → 225	1 x 2g i.v.
oder	Aminopenicillin	Amoxicillin → 220	≥70kg: 3 x 1g p.o., <70kg: 3 x 0.75g p.o., (5-7d)

Bei Penizillin- oder Cephalosporinallergie

	Makrolid	Clarithromycin → 232	2 x 500mg p.o./i.v.

Staphylokokken 1. Wahl

	Isoxazylpenicillin	Flucloxacillin → 219	4–6 x 2g i.v.
oder	Cephalosporin 1. Gen.	Cefazolin → 224	Erw.: 2-3 x 0.5-2g/d i.v.
oder	Lincosamide	Clindamycin → 233	3–4 x 600mg i.v./p.o.

Bei Methicillinresistenz (MRSA)

	Oxazolidone	Linezolid → 244	2 x 600mg i.v. oder p.o.
oder	Glykopeptid	Vancomycin → 243	ini 2 x 1g/d i.v., dann nach Serumspiegel (Talspiegel 15–20µg/ml)

Hämophilus influenza 1. Wahl

	Aminopenicillin	Amoxicillin → 220	≥ 70kg: 3 x 1g p.o., < 70kg: 3 x 0.75g p.o., (5-7d)
oder		Ampicillin → 220	3(-4) x 2g/d i.v.
oder	Cephalosporin 3. Gen.	Ceftriaxon → 225	1 x 2g/d i.v.
oder	Aminopenicillin + Beta-Laktamase-Inhibitor	Ampicillin + Sulbactam → 223	3 x 3g i.v.
oder	Aminopenicillin + Beta-Laktamase-Inhibitor	Ampicillin + Sulbactam → 223	3 x 3g i.v.
oder	Fluorchinolon Gr. 4	Moxifloxacin → 237	1 x 400mg p.o.

Mycoplasma pneumoniae 1. Wahl

	Tetracyclin	Doxycyclin → 230	ini 1 x 200mg p.o., dann ≥ 70kg: 1 x 200mg p.o., < 70kg: 1 x 100mg p.o., (5-7d)
oder	Makrolid	z.B. Clarithromycin → 232	2 x bis 500mg/d p.o.
oder	Fluorchinolon Gr. 4	Moxifloxacin → 237	1 x 400mg p.o.

Schwere respiratorische Infektionen 507

Chlamydia pneumoniae 1. Wahl			
	Tetracyclin	Doxycyclin → 230	ini 1 x 200mg p.o., dann ≥ 70kg: 1 x 200mg p.o., < 70kg: 1 x 100mg p.o., (5-7d)
oder	Makrolid	z.B. Clarithromycin → 232	2 x bis 500mg/d p.o.
oder	Fluorchinolon Gr. 4	Moxifloxacin → 237	1 x 400mg p.o.
Coxiella burnetti 1. Wahl			
	Tetracyclin	Doxycyclin → 230	ini 1 x 200mg p.o., dann ≥ 70kg: 1 x 200mg p.o., < 70kg: 1 x 100mg p.o., (5-7d)
oder	Fluorchinolon Gr. 4	Moxifloxacin → 237	1 x 400mg p.o.
Pseudomonas			
	Ureidopenicillin + Beta-Laktamase-Inhibitor	Piperacillin + Tazobactam → 223	3-(4) x 4.5g i.v.
oder	Cephalosporin 3. Gen.	Ceftazidim → 225	Erw.: 3 x 2g/d i.v.;
		ini kalkulierte CAP-Kombinationsther. mit Betalactam-Antibiotikum, da Pneumokokken primär immer möglich	
oder	Carbapenem	Meropenem → 241	1g alle 8h i.v
oder	Fluorchinolon	Ciprofloxacin → 235	3 x 400mg/d i.v
Bei schweren Infektionen initiale Pseudomonas-wirksame Kombination, z.B. Piperacillin + Tazobactam + Ciprofloxacin			
Klebsiella pneumoniae			
	Cephalosporin 3. Gen.	Ceftriaxon → 225	2 x 2g/d i.v.
oder		Cefotaxim → 225	3(-4) x 2g i.v.
oder	Fluorchinolon, Gr. 3	Levofloxacin → 236	2 x 500mg/d i.v., dann p.o.
oder	Fluorchinolon, Gr. 2	Ciprofloxacin → 235	3 x 400mg/d i.v., dann 2 x 500mg p.o.

E. coli

	Aminopenicillin + Beta-Laktamase-Inhibitor	Ampicillin + Sulbactam → 223	3–4 x 3g i.v.
oder		Amoxicillin + Clavulansäure → 222	2 x 875+125mg p.o.
oder	Fluorchinolon, Gr. 3	Levofloxacin → 236	2 x 500mg/d i.v., dann p.o.
oder	Fluorchinolon, Gr. 2	Ciprofloxacin → 235	3 x 400mg/d i.v., dann 2 x 500mg p.o.
oder	Cephalosporin 3. Gen.	Ceftriaxon → 225	2 x 2g/d i.v.
oder		Cefotaxim → 225	3(–4) x 2g i.v.

ESBL-Bildner (E. coli, Klebsiellen)

	Carbapenem	Meropenem → 241	1g alle 8h i.v.
		Ertapenem → 240	1 x 1g/d

Falls Carbapenem-Resistenz: in Rücksprache mit Mikrobiologen/Infektiologen Colistin i.v. in Kombination mit Aminoglykosiden, Fosfomycin, Carbapenemen, Ceftazidim/Avibactam

Legionellenpneumonie

	Fluorchinolon Gr. 3	Levofloxacin → 236	2 x 500mg/d i.v./p.o., 7-10d
oder	Fluorchinolon Gr. 4	Moxifloxacin → 237	400mg/d i.v./p.o., 7-10d
oder	Makrolid	Clarithromycin → 232	2 x bis 500mg/d p.o./i.v.; Dauer 7-10d
oder		Azithromycin → 232	1 x 500mg i.v./p.o. 7-10d

Acinetobacter baumannii

	Carbapenem	Meropenem → 241	1g alle 8h i.v.

Falls Carbapenem-Resistenz und klinische Relevanz: in Rücksprache mit Mikrobiologen oder Infektiologen Colistin i.v. in Kombination mit anderen in vitro sensibel getesteten Antibiotika

	Polymyxin	Colistinsulfat → 244	9 Mio IE/d i.v. in 2-3 ED

Stenotrophomonas maltophilia

	Folatantag. + p-Aminobenzoesäureantagonist	Cotrimoxazol → 238	2 x 160 + 800mg/d i.v.
ggf. plus	Cephalosporin 3b	Ceftazidim → 225	2g alle 8h i.v.
oder	Fluorchinolon 4	Moxifloxacin → 237	1 x 400mg i.v.

T 3.10 Lungenarterienembolie (LAE)

T 3.10.1 Prognoseeinschätzung

Pulmonary embolism severity index (PESI)[19, 20]

Parameter	Originalversion	(sPESI, simplified PESI)
Alter	Alter in Jahren	1 Punkt (bei Alter > 80 J)
Männliches Geschlecht	+ 10 Punkte	–
Krebserkrankung	+ 30 Punkte	1 Punkt
Chronische Herzinsuffizienz	+ 10 Punkte	1 Punkt
Chronische pulmonale Erkrankung	+ 10 Punkte	
Herzfrequenz ≥ 110/min	+ 20 Punkte	1 Punkt
Systolischer Blutdruck < 100 mmHg	+ 30 Punkte	1 Punkt
Atemfrequenz > 30/min	+ 20 Punkte	–
Temperatur < 36 °C	+ 20 Punkte	–
Veränderter Bewusstseinszustand	+ 60 Punkte	–
SaO_2	+ 20 Punkte	1 Punkt

Risikostratifizierung, basierend auf der Summe der o. g. Punkte

Originalversion	Vereinfachte Version
Klasse I: ≤ 65 Punkte	**0 Punkte**
Sehr geringes 30-Tage-Mortalitätsrisiko (0–1,6 %)	30-Tages-Mortalitätsrisiko 1 % (95 % CI 0–2,1 %)
Klasse II: 66–85 Punkte	
Geringes Mortalitätsrisiko (1,7–3,5 %)	
Klasse III: 86–105 Punkte	**≥ 1 Punkt**
Moderates Mortalitätsrisiko (3,2–7,1 %)	30-Tages-Mortalitätsrisiko 10,9 % (95 % CI 8,5–13,2 %)
Klasse IV: 106–125 Punkte	
Hohes Mortalitätsrisiko (4–11,4 %)	
Klasse V: > 125 Punkte	
Sehr hohes Mortalitätsrisiko (10–24,5 %)	

Patientenklassifikation, basierend auf frühem Mortalitätsrisiko[21]

Frühes Mortalitätsrisiko	Hämodynamische Instabilität	Klin. Parameter LAE-Schwere u./od. Komorb. PESI-Kl. III-V od. sPESI ≥ 1	Bildgebung: rechtsventrik. Dysfunktion	Erhöhtes kardiales Troponin
Hoch	+	(+)	+	(+)
Inter- bis hoch	–	+	beide positiv	
med. bis niedrig	–	+	ein oder kein Punkt positiv	
Niedrig	–	–	–	Messung opt., falls gemessen, Bef. neg.

PESI = Pulmonary embolism severity index; sPESI = simplified Pulmonary embolism severity index

T 3.10.2 Allgemeinmaßnahmen

b. Bed.	**Opioid** (Analgesie)	Morphin → 287	5–10mg i.v., Cave: Atemdepr.
	Oxygenierung bei Hypoxäm.	Sauerstoff	4–6 l/min Nasensonde
b. Bed.	**Flüssigkeit**	Kristalloide	Flüssigkeit bei Hypovolämie
bei Bedarf	**Katecholamine**	Noradrenalin → 55, evtl. Dobutamin, ggf. Adrenalin → 54	zur hämodyn. Stabilis. im Schock; wenige Daten zu Vasodil. (NO, Levosimendan)
Bei Ther.-refrakt.	**Mechanische Kreislaufunterstützung**	Venoarterielle extrakorporale Membran-Oxygenierung (ECMO)	Cave: Blutungs- und Infektkomplikationen bei längerem Gebrauch (> 5 -10d)

T 3.10.3 Medikamentöse Therapie der Lungenembolie[21, 22, 23]

Niedrig-Risiko-LE

Kein Schock/Hypotonie, keine rechtsventr. Dysfunktion, kard. Biomarker neg., PESI I–II, sPESI 0

	Niedermolekulares Heparin (LMWH)	Enoxaparin → 58	1mg/kg s.c. 2 x/d
		Tinzaparin → 59	175IE/kg s.c. 1 x/d
		Fondaparinux → 61	<50kg:5mg; 50-100kg: 7.5mg; >100kg: 10mg; je 1 x/d s.c.
oder	**Unfraktioniertes Heparin**	Heparin → 57	80IE/kg (ca. 5000IE) Bolus i.v. + 18IE/kg/h (ca. 1000IE/h) (nach PTT auf 1.5-2.5 x)
	Unfrakt. Heparin bei Hochrisikopatienten (Schock/Hypotonie, s.u.) und schwerer NI!		
ab d2: plus	**Cumarinderivat** (Hemmung der Carboxylierung von Gerinnungsfakt. in Leber)	Phenprocoumon → 63	LMWH (od. unfrakt. Heparin) absetzen, mind. 5d geben, wenn 2d INR 2–3 beträgt
oder	**Direkter Faktor-Xa-Inhibitor**	Rivaroxaban → 61	2 x 15mg p.o. für 21d, dann 1 x 20mg; 1–2d nach parent. Antikoag. beginnen; Cave: NI (GFR < 15ml/min)
oder		Apixaban → 60	2 x 10mg p.o. für 7d, dann 2 x 5mg/d; Pro. rez. LE: 2 x 2.5mg/d (n. ≥ 6M Antikoag.); Cave: NI (GFR < 15ml/min
oder		Edoxaban → 60	1 x 60mg p.o., 5d n. parent. Antikoagulation beginnen; Cave: NI (GFR < 15ml/min
oder	**Direkter Thrombin-Hemmer**	Dabigatran → 62	2 x 150mg p.o., 5d nach parent. Antikoag. beginnen; Cave: NI (GFR < 30ml/min), 2 x 110mg p.o. bei Alter ≥ 80J u. Verapamil-Komed., GI-Blutungsneig.; Antidot: Idarucizumab 5mg i.v.

Falls keine Gegenanzeigen sind direkte orale Antikoagulanzien (DOAC: Rivaroxaban, Apixaban, Edoxaban, Dabigatran) gegenüber Cumarinderivaten zu bevorzugen; orale Antikoagulation (OAK) 3M bei reversiblem RF, mindestens 3M bei Ersteignis ohne reversible Risikofaktoren, unbegrenzt bei Rezidiv-Thrombose/Lungenembolie, chron. thromboembolischer pulmonaler Hypertonie (CTEPH), LE bei aktiver Krebserkrankung u. einz. Thrombophilieformen

Intermediär-Niedrig-Risiko-LE

Kein Schock/Hypotonie, PESI III-V/sPESI ≥ 1, entweder rechtsventrikuläre Dysfunktion oder Troponin-positiv (oder keines von beiden)

> Stationäre Therapie, umgehende parenterale Antikoagulation (s.o.), engmaschiges Monitoring, insb. wenn Troponin als kardialer Biomarker positiv

Intermediär-Hoch-Risiko-LE

Kein Schock/Hypotonie, PESI III-V/sPESI ≥ 1, rechtsventrikuläre Dysfunktion u. Troponin-positiv

> Keine grundsätzliche Lyseindikation, aber bei hoher Gefahr eines Rechtsherzversagens und geringem Blutungsrisiko zu überlegen; stat. Therapie und engmaschiges Monitoring für 48-72h (z.B. Chest-Pain-Unit), umgehende parenterale Antikoagulation (s.o.)

Hoch-Risiko-LE mit Schock/Hypotonie

> Lyse, dabei lebensbedrohliche KI beachten; je nach Situation und Lyse unfraktioniertes Heparin i.v. vor, während bzw. nach Lyse; chirurgische Embolektomie oder perkutane Katheterverfahren erwägen, wenn Lysetherapie erfolglos oder kontraindiziert

Patient reanimationspflichtig wegen LE

> Lyse, keine KI

T 3.10.4 Lyse-Schemata[19, 23]

a)	Plasminogenaktivator	Urokinase → 65	4400 IE/kg über 10min, dann 4400 IE/kg über 24h (Heparin i.v. während Applikation pausieren)
b)	Plasminogenaktivator	rt-PA → 64	100mg über 2h (ggf. + Heparin i.v.) oder 0.6mg/kg über 15min i.v. (max. 50mg)
c)	Plasminogenaktivator	Urokinase-Kurzlyse → 65	3Mio. IE i.v. über 2h

[19] Aujesky D et al.: Derivation and validation of a prognostic model for pulmonary embolism. Am J Respir Crit Care Med 2005; 172(8):1041–6.
[20] Jiménez D et al.: Simplification of the pulmonary embolism severity index for prognostication in patients with acute symptomatic pulmonary embolism. Arch Intern Med 2010; 170(15):1383–1389
[21] Konstantinides, St. et al.: 2019 ESC Guidelines for the diagnosis and management of acute pulmonary embolism developed in collaboration with the European Respiratory Society (ERS). European Heart Journal 2019; 00, 1-61
[22] Pizzaro, C. et al.: Neue Therapieoptionen zur Behandlung der Lungenembolie: Studienlage und Stellenwert der direkten oralen Antikoagulation. Pneumologie 2015; 69: 99-110
[23] AWMF-Leitlinie 065/002, S2k: Diagnostik und Therapie der Venenthrombose und der Lungenembolie. Stand 10.10.2015; Gültigkeit 9.10.2020

T 3.11 Pulmonale Hypertonie

WHO-Klassifikation, mod. nach Dana Point und ERC/ERS-Guideline 2015 [24, 25, 26, 27, 28]

1 Pulmonalarterielle Hypertonie (PAH)
1.1 Idiopathisch (IPAH)
1.2 Hereditär
   1.2.1 BMPR2-Mutation
   1.2.2 Sonstige Mutationen
1.3 Arzneimittel- oder toxininduziert
1.4 Assoziiert mit:
   1.4.1 Bindegewebserkrankungen
   1.4.2 HIV-Infektion
   1.4.3 Portaler Hypertension
   1.4.4 Angeborenen Herzfehlern
   1.4.5 Schistosomiasis

1' Pulmonale venookklusive Erkr. u./od. pulmonale kapilläre Hämangiomatose
1'.1 Idiopathisch (IPAH)
1'.2 Hereditär
   1'.2.1 EIF2AK4-Mutation
   1'.2.2 Sonstige Mutationen
1'.3 Arzneimittel-, toxin- oder strahlenbedingt
1'.4 Assoziiert mit:
   1'.4.1 Bindegewebserkrankungen
   1'.4.2 HIV-Infektion

1'' Persistierende pulmonale Hypertonie des Neugeborenen

2 PHT infolge Linksherzerkrankung
2.1 Linksventrik. systolische Dysfunktion
2.2 Linksventrik. diastolische Dysfunktion
2.3 Valvuläre Erkrankung
2.4 Angeborene/erworbene Linksherz-Einfluss-/Ausflusstraktobstruktionen und angeborene Kardiomyopathien
2.5 Angeborene/erworbene Pulmonalvenenstenosen

3 PHT infolge Lungenerkr. u./od. Hypoxie
3.1 Chronisch obstruktive Lungenerkr.
3.2 Interstitielle Lungenerkr.
3.3 Andere Lungenerkrankungen mit gemischt restriktivem und obstruktivem Muster
3.4 Schlafbezogene Atemstörungen
3.5 Alveoläre Hypoventilationssyndrome
3.6 Chronischer Aufenthalt in großer Höhe
3.7 Entwicklungsstörungen der Lunge

4 Chronisch thromboembolische pulmonale Hypertonie und andere pulmonalarterielle Obstruktionen
4.1 Chron. thromboembol. pulm. Hypertonie
4.2 Andere pulmonalarterielle Obstruktionen
   4.2.1 Angiosarkom
   4.2.2 Andere intravaskuläre Tumore
   4.2.3 Arteriitis
   4.2.4 Angeb. Pulmonalarterienstenose
   4.2.5 Parasiten (Hydatidose)

5 Pulmonale Hypertonie mit unklarem u./od. multifaktoriellem Mechanismus
5.1 Hämatologische Erkrankungen: chron. hämolytische Anämien, myeloproliferative Erkrankungen, Splenektomie
5.2 Systemische Erkrankungen: Sarkoidose, pulmonale Langerhans-Zell-Histiozytose, Lymphangioleiomyomatose
5.3 Metabol. Erkr.: Glykogenspeicherkrankheiten, M. Gaucher, Schilddrüsenerkr.
5.4 Weitere: pulm. tumorbed. thrombotische Mikroangiopathie, fibrosierende Mediastinitis, chron. Nierenversagen (mit/ohne Dialyse), segmentale pulmonale Hypertonie

Def.: Pulmonale Hypertonie = PAPm in Ruhe ≥ 25mmHg, gemessen mit Rechtsherzkatheter
Merke: Vor Therapie der idiopathischen, hereditären und Medikamenten-assoziierten PAH Rechtsherzkatheter mit Vasodilatatortestung; falls positiv: hochdosiert Kalziumantagonisten
Für WHO-Funktionsklasse (WHO-FC) IV mit Rechtsherzdekompensation:
Epoprostenol i.v. als Mittel der 1. Wahl

Pulmonale Hypertonie

Medikamentöse Therapie

bei Hypoxämie	**Gas** (Blutoxygenation)	**Sauerstoff**	über Nasensonde > 16h/d b. PAH, wenn pO_2 < 60 mmHg; Korrektur Anämie/Eisenmangel erwägen
spez. Ind.	**Dihydropyridinderivat, Kalziumantagonist** (Inotropie ↓, Afterload ↓); nur bei Vasoreagibilität im Rechtsherzkatheter bei IPAH, familiärer und Medikamenten-assoziierter PAH; bei fehlendem klinischem Ansprechen oder im Verlauf WHO-FC ≥ III Wechsel auf spez. PH-Therapeutika	**Nifedipin** → 31	ini 10mg p.o. 3 x/d; max. 240mg/d
		Amlodipin → 31	ini 2.5mg p.o., max.20mg/d
		Diltiazem → 30	240mg p.o., MTD 720mg (n. Testung m. inhal. NO oder Epoprostenol i.v. im Rechtskatheter: bei Ansprechen Versuch mit Kalziumantagonist p.o. → Ansprechen in ca. 10% der primären PAH-Fälle)
spez. PH-Therapeutika	**Prostazyklin-Analoga** (Vasodilatation, Thrombozytenaggregationshemmung, Hemmung von Remodeling der Pulmonalarterien WHO-FC III-IV	**Epoprostenol**	ini 2–4ng/kg/min i.v., dann alle 2–4W um 1–2ng/kg steigern (je n. Symptomen und Verträglichkeit bis 20–40ng/kg/min)
		Iloprost → 69	kontinuierlich i.v., daher nicht praktikabel (ini ca. 0.5–1ng/kg/min, Erhaltung 2–8ng/kg/min); HWZ 20–30min
		Iloprost inhalativ → 90	6–9 Inhal. 2.5–5μg/Inh. (insgesamt 15–45μg/d, im Median 30μg/d, über 30–90min) für gute Ergebnisse nötig
		Treprostinil subcutan → 91	W1: 1.25ng/kg/min s.c., W2–5: um 1.25ng/kg/min pro W steigern, ab W6 um 2.5ng/kg/min/W ↑ bis zur individuellen Erh.Dos.
		Treprostinil i.v. → 91	1.25ng/kg/min i.v.; W1–4: um 1.25ng/kg/min pro W steigern, dann um 2.5ng/kg/min; s.a. FachInfo
oder	**Prostacyclin-Rez.-Agonist** (WHO-FC II–III)	**Selexipag** → 91	ini 2 x 200μg/d; Dosis pro W um 2 x 200μg steigern bis zur individ. Erh.Dos., MTD 2 x 1600μg

T 3 Pneumologie – Therapie

oder	**Endothelin-Rezeptor-Antagonist (ERA)** (rasche Vasodilatation); ab WHO-Funktionsklasse (WHO-FC) II	Bosentan → 90	65.5mg p.o. 2x/d (4W.), dann 125mg 2x/d
		Macitentan → 90	1 x/d 10mg p.o.
		Ambrisentan → 90	1 x/d 5-10mg p.o., PAH
oder	**Phosphodiesterasehemmer (PDE-5/6-Inhibitor)** (pulmonale Vasodilatation) ab WHO-FC II	Sildenafil → 91	20mg 3 x/d p.o., MTD 240mg
		Tadalafil → 91	1 x/d 40mg p.o.
oder	**Löslicher Guanylatcyclase-Stimulator (sGC-Stim.)** PAH und CTEPH	Riociguat → 91 (0.5, 1.0, 1.5, 2.0, 2.5mg)	ini 3 x 1.0mg/d, Dosis alle 2W steigern bis max. 3 x 2.5mg/d; Cave: KI in Kombination mit PDE-5/6-Inhibitoren und Nitraten
Diuretika: im Falle eines Rechtsherzversagens und Flüssigkeitsretention			
evtl.	**Schleifendiuretikum**	z.B. Torasemid → 42	1 x 5-20mg/d p.o. (keine spezifische Routinether.)
evtl. plus	**Aldosteronantagonist** (ren. H₂O-/NaCl-Verlust, Hemmung der K⁺-Sekretion)	Spironolacton → 44	d1-5: 2-4 x 50-100mg, dann 1-2 x 50-100mg p.o. (keine spezifische Routinetherapie)

Orale Antikoagulation außer bei chron. thromboembolischer PH ohne generelle Empfehlung

- Initiale Monotherapie vorwiegend noch bei „atypischer" PAH (ältere Patienten mit kardiopulmonalen Komorbiditäten)
- Patienten mit einer neu diagnostizierten typischen PAH der Gruppe 1 sollten bereits bei (niedrigem bis) intermediärem Risiko, basierend auf der 1-Jahres-Mortalität frühe sequenzielle oder initiale 2-fach-Kombinationstherapie (ERA + PDE5/6-Inhibitor oder sGC-Stimulator) erhalten.
- Bei hohem Risiko (z.B. Rechtsherzinsuff.-Zeichen, häuf. Synkopen, WHO-FC IV, Gehstrecke < 165m, VO₂peak < 11ml/min/kg , BNP > 300ng/l, RA ↑, Perikarderguss, CI < 2,0l/min/m²) initiale bzw. frühe sequentielle Triple-Therapie (ERA + PDE5/6-Inhibitor oder sGC-Stimulator + Prostazyklin i.v.) erwägen.

[24] Galie N et al.: 2015 ESC/ERS Guidelines for the diagnosis and treatment of pulmonary hypertension: The Joint Task Force for the Diagnosis and Treatment of Pulmonary Hypertension of the European Society of Cardiology (ESC) and the European Respiratory Society (ERS): Endorsed by: AEPC, ISHLT. European Heart Journal, Volume 37, Issue 1, 1 January 2016, 67–119
[25] Hoeper MM, Bogaard HJ et al.: Definitions and diagnosis of pulmonary hypertension. J Am Coll Cardiol 2013; 62(25), Suppl D:42-50
[26] Galie N, Corris AP et al.: Updated treatment algorithm of pulmonary arterial hypertension. J Am Coll Cardiol 2013; 62(25), Suppl D:60-72
[27] Klose H et al.: Therapie der pulmonal arteriellen Hypertonie. Pneumologie 2015; 69: 483-495
[28] Hoeper MM et al.: Pulmonale Hypertonie Dtsch Arztebl Int 2017; 114: 73-84

Bronchiektasen 515

T 3.12 Bronchiektasen + rezidivierende bakterielle Infekte ohne zystische Fibrose; allergische bronchopulmonale Aspergillose (ABPA)[6, 29, 30, 31]

Erstdiagnose einer Kolonisation und V.a. Exazerbation durch Infektion mit P. aeruginosa

	Cephalosporin Gr. 3b	Ceftazidim → 225	3 x 2g i.v.
oder	Acylaminopenicillin + Beta-Lactamase-Inhib.	Piperacillin + Tazobactam → 223	3–4 x 4.5g i.v.
oder	Carbapenem	Meropenem → 241	3 x 1–2g i.v.
ggf. plus	Aminoglykosid	z.B. Tobramycin → 234	1 x 3–7mg/kgKG/d i.v. (Talspiegel < 1µg/ml)
oder			
	Fluorchinolon Gr. 2	Ciprofloxacin → 235	2 x 400mg i.v.
	Fluorchinolon Gr. 3	Levofloxacin → 236	1–2 x 500mg i.v.
oder bei leichter Exazerbation			
	Fluorchinolon Gr. 2	Ciprofloxacin → 235	2 x 750mg p.o.

Bei Pseudomonas-Nachweis und schwerer Infektion Kombinationsther. ini stets i.v. für 14d

Alternative langfristige antibiotische und antiinflammatorische Therapie bei Bronchiektasen mit häufigen Exazerbationen

	Makrolid-Antibiotikum	Azithromycin → 232	3 x 250–500mg/W
evtl.	Inhalative Antibiotika als Dauertherapie bei Pseudomonas-Kolonisation (in D noch off-label-use bei Non-CF-Bronchiektasen); Möglichkeit der Eradikation durch inhalative AB im Anschluss an i.v.-Antibiose für ≥ 3M, insbes. bei mehr als 3 Exazerbationen/Jahr		
ggf. plus	Aminoglykosid	Tobramycin → 234	2 x 80–300mg p.i. für 28 d on/off
oder	Cyclopeptid	Colistinsulfat → 244	2 x 1–2Mio E p.i., max. 3 x 2Mio E
oder	Monobactam	Aztreonam → 230	3 x 75mg p.i. für 28d

Allergische bronchopulmonale Aspergillose (ABPA)[32]

Allerg. Reaktion der Bronchien v.a. bei Asthma und Zystischer Fibrose mit zylindrischen, zentral lokalisierten Bronchiektasen

	Glukokortikosteroid (OCS) (antiinflammatorisch, Empfindlichkeit der Rez. ↑)	Prednisolon → 210	ini 0.5(–1)mg/kg; meist 20–40mg p.o. für 2W, dann stufenweise Reduktion bis auf 10mg/d für ca. 3–6M
ggf. plus	Antimykotikum (Triazol)	Itraconazol → 267	2 x 100–200mg/d p.o

Anm.: Beachte auch Obstruktionen, Hämoptysen, virale Infekte; neben Pharmakotherapie v.a. Verbesserung der mukoziliären Clearance durch Sekretdrainage (Atem-, Physiotherapie)

[29] AWMF-Leitlinie 082-006: Bodmann, K.F. et al.: S2k Leitlinie kalkulierte parenterale Initialtherapie bakterieller Erkrankungen bei Erwachsenen – Update 2018. Stand 1.12.2017, gültig bis 31.12.2021
[30] Polverino, E. et al.: European Respiratory Society guidelines for the management of adult bronchiectasis. Eur Respir J 2017; 50: 1700629
[31] Rademacher J, Ringshausen FC: Non CF-Bronchiektasien mit Fokus auf die allergische bronchopulmonale Aspergillose. Pneumologie 2013; 67:40-49
[32] Menz G, Duchna HW: Allergische bronchopulmonale Aspergillose. Pneumologie 2017; 71:173-182

T 3.13 Mukoviszidose (Zystische Fibrose)[36, 34, 35, 36, 37]

T 3.13.1 Pulmonale Verlaufsform, allgemein

Atem-/Physiotherapie

	Oxygenierung bei Hypoxämie	Sauerstoff	Ziel $PaO_2 \geq 60mmHg$
bei Bedarf	Mukolytikum (Sputumviskosität ↓)	DNase (Dornase alfa)	1–(2) x 2500E in 2.5ml/d p.i.
		Mannitol → 83	Inh. 2 x/d 400mg Pulver (10 Hartkapseln à 40mg)
u./od.	Sekretolytikum (Sputumviskosität ↓)	Acetylcystein → 82	3 x 200–600mg/d p.o.; Cave: evtl. neg. Effekt durch Auslösen entzündl. Reaktionen der Atemwege
		NaCl-Lsg. 0.9–3% → 302	intermittierende Inh.
u./od.	Hypertone Kochsalzlösung	NaCl 7% → 302	2–4 x 4ml Inhalation
kaus. Ther.	CFTR-Potentiator	Ivacaftor → 139	2 x 150mg Tbl.; u.a. b. G551 D-Mutation des CFTR-Gens
oder	CFTR-Potentiator bzw. Modulator der CFTR-Kanäle	Lumacaftor + Ivacaftor → 139	Ki. 6–11J: 2 x 2 Tbl. 100+125mg; ab 12J: 2 x 2 Tbl. 200+125mg mit fetthaltiger Nahrung; bei homozygoter F508del-Mutation (häufigste CF-Mut. in D) für Pat. > 6J
oder		Tezacaftor + Ivacaftor → 141	1 x 1 Tbl. morg. 100+150mg komb. m. 1 x 1 Tbl. Ivacaftor 150mg abends; bei homo- od. heterozygoter F508del-Mutation mit weiterer Mutation für Pat. > 12J
bei Bedarf	Kurz wirksames Beta-2-Sympathomimetikum	Salbutamol → 73	bei Bedarf 1–2 Inh., max. 12 Inh./d
evtl. plus	Makrolid-Antibiotikum	Azithromycin → 232	3 x 250–500mg/W
evtl. plus	NSAR	z.B. Ibuprofen → 200	erste kleine Studien mit positivem Effekt bei Ki.

Mukoviszidose

Plus hochkalorische Ernährung + Multivit.-Präp. + Insulin bei Diabetes mell. + Laxantien bei Obstipation + Gallensäuren (Ursofalk) zur Gallensteinpro.; Ther. meist in Spezialambulanzen
*MF minimal function

T 3.13.2 Suppressionstherapie Pseudomonas aeruginosa (übrige Infektionen antibiogrammgerecht) [7, 36, 34, 35, 37, 38]

- Bei Multiresistenz nach Antibiogramm
- Bei systemischer Gabe Kombinationstherapie empfohlen (typischerweise Beta-Lactam-AB + Aminoglykosid); ungenügende Evidenz für äquivalente Monotherapie

inhalative Therapie	Aminoglykosid	Tobramycin → 234	2 x 80–300mg/d, Dauer: altern. 4W, dann 4W Pause
	Cyclopeptid	Colistinsulfat → 244	1 Mio. E 2 x/d; bei Persistenz bis 2 Mio. E 3 x/d; üb. 3–12W
	Monobactam	Aztreonam → 230	3 x 75mg Inh. für 28d, dann mind. 28d Inhal.-Pause
	Fluorchinolon	Levofloxacin → 237	2 x 240mg p.i. für 28d, dann 28d Pause, dann alternierend
systemisch	Cephalosporin 3. Gen.	Ceftazidim → 225	100–200mg/kgKG/d, 2–3 x 1–2g/d i.v. über 2W
oder	Fluorchinolon	Ciprofloxacin → 235	40mg/kgKG/d, 2 x 500-750mg p.o. über 3–12W
oder	Acylaminopenicillin +/− β-Lactamase-Inh.	Piperacillin +/− Tazobactam → 223	300–450mg/kgKG/d; 3 x 4.5g i.v. über 2W
oder	Carbapenem	Meropenem → 241	120mg/kgKG/d; 3 x 1g i.v. über 2W
plus	Aminoglykosid	Tobramycin → 234	1 x 10mg/kgKG/d i.v.; Talspiegel < 1mg/l

Jährliche Grippeimpfung empfohlen

T 3.13.3 Intestinale Verlaufsform[36]

	Vit. ADEK	je nach Alter (und Spiegel: Vit A: 1500–10000IE/d; Vit D: 400–1000IE/d; Vit E: 40–400IE/d: Vit K: 0.3–0.5mg/d
und	Pankreatin → 103	500–2500IE Lipase/kgKG pro Mahlzeit (+ Substitution Proteasen und Amylase in Kombinationspräparat) lebenslang zu den Mahlzeiten

Plus hochkalorische Ernährung + Multivit.-Präp. + Insulin bei Diabetes mell. + Laxantien bei Obstipation + Gallensäuren (Ursofalk) zur Gallensteinpro.; Ther. meist in Spezialambulanzen

[33] Stern M et al.: S1-Leitlinie Mukoviszidose (Cystische Fibrose): Ernährung und exokrine Pankreasinsuffizienz. AWMF 2011; 068/020
[34] Mogayzel PJ et al.: Cystic fibrosis pulmonary guidelines. Am J Respir Crit Care med 2013; 187:680–689
[35] Müller FM et al.: S3-LL „Lungenerkrankung bei Mukoviszidose", Modul 1. AWMF 2013; 026/022

[36] AWMF 020-018: S3-Leitlinie: Lungenerkrankung bei Mukoviszidose, Modul 2: Diagnostik und Therapie bei der chronischen Infektion mit Pseudomonas aeruginosa. Stand 06/2017
[37] Schwarz C: Arzneimitteltherapie der zystischen Fibrose. Arzneimitteltherapie 2013; 31: 80-88
[38] Naehrig S, Chao CM, Naehrlich L: Mukoviszidose – Diagnose und Therapie. Dtsch Arztebl Int 2017; 114: 564-74

T 3.14 Sarkoidose[39, 40, 41, 42]

Cave: systemische immunsuppr. Therapie abhängig von Stadien/Aktivität v.a. im chron. Stadium bei respirat. Einschränkung (ab Röntgen-Stadium 2) und extrapulmonaler Beteiligung; inhal. Glukokortikoid evtl. symptomatisch bei Husten; bei chronisch aktiver Sarkoidose evtl. steroidsparende Immunsuppressiva, s.u., bei therapierefraktärer Sarkoidose ggf. Infliximab

T 3.14.1 Akute Form

evtl.	Arylessigsäurederivat, Cyclooxygenase-Hemmer (antiphlog., analg., antipyr.)	z.B. Indometacin → 202	2–3 x 25–50mg/d p.o., 1–2 x 75mg/d (ret.) p.o., 1–2 x 50–100mg/d rekt.

T 3.14.2 Chronische Form

evtl.	Inhalatives Steroid	z.B. Budesonid → 78	2 x 1–2 Inh. (< 800µg/d), v.a. bei milder pulmonaler Symptomatik (Husten)
evtl.	Glukokortikosteroid (antiinflammatorisch, Empfindlichkeit der Rezeptoren ↑)	Prednison → 210 Prednisolon → 210 Methylprednisolon → 210	ini 0.5(–1mg)/kg; meist 20–40mg p.o., dann stufenweise Reduktion bis auf 10mg/d für ca. 12–24M; 1mg/kg Beginn bei kardialer Sarkoidose
(evtl. plus)	Antimetabolit (Folatantagonist)	Methotrexat → 207	7.5–30mg p.o. 1 x/W + Folsäure 1mg/d p.o.
(oder plus)	Purinantagonist	Azathioprin → 275	50–200mg/d p.o.
(oder plus)	Isoxazolderivat	Leflunomid → 207	10–20mg/d p.o.
(oder plus)	Antimetabolit	Mycophenolatmofetil → 276	2g/d p.o.
(oder plus)	TNF-Antagonist	Infliximab → 215	3–5mg/kg i.v. in W 0, 2, 6, dann alle 8W

[39] Ianuzzi M et al.: Sarcoidosis. N. Engl. J Med. 2007. 357; 21:2153–2165.
[40] Pabst S et al.: Sarkoidose. Pneumologie 2012; 66: 96-110.
[41] Gillisen A, Pietrzak S: Moderne Therapie der Sarkoidose. Pneumologie 2012; 66:539-546
[42] Prasse, A.: Diagnose, Differenzialdiagn. u. Ther. d. Sarkoidose. Dtsch Arztebl Int 2016; 113: 565-74

Ösophagitis

T 4 Gastroenterologie – Therapie (S. Endres)

T 4.1 Ösophagitis

T 4.1.1 Refluxösophagitis (erosive Refluxerkrankung, ERD)[1]

Protonenpumpen-inhibitor (Säuresekretion ↓)	Omeprazol → 94	1 x 20mg/d p.o. (präprand.)
	Esomeprazol → 93	1 x 40mg/d p.o. (präprand.)
	Lansoprazol → 93	1 x 30mg/d p.o. (präprand.)
	Pantoprazol → 94	1 x 40mg/d p.o. (präprand.)
	Rabeprazol → 94	1 x 20mg/d p.o. (präprand.)

Jeweils die Standarddosis über 4 oder 8 W, dann Reduktionsversuch auf die halbe Tagesdosis (Step-down-Prinzip); bei Nichtansprechen/Wiederauftreten doppelte Tagesdosis (Step-up-Prinzip)

[1] Koop H, et al. Gastroösophageale Refluxkrankheit. Ergebnisse einer evidenzbasierten Konsensuskonferenz der Deutschen Gesellschaft für Verdauungs- und Stoffwechselkrankheiten. Z Gastroenterol 2014; 52:1299-346. Übernommen als AWMF-Leitlinie 021-013, Stand: 31.5.2014, gültig bis 31.5.2019 (S. 41, S. 50)

T 4.1.2 Sekundärprophylaxe bei Refluxkrankheit

Protonenpumpen-inhibitor (Säuresekretion ↓)	Omeprazol → 94	1 x 20mg/d p.o. (präprand.)
	Esomeprazol → 93	1 x 40mg/d p.o. (präprand.)
	Lansoprazol → 93	1 x 30mg/d p.o. (präprand.)
	Pantoprazol → 94	1 x 40mg/d p.o. (präprand.)
	Rabeprazol → 94	1 x 20mg/d p.o. (präprand.)

Reduktionsversuch nach 3 M, z.T. lebenslang

T 4.1.3 Infektiöse Ösophagitis

Candida (Soor)

Azolderivat (Antimykotikum)	Fluconazol → 267	d1: 1 x 200–400mg/d p.o., dann 1–2 x 100mg/d p.o. (14d)

oder bei ausbleibender Besserung nach 2 Wochen

Imidazolderivate (antimykotisch)	Voriconazol → 268	d1: 2 x 400mg/d p.o., dann 2 x 200 mg/d p.o.
	Posaconazol → 267	2 x 400mg/d p.o.

Herpes simplex[2]

DNA-Polymerase-Hemmer, Purinantagonist (Virustatikum)	Famciclovir → 251	3 x 250mg/d p.o. (14d)

Zytomegalie

	DNA-Polymerase-Hemmer, Purinantagonist (Virustatikum)	Ganciclovir → 252	2 x 5mg/kg/d i.v. (14d)

[2] Arzneiverordnungen, 22. Aufl., Arzneimittelkommission der Deutschen Ärzteschaft. Deutscher Ärzteverlag, Köln 2009. S 830

T 4.2 Achalasie

evtl.	Kalziumantagonist (Muskelrelaxation)	Nifedipin → 31 (off-label)	20mg s.l. (bei Bedarf präprandial)
evtl.	Nitrat (Muskelrelaxation)	Isosorbiddinitrat → 47 (off-label)	5mg s.l. (bei Bedarf präprandial)
evtl.	Muskelrelaxans (Acetylcholin-Freisetzung ↓)	Botulinumtoxin → 327 (off-label)	lokale Injektion; experimentell; keine zugelassene Indikation

T 4.3 Gastritis

Akute erosive Gastritis

	Antazida (Säurebindung)	Mg- plus Al-Hydroxid → 95	4–6 x 10ml/d p.o. (wenige d)
oder	Protonenpumpen-Inhib. (Säuresekretion ↓)	Wirkstoffe und Dosierung wie bei Refluxösophagitis → 519	
evtl.	H$_2$-Blocker (Säuresekretion ↓)	Ranitidin → 92 (weniger effektiv als PPI, nur noch selten gegeben)	300mg p.o. zur Nacht (wenige d)

Prophylaxe einer stressinduzierten Gastritis

	Protonenpumpen-Inhib. (Säuresekretion ↓)	Wirkstoffe und Dosierung wie bei Refluxösophagitis → 519	
evtl. plus	Bildung eines protektiven Films (Mukosaprotektion)	Sucralfat → 96 ((off-label, weniger effektiv als PPI, nur noch selten gegeben)	4 x 1g p.o.

Typ A bei perniziöser Anämie[3]

evtl.	Vitamin B$_{12}$ (Substitution)	Cyanocobalamin → 148	1000µg i.m. 2 x/W über 2W, dann 1000µg i.m. alle 3M (lebenslang)

[3] Arzneiverordnungen, 22. Aufl., Arzneimittelkommission der Deutschen Ärzteschaft, Deutscher Ärzteverlag, Köln 2009. S. 697

Ulkuskrankheit

T 4.4 Ulkuskrankheit

T 4.4.1 Ohne Helicobacternachweis

Unkompliziert

	Protonenpumpen-inhibitor (Säuresekretion ↓)	Omeprazol → 94	1 x 20mg/d p.o. (präprandial, 3–6W)
		Esomeprazol → 93	1 x 40mg/d p.o. (präprandial, 3–6W)
		Lansoprazol → 93	1 x 30mg/d p.o. (präprandial, 3–6W)
		Pantoprazol → 94	1 x 40mg/d p.o. (präprandial, 3–6W)
		Rabeprazol → 94	1 x 20mg/d p.o. (präprandial)
oder	H$_2$-Blocker (Säuresekretion ↓)	(nur noch selten eingesetzt)	

Kompliziert (mit Blutung)[4]

	Protonenpumpen-inhibitor (Säuresekretion ↓)	Omeprazol → 94	80mg als Kurzinfusion i.v. über 30min, dann 200mg/d i.v. über 3d, dann 20mg/d p.o. (3–6W)
oder		Pantoprazol → 94	40mg/d i.v. als Kurz-infusion; baldmöglichst auf oral 40mg/d umstellen (3–6W)

[4] Schaffalitzky de Muckadell OB et al., Effect of omeprazole on the outcome of endoscopically treated bleeding peptic ulcers. Randomized double-blind placebo-controlled multicentre study. Scand J Gastroenterol 1997; 32:320–7 (historische Zulassungsstudie).

T 4.4.2 Mit Helicobacternachweis (Eradikationstherapie)

„Französische" Tripeltherapie, frei zusammenstellbar[5] oder Kombinationspackungen mit expliziter Zulassung

Helicomp Sandoz® oder Omep plus® (Omeprazol + Amoxicillin + Clarithromycin) beide in Deutschland zugelassen und vermarktet, aber nicht in Roter Liste® → 95

	Makrolid (Antibiose)	Clarithromycin → 232	2 x 500mg/d p.o. (7d)
plus	Aminopenicillin (Antibiose)	Amoxicillin → 220	2 x 1g/d p.o. (7d)
plus	Protonenpumpen-inhibitor (Säuresekretion ↓)	Omeprazol → 94	2 x 20mg/d p.o. (1h präprandial über 7d)

T 4 Gastroenterologie – Therapie

ZacPac® (Merkhilfe: Pac = Pantoprazol + Amoxicillin + Clarithromycin) → 95

	Makrolid (Antibiose)	Clarithromycin → 232	2 x 500mg/d p.o. (7d)
plus	Aminopenicillin (Antibiose)	Amoxicillin → 220	2 x 1g/d p.o. (7d)
plus	Protonenpumpen-Inhib. (Säuresekretion ↓)	Pantoprazol → 94	2 x 40mg/d p.o. (1h präprandial, 7d)

"Italienische" Tripeltherapie [5] als Zweittherapie bei Nichtansprechen
(Empfehlung, Therapiedauer bei Zweitlinientherapie auf 10d auszudehnen)[6]

	Makrolid (Antibiose)	Clarithromycin → 232	2 x 250mg/d p.o. (10d)
plus	Nitroimidazol (Antibiose)	Metronidazol → 239	2 x 400mg/d p.o. (10d)
plus	Protonenpumpen-Inhib. (Säuresekretion ↓)	Omeprazol → 94	2 x 20mg/d p.o. (1h präprandial über 10d)

Quadrupeltherapie bei Nichtansprechen auf Tripeltherapie[6] oder bei Risikofaktoren
(Patientenherkunftsland in Süd- und Osteuropa, frühere Makrolidtherapie)

Frei zusammenstellbar[5]

½h präprand.	Protonenpumpen-Inhib. (Säuresekretion ↓)	Pantoprazol → 94	2 x 40mg p.o. über 10d
	Basisches Bismutnitrat	Bismut-Nitrat-Oxid	4 x 150mg p.o. über 10d
zu den Mahlzeiten	Tetracyclin (Antibiose)	Tetracyclin → 231	4 x 500mg p.o. über 10d
	Nitroimidazol (Antibiose)	Metronidazol → 239	4 x 500mg p.o. über 10d

Kombinationspackung mit expliziter Zulassung: Pylera®

	Bismut-Kalium-Salz plus Zweifach-Antibiose	Bismut-Ka-Salz 140mg+ Tetracyclin 125mg + Metronidazol 125mg → 95	4 x 3 Hartkapseln p.o./d über 10d (postprandial)
plus	Protonenpumpen-Inhib. (Säuresekretion ↓)	Omeprazol → 94	2 x 20mg p.o./d über 10d (zusammen mit Pylera®)

Eradikationstherapie bei Patienten, die nicht oral behandelt werden können

	Nitroimidazol (Antibiose)	Metronidazol → 239	3 x 500mg/d i.v. (auf p.o. umstellen, sobald möglich)
plus	Aminopenicillin (Antibiose)	Amoxicillin → 220	3 x 1g/d i.v. (auf p.o. umstellen, sobald möglich)
plus	Protonenpumpen-Inhib. (Säuresekretion ↓)	Omeprazol → 94	200mg/d i.v. Dauerinf. (auf p.o. umstellen, sobald mögl.)

[5] Pieramico O. Omeprazole-based dual and triple therapy for the treatment of Helicobacter pylori infection in peptic ulcer disease: a randomized trial. Helicobacter. 1997 Jun; 2(2):92–7 (historische Zulassungsstudie)

[6] Fischbach W et al. S2k-Leitlinie Helicobacter pylori und gastroduodenale Ulkuskrankheit. Z Gastroenterol 2016; 54:327-363. Übernommen als Leitlinie 021/001 der AWMF, Stand 05.02.2016, gültig bis 03.07.2020, S. 343.021

T 4.5 Gastroenteritis

T 4.5.1 Bei schwerer anhaltender Diarrhoe infektiöser Ursache ohne Erregernachweis

Symptome: blutige Diarrhoe, > 3d Fieber

	Makrolid (Antibiose)	**Azithromycin** → 232	*500mg/d p.o. (3d)*
oder	Gyrasehemmer (Antibiose)	**Ciprofloxacin** → 235	*2 x 500mg/d p.o. (3–5d)*
plus	Nitroimidazol (Antibiose)	**Metronidazol** → 239	*3 x 500mg/d p.o. (3–5d)*

T 4.5.2 S. typhi oder S. paratyphi

	Gyrasehemmer (Antibiose)	**Ciprofloxacin** → 235	*2 x 500mg/d p.o. (2W); 2 x 400mg i.v.*
oder	Cephalosporin 3. Gen. (Antibiose)	**Ceftriaxon** → 225	*1 x 2–3g i.v., Ki. 50 mg/kgKG/d i.v. (2W)*

Dauerausscheider[7]

Gyrasehemmer (Antibiose)	**Ciprofloxacin** → 235	*2 x 500mg/d p.o. (4W)*

[7] AWMF Leitlinie 021/24, Hagel S et al. S2k-Leitlinie Gastrointestinale Infektionen und Morbus Whipple. Stand 31.1.2015, gültig bis 30.1.2020, S. 47

T 4.5.3 S. typhimurium oder S. enteritidis

Schwere Diarrhoen (> 10/d), hohes Fieber und/oder Hospitalisierung

	Gyrasehemmer (Antibiose)	**Ciprofloxacin** → 235	*2 x 500mg/d p.o. (5–7d)*
oder	Folatantag. + p-Aminobenzoesäureantagonist	**Cotrimoxazol** → 238	*2 x 160 + 800mg/d p.o., i.v. (5–7d)*

Sepsis

Cephalosporin 3. Gen. (Antibiose)	**Ceftriaxon** → 225	*1 x 2–3g i.v., Ki. 50 mg/kgKG/d i.v. (2W)*

Dauerausscheider

Gyrasehemmer (Antibiose)	**Ciprofloxacin** → 235	*2 x 500mg/d p.o. (4–6W)*

T 4.6 Divertikulitis

Aminopenicillin + Penicillaseinhibitor	**Amoxicillin + Clavulansäure** → 222	*3 x 875 + 125mg/d p.o. (7–10d)*

[8] AWMF Leitlinie 021/20, Leifeld L et al. Divertikelkrankheit und Divertikulitis, Stand 31.12.2013, gültig bis 31.12.2018, S. 72 (Stand Juni 2020: bisher nicht aktualisiert)

T 4.7 Morbus Crohn

T 4.7.1 Akuter Schub mit Ileozökalbefall [9, S. 36 und S. 37]

	Topisch wirksames Glukokortikosteroid (antiinflamm., immunsuppr.)	Budesonid → 104 (bei leichter bis mäßiger Entzündungsaktivität)	9mg/d p.o., über 6W (über Wochen bis Monate ausschleichen)
oder	Cyclooxygenaseinhibitor (antiphlogistisch)	Mesalazin → 103	4 x 2 x 500mg/d p.o.
oder	Glukokortikosteroide (antiinflammatorisch, immunsuppressiv)	Prednisolon → 210 (bei hoher Entzündungsaktivität)	1mg/kgKG/d p.o., über 6W ↓ auf 10mg/d p.o. (über W bis M ausschleichen)

T 4.7.2 Ausgedehnter Dünndarmbefall [9, S. 38; 10]

	Glukokortikosteroide (antiinflamm., immunsuppr.)	Prednisolon → 210 (bei hoher Entzündungsakt.)	1mg/kgKG/d p.o., über 6W auf 10mg/d p.o. reduzieren
ggf. plus	Purinantagonist (immunsuppressiv)	Azathioprin → 275	2.5mg/kg/d (Effekt nach 2–4M)
oder	Anti-Tumor-Nekrose-Faktor-Antikörper (Immunmodulation)	Infliximab → 215	5mg/kg i.v. (einmalige Inf., evtl. Whd. nach 2 + 6W), evtl. in Komb. mit Azathioprin (s.o.)[10]
oder		Adalimumab → 213	80mg s.c. W0 und 40mg W2

T 4.7.3 Rezidivprophylaxe (Remissionserhaltung) [9, S. 47, S. 52]

Nach Operation

Keine generelle Indikation, nur bei individuell schwerem Krankheitsverlauf

Aminosalicylat (antiphlogistisch)	Mesalazin → 103	3 x 2 x 500mg/d p.o. (1J)

Patienten ohne Operation

Nur bei Patienten bei denen eine Remission erst mit mit sytemischen Glukokortikoiden, Azathioprin, 6-Mercaptopurin, Methotrexat oder Anti-TNF-alfa-Antikörpern erreicht wurde

Purinantagonist (immunsuppressiv)	Azathioprin → 275	2.5mg/kg/d, Absetzversuch nach 4J

T 4.7.4 Chronisch aktiv oder therapierefraktär [9, S. 38; 10]

	Anti-Tumor-Nekrose-Faktor-Antikörper (Immunmodulation)	Infliximab → 215	5mg/kg i.v. (einmalige Inf., evtl. Whd. nach 2+6W), evtl. in Komb. mit Azathioprin (s.o.)[10]
oder		Adalimumab → 213	80mg s.c. W0 und 40mg W2
ggf. plus	Purinantagonist (immunsuppressiv)	Azathioprin → 275	2.5mg/kg/d (Effekt nach 2–4M)

T 4.7.5 Therapierefraktär auf konventionelle Therapie und TNF-alpha-Antagonisten

Integrin-Antagonist	Vedolizumab → 216	60mg Inf., initial nach 2 und 6W, dann alle 8W

[9] Preiß JC et al. Diagnostik und Therapie des M. Crohn. Aktualisierte S3-Leitlinie der Deutschen Gesellschaft für Gastroenterologie, Verdauungs- und Stoffwechselkrankheiten. Leitlinie 021-004 der AWMF, Stand 1.1.2014, gültig bis 31.12.2018 (Stand Juni 2020: bisher nicht aktualisiert)
[10] Colombel JF et al., Infliximab, azathioprine, or combination therapy for Crohn's disease. N Engl J Med. 2010; 362:1383.

T 4.8 Colitis ulcerosa

T 4.8.1 Akuter Schub, Befall ganzes Kolon[11]

	Cyclooxygenaseinhibitor (antiphlogistisch)	Mesalazin → 103	3 x 2 x 500mg/d p.o., bevorzugt 1 x tgl. Gabe [11, S. 1107]
Bei fehlendem Ansprechen			
plus	Glukokortikosteroide (antiinflammatorisch, immunsuppressiv)	Prednisolon → 210	40mg/d p.o. über 6W ↓ auf 10mg/d p.o. (über W bis M ausschleichen)

T 4.8.2 Rezidivprophylaxe (Remissionserhaltung)[11]

	Cyclooxygenaseinhibitor (antiphlogistisch)	Mesalazin → 103	2000mg/d p.o. (2J), bevorzugt 1 x tgl. Gabe
oder	E. coli Nissle (Probiotikum)	Mutaflor (für diese Ind. nach Leitlinie 2011 "keine einheitliche Bewertung")	2 Kps p.o./d, 1 Kps. = 2.5–25 × 10^9 vermehrungsfähige Zellen (2J)

T 4.8.3 Therapierefraktär[11]

	Purinantagonist (immunsuppressiv)	Azathioprin → 275	2–2.5mg/kg/d (Effekt nach 2–4M)
oder	Anti-Tumor-Nekrose-Faktor-Antikörper (Immunmodulation)	Infliximab → 215	5mg/kg i.v. (einmalige Inf., evtl. Whd. nach 2 + 6W), evtl. in Komb. mit Azathioprin (s.o.)
oder		Golimumab → 215	KG < 80 kg: ini 200mg, 100mg nach 2. W, Erh. Dos. 50mg alle 4W, Selbstinjekt. durch den Pat.

T 4.8.4 Therapierefraktär auf konventionelle Therapie und TNF-alpha-Antagonisten

Integrin-Antagonist	Vedolizumab → 216	60mg Inf., ini nach 2 und 6W, dann alle 8W

T 4.8.5 Nur distaler Befall (Proktitis und/oder Sigmoiditis): topische Therapie

	Cyclooxigenaseinhibitor (antiphlogistisch)	Mesalazin → 103	1 x 2–4g als Klysma oder 1 x 2g als Rektalschaum (zur Nacht)
oder	Glukokortikosteroide (antiinflamm., immunsuppr.)	Hydrokortison → 104	1–2 x 90mg als Rektalschaum (zur Nacht)
oder	Glukokortikosteroide mit hohem First-Pass-Effekt	Budesonid → 104	1 x 2mg als Klysma oder 1 x 2g als Rektalschaum (zur Nacht)

[11] Dignass A et al. Diagnostik und Therapie der Colitis ulcerosa. Leitlinie 021/009 der AWMF, Stand 15.5.2018, gültig bis 15.5.2022

T 4.9 Kollagene Kolitis

Topisch wirksames Glukokortikosteroid (antiinflamm., immunsuppr.)	Budesonid → 104	9mg/d p.o. über 6W (über Wochen bis Monate ausschleichen)

T 4.10 Reizdarmsyndrom[12]

Therapie der Reizdarmsymptome Diarrhoe und Schmerz

	Spasmolytikum	Butylscopolamin → 98	10 mg Dragees; 3–5 x/d 1–2 Dragees (vgl. Leitlinie)
oder	Antidiarrhoikum (Stimulation peripherer Opiatrezeptoren)	Loperamid → 101	4 mg p.o., nach jedem Durchfall 2 mg p.o; max. 16 mg/d

Therapie der Reizdarmsymptome Obstipation und Blähungen[12]

	Wasserlösliche pflanzliche Ballaststoffe	Flohsamenschalen → 99	2–6 x /d 1 Messlöffel bzw. 1 Beutel; jeweils mit 150ml Wasser (vgl. Leitlinie)
oder	Entschäumer	Simeticon → 100	3 x 80mg/d

[12] Layer P et al. S3-Leitlinie Reizdarmsyndrom: Definition, Pathophysiologie, Diagnostik und Therapie. Z Gastroenterol 2011; 49:237–293; übernommen als Leitlinie 021/016 der AWMF, Stand 1.10.2010; gültig bis 31.10.2015 (Stand Juni 2020: bisher nicht aktualisiert), S. 279.

T 4.11 Pankreatitis

T 4.11.1 Akute Pankreatitis[13, 14]

Basistherapie

	Glukose-Elektrolytlösung	Glukose 5%, Ringer → 302	mind. 3l/d (nach ZVD)
oder	Opioid (ohne spasmogene Wi. auf Sphincter Oddi; Analgesie)	Buprenorphin → 289	0.15mg i.v. alle 6h (bei Bed.)
		Pethidin → 288	25mg i.v. alle 4h (bei Bed.)

Hepatitis 527

evtl.	**Kalziumpräparat** (Elektrolytkorur)	**Kalziumglukonat 10%** → 300	10–20ml langsam i.v. (bei Bedarf)
evtl.	**H₂-Blocker** (Magensäuresekretion ↓, ⇒ Pankreassekretion ↓)	**Ranitidin** → 92	3 x 50mg/d i.v.
Bei nekrotisierender Pankreatitis			
	Acylaminopenicillin	**Piperacillin** → 221	3 x 4g/d i.v.
plus	**Laktamaseinhibitor**	**Sulbactam** → 222	3 x 1g/d i.v.

T 4.11.2 Chronische Pankreatitis[15, 16]

	Exokr. Pankreasenzyme (Enzymsubstitution)	**Pankreatin** → 103	3–4 x 1–2Btl./d (100000IE/d), evtl. lebenslang
evtl.	**Fettlösliche Vitamine i.m.** (Substitution)	**Vitamine A i.m.**	1ml (= 300.000IE Retinol) (bei Bedarf)
		Vitamin D i.m. → 149	1ml (= 2.5mg = 100000IE Colecalciferol)
		Vitamin E i.m.	2ml (=100mg α-Tocopherol)
		Vitamin K i.m. → 150	1ml (= 10mg Phytomenadion)
evtl.	**Anilinderivat** (analgetisch)	**Paracetamol** → 293	2-3 x 500–1000mg/d p.o.
evtl.	**Opioid** (analgetisch)	**Tramadol** → 291	4 x 50–100mg/d p.o.
evtl.	**Trizykl. Antidepressivum**	**Levopromazin** → 350	3–5 x 10 mg/d

[13] Pederzoli P et al., A randomized multicenter clinical trial of antibiotic prophylaxis of septic complications in acute necrotizing pancreatitis with imipenem. Surg Gynecol Obstet. 1993; 176:480-3 (historische Publikation).
[14] Sanford Guide to Antimicrobial Therapy. 42nd edition, 2012.
[15] Mayerle J et al. Chron. Pankreatitis: Definiton, Ätiologie, Diagnostik und Therapie. Dtsch Ärztebl 2013; 110:387-93.
[16] Hoffmeister A et al. S3-Leitlinie chronische Pankreatitis: Definiton, Ätiologie, Diagnostik und konservative, interventionell endoskopische und operative Therapie der chronischen Pankreatitis Z Gastroenterol 2010;50;1176-224. Übernommen als Leitlinie 021-003 der AWMF, Stand 31.8.2012, gültig bis 31.8.2017 (Stand Juni 2020: bisher nicht akutalisiert)

T 4.12 Hepatitis

T 4.12.1 Akute Virushepatitis A

evtl.	**Anionenaustauscher** (Gallensäurebindung ⇒ Juckreizhemmung)	**Colestyramin** → 124	1 x 4–16g/d p.o. (bei Bedarf)
evtl.	**H₁-Antihistaminikum** (Juckreizhemmung)	**Loratadin** → 86	1 x 10mg/d p.o. (bei Bedarf)

T 4.12.2 Chronische Virushepatitis B[17]

Nukleosid- oder Nukleotidanaloga-Therapie (orale Langzeittherapie über Jahre):
- Vorteile: kaum unerwünschte Wirkungen
- Nachteile: niedrige Serumkonversionsrate, lange Therapiedauer (inklusive langdauernde Notwendigkeit der Kontrazeption, da Kontraindikation bei Schwangerschaft)

1. Wahl	Nukleosidanalogon (antiviral)	Tenofovir-Disoproxil → 256	245mg/d p.o.; über Jahre; bis 12M nach Serokonversion zu anti-HBe-Positivität; hohe Ansprechraten, niedrige Resistenzentwicklung; auch (nahtloses) Umstellen von z.B. laufender Adefovir-Therapie ist sinnvoll.
oder		Tenofovir-Alafenamid → 256	25mg/d p.o.; über Jahre; bis 12M n. Serokonversion zu anti-HBe-Positivität; hohe Ansprechraten, niedrige Resistenzentwicklung
oder	Nukleosidanalogon (antiviral)	Lamivudin → 255	100mg/d, über 4J oder bis 12M n. Serokonversion zu Anti-HBe-Positivität oder bis Lamivudin-Resistenz (GOT u. GPT ↑, Virämie ↑); bei Lamivudin-Resistenz nahtloses Umstellen auf Tenofovir-Disoproxil (s.o.)
oder	Nukleosidanalogon (antiviral)	Entecavir → 255	0.5mg/d p.o.; bis 12M nach Serokonversion zu Anti-HBe-Positivität
oder	Nukleosidanalogon (antiviral)	Telbivudin	600mg/d p.o.; bis 12M nach Serokonversion zu Anti-HBe-Positivität; UW periphere Polyneuropathie bei 0.6% der behandelten Pat.

Interferontherapie (Injektionstherapie über 6M):
- Vorteile: begrenzte Therapiedauer, hohe Rate von Serumkonversion
- Nachteil: hohe Nebenwirkungsrate
- Grav. und Lakt. sind absolute Kontraindikationen für die Gabe von (PEG)-Interferon alpha
- Pat. mit fortgeschrittener oder dekompensierter Leberzirrhose (Child B oder C) nicht mit (PEG)-Interferon alpha behandeln (Risiko der Induktion einer schweren Exazerbation der Erkrankung)

Hepatitis 529

oder	**Interferon** (immunstimulierend und direkt antiviral)	IIFN-alfa-2a → 277	3 x 6 Mio. IE/W s.c. (6M)
		IFN-alfa-2b → 277	3 x 5 Mio. IE/W s.c. (6M)
oder	**Interferon pegyliert** (immunstimulierend, direkt antiviral; Polyethylenglykol-komplexiert ⇒ HWZ ↑)	PEG-IFN-alfa-2a → 277	180µg 1 x/W.s.c. über 48W (gewichtsunabhängig)
		PEG-IFN-alfa-2b → 277	5–10 Mio. IE 3 x/W (jeden 2. Tag) s.c. für 4–6M

[17] Cornberg M et al. Aktualisierung der S3-Leitlinie zur Prophylaxe, Diagnostik und Therapie der HBV-Infektion. Z Gastroenterol 2011;49:871-930; übernommen als Leitlinie 021/011 der AWMF, aktualisierter Stand 07/2011, gültig bis 31.1.2016 (Stand Mai 2019: bisher nicht aktualisiert)

T 4.12.3 Chronische Virushepatitis C[19]

Interferon-freie Kombinationstherapien (seit 2014 zugelassen, p.o., hohe Wirksamkeit, gute Verträglichkeit, hohe Kosten): Direct acting antivirals (DAA); Erst- und Re-Therapie

Genotyp 1

	NS5B-Polymerase-Inhibitor plus NS5A-Inhibitor	Ledipasvir + Sofosbuvir (feste Kombination) → 262	90 + 400mg/d p.o. bei therapienaiven ohne Zirrhose mit Ausgangsviruslast < 6 Mio IU/ml für 8W, bei vortherapierten Pat. und/oder kompensierter Zirrhose f. 12W[18, S.780]
oder	**NS5B-Polymerase-Inhibitor plus NS5A-Inhibitor**	Sofosbuvir + Velpatasvir (feste Kombination) → 262	1 x 400 + 100mg/d p.o. für 12W (keine Therapieverkürzung)[18, S.780]

Genotyp 2 bis 6

	NS5B-Polymerase-Inhib. plus NS5A-Inhibitor	Sofosbuvir + Velpatasvir (feste Kombination) → 262	1 x 400 + 100mg/d p.o. für 12W[18, S.783]

[18] Prophylaxe, Diagnostik und Therapie der Hepatitis-C-Virus(HCV)-Infektion. Leitlinie 021/012 der AWMF, Stand 31.12.2017, gültig bis 30.12.2022

T 4.12.4 Autoimmunhepatitis[19]

Remissionsinduktion

	Glukokortikosteroide (antiinflamm., immunsuppr.)	Prednisolon → 210	0.5–1.0mg/kg KG/d p.o. über 6W ↓ auf 10mg/d p.o.
plus	**Purinantagonist** (Immunsuppression)	Azathioprin → 275	50mg/d p.o. (Beginn 2W nach Glukokortikoidbeginn; Effekt nach 2–4M)

T 4 Gastroenterologie – Therapie

Erhaltungtherapie

	Glukokortikosteroide (antiinflamm., immunsuppr.)	Prednisolon → 210	10mg/d p.o. (bis 2J)
oder	Topisch wirksames Glukokortikosteroid (antiinflamm., immunsuppr.)	Budesonid → 104	6mg/d p.o., über 6W (bis 2J; weniger steroidbedingte UAW)
plus	Purinantagonist (Immunsuppression)	Azathioprin → 275	0.5–1.0mg/kg KG/d p.o.
plus	Vitamin D (Osteoporoseprophylaxe, ab 7.5mg Prednisolon/d)	Colecalciferol → 149	800–1.000 E/d plus Calcium (1000 mg/d über Nahrung)

[19] Strassburg CP et al. Autoimmune Lebererkrankungen. Leitlinie 021/027 der AWMF, Stand 28.2.2017, gültig bis 27.2.2022; S. 1149

T 4.13 Autoimmune Cholangitiden

T 4.13.1 Chronische nichteitrige destruierende Cholangitis[20] (S. 1158)

	Cholsäurederivat (Cholesterinsekretion ↓, Cholesterinresorption ↓)	Ursodeoxycholsäure → 102	15mg/kg/d p.o. (lebenslang)

bei Nichtansprechen auf auf Ursodeoxycholsäure-Monotherapie

plus	Gallensäure	Obeticholsäure → 102	5mg/d p.o., falls Nichtansprechen n. 6M auf 10mg/d p.o. erhöhen (lebenslang)

Juckreizhemmung[21] (S. 1162)

	Gallensäurebindung	Colestyramin → 124	1–4 x 4g/d p.o. (mind. 4h zeitversetzt zu Ursodeoxycholsäure und fettlöslichen Vitaminen)
oder	Enzyminduktion	Rifampicin → 249	150–160mg/d (cave Hepatotoxizität in bis zu 12%)

T 4.13.2 Primär sklerosierende Cholangitis[20]

symptomat.	Gallensäurebindung (Juckreizhemmung)	Colestyramin → 124	1–4 x 4g/d p.o. (mind. 4h zeitversetzt zu Ursodeoxycholsäure und fettlöslichen Vitaminen)

Seit 2010 Empfehlung gegen Einnahme von Ursodeoxycholsäure, da sich weder die Überlebenszeit noch die Zeit bis zur Lebertransplantation verlängert

[20] Strassburg CP et al. Autoimmune Lebererkrankungen. Leitlinie 021/027 der AWMF, Stand 28.2.2017, gültig bis 27.2.2022

Leberzirrhose 531

T 4.14 Leberzirrhose

T 4.14.1 Allgemeinmaßnahmen

Aszitestherapie[21]

	Aldosteronantagonist (Volumenentlastung)	Spironolacton → 44	100mg/d p.o., bei Nichtansprechen auf 2 x 100mg/d p.o. steigern, max. 400mg/d p.o. (KG ↓ max. 500g/d); vgl. Leitlinie [20, S. 29]
evtl.	Schleifendiuretikum (Volumenentlastung) falls unzureichendes Ansprechen auf Spironolacton nach 2–3W	Furosemid → 41	1–2 x 20–40mg/d p.o. (KG ↓ um max. 500g/d)
oder		Torasemid → 42	1–3 x 10mg/d p.o.

Spontan bakterielle Peritonitis, Primärprophylaxe[21]

	Chinolon (Gyrasehemmer)	Trimethoprim-Sulfamethoxazol → 238	2 x 80mg + 400mg/d p.o. [20, S. 45]

Spontan bakterielle Peritonitis, Therapie[21]

	Cephalosporin ambulant erworbene, erstmalige SBP	Ceftriaxon → 225	1 x 2g/d i.v. [20, S. 47]
oder	Carbapenem stationär erworbene SBP	Imipenem → 241	1000mg i.v. alle 8h [20, S. 46]

Vitaminsubstitution

evtl.	Fettlösliche Vitamine	Vitamine A, D, E, K → 148	s. chron. Pankreatitis → 527
evtl.	B-Vitamine	Vitamine B_1 + B_6 + B_{12} + Folsäure → 148	s. Packungsbeilage (bei nachgewiesenem Mangel)

[21] Komplikationen der Leberzirrhose. Leitlinie 021/017 der AWMF, Stand 30.11.2018, gültig bis 29.11.2023

T 4.14.2 Pfortaderhochdruck

Prophylaxe einer Ösophagusvarizenblutung

evtl.	Betablocker (Pfortaderdruck ↓)	Propranolol → 29	ini 3 x 20mg/d p.o. (Ziel: HF ↓ um 25%)

Ösophagusvarizenblutung

evtl.	Somatostatinanalogon (Splanchnikusvasokonstriktion ⇒ Pfortaderdruck ↓)	Octreotid → 109	50µg Bolus i.v., dann Dauerinfusion 25µg/h i.v.

T 4 Gastroenterologie – Therapie

T 4.14.3 Hepatische Enzephalopathie

evtl.	**Osmotisches Laxans** (Laxation, NH_3-Elimination)	Lactulose → 99	3 x 20-30ml/d p.o.
und evtl.	**Aminoglykosid** (Darmsterilisation)	Paromomycin → 247	1000-2000mg/d in 3-4 ED (Kps. 250mg od. Pulver 1000mg zur Herst. einer Lösung zum Einnehmen)
und	**Breitbandantibiotikum der Rifamycingruppe** (kaum resorbierbar, Darmsterilisation)	Rifaximin → 247 (seit 2013 in D für die Indikation zugelassen)	2 x 550mg/d p.o.

T 4.15 Leberabszess

	Ureidopenicillin (Antibiose)	Mezlocillin	3 x 2g/d bis max. 4 x 5g/d i.v. über 10d (nach 2W wdh.)
plus	**Nitroimidazol** (Antibiose)	Metronidazol → 239	2-3 x 250-400mg/d p.o., 2-3 x 500mg/d i.v. (nach 2W wdh.)

T 4.16 Cholelithiasis[22]

T 4.16.1 Orale Litholyse

Nur in Einzelfällen (sonst kurative Cholezystektomie): Gallensteine < 10mm, nicht verkalkt, nicht mehr als 2 Konkremente, kontraktible Gallenblase

	Cholsäurederivat (Cholesterinsekretion ↓, Cholesterinresorption ↓)	Ursodeoxycholsäure → 102	10mg/kg/d p.o. (bis 3M nach sonografisch verifizierter Steinfreiheit)

[22] Gutt C et al. Diagnostik und Therapie von Gallensteinen. Leitlinie 021/008 der AWMF, Stand 30.11.2017, gültig bis 29.11.2022, S. 926

T 4.16.2 Gallenkolik

	Parasympatholytikum (Spasmolyse)	N-Butylscopolamin	akut 20mg langsam i.v., dann 60mg in 500ml Ringer/24h (bei Bedarf)
plus	**Essigsäurederivat** (Analgesie)	Indometacin → 202	2-3 x 25-50 mg/d p.o.
oder	**Opioid** (Analgesie)	Pethidin → 288	25mg i.v. alle 4h (bei Bed.)

T 4.17 Akute Cholezystitis oder akut eitrige Cholangitis

Medikamentöse Therapie nur supportiv, definitive Therapie ist die frühe OP (innerhalb von 24h) bei niedrigem OP-Risiko, da weniger Rezidive und niedrigere Mortalität[22, S. 930; 23]

	Acylaminopenicillin	Piperacillin → 221	3 x 4g/d i.v.[22, S. 928; 24, S. 3]
plus	**Beta-Laktamase-Inhibitor**	Sulbactam → 222	3 x 1g/d i.v.

oder	Acylaminopenicillin + Beta-Laktamase-Inhibitor	Piperacillin + Tazobactam (feste Kombination) → 223	3 x (4g+0,5g)/d i.v. [24, S.3]
oder	Cephalosporin 3. Gen. stationär erworbene SBP	Ceftriaxon → 225	Ceftriaxon 2g/d + Metronidazol 1g loading dose, dann 4 x 0.5mg/d i.v. [24, S.3]
plus	Nitroimidazol (Antibiose)	Metronidazol → 239	

[23] Riall TS et al.: Failure to perform cholecystectomy for acute cholecystitis in elderly patients is associated with increased morbidity, mortality and cost. J Am Coll Surg. 2010;210:668
[24] Vollmer et al. Treatment of acute calculous cholecystitis. UpToDate 2020

T 4.18 Darmlavage zur Vorbereitung einer Koloskopie

	Sekretionsstimulierendes Laxans	Bisacodyl → 99	4 Dragees p.o. à 5mg; um ca. 14 Uhr des Vortags
plus	Lavagelösung	K⁺-Chlorid + Na⁺-Chlorid, Na⁺-Hydrogencarbonat, Macrogol → 99	je 2l am Vortag um 18 und 19 Uhr; sowie am Untersuchungstag um 7 Uhr

T 4.19 Sedierung in der gastrointestinalen Endoskopie[25, 26]

	Sedierung (lipophiles Sedativum)	Propofol → 295	Gewichts-, alters- und komorbiditätsadaptierter Bolus i.v. (< 70kg KG 40mg bzw. > 70kg KG 60mg), dann bei Bedarf repetitive Boli von 10–20mg, um gewünschte Sedierungstiefe aufrechtzuerhalten [26]
und/oder	Sedierung (Benzodiazepin)	Midazolam → 362	Gewichts-, alters- und komorbiditätsadaptierter Bolus von 30–80µg/kg KG i.v. (z.B. 4mg bei 70kg KG)
bei Bedarf	Antagonisierung von Midazolam bei Überdosierung, z. B. Atemdepression (Benzodiazepin-Antagonist)	Flumazenil → 435	ini 0.01mg/kg (bis zu 0.2mg) über 15sec langsam i.v.; wenn sich der gewünschte Effekt nach weiteren 45sec nicht einstellt, weitere Dosis 0.01mg/kg (bis zu 0.2mg), bei Bedarf in 60-s-Interv. wdh.

[25] Riphaus A et al. Update S3-Leitlinie "Sedierung in der gastrointestinalen Endoskopie" 2014. Leitlinie 021/014 der AWMF, aktualisierter Stand 15.5.2015, gültig bis 14.5.2020; S. 84, Absatz 3.3.2 Überwachung der Sedierung: "Bei einer Endoskopie mit Sedierung soll eine Person ausschließlich für die Durchführung und Überwachung der Sedierung zuständig sein. Diese Person soll in der Überwachung von Patienten, die Sedativa, Hypnotika und/oder Analgetika erhalten, speziell und nachweislich geschult und erfahren sein". Wann immer der Patient ein erhöhtes Risiko aufweist oder ein langwieriger und aufwendiger Eingriff zu erwarten ist, soll ein zweiter, entsprechend qualifizierter Arzt zugegen sein, der ausschließlich die Durchführung und Überwachung der Sedierung sicherstellt.
[26] Riphaus A et al. AWMF 021/014 (s.o.) S. 43, Absatz Intermittierende Propofol-Bolusapplikation

T 5 Nephrologie – Therapie (D. Brodmann)

T 5.1 Akutes Nierenversagen (Prinzipien)[1, 2, 3]

Definition und Stadieneinteilung nach AKIN-Kriterien (Acute Kidney Injury Networks)

Stadium	Kreatinin	Urin
1	1.5–1.9 x Ausgangswert oder ≥ 0.3mg/dl (≥ 26µmol/l)	< 0.5ml/kg/h für 6–12h
2	2.0–2.9 x Ausgangswert	< 0.5ml/kg/h für > 12h
3	≥ 3 x Ausgangswert oder ≥ 4mg/dl (≥ 354µmol/l)	< 0.3ml/kg/h für ≥ 24h oder Anurie für ⊗2h

AKIN Acute Kidney Injury Networks

Allgemein
- Behandlung der Grundkrankheit
- Medikamente (zeitweise) absetzen, die die Autoregulation der Niere stören (ACE-Hemmer, AT-I-Blocker, NSAID, Spironolacton), nephrotox. Medik. möglichst absetzen (z.B. Aminoglykoside)
- Medikamente absetzen, die bei Niereninsuffizienz kontraindiziert sind (z.B. Metformin)
- Dosisanpassung der Medikation an die Nierenfunktion
- Kalium- und phosphatarme Kost
- Bilanzieren, Euvolämie (ZVD 5–10) anstreben, Flüssigkeitszufuhr = 500ml + Diuresemenge/d
- Kontrolle der Elektrolyte (inkl. Ca/P und BGA)
- Ernährung: hochkalorisch (20–30kcal/kgKG/d), eiweißreduziert (0.6–0.8g/kgKG/d, Patient an Dialyse 1–1.5g/kgKG/d)

Hyperhydratation: Flüssigkeitszufuhr reduzieren

evtl.	Schleifendiuretikum (Diuresesteigerung)	Furosemid → 41	20–100mg/h, max. 1500mg/d (je nach Diurese)

Hyperkaliämie: Kaliumzufuhr reduzieren (Kalium in Infusionen, z.B. Jonosteril, Kaliumsupplemente? Kaliumreiche Nahrungsmittel?)

evtl.	Kationenaustauscher (Hyperkaliämie-Therapie)	Resonium → 412	3–4 x 15g/d p.o., evtl. auch Einlauf (bei Bedarf)
od./u. evtl.	Redistribution (Hyperkaliämie-Therapie)	Glukose 10% + Insulin	500ml + 10–20IE über 1h i.v. (bei Bedarf)
oder/ und evtl.	Membranstabilisierend (Hyperkaliämie-Therapie)	Kalziumglukonat 10% → 300 (10ml = 2,3mmol Ca⁺)	2.3–4.5mmol i.m. od. langs. i.v. bei schwerer Hyperkaliämie u. Rhythmusstörungen; kein Einfluss auf Kalium
oder evtl.	Puffer, Redistribution	Natriumhydrogen-carbonat 8.4% → 305 (100ml = 100mmol HCO₃⁻)	BE x 0.3 x kg = mmol, max. 1.5mmol/kgKG/h i.v. (50% d. Bed. in ersten 2h, langs. geben); nur bei Azidose

Metabolische Azidose

evtl.	Puffer (Azidosetherapie)	Natriumbicarbonat	ini mit 3 x 1–2g p.o., dann je nach BGA

Chronische Niereninsuffizienz

Puffer (Azidosetherapie)	Natriumhydrogen-carbonat 8.4% → 305 (100ml = 100mmol HCO_3^-)	BE x 0.3 x kg = mmol, max. 1.5mmol/kg/h i.v. (50% d. Bed. in ersten 2h, langs. geben)

Hyperphosphatämie: Phosphatarme Kost

	Phosphatbinder	z.B. Ca-Acetat → 111	3 x 1-2 Tbl. zu den Mahlzeiten

Versagen der konservativen Therapie

evtl. **Nierenersatzverfahren – Dialyseindikation: „Vokal"-Regel**
- **A** Metabolische Azidose (pH < 7.1)
- **E** Elektrolyte: Hyperkaliämie (> 6.5 und/oder Rhythmusstörungen), Hyperkalzämie
- **I** Intoxikation, z.B. Ethylenglykol
- **O** Ödeme: pulmonale Überwässerung „fluid lung" u./od. periph. Ödeme
- **U** Urämie: Kreatinin, Harnstoff, urämische Serositis mit Pleura-/Perikarderguss

[1] Schmidt C, Akutes Nierenversagen: Pathophysiologie und klin. Management. DMW 2008; 133:542.
[2] KDIGO Clinical Practice Guideline for Acute Kidney Injury 2012
[3] Alscher MD et al; Nosokomiales akutes Nierenversagen Acute renal failure of nosocomial origin. Dtsch Arztebl 2019; 116: 149-58

T 5.2 Chronische Niereninsuffizienz[2, 4, 5, 6, 7, 8]

Definition chronische Nierenerkrankung:
- pathologischer Nierenbefund (Histologie, Urinsediment, Bildgebung) und/oder
- glomeruläre Filtrationsrate (GFR) von < 60ml/min/1.73m² während mindestens 3M

Stadien der Niereninsuffizienz nach K/DOQI und KDIGO

K/DOQI-Stadium	GFR	KDIGO	Proteinurie			ICD 10
			A1	A2	A3	
			Mikraltest (-) Urinstix (-)	Mikraltest (+) Urinstix (-)	Mikraltest (+) Urinstix (+)	
			≤ 30mg/d	30–300mg/d	≥ 300mg/d	
I	≥ 90ml/min GFR normal oder ↑	G1	G1A1			N18.1
II	60-89ml/min GFR leicht ↓	G2				N18.2
III	45–59 ml/min GFR leicht bis mittelschwer ↓	G3a				N18.3
	30–44ml/min GFR mittelschwer bis schwer ↓	G3b				N18.3
IV	15–29 ml/min GFR schwer ↓	G4				N18.4
V	< 15 ml/min Nierenversagen	G5			G5A3	N18.5

T 5 Nephrologie – Therapie

Die KDIGO unterteilt das Stadium 3 nach K/DOQI in 2 Schweregrade (a und b) und bezieht das Ausmaß der Proteinurie ein. Diese Einteilung gilt auch für die diabetische Nephropathie.

	Beobachten, ca. jährliche Blutentnahmen/Kontrollen
	Beobachten, ca. jährliche Blutentnahmen/Kontrollen
	Beob., jährl. Kontr.; Ü an Nephrol. bei Proteinurie > 300mg/d u./od. rascher Progr. (GFR ↓ > 5ml/min/J (> 10ml/min/5J), GFR-Baseline ↓ > 25%, Albuminuriekat. ↓), pathol. Urinsed.
	Überw. an Nephrologen, Kontr. nach Grad und Progression der Niereninsuff. 3–12 x/J

T 5.2.1 Therapiemaßnahmen [2, 4, 5, 6, 7, 9]

1. Allgemeines Ziel: Grunderkrankung behandeln/Progression verzögern
a) Bei Erstdiagnose, Abklärung der Grunderkrankung und – wenn möglich – Therapie
b) Verzögerung der Progression durch:
- Vermeidung nephrotoxischer Substanzen (Kontrastmittel, NSAID etc.) bzw. Prophylaxe des Nierenfunktionsverlusts bei Anwendung dieser Medikamente
- Bei dialb. Nephropathie (ab Mikroalbuminurie) und bei Proteinurie (spätestens ab > 1 g/24h) ACE-Hemmer oder AT1-Blocker (auch bei normalem RR Kreatinin und Kalium kontrollieren)

c) Behandlung der kardiovaskulären Risikofaktoren:

Blutdruck	• RR-Ziel < 140/90mmHg (Patienten > 80 Jahre Blutdruck < 150/90mmHg) • Bei Albuminurie > 30mg/d Blutdruck < 130/80mmHg • ACE-Hemmer oder AT-I-Blocker bevorzugen, falls keine Kontraindikation • Salzarme Diät (5g Salz/d)
Blutzucker	• Ziel-HbA1c um 7,0% (= um 53mmol/mol) • Hohes Risiko für Hypoglykämie, schwere Begleiterkrankungen oder verminderte Lebenserwartung ⇒ HbA1c nicht unter 7%

Lipide	• Bei Erstdiagnose einer chronischen Nierenerkrankung Lipidstatus bestimmen
	• Bei LDL > 4,9 mmol/l (> 190 mg/dl) oder Triglyzeride > 11,3 mmol/l (> 1000mg/dl) weiter abklären
	• Folgende Patientengruppen mit NI mit Statin oder Statin/Ezetimib behandeln:
	  – > 50-Jährige
	  – 18- bis 49-Jährige mit ≥ 1 RF (KHK, D.m.) > 10% Risiko für kardiovask. Ereignis
	  – Transplantierte
	• Kontrollmessungen laut KDIGO nicht notwendig
	• Wenn ein LDL-Ziel angestrebt wird, gelten die Zielwerte für hohes und sehr hohes Risiko als Orientierung (< 2,6–1,8mmol/l; < 70–100 mg/dl)
	• Bei Dialysepatienten soll keine Therapie begonnen werden, eine vor Dialysebeginn bestehende Therapie sollte jedoch bei Dialysebeginn weitergeführt werden
	• Empf. Maximaldosis der Statine ab GFR < 60ml/min: Fluvastatin 80mg/d, Atorvastatin 20mg/d, Rosuvastatin 10mg/d, Simvastatin/Ezetimib 20/10mg/d, Pravastatin 40mg/d, Simvastatin 40mg/d, Pitavastatin 2mg/d, Lovastatin nicht untersucht
	• Bei Hypertriglyzeridämie Lebensstil ändern, keine Medikation empfohlen

Harnsäure	• Behandeln bei Z.n. > 1 Gichtanfall, Gichttophi oder Harnsäure > 8mg/dl (476 μmol/l) und erfolgloser nichtmedikamentöser Therapie • Harnsäuresenkung < 6mg/dl (357 μmol/l) verzögert evtl. Progression der NI [8]
Lifestyle	• Nikotinstopp • Je nach Toleranz u. Herzgesundheit sportliche Betätigung (mind. 5 x/W für 30 min) • BMI von 20–25kg/m^2 anstreben

Chronische Niereninsuffizienz

d) Anderes:

Trinken	Trinkmenge nach Durst
Proteinrestriktion	• Patienten mit NI sollten eine Proteinaufnahme > 1,3g/kg KG/d vermeiden. • Bei GFR < 30 ml/min ohne Dialyse Proteinzufuhr auf 0,8g/kg KG/d reduzieren (Aufklärung und diätet. Begleitung, um Mangelernährung zu vermeiden).

[4] KDIGO Clin. Pract. Guideline for the Evaluation and Management of Chronic Kidney Disease, 2013
[5] KDIGO Clinical Practice Guideline for Anemia in Chronic Kidney Disease, 2012
[6] KDIGO 2017 Clinical Practice Guideline for the Diagnosis, Evaluation, Prevention, and Treatment of Chronic Kidney Disease-Mineral and Bone Disorder (CKD-MBD)
[7] KDIGO Clinical Practice Guideline for Lipid Management in Chronic Kidney Disease, 2013
[8] LEVY et al. Progression von hyperurikämen Patienten, Journal of Rheumatology, April 1, 2014
[9] Fleig S et al, Chronische präterminale Niereninsuffizienz – Was ist gesichert in der Therapie? Der Internist 12/2016

T 5.2.2 Folgeerkrankungen, Komplikationen[4, 5, 6, 7]

Nephrologen hinzuziehen

Renale Anämie

evtl.	**Eisensubstitution**	Eisen-II-Ion → 145	100mg/d p.o.
oder		z.B. Eisen-III-Hydroxit-Polymaltose-Kompl. → 145	je nach Ferritin und Verlauf 200-1000mg ED i.v.
evtl. plus	**Hormon Erythropoetin** (Anämie-Therapie)	z.B. rHu-Epo → 146 ff.	nach Hb s.c. oder i.v.

Renale Osteopathie, sekundärer Hyperparathyreoidismus

	Phosphatarme Ernährung		
	Phosphatbindung (Osteopathie-Therapie)	z.B. Ca-Acetat → 111	3 x 1-2Tbl. p.o. zu den Mahlzeiten (je nach Phosphat)
plus	**Vitamin D**	Colecalciferol → 149	nach 25-OH-Vit.-D-Spiegel (> 75nmol/l; > 30ng/ml)
evtl. plus	**Vitamin D** (Osteopathie-Therapie)	z.B. Calcitriol → 149	ini 0.25mg 3 x/W p.o. (dann nach PTH)
oder	**Vit.-D-Rez.-Agonist (VDRA)** (Osteopathie-Therapie)	Paracalcitol → 150	nach PTH; ini 1µg/d p.o. oder 5µg i.v. nach jeder HD
oder/ und	**Calcimimetikum** (Osteopathie-Therapie)	Cinacalcet → 129	ini 30mg/d p.o., Anpassung. n. PTH bis max. 180mg/d, Ca^{2+} beachten/kontrollieren
oder		Etelcalcetid → 129	ini 5mg 3 x/W i.v. (zur Dialyse), Anpassung nach PTH bis max. 180mg/d, Ca^{2+} beachten/kontrollieren

Metabolische Azidose

Puffer (Azidosetherapie)	Natriumbicarbonat	ini 3 x 1-2g p.o., dann n. BGA

Hyperhydratation

Trinkmenge reduzieren: 1–1.5l/d reichen aus, bei Dialysepatienten Urinmenge + 500ml			
	Schleifendiuretikum (Diuresesteigerung)	Furosemid → 41	2 x 40-500mg/d p.o. (max. 2000mg/d)
oder		Torasemid → 41	1 x 10-200mg/d p.o.
evtl. pl.	Thiaziddiuretikum	Xipamid → 42	1 x 10-40mg/d p.o.

T 5.2.3 Diabetische Nephropathie[10, 11]

Wichtig: korrekte BZ-Einstellung und Therapie der kardiovaskuläre RF
Zielwerte:
- HbA1c < 6.5-7.5% je nach Begleiterkrankungen
- Blutdruck < 140mmHg systolisch, um 80mmHg diastolisch, bei Mikroalbuminurie ggf. ≤ 130/80mmHg (ACE-Hemmer oder ARB bevorzugen)
- LDL-Cholesterin bei Pat. mit hohem Risiko < 70mg/dl (< 1.8 mmol/l), bei Pat. mit sehr hohem Risiko <55mg/dl (<1,4mmol/l) od. Reduktion >50% vom Ausgangswert, Statine bevorzugen
- Nikotinverzicht
- Meiden nephrotoxischer Substanzen (NSAID, Kontrastmittel)
- Eiweißreduzierte Kost (0.8g/kg KG/d)
- Gewichtsreduktion bei adipösen Patienten
- Je nach Schwere der NI Anpassung der Medikation und Therapie der Folgeerkrankungen
- Cave: Zul. der Antidiabetika bei NI; ggf. Insulinbedarf ↓ bei schlechterer Nierenfunktion
- Siehe auch Therapie der chronischen Niereninsuffizienz (NI)

ACE-Hemmer (Renoprotektivum)	z.B. Ramipril → 24	1 x 2.5-10mg p.o.
oder AT-II-Rez.-Antagonist	z.B. Losartan → 26	1 x 25-100mg/d p.o.

T 5.2.4 Nephrotisches Syndrom[10, 12, 13]

Therapeutische Maßnahmen:
- Behandlung der Grundkrankheit
- Salzarme Kost (< 5g Salz/d ≤ 2g NaCl/d)
- Proteinarme Diät ist umstritten wegen des meist hohen Eiweißverlusts, aber eine größere Eiweißzufuhr aus tierischen Quellen ist zu vermeiden (0.8-1g/kg KG/d)
- Gewichtsreduktion bei adipösen Patienten (Mangelernährung vermeiden)
- Nikotinstopp wirkt antiproteinurisch
- Aggressive Blutdruckeinstellung (Ziel < 130/80mmHg)
- Statin, wenn keine Besserung des Lipidstatus unter Therapie der Grunderkrankung
- Blutzuckerkontrolle nach individuellem Risikoprofil HbA1c 6,5–7,5%
- Meiden nephrotoxischer Substanzen (NSAID, Kontrastmittel)
- OAK nach thromboemb. Ereignis mind. 6–12M bzw. solange der Patient nephrotisch ist
- Thromboseprophylaxe in Risikosituationen
- Prophylaktische Antikoagulation (oral oder niedermol. Heparine i.v.) bei membranöser GN und Albumin < 2g/dl (lt. UpToDate schon ab < 3g/dl und niedrigem Blutungsrisiko) erwägen
- Impfungen gg. Influenza und Pneumokokken (keine Lebendimpfung bei Immunsuppression)
- Therapie der Folgeerkrankungen bei Niereninsuffizienz (s. Kap. T 5.2.2)

Glomerulonephritis

	ACE-Hemmer (Renoprotektivum)	z.B. Ramipril → 24	1 x 2.5-10mg p.o.
oder	**AT-II-Re.-Antagonist**	z.B. Losartan → 26	1 x 25-100mg/d p.o.
	Schleifendiuretikum (Diuresesteigerung).	Furosemid → 41	2 x 40-500mg/d p.o. (MTD 2000mg) oder 20-500mg/d i.v.
oder		Torasemid → 41	1 x 10-200mg/d p.o.
evtl. plus	**Benzothiadiazindiuretikum** (Diuresesteigerung)	Hydrochlorothiazid → 43	1 x 25-50mg/d p.o.
oder plus	**Thiazidderivatdiuretikum** (Diuresesteigerung)	Xipamid → 43	1 x 10-40mg/d p.o.
	HMG-CoA-Reduktase- hemmer (intrazelluläre Cholesterin- synthese ↓, LDL ↓, HDL ↑).	z.B. Simvastatin → 122	1 x 20mg/d p.o. zur Nacht (je nach Therapie der Grundkrankheit, Blutfette)

[10] nvl – Nierenerkrankungen bei Diabetes im Erwachsenenalter; Stand: 09/2015, gültig bis 12/2017
[11] 2019 ESC/EAS Guidelines for the management of dyslipidaemias: lipid modification to reduce car-diovascular risk: The Task Force for the management of dyslipidaemias of the European Society of Cardiology (ESC) and European Atherosclerosis Society (EAS), European Heart Journal, Volume 41, Issue 1, 1 January 2020, Pages 111-188
[12] www.uptodate.com; Recherche 6/2020
[13] A. Keil, T.B. Huber; Nephrotisches Syndrom bei Erwachsenen – Klinik, Diagnostik, symptomatische und supportive Therapie, Nephrologe 2013 · 8:156-164

T 5.3 Glomerulonephritis[12, 14]

T 5.3.1 Akute postinfektiöse GN

z.B. Immunkomplexnephritis nach Streptokokkeninfektion, v.a. bei Kindern

Therapeutische Maßnahmen:
- Sanierung des Infektionsherds, sofern noch vorhanden
- Zusätzlich supportive Therapie (wie Therapie des akuten Nierenversagens)
- Bei > 30% involvierten Glomeruli in der Nierenbiopsie Prednisolonstoßtherapie

	Benzylpenicillin (Antibiose)	Penicillin G → 218	4-6 x 0.5-10 Mio. IE/d i.v. (7-10d)
oder	**Makrolid** (Antibiose)	Erythromycin → 233	3 x 500mg/d p.o., 4 x 0.5-1g/d i.v. (7-10d, bei Penicillinallergie)

Eventuell Antibiotikaprophylaxe während einer Epidemie mit nephritogenen Streptokokken zur Vermeidung weiterer Episoden

T 5.3.2 Staphylokokkenassoziierte GN[14, 15]

z.B. Immunkomplexnephritis während/kurz nach Inf., v.a. bei Erw.

Therapeutische Maßnahmen:
- Sanierung des Infektionsherds (am häufigsten: Haut, Lunge, Herz, tiefe Abszesse, HWI)
- Supportive Therapie wie Niereninsuffizienz und nephrotisches Syndrom
- **Keine** Immunsuppression

[14] KDIGO Clinical Practice Guideline for Glomerulonephritis 2012
[15] Der Internist, Heft 5/2019, Springer-Verlag

T 5.3.3 Minimal-Change-GN[12, 14, 15]

Alle Patienten: Therapie wie bei nephrotischem Syndrom und chron. Niereninsuffizienz
Assoziiert mit (auslösende Ursache suchen und, falls möglich, beseitigen):
- Medikamenten (NSAID, COX-2-Hemmer, Ampicillin, Rifampicin, Cephalosporine, Lithium-D-Penicillamine, Bisphosphonate, Sulfasalazine, Impfungen, Gamma-Interferon)
- Neubildungen (v.a. hämatologische: Lymphome, Leukämie; selten solide Tumore: Thymom, Nierenzell-Ca, Mesotheliom; Bronchial-, Kolon-, Blasen-, Mamma-, Pankreas-, Prostata-Ca)
- Infektionserkr. (Syphilis, Tbc, HIV, Mykoplasmen, Ehrlichiose, Hepatitis C, Echinokokkose)
- Allergien, Atopie
- Andere glomeruläre Erkrankungen (SLE, DM 1, HIV-Nephropathie, polyzystische Nierenerkr.)

ini (und 1. Relaps n. Remission)	Glukokortikosteroide	Prednisolon → 210 oder Prednison → 210	1mg/kg KG/d p.o. (max. 80mg) für 12–16(21)W; nach Remission über 6M ausschleichen (in 5-mg-Schritten alle 5d bis 20mg, dann 2.5-mg-Schritte)
	Relaps, Steroidresistenz (Diagnose überprüfen), Steroidkontraindikationen		
oder	Alkylanz (immunsuppressiv)	Cyclophosphamid → 153	2mg/kg KG/d p.o. für 12W
		Ciclosporin → 275	3–5mg/kg KG/d p.o. in 2 ED für 1–2J
evtl. plus	Glukokortikosteroide	Prednisolon → 210 oder Prednison → 210	0.15–0.2mg/kg KG/d
	Relaps nach/fehlendes Ansprechen auf Cyclophosphamid und Cyclosporin		
	Anti-CD20-Antikörper	Rituximab (off label) → 188	375mg/m² i.v. M0 und 6
plus	Supportivtherapie zur Immunsuppression		

T 5.3.4 Membranöse GN[12, 14, 15]

Sekundäre Formen (PLA2R-Antikörper negativ) assoziiert mit:
- Systemkrankheiten (Systemischer Lupus erythematodes [WHO Klasse V], Sarkoidose)
- Medikamente (Penicillamine, Bucillamine, Gold, Anti-TNF-Therapie, Tiopronin, NSAID, Diabetestherapie mit Schweineinsulin)
- Infektionen (Hepatitis-B-Virus, Hepatitis-C-Virus)
- Malignomen (Lunge, Niere, Mamma, GI, selten hämatologische oder Lymphome)
- Zustand nach Stammzelltransplantation, Nierentransplantation

Glomerulonephritis

Bei akuter Verschlechterung der Nierenfunktion suchen nach:
- Bilateraler Nierenvenenthrombose
- Interstitieller Nephritis/Medikamententoxizität
- Zusätzlicher Glomerulonephritis

Alle Patienten: Therapie wie bei nephrot. Syndrom und chronischer Niereninsuffizienz
Nach Ausschluss sekundärer Ursachen (bzw. PLA2R-Antikörper positiv) immunsuppressive Therapie der idiopathischen membranösen GN beim Vollbild des nephrot. Syndroms oder wenn nach einem Beobachtungszeitraum von 3–6 M folgende Kriterien erfüllt sind:
- Proteinurie > 4 g/d
- Anstieg der Proteinurie um 50% des Ausgangswerts
- Keine Besserung unter antihypertensiver/antiproteinurischer Therapie **oder** schwere, lebensbedrohl. Symptome des nephrot. Syndroms **oder** Kreatininanstieg > 30% in 6–12 M

Keine immunsuppressive Therapie wenn
- Kreatinin > 3.5 mg/dl (309µmol/l)/eGFR < 30ml/min
- Kleine Nieren im Ultraschall (< 8cm)
- Patienten an einer lebensbedrohlichen Infektion erkrankt sind

Initiale Therapie

	Anti-CD20-Antikörper	Rituximab → 188 (off-label)	1g i.v. W0 und 2, bei Persistenz zusätzlich M6
oder	Glukokortikosteroide	Prednisolon → 210	10mg alle 2d für 6M
plus	Transkriptionsfaktor-hemmung	Ciclosporin → 275	3–5mg/kgKG/d p.o. in 2 ED (Zielsp.120–200µg/l), 6M; über 2–4M ausschleichen, wenn Proteinurie < 300g/d; Dosis halbieren, wenn Proteinurie < 3,5g/d
oder		Tacrolimus → 276	0.05mg/kgKG/d p.o. in 2 ED (Zielspiegel 3–5µg/l); falls kein Ansprechen nach 2M, Zielspiegel auf 5–8 erhöhen; Ther. 12M, dann über 6M ausschleichen

Eingeschränkte Nierenfunktion, rasche Progression

	Glukokortikosteroide	Methylprednisolon → 210	1g/d i.v. an d1–3 zu Beginn von M1, 3, 5
dann		Prednisolon → 210	0.5mg/kgKG/d p.o. M1, 3, 5 an den d 4–30
plus	Alkylanz (immunsuppressiv)	Cyclophosphamid → 153	1.5–2mg/kgKG/d p.o. M2, 4, 6; DANI beachten
oder		Chlorambucil → 153	0.15–0.2mg/kgKG/d p.o. M 2, 4, 6

Resistente Erkrankung, wenn vorher Cyclophosphamid oder Chlorambucil

siehe initiale Therapie

Resistente Erkrankung, wenn vorher Rituximab oder Calcineurininhibitor	
	siehe initiale Therapie → 541
plus	Supportivtherapie zur Immunsuppression

Jeweils nach 6 Monaten (je nach Ansprechen) Entscheidung über weitere Therapie:
- Komplette und partielle Remission ⇒ Therapiedauer wie beim Medikament beschrieben
- Kein Ansprechen ⇒ Therapiestopp, ggf. alternative Therapie

T 5.3.5 Fokal segmental sklerosierende GN (FSGS) [12, 14, 15]

Alle Patienten: Therapie wie bei nephrotischem Syndrom und chron. Niereninsuffizienz
Sekundäre FSGS: Behandlung der Grundkrankheit
Assoziiert mit: Toxinen (z.B. Heroin, Interferon, Ciclosporin, Pamidronat), genetischen Abnormalitäten, Infektionen (inkl. HIV), atheroembolischen Ereignissen, Erkrankungen (als physiologische Antwort) mit glomerulärer Hyperfiltration/Hypertrophie (verminderte Nierenmasse, renale Vasodilatation, unilaterale Nierenagenesie, vorangegangenes Nierentrauma).
Primäre FSGS ohne nephrotisches Syndrom und normale Nierenfunktion: supportive Ther. (ACE-Hemmer oder AT-I-Blocker) und beobachten; hohe Rate an Spontanremissionen

Primäre FSGS mit nephrotischen Syndrom			
	Glukokortikosteroide	Prednisolon → 210	1mg/kgKG/d p.o. (max. 80mg) oder 2mg/kgKG (max. 120mg) alle 2d; wenn nach 2-3M komplette Remission, ausschleichen über 3M; wenn nach 3M partielle Remission, ausschleichen über 3-9M

Bei Steroidnebenwirkungen, Steroidresistenz oder KI für hohe Steroiddosen			
	Transkriptionsfaktorhemmung v.a. bei T-Lymphozyten	Ciclosporin → 275	2-4mg/kgKG/d p.o. in 2 ED (Zielspiegel 100-175ng/ml) für 6M bei kompletter Remission, für 1J bei partieller Remission
oder		Tacrolimus → 276	0,1mg/kgKG/d p.o. in 2 ED, (Zielspiegel 5-10ng/ml) für 6M bei kompletter Remission, f. 1J bei part. Remission
evtl. plus	Glukokortikosteroide	Prednisolon → 210	0.15mg/kgKG/d p.o. (max. 15mg) für 6M, dann auf 5-7.5mg/d reduzieren; Ther. solange wie Ciclosporin oder Tacrolimus
plus	Supportivtherapie zur Immunsuppression		

Glomerulonephritis 543

Bei Steroidresistenz oder KI für Ciclosporin

	Immunsuppression	Mycophenolatmofetil → 276	2 x 750-1000mg p.o. für 6M
evtl. plus	Glukokortikosteroide	Prednisolon → 210	0.15mg/kgKG/d p.o. (max. 15mg) für 6M, dann auf 5-7.5mg/d reduzieren; Ther. solange wie Ciclosporin oder Tacrolimus

T 5.3.6 Membranproliferative Glomerulonephritis [12, 14, 15]

Grunderkrankung suchen und behandeln

Assoziiert mit:
- immunologischen Erkrankungen (SLE, Sjögren-Syndrom, heredit. Komplement-Mangel, rheumatoide Arthritis, X-chromosomale Agammaglobulinämie, Kryoglobulinämie)
- chron. Inf. (Hep. B u. C, SBE, HIV, EBV, ventrikuloatriale Shuntinfektion, chronische Abszesse, Endokarditis, Schistosomiasis, Malaria, Lepra, TBC, Mycoplasmen, Brucellose)
- thrombotischen Mikroangiopathien (Transplantatglomerulopathie, Antiphospholipid-syndrom, Heilungsphase von TTP/HUS, Sklerodermie)
- Dysproteinämien
- anderen Erkrankungen: partielle Lipodystrophie, CLL, Factor-H-, -I-, MCP-, Komplement-faktor-3- und -4-Mangel, Plasmazelldyskrasie, M. Waldenström, Leicht-/Schwer-Ketten-Ablagerungen, Melanome, Alpha-1-Antitrypsin-Mangel, Chlorpropamid, Non-Hodgkin-Lmphome, Nierenzell-Ca, splenorenale Shunt-Operation für portale Hypertonie, Transplantatglomerulopathie, Niemann-Pick-Erkrankung
- nach Ausschluss sekundärer Formen Therapie der drei möglichen Unterformen

Idiopathische Immunkomplex-vermittelte GN

Patienten ohne nephrotisches Syndrom mit normalem Kreatinin:
nur supportive Therapie (ACE-Hemmer oder AT-I-Blocker)

Patienten mit nephrotischem Syndrom, (fast) normales Kreatinin

Glukokortikosteroide	Prednisolon → 210	1mg/kg KG/d p.o. (max. 60-80mg) für 12-16W, ausschleichen über 6-8M

Keine Response auf Steroide allein

Alkylanz (immunsuppressiv).	Cyclophosphamid → 153	2mg/kgKG/d p.o. für 3-6M, DANI beachten

Falls weiterhin keine Response: Versuch mit Rituximab

Bei rapid progressivem Verlauf Therapie wie bei rapid progressive GN

C3-Nephritis und Dense Deposit Disease

Alle Patienten:
- ACE-Hemmer oder AT-I-Blocker bei Proteinurie > 500mg/d
- Blutdruck einstellen
- Hyperlipidämie mit Statinen behandeln

Pat. ohne nephrotisches Syndrom mit normalem Kreatinin: nur supportive Therapie

Bei Nachweis eines spezifischen Defekts/einer spezifischen Ursache:
- Faktor-H-Defekt: periodische Infusionen von FFP (10-15ml\kg KG alle 2W)
- Monoklonale Gammopathie: zugrundeliegende Neoplasie (Multiples Myelom) suchen

Keine nachweisbare zugrundeliegende Ursache:

	Purinsynthese-Hemmer (immunsuppressiv)	Mycophenolatmofetil → 276	2 x 1000mg p.o. für 6M
plus	Glukokortikosteroid	Prednisolon → 210	20mg/d oder 40mg alle 2d

Kein Ansprechen innerhalb von 6 Monaten

Antikörper	Eculizumab → 185	900mg i.v./W für 4-5W, dann 1200mg i.v. alle 2W für bis zu 1 Jahr

Es gibt noch keine evidenzbasierten Therapieempfehlungen. Die Therapie sollte zusammen mit einem spezialisierten Zentrum erfolgen. Immunmodulatorische Therapien mit Mycophenolat und Steroiden oder Eculizumab zeigte in kleinen Studien Vorteile. Evtl. periodische Infusion von FFP, evtl. Plasmaaustausch.

Bei rapid progressivem Verlauf Therapie wie bei rapid progressiver GN

T 5.3.7 IgA-Nephritis[16]

Alle Patienten: Therapie wie bei nephrotischem Syndrom und chron. Niereninsuffizienz
Zusätzlich:
- Nikotinkarenz
- Gewichtsnormalisierung anstreben
- Eiweißaufnahme auf < 0,8g/kg KG/d reduzieren
- Kochsalzaufnahme < 6g/d
- Konsequent RR syst. < 130mmHg einstellen (ACE-Hemmer od. AT1-Antagonisten bevorzugen)
- Proteinurie > 1g/d ACE-Hemmer oder AT1-Antagonisten
- Alle Komponenten des metabolischen Syndroms kontrollieren
- Natriumbicarbonat bei allen Patienten mit eingeschränkter Nierenfunktion unabhängig vom Vorliegen einer Azidose

evtl. plus	Fischölpräparate	Mehrfach ungesättigten-3-Fettsäuren → 124	> 3.3g/d p.o.

Bei progressiv aktiver Erkrankung

Steigendes Kreatinin unter supportiver Therapie, aktive Erkrankung in Nierenbiopsie

	Glukokortikosteroid	Methylprednisolon → 210	1g/d i.v. an d1-3 zu Beginn von M1, 3, 5
und		Prednisolon → 210	dazw. 0.5mg/kgKG p.o. jed. 2. d f. 6M, dann ausschleichen

Glomerulonephritis

ODER alternative Steroidtherapie		
Glukokortikosteroid	Prednison → 210	0.8–1mg/kg p.o. für 2M, dann um 0.2mg/kgKG/d pro M reduzieren
plus	Supportivtherapie zur Immunsuppression	

[16] Erley C et al; IgA-Nephropathie und Schönlein-Hennoch-Purpura; Der Nephrologe 2016 11:153-163

Bei sich rasch verschlechternder Nierenfunktion

	Glukokortikosteroid (antiinflammatorisch, immunsuppressiv).	Methylprednisolon → 210	0.5g/d i.v. für 3d, dann Prednisolon (s.u.)
		Prednison → 210	1mg/kgKG/d p.o. (MTD 60mg) für 4W, dann über 3-4M ausschleichen
plus	Alkylanz. (immunsuppressiv).	Cyclophosphamid → 153	0.5g/m² i.v. alle 4W für 6M
dann	Purinanalogon (immunsuppressiv).	Azathioprin → 275	1.5mg/kgKG/d p.o. für 1-2J; Beginn ca. 2W nach letzter Cyclophosphamidgabe (Lc > 4.000, neutroph. > 1.500)

T 5.3.8 Rapid progressive GN

Akuttherapie, bis Ergebnisse der erfolgten Diagnostik/Biopsie vorhanden sind

	Glukokortikosteroid	Methylprednisolon → 210	500–1000mg/d i.v. für 3d, dann Prednisolon (s.u.)
evtl. +	Plasmapherese (bes. bei Pat. mit Hämoptysen u./od. schwerer Nierenfktsstrg./Dialyse)		

T 5.3.9 Anti-Glomerulumbasalmembran-AK, Goodpasture-Syndrom

	Glukokortikosteroid (antiinflammatorisch, immunsuppressiv)	Methylprednisolon → 210	15–30mg/kgKG/d (max. 1000mg/d) i.v. für 3d, dann Prednisolon (s.u.)
		Prednisolon → 210	1mg/kgKG/d p.o. (MTD 80mg) bis Remiss., dann 20mg über 6W, über 6M ausschleichen
plus	Alkylanz (immunsuppressiv)	Cyclophosphamid → 153	2mg/kgKG/d p.o. für 2-3M, dann nach Anti-GBM-Titer; bei weiter hohem Anti-GBM nach 6M evtl. umstellen auf Azathioprin; DANI beachten; Pat. > 60J: MTD 100mg/d
evtl. plus	Plasmapherese (4l gegen Albumin 5%/d für 2-3W oder bis keine AK mehr nachweisbar); bei Hämorrhagien oder Blutungsrisiko 1-2l FFP am Ende der Plasmapherese		
	Bei Infekt unter Plasmapherese zusätzl. zur antibiotischen Therapie i.v.-Immunglobuline		
plus	Supportivtherapie zur Immunsuppression		

T 5.3.10 Pauci-Immun-GN, ANCA-assoziierte GN

	Glukokortikosteroide (antiinflammatorisch, immunsuppressiv)	Methylprednisolon → 210	7-15mg/kg KG/d (max. 500-1000mg/d i.v. für 3d, dann Prednison (s.u.)
		Prednison → 210	1mg/kg KG/d (MTD 60mg) p.o. bis Remission, dann in 2M bis auf 20mg reduzieren, über 3-4M ausschleichen
plus	**Alkylanz** (immunsuppressiv)	Cyclophosphamid → 153	Bolus mit 0.5g/m² KOF i.v. alle 2W für 3-6M bzw. 3M über Remission hinaus ODER: Bolus 15mg/kgKG i.v. alle 2W für 3 Dosen, dann alle 3W für 3-6M
oder		Cyclophosphamid → 153	1.5-2mg/kgKG/d p.o. für 6M bzw. 3M über Remission hinaus (cave DANI)
oder	**Antikörper**	Rituximab → 188	375mg/m² i.v. 1x/W für 4W; nachfolgende Erhaltungstherapie nicht geklärt, ggf. 375mg/m² nach 6M erwägen
evtl. plus	Plasmapherese (empfohlen bei Patienten mit zusätzl. Anti-GM-AK, schwerer pulmonaler Hämorrhagie, fortgeschrittener Niereninsuffizienz oder Dialysepflicht bei Erstdiagnose) 60ml/kgKG Austausch gegen Albumin 5% 7 x über 14d; bei Hämorrhagien zusätzlich gegen FFP. Nach Rituximabgabe mit Plasmapheresen 48h pausieren, sonst wird Rituximab mit entfernt.		
plus	Supportivtherapie zur Immunsuppression		

Danach Erhaltungstherapie

	Purinanalogon	Azathioprin → 275	1.5-2mg/kgKG/d p.o. für 8-12M
oder	**Immunsuppression**	Methotrexat → 157	nur bei GFR > 50ml/min; Start mit 0.3mg/kgKG/W (max. 15mg/W) p.o. oder s.c., um 2.5mg/W steigern bis auf 25mg/W für 8-12M
plus		Folsäure → 151	5mg p.o. am Tag nach Methotrexat-Einnahme
oder	**Antikörper**	Rituximab → 188	375mg/m² i.v. alle 6M für 2J

Glomerulonephritis 547

T 5.3.11 Lupusnephritis (LN)

Alle Patienten: Therapie wie bei nephrotischem Syndrom und chron. Niereninsuffizienz

Immunsuppressive Therapie (für die Nieren) bei:
- Diffus oder fokal proliferativer Lupusnephritis
- Ausgewählten Patienten mit membranöser Lupusnephritis, besonders mit schwerem nephrot. Syndrom, erhöhtem Serumkreatinin u./od. assoziierter proliferativer Erkrankung
- Minimal mesangialer u. mesangial proliferativer LN **nicht** indiziert (keine Immunsuppr.)

Aktive schwere Erkrankung
ANV, schwere extrarenale Manifestationen, rapid progressive GN

ini	Glukokortikosteroid (antiinflammatorisch, immunsuppressiv)	Methylprednisolon → 210	250–1000mg/d i.v. für 3d, weiter bei diffuser oder fokal proliferativer LN

Diffuse oder fokal proliferative Lupusnephritis

	Glukokortikosteroid (antiinflammatorisch, immunsuppressiv)	Prednison → 210j	60mg/d, dann alle 2W um 10 bis auf 40mg ↓, dann alle 2W um 5mg ↓ bis auf 10mg, wenn 4W stabil, in 2.5-mg-Schritten ausschl.
und	Alkylanz (immunsuppressiv)	Cyclophosphamid i.v. → 153	weiße Pat.: 500mg i.v. alle 2W für 6 Zyklen (EURO-LUPUS Study); bei Afro-Amerikanern, -Caribbeans, Hispanics evtl. höher dos.: 0.5-1g/m² i.v./M (6-7M)
oder		Cyclophosphamid p.o. → 153	1-1.5mg/kg KG/d p.o. für 2-4M (cave DANI)
oder	Purinsynthese-Hemmer (immunsuppressiv)	Mycophenolatmofetil → 276	Start mit 2 x 500mg/d p.o., um 500mg/W steigern bis 3 x 1000mg p.o. (n. Anspr./ UW) f. 6M, dann Erh.ther.; bevorzugt bei black and hispanic patients u. Frauen mit Kinderwunsch

Erhaltungstherapie (12–24 Monate oder länger, je nach Verlauf)

	Glukokortikosteroid (antiinflamm., immunsuppr.)	Prednison → 210	0.05–0.2mg/kgKG/d p.o., solange Erhaltungsther.
plus	Purinanalogon (immunsuppressiv)	Azathioprin → 275	2mg/kgKG/d p.o. (max. 150–200mg/d) für 1–2J, Beginn ca. 2–4W nach letzter Cyclophosphamid-i.v.-Gabe, bei oraler Gabe am Folgetag (Lc > 4000, neutrophile > 1500)

548 T 5 Nephrologie – Therapie

oder	Purinsynthese-Hemmer (immunsuppressiv)	Mycophenolatmofetil → 276	2 x 1000mg/d p.o., Beginn ca. 2–4W nach letzter Cyclophosphamidgabe (Lc >4000, neutroph. >1500) für 12–24M oder länger
plus	Osteoporoseprophylaxe (bei Steroidtherapie); s. Supportivtherapie zur Immunsuppression		

T 5.3.12 Panarteriitis nodosa/Polyarteriitis nodosa

Sekundäre PAN
Assoziiert mit (→ suchen und behandeln): Kollagenosen (SLE, rheumatoide Arthritis, Sjögren Syndrom), chronisch viralen Infekten (Hepatitis B oder C), Haarzell-Leukämie

Idiopathische PAN
Milder Verlauf: normale Nierenfunktion, keine neurologischen oder gastrointestinalen Symptome, isolierte Hautsymptome

	Glukokortikosteroid (antiinflammatorisch, immunsuppressiv)	Prednison → 210	1mg/kgKG/d p.o., max. 60–80mg/d für 4W, über 2–3M auf 20mg reduzieren, dann sehr langsam über 6–9M ausschleichen

Idiopathische PAN, Glukokortikoidresistenz od. hohe Glukokortikoiddosen nicht erwünscht

	Glukokortikosteroid (antiinflammatorisch, immunsuppressiv)	Prednison → 210	1mg/kgKG/d p.o., max. 60–80mg/d für 4W, rasch ↓ auf < 10mg/d p.o. für 6–9M
plus	Purinanalogon	Azathioprin → 275	2mg/kgKG/d p.o. in 2 ED
oder	Immunsuppression	Methotrexat → 157	20–25mg/W p.o. oder s.c. plus Folsäure 5mg p.o. am Tag n. Methotrexatgabe
oder	Purinsynthese-Hemmer (immunsuppressiv)	Mycophenolatmofetil → 276	500–1000mg 2–3x/d p.o. für 1–2J

Lebensbedrohlicher Verlauf (initiale Therapie plus Prednisolonbolustherapie)

	Glukokortikosteroid (antiinflammatorisch, immunsuppressiv)	Methylprednisolon → 210	7–15mg/kgKG/d i.v. (max. 1000mg/d) für 3d, dann Prednison (s.o.)

Moderate und schwere PAN
Niereninsuffizienz, Mesenterialarterienischämie, Mononeuropathia multiplex

	Glukokortikosteroid (antiinflammatorisch, immunsuppressiv)	Prednison → 210	1mg/kgKG/d p.o., max. 60–80mg/d für 4W, über 2–3M auf 20mg reduzieren, dann sehr langsam über 6–9M ausschleichen

Glomerulonephritis

plus	Alkylanz (immunsuppressiv)	Cyclophosphamid → 153	*Bolus mit 600mg/m² KOF i.v. alle 2W für insges. 3 Gaben, dann alle 4W f. 4M bzw. 3M über Remission hinaus, DANI!*
oder			*2mg/kg KG/d p.o. für 6-9M, DANI beachten*

Danach Erhaltungstherapie

	Purinanalogon	Azathioprin → 275	*2mg/kgKG/d p.o. für inges. 18M Immunsuppression*
oder	Immunsuppression	Methotrexat → 157	*20-25mg/W p.o./s.c. plus Folsäure 5mg p.o. am d n. Methotrexatgabe, für 18M*
oder	Purinsynthese-Hemmer (immunsuppressiv)	Mycophenolatmofetil → 276	*500-1000mg 2-3x/d p.o. für 1-2J*

T 5.3.13 Kryoglobulinämie

- Immer Hepatitis B/C, Endokarditis, Plasmozytom/Waldenström ausschließen bzw. behandeln
- Bei milden Formen Verlaufsbeobachtung
- Bei Endorganschäden (Vaskulitis und/oder Thrombose) aggressive Therapie

	Glukokortikosteroide (antiinflammatorisch, immunsuppressiv)	Methylprednisolon → 210	*7-15mg/kgKG (MTD 1000mg) i.v. f. 3d, dann Prednison (s.u.)*
		Prednison → 210	*1mg/kgKG (MTD 80mg) p.o. für 2-4W, dann 40mg/d für 2-4W, dann 20mg/d f. 2-4W, dann langsam ausschleichen*
evtl. plus	Bei respiratorischer Insuffizienz, pulmonalen Hämorrhagien, intestinaler Vaskulitis und rapid progressive Glomerulonephritis: Plasmapherese (Austausch von 1 Plasmavolumen 3 x/W für 2-3W gegen GEWÄRMTES Albumin)		
evtl. +	Antikörper	Rituximab → 188	*375mg/m² i.v. 1x/W für 4W*
oder			*1000mg W0 und W2*
oder	Alkylanz (immunsuppressiv)	Cyclophosphamid → 153	*2mg/kgKG/d p.o. für 2-3M (bei GFR < 30ml/min Dosisreduktion um 30%)*
plus	Osteoporoseprophylaxe (bei Therapie mit Steroiden); s. Kap. T 5.3.14		

T 5.3.14 Supportive Therapie zur Immunsuppression

Cyclophosphamid (maximale Kumulativdosis 30-60g)

Kontrazeption, evtl. Kryokonservierung der Spermien, evtl. Gonadenschutz/Ovarialprophylaxe

evtl. plus	Cyclophosphamid-Metabolit (Acroleinneutralisation, Zystitisprophylaxe)	Mesna[17]	*Dosis C in mg entspr. mg MESNA: je 20% Std. 0, 4, 8 der Cyclophosphamidinf. (bei Bolustherapie)*

[17] Fachinformation MESNA 400mg Inj. Lsg.

Kortikosteroide > 20mg Prednisonäquivalent plus weiteres Immunsuppressivum			
plus	**Antibiotikum** (Pneumozystis carinii/jirovecii-Pneumonie-Prophylaxe)	Trimethoprim + Sulfamethoxazol → 238	*160mg/800mg p.o. 3 x/W für die Behandlungsdauer*

Kortikosteroide (Osteoporoseprophylaxe nach DVO-Leitlinien[18])			
1000mg Ca über Nahrung aufnehmen; wenn dies nicht erreicht wird: medikamentös substituieren			
evtl. plus	**Vitamin D**	Colecalciferol → 149	*800-1000E/d p.o.*
Bei Prednisonäquivalent > 7.5mg/d, > 3M, T-Score < −1.5, Vorhandensein von Wirbelkörperfrakturen			
evtl. plus	**Biphosphonat** (Osteoklastenhemmung)	z.B. Alendronsäure → 131	*10mg/d oder 70mg/W p.o.*

[18] AWMF 183-001, Prophylaxe, Diagnostik und Therapie der Osteoporose, Stand: 31.12.2017, gültig bis 30.12.2022

Kortikosteroide (Magenschutz)			
evtl. pl.	**Protonenpumpenhemmer**	z.B. Pantoprazol → 94	*1 x 40mg/d p.o.*

Kortikosteroide (Soorprophylaxe, Soortherapie)			
evtl. plus	**Antimykotikum zur topischen Anwendung**	Nystatin → 381	*4-6 x 100 000IE p.o.*

T 5.4 Gefäßerkrankungen[12]

T 5.4.1 Nierenarterienstenose

Atherosklerotische Nierenarterienstenose
- Strikte Einstellung aller kardiovaskulären Risikofaktoren
- Interventionelle Therapie (PTA, Stent, Bypass-OP) erwägen bei kurzer Hypertoniedauer, nicht ausreichender ausgebauter medikamentöser Therapie, Intoleranz gegenüber antihypertensiver Therapie, wiederholtem Lungenödem oder refraktärer Herzinsuffizienz und bei nicht anders erklärbarer progredienter Niereninsuffizienz bei bilateraler Stenose

Fibromuskuläre Dysplasie (FMD)
- Blutdruckeinstellung, ACE-Hemmer/AT1-Blocker ggf. mit Thiazid bevorzugen
- Indikation zur Revaskularisation (erfolgversprechender als bei atherosklerotischer Stenose): Junge Patienten(innen) mit niedrigem Risiko für Atherosklerose, resistente Hypertonie unter antihypertensiver Dreierkombination, Intoleranz gegenüber antihypertensiver Therapie, bilaterale FMD, hypertensive Kinder

Dehydratation

T 6 Endokrinologie – Therapie (N. Reisch)

T 6.1 Dehydratation

T 6.1.1 Isotone Dehydratation

Leicht

NaCl-Lösung (Volumen- + Elektrolytsubstitution)	„Maggisuppe" → 302	10g NaCl in 2–3l p.o.; WHO-Empfehlung bei Durchfallerkrankungen: 3.5g NaCl + 2.5g NaHCO$_3$ + 1.5g KCl + 20g Glukose in 1 000ml H$_2$O p.o.

Schwer

Kristalloide isotonische, isoionische Infusionslösung (Volumen-/Elektrolytsubst.)	Ringer-Lösung → 302	i.v. 2–4l bzw. nach ZVD und Urinausscheidung, bei hypovol. Schock z. Teil > 4l

Bei Oligo-Anurie oder Niereninsuffizienz

Isotone NaCl-Lösung (kaliumfreie Volumen- + Elektrolytsubstitution)	NaCl 0.9% → 302	i.v. nach ZVD und Urinausscheidung, vorsichtige Substitution, da Gefahr der Hypervolämie

T 6.1.2 Hypotone Dehydratation

Cave: zentr. pontine Myelinolyse bei zu rascher Infusion, Ausgleich der Elektrolyte über Tage

Leicht

NaCl-Lösung (Volumen- + Elektrolytsubstition)	„Maggisuppe" → 302	10g NaCl in 2–3l p.o.; WHO-Empfehl. bei Durchfallerkr.: 3.5g NaCl + 2.5g NaHCO$_3$ + 1.5g KCl + 20g Glukose in 1l H$_2$O p.o.

Schwer (Na$^+$ < 125mmol/l, beginnende zerebrale Symptome)

	Isotone NaCl-Lösung (Volumen- + Elektrolytsubst.)	NaCl 0.9% → 302	i.v. nach ZVD (50% des geschätzten Bedarfs)
(1 : 1) plus	**Kristalloide Infusionslsg.** (Volumen-/Elektrolytsubst.)		i.v. nach ZVD (50% des geschätzten Bedarfs)

Notfall (schwere zerebrale Symptome)

NaCl-Lösung (Volumen- + Elektrolytsubstitution)	NaCl-Konzentrat → 302 z.B. 5.85%: 1ml = 1mmol in NaCl 0.9%	(135−Na$^+$) × 0.3 × kg = mmol Bedarf langsam i.v. in h1 um 5–6mmol/l, dann um 1mmol/l/h (Myelinolyse-Gefahr)

T 6.1.3 Hypertone Dehydratation

Leicht

	Elektrolytarme Lösung (Volumensubstitution)	Wasser, Tee	2–3 l p.o.

Schwer

	Cave: Hirnödem		
	Hypoosmolare Infusionslsg. (Volumensubstitution)	Glukose 5% → 303	langsam i.v. (über Tage)
evtl.	1/3 des Wasserbedarfs mit kristalloider isotonischer, isoionischer Elytlösung	Ringer → 302	langsam i.v.

Wasserbedarf (l) = (Na⁺/140−1) x 0.4 x kg bzw. ausführlich = (Na⁺ [aktuell in mmol/l]/ Na⁺ [normal in mmol/l]−1) x Anteil Körperwasser x kg KG; Anteil des Körperwassers bei Dehydratation nicht mit 0,6, sondern mit 0,4 ansetzen

T 6.2 Hyperhydratation

T 6.2.1 Isotone Hyperhydratation

evtl.	Schleifendiuretikum (Volumenentlastung)	Furosemid → 41	20 mg i.v., ggf. Dosis ↑
		Torasemid → 42	10–20 mg i.v.
evtl. +	Flüssigkeits-/Na⁺-Restriktion		

T 6.2.2 Hypotone Hyperhydratation

Geschätzter Wasserüberschuss (l) = (1 − Na$_{ist}$/Na$_{soll}$) x 0.6 x kg

	Flüssigkeitsrestriktion		
	Benzothiadiazindiuretikum (ren. Flüssigk.-/NaCl-Verl.)	Hydrochlorothiazid → 43	1 x 12.5–50 mg/d p.o.
oder	Schleifendiuretikum (Volumenentlastung)	Furosemid → 41	20 mg i.v., ggf. Dosis ↑
		Torasemid → 42	10–20 mg i.v.
evtl.	Vasopressin-Antagonist	Tolvaptan → 144	bei Pat. mit Hyponatriämie bei SIADH 15 mg/d p.o.; bis max. 60 mg/d p.o. steigern
evtl. plus	Isotone NaCl-Lösung (vorsichtiger Natrium-defizitausgleich)	NaCl 0.9% → 302	i.v. unter Bilanzierung

T 6.2.3 Hypertone Hyperhydratation

	Benzothiadiazindiuretika (ren. Flüssigk.-/NaCl-Verl.)	Hydrochlorothiazid → 43	1 x 12.5–50 mg/d p.o.
evtl.	Ultimo Ratio: Hämodialyse/-filtration		

Ödeme

T 6.3 Ödeme

	Low-Dose-Heparinisierung (niedermolekular; Thromboseprophylaxe)	Nadroparin → 58	*1 x 2850IE/d s.c. oder 0.3ml*
		Dalteparin → 58	*1 x 2500IE/d s.c. oder 0.2ml*
	Schleifendiuretikum (Volumenentlastung)	Furosemid → 41	*ini 20–40mg i.v., dann nach Wi, max. effektive ED: 120mg i.v.; bei chron. NI bis 240mg i.v.; bei akutem Nierenvers.agen bis 500mg i.v. oder kontinuierliche Inf. 20–80mg/h*
		Torasemid → 41	*ini 10–20mg, dann nach Wi*
evtl. plus	**Aldosteronantagonist** (Volumenentlastung)	Spironolacton → 44	*d1–5 2–4 x 50–100mg, dann 1–2 x 50–100mg p.o.*

T 6.4 Hypokaliämie

Leicht

evtl.	**Kaliumpräparat** (Substitution)	Kalium → 299	*1–2 Tbl. (40–80mmol)/d p.o. (40mmol ca. K⁺↑ 0.3mmol/l)*

Schwer

	Kaliumchloridlösung (Substitution)	KCl 7.45% → 299 (1ml = 1mmol)	*20–40ml in 1l isotoner Lsg. bei 10–20mmol/h, max. 100–200mmol/d (K^+ < 3mmol/l mind. 200mmol, K^+ 3–4mmol mind. 100mmol)*

T 6.5 Hyperkaliämie

Leicht (selten therapiebedürftig)

	Kationenaustauscher	Polysulfonsäure → 412	*3–4 x 15g/d p.o. (bei Bed.)*

Schwer (> 6mmol/l oder EKG-Veränderungen)

	Kationenaustauscher (Ca^+; Kaliumentzug)	Polysulfonsäure → 412	*30g in 200ml Glu 10%. alle 8h (bei Bedarf), altern.: peroral o. über Magensonde 15g 3x/d*
oder	**Redistribution** (Kaliumentzug, EZR)	Glukose 20% + Altinsulin	*200ml + 20IE i.v. über 20min (bei Bedarf)*
oder	**Puffer** (Azidosetherapie)	Natriumhydrogencarbonat 8.4% → 305 (100ml = 100mmol HCO_3^-)	*BE x 0.3 x kg = mmol, max. 1.5mmol/kg/h i.v. (bei Bedarf)*

T 6 Endokrinologie – Therapie

oder	Membranantagonismus (Kaliumwirkungshemmung)	Kalziumglukonat 10% (10ml = 2.3mmol Ca) → 300	2.3–4.5mmol langsam i.v., Cave: digitalisierte Pat.
oder	Schleifendiuretikum (Kaliumexkretion)	Furosemid → 41	40–80mg i.v. (bei Bedarf)
		Torasemid → 42	20–40mg i.v. (bei Bedarf)
oder evtl.	Beta-2-Sympathomimet. (Kaliumentzug)	Salbutamol → 73	10mg p.i. oder 0.5mg i.v. langs. in 15min als Kurzinf.
evtl. plus	Isotone NaCl-Lösung (Volumenersatz)	NaCl 0.9% → 302	i.v. nach ZVD (bei Bedarf)
ultima ratio	Hämodialyse/-filtration		

T 6.6 Hypokalzämie

Cave: vor Therapie einer Hypokalzämie Ausschluss einer Hypoalbuminämie; Differentialdiagnostik (u.a. primärer Hypoparathyreoidismus, Vitamin D Mangel) erforderlich

Leicht

	Kalziumpräparat (Subst.)	Kalzium → 300	700–2000mg/d p.o. (bei Bed.)
evtl. plus	Vitamin D$_3$	Calcitriol → 149	ini 0.25µg p.o. jed. 2d, dann 2–3 x 0.25µg/W (bei Bedarf)
oder	Vitamin D (zum langsameren Ca$^+$-Anstieg bzw. Dauertherapie)	Colecalciferol → 149	ini 20000–100000IE/d; niedrigere Erhaltungsdosis (z.B. 1000IE/d)
evtl. plus	Thiaziddiuretikum (ren. Kalziumrückresorpt.↑)	Hydrochlorothiazid → 42	12.5–25mg/d p.o.

Akute hypokalzämische Krise

	Kalziumpräparat (Substitution)	Kalziumglukonat 10% → 300 (10ml = 2.3mmol)	ini 2.3–4.5mmol langs. i.v., dann in Glu. 5% als Inf., Cave: digitalisierte Pat.
evtl.	Magnesiumpräparat (Substitution)	Mg-Sulfat 10% → 300	20ml (8mmol) in 100ml Glu. 5% über 15min i.v., dann 10mmol/d Dauerinfusion (bei Bedarf)

T 6.7 Hyperkalzämie

Cave: Differentialdiagnostik (u.a. primärer Hyperparathyreoidismus, Tumorhyperkalzämie) für weitere zielgerichtete Therapie erforderlich

Leicht

evtl.	Isotone NaCl-Lösung (Rehydratation)	NaCl 0.9% → 302	1–2l i.v.
evtl.	Schleifendiuretikum (Kalziumexkretion)	Furosemid → 41	40–80mg i.v.

Hypomagnesiämie

Hyperkalzämische Krise

	Isotone NaCl-Lösung (Rehydratation)	NaCl 0.9% → 302	1–2 l i.v., max. 10 l/24h nach Bilanz (forcierte Diurese)
evtl.	**Schleifendiuretikum** (s.o.)	Furosemid → 41	40–80mg i.v., max. 1000mg
evtl.	**Kaliumchloridlösung** (Substitution)	KCl 7.45% (1ml = 1mmol) → 299	20–40ml in 1l isotoner Lsg. bei 10–20mmol/h, max. 100–200mmol/d (bei Bed.)
	Bisphosphonat (Osteoklastenhemmung, v.a. bei tumorassoziierten Hyperkalzämien)	Clodronsäure → 132	300mg/d über mind. 2h i.v.
		Pamidronsäure → 132	90mg i.v. Kurzinfusion
		Zoledronsäure → 132	4mg i.v. Kurzinfusion
evtl.	**Hormon** (Osteoklastenhemmung)	Calcitonin → 133	ini 3-4IE/kg langsam i.v., dann 4IE/kg/d s.c. (wirkt nur wenige d)
evtl.	**Glukokortikosteroid** (Resorptions-/Mobilisationshemmung)	Prednison → 210	0.5–1mg/kg/d

T 6.8 Hypomagnesiämie

Leicht

evtl.	**Magnesiumpräparat** (Substitution)	Magnesiumhydrogen-phosphat/-citrat → 300	3 x 4 Tbl./d p.o. (10–30mmol/d)

Akut symptomatisch

	Magnesiumpräparat (Substitution)	Mg-Sulfat 10% → 300	20ml (8mmol) in 100ml Glu 5% über 15min i.v., dann 10mmol/d Dauerinf., max. 50–100mmol/d

T 6.9 Hypermagnesiämie

oder	**Membranantagonist** (Mg-Wirkungshemmung)	Kalziumglukonat 10% (10ml = 2.3mmol Ca) → 300	2.3–4.5mmol langsam i.v.
oder	**Schleifendiuretikum** (Magnesiumexkretion)	Furosemid → 41	40–80mg i.v.
evtl. pl.	**Isotone NaCl-Lösung**	NaCl 0.9% → 302	i.v. nach ZVD

T 6.10 Metabolische Azidose

Chronisch

evtl.	**Puffer** (pH-Neutralisation)	Zitrat	ini 2 x 5g/d p.o., dann 2 x 2.5g/d p.o. (auf Dauer)
		Natriumhydrogencarbonat → 305	30–100mmol/d p.o. (auf Dauer)

Akut (pH < 7.2 oder HCO3 < 15mmol/l)			
	Vorrangig: Therapie der Ursache der Azidose		
	Puffer (pH-Neutralisation)	**Natriumhydrogencarbonat 8.4%** → 305 (100ml =100mmol HCO_3^-)	BE x 0,3 x kg = mmol, max. 1.5mmol/kg/h i.v. bzw. 50% des Defizits (nach pH)

T 6.11 Metabolische Alkalose

Leicht hypochlorämisch			
	Isotone NaCl-Lösung (Substitution)	**NaCl 0.9%** → 302	1–2l i.v. (nach pH)
		NaCl wirksam nur bei chloridsensiblen Formen, nicht beim Mineralokortikoidexzess	
evtl.	Kaliumchloridlösung (Substitution)	**KCl 7.45%** → 299 (1ml = 1mmol)	20–40ml in 1l isotoner Lsg. bei 10–20mmol/h, max. 100–200mmol/d (nach pH)

Schwer			
evtl.	Säureäquivalent (pH-Neutralisation)	**Argininhydrochlorid** → 305	BE x 0,3 x kg = mmol, max. 20mmol/h i.v. bzw. 50% des Defizits (nach pH verdünnen)
		Salzsäure → 305	BE x 0,3 x kg = mmol, max. 0.25mmol/kg/h i.v. bzw. 50% d. Defizits (n. pH verdünnen)

T 6.12 Respiratorische Azidose

evtl.	Verbesserung der Ventilation und/oder Sauerstoff	Beatmung z.B. nichtinvasiv	0.5–1l/min Nasensonde **Cave:** Atemdepression

CO_2 Folge einer Hypoventilation ⇒ respirat. Azidose ⇒ alleinige O_2-Gabe senkt Atemantrieb

T 6.13 Respiratorische Alkalose

Erstmaßnahmen: Beruhigung, evtl. O_2-Gabe (niedriges CO_2 durch Hyperventilation bei Sauerstoffmangel ⇒ Bedarfshyperventilation)

evtl.	Benzodiazepin	**Midazolam** → 362	1–5mg i.v. (einmalig)
oder		**Lorazepam** → 362	0.5–1mg s.l.

T 6.14 Diabetes mellitus

T 6.14.1 Diabetes mellitus Typ 1

Konventionelle Insulintherapie (starre Insulingaben)

Bei Patienten mit Diabetes mellitus Typ 1 nur in Ausnahmesituationen

Bei Pat. mit unzureichender BZ-Kontrolle und BMI ≥ 27 kg/m² ((Beh. nur von Spezialisten)

plus	SGLT-2-Inhibitor	**Dapagliflozin** → 117	5mg/d p.o.

Diabetes mellitus

Intensivierte Insulintherapie: Basis-Bolus-Prinzip[1] (Spezialisten hinzuziehen)			
z.B.	Basisbedarf gedeckt über Verzögerungsinsulin, zu den Mahlzeiten individuell Altinsulin (Substitution)	NPH-Insulin → 118 + Altinsulin → 118	Altinsulin: Verteilung entspr. der BE gemäß zirkadianer Rhythmik: morgens ca. 2IE/BE, mittags ca. 1IE/BE, abends ca. 1.5IE/BE
	Verzögerungsinsulin: 50% der Gesamtinsulindosis, aufgeteilt auf 2(–3) Einzeldosen oder Einmalgabe eines sehr lang wirksamen Insulinanalogons		
	Dosierung gemäß zirkadianer Rhythmik: Insulinbedarf morgens hoch, abends geringer, mittags und von 0–4 Uhr niedrig; N = Altinsulin, V = Verzögerungsinsulin: NPH morgens N > V, mittags N < V, abends N, nachts 22–23 Uhr V		
	Kurz wirksame Insulinanaloga[2]	Insulin lispro → 118 Insulin glulisin → 118 Insulin aspart → 118	Wirkeintritt 0.25h, Wirkmax. 1h; Wirkdauer 2–3h n. Inj., kein Spritz-Ess-Abstand
	Lang wirksame Insulinanaloga	Insulin detemir → 119	Wirkeintritt 3–4h, Wirkmax. 10–14h, Wirkdauer 16–20h nach Inj.
	Sehr lang wirksame Insulinanaloga[3]	Insulin glargin → 119	Injektion ca. 22 Uhr, Wirkdauer über 20–30h, annähernd konstante Absorptionsrate; möglicher Vorteil der abendl. Gabe bei Typ-I-Diabetikern: weniger nächtliche Hypoglykämien

Koma diabeticum (Intensivstation, Spezialisten hinzuziehen)[4]			
	Isotone NaCl-Lösung (Volumen + Elektrolytsubstitution)	NaCl 0.9% → 302 (bei Na >150mmol/l ⇒ 0.45%)	h1 bis zu 1–2 l, weitere Inf.-geschwindigk. 100–500ml/h; Gesamtbedarf etwa 5–10l oder ca. 15% des KG
plus	Insulin (Substitution)	Altinsulin → 118	Bolus (0.10–0.15U/kgKG), dann über Perfusor (0.10U/kgKG/h i.v.), ab ca. 300mg/dl BZ + Glukose 10% (nach BZ)
evtl.	KCl-Lösung (Substitution)	KCl 7.45% → 299 (1ml = 1mmol)	Serum K⁺ < 3,5mmol/l ⇒ Insulin pausieren + 40mmol/h KCl bis K⁺ ≥ 3.5mmol/l; Serum K⁺ > 5,5mmol/l ⇒ Kontrolle alle 2h; Serum K⁺ ≥ 3.5mmol/l bis 5,5mmol/l ⇒ 20–30mmol/l pro Liter i.v. Flüssigkeit

T 6 Endokrinologie – Therapie

evtl.	**Puffer** (Azidosetherapie, pH-Neutralisation)	**Natriumhydrogencarbonat 8.4%** → 305 (100ml = 100mmol HCO$_3^-$)	pH < 6.9 ⇒ 100mmol HCO$_3^-$ über 2h; pH < 6,9–7 ⇒ 50mmol HCO$_3^-$ über 1h; pH 7 kein Ausgleich nötig
evtl.	**Phosphat** (Substitution)	**Kaliumphosphat** → 299	20–30mmol HPO$_4$ bei Serum-Phosphat < 1mg/dl sowie Pat. mit Herzinsuff. resp. Insuffizienz u. Anämie
evtl.	**Low-Dose-Heparinisierung** (niedermol.; Thrombosepro.)	**Nadroparin** → 58	1 x 2 850IE s.c. (bei Bedarf)

Hypoglykämisches Koma[4]

	Glukose (Substitution)	**Glukose 40%, dann Glukose 5%** → 303	40% i.v. nach 15min wdh., wenn BZ weiter < 60mg/dl, bei Bewusstlosigkeit nach 5min whd.
evtl.	**Antihypoglykämikum** (hepat. Glykogenolyse ↑, Glukoneogenese ↑ ⇒ BZ ↑)	**Glucagon** → 120	1mg s.c., i.m., i.v.; Nasenpulver: Erw., Ki. ab 4J: 3mg in ein Nasenloch

[1] Renner R, Individualisierte Insulininjektionstherapie des Typ 1 Diab. mell., Med Klin, 92 (1997) 23–28.
[2] Lenert M, Kurz- und langwirksame Insulinanaloga, Internist 2001, Suppl1 42:S29–S42.
[3] Yki-Järvinen, Combination therapies with insulin in type 2 Diabetes, Diabetes Care, 2001, 24:758-767.
[4] Praxisempfehlung Deutsche Diabetes Gesellschaft; Diabetologie 2019; 14 (Suppl 2): S142–S152

T 6.14.2 Diabetes mellitus Typ 2

Bei Pat. mit D.m. Typ 2 ist zur Prävention von Folgekomplikationen ein HbA1c-Korridor von 6,5–7,5% unter Berücksichtigung individualisierter Therapieziele anzustreben.[11]
Basismaßnahmen: • Ernährungsumstellung und Gewichtsoptimierung
• Erhöhung der körperlichen Aktivität
• Blutzucker (BZ)-Selbstkontrollen und Diabetesschulung

Biguanid (wenn Diät nicht ausreicht[6], 1. Wahl auch bei Normalgewichtigen, KI beachten)

Biguanid (Glukoseaufnahme in die Zelle ↑, Hemmung der Glukoneogenese in der Leber, Förderung des Glukosetranports in Muskel und Fettgewebe)	**Metformin** → 113	500–1500mg morgens p.o., max. 2500mg/d (in 3 ED); 1. Wahl f. Pat. mit D.m. Typ 2 ohne KI für Metformin[5] **Cave:** KI (v.a. Nierenfkt. ab GFR < 45 ↓, schwere Herzinsuff.) wegen des Risikos letaler Laktazidosen

Glukosidasehemmer (wenn Diät nicht ausreichend)[7]

Glukosidase-Hemmer (intestinale Glukosefreisetzung ↓)	**Acarbose** → 113	3 x 50–200mg/d p.o. einschleichen, frühestens nach 10d steigern

Cave: schlechte Compliance wegen NW; kombinierbar mit Sulfonylharnstoffen, Metformin, Glitazonen, Gliniden und Insulin; Beeinflussung klinischer Endpunkte nicht untersucht

Diabetes mellitus

Sulfonylharnstoffe (SH)

Sulfonylharnstoffe[6,7] (Blockade ATP-abhängiger K-Kanäle, Insulinfreisetzung aus Pankreas-Beta-Zellen ↑)	Glibenclamid → 112	1.75–7mg morgens, 2 x tägliche Gabe erhöht Hypoglykämierisiko!
	UW: Gewichtszunahme, Wirksamkeit lässt im Behandlungsverlauf nach; Mortalität bei Kombination von Glibenclamid und Metformin wahrscheinlich erhöht (5–8%/J); UKPDS 33: 25% Reduktion mikrovaskulärer Diabetes-Komplikationen; Cave: nicht > 65J wegen Gefahr schwerer protrahierter Hypoglykämien; Therapiepause bei instabiler AP, vor PTCA, bei hochakutem MI (vorübergehend Insulin)	
	Glimepirid → 112	1–4mg/d morgens; MTD 6mg
	Gliclazid → 112	1 x 30mg p.o., ggf. steigern auf 1 x 60–120mg
	Gliquidon → 112	15–120mg p.o. in 3 Gaben (Gabe bei NI unter strenger Überwachung möglich)

Glinide

Glinide (Insulin-Sekretagoga, abgeleitet von der Aminosäure Phenylalanin; Wirkmechanismus siehe Sulfonylharnstoff, kurze Wirkdauer ⇒ praeprandiale Gabe)	Nateglinid → 113	60–120mg praeprandial p.o., max. 3 x 180mg
	Repaglinid → 113 KI in Kombination mit CYP2C8-metabolisiertem Wirkstoff, z.B. Gemfibrozil	bis 3 x 4mg praeprandial, MTD 16mg, Wi auf Blutglukose, HbA1c belegt, nicht ausreichend zur Risikoreduktion klin. Endpunkte

Glitazone

Thiazolidindione, PPAR-γ-Ligand, „Insulinsensitizer" (Bindung an Peroxisomen-Proliferator-Activated-Rez., der als Transkriptionsfaktor u.a. die Expression des insulinabhängig wirkenden Glukosetransporters Glut-4 steigert)	Pioglitazon → 116 Zul. auch in Kombination mit Metformin und/oder Sulfonylharnstoffen	15–45mg/d p.o., MTD 30mg; häufig Gewichtszunahme, selten Hepatotoxizität; KI bei Herzinsuffizienz NYHA I–IV

T 6 Endokrinologie – Therapie

Inkretin-Mimetikum

GLP-1-Analogon (bindet an GLP-1-Rezeptor, stimuliert glukoseabhängig die Insulinsekretion)	**Dulaglutid** → 114 **Exenatid** → 114 **Liraglutid** → 114 **Semaglutid** → 115		**Exenatid:** *ini* 2 x 5µg/d s.c. über 1M, dann 2 x 10µg/d (30min vor Frühstück), bei Kombination mit SH: Hypoglykämiegefahr; selten akute Pankreatitis
	Dulaglutid: Zul. als Monotherapie bei Metformin-Unverträglichk., in Kombination mit anderen Antidiabetika; **Exenatid/Liraglutid:** Zul. in Kombination mit anderen Antidiabetika; **Semaglutid:** Zul. als Monotherapie oder in Kombination mit anderen Antidiabetika		**Liraglutid:** *ini* 1 x 0.6mg/d s.c., *in* ≥ 2W auf max. 1 x 1.8mg/d s.c. steigern; häufig gastrointest. UW, Zul. bei GFR > 30; **Dulaglutid:** *ini* 1x0.75mg/W s.c. in Monotherapie, 1 x 1.5mg/W in Kombination, Zul. bei GFR > 30 **Semaglutid:** 0.25mg/W s.c, nach 4W 1 x 0.5mg/W

Gliptide

Gliptide (DPP-4-Inhibit.) (hemmen die Dipeptidylpeptidase-4, steigern Spiegel aktiver Inkretinhormone [GLP-1, GIP] ⇒ Insulinfreisetzung aus Pankreas-beta-Zellen ↑); kein intrinsisches Hypoglykämierisiko	**Sitagliptin** → 115 Zul. als Monotherapie od. in Komb. mit and. Antidiab. (Metformin, Sulfonylharnstoffe, Thiazolidindione)	1 x 100mg/d; UW: u.a. Infekte der oberen Atemwege, Hautausschlag, Pankreatitis
	Saxagliptin → 115 zugel., wenn BZ-Kontrolle unter Monotherapie (Metformin, Sulfonylharnstoffe, Thiazolidindione) nicht ausreicht; DANI: Dosisreduktion bei schwerer NI	1 x 5mg/d; UW: u.a. Infekte der oberen Atemwege, Hautausschlag, Pankreatitis

SGLT-2 Inhibitor

SGLT-2 Inhibitor (Hemmer des Natrium-Glucose-Cotransporters 2, verringert renale Glukose-Rückresorption)	**Dapagliflozin** → 117 **Empagliflozin** → 117 Zul. als Monotherapie (wenn Metformin KI oder unverträgl.) od. kombiniert mit anderen Antidiabetika (orale Antidiabetika und Insulin) wenn BZ-Kontrolle nicht ausreicht	**Dapagliflozin:** 1 x 5mg/d; steigern auf 1 x 10mg/d; **Empagliflozin:** 10mg 1x/d, Steigerung auf 25mg 1x/d; **UW:** u.a. Infekte im Urogenitalbereich, Dehydrierung; Anw. bei Pat. mit NI beschränkt (eGFR < 60 ml/min/1,73m²)

SGLT-2 Inhibitor-Komination

SGLT-2 Inhib. + Gliptid	**Ertugliflozin + Sitagliptin** → 117 (bei GFR ≥ 60)	1x5 + 100mg p.o., ggf. auf 1 x 15 + 100mg steigern

Diabetes mellitus

Kombinationstherapie: bei HbA1c Therapieziel unter Monotherapie (s. Algorithmus → 562)

	Metformin + Ase oder + DPP4-Hemmer oder + Exenatide (s.c.) oder + Glinide oder + Glitazone oder + Sulfonylharnstoff oder + SGLT-2 Inhibitor	**Beispiel** → 116 **Sitagliptin + Metformin**	ini Kombinationspräparat 50mg Sitagliptin + 850/1000mg Metformin; Dosissteigerung auf max. 100mg/d Sitagliptin
		Beispiel → 561 **Pioglitazon + Metformin**	30mg/d Pioglitazon + 1700mg/d Metformin
bei KI gegen Metformin	**Sulfonylharnstoffderivat** + Alfa-Glucosidasehemmer od. + DPP4-Hemmer od. + Exenatide (s.c.) oder + Glitazone	**Glibenclamid** ← 112	

Kombinationstherapie (Insulin + Metformin oder Sulfonylharnstoff)[9]

Insulin (Glukoseaufnahme ↑, anaboler Stoffwechsel ↑, kataboler Stoffwechsel ↓)	**Basal-H-Insulin Verzögerungsprinzip NPH** → 118	vor dem Zu-Bett-Gehen, ggf. 2. Inj. morgens
	Langzeitanaloginsulin zur Nacht ⇒ im Vergleich zu NPH-Insulin weniger Hypoglykämien bei sonst gleicher Stoffwechselkontrolle	

Indikationen: Therapieziele werden mit oralen Antidiabetika nicht erreicht oder KI gegen orale Antidiabetika, Schwangere mit Typ-2-Diab., Pat. mit Gestationsdiabetes, wenn Diät nicht ausreicht für eine optimale Stoffwechselkontrolle. Keine Insulintherapie ohne Blutglukosekontrolle!
Alleinige Insulintherapie (wenn 28IE in Kombin. mit Sulfonylharnstoffen unzureichend):
bei akutem Herzinfarkt ⇒ Insulintherapie zur Senkung des BZ verringert die Mortalität im Vergleich zur Fortsetzung der Therapie mit oralen Antidiabetika[11]

Verzögerungsinsulin (s. Insulin)	**Normal** → 118/**NPH** → 118, **Mischinsulin** → 119	s.u.

morgens 0.14–0.24IE kg KG, abends 0.07–0.12IE kg KG; bzw. je nach BZ-Profil, Nachteil: starres Schema;
intensivierte Insulinther.: präprandiale Gabe von Normalinsulin zu den Mahlzeiten, Startgesamtdosis = Nüchternblutglukose x 0.2, aufzuteilen in 3 Altinsulindosierungen vor den Mahlzeiten im Verhältnis 3 : 1 : 2, pro BE mehr IE, morgens 2IE, bei erhöhten Nüchtern-BZ-Werten zusätzl. zur Nacht NPH-Insulin oder Metformin-Therapie

[5] Saenz A, Fernandez-Esteban I, Mataix A et al. Metformin monotherapy for type 2 diabetes mellitus. Cochrane Database Syst Rev 2005; 20: CD002966. Review Evidenzklasse I a.
[6] UK Prospective Diabetes Study Group, Intensive blood-glucose control with sulphonylureas or insulin compared with conventional treatment and risk of complications in patients with type 2 diabetes, UKPDS 33, Lancet, 1998, 352, 837-53.
[7] Mehnert H, Typ 2 Diabetes, Internist, 1998, 39, 381-397.
[8] Bosl E et al., Diabetes Care 2007 Apr; 30(4):890-895.
[9] Yki-Järvinen H, Kauppila M, Kujansuu E, Lahti J et al., Comparison of insulin regimens in patients with non-insulin-dependent diabetes mellitus. N Engl J Med 327 (1992) 1426-1433.
[10] Tschritter O et al., Langwirkende Insulinanaloga in der Therapie des Diabetes mellitus Typ 1 und Typ 2 Diabetes und Stoffwechsel 6 (2005) 375-382.
[11] Nationale Versorgungsleitlinie Diabetes mellitus Typ 2.

T 6.14.3 Therapie-Algorithmus zum Diabetes mellitus Typ 2[12]

Menschen mit Typ-2-Diabetes

| Hyperglykämie | Fettstoffwechsel-störung | Arterielle Hypertonie | Rauchen | Adipositas |

Maßnahmen auf Grundlage der vereinbarten individuellen Therapieziele

Erste Stufe: Basistherapie (gilt zusätzlich auch für alle weiteren Therapiestufen)
Schulung, Ernährungstherapie, Steigerung der körperlichen Aktivität, Raucher-Entwöhnung, Stressbewältigung

| HbA1c-Zielkorridor: 6,5% bis 7,5% | Siehe Website DDG | Siehe NVL Nierenerkrankungen + Algorithmus | Rauchentwöhnungsprogramm | S3-LL: Adipositas Prävention u. Ther. S3-LL: Chirurgie der Adipositas |

Individuelles HbA1c-Ziel[2] nach 3 bis 6 Monaten nicht erreicht

Zweite Stufe: Basistherapie plus Pharmaka-Monotherapie

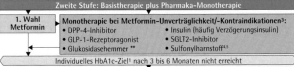

1. Wahl Metformin

Monotherapie bei Metformin-Unverträglichkeit/-Kontraindikationen[3]:
- DPP-4-Inhibitor
- GLP-1-Rezeptoragonist
- Glukosidasehemmer **
- Insulin (häufig Verzögerungsinsulin)
- SGLT2-Inhibitor
- Sulfonylharnstoff[4,5]

Individuelles HbA1c-Ziel[1] nach 3 bis 6 Monaten nicht erreicht

Dritte Stufe: Pharmaka-Zweifachkombination

Zweifachkombination (Substanzen in alphabetischer Reihenfolge[6]):
- DPP-4-Inhibitor
- GLP-1-Rezeptoragonist
- Glukosidasehemmer
- Insulin (häufig Verzögerungsinsulin)
- SGLT2-Inhibitor
- Sulfonylharnstoff[3]
- Pioglitazon**

Individuelles HbA1c-Ziel[1] nach 3 bis 6 Monaten nicht erreicht

Vierte Stufe: Intensivierte(re) Insulin- und Kombinationstherapieformen[7]

Intensivierte- und Kombinations-Therapie: Zusätzlich zu oralen Antidiabetika (Insbesondere Metformin, SGLT2- oder DPP-4-Inhibitor)
- Verzögerungsinsulin oder
- Verzögerungsinsulin & GLP-1-Rezeptoragonist (Zulassungsstatus beachten!) oder
- Präprandiales kurzwirkendes Insulin (SIT) oder
- Prandiales Insulin + Dulaglutid
- Konventionelle Insulintherapie (CT)
- Intensivierte Insulintherapie (ICT, CSII)

[12] Praxisempfehlungen der Deutschen Diabetes Gesellschaft Novmeber 2019

Hyperlipoproteinämien

T 6.14.4 Hyperosmolares Koma[13]

	Isotone NaCl-Lösung (Volumen + Elektrolytsubstitution)	NaCl 0.9% oder 0.45% → 302	Serum-Na⁺ hoch ⇒ 0.45% NaCl (4–14ml/kg/h je nach Hydratation); Serum-NaCl normal ⇒ 0.45% NaCl (4–14ml/kg/h); Serum-Na⁺ niedrig ⇒ 0.9% NaCl (4–14ml/kg/h)
plus	**Insulin** (Substitution)	Altinsulin → 118	0.15IE/kg als Bolus, 0.1IE/kg/h über Perfusor bei Serumglukose 300mg/dl ⇒ 5% Glukoselösung + 4.5% NaCl + 0.05–0.1kg/h Insulin über Perfusor, Ziel: Blutglukose 250–300mg/dl, bis Plasmaosmolarität ≤ 315mosm/kg
evtl.	**KCl-Lösung** (Substitution)	KCl 7.45% → 299 (1ml = 1mmol)	Serum-K⁺ < 3,3mmol/l: Insulin pausieren + 40mmol/h (²/₃ KCl + ¹/₃ KPO₄) bis K⁺ ≥ 3.3mmol/l; Serum-K⁺ > 5mmol/l: Kontrolle alle 2h; Serum-K⁺ ≥ 3.3mmol/l und < 5mmol/l ⇒ 20–30mmol/l pro Liter i.v. Flüssigkeit

[13] American Diabetes Association, Hyperglycemic crises in patients with diabetes mellitus, Diabetes care Vol 25, Suppl. 1, Jan 2002.

T 6.15 Hyperlipoproteinämien

LDL-Cholesterin und Triglyzeride durch Mono- oder Kombinationstherapie nach individuellem Risikoprofil senken

T 6.15.1 LDL-Cholesterin-Senkung[14]

1.	**HMG-CoA-Reduktasehemmer** (intrazelluläre Cholesterinsynthese ↓, LDL-Rezeptorzahl ↑ ⇒ Serum-LDL ↓)	Simvastatin → 122	10–80mg p.o. (Simvastatin) bzw. 10–40mg p.o. (Pravastatin) abends
		Pravastatin → 122	
		Fluvastatin → 121	10–80mg p.o. abends
		Rosuvastatin → 121	5–20mg p.o., steigern auf max. 40mg (GKV erstattet nur Festbetrag)
		Atorvastatin → 121	10–80mg p.o.
		Lovastatin → 121	10–280mg p.o. abends

2.	Gallensäurekomplexbildner (nicht resorbierbares lipidsenkendes Polymer, bindet Gallensäuren im Darm, v.a. Glykocholsäure und verhindert Rückresorption ⇒ LDL ↓)	Colestyramin → 124	4g/d p.o. Dosis langsam steigern; hohe Trinkmenge; **Cave:** *ausreichender Einnahmeabstand zu anderen Medikamenten wie Marcumar, Schilddrüsenhormon, Digitalis*
		Colesevelam → 124	kombiniert mit HMG-CoA-Reduktasehemmer[14] oder Monother. mit 4–6 x 625mg zu den Mahlzeiten
3.	**Selektiver Cholesterin-Reabsorptionshemmer**	Ezetimib → 124	1 x 10mg/d p.o., auch bei Sitosterinämie
		Meist in Kombination mit Statin (fixe Kombin. mit Simvastatin oder Atorvastatin), auch Monotherapie	
4.	**PCSK9-Inhibitor**	Evolocumab → 126	140mg alle 2W s.c.
	Meist in Kombination mit einem Statin +/- anderen lipidsenkenden Therapien bei Pat., die mit der max. tolerierbaren Statin-Dosis die LDL-C-Ziele nicht erreichen. Cave: keine Langzeitdaten, Verordnungsbeschränkung		

T 6.15.2 Hypertriglyzeridämie[14]

Familiäre Hypertriglyzeridämie

1. Wahl	Lebensstil umstellen		
2. Wahl	**Fibrate** (Triglyceride ↓, Lipoproteinlipaseaktivität ↑ ⇒ LDL ↓, HDL ↑)	Bezafibrat → 120	3 x 200mg/d p.o., 1 x 400mg ret./d p.o. (Dosis an Nierenfkt. anpassen)
		Fenofibrat → 121	45–200mg p.o., 1 x 250mg ret. p.o. (Dosis an Nierenfkt. anpassen)
		Gemfibrozil → 121	900–1200 (2 x 600)mg p.o.; nie mit Statin kombinieren
	Cave: Myopathie bei Kombination mit HMG-CoA-Reduktase-Hemmern etwas häufiger, Gemfibrozil nie mit Statin kombinieren; bei Pankreatitis Plasmaaustausch		
	Omega-3-Fettsäuren	Omega-3-Säurenethylester → 125	1000–4000mg/d
	Gentherapie des mutierten LPL-Gens	Alipogentiparvovec	Therapie in Spezialzentren bei homozyg. LPL-Defizienz und rezid. nekrotisierenden Pankreatitiden

Hyperurikämie, Gicht

Chylomikronämie-Syndrom

	Ernährung umstellen: Fett und schnell verstoffwechselbare Kohlenhydrate reduzieren, kein Alkohol, ggf. Diabetes streng einstellen		
1. Wahl	Mittelkettige Fettsäuren	(Ceres)	Restriktion langkettiger FS zugunsten mittelkettiger FS
2. Wahl			Fibrate, langkettige Omega-3-Fettsäuren (6–12g/d); Plasmaaustausch, wenn akut, evtl. Heparin; Gentherapie (s.o.) in Erprobung

[14] Maccubbin et al., Int J Clin Pract, 2008; 62(12)1959–1970.

T 6.16 Hyperurikämie, Gicht

T 6.16.1 Intervalltherapie [15]

	Basistherapie: purinarme Kost. Meiden: Alkohol, Forelle, Hering, Kabeljau, Sardellen, Sardinen, Schellfisch, Muscheln, Leber, Niere, roher Schinken		
1. Wahl	Urikostatikum (Xanthinoxidasehemmung ⇒ Harnsäurebildung ↓)	Allopurinol → 130	ini 100mg, alle 2–4W Dosis um 100mg erhöhen; Ziel: Harnsäure im Serum < 6mg/dl
1. Wahl		Febuxostat → 130	
	Urikosurikum (tubuläre Harnsäurerückresorption ↓)	Benzbromaron → 129	1 x 50–100mg/d p.o.; in ersten 6M Leberwerte kontr.; (Reservemedikation)
evtl.	Harnalkalisierung (Harnsäurelöslichkeit ↑)	Ka^+-Na^+-Hydrogenzitrat → 411	4 x 2.5g/d p.o. je nach Urin-pH, pH-Ziel 6.5–7.5

T 6.16.2 Gichtanfall [15]

	Steroid	Prednisolon → 210	Einmalgabe: d1: 40mg, d2: 30mg, d3: 20mg, d4: 10mg
	Cyclooxygenasehemmer (antiphlogistisch, analgetisch, antipyretisch)	Indometacin → 202	2–3 x 25–50mg/d p.o., 1–2 x 75mg/d (ret.) p.o., 1–2 x 50–100mg/d rekt.
	Spindelgift (Uratkristallphagozytose ↓ ⇒ Entzündungsmediatorfreisetzg. ↓)	Colchicin → 130	2–4 x 0.5mg/d p.o.

Unterstützende Maßnahmen: milde Kühlung (feuchte Gaze, Verdunstungshilfe); bei Begleiterkrankungen (Hypertonie und Hyperlipidämie): Einsatz von Losartan und Fenofibrat wegen harnsäuresenkendem Effekt

[15] AWMF Leitlinie 053-032b, Engel et al. Gicht: Akute Gicht in der hausärztlichen Versorgung. S. 72. Stand 09/2013, gültig bis 09/2018

T 6.17 Porphyrien

T 6.17.1 Akute intermittierende Porphyrie (akut hepatische) [16, 17]

Spezialist hinzuziehen! Bei akutem Anfall häufig intensivmed. Betreuung erforderlich!

plus	Delta-Aminolävulin-säureaktivität ↓ (Delta-Aminolävulinsäure ↓, Porphobilinogen ↓)	Glukose 20% → 303	2l/d i.v.
		Hämarginat (internat. Apotheke)	3mg/kg/d als Kurzinfusion über 15min (3 x/d über 4d)
plus	Schleifendiuretikum (forcierte Diurese)	Furosemid → 41	40–80mg/d i.v.
evtl.	Betablocker (HZV ↓, neg. chrono- u. inotrop, zentrale Sympathikusaktivität ↓)	Propranolol → 29	2–3 x 40–80mg/d p.o., 1 x 1mg/d langsam i.v., max. 10mg i.v. (bei Bedarf)
evtl.	Parasympatholytikum (Spasmolyse)	N-Butylscopolamin → 98	3–5 x 10–20mg/d p.o., bis 5 x 20mg langsam i.v. (bei Bedarf)
evtl.	Opioid (Analgesie)	Pethidin → 288	bis 4 x 25–100mg p.o. oder bis 4 x 25–100mg langsam i.v., max. 500mg/d (bei Bedarf)

T 6.17.2 Porphyria cutanea tarda (chronisch hepatische) [18]

Aminochinolinderivat (Bildung von Chloroquin-Porphyrin-Komplexen ⇒ renale Elimination)	Chloroquin → 206	2 x 125mg/W (8–12M)

T 6.17.3 Protoporphyrie (erythropoetisch/erythrohepatisch) [19]

Provitamin A	Betacaroten → 150	60–80mg/d; Karotinspiegel i. S. mind. 600g/dl, Spiegelkontrolle

Topisch applizierbare Lichtschutzpräparate mit hohem Lichtschutzfaktor (LSF > 30)

[16] Elder G, The acute porphyrias, Lancet, 1997, 349, 1613-161.
[17] Badminton MN, Management of acute and cutaneous porphyrias, Int J Clin Pract, 2002, 56:272–8.
[18] Malina L, Treatment of chronic hepatic porphyria, Photodermatol, 1986, 3, 113–21.
[19] Gutiérrez PP et al., Diagnostik und Therapie der Porphyrien: Eine interdisziplinäre Herausforderung. Dtsch. Ärztebl 2004; 101(18):A1250–1255.

T 6.18 Osteoporose

Nichtmedikamentöse Maßnahmen: Förderung der Muskelkraft und Koordination, Hüftprotektoren in Kombination mit Sturzprophylaxe, 30-minütige Sonnenlichtexposition, Untergewicht vermeiden (BMI > 20kg/m²), Nikotinabstinenz, Sturz-/Osteoporose-begünstigende Medikamente überprüfen (z.B. Glukokortikoide, Sedativa)

	Kalziumpräparat[20] (Substitution)	Kalzium → 300	Zufuhr von mind. 1000 bis max. 1500mg Kalzium/d mit der Ernährung (Hartkäse, Milch, Joghurt, kalziumreiches Mineralwasser), Supplementierung nur, falls dies mit der Ernährung nicht erreicht wird
plus	Vitamin D[20] (Kalziumresorption ↑)	Vit. D3 (Colecalciferol) → 149	800–2000IE/d p.o. kombin. mit Kalzium ⇒ im Einzelfall Messung des Zielwerts 25OH-D_3 > 20ng/ml

Indikation für spezifische medikamentöse Therapie: niedrigtraumatische Wirbelkörperfraktur oder prox. Femurfraktur, Glukokortikoid-Therapie, Knochendichte in Abhängigkeit von Alter, Geschlecht und zusätzlichen Risikofaktoren mit hohem 10-Jahres-Frakturrisiko[25];
Auch zugelassen für die Osteoporose bei Mann: Alendronat, Risedronat, Stroniumranelat, Zolendronat, Teriparatid, Denosumab

evtl.	Bisphosphonat[25] (Osteoklastenhemmung)	Alendronsäure → 131	1 x 10mg/d (30min vor Frühstück) oder 1 x 70mg/W p.o.
		Ibandronsäure → 132	1 x 150mg/M p.o. oder 1 x 3mg i.v. alle 3M
		Risedronsäure → 132	1 x 5mg/d oder 35mg/W p.o.
		Zoledronsäure → 132	1 x 5mg i.v. 1 x/J
	Parathormon Fragment (PTH 1–34)[23] (Osteoblastenstimulation, intest. Kalziumabsorption ↑)	Teriparatid → 128	20μg/d s.c. max. 18M; KI: NI, Hyperkalzämie, and. metabol. Knochenerkr., unklare aP-Erhöhung
	Antikörper ggf. Hypokalzämie ausgleichen, Vitamin D	Denosumab → 133	60mg s.c. alle 6M (auch bei Männern mit Prostata-Ca unter hormonablat. Ther.);
		Romosozumab → 133	210mg s.c 1 x/M

T 6 Endokrinologie – Therapie

Postmenopausale Hormontherapie: Zur Primärprophylaxe nicht generell zu empfehlen ⇒ sorgfältige individuelle Nutzen-Risiko-Abschätzung durchführen. Bei Therapie vasomot. Symptome mit Östrogenen ist i. d. R. keine weitere spezifische Osteoporosetherapie erforderlich.

	Estradiol (oral)	Estradiolvalerat[22] → 413	1–2mg
	Konjugierte Östrogene [22]	Konj. Östrogene → 414	0.3–1.25mg
	Estradiol [22]	Estradiol (transd.) → 414	50µg/24h
		Estriol → 414	1mg
	Östrogen-Gestagen-Komb. (Kalziumresorption ↑, Osteoblastenaktivität ↑)	Konjugiertes Östrogen + Gestagen → 419	0.6mg/d Östrogen + 2.5mg/d Medroxyprogesteron
	Progesteronderivat[22] zusätzl. in 2. Zyklushälfte	Medroxyprogesteronacetat → 416	5mg
	Gestagen[22]	Progesteron → 416	200–300mg
evtl.	Selektive Östrogen-Rez.-Modulatoren (SERM)[24] (u.a. Aktivität des osteoanabolen Faktors in Osteoblasten ↑)	Raloxifen → 419 Bazedoxifen	Raloxifen: 60mg/d; Bazedoxifen: 20mg/d KI: anamnestisch Thromboembolien; Leber-/Nierenfkt. ↓
evtl.	Cyclooxygenasehemmer (antiphlogistisch, antipyretisch, analgetisch), UW beachten, ggf. Metamizol oder Paracetamol bei eingeschr. Nierenfunktion	Diclofenac → 202	1–3 x 50mg/d p.o., ., 1 x 100mg/d (ret.) p.o., 1 x 75mg/d i.m. (bei Bedarf)
evtl.	Opioid [26] (analget., sed., atemdepr., antitussiv, obstipierend) nach erfolgloser, mind. 3W konsequenter konservativer Ther. und Schmerzther. ⇒ indiz. ausschließl. zur Schmerztherapie	Tramadol → 291	bis 4 x 50–100mg/d p.o., i.v., i.m., s.c., 1–2 x 100–200mg/d ret. p.o. (bei Bedarf)

[20] S3-Leitlinien des Dachverbandes Osteologie 2014; http://www.dv-osteologie.org.
[21] Crannery A et al., Etidronate for treating and preventing postmenopausal osteoporosis. Cochrane Review, The Cochrane Library Issue 2, 2002 Oxford Update software.
[22] Management of postmenopausal osteoporosis: Position statement of the North American menopause Society, Menopause, Vol 9, Nr. 2, pp 84–101; Rymer J, Making decisions about hormone replacement therapy, BMJ, 2003, 326:322-326.
[23] Neer RM et al., Effect of parathyroid hormone (1–34) on fractures and bone mineral density in postmenopausal women with ostioporosis, NEJM (2001), 344:1434–41.
[24] Pfeilschifter J., Hormonsubstitution und SERM in der Prophylaxe und Therapie der postmenopausalen Osteopo-rose, 7/2001, Vol 30, pp 462–472.
[25] Cranney A, Treatment of postmenopausal osteoporosis, BMJ, 2003; 327:355–6.
[26] Bamighade T, Tramadol hydrochloride. An overview of current use. Hospital Medicine, 5/98, Vol 59, No 5, 373–76.

T 6.19 Osteomalazie

	Kalziumpräparat [27] → 300 (Substitution)	Kalzium	1 000–1 500mg/d p.o.
evtl.	Vitamin D (Kalziumresorption ↑)	Colecalciferol → 149	ini 0.25µg p.o. jeden 2.d, dann 2–3 x 0.25µg/W (bei Bedarf, Calcitriol bei renaler Osteomalazie 0.25–2µg/d p.o.)

T 6.19.1 Antikonvulsiva-induzierte Rachitis [28]

	Vitamin D (Kalziumresorption ↑)	Colecalciferol → 149	2 000–5 000IE/d über 5W, dann 1 000IE/d

T 6.19.2 Bei Malabsorptionssyndrom

	Kombipräparat fettlösl. Vitamine A, D, E, K → 148 (parenterale Substitution)	ADEK-Präparate	1 x/W i.m.

T 6.19.3 Bei chronischer Niereninsuffizienz

evtl.	Vit. D (je nach Spiegel von 1,2 (OH)$_2$D$_3$ (Pro.)	Calcitriol → 149	0.25µg/d
plus	Phosphatbinder	Kalziumkarbonat	1–2g/d
plus	Kalziumpräparat (Subst.)	Kalzium → 300	1 000–1 500mg/d p.o.

T 6.19.4 Manifeste Osteomalazie

	1,25 (OH)$_2$D$_3$	Calcitriol → 149	0.25–1µg/d
plus	Phosphatbinder	Kalziumkarbonat	1–2g/d
		Lanthancarbonat [29] → 111	375–3 000mg/d
	Phosphatbinder (nicht Ca^{2+}- oder aluhaltiger Phosphatbinder, keine Absorb.)	Sevelamerhydrochlorid → 111	p.o. zu den Mahlzeiten 0.8–1.6g

[27] Locatelli F et al., Management of disturbances of calcium and phosphate metabolism in chronic renal insufficiency. Nephrol Dial Transplant (2002) 17: 723-731.

[28] Drenth JPH et al., Epilepsy, broken bones and fatty stools, Lancet, Vol 335, Issue 9218, May 2002 p 1182.

[29] Hutchison AJ et al., Long-term Efficacy and Tolerability of Lathanum carbonate Results from a 3 year study. Nephron clinical practice; Vol 102:No2,2006.

T 6.20 Ostitis deformans Paget

	Cyclooxygenasehemmer[30,31] (antiphlogistisch, analgetisch, antipyretisch)	Indometacin → 202	2–3 x 25–50mg/d p.o., 1–2 x 75mg/d (ret.) p.o., 1–2 x 50–100mg/d .
evtl.	Bisphosphonat (Osteoklastenhemmung)	Alendronsäure → 131	40mg/d p.o. (3–6M)
		Risedronsäure[32] → 132	5mg/d p.o.
		Zoledonsäure → 132	5mg als Kurzinfusion 1x/J

[30] Meunier PJ, Therapeutic Strategy in Paget's disease of bone. Bone 1995, 17 (5 Suppl), 489S–91S.
[31] Siris E, Comparative study of alendronate versus etidronate for the treatment of Paget's disease of bone. J Clin Endocrinol Metabol, 1996, 81, 961–7.
[32] Graver et al., Der Morbus Paget des Knochens. Dtsch. Ärzteblatt 1998, 95:2021–2026.

T 6.21 Morbus Wilson

	Komplexbildner[33,34] (Kupferelimination ↑)	Penicillamin → 207	W1–2: 150mg/d p.o., wöchentl. 150mg ↑ bis 450–900mg/d p.o.; renale Kupferausscheidung Soll > 500µg bzw. > 7.5µmol im 24h-Sammelurin
plus	D-Penicillamin-Pyridoxinantimetabolit[35]	Pyridoxin → 148	120–140mg/d
	Komplexbildner	Trientine (internationale Apotheke)	750–1500mg/d in 2–3 Dosen, ren. Kupferausscheidung Soll > 200µg bzw. > 3.1mmol im 24h-Sammelurin
	Komplexbildner[33,36] (Verminderung der intestinalen Kupferresorption ↓)	Zink	75–300mg/d Empfohlen zur Erhaltungstherapie; **Cave:** nicht bei akuter hepatischer oder neurologischer Symptomatik
	Kupferarme Diät: Innereien, Krustentiere, Nüsse, Kakao, Rosinen meiden		

[33] Roberts E, A Practice Guideline on Wilson Disease. Hepatology, 2003, 37:1475–92.
[34] Schilsky MML, The irony of treating Wilson's disease, Am J of Gastroenterol, Vol 96, Issue 11, Nov 2001, pp 3055–3057.
[35] AWMF Leitlinie M. Wilson Leitlinien für Diagnostik und Therapie in der Neurologie; 4. Aufl. 2008.
[36] Bewer GJ, Zinc acetate for the treatment of Wilson's disease, Expert Op on Pharmacotherapy, Vol 2, Issue 9, Sept 2001, pp 1473–1477.

T 6.22 Hämochromatose

Therapie der Wahl: Aderlasstherapie: 500ml/W bis zu einem Serum-Ferritin von 10–20µg/l, danach periodische Aderlässe 4–6/J, um das Serum-Ferritin bei 50µg/l zu halten [38]

evtl.	Komplexbildner [37] (Eisenelimination ↑)	Deferoxamin	25–50mg, 1g/kg als s.c. Dauerinfusion über 24h, (halb)jährl. ophtalmologische u. audiometrische Untersuchungen

[37] Whittington CA, Review Article: Haemochromatosis. Aliment Pharmacol Thera 2002, 16:1963–1975.
[38] Barton JC et al, Management of hemochromatosis. Hemochromatosis Management Working Group. Ann Intern Med 1998; 129: 932–9.

T 6.23 Struma (euthyreot, blande, Jodmangel-induziert)

T 6.23.1 Therapie [39]

	Spurenelement (Substitution)	Kaliumiodid	100–200µg/d p.o. (zunächst 6–12M) bei Ki./Jug.
oder	Schilddrüsenhormon (Hormonsubst. ⇒ TSH ↓, Einstellung im niedrig normalen Bereich 0.3–0.8mV/l) Indikationen: • Manifeste/subklinische Hypothyreose • Ältere Patienten > 40 J • Pat. mit Nachweis von Schilddrüsen-AK • unzureichende Wirkung einer Jodid-Ther. nach 1J	Levothyroxin → 126	ini 1 x 25–100µg/d p.o., Erh.Dos. 1.5–2µg/kg/d (zunächst 6–12M); Dosis so wählen, dass TSH nicht supprimiert wird!
oder	Spurenelement + Schilddrüsenhormon (Synthesebestandteil- und Hormonsubst. ⇒ TSH ↓)	Jodid + Levothyroxin (T4) → 126	Levothyroxin 75–100µg/d p.o. + Jodid 100–200µg/d p.o. (zunächst 6–12M) bei Erwachsenen bis 40J

T 6.23.2 Rezidiv-/Prophylaxe

	Spurenelement (Synthesebestandteil-Subst.)	Kaliumiodid	100–200µg/d p.o.

T 6.23.3 Ziele der Therapie mit Jodid

Kinder, Jugendliche: vollständige Rückbildung der Struma

Erwachsene < 40 J: Volumreduktion um 30%, sonografische Volumenkontrolle nach 1/2, 1 J

[39] Schumm-Draeger PM et al., Endokrinologie Teil II. Med. Klin 2004; 99:372–382.

T 6.24 Hyperthyreose

T 6.24.1 Morbus Basedow, thyreostatisch [40, 41]

	Thyreostatikum (Peroxidasehemmung ⇒ Hormonsynthese ↓)	Carbimazol → 127	ini 20–40mg/d p.o., Erh.Dos. 5–20mg/d p.o. (Euthyreose meist nach 2–8W, Auslassversuch nach 12–18M; in 50% definitive Sanierung durch OP oder Radiojodther. erford.), Cave: BB- und Leberwertkontr. wg. UW Agranulozytose (0.1–1%) und Transaminasen-Anstieg
oder evtl.	**Thyreostatikum** (Konversionshemmung T4 ⇒ T3, Peroxidasehemmung ⇒ Hormonsynthese ↓)	Propylthiouracil → 127	ini 150–400mg/d, (in 2 ED), Erh.Dos.:50–150mg, **Cave:** BB- und Leberwertkontr. wg. UW Agranulozytose (0.1–1%) und Transaminasen-Anstieg (selten)

[40] Quadbeck B, Medikamentöse Behandlung der Immunhyperthyreose. Internist 2003, 44:440–448.
[41] Leech NJ, Controversies in the management of Graves' disease. Clinical Endocrinology 1998, 49, 273–80.

T 6.24.2 Funktionelle Autonomie, thyreostatisch

	Thyreostatikum (Peroxidasehemmung ⇒ Hormonsynthese ↓)	Thiamazol → 128	ini 1–2 x 20mg/d p.o., Erh. Dos.: 1 x 5–20mg/d p.o.
oder evtl.	**Beta(90%)-gamma(10%) Strahler** (Vernichtung hormonaktiver Zellen)	J^{131} Radiojod	in Isolation nach SD-Volumen; alternativ Strumektomie

T 6.24.3 Symptomatisch (Tachykardie)

	Betablocker (Konversionshemmung T4 ⇒ T3, HZV ↓ [neg. chronotrop, neg. inotrop], zentrale Sympathikusaktivität ↓)	Propranolol → 29	2–3 x 10–40mg/d p.o. (bei Bedarf)

Inoperabilität, Rezidiv nach OP

	Beta(90%)-gamma(10%) Strahler (Vernichtung hormonaktiver Zellen)	J^{131} Radiojod	in Isolation nach SD-Volumen

Hyperthyreose

T 6.24.4 Thyreotoxische Krise (Endokrinologen hinzuziehen!)

Thyreostatisch

	Thyreostatikum (Peroxidasehemmung ⇒ Hormonsynthese ↓)	**Thiamazol** → 128	40–80mg langsam i.v. alle 6–8h
oder evtl.	**Thyreostatikum** (Konversionshemmung T4 ⇒ T3, Peroxidasehemmung ⇒ Hormonsynthese ↓)	**Propylthiouracil** → 127	ini 150–400mg/d in 2 ED, Erh.Dos. 50–150mg

Symptomatisch

Kaloriensubstitution (Nährstoffsubstitution)	**Glukose 20–50%** → 303	circa 4 000–6 000KJ/d (bei Bedarf)
Isotone Natriumchlorid-lösung, kristalline Plasmaersatzlösung (Volumen + Elektrolytsubst.)	**NaCl 0.9%, Ringer** → 302	Circa 4–6l/d i.v. nach ZVD (bei Bedarf)
Betablocker (Konversionshemmung T4 ⇒ T3, HZV ↓, (neg. chronotrop, neg. inotrop), zentrale Sympathikusaktivität ↓)	**Propranolol** → 29	40mg i.v. über 6h (bei Bedarf)
Benzodiazepin (Sedation)	**Diazepam** → 361	10mg i.v. (bei Bedarf)
Glukokortikosteroid (Beseitigung relativer NNR-Insuffizienz, Konversion T4 ⇒ T3 ↓)	**Hydrocortison** → 209	100mg als Bolus, dann 250mg/24h i.v.; Notfall-schilddrüsenresektion bei hyperdynamischem Schock mit Multiorganversagen[42]

T 6.24.5 Prophylaxe der jodinduzierten Hyperthyreose bei supprim. TSH basal

Bei peripherer Euthyreose (strenge Indikationsstellung für KM-Applikation)

Thyreostatikum (Peroxidasehemmung ⇒ Hormonsynthese ↓)	**Natriumperchlorat** → 128	500mg (= 25 Trpf.) 2–4h vor und 2–4h nach KM-Gabe, dann 3 x 300mg (= 15 Gtt.) über 7–14d, 7–14d vor KM-Gabe beginnen

Bei erhöhtem fT4 (KM-Applikation nur bei vitaler Indikation)

plus	**Thyreostatikum** (Peroxidasehemmung ⇒ Hormonsynthese ↓)	**Thiamazol** → 128	3 x 10mg bis zur TSH-Normalisierung, dann Dosisanpassg., ggf. weitere spezif. Schilddrüsentherapie

---

[42] Mödl B, Pfafferott C et al., Notfallstrumektomie bei thyreotoxischer Krise mit Multiorganversagen. Intensivmed 1999, 36:454–461.

T 6.25 Hypothyreose

Chronisch

Schilddrüsenhormon (Hormonsubstitution ⇒ TSH ↓)	Levothyroxin → 126	ini 1 x 25µg/d p.o. 30 min vor d. Frühstück, alle 1–3W um 25µg bis zur Erh. Dos. von 1.8µg/kg steigern (*Cave:* bei älteren Pat. mit KHK Standarddosis 25µg, alle 4W um 12.5µg steigern, Bedarf etwa 0.5µg/kgKG[43])

[43] Gärtner M, Reinke M, Substitution von Schilddrüsenhormonen. Internist 2008, 49:538–544.

T 6.25.1 Myxödem-Koma[44] (Endokrinologen hinzuziehen!)

Glukokortikosteroid (wegen mögl. NNR-Insuff.)	Hydrocortison → 209	400mg/24h i.v.
Schilddrüsenhormon (Hormonsubst. ⇒ TSH ↓)	Levothyroxin → 126	d1 500µg i.v., d2–7 100µg/d i.v., ab d8: 100µg/d p.o.
Kaloriensubstitution (Intensivüberwachung)	Glukose 20–40% → 303	

Elektrolytausgleich (Flüssigkeitsrestriktion wegen Dilutionshyponatriämie je nach ZVD)

Kreislaufunterstützung (Katecholamine, evtl. Entlastung eines Perikardergusses, langsame Erwärmung um 1° C/h)

[44] Nicoloff JT, Myxedema coma. Endocrin Metabol Clin North Am, 1993, 2, 279-90.
Fliers E, Myxedema Coma. Rev End Metabol, 2003, 4:137-141.

T 6.26 Thyreoiditiden

T 6.26.1 Hashimoto-Thyreoiditis (chronisch lymphozytäre Thyreoiditis)[45]

evtl.	Schilddrüsenhormon (Hormonsubstitution ⇒ TSH ↓)	Levothyroxin → 126	ini 1 x 25–100µg/d p.o., Erh.Dos. 1.5–2µg/kg/d, (*Cave:* bei älteren Pat. oder KHK langsam einschleichen)

[45] Schumm-Draeger PM, Thyreoiditis. Internist 1998, 396, 594-8.

T 6.26.2 Riedel-Thyreoiditis (invasive fibröse Thyreoiditis)[46]

Glukokortikosteroid (antiinflamm., immunsuppr.)	Prednisolon → 210	80mg/d p.o., graduelle Reduktion bis 5mg/d
Antiöstrogen[47] (Inhib. der Fibroblastenproliferation über TGF Beta)	Tamoxifen → 420	in Rücksprache mit Endokrinologen

[46] Vaidya B, Corticosteroid therapy in Riedel's thyreoiditis. Postgrad Med J 1997, 73, 817-9.
[47] Thompson FJ, Riedel's thyroiditis: treatment with tamoxifen. Surgery 1996; 120(6):993-8.

Cushing-Syndrom

T 6.26.3 Subakute Thyreoiditis (de Quervain)[48]

Leicht

	Cyclooxygenasehemmer (antiphlogistisch, analgetisch, antipyretisch)	Indometacin → 202	2–3 x 25–50mg/d p.o., 1–2 x 75mg/d (ret.) p.o., 1–2 x 50–100mg/d .

Schwer

evtl.	Glukokortikosteroid (antiinflammatorisch, immunsuppressiv)	Prednisolon → 210	40mg/d p.o. alle 3d um 8mg ↓ bis 16mg/d, dann um 4mg/W ↓, evtl. Pulstherapie 500–1000mg an d3 i.v.

[48] Schumm-Draeger PM, Thyreoiditis. Internist 1998, 396, 594–8.

T 6.27 Cushing-Syndrom

T 6.27.1 ACTH-produzierende Hypophysentumoren

1. Wahl	Transphenoidale selektive Adenomentfernung, bei Misserfolg bilat. Adrenalektomie, medikamentöse Therapie zur überbrückenden Normalisierung des Hyperkortisolismus		
	Hemmung der ACTH-Sekretion aus kortikotropen Adenomzellen	Pasireotid → 142	ini 0,6mg 2 x/d s.c., je nach Ansprechen auf 0,9mg ↑ oder 10mg alle 28d tief i.m., je nach Ansprechen auf 40mg alle 28d steigern. UW: u.a. Hyperglykämie, Gallensteinbildung
	Hemmung der 11-Beta-Hydroxylase	Etomidat → 294	0.3mg/kg/h als Perfusor i.v., rascher Wirkeintritt, sedierend, wirksam aber auch in nicht hypnotischer Dos., nur unter engmaschiger Verlaufskontrolle des Serumkortisols
	Hemmung der 11-Beta-Hydroxylase, 18-Beta-Hydroxylase [49] (Kortisolsynthese ↓)	Ketoconazol → 142, Metyrapon (internationale Apotheke)	**Ketoconazol:** 200mg/d (500-6000mg/d je nach Ind.) **Metyrapon:** ini meist 500mg/d abhängig vom Schweregrad des CS, MTD 6000mg, verteilt auf 3-4 ED

T 6 Endokrinologie – Therapie

T 6.27.2 Ektope ACTH-Sekretion und ACTH-unabhängige Cushing-Syndrome[49, 50]

1. Wahl	Operative Sanierung der ektopen ACTH-Quelle, bei Misserfolg bilat. Adrenalektomie; medikamentöse Therapie zur überbrückenden Normalisierung des Hyperkortisolismus		
	Hemmung der 11-Beta-Hydroxylase	Etomidat → 294	0.3mg/kg/h als Perfusor i.v., rascher Wirkeintritt, sedierend, wirksam aber auch in nicht hypnotischer Dos., nur unter engmaschiger Serumkortisolkontrolle
	Hemmung der 11-Beta Hydroxylase, 18-Beta Hydroxylase	Ketoconazol → 142, Metyrapon (internationale Apotheke)	**Ketoconazol:** 200mg/d (500-6000mg/d je nach Ind.) **Metyrapon:** ini meist 500mg/d abhängig vom Schweregrad des CS, MTD 6000mg, verteilt auf 3-4 ED
evtl.	**Hemmung der 3-Beta-Dehydrogenase**[50] (zytotoxisch, Kortisolsynthese ↓)	Mitotan → 196	0.5-4g/d (evtl. Glukokortikosteroidsubst. erford., bei LDL-Cholest. ↑ HMG-CoA-Reduktasehemmer erford.)
evtl.	**Aromatasehemmer** (Kortisolsynthese ↓)	Aminoglutethimid (internationale Apotheke)	NNR-Adenom: 2-3 × 250mg, ektopisches ACTH-Syndrom: 4-7 × 250mg

[49] Chou S et al., Long term effects of ketoconazole in the treatment of residual or recurrent Cushing's Disease. Endocrine Journal 2000, 47:401-406.
[50] Nieman LK, Medical therapy of Cushing's Disease. Pituitary 2002, 5;77-82.

T 6.28 Conn-Syndrom, Hyperaldosteronismus

1. Wahl	Differenzialdiagnostik zwischen bilateraler Nebennierenhyperplasie und unilateralem Conn-Adenom und operative Sanierung bei Conn-Adenom [51]		
plus	**Aldosteronantagonist** (mineralokortikoide Steroidwirkung ↓)	Spironolacton → 44	ini 12.5-25mg/d, je nach Symptomen und RR in 4-wöchigen Intervallen langsam auf 100mg/d steigern ⇒ RR, Elektrolyte, Kreatinin überprüfen
evtl.	**Aldosteron-Rezeptor-Antagonist**[51]	Eplerenon → 44	bei Männern wg. Entwicklung einer Gynäkomastie unter Spironolacton; keine formale Zul. zur Therapie einer Hypertonie
evtl.	Kombination mit weiteren Antihypertensiva		

[51] Born-Frontberg E, Quinckler M, Internist 2009; 50:17-26.

T 6.29 Hypokortisolismus[52, 53]

T 6.29.1 Dauertherapie[54]

Primär (M. Addison): Notfallausweis ausstellen! Patienten und Angehörige standardisiert schulen, mit Notfallmedikamenten versorgen (Suppositorium und s.c. Spritze)!

Glukokortikosteroid (Substitution)	**Hydrocortison** → 209 (Zul. Alkindi für NG, Ki, Jug. < 18J, Erw. off-label)	10–12mg/m², z.B. 15-5-5mg, 10-10-5mg od. 15-10-0mg; Therapie klin. überwachen;
		zweiphasiges Präparat mit rascher und retardierter Wirkstofffreisetzung, 1 x morgens (z.B. 20mg)
		Granulat 8-10mg/m²/d bei Pat. mit Nebenniereninsuff., bei AGS 10–15mg/m²/d in 3–4 ED, Dosis nach Klinik anpassen (niedrigstmögliche Dosierung)
	Prednisolon → 210	5mg morgens

Achtung: Pat. instruieren: an stressreichem Tag Dosis verdoppeln, 3–4fache Dosis bei akuter Erkrankung; bei Übelkeit und Erbrechen Hydro-Suppositorien, s.c. Injektion, im Zweifelsfall Endokrinologen kontaktieren.

Mineralokortikosteroid (Substitution)	**Fludrocortison** → 209	50–200µg/d morgens, Monitoring 2W nach Dosisänderung: Plasma-Renin-Aktivität, zusätzl. RR- und K⁺-Kontrollen
Androgen-Vorstufen	**Dehydroepiandrosteron**	25–50mg/d (kontrollierte Therapiestudien mit deutl. verbesserter Lebensqualität; keine Zul. bei Frauen[53])

T 6.29.2 Addison-Krise (Notfallausweise von Patienten beachten, Endokrinologen hinzuziehen!)

	Glukokortikosteroid (Substitution)	**Hydrocortison** → 209	100mg i.v. alle 6h, bei Stabilisierung 50mg i.v. alle 6h, ab d4 oder d5 Erh.Dos.
	Isotone Natriumchloridlösung + Glukose	**NaCl 0.9%** → 302 **+ Glukose 40%** → 303	ini 500ml NaCl 0,9% + 40ml Glukose 40%, dann Glukose 5%
evtl.	Low-dose-Heparin	**Enoxaparin** → 58	24mg s.c. 1 x/d

---

[52] Bornstein SR et al. Diagnosis and Treatment of Primary Adrenal Insufficiency: An Endocrine Society Clinical Practice Guideline. J Clin Endocrinol Metab. 2016 Feb;101(2):364-89.
[53] Hahner S, Allolio B, Substitution mit Nebennierensteroiden. Internist 4/2008, 49:545–552.
[54] Quinkler M et al. Adrenal cortical insufficiency – a life threatening illness with multiple etiolo-gies. Dtsch Arztebl Int. 2013 Dec 23;110(51-52):882-8

T 6.30 Phäochromozytom

T 6.30.1 Dauertherapie, OP-Vorbereitung [55, 56]

	Alphablocker (irreversib.) (Vasodilatation ↑, Afterload ↓, Preload ↓)	Phenoxybenzamin → 33	2 x 10mg/d p.o., unter engmasch. RR-Kontrolle um 10mg/d bis 1–3mg/kg/d ↑; Ziel: Normotonie vor OP
oder evtl.	**Inhibition der Thyrosinhydroxylase** (Katecholaminsynthese ↓)	Alpha-Methyl-para-Tyrosin (internationale Apotheke)	1–4g/d
evtl. plus	**Betablocker** (HZV ↓ [neg. chronotrop, neg. inotrop], Reninsekretion ↓, Sympathikusaktivität ↓)	Propranolol → 29	2–3 x 40–80mg/d p.o., 1 x 80–320mg (ret.) p.o., (Tachykardiether. nur nach ausr. langer α-Blockade, sonst paradoxer RR ↑)

T 6.30.2 Hypertensive Krise [55]

	Imidazolderivat, Alphablocker (Vasodilatation ↑, Afterload ↓, Preload ↓)	Phentolamin Nur über internationale Apotheke erhältlich!	5–10mg i.v., dann 0.25–1mg/min Perfusor (max. Dosis 120mg/h) (Dauer RR-↓: 20min)
evtl. plus	**Betablocker** (HZV ↓, [neg. chronotrop, neg. inotrop], Reninsekr. ↓, zentr. Sympathikusaktiv ↓)	Propranolol → 29	1 x 1mg langsam i.v., evtl. wiederholen

[55] Lenders JK et al., Pheochromocytoma and paraganglioma: an endocrine society clinical practice guideline J Clin Endocrinol Metab. 2014 Jun;99(6):1915-42.

T 6.31 Hyperparathyreoidismus

T 6.31.1 Primärer Hyperparathyreoidismus

OP-Indikation bei Serumkalzium > 0.25mmol/l über normal, Kreatinin-Clearance ≤ 60ml/min, Knochendichte mit T-Score < -2.5 oder osteoporotische Frakturen, Alter ≤ 50 J[56]

Leichte Hyperkalzämie

evtl.	**Isotone Natriumchloridlsg.** (Rehydratation)	NaCl 0.9% → 302	4–6l an d1, dann 3–4l/d
evtl.	**Schleifendiuretikum** (Kalziumexkretion)	Furosemid → 41	50–100mg i.v.
evtl.	**Kalzimimetikum** (Verringerung der PTH-Sekretion)	Cinacalcet → 129	2 x 30mg/d bis max. 4 x 90mg/d; Hyperkalzämie ↓ bei Pat. mit NSD-Ca oder pHPT, die nicht operativ saniert werden können

Hyperparathyreoidismus

Hyperkalzämische Krise [57] – bei pHPT prompte chirurgische Therapie anstreben

	Isotone Natriumchloridlösung (Rehydratation)	NaCl 0.9% → 302	1–2l i.v.
evtl.	**Schleifendiuretikum** (Kalziumexkretion)	Furosemid → 41	40–120mg i.v.
evtl.	**Kaliumchloridlösung** (Substitution)	KCl 7.45% (1ml = 1mmol) → 299	20–40ml in 1l isotoner Lsg. bei 10–20mmol/h, max. 100–200mmol/d (bei Bed.)
evtl.	**Bisphosphonat** (Osteoklastenhemmung bei Tumorhyperkalzämie)[57]	Atendronsäure → 131	1 x 10mg/d p.o. 30min vor Frühstück (optimale Dauer 3–5 J, Gabe 1 x/W möglich)
evtl.	**Bisphosphonat** (Osteoklastenhemmung bei Tumorhyperkalzämie)[57]	Ibandronsäure → 132	4mg in 500ml NaCl 0.9% über 2h
evtl.		Clodronsäure → 132	4–8 x 400mg/d p.o. oder 1 500mg in 500ml NaCl 0.9% über 4h
evtl.	**Glukokortikosteroid** (Resorption ↓, Mobilisation ↓)	Prednison → 210	100–200mg/d
evtl.	**Hormon** (Osteoklastenhemmung, wirkt sofort, Wirkung lässt aber nach 2–3d nach)	Calcitonin	3 x 1–2A (500ng) s.c.
		Lachscalcitonin → 133	3 x 100–200 i.v./s.c./d

[56] Bilezikian JP et al., Guidelines for the management of asymptomatic primary hyperparathyroidism: summary statement from the Third International Workshop. J Clin Endocrinol Metab 2009.
[57] Ahmad et al. Hypercalcemic crisis: a clinical review. Am J Med. 2015 Mar;128(3):239-45.

T 6.31.2 Sekundär

	Kalziumpräparat (Substitution)	Kalzium → 300	700–2 000mg/d p.o. (bei Bedarf)

T 6.31.3 Bei Malabsorption

	Vitamin D$_3$	Vit.-D-Präparate → 149	50 000IE i.m. alle 4W

T 6.31.4 Bei renaler Genese

	Vit. D (1,25/ OH$_2$) D$_3$ (Kalziumresorption ↑)	Calcitriol → 149	0.25–0.5µg/d
plus	**Phosphatbinder**	Kalziumkarbonat[58]	2–6g/d

[58] Malluche H, Update on vitamin D and its newer analogues: actions and rationale for treatment in chronic renal failure. Kidney internat. 2002, 62:367-374.
Nolan C, Calcium salts in the treatment of hyperphosphatemia in hemodialysis patients. Curr Op Nephr 2003, 12(4):373-379.

T 6.32 Hypoparathyreoidismus

T 6.32.1 Dauertherapie[59]

	Kalziumpräparat (Substitution)	Kalzium → 300	1 000–2 000mg/d p.o. (bei Bedarf)
plus	**Vitamin-D-Analogon** (kurze HWZ, gut steuerbar)	Dihydrotachysterol → 150	0.125mg p.o. 1–3 x/d (je nach Kalziumspiegel)
oder	**Vitamin D₃**	Vitamin D₃ → 149	10 000–200 000IE (je nach Kalziumspiegel)
ggf. plus	**Parathormon** (PTH 1–84)	Parathyroidhormon → 128	ini 1 x 50µg/d s.c. (Oberschenkel), Dosisanpassung nach Kalziumspiegel, s. Fl

[59] Art W, Well-being, mood and calcium homeostasis in patients with hypoparathyroidism. Eur J Endocrin 2002, 146:215–222.

T 6.32.2 Hypokalzämische Krise[60]

Kalziumpräparat (Substitution)	Kalziumglukonat 10% (10ml = 2.2mmol) → 300	ini 2.3–4.5mmol i.v. über 5–15 min, dann in Glukose 5% als Infusion (Klinik)

[60] Hehrmann R, Hypokalzämische Krise. Fortsch Med 1996, 17:223/31–34.

T 6.33 Hypopituitarismus[61]

Dauertherapie (Endokrinologen hinzuziehen!)

Allgemein: Substitution nach Ausfall betroffener Achsen (nach entspr. endokriner Testung)

	Glukokortikosteroid (Substitution)	Hydrocortison → 209	10–12mg/m²/d, z.B. 2/3 der Dosis am Morgen und 1/3 am Nachmittag bzw. retardierte HC-Präparation
plus	**Schilddrüsenhormon** (Substitution)	Levothyroxin → 126	ini 1 x 25–100µg/d p.o., Erh. Dos. 1.5–2µg/kg/d (nach Anbeh. mit Steroiden)
plus	**Wachstumshormon**[61] (Substitution)	Somatotropin rekombinant hergestellt	0.04–0.08mg/kg/d s.c. zur Nacht einschleich. (ohne Benefit n.6M ausschleichen)

Bei Frauen zusätzlich

plus	**Östrogen + Gestagen** (Substitution)	Estradiol + Norethisteronacetat → 418	prämenopausal: kombin. Kontrazept. mit 20–35µg Ethinylestradiol; postmenop.: Estradiolvalerat 2mg zyklisch od. kontin. mit Gestagenpräp.; bei Wiederherstellung der Fertilität pulsatile GnRH- Inf. s.c. erf.

Hypopituitarismus

Bei Männern zusätzlich

plus	**Androgen** (Substitution)	Testosteron → 408	T. enantat: 1×250mg i.m. alle 3W; T. undecanoat: 1×1000mg i.m. alle 10–14W; bei Wiederherstellung der Fertilität pulsatile GnRH-Infusion s.c. erforderlich
		Testosterongel → 408	25–50mg/d; Auftragen auf Haut beider Schultern, Arme oder Bauch

[61] Boschetti M et al., J Endocrinol Invest 2008 Sept; 31(9):85–90.

T 6.33.1 Hypophysäres Koma

Therapie der Addison-Krise (Endokrinologen hinzuziehen!)

	Isotone Natriumchlorid-Lsg. + Glukose	NaCl 0.9% → 302 + Glukose 40% → 303	ini 500ml NaCl 0.9% + 40ml Glu 40%, dann Glu 5%
	Glukokortikosteroid (Substitution)	Hydrocortison → 209	ini 100mg i.v., dann Perf. 10mg/h, dann 4 × 50mg/d p.o. ausschleichend
2. Wahl	**Glukokortikosteroid** (Substitution)	Prednisolon → 210	25mg/alle 6h (+ Mineralokortik.)
evtl.	**Alpha- und Beta-Sympathomimetikum, D1-Rezeptor-Agonist** (Inotropie ↑, Vasokonstrikt., ren. Vasodilat., Natriurese)	Dopamin → 54	Nierendosis: 0.5–5µg/kg/min i.v., Perf. (250mg) = 5mg/ml ⇒ 1–3.5ml/h, RR-Dosis: 6–10µg/kg/min i.v., Perf. (250mg) ⇒ 4.5–9ml/h, max. 18ml/h
evtl.	**Beta-Sympathomimetikum** (Inotropie ↑)	Dobutamin → 54	2.5–12µg/kg/min i.v., Perf. (250mg) = 2–10ml/h
evtl.	**Niedermolekul. Heparin** (beschleunigt Gerinnungsfaktorinhibition; Embolieprophylaxe)	Nadroparin → 58	0.4ml s.c. 1 x/d = 5700IE Anti-Faktor-Xa-Aktivität
		Enoxaparin → 58	24mg s.c. 1 x/d = 4000IE AXa

Therapie des Myxödem-Komas (siehe Schilddrüse)

	Glukokortikosteroid (wegen mögl. NNR-Insuff.)	Hydrocortison → 209	100–200mg/24h i.v.
	Schilddrüsenhormon (Hormonsubstitution ⇒ TSH ↓)	Levothyroxin → 126	d1 500µg i.v.; d2–7 100µg/d i.v., ab d8 100µg/d p.o. (Schilddrüsenhormonsubst. erst nach Glukokortikoidgabe, sonst Gefahr der Induktion einer Addison-Krise bei NN-Insuff.)

T 6.34 HVL-Überfunktion, HVL-Tumoren

T 6.34.1 Prolaktinom[62] (Endokrinologen hinzuziehen)

	Hypophysäre Dopamin-rezeptorstimulation (Prolaktin ↓)	Bromocriptin → 317	einschleichend dosieren, ini 1.25–2.5mg/d p.o. am Abend, nach Verträglichkeit alle 2–7d um 2.5mg/d bis zum optimalen Ansprechen steig., optimal 2.5–15mg/d (nach Prolaktin i.S.)
oder	**Hypophysäre Dopamin-rezeptorstimulation** (Prolaktin ↓)	Cabergolin → 317	einschleichend 0.25–1.0mg 2–4 x/W (n. Prolaktin i.S.); Echokardiografie vor Therapie und im Verlauf (Ausschluss seltener Klappenfibrose)
oder		Lisurid	0.1–0.6mg/d p.o. (nach Prolaktin i.S.)

[62] Melmed S, et.al. Diagnosis and treatment of hyperprolactinemia: an Endocrine Society clinical practice guideline. J Clin Endocrinol Metab. 2011 Feb;96(2):273-88.

T 6.34.2 Akromegalie[63] (Endokrinologen hinzuziehen)

In der Regel primär operative Revision nach transnasal transsphenoidalem Zugang; medikamentöse Therapie bei persistierend nicht kontrollierter Erkrankung

	Somatostatinanalogon[63] (STH ↓)	Octreotid → 109	ini 1–2 x 0.05mg s.c., dann bis 3 x 0.5mg s.c. (nach STH i.S.) oder Depotpräparat 20–40mg i.m. alle 4–6W
oder		Lanreotid → 109	ini 60mg s.c. alle 28d, max. 120mg s.c. alle 28d
oder		Pasireotid → 142	ini 40mg s.c. alle 28d, max. 60mg s.c alle 28d oder 40mg tief i.m. alle 28d, max. 60mg tief i.m. alle 28d
evtl.	**Wachstumshormon-rezeptorantagonist**	Pegvisomant → 144	bei Pat., die unter Somatostatinanaloga keine adäquate Kontrolle erreichen; Startdosis 80mg s.c.; dann 10mg/d s.c. nach Igf-1-Serumkonzentration

[63] Katznelson L et al. Acromegaly: an endocrine society clinical practice guideline. J Clin Endocrinol Metab. 2014 Nov;99(11):3933-51

T 6.35 Diabetes insipidus

T 6.35.1 Zentral[64, 65]

Hormon (ADH-Substitution)	Desmopressin → 143	3 x 0.1–0.4mg intranasal, s.c. (chronisch)

T 6.35.2 Peripher[64, 65]

Benzothiadiazin-Diuretika	Hydrochlorothiazid → 43	1 x 12.5–50mg/d p.o.

[64] Verbalis J, Management of disorders of water metab. in patients with pituitary tumors. Pituitary 2002, 5:19-132.
[65] Robertson GL, Diabetes insipidus. Endocrin Metab Clin North Am 1995, 24:49–71.

T 6.36 Insulinom

T 6.36.1 Allgemein[66] (Endokrinologen hinzuziehen)

Wann immer möglich primär operative Revision nach erfolgreicher Lokalisationsdiagnostik; ggf. Radiorezeptortherapie und/oder andere lokal ablative Verfahren

evtl.	Hormon (antihypoglykämisch, Gluconeogenese ↑, Glykogenolyse ↑)	Glucagon → 120	nach BZ
evtl.	Antihypoglykämikum (K⁺-Kanal-Modulation, Insulinsekretion ↓, hepatische Glukoseliberation ↑)	Diazoxid → 119	5mg/kg/d p.o. in 2–3 ED
evtl.	Somatostatinanalogon (Insulinsekretion ↓)	Octreotid → 109	ini 1–2 x 0.05mg s.c., dann bis 3 x 0.5mg, engm. überwachen, langfr. Depotpräp. 20–40mg i.m. alle 4–6W
		Lanreotid → 109	langfristig: 60mg s.c. alle 28d
evtl.	Radiorezeptor-Therapie	z.B. ⁹⁰Y-DOTATOC	radioaktiv markiertes Somatostatin-Analogon

T 6.36.2 Zytostatisch[66]

	mTOR Inhibitor	Everolimus → 276	1 x 10mg p.o. bei inoperablen neuroendokrinen Tumoren pankreatischen Ursprungs
	Zytostatikum, Pyrimidinantagonist (Thymidinnukleotid-Synthese ↓)	5-Fluorouracil → 160	400mg/m² i.v. an d1–5 (Zykluswdh. ab d43)
plus	Zytostatikum (DNS-Schädigung, zytostatisches Antibiotikum)	Doxorubicin → 164	50mg/m² i.v. an d1 + d21 (Zykluswdh. ab d43)

[66] Perry RR, Diagnosis and management of functioning islet-cell tumors. J Endocrin Metab 1995, 80:2273.

T 6.37 Verner-Morrison-Syndrom (VIPom)

Wann immer möglich primär operative Revision nach erfolgreicher Lokalisationsdiagnostik; ggf. Radiorezeptortherapie und/oder andere lokal ablative Verfahren

	Somatostatinanalogon[67] (VIP-Sekretion ↓)	Octreotid → 109	ini 1–2 x 0.05mg s.c., dann bis 3 x 0.5mg s.c.
	Lang wirksames Somatostatinanalogon[67]	Lanreotid-LAR → 109	alle 14d s.c.
		Octreotid-LAR → 109	alle 28d s.c.

[67] Arnold R, Management of gastroenteropathic endocrine tumors: The place of Somatostatin Analogues. Digestion 1994, Suppl 3, 107–13;

T 6.38 Karzinoid-Syndrom bei GEP-NET

Wann immer möglich primär operative Revision nach erfolgreicher Lokalisationsdiagnostik; ggf. Radiorezeptortherapie und/oder andere lokal ablative Verfahren

1. Wahl	Somatostatinanalogon (Serotoninsekretion ↓)[68]	Octreotid → 109	ini 1–2 x 0.05mg s.c., dann bis 3 x 0.5mg s.c.
	Lang wirksames Somatostatinanalogon	Lanreotid-LAR → 109	alle 14d s.c.
		Octreotid-LAR → 109	alle 28d s.c.
	Serotoninantagonist (Serotoninwirkung ↓)[68]	Methysergid (internationale Apotheke)	2 x 4mg (ret.) p.o.
evtl.	Interferon	INF-alpha-2a/b → 277	3–5Mio. IE/W (bei Bedarf)
evtl.	Antidiarrhoikum (Stim. periph. Opiat-Rez.)	Loperamid → 101	ini 4mg p.o., nach jedem Durchfall 2mg, max. 12mg/d

[68] Spitzweg C, Therapie endokriner gastrointestinaler Tumoren, Internist 2002, 43:219–229.

T 6.39 Gastrinom (Zollinger-Ellison-Syndrom)

Wann immer möglich primär operative Revision nach erfolgreicher Lokalisationsdiagnostik; ggf. Radiorezeptortherapie und/oder andere lokal ablative Verfahren

evtl.	Protonenpumpen-Inhib.[69] (Säuresekretion ↓)	Omeprazol → 94	1 x 20–40mg/d p.o., bis max.160mg

[69] Meko JB, Management of patients with Zollinger Ellison syndrome. Ann Rev Med 1995, 46:395; Spitzweg C, Therapie endokriner gastrointestinaler Tumoren. Internist 2002, 43:219–229.

T 6.40 Gynäkomastie

Zunächst Ausschluss Hyperprolaktinämie und Hyperoestrogenämie, ggf. Ther. der Grunderkrankung

evtl.	Östrogenrezeptorblocker[70] (Blockade periph. Rez. ⇒ Östrogenwirkung ↓)	Tamoxifen → 420	1 x 20–40mg p.o. (kurzfristig)

[70] Braunstein GD, Gynecomastia, N Engl J Med 2007; 357:1229-1237.

T 7 Hämatologie, Onkologie – Therapie
(P. Baumann)

T 7.1 Hämophilie

T 7.1.1 Hämophilie A[1]

1IE entspricht der Menge an Faktor in 1ml gepooltem Normalplasma

Leichte bis mittelschwere Hämophilie: Blutung und präoperativ

Vasopressinanalogon (Freisetzung von Faktor VIII aus Endothelzellen)	Desmopressin → 143	0.3µg/kg i.v., s.c. (max. 20µg); 300µg nasal entspricht etwa 0.2µg/kg i.v.; 2 Sprühstöße bei > 50kg, 1 Sprühstoß bei < 50kg (steigert F-VIII 2–6-fach)

Schwere Hämophilie A: Blutung und präoperativ

Gerinnungsfaktor (Substitution)	Faktor VIII → 69	1IE/kg i.v. erhöht Blutspiegel um 2% (bei Muskelblutung Konz. auf ≥ 30%, bei Zahn-OP auf > 50%; bei intraabdomineller, intrakranieller Blutung oder orthopäd. OP auf 80–100%); HWZ 8–12h
	Humaner Blutgerinnungsfaktor VIII (FVIII) → 69 und humaner Von-Willebrand-Faktor (vWF)	1 IE FVIII/kg KG erhöht die Plasma-FVIII-Aktivität um ca. 2% der norm. Aktivität; erforderliche IE = KG (kg) x gewünschter FVIII-Anstieg (% oder IE/dl) x 0,5

Blutungsprophylaxe bei Patienten mit Hämophilie A und Faktor VIII-Hemmkörpern[2]

Faktor-VIII-Mimetikum	Emicizumab → 72	Initialdosis: 3mg/kg 1x/W in den ersten 4 W: KG (kg) des Pat. x Dosis (3 mg/kg) Erhaltungsdosis: 1.5 mg/kg 1 x/W ab Woche 5: KG (kg) des Pat. x Dosis (1.5 mg/kg)

Bei Hemmkörperhämophilie und akuter Blutung:
- Aktiviertes Prothrombinkomplexpräparat (FEIBA) 200IE/kg KG, dann 2–3 x 100IE/kg KG/d
- Rekombinanter Faktor VIIa (NovoSeven) 90µg/kg KG, Wdh. alle 2–3h

Danach Induktion einer Immuntoleranz (Hämophiliezentrum!), z.B. Protokolle nach Bonn, Malmö oder Van Creveld

T 7 Hämatologie, Onkologie – Therapie

T 7.1.2 Hämophilie B[1]

evtl.	Gerinnungsfaktor (Substitution)	Faktor IX → 70	1–1.2IE/kg KG i.v. erhöht Blutspiegel um 1%; HWZ 16–17h
	Mod. Gerinnungsfaktor (FIX-Fc) mit längerer HWZ (Substitution)	Eftrenonacog alfa → 70	1IE/kg KG i.v. erhöht FIX-Aktivität um 1% (IE/dL), HWZ ca. 70h
	Modifizierter Gerinnungsfaktor (FIX-Albumin) mit längerer HWZ (Substitution)	Albutrepenonacog alfa → 70	1IE/kg KG i.v. erhöht FIX-Aktivität um 1.3% bei Pat. ≥12 J und um 1% bei Pat. < 12 J; HWZ ca. 90h

Hämophilie mit Hemmkörpern gegen Blutgerinnungsfaktoren VIII oder IX

	Gerinnungsfaktor (Subst.)	Eptacog alfa, aktiviert → 69	ini 90µg/kg KG i.v. Bolus

T 7.1.3 Hereditärer Faktor-X-Mangel[1]

	Gerinnungsfaktor (Substitution)	Faktor X	Dosis (IE) = Körpergewicht (kg) x erwünschter Faktor-X-Anstieg (IU/dL oder % des Normwerts) x 0.5

[1] Srivastava A et al. Treatment Guidelines Working Group on Behalf of The World Federation Of Hemophilia. Guidelines for the management of hemophilia. Haemophilia. 2013 Jan;19(1):e1-47.
[2] Oldenburg J et al., Emicizumab Prophylaxis in Hemophilia A with Inhibitors. N Engl J Med 2017; 377:809-818.

T 7.2 Von-Willebrand-Jürgens-Syndrom[3, 4, 5, 6]

evtl.	vWF-angereicherte Faktor VIII-Präparate (Substitution)	F VIII:C/vWF: RCof Haemate → 69	i.d.R. nach F VIII dosieren: C: 20–540IE/kg KG, Wdh. nach 24h
evtl.	Gerinnungsfaktor (Substitution)	Hum. Blutgerinnungsfakt. VIII (FVIII) → 69 und hum. von-Willebrand-Fakt. (vWF)	1IE/kg KG VWF:RCo hebt Plasmaspiegel des VWF:RCo i.d.R. um 0.02IE/ml (2%) an
bei Typ 1	Vasopressinanalogon (Freisetzung von Faktor VIII aus Endothelzellen)	Desmopressin → 143	0.3µg/kg (max. 20µg) i.v. über 30min, s.c. oder 300µg nasal; Wdh. alle 12–24h

Alleinige Therapie mit Desmopressin unwirksam oder kontraindiziert

	Rekombinanter, humaner von-Willebrand-Faktor vWF-Plasmaspiegel ↑	Vonicog alfa → 70	1 IE/kg (VWF:RCo/Vonicog alfa) hebt Plasmaspiegel d. VWF:RCo um 0.02 IE/ml (2%)

[3] Furlan M, Von Willebrand factor: molecular size and functional activity. Ann Hematol. 1996 Jun; 72(6):341–8.
[4] Mannucci PM, How I treat patients with von Willebrand disease. Blood 2001 Apr 1; 97(7):1915–9.
[5] Chang AC, Rick ME, Ross Pierce L, Weinstein MJ, Summary of a workshop on potency and dosage of von-Willebrand factor concentrates. Haemophilia 1998; 4 Suppl 3:1–6.
[6] Gill JC. Hemostatic efficacy, safety, and pharmacokinetics of a recombinant von Willebrand factor in severe von Willebrand disease Blood. 2015 Oct 22; 126(17): 2038-2046.

T 7.3 Kongenitaler Faktor-XIII-A-Mangel

Humane Faktor-XIII-A-Untereinheit	Catridecacog	35 IE/kgKG 1 x/Monat

T 7.4 Anämie

T 7.4.1 Eisenmangel[7]

	Eisen-(II)-Präparat (Substitution)	Eisen-(II)-Glycin-Sulfat-Komplex → 145	100–200mg Fe^{2+}/d p.o. in 2-3 ED (mind. 4–6M)
evtl.	Eisen-(III)-Präparat (Substitution bei Malabsorption oder Gastrektomie)	Eisen-(III)-Natrium-Glukonat-Komplex → 145	1 x 40–62.5mg/d langsam i.v. bis 3 x/W

[7] Frewin R, ABC of clinical haematology. Iron deficiency anaemia. BMJ 1997 Feb 1; 314(7077):360–3.

T 7.4.2 Megaloblastäre Anämie[8]

Vitamin-B_{12}-Mangel (perniziöse Anämie)

Vitamin B_{12} (Substitution)	Cyanocobalamin → 148	1000µg i.m., i.v., s.c.; 6 x in 2-3W, dann 1000µg alle 3M i.m. (evtl. lebenslang)

Folsäuremangel

Vitamin (Substitution)	Folsäure → 151	5mg/d p.o. (4M)

[8] Hoffbrand V et al. ABC of clinical haematology. Macrocytic anaemias. BMJ 1997 Feb 8; 314(7078):430–3.

T 7.4.3 Hämolytische Anämien[9, 10, 11]

Beta-Thalassaemia major zur Therapie der Eisenüberladung

evtl.	Komplexbildner (Eisenelimination ↑)	Deferoxamin → 148	25–50mg/kg KG/d s.c. über 8-12h nachts; 5–7 x/W od. s.c.-Depot 2 x/d (Hörtest, Sehtest!); i.v. nur über ZVK!
		Deferipron → 148	3 x/d 25mg/kg KG p.o.; Zul. nur für Thalassämia major mit KI gegen Deferox-amin; **Cave:** Neutropenie
		Deferasirox → 148	ini 20mg/kgKG/d als ED p.o.; Zul., wenn Deferoxamin kontraind./unangemessen; **Cave:** Nephrotoxizität

[9] Weatherall DJ, ABC of clinical haematology. The hereditary anaemias. BMJ 1997 Feb 15; 314(7079):492–6.
[10] Gattermann N, Guidelines on iron chelation therapy in patients with myelodysplastic syndromes and transfusional iron overload. Leuk Res. 2007 Dec; 31 Suppl 3:S10–5.
[11] Wells RA et al., Iron overload in myelodysplastic syndromes: a Canadian consensus guideline. Leuk Res. 2008 Sep; 32(9):1338–53.

Symptomatische autoimmunhämolytische Anämie vom Wärmeautoantikörper-Typ[12, 13]

	Glukokortikoid (antiinflammatorisch, immunsuppressiv)	Prednison → 210	1 mg/kg/d i.v. oder p.o., langsam Reduktion, dann p.o. (kurzfristig)
evtl.	Purinantagonist	Azathioprin → 275	ini 100–150mg/d p.o.
evtl.	Alkylanz (Immunsuppressivum)	Cyclophosphamid → 153	ini 60mg/m²/d p.o.; alternativ 500–700mg i.v. alle 3–4W
evtl.	Immunsuppressivum	Ciclosporin → 275	ini 5–10mg/kg KG/d in 2 Dosen p.o.
		Mycophenolatmofetil → 276	ini 500–1000mg/d in 2 Dosen p.o.

Symptomatische autoimmunhämolytische Anämie vom Typ Kälteagglutinine[13]

evtl.	Alkylanz (Immunsuppr.)	Cyclophosphamid → 153	60mg/m²/d p.o.
	Alkylanz (Lymphosuppression)	Chlorambucil → 153	0.4–0.8mg/kg p.o. d1; Wiederholung d15
	Antikörper	Rituximab → 188	375mg/m² i.v. d1, d8, d15 und d22

Paroxysmale nächtliche Hämoglobinurie[13]

evtl.	Antikörper	Eculizumab → 185	ini 600mg i.v. 1 x/W x 4W, in W5 900mg; Erh.Phase: 900mg i.v. alle 14±2d
		Ravulizumab → 188	Erw. nach Körpergewicht: 40–59kg ini 2.4g, dann 3g; 60–99kg ini 2.7g, dann 3.3g, ≥ 100kg ini 3g, dann 3.6g

[12] Gehrs BC, Freidberg RC, Autoimmune hemolytic anemia. Am J Hematol 2002 Apr; 69(4):258–71.
[13] Hillmen P, Effect of eculizumab on hemolysis and transfusion requirements in patients with paroxysmal nocturnal hemoglobinuria. N Engl J Med. 2004 Feb 5;350(6):552-9.

T 7.4.4 Aplastische Anämie[14]

evtl.	Antikörper (Immunsuppressivum)	Antilymphozytenglobulin (ALG) vom Pferd	0.75ml/kg/d über 8–12h i.v. d1–5
evtl.	Glukokortikoid	Prednison → 210	1mg/kg/d i.v. d1–14; dann ausschleichen (bis d29)
evtl.	Transkriptionsfaktorhemmung v.a. bei T-Lymphozyten (Immunsuppressivum)	Ciclosporin → 275	5mg/kg/d p.o. nach Spiegel: 150–250ng/ml; mind. 4M

[14] H Schrezenmeier et al., Aplastische Anämie - Diagnostik und Therapie der erworbenen Aplastischen Anämie, DGHO-Leitlinie 2012.

Zytostatika-induzierte Neutropenie

T 7.4.5 Renale Anämie und Tumoranämie bei niedrigem Erythropoetinspiegel[15]

Hormon (Substitution)	Epoetin alfa → 146	Korrekturphase 50IE/kg 3 x/W i.v., dann nach Hb/Hk
	Epoetin beta → 146	Korrekturphase: 20IE/kg 3 x/W s.c. oder 40IE/kg 3 x/W i.v., dann nach Hb
	Epoetin delta	Korrekturphase: 50IE/kg 3 x/W i.v. oder 50IE/kg 2 x/W s.c., dann nach Hb/Hk
	Epoetin zeta → 147	Korrekturphase: 50IE/kg 3 x/W i.v., dann nach Hb/Hk
	Darbepoetin alfa → 146	Korrekturphase: 0.45µg/kg s.c. 1 x/W; ohne Dialysepflichtigkeit auch 0.75µg/kg s.c. alle 2W möglich, dann nach Hb/Hk

[15] NKF-K/DOQI Clinical practice guidelines and clinical practice recommendations for anemia in chronic kidney disease in adults; CPR 3.1. Using ESAs. Am J Kidney Dis. 2006 May; 47(5 Suppl 3):S16–85.

T 7.5 Zytostatika-induzierte Neutropenie[16]

evtl.	Mediator, granulocyte (macrophage) colony stimulating factor[15] (Granulozytenproliferation/-differenzierung↑)	Filgrastim (G-CSF) → 151	5µg/kg/d s.c., frühestens 24h, i.d.R. ab d5 nach Chemotherapie (bis Granulozyten > 1000/µl)
		Lenograstim → 151	150µg/m²/d s.c., frühestens 24h, i.d.R. ab d5 nach Chemotherapie (bis Granulozyten > 1000/µl)
		Pegfilgrastim → 152	6mg s.c. ab 24h nach Chemotherapie

[16] Jörg Janne Vehreschild et al., für die Arbeitsgemeinschaft Infektionen (AGIHO) der DGHO. Prophylaxe infektiöser Komplikationen durch Granulozyten-Kolonie-stimulierende Faktoren. DGHO-Leitlinie. Stand: August 2014. www.dgho-onkopedia.de

T 7.6 Idiopathische thrombozytopenische Purpura (M. Werlhof)[17]

Glukokortikoid (immunsuppressiv, antiinflammatorisch)	Prednison → 210	1–2mg/kg/d p.o. für 2–4W, dann 6–8W ausschleichen; Ziel > 30 000 Thrombo/µl mit < 7.5mg/d
	Dexamethason → 209	40mg/d p.o. x4d

T 7 Hämatologie, Onkologie – Therapie

evtl.	**Immunglobulin** (Verdrängung der Thrombozytenantikörper)	Immunglobulin → 277	1–2g/kgKG i.v. verteilt über 2–3d plus Steroidbolus, z. B. Methylprednisolon 5–10mg/kg/d i.v. x 3d
	Immunsuppressivum	Azathioprin → 275	1–4mg/kg/d, z.B. 150mg/d (kein Allopurinol!)
		Cyclophosphamid → 153	100–200mg/d
		Mycophenolatmofetil → 276	0.5–1g 2 x/d
	Alkylans	Cyclophosphamid → 153	100–200mg/d
	Vincaalkaloid	Vincristin → 161	1–2mg i.v./W
	Anti-CD20-Antikörper	Rituximab → 188	375mg/m² i.v. alle 4W x 4 (keine Zul. für diese Ind.)
	Thrombopoetinagonist	Romiplostim → 72	ini 1µg/kg bez. auf das tatsächl. KG; s.c. 1 x/W
		Eltrombopag → 72	25–75mg/d p.o.
bei Therapieresistenz gegenüber anderen Behandlungsarten			
	SYK-Inhibitor	Fostamatinib[18]	2 x 100mg/d p.o.

[17] Axel Matzdorff et al., Immunthrombozytopenie; DGHO-Leitlinie 2013.
[18] Bussel J et al. Fostamatinib for the treatment of adult persistent and chronic immune thrombocytopenia: Results of two phase 3, randomized, placebo-controlled trials. Am J Hematol. 2018 Jul;93(7):921-930.

T 7.7 Polycythaemia vera[19]

evtl.	**Salizylat** (Thrombozyten-aggregationshemmer)	Acetylsalizylsäure → 67, → 199	1x 100mg/d p.o., **Cave:** nicht bei Thrombos > 1 Mio/µl
evtl.	**Urikostatikum** (Xanthinoxidasehemmung ⇒ Harnsäurebildung ↓)	Allopurinol → 130	1 x 100–300mg/d p.o. (HS i.S. < 6.5 mg/dl)
evtl.	**Zytostatikum** (Myelosuppression)	Hydroxycarbamid → 195	ini 20mg/kg/d p.o., dann bis 40mg/kg/d p.o
evtl. oder	**Interferon bei jüngeren Patienten** (Immunmodulation)	IFN-alfa-2a/b → 277	3 x 1–5 Mio. IE/W s.c.; ini 1 Mio. IE 2 x/W
		Pegyl. INF-alfa → 277	50µg/W; bis 150µg/W
evtl.	**Imidazolidin-Verbindungen**	Anagrelid → 194	1–2mg/d in 2 Dosen (bei Thrombozytose)
(1) Bei Polyzythaemia vera mit Resistenz/Intoleranz gegenüber Hydroxycarbamid (2) Bei Post-Polyzythaemia-vera-Myelofibrose mit krankheitsbed. Splenomegalie od. Symptomen			
evtl.	**Januskinase-2-Inhibitor**	Ruxolitinib → 178	2 x 20mg/d p.o.

[19] E Lengfelder et al., DGHO-Leitlinie Polycythaemia Vera. März 2016. www.dgho-onkopedia.de

T 7.8 Essenzielle Thrombozythämie[20]

	NSAR	ASS → 67, → 199	100mg/d (bei Erythromelalgie, TIA, KHK oder Mikrozirkulationsstörungen)
	Interferon, bei jüngeren. Pat. (Immunmodulation)	INF-alfa-2a/b → 277	3 x 1–5 Mio. IE/W s.c.
		Pegyl. INF-alfa → 277	50–150µg 1 x/W
evtl.	Zytostatikum (Myelosuppression)	Hydroxycarbamid → 195	ini 20mg/kg/d p.o., dann bis 40mg/kg/d p.o
evtl.	Imidazolidin-Verbindungen	Anagrelid → 194	ini 2 x 0.5mg/d, steigern bis max. 2.5mg
evtl.	Januskinase-2-Inhibitor	Ruxolitinib → 178	bei sekundärer Fibrose mit Splenomegalie u/o Symptomen: 2 x 20mg/d p.o.

[20] PE Petrides et al., Essentielle (oder prim.) Thrombozythämie. DGHO 2014. www.dgho-onkopedia.de

T 7.9 Primäre Myelofibrose[21]

Januskinase-2-Inhibitor	Ruxolitinib → 178	bei sekundärer Fibrose mit Splenomegalie u/o Symptomen: 2 x 20mg/d p.o.

[21] M Grießhammer et al., Primäre Myelofibrose (PMF). DGHO 2014. www.dgho-onkopedia.de

T 7.10 Chronisch-myeloische Leukämie[22]

Chronische Phase

Tyrosinkinasehemmer	Imatinib → 176	400mg/d (chron. Phase) bzw. 600mg/d (akzel. Phase und Blastenkrise)
	Dasatinib → 175	1 x 100mg/d, bei Imatinib-Resistenz/-Unverträglichk.
	Nilotinib → 177	2 x 400mg/d, bei Imatinib-Resistenz/-Unverträglichk.

Für Pat., die ≥ 1 Tyrosinkinaseinhibitor erhielten und bei denen Imatinib, Nilotinib und Dasatinib von Ihrem Arzt als nicht sinnvoll erachtet werden.

	Bosutinib → 173	500 mg 1 x/d f

Bei erw. CML-Pat. in chronischer, akzelerierter oder Blastenphase sowie bei Pat. mit ph+ ALL, Resistenz oder Unverträglichkeit gegenüber Dasatinib oder Nilotinib und Pat., für die eine Imatinib-Therapie inadäquat ist oder wenn eine T315I-Mutation vorliegt

Tyrosinkinasehemmer	Ponatinib → 178	45mg p.o./d

[22] A Hochhaus et al., Chronische myeloische Leukämie (CML). DGHO-Leitlinie. Stand 2013. www.dgho-onkopedia.de

T 7.11 Myelodysplasie[23]

evtl.	**Mediator, granulocyte (macrophage) colony stimulating factor** (Granulozytenproliferation/ -differenzierung ↑)	Filgrastim (G-CSF) → 151	5µg/kg/d s.c.
		Pegfilgrastim → 152	6mg s.c.
		Lenograstim → 151	150µg/m²/d s.c.
evtl.	**Komplexbildner** (Eisenelimination ↑) → 587	Deferoxamin → 148	25–50mg/kg KG/d s.c. kontin. oder als 2 Bolusgaben an mind. 5d/W
		Deferipron → 148	3 x 25mg/kg KG/d p.o.
		Deferasirox → 148	1 x 20mg/kg KG/d p.o.
evtl.	**Hormon** (Wachstumsfaktor)	Erythropoetin → 146	150–300IE/kg 3 x/W s.c.
		Darbepoetin → 146	150µg 1 x/W s.c.
evtl.	**Histon-Deacetylase-Inhibitoren**	Valproinsäure → 311	ini 500mg, um 5mg/kg KG bis zu einer Serumkonz. von 50-100µg/ml steigern
Del 5q	**Immunmodulatorisches Medikament**	Lenalidomid → 196	10mg/d p.o. x 21d, Wdh. d28, **Cave:** evtl. Dosis anpassen
> 60J, high-risk oder intermediate-2, abnormer Karyotyp			
	DNA-Methyltransferase-Inhibitor	5-Azacytidin	75mg/m²/d s.c. x 7d, Wdh. d28, mind. 6 Zyklen, **Cave:** Dosisanpassung

[23] WK Hofmann et al., Myelodysplastische Syndrome (MDS). DGHO-Leitlinie. Stand März 2016. www.dgho-onkopedia.de

T 7.12 Non-Hodgkin-Lymphom

T 7.12.1 Indolente Formen des Non-Hodgkin-Lymphoms[24, 25, 27, 29]

R-COP

	Alkylanz	Cyclophosphamid → 153	d1-5 400mg/m² i.v. (Zykluswdh. d22)
plus	**Spindelgift, Mitosehemmer**	Vincristin → 161 (Oncovorin)	d1 1.4mg/m² i.v., max. 2mg (Zykluswdh. d22)
plus	**Glukokortikoid** (immunsuppr., antiinfl.)	Prednison → 210	d1-5 100mg/m² p.o. (Zykluswdh. d 22)
	Anti-CD20-Antikörper	Rituximab → 188	375mg/m² i.v. d1

Non-Hodgkin-Lymphom

R-MCP

	Anthrazyklin	**Mitoxantron** → 165	*8mg/m² i.v. über 30min, d1–2*
plus	**Alkylanz, Zytostatikum** (Lymphosuppression)	**Chlorambucil** → 153	*d1–5 3 x 3mg/m² p.o.*
plus	**Glukokortikoid** (immunsuppressiv, antiinflammatorisch)	**Prednison** → 210	*d1–5 25mg/m² p.o.*
	Anti-CD20-Antikörper	**Rituximab** → 188	*375mg/m² i.v. d1*

Mabthera mono (Induktionstherapie)

Anti-CD20-Antikörper (monoklonal)	**Rituximab** → 188	*375mg/m² i.v. 1 x/W über 4W (Infusionsgeschwindigkeit einschleichen)*

R-CHOP (alle 3W)

Alkylanz (DNA-crosslinking)	**Cyclophosphamid** → 153	*750mg/m² i.v. d1*
Anthrazyklin (u.a. Topoisomerase-II-Hemmg.)	**Doxorubicin** → 164	*50mg/m² streng i.v. d1*
Spindelgift, Mitosehemmer	**Vincristin** → 161	*1.4mg/m² i.v. d1 (max. 2mg, bei > 65 J max. 1mg)*
Glukokortikoid	**Prednison** → 210	*100mg p.o. d1–5*
Anti-CD20-Antikörper	**Rituximab** → 188	*375mg/m² i.v. d1*

Fludarabin mono (alle 4W)

Purinantagonist (Antimetabolit)	**Fludarabin** → 158	*25mg/m² i.v. d1–5*

FC (alle 4W)

Purinantagonist (Antimetabolit)	**Fludarabin** → 158	*30mg/m² i.v. d1–3*
Alkylanz (DNA-crosslinking)	**Cyclophosphamid** → 153	*250mg/m² i.v. d1–3*

R-FCM (alle 4W)

Purinantagonist (Antimetabolit)	**Fludarabin** → 158	*25mg/m² i.v. d1–3*
Alkylanz (DNA-crosslinking)	**Cyclophosphamid** → 153	*200mg/m² i.v. d1–3*
Anthrazyklin	**Mitoxantron** → 165	*8mg/m² streng i.v. d1*
Anti-CD20-Antikörper	**Rituximab** → 188	*375mg/m² i.v. d0 oder d1*

T 7 Hämatologie, Onkologie – Therapie

R-FC (alle 4W, max. 6 Zyklen) bei CLL

Anti-CD20-Antikörper	Rituximab → 188	Zyklus 1: 375mg/m² i.v., d0; Zyklus 2-6: 500mg/m², d1
Purinantagonist (Antimetabolit)	Fludarabin → 158	25mg/m² i.v. d1–3
Alkylanz (DNA-crosslinking)	Cyclophosphamid → 153	250mg/m² i.v. d1–3

Bendamustin (alle 3-4W)

	Bifunktionelles Alkylanz	Bendamustin → 153	90mg/m²/d d1 und 2
evtl. plus	Anti-CD20-Antikörper	Rituximab → 188	375mg/m² i.v. d1

Cladribin (bei Haarzellleukämie)

Purinanalogon	Cladribin → 158	0.09mg/kg KG/d (3.6mg/m²) über 24h an 7 aufeinanderfolgenden Tagen; nur 1 Zyklus!

Alemtuzumab (bei CLL)

Anti-CD52-Antikörper	Alemtuzumab → 334 (wurde vom Markt genommen, nur über Ausland zu beziehen)	3mg an d1, 10mg an d2, und 30mg an d3, wenn vorangegangene Dosis gut vertragen wurde; danach 3 x 30mg/W für 12W (Infektprophylaxe)

Mabthera-Erhaltung

Anti-CD20-Antikörper	Rituximab → 188	375mg/m²/d i.v. alle 2M über 2J (in Remission nach Erstlinientherapie 375mg/m²/d i.v. alle 3M über 2J (in Remission nach Rezidivtherapie)

Zevalin

Radioimmuntherapie	⁹⁰Y-Ibritumomab-Tiuxetan	>150 000 Thrombozyten/μl: 15MBq [90Y]-markiertes Zevalin pro kg KG bis zu max. 1 200MBq; 100 000–150 000 Thr./μl: 11MBq [90Y]-markiertes Zevalin pro kg KG bis zu max. 1 200MBq

Non-Hodgkin-Lymphom

Ofatumumab (bei Fludarabin- und Alemtuzumab-refraktärer CLL)

Anti-CD20-Antikörper	Ofatumumab → 187	ini 300mg, dann 2000mg, all 8W, dann all 4M; 1. + 2. Gabe: Start mit 12ml/h (9mg/ml), Infusionsgeschwindigkeit alle 30min verdoppeln bis max. 200ml/h. Nachfolgende Inf.: Start mit 25ml/h (9mg/ml), alle 30min verdoppeln bis max. 400ml/h. **Cave:** Prämedikation mit Prednison, Paracetamol und Cetirizin

Obinutuzumab/Chlorambucil (unbehandelte CLL bei Patienten, die aufgrund von Begleiterkrankungen für Fludarabin nicht geeignet sind)

Zytostatikum	Chlorambucil → 153	0,5mg/kg KG p.o. an d1+d15, alle 29d
Anti-CD20-Antikörper	Obinutuzumab → 187	d1 100mg, d2 900mg, d8 1000mg, d15 1000mg; ab 2. Zyklus je 1000mg an d1 des Zyklus; **Cave:** schwere infusionsbed. Reaktionen! Prämedikation und Reanimationsbereitschaft!

Polatuzumab Vedotin[26] (in Komb. mit Bendamustin und Rituximab bei Pat. mit rezid. oder refrakt. DLBCL, die nicht für eine hämatopoetische Stammzell-TX in Frage kommen)

Anti-CD79b-Antikörper	Polatuzumab Vedotin → 187	1.8mg/kg i.v. q3w

Ibrutinib (bei Pat. mit rezidivierendem oder refraktärem Mantelzell-Lymphom und bei CLL im Rezidiv oder Erstlinientherapie, wenn 17p-Deletion oder TP53-Mutation und für Chemoimmuntherapie ungeeignet)

Bruton-Tyrosinkinase (BTK-Inhibitor)	Ibrutinib → 176	MCL: 560mg (4 Kps.) 1 x/d; CLL: 420mg (3 Kps.) 1 x/d

Idelalisib (bei CLL in Kombin. mit Rituximab im Rezidiv oder bei 17p-Deletion oder TP53-Mutation, ungeeignet für Chemoimmunother. sowie bei follikulärem Lymphom in 3. Linie)

PI3K-Inhibitor	Idelalisib → 195	150mg 2 x täglich

Venetoclax (bei CLL mit 17p Deletion oder TP53 Mutation, die ungeeignet oder refraktär sind für BCR-Signalweginhibitoren; für CLL-Patienten nach Versagen von Chemoimmuntherapie und BCR-Signalweg-Inhibitor)

BCL-2-Hemmer	Venetoclax → 198	W1 20mg/d, W2 50mg/d, W3 100mg/d, W4 200mg/d; W5 u. danach 400mg/d p.o.

[24] CM Wendtner et al., Chronische Lymphatische Leukämie (CLL). DGHO-Leitlinie, Januar 2017, www.dgho-onkopedia.de
[25] C Buske et al., Folliculäres Lymphom. DGHO-Leitlinie, Januar 2017. www.dgho-onkopedia.de
[26] Sehn LH et al. Polatuzumab Vedotin in Re-lapsed or Refractory Diffuse Large B-Cell Lymphoma. J Clin Oncol. 2020 Jan 10;38(2):155-165

T 7.12.2 Aggressive Formen des Non-Hodgkin-Lymphoms[27]

R-CHOP-21 → 593

(R)-CHOP-14 (Wdh. am d15)

	Alkylanz (DNA-crosslinking)	Cyclophosphamid → 153	750mg/m² i.v. d1
	Anthrazyklin (u.a. Topoisomerase-II-Hemmg.)	Doxorubicin → 164	50mg/m² i.v. d1
	Spindelgift, Mitosehemmer	Vincristin → 161	1.4mg/m² i.v.d1, max. 2mg/d, bei Pat. > 70 J max. 1mg/d
	Glukokortikoid	Prednison → 210	100mg p.o. d1–5
ggf.	Anti-CD20-Antikörper	Rituximab → 188	375mg/m² i.v. d0 oder d1
plus oder oder	Mediator, granulocyte (macrophage) colony stimulating factor[15] (Granulozytenproliferation/-differenzierung↑)	Lenograstim → 151	150µg/m² s.c. d4–13
		Filgrastim → 151	5µg/kg KG/d s.c. d4–13
		Pegfilgrastim → 152	6mg s.c. d4

Vorphase (bei Patienten > 60 J und/oder hoher Tumorlast)

Spindelgift	Vincristin → 161	2mg abs. i.v. d1
Glukokortikoid	Prednison → 210	100mg/d p.o. d1–7

ZNS-Prophylaxe (bei Befall hoch zervikal, Gesichtsschädel, Knochenmark oder Testes)

Antimetabolit (Folatantagonist)	Methotrexat → 157	15mg intrathekal

ZNS-Tripeltherapie (bei Meningeosis lymphomatosa oder intrazerebraler RF)

Antimetabolit (Folatantagonist)	Methotrexat → 157	15mg intrathekal
Antimetabolit (Pyramidinantagonist)	Cytarabin → 160	40mg intrathekal
Glukokortikoid	Dexamethason → 209	4mg intrathekal

R-IMVP-16 bei Rezidiven (alle 3W, 4–6 Zyklen)

	Alkylanz	Ifosfamid → 154	d1–5: 1000mg/m² i.v. über 1h
plus	Antimetabolit (Folatantagonist)	Methotrexat → 157	d3 + 10: 30mg/m² i.v.; d10 (wenn Leukos > 3000/µl)
plus	Topoisomerase-II-Hemmer	Etoposid → 162	d1–3: 100mg/m² i.v. über 1h
evtl. pl.	Anti-CD20-Antikörper	Rituximab → 188	375mg/m² i.v. d0 oder d1

Non-Hodgkin-Lymphom

CHOEP (alle 3W plus G-CSF): wie CHOP, R-CHOP → 596

plus	Topoisomerase-II-Hemmer	Etoposid → 162	100mg/m² i.v. je d1–3

R-IEV (alle 4W; plus G-CSF)

Alkylanz	Ifosfamid → 154	2.5g/m² i.v. d1–3
Anthrazyklinderivat	Epirubicin → 164	100mg/m² streng i.v. d1
Topoisomerase-II-Hemmer	Etoposid → 162	150mg/m² i.v. d1–3

(R)-ICE (alle 2–3W, plus G-CSF)

	Topoisomerase-II-Hemmer	Etoposid → 162	100mg/m² i.v. d1–3
	Platinderivat	Carboplatin → 155	AUC 5 (max. 800mg) i.v. an d2
	Alkylanz	Ifosfamid → 154	5g/m² i.v. über 24h an d2
evtl. pl.	Anti-CD20-Antikörper	Rituximab → 188	375mg/m² i.v. d0 oder d1

(R)-Dexa-BEAM (alle 3–4W, plus G-CSF ab Tag 11)

	Glukokortikoid (lymphotoxisch)	Dexamethason → 209	3 x 8mg p.o. d1–10
	Alkylanz	BCNU/Carmustin	60mg/m² i.v. d2
	Topoisomerase-II-Hemmer	Etoposid → 162	75mg/m² i.v. d4–7
	Purinantagonist (Antimetabolit)	Cytarabin → 160	2 x 100mg/m² i.v. d4–7 (alle 12h)
	Alkylanz	Melphalan → 154	20mg/m² i.v. d3
evtl. pl.	Anti-CD20-Antikörper	Rituximab → 188	375mg/m² i.v. d0 oder d1

R-DHAP (alle 4W plus G-CSF)

Glukokortikoid (lymphotoxisch)	Dexamethason → 209	40mg i.v. d1–4
Purinantagonist (Antimetabolit)	Cytarabin → 160	2 x 1000mg/m²/d i.v. d2 (alle 12h)
Alkylanz	Cisplatin → 156	100mg/m² i.v. d1
Anti-CD20-Antikörper	Rituximab → 188	375mg/m² i.v. d0 oder d1

[27] Dührsen U et al., Diffuses großzelliges B-Zell-Lymphom. DGHO Leitlinie 11/2014.

T 7.12.3 Diffus großzelliges B-Zell-Lymphom (DLBCL), rezidiviert oder refraktär (erw. Patienten nach zwei oder mehr Linien mit systemischer Therapie)[28]

CAR-T-Zelltherapie	Tisagenlecleucel → 198	0.6 bis 6 x 108 CAR-positive lebensfähige T-Zellen (unabhängig vom KG) nach vorheriger Konditionierung (Zentren vorbehalten)

[28] Schuster Stephen J et al: A Global, Pivotal, Phase 2 Trial of CTL019 in Adult Patients with Relapsed or Re-fractory Diffuse Large B-Cell Lym-phomaBlood 2017 130:577.

T 7.12.4 Mantelzelllymphom (rezidiviert und/oder refraktär)[29]

mTOR-Inhibitor	Temsirolimus → 179	175mg 1 x/W für 3 W, dann 75mg 1 x/W, jeweils über 30-60 min i.v.
	Bruton-Tyrosinkinase-Inhib.	Ibrutinib → 176	MCL: 560mg (4 Kps.) 1 x/d

[29] M Dreyling et al., Mantelzell-Lymphom. DGHO-Leitlinie, 03/2017. www.dgho-onkopedia.de

T 7.12.5 Systemisches anaplastisches großzelliges Lymphom (sALCL)

Rezidiviert oder refraktär

Anti-CD30-Antikörper	Brentuximab vedotin → 185	1.8mg/kg i.v. 30 min alle 3W, 8-16 Zyklen

T 7.13 Akute Leukämie

Wichtiger Hinweis: Die Lektüre dieses Kompendiums kann das Lesen eines Studienprotokolls oder der gängigen Literatur nicht ersetzen! Die Therapie akuter Leukämien sollte an spezialisierten Zentren und innerhalb der Studienprotokolle des **Kompetenznetzes Leukämie** bzw. gemäß den **Empfehlungen des Europäischen Leukämienetzes** erfolgen.
Die Dosierungsangaben beziehen sich auf Pat. < 60 Jahre ohne Begleiterkrankungen. Die Supportivtherapien müssen nach Maßgabe des jeweiligen spezialisierten Zentrums erfolgen. Siehe: DGHO-Leitlinien. www.dgho-onkopedia.de.

T 7.13.1 Akute myeloische Leukämie[31]

Induktionstherapie (Standard-Induktionstherapie: 3+7-Schema)

3 Tage Anthrazyklin: Daunorubicin 60mg/m² **oder** Idarubicin 10–12mg/m² **oder** Mitoxantron 10–12mg/m²
7 Tage Cytarabin: kontinuierlich 100–200mg/m²

Induktionstherapien der AMLCG (Acute Myeloid Leukemia Cooperative Group)

TAD-9

	Pyrimidinantagonist	Cytarabin → 160	d1, 2: 100mg/m²/24h i.v., d3-8: 100mg/m² als Inf. über 30min alle 12h
plus	Purinantagonist	Thioguanin → 158	d3-9: 100mg/m² alle 12h p.o.
plus	Anthrazyklin, Interkalation (Topoisomerase-II-Hemmg.)	Daunorubicin → 164	d3-5: 60mg/m² i.v. über 60min

HAM

	Pyrimidinantagonist (Zytostatikum)	Cytarabin → 160	d1-3: 3g/m² i.v. alle 12h über 3h (Pro: 4 x/d Kortikoid-AT)
plus	Zytostatikum	Mitoxantron → 165	d3-5: 10mg/m²/d i.v. über 60min (vor Cytarabin)

[30] Röllig C et al. Leitlinien der DGHO. Akuten Myeloische Leukämie (AML), Stand April 2018.

CD33-positive akute myeloische Leukämie (AML), nicht Promyelozytenleukämie (nicht vorbehandelt, neu diagnostiziert)[31]

Spezifisches CD33-Antikörperkonjugat (Kombinationstherapie mit Daunorubicin u. Cytarabin)	Gemtuzumab Ozogamicin → 186	Induktion: d1, 4, 7: 3mg/m², max. 5mg abends, jeweils über 2h; Konsolidierung: d1: 3mg/m², max. 5mg abends

AML mit FLT3-Mutation (neu diagnostiziert)[32]

Multikinaseinhibitor (Kombinationstherapie mit Daunorubicin u. Cytarabin)	Midostaurin → 177	Induktion u. Konsolidierung: d8 bis d21: 50mg 2 x/d

AML mit 20–30 % Blasten und Mehrlinien-Dysplasie oder > 30 % Knochenmarkblasten (WHO-Klassifikation)

DNA-Methyltransferase-Inhibitor	Azacitidin → 159	75mg/m²/d s.c. x 7d, Wdh. d28, mind. 6 Zyklen, Cave: Dosisanpassung

Rezidivierte oder refraktäre AML mit FLT3-Mutation[33]

Kinaseinhibitor	Gilteritinib	1 x 120mg/d p.o.

[31] Castaigne S et al. Effect of gemtuzumab ozogamicin on survival of adult patients with de-novo acute myeloid leukaemia (ALFA-0701), Lancet. 2012;379(9825):1508-1516.

[32] Stone Richard M et al. The Multi-Kinase Inhibitor Midostaurin (M) Prolongs Survival Compared with Placebo (P) in Combination with Daunorubicin (D)/Cytarabine (C) Induction (ind), High-Dose C Consolidation (consol), and As Maintenance (maint) Therapy in Newly Diagnosed Acute Myeloid Leukemia (AML) Patients (pts) Age 18-60 with FLT3 Mutations (muts) Blood 2015 126:6.

[33] Alexander E. Perl et al. Gilteritinib or Chemotherapy for Relapsed or Refractory FLT3-Mutated AML, N Engl J Med 2019; 381:1728-1740.

T 7.13.2 Akute lymphatische Leukämie[34]

Auch die Erstlinien-Behandlung der ALL sollte in Zentren und innerhalb von Studien erfolgen.

Zur Behandlung von Erwachsenen mit Philadelphia-Chromosom negativer, rezidivierter oder refraktärer B-Vorläufer akuter lymphatischer Leukämie (ALL)

Bispezifischer CD3/CD19 Antikörper	Blinatumomab → 184	Zyklus 1: (d1-7): 9µg/d, (d8-28): 28µg/d; Zyklus 2-5 (d1-28): 28µg/d; 1 Zyklus = 42d. Pat., die eine komplette Remission nach 2 Zyklen erreicht haben, können bis zu 3 weitere Zyklen erhalten.

[34] Gökbuget N et al. Akute Lymphatische Leukämie (ALL). 02/2018. www.onkopedia.com

T 7.14 M. Hodgkin[35, 36, 37]

COPP (Wdh. an d29 im Wechsel mit ABVD)

Alkylanz	Cyclophosphamid → 153	d1 + 8: 650mg/m² i.v.

T 7 Hämatologie, Onkologie – Therapie

plus	Spindelgift (Lymphosuppr.)	Vincristin → 161	$1.4mg/m^2$ i.v., max. 2mg d1+8
plus	Alkylanz	Procarbazin → 156	$100mg/m^2$ p.o. d1-14
plus	Glukokortikoid	Prednison → 210	$40mg/m^2$ p.o. d1-14
ABVD (Wdh. an d29, ggf. im Wechsel mit COPP als COPP/ABVD)			
	Anthrazylin	Doxorubicin → 164	$25mg/m^2$ i.v. d1 + 15
plus	Spindelgift	Vinblastin → 161	$6mg/m^2$ i.v. d1 + 15
plus	Antibiotikum	Bleomycin → 165	$10mg/m^2$ i.v. d1 + 15
plus	Alkylanz	Dacarbazin → 156	$375mg/m^2$ i.v. d1 + 15
BEACOPP basis (Wdh. an d22) bzw. **BEACOPP-14** (Wdh. an d15 mit GCSF)			
	Antibiotikum	Bleomycin → 165	$10mg/m^2$ i.v. an d8
plus	Topoisomerase-II-Hemmer	Etoposid → 162	d1-3 $100mg/m^2$ i.v.
plus	Anthrazyklin	Doxorubicin → 164	$25mg/m^2$ i.v., d1
	Alkylanz	Cyclophosphamid → 153	$650mg/m^2$ i.v., d1
plus	Spindelgift (Mitosehemmer, Lymphosuppression)	Vincristin → 161	$1.4mg/m^2$ i.v., max. 2mg, d8
plus	Alkylanz	Procarbazin → 156	d1-7 $100mg/m^2$ p.o.
plus	Glukokortikoid (immunsuppressiv, antiinflammatorisch)	Prednison → 210	BEACOPP basis: d1-14: $40mg/m^2$ p.o.; BEACOPP-14: d1-7 $80mg/m^2$ p.o.
BEACOPP eskaliert (Wdh. an d22, G-CSF ab d8)			
	Antibiotikum	Bleomycin → 165	$10mg/m^2$ i.v. an d8
plus	Topoisomerase-II-Hemmer	Etoposid → 162	d1-3 $200mg/m^2$ i.v.
plus	Anthrazyklin	Doxorubicin → 164	$35mg/m^2$ i.v., d1
	Alkylanz	Cyclophosphamid → 153	$1250mg/m^2$ i.v., d1
plus	Spindelgift (s.o.)	Vincristin → 161	$1.4mg/m^2$ i.v., max. 2mg, d8
plus	Alkylanz	Procarbazin → 156	d1-7 $100mg/m^2$ p.o.
plus	Glukokortikoid	Prednison → 210	d1-14 $40mg/m^2$ p.o.
Adcetis			
	Anti-CD30-Antikörper	Brentuximab vedotin → 185	1.8 mg/kg i.v. 30 min. alle 3 W, 8-16 Zyklen
Nivolumab (bei rezidiv. oder refraktärem klassischen Hodgkin-Lymphom (HL) des Erw. nach autologer Stammzelltransplantation (ASCT) und Behandlung mit Brentuximab Vedotin(BV)			
	PD-1-Inhibitor (monoklon. AK gegen PD-1)	Nivolumab → 186	3mg/kg KG alle 2W

Multiples Myelom

Pembrolizumab (Monotherapie bei rezidiv. oder refraktärem klassischen Hodgkin-Lymphom (HL) des Erw. nach Versagen einer ASCT und Behandlung mit Brentuximab Vedotin (BV) oder nach Versagen einer Behandlung mit BV, wenn eine ASCT nicht in Frage kommt.)

PD-1-Inhibitor (monoklon. AK gegen PD-1)	Pembrolizumab → 187	200mg alle 3W

[35] Fuchs M et al., Hodgkin-Lymphom. DGHO-Leitlinie 02/2016. www.dgho-onkopedia.de.
[36] Younes A: Nivolumab for classical Hodgkin's lymphoma after failure of both autologous stem-cell transplantation and brentuximab vedotin: a multicentre, multicohort, single-arm phase 2 trial. The lancet oncology, Vol.17, No. 9, p1283-1294, September 2016.
[37] Armand Ph et al: Programmed Death-1 Blockade With Pembrolizumab in Patients With Classical Hodgkin Lymphoma After Brentux-imab Vedotin Failure J Clin Oncol. 2016 Nov 1;34(31):3733-3739.

T 7.15 Multiples Myelom

T 7.15.1 Bei symptomatischem Multiplem Myelom

Biphosphonat (Osteoklastenhemmung)	Pamidronsäure → 132	90mg i.v. alle 4W
	Zoledronsäure → 132	4mg i.v. über 15min alle 3-4W

T 7.15.2 Zytostatische Therapie[38]

Bei gutem Allgemeinzustand und ohne schwere Begleiterkrankungen:
Hochdosismelphalantherapie mit autologer Blutstammzelltransfusion erwägen

MP (Alexanian I; Zykluswiederholung ab d29-42)

	Alkylanz	Melphalan → 154	$15mg/m^2$ i.v. an d1 oder 0.25mg/kg p.o. an d1-4
plus	Glukokortikoid	Prednisolon → 210	$60mg/m^2/d$ p.o. oder 2mg/kg/d p.o. an d1-4

Rd-Firstline

	Immunmodulation	Lenalidomid → 196	25mg/d p.o. d1-21; alle 28d
	Glukokortikoid (lymphotoxisch)	Dexamethason → 209	40mg/d p.o. an den Tagen 1, 8, 15 und 22, alle 28d

MPT (alle 6W, 12 Zyklen, als First-Line für Nicht-Transplantationskandidaten)

	Alkylanz	Melphalan → 154	0.25mg/kg p.o. an d1-4
	Glukokortikoid	Prednisolon → 210	2 mg/kg/d p.o. an d1-4
plus	Immunmodulation	Thalidomid → 197	100-200mg p.o. d1-28

MPV (als First-Line für Nicht-Transplantationskandidaten)

	Alkylanz	Melphalan → 154	$9mg/m^2/d$ p.o. d1-4 alle 42d x 4 Zyklen, dann alle 35d x 5 Zyklen

Glukokortikoid	Prednisolon → 210	60mg/m²/d p.o. an d 1–4 alle 42d x 4 Zyklen, dann alle 35d x 5 Zyklen
Proteasominhibitor	Bortezomib → 195	1.3mg/m²/d i.v. an d1, 4, 8, 11, 22, 25, 29, 32 mit Wdh. an d42 für 4 Zyklen, dann an d1, 8, 15 und 22 mit Wdh. an d35 für 5 Zyklen

MPR (Wdh. an d28 für 9 Zyklen)

Alkylanz	Melphalan → 154	0.18mg/kg/d p.o. d1–4
Glukokortikoid	Prednisolon → 210	2mg/kg/d p.o. d1–4
Immunmodulation	Lenalidomid → 196	10mg/d p.o. d1–21

Velcade bzw. Vel/Dex (Wdh. an d21, max. 8 Zyklen bzw. 2 über CR hinaus)

	Proteasominhibitor	Bortezomib → 195	1.3mg/m²/d i.v. Bolus (3–5sec) an d1, 4, 8, 11
evtl.	Glukokortikoid (phototoxisch)	Dexamethason → 209	20mg p.o. an d1 + 2, 4 + 5, 8 + 9, 11 + 12

Rd (Wdh. an d28)

Immunmodulation	Lenalidomid → 196	25mg/d p.o. d1–21
Glukokortikoid (lymphotoxisch)	Dexamethason → 209	40mg/d p.o. d1, 8, 15, 22

Thalidomid

Immunmodulation	Thalidomid → 197	(50–)100–200mg/d p.o. kontinuierl. (auch komb. mit Dexamethason 40mg p.o. d1, 8, 15, 22 alle 4W, s.o.)

HyerCDT (Wdh. alle 4W für 2–6 Zyklen)

Alkylanz	Cyclophosphamid → 153	300mg/m² i.v. über 3h alle 12h x 6 Gaben (d1–3)
Glukokortikoid (lymphotoxisch)	Dexamethason → 209	20mg/m²/d p.o. d1–4, 9–12, 17–20
Immunmodulation	Thalidomid → 197	100–400mg/d p.o. kontin.

CDV

Alkylanz	Cyclophosphamid → 153	50mg/d p.o. kontinuierlich
Proteasominhibitor	Bortezomib → 195	1.3 mg/m²/d i.v. an d1, 4, 8, 11, Wdh. d21 (8 Zyklen), danach an d1, 8, 15, 22, Wdh. d35 (3 Zyklen)
Glukokortikoid (lymphotoxisch)	Dexamethason → 209	20mg p.o. an den Tagen von Bortezomib u. am d danach

Multiples Myelom

BP (Primärtherapie bei Nicht-Transplantationskandidaten; Wdh. alle 4W)

Bifunktionelles Alkylanz	Bendamustin → 153	$150mg/m^2/d$ i.v. an d1 + 2
Glukokortikoid	Prednison → 210	$60mg/m^2/d$ i.v. od. p.o. d1–4

Bendamustin (Rezidiv nach Hochdosis-Chemotherapie und autologer Stammzelltransplantation; Wdh. alle 4W)

Bifunktionelles Alkylanz	Bendamustin → 153	$100mg/m^2/d$ i.v. d1 + 2

Dexa mono

Glukokortikoid (immunsuppressiv, antiinflammatorisch)	Dexamethason → 209	$20mg/m^2$ bzw. 40mg abs. p.o. d1–4, 9–12 + 17–20 (Zykluswdh. ab d28)

Pomalidomid plus niedrig dosiertes Dexamethason: POM/LoDEX (bei erw. Patienten, die mindestens zwei vorausgegangene Therapien, darunter Lenalidomid und Bortezomib, erhalten haben und unter der letzten Therapie eine Progression zeigten)

	Immunmodulation	Pomalidomid → 197	4mg p.o/d d1-21, q28d
plus	Glukokortikoid (lymphotoxisch)	Dexamethason → 209	40mg (bei > 75J: 20mg) p.o. an d1, d8, d15, d22

RD-Carfilzomib (bei Erw., die mindestens eine vorangegangene Therapie erhalten haben)

Immunmodulation	Lenalidomid → 196	25mg/d p.o. d1-21; alle 28d
Glukokortikoid (lymphotoxisch)	Dexamethason → 209	40mg/d p.o. an den Tagen 1, 8, 15 und 22, alle 28d
Proteasominhibitor	Carfilzomib → 195	i.v. an d 1, 2, 8, 9, 15 und 16; Pause d17–28; ini $20mg/m^2$ KOF, sofern toleriert ↑ auf $27mg/m^2$ an d8 von Zyklus 1; Ab Zyklus 13 entfallen die Kyprolis-Dosen an d8 + 9.

Vel/Dex/Panobinostat (Erw. mit rezidiv. u./od. refrakt. Multiplen Myelom nach mind. zwei vorausgegangenen Therapien, darunter Bortezomib u. eine immunmodulatorische Substanz)

Histondeacetylaseinibitor	Panobinostat → 197	25mg/d p.o. d1-21; alle 28d
Proteasominhibitor	Bortezomib → 195	25mg/d p.o. d1-21; alle 28d
Glukokortikoid (lymphotoxisch)	Dexamethason → 209	20mg/d p.o. an d1 + 2, 4 + 5, 8 + 9, 11 + 12 in den Zyklen 1–8, an d1+2 sowie d8+9 in den Zyklen 9–16

Ixazomib/Lenalidomid/Dexamethason (Zweitlinientherapie)

Oraler Proteasomeninhib.	Ixazomib → 196	4mg p.o. an d1, 8, 15 alle 28d
Immunmodulation	Lenalidomid → 196	25mg/d p.o. d1-21; alle 28d
Glukokortikoid (lymphotoxisch)	Dexamethason → 209	40mg/d p.o. an d1, 8, 15 und 22, alle 28d

T 7 Hämatologie, Onkologie – Therapie

Daratumumab
(Progress eines rezidivierten/refraktären Myeloms nach Proteasominhibitor und IMID)

Anti-CD38-Antikörper	Daratumumab → 185	16mg/kg KG wöchentlich W1-8, 2-wöchentlich W9-24, dann monatlich

Elotuzumab/Lenalidomid/Dexamethason (Zweitlinientherapie)

AK gegen Glykoprotein SLAMF7 (Signalling Lymphocyte Activation Molecule Family Member 7)	Elotuzumab → 185	10mg/kg KG i.v. d1, d8, d15, d22 alle 28d in Zyklus 1+2, dann d1+ d15 alle 28d
Immunmodulation	Lenalidomid → 196	25mg/d p.o. d1-21; alle 28d
Glukokortikoid (lymphotoxisch)	Dexamethason → 209	28mg/d p.o. 3-24h vorher und 8mg i.v. 45-90min vorher an den Elotuzumab-Tagen, sonst 40mg p.o. (d8 + d22 > 2. Zyklus)

[38] M. Kortüm et al., Multiples Myelom. DGHO-Leitlinie. Stand Sept.2013. www.dgho-onkopedia.de

T 7.16 Supportive Therapie nach Symptom

	Antiemetikum (Serotoninrezeptorantagonist = 5-HT3-Rezeptor-Antagonist)	Granisetron → 106	1 x 1-3mg i.v., max. 9mg/d
		Ondansetron → 106	1 x 8mg p.o./i.v., max. 3 x 8mg/d
		Palonosetron → 107	250μg i.v. oder 0,5mg p.o
	Glukokortikosteroid	Dexamethason → 209	4-20mg p.o. oder i.v.
	Neurokinin-Inhibitor (Inhibition des neuronal vermittelten Brechreizes)	Aprepitant → 108	d1 125mg, d2+3 80mg 1h vor Chemotherapie p.o. komb. mit 5-HT3-Antagonisten und Dexamethason
	Benzodiazepine	Lorazepam → 362	30min vor Therapiebeginn: 1-3mg i.v.; 1-2mg p.o.
oder	Antiemetikum (Dopamin-Rez.-Antagonist)	Metoclopramid → 97	10-20mg p.o. alle 4h bzw. 10mg i.v.; max. 2mg/kg KG
oder	Sedier. Antidepressivum (trizyklisch, Monoamin-Reuptake-Hemmung)	Amitriptylin → 339	3 x 25mg/d p.o.

T 7.17 Analkarzinom (lokalisiert, nicht metastasiert)

T 7.17.1 Primäre Chemotherapie + Radiatio[39, 40]

Bifunktionelles Alkylanz (zytostat. Antibiotikum)	Mitomycin → 165	10mg/m² i.v., Bolus an d1 und d29

Harnblasenkarzinom

plus	Pyrimidinantagonist (Hemmung der Thymidin-nukleotid-Synthese)	5-Fluorouracil → 160	750mg/m² i.v. über 24h d1-5 u. d29-33 od. 1000mg/m² i.v. über 24h d1-4 und d29-32
plus	Bestrahlung		1.8Gy/d d1-5 (W1-5), W6 Pause; insges. 45Gy; Boost von 15Gy bei CR oder 20Gy bei PR

[39] Flam et al. Role of mitomycin in combination with fluorouracil and radiotherapy, and of salvage chemoradiation in the definitive nonsurgical treatment of epidermoid carcinoma of the anal canal: results of a phase III randomized intergroup study J Clin Oncol. 1996;14(9):2527.
[40] UKCCCR Anal Cancer Trial Working Party. Epidermoid anal cancer: results from the UKCCCR randomised trial of radiotherapy alone versus radiotherapy, 5-fluorouracil, and mitomycin The Lancet, Volume 348, Issue 9034, 19 October 1996, Pages 1049-1054.

T 7.17.2 Salvage-Chemotherapie[41]

5-FU/Cisplatin

	Pyrimidinantagonist (Hemmung der Thymidin-nukleotid-Synthese)	5-Fluorouracil → 160	1000mg/m² i.v. d1-5
plus	Alkylanz (DNA-Doppelstrang-Vernetzung)	Cisplatin → 156	100mg/m² d2

[41] Faivre C et al. 5-fluorouracile and cisplatinum combination chemotherapy for metastatic squamous-cell anal cancer.. Bull Cancer. 1999 Oct;86(10):861-5.

T 7.18 Harnblasenkarzinom

Gemcitabin/Cisplatin[42]

	Antimetabolit (Nukleosidanalogon)	Gemcitabin → 160	1000mg/m² i.v. über 30min; d1, 8,15; Wdh. d29
plus	Alkylanz (DNA-Doppelstrang-Vernetzung)	Cisplatin → 156	70mg/m² i.v. an d1; Zykluswdh. d29

[42] Moore MJ et al., Gemcitabine plus cisplatin, an active regimen in advanced urothelial cancer: a phase II trial of the National Cancer Institute of Canada Clinical Trials Group. J Clin Oncol. 1999;17(9):2876.

Carboplatin/Paclitaxel[43]

Alkylanz (DNA-Doppelstrang-Vernetzung)	Carboplatin → 155	AUC 6 i.v. über 30min an d1; Wdh. d22
Spindelgift (Mitosehemmer, Störung d. Mikrotubulireorganisation)	Paclitaxel → 163	225mg/m² i.v. als 3-h-Infusion an d1; Wdh. d22

[43] Vaughn DJ et al., Phase II study of paclitaxel plus Carboplatin in patients with advanced carcinoma of the urothelium and renal dysfunction (E2896) Cancer. 2002;95(5):1022.

T 7 Hämatologie, Onkologie – Therapie

M-VAC (Methotrexat + Vinblastin + Adriblastin + Cisplatin; Memo: G-CSF)[44]

oder	Antimetabolit (Folatantagonist)	Methotrexat → 157	$30mg/m^2$ i.v. als Bolus d1, 15, 22; Zykluswdh. d29
plus	Spindelgift (Mitosehemmer)	Vinblastin → 161	$3mg/m^2$ i.v. als Bolus d2, 15, 22; Zykluswdh. d29
plus	Zytostat. Antibiotikum (DNA-Schädigung)	Doxorubicin → 164	$30mg/m^2$ i.v. an d2; Zykluswdh. d29
plus	Alkylanz (DNA-Doppelstrang-Vernetzung)	Cisplatin → 156	$70mg/m^2$ i.v. an d2; Zykluswdh. d29

[44] Loehrer PJ et al., A randomized comparison of cisplatin alone or in combination with methotrexate, vinblastine, and doxorubicin in patients with metastatic urothelial carcinoma: a cooperative group study. J Clin Oncol. 1992 Jul;10(7):1066-73.

PCG (Paclitaxel, Cisplatin, Gemcitabin)[45]

	Antimetabolit (Nukleosidanalogon)	Gemcitabin → 160	$1000mg/m^2$ i.v. über 30min an d1, 8; Wdh. d22
plus	Spindelgift (s.o.)	Paclitaxel → 163	$80mg/m^2/W$ als 1-h-Inf., d1, 8; Wdh. d22
plus	Alkylanz (DNA-Doppelstrangvernetzung)	Cisplatin → 156	$70mg/m^2$ i.v. an d1; Wdh. d22

[45] Bellmunt J et al., Randomized phase III study comparing paclitaxel/cisplatin/gemcitabine (PCG) and gemcitabine/cisplatin (GC) in patients with locally advanced (LA) or metastatic (M) urothelial cancer without prior systemic therapy J Clin Oncol. 2012 Apr 1;30(10):1107-13.

Vinflunin

Spindelgift (Mitosehemmer, Störung d. Mikrotubulireorganisation)	Vinflunin → 161	initial $280mg/m^2$, nach 3W $320mg/m^2$, Wdh. d22

Gemcitabin Mono[46]

Antimetabolit (Nukleosidanalogon)	Gemcitabin → 160	$1200mg/m^2$ i.v. über 30min; d1, 8; Wdh. d22

[46] Lorusso V et al., A phase II study of gemcitabine in patients with transitional cell carcinoma of the urinary tract previously treated with platinum. Italian Co-operative Group on Bladder Cancer. Eur J Cancer. 1998;34(8):1208–1212.

Paclitaxel Mono[47]

Spindelgift (Mitosehemmer, Störung d. Mikrotubulireorganisation)	Paclitaxel → 163	$175-250mg/m^2/W$ als 1-h-Infusion, d1, Wdh. d22-29; altern.: $90mg/m^2$ d1, 8, 15

[47] Dreicer R et al., Paclitaxel in advanced urothelial carcinoma: its role in patients with renal insufficiency and as salvage therapy. J Urol. 1996;156(5):1606-1608.

Immuntherapie

Atezolizumab[48] (bei lokal fortgeschrittenem oder metastasiertem Urothelkarzinom nach vorheriger platinhaltiger Chemotherapie od. fehlender Eignung für cisplatinhaltige Ther.)

PD-L1-Inhibitor	Atezolizumab → 184	1200mg an d1 alle 3 W

Pembrolizumab[49] (1. Monother. des lokal fortgeschritt. oder metastas. Urothel-Ca nach vorheriger Platin-basierter Ther. und 2. Monother. des lokal fortgeschritt. oder metastas. Urothel-Ca bei Erwachsenen ohne Eignung für eine Cisplatin-basierte Therapie, deren Tumoren PD-L1 mit einem kombinierten positiven Score [CPS ≥ 10] exprimieren)

PD-1-Inhibitor	Pembrolizumab → 187	200mg alle 3 W

Nivolumab[50] (Monotherapie des lokal fortgeschrittenen, nicht resektablen oder metastasierten Urothelkarzinoms bei Erwachsenen nach Versagen einer vorherigen platinhaltigen Therapie)

PD-1-Inhibitor	Nivolumab → 186	240mg alle 2 W

[48] Powles T et al., Atezolizumab versus chemotherapy in patients with platinum-treated locally advanced or metastatic urothelial carcinoma (IMvigor211): a multicentre, open-label, phase 3 randomised controlled trial. Volume 391, No. 10122, p748-757, 24 February 2018.
[49] Bellmunt J et al.: Pembrolizumab as Sec-ond-Line Therapy for Advanced Urothelial Carcinoma N Engl J Med 2017; 376:1015-1026.
[50] Sharma P, Retz M, Siefker-Radtke A et al.: Nivolumab in metastatic urothelial carcinoma after platinum therapy Lancet Oncol 2017; 18: 312-322.

T 7.19 Bronchialkarzinom

T 7.19.1 Small Cell Lung Cancer (SCLC)

Cisplatin/Etoposid[51, 52]

	Alkylanz (DNA-Doppelstrang-Vernetzung)	Cisplatin → 156	80mg/m² i.v. als 1-h-Inf. an d1; Wdh. d22
plus	Spindelgift (Mitosehemmer, DNA-/Proteinsynthesehemmer)	Etoposid → 162	100mg/m²/d als 2-h-Inf. d1-3; Wdh. d22

[51] Takada M et al., Phase III study of concurrent versus sequential thoracic radiotherapy for limited-stage small-cell lung cancer J Clin Oncol. 2002 Jul 15;20(14):3054-60.
[52] Wolf M et al., Lungenkarzinom, kleinzellig (SCLC); DGHO Onkopedia Leitlinie 11/2012.

ACO I[53]

	Zytostat. Antibiotikum (DNA-Schädigung)	Doxorubicin → 164	60mg/m² i.v. an d1; Wdh. d22
plus	Alkylanz (DNA-Doppelstrang-Vernetzung)	Cyclophosphamid → 153	750mg/m² i.v. an d1; Wdh. d22
plus	Spindelgift (Mitosehemmer)	Vincristin → 161	1-2mg i.v. an d1, 8, 15; Wdh. d22

[53] Livingston RB et al., Small cell carcinoma of the lung. Blood 1980 56: 575-584.

T 7 Hämatologie, Onkologie – Therapie

Carboplatin/Etoposid[54]

	Alkylanz (Cisplatin-Abkömml.; DNA-Strang-Vernetzung)	Carboplatin → 155	300mg/m² (AUC 5-6) d1; Wdh. d22
plus	Spindelgift (s.o.)	Etoposid → 162	100mg/m² i.v. als 1-h-Inf. an d1-3; Wdh. d22

[54] Skarlos DV et al., Randomized comparison of etoposide-cisplatin vs. etoposide-Carboplatin and irradiation in small-cell lung cancer. A Hellenic Co-operative Oncology Group study. Ann Oncol. 1994 Sep;5(7):601-7.

CEV

	Alkylanz (s.o.)	Carboplatin → 155	d1 AUC 3-4 i.v.; Wdh. d22
plus	Spindelgift (s.o.)	Etoposid → 162	d1-3 140mg/m² i.v.; Wdh. d22
plus	Spindelgift (Mitosehemmer)	Vincristin → 161	1.5mg i.v., an d1, 8, 15; Wdh. d22

Irinotecan/Cisplatin[55, 56]

	Alkylanz (DNA-Doppelstrang-Vernetzung)	Cisplatin → 156	30mg/m² i.v. an d1 und d8; Wdh. d22
plus	Zytostatikum (Topoisomerasehemmer)	Irinotecan → 166	65mg/m² an d1, 8; Wdh. d22

[55] Hanna N et al., Randomized phase III trial comparing irinotecan/cisplatin with etoposide/cisplatin in patients with previously untreated extensive-stage disease small-cell lung cancer. J Clin Oncol. 2006 May 1;24(13):2038-43.

[56] Noda K et al., Irinotecan plus cisplatin compared with etoposide plus cisplatin for extensive small-cell lung cancer.; Japan Clinical Oncology Group. N Engl J Med. 2002 Jan 10;346(2):85-91.

Topotecan[57]

	Zytostatikum (Topoisomerasehemmer)	Topotecan → 166	1.5mg/m² als Kurzinfusion an d1-5; Wdh. d22

[57] Schiller JH et al., Topotecan versus observation after cisplatin plus etoposide in extensive-stage small-cell lung cancer J Clin Oncol. 2001 Apr 15;19(8):2114-22.

ACE (CDE, CAE)[58]

	Zytostat. Antibiotikum (DNA-Schädigung)	Doxorubicin → 164	45mg/m² i.v. an d1; Wdh. d22
plus	Alkylanz (DNA-Doppelstrang-Vernetzung)	Cyclophosphamid → 153	1000mg/m² i.v. an d1; Wdh. d22
plus	Spindelgift (Mitosehemmer, DNA-/Proteinsynthesehemmer)	Etoposid → 162	100mg/m² i.v. als 1-h Infusion an d1, 3, 5; Wdh. d22

[58] Gregor A et al., Randomized trial of alternating versus sequential radiotherapy/chemotherapy in limited-disease patients with small-cell lung cancer. J Clin Oncol. 1997 Aug;15(8):2840-9.

Bronchialkarzinom

Irinotecan/Gemcitabin[59]

Zytostatikum (Topoisomerasehemmer)	Topotecan → 166	100mg/m² i.v. über 2h an d1, d8; Wdh. d22
Antimetabolit(s.o.)	Gemcitabin → 160	1000mg/m² i.v. über 30min; d1, 8; Wdh. d22

[59] Rocha-Lima CM et al., Phase II trial of irinotecan/gemcitabine as second-line therapy for relapsed and refractory small-cell lung cancer. Ann Oncol. 2007 Feb;18(2):331-7.

PIC[60]

	Spindelgift (Mitosehemmer)	Paclitaxel → 163	175mg/m² i.v. als 3-h-Inf. an d1; Wdh. d22
plus	Alkylanz (DNA-Doppelstrang-Vernetzung)	Cisplatin → 156	50mg/m² i.v. d1 und d2; Wdh. d22
plus	Alkylanz	Ifosfamid → 154	2.5g/m² i.v. d1, d2; Wdh. d22

[60] Kosmas C, et al. Phase II study of paclitaxel, ifosfamide, and cisplatin as second-line treatment in relapsed small-cell lung cancer. J Clin Oncol. 2001 Jan 1;19(1):119-26.

T 7.19.2 Non-Small Cell Lung Cancer (NSCLC)

Adjuvante Therapie

Cisplatin/Vinorelbin (Anita Trial)[61, 62]

	Spindelgift	Vinorelbin → 162	30mg/m², wöchentlich x 16
plus	Alkylanz (DNA-Doppelstrang-Vernetzung)	Cisplatin → 156	100mg/m² i.v. d1; Wdh. d29 x 4

[61] Douillard JY et al., Adjuvant vinorelbine plus cisplatin versus observation in patients with completely resected stage IB-IIIA non-small-cell lung cancer (Adjuvant Navelbine International Trialist Association [ANITA]). Lancet Oncol. 2006 Sep;7(9):719-27.
[62] Griesinger F et al., Lungenkarzinom, nichtkleinzellig (NSCLC). DGHO Onkopedia Leitlinie 2/2016.

Cisplatin/Vinorelbin (JBR 10 Trial)[63]

	Spindelgift (s.o.)	Vinorelbin → 162	25mg/m², wöchentlich x 16
plus	Alkylanz (DNA-Doppelstrang-Vernetzung)	Cisplatin → 156	50mg/m² i.v. d1 und d8; Wdh. d29, insgesamt 4 x

Lokal fortgeschritt., inoperables nicht-kleinzelliges Lungenkarzinom bei Erw., PD-L1-Expression in ≥ 1% der Tumorzellen, ohne Krankheitsprogression nach platinbasierter Radiochemotherapie

PD-L1-Inhibitor	Durvalumab → 185	10mg/kg KG 1 x alle 2 W

[63] Vincent MD et al., A randomized phase III trial of vinorelbine/cisplatin versus observation in completely resected stage IB and II non small cell lung cancer (NSCLC) J Clin Oncol 2009; 27:382s.

Palliative Therapie, Monotherapie

Paclitaxel[64]

Spindelgift (Mitosehemmer)	Paclitaxel → 163	80mg/m² i.v. als 1-h-Inf. 1 x/W

[64] Alberola V et al., Weekly paclitaxel in the treatment of metastatic and/or recurrent non-small cell lung cancer. Crit Rev Oncol Hematol. 2002 Dec 27;44 Suppl:S31-41.

Vinorelbin-Monotherapie[65] (ältere Patienten, schlechter Allgemeinzustand)

Spindelgift (Mitosehemmer)	Vinorelbin → 162	$30 mg/m^2$ als 10-min-Inf.; d1, 8; Wdh. d22

[65] Le Chevalier T et al., Randomized study of vinorelbine and cisplatin versus vindesine and cisplatin versus vinorelbine alone in advanced non-small-cell lung cancer, J Clin Oncol. 1994 Feb;12(2):360-7.

Gemcitabin-Monotherapie[66] (ältere Patienten, schlechter Allgemeinzustand)

Antimetabolit (Nukleosidanalogon)	Gemcitabin → 160	$1000 mg/m^2$ als 15-min-Kurzinfusion; d1, 8; Wdh. d22

[66] Lara PN Jr et al., Gemcitabine in patients with non-small-cell lung cancer previously treated with platinumbased chemotherapy: a phase II California cancer consortium trial. Clin Lung Cancer. 2004 Sep;6(2):102-7.

Docetaxel[67]

Spindelgift (Mitosehemmer)	Docetaxel → 163	$75 mg/m^2$ i.v. als 3-h-Inf. an d1; Wdh. d22

[67] Fossella FV et al., Randomized phase III trial of docetaxel versus vinorelbine or ifosfamide in patients with advanced non-small-cell lung cancer previously treated with platinum-containing chemotherapy regimens. J Clin Oncol. 2000 Jun;18(12):2354-62.

Pemetrexed[68]

Antifolat	Pemetrexed → 157	$500 mg/m^2$ d1, alle 3W (nicht bei Plattenepithel-Ca)

[68] De Marinis F, De Petris L, Pemetrexed in second-line treatment of non-small-cell lung cancer. Oncology (Williston Park). 2004 Nov;18(13 Suppl 8):38-42.

Palliative Therapie, Polychemotherapie

Cisplatin/Vinorelbin[69]

	Spindelgift (s.o.)	Vinorelbin → 162	$30 mg/m^2$ d1, 8;15; Wdh. d29
plus	Alkylanz (s.o.)	Cisplatin → 156	$80 mg/m^2$ i.v. d1; Wdh. d29

[69] Souquet PJ et al., GLOB-1: a prospective randomised clinical phase III trial comparing vinorelbine-cisplatin with vinorelbine-ifosfamide-cisplatin in metastatic non-small-cell lung cancer patients. Ann Oncol. 2002 Dec;13(12):1853-61.

Cisplatin/Gemcitabin[70]

	Antimetabolit (Nukleosidanalogon, Hemmung der DNA-Synthese)	Gemcitabin → 160	$1250 mg/m^2$ i.v. als Kurzinfusion über 15min; d1, 8; Wdh. d22
plus	Alkylanz	Cisplatin → 156	$75 mg/m^2$ i.v. als 30-min-Infusion; Wdh. d22

[70] Scagliotti GV et al., Phase III study comparing cisplatin plus gemcitabine with cisplatin plus pemetrexed in chemotherapy-naive patients with advanced-stage non-small-cell lung cancer. J Clin Oncol. 2008 Jul 20;26(21):3543-51. Epub 2008 May 27.

Cisplatin/Paclitaxel[71]

	Spindelgift (Mitosehemmer)	**Paclitaxel** → 163	$200mg/m^2$ i.v. als 3-h-Inf. an d1; Wdh. d22
plus	**Alkylanz** (DNA-Doppelstrang-Vernetzung)	**Cisplatin** → 156	$80mg/m^2$ i.v. als 30-min-Infusion; Wdh. d22

[71] Rosell R et al., Phase III randomised trial comparing paclitaxel/Carboplatin with paclitaxel/cisplatin in patients with advanced non-small-cell lung cancer: a cooperative multinational trial. Ann Oncol. 2002 Oct;13(10):1539-49.

Cisplatin/Docetaxel[72]

	Spindelgift (Mitosehemmer)	**Docetaxel** → 163	$75mg/m^2$ i.v. als 3-h-Inf. an d1; Wdh. d22
plus	**Alkylanz** (DNA-Doppelstrang-Vernetzung)	**Cisplatin** → 156	$75mg/m^2$ i.v. als 30-min-Infusion; Wdh. d22

[72] Fossella F et al., Randomized, multinational, phase III study of docetaxel plus platinum combinations versus vinorelbine plus cisplatin for advanced non-small-cell lung cancer: the TAX 326 study group. J Clin Oncol. 2003 Aug 15;21(16):3016-24.

Carboplatin/Gemcitabin[73]

	Antimetabolit (Nukleosidanalogon)	**Gemcitabin** → 160	$1000mg/m^2$ i.v. als 15-min-Kurzinf. an d1, 8; Wdh. d22
plus	**Alkylanz** (s.o.)	**Carboplatin** → 155	AUC x 5 i.v. d1; Wdh. d29

[73] Bajetta E et al., Preclinical and clinical evaluation of four gemcitabine plus Carboplatin schedules as front-line treatment for stage IV non-small-cell lung cancer. Ann Oncol. 2003 Feb;14(2):242-7.

Cisplatin/Pemetrexed[74]

	Antifolat	**Pemetrexed** → 157	$500mg/m^2$ d1, alle 3W (nicht bei Plattenepithel-Ca)
plus	**Alkylanz** (DNA-Doppelstrang-Vernetzung)	**Cisplatin** → 156	$75mg/m^2$ i.v. als 30-min-Infusion; Wdh. d22

[74] Scagliotti GV et al., Phase III study comparing cisplatin plus gemcitabine with cisplatin plus pemetrexed in chemotherapy-naive patients with advanced-stage non-small-cell lung cancer. J Clin Oncol. 2008 Jul 20;26(21):3543-51.

Immuntherapie

Nivolumab[75, 76] (bei lokal fortgeschrittenen oder metastasierten NSCLC mit plattenepithelialer Histologie nach vorheriger Chemotherapie bei Erwachsenen)

PD-1-Inhibitor (monoklon. AK gegen PD-1)	**Nivolumab** → 186	3mg/kg KG alle 2W

[75] Brahmer J et al., (2015) Nivolumab versus docetaxel in versus docetaxel in advanced squamous-cell non-smallcell lung cancer. N Engl J Med 73:123-135.
[76] Borghaei H et al., (2015) Nivolumab versus docetaxel in advanced nonsquamous non-small-cell lung cancer. N Engl J Med 373:1627-1639.

T 7 Hämatologie, Onkologie – Therapie

Pembrolizumab[77] (Monotherapie zur Erstlinienbehandlung des metastasierenden nicht-kleinzelligen Lungenkarzinoms (NSCLC) mit PD-L1 exprimierenden Tumoren (Tumor Proportion Score [TPS] ≥ 50%) ohne EGFR- oder ALK-positive Tumormutationen)

PD-1-Inhibitor	Pembrolizumab → 187	200mg d1, alle 3W

[77] Martin Reck, Pembrolizumab versus Chemotherapy for PD-L1-Positive Non-Small-Cell Lung Cancer N Engl J Med 2016; 375:1823-1833November 10, 2016.

Pembrolizumab[78] (zur Behandlung des lokal fortgeschr. oder metastas. NSCLC mit PD-L1 exprimierenden Tumoren (TPS ≥ 1%) nach vorheriger Chemotherapie bei Erw. angezeigt)

PD-1-Inhibitor	Pembrolizumab → 187	2mg/kg d1, alle 3W

[78] Herbst RS et al., Pembrolizumab versus docetaxel for previously treated, PD-L1-positive, advanced non-small-cell lung cancer (KEYNOTE-010): A randomised controlled trial. Lancet 387:1540-1550, 2016.

Atezolizumab[79] (zur Behandlung des lokal fortgeschrittenen oder metastasierten nicht-kleinzelligen Lungenkarzinoms (NSCLC) nach vorheriger Chemotherapie)

PD-L1-Inhibitor	Atezolizumab → 184	1200mg an d1, alle 3W

[79] Fehrenbacher L et al., Atezolizumab versus docetaxel for patients with previously treated non-small-cell lung cancer (POPLAR): a multicentre, open-label, phase 2 randomised controlled trial. Lancet. 2016 Apr 30;387(10030):1837-46.

Targeted Therapy

Gefitinib[80] (bei NSCLC mit Nachweis von aktivierenden EGFR-Mutationen)

Tyrosinkinasehemmer (Blockade des EGFR-1)	Gefitinib → 175	250mg/d p.o.

[80] Ku GY et al., Gefitinib vs. chemotherapy as first-line therapy in advanced non-small cell lung cancer: Metaanalysis of phase III trials. Lung Cancer. 2011 May 10.

Crizotinib[81]

Inhibitor des EML4/ALK Fusionsonkogens	Crizotinib → 174	2 x 250mg/d

[81] Kwak EL et al., Anaplastic lymphoma kinase inhibition in non-small-cell lung cancer. N Engl J Med. 2010 Oct 28;363(18):1693-703.

Afatinib[82] (bei NSCLC mit Nachweis von aktivierenden EGFR-Mutationen)

Tyrosinkinasehemmer	Afatinib → 173	40mg/d p.o.

[82] Lecia V. Sequist et al., Phase III Study of afatinib or cisplatin plus pemetrexed in patients with metastatic lung adenocarcinoma with EGFR mutations. J Clin Oncol. 2013 Sep 20;31(27):3327-34.

Necitumumab[83] (in Kombin. mit Gemcitabin und Cisplatin bei lokal fortgeschritt. oder metastasiertem, den epidermalen Wachstumsfaktor-Rez. (EGFR) exprim., plattenepith. NSCLC)

EGFR Blocker (monoklon. AK gegen EGFR)	Necitumumab → 186	800mg d1 und d8; Wdh. d22

[83] Thatcher N et al., Necitumumab plus gemcitabine and cisplatin versus gemcitabine and cisplatin alone as first-line therapy in patients with stage IV squamous non-small-cell lung cancer (SQUIRE): an open-label, randomised, controlled phase 3 trial. Lancet Oncol. 2015 Jul;16(7):763-74.

Bronchialkarzinom

Dacomitinib (Erstlinienbehandlung bei lokal fortgeschrittenem oder metastasiertem NSCLC mit aktivierenden EGFR-Mutationen)

Tyrosinkinaseinhibitor	Dacomitinib → 174	45mg/d p.o.

[84] Wu YL. Dacomitinib versus gefitinib as first-line treatment for patients with EGFR-mutation-positive non-small-cell lung cancer (ARCHER 1050): a randomised, open-label, phase 3 trial. Lancet Oncol. 2017 Nov;18(11):1454-1466.

Osimertinib[85] (zur Behandlung von erwachsenen Patienten mit lokal fortgeschrittenem oder metastasiertem, nicht-kleinzelligem Lungenkarzinom (NSCLC) und einer positiven T790M-Mutation des epidermalen Wachstumsfaktor-Rezeptors)

Tyrosinkinasehemmer	Osimertinib → 177	80mg/d p.o.

[85] Jänne PA et al., (2015) AZD9219 in EGFR inhibitor-resistant non-smallcell lung cancer. N Engl J Med 372:1689-1699.

Ceritinib[86] (angewendet bei erwachsenen Patienten zur Behandlung des fortgeschritt., Anaplastische-Lymphomkinase(ALK)-positiven, nicht-kleinzelligen Bronchialkarzinoms (NSCLC), die mit Crizotinib vorbehandelt wurden)

Tyrosinkinasehemmer	Ceritinib → 174	750mg/d p.o.

[86] Kim DW et al., Activity and safety of ceritinib in patients with ALK-rearranged non-small-cell lung cancer (ASCEND-1): updated results from the multicentre, open-label, phase 1 trial. Lancet Oncol. 2016 Mar 10. pii: S1470-2045(15)00614-2.

Alectinib[87] (Erstlinienbehandlung des Anaplastische-Lymphomkinase (ALK)-positiven, fortgeschrittenen nicht-kleinzelligen Lungenkarzinoms)

ALK-Inhibitor	Alectinib → 173	600mg 2 x/d

[87] Peters S et al., Alectinib versus crizotinib in untreated ALK-positive non-small-cell lung cancer. N Engl J Med 377:829-838, 2017.

Brigatinib[88] (Monotherapie bei erwachsenen Patienten mit ALK-positivem, fortgeschrittenem NSCLC und vorheriger Crizotinib-Therapie)

ALK-Inhibitor	Brigatinib → 174	d1-7 90mg/d, danach 180mg/d

[88] Camidge D Ross et al: Brigatinib versus Crizotinib in ALK-Positive Non-Small-Cell Lung Cancer N Engl J Med 2018; 379:2027-2039.

Nintedanib[89] (bei lokal fortgeschrittenem/metastasiertem NSCLC mit Histologie eines Adenokarzinoms in Kombination mit Docetaxel nach erfolgter Erstlinientherapie)

Tyrosinkinasehemmer (VEGF, FGF, PDGF Hemmung)	Nintedanib → 177	200mg 2 x/d p.o., d2-d21; Wdh. d22

[89] Reck M et al., Docetaxel plus nintedanib versus docetaxel plus placebo in patients with previously treated non-small-cell lung cancer (LUME-Lung 1): a phase 3, double-blind, randomised controlled trial. Lancet Oncol. 2014 Feb;15(2):143-55.

Erlotinib[90]

Tyrosinkinasehemmer (Blockade des EGFR-1)	Erlotinib → 175	150mg/d p.o.

[90] Perez-Soler R, The role of erlotinib (Tarceva, OSI 774) in the treatment of non-small cell lung cancer. Clin Cancer Res. 2004 Jun 15;10(12 Pt 2):4238s-4240s. Review

Carboplatin/Paclitaxel + Bevacizumab[91] (für Nicht-Plattenepithel-Ca → 163)

Spindelgift (Mitosehemmer)	Paclitaxel → 163	200mg/m² i.v. als 3-h-Infusion an d1; Wdh. d22
Alkylanz (s.o.)	Carboplatin → 155	AUC x 6 i.v. d1; Wdh. d22
VEGF-A-Blocker (monoklonaler AK gegen VEGF-A)	Bevacizumab → 184	15mg/kg i.v. d1; Wdh. d22

[91] Ramalingam SS et al., Outcomes for elderly, advanced-stage non small-cell lung cancer patients treated with bevacizumab in combination with Carboplatin and paclitaxel: analysis of Eastern Cooperative Oncology Group Trial 4599. J Clin Oncol. 2008 Jan 1;26(1):60-5.

Ramucirumab[92] (kombiniert mit Docetaxel zur Behandlung von Erw. mit lokal fortgeschrittenem oder metastasiertem NSCLC mit Tumorprogress nach platinhaltiger Chemotherapie)

Anti-VEGFR2-Antikörper	Ramucirumab → 187	10mg/kg KG an d1, q3w

[92] Garon EB, Ciuleanu TE, Arrieta O et al.: Ramucirumab plus docetaxel versus placebo plus docetaxel for secondline treatment of stage IV non small cell lung cancer after disease progression on platinumbased therapy (REVEL): a multicentre, doubleblind, randomized phase 3 trial. Lancet 384:665673, 2014. DOI: 10.1016/S01406736(14)60845-X.

T 7.20 Gallenblasenkarzinom

Gemcitabin mono[93]

Antimetabolit (Nukleosidanalogon, Hemmung der DNA-Synthese)	Gemcitabin → 160	1000mg/m² als 30-min-Kurzinfusion an d1, 8, 15; Wdh. d29

[93] Gallardo JO et al., A phase II study of gemcitabine in gallbladder carcinoma. Ann Oncol. 2001;12(10):1403-1406.

Gemcitabin/Oxaliplatin[94]

Antimetabolit (s.o.)	Gemcitabin → 160	1000mg/m² als 15-min-Kurz-inf. an d1, 8, 15; Wdh. d29
Platinanalogon (Induktion von DNA-Strang-Brüchen)	Oxaliplatin → 156	100mg/m² i.v. über 2h an d1, 15

[94] Harder J et al., Outpatient chemotherapy with gemcitabine and oxaliplatin in patients with biliary tract cancer. Br J Cancer. 2006;95(7):848–852.

CapoX[95]

	Platinanalogon (s.o.)	Oxaliplatin → 156	130mg/m² i.v. über 2h an d1; Wdh. ab d22
	Pyrimidinantagonist	Capecitabin → 160	1000mg/m² p.o. 2 x/d, auch in Kombination d1–d14; Wdh. d22

[95] Nehls O et al., Capecitabine plus oxaliplatin as first-line treatment in patients with advanced biliary system adenocarcinoma: a prospective multicentre phase II trial. Br J Cancer. 2008;98(2):309.

T 7.21 Pleuramesotheliom

Palliative Therapie

Cisplatin/Pemetrexed[96]

	Antimetabolit	Pemetrexed → 157	500mg/m² an d1, Wdh. d22
plus	Alkylanz (s.o.)	Cisplatin → 156	75mg/m² an d1, Wdh. d22
	Supplementierung bei Pemetrexed Therapie	Vit B12 → 148 Folsäure	1mg i.m. 1 x/3 Monate 350–1000µg/d p.o.

[96] Vogelzang NJ et al., Phase III study of pemetrexed in combination with cisplatin versus cisplatin alone in patients with malignant pleural mesothelioma. J Clin Oncol. 2003 Jul 15;21(14):2636-44.

Cisplatin/Gemcitabin[97]

	Alkylanz (s.o.)	Cisplatin → 156	100mg/m² an d1; Wdh. d22
plus	Antimetabolit (Nukleosidanalogon, Hemmung der DNA-Synthese)	Gemcitabin → 160	1000mg/m² als 15-min-Kurzinfusion an d1, 8, 15; Wdh. d29

[97] Byrne MJ et al., Cisplatin and gemcitabine treatment for malignant mesothelioma: a phase II study. J Clin Oncol. 1999 Jan;17(1):25-30.

T 7.22 Kopf-Hals-Tumoren

Adjuvante Radio(immun)chemotherapie

Cisplatin + Bestrahlung[98]

Alkylanz (s.u.)	Cisplatin → 156	100mg/m² an d1; Wdh. d22

[98] Forastiere AA et al., Concurrent chemotherapy and radiotherapy for organ preservation in advanced laryngeal cancer. N Engl J Med. Nov 27 2003;349(22):2091-8.

Cetuximab + Bestrahlung[99]

EGFR-Blocker (monoklon. AK gegen EGFR)	Cetuximab → 185	400mg/m² i.v. über 2h an d1, dann jede W 1 x 250mg/m²

[99] Bonner JA et al., Radiotherapy plus cetuximab for locoregionally advanced head and neck cancer: 5-year survival data from a phase 3 randomised trial, and relation between cetuximab-induced rash and survival. Lancet Oncol. Jan 2010;11(1):21-8.

T 7 Hämatologie, Onkologie – Therapie

Palliative Chemotherapie

TPF[100]

	Alkylanz (DNA-Doppel-strang-Vernetzung)	Cisplatin → 156	75mg/m² i.v. an d1; Wdh. d22-29
plus	Pyrimidinantagonist (Hemmung der Thymidin-nukleotid-Synthese)	5-Fluorouracil → 160	750mg/m² an d1-d5 kontinuierl. Infusion, Wdh. d22-d29
plus	Spindelgift (Mitosehemmung, Störung d. Mikrotubuliorganisation)	Docetaxel → 163	75mg/m² an d1, Wdh. an d22-29

[100] Vermorken JB et al., Cisplatin, fluorouracil, and docetaxel in unresectable head and neck cancer. N Engl J Med. 2007;357:1695-704.

Cisplatin/5 FU + Cetuximab[101]

	Alkylanz (DNA-Doppel-strang-Vernetzung)	Cisplatin → 156	100mg/m² i.v. an d1; Wdh. d22
plus	Pyrimidinantagonist (Hemmung der Thymidin-nukleotid-Synthese)	5-Fluorouracil → 160	1000mg/m² an d1-d4 kontinuierl. Infusion, Wdh. d22
plus	EGFR-Blocker (monoklon. AK gegen EGFR)	Cetuximab → 185	400mg/m² i.v. über 2h an d1, dann jede W 1 x 250mg/m²

[101] Vermorken JB et al., Platinum-based chemotherapy plus cetuximab in head and neck cancer. N Engl J Med. Sep 11 2008;359(11):1116-27.

Nivolumab[102] (zur Behandlung des Plattenepithelkarzinoms des Kopf-Hals-Bereichs bei Erwachsenen mit Progression während oder nach einer platinbasierten Therapie)

PD-1-Inibitor	Nivolumab → 186	3mg/kg KG alle 2W

[102] Robert L. Ferris, Nivolumab for Recurrent Squamous-Cell Carcinoma of the Head and Neck. N Engl J Med 2016; 375:1856-1867, November 10, 2016DOI: 10.1056/NEJMoa1602252.

Pembrolizumab[103] (Monotherapie des rezidivierenden oder metastasierenden Plattenepithelkarzinoms der Kopf-Hals-Region (HNSCC) mit PD-L1 exprimierenden Tumoren (TPS ≥ 50 %) und Krankheitsprogression während oder nach vorheriger Platin-basierter Therapie)

PD-1-Inhibitor	Pembrolizumab → 187	200mg alle 3W

[103] B Burtness: Phase III study of first-line pem-brolizumab (P) for recur-rent/metastatic head and neck squamous cell carcinoma (R/M HNSCC) Annals of Oncology, Vol. 29, Issue suppl_8, Oct. 2018.

T 7.23 Hodentumoren

PEB (Cisplatin + Etoposid + Bleomycin)[104]

	Alkylanz (DNA-Doppelstrang-Vernetzung)	Cisplatin → 156	20 mg/m² i.v.; d1–5; Wdh. d22
plus	**Spindelgift** (Mitosehemmer, DNA-/Proteinsynthesehemmer)	Etoposid → 162	100 mg/m² i.v. über 1h an d1–5; Wdh. d22
plus	**Zytostat. Antibiotikum** (Einzelstrangbrüche, Nukleosidase)	Bleomycin → 165	30 mg i.v. an d2, 9, 16; Wdh. d22

[104] Williams SD et al., Immediate adjuvant chemotherapy versus observation with treatment at relapse in pathological stage II testicular cancer. N Engl J Med. 1987 Dec 3;317(23):1433-8.

PEI (Cisplatin + Etoposid + Ifosfamid)[105]

	Alkylanz	Cisplatin → 156	20 mg/m² i.v. d1–5; Wdh. d22
plus	**Spindelgift** (s.o.)	Etoposid → 162	75 mg/m² i.v., d1–5; Wdh. d22
plus	**Alkylanz** (DNA-Doppelstrang-Vernetzung)	Ifosfamid → 154	1200 mg/m² i.v. d1–5; Wdh. d22

[105] Harstrick A et al., Cisplatin, etoposide, and ifosfamide salvage therapy for refractory or relapsing germ cell carcinoma. J Clin Oncol. 1991 Sep;9(9):1549-55.

T 7.24 Kolorektales Karzinom

Adjuvante Therapie

Capecitabin mono als adjuvante Therapie, 12 Zyklen[106, 107]

Pyrimidinantagonist	Capecitabin → 160	1250 mg/m² p.o. 2 x d, d1–d14; Wdh. d22

[106] Twelves C et al., Capecitabine as adjuvant treatment for stage III colon cancer. N Engl J Med. 2005;352(26):2696.
[107] Hofheinz RD et al., Kolonkarzinom. DGHO Onkopedia Leitlinie 1/2016.

FOLFOX6 als adjuvante Therapie, x 12 Zyklen[108]

	Platinanalogon (Induktion von DNA-Strang-Brüchen)	Oxaliplatin → 156	100 mg/m² i.v. über 2h an d1; Wdh. ab d15
plus	**Biomodulator** (Folinsäure, 5-FU-Wirkung ↑)	Folinsäure → 195	400 mg/m² i.v. über 2h an d1, 2; Wdh. ab d15
plus	**Pyrimidinantagonist** (Hemmung der Thymidinnukleotid-Synthese)	5-Fluorouracil → 160	400 mg/m² als Bolus und 3000 mg/m² als 46-h-Dauerinf.; Whd. ab d15

[108] Tournigand C et al., FOLFIRI followed by FOLFOX6 or the reverse sequence in advanced colorectal cancer: a randomized GERCOR study. J Clin Oncol. 2004 Jan 15;22(2):229-37.

FOLFOX4 als adjuvante Therapie, x 12 Zyklen[109]

Biomodulator (s.o.)	Folinsäure → 195	200mg/m² i.v. über 2h an d1, 2; Zykluswdh. nach 2W
Pyrimidinantagonist (s.o.)	5-Fluorouracil → 160	600mg/m² i.v. über 22h an d1, 2; Zykluswdh. nach 2W
Platinanalogon (Induktion von DNA-Strang-Brüchen)	Oxaliplatin → 156	85mg/m² i.v. über 2h an d1; Wdh. ab d15
Pyrimidinantagonist (s.o.)	5-Fluorouracil → 160	400mg/m² Bolus an d1, 2; Whd. ab d15

[109] Goldberg RM et al., A randomized controlled trial of fluorouracil plus leucovorin, irinotecan, and oxaliplatin combinations in patients with previously untreated metastatic colorectal cancer. J Clin Oncol. 2004 Jan 1;22(1):23-30.

Neoadjuvante Chemotherapie

FOLFOX +/- Bevacizumab oder FOLFOX oder FOLFIRI +/- Cetuximab oder FOLFOXIRI[110]

Platinanalogon (s.o.)	Oxaliplatin → 156	85mg/m² i.v. über 2h an d1; Wdh. ab d15
Biomodulator (s.o.)	Folinsäure → 195	200mg/m² i.v. an d1
Zytostatikum (Topoisomerasehemmer)	Irinotecan → 166	165mg/m² i.v. an d1; Wdh. d15
Pyrimidinantagonist (s.o.)	5-Fluorouracil → 160	3200mg/m² i.v. über 48h an d1; Wdh. nach 2W

[110] Falcone A Phase III trial of infusional fluorouracil, leucovorin, oxaliplatin, and irinotecan (FOLFOXIRI) compared with infusional fluorouracil, leucovorin, and irinotecan (FOLFIRI) as first-line treatment for metastatic colorectal cancer: the Gruppo Oncologico Nord Ovest. J Clin Oncol. 2007 May 1;25(13):1670-6.

Neoadjuvante Radiochemotherapie beim Rektumkarzinom[111]

Pyrimidinantagonist (s.o.)	5-Fluorouracil → 160	1000mg/m² i.v. über 24h an d1-5; Zykluswdh. in W 5
Bestrahlung		1.8Gy x 28d

[111] Sauer R et al., German Rectal Cancer Study Group. Preoperative versus postoperative chemoradiotherapy for rectal cancer. N Engl J Med. 2004 Oct 21;351(17):1731-40.

Kolorektales Karzinom

Palliative Therapie

FOLFIRI[112]

	Biomodulator (s.o.)	Folinsäure → 195	400mg/m² i.v. über 2h an d1; Zykluswdh. nach 2W
	Pyrimidinantagonist (s.o.)	5-Fluorouracil → 160	400mg/m² i.v. Bolus an d1; Zykluswdh. nach 2W
	Zytostatikum (Topoisomerasehemmer)	Irinotecan → 166	180mg/m² i.v. über 2h an d1; Wdh. d15
	Pyrimidinantagonist (s.o.)	5-Fluorouracil → 160	2400mg/m² über 48h an d1; Whd. ab d15

FOLFOX6, ggf. auch als adjuvante Therapie[112]

	Platinanalogon (Ind. von DNA-Strang-Brüchen)	Oxaliplatin → 156	100mg/m² i.v. über 2h an d1; Wdh. ab d15)
plus	Biomodulator (s.o.)	Folinsäure → 195	400mg/m² i.v. über 2h an d1, 2; Wdh. ab d15
plus	Pyrimidinantagonist (Hemmung der Thymidin-nukleotid-Synthese)	5-Fluorouracil → 160	400mg/m² Bolus an d1 und 3000mg/m² als 46-h-Dauerinf.; Whd. ab d15

[112] Tournigand C et al., FOLFIRI followed by FOLFOX6 or the reverse sequence in advanced colorectal cancer: a randomized GERCOR study. J Clin Oncol. 2004 Jan 15;22(2):229-37.

Erbitux in Kombination mit anderen Schemata (z. B. FOLFIRI)[113]

	EGFR-Blocker (monoklonaler Antikörper gegen EGFR)	Cetuximab → 185	400mg/m² i.v. über 2h an d1, dann jede W 1 x 250mg/m²; komb. mit Chemotherapie (z.B. Irinotecan)

[113] Cunningham D et al., Cetuximab monotherapy and cetuximab plus irinotecan in irinotecan-refractory metastatic colorectal cancer. N Engl J Med. 2004 Jul 22;351(4):337-45.

Vectibix in Kombination mit anderen Schemata (z. B. FOLFOX4 oder FOLFIRI)[114]

	EGFR-Blocker (monoklon. Ak gegen EGFR)	Panitumumab → 187	6mg/kg KG an d1; Wdh. d15

[114] Douillard JY et al., Randomized, phase III trial of panitumumab with infusional fluorouracil, leucovorin, and oxaliplatin (FOLFOX4) versus FOLFOX4 alone as first-line treatment in patients with previously untreated metastatic colorectal cancer. J Clin Oncol. 2010 Nov 1;28(31):4697-705.

Avastin in Kombination mit Flouropyrimidin-haltiger Chemotherapie[115]
(z.B. FOLFOX4, FOLFOX6 oder FOLFIRI als palliative Therapie)

	VEGF-A-Blocker (monoklonaler AK gegen VEGF-A)	Bevacizumab → 184	5mg/m² i.v. alle 2W, kombin. mit FOLFOX oder FOLFIRI

[115] Hurwitz H et al., Bevacizumab plus irinotecan, fluorouracil, and leucovorin for metastatic colorectal cancer. N Engl J Med. 2004 Jun 3;350(23):2335-42.

Irinotecan + FA/5-FU als palliative Therapie[116]

	Zytostatikum (Topoisomerasehemmer)	Irinotecan → 166	80mg/m² i.v. an d1, 8, 15, 22, 29, 36, alle 8W
plus	Biomodulator (s.o.)	Folinsäure → 195	500mg/m² i.v. an d1, 8, 15, 22, 29, 36, alle 8W
plus	Pyrimidinantagonist (s.o.)	5-Fluorouracil → 160	2000mg/m² i.v. über 24h, d1, 8, 15, 22, 29, 36, alle 8W

[116] Stickel F et al., Weekly high-dose 5-fluorouracil as 24-h infusion and folinic acid (AIO) plus irinotecan as second- and thirdline treatment in patients with colorectal cancer pretreated with AIO plus oxaliplatin. Anticancer Drugs. 2003 Oct;14(9):745-9.

XelOx[117]

Platinanalogon (Induktion von DNA-Strang-Brüchen)	Oxaliplatin → 156	130mg/m² i.v. über 2h an d1; Wdh. ab d22
Pyrimidinantagonist	Capecitabin → 160	1000mg/m² p.o. 2 x/d, auch in Komb.; d1-14; Wdh. d22

[117] Borner MM et al., Phase II study of capecitabine and oxaliplatin in first- and second-line treatment of advanced or metastatic colorectal cancer. J Clin Oncol. 2002 Apr 1;20(7):1759-66.

Xeloda mono als palliative Chemotherapie[118]

Pyrimidinantagonist	Capecitabin → 160	1250mg/m² p.o. 2 x/d, d1-14; Wdh. d22, 8 Zyklen

[118] Twelves C et al., Capecitabine as adjuvant treatment for stage III colon cancer. N Engl J Med. 2005;352(26):2696.

Vectibix[119] (als Monother. in der palliativen Ther. oder kombiniert mit FOLFIRI oder FOLFOX4)

EGFR-Blocker (monoklon. AK gegen EGFR)	Panitumumab → 187	6mg/kg KG an d1; Wdh. d15

[119] Amado RG et al., Wild-type KRAS is required for panitumumab efficacy in patients with metastatic colorectal cancer. J Clin Oncol. 2008 Apr 1;26(10):1626-34.

Aflibercept[120] (komb. mit FOLFIRI nach Progress/Versagen unter oxaliplatinhaltiger Ther.)

VEGF Inhibitor	Aflibercept → 193	4mg/kg KG an d1 vor FOLFIRI; Wdh. d15

[120] Cutsem EV et al., Addition of Aflibercept to Fluorouracil, Leucovorin, and Irinotecan Improves Survival in a Phase III Randomized Trial in Patients With Metastatic Colorectal Cancer Previously Treated With an Oxaliplatin-Based Regimen J Clin Oncol. 2012 Oct 1;30(28):3499-506.

Regorafenib[121] (nach flouropyrimidinhaltiger Therapie, anti-VEGF und anti-EGFR Ther.)

Multikinaseinhibitor	Regorafenib (in D nicht erhältlich)	160mg/d (4 x 40mg Tbl.) d1-d21; Wdh. d29

[121] Grothey A et al., Regorafenib monotherapy for previously treated metastatic colorectal cancer (CORRECT): an international, multicentre, randomised, placebo-controlled, phase 3 trial.Lancet. 2013 Jan 26;381(9863):303-12.

Leberzellkarzinom

Trifluridin/Tipiracil[122] (n. Therapien mit Oxaliplatin, Irinotecan, Anti-VEGF-AK, Anti-EGFR-AK)

Thymidin-Phosphorylase-inhib./Nukleosid-Analogon	Trifluridin + Tipiracil → 160	$35mg/m^2$ 1-0-1 an d1-d5 und d8-d12, q4w

[122] Robert J. Mayer et al., Randomized Trial of TAS-102 for Refractory Metastatic Colorectal Cancer; N Engl J Med 2015; 372:1909-1919; May 14, 2015.

Ramucirumab[123] (in Kombination mit FOLFIRI (Irinotecan, Folinsäure und 5-Fluorouracil) indiziert zur Behandlung von erwachsenen Patienten mit einem metastasierten Kolorektalkarzinom (mKRK) mit Tumorprogress während oder nach vorausgegangener Therapie mit Bevacizumab, Oxaliplatin und einem Fluoropyrimidin)

VEGFR2-Antikörper	Ramucirumab → 187	8mg/kg KG an d1 und d15, Wdh. d29

[123] Eric Van Cutsem et al., Addition of Aflibercept to Fluorouracil, Leucovorin, and Irinotecan Improves Survival in a Phase III Randomized Trial in Patients With Metastatic Colorectal Cancer Previously Treated With an Oxaliplatin-Based Regimen. Journal of Clinical Oncology 30, no. 28 (Oct. 2012) 3499-3506.

T 7.25 Leberzellkarzinom

Sorafenib[121]

Tyrosinkinaseinhibitor	Sorafenib → 178	2 x 400mg/d

[124] Llovet JM et al., Sorafenib in advanced hepatocellular carcinoma. N Engl J Med. 2008;359(4):378.

T 7.26 Neuroendokrine Tumoren

Temozolomid/Capecitabin

	Alkylanz	Temozolomid → 156	$1 x 200mg/m^2$ zur Nacht an d10-14
plus	Antimetabolit	Capecitabin → 160	$740mg/m^2$ 2 x/d d1-d14

5-FU/Streptozotocin[125]

	Pyrimidinantagonist (s.o.)	5-Fluorouracil → 160	$400mg/m^2$ i.v. an d1-5; Wdh. d43
plus	Alkylanz (Nitrosoharnstoff)	Streptozotocin (STZ, in D nicht erhältlich)	$500mg/m^2$ i.v. an d1-5; Wdh. d43

[125] Moertel CG et al., Streptozocin alone compared with streptozocin plus fluorouracil in the treatment of advanced islet-cell carcinoma. N Engl J Med. 1980 Nov 20;303(21):1189-94.

Streptozotocin/Doxorubicin[126]

	Alkylanz (Nitrosoharnstoff) (DNA-Schädigung)	Streptozotocin (STZ, in D nicht erhältlich)	500mg/m² i.v. an d1-5; Wdh. d43
plus	Zytostatisches Antibiot.	Doxorubicin → 164	50mg/m² i.v. an d1, 22; Wdh. d43

[126] Delaunoit T et al., The doxorubicin-streptozotocin combination for the treatment of advanced well-differentiated pancreatic endocrine carcinoma; a judicious option? Eur J Cancer. 2004 Mar;40(4):515-20.

Cisplatin/Etoposid[127]

	Alkylanz (DNA-Doppelstrang-Vernetzung)	Cisplatin → 156	45mg/m² i.v. an d2, 3; Wdh. d29
plus	Spindelgift (Topoisomeraseinhibitor, Mitosehemmer, DNA-/Proteinsyntheseshemmer)	Etoposid → 162	130mg/m² i.v. an d1-3; Wdh. d29

[127] Moertel CG et al., Treatment of neuroendocrine carcinomas with combined etoposide and cisplatin. Evidence of major therapeutic activity in the anaplastic variants of these neoplasms. Cancer. 1991 Jul 15;68(2):227-32.

Hormontherapie

Somatostatinanalogon[128]	Octreotid → 109	100-200μg s.c. 2-3 x/d
Somatostatinanalogon[129]	Octreotid Depot → 109	30mg i.m. 1 x/M
Somatostatinanalogon	Lanreotid → 109	750μg s.c. 3 x/d an d1-4 (Induktion), dann 30mg i.m. d5 und d15, dann alle 2 W

[128] Aparicio T et al., Antitumour activity of somatostatin analogues in progressive metastatic neuroendocrine tumours. Eur J Cancer. 2001 May;37(8):1014-9.
[129] Ricci S et al. Octreotide acetate long-acting release in patients with metastatic neuroendocrine tumors pretreated with lanreotide. Ann Oncol. 2000 Sep;11(9):1127-30.

Telotristat (Behandlung der Karzinoid-Syndrom-bed. Diarrhö in Kombination mit einer Somatostatin-Analogon(SSA)-Ther. bei Erw. mit unzureichender Kontrolle unter SSA-Ther.)

Tryptophan-Hydroxylase-Inhibitor	Telotristatethyl → 109	250mg 3 x/d

Sunitinib[130]

Tyrosinkinaseinhibitor	Sunitinib → 178	37.5mg oral 1 x/d

[130] Kulke MH et al., Activity of sunitinib in patients with advanced neuroendocrine tumors. J Clin Oncol. 2008 Jul 10;26(20):3403-10.

Everolimus[131]

mTOR-Inhibitor	Everolimus → 179	10mg p.o. 1 x/d

[131] Jao JC et al., Everolimus for advanced pancreatic neuroendocrine tumors. N Engl J Med. 2011;364(6):514.

Magenkarzinom

T 7.27 Magenkarzinom

GastroTAX[132]

	Spindelgift (Mitosehemmung, Störung d. Mikrotubuliorganisation)	Docetaxel → 163	$50mg/m^2$ an d1, 15, 29; Wdh. W8
plus	**Alkylanz** (DNA-Doppelstrang-Vernetzung)	Cisplatin → 156	$50mg/m^2$ i.v. über 1h an d1, 15, 29; Wdh. W8
	Biomodulator (Folinsäure = 5-Formyltetrahydrofolsäure = Citrovorum-Faktor, 5-FU-Wirkung ↑)	Folinsäure → 195	$500mg/m^2$ i.v. Bolus 1 x/W
plus	**Pyrimidinantagonist** (Hemmung der Thymidinnukleotid-Synthese)	5-Fluorouracil → 160	$2000mg/m^2$ i.v./W

[132] Lorenzen S et al., Split-dose docetaxel, cisplatin and leucovorin/fluorouracil as first-line therapy in advanced gastric cancer and adenocarcinoma of the gastroesophageal junction: results of a phase II trial. Ann Oncol. 2007 Oct;18(10):1673-9.

Neoadjuvante und perioperative Chemotherapie[133] (analog dem Magic Trial)

3 x EOX - Operation - 3 x EOX

	Zytostatisches Antibiotikum (DNA-Schädigung)	Epirubicin → 164	$50mg/m^2$ i.v. d1; Wdh. d22
plus	**Platinanalogon** (Induktion von DNA-Strang-Brüchen)	Oxaliplatin → 156	$130mg/m^2$ i.v. d1; Wdh. d22
plus	**Pyrimidinantagonist** (s.o.)	Capecitabin → 160	$625mg/m^2$ p.o. 2 x/d, d1-21; Wdh. d22

[133] Cunningham D et al., Perioperative chemotherapy versus surgery alone for resectable gastroesophageal cancer. N Engl J Med. 2006;355(1):11.

Adjuvante Radiochemotherapie

5FU/LV vor Radiatio[134]

	Biomodulator (s.o.)	Folinsäure → 195	$20mg/m^2$ i.v., Bolus an d1-5
plus	**Pyrimidinantagonist** (Hemmung der Thymidinnukleotid-Synthese)	5-Fluorouracil → 160	$425mg/m^2$ i.v. über d1-5
plus	**Radiatio**		Bestrahlung

[134] Macdonald JS et al., Chemoradiotherapy after surgery compared with surgery alone for adenocarcinoma of the stomach or gastroesophageal junction. N Engl J Med. 2001 Sep 6;345(10):725-30.

Palliative Chemotherapie

FLOT[135]

	Platinanalogon (Induktion von DNA-Strang-Brüchen)	Oxaliplatin → 156	85mg/m² i.v. an d1; Wdh. d15
plus	**Biomodulator** (s.o.)	Folinsäure → 195	200mg/m² i.v. an d1; Wdh. d15
plus	**Pyrimidinantagonist** (s.o.)	5-Fluorouracil → 160	2600mg/m² i.v. über 24h an d1; Wdh. d15
plus	**Spindelgift** (s.o.)	Docetaxel → 163	50mg/m² an d1

[135] Al-Batran SE et al., Biweekly fluorouracil, leucovorin, oxaliplatin, and docetaxel (FLOT) for patients with metastatic adenocarcinoma of the stomach or esophagogastric junction. Ann Oncol. 2008 Nov;19(11):1882-7.

FLO[136]

	Platinanalogon (Induktion von DNA-Strang-Brüchen)	Oxaliplatin → 156	85mg/m² i.v. an d1; Wdh. d15
plus	**Biomodulator** (s.o.)	Folinsäure → 195	200mg/m² i.v. an d1; Wdh. d15
plus	**Pyrimidinantagonist** (s.o.)	5-Fluorouracil → 160	2600mg/m² i.v. über 24h an d1; Wdh. d15

[136] Al-Batran SE et al., Phase III trial in metastatic gastroesophageal adenocarcinoma with fluorouracil, leucovorin plus either oxaliplatin or cisplatin. J Clin Oncol. 2008 Mar 20;26(9):1435-42.

Irinotecan + 5-FU/Folinsäure[137]

	Zytostatikum (Topoisomerasehemmer)	Irinotecan → 166	80mg/m² wöchentlich
plus	**Pyrimidinantagonist** (s.o.)	5-Fluorouracil → 160	2000mg/m² i.v. 22h, wöchentlich
plus	**Biomodulator** (s.o.)	Folinsäure → 195	500mg/d i.v., wöchentlich

[137] Pozzo C et al., Irinotecan in combination with 5-fluorouracil and folinic acid or with cisplatin in patients with advanced gastric or esophageal-gastric junction adenocarcinoma. Ann Oncol. 2004 Dec;15(12):1773-81.

EOX[138]

	Zytostat. Antibiotikum (s.o.)	Epirubicin → 164	50mg/m² i.v. d1; Wdh. d22
plus	**Platinanalogon** (Induktion von DNA-Strang-Brüchen)	Oxaliplatin → 156	130mg/m² i.v. d1; Wdh. d22
plus	**Pyrimidinantagonist** (Hemmung der Thymidinnukleotid-Synthese)	Capecitabin → 160	625mg/m² p.o. 2 x/d, d1-21; Wdh. d22

[138] Cunningham D et al., Capecitabine and oxaliplatin for advanced esophagogastric cancer. N Engl J Med. 2008 Jan 3;358(1):36-46.

DCF[139]

	Spindelgift (Mitosehemmung, Störung d. Mikrotubuliorganisation)	Docetaxel → 163	75mg/m² i.v. über 1h an d1; Wdh. d22
plus	**Alkylanz** (DNA-Doppelstrang- Vernetzung)	Cisplatin → 156	75mg/m² i.v. über 1h an d1; Wdh. d22
plus	**Pyrimidinantagonist** (Hemmung der Thymidin- nukleotid-Synthese)	5-Fluorouracil → 160	750mg/m² i.v. über 24h, d1-5; Wdh. d22

[139] Van Cutsem E et al., Phase III study of docetaxel and cisplatin plus fluorouracil compared with cisplatin and fluorouracil as first-line therapy for advanced gastric cancer: a report of the V325 Study Group. J Clin Oncol. 2006 Nov 1;24(31):4991-7.

Targeted Therapy

Trastuzumab + 5FU/Cisplatin[140]

Anti-Her2-Antikörper	Trastuzumab → 188	8mg/kgKG (initial) alle 3W, dann 6mg/kg KG in Komb.

[140] Bang YJ et al., Trastuzumab in combination with chemotherapy versus chemotherapy alone for treatment of HER2-positive advanced gastric or gastro-oesophageal junction cancer (ToGA). Lancet. 2010;376(9742):687.

Ramucirumab +/- Paclitaxel nach Versagen/Progress unter vorausgegangener Platin- oder Fluoropyrimidin-haltiger Chemotherapie[141, 142]

	VEGFR2-Antikörper	Ramucirumab → 187	8mg/kg KG an d1 und d15, Wdh. d29
+/-	**Spindelgift** (Mitosehemmung, Störung d. Mikrotubuliorganisation)	Paclitaxel → 163	80mg/m² d1, d8 und d15, Wdh. d29

[141] Wilke H et al., Ramucirumab plus paclitaxel versus placebo plus paclitaxel in patients with previously treated advanced gastric or gastro-oesophageal junction adenocarcinoma (RAINBOW): a double-blind, randomised phase 3 trial. Lancet Oncol. 2014 Oct;15(11):1224-35.
[142] Fuchs CS et al., Ramucirumab monotherapy for previously treated advanced gastric or gastro-oesophageal junction adenocarcinoma (REGARD): an international, randomised, multicentre, placebo-controlled, phase 3 trial. Lancet. 2014 Jan 4;383(9911):31-9.

T 7.28 Malignes Melanom → 729

T 7.29 Mammakarzinom[146]

T 7.29.1 Hormontherapie

	Antiöstrogen (Blockade peripherer Östrogenrezeptoren)	Tamoxifen [143] → 420	20mg/d p.o.
		Fulvestrant[147] → 420, ggf. in Kombination mit Palbociclib → 177, → 630	500mg s.c. an d1, d15, d29, dann 1 x/Monat
oder	**Gestagen** (antiöstrogener, antigonadotroper Effekt)	Medroxyprogesteron-acetat → 416	2 x 500mg/d p.o.
		Megestrol[144] → 416	160mg/d p.o.
oder	**LH-RH-Agonist** (Down-Regulation hypophysärer Rezeptoren ⇒ Hormone ↓)	Goserelin → 421	3.6mg s.c. alle 4W
		Leuprorelin → 421	3,75 mg s.c. alle 4W
oder	**Aromatasehemmer** non steroidal (Östrogensynthese ↓)	Aminoglutethimid (internationale Apotheke)	2 x 125mg/d p.o.
		Letrozol → 420	1 x 2.5mg/d p.o.
		Anastrozol → 420	1 x 1mg/d p.o.
		Exemestan[145] → 420	1 x 25mg/d p.o.

[143] Bryant J et al., Duration of adjuvant tamoxifen therapy. J Natl Cancer Inst Monogr. 2001;(30):56-61.
[144] Abrams J et al., Dose-response trial of megestrol acetate in advanced breast cancer. J Clin Oncol. 1999 Jan;17(1):64-73.
[145] Dixon JM, Exemestane: a potent irreversible aromatase inactivator and a promising advance in breast cancer treatment. Expert Rev Anticancer Ther. 2002 Jun;2(3):267-75.
[146] Wörmann B et al., Mammakarzinom der Frau. DGHO Onkopedia Leitlinie 1/2013.
[147] Ellis MJ et al., Fulvestrant 500 mg versus anastrozole 1 mg for the first-line treatment of advanced breast cancer: overall survival analysis from the phase II FIRST Study. J Clin Oncol. 2015;33(32):3781-7.

T 7.29.2 Chemotherapien

Adjuvante Chemotherapie

FEC[148]

	Pyrimidinantagonist (Hemmung der Thymidin-nukleotid-Synthese)	5-Fluorouracil → 160	500mg/m² i.v. an d1; Wdh. d22
plus	**Zytostat. Antibiotikum** (DNA-Schädigung)	Epirubicin → 164	50mg/m² i.v. an d1; Wdh. d29
plus	**Alkylanz** (DNA-Doppel-strang-Vernetzung)	Cyclophosphamid → 153	500mg/m² i.v. an d1; Wdh. d22

[148] Bonneterre J et al., Epirubicin increases long-term survival in adjuvant chemotherapy of patients with poor-prognosis, node-positive, early breast cancer J Clin Oncol 2005; 23:2686.

Mammakarzinom

FAC[149]

	Pyrimidinantagonist (Hemmung der Thymidin-nukleotid-Synthese)	5-Fluorouracil → 160	500mg/m² i.v. an d1; Wdh. d29
plus	**Zytostat. Antibiotikum** (DNA-Schädigung)	Doxorubicin → 164	50mg/m² i.v. an d1; Wdh. d29
plus	**Alkylanz** (DNA-Doppelstrang-Vernetzung)	Cyclophosphamid → 153	500mg/m² i.v. an d1; Wdh. d29

[149] Smalley RV et al., A comparison of cyclophosphamide, adriamycin, 5-fluorouracil (CAF) and cyclophosphamide, methotrexate, 5-fluorouracil, vincristine, prednisone (CMFVP) in patients with metastatic breast cancer. Cancer 1977; 40:625.

TAC[150]

	Spindelgift (Mitosehemmung, Störung d. Mikrotubuliorganisation)	Docetaxel → 163	75mg/m² an d1; Wdh. d22 (Prämedikation beachten)
plus	**Zytostat. Antibiotikum** (DNA-Schädigung)	Doxorubicin → 164	50mg/m² i.v. an d1; Wdh. d22
plus	**Alkylanz** (DNA-Doppelstrang-Vernetzung)	Cyclophosphamid → 153	500mg/m² i.v. an d1; Wdh. d22

[150] Martin et al., Adjuvant docetaxel for node-positive breast Cancer. N Eng J Med 2005; 352:2302.

CMF[151]

	Alkylanz (DNA-Doppelstrang-Vernetzung)	Cyclophosphamid → 153	100mg/m2 p.o. d1-14; Wdh. d29
plus	**Antimetabolit** (Folatantagonist)	Methotrexat → 157	40mg/m² i.v. an d1, 8; Wdh. d29
plus	**Pyrimidinantagonist** (s.o.)	5-Fluorouracil → 160	600mg/m² i.v. an d1, 8; Wdh. d29

[151] Bonadonna et al., Adjuvant Cyclophosphamide, Methotrexate, and Fluorouracil in Node-Positive Breast Cancer - The Results of 20 Years of Follow-up. N Engl J Med. 1995 Apr 6;332(14):901-6.

Palliative Therapie

Doxorubicin[152]

Zytostat. Antibiotikum (DNA-Schädigung)	Doxorubicin → 164	60mg/m² i.v. Wdh. d22

[152] Sledge GW et al., Phase III trial of doxorubicin, paclitaxel, and the combination of doxorubicin and paclitaxel as frontline chemotherapy for metastatic breast cancer J Clin Oncol. 2003;21(4):588.

Epirubicin[153]

Zytostat. Antibiotikum	Epirubicin → 164	30mg/m² i.v. wöchentlich

[153] Ebbs SR et al., Advanced breast cancer. A randomised trial of epidoxorubicin at two different dosages and two administration systems. Acta Oncol. 1989;28(6):887-92.

Docetaxel weekly[154]

Spindelgift (s.o.)	Docetaxel → 163	35(-40) mg/m² an d1, 8, 15, 22, 29, 36; Wdh. d49

[154] Baselga J et al., Weekly docetaxel in breast cancer: applying clinical data to patient therapy. Oncologist. 2001;6 Suppl 3:26-9.

Docetaxel[155]

Spindelgift (s.o.)	Docetaxel → 163	100mg/m² an d1; Wdh. d22 (Prämedikation beachten)

[155] Aapro M, Bruno R. Early clinical studies with docetaxel. Docetaxel Investigators Group. Eur J Cancer. 1995;31A Suppl 4:S7-10.

Paclitaxel[156]

Spindelgift (s.o.)	Paclitaxel → 163	80-90mg/m² i.v. 1 x/W

[156] Mauri D et al., Overall survival benefit for weekly vs. three-weekly taxanes regimens in advanced breast cancer Cancer Treat Rev. 2010;36(1):69.

Capecitabin[157]

Pyrimidinantagonist (Hemmung der Thymidin-nukleotid-Synthese)	Capecitabin → 160	1250mg/m² p.o. 2 x/d an d1-14; Wdh. d22

[157] Venturini M et al., An open-label, multicenter study of outpatient capecitabine monotherapy in 631 patients with pretreated advanced breast cancer. Oncology. 2007;72(1-2):51.

Vinorelbin[158]

Spindelgift (Mitosehemmer)	Vinorelbin → 162	30mg/m², 10-min-Infusion, 1 x/W

[158] Martín M et al., Gemcitabine plus vinorelbine versus vinorelbine monotherapy in patients with metastatic breast cancer previously treated with anthracyclines and taxanes. Lancet Oncol. 2007;8(3):219.

Capecitabin/Docetaxel[159]

Pyrimidinantagonist (s.o.)	Capecitabin → 160	1250mg/m² p.o. 2 x/d an d1-14; Wdh. d22
Spindelgift (s.o.)	Docetaxel → 163	75mg/m² an d1; Wdh. d22 (Prämedikation beachten)

[159] Chan S et al., Phase III study of gemcitabine plus docetaxel compared with capecitabine plus docetaxel for anthracycline-pretreated patients with metastatic breast cancer. J Clin Oncol. 2009;27(11):1753.

EC: Epirubicin/Cyclophosphamid[160]

Zytostat. Antibiotikum (DNA-Schädigung)	Epirubicin → 164	90mg/m² i.v. an d1; Wdh. d22
Alkylanz	Cyclophosphamid → 153	600mg/m² i.v. an d1; Wdh. d22

[160] Nagel GA et al., High-dose epirubicin + cyclophosphamide (HD-EC) in metastatic breast cancer: a dose-finding study. Onkologie. 1988 Dec;11(6):287-8.

Mammakarzinom

AT: Doxorubicin/Docetaxel[161]

	Zytostat. Antibiotikum (DNA-Schädigung)	Doxorubicin → 164	50mg/m² i.v. als Bolus an d1; Wdh. d22
plus	Spindelgift (s.o.)	Docetaxel → 163	75mg/m² an d1; Wdh. d22 (Prämedikation beachten)

[161] Nabholtz JM et al., Docetaxel and doxorubicin compared with doxorubicin and cyclophosphamide as first-line chemotherapy for metastatic breast cancer J Clin Oncol. 2003;21(6):968.

Gemcitabin/Docetaxel[162]

	Antimetabolit (Nukleosidanalogon)	Gemcitabin → 160	1000mg/m² i.v. über 30min an d1, 8; Wdh. d22
plus	Spindelgift (s.o.)	Docetaxel → 163	75mg/m² an d1; Wdh. d22 (Prämedikation beachten)

[162] Fountzilas G, A randomized phase III study comparing three anthracycline-free taxane-based regimens, as first line chemotherapy, in metastatic breast cancer. Breast Cancer Res Treat. 2009;115(1):87.

Gemcitabin/Paclitaxel[163]

Antimetabolit (Nukleosidanalogon)	Gemcitabin → 160	1200mg/m² i.v. über 30min an d1, 8; Wdh. d22
Spindelgift (Mitosehemmung)	Paclitaxel → 163	175mg/m² i.v. an d1; Wdh. d22

[163] Allouache D et al., First-line therapy with gemcitabine and paclitaxel in locally, recurrent or metastatic breast cancer BMC Cancer. 2005 Nov 29; 5:151.

Lapatinib/Capecitabin[164]

HER1/2 (Tyrosinkinaseinhibitor)	Lapatinib → 176	1250mg/d p.o.
Pyrimidinantagonist (s.o.)	Capecitabin → 160	1000mg/m² p.o. 2 x/d an d1-14; Wdh. d22

[164] Geyer CE et al., Lapatinib plus capecitabine for HER2-positive advanced breast cancer. N Engl J Med. 2006 Dec 28;355(26):2733-43.

Trastuzumab/Taxan[165, 166]

	Anti-Her2-Antikörper (monoklon. AK gegen HER2 ⇒ Blockade der Zellteilung)	Trastuzumab → 188	4mg/kg KG i.v. an d1 alle 3W, bei weiteren Zyklen nur 2mg/kg KG
	Spindelgift (Mitosehemmung, Störung d. Mikrotubuliorganisation)	Docetaxel → 163	100mg/m² an d1 alle 3W (Prämed. beachten)
oder		Paclitaxel → 163	90mg/m² i.v. an d1 alle 3W

[165] Marty M et al., Randomized phase II trial of the efficacy and safety of trastuzumab combined with docetaxel in patients with human epidermal growth factor receptor 2-positive metastatic breast cancer administered as first-line treatment. J Clin Oncol. 2005 Jul 1;23(19):4265-74.
[166] Slamon DJ et al., Use of chemotherapy plus a monoclonal antibody against HER2 for metastatic breast cancer that overexpresses HER2. N Engl J Med. 2001 Mar 15;344(11):783-92.

T 7 Hämatologie, Onkologie – Therapie

Bevacizumab/Paclitaxel[167]

Anti-VEGF-Antikörper	Bevacizumab → 184	10mg/kg KG i.v. d1; Wdh. d15
Spindelgift (Mitosehemmung)	Paclitaxel → 163	90mg/m² i.v. an d1, 8, 15; Wdh. d29

[167] Miller K et al., Paclitaxel plus bevacizumab versus paclitaxel alone for metastatic breast cancer. N Engl J Med. 2007 Dec 27;357(26):2666-76.

Bevacizumab/Capecitabine[168]

Anti-VEGF-Antikörper	Bevacizumab → 184	15mg/kg KG i.v. an d1; Wdh. d22
Pyrimidinantagonist (Hemmung der Thymidin-nukleotid-Synthese)	Capecitabin → 160	1000mg/m² p.o. 2 x/d an d1-14; Wdh. d2

[168] Robert NJ et al., RIBBON-1: randomized, double-blind, placebo-controlled, phase III trial of chemotherapy with or without bevacizumab for first-line treatment of human epidermal growth factor receptor 2-negative, locally recurrent or metastatic breast cancer. J Clin Oncol. 2011;29(10):1252-60.

Eribulin[169]

Hemmung der Mikrotubuli	Eribulin → 195	1,23 mg/m² an d1 und d8; Wdh. d22

[169] Cortes J et al., Eribulin monotherapy versus treatment of physician's choice in patients with metastatic breast cancer (EMBRACE): a phase 3 open-label randomised study. Lancet. 2011 Mar 12;377(9769):914-23.

Pertuzumab[170] (in Kombination mit Trastuzumab und Docetaxel bei HER2-positivem metastasiertem oder lokal rezidivierendem, inoperablem Brustkrebs indiziert)

Anti-Her2-Antikörper	Pertuzumab → 187	ini 840mg, dann 320mg alle 3W

[170] Swain SM et al., Pertuzumab, trastuzumab, and docetaxel in HER2-positive metastatic breast cancer. N Engl J Med. 2015 Feb 19;372(8):724-34.

Trastuzumab Emtansin[171] (bei HER2-positivem, inoperablem lokal fortgeschrittenem oder metastasiertem Brustkrebs, nach vorangegangener Therapie mit Trastuzumab u./od. Taxan)

Anti-Her2-Antikörper und Spindelgift	Trastuzumab Emtansin → 188	3,6mg/kg KG alle 3W

[171] Krop IE et al., Trastuzumab emtansine versus treatment of physician's choice for pretreated HER2-positive advanced breast cancer (TH3RESA): a randomised, open-label, phase 3 trial. Lancet Oncol. 2014 Jun;15(7):689-99.

Palbociclib[172] (bei hormonrezeptorpositiven, Her2/neu-negativen lokal fortgeschrittenen Erkrankungen, in Kombination mit einem Aromataseinhibitor oder Fulvestrant)

Cdk4/Cdk6 Inhibitor	Palbociclib → 177	125mg 1 x/d für 21 d, danach 7d Pause, q4w

[172] Nicholas C. Turner et al., Palbociclib in Hormone-Receptor-Positive Advanced Breast Cancer. N Engl J Med; 373:209-219, July 16, 2015.

Medulläres Schilddrüsenkarzinom

Ribociclib[174] (kombiniert mit Aromatasehemmer zur Behandlung von postmenopaus. Frauen mit Hormonrez.(HR)-positivem, humanem epidermalem Wachstumsfaktor-Rez.-2(HER2)-negativem, lokal fortgeschrittenen oder metastasierten Mamma-Ca als initiale endokrinbasierte Therapie)

Cdk4/Cdk6-Inhibitor	Ribociclib → 178	3 x 200mg/d von d1–d21, Wdh. d29

[173] Hortobagyi GN et al., Ribociclib as first-line therapy for HR-Positive, advanced breast cancer. N Engl J Med. 2016 Nov 3;375(18):1738-1748.

Abemaciclib[174] (bei Hormonrezeptor(HR)-positivem, (HER2)-neg., lokal fortgeschrittenem oder metastasiertem Mammakarzinom in Kombination mit Aromatasehemmer oder Fulvestrant als initiale endokrine Therapie oder vorangegangene endokrine Therapie)

Cdk4/Cdk6-Inhibitor	Abemaciclib → 173	150mg 2 x/d

[174] Sledge G et al. MONARCH 2: Abemaciclib in Combination With Fulvestrant in Women With HR+/HER2- Advanced Breast Cancer Who Had Progressed While Receiving Endocrine Therapy. J Clin Oncol 2017;35(25):2875-2884.

Talazoparib[175] (bei Keimbahn-BRCA1/2-Mutationen und HER2-negativem, lokal fortgeschr./ metastasiertem Mammakarzinom, nach Therapie mit Anthrazyklien und/oder Taxanen)

PARP-Inhibitor	Talazoparib → 197	1 x 1mg/d p.o.

[175] Jennifer K. Litton. Talazoparib in Patients with Ad-vanced Breast Cancer and a Germline BRCA Mutation. N Engl J Med 2018; 379:753-763.

T 7.30 Medulläres Schilddrüsenkarzinom

Palliative Therapie: Vandetanib[176] (Memo: Analyse auf Mutation im RET Signalweg)

Tyrosinkinaseinhibitor	Vandetanib → 179	300mg 1 x/d

[176] Thornton K et al., Vandetanib for the treatment of symptomatic or progressive medullary thyroid cancer in patients with unresectable locally advanced or metastatic disease: U.S. Food and Drug Administration drug approval summary. Clin Cancer Res. 2012 Jul 15;18(14):3722-30.

Palliative Therapie: Cabozantinib[177] (Memo: Analyse auf Mutation im RET Signalweg)

Tyrosinkinaseinhibitor	Cabozantinib → 174	140mg 1 x/d

[177] Elisei R et al., Cabozantinib in progressive medullary thyroid cancer. J Clin Oncol. 2013 Oct 10;31(29):3639-46.

T 7.31 Nierenkarzinom[184]

Targeted Therapy

	Tyrosinkinaseinhibitor	Sorafenib [181] → 178	2 x 400mg/d
oder	Tyrosinkinaseinhibitor	Sunitinib [179] → 178	50mg p.o. 1 x/d W1-4, in W5, 6 Pause (4/2-Schema)
oder	mTOR-Inhibitor	Temsirolimus [180] → 179	25mg i.v. 1 x/W
oder	mTOR-Inhibitor	Everolimus [181] → 179	10mg p.o. 1 x/d

T 7 Hämatologie, Onkologie – Therapie

Tyrosinkinaseinhibitor	Pazopanib [182] → 177	800mg p.o. 1 x/d
PD-1-Hemmer	Nivolumab [183] → 186	3mg/kg KG

[178] Escudier B et al., Sorafenib in advanced clear-cell renal-cell carcinoma. N Engl J Med. 2007 Jan 11;356(2):125-34.
[179] Motzer RJ et al., Sunitinib versus interferon alfa in metastatic renal-cell carcinoma. N Engl J Med 356:115-124, 2007.
[180] Hudes G et al., Temsirolimus, interferon alfa, or both for advanced renal-cell carcinoma. N Engl J Med 356: 2271-2281, 2007.
[181] Motzer RJ, Escudier B, Oudard S et al. Efficacy of everolimus in advanced renal cell carcinoma. Lancet 372: 449-456, 2008.
[182] Sternberg CN et al., Pazopanib in locally advanced ob metastatic renal cell carcinoma J Clin Oncol 28:1061-1068, 2010.
[183] McDermott DF et al., Survival, Durable Response, and Long-Term Safety in Patients With Previously Treated Advanced Renal Cell Carcinoma Receiving Nivolumab. J Clin Oncol. 2015 Jun 20;33(18):2013-20.
[184] Kirchner HH et al., Nierenzellkarzinom (Hypernephrom). DGHO Onkopedia Leitlinie 2/2013.

Tivozanib[185] (Erstlinienther. bei erw. Pat. mit fortgeschritt. Nierenzellkarzinom (NZK); Ther. bei erw. Pat., die noch nicht mit VEGFR- u. mTOR-Signalweginhibitoren behandelt wurden u. bei denen es nach einer vorherigen Cytokin-Ther. für fortgeschritt. NZK zur Krankheitsprogression kam)

VEGFR-Inhibitor	Tivozanib → 178	1340µg 1 x/d d1-d21, Wdh. d29

[185] Motzer RJ et al., Tivozanib versus sorafenib as initial targeted therapy for patients with metastatic renal cell carcinoma: results from a phase III trial. J Clin Oncol. 2013 Oct 20; 31(30):3791-9.

IFN-alpha-2A/Bevacizumab[186]

	Interferon (Immunstimulation/-modulation)	INF-alpha → 277	9 Mio. IE 3 x/W für 1 J
oder	Anti-VEGF-Antikörper	Bevacizumab → 184	10mg/kg KG i.v. an d1; Wdh. d15

[186] Escudier B et al., Bevacizumab plus interferon alpha-2a for treatment of metastatic renal cell carcinoma. Lancet 370: 2103-2111, 2007.

Lenvatinib[187] (in Komb. mit Everolimus nach vorangegangener Therap. mit VEGF-Inhibit.)

Tyrosinkinaseinhibitor	Lenvatinib → 176	18mg 1 x/d

[187] Motzer RJ et al., Lenvatinib, Everolimus and the combination in patients with metastatic renal cell carcinoma: a randomised, phase 2, open-label, multicentre trial. Lancet Oncol. 2015 Nov;16(15):1473-82.

Cabozantinib[188] (nach vorangegangener Therapie mit einem VEGF-Inhibitor)

Tyrosinkinaseinhibitor	Cabozantinib → 174	60mg 1 x/d

[188] Choueiri TK, Escudier B, Powles T et al., Cabozantinib versus everolimus in advanced renal cell carcinoma (METEOR): final results from a randomised, open-label, phase 3 trial. Lancet Onc. 2016 Jun 5; S1470-2045(16)30107-3.

T 7.32 Ösophaguskarzinom

Karzinome des gastroösophagealen Übergangs können wie Magenkarzinome behandelt werden.

Kombinierte Radiochemotherapie[189] (50Gy, 25 x 2Gy über 5W)

	Pyrimidinantagonist (s.o.)	5-Fluorouracil → 160	1000mg/m² i.v. über 24h an d1-4 W1, 5, 8, 11
plus	Alkylanz	Cisplatin → 156	75mg/m² i.v. an d1 W1, 5, 8, 11

[189] Minsky BD et al., INT 0123 (Radiation Therapy Oncology Group 94-05) phase III trial of combined-modality therapy for esophageal cancer J Clin Oncol. 2002 Mar 1;20(5):1167-74.

Palliative Chemotherapie

Cisplatin/5-FU[190]

Alkylanz (DNA-Doppelstrang-Vernetzung)	Cisplatin → 156	80-100mg/m² i.v. an d1; Wdh. d22-29
Pyrimidinantagonist (s.o.)	5-Fluorouracil → 160	1000mg/m² i.v. über 24h an d1-4/5; Wdh. d22-29

[190] Medical Research Council Oesophageal Cancer Working Group. Surgical resection with or without preoperative chemotherapy in oesophageal cancer: a randomised controlled trial. Lancet. 2002 May 18;359(9319):1727-33.

Cisplatin/Vinorelbin

Alkylanz (DNA-Doppelstrang-Vernetzung)	Cisplatin → 156	80mg/m² i.v. an d1; Wdh. d22
Spindelgift (Mitosehemmer)	Vinorelbin → 162	25mg/m² an d1-8; Wdh. d22

T 7.33 Ovarialkarzinom

Primäre Chemotherapie

Paclitaxel/Carboplatin +/- Bevacizumab[191, 192]

Spindelgift (s.o.)	Paclitaxel → 163	175mg/m² i.v. über 3h an d1 alle 3W
Alkylanz (s.o.)	Carboplatin → 155	AUC 5 i.v. an d1 alle 3W
Anti-VEGF-Inhibitor	Bevacizumab → 184	15mg/kg alle 3W, alternativ 10mg/kg alle 2W

[191] Ozols RF et al., Phase III trial of Carboplatin and paclitaxel compared with cisplatin and paclitaxel in patients with optimally resected stage III ovarian cancer. J Clin Oncol. 2003 Sep 1;21(17):3194-200.
[192] Stark D et al., Standard chemotherapy with or without bevacizumab in advanced ovarian cancer: quality-of-life outcomes from the International Collaboration on Ovarian Neoplasms (ICON7) phase 3 randomised trial. Lancet Oncol. 2013 Mar;14(3):236-43.

T 7 Hämatologie, Onkologie – Therapie

Erhaltungstherapie

Olaparib[193] (Erhaltungstherapie bei Platin-sensitivem Rezidiv eines BRCA-mutierten highgrade serösen epithelialen Ovarial-Ca, Eileiter-Ca oder primären Peritoneal-Ca)

PARP-Inhibitor	Olaparib → 196	400mg 2 x/d

[193] Kaufman B et al., Olaparib monotherapy in patients with advanced cancer and a germline BRCA1/2 mutation. J Clin Oncol. 2015 Jan 20;33(3):244-50.

Platinsensibles Rezidiv

Auftreten 12 Monate nach Beendigung der platinhaltigen Therapie

Carboplatin/Gemcitabin

Alkylanz (s.o.)	Carboplatin → 155	AUC 5 i.v. an d1 alle 3W
Antimetabolit	Gemcitabin → 160	$1000mg/m^2$ i.v. d1+8, alle 3W

Gemcitabin[194]

Antimetabolit (Nukleosidanalogon)	Gemcitabin → 160	$1000mg/m^2$ i.v. d1 und d8, d15, alle 4W

[194] D'Agostino G et al. Phase II study of gemcitabine in recurrent platinum-and paclitaxel-resistant ovarian cancer. Gynecol Oncol. 2003 Mar;88(3):266-9.

Treosulfan[195]

Alkylanz	Treosulfan → 154	400mg p.o. an d1-28, Wdh. nach 4W Therapiepause

[195] Gropp M et al., Treosulfan as an effective second-line therapy in ovarian cancer. Gynecol Oncol. 1998 Oct; 71(1):94-8.

Niraparib[196] (Erhaltungstherapie bei erw. Patientinnen mit Rezidiv eines platinsensiblen, gering differenzierten serösen Karzinoms der Ovarien, der Tuben oder mit primärer Peritonealkarzinose, die sich nach einer platinbasierten Chemotherapie in Remission befindet)

PARP-Inhibitor	Niraparib → 196	100mg 3 x/d

[196] Schram AM et al., Niraparib in recurrent ovarian cancer. N Engl J Med. 2017 Feb 23;376(8):801.

T 7.34 Pankreaskarzinom (exokrin)

Adjuvante Therapie

Gemcitabin[197]

Antimetabolit	Gemcitabin → 160	$1000mg/m^2$ i.v. 1 x/W in den ersten 7 von 8W, dann d1, 8, 15, alle 4W

[197] Berlin JD et al., Phase III study of gemcitabine in combination with fluorouracil versus gemcitabine alone in patients with advanced pancreatic carcinoma. J Clin Oncol. 2002 Aug 1;20(15):3270-5.

Pankreaskarzinom

Palliative Therapie

Gemcitabin/Erlotinib[198]

	Antimetabolit (Nukleosidanalogon)	Gemcitabin → 160	1000mg/m² i.v. 1 x/W in den ersten 7 von 8W, dann d1, 8, 15 alle 4W
ggf. +	Tyrosinkinaseinhibitor	Elortinib → 175	100-150mg/d p.o. kontin.

[198] Moore MJ et al., Erlotinib plus gemcitabine compared with gemcitabine alone in patients with advanced pancreatic cancer. J Clin Oncol. 2007;25(15):1960.

Gemcitabin mono[199]

Antimetabolit (Nukleosidanalogon)	Gemcitabin → 160	800mg/m² i.v. 1 x/W in den ersten 7 von 8W, dann d1, 8, 15 alle 4W

[199] Carmichael J et al., Phase II study of gemcitabine in patients with advanced pancreatic cancer. Br J Cancer. 1996;73(1):101.

Gemcitabin/Oxaliplatin[200]

Antimetabolit (Nukleosidanalogon)	Gemcitabin → 160	1000mg/m² i.v. d1; Wdh. d15
Platinanalogon (Indukt. von DNA-Strang-Brüchen)	Oxaliplatin → 156	100mg/m² i.v. über 2h an d2; Wdh. d16

[200] Louvet C et al., Gemcitabine in combination with oxaliplatin compared with gemcitabine alone in locally advanced or metastatic pancreatic cancer. J Clin Oncol. 2005;23(15):3509.

Gemcitabin/Nab-Paclitaxel[201]

Antimetabolit (s.o.)	Gemcitabin → 160	1000mg/m² i.v. d1, d8 und d15; Wdh. d29
Albumin-gebundenes Paclitaxel	Paclitaxel → 163	125mg/m² i.v. d1, d8 und d15; Wdh. d29

[201] Von Hoff DD et al., Increased survival in pancreatic cancer with nab-paclitaxel plus gemcitabine. N Engl J Med. 2013 Oct 31;369(18):1691-703.

FOLFIRINOX[202]

Platinanalogon (s.o.)	Oxaliplatin → 156	85mg/m² i.v. über 2h an d1; Wdh. ab d22
Biomodulator (s.o.)	Folinsäure → 195	400mg/m² i.v. d1
Zytostatikum	Irinotecan → 166	180mg/m² an d1; Wdh. d22
Pyrimidinantagonist (Hemmung der Thymidin-nukleotid-Synthese)	5-Fluorouracil → 160	400mg/m² i.v. Bolus an d1; Wdh. nach 3W
		2400mg/m² c.i. über 46h an d1; Wdh. nach 3W

[202] Conroy T et al., FOLFIRINOX versus gemcitabine for metastatic pancreatic cancer. N Engl J Med. 2011 May 12;364(19):1817-25.

T 7.35 Prostatakarzinom

Primärtherapie

oder	**LH-RH-Agonist** (Down-Regulation hypophysärer Rez. ⇒ Sexualhormonbildung ↓)	Goserelinacetat → 411.	1 x 3.6 mg s.c. alle 4W
		Leuprorelin[203] → 411	1 x 3.75 mg s.c. alle 4W
je plus	**Antiandrogen** (Androgenwirkung ↓)	Bicalutamid[204] → 409	50 mg/d p.o. bei MAB, oder 150mg/d bei Monotherapie
oder	**Antiandrogen** (Androgenwirkung ↓)	Cyproteronacetat → 409	2 x 100 mg/d p.o.

[203] Persad R, Leuprorelin acetate in prostate cancer: a European update. Int J Clin Pract. 2002 Jun;56(5):389-96.

[204] Anderson J, The role of antiandrogen monother. in the treatment of prostate cancer. BJU Int. 2003 Mar;91(5):455-61.

Docetaxel/Prednison[205]

Spindelgift (Mitosehemmung, Störung der Mikrotubuliorganisation)	Docetaxel → 162	75mg/m^2 an d1 alle 3W (Prämedikation beachten)
Glukokortikosteroid	Prednison → 210	2 x 5mg/d p.o., kontin.

[205] Tannock IF et al., Docetaxel plus prednisone or mitoxantrone plus prednisone for advanced prostate cancer. N Engl J Med. 2004 Oct 7;351(15):1502-12.

Mitoxantron/Prednison[205]

Zytostatikum (Mitosehemmer)	Mitoxantron → 165	12mg/m^2 i.v. an d1; Wdh. d22
Glukokortikosteroid	Prednison → 210	2 x 5mg/d p.o., kontinuierlich

Abirateron[206]

Cyp17 inhibitor	Abirateron → 409	240mg/d

[206] Reid AH et al., Significant and sustained antitumor activity in post-docetaxel, castration-resistant prostate cancer with the CYP17 inhibitor abiraterone acetate. J Clin Oncol. 2010;28(9):1489n.

Cabazitaxel/Prednison[207]

Taxan	Cabazitaxel → 162	25mg/m^2 i.v. an d1; Wdh. d22
Glukokortikosteroid	Prednison → 215	2 x 5mg/d p.o., kontinuierl.

[207] de Bono JS et al., Prednisone plus cabazitaxel or mitoxantrone for metastatic castration-resistant prostate cancer progressing after docetaxel treatment. Lancet. 2010;376(9747):1147.

Sipuleucel[208]

Immunvakzine	Sipuleucel-T (Zul. bisher nur in USA)	3 x Transf. von autologen PBMC

[208] Kantoff PW et al., Sipuleucel-T immunotherapy for castration-resistant prostate cancer. N Engl J Med. 2010 Jul 29;363(5):411-22.

Enzalutamid[209] (nach Versagen der Androgenentzugstherapie, bei denen eine Chemotherapie klinisch noch nicht indiziert ist oder die Erkrankung während oder nach einer Chemotherapie mit Docetaxel fortschreitet)

Antiandrogen	Enzalutamid → 410	4 x 40mg/d

[209] Beer TM et al., Enzalutamide in metastatic prostate cancer before chemotherapy. N Engl J Med. 2014 Jul 31;371(5):424-33.

Radium223[210] (bei kastrationsresistentem Prostatakarzinom, symptomatischen Knochenmetastasen ohne bekannte viszerale Metastasen)

Alpha-Strahler	Radium 223	50 kBq/kg KG, q4W, insgesamt 6 x

[210] Parker C et al., Alpha emitter radium-223 and survival in metastatic prostate cancer. N Engl J Med. 2013 Jul 18;369(3):213-23.

Apalutamid[211] (bei erwachsenen Patienten mit nicht-metastasiertem kastrationsresistentem Prostatakarzinom (nm-CRPC) mit hohem Risiko für Metastasenentwicklung)

Androgenrezeptor(AR)-Inhibitor	Apalutamid → 409	4 x 60mg/d als ED

[211] Smith MR et al. Apalutamide Treatment and Metastasis-free Survival in Prostate Cancer. N Engl J Med. 2018;378(15):1408-18.

Darolutamid[212] (bei erwachsenen Patienten mit nicht-metastasiertem kastrationsresistentem Prostatakarzinom (nm-CRPC) mit hohem Risiko für Metastasenentwicklung)

Androgenrezeptor(AR)-Inhibitor	Darolutamid → 410	600mg 2 x/d

[212] Fizazi, Karim et al. Darolutamide in Nonmetastatic Castration-Resistant Prostate Cancer. N Engl J Med. 2019.

T 7.36 ZNS-Malignome

	Alkylanz (Zytostatikum)	Temozolomid → 156	z.B. 200mg/m^2 über 5d; Wdh. d28
PVC			
	Alkylanz (DNA-Doppelstrang-Vernetzung)	Procarbazin → 156	60mg/m^2 p.o. an d8-21
	Alkylanz	CCNU (Lomustin) → 155	10mg/m^2 p.o. an d1
	Spindelgift (Mitosehemmer)	Vincristin → 161	1.4 mg/m^2 i.v. an d1

T 8 Rheumatologie – Therapie (A. Meurer)

T 8.1 Raynaud-Syndrom

Allgemeine Maßnahmen

Vermeidung von Kälte und Stress, Nikotinstopp, Biofeedback

	Kalziumantagonist (Vasodilatation)	Nifedipin → 31	3-4 x 10-20mg/d p.o. bis max. 60mg/d
evtl.	Isosorbiddinitrat (Vasodilatation)	Isosorbiddinitrat → 47	bei Bedarf

Bei schweren Formen mit Ulzera

	PGI2 = Prostacyclin = Prostavasin	Alprostadil → 69 (off-label)	2 x 40µg/d über 2h
	Synthet. Prostaglandin	Iloprost → 69 (off-label)	0.5-2ng/kg/min über 6h f. 3W

Endothelin-Rez.-Antagonisten und PDE-5-Hemmer (s. Kap. T 8.9) sind ebenfalls wirksam

T 8.2 Fibromyalgie-Syndrom[1]

	Trizyklisches Antidepressivum (Schmerzdistanzierung, Schlafanstoß)	Amitriptylin → 339	12.5-25mg/d p.o. zur Nacht (evtl. chron.); Cave: WW mit and. psychotropen Subst., QT-Verlängerung
	Antiepileptikum	Pregabalin → 312	300-600mg/d in 2-3 ED
	Nichtmedikamentöse Behandlung	Physikalische Therapie + psychosomatische Betreuung; Ausdauersport!	

[1] Macfarlane GJ et al. EULAR revised recommendations for the management of fibromyalgia. Annals of the Rheumatic Diseases. Published Online First: 04 July 2016. doi: 10.1136/annrheumdis-2016-209724

T 8.3 Arthrosis deformans

Bei aktivierter Arthrose

	Arylessigsäurederivat, Cyclooxygenasehemmer (NSAR) (antiphlogistisch, analgetisch)	Diclofenac → 202	1-3 x 50mg (max. 150mg); 1 Amp. 50mg i.m. (bei Bed.)
evtl.		Ibuprofen → 200	2-4 x 400-600 mg ret. (max. 2400mg)

Cave: Interaktion mit Marcumar

evtl.	Lokalanästhetikum	Bupivacain 0.25% → 298	2-5ml Inj. intraartikulär
evtl.	Glukokortikoide (Kristallsuspension)	Triamcinolonacetonid → 210	intraartikuläre Injektion: große Gelenke 10-20mg, mittelgroße 5-10mg, kleine 2-5mg (max. 2 Inj./J, Abstand 3-4W)

T 8.4 Rheumatoide Arthritis[2]

Symptomatische Therapie (akuter Schub)

	Arylessigsäurederivat, Cyclooxygenasehemmer (antiphlogistisch, analgetisch, antipyretisch)	Diclofenac → 202	1–3 x 50mg (max. 150mg); 1 Amp. 50mg i.m.
		Ibuprofen → 200	2–4 x 400–600 mg ret. (max. 2400mg)
	Cave: NSAR erhöhen Methotrexat-Spiegel: erhöhte Myelosuppression und Lebertoxizität, Interaktion mit Marcumar		

Zusätzlich evtl. Omeprazol

evtl.	Glukokortikoid	Prednisolon → 210	1mg/kgKG; Dosis nach Klinik
oder evtl.	Opioid (Analgesie)	Tramadol → 291	bis 4 x 50–100mg/d p.o.; keine Kombin. mit MAO-Hemmern; WW mit and. psychotropen Substanzen

Intraartikuläre Injektionen

evtl.	Glukokortikoide (antiinflammatorisch, immunsuppressiv)	Triamcinolonacetonid → 210	intraartikuläre Injektion: große Gelenke 10–20mg, mittelgroße 5–10mg, kleine 2–5mg (max. 2 Inj./J, Abstand 3–4W)

Konventionelle DMARD (disease modifying antirheumatic drugs)
Übliche Initialtherapie

	Antirheumatikum (Immunsuppression, Zytokinsynthese ↓)	Methotrexat → 207	1 x 7.5–20mg/W. s.c., p.o., (i.v.), mind. 3M bis Wirksamkeit beurteilbar; Cave: verstärkte Myelosuppression bei gleichzeitiger NSAR-Gabe

Bei Unverträglichkeit der Therapie zusätzlich

	Vitamin	Folsäure → 151	5mg am d nach MTX-Gabe

Weitere DMARD (auch Einsatz in Kombination mit MTX)

	Isoxazolderivat (Immunmodulation durch Inhibition der T-Zell-Pyrimidin-Biosynthese)	Leflunomid → 207	ini (d1–3) 100mg, ab d4 1 x 10–20mg (mind. 4–6W geben, bevor Wirkung zu erwarten, dann Dauerther.); keine gleichzeitige Lebendimpfung
	Antirheumatikum Stabilisierung d. Lysosomenmembran, Beeinflussung des PG-Stoffwechsels	Chloroquin → 206	250mg/d, max. 4mg/kg/d p.o. (mind. 3M, bei Erfolg Dauerther.), WW: Steroide ⇒ BB-Anomalien ↑

T 8 Rheumatologie – Therapie

	Antirheumatikum (Prostaglandinsynthese ↓)	Sulfasalazin → 207	W1: 1 x 500mg/d p.o., W2: 2 x 500mg/d, W3: 3 x 500mg/d, W4: 4 x 500mg/d, (mind. 3M, bei Erfolg Dauerther.)

T 8.4.1 Biologicals

Bei KI gegen Methotrexat oder Erfolglosigkeit anderer Basistherapien (d.h. trotz sachgerechter Behandlung mit mind. 2 Basistherapeutika, davon eines MTX über mind. 6M)
Cave: keine Lebendimpfung während Therapie!

	Chimärer monoklon. AK (AK gegen TNF-α)	Infliximab → 215	3mg/kg KG i.v. über 2h, Wdh. nach 2 und 6W, dann alle 8 W
oder	Löslicher TNF-α-Rezeptor	Etanercept → 214	25mg s.c. (2 x/W) oder 50mg s.c. (1 x/W)
oder	Humanisierter monoklon. AK (AK gegen TNF-α)	Adalimumab → 213	40mg s.c. alle 2W
oder		Golimumab → 215	50mg s.c. alle 4W
oder	Humanisiertes monoklon. pegylis. Fab-Fragment (AK gegen TNF-α)	Certolizumab Pegol → 214	400mg s.c. in W 0, 2, 4, dann 200-400mg s.c. alle 4W

Falls rheumatoide Arthr. refraktär auf MTX und TNFα-Antagonisten od. gegen TNF-Antagonist

	Kostimulationsblockade	Fusionsprotein aus CTLA4 + Fc-Ig: Abatacept → 212	< 60kg: 500mg, 60-100kg: 750mg, > 100kg: 1000mg i.v. in W 0, 2, 4, dann alle 4W oder 125mg/W s.c., mit MTX kombinieren
	Monoklonaler chimärer Anti-CD20-AK (B-Zell-Depletion)	Rituximab → 188	1000mg i.v. W 0, 2; weitere Intervalle > 16 W kombiniert mit MTX
	Humanisierter Anti-IL6-Rezeptor-AK (IL-6-Inhibition)	Tocilizumab → 216	4-8mg/kg KG i.v. alle 4W, max. 800mg ED oder 162mg/W s.c.
	Hum. monoklonaler Anti-IL6-Rez.-AK	Sarilumab → 215	150mg s.c. alle 2W
	IL-1-Rezeptor-Antagonist	Anakinra → 213	100mg/d s.c.
	Januskinase-Inhibitor	Tofacitinib → 216	2 x 5mg
		Baracitinib → 214	4mg/d
		Upadacitinib → 216	15mg/d

[2] Smolen JS et al. EULAR recommendations for the management of rheumatoid arthritis with synthetic and biological disease-modifying antirheum drugs: 2019 update. Ann Rheum Dis 2020;0:1-15.

T 8.5 M. Bechterew

Symptomatische Therapie (akuter Schub)

	Cyclooxygenasehemmer (antiphlog., analgetisch, antipyretisch)	Diclofenac oder andere NSAR → 199	2–3 x 25–50mg/d p.o., 1–2 x 75mg/d (ret.) p.o., 1–2 x 50–100mg/d rekt.

Peripherer Gelenkbefall

evtl.	Arylessigsäurederivat, Cyclooxygenasehemmer (Prostaglandinsynthese ↓)	Sulfasalazin → 207 (off-label)	W1: 1 x 500mg/d p.o., W2: 2 x 500mg/d, W3: 3 x 500mg/d, W4: 4 x 500mg/d
evtl.	Glukokortikoid	Prednisolon → 210	1mg/kg; Dosis nach Klinik

Befall des Achsenskeletts

	TNF-α-Antagonist (AK gegen TNF-α)	Infliximab → 215	5mg/kg i.v. (über 2h, ggf. nach 2 u. 6W wdh., dann alle 8W)
oder	Löslicher TNF-α-Rezeptor	Etanercept → 214	25mg s.c. (2 x/W)
oder	Humanisierter monoklonaler Antikörper (AK gegen TNF-α)	Adalimumab → 213	40mg s.c. alle 2W
oder		Golimumab → 215	50mg s.c. alle 4W
oder		Certolizumab Pegol → 214	400mg s.c. in W 0, 2, 4, dann 200–400mg s.c. alle 4W
	Human. monokln. AK (AK gegen Interleukin 17A)	Secukinumab → 376	150mg s.c. W 1, 2, 3 und 4, dann alle 4W

[3] van der Heijde D, Ramiro S, Landewé R et al. 2016 update of the ASAS-EULAR management recommendations for axial spondyloarthritis, Annals of the Rheumatic Diseases. Published Online First: 13 January 2017. doi: 10.1136/annrheumdis-2016-210770

T 8.6 Reaktive Arthritis, M. Reiter

Symptomatische Therapie (akuter Schub)

	Cyclooxygenasehemmer (antiphlog., analgetisch, antipyretisch)	Diclofenac und andere NSAR → 199	2–3 x 25–50mg/d p.o., 1–2 x 75mg/d (ret.) p.o., 1–2 x 50–100mg/d rekt.
evtl.	Glukokortikoid	Prednisolon → 210	1mg/kg; Dosis nach Klinik

Chronischer Verlauf

evtl.	Antirheumatikum (Prostaglandinsynthese ↓)	Sulfasalazin → 207 (off-label)	W1: 1 x 500mg/d p.o., W2: 2 x 500mg/d, W3: 3 x 500mg/d, W4: 4 x 500mg/d (mind. 3M)
evtl.	Antirheumatikum (Immunsuppr., Zytokinsynthese ↓)	Methotrexat → 207 (off-label)	1 x 7.5–20mg/W i.v. od. s.c.

Cave: Bei Unverträglichkeit der Ther.: zusätzl. Folsäure 5mg am d nach MTX-Gabe!

T 8 Rheumatologie – Therapie

Enteropathische oder posturetritische Formen

Chlamydien (bei nachgewiesener Infektion)

Tetracyclin (Antibiotikum)	Doxycyclin → 230	d1: 1 x 200mg p.o., i.v., dann: 2 x 100mg/d p.o., i.v. für 7d, WW: Antacida + Milch = Resorption ↓; Sicherheit von Kontrazeption ↓, Wirkung Digoxin ↑

Evtl. bei Yersinien, Salmonellen, Shigellen, Campylobacter und schwerer Enteritis, alten Patienten, Immunsupprimierten

Gyrasehemmer (Antibiotikum)	Ciprofloxacin → 235	2 x 250–500mg/d p.o., 2 x 200–400mg/d i.v.

WW: bei NSAR erhöhte Krampfbereitschaft, verlängerte HWZ von Diazepam

T 8.7 Psoriasisarthritis[4]

Symptomatisch

	Cyclooxygenasehemmer (antiphlogistisch, analgetisch, antipyretisch)	Diclofenac → 202	2–3 x 25–50mg/d p.o., 1–2 x 75mg/d (ret.) p.o., 1–2 x 50–100mg/d rekt.

Basistherapie

evtl.	Antirheumatikum (Immunsuppression, Zytokinsynthese ↓)	Methotrexat → 207	1 x 7.5–20mg/W. i.v. oder s.c.; bei Unverträglichkeit zusätzl. Folsäure 5mg am Tag nach MTX-Gabe!
oder	Isoxazolderivat (Immunmodulation durch Inhibition der T-Zell-Pyrimidin-Biosynthese)	Leflunomid → 207	ini (d1–3) 100mg, ab d4 1 x 10–20mg; wirkt evtl. erst n. 4–6W, dann Dauerther.; keine gleichz. Lebendimpfg.

Bei schwerer Form

	TNFα-Antagonist (AK gegen TNF-α)	Infliximab → 215	5mg/kg KG i.v. (über 2h, ggf. Wdh. nach 2 und 6W, dann alle 8 W)
	Löslicher TNFα-Rezeptor	Etanercept → 214	25mg s.c. (2 x/W) oder 50mg s.c. (1 x/W)
oder	Humanis. monokln. AK (AK gegen TNF-α)	Adalimumab → 213	40mg s.c. alle 2W
		Golimumab → 215	50mg s.c. alle 4W
oder	Humanisiertes monoklon., pegylis. Fab-Fragment (AK gegen TNF-α)	Certolizumab Pegol → 214	400mg s.c. in W 0, 2, 4, dann 200–400mg s.c. alle 4W

Systemischer Lupus erythematodes

oder	Monoklon. AK gegen die gemeinsame p40-Untereinheit von IL 12 u. 23	Ustekinumab → 377	45mg s.c. W0 u. 4, dann alle 12W, bei > 100kgKG 90mg allein od. komb. mit MTX
oder	PDE4-Inhibitor	Apremilast → 213	10mg an d1, über 6d auf 2 x 30mg steigern
oder	Humanisierter monoklon. AK (AK gegen Interleukin 17A)	Secukinumab → 376	300mg s.c. W 1, 2, 3 und 4, dann alle 4 W
	Monoklon. IgG4-AK (AK gegen Interleukin 17A)	Ixekizumab → 376	2 x 80mg s.c. W 0, 80mg alle 2W bis W 12, dann 80mg s.c. alle 4W
	Januskinase-Inhibitor	Tofacitinib → 216	2 x 5mg
	Kostimulationsblockade: Fusionsprotein aus CTLA4 + Fc-Ig	Abatacept → 212	< 60kg: 500mg; 60-100kg: 750mg, >100kg: 1000mg i.v. in W 0, 2, 4, dann alle 4W oder 125mg/W s.c., mit MTX kombinieren

[4] European League Against Rheumatism (EULAR) recommendations for the management of psoriatic arthritis with pharmacological therapies: 2015 update. Ann Rheum Dis. doi:10.1136/annrheumdis-2015-208337

T 8.8 Systemischer Lupus erythematodes

Bei Arthromyalgien, Hautbefall

Haut	Topisches Steroid		
evtl.	Cyclooxygenase-Hemmer (NSAR) (antiphlogistisch, analgetisch)	Diclofenac → 202	1-3 x 50mg/d p.o., rekt.; 1 x 100mg/d (ret.) p.o.; 1 x 75mg i.m.
evtl.	Antirheumatikum (Stabilisierung d. Lysosomenmembran, Beeinflussung des PG-Stoffwechsels)	Chloroquin → 206	Dauertherapie: 250mg/d; max. 4mg/kg/d p.o. (mind. 3M)
evtl.	Glukokortikoid	Prednisolon → 210	1mg/kg; Dosis nach Klinik

Leichte viszerale Beteiligung

evtl.	Glukokortikoid	Prednisolon → 210	1mg/kg; Dosis nach Klinik, ausschleichen
evtl.	Antirheumatikum (s.o.)	Methotrexat → 207	1 x 7.5-20mg/W i.v. oder s.c.
evtl.	Antirheumatikum (s.o.)	Chloroquin → 206	Dauertherapie: 250mg/d, max. 4mg/kg/d p.o.
evtl.	Immunsuppression (Purinsynthese ↓)	Azathioprin → 275	1-3mg/kg/d (nicht mit Allopurinol kombinieren)
evtl.	Monoklon. AK gegen lösl. B-Lymphoz.-Stimul. (BlyS)	Belimumab → 213	10mg/kg, ini 3 Dosen alle 2W, dann alle 4W i.v.

T 8 Rheumatologie – Therapie

Schwere viszerale Beteiligung (Lupusnephritis[5], Myokarditis, ZNS-Befall)

	Alkylanz (Immunsuppression)	**Cyclophosphamid** → 153	0.5–1g/m² 4–7M i.v. oder 6 x 500mg alle 2W (bei leichterem Verlauf) (WW: Sulfonylharnstoff: BZ-Senkungen ↑; Allopurinol/Thiazide: Myelosuppression ↑)
evtl plus	**Acroleinneutralisation** (Zystitisprophylaxe)	**Mesna** → 198	200–400mg i.v. vor, 4 und 8h nach Zytostatika-Inf.
evtl.	**Glukokortikoid**	**Prednisolon** → 210	1mg/kg; Dosis nach Klinik, ausschleichen

Alternativ, besonders bei guter Nierenfunktion

	Immunsuppression (Hemmung Purinsynthese)	**Mycophenolatmofetil** → 276 (off-label, aber etabliert)	2 x 1–1.5g/d p.o.

Remissionserhalt

	Immunsuppression	**Mycophenolatmofetil** → 276 (off-label, aber etabliert)	2 x 1–1.5g/d p.o.
evtl.	**Immunsuppression** (Hemmung Purinsynthese)	**Azathioprin** → 275	1–3mg/kg/d (nicht mit Allopurinol kombinieren)

[5] 2019 update of the ELAR recommendations for the management of systemic lupus erythematodes. Ann Rheum Dis 2019;78: 736-745

T 8.9 Progressiv systemische Sklerodermie[6]

Bei Lungenbeteiligung (fibrosierende Alveolitis)

	Immunsuppression	**Mycophenolatmofetil** → 276	2 x 1–1.5g/d p.o.

Bei pulmonaler Hypertonie ohne Fibrose

	Unselektiver Endothelin-1-Rezeptor-Antagonist	**Bosentan** → 90	ini 4W 2 x 62.5mg, dann 2 x 125mg/d
		Macitentan → 90	1 x 10mg
	Selekt. Typ-A-Endothelin-1-Rezeptor-Antagonist	**Ambrisentan** → 90	1 x 5–10mg
oder	**Phosphodiesterase-5-Inhibitor**	**Sildenafil** → 91	3 x 20mg (kein Viagra wegen kurzer HWZ)
		Tadalafil → 91	1 x 40mg
oder	**Stim. der Guanylatcyclase**	**Riociguat** → 91	3 x 0.5–2.5mg
oder	**Prostazyklin-Rez.-Agonist**	**Selexipag** → 91	2 x 200–1600µg

[6] Kowal-Bielecka O, et al. Update of EULAR recommendations for the treatment of systemic sclerosis. ARD. Published Online First: 09 Nov. 2016. doi: 10.1136/annrheumdis-2016-209909

T 8.10 Arteriitis temporalis Horton, Polymyalgia rheumatica

	Glukokortikoid (antiinflammatorisch, immunsuppressiv)	Prednisolon → 210	*PMR: 20–40mg ini < 10mg alle 4–8W um 1mg ↓; Arteriitis temp.: 60–100mg; bei Visusverlust Pulsther.: 500–1000mg 3d i.v. (Erh.Dos. 6–12M)*
evtl. bei A. temp.	**Thrombozyten-aggregationshemmung**	Acetylsalicylsäure → 67	*100mg/d*

[7] Dejaco C, Singh YP, Perel P, et al. 2015 Recommendations for the management of polymyalgia rheumatica: a European League Against Rheumatism/American College of Rheumatology collaborative initiative. Annals of the Rheumatic Diseases 2015;74:1799-1807.

T 8.11 Panarteriitis nodosa

Leicht

evtl.	**Arylessigsäurederivat, Cyclooxygenase-Hemmer** (antiphlogistisch, analget.)	Diclofenac → 202	*1–3 x 50mg/d p.o., rekt.; 1 x 100mg/d (ret.) p.o.; 1 x 75mg i.m.*
	Glukokortikoid (antiinflammatorisch, immunsuppressiv)	Prednisolon → 210	*1mg/kg; Dosis nach Klinik*

Schwer (systemische Beteiligung)

	Glukokortikoid (antiinflammatorisch, immunsuppressiv)	Prednisolon → 210	*1mg/kg; Dosis nach Klinik, ausschleichen*
	Alkylanz (immunsuppressiv)	Cyclophosphamid → 153	*0.5–1g/m² 3–4W i.v.*
evtl. plus	**Acroleinneutralisation** (Zystitisprophylaxe)	Mesna → 198	*200–400mg i.v. vor, 4h u. 8h nach Zytostatika-Inf.*

T 8.12 ANCA-assoziierte Vaskulitis[8]/Wegener-Granulomatose

Lokalisiertes Initialstadium

evtl.	**Antirheumatikum** (Immunsuppression, Zytokinsynthese ↓)	Methotrexat → 207	*1 x 7.5–20mg/W i.v. oder s.c.*

Generalisationsstadium

Remissionsinduktion

	Glukokortikoid (antiinflammatorisch, immunsuppressiv)	Prednisolon → 210	1mg/kg/d p.o., alle 7d um 5mg verringern bis 20mg/d, dann jede W um 4mg ↓; Erh.Dos.: 5–7.5mg/d p.o.
plus	**Alkylanz** (Immunsuppression)	Cyclophosphamid → 153	0.5–1g/m²/4 W i.v. oder 50–150mg/d p.o.
evtl. plus	**Acroleinneutralisation** (Zystitisprophylaxe)	Mesna → 198	200–400mg i.v. vor, 4h u. 8h nach Zytostatika-Inf.
alternativ	**Monoklonaler chimärer Anti-CD20-AK** (B-Zell-Depletion)	Rituximab → 188	4 x 375 mg/m²/W

Remissionserhalt

	Immunsuppression (Purinsynthese ↓)	Azathioprin → 275	100–150mg/d
oder	**Antirheumatikum** (Immunsuppression, Zytokinsynthese ↓)	Methotrexat → 207	1 x 7.5–20mg/W i.v. oder s.c.

[8] Yates M, Watts RA, Bajema IM, et al EULAR/ERA-EDTA recommen-dations for the management of ANCA-associated vasculitis. Annals of the Rheumatic Diseases. Published Online First: 23 June 2016. doi: 10.1136/annrheumdis-2016-209133.

T 8.13 Sjögren-Syndrom

Filmbildner (künstl. Tränenflüssigkeit)	Hypromellose 5%	bei Bedarf
Epithelisierungsmittel (Kornealschutz-/pflege)	Dexpanthenol → 396	2–4 x 1 Salbenstrang
Xerostomie	Pilocarpin → 392	3 x 5mg p.o.

Bei Organbeteiligung

Immunsuppression (Purinsynthese ↓)	Azathioprin → 275	1.5–2mg/kg
Glukokortikoid (antiinflammatorisch, immunsuppressiv)	Prednison → 210	1mg/kg KG

T 9 Infektiologie – Therapie (A. Meurer)

In diesem Kapitel sind Infektionserkrankungen von A bis Z aufgeführt, die im klinischen Alltag häufig auftreten und in anderen Kapiteln dieser Ausgabe nicht vorkommen (z.B. Cholera).
Außerdem sind die sexuell übertragbaren Erkrankungen (T 8.25) aus den Kapiteln Dermatologie, Urologie und Gynäkologie hier zusammengefasst.

T 9.1 Amöbiasis (Entamoeba histolytica)

Intestinal und extraintestinal, z.B. Leberabszess

primär Nitroimidazol	Metronidazol → 239	3 x 500-750mg/d p.o. (10d)
anschl. Aminoglykosid	Paromomycin → 247	3 x 500mg p.o. (9–10d)

T 9.2 Borreliose (Borrelia burgdorferi)[1, 2]

Erythema migrans, Arthritis, Akrodermatitis

1.Wahl	Tetracyclin	Doxycyclin → 230	200mg p.o s.u.
oder	Aminopenicillin	Amoxicillin → 220	3 x 500mg s.u.
oder	Cephalosporin 2. Gen.	Cefuroxim-Axetil → 229	2 x 500mg s.u.
		bei Arthritis: Ceftriaxon → 225	1 x 2g/d i.v
oder	Makrolide	Azithromycin → 232	1 x 500mg für 6 d

Bei Neuroborreliose, Fazialisparese und Karditis (AV-Block °III) (→ 685)

	Cephalosporin 3. Gen.	Ceftriaxon → 225	1 x 2g/d i.v. (2-4 W)
oder	Tetracyclin	Doxycyclin → 230	200mg p.o. für 2-4 W auch bei AV-Block I/II und Neuroborreliose mit milder Symptomatik, z.B. bei isolierter Fazialisparese[1]

Behandlungsdauer bei Erythema migrans 1-2 W, Arthritis 4 W, Akrodermatitis chronica atrophicans 3 W

[1] IDSA-Guidelines 2006, Review 2010.
[2] Nationales Referenzzentrum Borreliose-http://www.lgl.bayern.de/gesundheit/infektionsschutz/infektionskrankheiten_a_z/borreliose/nrz_borrelien.htm

T 9.3 Candidose (Candida)

90% C. albicans

T 9.3.1 Kutane Infektion → 720

T 9.3.2 Stomatitis

	Imidazolderivat (antimykotisch)	Fluconazol → 267	1 x 200mg p.o. als Einmaldosis oder 200mg als Erstdosis, dann weiter 100-200mg/d für 5-7d
oder	**Polyenderivat** (Antimykotikum, Membraneinlagerung)	Nystatin-Suspension → 381	4-6 x 1ml (à 100 000IE) p.o. für 4-6 d

T 9.3.3 Ösophagitis (Soor) → 519

T 9.3.4 Candida-Vaginitis → 652

T 9.3.5 Candidämie

Ohne Zeichen der Sepsis bei voller Empfindlichkeit und geringer Häufigkeit von C. glabrata und C. krusei, ohne vorherige Azoltherapie

1. Wahl vor Erhalt der Kultur	**Echinocandin**	Anidulafungin → 268	200mg loading dose, dann 100mg/d i.v.
		oder Caspofungin → 269	70mg loading dose, dann 50mg/d i.v.
		oder Micafungin → 269	100mg/d i.v.
alternativ	**Imidazolderivat** (antimykotisch)	Fluconazol → 267	800mg loading dose, 6mg/kgKG/d = 1 x 400mg/d i.v. oder p.o. bei 70kg; bis 2W nach letzter pos. Blutkultur; zusätzl. alle i.v.-Katheter entfernen bzw. ersetzen

Sepsis/Immunsuppression

	Polyenderivat (Antimykotikum, Membraneinlagerung)	Amphotericin B → 268	0.7-1mg/kgKG/d i.v. einschleichen, Cave: Nephrotoxizität
		Liposomales Amphotericin B → 268	5-7.5mg/kgKG/d, bei guter Verträglichkeit bis 15-20mg/kgKG/d
oder	Wenn klinisch instabil bzw. fehlendes Ansprechen auf Fluconazol oder C. glabrata/krusei möglich: Caspofungin 70mg i.v. loading dose d1, dann 50mg/d i.v. oder Micafungin 100mg/d i.v.		

Candidose

T 9.3.6 Pneumonie

Bei Aspiration bzw. hämatogener Streuung bei disseminierter Candidose, sehr selten

	Polyenderivat (Antimykotikum, Membraneinlagerung)	Amphotericin B → 268	0.7–1mg/kgKG/d i.v.
		Liposomales Amphotericin B → 268	3–5mg/kgKG/d

T 9.3.7 Endokarditis

	Polyenderivat (Antimykotikum, Membraneinlagerung)	Amphotericin B → 268	bis 1mg/kgKG/d i.v. einschleichen, bei Komb. mit Flucytosin (Ancotil): d1: 0.05mg/kgKG, d2: 0.1mg/kg, dann 0.3mg/kgKG/d
		Ther. beginnen → Klappenresektion → lebenslange Ther., z.B. Fluconazol; **Cave:** Nephrotoxizität von Amphotericin B	
		Lip. Amphotericin B → 268	3–5mg/kgKG/d
oder	Echinocandin, s. Kap. T 9.3.5 Candidämie für Präparate und Dosierungen		
evtl. +	**Antimetabolit**	Flucytosin → 269	300mg/kgKG/d i.v.

T 9.3.8 Hepatolienale Candidose (bei neutropenen Patienten)

	Polyenderivat (Antimykotikum, Membraneinlagerung)	Amphotericin B → 268	0.5–0.7mg/kgKG/d i.v.
		Lip. Amphotericin B → 268	3–5mg/kgKG/d bis Ende der Neutropenie
oder	Imidazolderivat (antimykotisch)	Fluconazol → 267	nach Ende der Neutropenie Fluconazol, bis alle Läsionen verschwunden sind und Chemotherapie beendet ist
oder	Echinocandin	Caspofungin → 269	70mg loading dose, dann 50mg i.v.
		Anidulafungin → 269	200mg loading dose, dann 100mg i.v

T 9.3.9 Chronisch-mukokutane Infektion, Candidiasis granulomatosa

Leicht

	Imidazolderivat (antimykotisch)	Fluconazol → 267	1 x 100–200mg/d p.o. (längerfristig)

Schwer

evtl.	Polyenderivat (Antimykotikum, Membraneinlagerung)	Amphotericin B → 268	0.7–1mg/kgKG/d i.v. kurzfristig; **Cave:** Nephrotox.
		Lip. Amphotericin B → 268	3–5mg/kgKG/d
plus	**Antimetabolit** (antimyk.)	Flucytosin → 269	150mg/kgKG/d i.v.

T 9.3.10 Harnwegsinfektion → 652

T 9.4 Cholera (Vibrio cholerae)

supportiv	Nährstoff- + Volumen- + Elektrolytsubstitution	„Oral rehydration formula" der WHO	p.o. 20g Gluc. + 3.5g NaCl + 2.5g NaHCO$_3$ + 1.5g KCl auf 1l H$_2$O (bei Bedarf), in Entwicklungsländern, da besser verfügbar! 200-350ml/kg notwendig
evtl.	Glukoselösung	Glukose 5% → 303	i.v. nach Volumenstatus
evtl.	Isotone NaCl-Lösung (Volumen + Elektrolyte)	NaCl 0.9% → 302	i.v. nach Volumenstatus u. Elektrolyten (bei Bedarf)
Antibiotisch bei mittlerem bis schweren Volumenmangel			
1. Wahl	Macrolide	Azithromycin → 232	1 x 1g
2. Wahl	Tetracyclin	Doxycyclin → 230	1 x 300mg p.o., i.v., häufige Resistenzen, geeignet für Inf. mit sensiblem Erreger
3. Wahl	Gyrasehemmer	Ciprofloxacin → 235	1 x 1g p.o., in Asien und Afrika Sensitivität reduz.

T 9.5 Giardiasis (Lamblia intestinalis)

1. Wahl	Nitroimidazol (Antibiose)	Tinidazol (internat. Apotheke)	2g/d p.o. als Einmaldosis, Ki. >3J 50mg/kg KG bis 2mg
2. Wahl		Nitazoxanid (internat. Apotheke)	2 x 500 mg p.o. für 3d, für Ki >1J Dosis anpassen
3. Wahl	Nitroimidazol (Antiprotozoenmittel)	Metronidazol → 239	3 x 250-500mg/d p.o. über 5-10d, häufig Rezidive

T 9.6 Herpes-simplex-Virus

H. labialis → 727, Lidinfektion → 732, Keratitis → 735, Meningoenzephalitis → 678, H. genit. → 654

T 9.7 Primäre Osteomyelitis[3]

Empirische Initialtherapie

Fremdkörper und nekrotische Knochenanteile entfernen, keine Immunsuppression, empirische Initialtherapie bis zum Kulturergebnis, Gesamtdauer ca. 6W

	Breitbandpenicillin + Penicillinaseinhibitor	Amoxicillin + Clavulansäure → 222	2.2g 6h i.v.
oder	Isoxacylpenicillin	Flucloxacillin → 219	2g 6h i.v.
plus	Cephalosporin 3. Gen.	Ceftriaxon → 225	2g 24h i.v.
Bei voroperierten Patienten			
	Glykopeptid	Vancomycin → 243	1g 12h i.v.
oder	Cephalosporin	Ceftazidim → 225	2g 8h i.v.

Oxyuriasis 651

Bei hohem MRSA-Anteil			
	Glykopeptid	**Vancomycin** → 243	2 x 1g/d i.v., Spiegelkontrolle

Eventuell bei refraktärer Osteomyelitis hyperbare Sauerstofftherapie

[3] Conterno et al, Antibiotics for treating chronic osteomyelitis in adults (Cochrane Review, 2009)

T 9.8 Oxyuriasis (Madenwurm/Enterobius vermicularis)

Hygienemaßnahmen: Bettwäsche und Unterwäsche täglich wechseln, Hände waschen

1. Wahl	**Anthelminthikum** (Cholinesterasehemmung)	**Pyrantelembonat** → 271	10mg/kg p.o. (einmalig)
2. Wahl	**Anthelminthikum** (Tubulinbindung, Glukoseaufnahme ↓)	**Mebendazol** → 271	1 x 100mg, Wdh. nach 2 u. 4W, ggf. Familie mitbehandeln
oder	**Anthelminthikum** (Tubulinbindg., Glukoseaufn. ↓)	**Albendazol** → 270	1 x 400mg, Wdh. nach 1W; Ki. > 2J: 1 x 100mg

T 9.9 Scharlach (A-Streptokokken)

Nur bei schwerer Symptomatik, Nachweis mit Kultur aus Abstrich

1. W.	Phenoxymethylpenicillin	**Penicillin V** → 219	3 x 0.6-1.5Mio. IE/d p.o. (10d)

Bei Penicillinallergie

	Makrolid	**Clarithromycin** → 232	Erw. 2 x 250mg/d p.o., Ki. 12mg/kg KG/d

T 9.10 Sexuell übertragbare Erkrankungen

siehe auch: http://dstig.de/literaturleitlinienlinks/sti-leitfaden.html

T 9.10.1 Bakterielle Vaginose

Spontanheilung bei 1/3 der Fälle, während Schwangerschaft bei 50%

Lokal zur Symptomlinderung, Partnertherapie wahrsch. nicht nötig

	Nitroimidazol (Antibiose)	**Metronidazol** → 239	1g/d lokal intravaginal (2d)
oder	Lincosamid (Antibiose)	**Clindamycin-Creme 2%** → 233	1/d lokal intravaginal (7d)

Bei Rezidiven

	Nitroimidazol (Antibiose)	**Metronidazol** → 239	2 x 400mg/d p.o. (7d); SS: strenge Ind.Stellg., SZ: KI
	Nitroimidazol (Antibiose)	**Tinidazol** (internat. Apotheke)	2g/d p.o. (3d); SS/SZ: KI
oder	Lincosamid (Antibiose)	**Clindamycin** → 233	2 x 300mg/d p.o. (7d); SS/SZ: KI

T 9.10.2 Candida-Infektionen

Vulvovaginale Candidiasis, Balanoposthitis candidomycetica, Harnwegsinfektion

Vorangegangene Antibiotikatherapie? Diabetes? Immunsuppression?

Lokal bei der Frau

	Antimykotikum	Clotrimazol → 380	1 x 200mg/d Vag.Tbl. abends (3d) od. 1 x 500mg (ED) od. 1 x 100mg/d für 6d
oder		Nystatin	1-2/d Vaginaltbl. abends f. 3d
oder	Azol-Antimykotikum	Ciclopirox → 380	1 x/d Applikatorfüllung Vaginalcreme

Lokal beim Mann

	Antimykotikum	Nystatin-Paste → 381	2x/d (5-7d)
oder		Clotrimazol-Creme → 380	2x/d (7d)
oder	Azol-Antimykotikum	Ciclopirox-Creme → 380	1-3 x 5g/d (5-7d)

Systemisch bei schwerer Vulvovaginitis

	Azole (Antimykotikum)	Fluconazol → 267	1 x 150mg/d p.o. (1d)
oder		Itraconazol → 267	2 x 200mg/d p.o. (1d) postprandial

Bei Therapieresistenz oder C.-glabrata-, C.-krusei-Nachweis:

	Azole (Antimykotikum)	Posaconazol → 267	d1: 200mg, d2-14: 100mg (14d)
oder		Voriconazol → 268	d1: 400mg, d2+3: 200mg (3d)

Chronische rezidivierende Vulvovaginitis

	Azole	Fluconazol → 267	1 x 200mg/d p.o. (6-12M) degressiv dosieren

T 9.10.3 Chlamydien

Serovare D-K: Urethritis, Zervizitis, Pharyngitis, Proktitis

- Sexualpartner mitbehandeln
- Nach anderen sexuell übertragbaren Erkrankungen (STD) suchen
- Kein/nur geschützter Geschlechtsverkehr für mindestens 7 Tage nach Therapiebeginn, bis keine Symptome mehr auftreten und Sexualpartner behandelt ist

	Tetracyclin (Antibiose)	Doxycyclin → 230	2 x 100mg/d p.o. (7d)
oder	Makrolid (Antibiose)	Azithromycin → 232	1 x 1,5g p.o. ED

Alternativ

	Tetracyclin (Antibiose)	Tetracyclin → 231	4 x 500mg/d p.o. (7d)*
oder	Makrolid (Antibiose)	Erythromycin → 233	4 x 500mg/d p.o. (7d)*

* Bei Salpingitis oder Perihepatitis 14d; Serovare L1-L3: Lymphogranuloma venereum 21d, alternativ Azitromycin 1,5g/d an d 1, 8, 15

Sexuell übertragbare Erkrankungen 653

Während Schwangerschaft			
	Makrolid (Antibiose)	Azithromycin → 232	1 x 1.5g p.o. ED (off label)
oder		Erythromycin → 233	4 x 500mg/d p.o. (7d)*
	Tetracyclin (Antibiose)	Doxycyclin → 230	2 x 100mg/d p.o. (3W)
oder	**Makrolid** (Antibiose)	Azithromycin → 232	1 x 1.5g p.o. ED (d1, 8, 15)
oder	**Makrolid** (Antibiose)	Erythromycin → 233	4 x 500mg/d p.o. (3W)
oder	**Sulfonamid + Folatantag.**	Cotrimoxazol → 238	2 x 960mg/d p.o. (3W)

T 9.10.4 Condylomata acuminata

	Mitosehemmstoff (virustatisch)	Podophyllotoxin 0.5% Lsg., 0.15% Creme → 386	2 x/d auftragen, ED max. 0.25ml (3d hintereinander, 3 Wdh. im Abstand von 1W)
oder	**Immunmodulator** (beeinflusst indirekt antiviral das kutane Immunsystem)	Imiquimod 5% → 386	3 x/W jeweils max. 12.5mg (= 1 Behandlungseinheit) auftragen und 6–8h belassen (max. 16W)
Sonst.	**Catechine**	Catechine	3/d auftragen, max. 16W

T 9.10.5 Gonorrhoe [4, 5]

Möglichst Resistenztest abwarten und entsprechend behandeln.
Bei fehlendem Erregernachweis und fehlender Adhärenz:

	Cephalosporin (Antibiose)	Ceftriaxon → 225	1 x 1–2g i.v./i.m. einmalig
plus	**Makrolid**	Azithromycin → 232	1 x 1.5g p.o. einmalig

wenn i.m.- oder i.v.-Gabe nicht möglich sind:

	Cephalosporin (Antibiose)	Cefixim → 229	1 x 800mg p.o. einmalig
plus	**Gyrasehemmer**	Ciprofloxacin[6] → 235	2 x 500mg/d p.o. (3d)

Nach Resistenztest und bei gewährleisteter Erfolgskontrolle:

ggf.	**Gyrasehemmer**	Ciprofloxacin[6] → 235	1 x 500mg/d p.o. einmalig
oder	**Gyrasehemmer**	Ofloxacin[6] → 236	1 x 400mg/d p.o. einmalig
oder	**Tetracyclin**	Doxycyclin → 230	2 x 100mg/d p.o. für 7d

Fluorchinolone sollten nur noch bei lebensbedrohlichen Zuständen eingesetzt werden.[6]

Proktitis, Urethritis, Zervizitis

	Cephalosporin (Antibiose)	Ceftriaxon → 225	1 x 1–2g i.v./i.m. einmalig
und	**Makrolid**	Azithromycin → 232	1 x 1.5g p.o. einmalig

Alternativ, nur bei nachgewiesener Empfindlichkeit (Kultur!) z.B.:

	Cephalosporin (Antibiose)	Cefixim → 229	1 x 400mg p.o. einmalig
und	**Makrolid**	Azithromycin → 232	1 x 1.5g p.o. einmalig

T 9 Infektiologie – Therapie

Während Schwangerschaft

	Cephalosporin 3. Gen.	Ceftriaxon → 225	1 x 1–2g i.v. einmalig
evtl. +	Makrolid (Antibiose)	Erythromycin → 233	3 x 0.5g/d p.o. (14–21d)

Dissminierte Gonorrhoe

	Cephalosporin 3. Gen.	Ceftriaxon → 225	1 x 2g i.v. (7d, Meningitis 14d, Endokarditis 28d)

Gonoblennorrhoe

	Cephalosporin 3. Gen.	Ceftriaxon → 225	Erw. 1g i.m./i.v. + NaCl-Spül.
oder	Cephalosporin 2. Gen.	Cefuroxim → 224	Neugeb. 100mg/kgKG/d i.v., Erw. 3 x 0.75–1.5g/d i.v. (7d)
plus	Aminoglykosid	Gentamicin AT → 387	3–5 x 1 Gtt.

Generalisierte Erkrankung bei Neugeborenen
Nach Fruchtwasserinfektion und Gonorrhoe der Mutter

	Cephalosporin 2. Gen.	Cefuroxim → 224	100mg/kg/d i.v.

Vulvovaginitis bei Kindern

	Cephalosporin 3. Gen.	Ceftriaxon → 225	30mg/kg i.v. (einmalig)

[4] STD-Guidelines der CDC, Update 2012, MMWR August 10, 2012/61(31);590-594.
[5] AWMF 059-004. Diagnostik und Therapie der Gonorrhoe. Stand 21.12.2018, gültig bis 20.12.2023.
[6] Rote-Hand-Brief zu Fluorchinolon-Antibiotika vom 08.04.2019.

T 9.10.6 Granuloma inguinale

1. W.	Makrolid (Antibiose)	Azithromycin → 232	1 x 1g p.o. ED (d 1, 8, 15)
oder	Tetracyclin (Antibiose)	Doxycyclin → 230	2 x 100mg/d p.o. (3W)
altern.	Sulfonamid + Folatantag.	Cotrimoxazol → 238	2 x 960mg/d p.o. (3W)

T 9.10.7 Herpes genitalis

Primärinfektion (Urethritis, Balanoposthitis, Proktitis, Vulvovaginitis)

Topisch

	Desinfizienz (antiseptisch)	Clioquinol-Lotio oder -Emulsion 1%	2 x/d (ca. 5d)
	Virustatikum (Purinantag., DNA-Polymerase-Hemmer)	Aciclovir-Creme 5% → 379	alle 4h auftragen (ca. 5d)
oder		Foscarnet → 379	6 x/d auftragen

Systemisch

	Virustatikum (Purinantagonist, DNA-Polymerase-Hemmer)	Aciclovir → 251	3 x 400mg/d p.o. oder 5 x 200mg/d p.o. (7-10d)
oder		Famciclovir → 251	3 x 250mg/d p.o. (7-10d)
oder		Valaciclovir → 252	2 x 1g/d p.o. (7-10d)
in SS		Aciclovir → 251	5 x 200mg/d p.o. (10d)

Sexuell übertragbare Erkrankungen 655

Reaktivierung

	Virustatikum (Purinantagonist, DNA-Polymerase-Hemmer)	Aciclovir → 251	2 x 800mg/d p.o. (5d) oder 3 x 400mg/d p.o. (5d) oder 3 x 800mg/d p.o. (2d)
oder		Famciclovir → 251	2 x 125mg/d p.o. (5d) oder 2 x 1g/d p.o. (1d)
oder		Valaciclovir → 252	2 x 500mg/d p.o. (3d) oder 1 x 1g/d p.o. (5d)
in SS		Aciclovir → 251	bei Reakt. in Trimenon 1+2: 3 x 400mg/d p.o. (10d)

Dauersuppression/ggf. Prophylaxe

	Virustatikum (Purinantagonist, DNA-Polymerase-Hemmer)	Aciclovir → 251	2 x 400mg/d p.o. mehrere M
oder		Famciclovir → 251	2 x 250mg/d p.o. mehrere M
oder		Valaciclovir → 252	1 x 500mg/d p.o. oder 1 x 1g/d p.o. mehrere M

Prophylaxe während Schwangerschaft

	Virustatikum (Purinantagonist, DNA-Polymerase-Hemmer)	Aciclovir → 251	3 x 400mg/d p.o. ab 36. SSW bis zur Geburt
oder		Valaciclovir → 252	2 x 250mg/d p.o. ab 36. SSW bis zur Geburt

Bei Immunsuppr. (z.B. bei HIV): evtl. 2–3fach höhere Dosen u. längere Zeiträume; ggf. i.v.

T 9.10.8 HIV-Therapie

- In der Regel lebenslange Behandlung, Pausen nicht empfohlen.
- Die Behandlung sollte spezialisierten Ärzten vorbehalten bleiben.
- Dringend zu beachten sind WW mit vorhandener oder später eingesetzter Komedikation.

Therapieindikation und -beginn

Klinik	CD4⁺-T-Lymphoz./µl	Zusatzkriterien*	Antiretrovirale Ther.
HIV-assoz. Symptome und Erkrankungen (CDC: C, B), HIV-Nephropathie, HAND	alle Werte	–	soll erfolgen
	< 500	–	soll erfolgen
	> 500	gegeben	soll erfolgen
		nicht gegeben	sollte erfolgen
Akutes retrovirales Syndr. mit schwerer/lang andauernder Symptomatik	alle Werte	–	soll erfolgen
Asympt./gering symptomatische Serokonversion	alle Werte	–	sollte erfolgen

* Eines odere mehrere der folgenden Kriterien: Alter > 50J., HCV-Koinfektion, therapiebedürftige HBV-Koinfektion, Absinken der CD4- und T-Zellzahl, Plasmavirämie > 100000 Kopien/ml, Reduktion der Infektiosität, Karzinome wegen Immunsuppression unter Tumortherapie

T 9 Infektiologie – Therapie

Empfohlene Arzneimittelkombinationen

Kombinationspartner 1

Nukleosid-/Nukleotid-kombinationen empfohlen:
- TAF/FTC[a]
- Abacavir/Lamivudin[b]

Alternative:
- TDF/Emtricitabin
- TDF/Lamivudin

+

Kombinationspartner 2

Integraseinhibitoren empfohlen:
- Dolutegravir
- Raltegravir
- Elvitegravir/Cobicistat (+TAF/FTC)

Nicht-nukleosidische Reverse-Transkriptase-Inhibitoren empfohlen:
- Rilpivirin[c] (+TAF/FTC)

Proteaseinhibitoren empfohlen:
- Darunavir/Ritonavir (+TAF/FTC) oder
- Darunavir/Cobicistat (+TAF/FTC)

Alternative:
- Atazanavir/Ritonavir oder
- Atazanavir/Cobicistat

[a] Kein Einsatz bei Schwangerschaft; [b] Einsatz nach neg. Screening auf HLA-B*5701, Einsatz mit Vorsicht bei Plasmavirämie > 100000; [c] Nicht bei HIV-RNA > 100000 Kopien/ml (keine Zulassung); FTC = Emtricitabin; TAF = Tenofovir-Alafenamid; TDF = Tenofovir-Disoproxil-Fumarat, -Phosphat, -Maleat oder -Succinat, auch in Eintablettenregimen (TDF/FTC/RPV, TDF/FTC/EVG/Cobicistat)

Therapiemonitoring

Messung der Viruslast und CD4-Zellen alle 2–3 Monate.
Ziel: Anstieg der CD4 sowie Abfall der Viruslast unter die Nachweisgrenze von 20–50cp/ml spätestens 6M nach Therapiebeginn.
Bei Therapieversagen (fehlendes Absinken der Viruslast bei Therapieeinleitung, Wiederanstieg der Viruslast):
- Überprüfung der Adhärenz
- Ggf. Medikamentenspiegel bestimmen
- Wechselwirkungen prüfen
- Resistenztestung

In Abhängigkeit vom Resistenztest können auch Substanzen zum Einsatz kommen, die in der Initialtherapie nicht empfohlen sind.

[7] Deutsch-Österreichische Leitlinien zur antiretroviralen Therapie der HIV-1-Infektion. Stand 10.04.2019.

T 9.10.9 Lues (Syphilis)

Frühsyphilis (bis 1 Jahr nach Infektion)

	Benzylpenicillin (Antibiose)	Benzylpenicillin-Benzathin → 218	2.4 Mio. IE i.m. (ED gluteal re./li. je 1.2 Mio. IE)
oder	Cephalosporin	Ceftriaxon → 225	1g/d i.v. (10d)

Sexuell übertragbare Erkrankungen

Unter besonderen Bedingungen (z.B. bei Allergie)			
	Tetracyclin (Antibiose)	Doxycyclin → 230	2 x 100mg/d p.o. (14d)
oder	Makrolid (Antibiose)	Erythromycin → 233	4 x 500mg/d p.o. (14d)
oder		Azithromycin → 232	1 x 2g p.o. einmalig

Spätsyphilis (> 1 Jahr nach Infektion, unbekannte Dauer)			
	Benzylpenicillin (Antibiose)	Benzylpenicillin-Benzathin → 218	2.4 Mio. IE i.m. (3 Inj. im Abstand von 7d, d1, 8, 15)
oder	Cephalosporin	Ceftriaxon → 225	1–2g/d i.v. (14d)

Unter besonderen Bedingungen (z.B. bei Allergie)			
	Tetracyclin (Antibiose)	Doxycyclin → 230	2 x 100mg/d p.o. (28d)
oder	Makrolid (Antibiose)	Erythromycin → 233	4 x 500mg/d p.o.

Neurosyphilis			
	Benzylpenicillin (Antibiose)	Penicillin G → 218	6 x 3–4 Mio. IE/d i.v. od. 3 x 10 Mio. IE/d i.v. od. 5 x 5 Mio. IE/d i.v. (14d)
oder	Cephalosporin (Antibiose)	Ceftriaxon → 225	1 x 2g/d i.v. über 30min (14d)

Lues connata (Neugeborene)			
	Benzylpenicillin (Antibiose)	Penicillin G → 218	200000–250000IE/kgKG/d i.v. verteilt auf: 1. Lebenswoche (LW): 2 ED; 2.–4. LW: 3 ED; ab 5. LW 4 ED

Cave: Herxheimer-Reaktion → prophylakt Prednisolon 0.5-1mg/kg KG vor 1. Antibitokagabe

T 9.10.10 Mycoplasma

Mycoplasma genitalum: Urethritis, Zervizitis, pelvic inflammatory disease			
	Makrolid (Antibiose)	Azithromycin → 232	d1: 500mg p.o., d2-5: 250mg

Nur bei schwerer Infektion und Wirkungslosigkeit von Azithromycin:			
oder	Gyrasehemmer	Moxifloxacin[6] → 237	1 x 400mg/d p.o. (5d)

Mycoplasma hominis u. Ureoplasmen: Urethritis, Zervizitis, pelvic inflammatory disease, Choreoamnionitis, postpartales Fieber und andere nicht-genitoureterale Infekte			
	Tetracyclin (Antibiose)	Doxycyclin → 230	d1 1 x 200mg p.o., dann 1 x 100mg/d p.o. (7d)
oder		Clarithromycin → 232	2 x 500mg/d p.o. (7d)
oder	Makrolid (Antibiose)	Azithromycin → 232 Cave: Resistenzen bekannt?	1 x 1.5g einmalig

T 9.10.11 Trichomoniasis

Urethritis, Vaginitis

- Männer meist asympt. oder Urethritis, Frauen asymptomatisch oder vaginaler Ausfluss
- Sexualpartner mitbehandeln, nach anderen STD suchen

	Nitroimidazol (Antiprotozoenmittel)	Metronidazol → 239	1 x 2g einmalig oder 2 x 500mg/d p.o. für 7d

T 9.10.12 Ulcus molle

	Makrolid	Azithromycin → 232	1 x 1g p.o. einmalig
oder	Cephalosporin	Ceftriaxon → 225	250mg i.m. einmalig
oder	Makrolid	Erythromycin → 233	3 x 500mg/d p.o. (7d)

T 9.11 Shigellose (Shigellen)

Erwachsene

	Makrolid (Antibiose)	Azithromycin → 232	1g als Einmaldosis

Kinder

	Folatantagon. + p-Amino-benzoesäure-Antagonist	Cotrimoxazol → 238	2 x 10-15mg/kg KG/d p.o., i.v. (5-7d)

T 9.12 Taeniasis (Bandwurm/Taenia)

T. saginata = Rinderbandwurm, T. solium = Schweinebandwurm

	Anthelmintikum (tetanische Kontraktur, Wurmparalyse)	Praziquantel → 271	10mg/kg KG p.o. (einmalig)
oder	Anthelmintikum (Hemmung der oxidativen ATP-Produktion, Störung der Glukoseaufnahme)	Niclosamid → 271	2g p.o. (einmalig)
oder	Anthelmintikum (Tubulinbindung, Glukoseaufnahme ↓)	Mebendazol → 271	2 x 100mg/d p.o. (3d)

T 9.13 Tuberkulose (Mycobakterium tuberculosis)[8]

Empfehlungen nur für Initialtherapie bis Erhalt der Kultur bzw. für empfindliche Stämme. Bei fehlendem Therapieansprechen frühzeitig Experten hinzuziehen.

T 9.13.1 Prophylaxe bei Exposition

Antituberkulotikum	Isoniazid → 249	10mg/kgKG/d p.o. (3M)

Bei Verdacht auf INH-Resistenz

Antituberkulotikum	Rifampicin → 249	600mg/d p.o. für 4M oder 10mg/kg KG, max. 600mg für 4M bei latenter TB

Tuberkulose

T 9.13.2 Präventive Therapie (Reaktivierungsgefahr)

	Antituberkulotikum	Isoniazid → 249	Erw. 300mg/d p.o., Ki. 10mg/kgKG/d p.o. (Dauer der Gefahr)

Bei Verdacht auf INH-Resistenz

	Antituberkulotikum	Rifampicin → 249	600mg/d p.o. (Dauer der Gefahr)

T 9.13.3 Präventive Therapie (kürzlich stattgefundene Tuberkulinkonversion)

1. W.	Antituberkulotikum	Rifampicin → 249	600mg/d p.o. (4M)
		Isoniazid → 249	10mg/kgKG/d p.o., max. 300mg (6M)

alternativ Isoniazid + Rifampicin für 3 M oder Isoniazid + Rifapentin 1 x/W für 3 M; Isoniazid Monotherapie nur bei Rifampicin-Unverträglichkeit (Empf. CDC 2020)

Bei Verdacht auf INH-Resistenz

T 9.13.4 Lungentuberkulose

2W Isolation bei positivem Sputum (offene TB); wenn INH-Resistenz-Rate < 4%, kein Etambutol notwendig

Initial

	Antituberkulotikum	Rifampicin → 249	10mg/kgKG/d p.o. (2M)
plus		Isoniazid → 249	5mg/kgKG/d p.o. (2M)
plus		Ethambutol → 249	15mg/kgKG/d p.o. (2M)
plus		Pyrazinamid → 249	25–30mg/kgKG/d (2M)

Dann für 4 Monate, bei Kavernen 7 Monate

	Antituberkulotikum	Rifampicin → 249	10mg/kgKG/d p.o. (4M)
plus		Isoniazid → 249	5mg/kgKG/d p.o. (4M)

T 9.13.5 Pleuritis exsudativa

Initial

	Glukokortikosteroid	Prednison → 210	ini 30–50mg/d p.o., dann auf 10–20mg/d ↓ (ca. 4W)
plus	Antituberkulotikum	Rifampicin → 249	10mg/kgKG/d p.o. (2M)
plus		Isoniazid → 249	5mg/kgKG/d p.o. (2M)
plus		Pyrazinamid → 249	25–30mg/kgKG/d p.o. (2M)

Dann für 4M

	Antituberkulotikum	Rifampicin → 249	10mg/kgKG/d p.o. (4M)
plus		Isoniazid → 249	5mg/kgKG/d p.o. (4M)

T 9.13.6 Halslymphknotentuberkulose

Initial für 2M

	Antituberkulotikum	Rifampicin → 249	10mg/kgKG/d p.o. (2M)
plus		Isoniazid → 249	5mg/kgKG/d p.o.
plus		Pyrazinamid → 249	25–30mg/kgKG/d (2M)

Dann für 4M

	Antituberkulotikum	Rifampicin → 249	10mg/kgKG/d p.o. (4M)
plus		Isoniazid → 249	5mg/kgKG/d p.o. (4M)

T 9.13.7 Miliartuberkulose

	Glukokortikosteroid	Prednison → 210	ini 30–50mg/d p.o., dann auf 10–20mg/d p.o. reduzieren (kurzfristig)
plus	Antituberkulotikum	Rifampicin → 249	10mg/kgKG/d p.o. (bis klin. Besser., dann s. Lungen-Tb)
plus		Isoniazid → 249	5mg/kgKG/d p.o. (bis klin. Besser., dann s. Lungen-Tb)
plus		Pyrazinamid → 249	25–30mg/kgKG/d (bis klin. Besser., dann s. Lungen-Tb)

T 9.13.8 Meningitis tuberculosa

1. Wahl	Antituberkulotikum	Isoniazid → 249	Erw. ini 10mg/kgKG/d p.o., nach 3–4W 7mg/kgKG/d max. 1g/d; Ki. ini 15–20mg/kgKG/d p.o., nach 3–4W 10mg/kgKG/d p.o., max. 0.5g/d (ca. 2–3M nach Klinik)
plus		Rifampicin → 249	10mg/kgKG/d p.o., max. 0.75g/d (ca. 2–3M nach Klinik)
plus		Pyrazinamid → 249	30mg/kgKG/d, max. 2g (2–3M)
plus		Ethambutol → 249	15mg/kgKG/d p.o.
plus	Glukokortikosteroid	Prednison → 210	ini 30–50mg/d p.o., dann auf 10–20mg/d p.o. reduzieren (ca. 4W)

Bei Resistenz gegen eines obiger stattdessen

plus	Antituberkulotikum	Protionamid → 249	10mg/kgKG/d, max. 1g (2–3M)

Tuberkulose

Anschließend (bis klin. Besserung, dann wie Lungen-Tb)			
	Antituberkulotikum	Rifampicin → 249	10mg/kgKG/d p.o (10M)
plus		Isoniazid → 249	5mg/kgKG/d p.o. (10M)
plus		Pyrazinamid → 249	25–30mg/kgKG/d

T 9.13.9 Urogenitaltuberkulose			
1. Wahl	Antituberkulotikum	Rifampicin → 249	10mg/kgKG/d p.o. (9–12M)
plus		Isoniazid → 249	5mg/kgKG/d p.o. (9–12M)
plus		Pyrazinamid → 249	25–30mg/kgKG/d (9–12M)
Plus nierengängige Kombinationspartner (auch gegen bakterielle Sekundärinfektion)			
	Gyrasehemmer	Ciprofloxacin[6] → 235	2 x 250–750mg p.o. (9–12M)

T 9.13.10 Hauttuberkulose[8]			
Initial für 2M			
	Antituberkulotikum	Rifampicin → 249	10mg/kgKG/d p.o. (2M)
plus		Isoniazid → 249	5mg/kgKG/d p.o. (2M)
plus		Ethambutol → 249	15mg/kgKG/d p.o. (2M)
Dann für 4M			
	Antituberkulotikum	Rifampicin → 249	10mg/kgKG/d p.o. (4M)
plus		Isoniazid → 249	5mg/kgKG/d p.o. (4M)

[8] ATS-/CDC-Guidelines. CID 2003; 31:633.

T 10 Immunologie – Therapie

Alle Informationen zum Thema Immunologie finden Sie im Arzneimittelteil, Kapitel A 10 Immunologie → 274.

T 11 Anästhesie – Therapie (M. Humpich)

T 11.1 Prämedikation

T 11.1.1 Medikamentöse Anxiolyse und Sedierung bei Erwachsenen

Benzodiazepin		Midazolam → 362	3,75-15mg p.o. ca. 30-45min vor Einleitung
oder		Dikaliumclorazepat → 361	20-40mg p.o. am Abend prä-OP

T 11.1.2 Fortführung der patienteneigenen Medikation vor Narkosen

Medikament	Maßgabe	Medikament	Maßgabe
ACE-Hemmer	bei linksventrikulärer Dysfunktion (EF<40%) weiter, sonst Pause	Inhalativa	mit in Einleitung geben
		Insulin	nach Patientenschema
Antiarrhythmika	inkl. OP-Tag	Lithium	bis Abend prä-OP, ggf. Spiegel bestimmen
Antibiot./Virostatika	inkl. OP-Tag		
Antikoagulantien, orale direkte	am Tag vorher absetzen, kein Bridging, bei eingeschr. Nierenfkt. siehe Tabelle unten	MAO-Hemmer	bis Abend prä-OP, kein Pethidin
		Metformin	bis 48h prä-OP (bes. bei großen OPs)
Antikonvulsiva	inkl. OP-Tag	Neuroleptika	bis Abend prä-OP
ASS	bis 5-7 Tage vor OP, spezielle Vorgaben bei endovaskulären Stents	Nitrate	inkl. OP-Tag
		NSAR	bis 48h prä-OP
		Ovulationshemmer	bis 24h prä-OP
AT$_1$-Rez.-Antagon.	siehe ACE-Hemmer	Parkinson-Medikation	inkl. OP-Tag, strenge Fortführung post-OP!
Betablocker	inkl. OP-Tag		
Biguanide	bis 24h prä-OP	Schilddrüsenhormone	inkl. OP-Tag
Ca-Antagonisten	inkl. OP-Tag	Steroide	inkl. OP-Tag, intraop. Hydrokortison-Substit.
Clopidogrel	bis 10 Tage vor OP, spezielle Vorgaben bei endovaskulären Stents	Sulfonylharnstoffe	bis 48h prä-OP
Cumarine	3-5 Tage prä-OP, auf Heparine umstellen	Theophyllin	inkl. OP-Tag
		Thyreostatika	inkl. OP-Tag
Digitalis	bis Abend prä-OP, ggf. Spiegel bestimmen	Trizyklika	inkl. OP-Tag
Diuretika	bis Abend prä-OP	α$_2$-Agonisten	inkl. OP-Tag
Immunsuppresiva	inkl. OP-Tag	α$_2$-Blocker	bis Abend prä-OP

Narkosezwischenfälle

Mindestabstand (in h) von der letzten Einnahme direkter oraler Antikoagulantien zur geplanten OP in Abhängigkeit vom operativen Blutungsrisiko und Nierenfunktion[1]

CrCl [ml/min]	Operatives Blutungsrisiko unter Dabigatran		Operatives Blutungsrisiko unter Apixiban, Endoxaban, Rivaroxaban	
	Niedrig	Hoch	Niedrig	Hoch
> 80	≥ 24	≥ 48	≥ 24	≥ 48
50–80	≥ 36	≥ 72	≥ 24	≥ 48
30–50	≥ 48	≥ 96	≥ 24	≥ 48
15–30	KI	KI	≥ 36	≥ 48
< 15	KI	KI	KI	KI

[1] Nach Heidbuchel et al. 2014 , www.NOACforAF.eu; *KI = Kontraindikation*

T 11.2 Narkosezwischenfälle

T 11.2.1 Awareness

	Cave: bei Verdacht sofort Vertiefung der Narkose		
	Injektionsnarkotikum	Propofol → 295	0.5–1mg/kg KG als Bolus i.v.
und	↑ Zufuhr des Inhalationsnarkotikums auf > 1 MAC$_{50}$		
oder	↑ Propofol-Infusionsrate einer total i.v. Anästhesie		(> 5mg/kg/h)
und	**ggf. Benzodiazepin** (zur Induktion von Anxiolyse und retrograder Amnesie)	Lorazepam → 362 **oder**	1–2mg i.v.
		Midazolam → 362	2–2.5mg i.v

T 11.2.2 Lokalanästhetika-Intoxikation

	Lokalanästhetika-Zufuhr stoppen, Sauerstoffgabe, leichte Hyperventilation		
Bei Anzeichen einer ZNS-Erregung Krampfschwelle medikamentös erhöhen			
	Benzodiazepin	Lorazepam → 362 **oder**	1–2mg i.v.
		Midazolam → 362	2–2.5mg i.v.
oder	**Barbiturat**	Thiopental → 293	25–50mg i.v.
oder	**Benzodiazepinderivat**	Clonazepam → 310	1mg i.v.
Bei Anzeichen einer vasovagalen Reaktion			
	Vasopressor	Theodrenalin + Cafedrin → 55	1 Amp. auf 10ml NaCl verdünnen, fraktioniert 1–2ml i.v. nach Wirkung
oder		Noradrenalin → 55	1:100 verdünnen, 1ml (~ 0.1mg) i.v. nach Wirkung
u. ggf.	**Fettemulsion**	Lipofundin 20% → 304 (Schema nach LipidRescue™)	unter laufender Rea. Bolus 1.5ml/kgKG/min, dann 0.1ml/kgKG/min über 30min o. 0.5ml/kgKG/min üb. 10min

T 11 Anästhesie – Therapie

T 11.2.3 Bronchospasmus

100% Sauerstoff, manuell assistiert beatmen, Narkose vertiefen

	β$_2$-Mimetika	Terbutalin → 73	0.25–0.5mg s.c., ggf. Wdh. nach 15–20min, max. 4x/d
oder		Reproterol → 75	0.09mg langsam i.v.; Dauerinf.: 18–90µg/h i.v.
	Kortikoid	Prednisolon → 210	250–500mg i.v.
	Adrenalin	Epinephrin → 76	1 Amp. über Vernebler oder 7–14 Hübe p.i. (0.56mg/Hub)
ggf.	Methylxanthin (kein Mittel der 1. Wahl)	Theophyllin → 81	5mg/kg KG über 20min i.v. (2.5mg/kg bei Vorbehandlg.), dann 10mg/kgKG/d, Perf. (800mg) = 16mg/ml ⇒ 2ml/h
oder	Ultima Ratio: Ketanest-Narkose	Ketamin → 294	1–2mg/kg KG i.v.
		S-Ketamin → 294	0.5–1mg/kg KG i.v.

T 11.2.4 Maligne Hyperthermie

Triggerzufuhr stoppen, 100% Sauerstoff, Flow + Atemminutenvolumen erhöhen, Kühlung

Muskelrelaxans	Dantrolen → 327	2.5mg/kg KG alle 5 min + 10mg/kg KG/24h i.v.

T 11.2.5 Zentrales anticholinerges Syndrom (ZAS)

Anticholinergikum	Physostigmin → 436	0.04mg/kg i.v. langsam(!) titrieren, max. 2mg

Fehlende Besserung der Symptome schließt ZAS aus.

T 11.3 Narkoseführung

T 11.3.1 Inhalative Narkotika

Gas	MAC$_{50}$ in 100% O$_2$ (70%N$_2$O)	Blut/ Gas	Hirn/ Blut	Metabolisierung [%]	Besonderheiten und Vorteile
Desfluran → 295	6.0 (2.8)	0.42	1.3	< 0.1	schnelles An- u. Abfluten
Enfluran	1.7 (0.6)	1.9	1.4	2.5–8.5	gut muskelrelaxierend
Isofluran → 295	1.2 (0.5)	1.4	1.6	< 1	gut muskelrelaxierend
Sevofluran → 296	2.0 (0.7)	0.69	1.7	3–5	keine Atemwegsreizung, hohe hämodyn. Stabilität
Xenon	71 (k.A.)	0.14	0.18	0	keine Routineanwendung
Reduzierung der MAC	Lebensalter, Schwangerschaft, Hypoxie, Hypotension, Hyponatriämie, zentral dämpfende Medikamente (z.B. Sedativa, Opioide, Analgetika)				
Erhöhung der MAC	Säuglings- und Kleinkindalter, Fieber, Hypernatriämie, C$_2$-Abusus				

Perioperative Probleme

T 11.3.2 Total intravenöse Anästhesie (TIVA)

	Einleitung	Bis zur Intubation	Aufrecht-erhaltung (nach Bedarf)	Ausleitung (Stopp vor OP-Ende)	Hinweise
Propofol → 295	1.0–1.5 mg/kg KG	5–6 mg/kgKG/h	5–10mg/kgKG/h kontinuierlich	10–15min	bei < 5mg/kgKG/h hohes Risiko für Awareness
und Remifentanil → 288	0.5–1 µg/kgKG oder 0.1–0.3 µg/kgKG/min	0.3–0.5 µg/kgKG/min	0.1–1.0 µg/kgKG/min	5–7min	früh postop. Analgesie beginnen (Piritramid 0.1mg/kgKG i.v. oder Metamizol 1–2g i.v.)
oder Alfentanil → 285	15–30 µg/kgKG	–	10µg/kgKG alle 15–20min	10–15min	für Kurznarkosen
oder Fentanyl → 286	1.5–3 µg/kgKG	–	alle 30–45min 1.5µg/kgKG	30min vor; CAVE: Kumulation	nur für längere OPs, ggf. intraop. auf Remifentanil wechseln
oder Sufentanil → 288	0.2–0.5 µg/kgKG	–	alle 30–40min 0.2–0.5µg/kgKG od. 0.5µg/kgKG/h	30min	weniger Kumulation als Fentanyl

T 11.4 Perioperative Probleme

T 11.4.1 Postoperative Übelkeit und Erbrechen (PONV)

Bei Risikopatienten perioperative Prophylaxe			
	Glukokortikoid	Dexamethason → 209	4mg i.v. (Ki. 0,15mg/kgKG; max. 4mg) direkt(!) nach Einleitung
Bei Symptomen sofortige Therapie, kein Warten auf spontane Besserung			
	Serotoninantagonisten	Granisetron → 106	1–1,5mg i.v. (Ki. 20µg/kgKG)
		Ondansetron → 106	4mg i.v. (Ki. 0,1mg/kgKG)
		Tropisetron → 107	2mg i.v. (Ki. 0,1mg/kgKG)
oder	Neuroleptikum	Droperidol → 107	0,625–1,25mg i.v. (Ki. 50µg/kgKG)
		Haloperidol → 354	1–2mg i.m. (!)
oder	Antiemetikum	Dimenhydrat → 105	62mg i.v. (Ki.0.5mg/kgKG)

T 11.4.2 Postoperatives Zittern (Shivering)

	α₂-Rezeptor-Antagonist	Clonidin → 32	1.2μg/kgKG i.v.
oder	Opioid	Pethidin → 288	0.25-0.5mg/kgKG i.v.

T 11.4.3 Relaxansüberhang

Cave: bei Verdacht sofort Vertiefung der aktuellen Narkose (s. Awareness)

Antagonisierung von	mit	Dosierung
Rocuronium oder Vecuronium	Sugammadex → 297	leichter Überhang: 2-4mg/kgKG, komplette Antagonisierung einer 2 x ED95-Dosis: 12-16mg/kg KG
Atracurium od. Cis-Atracurium oder Pancuronium oder Mivacurium	Neostigmin → 330	0.5-2mg, bis 5mg i.v.
	und Atropin → 55	0.5-1mg i.v.

T 11.4.4 Schmerztherapie (WHO-Stufenschema)[2]

1.	Peripher wirksame Analgetika	Acetylsalicylsäure (ASS) → 199	nach Bedarf und KG
		Paracetamol → 293	
		Metamizol → 204	
		Ibuprofen → 200	
ggf. plus	Trizykl. Antidepressivum (adjuvante Therapie)	Amitriptylin → 339	niedrig beginnen, Effekt erst nach d bis 2W (konsequent über ca. 3M vor Erfolgs-beurteilung)
ggf. plus	Antiepileptikum (adjuvante Therapie)	Gabapentin → 312	3 x 100- 300 mg/d
		Pregabalin → 312	3 x 50- 100 mg/d
ggf. plus/ alternativ	Neuroleptika (adjuvante Therapie)	Levomepromazin → 350	3 x 5-10mg/d
		Haloperidol → 354	3 x 0.5-3mg/d
2.	Kombination mit zentral wirksamen Analgetika (schwache Opioide)	Tramadol → 291	6 x 50-100mg/d p.o. (max. Dosis 400 mg/d)
		Pethidin → 288	6-8 x 25-150mg/d p.o.
3.	Kombination mit zentral wirksamen Analgetika (starke Opioide)	Buprenorphin → 289	3-4 x 0.2-1.5mg/d subling., 35-70 μg/h transdermal
		Morphin → 287	ini mit 3 x 10-30mg/d p.o.
		Hydromorphon → 286	2 x 8-64mg p.o.

[2] Brandt, Dichgans, Diener 2008.

T 11.5 Schock

T 11.5.1 Kardiogener Schock s.a. Kap. T 2.4.3 → 458

Therapieprinzipien: So schnell wie möglich Genese (z.B. hämodynamisch relevante HRST, Herzbeuteltamponade, Koronararterienverschluss, etc.) des Pumpversagens eruieren und kausal (Defibrillation, Koronarintervention, Herzbeutelpunktion) behandeln. Supportive und ggf. überbrückende mechanische (IABP, ECMO, LVAD) und medikamentöse Therapie. Weiterhin ggf. Analgesie und Sedierung, Korrektur von Elektrolytstörungen.

	Katecholamin	Adrenalin → 54	Bolus 2–10µg/kgKG i.v., Perf. 0,1–0,5µg/kgKG/min
ggf. plus		Noradrenalin → 55	Bolus 50–100µg/kgKG i.v., Perf. 0,02–0,2µg/kgKG/min
ggf. plus		Dobutamin → 54	2–10µg/kgKG/min i.v.

T 11.5.2 Anaphylaktischer Schock/anaphylaktische Schockreaktion

	Allgemeinreaktion	Symptome
Grad 0	Keine	Lokales Erythem/Urtikaria
Grad 1	Leicht	Disseminierte Haut-/Schleimhautreaktion, Unruhe, Verwirrtheit, Kopfschmerz
Grad 2	Ausgeprägt	Hypotonie, geringe Dyspnoe und Bronchospasmus, Globusgefühl, Stuhl- und Harndrang
Grad 3	Bedrohlich	Schock, Bronchospasmus, respiratorische Insuffizienz, Bewusstseinsstörung
Grad 4	Vitale Gefährdung	Atem- und Kreislaufstillstand

Anamnese: Fisch, Nüsse, Früchte, Eier, Milch, Soja, Antibiotika, Kontrastmittel, NSAR, Impfung, Insekten, Latex, Langzeiteinnahme: Steroide, Betablocker
DD bei perioraler Urtikaria: Hereditäres Angioödem, ACE-Hemmer-Angioödem, Scromboid-Intoxikation (Fisch): Urtikaria, Übelkeit, Erbrechen, Kopfschmerz
Erstmaßnahmen: Agenszufuhr stoppen, Schocklage, i.v.-Zugang großlumig

	Katecholamin	Adrenalin → 54	sofort i.m.; 1mg auf 1:10 verdünnen, dann Bolus 0.5–1.0ml (0.05–0.1mg); wenn Zugang liegt: Bolus 2–10µg/kgKG, Perf. 0,1–0,5µg/kgKG/min
ggf.		Noradrenalin → 55	Bolus 50–100µg/kgKG i.v., Perf. 0,02–0,2µg/kgKG/min
plus	Volumensubstitution	Ringer → 302	500–1000ml i.v., dann nach Bedarf
plus	Glukokortikosteroid (antiallergisch)	Prednisolon → 210	250–500mg i.v.

plus	H₁-Antagonist (antiallergisch)	Clemastin → 85	4mg i.v.
		Dimetinden → 85	4–8mg i.v.
plus	H₂-Antagonist	Cimetidin → 92	400mg i.v.

T 11.5.3 Hypovolämischer Schock[3]

Klassifikation des hypovolämischen Schocks gemäß Advanced Trauma Life Support

Kriterium	Klasse I	Klasse II	Klasse III	Klasse IV
Blutverlust				
• Milliliter	≤ 750	750–1500	1500–2000	> 2000
• Prozent	≤ 15	15–30	30–40	> 10
Puls (l/min)	< 100	100–120	> 120	> 140
Blutdruck	normal	leicht reduziert	reduziert	deutlich reduz.
Atemfrequenz (l/min)	12–20	20–30	30–40	> 35, Schnappatmung
Kapillarfüllung (s)	> 2	> 2	> 3	fehlend
Urinausscheidung (ml/h)	> 30	20–30	5–20	minimal
Neurologie	normal	unruhig	verwirrt	lethargisch

[3] mod. nach S3-LL Polytrauma.

Therapie

Primäres Therapieziel: Blutstillung und Volumensubstitution!
Zusätzlich auf Normothermie (< 34°C), pH-Wert > 7,2.

	Volumensubstitution	Ringer → 302	500–1000ml, dann nach Bedarf
		Hydroxyethylstärke (HES) → 304	500–1000ml, Ind. streng prüfen, da seit 02/2018 weitere Zulassung unklar ist
plus	Katecholamin (Ino-/Chronotropie ↑, Bathmotropie ↑, Bronchodilatation)	Adrenalin → 54	Bolus 2–10μg/kgKG, Perf. 0.1–0.5μg/kgKG/min
ggf. plus		Noradrenalin → 55	Bolus 50–100μg/kgKG i.v., Perf. 0.02–0.2μg/kgKG/min
		Vasopressin (in D nicht erhältlich)	Perfusor 0,04U/min
ggf. plus	Blutprodukte	Erythrozytenkonzentrate (EK), Fresh frozen plasma (FFP), Thrombozytenkonzentrate (TK)	Dosierung nach Gesamtkonstellation, Anhaltswerte bei bei Massivtransfusion: (< 10 EK in 24h), ab EK 6–8 und EK 12–14 rasch 4 FFP; Verhältnis FFP : EK ca. 1 : 3

Akutes Lungenödem

ggf. plus	Antifibrinolytikum und Faktorenkonzentrate	Tranexamsäure → 66	ini 1(–4)g (15–30mg/kgKG) oder 1g in 10min + ggf. 1g über 8h, beginnend < 3h nach Trauma
ggf. plus		Fibrinogen (Faktor I) → 69	(2–)4(–8)g (30–60mg/kgKG; Ziel: ≥ 1,5–2g/l
ggf. plus		Desmopressin → 143	0,3µg/kgKG über 30min (1 Amp./10kgKG über 30min)
ggf. plus		Kalzium → 300	Serum-Konz. > 0,9mmol/l anstreben (möglichst Normokalzämie)

T 11.6 Akutes Lungenödem

	Gas (Blutoxygenation)	Sauerstoff	nach Bedarf
und	Opiat (Analgesie, Sedation, Symphatikus ↓)	Morphin → 287	5–10mg i.v.
und	Nitrat (Pre-/Afterload ↓, venöses Pooling)	Glyzeroltrinitrat → 46	2 Sprühst. s.l., dann 0.3–1.8g/kg/min i.v., stationär Perfusor (50mg) = 1 mg/ml ⇒ 1–6ml/h; Cave: RR!
und	Schleifendiuretikum (Volumenentlastung)	Furosemid → 41	20–80mg i.v.
evtl.	Katecholamine (alpha-/beta-1-agonistisch, Vasokonstriktion, systol. und diastolischer RR ↑)	Noradrenalin → 55	ini ca. 0,05mg/kg/min i.v., auch in Kombination mit Dobutamin
evtl.	Beta-Sympatho-mimetikum (Inotropie ↑)	Dobutamin → 54	2.5–12µg/kg/min i.v., Perf. (250mg) = 2–10ml/h
evtl.	Nichtinvasive Beatmung in der Akutphase neben der medikamentösen Therapie		

T 12 Neurologie – Therapie (S. v. Stuckrad-Barre)

T 12.1 Glasgow Coma Scale, sensible Innervation, Dermatome

Glasgow Coma Scale (GCS)		
Öffnen der Augen	Spontan	4
	Auf Ansprache	3
	Nach Schmerzreiz	2
	Keine Reaktion	1
Verbale Antwort	Orientiert	5
	Verwirrt	4
	Unzusammenh. Worte	3
	Unverständliche Laute	2
	Keine Antwort	1
Beste motorische Antwort	Befolgt Aufforderung	6
	Gezielte Abwehr	5
	Zurückziehen	4
	Beugesynergismen	3
	Strecksynergismen	2
	Keine Antwort	1
GCS-Score		3–15

GCS > 8 = Bewusstseinstrübung		
> 12	Leicht	
12–9	Mittelschwer	
Somnolenz: schläfrig, leicht erweckbar		
Stupor: schlafähnlich, leicht erweckbar		
GCS < 8 = Bewusstlosigkeit		
8–7	Koma Grad I	Leichtes Koma
6–5	Koma Grad II	
4	Koma Grad III	Schweres Koma
3	Koma Grad IV	

Koma Grad I: gezielte Abwehrbewegungen, normaler Tonus, keine Pupillen-, Augenbewegungsstörrung, vestibulookulärer Reflex (VOR) positiv
II: ungezielte Abwehrbeweg., Tonus normal bis erhöht, Lichtreakt. erhalt., Anisokorie/Bulbusdivergenz möglich
III: ungezielte Bewegungen, Streck-/Beugesynergismen, Tonus ↑, Pupillen variabel, eher eng, anisokor, abgeschwächte Lichtreaktion, pathologischer VOR
IV: keine Schmerzreaktion, Tonus schlaff, Pupillen weit u. starr, VOR -, kraniokaudaler Ausfall der Hirnstammreflexe

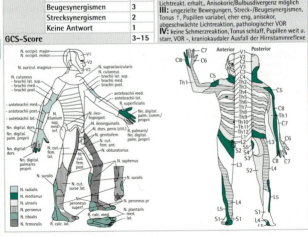

T 12.2 Chorea

T 12.2.1 Symptomatische Chorea

Behandlung der Grunderkrankung, z.B. thyreostatische Therapie bei Hyperthyreose, Kortisontherapie bei systemischem Lupus erythematodes

T 12.2.2 Chorea Huntington[1]

1.	D$_2$-Antagonist[2]	Tiaprid → 337	3 x 100mg bis 4 x 300mg/d
oder	Monoamindeplet. Subst.	Tetrabenazin → 337	3 x 25mg bis 3 x 75mg/d

[1] Selbsthilfegruppen: Deutsche Huntington-Hilfe, www.dhh-ev.de
[2] Diener HC, Leitlinien für Diagnostik und Therapie in der Neurologie 2012

T 12.3 Demenz → 691

T 12.4 Epilepsie

T 12.4.1 Indikationen von Antiepileptika[3]

Generalisierte und fokale Anfälle

	Anfall/-syndrom	Empfehlung
Generalisiert	Primär generalisierte tonisch-klonische Anfälle	VPA, LTG, TPM, LEV
	Absencen	VPA, LTG, CBZ, TPM
	Myoklonische Anfälle	VPA, LTG, CBZ, LEV
	Fotosensible Anfälle	VPA, LTG, CBZ, TPM
Fokal	Einfach oder komplex fokale Anfälle oder sekundär generalisierte Anfälle	CBZ, OXC, VPA, LTG, GBP, LEV, TPM, ZGN
	Nicht als fokal oder generalisiert klassifizierte Epilepsie	VPA, LTG, LEV, CBZ, TPM

CBZ = Carbamazepin, ESM = Ethosuximid, LEV = Levetiracetam, LTG = Lamotrigin, OXC = Oxcarbazepin, PB = Phenobarbital, PHT = Phenytoin, PRM = Primidon, TPM = Topiramat, VPA = Valproinsäure, ZNS = Zonisamid

[3] Modifiziert nach Schmidt und Elger 2002

Monotherapie fokaler Epilepsien in speziellen Behandlungssituationen[4]	
Verfügbar	CBZ, GBP, LEV, LTG, OXC, PB, PHT, PRM, TPM, VPA, ZNS
Empfehlenswert	CBZ, GBP, LEV[5], LTG[5], OXC, TPM, VPA, ZNS
Frauen im reproduktiven Alter	
Schwangerschaftswunsch	CBZ, LTG
Hormonelle Kontrazeption	GBP, LEV, TPM, VPA, ZNS
Prophylaxe hyperandrogener Zyklusstörungen	CBZ

Männer im jüngeren und mittleren Alter	
Möglichst neutral bzgl. erektiler Dysfunktion	GBP, LEV, LTG, OXC, TPM, VPA, ZNS
Patienten im höheren Lebensalter	
Kombinationsther. mit anderen Medikamenten	GBP, LEV, LTG, TPM, OXC, VPA, ZNS
Prophylaxe ataktischer Störungen	GBP, LEV, LTG, OXC, TPM, VPA

[4] Alphabetische Reihenfolge; nach J. Bauer, 2006, DGN-Leitlinien 2012, Fachinfo, klin. Erfahrung der Autoren
[5] Nach SANAD Studie/Leitlinien der DGN 2012 als Mittel der 1. Wahl besonders empfohlen
[6] Bei Abscencen im Kindesalter
[7] Dos. > 200mg Östrogenwirkung ↓; auf ausreichend dosierte hormonelle Kontrazeptiva achten

Monotherapie idiopathischer Epilepsien mit generalisierten Anfällen in speziellen Behandlungssituationen[4]	
Verfügbar	ESM[6], LTG, PB, PRM, TPM, VPA
Empfehlenswert	ESM[6], LTG, TPM, VPA[5]
Frauen im reproduktiven Alter	
Schwangerschaftswunsch	LTG
Hormonelle Kontrazeption	TPM[7], VPA
Männer im jüngeren und mittleren Alter	
Prophylaxe einer erektilen Dysfunktion	LTG, TPM, VPA
Patienten im höheren Lebensalter	
Kombinationsther. mit anderen Medikamenten	LTG, TPM, VPA
Prophylaxe ataktischer Störungen	LTG, TPM, VPA

Behandlung des älteren Patienten (Auswahl)		
Antiepileptikum	Vorteile	Nachteile
Gabapentin	• Keine Interaktionen • Gute Verträglichkeit • Schnelle Eindosierung	• Abhängig von Nierenfunktion • Schwache antiepileptische Potenz
Lamotrigin	• Gut untersucht • Wenig neuropsychologische Defizite	• Langsame Eindosierung • Allergische Reaktionen • Interaktionen
Levetiracetam	• Keine Interaktionen, i.v.-Gabe möglich • Wirksam in niedriger Dosis • Gut verträglich, schnelle Titration	• Insomnie • Verhaltensstörungen
Valproinsäure	• i.v.-Gabe möglich • Breites Spektrum • In niedriger Dosierung gut verträglich	• Enzyminhibitor • Tremor • Thrombozytopenie
Zonisamid	• Gute Wirksamkeit und Verträglichkeit • Keine Interaktionen • Einmal tägliche Gabe	• Appetitverminderung • Gewichtsverlust

Epilepsie 673

T 12.4.2 Idiopathisch, primär generalisiert

Monotherapie

	Antikonvulsivum	Valproinsäure → 311	einschleichend 2–3 × 300mg/d (Spiegelkontr.!), Zieldosis 150–2100mg/d (nach Anfallskontrolle) in 2–4ED; Ret.-Präp. in 1–2ED
	Antikonvulsivum	Lamotrigin → 308	ini 25mg/d, alle 14d um 50–100mg steigern, wirksame Dosis 100–200mg/d verteilt auf 1–2ED (bei Erw. keine MTD), Komedikation mit VPA: 200mg/d
	Antikonvulsivum	Topiramat → 311	ini 25mg/d (0–0–1), alle 7–14d um 25–50mg ↑, Zieldosis 100mg/d (1–0–1)

T 12.4.3 Erworben, primär fokal, ggf. sekundär (evtl. primär) generalisiert

Monotherapie

	Antikonvulsivum	Carbamazepin → 307	einschleich. 100–200mg/d (0–0–1), alle 3–5d um 100mg steigern, Zieldosis 600–1200mg/d, Spiegelkontrollen, ED 1–0–1, UW dosisabh.
oder	Antikonvulsivum	Oxcarbazepin → 308	ini 300mg/d (1–0–1), alle 7d um 600mg/d steigern, Zieldosis 900–1200mg/d (ED1–0–1), MTD 2400mg
oder	Antikonvulsivum	Valproinsäure → 311	einschleichend 2–3 × 300mg/d (Spiegelkontr.!), Zieldosis 150–2100mg/d (nach Anfallskontrolle) in 2–4ED; Ret.-Präp. in 1–2ED
oder	Antikonvulsivum	Lamotrigin → 308	ini 25–50mg/d, langsam steigern (erhöht Spiegel von Carbamazepin)
oder	Antikonvulsivum	Gabapentin → 312	ini 300mg/d (0–0–1), tgl. um 300mg/d steigern, Zieldosis 800–3600mg/d in 3ED (1–1–1)

T 12 Neurologie – Therapie

oder	Antikonvulsivum	Levetiracetam → 314	ini 1000mg/d, alle 14d um 1000mg/d steigern, Zieldosis 100–3000mg/d in 2ED (1-0-1), MTD 3000mg
oder	Antikonvulsivum	Topiramat → 311	ini 25mg/d (0-0-1), alle 7-14d um 25–50mg ↑, Zieldosis 100mg/d (1-0-1)

T 12.4.4 Generalisierter konvulsiver Status epilepticus[8]

Benzodiazepine i.v.
- Lorazepam 2–4 mg i.v.

Alternativ:
- Diazepam 10–20 mg i.v.
- Clonazepam 1–2 mg i.v.

Systemische Therapie (Notfallbehandlung)
- i.v.-Zugang
- Herzkreislaufkontrolle und -stabilisierung
- Laborwerte (BZ, Elektrolyte)
- Bolusgabe 50 ml Glucose i.v.
- ggf. O_2

Benzodiazepine ggf. wh. (s.o.)
Cave: Ateminsuffizienz
Max. Tagesdosis:
- Lorazepam 8 mg
- Diazepam 60 mg
- Clonazepam 8 mg

→ 10 min →

Phenytoin i.v.
- Bolus 750 mg (15–30 min)
- Infusion 750 mg über < 12 h (max. Tagesdosis 1400–2100 mg)

Cave: Herzrhythmusstörungen, RR-Abfall

Alternativ:
Valproinsäure i.v.
- Bolus 900 mg
- Danach Infusion 1500 mg über < 12 h

→ 40 min →

Phenobarbital i.v.
Bolus 200 mg (auch i.m.)
Max. Tagesdosis 800–1400 mg
Cave: Ateminsuffizienz

↓ 60 min

Allgemeinnarkose
- Thiopental
- Propofol
- Midazolam

Ultima Ratio

Alle Angaben für 70 kg KG

[8] Adaptiert nach Rosenow und Knake et al. 2008

T 12.5 Fazialisparese, peripher[2]

	Glukokortikosteroide (antiinflamm. immunsupp.)	Methylprednisolon → 210	2 x 25mg Prednisolon für 10d, Beginn < 72h
plus	Virustat. (nachgew. Zoster)	Aciclovir → 251	2000–2400mg/d für 10d
zudem	**Prophylaxe gegen Sekundärschäden** • Uhrglasverband, AS (bei Lidschlussdefizit > 3–4mm) • Aktive Bewegungsübungen vor dem Spiegel 2 x 20min/d unter physiotherapeut. Anleitg. u. Kontrolle; jeder Muskel mehrmals täglich für je 2 min		nach Klinik

T 12.6 Kopfschmerzen

T 12.6.1 Arteriitis temporalis[2]

Glukokortikosteroide (antiinflammatorisch)	Methylprednisolon → 210	60–100mg/d; nach wenigen W reduzieren auf Erh.Dos. von 7.5mg/d für mind. 24M (n. CRP, BSG)

Kopfschmerzen

T 12.6.2 Atypischer Gesichtsschmerz

1. Wahl	Antidepressivum	Amitriptylin → 339	50–75mg/d, "off label"
		Clomipramin → 340	100–150mg/d, langsam eindosieren
2. Wahl	Antikonvulsivum (Dämpfung der verstärkten Reizantwort nach wiederholter Reizung d. Afferenzen)	Carbamazepin → 307	einschleichend 3–4 × 100mg/d (bis zur Verträglichkeitsgrenze 900–1800mg/d)
		Gabapentin → 312	

T 12.6.3 Clusterkopfschmerz

Attackenkupierung[2]

1.	Sauerstoff		100%–7 l/min p.i. (bis zu 15min)
2.	Serotoninantagonist (zerebrale Gefäßregulation)	Sumatriptan → 325 oder Zolmitriptan → 325	6mg s.c. oder 5–10mg nasal
3.	Nasenspray	Lidocain 4%	intranasal 4%

Prophylaxe bei > 1 Attacke täglich, Clusterdauer > 2W

1.	Glukokortikosteroid (antiinflammatorisch)	Methylprednisolon → 210	100mg/d (5d, dann rasch reduz. u. absetzen < 3W)
oder	Kalziumantagonist	Verapamil → 30	aufsteig. 3–4 × 80mg/d p.o., bis 580mg/d, EKG-Kontr.
2.Wahl	Antiepileptikum	Topiramat → 311	100–200mg/d
	Serotoninantagonist (zerebrale Gefäßregulation)	Methysergid (internat. Apotheke)	ini 1mg/d, 8–12mg/d (1-0-1 oder 1-1-1), bis zu 12mg, max. für 6M

T 12.6.4 Migräne

Behandlung akuter Attacken

vorab	Normalisierung der Magen-Darm-Motilität	Metoclopramid → 97	10–20mg p.o. oder 20mg rekt.
1.	Nicht-Opioid-Analgetika	ASS → 199	ini 1–1.5g p.o./i.v., ggf. nach 1h wdh.; max. 6g/d
		Paracetamol → 293	ini 1–1.5g p.o./i.v., ggf. nach 1h wdh.; max. 4g/d
		Ibuprofen → 200	ini 600–800mg, ggf. nach 1h wdh.; max. 2400mg/d
		Metamizol → 204	ini 1g p.o./i.v., ggf. nach 1h wdh.; max. 4g/d, Cave: RR-Abfall bei i.v.-Gabe

T 12 Neurologie – Therapie

2.	Migränemittel (Vasokonstriktion durch Serotoninagonismus)	Sumatriptan → 325	25–100mg p.o., 6mg s.c., 20mg nasal, Cave: Angina pectoris, Herz-/Hirninfarkt
3.	Migränemittel (zerebrale Gefäßregulation)	Ergotamin → 323	1–2mg Kps. oder 1.5–2mg Supp.; Cave: Erbrechen

Spezifische Migränetherapie

- Triptane erst bei Beginn des Kopfschmerzes (nicht in der Aura)
- Einnahme frühestens nach 2h wiederholen
- KI: KHK, hemipl. Migräne

1. Wahl	Triptane (Vasokonstriktion durch Serotoninagonismus)	Sumatriptan → 325	25–100mg p.o., 6mg s.c., 20mg nasal
		Zolmitriptan → 325	2.5 od.5mg p.o., 5mg nasal
		Naratriptan → 324	2.5mg p.o.
		Rizatriptan → 324	5–10mg p.o.
		Eletriptan → 324	20–40mg p.o.
	Triptane (Vasokonstriktion durch Serotoninagonismus)	Almotriptan → 324	12.5mg p.o.
		Frovatriptan → 324	2.5mg p.o.
2. (Wahl)	Ergotaminpräparate (zerebrale Gefäßregulation)	Ergotamin → 323	1–2mg Kps. oder 1.5–2mg Supp.; Cave: Erbrechen

Für den Notfall geeignete Präparate

1.	Lysin-Acetylsalizylsäure	Aspisol	1000mg i.v.
2.	Paracetamol	Perfalgan 10mg/ml → 293	1 Amp. (100ml) i.v.
3.	Dimenhydrinat (antiemetisch)	Vomex Inj.Lsg. 62mg → 105	1–2 Amp. i.v.

Pro. bei > 2 Attacken > 48h/M, komplizierte Migräne: Mittel 1. Wahl

1.	Betablocker (Sympathikusdämpfung)	Metoprolol → 28	50–200mg/d (dauerhaft)
		Propranolol → 29	40–240mg/d dauerhaft
2.	Kalziumantagonist (Vasodilatator, verhindert Vasospasmen)	Flunarizin → 336	5 bzw. 10mg/d; Cave: Sedierung, Gewicht ↑, extrapyramidale UW
3.	Antikonvulsivum (Hemmung des enzymat. Abbaus von GABA)	Valproinsäure → 311	500–1500mg/d
		Topiramat → 311	ini 25mg/d, um 25mg/W ↑, Zieldosis 50–150mg/d

Mittel 2. Wahl

1.	Nicht-Opioid-Analgetika	ASS → 199	300mg/d
		Naproxen → 200	2 x 250mg/d

Lumbago

T 12.6.5 Spannungskopfschmerz[2]

Attackenkupierung (Kombinationspräparate vermeiden!)

1.	Nicht-Opioid-Analgetika	ASS → 199	500-1500mg p.o., max. 6g/d
		Paracetamol → 293	100-200mg p.o., max. 5g/d
		Ibuprofen → 200	800-1200mg p.o., max. 2400mg/d
		Metamizol → 204	0,5-1g p.o./i.v., max. 4g/d

Chronischer Spannungskopfschmerz

1.	Trizyklisches Antidepressivum	Amitriptylin → 339	ini 10-25mg p.o. abends, nach 3-4W 50-150mg
		Clomipramin → 340	ini 25mg p.o. morgens, steigern auf 50-100mg/d
		Imipramin → 340	ini 25-50mg p.o., steigern auf 75-150mg/d
2.	Nichtmedikamentöse Verfahren	Progressive Muskelentspannung nach Jacobson	dauerhaft unter Supervision durch Physiotherap.
		EMG-Biofeedback	Schmerzreduktion 40-60%

Unwirksame/ungenügend belegte Therapie/Verfahren

Akupunktur, manuelle Therapie ("Einrenkmanöver"), Psychotherapie

T 12.6.6 Trigeminusneuralgie[2]

1.	Antikonvulsivum (Blockade Na⁺-Kanäle, Hemmung d. synapt. Übertragung)	Carbamazepin → 307	ini 3 x 200mg/d p.o., bis max. 6 x 200mg/d p.o. ↑ (nach Plasmaspiegel)
2.	Antikonvulsivum (Blockade von Na⁺-Kanälen + der synapt. Übertragung)[5]	Oxcarbazepin → 308	2 x 300mg/d, um 600mg/W erhöhen, mittlere Dosis 600-2400mg
3.	Antikonvulsivum (Ionenpermeabilität ↓ ⇒ Membranstabilisierung)	Phenytoin → 308	einschleichend 3-5 x 100mg/d p.o. (nach Plasmaspiegel)

T 12.7 Lumbago

	Cyclooxygenasehemmer (NSAR) (antiphlogistisch, analgetisch)	Diclofenac → 202	200-300mg p.o., 1 x 75mg i.m.
plus	Benzodiazepin (muskelrelaxierend)	Tetrazepam	25-200mg p.o.
evtl. plus	Neuroleptikum (Dopamin-Rez.-Antagonist, schmerzdistanzierend, stark sed., gering antipsychot.)	Levomepromazin → 350	25-200mg p.o.

T 12 Neurologie – Therapie

T 12.8 Meningitis/Enzephalitis

Algorithmus bei Verdacht auf Meningoenzephalitis[2]

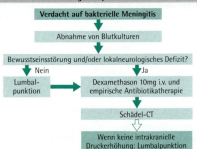

Initiale empirische Antibiotikatherapie[2]

Bei Erwachsenen (ohne Erregernachweis)

1.	Cephalosporin 3. Gen. (Breitbandantibiotikum)	Ceftriaxon → 225	ini 4g i.v.; Erh.Dos. 2g/d i.v. (10d bzw. bis zum Erregernachw. u. Med.-Wechsel)
plus	Aminopenicillin (Antibiose gegen Listerien!)	Ampicillin → 220	6 x 2g i.v. (10d bzw. bis Erregernachw., Med.-Wechsel)

Nosokomial (z.B. nach neurochirurgischer OP oder SHT)

1.	Cephalosporin 3. Gen.	Ceftazidim → 225	3 x 2g/d
oder	Carbapenem	Meropenem → 241	
plus alternativ	Glykopeptid nach Antibiogramm	Vancomycin → 243	2 x 1g/d (Serumspiegel erf.)
		Fosfomycin → 246	3 x 5g/d
		Rifampicin → 249	1 x 600mg/d

Immundefiziente oder ältere Patienten (T-Zell-Immundefizienz)

	Cephalosporin 3. Gen.	Ceftazidim → 225	3 x 2g/d
plus	Aminopenicillin (Antibiose gegen Listerien!)	Ampicillin → 220	6 x 2g/d

Bei Verdacht auf Herpes-simplex-Virus-Enzephalitis

Virustatika	Aciclovir → 251	10mg/kg i.v. alle 8h für 14(–21)d; z.B. 3 x 750mg i.v./d

Multiple Sklerose

Bei Tuberkulose-Verdacht (Erwachsene)[2]

Initiale Dreifachtherapie mit Isoniazid, Rifampicin, Pyrazinamid für 2M

	Tuberkulostatika Initiale Dreifachtherapie bei Erwachsenen	Isoniazid → 249	300mg p.o. (bis zum Ausschluss durch z.B. PCR)
plus		Rifampicin → 249	600mg (bis zum Ausschluss durch z.B. PCR)
plus		Pyrazinamid → 249	2000g p.o. (bis zum Ausschluss durch z.B. PCR)
	Regelmäßige HNO- und ophthalmologische Kontrollen erforderlich		
	Alternativ zu Pyrazinamid	Ethambutol → 249	
plus	Pro. der Polyneuropathie	Vitamin B$_6$ → 148	50mg/d p.o.

T 12.9 Multiple Sklerose

T 12.9.1 Klinische Verlaufsformen[9]

Definition Schub: Dauer mind. 24 h; mind. 30-Tage-Intervall zwischen Schüben; nicht erklärbar durch Änderung der Körpertemperatur (Ühthoff-Phänomen) oder Infektion

Verlaufsformen

Klinisch-isoliertes Syndrom (CIS)	Erstmalige klinische Symptomatik ohne die Kriterien der zeitlichen Dissemination; multifokale MR-Läsionen zu diesem Zeitpunkt zeigen ein erhöhtes Risiko für einen raschen Übergang zur MS an
Schubförmig-remittierend (RRMS)	• Häufigste Verlaufsform (> 80 % initial) • Eindeutig abgrenzbare Schübe mit kompletter bzw. inkompletter Remission
Sekundär chronisch progredient (SPMS)	Nach initial schubförmigem Verlauf bei mind. 50 % unbehandelter Patienten nach 10 J Übergang in progrediente Verlaufsform mit oder ohne weitere überlagerte Schubaktivität
Primär chronisch progredient (PPMS)	Bereits initial schleichend progredienter Verlauf ohne abgrenzbare Schubaktivität (10–15%)

T 12.9.2 Verlaufsmodifizierende Therapie[9]

Verlauf	CIS	RRMS			SPMS	
		1. Wahl	**2. Wahl**	**3. Wahl**	Mit aufgesetzten Schüben:	Ohne aufgesetzte Schübe:
Aktiv/ hochaktiv		• Alemtuzumab • Fingolimod • Natalizumab	• Mitoxantron • (Cyclophosphamid)***	Experimentelle Verfahren	• IFN-β 1a s.c. • IFN-β 1b s.c. • Mitoxantron • (Cyclophosphamid)***	• Mitoxantron • (Cyclophosphamid)***
Mild/ moderat	• Glatirameracetat • IFN-β 1a i.m. • IFN-β 1a s.c. • IFN-β 1b s.c.	• Dimethylfumarat • Glatirameracetat • IFN-β 1a i.m. • IFN-β 1a s.c. • IFN-β 1b s.c. • PEG-IFN-β 1a s.c. • Teriflunomid • (Azathioprin)* • (IVIG)**				

T 12.9.3 Schubtherapie

1. Wahl Methylprednisolon-Pulstherapie

2. Wahl Plasmaseparation

Bei Versagen einer verlaufsmodifizierenden Therapie bei milder/moderater Verlaufsform: wie aktive MS behandeln. Alle Substanzen sind alphabetisch gelistet; die Listung impliziert keine Überlegenheit einer Substanz gegenüber einer anderen innerhalb einer Indikationsgruppe.

* Zulassung, wenn Interferon-β nicht mgl. oder wenn unter Azathioprin-Ther. stabiler Verlauf
** Einsatz nur postpartal im Einzelfall, v. a. bei fehlenden Behandlungsalternativen
*** Zugelassen für bedrohlich verlaufende Autoimmunerkr. → nur für fulminante Fälle als Ausweichtherapie, idealerweise nur an ausgewiesenen MS-Zentren

[9] Mod. nach: DGN/KKNMS-LL zur Diagnose und Therapie der MS, Online-Version, Stand: Aug. 2012, Erg. April 2014. Siehe auch www.dgn.org. und www.kompetenznetz-multiplesklerose.de

T 12.9.4 Neue Immunmodulatoren zur Behandlung der schubförmigen MS[10, 11]

	Dimethylfumarat	Teriflunomid	Alemtuzumab
Dosierung	2 x 240 mg/d p.o., einschleichen	1 x 14 mg/d p.o.	*1. Jahr:* 5 x 12 mg für 5d *2. Jahr:* 3 x 12 mg für 3d
Begleitmedikation	Evtl. ASS 200–400mg („Flush")	Nein	1. Methylprednisolon 1000mg i.v. 2. Ranitidin 300mg oral 3. Dimetinden 5mg (1.–3.: *Vermeiden allerg. Reakt., Zytokinfreisetzung*) 4. Aciclovir 2 x 200mg/d über mind. 1M (*Vermeiden von Herpesinfekt.*)

[10] Mod. nach: Muna-Miriam Hoshi, Bernhard Hemmer: Schubförmige Multiple Sklerose, Therapie nach Einführung der neuen Immuntherapeutika, Info Neurologie & Psychiatrie 2014; 16 (4)
[11] Risiko-Managementplan Lemtrada®; Checkliste für Ärzte

Multiple Sklerose

T 12.9.5 Medikamentöse symptomatische Therapie

Spastik	Baclofen → 328	5–75mg/d (stat. Bed. bis 120mg/d)
	Tizanidin → 329	2–24mg/d
	Gabapentin* → 312	300–2400(–3600)mg/d
	Botulinumtoxin	i.m. bei fokaler Spastik
	4-Aminopyridin (Fampridin) → 332	2 x 10mg/d (EDSS 4-7)
Fatigue	Amantadin* → 253	100–200mg/d
	Aminopyridine*	10–30mg/d
	Pemolin*	75mg/d
	Modafinil* → 367	200–400mg/d
Chronische Dys-/ Parästhesien	Amitriptylin* → 339	25–150mg/d
	Carbamazepin → 307	1200–2400mg/d
	Gabapentin* → 312	800–2400(–3600)mg/d
	Lamotrigin* → 308	25–200(–400)mg/d
	Pregabalin → 312	150–300(–600)mg/d
Blasen- störungen	Oxybutynin → 404 (transdermales Pflaster)	5–15mg/d, 3.9mg/24h, 2 x/W
	Flavoxat → 404	600mg/d
	Tolterodin → 405	2–4mg/d
	Trospiumchlorid → 405	30–45mg/d
	Propiverin → 405	30–45mg/d
	Phenoxybenzamin → 33	max. 60mg/d
	Desmopressin → 143	10–20µg als Einmalgabe
	Darifenacin → 404	7.5–15mg/d
	Solifenacin → 405	5–10mg/d
Sexuelle Funktions- störungen	Sildenafil → 91	25–100mg
	Apomorphin	2–3mg/d
	Tibolon → 419	2.5mg/d

* off-label
[12] Auswahl, modifiziert/ergänzt nach Henze et al., 2004

T 12.10 Myasthenia gravis[2]

Myasthene und cholinerge Krisensituationen erfordern intensivmediz. Überwachung/Behandlung, ggf. Plasmapherese Immunglobuline (nur unter stat. Bedingungen)

1.	Cholinesterasehemmer (symptomatisch)	Pyridostigminbromid → 330	nach Wi dosieren, Gabe i.A. alle 3h p.o., z.N. ggf. Ret.-Präp., max. 600–800mg/d; später Dosisreduktion
2. wenn 1. ohne signif. Effekt	Glukokortikosteroide (antiinflammatorisch, immunsuppressiv)	Methylprednisolon → 210	langsam steigend bis 1–1.5mg/kg KG/d; Cave: ini Verschlechterung möglich, nach Stabilisierung auf Erh.Dos. reduzieren
3. bei Erfolg, plus	Purinantagonist (immunsuppressiv)	Azathioprin → 275	ini 50mg/d, bis 2mg/kgKG/d (ca. 150–200mg/d in 3 ED)

T 12.11 Myoklonien

1. Wahl	Antikonvulsivum (Hemmung des enzymatischen Abbaus von GABA)	Valproinsäure → 311	ini 300mg/d; MTD 4000mg, Spiegelkontrollen
oder	Benzodiazepin	Clonazepam → 310	ini 2 x 0.5mg/d, max. 6–10mg/d

Bei posthypoxischen (kortikalen) Myoklonien

	Antidementiva	Piracetam → 332	max. bis 16g/d
alternativ		Levetiracetam → 314	ini 2 x 500mg/d, MTD 3000mg

T 12.12 Parkinson-Syndrom

T 12.12.1 Allgemeines zur Therapie

Therapieentscheidende Faktoren

- Sofortiger Therapiebeginn nach Diagnosestellung
- Alter
- Schwere der Symptomatik
- Ausprägung der Kardinalsymptome
- Dauer und Progredienz der Erkrankung
- Begleiterkrankungen und Begleitmedikation
- Persönliche Situation des Patienten
- Verträglichkeit der Medikation
- Kosten

Parkinson-Syndrom

Therapiealgorithmus (nach Jost 2012)

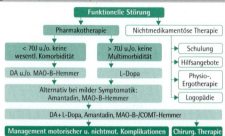

```
                    Funktionelle Störung
                   ↙              ↘
        Pharmakotherapie      Nichtmedikamentöse Therapie
         ↙         ↘
< 70J u./o. keine   > 70J u./o. keine      → Schulung
wesentl. Komorbidität  Multimorbidität     → Hilfsangebote
         ↓                ↓                → Physio-, Ergotherapie
DA u./o. MAO-B-Hemmer   L-Dopa             → Logopädie

    Alternativ bei milder Symptomatik:
       Amantadin, MAO-B-Hemmer

   DA + L-Dopa, Amantadin, MAO-B-/COMT-Hemmer

Management motorischer u. nichtmot. Komplikationen | Chirurg. Therapie
```

Therapieeinleitung und -erhaltung

	Stadien	< 70J, ohne wesentl. Komorbidität	> 70J, Multimorbidität
Therapie-einleitung	Früh H+Y I–II	**Dopaminagonist u./o. MAO-B-Hemmer**; alternativ (bei leichter Sympt.): Amantadin; bei therapieresist. tremordomin. idiopath. Park.-S.: Budipin, Clozapin	**L-Dopa**; alternativ (bei leichter Sympt.): MAO-B-Hemmer
Erhaltungs-therapie	Mittel H+Y II–III	Dopaminagonist + L-Dopa + COMT-Hemmer + MAO-B-Hemmer (+ Amantadin)	L-Dopa + Dopaminagonist + COMT-Hemmer + MAO-B-Hemmer (+ Amantadin)
	Spät H+Y IV–V	Dopaminagonist + L-Dopa + COMT-Hemmer + MAO-B-Hemmer (+ Amantadin)	L-Dopa (+ Dopaminagonist) + COMT-Hemmer + MAO-B-Hemmer (+ Amantadin)

T 12.12.2 Dopaminagonisten[2]

1. Wahl	Non-Ergot-Dopaminagonisten	Piribedil → 317	*50mg abds., alle 2W ↑, Erh. Dos. 2–3 × 50mg/d*
		Pramipexol → 318	*ini 3 × 0.088mg/d, Erh.Dos. 3 × 0.35–0.7mg/d*
		Pramipexol ret. → 318	*1. W 0.26mg, 2. W 0.52mg, 3. W 1 × 1.05mg, Erh.Dos. 1×1.05–2.1mg/d*
		Ropinirol → 318	*ini 1mg morgens; Erh.Dos. 3 × 3–8mg*
		Ropinirol retard → 318	*2mg, Erh.Dos. 6–24mg/d*
		Rotigotin transd. → 318	*2mg/24h; 4–8mg/24h*

2. Wahl	Ergot-Dopaminagonisten	Bromocriptin → 317	ini 1.25 mg, Erh.Dos. 3 x 2.5–10mg/d
		Cabergolin → 317	ini 0.5–1mg, Erh.Dos. 1 x 3–6mg/d
		a-Dihydroergocriptin	ini 2x5 mg, Erh.Dos. 3 x 20–40mg/d
		Lisurid	ini 0.1 mg/d abends, Erh. Dos. 3 x 0.4–1mg/d
		Pergolid → 317	ini 0.05 mg/d abends, Erh. Dos. 3 x 0.5–1.5mg/d
3. Wahl	MAO-B-Hemmer	Rasagilin → 319	1mg
		Selegilin → 319	5mg morgens als ED bis 10mg (langs. eindosieren)

Vermeide: COMT-Hemmer als Monotherapie, Anticholinergika bei alten oder kognitiv eingeschränkten Patienten, L-Dopa ohne Decarboxylase-Hemmer

T 12.12.3 Therapieprobleme bei der Parkinsonbehandlung (nach Jost 2012)

Komplikation	Beschreibung	Behandlung
Akinetische Krise	Phase völliger Bewegungsunfähigkeit inkl. Sprech-/Schluckunfähigkeit, starker Rigor, evtl. CK ↑, Fieber	• Amantadin 200–600 mg i.v. • L-Dopa über nasogastrale Sonde • Behandlung der Ursachen (z.B. Exsikkose, Infekte)
End-of-dose-Phänomene	Symptomverschlechterung vor nächster Medikamenteneinnahme	• Kürzere Dosisintervalle • Rasagilin, COMT-Hemmung • Langwirksame Dopaminagonisten
Peak-dose-Dyskinesien	Dystone bis choreatiforme Hyperkinesien ca. 30–90 min nach L-Dopa	• Häufigere, kleinere Einzeldosen • Agonisten hinzu nehmen oder Dosis erhöhen • Agonistenmonotherapie • Kontinuierl. Applikat. (z.B. enterales L-Dopa)
Biphasische Dyskinesien	Dyskinesien in der An- und Abflutungsphase von L-Dopa	• L-Dopa-Einzeldosis ggf. erhöhen • Retardiertes L-Dopa vermeiden • Agonistendosis erhöhen • Evtl. Rasagilin, COMT-Hemmung
Off-Dystonien	Oft schmerzhafte Dystonien (Beine, Schultern) in den frühen Morgenstunden oder im Off	• Retardiertes L-Dopa zur Nacht • Agonistendosis erhöhen • COMT-Hemmer • Ggf. Botulinumtoxin lokal i.m.
L-Dopa-induzierte Psychose	Alpträume, visuelle Halluzinationen (selten akustische Halluzinationen: Stimmen!), Verwirrtheit, Desorientiertheit, paranoides Erleben	• Anticholinergika und Amantadin absetzen • Dopaminerge Medikation reduzieren (Agonisten vor L-Dopa; Cave: nicht ganz absetzen) • Atyp. Neuroleptika, z.B. Clozapin 12,5–75mg abends • Typische Neuroleptika vermeiden • Ggf. Rivastigmin

T 12.13 Neuroborreliose[2]

T 12.13.1 Akute Neuroborreliose

1. Wahl	Cephalosporin 3. Gen. (Breitbandantibiotikum)	Ceftriaxon → 225	1 x 2g/d, 14d
oder	Cephalosporin (Breitbandantibiotikum)	Cefotaxim → 225	2 x 3g/d, 14d
oder	Penicilline (Antibiotikum)	Penicillin G → 219	18–24 Mio. E/d i.v., 14d
oder	Tetracycline	Doxycyclin → 230	2–3 x 100mg/d, 14d, als alternative Therapie beim Bannwarth-Syndr. empf.

T 12.13.2 Chronische Neuroborreliose

1. Wahl	Cephalosporin 3. Gen. (Breitbandantibiotikum)	Ceftriaxon → 225	1 x 2g/d, 14d
oder	Cephalosporin (Breitbandantibiotikum)	Cefotaxim → 225	2 x 3g/d, 14d
oder	Tetracycline	Doxycyclin → 230	2–3 x 100mg/d, 14d

T 12.14 Restless-Legs-Syndrom[2]

T 12.14.1 Therapie der 1. Wahl

	Levodopa + peripherer Decarboxylasehemmer Levodopa ret.	L-Dopa + Carbidopa → 316 L-Dopa + Benserazid → 316	100–400mg zur Nacht, bei Durchschlafstrg. als Depot-Präp., Ther. bei Leidensdruck/schweren Schlafstörungen lebenslang
oder	Dopaminagonisten	Pramipexol → 318	0.125–0.75mg
		Ropinirol → 318	0.5–4mg
		Rotigotin-Pflaster	ini 1mg, Titration bis 3mg

T 12.14.2 Nicht zugelassene, nicht dopaminerge Substanzen zur RLS-Therapie

Opiate	Tilidin, Tilidin ret. → 291	50–100mg p.o. (langsam absetzen)
	Tramadol → 291	
Antiepileptika	Gabapentin	ini 300 mg, bis 1800mg/d
	Pregabalin	ini 25mg, bis 450mg/d

T 12.15 Schwindel

T 12.15.1 Benigner paroxysmaler Lagerungsschwindel[2]

1. Wahl	Lagerungsmanöver bis Symptomfreiheit nach Epley, Brandt-Daroff, Sémont	Beispiel s. www.dkd-wiesbaden.de

T 12.15.2 Morbus Menière[2]

Akute Attackenbehandlung

1. Wahl	Antiemetikum	Metoclopramid → 97	10–20mg, 20–30mg als Trpf., Supp.; p.o., i.v
		Domperidon → 97	
oder	Antihistaminika	Dimenhydrinat → 105	50mg p.o. (HWZ 4–6h) oder 1–2 x 150mg/d rekt.

Prophylaxe

1. Wahl	Antihistaminikum	Betahistin → 105	3 x 6mg/d über 4W, dann ggf. reduzieren
plus	Diuretikum (falls 1. nicht erfolgreich)	Hydrochlorothiazid + Triamteren → 45	75–300mg/d
		Furosemid → 41	20–40mg/d

T 12.15.3 Bewegungskrankheit (Kinetose)

1. Wahl	Antihistaminikum	Dimenhydrinat → 105	50mg p.o. (HWZ 4–6h) oder 1–2 x 150mg/d rekt.
oder	Antivertiginosum	Scopolamin → 107	1 Pflaster/3d

T 12.15.4 Phobischer Schwankschwindel

1. Wahl	Antidepressivum	Selektive Serotonin-Reuptake-Inhib. → 342	ini um 10mg/W steigern, Erh.Dos. 25–40mg/d (3–6M)
plus	Verhaltenstherapie		über Monate bis Jahre

T 12.16 Spastik

Therapiestrategie: 1. Physiotherapie, 2. Medikamentöse Therapie (orale antispastische Therapie, Botulinumtoxin, intrathekale Infusionstherapie mit Baclofen)

T 12.16.1 Orale antispastische Therapie

	GABA-B-Agonist	Baclofen → 328	ini 3 x 5mg, Dosis ↑ bis max. 100mg/d, bei Therapieresistenz intrathekal mit Spezialampullen (nur in speziellen Zentren)
oder	Zentral wirksames Muskelrelaxans (Alpha-2-adrenerge Wirkung)	Tizanidin → 329	3 x 2mg, langs. eindosieren, max. 32mg/d, Äquival.-Dos. Tizanidin : Baclofen = 1 : 3
oder	Zentral wirksames Muskelrelaxans (Neuromodulat. am GABA-A-Rez.)	Diazepam → 361	5–50mg/d, individuelle Dosisfindung
		Tetrazepam	

T 12.16.2 Botulinumtoxin-Therapie

	Botulinumtoxin (Hemmung d. ACh-Freisetzg.)	Botulinumtoxin-A (Dysport, Botox) → 327	in spez. Praxen/Zentren; Dos. nach Injektionsgebiet

T 12.17 Tremor

Essenzieller Tremor

	Betablocker (zentrale Sympathikusaktivität ↓)	**Propranolol** → 29	*30–320mg/d, niedr. dosiert sehr gut als intermed. Ther.*
oder	**Spasmolytikum** (GABAerge Hemmwirkung im ZNS ↑)	**Primidon** → 314	*30–500mg/d, mit Propranolol in max. tolerierter Dosis*
oder	**GABA-Analogon**	**Gabapentin** → 312	*1800–2400mg/d*
oder	**Antiepileptikum**	**Topiramat** → 311	*400–800mg/d*

Verstärkter physiologischer Tremor

Betablocker (zentrale Sympathikusaktivität ↓)	**Propranolol** → 29	*30–320mg/d, niedr. dosiert sehr gut als intermed. Ther.*

Tremor bei Parkinson-Syndrom siehe Parkinson-Syndrom → 682

T 12.18 Zerebrale Ischämie

T 12.18.1 Durchführung der Thrombolyse

Klinik mit CCT-Diagnostik u. neurointensivmedizinischer Expertise als Minimalanforderung

Plötzlich aufgetretenes neurologisches Defektsyndrom, V.a. Schlaganfall
↓
Anamnese/neurologische und internistische Untersuchung/Notfalllabor
↓
- Behinderndes Defizit ohne spontane deutliche Rückbildung,
- Zeitfenster Symptombeginn bis Lysetherapiebeginn < 3 (4,5) h
- Kein Hinweis auf „Stroke Mimics"
- Keine allgemeinen Thrombolyse-Kontraindikationen
↓

↓
Ausschluss Hirnblutung und Hirninfarktfrühzeichen < 1/3 MCA
↓
IV Thrombolyse rt-PA (0,9mg/kgKG, max. 90mg, 10% als Bolus, 90% über 1h i.v.)

Grün = durchzuführende Maßnahmen; weiß = Interpretationen und Schlussfolgerungen; IV Thrombolyse = systemische Thrombolyse; IA Thrombolyse = lokale Thrombolyse

T 12.18.2 Differenzialtherapie des akuten ischämischen Hirninfarkts[2]

Ind: ischämischer Insult, Zeitfenster 0–4,5h, nachgewiesener Verschluss der A. cerebri media oder eines Asts, Blutungsausschluss mit CCT

Fibrinolytikum	**rt-PA systemisch** → 64	*in spezialisierten Zentren*

Ind: ischämischer Insult, Verschluss der A. cerebri media (Zeitfenster 3–6h), Verschluss der A. basilaris (Zeitfenster individuell)

Fibrinolytikum	**rt-PA lokal** → 64	*s.o.*

Ind: nachgewiesene kardiale Emboliequelle (z.B. Vorhofthrombus), evtl. bei Dissektionen der A. carotis interna oder A. vertebralis

Antikoagulation (Modulation d. Gerinnungssystems)	Heparin → 57	PTT-wirksam dosieren (bis Emboliequellensanierg.)

Ind: Prophylaxe tiefer Beinvenenthrombosen, Lungenembolien

Antikoagulation	Heparin → 57	Low-Dose, z.B. 0.3ml s.c. 1–2 x/d

Ind: alle and. Pat., nach Blutungsausschluss, außerhalb des Lysefensters oder bei Lyse-KI

Thrombozyten-aggregationshemmung	Acetylsalizylsäure → 67	100mg/d p.o.

T 12.18.3 Basistherapie, -diagnostik bei ischämischem Hirninfarkt

Obligate Diagnostik: Neurologische/internistische Untersuchung, CT oder MR (DD Ischämie, Blutung, SAB, etc.), Doppler/Duplex der hirnversorgenden Gefäße, Labor, EKG, Echokardiografie (bei Territorialinfarkt)
Fakultative Diagnostik: Langzeit-EKG, Langzeit-Blutdruckmessung, spezielles Labor (Ausschluss Vaskulitis, Gerinnungsstörung)
Maßnahmen: EKG-Monitoring, RR-Monitoring, O_2-Insufflation, Normoglykämie, Normothermie, Elektrolytüberwachung, Flüssigkeitsbilanzierung, Hydratation, ggf. Hämodilution, ggf. Magensonde, Low-Dose-Heparin, ggf. intensivmedizinische Überwachung/Therapie
Bei Verschlechterung: intensivmedizinische Überwachung/Therapie

T 12.18.4 Sekundärprophylaxe nach ischämischem Hirninfarkt

Antikoagulation bei Patienten mit kardialer Emboliequelle

1.	Dicumarol	Phenprocoumon → 63	INR 3.0 (dauerhaft)

Oder bei Patienten mit kardialer Emboliequelle und KI für orale Antikoagulation

		Acetylsalizylsäure → 67	300mg/d

Standardtherapie bei Patienten nach TIA oder ischämischem Infarkt

2.	Thrombozyten-aggregationshemmer	Acetylsalizylsäure → 67	50–300mg/d (dauerhaft, zeitweise auch in Kombin.)

Oder bei Pat mit KI/Unverträglichk. von ASS, bei Schlaganfall und Herzinfarkt oder pAVK

	Thrombozyten-aggregationshemmer	Clopidogrel → 67	75mg/d
		ASS + Dipyridamol → 67	ASS 25mg + Dipyridamol 200mg 2 x/d

Bei Patienten mit ischämischem Infarkt

3.	CSE-Hemmer	Simvastatin → 122 Atorvastatin → 121	1 x 40mg/d (max. 80mg/d), routinemäßige Sekundärprophylaxe mit Statinen bei Pat. mit zerebrovask. Erkr. und vaskulären RF auch bei normalem Serumcholesterin empf.

T 13 Psychiatrie – Therapie (T. Bschor)

T 13.1 Psychiatrischer Notfall

T 13.1.1 Akuter Erregungszustand[1]

z.B. bei manischer, schizophrener oder schizoaffektiver Psychose

	Benzodiazepin (Verstärkung d. hemmenden Neurotransmitters GABA)	Diazepam → 361	10mg p.o. oder langs. i.v., 1 Wdh. nach 30min mögl.
		Cave: Atemdepression! Nicht bei Alkohol-/Drogenintox.!	
evtl. plus	Hochpotentes Neuroleptikum (Dopaminantagonismus)	Haloperidol → 354	10mg p.o. oder i.m.
oder	Kurz wirksames Depot-Neuroleptikum	Zuclopenthixol → 352	100–150mg i.m.; Wirkdauer 3d
oder	Inhalatives hochpotentes Neuroleptikum	Loxapin → 357	10mg, Wdh. nach 2h einmalig mögl.; Pat. muss kooperieren u. aktiv am Inhalator saugen; nur stationär
evtl. plus	Niedrigpot. Neuroleptikum (stark sedierend, kaum antipsychotisch)	Levomepromazin → 350 Promethazin → 351	50–300(max. 600)mg/d p.o.; Levomepromazin auch i.m. 50–100mg

[1] AWMF 038-023. S2k-Leitlinie „Notfallpsychiatrie". Stand 13.04.2019, gültig bis 17.10.2023

T 13.1.2 Akute Suizidalität

Stationäre Behandlung und weitere sichernde und psychotherapeutische Maßnahmen! Antidepressiva reduzieren nicht das Suizidrisiko.

	Benzodiazepin (Verstärkung d. hemmenden Neurotransmitters GABA)	Diazepam → 361	10–40mg/d
oder		Lorazepam → 362	3–4 x 1mg/d bis 3 x 2.5mg/d
off label	Lithium (komplexer Wirkmech.)	Lithium → 348	Dosierung/Anwendung: s. Lithiumaugmentation
	Einziges Pharmakon zur Behandlung affektiver Erkrankungen mit nachgewiesener suizidverhütender Wirkung; die Gabe allein zur Suizidprävention ist aber off-label		

T 13.1.3 Katatoner Stupor

	Benzodiazepin (Verstärkung d. hemmenden Neurotransmitters GABA)	Lorazepam → 362	2.5mg p.o. (auch als Schmelztbl.) oder 2mg langsam i.v., ggf. wdh.; Cave: Atemdepression
evtl. plus	Hochpotentes Neuroleptikum	Haloperidol → 354	1–3 x 10mg p.o. oder i.m.

T 13.1.4 Perniziöse (febrile) Katatonie

	Elektrokrampftherapie (Induktion eines Grand-mal-Anfalls in Vollnarkose)		
plus	Hochpotentes Neuroleptikum (Dopaminantagonismus)	Haloperidol → 354	10mg i.m.; Cave: diagnost. Abgrenzung von malignem neurolept. Syndrom wichtig.

T 13.1.5 Depressiver Stupor

	Benzodiazepin (Verstärkung d. hemmenden Neurotransmitters GABA)	Lorazepam → 362	1–2.5mg p.o. (auch als Schmelztbl.) oder langsam i.v.; Cave: Atemdepression
oder	Elektrokrampftherapie (Induktion eines Grand-mal-Anfalls in Vollnarkose)		

T 13.1.6 Alkoholentzugsdelir[2]

Immer stationäre Behandlung mit engmaschiger Überwachung!

1. Wahl	Atypisches Hypnotikum (sedierend, antikonvulsiv, antidelirant und vegetativ-dämpfend)	Clomethiazol → 364	2 Kps. (à 192mg), je nach Auspräg. d. Symptomatik alle 2h, vor jeder Gabe hypotone RR-Situation ausschließen; i.v.-Gabe nur auf Intensivstation!
oder	Benzodiazepin (Verstärkung d. hemmenden Neurotransmitters GABA)	Diazepam → 361	3 x 3–10mg/d
zus. sinnvoll	Vitamin B$_1$ (zur Prophylaxe einer Wernicke-Enzephalopathie)	Thiamin → 148	prophylakt. 100mg/d p.o.; bei V.a. beginnende Wernicke-Enzephalopathie 3 x 100mg/d i.v. oder i.m.

Bei Dominanz psychotischer Symptomatik (z.B. optische Halluzinationen)

ggf. plus	Hochpotentes Neuroleptikum (Dopaminantagonismus)	Haloperidol → 354	1–3 x 5mg/d

Wenn vegetative Symptomatik (Hypertonie, Tachykardie) mit Clomethiazol nicht ausreichend behandelbar ist

ggf. plus	Antihypertensivum (zentraler α$_2$-Rezeptor-Agonist)	Clonidin → 32, → 368	mit 0.075mg vorsichtig beginnen, ggf. langsam bis max. 3 x 0.3mg/d steigern; i.v. nur unter engmasch., ggf. int.-med. Überwachung

[2] AWMF 076-001. S3-Leitlinie Screening, Diagnose u. Behandlung alkoholbezogener Störungen. Stand April 2015

T 13.2 Demenz

Immer internistische Behandlung optimieren, insbesondere bei vaskulärer Demenz; spezifische Demenzursachen abklären und ggf. gezielt behandeln

T 13.2.1 Antidementiva zur Verlangsamung der Progredienz[3]

	Glutamat-Modulator	Memantin → 331	W1 5mg/d, W2 10mg/d, dann 15–20mg/d
Nur bei Demenz vom Alzheimer-Typ			
	Cholinesterase-Hemmer (verzögerter Acetylcholinabbau)	Donepezil → 331	5mg/d für 1M, dann 10mg/d; absetzen, falls nach 2M keine Verlangsamung der Progredienz
oder		Rivastigmin → 332	2 x 1.5mg/d, alle 2W auf max. 2 x 6mg/d steigern; absetzen, falls n. 3–6M keine Verlangsamung der Progredienz; auch als Pflaster
oder		Galantamin → 331	8mg/d, alle 4W um 8mg/d steigern bis max. 24mg/d

T 13.2.2 Verwirrtheitssyndrome, Unruhezustände[3, 4]

Bei Unruhezuständen von dementen Patienten stehen nichtpharmakologische Interventionen an erster Stelle (!): Verhaltensanalyse (unter welchen Bedingungen entsteht die Unruhe?), Veränderungen der Umgebung, menschliche Zuwendung, Bewegungsmöglichkeiten schaffen, Schmerzbehandlung

	Niedrigpotentes Neuroleptikum (sedierend)	Pipamperon → 350 Melperon → 350	einschleichend; weiter Dosisbereich v. 10–200mg/d verteilt auf mehrere Portionen, je nach Tagesschwankung der Unruhe
oder	Hochpotentes Neuroleptikum (Dopaminantagonismus)	Haloperidol → 354	niedrig dosiert, 1–3mg/d p.o. od. i.m.
oder	Atypisches Neuroleptikum	Risperidon → 358	2 x 0,25 bis 2 x 1mg/d
evtl.	Atypisches Hypnotikum (sedierend)	Clomethiazol → 364	1–2Kps. (à 192mg) z. Nacht; zuvor hypotone RR-Werte ausschließen

[3] AWMF 038-013. S3-Leitlinie Demenzen. Stand 24.01.2016, gültig bis 23.01.2021
[4] Gertz HJ et al., Antipsychotika zur Behandlung neuro-psychiatrischer Störungen bei Demenz, Nervenarzt 2013; 84, 3:370-373

T 13.3 Alkoholabhängigkeit[5]

T 13.3.1 Akuter Alkoholentzug

Therapie der 1. Wahl	**Atypisches Hypnotikum** (sedierend, antikonvulsiv, antidelirant und vegetativ-dämpfend)	Clomethiazol → 364	2Kps. (à 192mg), je nach Ausprägung der Symptomatik alle 2h, vor jeder Gabe hypotone RR-Situation ausschließen; i.v.-Gabe nur auf Intensivstation
zusätzlich sinnvoll	**Vitamin B$_1$** (zur Prophylaxe einer Wernicke-Enzephalopathie)	Thiamin → 148	prophylakt. 100mg/d p.o.; bei V.a. beginnende Wernicke-Enzephalopathie 3 x 100mg/d i.v. oder i.m.
	Wenn vegetative Symptomatik (Hypertonie, Tachykardie) mit Clomethiazol nicht ausreichend behandelbar sind		
ggf. plus	**Antihypertensivum** (zentraler α$_2$-Rezeptor-Agonist)	Clonidin → 32, → 368	vorsichtig mit 0.075mg beginnen; ggf. langsam bis max. 3 x 0.3mg/d steigern; i.v. nur unter engmaschiger, ggf. int.-med. Überwachung
	Wenn trotz Clomethiazol kein ausreichender antikonvulsiver Schutz besteht		
ggf. plus	**Antikonvulsivum**	Carbamazepin → 307	ini 2–3 x 300mg/d, Zielserumspiegel 4–11mg/l

T 13.3.2 Alkoholentzugsdelir: s. psychiatrischer Notfall → 689

T 13.3.3 Rückfallprophylaxe

unterstützend	**Alkoholentwöhnungsmittel** (glutamatmodulierend; Alkoholverlangen ↓)	Acamprosat → 368	3 x 2 Tbl. (à 333mg)/d über 12M; bei Pat. < 60kg 1-1-2 Tbl.
oder	**Opiatrezeptor-Antagonist**	Naltrexon → 290	50mg/d; 1 x 20mg an Tagen mit Trinkverlangen
	zur ledigliche Reduktion der Trinkmenge		
	Opiatrezeptor-Antagonist	Nalmefen → 369	1 x 20mg an Tagen mit Trinkverlangen (Verordnungseinschränk: u.a. nur für Pat., die auf Therapieplatz warten und zur Abstinenz bereit sind; für max. 3M [in Ausnahmen: 6M]; nur kombin. mit kontin. psychosoz. Unterstützung)

[5] AWMF 076-001. S3-Leitlinie Screening, Diagnose u. Behandlung alkoholbezogener Störungen. Stand 31.07.2014, gültig bis 30.07.2019

T 13.4 Depression[6]

T 13.4.1 Akuttherapie

Bei allen Antidepressiva Erfolgsbeurteilung frühestens nach 3W Behandlung mit Zieldosis! Nach Abklingen der depressiven Symptomatik Pharmakotherapie noch 6M fortführen.

	Trizyklisches Antidepressivum (NSMRI) (Wiederaufnahmehemmg. von Serotonin und Noradrenalin)	Amitriptylin → 339 Clomipramin → 340 Doxepin → 340 Nortriptylin → 340 Trimipramin → 340	*einschleichend, Zieldosis 150mg/d*
oder	**SSRI** (selektiver Serotonin-Reuptake-Inhibitor)	Citalopram → 343 Fluoxetin → 344 Paroxetin → 344	*20–40mg/d*
		Fluvoxamin → 344 Sertralin → 344	*50–100mg/d*
		Escitalopram → 344	*10mg/d*
oder	**MAO-Hemmer** (Hemmg. d. Monoaminooxidase ⇒ Hemmung des Abbaus von NA, Serotonin)	Moclobemid → 342	*300–600mg/d*
		Tranylcypromin → 342	*20–40mg/d, tyraminarme Diät erforderlich!*
oder	**Autorezeptorblocker** (Hemmung des präsynapt. α₂-Autorez.)	Mirtazapin → 341	*15–45mg/d*
		Mianserin → 341	*ini 30mg/d, auf 60–90mg/d aufdosieren*
oder	**Selektiver Noradrenalin- und Serotonin-Reuptake-Inhibitor (SNRI)**	Venlafaxin → 346	*150–225mg/d*
		Duloxetin → 345	*60–120mg/d*
		Milnacipran → 345	*50–100mg/d*
oder	**Noradrenalin- u. Dopamin-Reuptake-Inhibitor**	Bupropion → 347	*150–300mg/d*
oder	**Serotonin-2C-Rezeptor-Blocker und Melatonin-Rezeptor-Stimulator**	Agomelatin → 347	*25–50mg abends*
oder	**Serotonin-Reuptake-Verstärker**	Tianeptin → 348	*37.5mg/d*
Bei Unwirksamkeit einmalig Wechsel auf Antidepressivum anderer Substanzklasse (s.o.)			
oder	**Lithiumaugmentation** (Verstärkung der unzureichenden Antidepressiva-Wirkung)	Lithium → 348	*ini 12–18mmol/d, unter engmaschiger, regelmäßiger Spiegelkontr. auf Serumspiegel von 0.6–0.9 (max. 1.2)mmol/l einstellen (in diesem Bereich mind. 2W belassen); Cave: Überdos.*

T 13 Psychiatrie – Therapie

oder	Quetiapinaugmentation	Quetiapin → 358	*150–300mg am Abend, über mehrere d einschleichen*
oder	**Antidepressiva-Kombination:** Wiederaufnahmehemmer (NSMRI, SSRI oder SNRI) mit Autorezeptorblocker (Mirtazapin oder Mianserin)		*beide Antidepressiva in Standarddosis (s. oben)*
oder	**Elektrokrampftherapie** (Induktion eines Grand-mal-Anfalls in Vollnarkose).		*z.B. 3 x/W*
Wahnhafte (psychotische) Depression			
Antidepr. plus	**Hochpot. Neuroleptikum** (antipsychotische Wi durch Dopaminantagonismus)	Haloperidol → 354 Risperidon → 358	*2–8mg/d*

[6] AWMF nvl-005. S3-LL/NVL: Unipolare Depression, 2. Aufl. Stand 16.11.2015, gültig bis 15.11.2020

T 13.4.2 Prophylaxe[7]

Monopolarer Verlauf

1. Wahl	**Antidepressivum**	s. Akuttherapie → 693	*Dosis wie in Akuttherapie, als Pro. langfristige Gabe*
2. Wahl	**Lithium** (etabliertes Phasenprophylaktikum mit komplexem Wirkmechanismus)	Lithium → 348	*ini 12mmol/d, Zielserumspiegel (regelm. Kontroll.) 0.6–0.9 (max. 1.2)mmol/l; zur Prophylaxe langfristige Gabe; Cave: Überdosierung*

Bipolarer (manisch-depressiver) Verlauf[7]

1. Wahl	**Lithium**	Lithium → 348	*ini 12mmol/d, Zielserumspiegel (regelm. Kontroll.) 0.6–0.9 (max. 1.2)mmol/l; zur Prophylaxe langfristige Gabe; Cave: Überdosierung*
2. Wahl	**Antikonvulsivum**	Carbamazepin → 307	*ini 2 x 300mg/d, Zielserumspiegel 4–11mg/l (regelm. kontrollieren!)*
		(Lamotrigin) → 308	*Pro. gegen depressive Rezid.: sehr langsam aufdosieren lt. Fl! Zieldosis 2 x 100mg/d*
2. Wahl	**Atypisches Neuroleptikum**	Olanzapin → 357	*Pro, sofern für Akuttherapie einer Manie wirksam, 5–20mg/d*
		Aripiprazol → 356	*Pro. gegen manische Rezidive 15(–30)mg/d*
		Quetiapin → 358	*Pro, sofern für Akuttherapie einer Depression oder einer Manie wirksam*

[7] AWMF 038-019. Diagnostik und Therapie Bipolarer Störungen. Stand 1.3.2019, gültig bis 1.3.2023

T 13.5 Manie[7]

T 13.5.1 Akuttherapie

	Lithium (etablierte antimanische Wirkung, komplexer Wirkmechanismus)	Lithium → 348	ini ca. 18mmol/d; antimanischer Zielserumspiegel 0.8–1.2mmol/l (engmasch. kontrollieren); Cave: Überdosierung
oder	**Atypisches Neuroleptikum**	Risperidon → 358	4–8mg/d
		Olanzapin → 357	5–20mg/d
		Ziprasidon → 358	80–160mg/d
		Aripiprazol → 356	15–30mg/d
		Quetiapin → 358	ini 100mg/d, schrittweise bis max. 800mg/d
		Asenapin → 357	20mg/d

Oder (bei Lithiumunverträglichkeit)

Antikonvulsivum (GABA-artige Wirkung)	Valproinsäure → 311	ini 2–3 x 300mg/d, Zielserumspiegel (50–)100mg/l; ggf. auch „Loading" mit 20mg/kg/d mgl. (i.v. od. p.o.)

Zusätzlich bei stärkerer Unruhe

Benzodiazepin (Verstärkung des hemm. Neurotransmitters GABA)	Diazepam → 361	10–40mg/d; ggf. auch 10mg langsam i.v.; Cave: Atemdepression

Zusätzlich bei stärkerer Unruhe (2. Wahl)

Niedrigpotentes Neuroleptikum (sedierend)	Levomepromazin → 350 Promethazin → 351	ini 50mg, bis zur gewünschten Wirkung schrittweise steigern (stationär bis 600mg/d)

Zusätzl. bei wahnhafter (z.B. Größenwahn) oder anderer psychotischer Symptomatik

Neuroleptikum (antipsychot. Wi durch Dopaminantagonismus)	Haloperidol → 354 Fluphenazin → 354	4–12mg/d p.o.

T 13.5.2 Prophylaxe

Siehe Prophylaxe Depression, bipolarer Verlauf → 694

T 13.6 Schizophrenie[8]

T 13.6.1 Akuter, produktiv-psychotischer Schub

	Hochpotentes Neuroleptikum (antipsychotisch durch Dopaminantagonismus)	Haloperidol → 354 Flupentixol → 353	5–10mg/d p.o., i.m.-Appl. bei Haloperidol möglich
oder		Pimozid → 354	1–8mg/d p.o.; häufig extrapyramidal-mot. UW (EPS)
	Bei akuten EPS (Frühdyskinesien, Parkinsonoid): Gegenmittel Biperiden (Akineton): 2mg p.o. oder 5mg langsam i.v., dann Dosisredukt. od. Umsetzen des Neuroleptikums		
oder	Mittelpot. Neuroleptikum	Perazin → 352	100–600mg/d p.o.
oder	Atypisches Neuroleptikum	Risperidon → 358	4–8mg/d; in höherer Dos. doch häufiger EPS
		Olanzapin → 357	5–20mg/d
		Ziprasidon → 358	80–160mg/d
		Amisulprid → 356	2 x 200-400mg/d
		Quetiapin → 358	auf 2 x 150–300mg/d einschleichen
		Aripiprazol → 356	15(-30)mg/d morgens
oder	Atyp. Neuroleptikum (Dopaminantagonismus; kaum EPS)	Clozapin → 357	ini 12.5 oder 25mg, langsam einschleichen auf 200–900mg/d
	Clozapin: überlegene Wirksamkeit[9], aber nur zugelassen, wenn mit mind. 2 anderen Neuroleptika ungenügendes Behandlungsergebnis; vorgeschriebene, regelmäßige Blutbildkontrollen beachten (Gefahr der Agranulozytose)!		

[8] AWMF 038-009, S3-Leitlinie Schizophrenie. Stand 15.03.2019
[9] Leucht S et al., Multiple-Treatments Meta-Analysis. Antipsychotic Drugs. Lancet 2013;382:951-962

T 13.6.2 Akutes katatones Syndrom

1.	Benzodiazepin (Verstärkung des hemm. Neurotransmitters GABA)	Lorazepam → 362	1–2.5mg p.o. (auch als Schmelztbl.) od. langs. i.v.; Cave: Atemdepr., ggf. wdh.
dann	Hochpotentes oder atypisches Neuroleptikum, s. Kap. T 13.6.1		

T 13.6.3 Bei vorherrschender Negativsymptomatik

	Atyp. Neuroleptikum	Aripiprazol → 356	15mg morgens
oder	Atyp. Neuroleptikum (Dopaminantagonismus; kaum EPS, bessere Wi auf schizophr. Negativsympt.)	Clozapin → 357	ini 12.5 oder 25mg, langsam einschleichen auf 200–600mg/d
	Nur zugelassen, wenn mit mind. 2 and. Neuroleptika ungenügendes Behandlungsergebnis; vorgeschriebene, regelmäßige BB-Kontrollen (Gefahr der Agranulozytose)		
oder	Atyp. Neuroleptikum	Cariprazin → 357	1.5mg/d, evtl. langsam bis 6mg/d steigern

T 13.6.4 Rezidivprophylaxe bei Schizophrenie

	Atypisches Neuroleptikum	s. Kap. T 13.6.1 → 696	*zur Pro. z.T. niedrige Dosierungen ausreichend*
	Atyp. Neuroleptikum (Dopaminantagonismus; kaum EPS, bessere Wi auf schizophr. Negativsympt.)	Clozapin → 357	*einschleichend, Erh.Dos. 50–200mg/d*
	Nur zugelassen, wenn mit mind. 2 and. Neuroleptika ungenügendes Behandlungsergebnis; vorgeschriebene, regelmäßige BB-Kontrollen (Gefahr der Agranulozytose)!		
oder	**Hochpotentes Neuroleptikum** (Dopaminantagonismus)	Haloperidol → 354 Flupentixol → 353	*2–5mg/d p.o.; bei längerfristiger Gabe Gefahr von Spätdyskinesien!*
oder	**Depot-Neuroleptikum** (verzögerte Freisetzung nach i.m.-Injektion)	Risperidon → 358	*25–50mg i.m. alle 2W*
		Paliperidon → 357	*1. Injektion: 150mg i.m.; 2. Injektion nach 1W: 100mg i.m., dann alle 4W 75mg i.m., anschließend evtl. auf 3-Monats-Depot umstellen (263mg i.m.)*
		Aripiprazol → 356	*400mg alle 4W*
		Olanzapin → 357	*210–405mg i.m. alle 2–4W*
		Haloperidol → 354	*50–100mg i.m. alle 4W*

T 13.7 Wahnerkrankung (Paranoia)[9]

T 13.7.1 Akuttherapie
s. Kap. T 13.6.1 → 696

T 13.7.2 Langzeittherapie
s. Kap. T 13.6.4 → 697

T 13.8 Angsterkrankung[10]

**Nur als Ausnahme in Einzelfällen**			
	Benzodiazepin (Verstärkung des hemmenden Neurotransmitt. GABA)	Lorazepam → 362	*1–2.5mg p.o.*
		Diazepam → 361	*5–10mg p.o.*

T 13.8.1 Generalisierte Angsterkrankung (GAD)

Antidepressivum (SNRI) (Wiederaufnahmehemmg. von Serotonin u. NA)	Venlafaxin → 346	*einschleichend auf 225–375mg/d*
	Duloxetin → 345	*60–120mg/d; Effekt oft erst nach mehrwöchiger Beh.*

T 13 Psychiatrie – Therapie

oder	**Antidepressivum (SSRI)** (Wiederaufnahmehemmung von Serotonin)	Paroxetin → 344	*10–50mg/d*
		Escitalopram → 344	*10–20mg/d*
oder/und	**Anxiolytikum** (partieller Serotoninagonismus)	Buspiron → 364	*ini 3 x 5mg/d; steigerbar bis 3 x 20mg/d*
oder	**Trizykl. Anxiolytikum** (vermutl. Sigma-Rez.-Lig.)	Opipramol → 349	*200mg/d*
oder	**Antiepileptikum** (auch wirksam bei GAD)	Pregabalin → 312	*einschl. (pro W + 150mg/d) bis 400 oder 600mg/d, verteilt auf 2 x/d*

T 13.8.2 Panikstörung und Agoraphobie mit Panikstörung

	SSRI (selekt. Serotonin-Wiederaufnahme-Hemmer)	Paroxetin → 344 Citalopram → 343	*20–40mg/d; Effekt oft erst nach mehrwöchiger Beh.*
		Escitalopram → 344	*10–20mg/d*
		Sertralin → 344	*50–100mg/d*
oder	**Trizykl. Antidepressivum** (insbes. Serotonin-Wiederaufnahme-Hemmung)	Clomipramin → 340	*150–225mg/d; Effekt oft erst nach mehrwöchiger Behandlung*
oder	**SNRI**	Venlafaxin → 346	*einschl. auf 225–375mg/d*

T 13.8.3 Agoraphobie

	Trizykl. Antidepressivum (Wiederaufnahmehemm. von Serotonin u. NA)	Imipramin → 340	*einschleich. auf 150mg/d; Effekt oft erst nach mehrwöchiger Behandlung*

T 13.8.4 Soziale Phobie

	SSRI (selekt. Serotonin-Reuptake-Inhibitor)	Paroxetin → 344	*40–60mg/d; Effekt oft erst nach mehrwöch. Behandl.*
		Escitalopram → 344	*10–20mg/d*
		Sertralin → 344	*50–100mg/d*
oder	**Revers. MAO-Hemmer** (Hemmung d. Abbaus von NA/Serotonin durch Hemmg. der Monoaminooxidase)	Moclobemid → 342	*ini 1 x 300mg/d, steigern auf 2 x 300mg/d; Effekt oft erst nach mehrwöchiger Behandlung*
oder	**SNRI**	Venlafaxin → 346	*einschl. auf 225–375mg/d*

T 13.8.5 Andere spezifische Phobien

In der Regel nur psychotherapeutische Behandlung

T 13.8.6 Somatoforme Störung

	Trizykl. Anxiolytikum (vermutl. Sigma-Rez.-Lig.)	Opipramol → 349	*200mg/d*

[10] AWMF 051-028. S3-Leitlinie Angststörungen, Stand 15.04.2014, gültig bis 15.04.2019

T 13.9 Zwangserkrankung[11]

Psychotherapie (Verhaltenstherapie mit Exposition und Reaktionsmanagement) ist die Behandlung der Wahl. Pharmakotherapie evtl. begleitend.

	SSRI (selektiver Serotonin-Reuptake-Inhibitor)	Paroxetin → 344 Fluoxetin → 344	20–40mg/d; Besserung oft erst nach 5–10W Therapie
		Escitalopram → 344	10–20mg/d
		Sertralin → 344 Fluvoxamin → 344	50–200mg/d
2. Wahl	Trizykl. Antidepressivum (insbes. Serotonin-Wiederaufnahme-Hemmung)	Clomipramin → 340	einschleichend auf 150–300mg/d; Besserung oft erst nach 5–10W Behandlung

[11] S3-Leitlinie: Zwangsstörungen AWMF 038-017, Stand Mai 2013

T 13.10 Aufmerksamkeitsdefizit-/Hyperaktivitätsstörung

	Psychostimulans (Dopamin- u. Noradrenalin-Wiederaufnahme-Hemmung)	Methylphenidat → 367	schrittw. aufdosieren: ini 10mg morgens, dann + 10mg/d in mehreren ED zw. morg. u. früh. Nachmittag, max. 60mg/d; Wirkeintritt sofort (Wirkung evaluieren, ggf. absetzen!); bei Ret.-Präp. genügt Einmalgabe. Für Ki./Jug. anderer Handelsname zugelassen als für Erw.
		Lisdexamfetamin → 367	30mg morgens, ggf. schrittweise bis 70mg steigern; Zulassung für Ki., die auf Methylphenidat nicht ansprechen
oder	SNRI (selektiver Noradrenalin-Reuptake-Inhibitor)	Atomoxetin → 366	Jug. > 70kg: 40mg/d für 1W, dann bis 80mg/d; Einmalgabe morgens; leichtere Patienten nach Körpergewicht (s. Fachinfo)

T 14 Dermatologie – Therapie (S. Karl, H. Bruckbauer)

T 14.1 Hinweis zur Therapie

Die aufgelisteten Wirkstoffe und Handelsnamen sind als Beispiele zu verstehen. Sie wurden aus Platzgründen und Gründen der Übersichtlichkeit aus der Vielzahl der erhältlichen Präparate ausgewählt. Bitte entnehmen Sie äquivalent verwendbare Wirkstoffe aus weiterführender Literatur. Alle nicht genannten Präparate eines bestimmten Wirkstoffs sind gleichwertig einsetzbar.

T 14.2 Staph.-aureus-bedingte Infektionen[1]

T 14.2.1 MSSA (Methicillin-/Oxacillin-sensibler S. aureus): Systemische Therapie

Wirkstoff	Appl.	Mittlere Tagesdosierung[a] (Erw.)	Tagesdos. bei Ki[b] 1–12J, verteilt auf ED	Besonderheiten, Indikationen
Amoxicillin + Clavulansäure → 222	p.o.	2 x 1g (875+125mg Tbl.) 3 x 0,625–1,25g (500+125mg Tbl.)	45–60mg/kgKG (in 3 ED)	Hepatotoxizität
	i.v.	3 x (1,2–)2,2g	100mg/kgKG (in 3 ED)	
Ampicillin + Sulbactam → 223	p.o.	2 x 0,75g	50mg/kgKG (in 2 ED)	Nach Experten: p.o. besser 3 x 0,75g; Hepatotoxizität
	i.v.	3(–4) x (0,75–)3g	150mg/kgKG (in 3 ED)	
Cefalexin → 228	p.o.	3 x 1g	50–100mg/kgKG (in 3 ED)	fast 100% bioverfügbar
Cefazolin → 224	i.v.	3 x 2g	50–100mg/kgKG (in 3 ED)	
Cefuroxim-Axetil → 229	p.o.	2 x 0,25–0,5g	20–30mg/kgKG (in 2 ED)	
	i.v.	3 x 1,5g	75–150mg/kgKG (in 3 ED)	
Clindamycin → 233	p.o.	3 x 600mg	20–40mg/kgKG (in 3 ED)	
	i.v.	3 x 600mg	20–40mg/kgKG (in 3 ED)	
Flucloxacillin → 219	p.o.	3–4 x 1g	1–3g (in 3–4 ED)	Hepatotoxizität, nicht länger als 14d
	i.v.	3–4 x 1–2g	2–6g (in 3–4 ED)	
Azithromycin → 232	p.o.	1 x 500mg (3d) oder ini 500mg, dann f. 4d 1 x 250mg (5d)	10mg/kgKG in 1 ED (3d) oder ini 10mg/kgKG, dann 4d 5mg/kgKG (5d)	Ther.-Dauer 3–5d, Gesamtdosis/Behandlung 1500mg
	i.v.	1 x 500mg		
Clarithromycin → 232	p.o.	2 x 250–500mg	15mg/kg KG (in 2 ED)	
	i.v.	2 x 500mg		
Erythromycin → 233	p.o.	3–4 x 500mg	30–50mg/kgKG (in 3–4 ED)	Tagesdosis 2–4g, maximal 4g/d
	i.v.	3–4 x 0,5–1g	20–50mg/kgKG (in 3–4 ED)	
Roxithromycin → 233	p.o.	2 x 150mg oder 1 x 300mg	5–7,5mg/kgKG (in 2 ED)	

Staph.-aureus-bedingte Infektionen

[a] Die mittleren Tagesdosen gelten für Erwachsene und müssen (z. B. bei Nieren- oder Leberinsuff.) individuell angepasst werden.
[b] Die Tagesdosen gelten für Kinder vom vollend. 1.-12. Lj. und stammen aus dem DGPI Handbuch 5. Aufl. 2009. Bei Ki < 1J pädiatrischen Infektiologen hinzuziehen.

T 14.2.2 MRSA (Methicillin-/Oxacillin-resistenter S. aureus): Systemische Therapie

Wirkstoff	Appl.	Mittlere Tagesdosierung[a] (Erw.)	Tagesdos. bei Kinder[b] 1-12J, verteilt auf ED	Besonderheiten, Indikationen
Clindamycin → 233	p.o.	3 x 600mg	20-40mg/kgKG (in 3 ED)	Clindamycin ist nur indiziert, wenn auf Erythromycin sensibel getestet wurde
	i.v.		20-40mg/kgKG (in 3 ED)	
Cotrimoxazol[c] **(Trimethoprim + Sulfamethoxazol)** → 238	p.o.	2 x 960mg	6mg/kgKG (TMP) 30mg/kgKG (SMX) (in 2 ED)	Hoher Sulfonamidanteil, Sensibilisierungen
	i.v.		10-20mg/kgKG (TMP) 50-100mg/kgKG (SMX) (in 2 ED)	
Daptomycin → 243	i.v.	1 x 4mg/kgKG	Absprache mit pädiatrischem Infektiologen	Renale Elimination, Cave: NI u. Dosiserhöhung durch and. renal eliminierte Medikamente, CPK-Anstieg mögl.; Ki: off-label-use [28-32]
Doxycyclin → 230	p.o.	2 x 100mg oder 1 x 200mg	Kontraindiziert bis 8.LJ, danach 2-4mg/kgKG (ED)	
Fosfomycin → 246	i.v.	3 x 5g	200-300mg/kgKG (in 2-3 ED)	Hohe Natriumbelastung, Cave: renale Insuffizienz, nur in Kombination
Fusidinsäure	p.o.	3 x 0.5g	Absprache mit pädiatrischem Infektiologen	Reserveantibiotikum, nur in Kombination, hepatotox.; nur als Import nach § 73 AMG durch Apotheke erhältlich
	i.v.	3 x 0.5g		
Linezolid → 244	p.o.	2 x 600mg	20-30mg/kgKG (in 2-3 ED)	Hämatotoxisch (BB-Kontrollen), MAO-Hemmung; Kinder: off-label-use [33]
	i.v.	2 x 600mg	30mg/kgKG (in 2-3 ED)	

T 14 Dermatologie – Therapie

Wirkstoff	Appl.	Mittlere Tagesdosierung[a] (Erw.)	Tagesdos. bei Kinder[b] 1–12J, verteilt auf ED	Besonderheiten, Indikationen
Rifampicin → 249	p.o.	1 x 600mg (10mg/kgKG)	10–20mg/kgKG (in 1–2 ED)	Nur in Kombination (z.B. mit Glykopeptiden) Interaktionen; hepatotoxisch
	i.v.	1 x 600mg (10mg/kgKG)	10–20mg/kgKG (in 1–2 ED)	
Teicoplanin[d] → 242	i.v.	ini 2 x 400mg (d 1), dann 1 x 200–400mg/d	ini 20mg/kgKG (in 2 ED d1), dann 10mg/kgKG (in 1 ED)	nephrotoxisch
Tigecyclin → 231	i.v.	ini 1 x 100mg, dann 2 x 50mg	Absprache mit pädiatrischem Infektiologen	Ki: off-label-use
Vancomycin[d] → 243	i.v.	2 x 1g	40mg/kgKG (in 2–3 ED)	Red-man-Syndrom (Histaminrelease), nephrotox. [32,33]

[a] Die mittleren Tagesdosen gelten für Erwachsene und müssen (z. B. bei Nieren- oder Leberinsuff.) individuell angepasst werden.
[b] Die Tagesdosen gelten für Kinder vom vollend. 1.–12. Lj. und stammen aus dem DGPI Handbuch 5. Aufl. 2009. Bei Ki < 1J pädiatrischen Infektiologen hinzuziehen.
[c] In Österreich auch Cosoltrim als Kombination aus Trimethoprim + Sulfametrol (Lidaprim®)
[d] Cave: Bei Oxacillin-empf. Staphyl. ist die Wirkung deutlich schlechter als die der Betalaktamantibiotika!

T 14.2.3 Topische Antibiotika[a]

Wirkstoff	Applikation	Konzentration	Besonderheiten
Fusidinsäure + Natriumfusidat → 379	Creme, Salbe, Gaze	2,0%	Gegen S. aureus u. MRSA sehr gut wirksam, sekundäre Resistenzen bei häufigem Gebrauch möglich [16], selten sensibilisierend, keine Kreuzresistenzen
Mupirocin (Pseudomonilsäure)	Nasensalbe	2,0%	Bakteriostatisch, in D: Präparat für S. aureus und MRSA-Eradikation[b] (Nase) und zur externen Therapie. Resistenzen bei Mupirocin ansteigend [34], keine Kreuzresistenzen
Retapamulin	Salbe	1,0%	Bakteriostatisch gegen S. aureus und Streptokokken, keine Zul. gegen MRSA
Tyrothricin (Gramicidin + Tyrocidin)	Gel, Puder als Magistralrezeptur	0,1%	Bakterizid gegen grampositive Kokken, selten sensibilisierend

[a] Diese Tabelle dient zur orientierenden Information. Sie erhebt keinen Anspruch auf Vollständigkeit. Bei einigen „Altpräparaten" werden Indik. wie Hautantiseptik oder Wundbehandlung angegeben).
[b] Mupirocin topisch zur Behandlung der Infektion aber auch zur Eradikation der nasalen Kolonisation mit MRSA 3 x/d über 5d sowie Kontrollabstrich 2d nach Therapieende. AWMF-Leitlinie zu Maßnahmen beim Auftreten multiresistenter Erreger (MRE) [35]. Auch im Verlauf sollten Kontrollabstriche durchgeführt werden: im Krankenhaus nach 1 M, zwischen dem 3. und 6. bzw. nach 12 M, in der Arztpraxis zwischen dem 3. und 6. M und dem 6. und 12. M nach Sanierung [36].

Staph.-aureus-bedingte Infektionen

T 14.2.4 Topische Antiseptika[a]

Wirkstoff	Applikation	Konzentration	Besonderheiten
Chlorhexidin	Lsg., Creme, ggf. als Magistralrez. (NRF 11.116., 11.126.)	0,5–2%	Bakteriostatisch, geringe Toxizität, schwach wirksam gegen Pseudomonas spp.; Beeinträchtigung der Wundheilung
Octenidin	Lösung	0,1%	Bakterizid, geringe Toxizität
Polihexanid	Lsg.; Gel, Creme bzw. Salbe als Magistralrez. (NRF 11.128., 11.131., 11.137.)	0,02–0,1%	Bakterizid, geringe Toxizität, breites Wirkungsspektrum
Clioquinol + Chloriodhydroxychinolin	Creme, ggf. als Magistralrezeptur	0,5%–1%, kleinflächig 2–3%	Gut wirksam gegenüber grampositiven Kokken, färbend (gelb), unter Okklusion: Resorption → SMON[b], Sensibilisierung
Silber-2-aminoethylhydrogenphosphat	Salbe, Gel, Puder als Magistralrezeptur	3–5%	
Povidon–Jod	Lsg., Salbe	0,5–10%	Bakterizid (MSSA, MRSA), fungizid, viruzid [37], cave: Jodresorption, Sensibilisierung

[a] Diese Tabelle dient zur orientierenden Information. Sie erhebt keinen Anspruch auf Vollständigkeit. Bei einigen „Altpräparaten" werden Indik. wie Hautantiseptik oder Wundbehandlung angegeben).
[b] SMON = subakute Myelo-Optico-Neuropathie

T 14.2.5 Impetigo contagiosa

Topische antiseptische Therapie

> Polihexanid, Povidon-Iod, Octenidin, Chlorhexidin, Dos. s. Kap. T 14.2.4 → 703

Topische antibiotische Therapie

> Fusidinsäure, Retapamulin, Dosierung s. Kap. T 14.2.3 → 702

Systemische antibiotische Therapie

Bei mehreren oder ausgedehnten Läsionen sowie Verdacht auf Mischinfektion mit β-hämolysierenden Streptokokken der Gruppe A (GAS) wird eine systemische Antibiose empfohlen:

> Cefalexin (Cephalosporin Gruppe 1), Dosierung s. Kap. T 14.2.1 → 700

bei V.a. Penicillinallergie

> Clindamycin oder Makrolide, Dosierung s. Kap. T 14.2.1 → 700

T 14.2.6 Follikuläre S.-aureus-bedingte Pyodermien

Oberflächliche Follikulitis (Ostiofollikulitis), Follikulitis/Perifollikulitis, Furunkel/Karbunkel

Topische antiseptische Therapie

> Polihexanid, Povidon-Iod, Octenidin, Chlorhexidin, Dos. s. Kap. T 14.2.4 → 703

T 14 Dermatologie – Therapie

Topische antibiotische Therapie

> Fusidinsäure, Retapamulin, Dosierung s. Kap. T 14.2.3 → 702

Systemische antibiotische Therapie

Bei mehreren oder ausgedehnten Läsionen sowie Verdacht auf Mischinfektion mit ß-hämolysierenden Streptokokken der Gruppe A (GAS) wird eine systemische Antibiose empfohlen:

> Cefalexin (Cephalosporin Gruppe 1) Dosierung s. Kap. T 14.2.1 → 700

bei V.a. Penicillinallergie

> Clindamycin oder Makrolide, Dosierung s. Kap. T 14.2.1 → 700

T 14.2.7 Tiefe S.-aureus-bedingte Infektionen

Kutaner Abszess, Phlegmone

Sogenannte "Zugsalben" und die Anwendung feuchter Wärme sind traditionell in Gebrauch. Die Inzision reifer (fluktuierender) Einzelherde wird empfohlen. **(Cave:** Hinweis an Patient: Bei Furunkeln im Gesicht nicht selbst manipulieren! Gefahr der Sinusvenenthrombose).

Systemische antibiotische Therapie

> Cefalexin (Cephalosporin Gruppe 1), Flucloxacillin oder Clindamycin
> Dosierung s. Kap. T 14.2.1 → 700

bei V.a. Penicillinallergie

> Clindamycin Dosierung s. Kap. T 14.2.1 → 700

Bei bestehender Therapieresistenz: Antibiotikum entspr. Antibiogramm. **Cave** MRSA.
Bei ausgedehntem Befund oder Gesichtsfurunkeln: stationäre intravenöse Behandlung.

[1] AWMF 013-038 S2k Diagnostik und Therapie Staphylococcus aureus bedingter Infektionen der Haut und Schleimhäute. Stand: 01.04.2011 (in Überarbeitung), gültig bis 31.03.2016

T 14.3 Weitere bakterielle Infektionen

T 14.3.1 Borreliosen

Therapieempfehlungen bei Lyme-Borreliose

Lokalis. Frühmanifestationen: solitäres Erythema migrans, Erythema chronicum migrans

	Tetracyclin (Antibiose)	Doxycyclin[c] → 230	2 x 100mg/d p.o. oder 1 x 200mg/d (10-14d); Ki. ab 9J 4mg/kgKG/d p.o.[b] (max. 200mg) (10-14d)
oder	Breitbandpenicillin (Antibiose)	Amoxicillin → 220	3 x 500-1000mg p.o. (14d); Ki. 50mg/kgKG/d p.o. (14d)
oder	Cephalosporin (Antibiose)	Cefuroxim-Axetil → 229	2 x 500mg p.o. (14d); Ki. 30mg/kgKG/d p.o. (14d)
oder	Makrolid (Antibiose)	Azithromycin → 232	2 x 250mg p.o. (5-10d); Ki. 5-10mg/kgKG/d p.o. (5-10d)

Weitere bakterielle Infektionen

Disseminierte Frühmanifestationen[a]: multiple Erythemata migrantia, Erythema migrans mit grippeartigen Allgemeinsymptomen, Borrelien-Lymphozytom (solitär u. disseminiert)			
	Tetracyclin (Antibiose)	Doxycyclin[c] → 230	2 x 100mg/d p.o. oder 1 x 200mg/d (14-21d); Ki. ab 9J 4mg/kgKG/d p.o.[b] (max. 200mg) (14-21d)
oder	Breitbandpenicillin (Antibiose)	Amoxicillin → 220	3 x 500-1000mg p.o.; Ki. 50mg/kgKG/d p.o.; für 14-21d[a]
oder	Cephalosporin (Antibiose)	Cefuroxim-Axetil → 229	2 x 500mg p.o. (14-21d)[a]; Ki. 30mg/kgKG/d p.o. (14-21d)[a]
oder	Makrolid (Antibiose)	Azithromycin → 232	2 x 250mg p.o. (5-10d)[a]; Ki. 5-10mg/kgKG/d p.o. (5-10d)[a]

Spätmanifestationen: Acrodermatitis chronica (ödematös-infiltratives und atrophes Stadium) ohne neurologische Symptome			
	Tetracyclin (Antibiose)	Doxycyclin[c] → 230	2 x 100mg/d p.o. oder 1 x 200mg/d (30d); Ki. ab 9. Lj. 4mg/kg KG/d p.o.[b] (max. 200mg) (30d)
oder	Breitbandpenicillin (Antibiose)	Amoxicillin → 220	3 x 500-1000mg/d p.o.; Ki. 50mg/kgKG/d; 30d

Spätmanifestationen: Acrodermatitis chronica (ödematös-infiltratives und atrophes Stadium) mit neurologischer Symptomatik			
	Benzylpenicillin (Antibiose)	Penicillin G → 218	4 x 5 Mio. IE/d i.v. (14-21d)[d]; Ki. 200-500000IE/kgKG/d i.v. (14-21d)[d]
oder	Cephalosporin (Antibiose)	Ceftriaxon → 225	1 x 2g/d i.v. (14-21d)[d]; Ki. 50mg/kgKG/d i.v. (14-21d)[d]
		Cefotaxim → 225	3 x 2g/d i.v. (14-21d)[d]; Ki. 100mg/kgKG/d i.v. (14-21d)[d]

[a] Die Therapiedauer richtet sich nach der Dauer und Schwere der klinischen Symptomatik; bei multiplen Erythemen und bei Borrelien-Lymphozytom beträgt die Therapiedauer 21 Tage.
[b] Nach Abschluss der Zahnschmelzbildung;
[c] Für Jugendliche und Erwachsene ab 50 kg KG
[d] Weiter oral bis 30 Tage (Aberer et al. 1996)

2   AWMF 013/044 S2k Kutane Lyme Borreliose. Stand: 31.03.2016 , gültig bis 31.10.2020.

T 14.3.2 Ecthyma

Topisch

	Antiseptikum	Hydroxychinolin	mehrmals tgl. Umschläge (bis zur Abheilung)
oder/plus	Antiseptikum	Polyvidon-Jod-Salbe	2 x/d auftragen (bis zur Abheilung)

Systemisch

Siehe unten Erysipel, **Kap. T 14.3.4**

T 14.3.3 Erythrasma

Topisch

	Waschgel (Reinigung, Austrocknung)	Syndets	2–3 x/d (mehrere W)
plus	Azol-Antimykotikum (Antibiose/Breitspektrum-antimykotikum)	Clotrimazol-Creme, Paste → 380	2–3 x/d dünn auftragen (1W nach Abheilung)
		Ciclopirox Creme → 380	

Systemisch

ggf.	Makrolid (Antibiose)	Erythromycin → 233	2 x 500mg/d p.o. (10d)

T 14.3.4 Erysipel

	Oralpenicillin (Antibiose)	Penicillin V → 219	3 x 1.2-1.5 Mio. IE/d p.o. (1 Mio. IE = 0.6g)
oder	Benzylpenicillin	Penicillin G → 218	3 x 5-10 Mio. IE/d i.v. (1 Mio. IE = 0.6g)
		Penicillin G → 218 + β-Laktamase-Inhibitor (Sulbactam) → 222	3 x 5 Mio. IE/d i.v. + 3 x 1g/d; bei V.a. Beteiligung von Staphylokokken
oder	Breitbandpenicillin + Penicillinaseinhibitor	Amoxicillin + Clavulansäure → 222	3 x 1.2-2.2mg i.v.
oder	Cephalosporin (Antibiose)	Cefalexin → 228	3 x 1g p.o./d
		Cefazolin → 224	3 x 2g/d i.v.; auch bei Staphylokokkenbeteiligung inkl. Betalaktamasebildner

Bei Penicillinallergie

	Makrolid (Antibiose)	Roxithromycin → 233	2 x 150mg/d p.o. bzw. 1 x 300mg/d p.o.
oder		Erythromycin → 233	2 x 1g/d p.o. (mind. 10 d)
oder	Lincosamid (Antibiose)	Clindamycin → 233	3 x 300-600mg p.o./i.v./d; keine Dosisreduktion bei NI

T 14.3.5 Erysipeloid

Topisch

	Antiseptikum (antiinflamm., antimikrobiell)	Hydroxychinolin	mehrmals tgl. Umschläge (bis zur Abheilung)

Systemisch

	Phenoxypenicillin	Phenoxymethylpen. → 219	2–3 Mio. IE p.o. (5–10d)
oder	Tetracyclin (Antibiose)	Doxycyclin → 230	1 x 200mg/d p.o./i.v. (14d)
bei Penicillinallergie		Erythromycin → 233	3 x 0.5–1g/d p.o. (10d)

T 14.3.6 Gramnegative Follikulitis

Topisch

	Desinfizientien (antimikrobiell)	Ammoniumbituminosulfonat Salbe 0–50% → 370	2–3 x/d auftragen
		Polyvidon Jod-Lsg.	
plus/oder	Antiseptikum	Benzoylperoxid → 377 Waschlotion, Gel oder Creme 2,5–10%	1–2 x/d auftragen
oder	(Reserve)	Retapamulin Salbe	2x/d auftragen
oder	(Reserve)	Mupirocin Salbe	2x/d auftragen

Systemisch

ggf.	Vitamin-A-Säure-Derivat (antimikrobiell, austrocknend)	Isotretinoin → 379	0.5–1mg/kgKG p.o. für 3–5M (off-label; UW → 378)
oder	Nitroimidazol (antiinfekt.)	Metronidazol → 239	2 x 400mg/d (ca. 10d)

T 14.3.7 Folliculitis decalvans[3]

Syn.: Folliculitis et parafolliculitis abscedens et suffodiens

Topisch

	Antibiotika	Clindamycin 1% Gel → 377	1–2/d
oder		Erythromycin 2% Lsg. → 377	1–2/d
	Antiseptika	Octenidin, Polyhexanid oder Chlorhexidin	1–2/d

Systemisch

z.B.		Doxycyclin → 230	2 x 100mg/d
oder		Cefuroxim → 224	2 x 500mg/d
oder		Clarithromycin → 232	2 x 250mg/d
oder	Antibiot. + Tuberkulostat.	Clindamycin → 233 + RMP	je 2 x 300mg/d für 10 W
ggf.	Retinoid	Isotretinoin → 379	0,5–0,75mg/kg KG

[3] J Eur Acad Dermatol Venereol. 2015 Feb 24. doi: 10.1111/jdv.13052 (München)

T 14.3.8 Lupus vulgaris

1. Phase

	Tuberkulostatikum (Antibiose)	Rifampicin → 249	10mg/kgKG/d p.o. (2–3M)
plus		Isoniazid → 249	5mg/kgKG/d p.o. (2–3M)
plus		Pyrazinamid (PZA) → 249	25–35mg/kgKG/d (2M)
evtl. plus		Ethambutol (EBM) → 249	15–25mg/kgKG/d p.o. (2M); nicht bei Ki. < 2J!

2. Phase

	Tuberkulostatikum (Antibiose)	Rifampicin (RMP) → 249	weitere 4M
plus		Isoniazid (INH) → 249	5mg/kgKG/d p.o. (weit. 4M)

Alternativschema

statt	INH	RMP + EMB (Ethambutol 15–25mg/kgKG) + PZA
	RMP	Therapie nach Antibiogramm (9–12M)
	PZA	INH + RMP + EMB (3M)
		INH + RMP (weitere 6M)

T 14.4 Akne und akneiforme Dermatosen

T 14.4.1 Therapiealgorithmus[4]

	Leicht		Mittelschwer		Schwer	
	A. com.[1,2]	A.pap.,pust.[1]	A.pap.,pust.[1]	A. pap, pust. nodosa[1,3]	A. conglobata	
1. Wahl	Top. Retinoid	Basistherapeutikum[4,5] oder Kombination der Basistherapeutika[4] oder Basistherapeutikum[4] + top. Antibiotikum	Kombination der Basistherapeutika[4] oder Basistherapeutikum[4] + top. Antibiotikum oder orales Antibiotikum + Basistherapeutikum[4]	Orales Antibiotikum + 1 oder 2 BT oder orales Antibiotikum + Azelainsäure	Orales Antibiotikum + BPO + topisches Retinoid oder orales Antibiotikum + Azelainsäure	
Alternativen	Azelainsäure	Azelainsäure (allein[5], oder Kombi. mit top BT/AB)	Azelainsäure + BT od. orales Antibiotikum + Azelainsäure	Orales Isotretinoin	Orales Isotretinoin	
Bei Frauen	siehe oben	siehe oben	Orales antiandrogenes Kontrazeptivum + siehe 1. Wahl	Orales antiandrogenes Kontrazeptivum + siehe 1. Wahl	Orales antiandrogenes Kontrazeptivum + siehe 1. Wahl	
Schwangerschaft	Azelainsäure	Azelainsäure + BPO oder topisches Erythromycin + BPO	Azelainsäure + BPO + Azelainsäure od. + BPO	Orales Erythromycin + Azelainsäure + BPO	Orales Erythromycin + Azelainsäure + BPO, evtl. kurzfr. oral. Prednisolon	
Erhaltung	Top. Retinoid	Top. Retinoid		Top. Retinoid + BPO		

1. Zusätzlich mechan. Komedonenentfernung 2. Bei starker Ausprägung kann eine A. comedonica auch als eine mittelgradige bzw. schwere Akne bewertet werden 3. A. pap.pust. mit Knötchen (0.5–1cm) 4. Basistherapeutikum = topisches Retinoid oder Benzoylperoxid (BPO) 5. Bei leichten Formen; BT = Basistherapeutikum; AB = Antibiotikum top. = topisch

[4] Adapt. nach Dt. S2-Akne-Leitlinie 2010; korr. Fassg. 2011

Akne und akneiforme Dermatosen

Topisch			
	Waschgel (Reinig., Entfett.)	Syndets	2 x/d
plus	Peeling	Peeling-Creme mit Schleifkörnchen	anfangs 2–3 x/W
plus/ oder	Vitamin-A-Säure-Derivat (Keratolyse ⇒ Beseitigung follikul. Verhornungsstrg.)	Tretinoin, Isotretinoin oder Adapalen → 378	1–2 x/d dünn auftragen
oder/ plus	Benzoylperoxid (bakteriostatisch, antiinflammat., komedolytisch)	Benzoylperoxid 2.5–10% → 377	1–2 x/d
oder	Azelainsäure. (antibakt., antiinflammatorisch)	Azelainsäure → 378	1–2 x/d dünn auftragen
oder/ plus	Makrolid. (Propionibakterium-acnes- Antibiose)	Erythromycin 2–4% → 377	1–2 x/d dünn auftragen
oder/ plus	Lincosamid (Antibiose)	Clindamycin → 377	1–2 x/d dünn auftragen (bis 4W)
od./pl.	Gyrasehemmer	Nadifloxacin → 377	1–2 x/d dünn auftragen
oder	Kombin. Vit.-A-Säure-Derivat + Makrolid-Antibiotikum	Tretinoin → 378 + Erythromycin → 377	1–2 x/d dünn auftragen
oder	Komb. Vit.-A-Säure-Deriv. + Lincosamid-Antibiot.	Tretinoin + Clindamycin → 378	1 x/d dünn auftragen
oder	Kombination Lincosamid + Benzoylperoxid	Clindamycin → 377 + Benzoylperoxid → 377	1 x/d dünn auftragen
oder	Kombin. Vit.-A-Säure-Derivat + Benzoylperoxid	Adapalen + Benzoylperoxid → 378	1 x/d dünn auftragen
oder/ plus	Schieferöl. (antiphlogistisch, antimikrobiell)	Ammoniumbituminosulfonat 10–50% → 370	Salbenverband jed. 2. d wechseln (bis Abszesseröffnung)
Systemisch			
ggf.	Tetracyclin. (Propionibact.-acnes-Antibiose, antientzündlich)	Minocyclin → 231 Doxycyclin → 230	2 x 50mg/d p.o., mind. 4–6W, Cave: KI bei Ki, SS und SZ! (photosensibilisierend!)
In schweren Fällen			
	Tetracyclin. (Propionibact.-acnes-Antibiose)	Doxycyclin → 230	1–2 x 50mg/d p.o. (4–12W), Cave: KI bei Ki, SS und SZ! (photosensibilisierend!)
oder	Vitamin-A-Säure-Derivat (antiinflamm., sebostatisch durch Talgdrüsenreduktion, Keratolyse).	Isotretinoin → 379	0.3–0.5mg/kg KG/d, mind. 6M
		Cave: Kontrazeption während 4W vor und 4W nach Behandlung! Keine Blutspende! **Keine Kombination mit Tetrazyklinen** (Sicherheitsabstand 1W)!	

T 14 Dermatologie – Therapie

Evtl. bei Frauen

	Kontrazeptivum (Hemmung der Androgenwirkung auf die Talgdrüsenazini)	Ethinylestradiol + Cyproteronacetat → 418	1 x 1 Tbl. (1.–21. Zyklustag)
		Ethinylestradiol + Chlormadinon → 422	1 x 1 Tbl. (1.–21. Zyklustag)

T 14.4.2 Acne inversa[5]

Syn.: Hidradenitis suppurativa

Topisch

	Lincosamid	Clindamycin 1% Lsg. → 377	1 x/d dünn auftragen

Systemisch

	Lincosamid	Clindamycin → 233	2 x 300mg/d über 12W
plus	Tuberkulostatikum	Rifampicin → 249	2 x 300mg/d über 12W
plus	Tetracyclin	Minozyklin → 231	2 x 50mg/d über 1–3M

Bei Frauen, die auf systemische Antibiotika nicht ansprechen

	Kontrazeptivum	Ethinylestradiol + Cyproteronacetat → 418	1 x 1 Tbl. über ≥ 6M

Bei unzureichendem Ansprechen auf konventionelle Therapie

	Biologica	Adalimumab → 213	d1 4 x 40mg, d15 2 x 40mg, ab W4 40mg/W od. 80mg/2W

[5] AWMF 013-012 Therapie der Hidradenitis suppurativa/Acne inversa. 31.12.2012, gültig bis 31.12.2017

T 14.4.3 Rosacea

Topisch

	Makrolid	Erythromycin → 377 2–4% Lsg., Gel oder Creme	2 x/d dünn auftragen (nach Bedarf)
oder	Chemotherapeutikum (antibakteriell)	Metronidazol Creme 0.75–2%, Gel oder Lotion	2 x/d dünn auftragen (> Wochen)
oder	Azelainsäure	Azelainsäure Gel → 378	1–2x/d dünn auftragen
oder	Antiparasitarium	Ivermectin → 378 Permethrin 5% Creme → 382	1x/d dünn auftragen; (Permethrin off-label)
oder	Schwefel (antimikrobiell)	Ichthyol-Schwefel-Zink-Paste 2–4%	1–2 x/d dünn auftragen (nach Bedarf)
evtl. plus	Alpha-2-Mimetikum	Brimonidin-Gel → 385	1 x/d (morgens) dünn auftragen (nach Bedarf)

Alopezie

Systemisch			
evtl.	**Tetracycline**	Doxycyclin → 230	*ini (10-14d) 100mg/d p.o., dann 50mg bis max. 12W*
		Minocyclin → 231	*ini 2 x 50mg/d p.o. (4-6W)*
		Doxycyclin ret. → 378	*1 x 40mg (6-12W)*
	Retinoid (antiinflammatorisch, antiseborrhoisch)	Isoretinoin → 379	*0.1–1mg/kgKG/d p.o. (> 6M, w: unbedingt Kontrazept.)*
		Cave: Keine Komb. mit Tetrazyklinen! Keine zugel. Ind!	

T 14.4.4 Periorale Dermatitis

Topisch			
	Makrolid (Antibiose)	Erythromycin 2% → 377 Metronidazol 0.75% (jew. Creme und Emulsion)	*1–2 x/d dünn auftragen (bis zur Abheilung); Metronidazol off-label*

Systemisch			
evtl.	**Tetracyclin** (Antibiose)	Minocyclin → 379	*1–2 x 50mg/d p.o. (einige W)*

T 14.5 Alopezie

T 14.5.1 Alopecia androgenetica des Mannes

Topisch			
evtl.	**Antihypertensivum** (Anagenhaar-Rate ↑)	Minoxidil → 383 5% in alkoholischer Lösung	*2 x/d 1ml auf Kopfhaut aufbringen (Cave UW insbes. auf Herz/Kreislauf!)*
	Sexualhormonanalogon	Alfatradiol → 383	*1 x/d 3ml, dann 2–3 x/W auf Kopfhaut aufbringen (bis zur Besserung)*
evtl.	**Hormon**	Melatonin-Lsg. 0,001–0,1%	*1 x/d auf Kopfhaut aufbr.*

Systemisch			
	5α-Reduktase-Hemmer (Östrogen → Dihydrotest. ↓ ⇒ Androgenwirkung ↓)	Finasterid → 383	*1 x 1 Tbl./d (Jahre; nur Männer!, evtl. PSA-Überwachung)*
evtl. plus	**Vitamine** (Verbesserung der Haarstruktur, Effluvium ↓)	Biotin H	*2.5–5mg/d (> 3M)*

T 14.5.2 Alopecia androgenetica der Frau

Topisch			
evtl.	**Antihypertensivum** (Anagenhaar-Rate ↑)	Minoxidil → 383 2% in alkoholischer Lösung	*2 x/d 1ml auf Kopfhaut aufbringen (Cave UW insbes. Herz/Kreislauf!)*

T 14 Dermatologie – Therapie

	Nicht halogeniertes Glukokortikosteroid (Anagenhaar-Rate ↑, antiinflammatorisch).	Prednisolon → 370	1 x/d 3ml, dann 2–3 x/W auf Kopfhaut aufbringen (bis zur Besserung, Wirkung nicht gesichert)
		Dexamethason → 371	
		Mometason → 372	
		Clobetasol → 370	
oder/ plus	Sexualhormonanalogon	17-alpha-Estradiol	1 x/d 3ml, dann 2–3 x/W auf Kopfhaut aufbringen (bis zur Besserung)
evtl.	Hormon	Melatonin Lsg. 0,0033%	1 x/d auf Kopfhaut aufbr.

Systemisch

evtl.	Kontrazeptive Sexualhormone/Antiandrogene (cyproteronacetathaltig, Hemmung der Androgenwirkung auf Haarfollikel)	Ethinylestradiol + Cyproteronacetat → 418	1 x 1 Tbl./d (1.–21. Zyklustag)
		Ethinylestradiol + Chlormadinon → 422	
oder/ plus	Sexualhormon/Gestagen mit antiandrogener Wi (Hemmung der Androgenwirkung auf Haarfollikel)	Cyproteronacetat → 409	10mg/d p.o. (d1–15 zum Antikonzeptivum)
		Cave: Nur unter gynäkol. Betreuung und Antikonzeption!	
oder/ plus	Vitamine, essenzielle Aminosäuren (Verbesserung der Haarstruktur, Effluvium ↓)	Biotin H	2.5–5mg/d (> 3M)
		Zystin	ini. 3 x 20mg/d für 2–3W 3 x 10–20mg/d (über M)

T 14.5.3 Alopecia areata

Topisch

evtl.	Glukokortikosteroid (antiinflammatorisch)	Clobetasol → 370	1–2 x/d auftragen (> 2M), Wi nicht gesichert, 1:2–1:5 verdünnt intrakutan, intraläsional; Cave: Schläfenbereich!
		Mometason → 372	
		Triamcinolonacetonid → 371	

Systemisch

evtl.	Glukokortikosteroid (antiinflammatorisch)	Methylprednisolon → 372	ini. 20–60mg/d p.o. (2–3W); Erh.Dos. 4–8mg/d p.o. (2–4W) (Wirkung nicht gesichert)

T 14.6 Ekzemerkrankungen

T 14.6.1 Kontaktekzem

akut/ sub-akut	Glukokortikosteroid, evtl. mit antimikrobiellem Zusatz, als Salbe, Creme, Paste, Lotion, Lösung (antiinflammatorisch)	Prednicarbat → 371	1–2 x/d auftragen; (5–7d); stadiengerechte Grundlage: – trocken: Salbe – nässend: Creme – feucht: Paste, Creme
		Betamethason → 371	
		Triamcinolon → 371	
		Mometason → 372	
		Methylprednisolon → 372	
		Flumetason + Clioquinol	
		Flumetason + Triclosan → 372	

Chronisches Stadium wie bei atopischem Ekzem

[6] AWMF 013-055 S1 Kontaktekzem, Stand: 21.08.2013, gültig bis 20.08.2018

T 14.6.2 Atopisches Ekzem (Neurodermitis)

Topisch

akut	Glukokortikosteroid, evtl. mit antimikrobiellem Zusatz, als Salbe, Creme, Paste, Lotion, Lösung (antiinflammatorisch)	Prednicarbat → 371	ini 2 x/d auftragen; stadiengerechte Grundlage: – trocken: Salbe – nässend: Creme, Lotion, Lsg. – feucht: Paste, Creme
		Mometason → 372	
		Methylprednisolon → 372	
		Flumetason + Clioquinol	
		Flumet. + Triclosan → 372	
ggf. plus	Breitspektrum-Antibiotikum	Fusidinsäure-Creme → 379	2–3 x/d auftragen (Dauer nach Bedarf)
oder	Farbstoff	Solutio pyoctanini wässrig 0.25–0.5%	alle 3d (Dauer nach Bedarf)
		Eosin-Lsg. 0.5–2%	nach Bedarf tgl. auftragen
subak./ chron.	Glukokortikosteroid (antipruriginös, antiphlog.)	Hydrocortison → 370 Salbe, Creme	1–2 x/d (nach Bedarf)
oder	Immunmodulator/ Calcineurin-Inhibitor	Tacrolimus → 373	1–2 x/d auftragen
		Pimecrolimus → 373	
plus/ od.	Teere	Steinkohlenteer	1–2 x/d (max. 4W)
plus/ oder	Harnstoffpräparat (hydratisierend)	Urea → 383 Creme, Lotion 5–10%	mehrmals pro d (nach Bedarf)
plus/ od.	Omega-3-Fettsäuren	Nachtkerzensamen-Öl	mehrmals pro d (nach Bedarf)

T 14 Dermatologie – Therapie

Systemisch

	Glukokortikosteroid (antiinflammatorisch)	Prednisolon → 210	20–40mg/d p.o. (über 7–10d reduzieren)
	Immunsuppressivum	Ciclosporin → 275	2.5mg/kg KG/d in 2ED, Laborkontrollen!
bei Superinfektion	**Tetracyclin** (Antibiose, erregerangepasst)	Doxycyclin → 230	2 x 100mg/d p.o. (10d)
	Cephalosporin (Antibiose, erregerangepasst)	Cefuroxim → 224	2 x 500mg/d p.o., i.v. (10d)
		Cefalexin → 228	2 x 500mg/d p.o. (10d)
plus	**H₁-Antihistaminikum** (antipruriginös, eventuell zusätzl. sedierend)	Loratadin → 86 Cetirizin → 85 Desloratadin → 85 Levocetirizin → 86	1 x 10mg/d p.o. (bei Bedarf)
		Dimetinden → 85	3 x 1–2mg/d (bei Bedarf)
	Antikörper (IL-4-Rezeptor)	Dupilumab → 87	ini 600mg (2 x 300 s.c.), dann 300mg s.c. alle 2W

T 14.6.3 Seborrhoisches Ekzem

	Imidazolderivat (Antimykotikum)	Ketoconazol → 380 Creme, Shampoo	2 x/d auftragen, 2–3 x/W Haarwäsche
		Clotrimazol → 380 Creme, Shampoo	
	Ciclopirox (Antimykotikum)	Ciclopirox → 380 Shampoo	2 x/d auftragen, 2–3 x/W Haarwäsche
evtl. plus	**Glukokortikosteroid** (antiinflammatorisch)	Hydrocortison → 370 Salbe, Creme	1–3 x/d dünn auftragen (< 5d)
plus/ oder	**Schieferöle, Schwefel** (antimikrobiell)	Ichthyol-Schwefel-Zink-Paste 2–4% Natriumbituminosulfonat-Gel (Ichthmed® Gel)	2 x/d dünn auftragen (nach Bedarf)

T 14.6.4 Dyshidrosiformes Ekzem

Topisch

	Glukokortikosteroid, ggf. mit antimikrobiellem Zusatz, als Creme, Paste, Lotion, Lsg. (antiinflammat.)	Prednicarbat → 371	1–2 x/d dünn auftragen (Merke: Wahl einer stadiumgerechten Grundlage)
		Mometason → 372	
		Betamethason → 371	
		Flumetason + Clioquinol	
plus	**Farbstoffe** (antimikrobiell, austrocknend)	Solutio pyoctanini 0,5%	alle 3d

Ekzemerkrankungen 715

plus/oder	Gerbstoffe (austrocknend, gerbend)	Tanninteilbäder	2 x/d
oder	Harnstoffpräparat (keratolytisch, hydratisierend)	Urea → 383 Creme, -Lotion 5–10%	mehrmals (nach Bedarf)

Systemisch

evtl.	H$_1$-Antihistaminikum (antipruriginös)	Loratadin → 86 Cetirizin → 85 Desloratadin → 85 Levocetirizin → 86	1 x 10mg/d p.o. (bei Bedarf)
evtl.	Glukokortikosteroid (antiinflammatorisch)	Prednisolon → 210	z.B. 1 x 50mg/d p.o. (3d), dann 1 x 25mg/d (2d), dann 1 x 10mg/d (3d), dann 1 x 5mg/d (3d)

T 14.6.5 Hyperkeratotisches Handekzem

Topisch

	Glukokortikosteroid (antiinflammatorisch)	Prednicarbat → 371 Betamethason → 371 Triamcinolon → 371 Mometason → 372 Methylprednisolon → 372	2 x/d auftragen; stadiengerechte Grundlage: – trocken: Salbe – nässend: Creme
oder	Calcineurininhibitor	Tacrolimus Salbe → 373 Pimecrolimus Salbe → 373	1x/d (off-label)
ggf. plus	Keratolytikum	Salizylsäure → 383 5–20% Salbe	1-2x/d auftragen, ggf. Kombinationspräparat mit Steroid
		Urea 5–10% Creme/Salbe	
	Teer	Liquor carbonis detergens, Ichthyol oder Tumenol	1x/d auftragen (Creme, Salbe oder Paste)

Systemisch

	Retinoid	Alitretinoin → 373	10-30mg/d p.o. 12-24W; Cave: Kontrazeption! Keine Kombin. mit Tetrazyklinen! Laborkontrollen
		Acitretin → 375	10-75mg/d p.o., 6-8W; Cave: Kontrazeption! Keine Kombin. mit Tetrazyklinen! Laborkontrollen
u./od.	Glukokortikosteroid	Prednisolon → 210	kurzfristig 0.5-1mg/kgKG/d
oder	Immunsuppressivum	Ciclosporin → 275	off-label, bei schweren Formen 2.5mg/kgKG/d

T 14.6.6 Dermatitis solaris

Topisch

Glukokortikosteroid (antiinflammatorisch)	Methylprednisolon → 372	als Milch oder Creme 1–3 x/d dünn auftragen (3–5d)
	Prednicarbat → 371	

Systemisch

Nichtsteroidales Antiphlogistikum	Acetylsalicylsäure → 199	2–3 x 0.5–1g/d p.o. (3–5d)
	Ibuprofen → 200	3 x 400mg/d p.o.

T 14.6.7 Fototoxische/Fotoallergische Dermatitis

Topisch

evtl.	Glukokortikosteroid (antiinflammatorisch)	Methylprednisolon → 372	Milch, Creme oder Schaum 3 x/d dünn auftragen (bis zur Abheilung)
		Prednicarbat → 371	
zus. bei Blasen	Farbstoffe (antimikrobiell, austrocknend)	Solutio pyoctanini 0,5% Eosin-Lösung 0,5–2%	alle 2–3d auftragen (bis Blasen eingetrocknet)

Systemisch

Glukokortikosteroid (antiinflammatorisch)	Prednisolon → 370	20–40mg/d p.o. (über 7–10d reduzieren)

T 14.6.8 Polymorphe Lichtdermatose

Topisch

Lichtschutz-Präparat (UVA-/UVB-Schutz)	Creme, Lotion LSF 50[+], Sun-Blocker	1–3 x/d zur Prophylaxe auftragen (bei Bedarf)
Glukokortikosteroid (antiphlogistisch)	Mometason → 372 Prednicarbat → 371 Triamcinolon → 371 Betamethason → 371	Creme 2–3 x dünn auftragen (bei Bedarf bis zur Abheilung)

Systemisch

Glukokortikosteroid (antiinflammatorisch)	Prednisolon → 210	20–40mg/d p.o. (über 7–10d reduzieren)

Evtl. zusätzlich

Antihistaminikum (H_1-Blocker; antiallergisch, antipruriginös)	Loratadin → 86 Desloratadin → 85 Levocetirizin → 86 Cetirizin → 85	1 x 10mg p.o. (nach Bedarf)

Epizoonosen

T 14.7 Epizoonosen

T 14.7.1 Skabies

Für alle Antiskabiosa gilt: nicht in Grav./Lakt. und den ersten 2 Lebensmonaten anwenden!

Lokal

	Antiskabiosa (antiinfektiös)	Permethrin → 382 5% Creme	Erw., Ki. > 2M, Dosis n. KOF, 1 x abends ges. Körper ohne Kopf einreiben, morgens abduschen, evtl. n. 2 u. 4W wdh.
		Benzylbenzoat → 382 25% (Erw.), 10% (Ki.)	topisch auftragen exkl. Kopf (3d hintereinander, an d4 gründlich abbaden)

Systemisch

	Antihelmintikum	Ivermectin	Einmaldos. p.o. (200µg/kg KG)

T 14.7.2 Pediculosis capitis/pubis

	Antiparasitarium (antiinfektiös)	Pyrethrum-Extrakt	Haar gut durchtränken, nach ½h ausspülen; bei Kleinki. max. ⅓ der Menge
oder		Permethrin → 382	ins feuchte Haar einmassieren, nach 30-45min auswaschen, dann Haare 3d nicht waschen; evtl. Wdh. nach 8-10d
oder	Physikalisch	Dimeticon (Silikonöl) → 382	auf trockenes Haar auftragen, mind. 10min einwirken lassen, Nissenkamm, n. 8-10d wdh

T 14.8 Ichthyosen

Topisch

	Basisexterna (rückfettend, Barriereschutz)	Hautpflegepräparate Lotion, Creme, Salbe, Ölbad	mehrmals auftragen (nach Bedarf)
plus/ oder	Harnstoff (hydratisierend)	Urea → 383 Creme, Lotion, Fettsalbe 5-10%	mehrmals auftragen (nach Bedarf)
plus/ oder	Salizylsäure (keratolytisch)	Salicylsäure → 383 Vaseline 3-5%	1-2 x/d (Cave: Resorption, insbes. Schwangere u. Ki.)
plus/ oder	Retinoid (keratolytisch)	Vitamin-A-Säure-Creme 0.05-0.1%	1-2 x/d

Systemisch

evtl.	Retinoid (Zelldifferenzierung)	Acitretin → 375	10-30mg oral; Cave: Konzeptionsschutz > 2J nach Absetzen! Keine Komb. mit Tetrazyklinen, Laborkontr.

T 14 Dermatologie – Therapie

T 14.9 Lichen ruber

Topisch

Bei verrukösen Läsionen

	Glukokortikosteroid (antiinflammatorisch)	**Mometason** → 372 Salbe, Fettcreme	1–3 x/d dünn auftragen (bis zu 4W); auch okklusiv
		Triamcinolon → 371 Kristall-Susp. 10mg/ml	intraläsionale Injektionen 1 x/W (max. 10W)
	Immunmodulatoren	**Tacrolimus** → 373	1–2 x/d auftragen (off-label)
		Pimecrolimus → 373	
plus/ oder	Teer (antiinflammatorisch, antipruriginös)	**Pix lithanthracis** Paste, Salbe 3–5%	2 x dünn auftragen (max. 4W)); kanzerogen

Bei Schleimhautbefall

	Glukokortikosteroid (antiinflammatorisch)	**Hydrocortisonacetat** → 370 Creme oder -Zinkpaste 2%	1–3 x im Genital-/Analbereich auftragen (bis zu 4W)
		Triamcinolon → 371 Hafts.	s. Packungsbeilage
		Prednisolon-Acetat → 370 Haftsalbe	1 x auf Mundschleimhaut auftragen
ggf. pl.	Lokalanästhetikum (analg.)	**Lidocain Mundgel** → 298	4–8 x/d auftragen

Systemisch

Evtl. bei exanthemat. Form

	Glukokortikoid	**Prednisolon** → 210	z.B. 50mg/d p.o. absteig. dos.
	Retinoid	**Acitretin** → 375	ini 25–35mg/d p.o. 2–4W, dann 25–75mg/d p.o.; Cave: Konzeptionsschutz > 2 J nach Absetzen

T 14.10 Mykosen

T 14.10.1 Tinea corporis, Tinea capitis

Topisch

Ciclopirox (Antimykotikum)	**Ciclopirox** → 380 als Creme, Salbe, Lsg., Puder	2–3 x/d auftragen (ca. 1W über Erscheinungsfreiheit hinaus)
Imidazolderivat (Antimykotikum)	**Clotrimazol** → 380 **Econazol** → 380 **Ketoconazol** → 380 **Miconazol** → 381 **Bifonazol** → 380 **Sertaconazol** → 381	in geeigneter Grundlage als Creme, Salbe, Paste, Lösung, Puder: 2–3 x/d auftragen (ca. 1W über Erscheinungsfreiheit hinaus)

Mykosen

oder	Anilinfarben (antimikrob., austrocknend)	Castellani-Lsg.	alle 2-3d auftragen (ca. 1W über Erscheinungsfreiheit hinaus)
		Solutio pyoctanini 0.5%	
oder	Allylamin (Antimykotikum)	Naftifin → 381 Creme, Gel, Lösung	alle 2-3d auftragen (ca. 1W über Erscheinungsfreiheit hinaus)
oder	Thiocarbamatderivat (Antimykotikum)	Tolnaftat → 381 Creme, Puder, Lösung, Spray	

Systemisch bei Erwachsenen

Präparat	Dosierung pro Tag	Dauer in W[a]
Itraconazol → 267	1 x 100–200mg direkt nach Hauptmahlzeit	4
Fluconazol → 267	1 x/d 50mg (alternativ 1 x/W 150mg)	4–7 (4–8)
Terbinafin → 381	250mg	4–6

[a] Anhaltspunkte, die individ. Dauer richtet sich nach klin. Bild u. mykol. Unters. (ab W4 der Beh. alle 14d). Eine zusätzl. Lokalbeh. ist auch bei Erw. indiziert. Heilung erfolgt bei Erw. meist schneller als bei Ki.

Systemisch bei Kindern

Präparat	Dosierung pro Tag	Trich.[b] Dauer in W[a]	M/N[c]
Itraconazol[d, e] → 267	1 x 5mg/kg KG mit Hauptmahlzeit; Susp. (nüchtern; 1h nichts essen) od. bei < 20kg KG 50mg, > 20kg KG 100mg	4	6
Fluconazol[d, f] → 267	1 x 6mg/kg KG	3–4 4–8	6–8
Terbinafin[d] → 381	< 20kg KG 62,5mg; 20–40kg KG 125mg; > 40kg KG 250mg	4	8–12
Griseofulvin[g]	20mg/kg KG in 1–2 ED mit der Hauptmahlzeit	6–8	8–12

[b] Behandlungsdauer bei Trichophyton spp.; [c] Behandlungsdauer bei Microsporum/Nannizzia spp.; [d] für Ki. nicht zugel., in D als „individueller Heilversuch" einsetzbar; [e] MTD unabhängig vom KG 100mg; [f] in D für Ki. bei Tinea keine Zul., MTD unabh. vom KG 400mg; [g] ultramikronisiert, in D außer Handel

[7] AWMF 013-033. Tinea capitis. Stand: 23.01.2019 , gültig bis 22.01.2023

T 14.10.2 Nagelmykosen

Topisch

	Antimykotikum	Amorolfin, Ciclopirox Nagellack	1–7 x/W (> 3M n. Schema, je nach Präparat)
oder		als Creme, Lösung: siehe unter Tinea corporis, Tinea capitis → 718	nach Abfeilen (Einmalfeile) od. Aufweichen des Nagels mit Harnstoffpaste (s.d.) 2 x/d einmassieren (3-12M)
evtl. plus	Harnstoff (onycholytisch)	Urea → 383 40% in geeigneter Grundlage	unter Okklusion auf befall. Nagel auftragen (n. ca. 10d aufgeweichten Nagel entf.)

T 14 Dermatologie – Therapie

Systemisch

	Azol (antimykotisch)	Itraconazol → 267	400mg/d (insges. 3 Zyklen mit je 7d Beh. + 3W Pause)
		Fluconazol → 267	150mg 1 x/W, 6–12M
oder	**Allylamin** (Antimykotikum)	Terbinafin → 381	250mg/d (3–6 M)

Cave: Systemische Azol-Antimykotika nicht mit Statinen kombinieren.

T 14.10.3 Candidosen

Topisch

	Imidazolderivat (Antimyk.)	Siehe unter Tinea corporis, Tinea capitis → 718	
oder	**Polyen-Antimykotikum**	Nystatin → 381 Amphotericin B → 270 Pasten, Cremes	2–3 x/d im intertriginösen, genitalen u. analen Bereich auftragen (bis einige d nach Beschwerde- und Erscheinungsfreiheit)
oder		Ovula oder Vaginalcreme	tgl. 1–2 mit Applikator tief intravag. einführen (3–10d)
oder	**Polyen-Antimykotikum**	Suspension, Mundgel	4 x 1–2ml/d (10–14d)
oder		Lutschtabletten	4 x 1 Tbl./d (ca.10d)
evtl. plus	**Gerbstoffe** (antipruriginös, austrocknend)	Phenolsulfonsäure-Phenol-Harnst.-Methanal-Kondens.	1–2 x/d Teilbäder (5–7d je 10min)

Systemisch (Therapieversuch bei chron. atroph. oraler Candidose/Pro. bei Zytostatika-Ther.)

	Azole (Antimykotikum)	Itraconazol → 267	200mg/d p.o. (2–4W)
oder		Fluconazol → 267	50mg/d p.o. (Dauer s. FI)

Cave: Systemische Azol-Antimykotika nicht mit Statinen kombinieren.

T 14.10.4 Pityriasis versicolor

Topisch

oder	**Azole** (Antimykotikum)	Clotrimazol → 380 Creme 2%, Shampoo	2–3 x auftragen (2W)
oder		Ketoconazol → 380 Creme, Shampoo	Kopfwäsche, nach 5–10min ausspülen (n. Bed. 1–3 x/W)
oder		Econazol → 380 Duschlösung	10g auf Körper und Haare verteilen (3d hintereinander)
oder		Clotrimazol → 380 Shampoo 2%	5–7d hintereinander je 5min auf die feuchte Haut auftragen, dann abduschen
	Ciclopirox (Antimykotikum)	Ciclopirox → 380 1%-Shampoo	1–2 x/W zur Kopfhautsanierung
	Antimikrobium	Salicylsäure Spiritus 3–5%	3x/d mit getränktem Wattebausch abreiben (2–3W)

Systemisch

evtl.	**Azole** (Antimykotikum)	Itraconazol → 267	1 x 200mg/d p.o. (7d)
evtl.		Fluconazol → 267	50mg/d p.o. (1-2 W)

Cave: Systemische Azol-Antimykotika nicht mit Statinen kombinieren.

T 14.11 Pemphigus vulgaris

Topisch

	Farbstoffe (desinfiz., austrocknend)	Solutio pyoctanini 0.25–0.5%	alle 2–3d (bis zur Reepithelialisierung)
plus/ oder	**Glukokortikosteroid** (antiphlogistisch, immunsuppressiv)	Prednicarbat Creme → 371	2-3 x dünn auftragen (evtl. langfristig)
		Betamethason → 371 Creme, Lotion	
		Clobetasol → 370 Creme, Lotion	
oder	**Glukokortikosteroid + Antiseptikum** (antiphlog., antimikrobiell)	Flumetason + Clioquinol	2-3 x dünn auftragen (evtl. langfristig)
		Flumetason + Triclosan → 372	

Systemisch (nur bei Schleimhautbefall/generalisiertem Befall)

	Glukokortikosteroid (antiinflammatorisch, antiphlogistisch, immunsuppressiv)	Prednisolon → 210	ini 1.0-1.5 (-2,0)mg/kg KG)
evtl. plus oder	**Immunsuppressivum** (immunsuppressiv, antiproliferativ)	Azathioprin → 275	2-2.5mg/kgKG p.o. (mehrere W nach Schema!)
		Mycophenolatmofetil → 276	2g/d (off-label)
		Mycophenolsäure	1440mg/d (off-label)
		Dapson	bis 1.5mg/kg/d; nur bei Pemphigus foliaceus
	Anti-CD20-Antikörper	z.B. Rituximab → 188	2 x 1g, d0 und eine weitere Gabe an d14-22, komb. mit 1.0mg/kg/d Prednisolonäquivalent

[8] AWMF 013-071 S2k Diagnostik und Therapie des Pemphigus vulgaris/foliaceus und des bullösen Pemphigoids, Stand 21.06.2019, gültig bis 31.12.2022.

T 14.12 Psoriasis

T 14.12.1 Psoriasis vulgaris[9]

Topisch

	Salizylat (keratolytisch)	**Salicylsäure** → 383 Vaseline 3–10%, Salbe, Öl, Kopfsalbe 3%	1 x/d n. Bed. auf (Kopf-)Haut, ggf. okklusiv (Ölkappe) über Nacht, dann auswaschen (2–3 x/W); Cave: Resorption, bes. Schwangere und Ki.
oder	**Keratolytikum**	Dicaprylylcarb., Dimeticon	1 x/d (3–7d)
	Antipsoriatikum (proliferationshemmend, zytostatisch)	**Dithranol/-Vaselin** 0.05/0.1/0.25/0.5/1 od. 2% ohne oder mit Salicylsäure 2% (NRF 11.51.)	1–2 x/d auf Herde auftragen (für je 3–4d in steigender Konzentration oder Minutentherapie)
oder	**Vitamin-D-Derivat** (zelldifferenzierend)	**Calcipotriol** → 373 Creme 0.05%	1–2 x/d max. 15g auf Herde auftragen (max. 30% des Körpers, max. 4–6W, max. 100g Creme/W)
		Calcitriol Salbe	1–2 x/d auftragen (max. 35% d. KOF)
		Tacalcitol Salbe 0.05%	1 x max. 15g auf Herde auftragen (max. 15% der KOF, max. 12M, max. 50g Salbe/W)
		Tacalcitol Emulsion 0,05%	1x/d auf Kopfhaut (4–6W)
	Vitamin-D-Derivat + Steroide	**Calcipotriol + Betamethason** Salbe, Gel, Schaum	1 x/d auftragen
oder	**Teerpräparat** (antipruriginös, antiinflammatorisch, proliferationshemmend)	**Liquor carbonis detergens** Creme, Fettcr., Emuls. 2–5% **Steinkohleteerdestillat** 2%	2 x/d dünn auf die Herde auftragen (2–4W); mutagen, kanzerogen
oder	**Glukokortikosteroid** (antiinflammatorisch)	**Prednicarbat** → 371 Salbe, Creme	1–2 x/d dünn auftragen (kurzfristig im Akutstadium)
		Betamethason-Salicylsäure Salbe 0.1–3%	
oder		**Mometason-Lösung** → 372	2x/d auf Kopfhaut auftragen

Systemisch

	Fumarat	Fumarsäure	einschleichend, max. 6Tbl./d nach Schema
oder ggf.	**Immunsuppressivum**	**Methotrexat** → 376	ini 1 x 7.5–15mg/W p.o., s.c. od. i.v.; Erhaltg. 5–22.5mg/W
		Ciclosporin → 375	2.5mg/kg KG/d in 2ED; wenn nach 4W keine Bess., evtl. ↑ auf max. 5mg/kg KG

Psoriasis

oder	Retinoid	Acitretin → 375	0.3-0.5mg/kgKG für ca. 4 W, dann ggf. 0.5-0.8mg/kgKG; (Konzeptionsschutz)
oder	Biologicals: Antikörper, Rezeptorantagonisten (TNF-alpha-Inhibitoren)	Adalimumab → 213	ini 80mg s.c., Erhaltung 40mg s.c. alle 2W
oder		Etanercept → 214	ini 50 oder 2 x 50mg/W s.c., Erhaltung 50mg/W s.c.
oder		Infliximab → 215	5mg/kgKG W0, 2, 6, Erhaltung alle 8W i.v. über 2h
oder		Certolizumab Pegol → 214	400mg s.c. in W 0, 2 und 4, Erhaltung 200mg alle 2W
oder	IL-12/23-Inhibitor	Ustekinumab → 377	W0, 4: 45mg i.v. (90mg bei > 100 kg KG), Erhaltung 45mg (bzw. 90mg) alle 12W
oder	Anti-IL-17A	Secukinumab → 376	W0, 1, 2, 3: 300mg s.c., Erhaltung 300mg/M s.c.
oder		Ixekizumab → 376	W0: 160mg s.c., W2, 4, 6, 8, 10, 12: 80mg; Erh. 80mg alle 4W
	Anti-IL-17-Rezeptor	Brodalumab → 375	ini 210mg s.c. W0, 1, 2; Erhaltg. 210mg s.c. alle 2W
	IL-23-Inhibitor	Guselkumab → 376	100mg s.c. W0, 4; Erhaltung 100mg alle 8W
		Tildrakizumab → 376	100mg s.c. W0, 4; Erhaltung 100mg alle 12W
		Risankizumab → 376	150mg s.c. W0, 4; dann alle 12W
oder	Phosphodiesterasehemmer	Apremilast → 213	10-60mg p.o. nach Schema

[9] AWMF 013-001 S3 Therapie der Psoriasis vulgaris, Stand: 01.10.2017, gültig bis 31.12.2020

T 14.12.2 Psoriasis pustulosa generalisata

Topisch

	Glukokortikosteroid (antiinflammatorisch)	Prednicarbat-Creme → 371	1-2 x/d dünn auftragen (kurzfristig)

Systemisch

	Retinoid (antiproliferativ)	Acitretin → 375	1mg/kgKG/d p.o. (solange Pustulation); Erh.Dos. 0.5mg/kg KG/d (> M)
oder ggf.	Immunsuppressivum	Methotrexat → 376	1x 15-25mg/W p.o., s.c. od. i.v.
		Ciclosporin → 375	2.5mg/kg KG/d in 2ED; wenn nach 4W keine Bess., evtl. ↑ auf max. 5mg/kg KG

T 14.12.3 Psoriasis arthropathica

Systemisch

	Nichtsteroidales Antiphlogistikum	Diclofenac → 202	1–3 x 50mg/d p.o. (bei Bed.)
		Ibuprofen → 200	800–1200mg/d p.o., nach Bedarf oder regelmäßig
plus/ oder ggf.	Immunsuppressivum	Methotrexat → 376	1 x 15–25mg/W p.o. (> W)
		Ciclosporin → 375	2.5mg/kg KG/d in 2ED; wenn nach 4W keine Bess., evtl. ↑ auf max. 5mg/kg KG
		Glukokortikoide → 208	bei intermitt. Schubaktivität Glukokortikoidstoß mit Prednisonäquiv. 40mg/d p.o., alle 3d um 5mg reduz.
oder	Biologicals: Antikörper, Rezeptorantagonisten (TNF-alpha-Inhibitoren)	Adalimumab → 213	ini 80mg s.c., Erhaltung 40mg s.c. alle 2W
oder		Etanercept → 214	ini 50 oder 2 x 50mg/W s.c., Erhaltung 50mg/W s.c.
oder		Infliximab → 215	5mg/kgKG W0, 2, 6, Erhaltung alle 8 W. i.v. über 2h
oder		Certolizumab Pegol → 214	400mg s.c. in W 0, 2 und 4, Erhaltung 200mg alle 2W
oder	Humaner monoklon. AK	Golimumab → 215	50mg s.c. 1x/M, ggf. mit individuell erforderlicher MTX-Dosis kombinieren
oder	IL-12/23 Inhibitor	Ustekinumab → 377	W0, 4: 45mg i.v. (90mg bei > 100 kg KG), Erhaltung 45mg (bzw. 90mg) alle 12W
oder	IL-17-Inhibitor	Secukinumab → 376	W0, 1, 2, 3: 300mg s.c., Erhaltung 300mg/M s.c.
oder	Fumarate	Fumarsäure	einschleichen, max. 6 Tbl./d

T 14.13 Sexuell übertragbare Erkrankungen → 651

T 14.14 Urtikaria[10]

T 14.14.1 Akute Urtikaria, leichtere Form

Topisch

	Dermatolog. Grundlage (kühlend, lindernd)	Lotio alba	auftragen (nach Bedarf)

Systemisch

	Antihistaminikum (H_1-Blocker, antiallergisch, antipruriginös)	Loratadin, Desloratadin, Cetirizin, Levocetirizin, Ebastin, Rupatadin	1 x 1/d p.o. (nach Bedarf)

Urtikaria

T 14.14.2 Akute Urtikaria, schwerere Form

Quincke-Ödem

	Glukokortikosteroid (antiinflammatorisch, immunsuppressiv)	Methylprednisolon → 210	100–250mg i.v. (ini bis zur Beschwerdefreiheit, ggf. mehrmals)
		Prednisolon → 210	
plus	H₁-Rezeptoren-Blocker (antiallergisch)	Dimetinden → 85	4–8mg i.v. (bis zur Beschwerdefreiheit)
oder		Clemastin → 85	2–4mg i.v.

Luftnot

plus	β-Sympathomimetikum (Bronchospasmolyse)	Fenoterol Dosier-Aerosol → 73	100–200µg (1–2 Hub im Akutanfall)
ggf. plus/ oder	Phosphodiesterasehemmer	Theophyllin → 81	200mg langsam i.v., 600–800mg p.i. (über 24h)
	β-2-Sympathomimetikum	Terbutalin → 73	0.5–2mg/d i.v.
	α- u. β-Sympathomimetika (Inotropie, Chronotropie, Bathmotropie)	Epinephrin (Adrenalin) → 54	1:10 Verdünnung: 0.3–0.5ml langsam i.v. oder s.c.; Gabe unter Puls-/RR-Kontrolle!
		Epinephrin (Adren.) → 76	Adrenalin-Inhalator

Schock, Anaphylaxie

plus	Volumenersatzlösung	Elektrolytlösung → 302	1–2l Druckinfus. (n. Bed.)
plus/ oder	Volumenersatzlösung (Volumensubstitution)	Kolloidale Lösung 10% → 304	500–1500ml p.i.
ggf. plus/ oder	α- u. β-Sympathomimetika (Inotropie, Chronotropie, Bathmotropie)	Epinephrin (Adrenalin) → 54	1ml auf 10ml NaCl-Lsg. 0.9% verdünnen, 0.3–1ml langs. i.v., streng Puls/RR kontr. u. nach Wirkg. wdh.

[10] AWMF 013-028 Urtikaria, Klassifikation, Diagnostik und Therapie (in Überarbeitung)

T 14.14.3 Chronische spontane Urtikaria (CSU)[11]

Systemische Therapie – 1. Stufe

Antihistaminikum (nicht-sedierende H₁-Blocker der 2. Generation) (antiallergisch, antipruriginös)	Loratadin → 86	1 x 10mg p.o.
	Desloratadin → 85	1 x 10mg p.o.
	Levocetirizin → 86	1 x 10mg p.o.
	Cetirizin → 85	1 x 10mg p.o.
	Mizolastin → 86	1 x 10mg p.o.
	Ebastin → 85	1 x 10mg p.o.
	Fexofenadin → 85	1 x 180mg p.o.
	Rupatadin → 86	1 x 10mg p.o.

T 14 Dermatologie – Therapie

Systemische Therapie – 2. Stufe: Aufdosierung

Dosierung bei Nichtansprechen bis zur 4-f. Tagesdosis erhöhen (off-label, Aufklärung, bes. über mögl. Sedierung!); bei Nichtansprechen oder UW auf anderes Antihistaminikum der 2. Gen. wechseln (bis zu 4-f. Tagesdosis; keine verschiedenen Antihistaminika kombinieren)

Systemische Therapie – 3. Stufe (bei Nichtansprechen)

	Anti-IgE-Antikörper	Omalizumab → 88	300mg s.c. alle 4W

Systemische Therapie – 4. Stufe (bei Nichtansprechen)

	Leukotrienrezeptor-antagonist	Montelukast → 81	10mg/d (zusätzl. zum Antihistaminikum), (off-label)
oder	Calcineurininhibitor	Ciclosporin → 375	bis 4mg/kg KG (zusätzlich zum Antihistaminikum), max. 3M (off-label)

In Ausnahmefällen (bei Exazerbationen)

	Systemisches Steroid	Prednisolon → 210	0.5–1mg/kg KG, max. 10d

[11] Termeer et al.; JDDG, 2015, 419-429

T 14.14.4 Hereditäres Angioödem (C₁-Inhibitor-Mangel)

Systemisch

	C₁-Esterase-Inhibitor (Substitution)	C₁-INH-Konzentrat → 71	500–1000 max. 10000IE in 20ml 0.9% NaCl i.v. (im Akutstadium, ggf. wdh.)
oder	Synthetisches Decapeptid (Bradykinin-B2-Rez-Antag.)	Icatibant → 71	30 mg s.c.
oder	Rekombinanter humaner C1-Inhibitor rhC1-INH	Conestat alfa → 71	50 E/kgKG i.v.
oder		Frisches Gefrierplasma	

T 14.15 Virale Infektionen

T 14.15.1 Verrucae planae

evtl.	Salizylsäurepräparat (keratolytisch)	Salicylsäure → 383 Spiritus 5–10%	1–2 x/d topisch (nach Bedarf)
plus/oder	Retinoid (keratolytisch)	Vitamin-A Säure-Creme 0,25–0,1%	1–2 x/d dünn auftragen (off-label)

T 14.15.2 Verrucae vulgares

evtl.	Salizylsäurepräparat (keratolytisch)	Salicylsäure Pflaster → 383 Salicylsäure Lsg. → 383	alle 3–4d erneuern (nach Bedarf); 3–4 x/d bepinseln
	Zytostatikum (virustatisch)	Fluorouracil + Salicylsäure → 383	2–3 x/d auftragen (> W)
	Ätzmittel (virustatisch)	Eisessig-Salpetersäure-Milchsäure	1 x/W auftragen (> W)

Virale Infektionen

T 14.15.3 Herpes simplex
Herpes genitalis → 654

Topisch

	Desinfizienz (antiseptisch)	**Clioquinol** Lotion oder -Emulsion 1%	2 x/d (ca. 5d)
	Lokalanästhetikum	**Lidocain** → 298 Gel	bei Gingivostomatitis mehrfach/d
	Virustatikum (Purinantagonist, DNA-Polymerase-Hemmer)	**Aciclovir** Creme 5% → 379	alle 4h auftragen (ca. 5d)
oder		**Foscarnet** → 379	Herpes lab., H. integ.: 6 x/d auftragen
oder		**Penciclovir** → 379	rezid. H. lab.: 6–8 x/d auftr.

Systemisch

ggf.	Virustatikum (Purinantagonist, DNA-Polymerasehemmer)	**Aciclovir** → 251	5 x 200mg p.o.; 5mg/kgKG alle 8h i.v. ca. 5d
oder		**Valaciclovir** → 252	2 x 500mg/d ca. 12d für 5d

Prophylaxe → 654

T 14.15.4 Varizellen

Topisch

	Gerbsäure (austrocknend)	**Tannin-Lotion** 2–4%	2–3 x auf befallene Stellen
	Desinfiziens (antiseptisch)	**Clioquinol-Lotion** 1%	
	Lokalanästhetikum (antipruriginös, analgetisch)	**Polidocanol/Lotio alba** 2%	1–2 x auf befallene Stellen (nach Bedarf)
		Benzocain	Mundspülung

Systemisch

	Antihistaminikum (antipruriginös)	**Dimetinden-Tropfen**	3 x 10–20Trpf. (nach Bedarf)

Bei Immunsuppression, Erwachsenen oder schweren Verläufen

	Virustatikum	**Aciclovir** → 251	3 x 5mg/kgKG/d i.v. (7–10d)

T 14.15.5 Zoster

Topisch

	Desinfizienz (antiseptisch, antiphlogist., austrocknend)	**Clioquinol-Lotio**	äußerlich auftragen (nach Bedarf)

T 14 Dermatologie – Therapie

Systemisch

oder	**Virustatikum** (Purinantagonist, DNA-Polymerase-Hemmer)	Aciclovir → 251	5 x 800mg p.o. oder 3 x 5–10mg/kgKG i.v. (5–7d)
		Famciclovir → 251	3 x 250mg p.o. (7d)
		Brivudin → 251	1 x 125mg (7d) (Cave: keine Kombin. mit 5-FU)
		Valaciclovir → 252	3 x 1000mg/d (7d)
plus ggf.	**Nichtsteroidales Analgetikum**	Paracetamol → 293	3–4 x 500mg p.o.
		Metamizol → 204	1–4 x 500–1000mg (b. Bed.)

Bei Neuralgien

	Opioide	Tramadol → 291	3 x 20gtt. p.o.
	Antikonvulsivum	Carbamazepin → 307	400–800mg/d (einschleich.)
		Gabapentin → 312	300–3600mg/d (einschleich.)
		Pregabalin → 312	150–600mg/d (einschleich.)
plus ggf.	**Glukokortikosteroid** (antiinflammatorisch)	Prednisolon → 210	ab Ende Bläschenstadium 20–60mg/d, dann ausschleich.

T 14.16 Aktinische Präkanzerosen

Topisch

	Cyclooxygenasehemmer (antiphlogistisch, analgetisch)	Diclofenac → 202 in Hyaluronsäuregel	2 x/d auf die betroffene Hautstelle für 60–90d; max. 8g/d
oder	**Zytostat., Pyrimidinantag.** (Thymidinnukleotid-Synthese ↓)	5-Fluorouracil-Creme 5% → 160	2 x/d auftragen bis zur Erosion (2–4W)
oder	**Zytostatikum, Pyrimidinantagon.+ Salicylsäurepräp.** (keratolytisch)	5-Fluorouracil → 383 + Salicylsäure Lösung → 383	aktin. Keratosen (Grad I/II): Erw. mit gesundem Immunsystem 1 x/d auftragen (6–12W)+
	Immunmodulator	Imiquimod → 386	1 x/d vor dem Zubettgehen über 2 Behandlungszyklen von jeweils 2W (getrennt durch 2 behandlungsfreie W) auftragen
	Keratolyse	Kaliumhydroxid 50mg/ml	2x/d auftragen

Malignes Melanom

Photodynamische Therapie			
	Photosensitizer	5-Amino-4-oxopentan-säure-HCl Gel	Arzt appliziert okklusiv und belichtet nach 3h
		5-Amino-4-oxopentan-säure Pflaster	Arzt appliziert okklusiv und belichtet nach 3h
		Methyl-5-amino-4-oxopentanoat Creme	aktinische Keratose, oberflächliches Basaliom: Arzt appliziert okklusiv und belichtet nach 3h oder als Daylight PDT

Topische Retinoide			
	Vitamin-A-Säure-Derivat (Keratolyse)	Tretinoin → 378 Creme, Lsg. 0.05%	1–2 x/d auftragen (off-label)
oder		Adapalen → 378 0.1% als Creme, Gel	1–2 x/d auftragen (off-label)

Systemische Retinoide			
	Vitamin-A-Säure-Derivat (Keratolyse)	Acitretin → 375	20mg/d zur Sekundärprävention (off-label)

T 14.17 Malignes Melanom[13]

Die medikamentöse Therapie des malignen Melanoms erfolgt im Wesentlichen bei metastasierten Spätstadien im Rahmen von Studien in spezialisierten Zentren. Der folgende Abschnitt zeigt im Überblick, welche Medikamente nach welchem Schema zum Einsatz kommen.

T 14.17.1 Adjuvante Therapie mit Interferon alfa

Behandlungsschemata[12]

Schema	Dosis	Frequenz	Dauer	Indikation
Niedrigdosisschema	3 Mio. IU s.c.	d1, 3 u. 5 jeder W	18–24 M	Stadium II–III
Hochdosisschema – Initiierung	20 Mio IU/m² i.v. als Kurzinfusion	d1–5 jeder W	4 W	Stadium III
– Erhaltung	10 Mio IU/m² s.c.	d1, 3 u. 5 jeder W	11 M	Stadium III
Pegyl. IFN a-2b – Initiierung	6µg/kg/W	d1 jeder W	8 W	Stadium III
– Erhaltung	3µg/kg/W	d1 jeder W	bis z. Ende von 5J	Stadium III

[12] Kurzleitlinie der Deutschen Dermatologischen Ges. (DDG) und der Deutschen Krebsgesellschaft

Metaanalysen der verschiedenen Dosierungsschemata zeigen keinen signifikanten Unterschied, so dass die Leitlinie 2013 keine konkrete Dosierungsempfehlung für ein Schema abgibt.

T 14.17.2 Systemtherapie in Stadium IV und nicht resektablem Stadium III mit Transduktionsinhibitoren

Bei BRAF-Inhibitor-sensitiver BRAF-Mutation

BRAF-Inhibitor		Vemurafenib → 179	2 x 960mg/d, ggf. kombinieren mit MEK- oder Checkpoint-Inhibitoren
		Dabrafenib → 175	2 x 75mg/d
MEK-Inhibitoren		Trametinib → 178	2mg/d

Bei c-KIT-Inhibitor-sensitiver c-KIT-Mutation Option auf c-KIT-Kinase-Inhibitor prüfen

c-KIT-Kinase-Inhibitor	Imatinib → 176	400mg/d

T 14.17.3 Immuntherapie in Stadium III/IV

Bei Melanompat. mit nicht resezierbaren Metastasen Option auf Ipilimumab prüfen

IgG1 monoklonaler Antikörper (CTLA4)	Ipilimumab → 186	3mg/kgKG p.i. über 90min alle 3 W (4 Zyklen)
PD-1-Inhibitor	Nivolumab → 186	240mg alle 2W i.v. über 30min oder 480mg alle 4W i.v. über 60min
	Pembrolizumab → 187	200mg alle 3W i.v. über 30min

PD1-Antikörper oder deren Kombination mit Ipilimumab sind einer Monotherapie mit Ipilimumab hinsichtlich des progressionsfreien Überlebens überlegen.

T 14.17.4 Monochemotherapien für das metastasierte Melanom[13]

Alkylanz	Dacarbazin → 156	800-1200mg/m2 i.v. d1 alle 3-4W oder 250 mg/m² i.v. d1-5 alle 3-4W

Falls überlegene Therapieschemata (BRAF/MEK-Inhibitoren oder PD-1-Antikörper) nicht in Frage kommen, kann eine Monotherapie mit Dacarbazin als eine etablierte Systemtherapie Melanompatienten mit nicht resezierbaren Metastasen angeboten werden.[13]

[13] AWMF 032 - 0240L S3 Malignes Melanom; Diagnostik, Therapie und Nachsorge. Stand: 17.07.2018, gültig bis 29.04.2023.

T 14.18 Basaliom[14]

„Symptomatisch metastasiertes" Basalzellkarzinom und „lokal fortgeschrittenes" Basalzellkarzinom bei Patienten, bei denen eine OP oder Strahlentherapie nicht geeignet ist.

Hedgehog-Signalweg-Inhibitoren	Vismodegib → 198	150mg/d p.o.
	Sonidegib → 197	200mg/d p.o.
Immun-Checkpoint-Inhib.	Cemiplimab	Zulassungsstudie

[14] S2k-Leitlinie 032-021 Basalzellkarzinom der Haut 032-021 S2k 01.06.2018-31.05.2023

T 15 Ophthalmologie – Therapie (B. Kloos-Drobner)

T 15.1 Hordeolum

	Breitspektrumantibiotikum	Fusidinsäure → 388	3–5 x 1 Gtt. (ca. 5d)
oder	Glukokortikoid + Breitspektrumantibiotikum	Prednisolon + Sulfacetamid → 389	3–5 x 1 Gtt. oder Salbenstrang (ca. 5d)

plus Wärmeanwendung, Lidrandhygiene

T 15.2 Blepharitis

T 15.2.1 Blepharitis squamosa[1,2]

Lidkantenpflege

plus	Makrolid (Antibiose)	Azithromycin → 232	3 x/d 1 Gtt.
oder	Glukokortikoid + Breitspektrumantibiotikum	Prednisolon + Sulfacetamid	3–5 x 1 Gtt. oder Salbenstrang (ca. 5d)
		Dexamethason + Gentamicin → 390	

T 15.2.2 Blepharitis ulcerosa[1,2]

	Makrolid (lokale Antibiose)	Azithromycin → 232	3 x/d 1 Gtt.
oder	Tetracyclin (lok. Antibiose)	Chlortetracyclin	3–5 x 1 Salbenstrang (ca. 5d)
plus	Tetracyclin oder Makrolid (system. Antibiose)	Doxycyclin → 230	100mg/d
oder		Minocyclin → 231	100mg/d
oder		Erythromycin → 233	500mg 3 x/d (2W)

[1] Arens CD, Bertram B, Praxisorientierte Handlungsleitlinien für Diagn. und Ther. in der Augenheilkunde (Teil 2) des Berufsverbands der Augenärzte e. V., Emsdetten. Kybermed Emsdetten 1998.
[2] Kaercher T, Brewitt H, Blepharitis. Ophthalmologe 2004 Nov; 101(11):1135–1146.

T 15.3 Lidabszess, -furunkel, -phlegmone, Orbitalphlegmone

	Antiseptikum[3]	Rivanol-Lösung 1:2000	feuchte Umschläge 5 x/d (3–5d)
plus	Aminoglykosid (lok. Antib.)	Gentamicin → 387	3–5 x 1 Salbenstrang (ca. 5d)
plus	Oralcephalosporin (orale Antibiose)	Cefaclor → 228	20–40mg/kgKG in 3 ED (7–10d)
oder	Breitbandpenicillin + Beta-Laktamase-Inh.	Amoxicillin + Clavulansäure → 222	Erw. 3 x 250–500mg/d; Ki. 20–40mg/kgKG in 3 Dosen (7–10d)

In schweren Fällen, z.B. Orbitalphlegmone[3]

	Cephalosporin (Antibiose)	Cefuroxim → 224	25–33mg/kg i.v. alle 8h (ca. 5d)

T 15 Ophthalmologie – Therapie

Bei Kindern in schweren Fällen, z.B. Orbitalphlegmone[3]

| | Breitbandpenicillin (Antibiose) | Ampicillin → 220 | 200–300mg/kg in 4–6 ED (ca. 5d) |

[3] Fechner P et al., Medikamentöse Augentherapie. Grundlagen und Praxis. Enke Stuttgart 2000.

T 15.4 Virusinfektionen der Lider

Herpes simplex

	Virustatikum[3] (lokal)	Aciclovir → 388	5 x/d 1 Salbenstrang (5–7d)
plus ggf.	Virustatikum[3] (system.)	Aciclovir oral → 251	5 x/d (ca. 5d)

Herpes zoster

	Virustatikum[3] (system.)	Aciclovir → 251	5 x/d (ca. 5d)
plus	Virustatikum[3] (topisch)	Aciclovir → 388	5 x/d (ca. 5d)
oder	Nukleosidanalogon	Brivudin → 251	1 x/d (7d)

T 15.5 Dakryoadenitis

T 15.5.1 Akute bakterielle

Nach Abstrich

	Breitbandpenicillin + Beta-Laktamase-Inh. (orale Antibiose)	Amoxicillin + Clavulansäure → 222	3 x 250–500mg p.o., Ki. 20–40mg/kg KG in 3 ED (ca. 5–7d)
altern.	Cephalosporin (Antibiose)	Cefalexin → 228	250–500mg p.o. 4 x/d

In schweren Fällen i.v.

| | Cephalosporin (Antibiose) | Cefazolin → 224 | Erw. 3–4 x 500–1000mg/d i.v. (ca. 5–7d), Ki. 50–100mg/kgKG in 3–4 ED (ca. 5–7d) |

Bei Gonokokken

| | Cephalosporin (Antibiose) | Ceftriaxon → 225 | 250mg i.m. ED |

Bei Staphylokokken

| | Penicillin (Antibiose) | Flucloxacillin → 219 | 4 x 1g/d i.m. (5–7d) |

Bei Streptokokken

| | Breitbandpenicillin | Ampicillin → 220 | 4 x 500mg/d (5–7d) |

T 15.5.2 Chronisch bei Tbc

Tuberkulostatikum	Isoniazid (INH) → 249	300mg/d (2M)
	Rifampicin (RMP) → 249	600mg/d (2M)
	Pyrazinamid (PZA) → 249	2g/d (2M)

T 15.6 Dakryozystitis

Akut (je nach Erreger)[3]

	Gyrasehemmer (lok. Antib.)	Ofloxacin → 388	alle 2h (5–7d)
	Breitbandpenicillin + Beta-Laktamase-Inhib.	Amoxicillin + Clavulansäure → 222	20mg/kg KG 3 x/d (5–7d)

Akut bei Kindern[3]

	Breitbandpenicillin	Ampicillin → 220	100mg/kg/d in 2–4 ED 5–7d
oder	Cephalosporin	Cefalexin → 228	500mg 4 x/d (ca. 5d)

T 15.7 Konjunktivitis

T 15.7.1 Reizkonjunktivitis[1, 3, 4, 5]

	Vasokonstriktor und/oder Antihistaminikum (meist Kombinationen)	Tetryzolin → 395	3 x 1 Gtt. (max. 3d)
		Oxedrin + Naphazolin + Antazolin	
und/ oder	Kortikoid (antiinflammatorisch)	Prednisolon → 389	3 x 1 Gtt. (3–5d)
		Fluorometholon → 389	
	Tränenersatzmittel → 396	s. Kap. T 15.7.2	

[4] Messmer EM, Okuläre Allergien. Ophthalmologe 2005 Mai; 102(5):527–543.
[5] Spraul CW, Therapietabellen Ophthalmologie. Westermayer Verlags-GmbH, München 1999.

T 15.7.2 Keratokonjunktivitis sicca[6]

Tränenersatzmittel, Filmbildner (Gele, Tropfen)	Polyvidon → 396	5 x 1 Gtt. bis 1 x/h (dauerhaft)
	Polivinylalkoho → 396	
	Hyaluronsäure → 396	
	Hypromellose → 396	
	Carbomer → 396	
	Trehalose + Hyaluronsäure oder Carbomer	
	Perfluorohexyloctan (F6H8) → 396	3–5 x 1 Gtt.

Bei ausgeprägter Konjunktivitis sicca

ggf. plus	Lokale steroidhaltige AT	Dexamethason AT → 389	3 x/d
		Hydrocortison AT → 389	
ggf.	Lokales Zytostatikum	Ciclosporin AT → 391	1 x/d

[6] Steven P et al (2015) J Ocul Pharmacol Ther 31: 498-503
[7] SANSIKA Studie, Data on file: Prof. C. Baudouin, Quinze-Vingts Centre Hospitalier National d'Ophtalmologie, Paris Sept. 2013
[8] Erb C, Schlote T, Medikamentöse Augentherapie. Thieme Stuttgart 2010, 131

T 15 Ophthalmologie – Therapie

T 15.7.3 Allergische Konjunktivitis, Conjunctivitis vernalis

und/ oder	Mastzellstabilisator	Cromoglicinsäure → 395	4 x/d (dauerhaft)
	Antihistaminikum (H₁-Rezeptor- Antagonist)	Levocabastin → 395	2–4 x 1 Gtt. (bei Bedarf)
		Azelastin → 395	2 x 1 Gtt. (bei Bedarf)
		Ketotifen → 87	2 x/d 1 Gtt.
		Olopatadin → 395	2 x/d 1 Gtt.
und/ oder	Kortikoid (antiinflammatorisch)	Dexamethason → 389	2 x 1 Gtt. (3–5d)

T 15.7.4 Bakterielle Konjunktivitis

	Aminoglykosid (Antibiose)	Gentamicin → 387	3–5 x 1 Gtt. (3–5d)
		Kanamycin → 387	
oder ggf.	Kombination mit Kortikosteroid	Gentamicin + Dexamethason → 390	3–5 x 1 Gtt. (3–5d), AS 1 x zur Nacht
		Dexamethason + Neomycinsulfat + Polymyxin → 390	

Bei Gonokokken

	Penicillin	Penicillin G → 218	2 x 10 Mio. IE i.m./d (5d)
plus	Urikosurikum	Probenecid → 129	1g oral
alternativ	Cephalosporin (Antibiose)	Cefazolin → 224	1–2g 2 x/d (5d)
		Ceftriaxon → 225	1–2g 1 x/d (5d)

Chlamydien-Konjunktivitis

	Tetracyclin (lokale Antibiose)	Chlortetracyclin	3 x/d (bis 2M)
		Oxytetracyclin → 388	
plus	Makrolid (lok. Antibiose)	Azithromycin → 232	3 x/d 1 Gtt.
und ggf.	Tetracyclin oder Makrolid (system. Antibiose)	Doxycyclin → 230	100mg 2 x/d (2W)
		Minocyclin → 231	500mg 3 x/d (3–4W)
		Erythromycin → 233	

T 15.7.5 Virale Konjunktivitis, Conjunctivitis epidemica

	Künstliche Tränen s. Kap. T 15.7.2 → 733		
ggf.	NSAR (lokale Antiphlogistika)	Diclofenac → 202	3–5 x/d 1 Gtt.
ggf.	Aminoglykosid (lokale Antibiose bei bakt. Superinfektion)	Gentamicin → 387	3–5 x 1 Gtt. (3–5d)
		Kanamycin → 387	

T 15.8 Keratitis

T 15.8.1 Bakterielle Ulzera[1, 3, 5]

	Breitspektrumantibiotikum (lokal)	Ofloxacin → 388	4–8 x/d (mind. 1W)
		Levofloxacin → 388	
		Polymyxin B + Neomycinsulf. + Gramicidin → 388	
plus	Zykloplegikum	Atropin → 394	2 x/d (ca. 1W)
ggf.	Lokales Kortikosteroid	Prednisolon → 389	3–5 x/d (ca. 5d)

Bei Gonokokken, Pseudomonas, Haemophilus: systemische Therapie

ggf.	Cephalosporin (Antibiose)	Cefazolin → 224	1–2g 2 x/d (ca. 5d)
oder		Ceftriaxon → 225	1–2g 1 x/d (ca. 5d)

T 15.8.2 Keratomykose[1, 3, 5]

	Lokales Antimykotikum	Natamycin	alle 2h (5–10d)
ggf.	System. Antimykotikum	Fluconazol → 267	100–400mg/d p.o. (ca. 5d)
plus	Zykloplegikum	Atropin 1% → 394	2 x/d (ca. 1W)

T 15.8.3 Herpes-simplex-Infektionen der Hornhaut[1, 3, 5]

Epitheliale HSV-Keratitis

	Virustatikum (lokal)	Aciclovir → 388	alle 2–3h (bis 3d nach Abheilung)
		Ganciclovir → 388	
		Trifluridin	alle 3h (bis 3d n. Abheilg.)
ggf. pl.	Zykloplegikum	Atropin 1% → 394	2 x/d (ca. 1W)

Stromale HSV-Keratitis

	Virustatikum (lokal)	Aciclovir → 388	3–5 x/d (bis 3d n. Abheilg.)
		Trifluridin	alle 3h (bis 3d n. Abheilg.)
plus	Lokale Kortikosteroide (antiinflammatorisch)	Dexamethason → 389	2–4 x/d (bis 3d nach Abheilung)
		Fluorometholon → 389	

Bei ausgeprägter Keratouveitis ggf. zusätzlich

plus	Virustatikum (systemisch)	Aciclovir → 251	5 x/d (2–3W)

Metaherpetische Keratopathie

	Künstliche Tränen s. Keratokonjunktivitis sicca → 733		dauerhaft
plus	Vitamin-A-haltige AS	Retinolpalmitat	3–5 x/d (dauerhaft)

Prophylaxe von Herpesrezidiven

	Virustatikum (lokal)	Aciclovir[9] AS → 388	1 x abends über W bis M
plus	Virustatikum (systemisch)	Aciclovir → 251	2 x 400mg über Monate

[9] Erb C, Schlote T, Medikamentöse Augentherapie. Thieme Stuttgart 2010, 161

T 15 Ophthalmologie – Therapie

T 15.8.4 Herpes-zoster-Keratitis[1, 3, 5]

	Virustatikum (system.)	Aciclovir → 251	5 x/d (2W)
oder	Nukleosidanalogon	Brivudin → 251	1 x/d (7d)
plus	Virustatikum (lokal)	Aciclovir → 388	3–5 x/d
Bei disziformer Keratitis ggf. zusätzlich			
ggf.	Lokale Kortikosteroide (antiinflammatorisch)	Dexamethason → 389	2–4 x/d (mind. 2W)
		Fluorometholon → 389	

T 15.9 Verätzung, Verbrennung

1. Tag[3, 10, 11]

	Tropfanästhesie	Proxymethacain → 387	einmalig
	Ausgiebige Spülung (am Unfallort Wasser)	Natriumdihydrogenphosphat → 398	(alle ½h spülen, auch nachts)
		NaCl 0,9%, EDTA-Lösung	ausgiebig (im Strahl) ca. 5min alle ½h, je nach Grad
plus	Steroidantibiotikum AT	Dexamethason + Neomycinsulfat + Polymyxin B → 390	3 Gtt. (stdl. auch nachts)
plus	Vitamin C lokal	Ascorbinsäure 10% → 149	3 Gtt. (stdl. auch nachts)
plus	Zykloplegikum	Atropin 1% → 394	2 x/d (ca. 1W)
plus	Vitamin C oral	Vitamin-C-Brause	2 x 1g
plus oder	Systemisches Antiphlogistikum	Indometacin → 202	50–100g/d Tbl. oder Supp.
		Diclofenac → 202	

[10] Reim M, Ein neues Behandlungskonzept für schwere Verätzungen und Verbrennungen der Augen. Fortschr Ophthalmol. 1989; 86(6):722-6.
[11] Backes CK, Teping C, Stadiengerechte Therapie von Verätzungen des Auges. Augenärztliche Fortbildung 1991; 14: 156-160.

Ab 2. Tag

Weiter wie am 1. Tag, stdl. spülen, nachts Pat. schlafen lassen, Therapie des Sekundärglaukoms siehe primäres Offenwinkelglaukom → 743

T 15.10 Episkleritis

	Lokale Kortikosteroide (antiinflammatorisch)	Dexamethason → 389	2–4 x/d ca. 1W
		Fluorometholon → 389	
oder	Nichtsteroidales Antiphlogistikum	Diclofenac → 390	3–5 x/d 1 Gtt. (ca. 1W)
		Ketorolac → 390	
ggf.	Orales NSAR (antiinflamm.)	Indometacin → 202	2 x 50mg/d

T 15.11 Skleritis

	Systemisches Antiphlogistikum NSAR (antiinflammatorisch)[3,12]	Flurbiprofen → 390	3 x 100mg/d (im Entzündungs-Intervall)
		Indometacin → 202	3 x 25mg/d (im Entzündungs-Intervall)
		Ibuprofen → 200	4 x 400–600mg/d (ca. 3W)
ggf.	Orales Kortikosteroid (antiinflammatorisch)[3,12]	Prednisolon → 210	1–1,5mg/kg KG/d (ca. 3W)
evtl.	Immunsuppressivum (Abspr. m. Internisten)[3,12]	Cyclophosphamid → 153	500mg über mehrere Stunden i.v.; Erh.Dos. 50–100mg
		Ciclosporin → 275	
		Azathioprin → 275	
		Methotrexat → 207	
plus	Lokale Therapie wie Episkleritis		
ggf.	Parabulbäre Kortikosteroidinjektionen (s.u.); subkonjunktivales Depot kontraindiziert!		

[12] Althaus C, Sundmacher, Skleritis und Episkleritis. Diagnose und Therapie. Ophthalmologe 1996; 93:205–216.

T 15.12 Uveitis anterior

Stufe I (leicht) [3, 13, 14, 15]

ggf.	Lokales Kortikosteroid	Prednisolon → 389	2–4 x/d (im Entz.-Intervall)
plus ggf.	Zykloplegikum	Tropicamid → 394	1 x/d abends (im Entzündungsschub)

Stufe II (leicht bis mittel)

	Lokales Kortikosteroid (antiinflammatorisch)	Dexamethason 0,1% → 389	4–6 x/d (im Entzündungsschub)
		Prednisolon 1% → 389	
plus	Zykloplegikum	Tropicamid → 394	1–3 x/d (im Entzündungsschub)
		Cyclopentolat 1% → 394	

Stufe III (mittel bis schwer)

	Lokales Kortikosteroid	Prednisolon 1% → 389	6–10 x/d (im Entz.-Schub)
plus	Zykloplegikum	Tropicamid → 394	1–3 x/d (im Entz.-Schub)
evtl. plus		Cyclopentolat 1% → 394	1–3 x/d (im Entz.-Schub)
		Atropin 1% → 394	
evtl.	Intravitreales Implantat (off-label Therapie)	Dexamethason (Ozurdex)[18] → 389	1 x Applikation, Wdh. verlaufsabhängig

T 15 Ophthalmologie – Therapie

Stufe IV (schwer)

	Lokales Kortikosteroid (antiinflammatorisch)	Prednisolon 1% → 389	stdl. im Entzünd.-Schub
evtl. plus	Subkonjunktivales Injektions-kortikosteroid	Dexamethason → 389	2 x 1–2ml subconj. (im Entzünd.-Schub)
plus	Zykloplegikum	Atropin 1% → 394	3 x/d (im Entzünd.-Schub)
ggf.	Parabuläres Depot-kortikosteroid	Methylprednisolon → 210	1–2 x/d 1–2ml (im Entzünd.-Schub)
ggf.	Systemisches Kortikosteroid	Prednisolon → 210	1–1,5mg/kg KG/d (im Entzünd.-Schub)
und/ oder	Nichtsteroidales Antiphlogistikum	Indometacin → 202 Diclofenac → 202	50–100g/d, Tbl. oder Supp. (im Entzünd.-Schub)

In sehr schweren Fällen zusätzlich zur Stufe-IV-Medikation

ggf.	Systemisches Immunsuppressivum	In Absprache mit Internisten: Cyclosporin A → 275, Chlorambucil → 153, Cyclophosphamid → 153

Bei zusätzlicher herpetischer Keratouveitis

ggf.	Topisches Virustatikum	Aciclovir → 388	3–5 x/d (mind. 2W)

Bei Glaukom

ggf.	Carboanhydrase-Hemmer	Dorzolamid AT → 392	2 x/d
plus	Betablocker (lokale Glaukomtherapie)	Timolol AT → 391	

[13] Manthey KS, Immunsuppressive Therapie bei intraokularen Entzündungen. Ophthalm. 1998 Nov; 95(11):792–804.
[14] Fechner P, Teichmann KD, Medikamentöse Augentherapie. Grundlagen und Praxis. Enke Stuttgart 2000, 395–426.
[15] Arens CD, Bertram B, Praxisorientierte Handlungsleitlinien für Diagnose u. Therapie in der Augenheilkunde (Teil 2) des Berufsverbands d. Augenärzte e. V., Kybermed Emsdetten 1998, April, 12–15.

T 15.13 Intermediäre und hintere Uveitis

Stufe I: keine Therapie [14, 15, 16, 17, 18]

Stufe II [14, 15, 16, 17, 21]

evtl.	Bei Begleitiritis Kortikosteroid topisch	Prednisolon 1% → 389	3–5 x/d (im Entz.-Schub)

Stufe III oder bei zystoidem Makulaödem (CMÖ) [14, 15, 16, 17, 18]

Depotkortikosteroid parabulbär, retrobulbär	Methylprednisolon → 210	1–2 x/d

Toxoplasmose-Retinochorioiditis 739

Stufe III, IV bzw. bei CMÖ [14, 15, 16, 17, 18]

ggf.	Systemisches Kortikosteroid (antiinflammatorisch)	Prednisolon → 210	1–1,5mg/kg KG/d
	Vascular-endothelial-growth-factor (VEGF) (Hemmer zur Therapie des Makulaödems)	Ranibizumab → 398	operative intravitreale Injektion (0,5mg), erneute Injektion bei Visusverlust
		Bevacizumab → 184 (Off-Label)	operative intravitreale Inj. (1,25mg), erneute Inj. bei Visusverlust
ggf.	Intravitreales Implantat	Dexamethason [19] (Ozurdex → 389)	1x-Applikation, verlaufs-abhängig wiederholen
		Fluocinolonacetonid → 389	1x-Applikation, verlaufs-abhängig wiederholen
ggf.	Immunsuppressivum	Folinsäure → 195	Folinsäure → 195
ggf.	Operative Therapie: Kryotherapie, Vitrektomie, intravitreale Injektion von Triamcinolon (VolonA)		
ggf.	Spezifische Therapie: Antibiotika, Chemotherapie bei entsprechender Verdachtsdiagnose		

[16] Manthey KS, Immunsuppressive Therapie bei intraokularen Entzündungen, Teil I. Ophthalmologe 1998, 792–804.
[17] Manthey KS, Immunsuppr. Ther. bei intraokularen Entzünd., Teil II. Ophthalm. 1998, 846–858.
[18] Reinhard, Bornfeld, Framme: Ophthalmo Update 2011 – Handbuch Ophthalmologie, med update GmbH Wiesbaden 2011 S – Kap.3 S. 29-30 (2011).
[19] Stellungnahme der Deutschen Ophthalmologischen Gesellschaft (DOG), der Retinologischen Gesellschaft (RG) und des Berufsverbandes der Augenärzte Deutschlands (BVA) zur intravitrealen Therapie des Makulaödems bei Uveitis, Stand: 29.09.2011.

T 15.14 Toxoplasmose-Retinochorioiditis

Pyrimethamin-Dreifachtherapie[20]

	Folsäureantagonist	Pyrimethamin → 246	d1 2 x 50mg, dann 25mg/d (4W)
plus	Sulfonamid (antiinflamm.)	Sulfadiazin → 237	4 x 1g/d (4W)
plus	Kortikosteroid (antiinflammatorisch)	Prednisolon → 210	d3–7: 60–100mg, dann reduzieren
plus	Substitution (Vermeidg. KM-Depression)	Folinsäure → 195	5mg 2 x/W (1 Tbl. alle 3d; 4W)

Oder: Clindamycin-Monotherapie[20]

	Lincosamid	Clindamycin → 233	4 x 150–300mg/d (3–4W)

[20] Erb C, Schlote T, Medikamentöse Augentherapie. Thieme Stuttgart 2010, 241-243.

T 15.15 Endophthalmitis

T 15.15.1 Bakterielle Endophthalmitis[21]

	Glykopeptid (intravitreal)	Vancomycin	1mg/0,1ml
plus	Aminoglykosid	Amikacin → 234	1 x 0.2–0.4mg/0,1ml
oder	Cephalosporin	Ceftazidim → 225	2mg
ggf.	Kortikosteroid (intravitreal, antiinflamm.)	Dexamethason → 389	1 x 0.2–1.0mg
ggf.	Cephalosporin (systemisch bei Panophthalmitis)	Ceftazidim → 225	1–2g 2 x/d (7–10d)
plus	Aminoglykosid AT (lokale Antibiose)	Amikacin 20mg/ml	6–12 x/d 5–10 Gtt. (7–10d)
oder		Vancomycin 50mg/ml	

T 15.15.2 Pilzinfektion[21]

	Antimykotikum (intravitreal)	Amphotericin B	1 x 0.005–0.01mg AmBisome, 1 x 0.03–0.04mg (Amphotericin B)
plus	Antimykotikum	Fluconazol → 267	400mg p.o. (2–4M)

[21] Fechner P, Teichmann KD, Medikamentöse Augentherapie. Grundlagen und Praxis. Enke Stuttgart 2000, 445–452.

T 15.16 Neuritis nervi optici

Bei Visusabfall ≤ 0,2

Kortikosteroidstoßther.[22]	Methylprednisolon → 210	1000mg/d i.v. (3d)

Bei atypischer Neuritis

anschl. Orales Kortikosteroid	Prednisolon → 210	1–1.5mg/kg KG/d (1–2W)

[22] Arens CD, Bertram B, Praxisorientierte Handlungsleitlinien für Diagnose und Therapie in der Augenheilkunde (Teil 5) des BVA e. V., Kybermed Emsdetten 1997, November, 15-17.

T 15.17 Ischämische Optikusneuropathie

Nicht durch eine Arteriitis bedingt [23, 24]

Hämodilution	Kolloidale Plasmaersatzlösung → 304	250–500ml/d, 8–10d
Orales Kortikosteroid	Prednisolon → 210	100mg/d
Antikoagulans (Sekundärprophylaxe)	ASS → 67	100mg/d

Zentralarterienembolie 741

Durch eine Arteriitis bedingt (Arteriitis temporalis) [23, 24]

Kortikosteroidstoßtherapie (antiinflammatorisch)	Methylprednisolon → 210	2 x/d 0.5–1g i.v. (3–5d)
	Prednisolon → 210	erst 100mg dann Erh.Dos. 5–10mg (entsprech. BSG)

[23] Arens CD, Bertram B, Praxisorientierte Handlungsleitlinien für Diagnose und Therapie in der Augenheilkunde (Teil 5) des BVA e. V., Kybermed Emsdetten 1997, November, 13–14.
[24] Fechner P, Teichmann KD, Medikamentöse Augentherapie. Grundlagen und Praxis. Enke Stuttgart 2000, 510–514.

T 15.18 Zentralarterienembolie

Sofortmaßnahmen
Augeninnendrucksenkung

Carboanhydrasehemmer (Kammerwasserprod. ↓)	Dorzolamid → 392	3 x/d (lokal)
	Acetazolamid → 394	1 x 500mg p.o. (system.)

Lysetherapie (innerhalb 8h, durch internistische Intensivstation)

	Plasminogenaktivator	rt-PA → 64	1–2 x 70–100mg über 2 h
	Fibrinolytikum	Urokinase → 65	ini. 600 000IE, dann 250 000IE alle 24h (3d)
dann	Unfraktioniertes Heparin (Gerinnungsfaktorinhib. ↑)	Unfraktioniertes Heparin → 57	Perfusor (25 000IE) 2 ml/h (einige d)

Rheologische Therapie

evtl.	Kolloid. Plasmaersatzlsg. (hypervoläm. Hämodilution)	HES 6% → 304	250–500ml/d (8–10d)
	Rheologikum (Eryverformbarkeit ↑, Verbesserung der Rheol.)	Pentoxifyllin → 69	300mg i.v. 1–2 x/d
	Isovolüm. Hämodilution (Hämatokrit 35–38%)	Kolloid. Plasmaersatzlsg. → 304 + Plasmapherese	250–500ml/d (8–10d)

Weitere Therapiemaßnahmen

Bulbusmassage, hyperbaren Sauerstoff inhalieren		
Nitrat	Nitroglycerin → 46	3 x/d
Kalziumantagonist	Nifedipin → 31	10–20mg/d
Carboanhydrasehem. (s.o.)	Dorzolamid → 392	2 x/d
Antikoagulanz	ASS 100 → 67	1 x 100mg/d

Bei V.a. Riesenzellarteriitis zusätzlich

Kortikosteroid (antiinflamm., Intimaödem ↓)	Methylprednisolon → 210	1000mg i.v. (einmalig)

T 15.19 Zentralvenenverschluss

Rheologische Therapie (bis zu 20 d nach Verschluss)[25, 28, 29]

	Kolloidale Plasmaersatzlösung (hypervolämische Hämodilution)	HES 6% → 304	250–500ml/d (8–10d)
	Kolloidale Plasmaersatzlösung (isovolämische Hämodilution, Hämatokrit 35–38%)	HAES + Plasmapherese → 304	250–500ml/d (8–10d)
	Rheologikum (Eryverformbarkeit↑, Durchblutung↑)	Pentoxifyllin → 69	300mg i.v. 1–2 x/d, dann oral 400mg 2–3 x/d
	Vascular-endothelial-growth-factor (VEGF)-Hemmer zur Therapie des Makulaödems	Ranibizumab → 398	operative intravitreale Injektion (0.5mg), erneute Injektion bei Visusverlust
		Aflibercept → 193	operative intravitreale Injektion (4mg 3x monatlich
		Bevacizumab → 184 (Off-Label-Therapie)	operative intravitreale Injektion (1.25mg), erneute Injektion bei Visusverlust
	Intravitreales Implantat	Dexamethason → 389 (Ozurdex®) [42]	1x Applikation, verlaufsabhängig wiederholen

Weitere Maßnahmen[26, 27, 28, 29]

	Intravitreales Implantat	Dexamethason → 209	1x Applikation, verlaufsabhängig wiederholen
	Orales Kortikosteroid (antiinflammatorisch)	Prednisolon → 210	1–1.5mg/kg KG/d
ggf.	Lokale Betablocker + Carboanhydrasehemmer (Behandlung des Neovaskularisationsglaukoms)	Timolol → 391	2 x/d
		Dorzolamid → 392	

---

[25] Stellungnahme der DOG, der RG und des BVA zur Therapie des Makulaödems beim retinalen Venenverschluss vom 30.4.2010.
[26] Erb C, Schlote T, Medikamentöse Augentherapie. Thieme Stuttgart 2010, 278–279.
[27] Haller JA, Dugel P, Weinberg DV et al., Evaluation of the safety and performance of an applicator for a novel intravitreal dexamethasone drug delivery system for the treatment of macular edema. Retina 2009, 29:46-5.
[28] Fechner P, Teichmann KD, Medikamentöse Augentherapie. Grundlagen und Praxis. Enke Stuttgart 2000, 462–467.
[29] Dithmar S et al., Venöse retinale Verschlüsse. Z. prakt. Augenheilkd. 1996, 17:337–341.

T 15.20 Primäres Offenwinkelglaukom

Stufe 1: Monotherapie [30, 31, 32, 33]

	Betablocker (Kammerwasserprod. ↓)	Timolol → 391 Betaxolol → 391 Levobunolol → 391	0.1%, 0.25% oder 0.5% 2 x/d 1 Gtt. (Dauertherapie)

Stufe 2: Substitution Monotherapie [30, 31, 32, 33]

Bei Unverträglichkeit, ungenügender Drucksenkung, KI oder instabiler Gesichtsfeldsituation

1.	Carboanhydrasehemmer (Kammerwasserprod. ↓)	Dorzolamid → 392 Brinzolamid → 392	2–3 x/d 1 Gtt.
oder	Alpha-2-Sympathomimetikum (Kammerwasserabfluss ↑)	Brimonidin → 392	2 x/d 1 Gtt.
oder	Prostaglandinanalogon (uveoskleraler Abfluss ↑)	Latanoprost → 392	1 x/d abends 1 Gtt.
		Travoprost → 393	1 x/d abends 1 Gtt.
		Brimatoprost → 392	1 x/d abends 1 Gtt.
		Tafluprost → 392	1 x/d abends 1 Gtt.
2.	Parasympathomimetikum (Kammerwasserabfluss ↑)	Pilocarpin 1%, 2% → 392	3 x/d 1 Gtt.

Stufe 3: Kombinationstherapie (2 Medikamente) [30, 31, 32, 33]

Bei ungenügender Drucksenkung, Fortschreiten der Gesichtsfeldausfälle

	Betablocker + Carboanhydrasehemmer	Dorzolamid + Timolol → 393	2 x/d 1 Gtt.
		Brinzolamid + Timolol → 391	
oder	Betablocker + Prostaglandinderivat	Timolol + Latanoprost → 393	1 Gtt. morgens
oder	Betablocker + Alpha-2-Sympathomimetikum	Timolol + Brimonidin → 392	2 x/d 1 Gtt.
oder	Alpha-2-Sympathomimetikum + Carboanhydrasehemmer	Brinzolamid + Brimonidin → 393	2 x/d 1 Gtt.
oder	Betablocker + Parasympathomimetikum	Pilocarpin + Timolol → 393	2–3 x/d 1 Gtt.

Stufe 4: Kombinationstherapie (3 Medikamente) [30, 31, 32, 33]

	Betablocker + Carboanhydrasehemmer + Sympathomimetikum	Dorzolamid + Timolol → 393 + Brimonidin → 392	2 x/d 1 Gtt.

T 15 Ophthalmologie – Therapie

oder	Prostaglandinderivat + Betablocker + Sympathomimetikum	Latanoprost + Timolol → 393 + Brimonidin → 392	2 x/d 1 Gtt.
oder	Prostaglandinderivat + Carboanhydrasehemmer + Sympathomimetikum	Latanoprost → 392 + Dorzolamid → 392 + Briminodin → 392	2 x/d 1 Gtt.
oder	Betablocker + Parasympathomimetikum + Carboanhydrasehemmer	Pilocarpin + Timolol → 393 + Dorzolamid → 392 oder Brinzolamid → 392	2-3 x/d 1 Gtt.

[30] Terminology and Guidelines for Glaucoma Treatment. EGS 1998, Dogma, Savona, Italy.
[31] Pfeiffer N, Moderne medikamentöse Glaukomtherapie. Dt. Ärztebl. 1998; 95 B 2561–2566.
[32] praul CW, Therapietabellen Ophthalmologie. Westermayer Verlags-GmbH, München 1999.
[33] Arens CD, Bertram B, Praxisorientierte Handlungsleitlinien für Diagnose und Therapie in der Augenheilkunde (Teil 3) des BVA e. V., Kybermed Emsdetten 1997, November, 4–6.

T 15.21 Akutes Winkelblockglaukom[30, 34]

	Parasympathomimetikum (Miosis, Kammerwasserabfluss ↑)[34, 34]	Pilocarpin 0,5%, später 1% → 392	bei Pupillenverengung alle 10min 1h lang (im Anfall)
	Systemische Carboanhydrasehemmer (Kammerwasserprod. ↓)[34, 34]	Acetazolamid → 394	500–1000mg, bei Erbrechen i.v. (im Anfall)
evtl.	Betablocker (Kammerwasserprod. ↓)	Timolol → 391 Betaxolol → 391 Levobunolol → 391	0,1%, 0,25% oder 0,5% 2 x/d 1 Gtt. (im Anfall)
evtl.	Analgetikum	Tilidin + Naloxon → 291 Pethidin → 288	2 x 50–150mg (ret.)/d, MTD 600mg; 25–100mg i.m./i.v. (im Anfall)
evtl.	Hyperosmolare Infusion (osmotische Therapie)	Mannitol 20% → 44	1–2g/kg KG (im Anfall)

T 15.21.1 Beim malignen Glaukom

	Anticholinergikum (Mydriasis und Zykloplegie)	Atropin 1% → 394	3-4 x 1 Gtt. (im Anfall)
plus	Systemische Carboanhydrasehemmer (Kammerwasserprod. ↓)	Acetazolamid → 394	500–1000mg, bei Erbrechen i.v. (im Anfall)
plus	Hyperosmolare Infusion (osmotische Therapie)	Mannitol 20% → 44	1–2g/kg KG (im Anfall)

[34] Fechner P, Teichmann KD, Medikamentöse Augentherapie. Grundlagen und Praxis. Enke Stuttgart 2000, 204–213.

Endokrine Orbitopathie

T 15.22 Endokrine Orbitopathie

Behandlung der ursächlichen Schilddrüsenfunktionsstörung s. Kap. T 6.24

Periorbitale Schwellung[35]

	Selen Substitution	Natriumselenit	200μg/d für 6M
	Benzothiadiazin (Diuretika)	Hydrochlorothiazid → 43	25mg/d abends (beschwerdeabhängig)

Lidretraktion[35]

	Tränenersatzmittel, Filmbildner → 396	s. Kap. T 15.7.2 → 733	(beschwerdeabhängig)

Exophthalmus[35]

	Systemisches Kortikosteroid (antiphlogistisch)	Methylprednisolon[36] → 210	250–500mg i.v. 3 x/W für 2W, dann 250–500mg 1 x/W für 6–12W oder orale Therapie
plus oder	Immunsuppressivum (Red. der Steroiddosis mögl.)	Azathioprin → 275 Ciclosporin → 275	
ggf. plus	Megavolt-Radiotherapie		1000–3000 cGy

[35] Fechner P, Teichmann KD, Medikamentöse Augentherapie. Grundlagen und Praxis. Enke Stuttgart 2000, 228–230
[36] Der Ophthalmologe 11 2013 S. 1084, Springer Verlag.

T 15.23 Exsudative altersabhängige Makuladegeneration[37, 38]

Vascular-endothelial-growth-factor (VEGF)-Hemmer	Ranibizumab → 398	intravitreale Injektion, 3 Inj./M, in Erhaltungsphase erneute Injektion bei signifikantem Visusverlust
	Bevacizumab → 184 (off-Label)	
	Aflibercept → 193	
	Brolucizumab[39]	Initial 3 Inj/ M., in Erhaltungsphase alle 3M mit Reduktionsmöglichkeit auf 2M

[37] Boyer DS, Antoszyk AN, Awh CC et al., Subgroup analysis of the MARINA study of ranibizumab in neovascular age-related macular degeneration. Ophthalmology 2007, 114:246–252.
[38] Bakri SJ, Snyder MR, Reid JM et al., Pharmacokinetics of Intravitreal Ranibizumab(Lucentis). Ophthalmology 2007, 114:2179–2182.
[39] Stellungnahme der Deutschen Ophthalmologischen Gesellschaft, der Retinologischen Gesellschaft und des Berufsverbandes der Augenärzte Deutschlands Anti-VEGF-Therapie bei der neovaskulären altersabhängigen Makuladegeneration Stand Februar 2020

T 15.24 Diabetisches Makulaödem[40, 41]

	Vascular-endothelial-growth-factor (VEGF)-Hemmer	Ranibizumab → 398	1 x intravitreale Injektion, verlaufsabhängig wdh.
		Bevacizumab → 184 (Off-Label-Therapie)	intravitreale Injektion, 4 Inj./M, erneute Injektion bei Visusverlust
		Aflibercept → 193	
oder	Intravitreales Implantat	Dexamethason → 389 (Ozurdex®)[42]	1 x Applikation, verlaufsabhängig wiederholen
		Fluocinolonacetonid → 389	

[40] Empfehlung der DOG, der RG und des BVA für die Durchführung von intravitrealen Injektionen (IVI), 2007. http://www.dog.org/publikationen
[41] Geliskin F, Ziemssen F, Diabetic maculopathy. Diagnosis and treatment. Ophthalmologe 2010, 107:773-786.
[42] Stellungnahme der DOG, der RG und des BVA zur Therapie der diabetischen Makulopathie Stand: Dez. 2010.

T 15.25 Zystoides Makulaödem (postoperatives)[43]

Stufe I

	Lokale Steroide	Prednisolon 1% → 389	4 x/d 1 Gtt. 6W
plus	Lokale nichtsteroidale Antiphlogistika	Diclofenac → 390 Nepafenac[44] → 390	4 x/d 1 Gtt. 6W
plus	Carboanhydrasehemmer	Acetazolamid → 394	2 x 125mg oral

Stufe II

	Steroid-Depot	Betamethason	4mg subtenonale Injektion
plus	Nichtsteroidale Antiphlogistika, systemisch	Diclofenac → 202	100mg 1 x/d 6W
oder	Steroide, systemisch	Methylprednisolon → 210	1mg/kg KG 6W

Stufe III

	Steroid	Triamcinolon → 210	4-8mg intravitreale Injektion

[43] Erb C, Schlote T, Medikamentöse Augentherapie. Thieme Stuttgart 2010, 296-298.
[44] Fachinformation Nevanac / Alcon

T 15.26 Chorioretinopathia centralis serosa (akute)

Nach ausbleibender Spontanbesserung nach ca. 4 Wochen

Mineralokortikoid Antagonist	Eplerenon → 44	25mg für 1W, dann 50mg/d

[45] Stellungnahme des BVA, der DOG und der RG, Stand Januar 2018

T 16 HNO – Therapie (M. Helbig, S. Helbig)

T 16.1 Rhinitis

T 16.1.1 Akut viral

	Alpha-Sympathomimetika (lokal abschwellend)	Xylometazolinhydrochlorid → 399	3 x 1–2 Sprühstöße 0.1%, Ki. 0.05% (max. 10d [Privinismus])

T 16.1.2 Bakteriell (primär oder sekundär)

	Alpha-Sympathomimetika (lokal abschwellend)	Xylometazolinhydrochlorid → 399	3 x 1–2 Sprühstöße 0.1%, Ki. 0.05%, max. 10d (Privinismus)
ggf. plus	Aminopenicillin (Antibiotikum)	Amoxicillin → 220	3 x 0.5–1g/d p.o., Ki. 50–100mg/kgKG/d p.o. in 3 ED
	Aminopenicillin + Beta-Lactamase-Inhibitor (Antibiotikum)	Amoxicillin + Clavulansäure → 222	2 x (875+125mg)/d p.o.; 3 x 1.2–2.2g/d i.v.; Ki. p.o. laut Beipackzettel, 3 x 20–32mg/kgKG/d i.v.
	Cephalosporin 2. Gen. (Antibiotikum)	Cefaclor → 228	0.5g p.o. 3 x/d, Ki.: 30–50mg/kgKG/d in 3 ED
		Cefuroxim-Axetil	2 x 0.5g/d p.o., Ki. 2 x 125–250mg/d p.o.

T 16.1.3 Allergische Rhinitis[1, 2, 3]

Leicht

	Alpha-Sympathomimetika (lokal abschwellend)	Xylometazolinhydrochlorid → 399	3 x 1–2 Sprühstöße 0.1%, Ki. 0.05%, max. 10d (Privinismus)
oder	Mastzellstabilisator (Mastzelldegranulation ↓)	Cromoglicinsäure → 399	bis zu 4 x/d 1 Sprühstoß pro Nasenloch
oder	Top. Antihistaminikum (H_1-Rezeptor-Antagonist)	Azelastin → 399	2 x/d 2 Sprühstöße pro Nasenloch
		Levocabastin → 399	
oder	System. Antihistaminikum (H_1-Rezeptor-Antagonist)	Mizolastin → 86	10mg p.o. abends
oder	Topisches Glukokortikosteroid (antiinflammatorisch)	Budesonid → 400	2 x/d 1 Sprühstoß pro Nasenloch
		Fluticasonfuroat → 400	
		Fluticasonpropionat → 400	
		Mometason → 400	
		Flunisolid → 400	

T 16 HNO – Therapie

Mittelgradig bis schwer

	Systemische Antihistaminika (H$_1$-Rezeptor-Antagonist)	Cetirizin → 85	10mg p.o. 1 x abends
		Loratadin → 86	10mg p.o. 1 x abends
		Desloratadin → 85	5mg p.o. 1 x abends
		Ebastin → 85	10mg p.o. 1 x abends
		Rupatadin → 86	10mg p.o. 1 x abends
plus/ oder	Leukotrienantagonist	Montelukast → 81	1 x 10mg p.o., Ki. 6–14J: 1 x 5mg p.o. (abends)

Schwer

	Systemische Glukokortikosteroide (antiinflammatorisch)	Prednisolon → 210	ini 20–100mg/d, stufenweise auf 5–10mg/d reduz.
		Methylprednisolon → 210	ini 12–80mg/d stufenweise auf ca. 4–16mg/d reduzieren

Ergänzend bei zusätzlichem Asthma bronchiale

plus/ oder	Parasympatholytikum (bronchodilatatorisch)	Ipratropiumbromid → 76	3 x/d 1–2 Sprühstöße pro Nasenloch
plus/ oder	Xanthinderivat (bronchospasmolytisch)	Theophyllin → 81	siehe jeweilige Fachinfo

[1] AWMF 017-049. Stuck B et al. Rhinosinusitis. S. 43. Stand 07.04.2017, gültig bis 06.04.2022
[2] Weißbuch Allergie in Deutschland 2018. 4. überarb. Aufl.; Hrsg.: Klimek, Vogelberg, Werfel, S. 244 ff.
[3] AWMF 017-066 Müller R. Antibiotikatherapie bei HNO-Infektionen. Stand:15.07.2019, gültig bis 15.07.2024.

T 16.2 Nasenfurunkel

Leicht

	Antiseptikum (lokal desinfizierend)	Povidon-Jod	lokal als Salbe
		Ethacridin	

Schwer

	Isoxazolylpenicillin (Antibiotikum)	Flucloxacillin → 220	3 x 1g/d p.o.; 3 x 1–2g/d i.v., Ki. 20–100mg/kgKG/d i.v. in 3ED
oder	Cephalosporin (Antibiotikum)	Cefalexin → 228	3 x 0.5–1g/d p.o., Ki. 50–100mg/kg KG/d p.o. in 3 ED
		Cefadroxil → 228	2 x 1g/d p.o., Ki. 25–100mg/kg KG/d p.o. in 2 ED
		Cefazolin → 224	3 x 0.5–2g/d i.v, Ki. : 25–100mg/kgKG/d i.v. in 3 ED
ggf.	Essigsäurederivat	Diclofenac → 202	2–3 x 50mg/d p.o.

MRSI der Nasenschleimhäute

T 16.3 MRSI der Nasenschleimhäute

MRSI = Methicillin-resistente Staphylokokkeninfektionen

	Pseudomoninsäure A (Antibiotikum)	Mupirocin → 401	2 mm Salbenstrang 2–3 x/d intranasal

T 16.4 Sinusitis[1, 3, 4]

T 16.4.1 Akut

Leichte Formen

	Alpha-Sympathomimetikum (Mukosaabschwellung)	Xylometazolinhydrochlorid → 399	3 x 1–2 Sprühstöße 0.1%, Ki. 0.05% (max 10d [Privinismus])
	Aminopenicillin (Antibiotikum)	Amoxicillin → 220	0.5–1g p.o. 3 x/d, Ki. 50–100mg/kgKG in 3ED p.o.
oder	Aminopenicillin + Beta-Laktamase-Inhibitor (Antibiotikum)	Amoxicillin + Clavulansäure → 222	875+125mg p.o. 2 x/d, 3 x 1.2–2.2g/d i.v., Ki. p.o. laut Beipackzettel 20–32mg/kgKG i.v. 3 x/d
oder	Cephalosporin 2. Gen. (Antibiotikum)	Cefaclor → 228	3 x 0.5g/d p.o., Ki. 30–50mg/kgKG/d in 3ED
		Cefuroxim-Axetil → 229	2 x 0.5/d p.o., Ki. 2 x 125–250mg/kgKG/d p.o.
oder	Makrolide (Antibiotikum)	Azithromycin → 232	500mg p.o. 1 x/d
oder	Lincosamide (Antibiotikum)	Clindamycin → 233	Erw. 300 bzw. 600mg p.o. 3 x/d
oder	Sulfonamid und Folatantagonist (Antibiotikum)	Cotrimoxazol → 238	Erw. 4 x 600mg/d p.o.
und	Expektorans (schleimlösend)	Acetylcystein → 82	400–600mg/d p.o., Ki. 200–400mg/d p.o.
oder	Sekretolytikum	Ambroxol → 83	Erw. 2 x/d 1 Tbl., Ki. 2 x/d ½ Tbl.
ggf.	Top. Glukokortikosteroid (antiinflammatorisch)	s. Kap. T 16.1.3 (→ 747)	
ggf.	Expektorans	Myrtol	Erw. 4 x/d 2Kps.
oder		Cineol	Erw. 3 x/d 200mg
evtl. plus	Analgetikum (schmerzlindernd)	Paracetamol → 293	3 x 500–1000mg/d p.o., Ki. 10–15mg/kgKG als ED p.o., max. 50mg/kgKG/d

Schwere Formen/Komplikationen
(s. leichte Formen → Antibiotikum modifizieren)

	Cephalosporin 3. Gen. (Antibiotikum)	Cefotaxim → 225	1–2g i.v. alle 12h
		Ceftriaxon → 225	1 x 1–2g/d i.v., Ki. 50–80mg/kgKG/d i.v.
		Ceftazidim → 225	1–2g i.v. alle12h, Ki. 15–50mg/kgKG/12h i.v.
ggf. plus	Nitroimidazolderivat (Antibiotikum)	Metronidazol → 239	2 x 0.5g/d i.v., Ki. 20–30mg/kgKG/d in 2 ED/d i.v.

Bei dentogener Entstehung

oder	Benzylpenicillin (Antibiotikum)	Penicillin G → 218	1–5Mio. IE/d i.v.; Ki. 50000–0.5 Mio. IE/d i.v. in 3 ED
ggf. plus	Nitroimidazolderivat (Antibiotikum)	Metronidazol → 239	2 x 0.5g/d i.v., Ki. 20–30mg/kgKG/d i.v. in 2 ED

T 16.4.2 Chronisch

	Sekretolytikum	Ambroxol → 83	Erw. 2 x/d 1Tbl.; Ki. 2 x/d ½Tbl.
und	Top. Glukokortikosteroid (antiinflammatorisch)	s. Kap. T 16.1.3 (→ 747)	
und	Expektorans	Myrtol	Erw. 4 x/d 2Kps.
oder		Cineol	Erw. 3 x/d 200mg

[4] Fokkens W et al.: European Position Paper on Rhinosinusitis and Nasal Polyps 2020. In: Rhinology 58(Suppl S29):1–464

T 16.5 Tonsillitis[3, 5]

T 16.5.1 Akut

Initial

	Phenoxymethylpenicillin (Antibiotikum)	Penicillin V → 219	3 x 1.2 Mio. IE/d p.o.; Ki. 50000–100000IE/kgKG/d p.o. in 3 ED

Bei Therapieresistenz

	Cephalosporin (Antibiotikum)	Cefalexin → 228	3 x 0.5–1/d p.o., Ki. 50–100mg/kgKG/d p.o. in 3 ED
		Cefadroxil → 228	2 x 1g/d p.o., Ki. 25–100mg/kgKG/d p.o. in 2 ED
		Cefazolin → 224	3 x 0.5–2g/d i.v., Ki. 25–100mg/kgKG/d i.v. in 3 ED

Pharyngitis

oder	**Makrolid** (Antibiotikum)	Clarithromycin → 232	250mg p.o. 2 x/d, Ki. 7.5mg/kgKG/d p.o. 2 x/d
		Azithromycin → 232	500mg p.o. 1 x/d
ggf.	**Arylpropionsäurederivat**	Diclofenac → 202	50mg p.o. 3 x/d
evtl.	**Analgetikum** (schmerzlindernd)	Paracetamol → 293	500–1000mg p.o. 3 x/d, Ki. 10–15mg/kgKG als ED p.o., max. 50mg/kgKG/d
gff.	**Lokales Antiseptikum**	Chlorhexidingluconat → 402	10ml Mundspüllösung 2 x/d

[5] AWMF 017-024. Windfuhr J. Entzündliche Erkrankungen der Gaumenmandeln/Tonsillitis, Therapie. S. 83. Stand: 31.08.2015, gültig bis 30.08.2020

T 16.6 Pharyngitis

T 16.6.1 Viral/symptomatisch

	Salizylsäurederivat (analgetisch, antiphlogistisch, antipyretisch)	Acetylsalicylsäure → 199	2–3 x 0.5–1g/d p.o.
evtl.	**Antiseptikum**	Cetylpyridiniumchlorid	bei Bedarf
evtl.	**Rachentherapeutikum**	Benzydamin → 403	bei Bedarf als Spray oder Gurgellösung
evtl.	**Lokales Antiseptikum**	Flurbiprofen	8.75mg bis zu 5 x/d p.o.

T 16.6.2 Bakterielle Genese/Superinfektion

	Phenoxymethylpenicillin (Antibiotikum)	Penicillin V → 219	1.2 Mio. IE p.o. 3 x/d, Ki. 50000–100000IE/kgKG in 3 ED p.o.
oder	**Makrolid** (Antibiotikum)	Clarithromycin → 232	2 x 250mg/d p.o., Ki. 2 x7.5mg/kgKG/d p.o.
		Azithromycin → 232	1 x 500mg/d p.o.
ggf.	**Lokales Antiseptikum**	Hexamidin → 402	mehrfach pro Tag 1–2 Sprühstöße

T 16.7 Laryngitis

T 16.7.1 Viral

evtl.	**Expektoranz** (schleimlösend)	Acetylcystein → 82	400–600mg/d p.o., Ki. 200–400mg/d p.o.
evtl.	**Rachentherapeutikum**	Benzydamin	bis 5 x 3 Sprühstöße/d
evtl.	**Antitussivum**	Codein → 84	1–2 x 30–50mg/d p.o.

T 16 HNO – Therapie

Bakteriell

	Phenoxymethylpenicillin (Antibiotikum)	Penicillin V → 219	3 x 1.2 Mio. IE/d p.o., Ki. 50000–100000IE/kgKG/d p.o. in 3 ED
	Aminopenicillin + Beta-Lactamase-Inhibitor (Antibiotikum)	Amoxicillin + Clavulansäure → 222	2 x 875+125mg/d p.o., 3 x 1.2–2.2g/d i.v., Ki. p.o. laut Beipackzettel 3 x 20–32mg/kgKG/d i.v.

T 16.7.2 Laryngitis subglottica acuta

Allgemein (Cave: sofortige Krankenhauseinweisung in Intubationsbereitschaft)

	Benzodiazepin (Sedierung)	Diazepam → 361	5–10mg/d rekt., Sgl. 2.5–5mg/d rekt.
plus	Glukokortikosteroid (antiinflammatorisch, immunsuppressiv)	Prednison → 210	Ki. 100mg/d rekt.
		Prednisolon → 210	250–1000mg i.v. Ki. 25–50mg i.v.
evtl.	Expektoranz (schleimlösend)	Acetylcystein → 82	400–600mg/d p.o., Ki. 200–400mg/d p.o.

Bei bakterieller Superinfektion/Epiglottitis

	Cephalosporin 2. Gen. (Antibiotikum)	Cefaclor → 228	3 x 0.5g/d p.o., Ki. 30–50mg/kgKG/d in 3 ED
		Cefuroxim → 224	3 x 1.5g/d i.v., Ki. 30–100mg/kgKG/d i.v. in 3 ED
oder	Cephalosporin 3. Gen. (Antibiotikum)	Ceftriaxon → 225	1 x 1–2g/d i.v., Ki. 1 x 20–80mg/kgKG/d i.v.
		Cefotaxim → 225	2 x 1–2g/d i.v., Ki. 50–100mg/kgKG i.v. in 2ED/d

T 16.7.3 Diphtherie (Krupp) – Meldepflicht

	Immunglobulinserum (Antitoxin → Pferdeserum, Toxinneutralisation)	Diphtherie-Antitoxin (über Notfalldepot)	30000–50000IE i.v. über 1h, bis 120000IE
	Benzylpenicillin (Antibiotikum)	Penicillin G → 218	3 x 1–5 Mio. IE/d i.v., Ki. 50000–0.5Mio.IE/d i.v. in 3ED
oder	Makrolid (Antibiotikum)	Clarithromycin → 232	2 x 500mg/d i.v., Ki. 30–50mg/kgKG/d i.v. in 2ED

T 16.8 Perichondritis

Leicht

	Aminopenicillin + Beta-Lactamase-Inhibitor (Antibiotikum)	Amoxicillin + Clavulansäure → 222	875/125mg p.o. 2 x/d, 1.2–2.2g i.v. 3 x/d, Ki. p.o. laut Beipackzettel 20–32mg/kgKG i.v. 3 x/d
oder	Cephalosporin 1. Gen. (Antibiotikum)	Cefalexin → 228	3 x 0.5–1g/d p.o., Ki. 50–100mg/kgKG/d p.o. in 3 ED
		Cefadroxil → 228	2 x1g/d p.o., Ki. 25–100mg/kgKG/d p.o. in 2 ED
		Cefazolin → 224	0.5–2g i.v. 3 x/d, Ki. 25–100mg/kgKG i.v. in 3ED/d

Schwer

ggf. plus	Isoxazolylpenicillin (Antibiotikum)	Flucloxacillin → 219	3 x 1g/d p.o., 3 x 1–2g/d i.v., Ki. 20–100mg/kgKG/d i.v. in 3 ED
	Gyrasehemmer (Antibiotikum) strenge Indikationsstellung	Ciprofloxacin → 235	2 x 500mg/d p.o., 2 x 400mg/d i.v.
		Levofloxacin → 236	500mg p.o./i.v. 1–2 x/d
Kinder	Cephalosporin 3. Gen.	Ceftazidim → 225	Ki. 15-50mg/kgKG i.v. alle 12h

T 16.9 Otitis externa

T 16.9.1 Otitis externa diffusa/Gehörgangsfurunkel

Leicht

	Antiseptikum (desinfizierend)	Propanol oder Ethanol 70%	tgl. Streifeneinlage
evtl.	Kortikoid + Gentamicin (abschwellend + Antibiose)	Betamethason + Gentamicinsulfat	tgl. Streifeneinlage; *Cave:* Trommelfellperforation
evtl.	Kortikoid + Aminoglykosid (abschwellend + Antibiose)	Fluocinolonacetonid + Neomycinsulfat	tgl. Streifeneinlage; *Cave:* Trommelfellperforation
	Kortikoid + Polypeptidantibiotika (abschwellend + Antibiose)	Hydrocortison + Polymyxin-B + Bacitracin	tgl. Streifeneinlage
evtl.	Gyrasehemmer strenge Indikationsstellung	Ciprofloxacin → 235	2 x 3–4 Gtt.
evtl.	Gyrasehemmer + Kortikoid (Antibiotikum + Kortikoid)	Ciprofloxacin + Fluocinolonacetonid → 402	2 x 6–8 Gtt.
evtl.	Peptidantibiotikum + Aminoglykosid + Polypeptidantibiotikum	Polymyxin-B-Sulfat + Neomycinsulfat + Gramicidin → 402	3 Gtt. 3–5 x/d; *Cave:* Trommelfellperforation

T 16 HNO – Therapie

Schwer			
evtl.	**Gyrasehemmer** (Antibiotikum) strenge Indikationsstellung	**Ciprofloxacin** → 235	*500mg p.o. 2 x/d,* *400mg i.v. 2 x/d*
		Levofloxacin → 236	*500mg p.o./i.v. 1–2 x/d*
oder/ Kinder	**Cephalosporin 3. Gen.** (Antibiotikum)	**Ceftazidim** → 225	*1-2g i.v. alle 12h, Ki.* *15–50mg/kgKG i.v. alle 12h*
ggf.	**Glukokortikoid** (antiinflammatorisch)	**Triamcinolonacetonid** → 210	*1–2 x/d dünn auftragen*
	Arylpropionsäurederivat (analgetisch, antipyretisch, antiphlogistisch)	**Diclofenac** → 202	*2–3 x 50mg/d p.o.*

T 16.9.2 Otitis externa maligna

	Gyrasehemmer (Antibiotikum)	**Ciprofloxacin** → 235	*2 x 500mg/d p.o.,* *2 x 400mg/d i.v.*
		Levofloxacin → 236	*1–2 x 500mg/d p.o. oder i.v.*
oder	**Cephalosporin 3. Gen.** (Antibiotikum)	**Ceftazidim** → 225	*1-2g i.v. alle 12h, Ki.* *15–50mg/kgKG i.v. alle 12h*
evtl. plus	**Gyrasehemmer** strenge Indikationsstellung	**Ciprofloxacin** → 402	*2–3 x/d Spülung des* *Gehörgangs*
ggf.	**Arylpropionsäurederivat** (analgetisch, antipyretisch, antiphlogistisch)	**Diclofenac** → 202	*2–3 x 50mg/d p.o.*

T 16.9.3 Gehörgangsmykose

	Antimykotika	**Ciprofloxacin** → 235	*2x /d als Lsg. (3–4 Gtt.)* *verabreichen oder als* *Creme dünn auftragen;* **Cave:** *Ausschluss* *Trommelfellperforation*
oder		**Clotrimazol** → 380	
oder		**Nystatin** → 381	
oder		**Miconazol** → 381	

T 16.10 Zoster oticus

	Virustatikum (Purinantagonist, DNA-Polymerase-Hemmer)	**Aciclovir** → 251	*mittelschwer: 5 x 800mg/d* *p.o., schwer:* *3 x 5–10mg/kgKG i.v.*
ggf.	**Glukokortikoid**	**Prednisolon** → 210	*akut: 1 x 250–500mg/d i.v.*
ggf.	**Arylpropionsäurederivat** (analgetisch, antipyretisch, antiphlogistisch)	**Diclofenac** → 202	*2–3 x 50mg/d p.o.*
		Ibuprofen → 200	*3 x 400mg/d p.o.*
Bei Innenohrbeteiligung			
ggf.	**Rheologika**	Siehe Hörsturz → 757	

T 16.11 Otitis media

T 16.11.1 Akut

Symptomatisch

	Alpha-Sympathomimetikum (lokal abschwellend)	Xylometazolinchlorid → 399	3 x 1–2 Sprühstöße 0.1%; Ki. 0.05%; max. 10d (Privinismus)
ggf.	Top. Glukokortikosteroid	→ 747	
evtl.	Analgetikum (analgetisch, antipyretisch)	Paracetamol → 293	10–15mg/kgKG als ED, max. 50mg/kgKG/d

Bakteriell, initial

	Aminopenicillin (Antibiotikum)	Amoxicillin → 220	3 x 0.5–1g/d p.o., Ki. 50–100mg/kgKG/d p.o. in 3ED für 5–7d

Schwere Formen[3]

	Aminopenicillin + Beta-Lactamase-Inhibitor (Antibiotikum)	Amoxicillin + Clavulansäure → 222	2 x 875+125mg/d p.o., 3 x 1.2–2.2g/d i.v., Ki. p.o. laut Beipackzettel 3 x 20–32mg/kgKG/d i.v.
oder	Cephalosporin 2. Gen. (Antibiotikum)	Cefaclor → 228	3 x 0.5g/d p.o., Ki. 30–50mg/kgKG/d in 3ED
		Cefuroxim → 224	3 x 1.5g/d i.v., Ki. 30–100mg/kgKG/d i.v. 3ED
		Cefpodoxim-Proxetil	10mg/kgKG/d für 5–7d
oder	Makrolide (Antibiotikum)	Clarithromycin → 232	2 x 250mg/d p.o., Ki. 2 x7.5mg/kgKG/d p.o.
		Azithromycin → 232	1 x 500mg/d
oder	Sulfonamid, Folatantagon. (Antibiotikum)	Cotrimoxazol → 238	4 x Erw. 600mg/d p.o.

T 16.11.2 Chronische Otitis media akut exazerbiert

	Cephalosporin 3. Gen. (Antibiotikum)	Ceftazidim → 225	1–2g i.v. alle 12h, Ki. 15–50mg/kgKG i.v. alle 12h
	Gyrasehemmer (Antibiotikum) strenge Indikationsstellung	Ciprofloxacin → 402	2 x 3–4 Gtt., **Cave:** Ausschl. Trommelfellperforation
ggf. plus	Gyrasehemmer (Antibiotikum) strenge Indikationsstellung	Ciprofloxacin → 235	2 x 500mg/d p.o., 2 x 200–400mg/d i.v.
		Levofloxacin → 236	1–2 x 500mg/d p.o./i.v.

T 16.12 Mastoiditis

Akut

	Aminopenicillin + Beta-Lactamase-Inhibitor	Amoxicillin + Clavulansäure → 222	3 x 1.2–2.2g/d i.v., Ki. 3 x 20–32mg/kgKG/d i.v.
oder	Cephalosporin 2. Gen. (Antibiotikum)	Cefuroxim → 224	3 x 1.5g/d i.v., Ki. 30–100mg/kgKG/d i.v. in 3 ED
oder	Cephalosporin 3. Gen. (Antibiotikum)	Ceftriaxon → 225	1–2g/d, Ki. 1 x 20–80mg/kgKG/d
evtl.	Glykopeptid-Antibiotika	Vancomycin → 243	2 x 1g/d i.v., Ki. 4 x 40 mg/kgKG/d

Chronisch

	Gyrasehemmer strenge Indikationsstellung	Ciprofloxacin → 235	2 x 3–4 Trpf., **Cave:** Ausschl. Trommelfellperforation
ggf. plus	Gyrasehemmer (Antibiotikum)	Ciprofloxacin → 235	2 x 500mg/d p.o., 2 x 200–400mg/d i.v.
		Levofloxacin → 236	1–2 x 500mg/d p.o./i.v.
oder/ Ki.	Cephalosporin 3. Gen. (Antibiotikum)	Ceftazidim → 225	1–2g i.v. alle 12h, Ki. 15–50mg/kgKG i.v. alle 12h
oder (Staph. aur.)	Cephalosporin 2. Gen. (Antibiotikum)	Cefaclor → 228	3 x 0.5g/d p.o., Ki. 30–50mg/kgKG/d in 3 ED
		Cefuroxim → 224	3 x 1.5g/d i.v., Ki. 30–100 mg/kgKG/d i.v. 3 ED

T 16.13 M. Menière

Im Anfall

	Antihistaminikum (Hemmg. zentr. Histaminrez. ⇒ antiemetisch)	Dimenhydrinat → 105	1–2 Amp. langsam i.v. oder 200mg p.o. oder 150mg Supp.
ggf.	Schleifendiuretikum (Volumenentlastung bei Labyrinthhydrops)	Furosemid → 41	40mg i.v.

Im Anschluss/Intervall

ggf.	Antihistaminikum (Hemmg. zentr. Histaminrez. ⇒ antiemetisch)	Betahistin → 105	3 x 6–12mg p.o.
ggf.	Glukokortikoid + Rheologika + Plasmaexpander	Siehe Hörsturz → 757	

Hörsturz

T 16.14 Hörsturz[6]

	Glukokortikosteroid (antiinflammatorisch, immunsuppressiv)	Prednisolon → 210	d1–3 500mg i.v.
ggf.	Periph. Vasodilatatoren (Purinderivat)	Pentoxifyllin → 69	2 x 600mg/d p.o.
ggf.	Periph. Vasodilatatoren	Naftidrofuryl → 69	3 x 200mg/d p.o.
evtl.	H_2-Rezeptor-Blocker	Ranitidin → 92	1 x 150–300mg/d p.o.

[6] AWMF 017-010 Suckfüll M et al. Hörsturz (Akuter idiopathischer sensorineuraler Hörverlust). S.7. Stand 31.01.2014 (in Überarbeitung), gültig bis 30.01.2019

T 16.15 Tinnitus aurium[7]

Wie Hörsturz, s.o.

	Glukokortikosteroid	Prednisolon → 210	d1–3 500mg i.v.
ggf.	Periph. Vasodilatatoren (Purinderivat)	Pentoxifyllin → 69	600mg p.o. 2 x/d
evtl.	H_2-Rezeptor-Blocker	Ranitidin → 92	1 x 150–300mg/d p.o.

[7] AWMF-Leitlinie Nr. 017/064 Zenner H. S.14. Stand:28.02.2015 gültig bis 27.02.2020

T 16.16 Neuropathia vestibularis[8]

Glukokortikosteroid (antiinflammatorisch, immunsuppressiv)	Prednisolon → 210	d1–3 100mg, d4–6 80mg, d7–9 60mg, d10–12 40mg, d13–15 20mg, d16–18 10mg, d19–21 5mg (immer p.o.)
H_2-Rezeptor-Blocker	Ranitidin → 92	1 x 150–300mg/d p.o.

[8] Mod. nach: Strupp M, Cnyrim C, Brandt T. Vertigo and dizziness: treatment of benign paroxysmal positioning vertigo, vestibular neuritis and Menière's disease. In: Candelise L, ed. Evidence-based neurology - management of neurological disorders. Oxford: Blackwell Publishing, 2007a:59-69.

T 16.17 Idiopathische Fazialisparese

	Glukokotikosteroid	Prednisolon → 210	als Kurzinfusion: d1–3 250mg, d4–6 200mg, d7–8 150mg, d9–10 100mg; anschließend p.o.: d11–12 80mg, d13–14 60mg, d15–16 40mg, d17–18 20mg, d19–20 10mg, d21–22 5mg
	H$_2$-Rezeptor-Blocker	Ranitidin → 92	1 x 150–300mg/d p.o.

T 16.18 Sialadenitis[9]

	Cephalosporin 1. Gen. (Antibiotikum)	Cefalexin → 228	3 x 0.5–1g/d p.o., Ki. 50–100mg/kgKG/d p.o. in 3 ED
		Cefadroxil → 228	1g p.o. 2 x/d, Ki. 25–100mg/kgKG/d p.o. in 2 ED
		Cefazolin → 224	0.5–2g i.v. 3 x/d, Ki. 25–100mg/kgKG/d i.v. in 3 ED
oder	Cephalosporin 2. Gen. (Antibiotikum)	Cefaclor → 228	0.5g p.o. 3 x/d, Ki. 30–50mg/kgKG/d p.o. in 3 ED
		Cefuroxim → 224	1.5g i.v. 3 x/d, Ki. 30–100mg/kgKG/d i.v. in 3 ED
evtl.	Anilinderivat (analgetisch, antipyretisch)	Paracetamol → 293	10–15mg/kgKG als ED, max. 50mg/kgKG/d
evtl.	Vitamin C (Speichelfluss ↑)	Ascorbinsäure → 149	bis 500mg/d p.o.

[9] AWMF 017-025 Geisthoff U. Obstruktive Sialadenitis. Stand: 13.11.12019, gültig bis 12.11.2024

T 17 Urologie – Therapie (D. Brodmann)

T 17.1 Urologische Infektionen

Bitte beachten Sie den Rote-Hand-Brief vom 08.04.2019 „Systemisch und inhalativ angewendete Chinolon- und Fluorchinolon-Antibiotika".

T 17.1.1 Unkomplizierte, ambulant erworbene Harnweginfekte bei Erwachsenen

Harnwegsinfektionen gelten als unkompliziert, wenn keine relev. funktionellen (z.B. neurogene Blasenentleerungsstörungen, Schwangerschaft) oder anatomischen (z.B. Harnabflussstörungen, Tumoren, Stein) Anomalien im Harntrakt und keine relevanten Vor- oder Begleiterkrankungen (z.B. Niereninsuff., Störungen der Immunität, D.m. mit Stoffwechselentgleisung, Fremdmaterial in den Harnwegen) vorliegen, die Komplikationen einer Harnwegsinfektion begünstigen.

T 17.1.2 Asymptomatische Bakteriurie[1]

Screening und Therapie bei:
- Patienten mit erwartungsgemäß schleimhauttraumatisierenden Intervention am Harntrakt
- Vor transurethralen Prostataresektionen
- Schwangeren ⇒ Dosierung der Antibiotika wie bei Zystitis
- In den ersten 3M nach Nierentransplantation

Screening und Therapie sind nicht empfohlen bei:
- Nicht schwangeren Frauen in der Prämenopause
- Frauen mit Diabetes mellitus und stabiler Stoffwechsellage
- Älteren Personen, die zu Hause leben
- Älteren Personen, die im Heim leben
- Patienten nach Rückenmarksverletzungen
- Patienten mit Dauerkatheter in situ
- Patienten vor orthopädischen Eingriffen

T 17.1.3 Zystitis[1]

- Gesunde prä- und postmenopausale Frauen
- Diabetiker mit guter Stoffwechsellage
- Ggf. kann eine rein symptomatische Therapie ausreichen
- Ausreichend trinken (2l/d; cave Herzinsuffizienz, Wärme, ggf. Obstiptation behandeln)

	Epoxid (Antibiose)	Fosfomycin → 246	3000mg einmalig
oder	**Nitrofurantoinderivate** (Antibiose)	Nitrofurantoin → 246	4 x 50mg/d oder 2 x 100mg RT/d für 5-7d
oder	**Hydroxychinolin-Derivat**	Nitroxolin	2 x 250mg/d für 5d
oder	**Betalactam-Antibiotikum**	Pivmecillinam	2-3 x 400mg/d für 3d
2. Wahl	**Gyrasehemmer** (Antibiose).	Ciprofloxacin → 235	2 x 250mg/d oder 1 x 500mg RT/d für 3d
oder		Levofloxacin → 236	1 x 250mg/d für 3d
oder		Norfloxacin → 235	2 x 400mg/d für 3d
oder		Ofloxacin → 236	2 x 200mg/d für 3d

T 17 Urologie – Therapie

2. Wahl	Cephalosporin 3. Gen. (Antibiose)	Cefpodoxim → 229	2 x 100mg/d für 3d
oder evtl.	Folatantag. + p-Amino-benzoesäureantagonist Nur wenn die lokale Resistenzsituation es zulässt	Cotrimoxazol → 238	2 x 160+800mg/d für 3d

Diabetiker mit komplizierenden Faktoren (hypo- oder hyperglykämischen Entgleisungen, metab. Syndrom/Insulinresistenz, Dauerkatheter oder Restharnbildung, diabetischer Nephropathie, Makroangiopathie)
⇒ Immer stationäre Behandlung bei Neigung zu Blutzucker-Entgleisungen; CAVE hohes Risiko für MRSA u. ESBL durch meist viele vorangegangene Antibiotikatherapien.

Junge gesunde Männer (urologische Untersuchung bei fieberhaften Harnwegsinfekten, Rezidiven, vermuteten komplizierenden Faktoren: Prostatitis? Obstruktion?), immer Urinkultur, immer Urethritisdiagnostik (Therapie siehe unter Mycoplasmen → 657, Chlamydien → 652, Neisserien → 653, Candida → 652, Trichomonas → 658)

	Gyrasehemmer (Antibiose)	Ciprofloxacin → 235	2 x 250mg/d oder 1 x 500mg RT/d für 3d
oder		Levofloxacin → 236	1 x 250mg/d für 3d
oder		Norfloxacin → 235	2 x 400mg/d für 3d
oder		Ofloxacin → 236	2 x 200mg/d für 3d
oder	Cephalosporin 3. Gen.	Cefpodoxim → 229	2 x 100mg/d für 3d
oder evtl.	Folatantag. + p-Amino-benzoesäureantagonist Nur wenn die lokale Resistenzsituation es zulässt	Cotrimoxazol → 238	2 x 160+800mg/d für 3d

Schwangere ⇒ immer Urinkultur, Therapie nach Antibiogramm, Erfolgskontr. mittels Urinkultur

	Epoxid (Antibiose)	Fosfomycin → 246	3000mg einmalig
oder	Aminopenicillin (Antibiose)	Amoxicillin → 220	3 x 0.5-1g/d p.o.
oder	Cephalosporin 3. Gen.	Cefpodoxim → 229	2 x 100mg/d für 3d
oder	Cephalosporin 2. Gen.	Cefuroxim-Axetil → 229	2 x 500mg/d p.o. für 7d

Rezidivierende bakterielle Zystitis (Frauen, Zystitis > 2 x in 6M oder 3 x/Jahr)[1]

Allgemeine Maßnahmen zur Prophylaxe:
- Sorgfältige, aber keine übertriebene Intimhygiene
- Ausreichende Flüssigkeitszufuhr (1.5-2l/d, wenn keine Kontraindikationen)
- Häufiges Wasserlassen
- Vollständige Entleerung der Blase beim Toilettengang
- Nach dem Geschlechtsverkehr Blase entleeren
- Kälte und Feuchtigkeit im Unterleibsbereich, an Flanken und Füßen vermeiden
- Eventuell Nahrungsergänzungsmittel Cranberry-Saft oder Tabletten
- Mit probiotischen Bakterien fermentierte Produkte in die Ernährung integrieren

Urologische Infektionen

Spezielle Maßnahmen:
- Bei peri-/postmenopausalen Frauen sollte vor Antibiotikaprophylaxe eine vaginale Östrogenbehandlung mit 0,5mg Estriol/d erfolgen
- Bei Gebrauch von Spermiziden: alternative Verhütungsmethode anwenden
- Bei Harnwegsinfekten verbund. mit Geschlechtsverkehr: postkoital je 1 x 50/100mg Nitrofurantoin, Cotrimoxazol 40/200mg od. 80/400mg, als 2. Wahl bei Resist. gegen vorige Subst.: Cefalexin 125/250mg, Norfloxacin 200mg oder Ofloxacin 100mg (Auswahl n. Keimspektrum)

	Bakterium E. coli	UroVaxom® (OM-89)	1 Kps./d für 3M
oder	(Immunmodulation)	StroVac®	Grundimmunisierung: 1 Amp./W tief i.m. über 3W, Auffrischg.: 1 x 1 Amp. in 1J
oder		Mannose (OTC)	d1-3: 3 x 2g/d, d4-5: 2 x 2g/d; **Pro.:** 1 x 2g/d
oder	Meerrettichwurzel + Kapuzinerkresse	Angocin® Anti-Infekt N	2 x 1 Tbl./d

Evtl. Dauerprophylaxe

	Folatantagonist + p-Aminobenzoesäure-Antagonist	Cotrimoxazol → 238	2 x 160+800mg/d p.o. für mind. 7d bzw. 1 x 40+200mg bis 6M als Langzeitth./Pro
	p-Aminobenzoes.-Antag.	Trimethoprim → 238	1 x 100mg/d
oder	Nitrofurantoinderivate	Nitrofurantoin → 240	1 x 100mg/d p.o. (max. 6M bei Langzeittherapie)
oder	Cephalosporin	Cefaclor/Cefalexin	1 x 125-250mg/d
oder	Epoxid-Antibiotikum	Fosfomycin → 246	3g alle 10 Tage

Alternativ bei rezidivierenden bakteriellen Zystitiden: intermittierende Selbsttherapie wie bei akuter Zystitis für 3d bei ersten Symptomen, mehrmals im Jahr.

Bei Männern: Bei rezid. Harnwegsinfekten Prostatitis und komplizierende Faktoren suchen.

T 17.1.4 Pyelonephritis

Unkomplizierte Pyelonephritis (ohne Übelkeit, Erbrechen, Kreislaufinstabilität), orale Ther.[1]
- Gesunde prä- und postmenopausale Frauen
- Diabetiker mit guter Stoffwechsellage
- Immer Sonographie der Harnwege, immer Urinkultur und Antibiogramm

	Cephalosporin 3. Gen.	Cefpodoxim → 229	2 x 200mg/d für 10d
oder	Gyrasehemmer (Antibiose)	Ciprofloxacin → 235	2 x 500mg p.o. oder 1 x 1g/d für 5-10d
oder		Levofloxacin → 236	1 x 250-500mg p.o. f. 5-10d

Diabetiker mit komplizierenden Faktoren (hypo- oder hyperglykämische Entgleisungen, metab. Syndrom/Insulinresistenz, Dauerkatheter oder Restharnbildung, diabetische Nephropathie, Makroangiopathie) ⇒ immer Urinkultur, ggf. stat. Behandlung bei Neigung zu Entgleisungen; hohes Risiko f. MRSA u. ESBL durch meist viele vorangegangene Antibiotikatherapien beachten.

T 17 Urologie – Therapie

Junge gesunde Männer ⇒ immer Sonographie der Harnwege und Urinkultur (urologische Untersuchung bei fieberhaften Harnwegsinfekten, Rezidiven, vermuteten komplizierenden Faktoren: Prostatitis? Obstruktion?)

	Gyrasehemmer (Antibiose)	Ciprofloxacin → 235	2 x 500-750mg/d für 10d
oder		Levofloxacin → 236	1 x 750mg RT/d für 5d
oder	Cephalosporin 3. Gen. (Antibiose)	Cefpodoxim → 229	2 x 200mg/d für 10d
oder		Ceftibuten → 229	1 x 400mg/d für 7-14d

Schwangere ⇒ immer Urinkultur und Therapie nach Antibiogramm; immer stationär und initial i.v.; Medikamente und Dosierung → s. komplizierte Pyelonephritis

Komplizierte Pyelonephritis und Urosepsis (Übelkeit, Erbrechen, Kreislaufinstabilität)[2,3,4]

- Stationäre Behandlung
- Initiale intravenöse Therapie
- Rascher Ausschluss komplizierender Faktoren (Obstruktion, Abszess etc.)
- Immer Urinkultur/Antibiogramm
- Für die initiale Therapie auch die Resistenzlage der eigenen Einrichtung beachten
- Nach klin. Besserung auf orale Therapie umstellen (nach Resistogramm, Dosierung wie unkomplizierte Pyelonephritis)
- Gesamttherapiedauer 5-14 Tage

Standard-Keimspektrum-Regime

	Gyrasehemmer (Antibiose)	Ciprofloxacin → 235	2-3 x 400mg/d i.v.
oder		Levofloxacin → 236	1 x 750mg/d i.v.
oder	Cephalosporin 3. Gen. (Antibiose)	Ceftriaxon → 225	1 x (1-)2g/d i.v.
oder	Acylaminopenicillin + Beta-Lactamase-Inhibitor (Antibiose)	Piperacillin + Tazobactam → 223	3 x 4,5g/d i.v.
oder 2. W.	Cephalosporin + Beta-Lactamase-Inhibitor (Antibiose)	Ceftolozan + Tazobactam → 227	3 x 1,5g/d i.v.
oder 2. W.		Ceftazidim + Avibactam → 227	3 x 2,5g/d i.v.

Schwer kranker Patient, vermutete Obstruktion, Risikofaktoren für Multi-Drug-Resistente gramnegative Infektion

	Carbapenem (Antibiose)	Meropenem → 240	3 x 1g/d i.v.
oder		Imipenem + Cilastatin → 241	3 x 1g + 1g/d i.v.
plus	Aminoglycosid (Antibiose)	Vancomycin → 243	2 x 15mg/kgKG/d i.v. (Spiegelbestimmung)
oder	Lipopeptid (Antibiose)	Daptomycin → 243	1 x 6mg/kgKG/d i.v.
oder	Oxazolidinon (Antibiose)	Linezolid → 244	2 x 600mg i.v.

Urologische Infektionen

Diabetiker mit komplizierenden Faktoren (hypo- oder hyperglykämische Entgleisungen, metabol. Syndrom/Insulinresist., Dauerkatheter oder Restharnbildung, diab. Nephropathie, Makroangiopathie) ⇒ immer Urinkultur, ggf. stat. Behandlung bei Neigung zu Entgleisungen; hohes Risiko für MRSA u. ESBL durch meist viele vorangeg. Antibiotikatherapien beachten. Beachte Abszedierungen u. emphysematöse Pyelonephritis (Klebsiella spp., Prot. spp., E. coli).

Schwangere

	Cephalosporin 3. Gen.	Cefotaxim → 225	3 x 2g/d i.v.
oder		Ceftriaxon → 225	1 x (1-)2g/d i.v.
oder		Cefepim → 226	2 x (1-)2g/d i.v.
oder		Ceftazidim → 225	3 x (1-)2g/d i.v.

Wenn für mindestens 48h entfiebert, Umstellung auf orale Antibiose nach Antibiogramm

[1] AWMF 043-044 Epidemiologie, Diagnostik... unkomplizierter, bakterieller, ambulant erworbener Harnwegsinfektionen bei erwachsenen Patienten. Stand 30.4.2017, gültig bis 29.04.2022.
[2] Recherche UpToDate 5/2020.
[3] AWMF-Leitlinie 053-001 Brennen beim Wasserlassen, S3, Stand: 31.07.2018, gültig bis 31.12.2021
Ternes et al. Leitliniengerechte Therapie von Harnwegsinfektionen; Der Urologe, Springer 2020

T 17.1.5 Besondere Umstände und Patientengruppen

Zystitis bei Dauerkatheterträgern[2]

- Keine Therapie bei asymptomatischer Bakteriurie (außer vor urologischen Eingriffen mit Schleimhautverletzung)
- Es gibt keine empfohlene Initialtherapie. Wann immer möglich, Therapie nach Antibiogramm. Wenn noch nicht vorhanden, Initialtherapie nach Gramfärbung, vorherigem Antibiogramm/ Kulturen, Resistenzlage des Hauses
- Typische Keime: E. coli, Candida spp, Enterococcus spp, P. aeruginosa, Klebsiella spp
- Wenn möglich, Katheter entfernen (evtl. intermittierende Einmalkatheterisierung); sonst, zumindest bei schweren Infekten, Katheter mit Beginn der Antibiose wechseln
- Therapiedauer jeweils 7-14d

Je nach Schweregrad der Erkrankung Initialther. wie komplizierte Pyelonephritis (→ 762)

Patienten mit Zystennieren[2]

- Möglich sind Pyelonephritis (Urinstix und Urinkultur positiv), infizierte Zyste (Urinstix u. -kultur (häufig negativ) oder beides; Antibiose so wählen, dass auch Zysten penetriert werden
- Immer Blutkultur und Urinkultur
- Therapiedauer: Pyelonephritis 10-14d, infizierte Zysten 4-6W (ggf. chirurgische Therapie)
- Bei mangelndem Ansprechen innerhalb von 5-7d an perinephritischen Abszess denken
- Nach Erhalt des Antibiogramm Therapie anpassen

	Gyrasehemmer	Ciprofloxacin → 235	2 x 400mg/d i.v.
Bei hoher Rate an Fluorchinolonresistenz			
oder	Cephalosporin 3. Gen.	Cefotaxim → 225	2 x 1-2g i.v.
oder	Aminobenzylpenicillin	Ampicillin → 220	4 x 1-2g i.v.
plus	Aminoglykosid	Gentamicin → 234	1.5mg/kgKG 3 x/d i.v.
	Cave: Niereninsuffizienz → Spiegelkontrolle		

T 17.1.6 Sexuell übertragbare Erkrankungen mit Urethritis

Mycoplasmen → 657, Chlamydien → 652, Neisserien → 653, Candida → 652, Trichom. → 658

T 17.1.7 Prostatitis [2, 5]

Allgemeine Therapie

evtl.	Alphablocker		bei Restharn
evtl.	Arylessigsäurederivat, Cyclooxygenasehemmer (Schleimhautödem ↓)	Diclofenac → 202	1-3 x 50mg/d p.o., rekt., 1 x 100mg/d (ret.) p.o., 1 x 75mg i.m. (bei Bedarf)

Akute bakterielle Prostatitis[6]

- Meist stat. Behandlung, ini parenterale empirische Antibiotikatherapie, Antibiose bis zu 6W
- Blutkulturen und Urinkulturen
- Wenn indiziert, suprapubische Harnableitung
- Prostataabszess ab 1cm/über 1W persistierend ggf. interventionell behandeln

	Gyrasehemmer (Antibiose)	Ciprofloxacin → 235	2 x 400mg/d i.v. oder 2 x 500mg/d p.o.
oder		Levofloxacin → 236	1 x 500mg/d p.o.
oder	Folatantag. + p-Amino-benzoesäure-Antagonist	Cotrimoxazol → 238	2 x 160+800mg/d p.o.
oder	Acylaminopenicillin + Beta-Lactamase-Inhibitor	Piperacillin + Tazobactam → 223	3 x 4.5g/d
oder	Cephalosporin 3. Gen.	Ceftriaxon → 225	1 x 2g/d i.v.
	Cephalosporin	Cefepim	2 x 1.2g/d i.v.
	Carbapenem	Imipenem/Celastatin	3-4 x1g/d iv
oder	Aminobenzylpenicillin	Ampicillin → 220	3-4 x 0.5-2g/d i.v.
evtl. +	Aminoglykosid (Antibiose)	Gentamicin → 234	5mg/kgKG/d i.v. (Spiegelbestimmung)
oder		Tobramycin → 234	5mg/kgKG/d i.v.

Umstellen auf orale Therapie je nach Resistenzlage

Chronische bakterielle Prostatitis

	Gyrasehemmer	Ciprofloxacin → 235	2 x 500mg/d p.o. für 6W oder länger
oder		Levofloxacin → 236	1 x 500mg/d p.o. für 6W oder länger
oder	Folatantag. + p-Amino-benzoesäure-Antagonist	Cotrimoxazol → 238	2 x 160+800mg/d p.o. für 3M (wenn sensibel)

Behandlungsrefraktäre Patienten:

- Intermittierende Behandlung akuter symptomatischer Zystitiden
- Radikale TURP oder einfache Prostatektomie (Ultima Ratio)
- Chlamydieninfekt möglich? s. Kap. T 9.10.3 (→ 652)

Nierensteine

Chronische abakterielle Prostatitis, chronisches Beckensyndrom
- **Alphablocker-Therapie** für neu diagnostizierte, Alphablocker-naive Pat. (s. BPH, Therapieversuch mindestens 6M)
- **Antimikrobielle Therapie** für neu diagnostizierte, Antibiotika-naive Pat. (s. chronische bakterielle Prostatitis)
- Multimodale symptomatische Therapie

[5] Florian ME et al., Prostatitis und männliches Beckenschmerzsyndrom, Diagnostik und Therapie. Dtsch Arztebl Int 2009; 106(11):175-183.
[6] Kalkulierte parenterale Initialtherapie bakterieller Erkrankungen bei Erwachsenen - Update 2018, S2k-Leitlinie, Registernummer 082 - 006, Stand: 01.12.2017, gültig bis 31.12.2021.

T 17.1.8 Epididymitis[6, 7]

Symptomatische Therapie
- Antiphlogistisch
- Warme Kompressen
- Bettruhe
- Hoden hochbinden/Hodenbänkchen
- Sexuelle Enthaltsamkeit
- Wenn keine Besserung auf Therapie: erwäge Tbc

Sexuell aktive junge Männer
Vorwiegend Chlamydia trachomatis 60-70%; Neisseria gonorrhoea → 653

	Makrolid (Antibiose)	Azithromycin → 232	1 x 1.5g einmalig
oder	Gyrasehemmer (Antibiose)	Ofloxacin → 236	2 x 300mg p.o. für 10d

Wenn Gonokokken vermutet oder nachgewiesen, zusätzlich

	Cephalosporin 3. Gen.	Ceftriaxon → 225	1 x 250mg i.m. einmalig
plus	Makrolid (Antibiose)	Azithromycin → 232	1 x 1.5g einmalig
oder	Tetracyclin (Antibiose)	Doxycyclin → 234	2 x 100mg p.o. für 10d

Wahrscheinlich durch enterische Keime verursacht (Analverkehr, ältere Männer)

	Gyrasehemmer (Antibiose)	Levofloxacin → 236	1 x 500mg p.o. für 10d
oder		Ofloxacin → 236	2 x 300mg p.o. für 10d

[7] Schott F, Therapieleitfaden für das akute Skrotum, UroNews 2018, 42-48.

T 17.1.9 Salpingitis, Endometritis, Tuboovarialabszess → 772

T 17.2 Nierensteine
T 17.2.1 Nieren-/Ureterkolik[8]

Schmerztherapie

	Pyrazolonderivat	Metamizol → 204	ini 2g i.v., max. 6g/d
evtl.	**Arylessigsäurederivat, Cyclooxygenasehemmer** (antiphlogistisch, analget., Schleimhautödem ↓)	Diclofenac → 202	1-3 x 50mg/d p.o., rekt., 1 x 100mg/d (ret.) p.o.
		Cave bei erhöhten Retentionswerten	
	Opioid (Analgesie)	z.B. Hydromorphon → 286	Dosierung je nach Schmerz

T 17 Urologie – Therapie

Medikamentöser Versuch einer Mobilisation der Steine, Koliken reduzieren

Nur bei kleinen Steinen

| evtl. | MET (medical expulsive ther., Relaxation d. Uretermuskulatur, Stein < 5mm, off label) | Tamsulosin → 406 | 0.4mg 1 x/d |
| | | Nifedipin → 31 | 10-20mg ret 2 x/d (Cave Blutdruck) |

Trinken nach Durst, keine Schwemmtherapie, Ther. einer Harnwegsinfektion, Stein entfernen

T 17.2.2 Nephrolithiasis[8,]

- **Steinanalyse bei jedem Ersterereignis und bei Steinen unter Metaphylaxe**
- **Allgemeine Therapie**
  - Trinkmenge 2,5-3l/d gleichmäßig über den Tag verteilt bzw. Harnvolumen 2-2,5l/d
  - Harn-pH-neutrale Getränke (z. B. Wasser, Tee, Apfelschorle)
  - Harndichte < 1.010
  - Kalziumzufuhr 1000-1200mg/d
  - Ausgewogene Ernährung, ballaststoffreich, vegatibel, oxalatarm
  - Kochsalzzufuhr < 6g/d, Eiweißzufuhr 0.6-1g/kg KG
  - BMI-Ziel 18-25kg/m²
  - Adäquate körperliche Bewegung
  - Ausgleich hoher Flüssigkeitsverluste
- **Zusätzliche Maßnahmen je nach Steinart und Rezidivrisiko**

Ammoniumuratsteine

- Infekt suchen und behandeln
- Purinarme Diät

| plus | Harnansäuerung (Litholyse) | Methionin → 411 | 3 x 500-1000mg/d p.o.; Urin-pH 5.6-6.2, BGA-Kontr. |
| evtl. + | Xanthinoxidasehemmer | Allopurinol → 130 | 1 x 100-300mg/d p.o. |

Infektsteine (Struvit, Magnesium-Ammonium-Phosphatsteine)

Infektquelle sanieren; Ziel: komplette Steinfreiheit

| evtl. | Harnansäuerung (Litholyse) | Methionin → 411 | 3 x 500-1000mg/d p.o.; Urin-pH 5.6-6.2, BGA-Kontr. |

Kalziumoxalatsteine

- Keine Kalziumrestriktion, 800mg/d aus Milchprodukten
- Oxalatreduzierte Ernährung
- Kalziumzufuhr mit den Mahlzeiten, um Hyperoxalurie zu vermeiden
- Fleischprotein- und salzreduzierte Kost

Hyperkalzurie

	Harnalkalisierer (Litholyse)	Alkali-Zitrat	9-12g/d p.o.; Urin-pH 6.2-6.8; Cave: Kaliumbelastung
oder		Natriumbicarbonat	3 x 1.5g/d p.o.; Urin-pH 6.2-6.8
evtl. +	Thiaziddiuretikum	Hydrochlorothiazid → 43 (Cave Basaliomhäufung)	25-50mg/d p.o.

Nierensteine

Hypozitraturie			
	Harnalkalisierer (Litholyse)	Alkali-Zitrat	9-12g/d p.o.; Urin-pH 6.2-6.8; Cave: Kaliumbelastung

Hyperoxalurie			
Oxalatarme Ernährung (Spinat, Mangold, Rote Beete, Rhabarber, Nüsse, Schokolade, Kakao meiden)			
		Kalzium → 300	> 500mg/d p.o. zu den Mahlzeiten
		Magnesium → 300	200-400mg/d p.o. zu den Mahlzeiten

Hyperurikosurie			
Purinarme Ernährung			
	Harnalkalisierer (Litholyse)	Alkali-Zitrat	9-12g/d p.o.; Urin-pH 6.2-6.8; Cave: Kaliumbelastung
oder		Natriumbicarbonat	3 x 1.5g/d p.o.; Urin-pH 6.2-6.8
plus	Xanthinoxidasehemmer (Harnsäuresynthesehemmer)	Allopurinol → 130	1 x 100-300mg/d p.o. bei Hyperurikosurie

Hypomagnesiurie			
		Magnesium → 300	200-400mg/d p.o. zu den Mahlzeiten

Primäre Hyperoxalurie			
Trinkmenge > 3000ml/d, normale Kalziumzufuhr			
	Harnalkalisierer (Litholyse)	Alkali-Zitrat	9-12g/d p.o.; Urin-pH 6.2-6.8; Cave: Kaliumbelastung
		Magnesium → 300	200-400mg/d p.o. zu den Mahlzeiten
	Vitamine	Pyridoxin (Vit. B_6) → 148	5-20mg/kg KG/d (Beginn mit 300mg/d) p.o.

Kalziumphosphatsteine

Sanierung von Infekten, Steinsanierung sofern vorhanden, Therapie von Stoffwechselstörungen (Hyperparathyreoidismus, RTA) sofern vorhanden

Hyperkalzurie			
	Harnalkalisierer (Litholyse)	Alkali-Zitrat	9-12g/d p.o.; Urin-pH 6.2-6.8; Cave: Kaliumbelastung
evtl. +	Thiazidiuretikum	Hydrochlorothiazid → 43	25-50mg/d p.o.
Urin-pH > 5.8	Harnsäuerung (Litholyse)	Methionin → 411	3 x 500-1000mg/d p.o.; Urin-pH auf 5.6-6.2, BGA-Kontrollen

Uratsteine

Purinarme Diät, tierisches Eiweiß reduzieren

plus	Xanthinoxidasehemmer (Harnsäuresynthesehemmer)	Allopurinol → 130	1 x 100-300 mg/d p.o.
evtl.	Harnalkalisierer (Litholyse)	Alkali-Zitrat	9-12g/d p.o.; Urin-pH 6.2-6.8; Cave: Kaliumbelastung
		Natriumbicarbonat	3 x 1.5g/d p.o.; Urin-pH 6.2-6.8 (teurer)

Zystinsteine

- Urinmenge mindestens > 3500ml/24h, gleichmäßig über 24h verteilen
- Möglichst harnneutrale und alkalisierende Getränke
- Urin-pH-Optimum 7.5-8.5

oder	Harnalkalisierer (Litholyse)	Alkali-Zitrat	9-12g/d p.o.; Urin-pH > 7,5; Cave: Kaliumbelastung
		Natriumbicarbonat	3 x 1.5g/d p.o.; Urin-pH auf > 7,5 (teurer)
	Reduzierende Wirkung (Verhältnis Zystin/Zystein ↓, Zystein besser löslich)	Ascorbinsäure-Brausetbl. → 149	3-5g/d p.o.
evtl. plus		Tiopronin → 436	ini 250mg, max. 1-2g/d (bei Zystinausscheidung > 3-3.5mmol/l)

[8] AWMF 043-025 Urolithiasis: Diagnostik, Therapie und Metaphylaxe; Stand 31.05.2019, gültig bis 30.05.2024.
[9] Siener, R et al; Rezidivprävention der Urolithiasis; UroNews 4/2019.

T 17.3 Benigne noduläre Prostatahyperplasie[2, 10, 11]

evtl.	Pflanzliches Sterin (Miktionserleichterung)	Beta-Sitosterin → 406	3 x 1-2Tbl./d p.o. (evtl. Langzeittherapie)
evtl.	Pflanzlich (Miktionserleichterung)	Sägezahnpalmextrakt	3 x 1Kps./d p.o. (evtl. Langzeittherapie)

- Moderate bis schwere LUTS (Lower Urinary Tract Symptoms)
- Nebenerkrankungen beachten
- Bei gleichzeitiger (schlecht eingestellter) Hypertonie Doxazosin bevorzugen

evtl.	Prostataselektiver Alpha-1-Blocker (Miktionserleichterung)	Alfuzosin → 406	1-3 x 2.5mg/d p.o. (evtl. Langzeittherapie)
		Doxazosin → 33	1 x 1-4mg/d p.o.
		Tamsulosin → 406	1 x 0.4mg/d (ret) p.o.
		Terazosin → 406	1 x 5-10mg p.o.

Inkontinenz

Bei zusätzlichen Symptomen der hyperaktiven Blase (ohne Obstruktion)			
evtl.	Muskarinrezeptor-antagonist (Detrusorhyperaktivität ↓)	Oxybutynin → 404	2-3 x 5mg/d p.o.
		Darifenacin	1 x 7,5-15mg/d p.o.
		Fesoterodin	1 x 4-8mg/d p.o.
		Propiverin → 405	2-3 x 15mg/d oder 1 x 30mg/d p.o.
		Tolterodin → 405	2 x 1-2mg/d oder 1 x 4mg/d p.o.
		Trospiumchlorid → 405	2-3 x 10-15mg/d oder 1 x 60mg/d p.o.

Wenn Prosatagröße > 30g und/oder PSA >1.4 ng/ml			
evtl. plus	5-alpha-Reduktasehemmer (Hyperplasie ↓)	Finasterid → 406	1 x 5mg/d p.o. (evtl. Langzeittherapie)

Ggf. versuchen (off Label)			
	PDE5-Hemmer	Tadalafil → 407	5mg/d p.o.

[10] Lower urinary tract symptoms. The management of lower urinary tract symptoms in men. London (UK): National Institute for Health and Clinical Excellence (NICE); 2010 May. 34 p. (Clinical guideline; no. 97).
[11] AWMF 043-035 Therapie des benignen Prostatasyndroms; Stand: 11/2014, gültig bis 12/2017 (wird zur Zeit überarbeitet, überprüft 2020).

T 17.4 Inkontinenz[12, 13, 14]

T 17.4.1 Stressinkontinenz[13]

- Normalgewicht anstreben
- Beckenbodentraining mit/ohne Biofeedback und Elektrostimulationsbehandlung
- Vaginalkonen, evtl. OP
- Bei postmenopausalen Frauen (mit Atrophie der Vaginalschleimhaut) lokale Östrogentherapie erwägen

evtl.	Serotonin-Noradrenalin-Reuptake-Inhibitoren	Duloxetin → 345	1 x 60mg/d p.o.

T 17.4.2 Dranginkontinenz (Urgeinkontinenz), überaktive Blase[12, 13]

- Physiotherapie (Beckenbodentraining)
- Bei peri-/postmenopausalen Frauen lokale Östrogentherapie erwägen
- Harnwegsinfekt ausschließen oder behandeln
- Große Restharnmengen ausschließen oder behandeln
- Ggf. Botulinumtoxininjektionen in die Blasenwand
- Ggf. GAG-Ersatz (Glycosaminoglycan-Instillationsbehandlung)

T 17 Urologie – Therapie

	Parasympatholytikum (Hemmung der Detrusorhyperaktivität)	Oxybutynin → 404	2-3 x 5mg/d p.o.; TTS 36mg alle 3-4d
oder		Tolterodin → 405	2 x 2mg/d p.o.
oder		Solifenacin → 405	5-(10)mg/d p.o.
od.evtl.	**Spasmoanalgetikum** (Detrusorhyperaktivität ↓)	Flavoxat → 404	3-4 x 200mg/d p.o.
od.evtl.		Darifenacin → 404	7.5(-15)mg/d p.o.
od.evtl.		Fesoterodin → 404	4(-8)mg/d p.o.
evtl.	**Trizykl. Antidepressivum** (Modulation Harndranggefühl)	Imipramin → 340	ini 25-75mg/d p.o., Erh.Dos. 50-100mg/d p.o.

[12] AWMF 015-005 Belastungsinkontinenz der Frau; 7/2013, gültig bis 7/2018 (in Überarbeitung).
[13] AWMF 084-001 Harninkontinenz bei geriatrischen Patienten, Diagnostik u. Therapie; Stand 1/2019, gültig bis 1/2024.
[14] Becher KF; Pharmakotherapie der Harninkontinenz im Alter; Der Internist 57:390-398; Springer Verlag 2016.

T 17.4.3 Chronische Harnretention

	Cholinergikum	Bethanechol → 330	10-50mg bis 4 x/d p.o.
		Distigmin → 330	5(-10)mg/d p.o.

T 17.5 Erektile Dysfunktion[15, 16]

- Identifikation und Therapie behandelbarer Ursachen
- Ausschluss/Therapie eines Testosteronmangelsyndroms
- Evaluation möglicher Medikamentennebenwirkungen
- Lebensstiländerung und Modifikation aller kardiovaskulären Risikofaktoren
- Instruktion und Beratung für Patienten und Partner

evtl.	PDE-5-Inhibitor	Sildenafil → 407	50mg 1h vor Geschlechtsverkehr (25-100mg)
oder		Vardenafil → 408	10mg 25-60min vor dem Geschlechtsverk. (5-20mg)
oder		Tadalafil → 407	10mg 30min vor Geschlechtsverk. (5-20mg)
oder		Avanafil → 407	100mg 15-30min vor Geschlechtsverk. (50-200mg)

Alle PDE-5-Inhibitoren:
- Einnahme maximal 1 x/d
- KI: gleichz. Einnahme nitrathaltiger Medik. (Nitrate), NO-Donatoren (Molsidomin), Amylnitrit
- Ausreichende Rekonvaleszenz nach kardiovask. Eingriffen abwarten (MI, Schlaganfall)
- Für die Wirksamkeit der Medikamente ist eine sexuelle Stimulation notwendig

Weitere Therapieoptionen: Vakuumpumpensysteme, Schwellkörperautoinjektionstherapie (SKAT), intraurethrale Applikation von Prostaglandin E1 (MUSE), Penisimplantate

[15] Leiber C: Erektile Dysfunktion Aktuelle Diagnostik und Therapie; Der Urologe 2017. 56:519-529.
[16] Trottmann M: Erektile Dysfunktion – Update 2018; UroNews 2018. 22:48-56.

T 18 Gynäkologie – Therapie (H. Veldink)

T 18.1 Mastopathie

	Gestagen (Milchgangbeeinflussung, lokale Progesteronapplikation)	Progesteron → 414	2.5g/d Salbe auf jede Brust (jeweils 10.–25. Zyklustag)
		Dydrogesteron → 416	5–10mg/d p.o. (jeweils 16.–25. Zyklustag)
		Medrogeston	
	Gestagenbetonte Ovulationshemmer	Kombinationspräparat → 422	s. Pck. Beil.

T 18.2 Mastodynie

	Pflanzliches Präparat	Mastodynon	2 x 30 Gtt./d (mind. 3M)
	Gestagen (wirkt auf Milchgang, lokale Applikation)	Progesteron → 414	2.5g/d Salbe auf jede Brust (jeweils 10.–25. Zyklustag)
	Gestagen (wirkt auf Milchgang, systemische Appl.)	Dydrogesteron → 416	5–10mg/d p.o. (jeweils 16.–25. Zyklustag)
evtl.	Minipille	Levonorgestrel → 425 Desogestrel → 425	s. Pck. Beil. (1 x/d p.o.)

T 18.3 Prämenstruelles Syndrom

Pflanzliches Präparat	Mastodynon	2 x 30 Gtt./d
Gestagen (systemisch)	Medrogeston	5mg/d p.o. (jeweils 15.–25. Zyklustag)

T 18.4 Endometriose

Gestagen	Hydroxyprogesteronderivate	100mg/d p.o. (3–6M); ggf. bei Zwischenblutungen Dosis steigern
	Nortestosteronabkömmlinge	5mg/d p.o. (6–12M)
	Medrogeston	5.25mg/d p.o.
LH-RH-Agonist (Down-Regulation hypophysärer Rezeptoren ⇒ Hormone ↓)	Leuprorelin → 421	3.75mg alle 4W s.c./i.m. für 3–6M, ggf. Add-back mit Tibolon (Liviella); ggf. Östrogene (½ Dosis d. HRT)
	Goserelin → 421	3.6mg s.c. alle 4W
	Nafarelin	1–2 Sprühstöße nasal 2 x/d

T 18 Gynäkologie – Therapie

	Kontrazeptivum plus Norethisteronderivat (ohne androg. Partialwirkg.)	v.a. dienogesthaltiges Kontrazeptivum	s. Pck. Beil.
	Minipille	**Levonorgestrel** → 425 **Desogestrel** → 425	s. Pck. Beil. (1 x/d p.o.)
	Gestagen lokal (IUP)	**Levonorgestrel** → 426	52mg (bis 5J)

T 18.5 Vulvadystrophie

Lichen sclerosus

	Östrogen lokal	**Estriol-Salbe** → 414	1 x/d auf betroffene Stellen auftragen (auch bei Ki.)
	Kortikoide (lokal)	**Dexamethason** → 371	2 x/d für 3M auftragen; langsam ausschleichen
		Clobetasol → 370	
evtl. +	Lokal pflegende Externa	**Deumavan Vaseline**	1–2 x/d konsequent auftr.

Plattenepithelhyperplasie (squamöse Zellhyperplasie)

	Kortikoid (lokal)	**Hydrokortison** → 370	2 x/d einige W auftragen
evtl. +	Lokal pflegende Externa	**Deumavan Vaseline**	1–2 x/d konsequent auftr.

T 18.6 Vulvovaginitis

Allgemeine Therapie

	Epithelisierungsmittel (Mukosaschutz/-pflege)	**Dexpanthenol**	nach Bedarf

Bakterielle Vaginose → 651; Herpes genitalis → 654; Candida → 652; Trichomonas → 658

T 18.7 Zervizitis

Chlamydien → 652; Gonokokken → 653; Herpes genitalis → 654

T 18.8 Salpingitis, Endometritis, Tuboovarialabszess

Bei unzureichendem Erfolg der chirurgischen Therapie

	Cephalosporin Gr. 5	**Cefoxitin**	3 x 1–2g i.v. für 4d
plus	Tetracyclin (Antibiose)	**Doxycyclin** → 230	2 x 100mg i.v. für 14d
	Aminopenicillin + Beta-Laktamase-Inhibitor	**Ampicillin + Sulbactam** → 223	4 x 3g/d i.v.
plus	Tetracyclin (Antibiose)	**Doxycyclin** → 230	2 x 100mg i.v.
	Lincosamide (Antibiose)	**Clindamycin** → 233	3 x 900mg i.v.
plus	Aminoglykosid (Antibiose)	**Gentamicin** → 234	ini 2mg/kg i.v., dann 3 x 1.5mg/d

Pelvic inflammatory disease 773

T 18.9 Pelvic inflammatory disease (PID), bakterielle Infekte

Ambulant

	Cephalosporine	Cefoxitin	2g i.m. einmalig
		Ceftriaxon → 225	250mg i.m. einmalig
		Cefadroxil → 228	3 x 1g/d p.o. (10d)
plus	Tetracyclin	Doxycyclin → 230	2 x 100g/d p.o. (10–14d)
oder plus	Makrolid	Clarithromycin → 232	2 x 250–500mg/d p.o. (7-10d)
		Roxithromycin → 233	2 x 150mg/d (7-10d)
	Chinolone	Ciprofloxacin → 235	2 x 500mg p.o./d (10d)
		Levofloxacin → 236	1-2 x 250-500mg p.o./i.v.
plus	Nitroimidazol	Metronidazol → 239	2 x 400mg/d p.o. (10d)

Stationär

	Breitbandpenicillin + Penicillinaseinhibitor	Ampicillin + Sulbactam → 222	3 x 3g/d i.v. (10d)
		Amoxicillin + Clavulansäure → 222	3-4 x 1,2g/d i.v. bis 3 x 2,2g/d i.v. (10d)
oder	Cephalosporine	Ceftriaxon → 225	1 x 1-2g i.v.
plus	Tetracyclin	Doxycyclin → 230	4 x 600mg/d i.v. (10d)
plus	Nitroimidazol	Metronidazol → 239	2-3 x 500mg i.v.
oder plus	Chinolone	Ciprofloxacin → 235	2 x 200-400mg i.v. (10d)
		Levofloxacin → 236	1-2 x 250-500mg p.o./i.v. (10d)
oder plus	Makrolid	Clarithromycin → 232	2 x 250–2 x 500mg/d p.o. (7-10d)
		Roxithromycin → 233	2 x 150mg/d (7-10d)

T 18.10 Präeklampsie

T 18.10.1 Allgemeinmaßnahmen

erst	Körperliche Schonung, ausgewogene Ernährung		
evtl.	Bettruhe (evtl. stationäre Aufnahme zur Observanz)		
evtl.	Salicylat (bei vorangegangener Gestose/Präeklampsie)	Acetylsalizylsäure → 199	150mg/d p.o. (off-label)[1] bei positiver Gestosenamnese von Beginn der SS (vor SSW 16 bis SSW 34+0)

evtl. oder	Low-Dose-Heparinisierung (niedermolekular; bei vorangegangener Präeklampsie u. nachgewies. Thrombophilie)	Dalteparin → 58	1 x 1 Amp./d s.c.
		Unfraktioniertes Heparin → 57	2 x 7500IE/d s.c.
evtl.	Benzodiazepin	Diazepam → 361	2–3 x 10mg/d p.o., bei Anzeichen von Krampfbereitschaft 10mg i.v.
evtl.	Magnesiumpräparat → 300	Magnesiumsulfat i.v.	1g/h Krampfprophylaxe über 24h

[1] Rolnik DL et al. Apirin versus Placebo in Pregnancies at HighRis for Preterm Preeclampsia. N Engl J Med 2017; 377: 613-622.

T 18.10.2 Antihypertensiva[2]

Zielwert:
140/90 mmHg, Cave vor zu starker Senkung ⇒ Gefahr der vorzeitigen Plazentalösung!

	Zentraler Alpha-2-Rezeptoragonist	alpha-Methyldopa → 32	2–4 x 250–500mg/d p.o., MTD 2000mg
1. Wahl	Kalziumantagonist (Inotropie ↓, Afterload ↓)	Nifedipin retard → 31 off-label[2]	20–60mg/d p.o., MTD 120mg
2. Wahl	Beta-1-Blocker (1:1 plazentagängig, Mutter: HZV ↓, Reninsekr. ↓, zentr. Sympathikusakt. ↓; Kind: Bradykardie, intrauterine growth retardation = IUGR)	Metoprololtartrat → 28	2 x 25–100mg/d p.o. (Stillzeit: Substanz geht in die Milch über, eine Schädigung des Säuglings wurde bisher aber nicht bekannt)
Evtl. in der Spätschwangerschaft bei Versagen der Primärtherapie			
	Postsynapt. Alpha-1-Blocker	Urapidil → 33	2mg/h (i.v. am besten zu dosieren); KI in Stillzeit!
Akute-Phase-Medikation/hypertensive Krise			
	Postsynapt. Alpha-1-Blocker	Urapidil → 33 off-label[2]	2mg/h (i.v. am besten zu dosieren); KI in Stillzeit!
	Kalziumantagonist (Inotropie ↓, Afterload ↓)	Nifedipin retard → 31 off-label[2]	3 x 60–90mg/d p.o., 2 x 90–180mg/d (ret.) p.o., 1 x 240mg/d (ret.) p.o.

Cave:
- ACE-Hemmer und Diuretika sind kontraindiziert
- Kombination von Nepresol und Beloc ist nicht empfehlenswert
- RR nicht zu schnell senken (max. 10%/h), CTG-Kontrolle

[2] AWMF 015-018: Hypertensive Schwangerschaftserkrankungen: Diagnostik und Therapie, Stand: 01.05.2019 , gültig bis 30.04.2022.

T 18.10.3 Antikonvulsive Therapie

	Magnesiumpräparat (Substitution)	Magnesiumsulfat i.v. → 300	4–6g in 50ml über 15–20min i.v. (als Kurzinf. oder über Perfusor); Erh.Dos. 1g/h
evtl.	Benzodiazepin	Diazepam → 361	10–20mg langsam i.v.

T 18.11 Hyperemesis gravidarum

FDA-Kat. A	Vitamin	Pyridoxin (Vit. B$_6$) → 148	3 x 20mg/d p.o.
B	Zentraler H$_1$-Rezeptor-Antagonist (Antiemetikum)	Dimenhydrinat → 105	2 x 62mg/d i.v. oder 3–4 x 50mg/d p.o. oder 1–3 x 1 Supp./d
B	Zentraler H$_1$-Rezeptor-Antagonist (Sedativum)	Diphenhydramin → 364	25–50mg i.v./p.o. alle 6–8h
B	Motilitätssteigerung	2.Wahl: Metoclopramid → 97	4 x 10mg/d p.o
B	Zentraler 5-HT3-Rez.-Antagonist (Antiemetikum)	bei Versagen and. Wirkstoffe: Odansetron → 106	2–4mg i.v. alle 6–8h
C	Neuroleptikum, Dopamin-Antagonist (Sedation)	Promethazin → 351	12.5–25mg p.o./i.v. bis zu 6 x/d; *Cave:* strenge Ind. im 1. Trimenon
A	H1-Rezeptorblocker (+ Vitamin)	Doxylamin → 365 (in D off-label) (+ Pyridoxin)	10–20mg tagsüber, 20mg zur Nacht (MTD 40mg)[3]

[3] Bryan CS. SOP Nausea, Emesis. Frauenheilkunde up2date 2018; 12: 498–507.

T 18.12 Puerperalfieber (Endometritis, Endomyometritis)

	Kontraktionsmittel	Oxytocin → 427	3–10IE i.m. oder 3IE in 250ml NaCl als Kurzinf.
	Penicillin	Piperacillin → 221	3 x 4g/d i.v.
plus	Nitroimidazol (Stillen: rel. KI)	Metronidazol → 239	2 x 500mg/d i.v. (10d)
	Cephalosporin	Cefoxitin → 225	2 x g/d i.v.
plus	Nitroimidazol (Stillen: rel. KI)	Metronidazol → 239	2 x 500mg/d i.v. (10d)
	Breitbandpenicillin + Beta-Laktamase-Inhibitor	Amoxicillin → 220 + Sulbactam → 222	3 x 3g/d i.v. (10d)
		Amoxicillin + Clavulansäure → 222	3–4 x 1.2g/d i.v. (10d) bis 3 x 2.2g/d i.v. (10d)
	Carbapenem (Stillen: strenge Indikation)	Imipenem + Cilastatin → 241	3–4 x 0.5–1g/d i.v.; max. 50mg/kg KG/d bzw. 4g/d
	Lincosamid (Stillen: rel. KI)	Clindamycin → 233	3–4 x 150–450mg/d p.o., 3–4 x 200–600mg/d i.v., i.m.
plus	Cephalosporin 3. Gen.	Cefotaxim → 225	2 x 1–2g/d i.v

T 18 Gynäkologie – Therapie

T 18.13 Mastitis

evtl.	**Hypophysäre Dopaminrez.-stimulation** (Prolaktin ↓)	Bromocriptin → 427	2.5–5mg/d p.o. (nach STH/Prolaktin i.S.)
	Cyclooxygenasehemmer (NSAR) (antiphlogistisch, analgetisch)	Diclofenac → 202	1–3 x 50mg/d p.o., rekt., 1 x 100mg/d (ret.) p.o., 1 x 75mg i.m.
	Cephalosporin 1. Gen.	Cefazolin → 224	2–3 x 0.5–2g/d i.v.
	Penicillin (Antibiose)	Flucloxacillin → 219	3–4 x 1g/d p.o. (7–10d)
	Lincosamid (Stillen: rel. KI)	Clindamycin → 233	4 x 600mg/d i.v., ini einmalig 1200mg
plus	**Aminoglykosid** (Antibiose)	Gentamicin → 234	3 x 80mg/d i.v. (7–10d)

T 18.14 Hormonelle Kontrazeption

Cave: Östrogenhaltige Hormonpräparate + Nikotinabusus ⇒ Risiko thromboembolischer Komplikationen ↑

T 18.14.1 Einphasenpräparate → 422

z.B.	**Östrogen-Gestagen-Kombination** (Ovulationsunterdrückung durch antigonadotropen Effekt über 21d)	**Ethinylestradiol + Gestagen:** Ethinylestradiol + Desogestrel → 423 oder + Dienogest → 423 oder + Drospirenon → 423 oder + Gestoden → 423 oder + Levonorgestrel → 423 od. + Norethisteron → 423 od. + Norgestimat → 424	s. Pck. Beil. (1 x 1Tbl./d für 21d)

T 18.14.2 Zweiphasenpräparate → 424

z.B.	**Östrogen-Gestagen-Komb.** (1. Hälfte Östrogen, evtl. + niedrigdos. Gestagen, 2. Hälfte Östr.-Gest.-Komb.)	Ethinylestradiol + Gestagen wie: Ethinylestradiol + Desogestrel → 423	s. Pck. Beil. (1 x 1Tbl./d für 21d)

T 18.14.3 Dreiphasenpräparate → 424

z.B.	**Östrogen-Gestagen-Komb.** (d1–6 niedrige Östrogen- und Gestagendosis, d7–11 erhöhte Östrogen- und Gestagendosis, d12–21 niedrige Östrogen- und deutlich höhere Gestagendosis)	Ethinylestradiol + Gestagen: Ethinylestradiol + Desogestrel → 423 oder + Levonorgestrel → 423 oder + Norethisteron → 423 oder + Norgestimat → 424	s. Pck. Beil. (1 x 1 Tbl./d für 21d)

Hormonsubstitution

T 18.14.4 Minipille → 424

z.B.	Gestagen niedrig dosiert (Zervixschleimviskosität ↑; Motilitätsverränd. der Tuben; Desogestrel auch Ovulationshemmung)	Levonorgestrel → 425 oder Desogestrel → 425	s. Pck. Beil. 1 x 1 Tbl./d für 28d (kompletter Zyklus)

T 18.14.5 Depotpräparate

z.B.	Gestagen (Ovulationshemmung)	Medroxyprogesteron-acetat → 416	150mg i.m. alle 3M; **Cave:** nicht in Stillzeit
	Gestagen-Implantat	Etonogestrel → 422	s.c.-Insertion an Oberarm-innenseite, Konzeptions-schutz für 3J

T 18.14.6 Postkoitalpille

1. Wahl	Progesteron-Rezeptor-Modulator	Ulipristalacetat → 425	30mg ED bis max. 96h, höchster Schutz bis 24h postkoital, später lässt Schutz nach; **Cave:** Wi ↓ bei KG > 90kg
	Gestagen (Ovulationshemmung bzw. Implantationshemmung nach erfolgter Ovulation)	Levonorgestrel → 425	bis max. 72h 1.5mg p.o. postkoital (1 x 1Tbl., evtl. Wdh. nach 12h); höchster Schutz bis 24h postkoital, später Schutz ↓; **Cave:** Wi ↓ bei KG > 75kg; Übelkeit, ggf. plus Antiemet.

T 18.14.7 Hormonhaltige intrauterine Spirale/IUD (intrauterine device) → 425

	Gestagen (Blockade der endometrialen Rezeptivität)	Levonorgestrel → 426	52mg (bis 5J)

T 18.14.8 Sonstige Dareichungsformen

	Östrogen-Gestagen-Kombination (Pflaster)	Ethinylestradiol + Norelgestromin → 426	1 Pflaster am 1. Zyklustag, 2. u. 3. Pflaster an d8 und 15, d22-28 ohne Pflaster
	Östrogen-Gestagen-Komb. (Vaginalring)	Ethinylestradiol + Etonogestrel → 425	vaginale Einlage für 3W, danach eine Woche Pause

T 18.15 Hormonsubstitution in Peri- und Postmenopause

Cave: absolute KI: Z.n. Mamma- u./o. Endometrium-Ca, Thromboembolie, Hepatitis, Z.n. Schwangerschaftshepatose, Sichelzellanämie, Enzymopathien, Hirngefäßerkrankungen, Porphyrien, schwere Hypertonie. Östrogenhaltige Hormonpräparate + Nikotinabusus ⇒ Risiko thromboembolischer Komplikationen ↑

T 18.15.1 Oral

z.B.	Östrogen	Konjugierte Östrogene	0.3/0.6/0.625/1.25mg 1 x 1 Tbl./d für 28d, keine Pause
z.B.	Östrogen-Gestagen-Kombinationen	Konjugierte Östrogene + Medrogeston → 419	0.3/0.6/1.25mg/d + 5mg p.o. vom 15.–25. ZT
		Konjugierte Östrogene + Medroxyprogesteron → 419	0.625+2.5mg oder 0.625+5mg; 1 x 1 Tbl./d für 28d, keine Pause
		Estradiolvalerat + Norgestrel	2mg/d + 0.5mg p.o. vom 15.–25. Zyklustag
z.B.	Östrogen-Gestagen-Kombinationen	Estradiol + Norethisteron-acetat → 418	2mg/d + 1mg/d + 1mg p.o. vom 1.–28. Zyklustag
		Estradiolvalerat + Levonorgestrel → 418	2mg/d + 150µg vom 10.–21. Zyklustag
		Estradiolvalerat + Medroxyprogesteron → 418	2mg + 5mg od. 10mg; 1 x 1 Tbl./d für 21d, danach 7d Pause
		Estradiolvalerat+ Dydrogesteron → 417	1+10mg oder 2+10mg oder 2+5mg; 1 Tbl./d für 28d, keine Pause
		Estradiolvalerat+ Cyproteronacetat → 417	2+1mg; im 1. Zyklus 1 Tbl./d vom 5.–25. ZT, danach 7d Pause, dann 1 x 1 Tbl./d für 21d, gefolgt von 7d Pause
z.B.	Synthetisches Gestagen	Tibolon → 419	2.5mg/d ohne Pause
z.B.	Östrogen-Rezeptor-Antagonist	Raloxifen → 419	60mg/d ohne Pause; *Cave:* Zul. nur für Ther. und Prävention d. Osteoporose

T 18.15.2 Lokal

z.B.	Östrogen	Estriol Ovulum → 414	0.5mg Ovulum
		Estradiol	1mg/g Salbe

T 18.15.3 Transdermal

	Östrogene	Estradiol → 414	25, 50, 75 oder 100µg/24h
	Östrogen-Gestagen-Kombinationen	Estradiol + Norethisteron-acetat → 418	4 + 10mg, 30mg (Dosierung s. Pck.Beilage)
		monophasisch → 418	(s. Pck. Beil.)

T 18.16 Inkontinenz

Overactive Bladder/Dranginkontinenz → 769; Stressinkontinenz → 769

Pädiatrische Notfälle 779

T 19 Pädiatrie – Therapie (A. Macke)

T 19.1 Pädiatrische Notfälle

T 19.1.1 Reanimation bei Neugeborenen (NLS)[1]

```
(Vor der Geburt)
Teambriefing und Equipmentcheck
        ↓
      Geburt
        ↓
Trocknen, warm halten
Uhr starten oder Zeit notieren
        ↓
Muskeltonus, Atmung und Herzfrequenz?
        ↓
Schnappatmung oder keine Atmung:
Atemwege öffnen, 5 initiale Beatmungen
Pulsoxymetrie ± EKG erwägen
        ↓
Wiederbeurteilen: Kein Anstieg der Herzfrequenz?
Hebt sich der Brustkorb unter Beatmung?
        ↓
Wenn sich der Brustkorb nicht hebt:
Kopfposition überprüfen und ggf. repositionieren
Zwei-Hände-Esmarch-Handgriff, Atemwegshilfen erwägen
Wiederholung der initialen Beatmungen
Pulsoxymetrie ± EKG erwägen
        ↓
Wiederbeurteilen: Wenn keine Besserung der Herzfrequenz:
Hebt sich der Brustkorb unter Beatmung?
        ↓
Wenn sich der Brustkorb hebt:
aber keine Herzfrequenz feststellbar oder < 60/min
Herzdruckmassage beginnen
3 Thoraxkompressionen : 1 Beatmung
        ↓
Alle 30 Sekunden Herzfrequenz beurteilen
Wenn keine Herzfrequenz feststellbar oder < 60/min
Zugang und Medikamente erwägen
        ↓
Information an Eltern/Teamdebriefing
```

60 sec

Akzeptable
präduktale S_pO_2
2 min : 60 %
3 min : 70 %
4 min : 80 %
5 min : 85 %
10 min : 90 %

Temperaturkontrolle

In jeder Phase: Brauche ich Hilfe?

[1] J. Wyllie, J. Bruinenberg et al. Versorgung und Reanimation des Neugeborenen. Kap. 7 der Leitlinien zur Reanimation 2015 des ERC. Notfall Rettungsmed 2015; 18:964-983.
© European Resuscitation Council (ERC), German Resuscitation Council, Austrian Resuscitation Council (ARC). Mit Genehmigung von Springer im Namen der GRC.

T 19 Pädiatrie – Therapie

T 19.1.2 Lebensrettende Basismaßnahmen bei Kindern (BLS)[2]

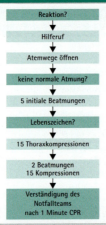

[2] Maconochie IK, Bingham R et al. Lebensrettende Maßnahmen bei Kindern, Kapitel 6 der Leitlinien zur Reanimation 2015 des ERC. Notfall Rettungsmed 2015; 18:932-963. DOI 10.1007/s10049-0@15-0095-8. © European Resuscitation Council (ERC), German Resuscitation Council, Austrian Resuscitation Council (ARC). Mit Genehmigung von Springer im Namen der GRC.

Pädiatrische Notfälle 781

T 19.1.3 Erweiterte lebensrettende Maßnahmen bei Kindern (ALS)[2]

**keine Reaktion
keine Atmung/Schnappatmung?**

↓

**CPR 5 initiale Beatmungen
dann 15 : 2
Defibrillator/EKG-Monitor anbringen
Unterbrechungen minimieren**

Reanimationsteam verständigen
(Einzelhelfer zuerst 1 min CPR)

↓

EKG Rhythmus beurteilen

- **defibrillierbar (VF/pulslose VT)**
- **wiedereinsetzender Spontankreislauf**
- **nicht-defibrillierbar (PEA/Asystolie)**

1 Schock 4J/kg

↓

**sofort weiterführen:
CPR für 2 min,
Unterbrechungen minimieren,
nach 3. und 5. Zyklus bei schockrefraktärer VF/VT Amiodaron erwägen**

POST CARDIAC ARREST MASSNAHMEN
- ABCDE-Methode anwenden
- kontrollierte Sauerstoffgabe und Beatmung
- Untersuchungen
- Ursachen behandeln
- Temperaturkontrolle

**sofort weiterführen:
CPR für 2 min,
Unterbrechungen minimieren**

während CPR
- optimale CPR: Frequenz, Tiefe, Entlastung
- Maßnahmen planen vor CPR-Unterbrechung
- Sauerstoffgabe
- Gefäßzugang (intravenös, intraossär)
- Adrenalingabe alle 3-5 min
- invasive Beatmung und Kapnographie erwägen
- ununterbrochene Herzdruckmassage, sobald Atemweg gesichert ist
- reversible Ursachen beheben

reversible Ursachen
- Hypoxie
- Hypovolämie
- Hyper-/Hypokaliämie, Metabolismus
- Hypothermie
- Thrombose (kardial oder pulmonal)
- Spannungspneumothorax
- Herzbeuteltamponade
- Intoxikation

T 19 Pädiatrie – Therapie

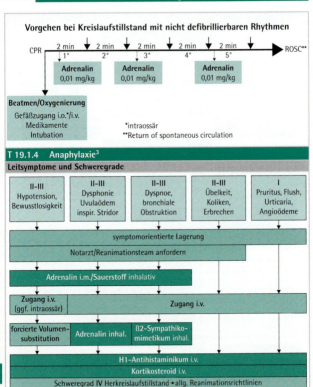

T 19.1.4 Anaphylaxie[3]

[3] AWMF 061-025, Ring J et al. Akuttherapie anaphylaktischer Reaktionen. Stand 01.12.2013, gültig bis 12.2018 (Aktualisierung angekündigt für 30.09.2020)

Pädiatrische Notfälle 783

Wirkstoffe und Dosierungen			
1. Wahl	Sympathomimetikum	Adrenalin i.m. → 54	0.1ml/10kgKG der unverdünnten Lösung, Wdh. evtl. nach 5-10 min
oder		Adrenalin i.v. → 54	0.01mg/kgKG (1 Amp. 1mg/ml 1:10 verdünnen, davon 0,1ml/kgKG)
oder		Adrenalin inhalativ → 54	2ml unverdünnt über Vernebler-Maske
	H1-Antihistaminikum	Dimetinden Gtt. → 85 (Ki. < 1J off-label)	1-8J 40 Gtt., ab 9 J 60 Gtt. (große therap. Breite)
oder		Dimetinden i.v. → 85 (Ki. < 1J off-label)	0.1mg/kgKG oder < 15kgKG: 1ml, 15-30kgKG: 1ml/10kgKG, > 30kgKG: 4 ml
oder		Clemastin i.v. → 85 (Ki. < 1J off-label)	Ki. ab 1J: 0.03mg/kg i.v.; Cave: anticholinerge UW
	Kortikosteroid	Prednisolon i.v. → 210	< 15kgKG: 50mg, 15-30kgKG: 100mg, > 30kgKG: 250mg, ohne i.v.-Zugang altersunabhängig 100mg rektal
oder		Prednisolon rekt. → 210	
	β2-Sympathomimetikum inhalativ	Salbutamol → 73 Amp. z. Inhalation	über Druckluftvernebler mit Maske oder Mundstück: keine Dosierungsempfehlung bis 4J, i.d.R. wird 1 Amp. inhalativ vertragen, ab 4J: 1 Amp.
oder		Salbutamol-DA → 73	<30kgKG 2 Hübe mit Spacer; > 30kgKG 2-4 Hübe
	Volumen	Ringer-Lösung → 302	ini Bolus i.v.: < 30 kgKG 20ml/kgKG, > 30 kgKG 10-20ml/kgKG, dann 1-2ml/kgKG/min i.v.
		Sauerstoff 100%	mit hoher Flussrate
Anaphylaxie-Notfallset für Patienten/Angehörige [3]			

Indikation für Versorgung mit Notfallset:
- Z.n. Anaphylaxie gegen nicht sicher vermeidbare Auslöser
- Z.n. systemischen allergischen Reaktionen mit Asthma bronchiale oder mit progredienter Schwere auch ohne Anaphylaxie
- systemische Allergie gegen potente Allergene wie Erdnuss/Baumnuss/Sesam
- hoher Sensibilisierungsgrad, Reaktion auf kleine Mengen
- Nahrungsmittelallergie bei Vorliegen einer systemischen Mastozytose

T 19 Pädiatrie – Therapie

Adrenalin → 54	Autoinjektor i.m. (je 2 Fertigpen/Pat. rezeptieren, Fastjekt jun® Zul. ab 7,5kgKG, andere Fertigpens < 15kgKG off-label; Schulung obligat)	bis 30kgKG: 150µg; 30–60 kgKG: 300µg, ggf. 1 x nach 10–15min kontralateral wiederholen
Dimetinden → 85	n. Alter/Präferenz Gtt. od. Tbl.	zugel. Tagesdosis als ED
Glukokortikoid nach Alter oder Präferenz rekt. oder p.o. (Lsg. oder Tbl.)	**Betamethason** → 208 Celestamine® N 0,5 liquid.	< 15kgKG 1/3–1/2 Fl., 15–30kgKG ½ Fl., > 30kgKG ganze Flasche p.o.
	Kinder bis 11J: **Dexamethason p.o.** → 209 InfectoDexaKrupp® 2mg/5ml	Saft 0.4mg/kgKG (od. 1ml/kgKG)
	Prednison rekt. → 210 Rectodelt® Supp.	1 x/d 100mg
Salbutamol DA → 73	optional bei bekannten bronchialen Reaktionen	Dosier-Aerosol, je nach Alter mit Spacer

T 19.1.5 Status asthmaticus[4, 5]

Ersttherapie

Leicht bis mittelschwer	Schwer	Lebensbedrohlich
Unvermögen, einen längeren Satz während eines Atemzugs zu vollenden, Einsatz der Atemhilfsmuskulatur		
	sitzende Position, Arme abgestützt	
AF < 30, HF < 120, Peakflow 60–80% des Bestwerts	**AF:** 2-5J > 40, > 5J > 30, **HF:** 2-5J > 130, > 5J > 120, SaO₂ < 90%, Peakflow < 50%	Zyanose, Hypotonie, „stille Lunge", Erschöpfung, SaO₂ < 85%, PaCO₂ > 6kpa bzw. 45mmHg
RABA inhalativ, z.B. Salbutamol-DA 2-4 Hübe, evtl. 20–30 min, max. alle 10 min		Einweisung in Klinik, NA-Begleitung
	• O₂ 2-3l/min (Ziel: SaO₂ > 92%) • Prednisolon 1-2mg/kgKG p.o. o. i.v. (oder 100mg rektal)	**initial und bei Transport:** • O₂ 2-3l/min • RABA z.B. Salbutamol DA 4-8 Hübe max. alle 10 min oder Salbutamol Lsg. z. Inhal. über Vernebler 10–20 Gtt. in 1ml NaCl alle 20 min • ggf. Ipratropiumbromid inh. • Prednisolon 1-2mg/kgKG p.o. oder i.v. (oder rektal 100mg)
bei ausbleibender Besserung	bei ausbleibender Besserung	
Einweisung in Klinik, sitzend, O₂, Raba-Inhalation		

[4] AWMF 020-009 Buhl, R et al., LL Diagnostik u. Ther. v. Patienten mit Asthma, Sept 2017
[5] Rehder KJ, Adjunct Therapies for Refractory Status Asthmaticus in Children, Respir.Care 2017 VOL 62 NO 6

Pädiatrische Notfälle

Weitere Therapie in der Klinik

parenterale Flüssigkeitszufuhr, Monitorüberwachung, O_2

1. Wahl	**Salbutamol** → 73	ggf. Dauer-Feuchtinhal. (0.5-1mg/kg/h) unter HF-Kontr. **oder** DA mit Spacer 6–8 Hübe (5 Atemzüge/Hub)
2. Wahl	**Reproterol** → 75	ini Kurzinf. 1µg/kgKG/min über 10 min., dann Dauerinf. 0.2µg/kg KG/min über 36–48h unter HF-Kontrolle
plus	**Prednisolon** → 210	1–2 mg/kgKG alle 6 h
ggf. plus	**Theophyllin** → 81 nur bei lebensbedrohl. Asthma ohne Besserung auf ini Ther.	Bolus i.v. 5mg/kgKG über 20 min., dann Dauerinf. mit 0.5-0.7mg/kgKG/h (bei Vortherapie mit Theophyllin: Bolus- und Erhaltungsdosis halbieren)
ggf.	**Magnesiumsulfat 50% i.v.** → 300	25(–50)mg = 0.05(–0.1)ml/kgKG i.v. über 20min

T 19.1.6 Diabetische Notfälle[6, 7, 8]

Ketoazidose (ven. pH <7.3, Bicarb. <15mmol/l, Hyperglykämie >11mmol/l o. >200mg/dl, Ketonurie)

1.	Flüssigkeit	**NaCl 0.9%** → 302 CAVE forcierte Volumengabe (Hyponatriämie, Hirnödem)	Bolus 10–20ml/kgKG über 1–2h, dann 1.5–2-facher Erhaltungsbedarf, max. 3600ml/m² KOF/24h abzügl. oraler Zufuhr
plus		**Gluc. 5% + NaCl 0.9% (1:1)**	ab BZ < 250mg/dl
2.	nach 1–2h: Insulinsubstitution	**Normalinsulin** → 118 Inf. (Perfusor)	0.05-0.1U/kgKG/h, BZ ↓ möglichst 70–100mg/dl/h

bei Hypokaliämie sofort, bei Normokaliämie mit Insulinsubstitution, bei Hyperkaliämie nach Wiedereinsetzen der Urinproduktion:

		Kalium → 299 20 o. 40mmol/l Vol.	max. 0.5mmol/kgKG/h, 5mmol/kgKG/d

BZ-/E'lyt-Kontr. über 2h halbstdl., dann in Bedarf alle 1–4h, stdl. neurol. Beurt. (Hirnödem)

Hypoglykämie: BZ < 60mg/dl

Leichte Hypoglykämie: Pat. bei Bewusstsein, Müdigkeit, Schwitzen, Tachykardie, Zittrigkeit

Selbsthilfe	schnell resorbierbare Kohlehydrate p.o.	Traubenzucker, Saft, Gummibärchen o.a.	entspr. 5–10g Gluc, nach 15–20min BZ-Kontrolle

Schwere Hypoglykämie, Bewusstseinseinschränkung, Krampfanfall

u./od.	**Glucose 10%** → 303	i.v.	5ml/kgKG
Selbsthilfe, Angeh.	wenn Gluc-Zufuhr weder p.o. noch i.v. mögl: **Glucagon** → 120	Notfallspritze (GlucaGen Hypokit® entspr. 1 mg) i.m. oder s.c.	senkrecht in Oberschenkel-, arm, Bauch o. Gesäß injizieren, < 20 kgKG 0.5mg; > 20 kgKG 1mg
oder		GlucaGen® s.c., i.m., i.v.	0.05-0.1mg/kgKG, max. 1mg/ED

[6] AWMF 057-016 Holsterhus PM, Diagnostik, Therapie und Verlaufskontrolle des Diabetes mellitus im Kindes- und Jugendalter, Stand 2015, gültig bis 10/2020
[7] Neu, A, Diabetische Ketoazidose, Hiort et al., Päd. Endokrin. u. Diabetologie, Springer 2010, S. 156-160
[8] Wolfsdorf, J et al, ISPAD Clinical Practice Consensus Guidelines 2018: Diabetic ketoacidosis and the hyperglycemic hyperosmolar state

T 19.1.7 Status epilepticus[9, 10, 11] (Neugeborenen-Anfälle → 814)

Vor i.v.-Zugang

	Diazepam rekt. → 361 (ab 6M)	bis 15kgKG: 5mg; > 15kgKG: 10 bis max. 20mg
oder	Midazolam buccal → 362 (Cave: transpar. Verschlusskappe mit roter Kappe manuell entfernen, sonst Aspirationsgefahr)	0.5mg/kgKG (max. 10mg): 3-6 M: 2.5mg (nur in Klinik); 6-12M: 2.5mg; 1 bis < 5J: 5mg; 5 bis < 10J: 7.5mg; 10 bis < 18J: 10mg
oder	Midazolam nasal → 362 (off-label)	0.5mg/kgKG über MAD Nasal Nasenzerstäuber, + 0.1ml als Totraumvolumen dazurechnen

Mit i.v.-Zugang

Wenn möglich: sofort BZ bestimmen (Gluceflex), Serum für Glu, E'lyte, Leberwerte, Medikamenten-Spiegel, Drogenscreening, bei Fieber Blutkultur

Unbek. Pat. ohne BZ-Bestimmung

	Glucose 10% i.v. → 303	3ml/kgKG

Anschließend

	Midazolam i.v. → 362 (off-label)	0.2-0. mg/kgKG, max. 20mg
oder	Lorazepam i.v. → 362 (Lagerung bei + 4 bis + 8 °C).	0.05-0.1mg (= 0.025-0.05ml)/kgKG max. 5mg oder 1ml/min und 4ml/12h)

Lorazepam oder Midazolam ggf. nach 5 min wiederholen
(in Summe nicht mehr als 2 x Benzodiazepin inkl. rektal/buccal/intranasal)

Dann je nach Verfügbarkeit, Erfahrung und Vorbehandlung

	Levetiracetam i.v. → 314 (off-label)	(30-60mg/kgKG max. 500mg/min, max. ED 4500mg
oder	Phenobarbital i.v. → 309	langsam 50mg = 0.25ml/min i.v., bis Anfall sistiert oder 10 bis max. 20mg = 0.1ml/kgKG; Cave: Atemdepression und Nekrosen bei i.a.-Injektion, nicht intraossär
oder ab 2J	Valproinsäure i.v. → 311	30-40mg/kgKG (= 0.1-0.2ml/kgKG) über 5 min i.v., max. ED 3000mg
oder	Phenytoin i.v. → 308 Amp. 250mg/5ml bzw. 50mg/ml	18-20mg/kg (max. 1000mg) langsam i.v. (1mg/kg, max. 25mg/min), MTD d1: 30mg/kgKG, d2: 20mg/kgKG, d3: 10mg/kgKG; verzög.Wirkeintritt (30min); cave DPH-Vorbeh. wg. irrevers. Toxizität; EKG-Monit. wg. Gefahr v. RR-Abfall, Asystolie oder Kammerflimmern; KI: Absence-Status; Cave: nicht mit and. Lösungen, bes. Glu-haltigen mischen; sicherer separater i.v.-Zugang (greift 3-Wege-Hähne an); Inf.konz. muss mit 0.9% NaCl verdünnt werden

Unbek. Pat. < 3J (bei therapieresistentem Status bis ins Erwachsenenalter daran denken)	
Vit. B$_6$ i.v. → 148	1 x (50–)100mg i.v. (Cave: Apnoe und Auslösen von Anfällen), s. Neugeborenen-Anfälle → 814

Während Therapie: Maskenbeatmungs-Bereitschaft, O2 bei Zyanose od. SaO2 < 92%, Volumen (z. B. Ringer-Lösung), Dosierungen nicht unterschreiten, Therapie zügig eskalieren.

[9] Glauser et al., Evidence-Based Guideline: Treatment of Convulsive Status Epilepticus in Children and Adults: Report of the Guideline Committee of the American Epilepsy Society. Epilepsy Curr. 2016 Jan-Feb;16(1):48-61.
[10] Tacke M et al., Ther. des akuten epilept. Anfalls, Monatsschr Kinderheilk 2020, 168_113-17.
[11] Schubert-Bast S et al, Ther. des akuten konvulsiven Anfalls u. Status epilept.im Kindesalter, Z Epileptol 2019, 32:116-25.

T 19.1.8 Infusionstherapie bei Dehydratation[12]

Absolute Indikationen:
- Schock/Nierenversagen/Exsikkose > 9%
- Unfähigkeit, oral/enteral Flüssigkeit aufzunehmen (persistierendes Erbrechen/eingeschränkte Bewusstseinslage/FG mit aktuellem Gewicht < 2500g)
- orale/enterale Rehydrierung ist gescheitert

Vor Beginn der i.v.-Ther.: Blutbild, Elektrolyte, Glukose, Säurebasenhaushalt, Krea, Harnstoff

1. Stunde beginnen mit	NaCl 0,9% → 302 oder Ringer-Acetat	20ml/kgKG/h, bei schwerer Dehydratation: 20ml/kg in 20min, ggf. wiederholen
2.-4.(-6.) Stunde, K$^+$ bei Hypokaliämie sofort, sonst nach Beginn d. Urinproduktion	1:1 0.9% NaCl + 5% Glu K$^+$-Zusatz (0.5mmol/kg/6h)	15–20ml/kgKG/h, bis Rehydrierung abgeschlossen

- **Iso-und hyponatriämische Dehydratation:** Korrektur über 24 h
- **Hypertone Dehydratation:** langsam über 4 d unter engmaschigen E'lyt-Kontrollen
- **Krampfanfall bei Hyponatriämie:** akut hypertone (3%) NaCl-Lsg., nur bis Anfall sistiert

[12] Schmid I, Ambulanzmanual 5. Auflage, Springer 2019, S. 93 ff.

T 19.1.9 Vergiftungen im Kindesalter[15]

Allgemeine Maßnahmen:
- **Toxin lokal entfernen:** Mundhöhle auswischen, Augen mit Wasser spülen (10 min)
- **Toxin verdünnen:** viel trinken, **aber nicht:** Milch, Getränke mit Kohlensäure, Salzwasser
- **Toxin-Absorption:** Aktivkohle (Carbo medicinalis) ini 1g/kgKG in Wasser gelöst p.o., frühestmöglich nach Ingestion (1-2h); ggf. repetitiv nach 1-2-4h 0.125-0.25 mg/kgKG bei Ingestion von Retardpräp., Opiaten, Anticholinergika, Carbamazepin, Chinin, Dapson, Phenobarbital, Theophyllin, Digoxin/Digitoxin, Colchizin, ASS, Amitryptilin, Phenytoin, Piroxicam, Sotalol, Lamotrigin, Citalopram, Venlafaxin, Quetiapin, Paracetamol, Promethazin, Pilzen, schwer verdaulichen Pflanzenteilen;
KI: Bewusstseinstrübung , Schluckstörungen, Aspirationsrisiko (Benzin, Lampenöl), ätzende Mittel, rezid. Erbrechen;
unwirksam bei ingestion von Säuren, Laugen, Alkohol, org. Lösungsmitteln

T 19 Pädiatrie – Therapie

Anticholinerges Syndrom		
z.B. durch Atropin (Tollkirsche), Scopolamin, Antihistaminika, lokale Mydriatika, trizyklische Antidepressiva u.a.	Physostigmin → 436 (strenge Ind.: in lebensbedrohl. Situat. wie Krampfanfall, Hyperpyrexie, Rhythmusstörg.)	ED 0.02–0.05mg/kgKG (max. 1mg) langsam i.v. oder ED in 50ml NaCl 0.9% Kurzinf. über 15min
Dystonie, Dyskinesie		
durch Metoclopramid oder Neuroleptika	Biperiden → 320	ED 0.04–0.1mg/kgKG langsam i.v.
Intoxikation durch		
Alkohol	Aktivkohle nicht wirksam, BZ-Kontrollen! Cave Erbrechen/ Aspiration ⇒ entspr. lagern, Intubations-/Beatmungsbereit-schaft, bei > 1 Schluck hochproz. Alkohol in ersten 45min primäre Giftentfernung durch Absaugen mittels Magensonde	
	Glucose i.v. → 303	ini 2ml/kgKG Glu 40% (Cave Venenwandreizung, nur verdünnt in laufende Inf.), dann 1:1 NaCl 0.9% u. Glu 40%
Benzodiazepine	Flumazenil → 435 (< 12M keine Anwendungs-daten, nur bei vitaler Ind.)	0.01mg/kgKG über 15 sec i.v., ggf. alle 60sec wdh. bis max. 0.05mg/kgKG od. 1mg; KI: vitale Ind. für Benzodia-zepine (z.B. Status epilepticus)
Nikotin/Zigaretten[13]	Aktivkohle → 435 bis 1h nach Ingestion folgender Mengen:	1g/kgKG (auch geringere Dosis wirksam, gute Adsorption)
	9–12 M: 1/3–3/4 Zigarette oder 1/2–1 Kippe; **1–5 J:** 1/2–1 Zig. oder 1–2 Kippen; **6–12 J:** 3/4–1,5 Zig. oder 2–3 Kippen **kleinere Mengen:** keine Maßnahmen; **größere Mengen (selten):** bei kurzer Latenz zusätzl. Magenentleerung und stat. Überwachung 4–6 h oder solange symptomatisch	
Opiate (Opioide) mit Atemdepression	Naloxon → 290	ED 0.01mg/kgKG (max. 2mg) langsam i.v., ggf. alle 2–3 min bis zu 0.1mg/kgKG wdh.; Cave: HWZ Nal. < HWZ Opiat
Paracetamol[14]	Therapieind. nach Rumack-Matthew-Nomogramm[14] Acetylcystein → 82	i.v. in Glu 5%: 150mg/kgKG/1h, dann 50mg/kgKG/4h, 100mg/kgKG/16h; p.o. in Getränk (Fruchtsaft): ini 140mg/kgKG, dann 70mg/kgKG alle 4h über 3d
	Ggf. Ondansetron → 797, Übelkeit/Erbrechen	
Schaumbildner	Simeticon Emulsion/Susp. → 436	0.5ml/kgKG p.o. (große therapeutische Breite)

Pädiatrische Notfälle

Verätzungen

Ingestion trockener Substanzen/ Granulate	primär aus Mund auswischen, dann sofort reichlich Wasser trinken; KI: Erbrechen induzieren, Magenspülung
jede sichere oder symptomatische Ingestion	stat. Aufnahme, Ösophagoskopie
	Prednisolon → 210 *3mg/kgKG*
Haut oder Auge	10 min spülen

[13] Mühlendahl et al.: Vergiftungen im Kindesalter, 4. Auflage, Thieme
[14] Buckley et al. Treatments for paracetamol poisoning. BMJ 2016; 353:i2579
[15] Zellner, T et al., Application von Aktivkohle bei Vergiftungen, Dtsch Arztebl Int 2019; 116:311-7

T 19.1.10 Herzrhythmusstörungen[16]

Symptomatische supraventrikuläre (Schmalkomplex-)Tachykardien
(QRS < 80 ms, P nicht regelrecht oder nicht identifizierbar, HF Sgl. > 220, Kinder > 180/min)[16]

Pat. stabil, wach, Rekapillarisationszeit (RKZ) < 2 sec:

1.	Vagusmanöver (Eiswasser, Valsalva u.a.)		

Gefahr kardialer Dekompensation (Bewusstsein ↓, RKZ > 3 sec) unter Monitorkontrolle, früh ggf. telefonisch Expertenrat enholen

2.	**Adenosin** → 52 (kurzfristige Blockade des AV-Knotens)	*0.1mg/kgKG Bolus (max. 6mg) herznah schnell i.v.; ggf. 2 x wdh. bis max. 0.3mg/kgKG oder 12mg (10ml NaCl 0.9% + 2ml Adrekar = 6mg/12ml oder 0.5mg/ml); KI: AV-Block II–III°, Sick-sinus, VHF, QT-Verlängerung*	
3.	**Propafenon** → 50	*1–2mg/kgKG langsam i.v., Dauerinf. 4–7μg/kgKG/min*	
oder	**Flecainid** → 50	*1mg/kgKG langsam i.v.*	
oder > 6J	**Verapamil** → 30 (Ca-Antag.)	*0.1mg/kgKG (max. 5mg) i.v.*	
sonst	externe Kardioversion	*EKG-/R-Zacken-synchron: 1. Schock: 0.5-1J/kgKG; 2. Schock: 2J/kgKG*	in Analgosedierung (Midazolam), aber ohne Zeitverlust

Ventrikuläre (Breitkomplex-)Tachykardie (QRS > 80 ms) mit klinischer Beeinträchtigung,
früh ggf. telefonisch Expertenrat enholen

	Kardioversion	*EKG-/R-Zacken-synchron: 1. Schock: 2-4J/kgKG; 2. Schock: 4J/kgKG*	in Analgosedierung, aber ohne Zeitverlust
2. Wahl	**Amiodaron** → 51 bei rezid. VT	*5mg/kgKG über 10–20 min; KI wg. Benzylalkohol-gehalt: FG, Ngb., Sgl. und Ki ≤ 3 J.*	

Kammerflimmern (und schnelle/dekompensierte ventrikuläre Tachykardien)

	Defibrillation und unmittelbar mit ABC-Maßnahmen beginnen	*asynchron: 1. Schock 2-4J/kgKG; 2. Schock 4J/kgKG*	in Analgosedierung, aber ohne Zeitverlust

[16] AWMF 023-022, Paul T et al. Tachykarde Herzrhythmusstörung im Kindes- und Jugendalter. Stand: 28.11.18, gültig bis 27.11.23

T 19.2 Kinderkardiologie

T 19.2.1 Endokarditis-Prophylaxe[17]

Primärprophylaxe

Effiziente Ther. kongenitaler Vitien, Zahnhygiene, Haut- und Nagelpflege, weder Piercing noch Tätowierung, hospitalhygienische Regeln, frühzeitige Entfernung jedes Fremdmaterials

Antibiotische Sekundärprophylaxe

Indikation: zahnärztliche Eingriffe mit Manipulation an Gingiva, periapikaler Zahnregion oder mit Perforation der oralen Mukosa; Tonsillektomie, Adenotomie und andere Eingriffe mit Inzision der Mukosa **bei Hochrisikopatienten:**

- Pat. mit Klappenprothesen oder rekonstruierten Klappen mit prothetischen Material
- Pat., die bereits eine infektiöse Endokarditis (IE) durchgemacht haben
- Herztransplantierte Patienten, die eine kardiale Valvulopathie entwickeln
- Patienten mit angeborenen Herzfehlern:
  - Unkorrigierte zyanotische Vitien oder residuelle Defekte, palliative Shunts oder Conduits
  - Innerhalb von sechs Monaten nach operativer oder interventioneller Korrektur unter Verwendung prothetischen Materials
  - Persistierende residuelle Defekte von chirurgisch oder interventionell eingebrachtem prothetischem Material

Einzeldosis 30–60 min vor dem Eingriff

	Amoxicillin p.o. → 220	50(–100)mg/kgKG max. 2g
oder	Ampicillin i.v. → 220 . (ab 2. M)	50mg/kgKG, max. 2g
oder	Cefazolin i.v. → 224 (ab 2. M)	50mg/kgKG, max. 1g
oder	Ceftriaxon i.v. → 225	50mg/kgKG, max. 1g
oder	Clindamycin p.o./i.v. → 233	20mg/kgKG, max. 600mg
oder	Cefalexin p.o. → 228	50mg/kgKG, max. 2g

- Eingriffe bei floriden Infektionen wie Abszessdrainage, an infizierter Haut oder muskoloskelettalem Gewebe ⇒ Staphylokokken-wirksames Antibiotikum
- Antibiose i. R. gastrointestinaler oder urologischer Infektionen oder Eingriffe ⇒ Enterokokken-wirksames Antibiotikum

[17] AWMF 023-024, Infektiöse Endokarditis und Endokarditisprophylaxe, Stand: 31.1.2014, gültig bis 31.12.2018, Neuanmeldung 05.07.18, Fertigstellung geplant 30.06.20

T 19.2.2 Chronische Herzinsuffizienz[18, 19]

- Regelmäßig symptomlimitierte körperliche Aktivität (siehe Leitlinien der DGPK)
- Vollständige Impfungen lt. Stiko-Empfehlungen plus ggf. RSV-Prophylaxe (→ 806)
- Jährliche Grippeschutzimpfung und ab 3. LJ Pneumokokken-Polysaccharid (PPSV23)

Med.-Gruppe	Medikament	Initialdosis	Zieldosis
ACE-Hemmer 1. Wahl	Lisinopril → 23 (Ind. bei Ki. off-label)	0.05mg/kgKG/d in 1 ED, MTD 2.5mg	0.1–0.2(–0.5)mg/kgKG/d in 1 ED, MTD 40(–80)mg
oder	Captopril → 22	0.15mg/kgKG/d in 3 ED; max. 18.75 mg/d	2–3mg/kgKG/d in 3 ED; max. 150mg/d

Kinderkardiologie

Med.-Gruppe	Medikament	Initialdosis	Zieldosis
ggf. plus spez. β-1-Blocker (off-label)	Bisoprolol → 27	0.05mg/kg/d in 1 ED	0.1–0.2(–0.4)mg/kg/d in 1 ED
	Metoprololsuccinat → 28	0.2mg/kgKG/d in 2 ED; max. 11.88mg/d	2mg/kgKG/d in 2 ED; max. 190mg/d
ggf. plus Aldosteron-Antagonist	Spironolacton → 44 Cave: Hyperkaliämie (E'lytkontrollen)	0.5mg/kgKG/d in 1 ED; max. 25mg/d	0.5–1mg/kgKG/d in 1 ED, max. 25mg/d
Diuretika i.d.R. nur bei Kongestion und bis euvolämischer Zustand erreicht ist	Hydrochlorothiazid → 43 off-label, USA-/FDA-Zul. ab 2M	1mg/kgKG/d in 1–2 ED; max. 25mg/d	2–6M 1–3mg/kgKG/d, > 6M 1–2mg/kgKG/d, bis 2J max. 37.5, bis 12J max. 100, bis 17J max. 200mg/d
	Furosemid → 41	FG: 1 x 0.5mg/kgKG/d ab NG: 2mg/kgKG/d in 3–4 ED; MTD lt. LL 60mg, lt. Fachinfo 40mg/d	auf niedrigst mögliche Erhaltungsdosis steigern
Digitalisglykoside nur bei persist. Sympt. bes. bei NG und jungen Sgl.	Digoxin → 52 EKG, E'lyte inkl. Ca und Mg kontrollieren	8–10µg/kgKG/d in 1 ED; max. 200µg/d	Talspiegel mind. 4–6 h nach Gabe: 0.5–0.9ng/ml

[18] AWMF 023-006, Weil J et al. Chronische Herzinsuffizienz im Kindes- u. Jugendalter. Stand 31.10.15, gültig bis 10/2020

[19] Schranz, D Behandlung der chronischen Herzinsuffizienz im Kindesalter, Monatsschr. Kinderheilk 2017. 165:982-991

T 19.2.3 Arterielle Hypertonie[20, 21]

Ind. zur Pharmakotherapie: Hypertonie trotz Lebensstiländ. über 6M, symptomat. Hypertonie, manif. Endorganschäden, D.m., weitere RF (z.B. metab. Syndrom), sek. Hypertonie-Formen

Medikamente der ersten Wahl zur Monotherapie

Von den folgenden Wirkstoffen empfehlen die Zulassungsbehörden bei Ki. < 6 J nur Captopril.

1. Wahl	ACE-Hemmer	Captopril → 22	0–12M: 0.15mg/kgKG 3 x/d p.o., keine MTD, 12M–18J: 3 x 0.3mg/kgKG/d p.o., Dosis u. Dos.Intervall an Ansprechen anpassen
oder ab 6J	AT1-Rezeptor-Blocker	Losartan → 26	≤ 50kgKG: 1 x 0.7mg/kgKG/d p.o., MTD 50mg; > 50kgKG: 1 x 50mg/d p.o., MTD 1.4mg/kgKG o. 100mg
oder ab 6J		Valsartan → 26	< 35kgKG: 1 x 40mg/d p.o., MTD 80mg; 35–80kgKG: 1 x 80mg/d p.o., MTD 160mg; > 80kgKG: 1 x 80mg/d p.o., MTD 320mg

T 19 Pädiatrie – Therapie

oder ab 6J	Kalziumantagonisten	Amlodipin → 31	0.1mg/kgKG od.1 x 2.5mg/d p.o., MTD 5-10mg
oder ab 6J	Beta-1-selektiver Blocker	Metoprololsuccinat → 28	1 x 0.5-0.95mg/kgKG/d p.o., MTD 2mg/kgKG, 50-200mg
Medikamente der zweiten Wahl			
	Diuretika	Furosemid → 41 (off-label, meist komb. mit Medikament der 1. Wahl)	1 x 1-2mg/kgKG/d p.o., MTD 40mg
ab 12J/ 50kgKG	Zentrale Alpha-2-adrenerge Agonisten	Clonidin → 32	2-3 x 75µg/d p.o., MTD 900µg

[20] Hager, A. S2k LL Arterielle Hypertonie. Dtsch. Gesellsch. F. Pädiatr. Kardiol. Stand 30.06.2015
[21] Bald M ua., Arterielle Hypertonie b. Kindern u. Jgdl., Monatsschr Kinderheilk 2019,167: 512-21

T 19.3 Kinderpneumologie

T 19.3.1 Asthma bronchiale[22, 23, 24]

Die medikamentöse Therapie ist Teil eines Behandlungskonzepts inkl. nichtmedikamentöser Maßnahmen (Allergiekontrolle, obligat Asthmaschulung). Die Medikation wird stufenweise je nach Symptomkontrolle intensiviert oder nach jeweils 3-6M reduziert. Asthmakontrolle: keine Sympt. tagsüber, kein nächtliches Erwachen durch Asthma, keine Bedarfsmedikation, keine Aktivitätseinschränkung durch Asthma (bei Ki. > 5 J Lungenfunktion zur prognost. Risikoeinschätzung, Peak Flow zur Unterstützung der Selbsteinschätzung).
Bei bisher unbeh. Pat. mit teilweise od. unkontrolliertem Asthma Beginn mit Stufe 2 od. 3.
Applikation: 1. Lj Dosieraerosol (DA) m. Spacer u. Maske, 2.-6. Lj DA m. Spacer und Mundstück, ab Schulalter inspirat. gesteuertes DA oder Pulver-Inhalator, alternativ Feuchtinhalator

Stufe 1 Bedarfsmedikation			
bei Bedarf	SABA (kurz wirksames β-2-Mimetikum)	Salbutamol → 73 DA (oder – nicht in NVL empfohlen – Inh.Lsg. 5mg entspr. 20Gtt./ml in NaCl 0.9% oder Fertiginhalat Amp. 1.25mg/2.5ml)	DA: MTD 6 Inh. oder Inh.Lsg. in 1-3ml NaCl 0,9% (lt. Fachinfo bis 4J keine Dos.Empf., i.d.R. werden 3-4Gtt./ED vertragen); 4-11J: ED 4-8 Gtt., max. 30 Gtt./d, ab 12J: ED 5-10 Gtt., max. 60 Gtt./d)
ggf. 2. W. oder plus	Anticholinergikum	Ipratropium → 76 Inh.Lsg. oder Fertiginhalat Amp. 250µg/2ml	Inh.Lsg. 3 x 5-10 Hübe à 25µg in NaCl 0.9% o. in Salbutamol Fertiginhalat, od. Fertiginh. 3 x 1 Amp., MTD jeweils 8 Inhal.
ggf. plus	ICS (inhal. Kortikosteroid) niedrigdosiert	Beclometason → 78 (Zul. Sanasthmax ohne Altersbeschränkung, andere meist ab 5J)	DA ≤ 100µg/d, Inh.Pulver ≤ 200µg/d

Kinderpneumologie

ab Stufe 2 Langzeitmedikation			
1. Wahl	**ICS** niedrigdosiert	s.o.	*(ICS immer geringste wirksame Dosis, CAVE Wachstumskurve)*
2. Wahl	**Leukotrienantagonist (LTRA)**	**Montelukast** → 81 (Zul. Monother bis 15 J f. Pat. mit leichtem persist. Asthma ohne schwere Anfälle, die ICS nicht anwenden können)	*6M–5J: 4mg Gran., 2–5J: 4mg Kautbl., 6–14J: 5mg Kautbl.; > 15J: 10mg Tbl., jeweils abends einnehmen*
Stufe 3			
	ICS mitteldosiert	**Beclometason** → 78	*Inh. Pulver 200–400µg/d*
			DA 100–200µg/d
oder		**Fluticasonpropionat** → 79	*100–250µg/d*
oder		**Ciclesonid** (>12J) → 78	*160µg/d*
Stufe 4			
	ICS mitteldosiert	s.o.	*s.o.*
plus	**LABA** (langwirksames β-2-Mimet.)	**Formoterol** → 74	*2 x 6µg*
		oder **Salmeterol** → 74	*2 x 25µg*
oder	**ICS** mitteldosiert + **LTRA**	s.o.	*s.o.*
oder	**ICS** mitteldos. + **LABA** + **LTRA**	s.o.	*s.o.*
bei unzureichender Kontrolle (s.o.)			
	ICS mitteldosiert + **LAMA** + **LTRA** + **LAMA**	s.o. plus **Tiotropium bromid** → 76 (Zul. add-on bei Ki. ab 6J mit schw. Asthma m. ≥ 1 Exaz. Vj.)	*Inh.Lsg. 1 x/d 2 Hübe (entsprechen 5µg)*
ab Stufe 4 und ab 12J auch SMART (Same Maintenance and Relief-Therapy): bei Bedarf vorübergehende Dosiserhöhung der Fixkombination ICS + Formoterol			
Stufe 5			
	ICS hochdosiert	**Fluticasonpropionat** → 79	*> 200µg/d*
		od. **Ciclesonid** (>12J) → 78	*> 160µg/d*
plus	**LABA**	s.o.	*s.o.*
oder	**ICS** hochdosiert + **LTRA**	s.o.	*s.o.*
oder	**ICS** hochdos. + **LABA** + **LTRA**	s.o.	*s.o.*
oder	s.o. + **LAMA**	s.o.	*s.o.*
Stufe 6 (zusätzlich zu Stufe 5)			
ggf. ab 6J	**Monoklon. Anti-IgE-AK** bei IgE-vermitt. Pathogenese	**Omalizumab** → 88	*Therapie durch Kinderpneumologen/Zentrum*
ggf. ab 6J	**Anti-IL5-AK**	**Mepolizumab** → 87	
		(Zul. add-on bei schwerem refrakt. eosinophil. Asthma)	

T 19 Pädiatrie – Therapie

wenn Kontrolle trotz Einsatzes aller Therapieoptionen inkl. monoklonaler AK unzureichend ist			
	Orales Glukokortiko-steroid (OCS	Prednison → 210	niedrigste zur Kontrolle wirksame Dosis, primäre Richtdosis 1(–2)mg/kgKG/d
		oder Prednisolon → 210	

Für Stufe 1–6 gilt:
- bei Bedarf SABA und(/oder) Ipratropium
- keine Mono-Langzeittherapie mit LABA oder LAMA oder niedrigdosiertem ICS + LABA
- bei sonst gut kontrolliertem Asthma mit nur vereinzelt anstrengungsinduzierten Symptomen: SABA inhalativ vor Belastung

[22] AWMF nvl-002 Asthma , 3. Auflage, 2018 , Version 1, gültig bis 09/2023
[23] Global Initiative for Asthma (GINA updated 2019): http://ginasthma.org
[24] Högger, P et al. Inhalative Glukokortikoide in der Asthmatherapie, Consilium Themenheft 2/2019

T 19.3.2 Bronchiolitis[25]

Evidenz besteht nur für O_2-Gabe, jedoch nicht für Kortikosteroid, Salbutamol oder Adrenalin (gilt jeweils für systemische und inhalative Anwendung)

1. Wahl	NaCl 3% inhalativ	NaCl 3% Inh. Lsg. (Mucoclear®)	3 x 2ml mit Vernebler über Maske oder Mundstück
	Abschwellende Nasentropfen		

Folgende Versuche sind möglich (lt. AAP-guidlines ausdrücklich **nicht** empfohlen – bei fehlender Wirksamkeit Therapie absetzen):

	SABA/ß-2-Mimetikum	siehe Asthma bronchiale, Stufe 1 → 792	
und/oder	Anticholinergikum inhalativ	Ipratropiumbromid → 76 Inh.Lsg.	3 x 5–10 Hübe à 25µg in 2ml NaCl 0,9%

Bei Sauerstoffsättigung < 90 % und/oder Trinkschwäche ⇒ stationäre Behandlung			
		Sauerstoff 100%	1–2l über Nasenbrille oder im Inkubator
und/oder	Versuch	Adrenalin → 54	unverdünnte Lsg. 1mg/ml: 2(–5)ml inhalativ
	Bilanzierte Flüssigkeitszufuhr i.v. (nicht forciert wg. Risiko des Syndroms der inadäquaten ADH-Ausschüttung)		80ml/kgKG/d

RSV-Prophylaxe → 806

[25] Clinical Practice Guideline: Ralston S et al. Diagnosis, Management, Prevention of Bronchiolitis, AAP; pediatrics 2014; www.pediatrics.org/cgi/doi/10.1542/peds.2014-2742

T 19.3.3 Hustenstillung

Ggf. symptomatisch nachts, wenn Hustenreiz stark beeinträchtigt

	ab 6M	Noscapin → 84 Saft 25mg/5ml, Drg. 25mg	6M–2J: ED 2,5 ml Saft, 3–12J: ED 5ml Saft od. 1 Drg.
oder	ab 2J	Pentoxyverin → 84	0,2–0,4mg/kgKG ED
oder	ab 12J	Codein → 84	0,25–0,5mg/kgKG ED

Kinderpneumologie 795

T 19.3.4 Obstruktive Bronchitis

	SABA	Salbutamol → 73 inhalativ	s. Asthma br. Stufe 1 → 792
oder		wenn inhalat. Applik. nicht möglich/nicht verfügbar: **Salbutamol → 73** Lsg. p.o., z.B. Salbubronch® Elixier 1mg = 15 Gtt./ml	2–23M: 1–3 Gtt./kgKG ED, max. 2–3 x 30 Gtt./d.; 2–6J: 2–4 x 15–30 Gtt./d; 7–13J: 3–4 x 15–30 Gtt./d; ≥ 14J: 3–4 x 30–60 Gtt./d
und/ oder	**Anticholinergikum** inhalativ	Ipratropiumbromid → 76 Inh.Lsg. Dosierfl. 25µg/Hub	Inh.Lsg. (Vernebler): 3 x 5–10 Hübe entspr. 125–250µg in NaCl 0.9% oder in Salbutamol-Fertiginhalat
ggf. plus	**ICS** niedrig bis mitteldosiert	Beclomethason → 78	100–400µg/d, solange symptom., dann ausschleich. oder altern. abdosieren
oder	**Kortikosteroid**	Prednisolon → 210 rekt.	1 x 100mg/d (max. 3d)
oder	**Versuch NaCl 3%**	NaCl 3% Inh. Lsg. (Mucoclear®)	3 x 2ml mit Vernebler über Maske oder Mundstück

T 19.3.5 Pneumonie (pädiatr. ambulant erworbene/pCAP)[26, 27]

Leitsymptom Tachypnoe auch bei nicht-schwerer pCAP: Atemfrequenz (f) > 50 bei Ki. 2–11 M, f > 40 bei Ki. 12–49 M, f > 20 bei Ki. ab 5 J, mit oder ohne Einziehungen.
Schwere pCAP: Tachypnoe plus Dyspnoe, red. AZ, Nahrungsverweigerung, Dehydratation, Somnolenz.
Keine primäre Antibiose bei nicht-schwerer pCAP mit Temp. < 39°, mit Hinweisen auf virale Ätiologie (wie schleichender Beginn, Obstruktion, Rhinitis, Pharyngitis, Glieder-/Kopfschmerz) bzw. ohne Hinweise auf bakterielle Ätiologie o. Superinfektion (z.B. zweigipfliger Fieberverlauf).

Antibiotika-Auswahl für pCAP (meist Pneumokokken, Hämophilus)

1. Wahl	**Aminopenicillin**	Amoxicillin → 220	50–90mg/kgKG/d p.o. in 2–3 ED
2. Wahl	bei Penicillin-Allergie **Cephalosporin**	Cefuroxim-Axetil → 229	20–30mg/kgKG/d p.o. in 2 ED
oder	**Makrolid**	Erythromycin-Estolat	30–50mg/kgKG/d p.o.
		Clarithromycin → 232	15mg/kgKG/d p.o. in 2 ED
oder	ab 9J, lt. Fl ab 50kgKG **Tetrazyklin**	Doxycyclin → 230	8–12J: ini 4mg/kgKG/d p.o., dann 2mg/kgKG/d p.o., Jug.: 0.1–0.2g/d

Bei Hinweis auf Mykoplasma pneumoniae oder Chlamydia pneumoniae nach klin. Indikation (Verlauf) zusätzlich zu Aminopenicillin bzw. Amoxicillin + Clavulansäure:

	Makrolid	s.o.	s.o., für mind. 10d
oder	ab 9J, lt. Fl ab 50kgKG **Tetrazyklin**	s.o.	

T 19 Pädiatrie – Therapie

Bei Komplikationen, persistierendem Fieber, Masern- oder Influenza-assoziierter pCAP:		
	Amoxicillin + Clavulansäure → 222	Dosierung nach Amoxicillin-Anteil: 50–80mg/kgKG/d in 3 ED, > 40kgKG: 1500–2000mg/d

Therapiedauer ohne Komplikationen: 2–3d über klin. Stabilisierung hinaus, i.d.R. 5–7d ausreichend

Indikation zur stationären Therapie: pCAP < 6 Mo, jede schwere pCAP, SaO2 < 92%, ausgeprägte Dyspnoe (Nasenflügeln, Einziehungen), Rekapillarisierungszeit > 2 sec, Trinkschwäche, unsichere Compliance oder schwierige häusliche Betreuungssituation, Komorbiditäten (Vitium, BPD, ZF u.a.), ausbleibende Besserung binnen 48–72h

[26] AWMF 048-013. Rose MA et al. Management der ambulant erworbenen Pneumonie bei Kindern. v. 31.3.17, gültig bis 3/2022
[27] Hansen G et al . Ambul. erw. Pneumonie im Kindesalter. Monatsschr Kinderheilk 2018; 166:16-23

T 19.3.6	Pertussis → 805
T 19.3.7	Pseudokrupp → 806
T 19.3.8	Tuberkulose → 807

T 19.4 Pädiatrische Gastroenterologie

T 19.4.1 Ascariasis/Spulwürmer

	ab 7. M	Pyrantelembonat → 271	1 x 10mg/kgKG (max. 1g)
oder	ab vollend. 2. Lebensjahr	Mebendazol → 271	2 x 100mg/d für 3d

T 19.4.2 Gastroenteritis, akute[28, 29]

Empfehlungen:
- Orale Rehydratation/Ersatz der Elektrolytverluste und rasche Realimentation spätestens 4–6h nach Beginn der Rehydrierung
- Sgl.: Stillen oder unverdünnte Sgl-Milchnahrung
- WHO-Empf.: hypotone orale Rehydrationslösung (ORL), max. Natriumgehalt 75mmol/l, Bikarbonat bzw. Citrat-Zusätze zum Ausgleich der metabol. Azidose (z.B. GES60®, Oralpädon240®)
- Von selbst hergestellten Saft-/Zucker-/Salz-/Wasser-Lösungen wird für Ki. < 5J wegen variabler Zusammensetzung abgeraten, sie werden aber meist besser akzeptiert.

ggf.	Infusionstherapie	siehe Infusionstherapie bei Dehydratation → 787
ggf. ab 3M	Sekretionshemmer Racecadotril	< 9 kgKG: 3 x 10mg; 9–13kgKG: 3 x 20mg; 13–27kgKG: 3 x 30mg; > 27kgKG: 3 x 60mg

Antibiotische Therapie nur bei folgenden Erregern

Salmonella typhi bei gesicherter Infektion nach Antibiogramm

	Cephalosprine 3. Gen	

Salmonella enteritidis nur bei Sgl., septischen Verläufen oder Immundefekt

	Azithromycin → 232	10mg/kgKG/d
ggf.	Ceftriaxon → 225	50–100mg/kgKG/d

Pädiatrische Gastroenterologie 797

Vibrio cholerae: bei Dehydratat., verringert Flüssigkeitsverlust und Ausscheidedauer		
	Azithromycin → 232	10mg/kgKG/d
oder	Cotrimoxazol → 238	6–12mg TMP/kgKG/dD in1 ED

Shigella dysenterica bei gesicherter Infektion, verringert Komplikat., cave Resistenzen		
	Azithromycin p.o. → 232	d1 12mg/kgKG/d, dann6mg/kgKG für 4d
oder	Ceftriaxon i.v. → 225	50mg/kgKG/d für 2–5d

Yersinia enterocolitica bei Bakteriämie oder extraintestinalen Symptomen		
	Cotrimoxazol → 238	6–12mg TMP/kgKG/dD in1 ED
	Cephalosprine 3. Gen	

Entamoeba histolytica		
	Metronidazol → 239	15–30mg/kgKG/d in 3 ED p.o./i.v. für 7d
dann	Paromomycin → 247	25–35mg/kgKG in 3 ED max. 1.5 g/d für 7d

Gardia lamblia		
	Metronidazol → 239	15mg/kgKG/d für 7–10d

Clostridium difficile (CD), nur bei CD-ausgelöster symptomat. fieberhafter Diarrhoe		
	Metronidazol → 239	30mg/kgKG/d in 3 ED p.o. für 10d

Campylobacter jejuni/C.coli: meist selstlimitierend, nur bei schwerem oder anhaltendem Verlauf, jungen Sgl. oder Immundefizienz		
	Azithromycin → 232	10mg/kgKG/d in 1 ED für 3d

[28] Deutsche Gesellschaft für Pädiatrische Infektiologie: DGPI-Handbuch, 7. Auflage 2018
[29] Backendorf ua, AWMF 068-003,LL Akute infektiöse GE im Sgl.-, Kindes u. Jugendalter, überarbeitet 3/2019, Überprüfung geplant 12/2023

T 19.4.3 Übelkeit/Erbrechen

Symptomatische Therapie bei Kinetosen und postoperativ	
Dimenhydrinat → 105 Zul. ab 8kgKG	1–2mg/kgKG Einzeldosis, max. 5mg/kgKG/d, 8–16kgKG: max. 40mg/d, 16–24kgKG: max. 80mg/d > 24kgKG: max. 120mg/d

Durch Chemotherapie hervorgerufene Nausea und Erbrechen bei Ki. ≥ 6M; zur Prävention und Therapie von postop. Nausea und Erbrechen (PONV) bei Ki. ≥ 1M (off label bei unstillbarem Erbrechen anderer Genese)	
Ondansetron → 106 p.o./i.v.	d1: ini 0,15mg/kg KG, bei Bed. bis zu 2 weitere i.v.-Gaben mit 0,15mg/kgKG nach jeweils 4h; d 2-6: alle 12h: ≤ 10 kgKG: 2mg, ≥ 10kgKG: 4mg (für PONV i.v.-Gabe empfohlen: in Glu 5% oder NaCl 0,9% verdünnt über mind. 15min infundieren)

T 19.4.4 Obstipation[30]

Symptomatische Therapie nach Ausschluss organischer, neuro- oder psychogener Ursachen, neben Nahrungsumstellung und Verhaltensmodifikation/Toilettentraining

1. Wahl	**Polyethylenglycol/Macrogol** → 99 (Laxbene Junior® u. Kinderlax® elektrolytfei 4.0 g ab 6M; Juniorlax®, Movicol junior®/Kinderlax® Zitrusg. je 6.9g ab 2J)	zur primären Entleerung: 1–1,5g/kgKG über 2–4d, dann (0,2–)1g/kgKG/d
2. Wahl	**Lactulose** → 99	1–2ml/kgKG/d
od. ggf. rektal	**Glyzerin-Suppositorien** (Glycilax® für Kinder Zäpfchen) **Sorbitol-Klysma** (z.B. Microlax)	1 x 1 (Microlax bei Ki. < 3J nur ½), bei Bedarf wiederholen
ggf. plus	Lokalmaßnahmen/Afterpflege bei schmerzhaften Rhagaden/Fissuren: granulationsfördernde Externa evtl. mit Lokalanästhetikum	

[30] AWMF 068-019, Koletzko S et al., Obstipation im Kindesalter. Stand: 04.2007; geplante Aktualisierung: 31.03.2020

T 19.4.5 Gastroösophageale Refluxkrankheit (GERD)[31]

Primär nichtmedikamentös: Nahrung andicken, aufrechte Fütterposition, postprandial nicht liegen, hypoallergene Sgl.-Milch (Versuch), ggf. Gewicht reduz., bei nächtl. Sympt. Bettkopfende anheben; Schokolade, Pfefferminz, Alkohol, saure Substanzen, koffeinhalt. Getränke vermeiden

Medikamentöse Therapie nur bei GERD mit erheblichen Reflux-bedingten Symptomen oder endoskopisch gesicherter Ösophagitis

1. Wahl	**Protonenpumpen-inhibitor (PPI)** (Zul. ab 1 J/>10kgKG)	**Omeprazol** → 94	0.7–1.4mg/kgKG/d, MTD 3.5mg/kgKG oder 80mg in 1–2 ED
2. Wahl	**Histamin-2-Rezeptor-Antagonist (H2RA)**	**Ranitidin** → 92 Zul. ab 3 J/> 30kgKG	4–10mg/kgKG/d in 2 ED

[31] AWMF006-071, Hosie S, Gastroösoph. Reflux im Kindesalter. Stand: 1.3.2015, Gültigkeit verlängert bis 29.2.2020

T 19.4.6 Oxyuriasis/Enterobiasis/Madenwürmer (enteral, vulvovaginal)[32]

1. W. oder	**Anthelminthika**	**Mebendazol** → 271	ab 2J 1 x 100mg
		Pyrantelembonat → 271	ab 7. M 1 x 10mg/kgKG, max. 1g
oder		**Pyrviniumembonat** → 271	ab 1J 1 x 5mg/kgKG
Rezidive:			
1.	Gabe nach 14 und 28d wdh., abdl. Analpflege (Vaseline), morgens Analdusche		
2.	Gabe alle 14d über 16W, Mitbehandlung aller Haushaltsmitglieder		

[32] Wendt S et al. Diagnostik und Therapie des Madenwurmbefalls, Dtsch Arztebl Int 2019; 116:213–9

Pädiatrische Endokrinologie

T 19.4.7 Peritonitis[28]

Neben chirurgischen und allgemein-intensivmedizinischen Maßnahmen empirische antibiotische Therapie vor Erregernachweis/Antibiogramm

	Cephalosporin Gr. 3 u. 4	Ceftriaxon → 225 (ab LW6)	50–75mg/kgKG/d
oder ab 2J	Penicillin (mit Pseudomonas-Wirkung)	Piperacillin + Tazobactam → 223	< 40kgKG: 225mg/kgKG; > 40kgKgG 13.5kgKG 3 ED
plus	Nitroimidazol	Metronidazol → 239	15–30mg/kgKG/d in 3 ED

T 19.4.8 Taeniasis/intestinaler Bandwurmbefall[28]

Rinderbandwurm T. saginata, Schweinebandwurm T. solium

1.Wahl	Praziquantel* → 271	1 x 10mg/kgKG

*In D zugel. Fertigarzneimittel für diese Ind. off label und nicht in kindgerechter Dosierung erhältlich; muss ggf. vom Apotheker portioniert werden. Zulassung für Neurozystizerkose.

altern.	Niclosamid → 271	< 2J 1 x 0,5g; 2–6J 1 x 1g; > 6J 1 x 2g
oder	Mebendazol → 271	200mg/d in 2 ED über 3d

Neuro-Zystizerkose (T. solium): Ther. abhängig von Lokalisation, Stadium und Symptomen antiparasitär (Albendazol, Praziquantel) u./od. symptomatisch, ggf. Steroide, (neuro-)chirurgisch

T 19.4.9 Ulkuskrankheit[33, 34]

Indikation zur Heliobacter-Eradikation: Ulcus ventriculi/duodeni und MALT-Lymphom, erosive Gastritis/Duodenitis, Fe-Mangel-Anämie, Ulkus/Magen-CA bei Verwandten 1. Grades. Fakultativ bei endoskop. nachgew. HP-Inf. ohne Ulkus/Erosion. **Tripeltherapie über 7(–14)d.**

	Protonenpumpeninhibitor (Zul. ab 1 J/>10kgKG)	Omeprazol → 94	0.7–1.4(–2.5)mg/kgKG/d, MTD 3.5mg/kg/d oder 80mg in 1–2 Gaben
plus	bevorzugt Antibiose nach Antibiogramm – oder:		
plus	Aminopenicillin	Amoxicillin → 220	50mg/kgKG/d in 2 Gaben
plus	Makrolid	Clarithromycin → 232	20mg/kgKG/d in 2 Gaben
oder	Nitroimidazol	Metronidazol → 239	20mg/kgKG/d in 2 Gaben

Prophylaxe oder Therapie von idiopathischen/medikamentös verursachten oder sog. Stress-Ulcera ohne Nachweis einer HP-Infektion

	Protonenpumpeninhibitor	Omeprazol → 94	s.o., Dauer je nach Ind.

[33] AWMF 021-001, Heliob. Pylori u. gastroduod. Ulkuskrankheit, Stand: 5.2.2016, gültig bis 3.7.2020
[34] Koletzko, S. Update Gastroenterologie, Jahrestagung DGKJ Sept. 2017/Köln

T 19.5 Pädiatrische Endokrinologie und Stoffwechsel

T 19.5.1 Diabetische Notfälle (Ketoazidose, Hypoglykämie) → 785

T 19.5.2 Jodmangelstruma

Ohne Hinweis auf Autoimmunerkrankung oder genetische Jodtransportstörung
Ernährungsberatung, Jodsalz etc.

Jodid	bis 2. M 50µg/d, bis 6J 100µg/d, ab Schulalter 200µg/d

T 19.5.3 Hypo-/Athyreose, kongenitale[35]

Initial und so früh wie möglich

Schilddrüsenhormon	Levothyroxin (T$_4$) → 126	10–15µg/kgKG/d; Athyreose: 15µg/kgKG/d

Kontrollabstände (TSH, T4), ggf. Dosisanpassung und Auslassversuch nach Leitlinie

[35] AWMF 027-017, Krude et al. Angeborene primäre Hypothyreose: Diagnostik, Therapie und Verlaufskontrolle. Stand: 01.02.2011, gültig bis 31.01.2016 (AWMF 174-018 angemeldet f. 30.6.2020)

T 19.5.4 Autoimmunthyreoiditis (Hashimoto)[36]

Indikation für Levothyroxin: manifeste periph. Hypothyreose; fakult. bei großer Struma u./od. stark ↑ TSH-Werten bei Kontrollen (keine Evidenz für Einfluss auf Dauer d. Erkr., keine LL-Empf.)

Bei Hypothyreose	Levothyroxin (T$_4$) → 126	1–2µg/kgKG/d
Bei Hyperthyreose	s. Kap. T 19.5.6 → 800	

[36] AWMF 027-040 Simic-Schleicher G, Autoimmunthyreoiditis. Stand: 1.1.2011, gültig bis 31.1.2016 (wird überarbeitet)

T 19.5.5 Hodenhochstand → 829

T 19.5.6 Hyperthyreose/Morbus Basedow[37, 38]

	Thio-Harnstoff	Carbimazol → 127	ini 1 x 0.4–0.6mg/kgKG/d, dann 0,1–0,3mg/kgKG/d
oder		Thiamazol → 128	
ggf. ini	Betablocker	Propranolol → 29	1–2(–4)mg/kgKG/d (nach Symptomen in den ersten W)

[37] AWMF 027-041 Bettendorf M, Hyperthyreose. Stand: 1.1.2011, gültig bis 31.1.2016 (wird überarb.)
[38] Grüters, A. in Pädiatr. Endokrinologie u. Diabetologie, Springer Berlin/Heidelberg 2010, S. 335–7

T 19.5.7 Hypercholesterinämie/Hyperlipidämie[39]

Intervention bei Hypercholesterinämie (TC > 200mg/dl, LDL-C > 130mg/dl) mit normalem HDL-C und bei Hypertriglyzeridämie: für Ki. ≥ 2J spezifische altersgemäße Ernährungsmodifikation, ggf. Gewichtsabnahme, Beratung bzgl. regelm. körperlicher/sportlicher Aktivität

Indikationen für medikamentöse Lipidsenkung bei Kindern ≥ 8J:
- Hypercholesterinämie mit LDL-C ≥190mg/dl
- **oder** LDL-C ≥ 160mg/dl plus positive Familienanamnese für vorzeit. kardiovaskuläre Erkr. bei Verwandten I° (w < 55 J, m < 65 J) oder plus weitere hochgradige Risikofaktoren (s. LL)
- **oder** LDL-C ≥ 130–159mg/dl plus mehrere hochgradige Risikofaktoren (s. LL)

Statin	Pravastatin → 122 Zul. ab 8J	8–13J: 1 x 10–20mg/d, 14–18J: 1 x 10–40mg/d; CPK-/Transaminasenkontr. nach 6W u. 3M, dann alle 6M

Hypertriglyzeridämie: medik. Ther. nur selten für stark übergewichtige Ki., wenn wirksame Gewichts- u. Lebensstilmodifikation nicht erreicht werden (RS mit päd. Lipidspezialisten)

[39] AWMF 027-068 Koletzko B et al., Diagnostik und Therapie von Hyperlipidämien bei Kindern und Jugendlichen, Stand 24.2. 2016, gültig bis 29.9.20

T 19.6 Pädiatrische Hämatologie und Hämostaseologie

T 19.6.1 Eisenmangelanämie[40]

- Ausschluss von Malabsorption (z.B. Zöliakie, CED, chronisch entzündliche Prozesse wie rheumatoide Arthritis, chronischer Blutverlust)
- sorgfältige Ernährungsanamnese

	Ernährungsberatung		
und	Eisen-(II)-Präparat (Substitution)	Fe^{2+}-Sulfat → 145	2mg/kgKG/d, je nach Schwere des Fe-Mangels über 2–3M

Prophylaxe: FG und SGA (Geb.-Gew. < 2500g) ab 8. W bis Einführung Fe-haltiger Beikost (Fleisch) oder 12(–15)M

	Eisen-(II)-Präparat	Fe^{2+}-Sulfat → 145	2mg/kgKG/d

[40] AWMF 025-021 Behnisch W et al., Eisenmangelanämie, 4. Fassung 02/2016, gültig bis 02/2021

T 19.6.2 Asplenie (funktionell oder Z.n. Splenektomie)[41, 42]

Impfungen	aktualisierte Empfehlungen für Hämophilus, Meningokokken, Pneumokokken, Influenza: www.asplenie-net.org
Penicillin-Prophylaxe ab 3. M bis mind. 5. LJ, chir. Splenektomierte bis 16J	**Penicillin V** → 219; bis 3J: 2 x 200000E/d p.o., 3–5J: 2 x 400000E/d, ab 6J: 2 x 500000E/d, > 12J: 50000E/kgKG (max. 2 x 1,5 MioE)

[41] AWMF 025-016 Cario H et al., Sichelzell-KH vom 31.12.14, gültig bis 30.12.19
[42] AWMF 025-018 Eber S et al., Hereditäre Sphärozytose vom 12.12.16, gültig bis 11.12.21

T 19.6.3 Immunthrombozytopenie[43]

Maßnahmen: blutungsauslösende Medikamente (NSAR, Thrombozytenaggregationshemmer) verletzungsträchtige Aktivitäten und Sportarten vermeiden, Notfallausweis
Indikation zur medik. Erstlinientherapie: nach Blutungsneigung/modifiz. Buchanascore: fakultativ ab Score 3a (Mundschleimhautblutungen, Blutkrusten in Nasenlöchern, Epistaxis < 5min), sonst ab 3b (Epistaxis > 5min, Makrohämaturie, rektale od. schmerzhafte Mundschleimhautblutungen, signifikante Menorrhagie), ggf. elektive Eingriffe (z.B. Zahnextraktion)

	Prednis(ol)on → 210	4mg/kgKG/d in 1–3 ED für 4d od. 1–2 mg/kg/d bis 14d
ggf.	Tranexamsäure → 66	3 x 20–25mg/kgKG/d lokal oder p.o.

Operation und/oder (Score 3b) bzw. plus (Score 4) i.v.-Immunglobulin

	i.v.-Immunglobulin → 277	1 x (0.4)–0.8–1.0g/kgKG (2d)

Bei lebensbedrohlicher Blutung oder Notfall-Operation zusätzlich

1.	Thrombozytenkonzentrat	wiederholt höhere Dosen wg. verkürzter HWZ
plus	Methylprednisolon → 210	30mg/kgKG i.v. über 20–30 min (max. 1g) über 3d

[43] AWMF 086-001 Neu diagnostizierte Immunthrombozytopenie im Kindes- und Jugendalter, Stand: 31.10.2018 , gültig bis 31.01.2023

T 19.6.4 Vitamin-B12-Mangel (nutritiv/Malabsorption)

	Vitamin B12 → 148	100µg/d über 10–15d, dann 1–2x/W

T 19.6.5 Von-Willebrand-Jürgens-Syndrom (vWS)[44, 45]

Ther. ereignisabhängig (Trauma, Spontanblutung, periop.), selten bei Typ 2A od. 3 auch prophyl.

Typ 1 (außer 1C)	**Desmopressin** → 143	i.v.: 0.3μg/kgKG in NaCl 0.9% über 30min; intranas.: < 50kgKG: 1 Hub (10μg), > 50kgKG: 2 Hübe; 1–2h präop., ggf. alle 12h
perioperative/größere Blutungen oder Traumen bei Typ 1C, 2, 3 und schweren Formen von Typ 1	**von-Willebrand-Fakt./ F-VIII-Plasmakonz.** → 69 Haemate® P 250/500/1000 oder Voncento® 500/1000	ini i.d.R. 20–40IE FVIII/kgKG und 40–80IE vWF/kgKG langsam i.v.; 1–2h präop, ggf. nach 12–24h wdh., Spiegelbestimmungen: Ristocetin-CoF-Aktivität von 0.6IE/ml (60%) anstreben
Schleimhautblutungen bei allen Typen	**Tranexamsäure** → 66	i.v. (ab 1J): 20mg/kgKG, p.o.: 10–15mg/kgKG, ggf. alle 8–12h

Perioperativ u. bei schwereren Traumen FVIII u. VWF/Ristocetin-CoF-Aktivität monitoren: 0–1–4h

[44] Nelson, Textbook of Pediatrics, 20th edit. 2015, p2391
[45] Sharma et al., Advances in the diagnosis and treatment of Von-Willebrand-Disease, Blood 2017; 130: 2386-2391

T 19.7 Pädiatrische Infektiologie

T 19.7.1 Ascariasis → 796

T 19.7.2 Borreliose[28, 46, 47]

Früh/lokalisiert (Erythema migrans, Lymphozytom)

	Amoxicillin p.o. → 220	50(–100)mg/kgKG, MTD 2g, bis asymptomat. (mind. 10d)
oder	**Cefuroxim-Axetil p.o.** → 229	30mg/kgKG/d p.o.
ab 9J	**Doxycyclin p.o.** → 230	4mg/kgKG, MTD 200mg

Lyme-Arthritis

	Ceftriaxon i.v. → 225	1 x 50mg/kgKG/d, bis asymptomatisch (mind. 14 d)
oder	**Orale Therapie s.o.**	Dosierung von Amoxicillin, Cefuroxim, Doxycyclin s.o.; konsequent über 4W

Neuroborreliose

	Ceftriaxon i.v. → 225	1 x 50mg/kgKG/d, bis asymptomatisch MTD 2g (mind. 14 d)
altern.	**Doxycyclin p.o.** → 230 (ab 8J)	4mg/kgKG, MTD 200mg (mind. 14 d)

[46] AWMF 013-044 Hofmann et al., Kutane Lyme Borreliose, Stand 31.3.16, gültig bis 31.10.2020
[47] Christen HJ et al. Neuroborreliose im Kindesalter. Monatsschr Kinderheilk 2019; 167:67-79

T 19.7.3 Enzephalitis → 813

T 19.7.4 Gastroenteritis → 796

T 19.7.5 Harnweginfekt → 827

T 19.7.6 Herpes simplex (HSV)[28]

Indikationen für Aciclovir (→ 251): Therapiebeginn bei Enzephalitis u./od. systemischer Infektion bereits bei Verdacht, übrige Indikationen immer in ersten 24h

	Enzephalitis	45mg/kgKG/d in 3 ED i.v. für 21d
	neonataler Herpes	60mg/kgKG/d in 3 ED i.v. für 21d; ggf. anschließend 900mg/m²KOF/d in 3 ED über 6M
	Keratokonjunktivitis	topische Therapie bis 3d nach vollständiger Abheilung:
		Aciclovir AS → 388 — 5 x/d
plus		Aciclovir p.o. → 251 — 60–80mg/kgKG/d p.o. in 5 ED für 10d, MTD 4g
Gingivostomatitis nur bei schwerem Verlauf ggf.		p.o.: 60–80 mg/kgKG/d in 5 ED für 7d, MTD 4g; i.v.: 15mg/kgKG/d in 3 ED für 5–10d
Ekzema herp., HSV-Inf. bei Immunsuppr., HSV-Panaritium, genit. Inf.		i.v.: (15–)30mg/kgKG/d in 3 ED für 7d; p.o.: < 2J: 500mg in 5 ED p.o., ≥ 2J: 1000mg in 5 ED
Expositionsprophylaxe: bei primärer HSV-Inf. der Mutter, vaginaler Geburt od. vorzeitigem Blasensprung von 4–6h Ther. des Ngb. für 10d, bei Auftreten einer HSV-Infektion für 21d		
	Aciclovir	i.v.-Dosierung wie neonataler Herpes s.o.

T 19.7.7 Malaria

Prophylaxe[28, 48]

Lt. WHO sollen Ki. < 5J nicht in Gebiete mit chloroquinresist. Malaria reisen (z.B. gesamtes tropisches Afrika); **Expositionsprophylaxe** je nach Malariarisiko im Reiseland plus **Stand-By-Medikation oder kontinuierliche Chemoprophylaxe** (saisonal od. ganzjährig). Die Wirksamkeit des zugel. Impfstoffs (RTS,S) ist begrenzt und für reisemed. Ind. unzureichend. Malariakarte, Empf. u. Kriterien für notfallmäßige Selbstbehandlung (NBSB) s. www.dtg.org.

Wirkstoff	Dosierungen	Einnahmedauer		Kontraindik.
		vor Abreise bis	nach Rückkehr	
Mefloquin → 273 Lariam® ab vollend. 3. LM/ 5kgKG (in D keine Zul.)	1x/W 5mg/kgKG,	2–3W	4W	Epilepsie, Angststörungen u.a. psychiatr. Erkr.
Proguanil + Atovaquon → 273 Malarone (junior)® ab 11kgKG (ab 5kgKG off-l.)	tägl. Einmalgabe: 5–8kgKG: ½ Tbl. 25+62.5mg, 8–11kgKG: ¾ Tbl. 25+62.5mg, 11–40kgKG: 25+62.5mg/10kgKG, > 40kgKG: 100+250mg	1–2d	7d	Grav., Niereninsuffizienz
Doxycyclin → 230 (ab 8J, off-label)	1.5–2mg/kgKG/d, > 50kgKG: 100mg/d	1–2d	4W	Ki bis 8 J, Grav., Lakt.

[48] D. Ges. f. Tropenmedizin u. internat. Gesundheit (DTG) https://www.dtg.org/images/Startseite-Download-Box/2019_DTG_Empfehlungen_Malariaprophylaxe.pdf

T 19 Pädiatrie – Therapie

Therapie[28, 49]

Unkomplizierte Malaria tropica (P. falcip.) und Knowlesi-Malaria: stationär

1. Wahl	**Artemether + Lumefantrin** → 272 Riamet® Tbl. 20 + 120mg	insgesamt 6 Dosen in h 0–8–24–36–48–60: 5 bis < 15kgKG: 1 Tbl./Dosis, 15 bis < 25kgKG: 2 Tbl./Dosis 25 bis < 35kgKG: 3 Tbl./Dosis, ≥ 35kgKG: 4 Tbl./Dosis; (auch zur NSB; Cave: Long-QT-Syndrom)
2. Wahl	**Proguanil + Atovaquon*** → 273 Malarone® Tbl. 100 + 250mg, M. junior® Tbl. 25 + 62,5mg	1 x/d für 3d: (auch zurNSB) 5–8kgKG: 2 Tbl. junior, 9–10kgKG: 3 Tbl. junior, 11–20kgKG: 1 Tbl. f. Erw., 21–30kgKG: 2 Tbl. f. Erw., 31–40kgKG: 3 Tbl. f. Erw., > 40kgKG: 4 Tbl. f. Erw.
	*nach Prophylaxe mit Proguanil + Atoquanon **keine** Therapie mit Proguanil + Atoquanon	
oder	**Piperaquintetraphosphat + Dihydroartemisinin** → 273 Eurartesim® Tbl. 320+40mg, Zul. ab 6M (wenig Daten zur Sicherheit bei Ki., in LL für Ki. nicht empfohlen)	1 Dosis/d p.o. für 3d: 5–6kgKG: 1 x 80+10mg, 7–12kgKG: 1 x 160+20mg, 13–23kgKG: 1 x 320+40mg, 24–35kgKG: 2 x 320+40mg, 36–74kgKG: 3 x 320+40mg, ≥ 75kgKG: x 320+40mg

Malaria tertiana (P. vivax, P. ovale): ambulant

wie unkomplizierte Malaria (s.o.), aber off-label, anschl. Nachbehandlung mit:	
Primaquin → 273	vorher G-6PDH-Mangel ausschließen; P. vivax: 1 x 0.5mg/kgKG/d p.o. über 14d; P. ovale: 1 x 0.25mg/kgKG/d p.o. über 14d

Malaria quartana (P. malariae): ambulant

Chloroquinphosphat → 272 s.o.	ini 1 x 10mg/kgKG Chloroquin p.o., nach 6–24–48h je 1 x 5mg/kgKG p.o., max. Gesamtdosis 40–50mg/kgKG

Kompl. Malaria tropica o. Knowlesi: Intensivstation und Rücksprache mit Tropenmed. Zentrum bei folgenden Kriterien: Bewusstseinseintrübung, Krampfanfall, respirat. Insuff., Hypoglykämie (BZ < 40mg/dl), Schock, Spontanblutungen, Azidose, Hyperkaliämie (> 5,5mmol/l), Anämie (Hb < 6g/dl), Niereninsuff., Hämoglobinurie (ohne bek. G6PD-Mangel), Hyperparasitämie (> 5% der Erys von Plasmodien befallen), jede Malaria bei homozygoter Sichelzellanämie

[49] AWMF 042-001 Burchard G, Malaria, Diagnostik u. Therapie. Stand: 1.10.2015, gültig bis 30.9.2020

T 19.7.8 Meningitis, bakterielle (jenseits des Neugeborenenalters)[28]

Nach Lumbalpunktion/Blutkultur kalkulierte empirische Antibiotika-Therapie vor Erregernachweis/Antibiogramm, (bei begründetem klinischen V.a. perakute Meningokokkensepsis/Waterhouse-Friedrichsen-Syndrom auch präklinisch vor Lumbalpunktion)

Ceftriaxon i.v. → 225	ggf. präklinisch 1 x 100mg/kgKG, dann 100mg/kgKG/d (ab 7J max. 4g/d)

Ind. zur Umgebungs/Expositionspro.[28, 50] **bei Meningokokkenerkr.**: enge Kontaktpers. in 7d vor Ausbruch/bis 24h nach begonnener Cephalosporin-Ther., max. bis 10d nach letztem Kontakt (Haushaltsmitglieder, Intimpartner, enge Freunde, mediz. Personal bei engem Kontakt, Kindereinrichtungen für Ki. < 6 J);

Rifampicin p.o. → 249	NG 1. LM: 10mg/kgKG/d, ab 2. LM 20mg/kgKG/d, max. über 2d

bei Haemophilus-influenzae-Erkr.: wie oben, jedoch Kontaktpers. nur bis 7d nach letztem Kontakt und nur, wenn im Haushalt ein nicht vollständig geimpftes Ki. bis 4J oder eine Person mit relevantem Immundefekt lebt, sowie ungeimpfte exponierte Kinder in Gemeinschaftseinrichtungen. Unabh. vom Impfstatus alle Kinder u. Betreuer/-innen in ders. Gruppe einer Gem.-Einrichtg. f. Kleinki., wenn dort innerhalb von 2M > 2 Fälle auftraten und nicht od. unvollst. geimpfte Kinder betreut werden (keine Rifampicin-Pro. f. Schwangere u. NG im 1. M).

Rifampicin p.o. → 249	ab M1: 1 x 20mg/kgKG (max. 600 mg) über 4d

[50] RKI-Ratgeber Meningokokken-Erkr. 2015:, https://www.rki.de/DE/Content/Infekt/EpidBull/Merkblaetter/Ratgeber_Meningokokken.html#doc2374538bodyText1

T 19.7.9 Mykosen → 823

T 19.7.10 Osteomyelitis und bakterielle Arthritis[51]

Nach Materialgewinnung zum Erregernachweis sofort kalkulierte i.v.- Antibiose (neben ggf. indizierten chirurgischen Maßnahmen)

Im 1. Lebensjahr oder wenn gramnegativer Keim nicht auszuschließen

	Lincosamid	Clindamycin i.v. → 233	20-40mg/kgKG/d in 3 ED
plus	Cephalosporin, Gr. 3	Cefotaxim i.v. → 225	100-200mg/kgKG/d in 2-4 ED

ab 2. Lebensjahr

	Lincosamid	Clindamycin i.v. → 233	20-40mg/kgKG/d in 3 ED
oder	Penicillin + Betalaktamase-Inhib.	Ampicillin + Sulbactam i.v. → 223	100-150mg/kgKG/d in 3 ED (Dos. Ampicillin-Anteil)

Nach Erregerisolierung ggf. Therapie nach Antibiogramm; Therapiedauer: bis Fieberfreiheit plus CRP-Normalisierung plus klinische Besserung, mind. 5d i.v., insgesamt mind. 14d und bis klin. Beschwerdefreiheit.

[51] Hospach T et al. Bakterielle Arthritis bei Kindern und Jugendlichen. Monatsschr Kinderheilk 2018; 166:239-48

T 19.7.11 Otitis media → 825

T 19.7.12 Oxyuriasis → 798

T 19.7.13 Pediculosis → 824

T 19.7.14 Peritonitis → 799

T 19.7.15 Pertussis[28, 52, 53]

Antibiotische Ther. kann nach Exposition, während des Stadium catarrhale u. evtl. zu Beginn des Stadium convulsivum die Krankheitsdauer verkürzen und beendet die Erregerausscheidung binnen 5(–7)d (Infektiösität endet i.d.R. 3W (bei Sgl. bis zu 6 W) nach Beginn des Stadium convulsivum spontan).

	Makrolide (NG bis 4W Azithromycin 1. Wahl wg. Risiko hyper- tropher Pylorusstenose unter Erythromycin)	**Erythromycin-Estolat** Saft	2 x 20mg/kgKG/d über 14d, MTD 2g
oder		**Clarithromycin** → 232 (ab 2M)	2 x 7,5mg/kgKG/d über 7d, MTD 1g
oder		**Azithromycin** → 232 (lt. Fachinfo zur Anw. bei Ki. < 1 J nur begrenzt Daten)	0-6M: 1 x 10mg/kg 5d; > 6M: d1: 1 x 10mg/kgKG, d2-5: 5mg/kgKG/d, MTD 500mg

Säuglinge ≤ 6M: i.d.R. stationär, Apnoe-Überwachung

Chemophrophylaxe mit einem Makrolid nach engem Pertussiskontakt: auch für Geimpfte, wenn in deren Umgebung gefährdete Personen wie un- oder unvollst. geimpfte Sgl., Kinder m. kardialen oder pulmon. Grund-KH oder Schwangere im letzten Trimester.

[52] RKI-Ratgeber Pertussis für Ärzte 2017: https://www.rki.de/DE/Content/Infekt/EpidBull/Merkblaetter/Ratgeber_Pertussis.html#doc2374534bodyText10
[53] STIKO beim RKI, Empfehlungen der STIKO 2019/2020, Epid. Bull. 2019 Nr. 34

T 19.7.16 Pneumonie → 795

T 19.7.17 Pseudokrupp/stenosierende Laryngotracheitis

Physikalische Maßnahmen, Beruhigung

	Kortikosteroid rektal	**Prednisolon Supp.** → 210	1 x 100mg
oder	Kortikosteroid oral	**Dexamethason** → 209 z.B. InfectoDexaKrupp Saft 2mg/5ml	1 x 0,15–0,45mg/kgKG (oder 0,4–1,1mg/kgKG) p.o.
oder	Kortikosteroid inhalativ wenn verfügbar und toleriert	**Budesonid** → 78	1 x 400µg
oder	Mit 2-4h Überwachungs- möglichkeit:	**Adrenalin** 1mg/ml → 54	über Vernebler 2(-4) Amp.
		Adrenalin Inh. → 76 (InfectoKrupp Inhal® Zul. ab 6M; 0,56mg/Hub)	über Vernebler 7 Hübe

Bei protrahiertem Verlauf mit Fieber: V.a. Moraxella catarrhalis

ggf.	Aminopenicillin + Beta- Lactamase-Inhibitor	**Amoxicillin + Clavulan- säure** → 222	50+12.5 bis 100+25 bzw. 100+14mg/kgKG/d; s.a. Harnweginfekt → 827

T 19.7.18 RSV-Prophylaxe[54]

Neben konsequenten Hygienemaßnahmen (Ki. mit hohem Risiko sollen größere Ansammlungen und Kinderkrippen meiden) passive Immunisierung bei Ki. bis 2J zu Beginn der RSV-Saison.

Obligat bei Kindern mit hohem Risiko:
- FG, die wegen mittelschwerer oder schwerer bronchopulmonaler Dysplasie (BPD) innerhalb der letzten 3 M vor Beginn der RSV-Saison mit O_2 behandelt wurden
- Ki. ≤ 6 M zu Beginn der RSV-Saison mit hämodynamisch relevanter Herzerkrankung (operations- bzw. interventionsbedürftige Vitien mit pulmonalarterieller Hypertonie, pulmonalvenöser Stauung/Zyanose sowie bei schwerer Herzinsuff. unter med. Therapie)

Pädiatrische Infektiologie

Fakultativ bei Kindern mit mittlerem Risiko:
- FG mit Gestationsalter < 28+6 SSW bis zu einem Alter von 6 M zu Beginn der RSV-Saison
- FG mit Gestationsalter 29+0 bis 34+6 SSW bis zu einem Alter von 6 M zum Beginn der RSV-Saison mit mindestens zwei der folgenden Risikofaktoren:
  - Entlassung aus der neonatol. Primärversorgung direkt vor/während der RSV-Saison
  - Kinderkrippenbesuch od. Geschwister in externer Kinderbetreuung
  - schwere neurologische Grunderkrankung
- Ki. mit syndromaler od. neurol. Grunderkr. (z.B. neuromuskuläre Erkrankung, Trisomie 21) plus weiteren RF, etwa pulmonal, kardial, Immundefekt od. FG (off-label, Heilversuch)
- Ki. im Alter von 6–12 M zu Beginn der RSV-Saison mit hämodynamisch relevanter Herzerkrankung (s.o. Ki. mit hohem Risiko)
- Ki mit schwerer Immundefizienz (off-label, Heilversuch)

monoklonaler Antikörper	Palivizumab i.m. Synagis®	1 x/M 15mg/kgKG während RSV-Saison (Nov.–März)
erste Dosis 48–72h vor Entlassung od. unmittelbar nach Entlassung		

[54] AWMF 048-012 Forster J, Prophylaxe von schweren RSV-Erkrankungen bei Risikokindern. Stand: 31.08.2018, gültig bis 30.08.2023

T 19.7.19 Salmonellose → 796 (Gastroenteritis, akute)

T 19.7.20 Scharlach → 826 (GAS-Tonsillopharyngitis)

T 19.7.21 Sinusitis → 825

T 19.7.22 Skabies → 824

T 19.7.23 Tonsillopharyngitis, Gruppe-A-Streptokokken (GAS) → 826

T 19.7.24 Vulvovaginitis/Anitis, Therapie p.o. siehe Tonsillopharyngitis → 826

T 19.7.25 Tuberkulose und nichttuberkulöse Mykobakteriose[57]

Exposition/Chemoprophylaxe (obligat bei Ki. < 5J auch bei negativer Immundiagnostik ggf. bei K.i u. Jug. mit Immundefizienz o.a. Risikofaktoren)

	Wirkstoff	Dosierung	Therapiedauer
	Isoniazid (INH) → 249 CAVE hepatotoxisch, Vit.-B6-Mangel (B6-abh. Anfälle)	200mg/m² KOF oder 10(–15)mg/kgKG/d, MTD 300mg, (Sgl., dystrophe Ki. u. Jug. mit Vit. B6/Pyridoxin 1 x 1–2mg/kgKG substituieren)	über 3M, dann Immundiagn. wdh., wenn positiv und Rö o.B. ⇒ Chemoprävention
oder	nach Exposition mit MDR(multi-drug-resistent)-TBC: Einzelfallentscheidung nach Erreger-Resistogramm des Index-Patienten		

Latente tuberkulöse Inf./Chemoprävention (Immundiagn. pos., Rö-Thor. o.B., keine Sympt.)

	Wirkstoff	Dosierung	Therapiedauer
	Isoniazid (INH) → 249	s.o.	über 9M
oder	Isoniazid (INH) → 249	s.o.	über 3–4M
plus	Rifampicin (RMP) → 249	350mg/m² KOF od. 15(–20) mgkgKG/d, MTD 600mg	

oder nach WHO-Empfehlung ab 2J:

	INH → 249	s.o.	jeweils nur 1 x/W über 3(–4)M
plus	**Rifapentin** (RPT, Rifapentine®-Retard, keine Zul. in D, Import)	Dosierung s.o. wie RMP	
oder	nach Infektion mit MDR-TBC: präventive Zweifach-Behandlung nach Erreger-Resistogramm des Index-Patienten		

Rö-Kontrolle nach Abschluss der Chemoprävention, fakultativ erneut nach 1J

Aktive TBC/Chemotherapie bei unkomplizierter Primär- und peripherer LK-TBC
(Immundiagnostik pos., Rö-Thor. pathol., bakteriol. Diagnostik)

	RMP + INH	s.o.	über 2M
plus	**Pyrazinamid (PZA)** → 249	30(–40)mg/kgKG/d, max. 2g	
dann	**INH + RMP**	s.o.	über 4M

Verlaufskontrollen und Monitoring von NW s. LL AWMF 048-016, abschließend Rö-Kontrolle

Komplizierte TBC (LK-Einbruch, Belüftungsstörungen u.a.)

	INH + RMP + PZA	s.o.	über 2M
oder	**INH + RMP + PZA**	s.o.	über 2M (obligat bei Miliar-TC und Meningitis)
plus	**Ethambutol (EMB)** → 249 (CAVE Optikusneuritis)	850mg/m² KOF oder 20(–25)mg/kgKG/d, MTD 2g	
dann	**RMP + INH**		über 7M (nach 4-fach-Komb. 4M, bei Miliar-Tbc und Meningitis 10M)

Verlaufs-/ggf. Serumspiegelkontrollen u. Monitoring von NW s. LL, abschließend Rö-Kontrolle

Erkrankungen durch nichttuberkulöse Mykobakterien (NTM) (sog. atypische oder Mycobacteria other than tuberculosis/MOTT)[56, 57, 58]

Zervikale Lymphadenitis (häufigste Erreger Mycobacterium avium complex = MAC)

Wegen hoher Spontanheilungsrate unter Hinweis auf lange Verläufe und Fistelrisiko abwartendes Offenhalten als Option kommunizieren. Sonst i.d.R. nach 3-wöchigem Verlauf 1. Wahl vollst. chirurg. Extirpation mit Erregernachweis und Testung Makrolidresistenz.
Ind. zur Antibiose: vollständige chirurg. Extirpation bei sonst gesunden Ki. nicht möglich

	Clarithromycin → 232	15–30mg/kgKG/d	über 6–12M
oder	**Azithromycin** → 232	10–12mg/kgKG/d	
plus	**RMP** → 249	s.o.	
plus	**(optional) EMB** → 249	s.o.	

Andere seltenere Organmanifestationen, RF/Grunderkr. oder andere Erreger als MAC
3-er-Kombinationstherapie je nach Spezies der angezüchteten NTM + ggf. Antibiogramm

---

[55] Schaberg T et al.: Empfehlungen zur Therapie, Chemoprävention und Chemoprophylaxe der Tuberkulose im Erwachsenen- und Kindesalter. Pneumologie 2012; 66: 133–171
[56] Zimmermann P et al., The management of non-tuberculous cervicofacial lymphadenitis in children: A systematic review and meta-analysis J Infect. 2015;71(1):9-18.

[57] AWMF 048-016 Feiterna-Sperling C et al. Diagnostik, Prävention und Therapie der Tuberkulose im Kindes- und Jugendalter. Stand: 31.10.2017, gültig bis 06.11.2022
[58] Kuntz M et al., Infektionen durch nicht-tuberkulöse Mykobakterien im Kindesalter. Monatsschr Kinderheilk 2018;166:2532-65

T 19.7.26 Varizellen/Zoster im Kindesalter (VZV)

Varizellen

Indikationen für Aciclovir: konnatale Varizellen (Exanthem d5-d12), FG (erst 6W), Immunsuppression, T-Zell-Defekte, Kortikoid-Langzeittherapie, schwere Neurodermitis

	Aciclovir i.v. → 251	3 x 10mg/kgKG/d über 7–10d, max. 2.5g/d
oder	Aciclovir p.o. → 251	5 x 15mg/kgKG/d über 3–5d, dann ausschleichen

Zoster[59]

Ind. für Aciclovir: Rumsay-Hunt-Syndr. (Zoster oticus + Fazialisparese + vestibulokochl. Dysfkt.

	Aciclovir	3 x 5–10mg/kgKG/d i.v. oder 5 x 800mg/d p.o. über 10d
plus	Prednisolon → 210	ini 1mg/kgKG/d p.o.

[59] AMWF 030-013 Heckmann JG et al., Ther. der idiopath. Fazialisparese, Stand 3/2017, gültig bis 2/2022

VZV-Expositionsprophylaxe[28]

Indikation: exponierte seronegative Schwangere, Pat. mit Immundefizienz oder deren Kontaktperson; NG, deren Mütter 5d vor bis 2d nach Entbindung an Varizellen erkranken; FG von seronegativen Müttern ab 28. SSW nach Exposit. in der Neonatalperiode, FG < 28 SSW auch unabhängig vom Serostatus der Mutter

stationär: im Zimmer der Indexpat. betreute Seronegative, wenn sie nicht spätestens am 8. Tag nach Exposition entlassen werden können

Aciclovir → 251	Dosierung s.o.

VZV-Immunglobulin innerhalb von 72h und max. 10d nach Expositionsbeginn

1. W.	IG i.v. Varitect®	1ml/kgKG
2. W.	IG i.m. Varicellon®	0.2-0.5ml/kgKG

T 19.8 Päd. Allergologie und Immunologie

T 19.8.1 Allergische Rhinokonjunktivitis

Symptomatische Therapie neben Allergenkarenz/Reduzierung der Allergenlast und/oder spezifischer Immuntherapie

Lokal prophylaktisch

Cromoglicinsäure	präsaisonal beginnend 3–4 x/d; NS → 399/AT → 395

Lokal akut H1-Antagonisten

	Levocabastin	ab 1J: bei Bed. 2 x/d; AT → 395/NS → 399
oder	Ketotifen AT → 395	ab 3J: bei Bed. 2 x/d
oder	Azelastin NS → 399	ab 6J: bei Bed. 2 x/d
oder	Azelastin AT → 395	ab 12J

Steroide lokal (niedrigste für effektive Kontrolle der Beschwerden notwendige Dosis)		
	Flucitason NS → 400	1 x 1 Sprühstoß/Nasenloch/d; ab 12J 1 x 2 Sprühst.
	(Flutica-Teva®/Flutide Nasal® ab 4J, Avamys® ab 6J, Dymista® ab 12J)	
oder	**Budesonid NS** → 400	1–2x/d 1 Sprühst./Nasenl.; ab 12J bis 2 x 2 Sprühst.
	(keine Altersbeschränkung)	
oder	**Mometason NS** → 400	ab 3J: 1 x 1 Sprühstoß/Nasenloch/d, ab 11J auch 2 x/d
H1-Antagonisten systemisch		
ab 2J	**Cetirizin Gtt./Saft/Tbl.** → 85	2–6J: 1(–2) x 2.5mg/d entspr. 2,5ml Saft; 6–12J: 1(–2)x 5mg/d entspr. 5ml Saft oder ½ Tbl.; > 12J: 1 x 10mg/d entspr. 10ml Saft od. 1 Tbl.; bevorzugt abends einnehmen
oder ab 1J	**Desloratadin** → 85	1–5J: 1 x 1.25mg/d entspr. 2.5ml Lsg., 6–11J: 1 x 2.5mg/d
oder ab 2J	**Loratadin Tbl.** → 86	< 30kgKG: bei Bed. 1 x 5mg/d (1/2 Tbl.) ≥ 30kgKG: bei Bed. 1 x 10 mg (1 Tbl.)

T 19.8.2 Anaphylaxie → 782

T 19.8.3 Schönlein-Henoch-/anaphylaktoide Purpura-/Vaskulitis[60]

Starke muskuloskelettale oder Gelenkschmerzen	
Paracetamol → 293	Schmerztherapie im Kindesalter → 811
oder **Ibuprofen** → 200	
oder **Naproxen** → 200	
Starke Bauchschmerzen	
Prednison → 210	2mg/kgKG/d über 1W, ausschleichen über 1–2W
Über 6W persist. kleine Proteinurie < 2g/g Krea und/oder Hypertonie	
Captopril → 22	0–12M: 3 x 0.15mg/kgKG/d p.o., keine MTD, 12M–18J: 3 x 0.3mg/kgKG/d p.o., Dosis/-intervall nach Ansprechen
oder **Valsartan** → 26	≥ 6J/bis 35kgKG: 1 x 40mg/d p.o., max. 80mg, ≥ 6J/35–80kgKG: 1 x 80mg/d p.o., max. 160mg; > 80kgKG: 1 x 80mg/d p.o., max. 320mg
Proteinurie > 2g/g Krea, Nierenbiopsie: bei nephrotischem/nephritischem Syndrom und proliferativer Histologie	
Prednisolon → 210	3 Steroidpulse 300–500mg/m² KOF an alternierend d
dann **Prednison p.o.** → 210	W1–4: 30mg/m²/d, ab W5: 30mg/m²KOF alternierend, W9–10: 15mg/m²KOF alternierend

je nach Histologie und Verlauf Cyclophosphamid, Azathioprin, Cyclosporin A, Plamapherese

[60] AWMF 027-064 Hospach T., Purpura Schönlein-Henoch. Stand: 01.12.2015, gültig bis 01.01.2018 (in Überarbeitung)

T 19.8.4 Urtikaria[61]

Verdächtige Auslöser absetzen (Nahrungsmittel, Medikamente), ggf. auslösende Infekte o.a. entzündliche Prozesse behandeln

meist akut selbstlimitierend, bei Bedarf symptomatisch **nicht-sedierende H1-Antihistaminika**:

	Cetirizin → 85	2–6J: 1(–2) x 2.5mg/d entspr. 2.5ml Saft, 6–12J: 1(–2) x 5mg/d entspr. 5ml Saft oder ½ Tbl., > 12J: 1 x 10mg/d entspr. 10ml Saft oder 1 Tbl., bevorzugt abends einnehmen
oder	**Desloratadin** → 85	1–5J: 1 x 1.25mg/d entspr. 2.5ml Lsg., 6–11J: 1 x 2.5mg/d

ab 6W chronisch spontane oder chronisch induzierbare Urtikaria (ggf. über Vermeidung von physikalischen Auslösern aufklären)

	nicht-sed. H1-Antihist. in 1 bis max. 4W bis zur 4-fachen Standarddosis ↑ (off-label)	
sonst	**Omalizumab** → 88	ab 12. LJ alle 4W 300mg s.c. (über Deltoideus-Region, ggf. jeweils 150mg re und li)
ggf. Versuch	**Montelukast** → 81 (off-label für diese Ind.)	6M–5J: 4mg Granulat, 2–5J: 4mg Kautbl., 6–14J: 5mg Kautbl., > 15J: 10mg Filmtbl.; abends einnehmen

[61] Ott,H., Chronische Urticaria, Monatsschr Kinderheilk 2017, 165:437ff

T 19.9 Schmerztherapie im Kindesalter[62, 63, 64, 65]

1. Grundsätze medikamentöser Schmerztherapie:
- Applikationsart möglichst wenig invasiv, auch an nasale Applikation denken
- Zunächst je nach Ind. antiphlogistisch oder spasmolytisch wirksame Nicht-Opioid-Analgetika (WHO Stufe 1), in Stufe 2 Kombination mit schwachen, in Stufe 3 mit starken Opioiden
- Ggf. antizipatorische Gabe vor schmerzhaften/schmerzverstärkenden Prozeduren
- Ggf. Basisanalgesie anpassen, wenn als Bedarfsmedikation > 50% der Tagesdosis notwendig
- Bei Opioidwechsel mit 50% der Äquivalenzdosis beginnen, retardierte Opioide oder transdermale Applikation erst nach Dosisfindung anwenden

2. Nichtmedikamentöse Interventionen: bei akutem/prozeduralem Schmerz Vermeidung von Angst u. Stress durch wertschätzende Haltung/Umgebung/Kommunikation/ Ablenkungsmethoden u. adäquate Lagerung/Ruhigstellung; bei chron. Schmerzen aktive Bewältigungs-(Coping-)Strategien, kognitiv-behaviorale Methoden, Akupunktur, Schmerztagebuch

WHO Stufe 1: Nicht-Opioide

Alle Nicht-Opioide analgetisch höher als antipyretisch dosieren

ab 3kgKG	**Paracetamol p.o./i.v.** → 293 lebertox., ineffektiv bei akutem prozeduralem Schmerz	(10–)15mg/kgKG ED, bei Bed. alle 6–8h; NG 5-10mg/kgKG alle (6–8)h, FG alle 12h. Cave: sicherer Abstand zur Hepatoxizität bei MTD: NG bis 30mg/kgKG; Sgl. bis 50mg/kgKG; Kinder bis 60mg/kgKG; Höchstdosen max. über 72h
ab 3M oder 5kgKG	**Metamizol** → 204 (p.o./i.m. ab 4M, i.v. ab12M); auch spasmolytisch	p.o.: 10-15(–20)mg/kgKG ED, MTD 75mg/kgKG; langsam i.v.: 10mg/kgKG ED, bei Bedarf alle 4–6h (FG/NG alle 6–8h)

T 19 Pädiatrie – Therapie

Wegen des Risikos einer Agranulozytose u. hypotensiver Reaktionen (bei parenteraler Gabe) ist Metamizol nur zugel. zur Behandlung starker Schmerzen od. hohen Fiebers, das auf and. Maßnahmen nicht anspricht. Postop. ggf. mit Hydromorphon kombinieren.

WHO Stufe 1: Nicht-Opioide mit antiphlogistischer Wirkung/NSAR

ab 3M/ 6kgKG	**Ibuprofen** → 200	(5-)10mg/kgKG alle (4-)6-8h, max. 30(-40)mg/kgKG/d; gastroint. UW u. Thrombozytenaggregationshemmung mögl., Cave bei Varizellen
ab 12J	**Naproxen** → 200	10-15mg/kgKG in 2 ED
ab 14J	**Diclofenac** → 202 gastrointest. NW	1mg/kgKG ED alle (4-)8-12h, MTD 3mg/kgKG oder 150mg/d
ab 14J	**ASS** → 199 gastroint. NW und Thromboaggregationshemmung	10-15mg/kgKG ED alle 4-6h: ab 12J: 500mg ED; MTD 120 mg/kgKG; Kawasaki-S.: 60(-100)mg/kgKG/d; CAVE bei Ki. < 16J: bei gripp. Sympt. oder V.a. Virusinfektion nur auf ärztl. Anweisung und wenn andere Maßnahmen nicht wirken

WHO Stufe 2: Kombination mit schwachen Opioden

ab 12M	**Tramadol** → 291 Morphin-Äquivalenz: x 0.1, keine wesentliche Atem-/ Kreislaufdepression	bis 11J: 0.5-2 mg/kgKG ED (1mg/kgKG langsam i.v.), MTD 400mg; ab 12J: 50-100mg ED, MTD 400mg/d, KI: unzureichend kontrollierte Epilepsie, NW: Erbrechen bei schneller iv-Applikation

WHO Stufe 3: Kombination mit starken Opioiden

Dosisabhängige Sedierung und Atemdepression bei FG und NG ausgeprägter (HWZ länger), wirksame Dosis individuell titrieren; bei Absetzen Dosis schrittweise verringern; KI: akutes Abdomen, Ileus, Atemdepression

	Morphin → 287 Injekt.-Lsg, Lsg./Gtt., Tbl., Ret.-Tbl., Ret.-Granulat, Ret.-Kps., Supp.	**ED i.v./i.m./s.c.:** NG: 0.02mg/kgKG alle 4h; bis 12J: 0.05-0.2mg/kgKG (max. ED 15mg) alle (2-)4-6h; > 50 kgKG/12J: 3-5(-10)mg, (i.v.: Amp. 10mg/ml 1 :9 mit NaCl 0.9% entspricht 1mg/ml); **ED p.o./rekt.:** (Umrechng. parent.: oral/rektal 1 :3), FG 0.04mg/kgKG alle 4-6h; NG 0,1mg/kgKG alle 4-6h; Ki. < 50kgKG: 0.15-0.3mg/kgKG alle 4-6h; **ret. Formen:** 0.5mg/kgKG alle 12h; **intranasal** (off-label): 0.1mg/kgKG
	Piritramid → 288 Morphin-Äquiv. x 1,8	0.05-0.1mg/kgKG alle 4-6h i.v., Dauerinf. 0.03-0.05mg/h; keine DANI notw., da nur über Leber metabolisiert; CAVE schlecht mischbar (nur in NaCl 0.9% o. Glu 5%)
ab 12M	**Hydromorphon** → 286 Morphin-Äquivalenz x 8, kleinste Ret.-Kps. 4mg, ⇒ bei Opioid-Naiven erst ab 50kgKG	**ED langsam i.v./s.c.:** 0.015mg/kgKG alle 3-4h; > 50kgKG/12J: 1-1.5 mg alle 3-4h; **Dauerinf.:** 0.002-0.005mg/kgKG/h; **ED p.o.:** (Umrechng. parent.: oral 1 :3), ret. Tbl.: 0.08mg/kgKG alle 8-12h; > 50kgKG: 4mg alle 8-12h, postop. ggf. mit Metamizol kombinieren

ab 2J	**Fentanyl Amp.** → 286 Morphin-Äquivalenz x 100, Cave: EW-Bindung und Abbau über Cytochr.-P450 Interaktionen!	mit kleinster Dosis beginnen, Zieldosis aus bisherigem Opiatbedarf berechnen (100:1) od. NG 0.5–2µg/kgKG, Ki. 0.5–1.25µg/kgKG ED langsam i.v., auch i.m. oder 0.5–1µg/kgKG/h über Perfusor oder nasal 1.5µg/kgKG ED (off-label, MAD-Applikator)
	Fentanyl transdermal 12/25µg/h → 286	nur für Opiod-tolerante Pat., die bereits mind. 30mg orale Morphinäquivalente/d erhalten; Zieldosis aus bisherigem Opiatbedarf berechnen, Pflaster alle 3d wechseln

[62] Führer M, Der Schmerz – Verbündeter und Verräter, in: Therapiezieländerung und Palliativmedizin in der Pädiatrie, 1. Aufl., Kohlhammer, Stuttgart 2006, S. 93-118
[63] Heinrich M ua, Kinderschmerzkarte, Hauner-Journal 77/78 (2019/2020) 13-15
[64] Richter M, Schmerztherapie bei Früh- u. Neugeborenen, Monatsschr Kinderheilk 2018.166:823-834
[65] Nelson, Textbook of Pediatrics Vol 2020: 472-477

T 19.10 Sedierung im Kindesalter

Unruhe- und Erregungszustände i.R. psychiatrischer Grunderkrankungen

Promethazin → 351	Ki. 2–18J: ini 10mg = 10 Gtt. p.o., ggf alle 8 h oder 1 x 12,5–25mg ED i.v., MTD 0,5mg/kgKG; Cave: Long-QT-Syndrom

Analgosedierung vor/während diagnostischer/therap. Eingriffe, Narkose-Prämedikation, Sedierung auf Intensivstation

Midazolam → 362 auch anxiolytisch, relaxierend, kongrade Amnesie, (antikonvulsiv off-label außer Buccolam® → 362), Wirkdauer kurz: HWZ 1-1.5h; CAVE Atemdepression und Abhängigkeitspotential	**i.v./(i.m.):** 6M–5J: langs. 1 x 0.05–0.2mg/kgKG, max. 6mg; **rekt.:** > 6M: 0,3–0,5mg/kgKG (Kunststoffapplikator, zu applizierendes Vol. evtl. bis 10ml mit H₂O auffüllen); **p.o.:** 0,2–0.4mg/kgKG (max. 20mg); **intranasal** (off-label): 0,2mg/kgKG, max. 15mg, (MAD-Applikator, hochkonz. Zubereitg. auf beide Nasengänge verteilen, max. 1ml/Nasenloch);

T 19.11 Neuropädiatrie

T 19.11.1 Neuroborreliose → 802

T 19.11.2 Meningoenzephalitis[28, 66]

Bei meningoenzephalitischer Symptomatik ist bis zum Erregernachweis (Kulturmaterial!) oder Beweis einer and. Genese eine (sub-)akute, direkt erregerbedingte Meningoenzephalitis anzunehmen: unverzüglich Antibiose wie bei bakterieller oder antivirale Therapie, im Zweifel beides

	Ceftriaxon i.v. → 225	100mg/kgKG/d
und	**Aciclovir i.v.** → 251	3 x 10–20mg/kgKG/d

Herpes und VZV-/Zoster

	Aciclovir i.v. → 251	3 x 10–20mg/kgKG/d

CMV

| | Ganciclovir i.v. → 252 | 10mg/kgKG/d in 2 ED (< 12J off-label) |

Mykoplasmen

	Doxycyclin → 230	4mg/kgKG in 1 ED über 7d (bei Ki. < 8J off-label)
oder	Erythromycin-Estolat	50mg/kgKG/d in 2 ED (schlecht liquorgängig)
altern.	Azithromycin → 232, Clarithromycin → 232	

Bakterielle Meningitis → 804, **Borreliose** → 802

Unkomplizierte Virusmeningitis: symptomatische Therapie

[66] AWMF 022/004 Häusler M et al., Nicht-eitrige ZNS-Infektionen von Gehirn und Rückmark im Kindes- und Jugendalter. Stand: 01.06.2015, Überarbeitung: Fertigstellung angemeldet für 30.09.2020

T 19.11.3 Epilepsien[71, 72]

Diagnose: zwei unprovozierte (oder Reflex-)Anfälle, oder ein Anfall, wenn Zusatzbefunde ein Wiederholungsrisiko von > 60% annehmen lassen, oder Syndromdiagnose.
Behandlungsindikation: individuell nach Abwägen von Rezidivrisiko, Beeinträchtigung oder Gefährdung (z.B. Status) durch den Anfall, anzunehmender (z.B. selbstlimitierender) Verlauf, zu erwartende Beeinträchtigung durch die Therapie.
Therapieziel: Anfallsfreiheit und keine oder akzeptable Störwirkung durch Therapie
Hier genannte Standard-Antikonvulsiva (unterstrichen: Wi auf fokale und general. Anfälle): Clobazam (CLB), Ethosuximid (ESM), <u>Lamotrigin</u> (LTG), <u>Levetiracetam</u> (LEV), Oxcarbazepin (OXC), Perampanel (PER), <u>Phenobarbital</u> (PB), Sultiam (STM), <u>Topiramat</u> (TPM), <u>Valproat</u> (VPA)
Bei Therapie beachten:
- Immer Monotherapie anstreben, bis zur Verträglichkeitsgrenze ausdosieren
- Sinnvolle Kombinationen, falls Monotherapie nicht ausreicht: ETX + VPA, ETX + LTG, LEV + LTG, LEV + OXC, LTG + VPA, OXC + VPA, STM + CLB

„Serumkonz." meint im Folgenden den i.d.R. wirksamen und verträglichen Serumkonzentrationsbereich, nicht die Serumkonzentration als alleiniges Kriterium für die Dosisfindung.

Neugeborenen-Anfälle[67, 68, 69,70]

Vor Therapie: Glukose, Elektrolyte inkl. ionisiertes Ca^{2+} i.S., wenn möglich Säure-Basen-Status mit Laktat (ggf. Pyruvat), Ammoniak und Aminosäuren im Plasma, org. Säuren und Sulfit im Urin, Pipecolinsäure in Plasma oder Liquor, Aminoadepin-Semialdehyd (AASA) in Urin

ggf.	**Glucose 10%** → 303	5ml/kgKG i.v.
ggf.	**Ca-Glukonat 10%**	2ml/kgKG über 10 min i.v.
ggf.	**Mg-Sulfat 10%** → 300	0,15ml/kgKG über 10 min i.v.

Antikonvulsiv

| 1. | **PB** → 309 | 5(–10)mg/kgKG i.v., wdh. bis Sistieren des Anfalls oder max. 40mg/kgKG, Erh.Dos. 1 x 3–5mg/kgKG/d, Zielserumkonz. 15–40µg/ml, baldmöglichst absetzen (4W; n.72h, wenn genet. Urs. od. Malform. ausgeschlossen u. EEG o.B.) |
| ggf. 2. | **LEV** → 314 (off-label) | 30mg/kgKG i.v., max. 2 x 30mg/kg/d |

und bei allen nicht offensichtlich symptomatischen, immer bei therapierefrakt. Anfällen

	Vit-B6(Pyridoxin)-HCl → 148	*100mg i.v. als ED (Cave: Apnoe-Gefahr), max. 5 x/24h, bei Ansprechen weiter 15–30mg/kgKG/d in 2–3ED p.o.*

bei unvollst. Ansprechen auf Pyridoxin-Versuch

plus	**Folinsäure** → 195 (Leukovorin®)	*3–5mg/kg/d p.o. in 1–2 ED*

bei Nichtansprechen auf Vitamin B6, nach 24 h, je nach Anfallsfrequenz auch früher

	Pyridoxal-5-phosphat (Sondergröße: Kps. à 30mg)	*30–60mg/kgKG/d p.o., bei PNPO-Mangel ggf. fortsetzen mit 30–60mg/kgKG in 4–6 ED (CAVE Lebertoxizität)*

[67] AWMF 024-011, Zerebrale Anfälle beim Neugeborenen. Stand: 22.8.2012, gültig bis 22.8.2017, update angemeldet f. 31.12.2020
[68] Fiedler, B. u.a., Epileptologie 2014.27:178-185
[69] Plecko, B. u.a., Epileptologie 2016.33:102-108
[70] Ramantani G et al, Neonatal Seizures-Are We there yet?, Neuropediatrics Vol 50 N.5/2019, 280-93

Symptomatische/strukturelle Epilepsien mit fokalen Anfällen

1. Wahl	**LEV** → 314 ()	**Zieldosis:** *30–50mg/kgKG/d in 2 ED, MTD 3g,* **Aufdosieren** *um 10mg/kgKG/d alle 2–3d,* **CAVE:** *emotionale Labilität*
	Zul.: add-on Sgl. ab 2. M, f. fok. Anfälle mit/ohne sek. General., ab 12J für juv. Myoklonus-Epil. u. prim. gen. tonisch-klon. Anfälle, Monother.: ab 16J f. fok. Anfälle mit/ohne General.	
oder	**LTG** → 308 (Zul.: add-on ab 2J für fokale u. gen. Anfälle inkl. LGS, ab 13J auch Monother., ab 2J für Monother. typischer Absencen)	**Zieldosis:** *in Monother. u. Kombin. mit Begleitmed. ohne Enzyminduktt.: 2–10mg/kgKG/d in 2 ED, max. 200mg/d, komb. m. Enzyminduktt.: 5–15mg/kgKG/d in 2 ED, max. 400mg/d, komb. m. VPA: 1–5mg/kgKG/d in 2 ED, max. 200mg/d;* **Aufdosieren:** *immer sehr langs., 2W-Interv. (s. FachInfo);* **CAVE:** *sehr häufig Hautreakt. (Stevens-Johnson/Lyell), jede Hautrötung zeigen, im Zweifel absetzen, aufklären;* **Serumkonz.:** *2–10(–15)mg/l*
oder	**OXC, OXC retard** → 308 (Zul.: Mono-/Komb.-Ther. ab 6J; Sicherheit und Wirksamk. auch für 1M–6J untersucht, für fokale Anfälle mit/ohne sek. General.)	**Zieldosis:** *30–45mg/kgKG/d in 2–3 ED (ret. 2 ED), max. 2.4g/d;* **Aufdosieren** *pro W um 10mg/kgKG/d; WW beachten (Kontrazeptiva, LTG u.a.), Elytkontr. (Hyponatriämie);* **Serumkonz.:** *20–25mg/l oder 80–140μmol/l Monohydroxyderivat*

2. Wahl	VPA → 311 (Zul.: gen. Anfälle/Absencen/ myokln. u. tonisch-klon. Anfälle, fokale u. sek. gen. Anfälle, zur Komb.-Beh. anderer Anfallsformen, wenn diese auf übliche Ther. nicht ansprechen; bei Mädchen/Frauen und Kleinkindern strenge Risiko-Nutzen-Abwägung u. möglichst Monotherapie)	**Zieldosis:** *20–30mg/kgKG/d in 3 ED (retard: 2 ED);* **Aufdosieren:** *über 2–3W, Wirksamkeit 4W nach Erreichen der Zieldosis beurteilen;* **CAVE:** *Leberversagen ⇒ Eltern sollen klin. Zeichen beobachten, schriftl. aufklären, vor und 4W nach Ther.: BB, Thrombo, Leberwerte, Amylase, Gerinnung, dann je n. Befunden; Gewicht ↑; Mädchen/ Frauen: Virilisierung, polyzyst. Ovarsyndrom, teratogen (MMC, Entwicklungsstörungen ⇒ strukturierte schriftl. Aufklärung mit Checklisten, strenge Ind. Stell. – nur bei fehlenden Alternativen); ggf. (bei erhebl. Untergewicht, vegetar. Ernährung, ketogener Diät) Carnitin-Subst. 10-20mg/kgKG/d mit Spiegelkontrollen; Männer: Fertilitätseinschränkung bei Langzeitther. möglich;* **VPA-Serumkonz.:** *(30–)50–100(–120)mg/l*
oder	TPM → 311 (Zul.: ab 2J add-on für fokale Anfälle mit/ohne sek. Gen., primär gen. tonisch-klonische Anfälle und LGS, ab 6J auch Monotherapie)	**Monotherapie:** *1–5mg/kgKG/d in 2 ED, max. 100mg/d,* **Kombinationsther.:** *5–10mg/kgKG/d, max. 400mg;* **Aufdosieren:** *plus 0,5–1mg/kgKG alle 1–2W über 2–3M;* **CAVE:** *häufig negativ psychotrop (Sedierung, emotionale Labilität, kognitive Beeinträchtigung, Suizidalität), Engwinkelglaukom, Interaktionen (Kontrazeptiva)*

Idiopathische oder genetische Epilepsien mit primär generalisierten Anfällen

Frühkindliche-/Absence-Epilepsie des Schulalters/juvenile Absence-Epilepsie

CAVE: Bei frühem Beginn (< 4J) von Absencen oder myokln. Epilepsien immer Glucose-1-Transporter-Defekt ausschließen.

1. Wahl	ESM → 309	*20–30(–40)mg/kgKG/d, max. 1–2 g, in 2–3 ED;* **Aufdosieren** *langsam, pro W 5–10mg/kgKG/d mehr; Serumkonz.: (40–) 80–100mg/l*
	Zul.: pyknoleptische, komplexe u. atypische Absencen, myokl.-astat. PM u. myokl. Anfälle d. Jug., wenn and. Arzneimittel nicht wirksam/verträglich	
u./o.	VPA → 311	s.o.
oder	LTG → 308	s.o.

Juvenile Epilepsie mit primär gen. tonisch-klonischen Anfällen (Aufwach-Grand-Mal)

	Lebensführung (Schlafentzug und Alkoholrausch vermeiden)	
1. Wahl	VPA → 311	*s.o., nicht bei weibl. Jug.*
oder	LTG → 308	*s.o.*
oder	LEV → 314	*s.o.*
oder	TPM → 311	*s.o.*
2. Wahl	PER	*ini 2mg (4ml)/d, nach Wi und Verträgl. 1-2-wöchentl. um 2mg (4ml) bis 8mg (16ml)/d steigern, bis 12mg (24ml)/d*
	Zul.: add-on fokale Anfälle mit o. ohne sek. Generalis., ab 12, Add-on primär general. tonisch-klon. Anfällen ab 12 mit idiopath. general. Epilepsie	

Juvenile Myoklonus-Epilepsie (Janz-Syndrom)

Lebensführung (Schlafentzug und Alkoholrausch vermeiden)

Neuropädiatrie

1. Wahl	VPA → 311	s.o.
oder	LEV → 314	s.o.
oder	VPA → 311 + LTG → 308	s.o.
	Absetzversuch nach 4J effektiver Behandlung	

Idiopathische/atypische Epilepsien mit fokalen Anfällen

Selbstlimitierende Epilepsie mit zentrotemporalen sharp waves (Rolando-Epilepsie)
falls eine medikamentöse antikonvulsive Prophylaxe indiziert ist

1. Wahl	STM → 313 (Zul.: Rolando-Epilepsie)	5(–10)mg/kgKG/d in 2–3 ED; **Aufdosieren** innerhalb 1W; CAVE: Hyperventilation, Parästhesien
ggf. plus	CLB → 361. (Zul.: add on bei Pat., die mit Standardther. nicht anfallsfrei sind)	abends 0.1–0.2(–0.3)mg/kgKG; evtl. rasch aufdosieren; CAVE: Hypotonie, Stimmungsschwankungen, Sekretbildung in Atemwegen, Toleranzentwicklung
oder	LEV → 314	s.o.
oder	OXC → 314	s.o. 10–30mg/kgKG/d

Pseudo-Lennox-Syndrom und bioelektrischer Status epilepticus im Schlaf (ESES)

	STM → 313	s.o.
ggf. +	CLB → 361	s.o.
oder	LEV → 314	s.o.
oder	ETX → 309	s.o.
oder	VPA → 311	s.o.

Sonst bei bioelektrischen Status

ggf.	ACTH, Dexamethason oder Prednison	Einzelfall-Entscheidung durch erfahrenen Neuropädiater

Landau-Kleffner-Syndrom (epileptische Aphasie)

Therapie s. Pseudo-Lennox-Syndrom; rasche Progression zur Unterbrechung des bioelektrischen Status anstreben

Epilepsie mit fokalen Anfällen mit okzipitalen Foci (Panayiotopoulos)

Therapie s. Rolando-Epilepsie

Pharmakoresistenz: Nach Versagen des 2. adäquat gewählten u. ausdos. Antiepilept. und bes. bei fokalen Epilepsiechirurgie erwägen und Pat. zügig in entspr. Zentrum vorstellen.

Status epilepticus → 786

[71] Bast, T., Moderne Epilepsiebehandlung bei Kindern, Monatsschr Kinderheilk 2017, 165: 519-37
[72] Neubauer, BA, Neue Systematik der Epilepsien u. aktuelle Therapieempf. Mo Ki2019, 167:299-307

T 19.11.4 Fieberkrämpfe (FK)/Gelegenheitsanfälle bei fieberhaften Infekten[73]

Akut-Intervention (i.d.R. durch Eltern/Betreuungsperson): **Antipyrese** und wenn Anfall bis zur Vorbereitung der rektalen Applikation nicht spontan sistiert:

Zul. ab 6M	Diazepam rektal → 361 (Tuben 5/10mg)	bis 15kgKG: 5mg, ab 15kgKG: 10–20mg, ggf. nach 10min wdh.
oder	Midazolam buccal → 362 (off-label)	6M–1J: 2.5mg, 1–5J: 5mg, ggf. nach 10min wdh.

T 19 Pädiatrie – Therapie

Prophylaxe: keine medikamentöse antikonvulsive Dauermedikation; Antipyrese nach üblichen Regeln, senkt das Rezidivrisiko nicht;
ausnahmsweise (Einzelfallentscheidung, strenge Indikationsstellung, z. B. Zn 1. FK > 10 min Dauer) bei Fieber ≥ 38,5 °C **intermittierende Prophylaxe:**

off-label	**Diazepam Lsg. p.o.** → 361 (10mg/1ml entspr. 20Gtt.)	0.33mg/kgKG alle 8h (bis entfiebert, max. 2d); CAVE: Sedierung kann ZNS-Infektion maskieren

Stat. Aufnahme obligat: Alter < 12M, komplizierter FK (Alter > 5J; Dauer > 15 min, fokal, Rezidiv innerhalb 24h, postiktuale Parese), ZNS-Infektion klinisch nicht auszuschließen

[73] Bonfert M et al. Fieberkrampf 20189, Kinder- und Jugendarzt 49. Jg (2018) Nr. 11/18, 694-696 u.12/18-1/19, 785-789

T 19.11.5 Dystonie/EPMS durch Metoclopramid oder Neuroleptika → 787

T 19.11.6 Idiopathische intrakranielle Hypertension/Pseudotumor cerebri

Nach Ausschluss und ggf. kausaler Behandlung sekundärer/symptomatischer Formen und wenn nach Druckentlastung durch LP keine anhaltende Remission besteht:

Acetazolamid → 394	15(−100)mg/kgKG/d in 2−3 ED, max. 2 g/d, Dosis ggf. nach Effekt bis zur Unverträglichkeitsgrenze steigern, **CAVE:** Hypokaliämie (ggf. Subst.), Azidose (Blutgasanalyse), Parästhesien, Geschmacksstörungen, Nephrokalzinose

T 19.11.7 Kopfschmerzen, idiopathische[74]

Akut: bedürfnisadaptiert reizabschirmende u. andere physikalische Maßnahmen oder ablenkende Aktivität; Analgetika nicht mehr als an max. 10d/M, Triptane max. 2 x/W o. 6 x/M
Prophylaktisch: Lebensführung: psychosoz./schulische u.a. Stressfaktoren (Mobbing/Medienkonsum u.a.) klären; Gewichtsreduktion, Nikotin-Abstinenz, Sport, Schlafhygiene, Flüssigkeitszufuhr, Tagesstruktur; Auslöser erkennen (ggf. Lebensmittel); nichtmedikamentöse Verfahren wie Entspannungsverfahren (progressive Muskelrelaxation), Biofeedback und kindgerechte kognitiv-verhaltensorientierte Programme

Kopfschmerzen vom Spannungstyp, sporadisch, episodisch oder chronisch

Medikamentöse Akuttherapie

1. Wahl	**Ibuprofen** → 200	1 x 10(−15)mg/kgKG; → 812
2. Wahl	**Paracetamol** → 293	1 x 15mg/kgKG, max. 60mg/kgKG/d; → 811
oder	**ASS** (Zul. > 12J) → 199	1 x 500−1000mg

Migräne

Medikamentöse Akuttherapie

	Ibuprofen → 200	sofort bei ersten Anzeichen einnehmen (ggf. mit ersten Aura-Symptomen), 1 x (10−)15mg/kgKG
und/oder	**Sumatriptan nasal** → 325 (Zul. ab 12J, 5−11J off-label)	nach Aura, frühstmöglich mit Beginn der Kopfschmerzen; nasal 10mg, ab 30kgKG 1 x 20mg (10mg/Nasenloch, max. 20mg/24h); nach sekundärer Verschlechterung/wenn Pat. auf erste Dosis angesprochen hat, ggf. 2. Dosis innerhalb von 24h, frühestens nach 2h
oder	**ASS** (Zul. > 12J) → 199	1 x 500−1000mg

ggf. antiemetisch

	Dimenhydrinat → 105	1 x 1–2mg/kg
oder	Ondansetron → 106	1 x 0,15mg/kgKG (off-label)

Medikamentöse Prophylaxe

Seltene Ind. für med. Prophylaxe: Frequenz (> 3/M), extreme Intensität und/oder Dauer (> 48h) der Attacken (Migränekalender), sowie nach Alltagsbeeinträchtigung und Ansprechen auf Akutbehandlung

1. Wahl	Propranolol → 29	0,6–2mg/kgKG/d, max. 160mg/d
oder	Flunarizin → 336 (bei Ki. off-label)	1 x 5(–10)mg/d abends, einschleichend eindosieren; Ind.: hemiplegische Migräne; **Cave** EPMS
2. Wahl	Magnesium → 300	300–600mg/d
oder	ASS (ab 12J) → 199	2–3mg/kg KG/d

[74] Bonfert et al., Update: Primary Headache in Children and Adolescents, Neuropediatrics 2013; 44; 3–19

T 19.11.8 Tremor, essentieller

	Propranolol → 29	0,6–2mg/kgKG/d, max. 160mg/d

T 19.12 Kinder- und Jugendpsychiatrie

T 19.12.1 AD(H)S-Spektrum-Störung[75, 76]

Nach multiaxialer Diagn. inkl. Komorbiditäten und Ausschluss von Differentialätiologien ist im Rahmen eines multimod. Behandlungskonzepts (immer Elterntraining u.a. psychoedukative Maßnahmen, ggf. Heilpädagogik/Verhaltensther./Neurofeedback/Ther. von Komorbiditäten) eine medik. Ther. ind., wenn mit and. Maßnahmen n. einigen M keine befriedigende Besserung erkennbar ist und eine deutliche Beeinträchtigung im Leistungs- u. psychosozialen Bereich mit Leidensdruck bei Ki./Jug. u. Eltern und eine Gefahr für die weitere Entwicklung des Ki. bestehen; bis 6J oder bei leichter Ausprägung primär psychosoziale inkl. psychotherap. Intervention, bei schwerer ADHS primär Psychoedukation plus Pharmakotherapie, i.d.R. frühestens ab Schulalter (vorher off-label). **CAVE** Verschreibungsmengen und -abstände (Substanzmissbrauch).

Auswahl: i.d.R. ini Stimulanzien, bei koexistierender Ticstörung alternativ ATX od. Guanfacin, bei Angststörung alternativ ATX, bei Substanzkonsum/Risiko nichtbestimmungsgemäßen Gebrauchs langwirksame Stimulanzien od. alternativ ATX od. Guanfacin.

Stimulanzien

1. Wahl	Methylphenidat (MPH) → 367 (nicht-retardiert; Zul. ab 6J, wenn andere Maßnahmen nicht ausreichend wirken)	wirksame und verträgliche Dosis individuell ermitteln, Wirkdauer 3–4(–5)h, mittl. Zieldosis 0,5–1mg/kgKG/d in 2 ED: morgens 2/3, nach 4(–6)h 1/3 der Tagesdosis; Monitoring von Ruhepuls/RR, Wachstum, Appetit, Schlaf, Tics, emotionale Stabilität, Antrieb
oder	Methylphenidat ret. (Zul. s.o.; versch. Ret.-Formul. mit 20–50% nicht-ret. Ant.)	nach Ermittlung der TD evtl. auf morgendl. ED umstellen, Auswahl bedarfsangepasst nach vorherrsch. Symptomatik u. Tagesverlauf, Kombination mit nicht-ret. MPH möglich

T 19 Pädiatrie – Therapie

2. Wahl	**Lisdexamfetamin (LDX)** → 367 (Zul. ab 6J, wenn Anspr. auf MPH klin. unzur.)	*ini 30mg, max. 70mg/d; Wirkdauer 9–13h*
3. Wahl	**Dexamfetamin** → 367 (Zul. ab 6J, wenn klin. Anspr. auf MPH unzureichend)	*ini 2.5–5mg, i.d.R. max. 20mg/d; analog MPH in wöchentl. Schritten bis Symptomkontrolle eindosieren, Wirkdauer 6–8h*
Selektive Noradrenalin-Reuptake-Hemmer (SNRI)		
	Atomoxetin (ATX) → 366 (Zul. ab 6J)	*ini 0.5mg/kg KG/d, in Schritten von mind. 7d ↑, Zieldosis 1.2–(1.4)mg/kgKG/d, max. 100mg/d bei > 70kgKG; Wirkdauer 24h, Komb. mit MPH mögl., Monitoring s. MPH, suizidale od. aggressive Tendenzen u. sexuelle Dysfunktion erfragen, Leberwertkontrollen*
Selektiver Alpha-2-adrenerger Rezeptor-Agonist		
	Guanfacin → 368 (Zul. ab 6J, wenn Stimulanzien kontraindiziert, unverträgl. od. unwirksam)	*ini 1mg/d, um 1mg/W ↑, Zieldosis 0.05–0.12mg/kgKG/d; Wirkeintritt nach 2-3 W; MTD bis 40kgKG 4mg, bis 50kgKG 5mg, bis 60kgKG 6mg, > 60kgKG 7mg; ausschleichen (max. 1mg/3-7d ↓); CAVE Somnolenz/ Sedierung/Erschöpfbarkeit/Bradykardie/Hypotonie*

[75] AWMF 028-045 Banaschewski T, ADHS bei Ki., Jug. u. Erw. Stand 02.05.2017, gültig bis 01.05.2022
[76] Banaschewski et al. Aufmerksamkeitsdefizit-/Hyperaktivitätsstörung, DÄB Int 2017; 114: 149-59

T 19.12.2 Unruhe-/Erregungszustände, auto- u. fremdaggressives Verhalten[77, 78]

Psychopharmakotherapie nur als nachgeordnete Intervention i.R. von psycho-/soziotherapeutischen und pädagogischen Maßnahmen. Rechtsverbindliche Zustimmung des Patienten (bei Einwilligungsfähigkeit) bzw. des gesetzl. Vertreters. Zuverlässige Einnahme oder Verabreichung und angemessene follow-ups sicherstellen.

	Risperidon → 358 (Zul.: ab 5J zur symptomat. Kurzzeitther. (bis 6W) anhalt. Aggression bei Ki./Jug. mit ment. Retard.	**Anfangsdosis:** *< 50kgKG 0.25mg/d, > 50kgKG 0.5mg/d, alle 2d steigern bis 0.5(–0.75)mg/d (< 50 kgKG) bzw. 1–1.5(–3)mg/d (> 50 kgKG), in bevorzugt abendlicher ED;* **CAVE:** *QT-Verlängerung, Appetit ↑ ; bei impulsivem Verhalten mit Methylphenidat kombinierbar*
oder	**Pipamperon** → 350 (Zul.: Neuroleptikum bei psychomot. Erregungszust.)	*ini 1mg/kgKG/d, in 1-mg/kgKG-Schritten steigern bis* **Zieldosis:** *2.4–(6)mg/kgKG/d, in 3 ED, max. 20–40mg/d*
oder	**Aripiprazol** → 356 (Zul.: Schizophr. Jug. >15J, über max. 12W mäßige bis schwere manische Episoden bei bipolarer Störung > 13J)	*ini 2mg/d in einer ED, Zieldosis 5–10mg/d in 1 ED*

[77] AWMF 028-042 Hässler F et al. Praxis-LL Intelligenzminderung, Stand 12/2014, gültig bis 2019, update geplant für 30.6.2020
[78] Hässler F, Intelligenzminderung und Verhaltensstörungen - psychopharmakol. Zugänge, Neuropädiatrie in Klinik und Praxis 2015 Nr 4:120-24

T 19.13 Kinderdermatologie

T 19.13.1 Dermatitis, periorale

keine fettenden Externa, topische Kortikosteroide ggf. absetzen

	Fusidinsäure → 379 Creme	2 x/d
oder	**Metronidazol topisch** 0.75-2% in Öl-Wasser-Emulsion	z.B. in Linola® Emuls. oder Ung. emulsif. aquos., Fertig-Präparate (Metrogel/-Cr./-Lotion®) bei Ki. off-label; ini 1 x abends, 2. W 2 x/d
plus	adstring. feuchte Umschläge	z.B. mit Schwarztee

T 19.13.2 Ekzem, atopisches/Neurodermitis[79, 80, 81] (s. a. Kap. T 14.6, → 379)

Besonderheiten im Kindesalter: Triggerfakt. erkennen (Tagebuch), Neurodermitisschulung, Verhaltensther. (Juckreiz-Kratz-Zirkel unterbrechen), top. Ther. nach Schwere u. Verlauf eskalieren.
Basispflege regelmäßig (2 x/d), bei sehr trockener Haut fette (Wasser-in-Öl-)Salben, sonst Emollientien/hydratasierende (Öl-in-Wasser-)Cremes od. Emulsionen (je entzündlicher, desto wasserhaltiger). Ggf. Emmolients und zinkhaltige Externa im Wechsel. Harnstoff-Zusätze brennen auf gereizter Kinderhaut (Stinging-Effekt), bei Sgl. nicht empfohlen.

ggf.	Glycerinhaltige Ext., z.B.	Rp: Glycerin 16.0, Aqua pur 30.0, Ung. emulsif. aquos. ad 100.0 od. Eucerin atopic control Lot./Cr. od. Sanacutan Basiscreme
ggf.	Zinkhaltige Salbe	z.B. APP-Kindersalbe®

Erweiterte Basispflege, z.B. nachts insbes. für große Gelenkbeugen

	Fett-feucht-Wickel	Fettsalbe, etwa Linola Fett® oder APP-Kindersalbe®, darauf feuchtes (Taschen-)Tuch (Wasser, NaCl 0,9% o. Schwarztee), darüber trockene Lage u. Schlauchverband

Antiinflammatorisch topische Kortikosteroide (TCS), 1 x/d, akut bis zum Abklingen eines Schubs (i.d.R. 3-6d) u./o. proaktiv 1-2 x/W an festen Tagen (z.B. über 3-4M). Bei Sgl. und Kleinkindern i.d.R. nur TCS Klasse 1-2, ausnahmsweise Klasse 3. Nur kurzfristige kritische Anwendung im Gesicht, intertriginös, Genitalbereich und auf behaartem Kopf von Sgl. Niedrigst mögliche Wirkstärke anstreben; bei Bedarf aufsteigend dosieren, z.B.:

Kl. 2	**Prednicarbat** 0.083%	Rp.: Prednitop Creme 10,0, DAC Basiscreme ad 30,0
	Prednicarbat 0.125%	Rp.: Prednitop Creme 10,0, DAC Basiscreme ad 20,0
	Prednicarbat → 371	0.25% Creme, Fettsalbe, Salbe

Immunmodulierend topische Calzineurin-Inhibitoren (TCI), Ind.: TCS sind nicht wirksam, nicht verträglich oder kontraindiziert. Anwendung wie TCS 1 x/d akut und/oder proaktiv. Wirksamen Sonnenschutz sicherstellen, Therapiepause bei kutanen viralen Infektionen.

	Pimecrolimus 1% → 373	ab 3. Lj
	Tacrolimus 0.03% → 373	

[79] AWMF 013-027 Werfel T et al. Neurodermitis. Stand 03/2015, gültig bis 30.3.2020
[80] Abeck D, Topische antiinflammatorische Therapie des atopischen Ekzems - Schwerpunkt Kinder und Jugendliche. VNR 2760512018151150018, 31.12.2017
[81] Bauer CP, Prävention und Therapie der Neurodermitis früh beginnen. päd 2017; 23: 338-344

T 19.13.3 Hämangiome, komplizierte[82, 83, 84, 85, 86]

Ind. für systemische Therapie: (drohende) Funktionseinschränkung durch Obstruktion, Ulzeration oder Kosmetik, besonders Augen-, Lippen-, Nasen-, Ohr-, Mamillen- u. Anogenitalbereich, > 5% der KOF oder schnelle Proliferation

Propranolol → 29 Lsg. p.o. 3.75mg/ml (Zul. ab 5W, bei FG korr. Alter, bis 5M)	ini 1mg/kgKG/d, wöchentl. auf (2-)3mg/kgKG/d in 2 ED steigern, so früh wie möglich beginnen, über mind. 6M, (nach 12M ggf. bessere Resulate); Einnahme mit/sofort nach Nahrungsaufnahme, kardiol. KI beachten (s. FI), währ. Dosissteig. HF, RR, BZ überwachen; CAVE Insultrisiko bei segment./syndromalen Formen (Trigeminusbereich)

[82] Hoeger PH et al. Treatment of infantile haemangiomas: recommendations of a European expert group. Eur J Pediatr. 2015 Jul;174(7):855-65.
[83] AWMF 006-100 Leutner A et al., Infantile Hämangiome im Säuglings- u. Kleinkindesalter, Stand 02/2015, gültig bis 27.2.20
[84] Rößler J, Infantile Hämangiome, Monatsschr Kinderheilk 2017/7, 165: 609-22
[85] Baselga E et al. Efficacy of Propranolol between 6 and 12 Months of Age in High Risk Infantile Hemangioma. Pediatrics 2018, 142(3)
[86] Schneider M. Aktualisierte Handlungsempfehlung nach LL. Monatsschr Kinderheilk 2019; 167:149-150

T 19.13.4 Impetigo

Lokalbehandlung reicht fast immer aus

In leichten Fällen antiseptisch

	Octenidin oder PVP-Jod	2 x/d äußerlich bis Abheilung

Sonst lokal antibiotiotisch

z.B.	Fusidinsäure → 379 Creme/Salbe (Zul. ab 2J)	2 x/d äußerlich bis Abheilung

Ind. systemische Behandlung: schwere Verläufe, ausgedehnter Befund

	Amoxicillin + Clavulansäure → 222	Dosierung nach Amoxicillin-Anteil 50-90mg/kgKG/d in 2 ED

Perianale GAS-Dermatitis

oder	Penicillin V → 219	100.000 E/kgKG/d (MTD 3 Mill E) in 2 ED

T 19.13.5 Lichen sclerosus (Vulva/Perianalregion)[87]

	Clobetasol → 372 0.05% Creme	W 1-4 1 x/d, W 5-8 alle 2d, W 9-12 1 x/W
altern.	Tacrolimus → 373 Salbe od. Pimecrolimus → 373 Creme	(off-label) 1 x/d über 3M
	Fettende Cremes	im Intervall lokal pflegend 2 x/d

[87] Voß-Heine I. Klassiker aus der Praxis Vulvovaginitis, Lichen sclerosus. Monatsschr Kinderheilk 2017. 165: 874-881

T 19.13.6 Mykosen[28, 88]

Candida/Soor

Topisch Haut (Soor-Dermatitis)

	Miconazol-Zinkoxid-Paste	*lokal bis Abheilung*
oder	**Nystatin-Zinkoxid-Paste**	

Topisch Schleimhäute oropharyngeal (Mundsoor)

	Miconazol Mundgel → 381	*3-4 x/d nach den Mahlzeiten*
oder	**Nystatin** Susp./Mundgel	*100000–150000IE 3-4 x/d nach den Mahlzeiten*

Topisch vulvovaginal

top.	**Miconazol** → 381	*abends, über 7d*
oder	**Clotrimazol** → 380	
oder	**Nystatin** → 381	*abends, über 14d*

Refraktäre Schleimhautinfektionen, ggf. systemisch

	Fluconazol p.o. → 267	*ini 6mg/kgKG/d, ab d2 1 x 3mg/kgKG/d f. 14d, MTD 400mg*

Invasive Infektionen

	Fluconazol p.o./i.v. → 267	*1 x 6-12mg/kgKG, MTD 400mg, Dos. FG und NG s. FI*

Dermatophytosen (Tinea corporis/capitis)

Topisch

	Ciclopirox Lsg. → 380	*2 x/d erkrankte Bezirke plus 1cm Randzone,*
oder	**Bifonazol** Creme → 380	*2W über vollständige Abheilung hinaus behandeln*
oder	**Clotrimazol** → 380	*(für Tinea Capitis auch Ciclopirox Shampoo → 380)*
oder	**Econazol** → 380	

Onychomykose

1.	**Harnstoff 40% +** **Bifonazol** Salbe (Canesten Extra® Nagelset)	*infizierte Nagelmasse entfernen, 1-2W*
dann	**Bifonazol** Spray/Cr. → 380	*tägl. bis klin. Heilung, dann prophylaktisch 1 x/W*
oder	**Ciclopirox** Nagellack → 380	

Indikation zur zusätzl. und gezielten systemischen Behandlung nach Erregerdiagnose:
Tinea capitis, hyperkeratotische, pustulöse, stark infiltrierende oder ausgedehnte Dermatomykosen sowie Onychomykosen, wenn ein Nagel > 50% oder > 3 Nägel befallen sind

	Fluconazol → 267 (für Tinea bei Ki. off-label, bei fehl. Altern. eingeschr. Zul.)	*5(-12)mg/kgKG/d in 1 ED, MTD 200-400mg,* *über 2-7W bzw. bis Kulturen negativ* *(Dos. FG und NG s. Fachinfo)*
oder	**Terbinafin** → 269 (in D für Ki. keine Zul.)	*Tagesdosis: < 20kgKG: 62.5mg; 20-40kgKG: 125mg,* *> 40kgKG 250mg für 1-2 W 1 x/d, dann 1 x/W*

[88] Tietz HJ Mykosen bei Kindern und Erwachsenen - consilium Themenheft (infectopharm) 05/2016

T 19 Pädiatrie – Therapie

T 19.13.7 Pediculosis capitis[89]

Zweimalige Behandlung von Kopfhaut und Kopfhaaren an d0 und 9, solange tägliche Kontrolle, bei Nachweis von geschlüpften Larven/Läusen erneut Beginn mit d0. Haare nach jeweiliger Einwirkzeit des Läusemittels auskämmen, dann auswaschen; potentiell befallene Kontaktpersonen synchron behandeln, d13 erneute Kontrolle durch nasses Auskämmen.

1. Wahl	**Dimeticon** → 382 (Zul. z.B. Dimet® 20 Lsg. u. Etopril® ab 6M, Nyda® ohne Alterbeschr.)	trockene Kopfhaut/-haare gründlich benetzen, einwirken lassen, z.B. Dimet® u. Etopril® 20min, Nyda® express Pumpspray 10 min, Nyda® plus 1h, Nyda® Pumpspray 8h (CAVE: Dimeticone sind entflammbar)
2. Wahl	**Pyrethrum-Extrakt** → 382 (Zul. f. Sgl. unter ärztl. Aufs.)	Einwirkungszeit 45min, bei Kleinkindern max. 25ml
oder	**Permethrin** → 382 (Zul. ab 3. M)	in leicht feuchtes Haar einmassieren, Einwirkungszeit 45min (CAVE: InfectoPedicul® ist brennbar)

[89] Meister et al., Kopfläuse. Dtsch. Ärzteblatt 2016, 45:763-771

T 19.13.8 Skabies[28, 90, 91]

Hygienische u. pflegende Maßnahmen, ggf. lokale od. system. Ther. bakterieller Sekundärinfektionen; nach Händewaschen während der Einwirkzeit topische Antiskabiotika erneut auftragen; enge Kontaktpersonen mitbehandeln.

Spezif. antiskabiöse Therapie, 1. Wahl

topisch	**Permethrin 5% Creme** (Zul. ab 3. M) → 382	1 x auf gesamte Haut auftragen, nach 8–12h abduschen, bei Ki. bis 3J Mund-/Augenbereich aussparen; erste 2 M Permethrin 2.5% (mit Ungt. emulsificans. Aquosum verd.)

oder bei Immunsuppression, stark ekzematöser/erosiver Haut u./od. Ausbrüchen in Sammelunterkünften, bei Zweifeln an korrekter Durchführbarkeit od. fehl. Ansprechen auf Permethrin

> 6J	**Ivermectin p.o.** → 270 (> 15kgKG)	1 x 200µg/kgKG (nüchtern oder nach 2-stündiger Nahrungskarenz)

2. Wahl

< 3J	**Crotamiton 10% Lotio**, Gel, Salbe (auch antiprurig.)	auf gesamte Haut an 3–5 aufeinanderfolgenden Tagen auftragen, erst dann abwaschen oder abduschen
≥ 12M	**Benzylbenzoat 10%** → 382	lokal an 3 aufeinanderfolg. Abenden, an d 4 abduschen
3–5J	**Crotamiton** (s.o.) o. **Benzylbenzoat 10%** (s.o.) o. **Ivermectin p.o.** (> 15kgKG) → 382	
> 6J	**Ivermectin p.o.** → 382	s.o.

Nach Therapie: kontaminierte Textilien u. Gegenstände waschen (mind. 10 min > 50°) oder Karenzzeit 4d (mind. 21°); postskabiöses juckendes Ekzem mit pflegenden Externa behandeln, ggf. mit top. Kortikoiden, Säuglinge und schwere Formen (Sc. norvegica sive crustosa) stationär
Kontrolluntersuchungen: alle 2 W über mind. 6W

Indikation für zweite Behandlung nach 7–15d: sehr ausgedehnte o. Sc. crustosa, Immunsupprimierte, Befall mehrerer Personen in Wohngemeinschaft, neue gangartige Papeln o. mikroskop./dermatoskopischer Nachweis von Milben bei Kontrolle, Zweifel an Compliance

[90] AWMF 013-052 Skabies, Diagnostik und Therapie. Stand 1.1.2016, gültig bis 31.12.2020
[91] Dressler et al., Therapie der Skabies. Dtsch. Ärzteblatt 2016; 113:757-62

T 19.13.9 Urtikaria → 811

T 19.14 Kinder-HNO

T 19.14.1 Otitis media, akute (AOM)[92, 93, 94, 95]

Folgende Pat. profitieren von sofortiger Einleitung einer antibiotischen Therapie:
Alter < 6M, < 24M mit beidseitiger AOM, auch > 24M mit persist. Otorrhoë, Paukenröhrchen, LKGS, CI, Immunsuppression, Down-Syndrom, AOM auf den einzig hörenden Ohr; fakultativ auch je nach Begleit-/Grunderkrankungen oder AZ, z.B. bei hohem Fieber, sehr starken Schmerzen, Schmerzen > 48h und/oder anhaltendem Erbrechen/Durchfall, ansonsten:

1.	abwartendes Offenhalten unter suffizienter Analgesie: **Paracetamol** → 293 oder **Ibuprofen** → 200	nach Bedarf über 24–48(–72) h, dann Kontrolltermin; Dosierungen s. Schmerztherapie im Kindesalter: *Paracetamol* → 811, *Ibuprofen* → 812
2.	bei ausbleibender Besserung Antibiose über 7(–10)d	
1.Wahl	**Amoxicillin** → 220	*50(–90)mg/kgKG/d in 2 ED*
oder	**Amoxicillin + Clavulansäure** → 222	*50+12,5 (bis 90+22.5 bzw. 90+13) mg/kgKG/d in 2 ED; s.a. Harnwegsinfekt* → 827

[92] AWMF 053-009 Barzel et al., Ohrenschmerzen. Stand: 01.11.2014, gültig bis 31.10.2019
[93] Thomas, J.P. et al., DÄB Int 2014, 111(9): 151–60
[94] AAP-Guideline, Liebertal et al., Pediatrics 2013, 131/3
[95] Antibiot. Ther. in der ambulant. Pädiatrie – AG ABSaP, Stand Nov. 2019

T 19.14.2 Pseudokrupp/stenosierende Laryngotracheitis → 806

T 19.14.3 Rhinokonjunktivitis, allergische → 809

T 19.14.4 Rhinosinusitis[28, 96, 97, 98, 99]

Akute Rhinosinusitis

Abschwellende Nasentropfen, feucht-warme Inhalation (CAVE Verbrühung), ggf. Analgesie, abwartendes Offenhalten, ggf. medikamentöse Unterstützung

	Myrtol®	*6–12J: 3–4 x/d 1 Kps., > 12J: 3–5 x/d 2 Kps*
oder	**Cineol** (Soleduol® Kps. jun.)	*2–12J: 3 x 100mg*
oder	**Sinupret extract®**	*ab 12J: 3 x 1 Tbl. über 7–14d*
oder	**Mometason NS**	*2 x 2 Hub 5–10d*

Indikation zur Antibiose: starke Schmerzen, Fieber > 38,5°C + eitrige Rhinitis > 3d, persist. Symptome > 10d oder zweigipfliger Verlauf, Gesichtsschwellung, schwere Grunderkr.

1.Wahl	**Amoxicillin** → 220	*50(–90)mg/kgKG/d in 2 ED über 10d*
Bei Nicht-Ansprechen auf Amoxicillin		
2. Wahl	**Amoxicillin + Clavulansäure** → 222	*80+20 bzw. 80+11mg/kgKG/d in 2 ED über 10d; s.a. Harnwegsinfekt* → 827
oder	**2. Gen. Cefalosporin, z.B. Cefuroxim-Ax.** → 229	*30mg/kgKG/d in 2 ED über 10d*

T 19 Pädiatrie – Therapie

Rezidivierende oder chronische (> 12W) Rhinosinusitis

Isotone oder leicht hypertone NaCl-Lsg.	*Nasenspülungen*

insbesondere bei Nasenpolypen und allergischer Komponente: **nasale Kortikoide**

	Fluticason Zul. f. allerg. Rhin. ab 4J (Flutica Teva®, Flutide nasal®) oder 6J (Avamys®)	*1 x 1 Sprühst./Nasenloch/d (ab 12J: 1 x 2)*
oder	**Budesonid** Zul. f. allerg. Rhinitis u. Nasenpolypen ohne Altersbeschr. (Budesonid Acis®, Budapp nasal®)	*1-2 x 1 Sprühst./Nasenl./d (ab 12J: 2 x 2)*
oder	**Mometason** Zul. f. allerg. Rhinitis ab 3J, f. Polyposis nasi ab 18J	*1 x 1 Sprühst./Nasenloch/d (ab 11J: 2 x 1)*

bei ausbleibender Besserung > 3M ggf. Kulturen, Langzeitantibiose, AT, NNH-Lavage

[96] AWMF 017-049 u. 053-012 Stuck B et al., Rhinosinusitis. Stand: 7.4.2017, gültig bis 6.4.2022
[97] DEGAM-LL Nr. 10, Rhinosinusitis. Stand April 2008
[98] Rose MA et al. Rhinosinusitis bei Kindern und Jugendlichen. Monatsschr Kinderheilk 2018; 166:201-11

T 19.14.5 Tonsillopharyngitis, Gruppe-A-Streptokokken (GAS)[28, 95, 99, 100]

Eine antibiotische Therapie verkürzt die KH-Dauer um etwa 24h u. die Infektiosität auf 24h. Das extrem niedrige Risiko einer Folgeerkrankung allein rechtfertigt keine routinemäßige Antibiotikagabe. Einzelfall-Risiko-Nutzen-Abwägung nach Klinik und epidem. Situation.

1. Wahl	**Penicillin V p.o.** → 219	*100.000 IE/kgKG/d in 2 ED über 8d, MTD Ki. 2 Mio IE, Erw. 3 Mio IE*

Bei Allergie gg. Penicillin und β-Laktam-Antibiotika

	Clarithromycin → 232	*15mg/kgKG/d in 2 ED über 7d, MTD 1g*

Bei Rezidiven (strenge Indikationsstellung)

	Clindamycin → 233	*20mg/kgKG/d in 3 ED, MTD 1.8g*

[99] DEGAM LL Halsschmerzen, 10/2014, Aktualisierung geplant bis 06/2017
[100] AWMF 017-024 Entz. Erkrankungen der Gaumenmandeln. Stand: 31.8.2015, gültig bis 31.12.2019

T 19.14.6 Zoster oticus/Rumsay-Hunt-Syndrom/Varizellen/Zoster → 809

T 19.15 Pädiatrische Nephrologie und Urologie

T 19.15.1 Enuresis[101, 102]

Monosymptomatische nächtliche Enuresis (MEN) oder mit Tagessymptomatik (non-MEN)

Nach Ausschluss organischer, inkl. neurol. u. psychogener Ursachen, nach Diagnostik und ggf. Therapie von Komorbiditäten (Entwicklungs-/Schlafstörungen, Obstipation) erfolgt vorrangig nicht-pharmakologische/nicht-chirurg. Urotherapie: Aufklärung, Regulierung von Trink- und Miktionsverhalten, apparative Verhaltenstherapie (AVT, Alarmsystem/Weckapparat).
Therapie einer Stuhlinkontinenz ggf. vor non-MEN, sowie non-MEN-Tagessymptome vor MEN. Intervention bei MEN frühestens ab 6. Lebensjahr (1. Wahl: AVT).

Pädiatrische Nephrologie und Urologie 827

In Einzelfällen medikamentös unterstützend

Indikation für Anticholinergika: non-MEN mit kleiner funktionelle Blasenkapazität und/oder überaktiver Blase nach mangelhaftem Erfolg vorausgehender Urotherapie

1. Wahl	Propiverin → 405	0,8mg/kgKG/d in 2 ED (MTD 15mg) über 3–6M, über je 2–3W ein- und abdosieren
oder	Oxybutynin → 404 (Zul. ab 5J)	ini 5mg/d in 2 ED, steigern bis niedrigst wirksame Dosis, max. 0.3(–0.6)mg/kgKG oder 15mg/d

Indikation für ADH-Analoga: Bedarfsmedikation fürs Schlafen außer Haus (Reisen, Schullandheim) und falls AVT nicht durchführbar oder erfolglos ist (langfristiger Erfolg nicht wesentlich über Spontanremissionsrate)

ab 5J	Desmopressin p.o. → 143	0.2–0.4mg abends p.o., max. über 3M; Vorsicht Wasserintox./Hyponaträmie: nach Einnahme max. 250ml trinken

[101] Gontard A et al , Diagn. U. Behandlg. der Enuresis und der funktionellen Harninkontinenz tagsüber, Dtsch Ärzteblatt Int 2019; 116: 279-85
[102] AWMF 028-026, Kuwertz-Bröking E et al., Enuresis und nicht-organische (funktionelle) Harninkontinenz bei Kindern und Jugendlichen. Stand: 02.12.2015, gültig bis 01.12.2020

T 19.15.2 Glomerulonephritis, akute postinfektiöse[103]

Meist Post-Streptokokken-Glomerulonephritis (PSGN)

PSGN	Penicillin V p.o. → 219	100 000 IE/kgKG/d in 2 ED über 10d

Wenn möglich: Eradikation von Erregern anderer vorausgehender/chron. Infektionen

Trinkmengen bilanzieren, bei Ödemen u. Hypertonie salzarme Kost; bei ausgeprägten Ödemen und Herzinsuffizienz:

plus	Furosemid → 41	1(–2)mg/kgKG/d in einer ED

bei Hypertonie salzarme Kost plus

plus	siehe arterielle Hypertonie → 791, Schönlein-Henoch-Vaskulitis → 810

[103] Dötsch et al., LL Akute postinfektiöse Glomerulonephritis, Elsevier 2010. P4, S1-2

T 19.15.3 Harnweginfekt/Zystitis[28, 95, 104, 105, 106, 107]

Zystitis/unterer Harnweginfekt

Zunächst nichtantibiotische symptomatische Behandlung (Beratung Flüssigkeitszufuhr, regelmäßige Miktion/kein Aufschub, Miktionsposition, ggf. Phytotherapeutika), dann ggf.:

	Nitrofurantoin p.o. → 240	3–5mg/kgKG in 2 ED über 3–5d
oder	Trimethoprim p.o. → 238	5–6mg/kgKG/d in 2 ED
	CAVE regionale Resistenzquote E. coli	
ab 12J	Fosfomycin p.o. → 246	1 x 3g Einmalgabe p.o.

Pyelonephritis

Nach regelrecht gewonnener Urinprobe zur Keim-/Resistenzbestimmung zunächst kalkulierte antibiotische Therapie nach regional dominierendem Keimspektrum und Resistenzsituation

Bei jungen Sgl. (< 3M) und kompliz. HWI (neurogene Blasenentleerungsstrg., Harntraktfehlbildungen, Konkremente, Immundefizienz, Diab. mell., liegendes Fremdmaterial u.a.) jeden Alters

	Ceftazidim i.v. → 225	60–100–150mg/kgKG/d in 2–3 ED, 3–7d od. mind. bis 2d nach Entfieberung i.v., insges. über 10(–14)d (CAVE: bei NG u. Ki. ≤ 2M kann Serum-HWZ 3-4 x so hoch sein wie bei Erw.)
plus	**Ampicillin i.v.** → 220	100–400mg/kgKG/d in 3–4 ED, Dauer s. Ceftazidim
oder ab 2. Lj	Reserve-Antibiotikum: **Ciprofloxacin** → 235	20–30mg/kgKG/d in 2 ED, max. 1,2g/d, Dauer s. Ceftazidim; (CAVE wg schwerer z.T. irrevers. NW nur nach sorgf. Abwäg.)

Bei Ki. > 3M mit unkompliziertem HWI

1. W.	**Cefixim** → 229	8(–12)mg/kgKG/d in 1–2 ED über 7–14d; (CAVE lokale Resistenzquote E. coli)
oder	**Amoxicillin** → 220 (1. Wahl bei Enterokokken-Nachweis)	50–90mg/kgKG/d in 2 ED; (CAVE lokale Resistenzquote E. coli)
oder	**Trimethoprim p.o.** → 238	s.o.; (CAVE lokale Resistenzquote E. coli)

Indikation zur intravenösen/stat. Therapie: sept. Krankheitsbild, zweifelhafte Compliance, erste 3 LM, Nahrungs-/Trinkverweigerung, Erbrechen/Durchfall, anhaltendes Fieber > 72h, hochgradige Harntransportstörung, Nierenabszess

Reinfektionsprophylaxe (Indik.: dilatierender VUR, fakultativ bei hochgradigen Harntransportstörungen oder rezid. Pyelonephritiden ohne VUR)

	Trimethoprim → 238	1(–2)mg/kgKG in ED abends
	(CAVE Resistenzquote E. coli, nicht vor 8. Lebenswoche)	
oder	**Nitrofurantoin** → 240	1–2mg/kgKG in ED abends, max. über 6M
oder	**Cefaclor** → 228	10mg/kgKG in ED abends; CAVE Risiko ESBL-Selektion

[104] AWMF 043-047 Diagn. u. Ther. d. neurogenen Blasenfunktionsstrg. Stand: 12/2013, gültig bis 8.12.18
[105] Beetz R et al., Pyelonephritis und Urosepsis. Monatsschr.Kinderheilk. 2018; 166:24-32
[106] AAP: Urinary tract infection: clinical practice guideline for the diagnosis and management of the initial UTI in febrile infants and children 2 to 24 months. Pediatrics. 2011; 128(3):595-610
[107] Hobermann A et al. RIVUR Trial, Antimicrobial prophylaxis for children with VUR, N Engl J Med. 2014; 19;370(25):2367-76

T 19.15.4 Hodenhochstand/Retentio testis/Gleithoden[108]

Nach Ausschluss Ektopie, abdomineller- oder Pendelhoden

0–6M	Spontan-Deszensus abwarten	
Gleithoden		
ab 6M	präoperative kombinierte Hormontherapie **LHRH/GnRH1 + HCG**	LHRH: 3 x 400µg/d (3 x/d je ein Sprühstoß von 200µg in jedes Nasenloch) über 4W
		unmittelbar anschließend: HCG: je 1 x 500 IE/W (3 x)
ab 6M	alle anderen Formen: primär operative Therapie	
	Die Ther. inkl. ggf. folgender operativer Orchidolyse/Orchidopexie Ende des 1. LJ abschließen, nach dem 1. LJ soll keine Hormontherapie mehr durchgeführt werden.	

[108] AWMF 006-022, Hodenhochstand – Maldeszensus testis, korrig. Version 06.08.18, Gültigkeit verlängert 31.07.2021

T 19.15.5 Schönlein-Henoch-Nephritis → 810

T 20 Toxikologie – Therapie (F. Eyer)

Allein die Dosis macht's, dass ein Ding kein Gift sei Paracelsus

T 20.1 Wichtige Hinweise zur Therapie

Erstmaßnahmen bei Vergiftungen
- Aufrechterhaltung der Vitalfunktionen
- Primäre Giftelimination zur Verhinderung weiterer Giftresorption (bei oraler Giftaufnahme: Erbrechen oder Magenspülung nur noch in Ausnahmefällen indiziert); Gabe von Aktivkohle (0.5–1g/kg KG); auch wiederholte Kohlegabe kann indiziert sein.[1,2]
- Bei Kontamination der Haut: Reinigung mit Wasser und Seife; bei Spritzern ins Auge: sofortige Spülung unter laufendem Wasser.
- Adäquate Lagerung des Patienten in stabiler Seitenlage bei beeinträchtigten Schutzreflexen, um eine Aspiration zu verhindern.
- Sekundäre Giftelimination zur Beschleunigung der Elimination (orthograde Darmspülung, alkalische Diurese, repetitive Aktivkohle, Hämodialyse, -perfusion, -filtration, Eiweißdialyse, z.B. MARS®).
- Die primäre oder sekundäre Giftentfernung ist keine Routinemaßnahme; sie bedarf einer sorgfältigen Nutzen-Risikoabwägung. Die Gabe v. Carbo medicinalis ist in den meisten Fällen ausreichend. Hilfe bei der Indikationsstellung leisten die Giftinformationszentralen (GIZ).
- Seit 1999 und in revidierter Form 2005 gibt es auf der Grundlage der gemeinsamen Empfehlungen der Europäischen Giftnotrufzentralen[3] auch Empfehlungen für das Kindes- und Jugendalter zu diesem Thema.[4]
- Nach dem Chemikaliengesetz (§16e ChemG) sind Vergiftungen, die zu gesundheitlichen Beeinträchtigungen führen meldepflichtig. Dies gilt bereits für den Verdachtsfall.[5]

Antidottherapie
- Antidote sind Medikamente, die die Wirkung von Giften aufheben oder abschwächen können. Antidote können jedoch schwerwiegende Nebenwirkungen haben (z.B. 4-DMAP, Deferoxamin, Atropin etc.). Trotzdem kann häufig aus vitaler Indikation nicht auf die Gabe verzichtet werden. Aus diesem Grund muss in jedem Einzelfall eine strenge Indikationsstellung zur medikamentösen Behandlung erfolgen.[6]
- Die Indikation wird nicht nur aus der Art des Gifts gestellt, sondern auch aus der Giftmenge, dem zeitlichen Verlauf der Vergiftung, dem klinischen Zustand des Pat. und aus anderen Parametern. Vor- und Nachteile für den Pat. müssen in jedem Fall gegeneinander abgewogen werden. Zudem ist bei der Gabe von Antidota zwischen der patientengebundenen (pro kg KG) und der giftbezogenen (z.B. Heparin/Protamin) Dosierung zu unterscheiden.

Dosierungen
- Absolute Dosisangaben beziehen sich auf erwachsene Patienten. Kinderdosierungen sind gesondert gekennzeichnet. Die Angabe mg/kg bedeutet "mg pro Kilogramm Körpergewicht" und kann im Allgemeinen auf Erwachsene und Kinder angewandt werden.

Asservierung
- Tabletten-, Drogenreste oder sonstige Substanzen asservieren.
- Entnahme der Probe **vor** Therapiebeginn.
- Blut-, Urinproben und Mageninhalt sind mögliche Asservate.
- Gefäße zur eindeutigen Identifikation sorgfältig beschriften.
- Besondere Abnahmevorschriften beachten.
- Klinische Symptomatik und kurze Anamnese auf dem Begleitschein vermerken.[7]
- Stuhlproben und die Asservierung von Atemluft sind nur in Ausnahmefällen erforderlich.

[1] Juurlink DN: Activated charcoal for acute overdose: a reappraisal. Br J Clin Pharmacol 2016; 81(3): 482-7.
[2] Jürgens G et al.: The effect of activated charcoal on drug exposure in healthy volunteers: a meta-analysis. Clin Pharmacol Ther 2009; 85(5):501-5.
[3] Chyka PA et al.: Position paper: Single-dose activated charcoal. Clin Toxicol (Phila) 2005; 43(2): 61-87.
[4] Zilker T. Klinische Toxikologie für die Notfall- und Intensivmedizin. UNI-MED Verlag Bremen, 2008.
[5] Begemann K et al. Ärztliche Mitteilungen bei Vergiftungen 2011-2013. Achtzehnter Bericht der Dokumentations- und Bewertungsstelle für Vergiftungen im Bundesinstitut für Risikobewertung für die Jahre 2011-2013.
[6] Buckley NA et al.: Who get's antidotes? Choosing the chosen few. Br J Clin Pharmacol 2016; 81(3): 402-7.
[7] Weidemann G et al. Der Vergiftungsverdacht. In: Das Laborbuch für Klinik und Praxis. Urban & Fischer Verlag. Guder WG & Nolte J (Hrsg.) 2005; S. 482.

T 20.2 Allgemeinmaßnahmen

T 20.2.1 Primäre Giftelimination

evtl.	**Adsorbens** (Giftbindung ⇒ Resorptionshemmung ⇒ Giftelimination) nicht mit Laxans kombinieren	**Kohle (Aktivkohle, Carbo medicinalis)** → 435	0.5-1g/kg KG p.o. oder über nasogastrale Sonde; Cave: Sondenlage, Aspirationsschutz
evtl.	**Osmotisches Laxans** (forcierte Diarrhoe ⇒ Giftelimination)	**Natriumsulfat**	15-30g auf 100ml H_2O (nur nach mehrfachen Kohlegaben notwendig), nicht bei Nikotinvergiftung
evtl.	**Magenspülung** (⇒ Giftelimination) nur unter strenger Indikationsstellung nach vorheriger Rücksprache mit einer Giftinformationszentrale	**Wasser über großlumigen Gummischlauch, bei Ki. physiol. NaCl-Lösung**	je 5-10ml/kg, gesamt 15-20l ausgewogenes H_2O bzw. Elektrolytlösung (bei Paraquat höhere Spülvolumina)

Cave: bei abgeschwächten/erloschenen Schutzreflexen Schutzintubation

T 20.2.2 Sekundäre Giftelimination

evtl.	**Erhöhte Flüssigkeitszufuhr** (alkalische Diurese ⇒ Giftelimination) nur noch strenge Indikationsstellung	**$NaHCO_3$ 8.4%-Lsg.;** ggf. NaCl 0.9% oder Glucose 5% (abhängig von Elektrolyten und BZ)	ini 1ml/kg KG, pH-Wert des Urins >7.5 anstreben. Elektrolyte nach Labor (Cave: Hypokaliämie), Kontrolle der Infusions- und Urinmenge sowie des pH-Wertes im Blut
evtl. plus	**Schleifendiuretikum** (forcierte Diurese ⇒ Giftelimination) nur noch seltene Indikation	**Furosemid** → 41	nach Harnvolumen und volumetrischen Herz-Kreislaufparametern; Elektrolyte kontrollieren

T 20 Toxikologie – Therapie

evtl.	**Kohle wiederholt** (kann je nach Gift eine sek. Giftentfernung über Unterbrechung des enterohepatischen oder enteroenterischen Kreislaufs [gastrointestinale Dialyse] bewirken)	Kohle (Aktivkohle, Carbo medicinalis) → 435	0.3-0.5g/kg KG alle 4-6h, kumulative Aktivkohledosis bei Erw. < 300g
evtl.	**Extrakorporale Verfahren**	Hämodialyse, Hämoperfusion, Hämodiafiltration, Eiweißdialyse, Plasmapherese sollten nur nach Rücksprache mit einer Giftinformationszentrale oder in einem Behandlungszentrum für Vergiftungen erfolgen. Die meisten Gifte lassen sich bei hoher Proteinbindung und/oder großem Verteilungsvolumen nicht effektiv eliminieren!	
evtl.	**Antidottherapie**	Strenge Indikationsstellung; frühzeitiger Kontakt zu GIZ	

T 20.3 Acetylsalizylsäure-Intoxikation

	Pufferung (ggf. Azidosetherapie, alkalische Diurese)	Natriumhydrogencarbonat 8,4% → 305 (100ml = 100mmol HCO_3^-)	$BE \times 0.3 \times kg = mmol$, max. 1.5 mmol/kg/h i.v. (pH-Kontrollen, alkal. Urin-pH anstreben), art. BGA mit pH- und K^+-Kontrollen
evtl.	**Benzodiazepin** (antikonv.) bei klinischer Symptomatik	Diazepam → 361	0.2-0.4mg/kg i.v.
oder		Clonazepam → 310	1-2mg i.v., MTD 13mg

T 20.4 Ajmalin-, Prajmalin-Intoxikation

Allgemein

	Adsorbens (primäre und sekundäre Giftentfernung)	Kohle (Aktivkohle, Carbo medicinalis) → 435	0.5g/kg alle 4h, bis zu 3 repetitive Gaben
ggf.	**Beta-Adrenorezeptor-Agonist** (Inotropie ↑) sehr strenge Indikationsstellung, proarrhythmogen	Isoprenalin	0.5-5µg/min i.v.
evtl.	**Alpha-Sympathomimetikum** (periph. Widerst. ↑, RR ↑)	Noradrenalin → 55	ini 0.1-0.2µg/kg/min

Bei Tachyarrhythmie

	Isotone NaCl-Lösung (Volumen + Elektrolytlösung)	NaCl → 302 (ggf. 5,85%)	0.5-1mval/kg, max. 80mval/24h (Na^+-Konz. an oberer Grenze halten)
oder	**Puffer** (Elektrolytlösung)	Natriumhydrogencarbonat → 305 (8,4%)	i.v., zur zentraleln. Infusion s. FachInfo (Na^+-Konz. an oberer Grenze halten)
evtl.	**Antiarrhythmikum Kl. Ib**	Lidocain → 49	ini 100mg i.v., dann 2-4mg/min
oder	**Antiarrhythmikum Kl. Ib**	Phenytoin → 308	ini 3-5mg/kg sehr langsam i.v. (unter EKG-Kontrolle)

Bei Torsades de Pointes			
	Magnesiumpräparat (Substitution)	MgSO₄ → 300	Erw. 8mmol, Ki. 0.12mmol/kg langsam i.v., ggf. wdh., weiter mit 10-20mmol/24h
oder	Antiarrhythmikum Klasse Ib	Phenytoin → 308	ini 3–5mg/kg sehr langsam i.v. (unter EKG-Kontrolle)
Bei Bradykardie			
ggf.	Beta-Adrenorezeptor-Agonist (Inotropie ↑)	Isoprenalin	0.5–5µg/min i.v. (sehr strenge Indikationsstellung, proarrhythmogen)
Bei zerebralen Krampfanfällen			
	Benzodiazepin (antikonvulsiv)	Diazepam → 361	0.3–0.5mg/kg i.v.
oder		Clonazepam → 310	1–2mg i.v., MTD 13mg
oder		Lorazepam → 362	4mg i.v. (2mg/min)
und ggf.	Barbiturat (antikonvulsiv)	Phenobarbital → 309	10–20mg/kg langsam i.v.
oder	Hydantoinderivat (antikonvulsiv)	Levetiracetam → 314	ini 2 x 250–500mg/d als Kurzinf. über 15min i.v., max. 2 x 1500mg/d

T 20.5 Amanitin-Intoxikation (Knollenblätterpilz)

	Adsorbens (primäre und sekundäre Giftentfernung)	Kohle (Aktivkohle, Carbo medicinalis) → 435	0.5g/kg alle 4h; nicht mit Laxans kombinieren
und	Spezifisches Antidot (u.a. Hemmung der Giftaufnahme in die Leberzelle)	Silibinin	ini 5mg/kg als Bolus i.v., dann 20mg/kg als Dauerinf.
oder	Unspezifisches Antidot (Hemmung der Giftaufnahme in die Leberzelle)	Penicillin G → 218	1 Mio. IE/kg/d (nur, bis Silibinin zur Verfügung steht)

T 20.6 Amantadin-Intoxikation

	Benzodiazepin (antikonvulsiv)	Diazepam → 361	0.3–0.5mg/kg i.v.
oder		Clonazepam → 310	1–2mg i.v., MTD 13mg
oder		Lorazepam → 362	4mg i.v. (2mg/min)
	Indirektes Parasympatholytikum (Cholinesterasehemmung ⇒ anticholinerge und adrenerge Wirkung ↓)	Physostigmin → 436	1–2mg sehr langsam i.v., evtl. wdh., ggf. bis 2mg/h als Dauerinf. (unter EKG-Kontrolle; nicht bei QRS-Komplex > 120 msec; KI bei zerebralen Krampfanfällen

T 20 Toxikologie – Therapie

T 20.7 Amphetamin-Intoxikation

Bei zerebralen Krampfanfällen

	Benzodiazepin (antikonvulsiv)	Diazepam → 361	0.3–0.5mg/kg i.v.
oder		Clonazepam → 310	1–2mg i.v., MTD 13mg
oder		Lorazepam → 362	4mg i.v. (2mg/min)
evtl.	**Barbiturat** (antikonvulsiv)	Phenobarbital → 309	10–20mg/kg langsam i.v.

Bei Tachykardie

	Beta-1-Blocker (HZV↓, neg. chrono-/inotrop, Reninsekretion ↓, zentrale Sympathikusaktivität ↓)	Metoprololtartrat → 28	Erw. 5–10mg langsam i.v. (nicht in Komb. mit Nifedipin)

Bei Kammerflimmern

	Antiarrhythmikum Kl. Ib	Lidocain → 49	ini 100mg i.v., dann 2–4mg/min
oder	**Antiarrhythmikum Kl. III**	Amiodaron → 51	150–300mg i.v.

(Zentrales) anticholinerges Syndrom

	Indirektes Parasympatholytikum (Cholinesterasehemmung ⇒ anticholinerge und adrenerge Wirkung ↓)	Physostigmin → 436	1–2mg sehr langsam i.v., bei Ki. 0.02mg/kg sehr langsam i.v., evtl. wdh., Cave: Bradykardien, nicht bei QRS-Komplex > 120msec; KI bei zerebralen Krampfanfällen

Bei Hypertonie

	Alpha-Rezeptor-Blocker	Urapidil → 33	10–50mg i.v.
oder	**Alpha-2-Agonist**	Clonidin → 32	0.015–0.045mg/h i.v. als Dauerinfusion

T 20.8 Antidepressiva-Intoxikation

Bei Herzrhythmusstörungen

	Puffer (Azidosetherapie)	Natriumhydrogen-carbonat 8,4% (100ml = 100mmol HCO$_3^-$)	BE x 0.3 x kg = mmol, max. 1.5mmol/kg/h i.v. (Ziel-pH 7.45–7.55), Natriumkonz. hochnormal halten; Cave: Hypokaliämie; i.v.-Anw., zur zentralven. Inf.
evtl.	**Antiarrhythmikum Kl. Ib**	Lidocain → 49	1mg/kg langsam i.v.; Antiarrhythmika der Klasse Ia, Ic und III kontraindiziert

Antihistaminika-Intoxikation

Bei supraventrikulärer Tachykardie und/oder zentral anticholinergem Syndrom

Indirektes Parasympatholytikum (Cholinesterasehemmung ⇒ anticholinerge und adrenerge Wirkung ↓)	Physostigmin → 436	2mg sehr langsam i.v., bei Ki. 0.02mg/kg sehr langs. i.v.; Cave: Bradykardien; nicht bei QRS-Komplex > 120msec; KI bei zerebralen Krampfanfällen

Bei Hypotonie

Natriumchlorid-Infusionslösung	NaCl 0,9% → 302	500ml i.v. über 15 min; Cave: Volumenüberlast bei kardiodepressiver Wirkung der Antidepressiva
Alpha- und Beta-Sympathomimetikum (Inotropie ↑)	Adrenalin (Epinephrin) → 54	Erw. 0.1mg, Ki. 0.01mg/kg i.v. (zurückhaltende Anw. wg. Proarrhythmie)
Alpha-Sympathomimetikum (periph. Widerst. ↑, RR ↑)	Noradrenalin → 55	ini 0.1µg/kg/min

T 20.9 Antihistaminika-Intoxikation

Allgemein

Indirektes Parasympatholytikum (Cholinesterasehemmung ⇒ anticholinerge und adrenerge Wirkung ↓)	Physostigmin → 436	1–2mg i.v., evtl. wdh., z.T. bis 2mg/h als Dauerinfusion; Cave: Bradykardien, nicht bei QRS-Komplex > 120 msec; bei zerebralen Krampfanfällen kontraindiziert

Bei zerebralen Krampfanfällen

	Benzodiazepin (antikonvulsiv)	Diazepam → 361	0.3–0.5mg/kg i.v.
oder		Clonazepam → 310	1–2mg i.v., MTD 13mg
oder		Lorazepam → 362	4mg i.v. (2mg/min)

Bei Hypotonie

Alpha-Sympathomimetikum (periph. Widerst. ↑, RR ↑)	Noradrenalin → 55	initial 0.1µg/kg/min

T 20.10 Arsen-Intoxikation

Durch Arsensalze, arsenige Säure, Arsensäure, Arsenite und Arsenate mit entspr. erhöhtem As-Serumspiegel. Arsen III- und V-oxid bes. toxisch; nicht bei Arsenwasserstoff-Intoxikation

	Rasche Kontaktaufnahme mit Giftinformationszentralen		
	Komplexbildner (Giftelimination ↑)	Dimercaptopropan-sulfonat (DMPS) → 433	akut: Bolus 250mg i.v., anschl. an d1 250mg i.v. alle 3-4h, d2 alle 4-6 h, d3 alle 6-8 h, d4 alle 8-12 h, danach 250mg i.v. 1-3 x/d, bis As-Blutkonz. deutlich ↓; subakut-chronisch: p.o. d1: 3 x 10mg/kg/d, d2: 3 x 5-10mg/kg/d, d3: 2 x 2.5mg/kg/d, Dauer hängt von Arsenausscheidung ab; Cave: Depletion von Spurenelementen

T 20.11 Atropin-Intoxikation

	Indirektes Parasympatholytikum (Cholinesterasehemmung ⇒ anticholinerge und adrenerge Wirkung ↓)	Physostigmin → 436	1-2 mg langs. i.v., evtl. wdh., z.T. bis 2mg/h als Dauerinf., Ki. 0.02-0.04mg/kg als ED langsam i.v.; Cave: Bradykardien, nicht bei QRS-Kompl. >120msec; KI: zerebr. Krampfanfälle
evtl.	Benzodiazepin (antikonvulsiv)	Diazepam → 361	0.3-0.5mg/kg i.v.
oder		Lorazepam → 362	4mg i.v. (2mg/min)

T 20.12 Barbiturat-Intoxikation

	Puffer (Harnalkalisierung, Giftelimination ↑)	Natriumhydrogen-carbonat 8,4% → 305 (100ml = 100mmol HCO_3^-)	BE x 0.3 x kg = mmol, max. 1.5mmol/kg/h i.v. (pH-Kontrollen, alkal. Urin-pH anstreben); Cave: Hypokaliämie

T 20.13 Benzodiazepin-Intoxikation

	Benzodiazepin-Antagonist (Benzodiazepinwirkung ↓)	Flumazenil → 435	0.3-0.6 mg i.v., ggf. Dauerinfusion bis 1 mg/h (kurze HWZ, nur bei vitaler Ind. oder als Diagnostikum)

T 20.14 Betablocker-Intoxikation

	Alpha- und Beta-Sympathomimetikum, D$_1$-Rezeptor-Agonist (Inotropie ↑, Vasokonstriktion bei Hypotonie)	Dopamin → 54	5–20µg/kg/min
	Beta-(>Alpha-)Sympathomimetikum (Ino-/Chrono-/Bathmotropie ↑ bei Hypotonie, Bronchodilat.)	Adrenalin → 54	0.001–0.01mg/kg ED, dann nach Wi (die nötigen Dosen liegen deutlich höher als die Standarddos. von Adrenalin u. Noradrenalin)
evtl.	Herzschrittmacher zur Steigerung der Inotropie		
	Antihypoglykämikum (Beta-Rezeptor-unabhängige Stimulation von c-AMP ⇒ Herzleistung ↑)[8]	Glucagon → 120	ini 0.1–0.15mg/kg, dann: 0.05mg/kg/h über 24h i.v. (max. 5mg/h); Cave: kurze HWZ (ca. 15min)
	Puffer (Azidosetherapie)	Natriumhydrogencarbonat 8,4% → 305 (100ml = 100mmol HCO$_3^-$)	BE x 0.3 x kg = mmol, max. 1.5mmol/kg/h i.v.
	Insulin und Glukose (Hochdosistherapie[8, 9])	Insulin → 118	1–10 I.U./kgKG/h; Rücksprache mit GIZ
evtl.	Intravenöse Lipidemulsionstherapie[10] (ILE) zur Aufhebung der Kardiotoxizität stark lipophiler Substanzen (logP > 2)	Intralipid® 20% (oder entspr. 20%ige MCT-Lipidlösung, z.B. Lipofundin® 20% → 304)	ini 1.5ml/kg als Bolus, max. 1–2mal wdh., dann 0.25ml/kg/min; max. 10ml/kg während ersten 30min bzw. 12ml/kg in 24h

[8] Graudins A et al. Calcium channel antagonist and beta-blocker overdose: antidotes and adjunct therapies. Br J Clin Pharmacol 2016; 81(3): 453-61.
[9] Doepker B et al. High-dose insulin and intravenous lipid emulsion therapy for cardiogenic shock induced by intentional calcium-channel blocker and Beta-blocker overdose: a case series. J Emerg Med 2014; 46(4): 486-90.
[10] Gosselin S et al. Evidence-based recommendations on the use of intravenous lipid emulsion therapy in poisoning. Clin Toxicol 2016; 54(10): 899-923.

T 20.15 Biguanide-Intoxikation (besonders Metformin)

	Puffer (Therapie der Laktatazidose)	Natriumhydrogencarbonat 8,4% → 305 (100ml = 100mmol HCO$_3^-$)	BE x 0.3 x kg = mmol, max. 1.5mmol/kg/h i.v.; Cave Hypokaliämie
evtl.	Glukose (Substitution)	Glukose 40%, dann Glukose 5% → 303	nach BZ; Biguanide verursachen i.d. Regel keine Hypoglykämie!

T 20.16 Biperiden-Intoxikation

Indirektes Parasympatholytikum (Cholinesterasehemmung ⇒ anticholinerge und adrenerge Wirkung ↓)	Physostigmin → 436	1–2 mg sehr langsam i.v., evtl. wdh., z.T. bis 2mg/h als Dauerinf.; Ki. 0.5mg sehr langsam i.v.; Cave: Bradykardien, nicht bei QRS-Kompl. >120msec; KI: zerebrale Krampfanfälle

T 20.17 Blei-Intoxikation

	Komplexbildner (Giftelimination ↑)	Dimercaptosuccinic acid (DMSA)	10mg/kg p.o., d1–5 alle 8h, d6–14 alle 12h
oder		2,3-Dimercapto-1-propan-sulfonsäure (DMPS) → 433	3–5mg/kg i.v., d1 alle 4h, d2 alle 6h, ab d3 alle 8h bis zum Abklingen der GI-Symptome, Fortführung: DMPS p.o. 3 x 100mg/d

T 20.18 Botulismus-Intoxikation

(Rücksprache mit Giftinformationszentrale)

Spezifisches Antidot (Giftwirkung ↓)	Botulismus-Antitoxin	ini 500ml langs. i.v., bei klin. Ansprechen ggf. weitere 250ml; Cave: allerg. Reakt.; nicht sicher wirks., bei Säuglingsbotulismus nicht ind.

T 20.19 Carbamat-Intoxikation

(reversible Hemmung der Acetylcholinesterase)

Direktes Parasympatholytikum (cholinerge Wirkung ↓)	Atropinsulfat 100mg → 433 (1%ige Lösung); Cave: Verwechslung mit Atropin 1mg-Amp. möglich!	ini 2–5mg langsam i.v. bis cholinerge Zeichen sistieren (biol. Titration); bei Überdos. von Atropin zentral anticholl. Syndrom: ggf. Physostigmin → 436

T 20.20 Chinin-Intoxikation

Prophylaxe zur Membranstabilisierung

	Isotone NaCl-Lösung (Volumen + Elektrolytlösung)	NaCl 0,9% → 302	0.5–2mval/kg (Na⁺-Konz. an oberer Grenze halten)
oder	Puffer (Elektrolytlösung)	Natriumhydrogencarbonat 8,4 % → 305	1–2 mval/kg (Na⁺-Konz. an oberer Grenze halten; Cave Hypokaliämie)
	Elektrolyt	Magnesium → 300	0.1mval/kg/ED

Chloroquin-Intoxikation

Bei Kammerflimmern

Benzodiazepin (antikonvulsiv)	Diazepam → 361	1–2mg/kg i.v. als Bolus, dann 0.1–0.4mg/kg/h; KI: Antiarrhythmika Klasse Ia, Ic und III

T 20.21 Chloroquin-Intoxikation

Benzodiazepin (prophylaktisch gegen Rhythmusstörungen, Krampfanfälle)	Diazepam → 361	1–2mg/kg i.v. als Bolus, dann 0.1–0.4mg/kg/h evtl. über Tage Antiarrhythmika (KI: Klasse Ia, Ic und III)
Bei (relativer) Hypokaliämie **Elektrolytlösung**	Kalium → 299	vorsichtige Substitution nach Serum-K^+; Cave: Hyperkaliämie

T 20.22 Chrom-Intoxikation

Komplexbildnertherapie mit DMPS nicht indiziert, ggf. sogar schädlich; ggf. gesteigerte Diurese

(Giftelimination ↑)	N-Acetylcystein → 82 i.v. bei Nieren- und Leberschädigung analog der Paracetamol-Intoxikation	N-Acetylcystein-Schema siehe Paracetamol → 846

T 20.23 Clenbuterol-Intoxikation

	Betablocker (HZV ↓, neg. chrono-/inotrop, zentr. Sympathikusaktivität ↓)	Propranolol → 29	0.01–0.02mg/kg i.v.
oder		Metoprolol → 28	5–10mg i.v.
	Benzodiazepin (antikonvulsiv)	Diazepam → 361	0.3–0.5mg/kg i.v.
oder		Clonazepam → 310	1–2mg i.v., MTD 13mg
oder		Lorazepam → 362	4mg i.v. (2mg/min)

T 20.24 Clonidin-Intoxikation

Bei Bradykardie

Direktes Parasympatholytikum	Atropin → 55	0.01mg/kg

Bei Hypotonie

Alpha-/Beta-Sympathomimetikum, D_1-Rez.-Agonist	Dopamin → 54	5–10µg/kg/min (zurückhaltend)
Beta-Sympathomimetikum (Inotropie ↑, Vasokonstriktion bei Hypotonie)	Dobutamin → 54	2–20µg/kg/min
Alpha-Sympathomimetikum (periph. Widerst. ↑, RR ↑)	Noradrenalin → 55	ini 0.1µg/kg/min

T 20 Toxikologie – Therapie

Bei Atemdepression

| Opioidantagonist (Opioidwirkung ↓) | Naloxon → 290 | Therapieversuch mit 0.4–2mg i.v., ggf. i.m.; wegen kurzer HWZ repetitive Dosen nötig |

T 20.25 Cumarin-Intoxikation

| Vitamin K (Vitamin-K-Antagonismus ↓) | Phytomenadion → 150 | 25mg/d p.o., 0.3mg/kg i.v. (bei Cumarinen mit langer HWZ evtl. über Monate) |
| Prothrombinkomplex-Präparat | PPSB → 70 | 1E/kg hebt Quick um ca. 1%; Initialdosis (E) = kgKG x gewünschter Faktoranstieg in % (schneller Wi.-eintritt) |

T 20.26 Cyanid-Intoxikation

	Cyanidbindung	Hydroxycobalamin → 435	2.5–5 g über 15–30min i.v.; bei Reanimation 10 g i.v.; Cave: Anaphylaxie, geringer RR-Anstieg; harmlose Rotfärbung von Haut und Urin; nicht mit 4-DMAP!
oder	Met-Hb-Bildner (Cyanidbindung an Met-Hb)	4-Dimethylaminophenol (4-DMAP) → 433	3–4mg/kg langsam i.v.; (bildet 30–40% Met-Hb); nicht indiziert bei Bränden mit mögl. CO-Beteiligung!
dann	Cyanidbindung (aus Met-Hb ⇒ Umwandlung in Rodanid ⇒ Cyanidelimination)	Natriumthiosulfat 10% → 435	100–200mg/kg langs. i.v., ggf. nach 30–60 min widerholen bzw. Infusion 100mg/kg/h

T 20.27 Dihydroergotamin-Intoxikation

| Direkter Vasodilatator (antihypertensive Therapie) | Nitroprussidnatrium | nur in Glucose 5% als Inf.; 2–4 µg/kg/min i.v. (nur in sehr schweren Fällen; bei längerfristiger Therapie oder Dosen > 4 µg/kg/min Cyanid-Akkumul. mögl.!) |

T 20.28 Eisen-III-/-II-sulfat-Intoxikation

| Komplexbildner (Eisenelimination ↑) | Deferoxamin | 15mg/kg/h i.v., Reduktion mögl. nach 4–6h; max. 80mg/kg/24h, oral bis 12g |

Ethylenglykol-Intoxikation

T 20.29 Ethylenglykol-Intoxikation[11]

	Alkohol (kompetitive Hemmung der Alkoholdehydrogenase ⇒ Hemmung der Metabolisierung)	Ethanol 96 % → 433	ini 50ml Ethanol 96% ad 450ml Glucose 5%, davon 8ml/kg über 30min. i.v., dann 1.5ml/kg/h Erh.Dos. (Ethanolkonzentration 0.5–1.0‰ anstreben); bei schwerer Azidose Hämodialyse
oder	Hemmung der Alkoholdehydrogenase (ADH) und damit Verhinderung der Entstehung toxischer Metabolite (u.a. Glykol- und Oxalsäure)	Fomipezol → 435	ini 15mg/kg i.v. innerhalb 30min, dann 10mg/kg, alle 12h bis Ethylenglykol oder Methanol i.S. < 0.1g/l; supportive Folsäuregabe
	Supportive Therapie zur Beschleunigung der Umwandlung in nicht giftige Metaboliten	Thiamin → 148	3–4 x 100mg p.o.
		Pyridoxin → 148	3–4 x 50mg p.o.

[11] Kraut, Jeffrey A and Mullins, Michael E: N Engl J Med, 2018 Vol. 378(3): pp. 270–280

T 20.30 Gammahydroxybuttersäure (GHB)-Intoxikation

auch: Gammabutyrolakton (GBL)-Intoxikation; 1,4-Butandiol-Intox. (syn.: liquid ecstasy)

Bei zerebralen Krampfanfällen

	Benzodiazepin (antikonvulsiv)	Diazepam → 361	0.3–0.5mg/kg i.v.
oder		Clonazepam → 310	1–2mg i.v., MTD 13mg
oder		Lorazepam → 362	4mg i.v. (2mg/min)

Bei Erregungszuständen

Benzodiazepin (antikonv.)	Diazepam → 361	0.3–0.5mg/kg i.v.
Neuroleptikum	Haloperidol → 354	5–10mg i.m.; i.v.-Gabe nur bei normaler QTc-Zeit im EKG unter Monitoring

Bei Tachykardie

Beta-1-Blocker (HZV ↓, neg. chrono-/inotrop, Reninsekretion ↓, zentrale Sympathikusaktivität ↓)	Metoprolol → 28	Erw. 5–10mg langsam i.v. (nicht in Kombination mit Nifedipin)

Bei Ateminsuffizienz

Sauerstoff	Nasensonde od. Inhalationsmaske, ggf. Intubation	4–6l/min

T 20 Toxikologie – Therapie

T 20.31 Heparin-Intoxikation

	Spezifisches Antidot (Aufhebung der Heparinwirkung)	Protamin 1000 I.E. → 63	1ml inaktiviert 1000 I.E. Heparin (PTT-Kontrollen), ggf. Dauerinf.; UW: anaphylakt. Reaktion; Cave: Protamin kann in Abwesenheit v. Heparin selbst gerinnungshemmend wirken

T 20.32 Herzglykosid-Intoxikation[12]

	Spezifisches Antidot (Glykosidwirkung ↓)	Digitalis-Antitoxin → 433 (80mg Digitalis-Antidot binden 1mg Digoxin, Dosisberechnung nach Serumspiegel)	ini Bolus über 30min i.v.; dann ggf. Dauerinf. mit 30mg/h; Cave: Glykosidspiegel nach Antidot falsch hoch, Allergiegefahr
	Adsorbens (Giftbindung ⇒ Resorptionshemmung ⇒ Giftelimination)	Kohle (Aktivkohle, Carbo medicinalis) → 435	0.5–1g/kg, fraktionierte Gabe alle 4h
		Colestyramin → 124	ini 4g 1–2 x/d, Erh.Dos. 8–16g/d, max. 24g in 24h

[12] Eyer F, Steimer W, Müller C, Zilker T: Free and total digoxin in serum during treatment with Fab Fragments: Case study. Am J Crit Care 2010; Jul; 19(4): 387-391.

T 20.33 Kalziumantagonist-Intoxikation

	Kalzium (Substitution)	Kalziumglukonat 10 % → 300	Erw. 30–60ml Kalziumglukonat 10% (7–14mmol), Ki. 0.125–0.175mmol/kg langsam i.v.; ggf. wdh., Ca^{++}-Bestimmung
evtl.	**Direktes Parasympatholytikum** (cholinerge Wi ↓)	Atropin → 55	0.1mg/kg i.v. bei Bradykardie; meist wenig effektiv
evtl.	**Alpha-/Beta-Sympathomimet., D_1-Rez.-Agonist** (Inotropie ↑, Vasokonstriktion, renale Vasodilat., Natriurese)	Dopamin → 54	2–15μg/kg/min als Dauerinfusion
evtl.	**v. a. Beta-Sympathomimetikum** (Inotropie ↑)	Dobutamin → 54	2–20μg/kg/min als DTI
evtl.	**Beta- > Alpha-Sympathomimetikum** (Ino-/Chrono-/Bathmotropie ↑ bei Hypotonie, Bronchodilat.)	Adrenalin → 54	0.001–0.01mg/kg ED, dann nach Wi (nötige Dos. deutlich über Standarddos. von Adrenalin u. Noradrenalin)
evtl.	Herzschrittmacher zur Steigerung der Inotropie		
evtl.	**Insulin und Glukose** Hochdosistherapie[8, 9] → 837	Insulin → 118	1–10 I.U./kgKG/h; Rücksprache mit GIZ

Koffein-Intoxikation

evtl.	Intravenöse Lipidemulsionstherapie[10] (ILE) zur Aufhebung d. Kardiotoxizität stark lipophiler Subst. (logP > 2)	**Intralipid® 20%** (oder entspr. 20%ige MCT-Lipidlösung, z.B. Lipofundin® 20% → 304)	*ini Bolus 1.5ml/kg, max. 1-2 × wdh., dann 0.25ml/kg/min; max. 10ml/kg in ersten 30min bzw. 12ml/kg in 24h*

T 20.34 Koffein-Intoxikation

Bei bedrohlicher Tachykardie

evtl.	**Betablocker** (HZV ↓, neg. chronotrop, neg. inotrop, zentrale Sympathikusaktivität ↓)	Propranolol → 29	*1-3mg langs. i.v. (max. 1mg/min), max. 10mg i.v.*
		Metoprolol → 28	*5-10mg i.v.*

Bei Kammerflimmern

	Antiarrhythmikum Kl. Ib	Lidocain → 49	*ini 100mg i.v., dann 2-4mg/min*
oder	**Antiarrhythmikum Kl. III**	Amiodaron → 51	*ini 150-300mg i.v.; ggf. anschl. 600-900mg/24h; Cave: Hyperthyreose*

Bei zerebralen Krampfanfällen

	Benzodiazepin (antikonvulsiv)	Diazepam → 361	*0.3-0.5mg/kg i.v.*
oder		Clonazepam → 310	*1-2mg i.v., MTD 13mg*
oder		Lorazepam → 362	*4mg i.v. (2mg/min)*

T 20.35 Kokain-Intoxikation

Bei zerebralen Krampfanfällen

	Benzodiazepin (antikonvulsiv; ggf. auch antiarrhythmisch)	Diazepam → 361	*0.3-0.5(-1)mg/kg i.v.; bei persist. Krämpfen und/oder Hyperthermie Relaxierung)*
oder		Lorazepam → 362	*4mg i.v. (2mg/min)*
oder	**Barbiturat „second-line"** (antikonvulsiv)	Phenobarbital → 309	*10-20mg/kg langsam i.v. (bei persist. Krämpfen Relaxierung)*

Bei bedrohlicher Tachykardie

	Betablocker (HZV ↓, negativ chrono-/inotrop, zentrale Sympathikusaktivität ↓)	Metoprolol → 28	*5-10mg i.v. (KI bei hypertensiver Entgleisung; ggf. Carvedilol)*
oder		Esmolol → 28	*500µg/kg/min bzw. Bolus 80mg über 2-3min (KI bei hypertensiver Entgleisung; ggf. Carvedilol)*

Bei hypertensiver Entgleisung

	Vasodilatation	Nitroglyzerin → 46	*0.15-0.6mg s.l.*
oder		Nifedipin → 31	*10-20mg s.l.*

T 20.36 Kupfer-Intoxikation

	Komplexbildner (Giftelimination ↑)	D-Penicillamin → 207 (Metalcaptase Tbl.)	ini 4 x 300mg p.o./24h, bei längerer Anw. max. 40mg/kg; Ki. bis 100mg/kg, MTD 1050mg

T 20.37 Lithium-Intoxikation

	Ausreichende Hydrierung (keine forcierte Diurese ⇒ Giftelimination)	NaCl 0.9% → 302 (+ ggf. 20mval KCl/l)	250ml/h je nach Bilanz, Elektrolytzusätze n. Labor; KI: Na-Diuretika; Serum-Na hochhalten; in schweren Fällen Hämodialyse; Cave: Thiazid-Diuretika hemmen die renale Lithiumelimination

T 20.38 MAO-Hemmer-Intoxikation

	Nitrat, Vasodilatator (Preload ↓, venöses Pooling)	Glyzeroltrinitrat → 46	ini 0.4mg p.o., ggf. bei gleichzeit. Serotonin-Syndrom: Cyproheptadin (Peritol®) ini 12mg p.o., dann 2mg alle 2h, MTD 32mg

T 20.39 Methanol-Intoxikation[11]

	Alkohol (kompetitive Hemmung der Alkoholdehydrogenase ⇒ Hemmung der Metabolisierung)	Ethanol 96 % → 433	ini 50ml Ethanol 96% ad 450ml Glucose 5%, davon 8ml/kg über 30min. i.v., dann 1.5ml/kg/h Erh.Dos. (Ethanolkonz. 0.5–1.0‰ anstreben); bei schwerer Azidose Hämodialyse
oder	Hemmung der Alkoholdehydrogenase (ADH) und damit Verhinderung der Entstehung toxischer Metabolite (u.a. Glykol- und Oxalsäure)	Fomipezol → 435	ini 15mg/kg i.v. innerhalb 30min, dann 10mg/kg, alle 12h bis Ethylenglykol oder Methanol i.S. < 0.1g/l; supportive Folsäuregabe
	Zur Verbesserung der Ameisensäure-Elimination	Folsäure → 151	1mg/kg bis max. 50mg pro Dosis alle 4-6h für mind. 5d (max. 10mg/kg/d)

T 20.40 Met-Hb-Bildner-Intoxikation

	Reduktion von Met-Hb (Giftwirkung ↓)	Methylenblau	1-2mg/kg i.v. über 5 min, nach 1h wiederholbar
	Reduktion von Met-Hb (Giftwirkung ↓)	Toloniumchlorid	2-4mg/kg i.v., bei Bedarf einmalige wdh. möglich.

T 20.41 Methotrexat-Intoxikation

	Spezifisches Antidot (Giftwirkung ↓)	Kalziumfolinat	6–12mg i.v. oder i.m., Wdh. möglich
evtl.	(metabolisiert MTX über eine rekombinante Carboxypeptidase zu untoxischen Metaboliten)	Glucarpidase (Voraxaze®; Orphan drug)	ggf. 50 I.E./kg i.v. über 5min; Leukovorin > 4h vor Infusion absetzen; extrem kostspielig

T 20.42 Mutterkornalkaloid-Intoxikation

	Direkter Vasodilatator (antihypertensiv, Pre-/Afterload ↓)	Nitroprussidnatrium	nur in Glucose 5% als Inf.; 2–4 µg/kg/min i.v. (nur in sehr schweren Fällen; bei längerfristiger Therapie oder Dosen > 4µg/kg/min kann es zur Cyanid-Akkumulation kommen)
	Benzodiazepin (antikonvulsiv)	Diazepam → 361	0.3–0.5mg/kg i.v.;
oder		Clonazepam → 310	1–2mg i.v., MTD 13mg

T 20.43 Neuroleptika-Intoxikation

Bei Herzrhythmusstörungen

	Puffer (Azidosetherapie)	Natriumhydrogen-carbonat 8,4% → 305 (100ml = 100mmol HCO$_3^-$)	BE x 0.3 x kg = mmol, max. 1.5mmol/kg/h i.v. (pH auf 7.45–7.55); Cave: Hypokaliämie
	Antiarrhythmikum Kl. Ib	Lidocain → 49	1mg/kg langsam i.v.; KI: Antiarrhythmika Klasse Ia, Ic und III

Nur bei supraventrikulärer Tachykardie

	Indirektes Parasympatholytikum (Cholinesterasehemmung ⇒ anticholinerge und adrenerge Wirkung ↓)	Physostigmin → 436	1–2mg sehr langsam i.v., evtl. wdh., ggf. bis 2mg/h als Dauerinf. (unter EKG-Kontrolle); nicht bei QRS-Komplex > 120 msec; KI: zerebr. Krampfanfälle

Bei Hypotonie

Cave:	Keine Beta-Mimetika einsetzen		
	Alpha-Sympathomimetikum (periph. Widerst. ↑, RR ↑)	Noradrenalin → 55	ini 1µg/kg/min

T 20.44 Opiat-Intoxikation

	Opioidantagonist (Opioidwirkung ↓)	Naloxon → 290	0.4–2mg i.v./i.m. oder nasal über ein MAD (Mucosa application device), evtl. wiederholen; Ki. 0.03mg/kgKG (sehr kurze HWZ)

T 20.45 Organophosphat-Intoxikation

	Direktes Parasympatholytikum (cholinerge Wirkung ↓)	Atropin → 55	ini 2–5mg i.v., evtl. wdh. mit 5–10mg, dann nach Wi; Ki. ini 0.5–2 mg; Ziel: trockene Schleimhäute, HF > 80/min
evtl.	Cholinesteraseaktivator (Antidot)	Obidoxim	3–4mg/kg i.v. (Erw. 250mg), als Bolus, anschl. DTI 750mg für 24h

T 20.46 Paracetamol-Intoxikation

	Antidot (Entgiftung toxischer Metabolite)	N-Acetylcystein (N-ACC) → 82	N-ACC 150mg/kg in 200ml Glukose 5% über 15min, dann 50mg/kg in 500ml über 4h, dann 100mg/kg in 1000ml über 16h; Ind. anh. des Nomogramms nach Rumack and Matthew[13]; altern. (weniger UW) zum 20-h-Schema bei Paracetamol > 200mg/kg: 100mg/kg N-ACC in 200ml Gluc 5% über 2h, anschl. 200mg/kg über 10h[14]

[13] Rumack BH et al. Acetaminophen poisoning and toxicity. Pediatrics 1975; 55(6): 871-6.
[14] Bateman DN et al. Reduction of adverse effects from intravenous acetylcysteine treatment for paracetamol poisoning: a randomised controlled trial. Lancet 2014; 383(9918): 697-704.

T 20.47 Penicillin- und Derivate-Intoxikation

	Benzodiazepin (antikonvulsiv)	Diazepam → 361	0.3–0.5mg/kg i.v.
oder		Clonazepam → 310	1–2mg i.v., MTD 13mg

T 20.48 Pyrazolon-Verbindungs-Intoxikation

	Benzodiazepin (antikonvulsiv)	Diazepam → 361	0.3–0.5mg/kg i.v.
oder		Clonazepam → 310	1–2mg i.v., MTD 13mg

Quecksilber-Intoxikation

T 20.49 Quecksilber-Intoxikation

Je nach Vollblut Hg-Konzentration

Komplexbildner (Giftelimination ↑)	Dimercaptopropansulfonat (DMPS) → 433; siehe auch Arsen-Intoxikation → 836	akut 250mg als Bolus i.v., anschl. an d1 250mg i.v. alle 3–4h; d2 alle 4–6h; d3 alle 6–8h; d4 alle 8–12h; danach 250mg i.v. 1–3 x/d, bis Hg-Blutkonz. deutlich ↓; subakut-chronisch p.o. (Dimaval Hartkps.): d1: 3 x 10mg/kg/d, d2: 3 x 5–10mg/kg/d, d3: 2 x 2.5mg/kg/d; Dauer abhängig von Hg-Ausscheidg.; Cave: Depletion von Spurenelementen

T 20.50 Reizgas-Intoxikation[15, 16]

evtl.	Beta$_2$-Sympathomimetikum inhalativ	Salbutamol → 73 bei pulmonaler Spastik	Erw. 1–2 Sprühstöße (0.1–0.2mg); Ki. 1 Sprühstoß (0.1mg); MTD Erw. 0.8mg, Ki. 0.4mg
evtl.	Glukokortikosteroid Prophylaxe des toxischen Lungenödems bei Inhal. von Reizgasen vom Latenztyp	Beclometasondipropionat DA → 78	2–4 Sprühstöße (400µg), wdh. nach 1h, anschl. ggf. 400µg alle 2h über 24h; Indikation sehr umstritten, zu erwägen bei sich entwickelnder Bronchiolitis obliterans[15]

[15] de Lange et al. Do corticosteroids have a role in preventing or reducing toxic lung injury caused by inhalation of chemical agents? Clin Toxicol 2011; 49(2): 61-71.
[16] Huynh Tuong A et al. Emergency management of chlorine gas exposure - a systematic review, Clinical Toxicology 2019; 57(2):77-98.

T 20.51 Reserpin-Intoxikation

Alpha-Sympathomimetik. (periph. Widerstand ↑, RR ↑, TPR ↑)	Noradrenalin → 55	0.01–0.05µg/kg/min als DTI (bis max. 0.5µg/kg/min)
Dir. Parasympatholytikum (cholinerge Wirkung ↓; bei Sinusbradykardie)	Atropin → 55	0.5–1mg i.v.
Benzodiazepin (antikonvulsiv)	Diazepam → 361	0.3–0.5mg/kg i.v.
	Clonazepam → 310	1–2mg i.v., MTD 13mg

T 20.52 Säuren-Intoxikation

Cave:	Keinesfalls primäre Giftelimination (Erbrechen), keine Aktivkohlegabe		
evtl.	Puffer (Azidosetherapie)	Natriumhydrogen-carbonat 8,4 % → 305	BE x 0.3 x kg = mmol, max. 1.5mmol/kg/h i.v.; Cave: Hypokaliämie

T 20.53 Schaumbildner-Intoxikation

	Entschäumer (Oberflächenspannung ↓)	Simeticon → 436	10ml p.o., Ki. 5ml p.o.

T 20.54 Schilddrüsenhormon-Intoxikation

	Betablocker (HZV ↓, neg. chrono-/inotrop, zentr. Sympathikusaktivität ↓)	Propranolol → 29	3 x 40mg/d p.o. (Konversionshemmung) bzw. 0.01-0.02mg/kg i.v

T 20.55 Spice-Intoxikation/Kräutermischungen

Symptomatische Therapie; bei Erregungszuständen

	Synthetisches Cannabinoid, Agonist am CB1-Rez. deklariert als inhal. Gewürz- oder Kräutermischung	Diazepam → 361	0.3–0.5mg/kg

T 20.56 Sulfonamid-Intoxikation

	Reduktion von Met-Hb (Giftwirkung ↓)	Toloniumchlorid → 436	2-4mg/kg i.v., evtl. 1 x wdh.
	Puffer (Azidosetherapie)	Natriumhydrogen-carbonat 8,4% → 305 (100ml = 100mmol HCO₃⁻)	p.o., Urin-pH > 7 einstellen; Cave: Hypokaliämie

T 20.57 Thallium-Intoxikation

	Komplexbildner (Giftelimination ↑)	Eisen-III-Hexacyanoferrat	ini Erw. u. Ki. mind. 3g p.o., dann 250mg/kg/d in 2-4 ED

T 20.58 Theophyllin-Intoxikation

	Benzodiazepin (antikonvulsiv)	Diazepam → 361	0.3–0.5mg/kg i.v
oder		Clonazepam → 362	1-2mg i.v., MTD 13mg

T 20.59 Zink-Intoxikation

	Komplexbildner (Giftelimination ↑)	Dimercaptopropan-sulfonat (DMPS) → 433	akut: Bolus 250mg i.v., anschl. an d1 250mg i.v. alle 3-4h, d2 alle 4-6h, d3 alle 6-8h, d4 alle 8-12h, danach 250mg i.v. 1-3 x/d

T 20.60 Giftinformationszentralen (D, A, CH)

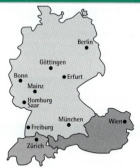

Berlin
Tel. 030 19 24 0
Fax 030 30 686-799

Bonn
Tel. 0228 19 240
Fax 0228 287-33314

Erfurt
Tel. 0361 73 07 30
Fax 0361 73 073 17

Freiburg
Tel. 0761 19 240
Fax 0761 27 04 4570

Göttingen
Tel. 0551 19 240
Fax 0551 38 31 881

Homburg/Saar
Tel. 06841 19 240
Fax 06841 16 28 438

Mainz
Tel. 06131 19 240
Fax 06131-176605

München
Tel. 089 19 240
Fax 089 4140-24 67

Wien
Tel. 0043 140 643 43

Zürich
Tel. 0041 44 251-51 51 (Notruf)
Tel. 0041 44 251-66 66 (Allg. Anfragen)

**Mobile Gegengift-Depots
(24-Stunden-Bereitschaft)**

Bayern-Süd
Klinikum rechts der Isar
Abteilung für klinische Toxikologie
Tel. 089 19240

Bayern-Nord
Klinikum Nürnberg
Tel. 0911 398-0
Tel. 0911 398-2451

Allgemeine Informationen:
www.klinitox.de
(Homepage der Gesellschaft für klinische Toxikologie, Zusammenschluss aller deutschsprachigen Giftinformationszentralen)

T 21 Geriatrie – Therapie

Alle Informationen zu potenziell inadäquaten Medikamenten für ältere Patienten finden Sie im Arzneimittelteil, Kapitel A 21 Geriatrie → 437.

T 22 Zusatzinfos

T 22.1 Pharmakologische Grundbegriffe

T 22.1.1 Resorption

Nach oraler Zufuhr wird ein Wirkstoff meist durch das Epithel des Dünndarms in die Blutbahn aufgenommen. Über folgende andere Wege kann ein Pharmakon in den Organismus gelangen:

- Rektal: Resorption über die Rektumschleimhaut
- Nasal: Resorption über die Nasenschleimhaut
- Pulmonal: Diffusion über die Alveolen oder Resorption über die Bronchialschleimhaut
- Dermal: Resorption über die Haut
- Parenteral: durch intravenöse, intraarterielle oder subkutane Applikation

Die **Bioverfügbarkeit** bezeichnet den Prozentsatz einer verabreichten Dosis, der im Organismus zur Wirkung kommen kann.

T 22.1.2 Verteilung

Nachdem ein Arzneimittel in die Blutbahn gelangt ist, wird es infolge eines Konzentrationsgefälles in verschiedene Kompartimente des Organismus verteilt. Man unterscheidet hier:

- Intrazellulärraum (intrazelluläre Flüssigkeit und feste Zellbestandteile)
- Extrazellulärraum (Plasmawasser, interstitieller Raum, transzelluläre Flüssigkeit)

Welche Verteilungsräume eine Substanz erreicht, hängt von physikalisch-chemischen Eigenschaften wie Lipophilie und Molekülgröße und von den Eigenschaften der begrenzenden biologischen Membranen ab. Zahlreiche Arzneimittel sind im Blut reversibel an Plasmaproteine gebunden, neben der Plasmaproteinbindung (PPB) existiert ein nicht gebundener freier Anteil. Für die pharmakologische Wirkung ist fast ausschließlich der freie Anteil verantwortlich. Da der eiweißgebundene Anteil keiner Metabolisierung unterliegt, hat er eine Art Reservoirfunktion. Pharmaka können sich gegenseitig aus ihrer Proteinbindung verdrängen, darüber hinaus gibt es zahlreiche andere Faktoren, die das Ausmaß der PPB verändern können. Erhöht sich durch eine Änderung der PPB die freie Konzentration eines Pharmakons, so ist dies meist klinisch wenig relevant, da sich die Eliminationsgeschwindigkeit proportional zur der freien Konzentration verhält.

T 22.1.3 Wirkung

Die meisten Arzneimittelwirkungen von lassen sich auf folgende Wirkmechanismen zurückführen:
- Interaktionen mit spezifischen Rezeptoren
- Öffnen oder Blockieren von spannungsabhängigen Ionenkanälen
- Beeinflussung von Transportsystemen
- Hemmung oder Aktivierung von Enzymen
- Störung von Biosynthesen in Mikroorganismen

T 22.1.4 Dosis-Wirkungs-Beziehung

Zur Durchführung einer sinnvollen Pharmakotherapie ist es erforderlich, durch eine bestimmte Dosierung einen gewünschten Effekt ohne vermeidbare Nebenwirkungen zu erzielen. Da der ausgelöste Effekt von der Konzentration am Wirkort abhängig ist, sollte eine Dosisangabe möglichst genau erfolgen, d.h. in Abhängigkeit vom Körpergewicht (z.B. mg/kg) oder von der Körperoberfläche (mg/m^2). Bei Erwachsenen wird jedoch häufig ein Durchschnittsgewicht von 70kg für absolute Dosierungsangaben zugrunde gelegt.

Pharmakologische Grundbegriffe 851

Die therapeutische Breite gilt als Maß für die Sicherheit zwischen therapeutischer und toxischer Wirkung, d.h., ein Medikament ist umso ungefährlicher, je größer seine therapeutische Breite ist. Für Medikamente mit geringer therapeutischer Breite eignet sich das sog. Drug Monitoring, d.h., die Dosis eines Pharmakons wird durch Messungen seiner Konzentration im Blut (therapeutischer Serumspiegel) modifiziert.

T 22.1.5 Elimination

Im Organismus existieren verschiedene Mechanismen, durch die ein Arzneistoff wieder aus dem Körper verschwindet: Bei der **Biotransformation** handelt es sich um biochemische Abbaureaktionen, z.B. Hydrolyse, Reduktion, Oxidation und Konjugation, die zum größten Teil im endoplasmatischen Retikulum der Leber über das Cytochrom P450 erfolgen.
Nach Resorption oral verabreichter Pharmaka sind diese bereits in der Darmwand bzw. bei der ersten Leberpassage über den Pfortaderkreislauf einer Metabolisierung ausgesetzt. Dieses Phänomen ist je nach Wirkstoff unterschiedlich stark ausgeprägt und wird als **First-pass-Metabolismus** bezeichnet.
Ein weiterer Eliminationsweg ist die **Exkretion**. Bei der **biliären Exkretion** werden Arzneistoffe oder deren Metabolite über die Gallenflüssigkeit via Darm ausgeschieden.
Die Ausscheidung über die Niere wird als **renale Exkretion** bezeichnet, sie ist abhängig vom Ausmaß der glomerulären Filtration, der tubulären Sekretion und der tubulären Reabsorption.
Die **Clearance** ist ein Maß für die Eliminationsleistung, mit der die Eliminationsgeschwindigkeit eines Pharmakons gemessen werden kann.
Bei der **Elimination nullter Ordnung** ist die pro Zeiteinheit ausgeschiedene Menge immer konstant und damit unabhängig von der jeweiligen Plasmakonzentration. Die **Elimination erster Ordnung** bedeutet, dass die pro Zeiteinheit ausgeschiedene Menge proportional zur jeweiligen Plasmakonzentration ist, der zeitliche Verlauf der Plasmakonzentration lässt sich als Exponentialfunktion beschreiben.
Als **Halbwertszeit** (HWZ) bezeichnet man die Zeitspanne, in der die Wirkstoffkonzentration im Plasma um die Hälfte abgenommen hat. Eine konstante Halbwertszeit gibt es nur für Substanzen, die durch eine Kinetik erster Ordnung eliminiert werden. Häufig entstehen von verabreichten Wirkstoffen durch die o.g. Mechanismen pharmakologisch wirksame Metabolite, deren Halbwertszeit sich oft von der Ausgangssubstanz unterscheidet.
Der Qo-Wert gibt den Anteil eines Pharmakons an, der bei normaler Nierenfunktion extrarenal eliminiert wird (**extrarenale Eliminationsfraktion**). Als Maß für die exkretorische Nierenfunktion gilt die glomeruläre Filtrationsrate (GFR), die eng mit der Kreatininclearance korreliert.
Die Kreatininclearance kann für jeden Menschen auf verschiedene Arten ermittelt werden, mittlerweile hat sich zur Abschätzung der **individuellen exkretorischen Nierenfunktion** (eGFR) die **Formel nach Levey** durchgesetzt, in die Alter, Serumkreatinin, Geschlecht und Rasse eingehen:

eGFR = 186 x Cr$^{-1,154}$ x Alter$^{-0,203}$ x (0,742 falls weiblich) x (1,210 falls Afroamerikaner)

Dies hat Bedeutung für die Stadieneinteilung der chronischen Niereninsuffizienz. Außerdem kann mit der eGFR und dem Qo-Wert die individuelle Eliminationskapaziät (Q) eines Patienten bezüglich eines bestimmten Arzneimittels errechnet werden (Formel nach Dettli):

Q = Qo + (1 – Qo) x eGFR/100ml/min

Mithilfe des Q-Werts kann eine **Dosisanpassung bei Niereninsuffizienz (DANI)** errechnet werden. Entsprechend der folgenden Formel kann eine Dosisanpassung entweder durch eine **Erniedrigung der Erhaltungsdosis** oder durch eine **Verlängerung des Dosierungsintervalls** erfolgen:

Erhaltungsdosis$_{NI}$ / Dosierungsintervall$_{NI}$ = Q x (Erhaltungsdosis$_N$ / Dosierungsintervall$_N$)

NI: für Patient mit Niereninsuffizienz; N für Nierengesunde; die Formel darf für einige Antibiotika mit kleinem Qo-Wert nicht angewandt werden (Amikacin, Amoxycillin, Ampicillin, Bacampicillin, Benzylpenicillin, Cefadroxil, Cefamandol, Ceftazidim, Ceftizoxim, Cefuroxim, Cephalexin, Cephazolin, Fosfomycin, Gentamicin, Latamoxef, Netilmicin, Spectinomycin, Streptomycin, Tobramycin).

T 22.1.6 Wechselwirkungen

Wechselwirkungen, auch Interaktionen genannt, bezeichnen die gegenseitige Beeinflussung von Wirkstoffen. Durch vielfältige Mechanismen kann die Wirkung eines Pharmakons durch ein zweites verstärkt, abgeschwächt, verlängert oder verkürzt werden. Interaktionen entstehen z.B. durch Hemmung oder Induktion des Metabolismus, wobei häufig das Monooxygenasesystem Cytochrom P450 (CYP) mit seinen Isoenzymen betroffen ist. Hierbei ist relevant, ob ein Pharmakon Substrat, Induktor oder Hemmer eines bestimmten CYP-Isoenzyms ist.

T 22.1.7 Unerwünschte Wirkungen

Unerwünschte Wirkungen (UW), auch Nebenwirkungen genannt, sind Wirkungen, die neben der Hauptwirkung eines Arzneimittels beobachtet werden. Sie können bedeutungslos oder gravierend sein, sie können dosisabhängig oder nicht dosisabhängig sein.
Bei der Pharmakotherapie ist die Kenntnis von Art und Häufigkeit unerwünschter Wirkungen essentiell zur Beurteilung einer Nutzen-Risiko-Relation. Die Arzneimittelhersteller sind verpflichtet, unerwünschte Wirkungen vorzugsweise mit Häufigkeitsangaben zu nennen.
Hier hat sich folgende Einteilung etabliert: sehr häufig (≥ 1/10), häufig (≥ 1/100, < 1/10), gelegentlich (≥ 1/1.000, < 1/100), selten (≥ 1/10.000, < 1/1.000), sehr selten (< 1/10.000), nicht bekannt (Häufigkeit auf Grundlage der verfügbaren Daten nicht abschätzbar). Im Arzneimittel pocket werden unter der Rubrik UW vorwiegend sehr häufige und häufige unerwünschte Wirkungen genannt.

T 22.1.8 Indikation

Indikation im pharmakologischen Sinn bedeutet, wenn für eine bestimmte Erkrankung eine medikamentöse Therapie angezeigt ist. Darf ein Medikament hingegen bei bestimmten Erkrankungen nicht eingesetzt werden, spricht man von Kontraindikation.

T 22.1.9 Schwangerschaft und Stillzeit

Schwangerschaft und Stillzeit gelten als besondere Situationen in der Pharmakotherapie.
Da eine Vielzahl von Arzneistoffen die Plazenta passieren bzw. in die Muttermilch übergehen, soll eine Pharmakotherapie nur bei strenger Indikationsstellung unter Abwägung des Risikos für Mutter und Kind erfolgen. Entsprechende Angaben zum Risiko sind in den Fachinformationen bzw. in den Beipackzetteln der Handelspräparate enthalten, des Weiteren sind in der Roten Liste Angaben zum embryotoxischen und teratogenen Risiko angegeben.
In den USA hatte sich eine Einteilung durchgesetzt, bei der 6 sog. Pregnancy Risk Categories (PRC) bzw. 3 Kategorien zum Risiko in der Stillzeit (Lact) unterschieden wurden (*s. Umschlaginnenseite*). Diese Einteilung soll durch eine neue "Pregnancy and Lactation Labeling Rule" (PLLR) ersetzt werden, die möglichst ausführlich relevante Risiken für Mutter und Embryo aufzählt.

T 22.1.10 Verschreibungspflicht

In Deutschland regelt das Arzneimittelgesetz (AMG), ob ein Medikament **verschreibungspflichtig** (Rp) ist, also ein ärztliches Rezept für den Einsatz erforderlich ist. Arzneimittel, die nicht verschreibungspflichtig sind, aber nur über Apotheken verkauft werden dürfen, werden als **apothekenpflichtig** bezeichnet, hierfür wurde die Abkürzung OTC („over the counter") übernommen.
Während für nahezu alle verschreibungspflichtigen Medikamente die Kosten von der gesetzlichen Krankenkasse (GKV) in Deutschland übernommen werden, müssen apothekenpflichtige Medikamente größtenteils vom Patienten selbst bezahlt werden.
Diesbezüglich existieren folgende Ausnahmeregelungen: Apothekenpflichtige nichtverschreibungspflichtige Arzneimittel sind ausnahmsweise erstattungsfähig, wenn die Arzneimittel bei der Behandlung schwerwiegender Erkrankungen als Therapiestandard gelten (**OTC-Ausnahmeliste**). Ausgeschlossen von der Erstattung durch die GKV sind andererseits verschreibungspflichtige Medikamente, deren Anwendung zur Erhöhung der Lebensqualität dient, sog. **Lifestyle-Arzneimittel** (Rp-L!).

T 22.2 Dosisanpassung bei Niereninsuffizienz

T 22.2.1 Chronische Niereninsuffizienz

Eine chronische Niereninsuffizienz ist eine über längere Zeit (Jahre) bestehende, meist irreversible Einschränkung der exkretorischen Nierenfunktion.

T 22.2.2 Glomeruläre Filtrationsrate

Die GFR ist die Produktionsrate von Primärharn, also das pro Zeiteinheit in den Nierenglomeruli filtrierte Flüssigkeitsvolumen. Die GFR ist ein **Maß für die exkretorische Nierenfunktion**.
Die GFR ist geschlechtsabhängig: **Mann:** ~125 ml/min; **Frau:** ~110 ml/min
Im Folgenden wird eine durchschnittliche normale GFR, GFR_N von 100 ml/min zugrunde gelegt.

T 22.2.3 Estimated GFR

Da sich die individuelle GFR nicht direkt messen lässt, **muss** die GFR geschätzt werden (estimated GFR = eGFR). Die Bestimmung der eGFR erfolgt mithilfe von Substanzen, die ausschließlich glomerulär filtriert, also nicht tubulär resorbiert, sezerniert oder metabolisiert werden, z.B. Inulin, Kreatinin.
Die **Kreatininclearance** wurde früher als Schätzmaß für die GFR herangezogen, entweder ermittelt mit der Sammelurinmethode oder berechnet anhand der Cockcroft-Gault-Formel.
Die **renale Clearance** (Klärfähigkeit) bezeichnet das Plasmavolumen, das renal pro Zeiteinheit von einer bestimmten Substanzmenge vollständig befreit wird.
Inzwischen erfolgt die Abschätzung der GFR, also der exkretorischen Nierenfunktion mit der genaueren sog. verkürzten **MDRD-Formel** (nach Levey), und zwar nur noch unter Zuhilfenahme des Serumkreatininwerts und Berücksichtigung von Alter, Geschlecht und Ethnizität des Patienten:
$eGFR = 186 \times Cr^{-1,154} \times Alter^{-0,203} \times (0,742 \text{ falls weiblich}) \times (1,210 \text{ falls Afroamerikaner})$

(Simplified 4-variable MDRD study formula, Cr = Serumkreatininwert [mg/100ml], Alter in Jahren.)

T 22.2.4 Stadien der chronischen Niereninsuffizienz

Die chronische Niereninsuffizienz kann anhand der eGFR in Stadien eingeteilt werden:
Stadium I: GFR > 90 ml/min, Stadium II: GFR 60–89 ml/min, Stadium III: GFR 30–59 ml/min
Stadium IV: GFR 15–29 ml/min, Stadium V: GFR < 15 ml/min

T 22.2.5 Elimination von Arzneimitteln

Arzneimittel werden eliminiert durch Metabolisierung (v.a. in der Leber), unveränderte extrarenale Ausscheidung und unveränderte renale Ausscheidung. Die sog. totale Arzneimittelclearance entspricht der Summe der extrarenalen (v.a. hepatischen) und der renalen Clearance.
Qo ist dabei die extrarenale Eliminationsfraktion, also der extrarenal ausgeschiedene bioverfügbare Dosisanteil bei normaler Nierenfunktion.
1 – Qo ist die renale Eliminationsfraktion, also der bioverfügbare Dosisanteil bei normaler Nierenfunktion, der in aktiver Form renal eliminiert wird. Der Anteil der Niere an der Gesamtclearance eines Arzneimittels (renale Eliminationsfraktion 1 – Qo) ist substanzspezifisch.

T 22.2.6 Individuelle Eliminationskapazität (in %)

Bei Niereninsuffizienz kann nun bei Kenntnis der eGFR anhand der extrarenalen Eliminationsfraktion Qo die **individuelle Eliminationskapazität Q** (nach Dettli) für ein bestimmtes Arzneimittel errechnet werden (Dettli-Formel):
$Q = Qo + (eGFR / 100 \text{ ml/min}) \times (1 – Qo)$. Q beim jungen, nierengesunden Patienten ist also 1,0.
Qo = extrarenale Eliminationsfraktion bei normaler Nierenfunktion, eGFR in ml/min.
100 ml/min ist die GFR_N, also die GFR für den Normalfall.

T 22.2.7 Dosisanpassung bei Niereninsuffizienz

Bei Kenntnis der individuellen Eliminationskapazität Q eines Patienten bezüglich eines bestimmten Arzneimittels kann dann eine Dosisanpassung bei Niereninsuffizienz (DANI) erfolgen.
Die Loading Dose bleibt dabei unverändert. Es wird gemäß folgender Formel entweder die Erhaltungsdosis und/oder das Dosierungsintervall verändert.

Erhaltungsdosis$_{NI}$ / Dosierungsintervall$_{NI}$ = Q x (Erhaltungsdosis$_N$ / Dosierungsintervall$_N$)
NI für Patient mit Niereninsuffizienz, N für Nierengesunde

Dettli-Regel 1: Erniedrigung der Erhaltungsdosis des Arzneimittels um den Faktor der individuellen Ausscheidungskapazität Q **oder**
Dettli-Regel 2: Verlängerung des Dosierungsintervalls um den Faktor
1/individuelle Ausscheidungskapazität Q **oder** Kombination von Dettli-Regel 1 und Dettli-Regel 2

T 22.3 Zytochrom-P450-System

Arzneistoffe (und Xenobiotika), die über Enzyme des Zytochrom-P450-Systems verstoffwechselt werden oder sie beeinflussen[a]

CYP1A2

Ind	Carbamazepin, Omeprazol, Phenobarbital, Phenytoin, Rifampin, Ritonavir; Rauchen, über Holzkohle gegrilltes Fleisch[b], Kreuzblütengewächse
Inh	Amiodaron, Azithromycin, Cimetidin, Clarithromycin, Erythromycin, Fluoxetin, Fluvoxamin, Gyrasehemmstoffe[c], Interferon (?), Isoniazid, Methoxsalen, Mibefradil, Nefazodon; Grapefruitsaft (Naringenin), Ticlopidin, Troleandomycin
Sub	Aminophyllin, Amitriptylin, Betaxolol, Chlorpromazin, Clomipramin, Clopidogrel (Nebenweg), Clozapin, Coffein, Fluvoxamin, Haloperidol, Imipramin, Methadon, Metoclopramid, Olanzapin, Ondansetron, Paracetamol (Acetaminophen), Phenacetin, Phenazon (Antipyrin), Propranolol, Ropivacain, R-Warfarin, Tacrin, Tamoxifen, Theophyllin, Thioridazin, Trifluoperazin, Verapamil

CYP3A

Ind	Carbamazepin, Dexamethason, Phenobarbital, Phenytoin, Prednison, Rifampicin, Rifapentin, Somatotropin, Troglitazon
Inh	Antidepressiva[d], Azolantimykotika[e], Cimetidin[f], Ciprofloxacin, Clarithromycin, Diltiazem, Erythro-mycin, Fluoxetin, Fluvoxamin, Isoniazid, Metronidazol, Nefazodon, Omeprazol, Propoxyphen, Proteaseinhibitoren[g], Quinupristin/Dalfopristin, Troleandomycin, Verapamil; Grapefruitsaft, Sevilla-Orangen

CYP3B

Sub	Alfentanil, Amiodaron, Amitriptylin, Astemizol, Benzodiazepine[h], Budesonid, Bupropion, Buspiron, Carbamazepine, Cerivastatin, Chinidin, Cisaprid, Clarithromycin, Clomipramin, Clopidogrel, Cocain, Codein, Coffein, Cortisol, Cyclosporin, Dapson, Delavirdin, Dexamethason, Dextromethorphan, Diazepam, Dihydroepiandrosteron, Dihydroergotamin, Dihydropyridine[i], Diltiazem, Disopyramid, Donepezil, Doxycyclin, Efavirenz, Erythromycin, Estradiol, Ethinylestradiol, Fluoxetin, Fluvastatin, Gestoden, Glyburid, Imipramin, Ketoconazol, Lansoprazol, Lidocain, Loratadin, Losartan, Lovastatin, Methadon, Miconazol, Nefazodon, Nevirapin, Norethindron, Omeprazol, Ondansetron, Orphenadrin, Paclitaxel, Paracetamol (Acetaminophen), Paroxetin, Progesteron, Propafenon, Proteaseinhibitoren, Quetiapin, Rapamycin, Repaglinid, Rifampin, Ropivacain, R-Warfarin, Sertralin, Sibutramin, Sildenafil, Simvastatin, Sirolimus, Sufentanil, Sulfamethoxazol, Tacrolimus, Tamoxifen, Terfenadin, Testosteron, Theophyllin, Toremifen, Trazodon, Troleandomycin, Venlafaxin, Verapamil, Vinblastin, Zaleplon, Zolpidem, Zopiclon

Zytochrom-P450-System 855

CYP2C9	
Ind	Carbamazepin, Ethanol, Phenytoin, Rifampin
Inh	Amiodaron, Azolantimykotika, Clopidogrel, Fluoxetin, Fluvastatin, Fluvoxamin, Isoniazid, Leflunomid[j], Lovastatin, Metronidazol, Paroxetin, Phenylbutazon, Probenecid (?), Ritonavir, Sertralin, Sulfamethoxazol, Sulfaphenazol, Teniposid, Trimethoprim, Zafirlukast
Sub	Amitriptylin, Cerivastatin, D9-Tetrahydrocannabinol, Diclofenac, Fluoxetin, Fluvastatin, Hexobarbital, Ibuprofen, Irbesartan, Losartan, Naproxen, Phenprocoumon, Phenytoin, Piroxicam, S-Warfarin, Tamoxifen, Tolbutamid, Torasemid, Trimethadion

CYP2C19	
Ind	Piroxicam, Rifampin
Inh	Cimetidin, Felbamat, Fluoxetin, Fluvoxamin, Indometacin, Isoniazid, Ketoconazol, Lansoprazol, Modafinil, Omeprazol, Paroxetin, Probenecid (?), Ritonavir, Sertralin, Telmisartan, Ticlopidin, Topiramat
Sub	Amitriptylin, Citalopram, Clomipramin, Diazepam, Flunitrazepam, Imipramin, Lansoprazol, Naproxen, Omeprazol, Propranolol, S-Mephenytoin

CYP2D6	
Ind	Schwangerschaft
Inh	Amiodarone, Amitriptylin, Chinidin, Cimetidin, Clomipramin, Diphenhydramin, Fluoxetin, Fluphenazin, Fluvoxamin, Haloperidol, Nefazodon, Paroxetin, Perphenazin, Ritonavir, Sertralin, Thioridazin, Ticlopidin, Venlafaxin
Sub	4-Methoxy-Amphetamin, Amitriptylin, Betaxolol, Carvedilol, Clomipramin, Clozapin, Codein, Debrisoquin, Desipramin, Dextromethorphan, Donepezil, Doxepin, Encainid, Flecainid, Fluoxetin, Guanoxan, Haloperidol, Hydrocodon, Imipramin, Methadon, Metoprolol, Mexiletin, Nebivolol, Nortriptylin, Olanzapin, Ondansetron, Orphenadrin, Oxycodon, Paroxetin, Penbutolol, Perphenazin, Phenformin, Pindolol, Propafenon, Propoxyphen, Propranolol, Risperidon, Selegilin, Sertralin, Spartein, Thioridazin, Timolol, Tramadol, Trazodon, Venlafaxin

CYP2E1	
Ind	Ethanol, Isoniazid[k], Ritonavir
Inh	Cimetidin, Disulfiram, Isoniazid[k]; Brunnenkresse
Sub	Chlorzoxazon, Coffein, Dapson (N-Oxidation), Dextromethorphan, Enfluran, Ethanol (Nebenweg), Halothan, Paracetamol (Acetaminophen), Theophyllin, Venlafaxin

Sub = Substrat; Ind = Induktor; Inh = Inhibitor

[a] Haupt- und/oder Nebenwege des Stoffwechsels des jeweiligen Substrats
[b] Neben CYP1A2 weitere Enzyme beteiligt
[c] Ciprofloxacin, Enoxacin, Grepafloxacin, Norfloxacin, Ofloxacin, Lomefloxacin, Pipemidsäure
[d] Nefazodon, Fluvoxamin, Fluoxetin, Sertralin, Paroxetin, Venlafaxin
[e] Ketoconazol, Itraconazol, Fluconazol
[f] Hemmt nicht alle CYP3A-Substrate, keine Hemmung des Stoffwechsels von Terfenadin
[g] Ritonavir, Saquinavir, Indinavir, Nelfinavir
[h] Alprazolam, Clonazepam, Diazepam, Midazolam, Triazolam
[i] Nifedipin, Felodipin, Nicardipin, Nisoldipin
[j] Der aktive Metabolit von Leflunomid hemmt CYP2C9
[k] INH hat eine biphasische Wirkung auf CYP2E1 (Hemmung-Induktion), was einige Interaktionen von INH erklärt

T 22.4 Bestimmung der Körperoberfläche (KOF)

Nomogramm zur Bestimmung der Körperoberfläche in m²

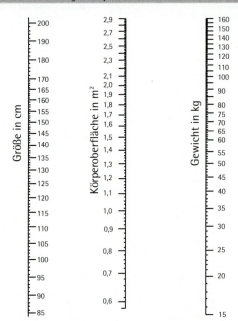

Formel: KOF (m²) = (Gewicht in kg)^{0,425} x (Körpergröße in cm)^{0,725} x 0,007184
Quelle: DuBois D, DuBois EF: A formula to estimate the approximate surface area if height and weight be known. Arch Intern Med 1916;17:863
Modifizierte Formel: KOF = Wurzel (Größe [cm] x Gewicht [kg]/3600)
Quelle: Mosteller RD: Simplified calculation of body-surface area. NEJM 1987;317:1098-9

Bestimmung der Körperoberfläche 857

Tabelle zur Bestimmung der Körperoberfläche in m² (nach der Formel von DuBois u. DuBois)

Gewicht kg	Größe 60cm	70cm	80cm	90cm	100cm	110cm	120cm	130cm
15	0,44	0,49	0,54	0,59	0,64	0,69	0,73	0,77
17,5	0,47	0,53	0,58	0,63	0,68	0,73	0,78	0,83
20	0,50	0,56	0,62	0,67	0,72	0,78	0,83	0,87
22,5	0,53	0,59	0,65	0,70	0,76	0,81	0,87	0,92
25	0,55	0,61	0,68	0,74	0,80	0,85	0,91	0,96
27,5	0,57	0,64	0,70	0,77	0,83	0,89	0,95	1,00
30	0,59	0,66	0,73	0,80	0,86	0,92	0,98	1,04
32,5	0,61	0,69	0,76	0,82	0,89	0,95	1,01	1,08
35	0,63	0,71	0,78	0,85	0,92	0,98	1,05	1,11
37,5	0,65	0,73	0,80	0,88	0,94	1,01	1,08	1,14
40	0,67	0,75	0,83	0,90	0,97	1,04	1,11	1,17
42,5	0,69	0,77	0,85	0,92	1,00	1,07	1,14	1,21
45	0,70	0,79	0,87	0,95	1,02	1,09	1,17	1,23
47,5	0,72	0,81	0,89	0,97	1,04	1,12	1,19	1,26
50	0,74	0,82	0,91	0,99	1,07	1,14	1,22	1,29
52,5	0,75	0,84	0,93	1,01	1,09	1,17	1,24	1,32
55	0,77	0,86	0,95	1,03	1,11	1,19	1,27	1,34
57,5	0,78	0,87	0,96	1,05	1,13	1,21	1,29	1,37
60	0,80	0,89	0,98	1,07	1,15	1,24	1,32	1,40
62,5	0,81	0,91	1,00	1,09	1,17	1,26	1,34	1,42
65	0,82	0,92	1,02	1,11	1,19	1,28	1,36	1,44
67,5	0,84	0,94	1,03	1,12	1,21	1,30	1,38	1,47
70	0,85	0,95	1,05	1,14	1,23	1,32	1,41	1,49
75	0,88	0,98	1,08	1,18	1,27	1,36	1,45	1,53
80	0,90	1,01	1,11	1,21	1,30	1,40	1,49	1,58
85	0,92	1,03	1,14	1,24	1,34	1,43	1,53	1,62
90	0,95	1,06	1,17	1,27	1,37	1,47	1,56	1,66
95	0,97	1,08	1,19	1,30	1,40	1,50	1,60	1,70
100	0,99	1,11	1,22	1,33	1,43	1,54	1,64	1,73
105	1,01	1,13	1,24	1,36	1,46	1,57	1,67	1,77
110	1,03	1,15	1,27	1,38	1,49	1,60	1,70	1,81
115	1,05	1,17	1,29	1,41	1,52	1,63	1,74	1,84
120	1,07	1,20	1,32	1,43	1,55	1,66	1,77	1,87
125	1,09	1,22	1,34	1,46	1,58	1,69	1,80	1,91
130	1,11	1,24	1,36	1,48	1,60	1,72	1,83	1,94
135	1,12	1,26	1,39	1,51	1,63	1,74	1,86	1,97
140	1,14	1,28	1,41	1,53	1,65	1,77	1,89	2,00
145	1,16	1,30	1,43	1,56	1,68	1,80	1,92	2,03
150	1,18	1,31	1,45	1,58	1,70	1,82	1,94	2,06

858 T 22 Zusatzinfos

Gewicht kg	Größe 140cm	150cm	160cm	170cm	180cm	190cm	200cm	210cm
15	0,82	0,86	0,90	0,94	0,98	1,02	1,06	1,10
17,5	0,87	0,92	0,96	1,00	1,05	1,09	1,13	1,17
20	0,92	0,97	1,02	1,06	1,11	1,15	1,20	1,24
22,5	0,97	1,02	1,07	1,12	1,16	1,21	1,26	1,30
25	1,01	1,07	1,12	1,17	1,22	1,27	1,31	1,36
27,5	1,06	1,11	1,16	1,22	1,27	1,32	1,37	1,42
30	1,10	1,15	1,21	1,26	1,32	1,37	1,42	1,47
32,5	1,13	1,19	1,25	1,31	1,36	1,42	1,47	1,52
35	1,17	1,23	1,29	1,35	1,40	1,46	1,52	1,57
37,5	1,21	1,27	1,33	1,39	1,45	1,50	1,56	1,62
40	1,24	1,30	1,37	1,43	1,49	1,55	1,61	1,66
42,5	1,27	1,34	1,40	1,46	1,53	1,59	1,65	1,71
45	1,30	1,37	1,44	1,50	1,56	1,63	1,69	1,75
47,5	1,33	1,40	1,47	1,53	1,60	1,66	1,73	1,79
50	1,36	1,43	1,50	1,57	1,63	1,70	1,76	1,83
52,5	1,39	1,46	1,53	1,60	1,67	1,74	1,80	1,87
55	1,42	1,49	1,56	1,63	1,70	1,77	1,84	1,90
57,5	1,45	1,52	1,59	1,66	1,73	1,80	1,87	1,94
60	1,47	1,55	1,62	1,69	1,77	1,84	1,91	1,98
62,5	1,50	1,58	1,65	1,72	1,80	1,87	1,94	2,01
65	1,52	1,60	1,68	1,75	1,83	1,90	1,97	2,04
67,5	1,55	1,63	1,71	1,78	1,86	1,93	2,00	2,08
70	1,57	1,65	1,73	1,81	1,89	1,96	2,04	2,11
75	1,62	1,70	1,78	1,86	1,94	2,02	2,10	2,17
80	1,66	1,75	1,83	1,92	2,00	2,08	2,15	2,23
85	1,71	1,79	1,88	1,97	2,05	2,13	2,21	2,29
90	1,75	1,84	1,93	2,01	2,10	2,18	2,27	2,35
95	1,79	1,88	1,97	2,06	2,15	2,23	2,32	2,40
100	1,83	1,92	2,02	2,11	2,20	2,28	2,37	2,45
105	1,87	1,96	2,06	2,15	2,24	2,33	2,42	2,51
110	1,91	2,00	2,10	2,19	2,29	2,38	2,47	2,56
115	1,94	2,04	2,14	2,23	2,33	2,42	2,51	2,60
120	1,98	2,08	2,18	2,28	2,37	2,47	2,56	2,65
125	2,01	2,11	2,22	2,32	2,41	2,51	2,60	2,70
130	2,05	2,15	2,25	2,35	2,45	2,55	2,65	2,74
135	2,08	2,18	2,29	2,39	2,49	2,59	2,69	2,79
140	2,11	2,22	2,33	2,43	2,53	2,63	2,73	2,83
145	2,14	2,25	2,36	2,47	2,57	2,67	2,77	2,87
150	2,17	2,28	2,39	2,50	2,61	2,71	2,81	2,92

T 22.5 Doping

T 22.5.1 Verbotene Arzneimittel im Sport

Die Einnahme verbotener Medikamente im Sport wird als Doping bezeichnet. Die World Anti-Doping Agency (WADA) definiert Doping als den Nachweis eines Verstoßes gegen die Anti-Doping-Regeln. Dazu gehören u.a. das Vorhandensein eines verbotenen Stoffs, seiner Metaboliten oder Marker in der Probe eines Sportlers. Aber auch die Anwendung, der Versuch der Anwendung sowie der Besitz eines verbotenen Wirkstoffes oder einer verbotenen Methode und der Verstoß gegen das Meldesystem (Whereabouts) werden bestraft. Die Regelstrafe beträgt seit dem 01.01.2015 vier Jahre, die Verjährungszeit zehn Jahre.

Im Arzneimittelgesetz wird Doping seit dem 11.09.1998 als Straftatbestand genannt. In § 6a „Verbot von Arzneimitteln zu Dopingzwecken im Sport" heißt es: Es ist verboten, Arzneimittel zu Dopingzwecken im Sport in den Verkehr zu bringen, zu verschreiben, bei anderen anzuwenden oder in nicht geringen Mengen zu besitzen.

Zur Aufnahme in die WADA-Liste der verbotenen Wirkstoffe und Methoden müssen zwei der drei folgenden Kriterien erfüllt sein:

(1) Die sportliche Leistung kann gesteigert werden,
(2) Es besteht ein gesundheitliches Risiko für den Sportler und/oder
(3) Es liegt ein Verstoß gegen den Geist des Sports vor.

Die aktuelle Liste der WADA (gültig ab 01.01.2019) umfasst:
Anabole Wirkstoffe, Stimulanzien, Narkotika, Peptidhormone, Wachstumsfaktoren, Beta-2-Agonisten, Hormonantagonisten und -Modulatoren, Diuretika, Maskierungsmittel, Cannabinoide (THC) und Glukokortikoide. Betablocker und Alkohol (Bogenschießen, Luft- und Motorsport) sind sportartspezifisch verboten. Zu den verbotenen Methoden zählen Maßnahmen zur Erhöhung des Sauerstofftransfers, chemische und physikalische Manipulationen an Blut oder Urin und Gendoping. Verbotene Wirkstoffe können in Nahrungsergänzungsmitteln verborgen sein.

Kritische Wirkstoffe sind mit einer Hand ☞ gekennzeichnet.

Die Einhaltung der Verbote wird durch Kontrollen nach Wettkämpfen und außerhalb von Wettkämpfen (sog. Trainingskontrollen) überprüft. In Deutschland ist die Nationale Anti-Doping Agentur (NADA) für diese Aktivitäten zuständig.

Die WADA hat im International Standard for Therapeutic Use Exemptions (TUE) festgeschrieben, unter welchen Bedingungen der Einsatz von verbotenen Wirkstoffen zur ärztlichen Behandlung erfolgen kann (www.wada-ama.org). Der internationale Standard für TUE enthält Kriterien für die Beurteilung, die Weitergabe der Informationen, die Zusammensetzung der Ärztegruppe (TUEC = Therapeutic Use Exemption Committee) und den Anerkennungsprozess.

Formulare und weitere Informationen unter **www.nada-bonn.de**

T 22.5.2 Liste der nach WADA verbotenen Wirkstoffe

Anabole Wirkstoffe

Wirkstoff	Einsatzgebiet	Verweis
Danazol	Endometriose	
Clenbuterol	Asthmamittel	→ 75
DHEA	M. Addison	
Testosteron	Androgene	→ 408

T 22 Zusatzinfos

Exogene androgene anabole Steroide (Auswahl von Bsp.) → 408

1-Androstendiol, 1-Androstendion, 1-Testosteron, 4-Hydroxytestosteron, 19-Norandrostenedion, Bolandiol, Bolasteron, Boldenon, Boldion, Calusteron, Clostebol, Dehydrochloromethyltestosteron, Desoxymethyltestosteron, Drostanolon, Ethylestrenol, Fluoxymesteron, Formebolon, Furazabol, Gestrinon, Mestanolon, Mesterolon, Metenolon, Methandienon, Methandriol, Methasteron, Methyl-1-Testosteron, Methyldienolon, Methylnortestosteron, Methyltestosteron, Methyltrienolon, Miboleron, Nandrolon, Norboleton, Norclostebol, Norethandrolon, Oxabolon, Oxandrolon, Oxymesteron, Oxymetholon, Prostanozol, Quinbolon, Stanozolol, Stenbolon, Tetrahydrogestrinon, Trenbolon und andere Wirkstoffe mit ähnlicher chemischer Struktur oder ähnlichen biologischen Wirkungen

Endogene androgene anabole Steroide → 408

Androstenediol, Androstendion, Dihydrotestosteron, Epitestosteron, Prasteron, Testosteron sowie Metaboliten und Isomere.

TUE: Der Einsatz verbotener Wirkstoffe, um erniedrigte Spiegel von endogenen Hormonen anzuheben, ist nicht als akzeptable therapeutische Maßnahme anzusehen.

In Deutschland nicht mehr im Handel: Dianabol® (Metandionon), Megagrisivit® (Clostebol), Oral-Turinabol® (Dehydromethyltestosteron), Primobolan® (Metenolon), Proviron® (Mesterolon)

Andere anabole Wirkstoffe

Clenbuterol, selektive Androgenrezeptor-Modulatoren (SARMs), Tibolon, Zeranol, Zilpaterol

Stimulanzien

Wirkstoff	Einsatzgebiet	Verweis
Amfepramon	Gewichtsreduktion	→ 134
Amphetamin		
Amfetaminil	Psychostimulanz	
Cocain		
Ephedrin		
Etilefrin	Hypotonie	→ 55
Methylpenidat	ADHS	
Modafinil	Narkolepsie	→ 367
Norfenefrin	Hypotonie	
Pemolin	ADHS	
Pholedrin		
Selegilin		→ 319

Doping

Weitere Wirkstoffe dieser Gruppe (Auswahl von Beispielen)

4-Phenylpiracetam (Carphedon), Adrafinil, Adrenalin, Amiphenazol, Benzphetamin, Bromantan, Cathin, Clobenzorex, Cropropamid, Crotetamid, Cyclazodon, Dimethylamphetamin, Etamivan, Etilamphetamin, Famprofazon, Fenbutrazat, Fencamfamin, Fencamin, Fenetyllin, Fenfluramin, Fenproporex, Furfenorex, Heptaminol, Isomethepten, Levmethamfetamin, Meclofenoxat, Mefenorex, Mephentermin, Mesocarb, Methamphetamin (D-), Methylendioxyamphetamin, Methylendioxymethamphetamin, Methylephedrin, Nikethamid, Norfenfluramin, Octopamin, Ortetamin, Oxilofrin, Parahydroxyamphetamin, Penetetrazol, Phendimetrazin, Phenmetrazin, Phenpromethamine, Phentermin, p-Methylamphetamin, Prolintan Propylhexedrin, Sibutramin, Strychnin, Tuaminoheptan und andere Wirkstoffe mit ähnlicher chemischer Struktur oder ähnlichen biologischen Wirkungen.
TUE: Behandlung von ADHS mit Methylphenidat
In Deutschland nicht mehr im Handel: Captagon® (Fenetyllin), Micoren® (Cropropamid, Crotetamid), Katovit® (Prolintan), Pervitin® (Methamphetamin), Preludin® (Phentermin)

Peptidhormone, Wachstumsfaktoren und verwandte Wirkstoffe

Wirkstoff	Verweis
Erythropoetin (EPO)	→ 146
Wachstumshormon (hGH)	
Somatomedin C (IGF-1)	
Gonadotropine (LH, HCG), (verboten nur bei Männern)	
Kortikotropine (ACTH)	→ 145

Hormonantagonisten und Modulatoren

Aromatasehemmer: Anastrozol, Letrozol, Aminoglutethimid, Exemestan, Formestan, Testolacton	→ 419
Selektive Östrogenrezeptorenmodulatoren (SERMs): Raloxifen, Tamoxifen, Toremifen	→ 419
Andere antiöstrogene Wirkstoffe: Fulvestrant, Clomifen, Cyclofenil, Myostatinhemmer	→ 419
Insulin	→ 118
Meldonium (in D nicht zugelassen)	

Beta-2-Agonisten → 73

Für den Einsatz von Beta-2-Agonisten bedarf es einer **TUE**.

Zum Einsatz der Beta-2-Agonisten Salbutamol, Formoterol und Salmeterol und der Glukokortikoide zur Inhalation bedarf es nur einer Anzeige.

Clenbuterol ist wegen seiner möglichen anabolen Wirkung grundsätzlich von einer Freistellung ausgeschlossen.

Verbotene Methoden: Manipulation von Blut und Blutprodukten

Bluttransfusion

Erythrozytenkonzentration

Entnahme und Reinjektion von Blut

Betablocker → 27

Bei Sportarten, deren Leistung vorwiegend durch koordinative, konzentrative und psychische Faktoren begrenzt sind, können Betablocker die überschießenden Herz-Kreislauf-Reaktionen und die allgemeinen Symptome wie Schwitzen und Tremor dämpfen. Betablocker → 27 dürfen bei Wettkampfkontrollen nicht nachgewiesen werden.
Zu ihnen gehören u.a. Acebutolol, Alprenolol, Atenolol, Betaxolol, Bisoprolol, Bunolol, Carteolol, Carvedilol, Celiprolol, Esmolol, Labetalol, Levobunolol, Metipranolol, Metoprolol, Nadolol, Oxprenolol, Pindolol, Propranolol, Sotalol, Timolol.
Alle Betablocker sind in ausgewählten Sportarten verboten. Einige Beispiele: Billard, Bogenschießen, Darts, Golf, Motorsport, Schießen, Skifahren/Snowboarding, Skispringen, Unterwassersport.
Cave: Bei Patienten unter Betablockern kommt es v.a. im Ausdauerbereich zu einer metabolisch bedingten Leistungseinschränkung.

Narkotika → 293

Narkotika dürfen bei Wettkampfkontrollen nicht nachgewiesen werden.
Die Liste ist geschlossen.
Buprenorphin, Dextromoramid, Diamorphin (Heroin), Fentanyl (auch Alfentanil, Sufentanil), Hydromorphon, Methadon, Morphin, Oxycodon, Oxymorphon, Pentazocin, Pethidin.
Der Einsatz von Lokalanästhetika unterliegt keinem Verbot.

Glukokortikoide → 208

Die systemische Anwendung von Glukokortikoiden durch orale, rektale, intravenöse oder intramuskuläre Gabe ist nur im Wettkampf verboten, d.h., der verbotene Wirkstoff darf bei einer Wettkampfkontrolle nicht nachgewiesen werden. Es ist zu bedenken, dass die Nachweisbarkeit der unterschiedlichen Wirkstoffe und Zubereitungen Tage bis Wochen anhalten kann. Nach einer erforderlichen Notfallbehandlung ist eine entsprechende ärztliche Bescheinigung auszustellen und bei der NADA zu hinterlegen. Eine durchgehend erforderliche systemische Behandlung bedarf einer TUE wie z.B. bei Morbus Crohn. Die nichtsystemische Anwendung von Glukokortikoiden als Inhalation oder Injektionen unter sportorthopäd. Gesichtspunkten in die großen Gelenke, Sehnen- und Muskelansätze bedarf einer Anzeige. Der topische Einsatz an Auge, Haut, Mundhöhle, Nase, Ohren ist zulässig.

Diuretika und weitere Maskierungsmittel

Diuretika → 41

Mit dem Verbot der Diuretika soll eine mögliche Manipulation bei der Urinabgabe verhindert werden. Über einen gezielten Einsatz von Diuretika und ausreichendes Trinken nach Wettkämpfen könnte ein geringer konzentrierter Urin produziert werden. Die analytischen Nachweismöglichkeiten wären dadurch möglicherweise erschwert.
Acetazolamid, Amilorid, Bumetanid, Cancrenon, Chlortalidon, Etacrynsäure, Furosemid, Indapamid, Metolazon, Spironolacton, Thiazide (z.B. Bendroflumethiazid, Chlorothiazid, Hydrochlorothiazide), Triamteren und andere Wirkstoffe mit ähnlichen chem. Struktur oder ähnlichen biol. Wirkungen.

Weitere Maskierungsmittel	
Desmopressin	
Probenecid (Urikosurika)	
Plasmaexpander	Albumin, Dextran, HES, Mannitol, Glycerol
Infusion	Ohne ärztliche Indikation (bei ärztlicher Indikation nachträgliche Anzeige erforderlich)

T 22.6 Betäubungsmittelverordnung

Wichtige Angaben auf Btm-Rezepten

Die stark wirksamen Opioide unterliegen der Betäubungsmittel-Verschreibungsverordnung (BtMVV) und müssen auf besonderen Rezepten verordnet werden.
Die Anschrift der Bundesopiumstelle lautet:

Bundesinstitut für Arzneimittel und Medizinprodukte – Bundesopiumstelle
Kurt-Georg-Kiesinger-Allee 3
53175 Bonn

Bei Verschreibung für einen **Patienten (Substituenten)** oder den **Praxisbedarf** sind auf dem BtM-Rezept anzugeben:

- Der Name, der Vorname und die Anschrift (Straße, Hausnummer, Ortschaft) des Patienten, ggf. der Vermerk „Praxisbedarf" und das Ausstellungsdatum
- Die Arzneimittelbezeichnung, sofern dadurch das (die) verordnete(n) BtM nicht zweifelsfrei bestimmt ist (sind), zusätzlich die Gewichtsmenge(n) des (der) BtM je Packungseinheit(en), bei abgeteilten Zubereitungen je abgeteilte Form sowie die Darreichungsform(en), ggf. den Verdünnungsgrad
- Die Menge des Arzneimittels in g oder ml – Nominalgehalt –, die Stückzahl(en) der abgeteilten Form(en) – bei Ampullen, Suppositorien, Tabletten u.a. – z.B. Dolantin Inj.Lsg. 50mg Nr. 20 etc.
- Die Gebrauchsanweisung mit Einzel- und Tagesgabe; falls dem Patienten eine schriftliche Gebrauchsanweisung übergeben wurde, der Vermerk „gemäß schriftlicher Anordnung"
- Im Fall einer Verschreibung über einen Bedarf im Rahmen einer Substitution zusätzlich die Zahl der Anwendungstage
- Die zusätzliche Kennzeichnung bei einer Verschreibung für einen besonderen Einzelfall durch den Buchstaben A , im Zuge einer Substitution durch den Buchstaben S , für ein Kauffarreteisenhilf durch den Buchstaben K , in einem Notfall durch den Buchstaben N; (in den beiden zuletzt genannten Fällen sind diese Kennzeichnungen nur auf den nachträglich auszustellenden BtM-Rezepten vorzunehmen).
- Der Name des Verschreibenden, seine Berufsbezeichnung und Anschrift (Straße, Hausnummer, Ortschaft) sowie seine Telefonnummer
- Die Unterschrift des Verschreibenden, im Vertretungsfall darüber hinaus der Vermerk „i.V."
- In einem **Notfall** (d.h., wenn kein BtM-Rezept zur Verfügung steht) dürfen für einen Patienten – ausgenommen im Fall einer Substitution – oder einen Praxisbedarf BtM in einem zur Behebung des Notfalls erforderlichen Umfang auf einem **Normalrezept** verschrieben werden.

Bei Verschreibung für einen **Stationsbedarf** oder eine Einrichtung des **Rettungsdienstes** sind auf dem (den) BtM-Anforderungsschein(en) anzugeben:

- Der Name oder die Bezeichnung und die Anschrift (Straße, Hausnummer, Ortschaft) der Einrichtung - ggf. ferner der Teileinheit bei einer gegliederten Einrichtung -, für die das (die) BtM bestimmt ist (sind)
- Das Ausstellungsdatum, die Bezeichnung des (der) BtM und dessen (deren) Menge(n)
- Name und Telefonnummer des Verschreibenden, Unterschrift des Verschreibenden

T 22 Zusatzinfos

Betäubungsmittel-Rezept

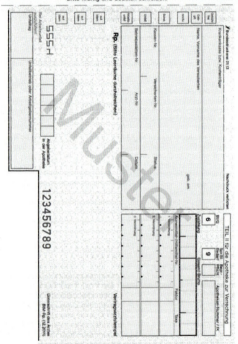

Die Abbildung zeigt eine Musterdarstellung eines Btm-Rezepts.

T 22.7 Unerwünschte Arzneimittelwirkungen

Bitte melden Sie unbekannte, insbesondere schwerwiegende unerwünschte Arzneimittelwirkungen bevorzugt onlinean das **Bundesinstitut für Arzneimittel und Medizinprodukte** (www.bfarm.de).

T 22.8 Internetlinks zur Arzneimitteltherapie

Arzneimittelkomission, Arzneimittelsicherheit

www.akdae.de	Arzneimittelkomission der deutschen Ärzteschaft: Meldung aktueller UW; Verzeichnis von Rote-Hand-Briefen etc.
www.bfarm.de	Bundesinstitut für Arzneimittel und Medizinprodukte
www.arzneitelegramm.de	Volltextregister d. Arzneitelegramms; UW-Datenbank (Abonnenten); Arzneimitteldatenbank (kostenpfl.)

Arzneimittelinteraktionen

http://medicine.iupui.edu/clinpharm/ddis/main-table	Tabellen über Arzneimittelinteraktionen
www.hiv-druginteractions.org	Arzneimittelinteraktionen bei HIV-Therapie

Datenbanken, Arzneimittelverzeichnisse, Literaturrecherche, neue Arzneimittel

www.fachinfo.de	Zugang zu allen verfügbaren FachInfos (DocCheck)
www.rote-liste.de	Die Rote Liste online (DocCheck)
www.ifap.de	Onlinedatenbank Wirkstoffe, Handelsnamen, Preise (DocCheck)
www.dimdi.de/de/amg/index.htm	DIMDI PharmSearch: umfangreiche Datenbank aller deutschen Arzneimittel (DocCheck)
www.infomed.org	Homepage der Schweizer pharma-kritik
www.medline.de	Onlinerecherche medizinischer Publikationen
www.centerwatch.com/drug-information/	Neue, von der Food and Drug Administration zugelassene Medikamente
www.edruginfo.com	Informationen über neue Medikamente

Pharmakotherapie

http://leitlinien.net	AWMF-Leitlinien für Diagnostik und Therapie
www.dosing.de	Angaben zur Dosisreduktion bei Niereninsuffizienz
www.aerzteblatt.de	Volltextregister des Deutschen Ärzteblatts

1,4-But–Aci 867

Numerics

1,4-Butandiol-Intoxikation 841
2,3 Dimercapto-1-propansulfonsäure
- Toxikologie 838
28-mini *(Levonorgestrel)* 425
4-Aminopyridin
- Neurologie 681
4-Aminosalicylsäure 250
4-DMAP *(Dimethylaminophenol)* 433
4-Hydroxybuttersäure 294, 314
5-alpha-Reduktase-Hemmer 405
5-Amino-4-oxopentansäure 384, 729
5-Amino-4-oxopentansäure-HCl 729
5-Aminolävulinsäure 384
5-ASA 103
5-Azacytidin
- Hämatologie 592
5-Finger-Regel 431
5-Fluorouracil
- Dermatologie 728
- Endokrinologie 583
- Onkologie 605, 616–627, 633, 635
5-FU 160
5-FU HEXAL *(Fluorouracil)* 160
5-FU medac *(Fluorouracil)* 160
5-HT1A-Agonismus 449
5-HT3-Rezeptorblocker 106
90Y-DOTATOC
- Endokrinologie 583

A

A.T. 10 *(Dihydrotachysterol)* 150
Aarane N *(Cromoglicinsäure + Reproterol)* 87
Abacavir 254, 256, 265
Abacavir HEXAL *(Abacavir)* 254
Abacavir/Lamivudin beta *(Abacavir + Lamivudin)* 254
Abacavir/Lamivudin HEXAL *(Abacavir + Lamivudin)* 254

Abasaglar *(Insulin glargin)* 118, 119
Abatacept 212
- Rheumatologie 640, 643
Abdominelle Infektionen 221–225, 231, 233–236, 239, 240, 241
Abemaciclib 173
- Onkologie 631
Abilify *(Aripiprazol)* 356
Abilify Maintena *(Aripiprazol)* 356
Abirateron
- Onkologie 636
Abirateronacetat 409
Abmagerungsmittel 134
Abortinduktion 427
Abortneigung 300
Abraxane *(Paclitaxel)* 163
Abseamed *(Epoetin alfa)* 146
Absencen 309, 314
- bei Kindern 816
Abstillen 427, 428
Abstinenzsyndrom 322
Abstral *(Fentanyl oral/nasal)* 286
Abszess
- Lunge 505
- Schweißdrüsen 370
Acamprosat 368
- Psychiatrie 692
Acara *(Risedronsäure)* 132
Acarbose 113
- Endokrinologie 558
Acarbose AL *(Acarbose)* 113
Acarbose Stada *(Acarbose)* 113
ACC HEXAL *(Acetylcystein)* 82
Accofil *(Filgrastim)* 151
Accupro *(Quinapril)* 24
Accuzide *(Quinapril + Hydrochlorothiazid)* 35
Accuzide diuplus *(Quinapril + Hydrochlorothiazid)* 35
Aceclofenac 201
ACE-Hemmer 21, 34, 40, 41, 447
- Geriatrie 437, 438
ACE-Hemmer-ratioph. *(Captopril)* 22

ACE-Hemmer-ratioph. comp. *(Captopril + Hydrochlorothiazid)* 34
Acemetacin 201
Acemetacin Stada *(Acemetacin)* 201
Acemit *(Acetazolamid)* 394
Acercomp *(Lisinopril + Hydrochlorothiazid)* 35
Acetaminophen 293
Acetazolamid 394
- Ophthalmologie 741, 744, 746
- Pädiatrie 818
Acetylcystein 82, 432
- HNO 749, 751, 752
- Pädiatrie 788
- Pneumologie 491, 496, 516
Acetylsalicylsäure
- Intoxikation 832
Acetylsalicylsäure 17, 67, 199, 204, 205
- Anästhesie 666
- Dermatologie 716
- Geriatrie 439
- Gynäkologie 773
- Hämatologie 590, 591
- HNO 751
- Kardiologie 451, 454, 456, 459, 478
- Neurologie 675–677, 688
- Ophthalmologie 740, 741
- Pädiatrie 812, 818, 819
- Rheumatologie 645
Achalasie 520
Acic *(Aciclovir)* 251, 379
Aciclovir *(Aciclovir)* 251, 379
Aciclovir 251, 379, 388
- Dermatologie 727, 728
- HNO 754
- Infektiologie 251
- Neurologie 674, 678
- Ophthalmologie 732, 735, 736
- Pädiatrie 803, 809, 813
Aciclovir-ratioph. *(Aciclovir)* 251, 379
Acic-Ophtal *(Aciclovir)* 388
Acicutan *(Acitretin)* 375

Aci–Akn

Acimethin *(Methionin)* 411
Acimol *(Methionin)* 411
Acitretin 375
– Dermatologie 715, 717, 718, 723, 729
Acivision *(Aciclovir)* 388
Aclasta *(Zoledronsäure)* 132
Aclidiniumbromid 76, 77
– Pneumologie 495
Acnatac *(Tretinoin + Clindamycin)* 378
Acne inversa 710
Acrodermatitis chronica atrophicans 704
ACS 450
ACTH 144
– Pädiatrie 817
ACTH-Insuffizienz 144
Actilyse *(Alteplase)* 64
Actilyse Cathflo *(Alteplase)* 64
Actinomyces 217
Actiq *(Fentanyl oral/nasal)* 286
Activelle *(Estradiol + Norethisteronacetat)* 418
Actonel *(Risedronsäure)* 132
Actos *(Pioglitazon)* 116
Actraphane *(Normalinsulin + Verzögerungsinsulin)* 119
Actrapid HM *(Insulin normal)* 118
Acular *(Ketorolac)* 390
Acylaminopenicilline 221
AD(H)S-Spektrum-Störung 819
Adalat *(Nifedipin)* 19, 31
Adalimumab 213
– Dermatologie 710, 723, 724
– Gastroenterologie 524
– Rheumatologie 640–642
Adapalen 378
– Dermatologie 709, 729
Adartrel *(Ropinirol)* 318
Adasuve *(Loxapin)* 357
Adcetris *(Brentuximab Vedotin)* 185
Adcirca *(Tadalafil)* 91
Addison-Krise 20, 210, 577
Adefovir 254
Adempas *(Riociguat)* 91
Adenoscan *(Adenosin)* 52

Adenosin 17, 52
– Kardiologie 473, 474
– Pädiatrie 789
Adenosin Life Medical *(Adenosin)* 52
Adenosin-Desaminase-Mangel 278
Adenuric *(Febuxostat)* 130
Adepend *(Naltrexon)* 369
ADHS 366, 367, 368, 819
Adiclair *(Nystatin)* 270, 381
α-Adihydroergocriptin
– Neurologie 684
Adipositas 134
Adrekar *(Adenosin)* 17, 52
Adrenalin 17, 54, 76
– Anästhesie 667
– Dermatologie 725
– Kardiologie 457, 458, 668
– Pädiatrie 783, 784, 794, 806
– Pneumologie 510
– Toxikologie 837, 842
Adrenalin 1
– 10.000 Aguettant *(Adrenalin)* 54
Adrenalin Infectopharm *(Adrenalin)* 54
Adrenogenitales Syndrom 209
Adrimedac *(Doxorubicin)* 164
Adumbran *(Oxazepam)* 363
Advagraf *(Tacrolimus)* 276
Advantan *(Methylprednisolon)* 372
Advate *(Faktor VIII)* 69
Adynovi *(Ruriocog alpha/Faktor VIII)* 69
Aerius *(Desloratadin)* 85
Aerivio Spiromax *(Salmeterol + Fluticasonpropionat)* 80
Aerodur *(Terbutalin)* 73
Afamelanotid 385
Afatinib 173
– Onkologie 612
Afibrinogenämie 69
Afinitor *(Everolimus)* 179
Aflibercept 193, 397
– Onkologie 620
– Ophthalmologie 742, 745, 746

Afpred forte Theo *(Theophyllin)* 81
Afstyla *(Faktor VIII)* 69
Agalsidase alfa 137
Agalsidase beta 137
Aggrastat *(Tirofiban)* 68
Aggrenox *(ASS + Dipyridamol)* 67
Aggression
– bei Autismus 354
– bei Demenz 354
Aggressivität 358
– bei Kindern 820
Agiocur *(Flohsamen)* 99
Agiolax *(Flohsamen + Sennoside)* 99
Agiolax Pico *(Natriumpicosulfat)* 99
Agitiertheit 357
– bei Kindern 820
Agomelatin 347
– Psychiatrie 693
Agomelatin AL *(Agomelatin)* 347
Agomelatin Mylan *(Agomelatin)* 347
Agopton *(Lansoprazol)* 93
Agoraphobie 698
AH 3 N *(Hydroxyzin)* 86
Aida *(Ethinylestradiol + Drospirenon)* 423
AIDS 151, 163, 164, 194, 232, 254–259, 264, 265, 278
Aidulan *(Ethinylestradiol + Gestoden)* 423
Aimovig *(Erenumab)* 325
Airbufo *(Formoterol + Budesonid)* 80
Airflusal *(Salmeterol + Fluticasonpropionat)* 80
Airol *(Tretinoin)* 378
Ajmalin 17, 48
Ajovy *(Fremanezumab)* 326
Akineton *(Biperiden)* 17, 320
Akkommodationshemmung 394
Akne 379, 418, 708
– chronische 101
– durch Halogene 378
– medicamentosa 378
– vulgaris 230, 231, 377–379

Handelsnamen = fett   Wirkstoffe = kursiv

Akn–All 869

Aknefug Oxid *(Benzoylperoxid)* 377
Aknemittel 377
- antibiotikahaltige Externa 377
- Externa 378
- Interna 378
- Peroxide 377
- Retinoide 378
Aknemycin *(Erythromycin)* 377
Aknenormin *(Isotretinoin)* 379
Akneroxid *(Benzoylperoxid)* 377
Akrinor *(Theodrenalin + Cafedrin)* 55
Akrodermatitis 647
Akromegalie 109, 142, 144, 427, 582
Aktinische Keratose 384, 386
Aktinische Präkanzerosen 728
Aktivkohle
- Pädiatrie 787, 788
Aktren *(Ibuprofen)* 200
Akutes katatones Syndrom 696
Akutes Koronarsyndrom 17, 19, 22, 46, 47, 58, 61, 62, 67, 68, 450
Akynzeo *(Palonosetron + Netupitant)* 107
Alacare *(5-Amino-4-oxopentansäure)* 384
Albendazol 270
- Infektiologie 651
Albutrepenonacog alfa
- Hämatologie 586
Aldactone *(Kaliumcanrenoat)* 44
Aldactone *(Spironolacton)* 44
Aldara *(Imiquimod)* 386
Aldesleukin 194
Aldosteronantagonisten 44
Aldurazyme *(Laronidase)* 139
Alecensa *(Alectinib)* 173
Alectinib 173
- Onkologie 613
Alemtuzumab 334
- Hämatologie 594

Alendrokit Dura *(Alendronsäure + Colecalciferol + Calcium)* 131
Alendron Beta *(Alendronsäure)* 131
Alendron HEXAL *(Alendronsäure)* 131
Alendron HEXAL plus Calcium D *(Alendronsäure + Colecalciferol + Calcium)* 131
Alendronsäure 131
- Endokrinologie 567, 570
- Nephrologie 550
Alendronsäure Basics *(Alendronsäure)* 131
Alendronsäure/Colecalciferol AbZ *(Alendronsäure + Colecalciferol)* 131
Alendronsäure-ratioph. *(Alendronsäure)* 131
Alendronsäure-ratioph. + Colecalciferol *(Alendronsäure + Colecalciferol)* 131
Alendronsäure-ratioph. plus *(Alendronsäure + Alfacalcidol)* 131
Alessia *(Ethinylestradiol + Gestoden)* 423
Aleve *(Naproxen)* 200
Alfacalcidol 131, 149
Alfacalcidol HEXAL *(Alfacalcidol)* 149
Alfason *(Hydrocortisonbutyrat)* 371
Alfatradiol 383
- Dermatologie 711
Alfentanil 284, 285
Alfentanil-Hameln *(Alfentanil)* 285
Alfuzosin 406
- Urologie 768
Alfuzosin HEXAL *(Alfuzosin)* 406
Alfuzosin Stada *(Alfuzosin)* 406
Alfuzosin Winthrop *(Alfuzosin)* 406
Algecia *(Pregabalin)* 312

Algix *(Etoricoxib)* 203
Alglucosidase alfa 137
Al-Hydroxid
- Gastroenterologie 520
Alimta *(Pemetrexed)* 157
Alipogentiparvovec
- Endokrinologie 564
Alirocumab
- Kardiologie 453, 454, 460
Aliskiren 30, 39
- Kardiologie 448
Alitrederm *(Alitretinoin)* 373
Alitretinoin 194, 373
- Dermatologie 715
Alizaprid 106
Alka Seltzer Classic *(Acetylsalicylsäure)* 199
Alkali-Zitrat
- Urologie 766, 767, 768
Alkaloide 161
Alkalose 305
- metabolische 305, 556
- respiratorische 556
Alkalosetherapeutika 305
Alkeran *(Melphalan)* 154
Alkindi *(Hydrocortison)* 209
Alkohol 95% *(Ethanol)* 433
Alkoholabhängigkeit 692
Alkoholentwöhnungsmittel 368
Alkoholentzug 307, 368, 369, 692
Alkoholentzugsdelir 690, 692
Alkoholintoxikation 322
- bei Kindern 788
Alkylantienintoxikation 435
Alkylierende Mittel 153
Alkylphosphat-Intoxikation 55
Alkylphosphatintoxikation 17, 433
Alkylsulfonate 154
ALL 153, 157, 158, 161, 164, 165, 175, 176, 184, 186, 194
Allegro *(Frovatriptan)* 324
Allergie 17, 85–87, 351, 370, 372, 385, 389, 395, 399–401
- Nahrungsmittel 86
Allergische Konjunktivitis
- bei Kindern 809

All–Ami

Allergische Rhinitis
- bei Kindern 809
Allergo Comod
(Cromoglicinsäure) 395
Allergo Vision *(Ketotifen)* 395
Allergocrom
(Cromoglicinsäure) 395
Allergodil *(Azelastin)* 399
Allergodil akut *(Azelastin)* 395
Allergospasmin N
(Cromoglicinsäure + Reproterol) 87
Allergoval *(Cromoglicinsäure)* 86
Allo-CT *(Allopurinol)* 130
Allopurinol 130
- Endokrinologie 565
- Hämatologie 590
- Urologie 766, 767, 768
Allopurinol AL *(Allopurinol)* 130
Allopurinol-ratioph.
(Allopurinol) 130
Allopurinol-ratioph. comp.
(Allopurinol + Benzbromaron) 130
Almasilat 95
Al-Mg-Silicat 95
Almirid Cripar
(Dihydroergocriptin) 322
Almogran *(Almotriptan)* 324
Almotriptan 324
- Neurologie 676
Almotriptan Heumann b. Migräne *(Almotriptan)* 324
Alna Ocas *(Tamsulosin)* 406
Al-Na-Carbonat-Dihydroxid 95
Alofisel *(Darvadstrocel)* 104
Alopexy *(Minoxidil)* 383
Alopezie
- androgenetica der Frau 711
- androgenetica des Mannes 711
- areata 712
Alopezie 383, 418
Aloxi *(Palonosetron)* 107
Al-oxid 95
Alpha-1-Antitrypsinmangel 498

Alpha-1-Proteinase-Inhibitor 71
- Mangel 71
Alpha-2-Rezeptoragonisten 32
Alpha-2-Rezeptorantagonisten 341
Alphablocker 33
- Geriatrie 438
Alpha-Galactosidase-A-Mangel 137
Alphagan *(Brimonidin)* 392
Alpha-Glukosidase-Inhibitoren 113
Alpha-Glukosidase-Mangel 137
Alpha-Lipogamma *(Alpha-Liponsäure)* 336
Alpha-Liponsäure 336
Alpha-Mannosidose 141
Alpha-Methyldopa 32
- Geriatrie 438
- Gynäkologie 774
Alpha-Methyl-para-Tyrosin
- Endokrinologie 578
Alphanine *(Faktor IX)* 70
Alpha-Sympathomimetika, zentral wirksame 367
Alprazolam 360
- Geriatrie 440
Alprazolam 1A *(Alprazolam)* 360
Alprazolam-ratioph.
(Alprazolam) 360
Alprolix *(Faktor IX)* 70
Alprostadil 69, 407
- Kardiologie 478
- Rheumatologie 638
Alrheumun *(Ketoprofen)* 200
ALS Kinder 781
Alteplase 64
Altinsulin 118, 119
- Endokrinologie 553, 557, 563
Aluminiumchloridhydroxid-Komplex 111
Alunbrig *(Brigatinib)* 14, 174
Alupent *(Orciprenalin)* 75
Alveolitis, exogen allergische 499
Alvesco *(Ciclesonid)* 78
Alzheimer-Demenz 331, 332, 358
Amanitin-Intoxikation 833

Amantadin 253, 321
- Neurologie 681, 683
Amantadin HEXAL
(Amantadin) 253, 321
Amantadin-Intoxikation 833
Amantadin-neuraxpharm
(Amantadin) 321
Amantadin-ratioph.
(Amantadin) 253
Amaryl *(Glimepirid)* 112
AmBisome *(Amphotericin B liposomal)* 268
Ambrisentan 90
- Pneumologie 514
- Rheumatologie 644
AmbroHEXAL *(Ambroxol)* 83
Ambroxol 83
- HNO 749, 750
Amciderm *(Amcinonid)* 371
Amcinonid 371
Ameluz *(5-Aminolävulinsäure)* 384
Amenorrhoe 416, 427
Amfebutamon 369
Amfepramon 134
Amgevita *(Adalimumab)* 213
Amglidia *(Glibenclamid)* 112
Amicette *(Ethinylestradiol + Norgestimat)* 424
Amifampridin 137
Amikacin 234
- Ophthalmologie 740
- Pneumologie 504
Amikacin B. Braun *(Amikacin)* 234
Amikacin Fresenius *(Amikacin)* 234
Amiloretik *(Amilorid + Hydrochlorothiazid)* 45
Amilorid 43, 45
Amilorid comp.-ratioph.
(Amilorid + Hydrochlorothiazid) 45
Amineurin *(Amitriptylin)* 339
Aminoglutethimid
- Endokrinologie 576
- Onkologie 626
Aminoglykoside 234
- Auge 387

Handelsnamen = **fett**   Wirkstoffe = *kursiv*

Ami–Ana 871

Aminomel nephro
 (Aminosäurelösung) 303
Aminomethylbenzoesäure 65
Aminomix 2 Novum
 (Aminosäurelösung) 303
Aminoplasmal 10% E
 (Aminosäurelösung) 303
Aminoplasmal Hepa10%
 (Aminosäurelösung) 303
Aminopyridine
 – Neurologie 681
Aminosalicylate 103
Aminosäurelösungen 303
Aminosteril N Hepa 8%
 (Aminosäurelösung) 303
Amiodaron 17, 51
 – Geriatrie 437
 – Kardiologie 457, 469, 472, 474, 475
 – Toxikologie 834, 843
Amiodaron-ratioph.
 (Amiodaron) 51
AmioHEXAL *(Amiodaron)* 51
Amioxid-neuraxpharm
 (Amitriptylinoxid) 339
Amisulprid 356
 – Psychiatrie 696
Amisulprid HEXAL *(Amisulprid)* 356
AmisulpridLich *(Amisulprid)* 356
Amitriptylin 339
 – Anästhesie 666
 – Geriatrie 437
 – Neurologie 675, 677, 681
 – Onkologie 604
 – Psychiatrie 693
 – Rheumatologie 638
Amitriptylin-neuraxpharm
 (Amitriptylin) 339
Amitriptylinoxid 339
AML 153, 158, 159, 162, 164, 165, 175, 177, 186, 194
Amlodipin 31, 35, 37, 38, 40, 41, 124
 – Kardiologie 447, 460
 – Pädiatrie 792
 – Pneumologie 513
Amlodipin besilat Dexcel
 (Amlodipin) 31

Amlodipin HEXAL *(Amlodipin)* 31
Amlodipin-ratioph.
 (Amlodipin) 31
Ammonaps
 (Natriumphenylbutyrat) 140
Ammoniumbituminsulfonat 370
 – Dermatologie 707, 709
Ammoniumuratsteine 766
Amöbenenteritis 247
Amöbiasis 205, 247
Amoclav plus *(Amoxicillin + Clavulansäure)* 222
Amofin 5% *(Amorolfin)* 380
Amorolfin 380
 – Dermatologie 719
Amorolfin-ratioph. 5%
 (Amorolfin) 380
Amoxicillin 94, 95, 217, 220, 222
 – Dermatologie 700, 704, 705
 – Gastroenterologie 521, 522
 – Gynäkologie 773, 775
 – HNO 747, 749, 752, 753, 755, 756
 – Infektiologie 647, 650
 – Kardiologie 477
 – Ophthalmologie 731, 732, 733
 – Pädiatrie 790, 795, 796, 799, 802, 806, 825, 826, 828
 – Pneumologie 498, 499, 501, 502, 506, 508
 – Urologie 760
Amoxicillin + Clavulansäure
 – Dermatologie 706
Amoxicillin-ratioph.
 (Amoxicillin) 220
Amoxiclav Basics
 (Amoxicillin + Clavulansäure) 222
Amoxiclav Hikma *(Amoxicillin + Clavulansäure)* 222
AmoxiHEXAL *(Amoxicillin)* 220
Amoxi-Saar *(Amoxicillin)* 220
Amphetamin-Intoxikation 834
Ampho-Moronal
 (Amphotericin B) 270

Amphotericin B 268, 270
 – Dermatologie 720
 – Infektiologie 648, 649
 – Ophthalmologie 740
Amphotericin B *(Amphotericin B)* 268
Amphotericin B liposomal 268
Ampicillin 220, 223
 – Dermatologie 700
 – Gynäkologie 772
 – Kardiologie 476, 477
 – Neurologie 678
 – Ophthalmologie 732, 733
 – Pädiatrie 790, 805, 828
 – Pneumologie 498, 502, 503, 505, 506, 508
 – Urologie 763, 764
Ampicillin + Sulbactam Eberth
 (Ampicillin + Sulbactam) 223
Ampicillin/Sul Kabi *(Ampicillin + Sulbactam)* 223
Ampicillin-ratioph. *(Ampicillin)* 220
Ampres *(Chloroprocain)* 298
Amsacrin 194
Amsidyl *(Amsacrin)* 194
Anablock *(Anastrozol)* 420
Anafranil *(Clomipramin)* 340
Anagrelid 194
 – Hämatologie 590, 591
Anagrelid beta *(Anagrelid)* 194
Anagrelid HEXAL *(Anagrelid)* 194
Anagrelid Mylan *(Anagrelid)* 194
Anakinra 213
 – Rheumatologie 640
Analeptika 365
Analfissuren 110
Analgesie 17, 18, 19, 84, 199, 200, 202–205, 282, 286–289, 291–294, 298, 299, 307, 312, 323, 339, 340, 350
 – bei Kindern 811
Analgetika 284
Analgetika-Kombinationen 204

Ana–Ant

Analgin *(Metamizol)* 204
Analkarzinom 282, 604
- palliative Chemotherapie 605
Anämie 587
- aplastische 72, 408, 588
- bei Chemotherapie 146, 147
- bei Eisenmangel 145
- bei Niereninsuffizienz 146, 147
- Eisenmangel 587
- hämolytische 275, 587
- megaloblastäre 587
- perniziöse 148, 587
Anaphylaktischer Schock 667
Anaphylaxie 17, 20, 54, 209
- bei Kindern 782
- Notfallset für Kinder 783
Anästhesie 18, 19, 20, 55, 285, 286, 288, 293–297, 361, 362
- lokale 19, 298, 387
- peridurale 298
- regionale 286, 298
- spinale 298
Anästhesin *(Benzocain)* 402
Anastrozol 420
- Onkologie 626
Anastrozol Heumann *(Anastrozol)* 420
Anastrozol HEXAL *(Anastrozol)* 420
Anbinex *(Antithrombin III)* 70
Ancid *(Hydrotalcit)* 95
Ancora mini *(Intrauterinpessar mit Kupfer)* 426
Ancotil *(Flucytosin)* 269
Andexanet alfa 63
- Kardiologie 471
Andriol *(Testosteron)* 408
Androcal *(Bicalutamid)* 409
Androcur *(Cyproteronacetat)* 409
Androgene 408
Androgenisierung 409, 418
Androtop *(Testosteron)* 408
Anexate *(Flumazenil)* 18, 435
Angeliq *(Estradiol + Drospirenon)* 417
Angiletta *(Ethinylestradiol + Chlormadinon)* 422

Angin HEXAL Dolo *(Benzocain)* 402
Angina pectoris 19, 28, 31, 40, 46–48, 58, 61, 62, 67, 68
Angioödem 71
- hereditäres 726
Angiotensin-II-Blocker 25, 36, 37, 38
Angocin Anti-Infekt N 761
Angst 29, 86, 312, 340, 344, 345, 346, 349, 360–364
Angsterkrankung 697
Anidulafungin 268
- Infektiologie 648, 649
Anidulafungin Stada *(Anidulafungin)* 268
Anidulafungin-ratioph. *(Anidulafungin)* 268
Anilinderivate 293
Ankylosierende Spondylitis 213
Ankylostomiasis 271
Anoro *(Umeclidiniumbromid + Vilanterol)* 78
Anovulation 421
Antagonisierung, Muskelrelaxantien 297, 330
Antazida 95
Antazolin
- Ophthalmologie 733
Antelepsin *(Clonazepam)* 310
Anthelmintika 270
Anthracycline 163
Antianämika 145
Antiandrogene 408
Antianginosa 46
Antiarrhythmika 48
- Klasse Ia 48
- Klasse Ib 49
- Klasse II 50
- Klasse III 50
- Klasse IV 51
- proarrhythmische Wirkung 475
Antibiotika 217
- Auge 387, 390
- Haut 379
- HNO 401
Anticholinerges Syndrom 436
- Pädiatrie 788

Anticholinergika 77, 96, 107
- inhalative 76
- synthetische 299
- zentral wirksame 320
Anticholium *(Physostigmin)* 436
Antidementiva 326
Antidepressiva 338
- Intoxikation 834
- tetrazyklische 341
- trizyklische 338
Antidiabetika 112
Antidiarrhoika 101
Antidota 432
Antiemetika 105
Antiepileptika 306
Antifibrinolytika 65
Antifungol *(Clotrimazol)* 380
Antihämophiles Globulin A 69
Antihämophiles Globulin B 70
Antihistaminika 84, 105, 401
- HNO 400
- Intoxikation 835
- topische 385
Antihypertensiva 21
Antihypoglykämika 119
Antiinfektiva
- Auge 387
- Haut 379
- HNO 401, 402
Anti-Kalium Na *(Polysulfonsäure)* 412
Antikoagulantien
- Antidota 63
Antikoagulation 62, 63, 64
- bei Dialyse 58
- kontinuierliche 58
Antikörper 180
- bei CED 105
- monoklonale 87
Antilia *(Ezetimib + Rosuvastatin)* 125
Antilymphozytenglobulin
- Hämatologie 588
Antimalariamittel 272
Antimanika 348
Antimetabolite 157
- Folsäure-Analoga 157
- Purin-Analoga 157
- Pyrimidin-Analoga 159

Handelsnamen = **fett**   Wirkstoffe = *kursiv*

Antimykotika
- Haut 380
- systemische 266
- topische 270
Antimykotika-Glukokortikoid-
  Kombinationen
- Haut 381
Antineovaskuläre Mittel 396
Antiöstrogene 419
Antiparasitäre Mittel, Haut 382
Antiparkinsonmittel 315
Antiphlogistika
- Auge 389
- Haut 370
Antiphlogistika/Hals/Rachen
  403
Antiprotozoenmittel 245
Antipruriginosa 370
Antipsoriatika 373
- Externa 373
- Interna 374
Antipsychotika 349
- hochpotente 352, 355
- mittelpotente 351
- niederpotente 349
Antirheumatika, non-steroidale
  199
Antiscabiosum *(Benzylbenzoat)*
  382
Antiseptika
- Auge 388
- Hals/Rachen 402, 403
Antithrombin III 70
Antithrombose 473
Antitussiva 83
Antivertiginosa 105
Antra Mups *(Omeprazol)* 94
Anurie 551
Anxiolytika 348
Anxut *(Buspiron)* 364
Apalutamid 15, 409
- Onkologie 637
Aphiasone *(Mometason)* 400
Apidra *(Insulin glulisin)* 118
Apixaban 60
- Antagonisierung 63
- Kardiologie 470, 480
- Pneumologie 510
Aplastische Anämie 72, 588

Apnoe, Frühgeborene 297
APO-go *(Apomorphin)* 322
Apomorphin 322
- Neurologie 681
Apomorphin-Archimedes
  (Apomorphin) 322
Apomorphinhydrochlorid
  (Apomorphin) 322
Aponal *(Doxepin)* 340
Apothekenpflicht 852
Apraclonidin 392
Apremilast 213
- Dermatologie 723
- Rheumatologie 643
Aprepitant 108
- Onkologie 604
Aprepitant AL *(Aprepitant)*
  108
Aprepitant HEXAL *(Aprepitant)*
  108
Aprepitant-ratioph.
  (Aprepitant) 108
Aprotinin 66
Aprovel *(Irbesartan)* 26
Apsomol N *(Salbutamol)* 73
Aptivus *(Tipranavir)* 259
Apydan Extent *(Oxcarbazepin)*
  308
Aquacort *(Budesonid)* 400
Äquianalgetische Dosierungen
  284
ARA-cell *(Cytarabin)* 160
Aranesp *(Darbepoetin alfa)* 146
Arava *(Leflunomid)* 207
Arcoxia *(Etoricoxib)* 203
Ardeydorm *(Tryptophan)* 365
Ardeytropin *(Tryptophan)* 365
Arelix *(Piretanid)* 42
Arelix ACE *(Ramipril +
  Piretanid)* 35
Argatra *(Argatroban)* 62
Argatroban 62
Argatroban Accord
  (Argatroban) 62
Argininhydrochlorid 305
- Endokrinologie 556
Argipressin 142
Aricept *(Donepezil)* 331
Ariclaim *(Duloxetin)* 345

Arifil *(Sildenafil)* 407
Arilin *(Metronidazol)* 239
Arimidex *(Anastrozol)* 420
Aripipan *(Aripiprazol)* 356
Aripiprazol 356
- Pädiatrie 820
- Psychiatrie 694, 695, 696,
  697
Aripiprazol-ratioph.
  (Aripiprazol) 356
Aristelle *(Ethinylestradiol +
  Dienogest)* 423
Arixtra *(Fondaparinux)* 61
Arlevert *(Dimenhydrinat +
  Cinnarizin)* 108
Aromasin *(Exemestan)* 420
Arpoya *(Aripiprazol)* 356
Arrhythmie 29
- absolute 20
Arsen-Intoxikation 836
Artane *(Trihexyphenidyl)* 321
Artelac *(Hypromellose)* 396
Artelac Splash *(Hyaluronsäure)*
  396
Artemether 272
- Pädiatrie 804
Arterenol *(Norepinephrin)* 55
Arteriitis temporalis 645, 674,
  741
Arthotec forte *(Diclofenac +
  Misoprostol)* 205
Arthrex Schmerzgel
  (Diclofenac) 201, 202
Arthritis 200–203, 207–209,
  212–216, 275, 647
- bakterielle bei Kindern 805
- juvenile 200, 207, 208, 213,
  214, 215
- Psoriasis 642
- reaktive 641
- rheumatoide 201, 202, 203,
  206–209, 639
Arthrose 201–203, 205, 208
Arthrosis deformans 638
Arucom *(Latanoprost + Timolol)*
  393
Arulatan *(Latanoprost)* 392
Arutidor *(Dorzolamid + Timolol)*
  393

Arutimol *(Timolol)* 391
Arzerra *(Ofatumumab)* 187
Arzneimittel
- in der Schwangerschaft, Beratungsstellen 429
- Internetlinks 866
- Intoxikation 435
- verbotene 859
Arzneimittelgesetz 852
Asacol *(Mesalazin)* 103
Asasantin Retard *(ASS + Dipyridamol)* 67
Ascariasis 271
- bei Kindern 796
Ascendra *(Ibandronsäure)* 132
Ascorbinsäure 100, 149
- HNO 758
- Ophthalmologie 736
- Urologie 768
Ascorvit *(Ascorbinsäure)* 149
AscoTop *(Zolmitriptan)* 325
Asenapin 357
- Psychiatrie 695
Asfotase alfa 137
Asmanex *(Mometason)* 79
Asparaginase 194
Aspergillose (ABPA) 515
Aspirationspneumonie 208
Aspirin *(Acetylsalicylsäure)* 67, 199
Aspirin i.v. *(Acetylsalicylsäure)* 17, 199
Aspisol *(Acetylsalicylsäure)* 676
Asplenie bei Kindern 801
ASS 124
- Neurologie 688
ASS 500 Elac *(Acetylsalicylsäure)* 199
ASS Dexcel protect *(Acetylsalicylsäure)* 67
ASS-ratioph. *(Acetylsalicylsäure)* 67, 199
Asthma bronchiale 18, 20, 73–81, 86–88, 208, 209, 481
- anstrengungsinduziert 73, 81, 489
- bei Kindern 792
- Stufentherapie 482

- Stufentherapie bei Kindern 792
- Symptomkontrolle 482
- Therapiemanagement 481
Asthmaanfall 487
Astonin H *(Fludrocortison)* 209
Aszites 41, 45, 46, 531
AT III Nf *(Antithrombin III)* 70
Atacand *(Candesartan)* 25
Atacand plus *(Candesartan + Hydrochlorothiazid)* 36
Ataluren 137
Atarax *(Hydroxyzin)* 86
Atazam *(Atazanavir)* 258
Atazanavir 258
Atazanavir HEXAL *(Atazanavir)* 258
AteHEXAL *(Atenolol)* 27
Atelektasenprophylaxe 83
Atemdepression, postoperative 290
Atemnot 73
Atemnotsyndrom 83
Atemwegentzündung 83
Atemweginfektionen 219–226, 228–246
Atenativ *(Antithrombin III)* 70
Atendronsäure
- Endokrinologie 579
Atenolol 27, 38, 40
- Kardiologie 459
Atenolol AL Comp. *(Atenolol + Chlortalidon)* 38
Atenolol comp. Stada *(Atenolol + Chlortalidon)* 38
Atenolol-ratioph. *(Atenolol)* 27
Atezolizumab 184
- Onkologie 607
Athyreose bei Kindern 800
AT-II-Blocker 447
AT-III-Mangel 70
Atimos *(Formoterol)* 74
Atiten *(Dihydrotachysterol)* 137
Atmadisc *(Salmeterol + Fluticasonpropionat)* 80
Atomoxetin 366
- Pädiatrie 820
- Psychiatrie 699

Atopisches Ekzem 713
Atoris *(Atorvastatin)* 121
Atorvastatin 41, 121, 124, 125
- Endokrinologie 563
- Kardiologie 453, 454, 460
- Neurologie 688
Atorvastatin 1A *(Atorvastatin)* 121
Atorvastatin HEXAL *(Atorvastatin)* 121
Atosiban 428
Atosiban Ibisqus *(Atosiban)* 428
Atosiban Sun *(Atosiban)* 428
Atosil *(Promethazin)* 351
Atosil N *(Promethazin)* 20
Atovaquon 245, 273
- Pädiatrie 803, 804
Atovaquon Proguanil AL *(Proguanil + Atovaquon)* 273
Atovaquon Proguanil Stada *(Proguanil + Atovaquon)* 273
Atozet *(Ezetimib + Atorvastatin)* 125
Atracurium 296
Atracurium Hameln *(Atracurium)* 296
Atracurium Hikma *(Atracurium)* 296
Atriance *(Nelarabin)* 158
Atripla *(Efavirenz + Emtricitabin + Tenofovir)* 257
Atropin 17, 55, 98, 394, 433
- Anästhesie 606
- Kardiologie 457, 475
- Ophthalmologie 735, 736, 738
- Toxikologie 839, 842, 846, 847
Atropin-Intoxikation 836
Atropin-POS *(Atropin)* 394
Atropinsulfat *(Atropin)* 17, 55, 433
Atropinum sulfuricum (Atropin) 55, 433
Atrovent *(Ipratropiumbromid)* 76
Atrovent Ls *(Ipratropiumbromid)* 76

Handelsnamen = fett   Wirkstoffe = *kursiv*

Att–Bac

Attempta-ratioph.
(Ethinylestradiol + Cyproteronacetat) 418
Attentin *(Dexamfetamin)* 367
Aubagio *(Teriflunomid)* 335
Aufmerksamkeitsdefizitstörung 366, 367, 368, 699
Auge
- Anästhesie 387
- Antiallergika 395
- Antiinfektiva 387, 390
- Antiphlogistika 389
- Antiseptika 388
- Betablocker 391
- Entzündung 389, 390, 394, 395
- Infektion 387, 388
- Oberflächenanästhetika 387
- Parasympathomimetika 391
- Schleimhautläsionen 389
- Sympathomimetika 392
- Verätzung 389, 390, 398
- Verbrennungen 389
Augmentan *(Amoxicillin + Clavulansäure)* 222
Augmentin *(Amoxicillin + Clavulansäure)* 222
Aureomycin *(Chlortetrazyklin)* 377
Aurorix *(Moclobemid)* 342
Autoantikörper, Wärme 588
Autoimmune hämolytische Anämie 275
Autoimmunhepatitis 104, 275, 529
Autoimmunthyreoiditis, bei Kindern 800
Avalox *(Moxifloxacin)* 237
Avamys *(Fluticasonfuroat)* 400
Avanafil 407
- Urologie 770
Avastin *(Bevacizumab)* 184
Avelox *(Moxifloxacin)* 237
Avelumab 184
Avibactam 221, 227
- Urologie 762
AVK 67, 69
AV-Knoten-Reentrytachykardie 473

Avodart *(Dutasterid)* 406
Avonex *(Interferon beta-1a)* 336
Awareness 663
Axiale Spondylarthritis 213, 214
Axicabtagen-Ciloleucel 194
Axicarb *(Carboplatin)* 155
Axidronat *(Pamidronsäure)* 132
Axigran *(Granisetron)* 106
Axirubicin *(Epirubicin)* 164
Axisetron *(Ondansetron)* 106
Axitinib 173
Axura *(Memantin)* 331
Aza Q *(Azathioprin)* 275
Azacitidin 159
Azacytidin
- Hämatologie 599
Azafalk *(Azathioprin)* 275
Azaimun *(Azathioprin)* 275
Azamedac *(Azathioprin)* 275
Azarga *(Brinzolamid + Timolol)* 393
Azaron *(Tripelennamin)* 385
Azathioprin 275
- Dermatologie 721
- Gastroenterologie 524, 525, 529, 530
- Hämatologie 588, 590
- Nephrologie 545–549
- Neurologie 682
- Ophthalmologie 737, 745
- Pneumologie 518
- Rheumatologie 643, 644, 646
Azathioprin HEXAL *(Azathioprin)* 275
Azathioprin-ratioph. *(Azathioprin)* 275
Azela Vision *(Azelastin)* 395
Azelainsäure 378
- Dermatologie 709, 710
Azelastin 395, 399, 400
- HNO 747
- Ophthalmologie 734
- Pädiatrie 809
Azetacolamid
- Ophthalmologie 744
Azi Teva *(Azithromycin)* 232

Azidose 305
- metabolische 19, 305, 555
- respiratorische 556
Azidosetherapeutika 305
Azilect *(Rasagilin)* 319
Azilsartanmedoxomil 25
Azithromicin
- Ophthalmologie 734
Azithromycin 232, 387
- Dermatologie 700, 704, 705
- Gastroenterologie 523
- HNO 749, 751, 755
- Infektiologie 647, 650, 652, 653, 654, 657, 658
- Ophthalmologie 731
- Pädiatrie 796, 797, 806, 808, 814
- Pneumologie 501, 502, 508, 515, 516
- Urologie 657, 658, 765
Azithromycin HEXAL *(Azithromycin)* 232
Azithromycin Stada *(Azithromycin)* 232
Azole 266
Azopt *(Brinzolamid)* 392
Aztreonam 230
- Pneumologie 515, 517
Azulfidine *(Sulfasalazin)* 104
Azulfidine RA *(Sulfasalazin)* 207
Azuprostat Sandoz *(Sitosterin)* 406
Azur compositum *(Paracetamol + Coffein + Codein)* 205
Azyter *(Azithromycin)* 387
Azzalure *(Clostridium-botulinum-Toxin Typ A)* 327

B

B1 Asmedic *(Thiamin)* 148
B12-Ankermann *(Cyanocobalamin)* 148
B2-Asmedic *(Riboflavin)* 148
B6 Asmedic *(Pyridoxin)* 148
B6-Vicotrat *(Pyridoxin)* 148
Bacitracin
- HNO 753

Baclofen 328
- Geriatrie 439
- Neurologie 681, 686
Baclofen-neuraxpharm *(Baclofen)* 328
Baclofen-ratioph. *(Baclofen)* 328
Bacteroides fragilis 217
Bactroban *(Mupirocin)* 401
Bakteriurie, asymptomatische 759
Balanitis
- Candida 267
Balanoposthitis
- candidomycetica 652
- Herpes simplex 654
Bambec *(Bambuterol)* 75
Bambuterol 75
Bamipin 385
Bandwurm 658
- bei Kindern 799
Baqsimi *(Diazoxid)* 119
Baracitimib
- Rheumatologie 640
Baraclude *(Entecavir)* 255
Barazan *(Norfloxacin)* 235
Barbiturate 293
Barbiturate-Intoxikation 836
Baricitinib 214
Basal-H-Insulin
- Endokrinologie 561
Basaliom 160, 384
Basalzellkarzinom 197, 198
Basedow, Morbus 572
Basiliximab 275
Basodexan *(Harnstoff)* 383
Batrafen *(Ciclopirox)* 380
Bavencio *(Avelumab)* 184
Baycuten HC *(Clotrimazol + Hydrocortison)* 381
Bayotensin *(Nitrendipin)* 32
Bazedoxifen
- Endokrinologie 568
BCNU/*Carmustin*
- Hämatologie 597
Bechterew, Morbus 376, 641
Beckensyndrom, chronisches 765
BecloHEXAL *(Beclometason)* 78

Beclomet *(Beclometason)* 78
Beclomet Nasal *(Beclometason)* 400
Beclometason 78, 79, 80, 400
- Pädiatrie 792, 793
- Pneumologie 482–485, 486, 489, 495, 496
Beclometason-dipropionat
- Toxikologie 847
Beclometason-ratioph. *(Beclometason)* 78, 400
Beclomethason
- Pädiatrie 795
Beclorhinol *(Beclometason)* 400
Bedaquilin 248
Befibrat *(Bezafibrat)* 120
Begripal *(Epidemische-Influenza-Impfstoff)* 281
Belara *(Ethinylestradiol + Chlormadinon)* 422
Belastungsstörung, posttraumatisch 344
Belatacept 275
Belimumab 214
- Rheumatologie 643
Belinda *(Ethinylestradiol + Desogestrel)* 423
Bellissima *(Ethinylestradiol + Chlormadinon)* 422
Belmacina *(Solifenacin)* 405
Belnif *(Nifedipin + Metoprololtartrat)* 40
Beloc *(Metoprololtartrat)* 19, 28
Beloc-Zok *(Metoprololsuccinat)* 28
Beloc-Zok comp *(Metoprololsuccinat + Hydrochlorothiazid)* 39
Belsar *(Olmesartan)* 26
Belsar plus *(Olmesartan + Hydrochlorothiazid)* 36
Bemetizid 42, 45
Bemfola *(Follitropin alfa)* 421
Bemon *(Betamethason)* 371
Benalapril *(Enalapril)* 23
Benazeplus AL *(Benazepril + Hydrochlorothiazid)* 34

Benazeplus Stada *(Benazepril + Hydrochlorothiazid)* 34
Benazepril 22, 34
- Kardiologie 447, 467
Benazepril 1A *(Benazepril)* 22
Benazepril 1A comp. *(Benazepril + Hydrochlorothiazid)* 34
Benazepril AL *(Benazepril)* 22
Benda 5 Fu *(Fluorouracil)* 160
Bendadocel *(Docetaxel)* 163
Bendaepi *(Epirubicin)* 164
Bendamustin 153
- Hämatologie 594, 603
Bendamustin HEXAL *(Bendamustin)* 153
Bendamustin Ribosepharm *(Bendamustin)* 153
Bendarabin *(Fludarabin)* 158
Bendarelbin *(Vinorelbin)* 162
Bendroflumethiazid 42, 45
Benefix *(Faktor IX)* 70
Benepali *(Etanercept)* 214
Benlysta *(Belimumab)* 214
Benperidol 353
Benperidol-neuraxpharm *(Benperidol)* 353
Benralizumab 87
- Pneumologie 487
Benserazid 316
- Neurologie 685
Ben-u-ron *(Paracetamol)* 293
Benzaknen *(Benzoylperoxid)* 377
Benzalkonium 403
Benzbromaron 129, 130
- Endokrinologie 565
Benzbromaron AL *(Benzbromaron)* 129
Benzocain 402, 403
- Dermatologie 727
Benzocain *(Benzocain)* 402
Benzodiazepine 293, 310, 359
Benzodiazepin-Intoxikation 18, 435, 836
Benzothiadiazine 42
Benzoylperoxid 377, 378
- Dermatologie 707, 709
Benzydamin 403
- HNO 751

Handelsnamen = fett   Wirkstoffe = *kursiv*

Ben–Bip

Benzylbenzoat 382
- Dermatologie 717
- Pädiatrie 824
Benzylpenicillin 218
Benzylpenicillin-Benzathin 218
- Infektiologie 656, 657
Benzylperoxid
- Dermatologie 709
Beofenac *(Aceclofenac)* 201
Beovu *(Brolucizumab)* 398
Bepanthen *(Dexpanthenol)* 396
Berberil N *(Tetryzolin)* 395
Beriate P *(Faktor VIII)* 69
Berinert *(C1-Esterase-Inhibitor)* 71
Beriplex *(Prothrombinkomplex)* 70
Berlinsulin H 30/70 *(Normalinsulin + Verzögerungsinsulin)* 119
Berlinsulin H Basal *(Verzögerungsinsulin)* 118
Berlinsulin H Normal *(Insulin normal)* 118
Berlosin *(Metamizol)* 204
Berlthyrox *(Levothyroxin)* 126
Berodual *(Ipratropiumbromid + Fenoterol)* 77
Berodual Ls *(Ipratropiumbromid + Fenoterol)* 77
Berodual N *(Ipratropiumbromid + Fenoterol)* 77
Berotec N *(Fenoterol)* 18, 73
Besponsa *(Inotuzumab Ozogamicin)* 186
Beta-2-Sympathomimetika, inhalative 73
Beta-Acetyldigoxin 53
Betablocker 27, 38, 40, 50
- Auge 391
- Geriatrie 437, 438
- Intoxikation 837
- Kardiologie 446
Betacaroten 150
- Endokrinologie 566
Betadorm D *(Diphenhydramin)* 364

Betaferon *(Interferon beta-1b)* 336
Betaglobinstammzellen 194
Betahistin 105
- HNO 756
- Neurologie 686
Betahistin AL *(Betahistin)* 105
Betahistin-ratioph. *(Betahistin)* 105
Betain 138
Beta-Lactamase-Inhibitoren 221, 222, 227
Beta-Lactamase-resistente Penicilline 219
Beta-Lactamase-sensitive Penicilline 218
Betamethason 104, 208, 371, 374, 381
- Dermatologie 713–716, 721, 722
- HNO 753
- Ophthalmologie 746
Betamethason-Salicylsäure
- Dermatologie 722
Beta-Sitosterin
- Urologie 768
Beta-Thalassämie 587
Betäubungsmittelrezept 864
Betäubungsmittelverordnung 863
Betavert *(Betahistin)* 105
Betaxolol 27, 391
- Ophthalmologie 743, 744
Bethanechol 330
- Urologie 770
Betnesol *(Betamethason)* 104
Betnesol V *(Betamethason)* 371
Betoptima *(Betaxolol)* 391
Bevacizumab 184
- Onkologie 614, 619, 630, 632, 633
- Ophthalmologie 739, 742, 745, 746
Bevespi Aerosphere *(Glycopyrroniumbromid + Formoterol)* 77
Bewusstseinsstörung 102
Bexaroten 194

Bexsero *(Meningokokken-B-Adsorbat)* 279
Bezafibrat 120
- Endokrinologie 564
Bezafibrat AL *(Bezafibrat)* 120
Bezafibrat-ratioph. *(Bezafibrat)* 120
Bezlotoxumab 278
Bibrocathol 388
Bicalutamid 409
- Onkologie 636
Bicalutamid Axcount *(Bicalutamid)* 409
Bicalutamid beta *(Bicalutamid)* 409
Bicalutamid Medac *(Bicalutamid)* 409
Bicalutin *(Bicalutamid)* 409
Bicamed *(Bicalutamid)* 409
bicaNorm *(Natriumhydrogencarbonat)* 305
Bictegravir 254
Bifiteral *(Lactulose)* 99
Bifon *(Bifonazol)* 380
Bifonazol 380
- Dermatologie 718
Biguanide 113
Bikalm *(Zolpidem)* 365
Biktarvy *(Bictegravir + Emtricitabin + Tenofovir)* 254
Biltricide *(Praziquantel)* 271
Bimato Vision *(Bimatoprost)* 392
Bimatoprost 392, 393
Bimatoprost HEXAL *(Bimatoprost)* 392
Bindegewebserkrankung 208
Bing-Horton-Syndrom 675
Binimetinib 192
Binocrit *(Epoetin alfa)* 146
Binosto *(Alendronsäure)* 131
Biofanal *(Nystatin)* 370
Bioflutin *(Etilefrin)* 55
Biotin H
- Dermatologie 711, 712
Biotransformation 851
Bioverfügbarkeit 850
Biperiden 17, 320
- Pädiatrie 788

Biperiden-Intoxikation 838
Biperiden-neuraxpharm *(Biperiden)* 320
Bipolare Störungen 348, 354, 356–358
BiPreterax N *(Perindopril + Indapamid)* 35
Biramlo *(Amlodipin + Bisoprolol)* 40
Bisacodyl 99
 – Gastroenterologie 533
Bismolan *(Bismutgallat + Titandioxid)* 110
Bismutgallat 110
Bismut-III-Oxid-Citrat 95
Bismut-Nitrat-Oxid
 – Gastroenterologie 522
Bisobeta *(Bisoprolol)* 27
Bisodipin *(Amlodipin + Bisoprolol)* 40
BisoHEXAL *(Bisoprolol)* 27
Bisolich comp. *(Bisoprolol + Hydrochlorothiazid)* 39
Bisolvon *(Bromhexin)* 83
Bisoplus AL *(Bisoprolol + Hydrochlorothiazid)* 39
Bisoplus Stada *(Bisoprolol + Hydrochlorothiazid)* 39
Bisoprolol 27, 39, 40
 – Kardiologie 446, 450, 452, 453, 457, 459, 467, 469, 471, 472, 474, 475
 – Pädiatrie 791
Bisoprolol-ratioph. *(Bisoprolol)* 27
Bisphosphonate 131
Bivalirudin 62
 – Kardiologie 452, 456
Bivalirudin Accord *(Bivalirudin)* 62
Biviol *(Ethinylestradiol + Desogestrel)* 424
Blasenatonie 330
Blasenblutung 54
Blasenentzündung 759
Blasenkarzinom 156, 160, 605
Blasenschmerzen 412
Blasenstörung, neurogene 330

Blasentumoren 161, 164, 165
Blei-Intoxikation 838
Blemaren N *(Citronensäure + Natriumcitrat)* 411
BLEO-cell *(Bleomycin)* 165
Bleomedac *(Bleomycin)* 165
Bleomycin 165
 – Hämatologie 600
 – Onkologie 617
Blepharitis 388, 390, 731
 – squamosa 731
 – ulcerosa 731
Blepharospasmus 327
Blinatumomab 184
Blincyto *(Blinatumomab)* 184
Blopresid plus *(Candesartan + Hydrochlorothiazid)* 36
Blopress *(Candesartan)* 25
Blopress plus *(Candesartan + Hydrochlorothiazid)* 36
BLS Kinder 780
Bluthochdruck 443
Blutspende, autologe 146, 147
Blutung
 – bei Cumarin-Überdosierung 70, 150
 – bei Ösophagusvarizen 143
 – Blase 54
 – gastrointestinale 109
 – hyperfibrinolytische 65, 66
 – postpartale 20, 427
 – subarachnoidale 331
BNS-Krämpfe 363
Bocouture *(Clostridium-botulinum-Toxin Typ A)* 327
Bonadea *(Ethinylestradiol + Dienogest)* 423
Bondiol *(Alfacalcidol)* 149
Bondronat *(Ibandronsäure)* 132
Bonefos *(Clodronsäure)* 132
Bonviva *(Ibandronsäure)* 132
Boostrix *(Tetanus- + Diphtherie- + Pertussis-Toxoid)* 280
Bornaprin 321
Borrelia 217
Borrelia burgdorferi 647

Borreliose 225, 229, 230, 647
 – Acrodermatitis atrophicans 704
 – bei Kindern 802
 – Erythema migrans 704
Bortezomib 195
 – Hämatologie 602, 603
Bosentan 90
 – Pneumologie 514
 – Rheumatologie 644
Bosentan AL *(Bosentan)* 90
Bosentan Heumann *(Bosentan)* 90
Bosentan Puren *(Bosentan)* 90
Bosulif *(Bosutinib)* 173
Bosutinib 173
 – Hämatologie 605
Botox *(Botulinumtoxin)* 686
Botox *(Clostridium-botulinum-Toxin Typ A)* 327
Botulinumtoxin
 – Gastroenterologie 520
 – Neurologie 681, 686
Botulismus-Antitoxin
 – Toxikologie 838
Botulismus-Intoxikation 838
Bradykardie 17, 55, 299, 457, 475
Braftovi *(Encorafenib)* 175
Braltus *(Tiotropiumbromid)* 77
Bramitob *(Tobramycin)* 234
Brennnesselkontakt 385
Brentuximab Vedotin 185
Brentuximab vedotin
 – Hämatologie 598, 600
Bretaris *(Aclidiniumbromid)* 76
Brevibloc *(Esmolol)* 18, 28
Brevimytal *(Methohexital)* 293
Bricanyl *(Terbutalin)* 20, 73, 75
Bridion *(Sugammadex)* 297
Brigatinib 14, 174
 – Onkologie 613
Brilique *(Ticagrelor)* 68
Brimatoprost
 – Ophthalmologie 743
Brimica *(Aclidiniumbromid + Formoterol)* 77
Brimo Ophtal *(Brimonidin)* 392
Brimogen *(Brimonidin)* 392

Handelsnamen = fett   Wirkstoffe = kursiv

Brimonidin 385, 392, 393
- Dermatologie 710
- Ophthalmologie 743, 744
Brimonidin HEXAL *(Brimonidin)* 392
Brimonidintartrat
- Ophthalmologie 743
Brinavess *(Vernakalanthydrochlorid)* 51
Brineura *(Cerliponase alfa)* 138
Brinzolamid 392, 393
- Ophthalmologie 743, 744
Brinzolamid AL *(Brinzolamid)* 392
Brinzolamid-ratioph. *(Brinzolamid)* 392
Brivaracetam 314
Briviact *(Brivaracetam)* 314
Brivudin 251
- Dermatologie 728
- Ophthalmologie 732, 736
Brivudin Aristo *(Brivudin)* 251
Brodalumab 375
- Dermatologie 723
Brolucizumab 398
- Ophthalmologie 745
Bromat-Intoxikation 435
Bromazanil *(Bromazepam)* 360
Bromazepam 360
- Geriatrie 439
Bromazepam-ratioph. *(Bromazepam)* 360
Bromhexin 83
Bromhexin Berlin Chemie *(Bromhexin)* 83
Bromhexin KM *(Bromhexin)* 83
Bromocriptin 317, 427
- Endokrinologie 582
- Gynäkologie 776
- Neurologie 684
Bromocriptin Abz *(Bromocriptin)* 317
Bromocriptin-CT *(Bromocriptin)* 427
Bromocriptin-ratioph. *(Bromocriptin)* 317, 427

Bromperidol 353
Bromuc Akut *(Acetylcystein)* 82
Bronchialkarzinom 165
- kleinzelliges 153–157, 161, 162, 164, 166, 607
- nichtkleinzelliges 154, 156, 157, 160–163, 173–177, 184–186
Bronchicum Mono Codein *(Codein)* 84
Bronchiektasen 515
Bronchiolitis
- bei Kindern 794
Bronchitis 82, 210, 236, 237
- chronische 75
- obstruktive, bei Kindern 795
Bronchitol *(Mannitol)* 83
Bronchodilatatoren 81
Bronchokonstriktion 75, 81
Bronchoparat *(Theophyllin)* 20
Bronchopulmonale Erkrankung 82, 83
Bronchoretard *(Theophyllin)* 81
Bronchospasmin *(Reproterol)* 75
Bronchospasmolyse 81
Bronchospray *(Salbutamol)* 73
Brotizolam 360
- Geriatrie 440
Brucellose 250
Bucain *(Bupivacain)* 298
Buccolam *(Midazolam)* 362
Budapp *(Budesonid)* 400
Budenofalk *(Budesonid)* 104
Budes *(Budesonid)* 400
Budes N *(Budesonid)* 78
Budesonid 78, 80, 104, 400
- Gastroenterologie 524, 526, 530
- HNO 747
- Pädiatrie 806, 810
- Pneumologie 482–486, 489, 495, 518
Budiair *(Budesonid)* 78
Budipin
- Neurologie 683

Bufori *(Formoterol + Budesonid)* 80
Bulimie 344
Bullöses Pemphigoid 275
Bunalict *(Buprenorphin + Naloxon)* 289
Bupensan *(Buprenorphin)* 289
Bupensanduo *(Buprenorphin + Naloxon)* 289
Bupivacain 298
- Rheumatologie 638
Buprenaddict *(Buprenorphin)* 289
Buprenorphin 284, 289
- Anästhesie 666
- Gastroenterologie 526
Buprenorphin AWD *(Buprenorphin)* 289
Buprenorphin-ratioph. Matrixpflaster *(Buprenorphin)* 289
Bupropion 347, 369
- Pneumologie 491
- Psychiatrie 693
Bupropion-neuraxpharm *(Bupropion)* 347
Burosumab 138
Buscopan *(Butylscopolamin)* 17, 98
Buscopan plus *(Paracetamol + N-Butylscopolamin)* 205
Buserelin 410, 420
Busilvex *(Busulfan)* 154
Busp *(Buspiron)* 364
Buspiron 364
- Psychiatrie 698
Busulfan 154
Busulfan Accord *(Busulfan)* 154
Butavate *(Clobetasol)* 372
Butylscopolamin 17, 98
- Gastroenterologie 526
Butylscopolamin Rotexmed *(Butylscopolamin)* 98
Bydureon *(Exenatid)* 114
Byetta *(Exenatid)* 114
B-Zell-ALL 198
B-Zell-Lymphom 188

C

C1-Esterase-Inhibitor 71
- Dermatologie 726

Ca-Acetat
- Nephrologie 535, 537

Cabaseril (Cabergolin) 317
Cabazitaxel 162
- Onkologie 636
Cabergolin 317, 428
- Endokrinologie 582
- Neurologie 684
Cabergolin Dura (Cabergolin) 428
Cabergolin Teva (Cabergolin) 317, 428
Cabergolin-ratioph. *(Cabergolin)* 317
Cablivi (Caplicizumab) 72
Cabometyx (Cabozantinib) 174
Cabozantinib 174
- Onkologie 631, 632
Cadmium-Intoxikation 436
Caelyx *(Doxorubicin liposomal, polyethylenglykolisiert)* 164
Cafedrin 55
- Anästhesie 663
Ca-Glukonat
- Pädiatrie 814
Calcet *(Calciumacetat)* 111
Calci Aps D3 *(Colecalciferol + Calciumcarbonat)* 150
Calcicare D3 *(Colecalciferol + Calciumcarbonat)* 150
Calcimagon D3 *(Colecalciferol + Calciumcarbonat)* 150
Calcipotriol 133
- Dermatologie 722
Calcipotriol HEXAL *(Calcipotriol)* 373
Calcitonin 133
- Endokrinologie 555, 579
Calcitonin Rotexmedica *(Calcitonin)* 133
Calcitrat *(Calcium-Ion)* 300
Calcitriol 149
- Dermatologie 722
- Endokrinologie 554, 569, 579
- Nephrologie 537

Calcitriol Kyramed *(Calcitriol)* 149
Calcium 131
Calcium HEXAL *(Calcium-Ion)* 300
Calciumacetat *(Calciumacetat)* 111
Calciumacetat Prorenal *(Calciumacetat)* 111
Calciumacetat-Nefro *(Calciumacetat)* 111
Calciumcarbonat 150
Calciumdiacetat 111
Calciumdiacetat + Mg2+ 111
Calciumfolinat HEXAL *(Folinsäure)* 195
Calciumgluconat Braun 10% *(Calciumglukonat)* 300
Calciumglukonat 300
Calcium-Ion 300
Calciumneurininhibitoren 373
Calcium-Sandoz *(Calcium-Ion)* 300
Calcivit D *(Colecalciferol + Calciumcarbonat)* 150
Calcort *(Deflazacort)* 209
Camlostar *(Candesartan + Amlodipin)* 37
Campral *(Acamprosat)* 368
Canakinumab 138, 214
Cancidas *(Caspofungin)* 269
Candeamlo HEXAL *(Candesartan + Amlodipin)* 37
Candecor *(Candesartan)* 25
Candesartan 25, 36, 37
- Kardiologie 447, 460, 468
Candesartan HEXAL *(Candesartan)* 25
Candesartan Q-Pharm *(Candesartan)* 25
Candesartan Stada *(Candesartan)* 25
Candesartan-ratioph. comp. *(Candesartan + Hydrochlorothiazid)* 36
Candida 648
- Balanoposthitis 652
- Endokarditis 649

- Ösophagitis 519, 648
- Pneumonie 649
- Stomatitis 648
- Vulvovaginitis 772
Candidämie 648
Candidiasis granulomatosa 649
Candidose
- Dermatologie 720
- Infektiologie 648
- oropharyngeale 267
- ösophageale 267
- vulvovaginale 267
Candidurie 267
Candio-Hermal *(Nystatin)* 381
Canemes *(Nabilon)* 108
Canesten *(Clotrimazol)* 380
Canesten Extra *(Bifonazol)* 380
Canesten Gyn *(Clotrimazol)* 380
Cangrelor 67
Canifug *(Clotrimazol)* 380
Cannabidiol 333
Cannabinoide 108, 332
Capecitabin 160
- Onkologie 615, 617, 620, 621, 623, 624, 628–630
Capecitabin Accord *(Capecitabin)* 160
Capecitabin HEXAL *(Capecitabin)* 160
Capecitabin Medac *(Capecitabin)* 160
Caplicizumab 72
Caprelsa *(Vandetanib)* 179
Capreomycin 250
Capros *(Morphin)* 287
CAPS 138
Capsaicin 299
Captimer *(Tiopronin)* 436
Captogamma *(Captopril)* 22
CaptoHEXAL *(Captopril)* 22
CaptoHEXAL comp. *(Captopril + Hydrochlorothiazid)* 34
Captopril 22, 34
- Kardiologie 447, 448, 458, 467
- Pädiatrie 790, 791, 810
Capval *(Noscapin)* 84
Caramlo *(Candesartan + Amlodipin)* 37

Handelsnamen = fett   Wirkstoffe = kursiv

Carbadura *(Carbamazepin)* 307
Carbaglu *(Carglumsäure)* 138
Carbamat-Intoxikation 838
Carbamazepin 307
- Dermatologie 728
- Neurologie 671, 673, 675, 677, 681
- Psychiatrie 692, 694
Carbamazepin HEXAL *(Carbamazepin)* 307
Carbamazepin-ratioph. *(Carbamazepin)* 307
Carbapeneme 240
Carbidopa 316
- Neurologie 685
Carbimazol 127
- Endokrinologie 572
- Pädiatrie 800
Carbimazol 1A *(Carbimazol)* 127
Carbimazol Aristo *(Carbimazol)* 127
Carbimazol Henning *(Carbimazol)* 127
Carbo medicinalis 101, 435
- Pädiatrie 787, 788
- Toxikologie 831–833, 842
Carboanhydrasehemmer 392
CARBO-cell *(Carboplatin)* 155
Carbomer
- Ophthalmologie 733
Carboplatin 155
- Hämatologie 597
- Onkologie 605, 608, 611, 614, 633, 634
Carboplatin HEXAL *(Carboplatin)* 155
Carboplatin Kabi *(Carboplatin)* 155
Carboplatin-GRY *(Carboplatin)* 155
Cardular PP *(Doxazosin)* 33
Carfilzomib 195
- Hämatologie 603
Carglumsäure 138
Cariprazin 357
- Psychiatrie 696
Carmen *(Lercanidipin)* 31

Carmen ACE *(Lercanidipin + Enalapril)* 40
Carotaben *(Betacaroten)* 150
Carotinoide 150
Carteolol
- Ophthalmologie 743
Carvedilol 28
- Kardiologie 446, 450, 452, 454, 460, 467
Carvedilol HEXAL *(Carvedilol)* 28
Carvedilol-ratioph. *(Carvedilol)* 28
Casodex *(Bicalutamid)* 409
Caspofungin 269
- Infektiologie 648, 649
Caspofungin Zentiva *(Caspofungin)* 269
Caspofungin-ratioph. *(Caspofungin)* 269
Castellani
- Dermatologie 719
Castlemann-Krankheit 188
Catapresan *(Clonidin)* 32
Catechine 386
- Infektiologie 653
Catridecacog
- Hämatologie 587
Caverject *(Alprostadil)* 407
Cayston *(Aztreonam)* 230
CCNU
- Onkologie 637
CD34+ Zellsuspension 278
Cebrotonin *(Piracetam)* 332
CEC *(Cefaclor)* 228
Ceceenu *(Lomustin)* 155
Cedur *(Bezafibrat)* 120
Cefaclor 228
- HNO 747, 749, 752, 755, 756, 758
- Ophthalmologie 731
- Pädiatrie 822, 828
- Urologie 761
Cefaclor Basics *(Cefaclor)* 228
Cefadroxil 217, 228
- Gynäkologie 773
- HNO 748, 750, 753, 758
- Pädiatrie 826
Cefadroxil 1A *(Cefadroxil)* 228

Cefadroxil HEXAL *(Cefadroxil)* 228
Cefalexin 228
- Dermatologie 700, 703, 704, 706, 714
- HNO 748, 750, 753, 758
- Ophthalmologie 733
- Pädiatrie 790
- Urologie 761
Cefasel *(Selen)* 301
Cefazink *(Zink)* 301
Cefazolin 224
- Dermatologie 700, 706
- Gynäkologie 776
- HNO 748, 750, 753, 758
- Kardiologie 477
- Ophthalmologie 732, 734, 735
- Pädiatrie 790
- Pneumologie 506
Cefazolin HEXAL *(Cefazolin)* 224
Cefazolin Hikma *(Cefazolin)* 224
Cefazolin Saar *(Cefazolin)* 224
Cefepim 226
- Pneumologie 498, 504
- Urologie 763
Cefepim Rotexmedica *(Cefepim)* 226
Cefepim Stragen *(Cefepim)* 226
Cefixim 229
- Infektiologie 653
- Pädiatrie 828
Cefixim 1A *(Cefixim)* 229
Cefotaxim 217, 225
- Dermatologie 705, 706
- Gynäkologie 775
- HNO 750, 752
- Neurologie 685
- Ophthalmologie 731
- Pädiatrie 805
- Pneumologie 498, 502, 503, 505, 507, 508
- Urologie 763
Cefotaxim Eberth *(Cefotaxim)* 225
Cefotaxim Fresenius *(Cefotaxim)* 225

Cefotaxim Saar *(Cefotaxim)* 225
Cefotrix *(Ceftriaxon)* 225
Cefoxitin
– Gynäkologie 772, 773, 775
Cefpo Basics *(Cefpodoxim-Proxetil)* 229
Cefpodoxim
– Urologie 760, 761, 762
Cefpodoxim-Proxetil 229
– HNO 755
Cefpodoxim-ratioph. *(Cefpodoxim-Proxetil)* 229
Ceftarolinfosamil 226
Ceftazidim 225, 227
– HNO 750, 753–756
– Infektiologie 650
– Neurologie 678
– Ophthalmologie 740
– Pädiatrie 828
– Pneumologie 498, 504, 507, 508, 515, 517
– Urologie 762, 763
Ceftazidim Eberth *(Ceftazidim)* 225
Ceftazidim Hikma *(Ceftazidim)* 225
Ceftazidim Kabi *(Ceftazidim)* 225
Ceftibuten
– Urologie 762
Ceftobiprol 227
Ceftolozan 227
– Urologie 762
Ceftriaxon 225
– Dermatologie 705
– Gastroenterologie 523, 531, 533
– Gynäkologie 773
– HNO 750, 752, 756
– Infektiologie 647, 650, 653, 654, 656–658
– Kardiologie 477
– Neurologie 678, 685
– Ophthalmologie 732–735
– Pädiatrie 790, 796, 797, 799, 802, 804, 813
– Pneumologie 498, 502–508
– Urologie 762, 763, 764

Ceftriaxon HEXAL *(Ceftriaxon)* 225
Ceftriaxon Kabi *(Ceftriaxon)* 225
Ceftriaxon-ratioph. *(Ceftriaxon)* 225
CefuHEXAL *(Cefuroxim-Axetil)* 229
Cefurax *(Cefuroxim-Axetil)* 229
Cefuroxim 224
– Dermatologie 707, 714
– HNO 752, 755, 756, 758
– Infektiologie 654
– Pneumologie 502, 505, 506
Cefuroxim Fresenius *(Cefuroxim)* 224
Cefuroxim-Axetil 229
– Dermatologie 700, 704, 705
– HNO 747, 749
– Infektiologie 647
– Pädiatrie 795, 802, 822, 825, 826
– Urologie 760
Cefuroxim-ratioph. *(Cefuroxim)* 224
Cefuroxim-ratioph. *(Cefuroxim-Axetil)* 229
Celastatin
– Urologie 764
Celebrex *(Celecoxib)* 203
Celecox HEXAL *(Celecoxib)* 203
Celecoxib 203
Celecoxib Actavis *(Celecoxib)* 203
Celecoxib ratioph. *(Celecoxib)* 203
Celecoxib Stada *(Celecoxib)* 203
Celestamine N *(Betamethason)* 208
Celestan Depot *(Betamethason)* 208
Celestan solubile *(Betamethason)* 208
Celestone *(Betamethason)* 208
Celipro Lich *(Celiprolol)* 28
Celiprolol 28
Celitin *(Celiprolol)* 28

CellCept *(Mycophenolatmofetil)* 276
Cellcristin *(Vincristin)* 161
Cellondan *(Ondansetron)* 106
Celltaxel *(Paclitaxel)* 163
Celluvisc *(Carmellose-Natrium)* 396
Celsentri *(Maraviroc)* 265
Cemiplimab 185
– Dermatologie 730
Cephalex-CT *(Cefalexin)* 228
Cephalexin
– Kardiologie 477
– Ophthalmologie 732
Cephalexin-ratioph. *(Cefalexin)* 228
Cephalosporine 223
– Geriatrie 437
– orale, Gr. 1 228
– orale, Gr. 2 229
– orale, Gr. 3 229
– parenterale 227
– parenterale, Gr. 1 223
– parenterale, Gr. 2 224
– parenterale, Gr. 3a 224
– parenterale, Gr. 3b 225
– parenterale, Gr. 4 226
– parenterale, Gr. 5 226
Cephazolin Fresenius *(Cefazolin)* 224
Ceprotin *(Protein C)* 65
Cerazette *(Desogestrel)* 425
Cerdelga *(Eliglustat)* 138
Ceres *(mittelkettige Fettsäure)* 565
Cerezyme *(Imiglucerase)* 139
Ceritinib 174
– Onkologie 613
Cerliponase alfa 138
Ceroid-Lipofuszinose, neuronale 138
Cerson *(Flumetason)* 371
Certican *(Everolimus)* 276
Certolizumab
– Dermatologie 723, 724
Certolizumab Pegol 214
– Rheumatologie 640, 641, 642
Certoparin 57
– Kardiologie 479

Handelsnamen = fett   Wirkstoffe = kursiv

Cervarix
  (Papillomvirusimpfstoff) 282
Cetebe *(Ascorbinsäure)* 149
Cetidex *(Cetirizin)* 85
Cetirizin 85, 401
  – Dermatologie 714–716, 724, 725
  – Geriatrie 438
  – HNO 748
  – Pädiatrie 810, 811
Cetirizin 1A *(Cetirizin)* 85
Cetirizin HEXAL *(Cetirizin)* 85
Cetrimonium 403
Cetuximab 185
  – Onkologie 615, 616, 619
Cetylpyridiniumchlorid
  – HNO 751
Chalant *(Desogestrel)* 425
Champix *(Vareniclin)* 369
Chariva *(Ethinylestradiol + Chlormadinon)* 422
Chibro-Timoptol *(Timolol)* 391
Chinin-Intoxikation 838
Chininsulfat 327
Chinolone 235
  – fluorierte, Gruppe 1 235
  – fluorierte, Gruppe 2 235
  – fluorierte, Gruppe 3 236
  – fluorierte, Gruppe 4 237
Chlamydia trachomatis 232
Chlamydien 217
Chloee *(Ethinylestradiol + Chlormadinon)* 422
Chloraldurat *(Chloralhydrat)* 364
Chloralhydrat 364
  – Geriatrie 440
Chlorambucil 153
  – Hämatologie 588, 593, 595
  – Nephrologie 541
  – Ophthalmologie 738
Chloramphenicol 387
Chlordiazepoxid 361
  – Geriatrie 439
Chlorhexamed
  (Chlorhexidindigluconat) 402
Chlorhexidigluconat
  – HNO 751

Chlorhexidin
  – Dermatologie 703, 707
Chlorhexidindiglukonat 402
Chloriodhydroxychinolin
  – Dermatologie 703
Chlormadinon 416, 422, 424
  – Dermatologie 710, 712
Chlormadinon Jenapharm
  (Chlormadinon) 416
Chlormethin 154
Chloroprocain 298
Chloroquin 206
  – Endokrinologie 566
  – Rheumatologie 639, 643
Chloroquin-Intoxikation 839
Chloroquinphosphat 272
  – Pädiatrie 804
Chlorprothixen 350
  – Pädiatrie 820
Chlorprothixen-neuraxpharm
  (Chlorprothixen) 350
Chlorprotixen Holsten
  (Chlorprothixen) 350
Chlortalidon 38, 43
  – Kardiologie 446
Chlortetracyclin 377
  – Ophthalmologie 731, 734
Cholangitiden, autoimmune 530
Cholangitis 530
  – akut eitrige 532
  – primär biliäre 102
Cholecalciferol
  – Endokrinologie 567
Cholelithiasis 532
Cholera 650
  – bei Kindern 797
Cholestagel *(Colesevelam)* 124
Cholesterinresorptionshemmstoffe 124
Cholesterinsteine 102
Cholesterinsynthesehemmer 121
Cholesterolsyntheseenzym 121
Cholezystitis 532
  – akute 532
Cholinergika 329
Cholsäure 138

Chorea Huntington 337, 354, 671
Chorioiditis 389
Chorionepitheliom 157
Chorionkarzinom 162
Christmasfaktor 70
Chrom-Intoxikation 839
Chronisch entzündliche
  Darmerkrankungen 103
Chronisch inflammatorische
  demyelinisierende
  Polyneuropathie 278
chronisches Koronarsyndrom 459
Chronisch-myeloische Leukämie 591
Chylomikronämie Syndrom 565
Cialis *(Tadalafil)* 407
Ciatyl-Z *(Zuclopenthixol)* 352
Ciatyl-Z Acuphase
  (Zuclopenthixol) 352
Ciatyl-Z-Depot
  (Zuclopenthixol) 352
Cibacen *(Benazepril)* 22
Cibadrex *(Benazepril + Hydrochlorothiazid)* 34
Ciclesonid 78
  – Pädiatrie 793
  – Pneumologie 483, 484, 485
Ciclopirox 380
  – Dermatologie 706, 714, 718, 719, 720
  – Infektiologie 652
Ciclopirox Winthrop
  (Ciclopirox) 380
Ciclopirox-ratioph. *(Ciclopirox)* 380
Cicloral *(Ciclosporin)* 275, 375
Ciclosporin 275, 375, 391
  – Dermatologie 714, 715, 722–724, 726
  – Hämatologie 588
  – Nephrologie 540, 541, 542
  – Ophthalmologie 733, 737, 745
Ciclosporin 1A *(Ciclosporin)* 275
Ciclosporin Pro *(Ciclosporin)* 375

CIDP 278
CiL *(Fenofibrat)* 121
Cilastatin 241
- Gynäkologie 775
- Urologie 762
Cilazapril 23, 34
- Kardiologie 447, 467
Cilodex *(Ciprofloxacin + Dexamethason)* 402
Cilostazol 67
- Kardiologie 478
Cilostazol AL *(Cilostazol)* 67
Cilostazol HEXAL *(Cilostazol)* 67
Ciloxan *(Ciprofloxacin)* 388, 402
Cimetidin 92
- Kardiologie 668
Cimetidin Acis *(Cimetidin)* 92
Cimzia *(Certolizumab Pegol)* 214
Cinacalcet 129
- Endokrinologie 578
- Nephrologie 537
Cinchocain 110, 401
Cineol
- HNO 749, 750
- Pädiatrie 825
Cinna/Dimen-neuraxpharm *(Dimenhydrinat + Cinnarizin)* 108
Cinnarizin 108
Cinqaero *(Reslizumab)* 88
Cinryze *(C1-Esterase-Inhibitor)* 71
Cipralex *(Escitalopram)* 344
Cipramil *(Citalopram)* 343
Cipro HEXAL *(Ciprofloxacin)* 235
Ciprobay *(Ciprofloxacin)* 235
Ciprobeta *(Ciprofloxacin)* 235
Ciprofloxacin 217, 235, 388, 402
- Gastroenterologie 523
- Gynäkologie 773
- HNO 753–756
- Infektiologie 650, 653, 661
- Pädiatrie 797, 828
- Pneumologie 498, 501, 504, 507, 508, 515, 517
- Rheumatologie 642
- Urologie 759–764

Ciprofloxacin-ratioph. *(Ciprofloxacin)* 235
Circadin *(Melatonin)* 347
Circlet *(Ethinylestradiol + Etonogestrel)* 425
Cisatracurium 296
Cisatracurium Accord *(Cisatracurium)* 296
Cisatracurium Hameln *(Cisatracurium)* 296
Cisplatin 156
- Hämatologie 597
- Onkologie 605–611, 615, 616, 617, 622, 623, 625, 633
Cisplatin Accord *(Cisplatin)* 156
Cisplatin HEXAL PI *(Cisplatin)* 156
Cisplatin Neocorp *(Cisplatin)* 156
Cisplatin-Lsg.-Ribosepharm *(Cisplatin)* 156
Citalon *(Citalopram)* 343
Citalopram 343
- Geriatrie 437
- Psychiatrie 693, 698
Citalopram HEXAL *(Citalopram)* 343
Citalopram Stada *(Citalopram)* 343
Citalopram-ratioph. *(Citalopram)* 343
Citrafleet *(Citronensäure + Magnesiumoxid + Natriumpicosulfat)* 100
Citronensäure 100, 411
Cladribin 158
- Hämatologie 594
Claforan *(Cefotaxim)* 225
Clarilind *(Clarithromycin)* 232
Clarithromycin 94, 95, 217, 232
- Dermatologie 700, 707
- Gastroenterologie 521, 522
- Gynäkologie 773
- HNO 751, 752, 755
- Infektiologie 651, 657
- Pädiatrie 795, 799, 806, 808, 814
- Pneumologie 501, 502, 506, 507, 508

Clarithromycin 1A *(Clarithromycin)* 232
Clarithromycin Eberth *(Clarithromycin)* 232
Clarithromycin-ratioph. *(Clarithromycin)* 232
Clarium *(Piribedil)* 317
Claversal *(Mesalazin)* 103
Clavulansäure 217, 221, 222, 498
- Dermatologie 700
- Gynäkologie 773, 775
- HNO 747, 749, 752, 753, 755, 756
- Infektiologie 650
- Ophthalmologie 731–733
- Pädiatrie 796, 806, 825, 826, 828
- Pneumologie 501, 502, 508
Clearance 851
- Arzneimittel 853
- Kreatinin 853
- renale 853
Clemastin 17, 85
- Dermatologie 725
- Kardiologie 668
- Pädiatrie 783
Clenbuterol 75
- Clenbuterol-Intoxikation 839
Clexane *(Enoxaparin)* 58
Clexane multidose *(Enoxaparin)* 58
Clift *(Glatirameracetat)* 335
Climen *(Estradiol + Cyproteronacetat)* 417
ClindaHEXAL *(Clindamycin)* 233
Clindamycin 233, 377, 378
- Dermatologie 700, 701, 703, 704, 706, 707, 709, 710
- Gynäkologie 772, 775, 776
- HNO 749
- Infektiologie 651
- Kardiologie 477
- Ophthalmologie 739
- Pädiatrie 790, 805, 826
- Pneumologie 505, 506
Clindamycin-ratioph. *(Clindamycin)* 233

Handelsnamen = **fett**   Wirkstoffe = *kursiv*

Cli–Col

Clindasol *(Clindamycin)* 233
Clindastad *(Clindamycin)* 233
Clionara *(Estradiol + Norethisteronacetat)* 418
Clioquinol
- Dermatologie 703, 713, 714, 721, 727
- Infektiologie 654
Cliovelle *(Estradiol + Norethisteronacetat)* 418
Clivarin 1750 *(Reviparin)* 59
Clivarin 5726 *(Reviparin)* 59
Clivarodi *(Reviparin)* 59
CLL 153, 158, 176, 186, 187, 188, 195, 198, 215
Clobazam 361
- Geriatrie 439
- Pädiatrie 817
Clobegalen *(Clobetasol)* 372
Clobetasol 372
- Dermatologie 712, 721
- Gynäkologie 772
- Pädiatrie 822
Clobetasol Acis *(Clobetasol)* 372
Clobetason 370
Clodron 1A *(Clodronsäure)* 132
Clodronsäure 132
- Endokrinologie 555, 579
Clofarabin 158
Clomethiazol 364
- Psychiatrie 690, 691, 692
Clomipramin 340
- Neurologie 675, 677
- Psychiatrie 693, 698, 699
Clomipramin 1A *(Clomipramin)* 340
Clomipramin-neuraxpharm *(Clomipramin)* 340
Clonazepam 310
- Anästhesie 663
- Neurologie 682
- Toxikologie 832–835, 839, 841, 843, 845–848
Clonazepam-neuraxpharm *(Clonazepam)* 310
Clonidin 32, 368, 392
- Anästhesie 666
- Geriatrie 438

- Kardiologie 448, 449
- Pädiatrie 792
- Psychiatrie 690, 692
- Toxikologie 834
Clonidin-Intoxikation 839
Clonidin-ratioph. *(Clonidin)* 32
Clonid-Ophtal *(Clonidin)* 392
Clonistada *(Clonidin)* 32
Clopamid 43
Clopidogrel 67
- Geriatrie 439
- Kardiologie 451, 455, 459, 478
- Neurologie 688
Clopidogrel HEXAL *(Clopidogrel)* 67
Clopidogrel-ratioph. *(Clopidogrel)* 67
Clopixol *(Zuclopenthixol)* 352
Cloprednol 208
Clostridien 217
Clostridium-botulinum-Toxin
- *Typ A* 327
- *Typ B* 327
Clostridium-difficile-Infektion 246
Clostridium-histolyticum-Kollagenase 385
Clotrimazol 380, 381
- Dermatologie 706, 714, 718, 720
- HNO 754
- Infektiologie 652
- Pädiatrie 823
Clozapin 357
- Neurologie 683
- Psychiatrie 696, 697
Clozapin-ratioph. *(Clozapin)* 357
Cluster-Kopfschmerz 675
CML 154, 165, 175–177, 195
- Blastenkrise 173, 178
- Blastenschub 161
CMML 159
CMV-Präparate 252
CoAprovel *(Irbesartan + Hydrochlorothiazid)* 36
Cobicistat 264
Cobimetinib 174

Cocain-Intoxikation 843
Codein 84, 204, 205, 284
- HNO 751
- Pädiatrie 794
Codeintropfen-CT *(Codein)* 84
Codicaps Mono *(Codein)* 84
Codicompren *(Codein)* 84
CoDiovan *(Valsartan + Hydrochlorothiazid)* 37
Coffein 205
Coffeincitrat 297
Colchicin 130
- Endokrinologie 565
- Kardiologie 478
Colchicin Tiopharma *(Colchicin)* 130
Colchicum-Dispert *(Colchicin)* 130
Colchysat *(Colchicin)* 130
Colecalciferol 131, 149, 150
- Endokrinologie 554, 569
- Gastroenterologie 530
- Nephrologie 537, 550
Colesevelam 124
- Endokrinologie 564
Colestyramin 124
- Endokrinologie 564
- Gastroenterologie 527, 530
- Toxikologie 842
Colestyramin-ratioph. *(Colestyramin)* 124
Colifoam *(Hydrocortison)* 104
Colimune *(Cromoglicinsäure)* 86
Colina *(Smektit)* 101
Colist *(Colistimethatnatrium)* 245
Colistiflex *(Colistimethatnatrium)* 245
Colistimethatnatrium 245
Colistin CF *(Colistimethatnatrium)* 245
Colistinsulfat 244
- Pneumologie 508, 515, 517
Colitis ulcerosa 104, 213, 215, 216, 275, 377, 525
Colobreathe *(Colistimethatnatrium)* 245
Colo-Pleon *(Sulfasalazin)* 104

Com–Cya

Coma hepaticum 247
Coma Scale 670
Combigan *(Brimonidin + Timolol)* 393
Combiprasal *(Ipratropiumbromid + Salbutamol)* 78
Combivir *(Lamivudin + Zidovudin)* 256
Cometriq *(Cabozantinib)* 174
Competact *(Pioglitazon + Metformin)* 116
Comtess *(Entacapon)* 319
COMT-Hemmer 319
Conceplan M *(Ethinylestradiol + Norethisteron)* 423
Concerta *(Methylphenidat)* 367
Concor *(Bisoprolol)* 27
Concor Cor *(Bisoprolol)* 27
Concor plus *(Bisoprolol + Hydrochlorothiazid)* 39
Condylomata acuminata 282, 386, 653
Condylox *(Podophyllotoxin)* 386
Conestat alfa 71
- Dermatologie 726
Conjuncain-EDO *(Oxybuprocain)* 387
Conjunctivitis
- epidemica 734
- vernalis 734
Conn-Syndrom 576
Constella *(Linaclotid)* 97
Contiphyllin *(Theophyllin)* 81
Convulex *(Valproinsäure)* 311
Copalia *(Valsartan + Amlodipin)* 37
Copalia HCT *(Amlodipin + Valsartan + Hydrochlorothiazid)* 38
Copaxone *(Glatirameracetat)* 335
COPD 73–82, 490
- Allgemeinmaßnahmen 491
- Behandlung stabile Erkrankung 494
- Beurteilung 490
- Therapiealgorithmus 491

Copegus *(Ribavirin)* 265
Corangin Nitrospray *(Glycerotrinitrat)* 46
Cordarex *(Amiodaron)* 17, 51
Cordarone *(Amiodaron)* 51
Cordes BPO *(Benzoylperoxid)* 377
Cordes VAS *(Tretinoin)* 378
Corifeo *(Lercanidipin)* 31
Corifollitropin alfa 421
Cornaregel *(Dexpanthenol)* 396
Corpus-luteum-Insuffizienz 416
Corticorelin 144
Cortiment MMX *(Budesonid)* 104
Cortirel *(Corticorelin)* 144
Cortisol 209
Corvaton *(Molsidomin)* 47
Corvo *(Enalapril)* 23
Corvo HCT *(Enalapril + Hydrochlorothiazid)* 35
Corynebacterium diphtheriae 217
Cosentyx *(Secukinumab)* 376
CosmoFer *(Eisen-III-Hydroxid-Dextran-Komplex)* 145
Cosopt *(Dorzolamid + Timolol)* 393
Cotareg *(Valsartan + Hydrochlorothiazid)* 37
Cotazym *(Pankreatin)* 103
Cotellic *(Cobimetinib)* 174
Cotrim 960 1A Pharma *(Trimethoprim + Sulfamethoxazol)* 238
CotrimHEXAL *(Trimethoprim + Sulfamethoxazol)* 238
Cotrimoxazol 217, 238
- Dermatologie 701
- Gastroenterologie 523
- Geriatrie 437
- HNO 749, 755
- Infektiologie 653, 654, 658
- Pneumologie 508
- Urologie 760, 761, 764
Cotrim-ratioph. *(Trimethoprim + Sulfamethoxazol)* 238

Coumadin *(Warfarin)* 64
Covaxis *(Tetanus- + Diphtherie- + Pertussis-Toxoid)* 280
Coversum Arginin *(Perindropril-Arginin)* 23
Coxibe 20
Cozaar comp. *(Losartan + Hydrochlorothiazid)* 36
Cozaar Protect *(Losartan)* 26
CPS Pulver *(Polysulfonsäure)* 412
Cresemba *(Isavuconazol)* 267
Crestor *(Rosuvastatin)* 122
CRH 144
CRH Ferring *(Corticorelin)* 144
Crilomus *(Tacrolimus)* 276
Crizotinib 174
- Onkologie 612
Crohn, Morbus 524
Cromoglicinsäure 86, 87, 395, 399
- HNO 747
- Ophthalmologie 734
- Pädiatrie 809
- Pneumologie 489
CromoHEXAL *(Cromoglicinsäure)* 395, 399
Cromo-ratioph. *(Cromoglicinsäure)* 395, 399
Crotamiton
- Pädiatrie 824
Crusia *(Enoxaparin)* 58
Cryopyrin-assoziierte periodische Syndrome 138, 213, 214
Crysvita *(Burosumab)* 138
CSE-Hemmer 121
Cubicin *(Daptomycin)* 243
Cumarinderivate 63
Cumarin-Intoxikation 840
Cumarin-Überdosierung 70, 150
Cuprior *(Trientin)* 141
Curazink *Zink* 301
Cu-Safe T 300 *(Intrauterinpessar mit Kupfer)* 426
Cushing-Syndrom 141, 144, 575
Cyanid-Intoxikation 433, 435, 840

Handelsnamen = fett   Wirkstoffe = kursiv

Cyanidintoxikation 435
Cyanocobalamin 148
 - Gastroenterologie 520
 - Hämatologie 587
Cyanokit *(Hydroxocobalamin)* 435
Cycline 230
Cyclocaps Budesonid *(Budesonid)* 78
Cyclopentolat 394
 - Ophthalmologie 737
Cyclopentolat *(Cyclopentolat)* 394
Cyclophosphamid 153, 206
 - Hämatologie 588, 590–594, 596, 599, 600, 602
 - Nephrologie 540, 541, 543, 545, 546, 547, 549
 - Onkologie 607, 608, 626–628
 - Ophthalmologie 778
 - Rheumatologie 644, 645, 646
Cyclophosphamid HEXAL *(Cyclophosphamid)* 153, 206
Cyclo-Prognova *(Estradiol + Levonorgestrel)* 418
Cyclosporin A
 - Ophthalmologie 738
Cyklocapron *(Tranexamsäure)* 66
Cymbalta *(Duloxetin)* 345
Cymeven *(Ganciclovir)* 252
Cyproderm *(Ethinylestradiol + Cyproteronacetat)* 418
Cyproteronacetat 409, 417
 - Dermatologie 710, 712
 - Gynäkologie 774
Cyproteronacetat beta *(Cyproteronacetat)* 409
Cyproteronacetat-GRY *(Cyproteronacetat)* 409
Cyramza *(Ramucirumab)* 187
Cystadane *(Betain)* 138
Cysticide *(Praziquantel)* 271
Cytarabin 160
 - Hämatologie 596, 597, 598, 599
Cytarabin Accord *(Cytarabin)* 160

Cytokine-release-Syndrom 216
Cytomegalie-Virus
 - Infektion 252
 - Präparate 252
 - Retinitis 252
Cytotec *(Misoprostol)* 96

D

D 3 Vicotrat *(Colecalciferol)* 149
Dabigatran 62
 - Antagonisierung 63
 - Kardiologie 470, 480
 - Pneumologie 510
Dabrafenib 175
 - Dermatologie 730
Dacarbazin 156
 - Dermatologie 730
 - Hämatologie 600
Dacarbazin Lipomed *(Dacarbazin)* 156
Dacepton *(Apomorphin)* 322
Daclatasvir 260
Dacomitinib 174
 - Onkologie 613
Dafiro *(Valsartan + Amlodipin)* 37
Dafiro HCT *(Amlodipin + Valsartan + Hydrochlorothiazid)* 38
Daivobet *(Calcipotriol + Betamethason)* 374
Daivonex *(Calcipotriol)* 373
Daklinza *(Daclatasvir)* 260
Dakryoadenitis 732
Dakryozystitis 733
Daktar *(Miconazol)* 381
Dalbavancin 242
Daldorm *(Flurazepam)* 361
Dalteparin 58
 - Endokrinologie 553
 - Gynäkologie 774
 - Kardiologie 479
Damara *(Desogestrel)* 425
Damoctocog alfa pegol 14
DANI 851
Dantamacrin *(Dantrolen)* 327

Dantrolen 327
 - Anästhesie 664
Dantrolen IV *(Dantrolen)* 327
Dapagliflozin 117
 - Endokrinologie 556, 560
 - Kardiologie 460, 468
Dapoxetin 412
Dapson 250
 - Dermatologie 721
Dapson Tillomed *(Dapson)* 250
Dapson-Fatol *(Dapson)* 250
Daptomycin 243
 - Dermatologie 701
 - Urologie 762
Daptomycin Accord *(Daptomycin)* 243
Daptomycin-ratioph. *(Daptomycin)* 243
Daraprim *(Pyrimethamin)* 246
Daratumumab 185
 - Hämatologie 604
Darbepoetin
 - Hämatologie 592
Darbepoetin alfa 146
 - Hämatologie 589
Darifenacin 404
 - Geriatrie 440
 - Neurologie 681
 - Urologie 769, 770
Darmatonie 330
Darmdekontamination
 - präoperative 247
 - selektive 244
Darmlavage 533
Darm-Lavage-Lösungen 100
Darolutamid 410
 - Onkologie 637
Darunasta *(Darunavir)* 258
Darunavir 258, 264
Darunavir AL *(Darunavir)* 258
Darunavir Mylan *(Darunavir)* 258
Darvadstrocel 104
Darzalex *(Daratumumab)* 185
Dasatinib 175
 - Hämatologie 591
Dasatinib AL *(Dasatinib)* 175
Dasatinib HEXAL *(Dasatinib)* 175

888 Das–Dex

Dasselta *(Desloratadin)* 85
Daunoblastin *(Daunorubicin)* 164
Daunorubicin 164
– Hämatologie 598
Daunorubicin liposomal 164
Daunoxome *(Daunorubicin liposomal)* 164
Daxas *(Roflumilast)* 82
Decarboxlase-Hemmstoffe 315
Decoderm *(Flupredniden)* 371
Decoderm Tri *(Miconazol + Flupredniden)* 382
Decortin *(Prednison)* 210
Decortin H *(Prednisolon)* 210
Decostriol *(Calcitriol)* 149
Dectova *(Zanamivir)* 253
Deferasirox 148
– Hämatologie 587, 592
Deferipron 148
– Hämatologie 587, 592
Deferoxamin 148
– Endokrinologie 571
– Hämatologie 587, 592
– Toxikologie 840
Defibrotid 62
Defitelio *(Defibrotid)* 62
Deflazacort 209
Degarelix 410
Dehydratation 551
– hypertone 302, 303
– hypotone 302
– Infusionstherapie, Pädiatrie 787
– isotone 302, 551
Dehydro sanol tri *(Triamteren + Bemetizid)* 45
Dehydroepiandrosteron
– Endokrinologie 571
Dekongestiva, nasale 401
Dekristol *(Colecalciferol)* 149
Dekubitus 379
Delamanin 248
Delcoprep *(Macrogol + Na2SO4 + NaHCO3 + NaCl + KCl)* 100
Delgesic *(Acetylsalicylsäure)* 199
Delir 354
Delirium 354

Delirium tremens 364
Delix *(Ramipril)* 24
Delix plus *(Ramipril + Hydrochlorothiazid)* 35
Delmuno *(Felodipin + Ramipril)* 40
Delstrigo *(Lamivudin + Tenofovir-Disoproxil + Doravirin)* 15, 256
Deltalipid 20% *(Fettlösung)* 304
Deltaran *(Dexibuprofen)* 200
Deltyba *(Delamanid)* 248
Demenz 331, 332, 352, 358, 671, 691
Demetrin *(Prazepam)* 363
Demex *(Propyphenazon)* 204
Denosumab 133
– Endokrinologie 567
Depakine *(Valproinsäure)* 311
Depo-Clinovir *(Medroxyprogesteronacetat)* 422
Depo-Provera *(Medroxyprogesteronacetat)* 422
Depression 307, 339–348, 351, 358, 693
– wahnhafte 694
Dermatin *(Terbinafin)* 269
Dermatitis 370, 371, 372
– atopische 87
– fototoxische 716
– periorale 711
– periorale, bei Kindern 821
– photoallergische 716
– seborrhoische 370, 374, 380
– solaris 716
Dermatofibrosarcoma protuberans 176
Dermatome 670
Dermatomyositis 275
Dermatop *(Prednicarbat)* 371
Dermatophytose bei Kindern 823
Dermatosen, akneiforme 708
Dermestril *(Estradiol)* 414
Dermestril-Septem *(Estradiol)* 414

Dermoxin *(Clobetasol)* 372
Dermoxinale *(Clobetasol)* 372
Derzolamid
– Ophthalmologie 741
Descovy *(Emtricitabin + Tenofovir)* 255
Desferal *(Deferoxamin)* 148
Desfesoterodin 404
Desfluran 295
– Anästhesie 664
Desirett *(Desogestrel)* 425
Desloraderm *(Desloratadin)* 85
Desloratadin 85
– Dermatologie 714, 715, 716, 724, 725
– HNO 748
– Pädiatrie 810, 811
Desloratadine-ratioph. *(Desloratadin)* 85
Desmin *(Ethinylestradiol + Desogestrel)* 423
Desmogalen *(Desmopressin)* 143
Desmopressin 143
Desmopressin 143
– Anästhesie 669
– Endokrinologie 583
– Hämatologie 585, 586
– Neurologie 681
– Pädiatrie 802, 827
Desmopressin *(Desmopressin)* 143
Desofemono *(Desogestrel)* 425
Desogestrel 423, 424, 425
– Gynäkologie 776, 777
Desogestrel Aristo *(Desogestrel)* 425
Desoximetason 372
Detimedac *(Dacarbazin)* 156
Detrusitol *(Tolterodin)* 405
Dettli-Regel 854
Deumavan
– Gynäkologie 772
Dexa Rhinospray N sine *(Dexamethason)* 400
Dexa Siozwo *(Dexamethason)* 400
Dexa-Allvoran *(Dexamethason)* 209

Handelsnamen = fett   Wirkstoffe = kursiv

Dex–Dih

Dexaflam Inject
(Dexamethason) 209
Dexa-Gentamicin
(Dexamethason + Gentamicin) 390
DexaHEXAL *(Dexamethason)* 209
Dexamethason 209, 371, 389, 390, 400–402
- Anästhesie 665
- Dermatologie 712
- Gynäkologie 772
- Hämatologie 589, 596, 597, 601–604
- Onkologie 450
- Ophthalmologie 731, 733–740, 742, 746
- Pädiatrie 806, 817
Dexamethason Augensalbe *(Dexamethason)* 389
Dexamethason LAW *(Dexamethason)* 371
Dexamethason-ratioph. *(Dexamethason)* 209
Dexamfetamin 367
- Pädiatrie 820
Dexamytrex *(Gentamicin + Dexamethason)* 390
Dexapos *(Dexamethason)* 389
Dexa-sine *(Dexamethason)* 389
Dexdor *(Dexmedetomidin)* 295
Dexibuprofen 200
Dexilant *(Dexlansoprazol)* 93
Deximune *(Ciclosporin)* 275
Dexketoprofen 200
Dexlansoprazol 93
Dexmedetomidin 295
Dexmedetomidin-ratioph. *(Dexmedetomidin)* 295
Dexpanthenol 396
- Gynäkologie 772
- Rheumatologie 646
Dextro Bolder *(Dextromethorphan)* 84
Dextromethorphan 84
D-Fluoretten *(Colecalciferol + Fluorid)* 150

DHC *(Dihydrocodein)* 84
Diabesin *(Metformin)* 113
Diabetes
- insipidus 43, 583
- insipidus centralis 143
- mellitus 112–119, 556
- mellitus, Typ 1 556
- mellitus, Typ 2 558
Diabetische autonome Neuropathie 450
Diabetische Nephropathie 538
Diabetischer Fuß 223
Diacomit *(Stiripentol)* 313
Diamicron Uno *(Gliclazid)* 112
Diamilla *(Desogestrel)* 425
Diane 35 *(Ethinylestradiol + Cyproteronacetat)* 418
Diaroent Mono *(Colistin)* 244
Diarrhoe 101, 247
- chologene 124
Diaverde *(Racecadotril)* 101
Diazepam 17, 310, 361
- Endokrinologie 573
- Geriatrie 439
- Gynäkologie 774, 775
- HNO 752
- Kardiologie 450, 453, 458, 459
- Neurologie 686
- Pädiatrie 786, 817, 818
- Psychiatrie 689, 690, 695, 697
- Toxikologie 832–836, 839, 841, 843, 845–848
Diazepam Desitin rectal tube *(Diazepam)* 17, 361
Diazepam-ratioph. *(Diazepam)* 361
Diazoxid 119
- Endokrinologie 583
Dibenzyran *(Phenoxybenzamin)* 33
Diblocin PP *(Doxazosin)* 33
Dibotermin alfa 134
Dicaprylyl Carbonat
- Dermatologie 722
Diclac *(Diclofenac)* 202
Diclac Dolo *(Diclofenac)* 202
Diclo Vision *(Diclofenac)* 390

Diclofenac 202, 205, 386, 390
- Dermatologie 724, 728
- Endokrinologie 568
- Gynäkologie 776
- HNO 748, 751, 754
- Kardiologie 479
- Neurologie 677
- Ophthalmologie 734, 736, 738, 746
- Pädiatrie 812
- Rheumatologie 638, 639, 641–643, 645
- Urologie 764, 765
Diclofenac-ratioph. *(Diclofenac)* 202
Didanosin 254
Dienogest 416, 417, 423, 424
- Gynäkologie 776
Difen Stulln Ud *(Diclofenac)* 390
Differin *(Adapalen)* 378
Dificlir *(Fidaxomicin)* 246
Diflucan *(Fluconazol)* 267
Diflucortolon 372
DigiFab *(Digitalisantitoxin)* 433
Digimerck *(Digitoxin)* 52
Digitalisantitoxin 433
- Toxikologie 842
Digitalisglykoside 52
Digitalis-Intoxikation 433
Digitoxin 52
- Geriatrie 437
- Kardiologie 468
Digitoxin Philo *(Digitoxin)* 52
Digitoxin Teva *(Digitoxin)* 52
Digoxin 18, 52
- Geriatrie 437
- Kardiologie 468, 471
- Pädiatrie 791
Dihydralazin 34
- Kardiologie 469
Dihydroartemisinin 273, 804
Dihydrocodein 84, 284
Dihydroergocriptin 322
Dihydroergotamin-Intoxikation 840
Dihydropyridine 31
Dihydrotachysterol 150
- Endokrinologie 580

Dik–Dom

Dikaliumclorazepat 310, 361
- Anästhesie 662
- Geriatrie 439
Dilatrend *(Carvedilol)* 28
DiltaHEXAL *(Diltiazem)* 30
Diltiazem AL *(Diltiazem)* 30
Diltiazem 30
- Kardiologie 447, 469, 471
- Pneumologie 513
Diltiazem-ratioph. *(Diltiazem)* 30
Dilzem *(Diltiazem)* 30
Dimaval *(Dimercaptopropansulfonat)* 433
Dimenhydrinat 105, 108
- Anästhesie 665
- Geriatrie 438
- Gynäkologie 775
- Neurologie 676, 686
- Pädiatrie 797, 819
Dimenhydrinat AL *(Dimenhydrinat)* 105
Dimercaptopropansulfonat 433
- Toxikologie 836, 847, 848
Dimethylaminophenol 433
- Toxikologie 433
Dimethylfumarat 335, 375
Dimethylsulfoxid 383
Dimeticon 30, 382
- Dermatologie 717, 722
- Pädiatrie 824
- Toxikologie 848
Dimetinden 85, 385
- Dermatologie 714, 725, 727
- Geriatrie 438
- Kardiologie 668
- Pädiatrie 783, 784
Dinoproston 427
Diovan *(Valsartan)* 26
Dipalen *(Adapalen)* 378
Dipentum *(Olsalazin)* 104
Diphenhydramin 364
- Geriatrie 440
- Gynäkologie 775
Diphtherie 752
- Krupp 752
Diphtherie-Antitoxin
- HNO 752

Diphtherie-Immunisierung 279, 280, 282
Diphtherie-Tetanus-Pertussis-Poliomyelitis-Haemophilus influenzae-Hepatitis-B-Impfstoff 282
Diphtherie-Tetanus-Pertussis-Poliomyelitis-Impfstoff 282
Dipidolor *(Piritramid)* 288
Dipiperon *(Pipamperon)* 350
Diprosis *(Betamethason)* 371
Diprosone *(Betamethason)* 371
Dipyridamol 67
- Neurologie 688
Dipyridamol Ass beta *(ASS + Dipyridamol)* 67
Direkte Reniniinhibitoren 30, 39
Disease modifying antirheumatic drugs 206
Disoprivan *(Propofol)* 20, 295
Dispacromil *(Cromoglicinsäure)* 395
Dispatenol *(Dexpanthenol u.a.)* 396
Dispatim *(Timolol)* 391
Distigmin 330
- Urologie 770
Distraneurin *(Clomethiazol)* 364
Dithranol
- Dermatologie 722
Dithranol-Vaselin
- Dermatologie 722
Diucomb *(Triamteren + Bemetizid)* 45
Diuretika 36, 38, 39, 41, 446
- kaliumsparende 43
Diuretika-Kombinationen 45
Divertikulitis 523
DMAP-Überdosierung 436
DMARD 206
DNase
- Pneumologie 516
Dobutamin 54
- Endokrinologie 581
- Kardiologie 458, 667, 669
- Pneumologie 510
- Toxikologie 839, 842

Dobutamin Carino *(Dobutamin)* 54
Dobutamin Fresenius *(Dobutamin)* 54
Dobutamin Hameln *(Dobutamin)* 54
Docetaxel 163
- Onkologie 610, 611, 616, 623–629, 636
Docetaxel HEXAL *(Docetaxel)* 163
Docetaxel Nc *(Docetaxel)* 163
Dociteren *(Propranolol + Triamteren + Hydrchlorothiazid)* 39
Dociton *(Propranolol)* 29
Docosanol 379
Docosanol Engelhard *(Docosanol)* 379
Docusat 401
Dogmatil *(Sulpirid)* 351
Dolanaest *(Bupivacain)* 298
Dolantin *(Pethidin)* 288
Dolcontral *(Pethidin)* 288
Dolestan *(Diphenhydramin)* 364
Dolgit *(Ibuprofen)* 200
Dolo Posterine Haemotamp *(Cinchocain)* 110
Dolo Posterine N *(Cinchocain)* 110
Dolomagon *(Dexibuprofen)* 200
Dolomo TN *(ASS + Paracetamol + Codein/Coffein)* 205
Doloproct *(Fluocortolon + Lidocain)* 110
Dolopyrin AL *(ASS + Paracetamol + Coffein)* 205
Dolormin *(Ibuprofen)* 200
Dolortriptan *(Almotriptan)* 324
Dolovisano Methocarbamol *(Methocarbamol)* 328
Dolutegravir 265
Dolviran N *(ASS + Codein)* 204
Dominal *(Prothipendyl)* 351
Domperidon 97, 106
- Neurologie 686
Domperidon HEXAL *(Domperidon)* 97

Handelsnamen = fett   Wirkstoffe = kursiv

Dom–Dul

Domperidon Stada
(Domperidon) 97
Donepezil 331
- Geriatrie 437
- Psychiatrie 691

Donepezil HEXAL *(Donepezil)* 331
Doneurin *(Doxepin)* 340
Dopamin 18, 54
- Endokrinologie 581
- Kardiologie 458
- Toxikologie 837, 839, 842
Dopamin *(Dopamin)* 18
Dopamin Fresenius *(Dopamin)* 54
Dopaminagonisten 316, 683
Dopaminantagonisten 96, 337
Dopamin-Decarboxylase-Inhibitoren 315
Dopaminergika 315, 316, 318, 319
Dopegyt *(Alpha-Methyldopa)* 32
Doping 859
- Beta-2-Agonisten 861
- Betablocker 862
- Diuretika und weitere Maskierungsmittel 862
- endogene androgene anabole Steroide 860
- exogene androgene anabole Steroide 860
- Glukokortikoide 862
- Hormonantagonisten 861
- Liste verbotener Wirkstoffe 859
- Narkotika 862
- Peptidhormone 861
- Stimulanzien 860
- Wachstumsfaktoren 861
Doravirin 15, 256, 257
Dorithricin *(Benzalkonium + Benzocain + Tyrothricin)* 403
Dorlazept *(Dorzolamid)* 392
Dormicum *(Midazolam)* 362
Dormutil N *(Diphenhydramin)* 364
Dorzo Vision *(Dorzolamid)* 392

Dorzocomp Vision *(Dorzolamid + Timolol)* 393
Dorzolamid 392, 393
- Ophthalmologie 738, 741–744
Dorzolamid 1A *(Dorzolamid)* 392
Dorzolamid HEXAL comp. *(Dorzolamid + Timolol)* 393
Dosierungen, äquianalgetische 284
Dosisanpassung bei Niereninsuffizienz 851, 853, 854
Dosis-Wirkungs-Beziehung 850
Doss *(Alfacalcidol)* 149
Dostinex *(Cabergolin)* 428
Dovato *(Lamivudin + Dolutegravir)* 256
Doxacor *(Doxazosin)* 33
Doxakne *(Doxycyclin)* 378
Doxazosin 33
- Geriatrie 438
- Kardiologie 448
- Urologie 768
Doxazosin Stada *(Doxazosin)* 33
Doxazosin-ratioph. *(Doxazosin)* 33
Doxepin 340
- Psychiatrie 693
Doxepin-ratioph. *(Doxepin)* 340
DOXO-cell *(Doxorubicin)* 164
Doxorubicin 164
- Endokrinologie 583
- Hämatologie 593, 596, 600
- Onkologie 606–608, 622, 627, 629
Doxorubicin HEXAL *(Doxorubicin)* 164
Doxorubicin liposomal 164
- polyethylenglykolisiert 164
Doxorubicin NC *(Doxorubicin)* 164
Doxycyclin 217, 230, 378
- Dermatologie 701, 704, 705, 707, 709, 711, 714
- Gynäkologie 772, 773

- Infektiologie 647, 650, 652–654, 657
- Neurologie 685
- Ophthalmologie 731, 734
- Pädiatrie 795, 802, 803, 814
- Pneumologie 501, 506, 507
- Rheumatologie 642
- Urologie 657
Doxycyclin Heumann *(Doxycyclin)* 230
Doxycyclin-M-ratioph. *(Doxycyclin)* 230
Doxycyclin-ratioph. *(Doxycyclin)* 230
Doxyderma *(Doxycyclin)* 378
DoxyHEXAL *(Doxycyclin)* 230
Doxylamin 365
- Geriatrie 440
- Gynäkologie 775
D-Penicillamin
- Toxikologie 844
DPP-4-Inhibitoren 115
- Kombinationen 116
Dranginkontinenz 769, 770
Dravet-Syndrom 313
Dridase *(Oxybutynin)* 404
Driponin *(Ivermectin)* 270
Dronedaron 51
- Kardiologie 472
Dronedaron Aristo *(Dronedaron)* 51
Dronedaron beta *(Dronedaron)* 51
Droperidol 107
- Anästhesie 665
Droperidol Rotexmedica *(Droperidol)* 107
Dropropizin 84
Drospirenon 417, 423
- Gynäkologie 776
Duaklir *(Aclidiniumbromid + Formoterol)* 77
Duchenne-Muskeldystrophie 137
Ductus arteriosus Botalli 200
Dulaglutid 114
- Endokrinologie 560
Dulcolax *(Bisacodyl)* 99

Dul–Eis

Dulovesic *(Duloxetin)* 412
Duloxetin 345, 412
- Psychiatrie 693, 697
Duloxetin Puren *(Duloxetin)* 345
Duloxetin-neuraxpharm *(Duloxetin)* 345
Duloxetin-ratioph. Uro *(Duloxetin)* 412
Duodart *(Dutasterid + Tamsulosin)* 406
Duodopa *(L-Dopa + Carbidopa)* 316
Duofilm *(Salicylsäure + Milchsäure)* 383
Duogalen *(Flumetason+Triclosan)* 382
Duokopt *(Dorzolamid + Timolol)* 393
DuoPlavin *(Clopidogrel + Acetylsalicylsäure)* 67
DuoResp *(Formoterol + Budesonid)* 80
Duotrav *(Travoprost + Timolol)* 393
Duovent *(Ipratropiumbromid + Fenoterol)* 87
Duphaston *(Dydrogesteron)* 416
Dupilumab 14, 15, 87
- Dermatologie 714
- Pneumologie 487
Dupixent *(Dupilumab)* 14, 15, 87
Duraviril *(Sildenafil)* 407
Durazepam *(Oxazepam)* 363
Durchblutungsfördernde Mittel 68
Durogesic SMAT *(Fentanyl transdermal)* 286
Durvalumab 185
- Onkologie 609
Dusodril *(Naftidrofuryl)* 69
Duspatal *(Mebeverin)* 98
Duspatalin *(Mebeverin)* 98
Dutascar *(Dutasterid)* 406
Dutasterid 406
Dutasterid Axiromed *(Dutasterid)* 406

Dydrogesteron 416, 417
- Gynäkologie 771, 778
Dymista *(Azelastin + Fluticason)* 400
Dynastat *(Parecoxib)* 204
Dynexan Mundgel *(Lidocain)* 402
Dynorm *(Cilazapril)* 23
Dynorm Plus *(Cilazapril + Hydrochlorothiazid)* 34
Dysfibrinogenämie 69
Dysfunktion, erektile 407, 408
Dyskinesie 17, 337
- bei Kindern 788
Dyskinesien 337
Dyslipidämie, gemischte 126
Dysmenorrhoe 200, 205, 416
Dysphorie 350
Dysport *(Clostridium-botulinum-Toxin Typ A)* 327, 686
Dystardis *(Tetrabenazin)* 337
Dystokie 429
Dystonie, medikamentöse
- bei Kindern 788
Dystonie, zervikale 327
Dysurgal *(Atropin)* 98
Dytide H *(Triamteren + Hydrochlorothiazid)* 45

E

Eatan N *(Nitrazepam)* 363
Ebastel *(Ebastin)* 85
Ebastin 85
- Dermatologie 724, 725
- HNO 748
Ebastin Aristo *(Ebastin)* 85
Ebenol *(Hydrocortison)* 370
Ebixa *(Memantin)* 331
Ebrantil *(Urapidil)* 20, 33
Ecalta *(Anidulafungin)* 268
Ecansya *(Capecitabin)* 160
Echinocandine 268
Echinokokkose 270, 271
Econazol 380, 382
- Dermatologie 718, 720
- Pädiatrie 823
Ecthyma 706

Eculizumab 185
- Hämatologie 588
- Nephrologie 544
Ecural *(Mometason)* 372
Edarbi *(Azilsartanmedoxomil)* 25
Edoxaban 60
- Kardiologie 471, 480
- Pneumologie 510
Edronax *(Reboxetin)* 346
EDTA-Lösung
- Ophthalmologie 736
Edurant *(Rilpivirin)* 258
Efavemten *(Efavirenz + Emtricitabin + Tenofovir)* 257
Efavirenz 257
Efavirenz Aurobindo *(Efavirenz)* 257
Efavirenz Teva *(Efavirenz)* 257
Eferox *(Levothyroxin)* 126
Eferox-Jod *(Levothyroxin + Kaliumiodid)* 127
Effekton *(Diclofenac)* 202
Effentora *(Fentanyl oral/nasal)* 286
Efflumidex *(Fluorometholon)* 389
Effortil *(Etilefrin)* 55
Efient *(Prasugrel)* 68
Eflornithin 386
Eftrenonacog alfa *(Faktor IX)*
- Hämatologie 586
Efudix *(Fluorouracil)* 160
Eileiterkarzinom 184, 196, 197
Einphasenpräparate 776
EinsAlpha *(Alfacalcidol)* 149
Eisen 111, 145
Eisencarboxymaltose
- Kardiologie 468
Eisenchelatbildner 147
Eisen-II-Glycin-Sulfat-Komplex
- Hämatologie 587
Eisen-III-hexacyanoferrat
- Toxikologie 848
Eisen-III-Hydroxid-Dextran-Komplex 145
Eisen-III-Hydroxid-Oxidcitrat-Isomaltooligosaccharid-alkohol-Hydrat-Komplex 145

Handelsnamen = fett   Wirkstoffe = kursiv

Eis–End 893

Eisen-III-Hydroxid-
  Polymaltose-Komplex 145
Eisen-III-Ion 151
Eisen-III-Maltol 146
*Eisen-III-Natrium-Glukonat-
  Komplex*
- Hämatologie 587
Eisen-II-Ion 145, 151
- Nephrologie 537
Eisen-III-Verbindungen
- Intoxikation 840
Eisen-Intoxikation 436
Eisenmangel 145, 146, 151
Eisenmangelanämie 587
- bei Kindern 801
Eisentabletten-ratioph.
  (Eisen-II-Ion) 145
Eisenüberladung 148
*Eisessig-Salpetersäure-
  Milchsäure*
- Dermatologie 726
Ejaculatio praecox 412
Eklampsie 34
Eklira *(Aclidiniumbromid)* 76
Ekzem 370–374, 379, 381, 713
- atopisches 713, 821
- durch Kontakt 713
Elacutan *(Harnstoff)* 383
Elanercept
- Rheumatologie 640–642
Elaprase *(Idursulfase)* 139
Elbasvir 261
Eldisine *(Vindesin)* 161
Elebrato *(Vilanterol +
  Fluticasonfuroat +
  Umeclidinium)* 80
Elektrokrampftherapie 690, 694
Elektrolytlösung
- Dermatologie 725
Eletriptan 324
- Neurologie 676
Eletriptan Bluefish *(Eletriptan)*
  324
Elidel *(Pimecrolimus)* 373
Eligard *(Leuprorelin)* 411
Eliglustat 138
Elimination 851
- Arzneimittel 853
- extrarenale Fraktion 851

- Geschwindigkeit 850
- individuelle Kapazität 853
Eliquis *(Apixaban)* 60
Eliza *(Ethinylestradiol +
  Drospirenon)* 423
Ell Cranell *(Alfatradiol)* 383
Ellaone *(Ulipristalacetat)* 425
Elmiron *(Pentosanpol* 412
Elobact *(Cefuroxim-Axetil)* 229
Elocon *(Mometason)* 372
Elocta *(Faktor VIII)* 69
Elontril *(Bupropion)* 347
Elonva *(Corifollitropin alfa)*
  421
Elortinib
- Onkologie 635
Elosulfase alfa 138
Elotuzumab 185
- Hämatologie 604
Eloxatin *(Oxaliplatin)* 156
Eltrombopag 72
- Hämatologie 590
Elvanse *(Lisdexamfetamin)* 367
Elvitegravir 264
Emadine *(Emedastin)* 395
EMB-Fatol *(Ethambutol)* 249
Embolie
- bei Vorhofflimmern 61, 62
- Lunge 509
- Prophylaxe 470
Emedastin 395
Emend *(Aprepitant)* 108
Emerade *(Adrenalin)* 54
Emesan *(Diphenhydramin)* 364
Emgality *(Galcanezumab)* 15,
  325
EMG-Biofeedback 677
Emicizumab 72
- Hämatologie 585
Emovate *(Clobetason)* 370
Empagliflozin 117
- Endokrinologie 560
- Kardiologie 460, 468
Emphysem 75
Empliciti *(Elotuzumab)* 185
Empressin *(Argipressin)* 142
Emselex *(Darifenacin)* 404
Emtenovo *(Emtricitabin +
  Tenofovir)* 255

Emtricitabin 254, 255, 257, 264
**Emtricitabin/
Tenofovirdisoproxil AL**
  (Emtricitabin + Tenofovir) 255
Emtriva *(Emtricitabin)* 255
Enacanpin *(Lercanidipin +
  Enalapril)* 40
EnaHEXAL *(Enalapril)* 23
EnaHEXAL comp. *(Enalapril +
  Hydrochlorothiazid)* 35
Enalagamma HCT *(Enalapril +
  Hydrochlorothiazid)* 35
Enalapril 23, 35, 40, 41
- Kardiologie 447, 448, 452,
  454, 458, 460, 467
Enalapril-ratioph. *(Enalapril)*
  23
Enantone-Monatsdepot
  (Leuprorelin) 411, 421
Enaplus AL *(Enalapril +
  Hydrochlorothiazid)* 35
Enbrel *(Etanercept)* 214
Encepur Erwachsene *(FSME-
  Impfstoff, Stamm K23)* 280
Encepur Kinder *(FSME-
  Impfstoff, Stamm K23)* 280
Encorafinib 175
*Endofalk Classic (Macrogol +
  NaCl + NaHCO3+ KCl)* 100
Endokarditis 218, 220, 221, 224,
  225, 234, 239, 243, 246
- Candida 649
- Enterokokken 250
- infektiöse 242
- Prophylaxe 219, 220, 476,
  477
- Prophylaxe bei Kindern 790
Endokrine Orbitopathie 745
Endokrinologische Diagnostik
  144
Endometriose 416, 420, 421,
  771
Endometritis 765, 772, 775
Endometriumkarzinom 156,
  164, 416
Endomyometritis 775
Endo-Paractol *(Simeticon)* 100
Endophthalmitis 740
Endothelinrezeptorblocker 89

Endoxan *(Cyclophosphamid)* 153, 206
Eneas *(Nitrendipin + Enalapril)* 41
Enelfa *(Paracetamol)* 293
Energiebedarfsdeckung 302
Enfluran
- Anästhesie 664
Enfuvirtid 265
Engerix B Erwachsene *(Hepatitis-B-Impfstoff)* 281
Engerix B Kinder *(Hepatitis-B-Impfstoff)* 281
Enoxaparin 58
- Endokrinologie 577, 581
- Kardiologie 452, 455, 456, 479
- Pneumologie 510
Enoxaparin Becat *(Enoxaparin)* 58
Enoximon 56
Enriqa *(Ethinylestradiol + Chlormadinon)* 422
Enstilar *(Calcipotriol + Betamethason)* 374
Entacapon 316, 319
Entacapon-neuraxpharm *(Entacapon)* 319
Entamoeba histolytica 647
Entecavir 255
- Gastroenterologie 528
Entecavir Aristo *(Entecavir)* 255
Entecavir Heumann *(Entecavir)* 255
Entecavir HEXAL *(Entecavir)* 255
Entecavir Mylan *(Entecavir)* 255
Enteritis 235, 236, 238, 247
Enterobacter 217
Enterobiasis 271
Enterobius vermicularis 651
Enterokokken 217
- vancomycinresistent 217, 231
Entgleisung, hämodynamische 474

Enthesitis-assoziierte Arthritis 213
Entocort Kapseln *(Budesonid)* 104
Entocort rektal *(Budesonid)* 104
Entresto *(Sacubitril + Valsartan)* 38
Entyvio *(Vedolizumab)* 216
Entzug 307, 340, 368, 369
Entzugssymtomatik 364
Enuresis 143, 340
- Therapie bei Kindern 827
Envarsus *(Tacrolimus)* 276
Enyglid *(Repaglinid)* 113
Enzalutamid 410
- Onkologie 637
Enzephalitis 251, 678
Enzephalopathie
- hepatische 99, 102, 247, 303, 532
- portosystemische 247
Enzym Lefax *(Pankreatin + Simeticon)* 103
Enzyminhibitoren 70
Eosin
- Dermatologie 716
Epaclob *(Clobazam)* 361
Epclusa *(Velpatasvir + Sofosbuvir)* 262
Ephedrin 54
Ephedrin Carino *(Ephedrin)* 54
Ephedrin Meduna *(Ephedrin)* 54
EPI-cell *(Epirubicin)* 164
Epididymitis 765
Epidropal *(Allopurinol)* 130
Epiduo *(Adapalen + Benzoylperoxid)* 378
Epiglottitis 752
Epilepsie 307–314, 361, 671
- bei Kindern 814
Epinastin 395
Epinephrin 17, 54, 76
- Anästhesie 664
- Dermatologie 725
Epipen *(Adrenalin)* 54
Epi-Pevaryl *(Econazol)* 380

Epipevisone *(Econazol + Triamcinolonacetonid)* 382
Epirubicin 164
- Hämatologie 597
- Onkologie 623, 624, 626–628
Epirubicin HEXAL *(Epirubicin)* 164
Episkleritis 736
Epivir *(Lamivudin)* 255
Epizoonosen 717
Epleren Stada *(Eplerenon)* 44
EplerenHEXAL *(Eplerenon)* 44
Eplerenon 44
- Endokrinologie 576
- Kardiologie 452, 454, 467
Epoetin alfa 146
- Hämatologie 589
Epoetin Alfa HEXAL *(Epoetin alfa)* 146
Epoetin beta 146
- Hämatologie 589
Epoetin delta
- Hämatologie 589
Epoetin theta 147
Epoetin zeta 147
- Hämatologie 589
Epoprostenol
- Pneumologie 513
Eporatio *(Epoetin theta)* 147
Eprosartan 25, 36
- Kardiologie 447, 460
Eprosartan-ratioph. *(Eprosartan)* 36
Eprosartan-ratioph. comp. *(Eprosartan + Hydrochlorothiazid)* 36
Eptacog alfa 69
Eptifibatid 67
- Kardiologie 455
Eptifibatid Accord *(Eptifibatid)* 67
Equasym *(Methylphenidat)* 367
Eradikation, Helicobacter pylori 93–95, 220, 232

Handelsnamen = fett   Wirkstoffe = kursiv

Eradikationstherapie 522
Erbitux *(Cetuximab)* 185
Erbrechen 97, 105–108, 209, 322, 354, 364
- bei Kindern 797
- chemotherapieinduziertes 97
- induziertes 431
- postoperatives 97
- strahlentherapieinduziertes 97
Erektile Dysfunktion 407, 408, 770
Erelzi *(Etanercept)* 214
Eremfat *(Rifampicin)* 249
Erenumab 325
Ereq *(Sildenafil)* 407
Ergenyl *(Valproinsäure)* 311
Ergobel *(Nicergolin)* 331
Ergocalm *(Lormetazepam)* 362
Ergo-Kranit Migräne *(Ergotamin)* 323
Ergotamin 323
- Geriatrie 439
- Neurologie 676
Eribulin 195
- Onkologie 630
Erivedge *(Vismodegib)* 198
Erleada *(Apalutamid)* 15, 409
Erlotinib 175
- Onkologie 614
Ernährung, parenterale 301
Erregungszustände 17, 350, 351–354, 360–364
- akute 689
- bei Kindern 820
Ertapenem 240
- Pneumologie 503, 508
Ertugliflozin 117
- Endokrinologie 560
Erweiterte lebensrettende Maßnahmen bei Kindern 781
Eryfer *(Eisen-II-Ion)* 145
Erypo *(Epoetin alfa)* 146
Erysipel 219, 706
Erysipeloid 707
Erythema migrans 229, 704
Erythrasma 381, 706
Erythrocin *(Erythromycin)* 233

Erythromycin 233, 377
- Dermatologie 700, 706, 707, 709, 710, 711
- Infektiologie 652–654, 657, 658
- Nephrologie 539
- Ophthalmologie 731, 734
Erythromycin Stragen *(Erythromycin)* 233
Erythromycin-Estolat
- Pädiatrie 795, 806, 814
Erythropoetin 146
Erythropoietin
- Hämatologie 592
Erythropoetische Protoporphyrie 150
Erythrozytenkonzentrat
- Anästhesie 668
ESBL 231
Esbriet *(Pirfenidon)* 88
Escherichia coli 217
Escitalex *(Escitalopram)* 344
Escitalopram 344
- Psychiatrie 693, 698, 699
Escitalopram HEXAL *(Escitalopram)* 344
Escitalopram-neuraxpharm *(Escitalopram)* 344
Esidrix *(Hydrochlorothiazid)* 43
Eskazole *(Albendazol)* 270
Esketamin 18, 294
Esketamin Inresa *(Esketamin)* 294
Esketiv *(Esketamin)* 294
Eslicarbazepinacetat 307
Esmeron *(Rocuronium)* 296
Esmocard *(Esmolol)* 28
Esmolol 18, 28
- Kardiologie 473
Esomep *(Esomeprazol)* 93
Esomeprazol 93
- Gastroenterologie 519, 521
Esomeprazol Normon *(Esomeprazol)* 93
Esomeprazol-CT *(Esomeprazol)* 93
Esomeprazol-ratioph. *(Esomeprazol)* 93
Esperoct *(Faktor VIII)* 69

Espumisan *(Simeticon)* 100, 436
Essentielle Thrombozythämie 591
Essigsäurederivate 201
Estelle *(Ethinylestradiol + Levonorgestrel)* 423
Esther 297
Estimated GFR 853
Estracyt *(Estramustin)* 195
Estradiol 413, 414, 417, 418, 422, 424
- Dermatologie 712
- Endokrinologie 568, 580
- Gynäkologie 772, 778
Estradiol Jenapharm *(Estradiol)* 413
Estradiolvalerat
- Endokrinologie 568
- Gynäkologie 778
Estradot *(Estradiol)* 414
Estramustin 195
Estreva *(Estradiol)* 414
Estrifam *(Estradiol)* 413
Estriol 414
- Endokrinologie 568
Estriol Jenapharm *(Estriol)* 414
Etanercept 214
- Dermatologie 723
Etelcalcetid 129
- Nephrologie 537
Ethacridin
- HNO 748
Ethambutol 249
- Dermatologie 708
- Infektiologie 659–661
- Neurologie 679
- Pädiatrie 808
Ethanercept
- Dermatologie 724
Ethanol 401, 433
- Toxikologie 841, 844
Ethinylestradiol 418, 422, 423, 424, 425, 426
- Dermatologie 710, 712
- Gynäkologie 776, 779
Ethosuximid 309
- Neurologie 671
- Pädiatrie 816, 817

Ethosuximid-neuraxpharm *(Ethosuximid)* 309
Ethylendiamintetraacetat
- Toxikologie 838
Ethylenglykol-Intoxikation 435, 841
Ethylhydrogenfumarat 375
Etilefrin 55
- Kardiologie 450
Eto Cell *(Etoposid)* 162
Eto-GRY *(Etoposid)* 162
Etomedac *(Etoposid)* 162
Etomidat 18, 294
- Endokrinologie 575, 576
Etomidat lipuro *(Etomidat)* 294
Etonogestrel 422, 425
- Gynäkologie 777
Etopophos *(Etoposid)* 162
Etoposid 162
- Hämatologie 596, 597, 600
- Onkologie 607, 608, 617, 622
Etoposid HEXAL *(Etoposid)* 162
Etoriax *(Etoricoxib)* 203
Etoricoxib 203
Etoricoxib Libra *(Etoricoxib)* 203
Etoricoxib Puren*(Etoricoxib)* 203
Etravirin 257
Eubiol *(Saccharomyces boulardii)* 101
Eu-Med *(Phenazon)* 204
Euphylong *(Theophyllin)* 20
Eurartesim *(Piperaquintetraphosphat + Dihydroartemisinin)* 273
Eureas *(Vildagliptin + Metformin)* 116
Eusaprim *(Trimethoprim + Sulfamethoxazol)* 238
Euthyrox *(Levothyroxin)* 101
Evakadin *(Desogestrel)* 425
Eve 20 *(Ethinylestradiol + Norethisteron)* 423
Evenity *(Romosozumab)* 133
Everolimus 179, 276
- Endokrinologie 583
- Onkologie 622, 631
Everolimus AL *(Everolimus)* 179

Eviplera *(Emtricitabin + Tenofovir + Rilpivirin)* 255
Evista *(Raloxifen)* 419
Evolocumab 126
- Endokrinologie 564
- Kardiologie 453, 454, 460
Evoltra *(Clofarabin)* 158
Evotears *(Perfluorohexyloctan)* 396
EVRA *(Ethinylestradiol + Norelgestromin)* 426
Ewing-Sarkom 153, 154, 164
Exelon *(Rivastigmin)* 332
Exemestan 420
Exemestan Accord *(Exemestan)* 420
Exemestan HEXAL *(Exemestan)* 420
Exemestan-ratioph. *(Exemestan)* 420
Exenatid 114
- Endokrinologie 560
Exestan *(Exemestan)* 420
Exforge *(Valsartan + Amlodipin)* 37
Exforge HCT *(Amlodipin + Valsartan + Hydrochlorthiazid)* 38
Exjade *(Deferasirox)* 148
Exkretion
- biliäre 851
- renale 851
Exoderil *(Naftifin)* 381
Exogen allergische Alveolitis 499
Exophthalmus 745
Extavia *(Interferon beta-1b)* 336
Extended Spectrum-Beta-Lactamase 231
Extrapyramidale Symptomatik 320, 321
- medikamentös bei Kindern 788
Extrasystolen 475
Extrazellulärraum 850
Extremitätenischämie 478, 479
Eylea *(Aflibercept)* 397

Ezehron Duo *(Ezetimib + Rosuvastatin)* 125
Ezetad *(Ezetimib)* 125
Ezetimib 125
- Endokrinologie 564
- Kardiologie 453, 454, 460
Ezetimib 1A *(Ezetimib)* 125
Ezetimib Basics *(Ezetimib)* 125
Ezetimib/Simva 1A *(Ezetimib + Simvastatin)* 125
Ezetrol *(Ezetimib)* 125
Ezielen *(Kaliumsulfat + Magnesiumsulfat + Natriumsulfat)* 100

F

Fabrazyme *(Agalsidase beta)* 137
Faktor I 69
- Anästhesie 669
Faktor II 70
Faktor VII 70
Faktor VIIa 69
Faktor VIII 69, 70
- Hämatologie 585
Faktor IX 70
- Hämatologie 586
Faktor X 70
- Hämatologie 586
Faktor XIII 70
Faktor-II-Mangel 70
Faktor-VIII-Aktivierung 143
Faktor-VIII-Mangel 69, 70
Faktor-VII-Mangel 70
Faktor-IX-Mangel 70
Faktor-Xa-Hemmer 59
Faktor-X-Mangel 70
Faktor-XI-Mangel 70
Faktor-XIII-Mangel 70
Falithrom *(Phenprocoumon)* 63
Faltenbehandlung 327
Famciclovir 251
- Dermatologie 728
- Gastroenterologie 519
- Infektiologie 654, 655
Famenita *(Progesteron)* 416
Familiäre Hypertriglyzeridämie 564

Handelsnamen = fett   Wirkstoffe = kursiv

Fam–Fin 897

Famotidin 92
Famotidin STADA *(Famotidin)* 92
Famotidin-CT *(Famotidin)* 92
Famotidin-ratioph. *(Famotidin)* 92
Fampridin 332
Fampyra *(Fampridin)* 332
Famvir *(Famciclovir)* 251
Farmorubicin *(Epirubicin)* 164
Farydak *(Panobinostat)* 197
Fasenra *(Benralizumab)* 87
Faslodex *(Fulvestrant)* 423
Fastjekt *(Adrenalin)* 54
Fasturtec *(Rasburicase)* 130
Fazialisparese 647, 674
– ideopathische 758
Fe2+-Sulfat
– Pädiatrie 801
Feanolla *(Desogestrel)* 425
Febuxostat 130
– Endokrinologie 565
Febuxostat Glenmark *(Febuxostat)* 130
Febuxostat HEXAL *(Febuxostat)* 130
Febuxostat Zentiva *(Febuxostat)* 130
FEIBA *(Prothrombinkomplex)* 70
Felbamat 314
Felocor *(Felodipin)* 31
Felodipin 31, 40
– Kardiologie 447
Felodipin Stada *(Felodipin)* 31
Felodipin-CT *(Felodipin)* 31
Fem 7 Combi *(Estradiol + Levonorgestrel)* 418
Fem 7 Conti *(Estradiol + Levonorgestrel)* 418
Fem7 *(Estradiol)* 414
Femara *(Letrozol)* 420
Femigoa *(Ethinylestradiol + Levonorgestrel)* 423
Femigyne-ratioph. *(Ethinylestradiol + Levonorgestrel)* 423
Femodene *(Ethinylestradiol + Gestoden)* 423

Femoston *(Estradiol + Dydrogesteron)* 417
Femoston conti *(Estradiol + Dydrogesteron)* 417
Femoston mini *(Estradiol + Dydrogesteron)* 417
Femoston mono *(Estradiol)* 413
Femovan *(Ethinylestradiol + Gestoden)* 423
Fempress Plus *(Moexipril + Hydrochlorothiazid)* 35
Femranette *(Ethinylestradiol + Levonorgestrel)* 423
Fenistil *(Dimetinden)* 85, 385
Fenofibrat 41, 121, 124
– Endokrinologie 564
Fenofibrat AL *(Fenofibrat)* 121
Fenoterol 18, 73, 77, 429
– Dermatologie 725
– Pneumologie 482, 483, 485, 486, 494
Fentadolon *(Fentanyl transdermal)* 286
Fentamat *(Fentanyl transdermal)* 286
Fentanyl 18, 284, 286
– Anästhesie 665
– Pädiatrie 813
Fentanyl Hameln *(Fentanyl)* 286
Fentanyl HEXAL *(Fentanyl oral/nasal)* 286
Fentanyl HEXAL *(Fentanyl transdermal)* 286
Fentanyl HEXAL *(Fentanyl)* 286
Fentanyl oral/nasal 286
Fentanyl Sandoz *(Fentanyl transdermal)* 286
Fentanyl-Janssen *(Fentanyl)* 18, 286
Fentavera *(Fentanyl transdermal)* 286
Feraccru *(Eisen-III-Maltol)* 146
Ferinject *(Eisen-III-Hydroxid-Polymaltose-Komplex)* 145
Ferriprox *(Deferipron)* 148
Ferrlecit *(Eisen-III-Ion)* 145
Ferro sanol *(Eisen-II-Ion)* 145
Ferro sanol duodenal *(Eisen-II-Ion)* 145

Ferrum Hausmann *(Eisen-III-Hydroxid-Polymaltose-Komplex)* 145
Ferrum Hausmann *(Eisen-II-Ion)* 145
Fesoterodin 404
– Urologie 769, 770
Fettlösungen 304
Fettsäuren, mehrfach ungesättigte 544
Fevarin *(Fluvoxamin)* 344
Fexofenaderm *(Fexofenadin)* 85
Fexofenadin 85
– Dermatologie 725
Fexofenadin Winthrop *(Fexofenadin)* 85
Fiasp *(Insulin aspart)* 118
Fibrate 120
Fibrinogen 69
– Anästhesie 669
Fibrinogenmangel 69
Fibrinolyse 456
Fibrinolytika 64
Fibrinstabilisierender Faktor 70
Fibrogammin *(Faktor XIII)* 70
Fibromyalgie-Syndrom 638
Fibrose, zystische 516
Fibryga *(Faktor I)* 69
Ficortril *(Hydrocortison)* 389
Fidaxomicin 246
Fieber 199, 200, 204
– rheumatisches 208, 218, 219
Fieberkrämpfe bei Kindern 817
Filgrastim (G-CSF) 151
– Hämatologie 589, 592, 596
Filgrastim HEXAL *(Filgrastim)* 151
Filmbildner 396
Filtrationsrate, glomeruläre 851, 853
Finahair *(Finasterid)* 383
Finamed *(Finasterid)* 406
Finasterid 383, 406
– Dermatologie 711
– Urologie 769
Finasterid HEXAL *(Finasterid)* 406

Fin–Flu

Finasterid Sandoz *(Finasterid)* 406
Finasterid Stada *(Finasterid)* 383
Finasterid-ratioph. *(Finasterid)* 406
Fingolimod 335
Finic *(Ethinylestradiol + Dienogest)* 423
Finural *(Finasterid)* 406
Firazyr *(Icatibant)* 71
Firdapse *(Amifampridin)* 137
Firmagon *(Degarelix)* 410
First-pass-Metabolismus 851
Fischbandwurm 271
Fissuren 109, 110
Fixaprost *(Latanoprost + Timolol)* 393
Flavoxat 404
- Neurologie 681
- Urologie 770
Flebogamma 5% *(Immunglobuline)* 278
Flecadura *(Flecainid)* 50
Flecainid 50
- Geriatrie 437
- Kardiologie 472, 473, 474
- Pädiatrie 789
Flecainid HEXAL *(Flecainid)* 50
Flixabi *(Infliximab)* 215
Flohsamen 99
Flohsamenschalen 99
- Gastroenterologie 526
Flosine Balance *(Flohsamen)* 99
Flotiran *(Clotrimazol + Betamethason)* 381
Flotrin *(Terazosin)* 406
Floxal *(Ofloxacin)* 388
Fluad *(Epidemische-Influenza-Impfstoff)* 281
Fluanxol *(Flupentixol)* 353
Flucinar *(Fluocinolon)* 372
Flucitason
- Pädiatrie 810
Fluclox *(Flucloxacillin)* 219
Flucloxacillin 217, 219
- Dermatologie 700, 704
- Gynäkologie 776
- HNO 748, 753

- Infektiologie 650
- Kardiologie 476
- Ophthalmologie 732
- Pneumologie 506
Flucloxacillin Altamedics *(Flucloxacillin)* 219
Flucoderm *(Fluconazol)* 267
Fluconazol 267
- Dermatologie 719, 720, 721
- Gastroenterologie 519
- Infektiologie 648, 649, 652
- Ophthalmologie 735, 740
- Pädiatrie 823
Fluconazol HEXAL *(Fluconazol)* 267
Fluconazol Kabi *(Fluconazol)* 267
Fluconazol-ratioph. *(Fluconazol)* 267
Flucytosin 269
- Infektiologie 649
Fludara *(Fludarabin)* 158
Fludarabin 158
- Hämatologie 593, 594
Fludarabinphosphat-GRY *(Fludarabin)* 158
Fludrocortison 209
- Endokrinologie 577
- Kardiologie 450
Fluimucil *(Acetylcystein)* 82
Fluimucil Antidot *(Acetylcystein)* 432
Flumazenil Kabi *(Flumazenil)* 435
Flumazenil 18, 435
- Gastroenterologie 533
- Toxikologie 836
Flumazenil Hameln *(Flumazenil)* 435
Flumetason 371, 372
- Dermatologie 713, 714, 721
Flunarizin 336
- Neurologie 676
- Pädiatrie 819
Flunarizin-CT *(Flunarizin)* 336
Flunavert *(Flunarizin)* 336
Flunazul *(Fluconazol)* 267
Flunisolid 400
- HNO 747

Flunitrazepam 361
- Geriatrie 439
Fluocinolonacetonid 372, 389, 402
- HNO 753
- Ophthalmologie 739, 746
Fluocinonid 110, 372
Fluocortolon 110
Fluorid 150
Fluorometholon 389
- Ophthalmologie 733, 735, 736
Fluoropos *(Fluorometholon)* 389
Fluorouracil 160, 383
- Dermatologie 726
Fluorouracil-GRY *(Fluorouracil)* 160
Fluor-Vigantoletten *(Colecalciferol + Fluorid)* 150
Fluoxetin 344
- Geriatrie 437
- Psychiatrie 693, 699
Fluoxetin 1A *(Fluoxetin)* 344
Fluoxetin HEXAL *(Fluoxetin)* 344
Fluoxetin-ratioph. *(Fluoxetin)* 344
Flupentixol 353
- Psychiatrie 696, 697
Flupentixol-neuraxpharm *(Flupentixol)* 353
Fluphenazin 354
- Geriatrie 439
- Psychiatrie 699
Fluphenazin-neuraxpharm *(Fluphenazin)* 354
Fluprednisolon 371, 382
Flurazepam 361
- Geriatrie 439
Flurazepam Real *(Flurazepam)* 361
Flurbiprofen 390
- HNO 751
- Ophthalmologie 737
Flusarion *(Salmeterol + Fluticasonpropionat)* 80
Fluspirilen 354

Handelsnamen = **fett**   Wirkstoffe = *kursiv*

Flüssigkeitsersatz 302
- kaliumfreier 302
Flusssäureverätzung 300
Fluta Cell *(Flutamid)* 410
Flutamid 410
Flutamid AL *(Flutamid)* 410
Fluticason 400
Fluticason Cipla
  (Fluticasonpropionat) 79
Fluticasonfuroat 80
- HNO 747
- Pneumologie 484, 485, 486, 495, 496
Fluticasonpropionat 79, 80, 400
- HNO 747
- Pädiatrie 793
- Pneumologie 483–486, 495
Flutide *(Fluticasonpropionat)* 79
Flutide Nasal
  (Fluticasonpropionat) 400
Flutiform *(Formoterol + Fluticasonpropionat)* 80
FlutiHEXAL
  (Fluticasonpropionat) 79
Fluvastatin 122
- Endokrinologie 563
- Kardiologie 460
Fluvastatin HEXAL
  (Fluvastatin) 122
Fluvastatin PUREN
  (Fluvastatin) 122
Fluvastatin-ratioph.
  (Fluvastatin) 122
Fluvoxamin 344
- Psychiatrie 693, 699
Fluvoxamin-neuraxpharm
  (Fluvoxamin) 344
Fokale Spastizität 327
Fokaler Anfall 307, 309, 314
Folarell *(Folsäure)* 151
FOLFIRINOX-Schema 635
FOLFIRI-Schema 617, 618, 619
FOLFOX4 618, 619
FOLFOX6 617, 619
FOLFOXIRI-Schema 618
FOLFOX-Schema 618, 619
Foli Cell *(Folinsäure)* 195

Folinsäure 195
- Onkologie 617, 618, 619, 620, 623, 624, 635, 739
- Ophthalmologie 739
- Pädiatrie 815
Follikelstimulation 421
Follikuläres Lymphom 188, 195
Follikulitis 372, 703
Follitropin alfa 421
Follitropin beta 421
Follitropin delta 421
Folsan *(Folsäure)* 151
Folsäure 149, 151
- Analoga 157
- Antagonisten 237
- Hämatologie 587
- Nephrologie 546
- Onkologie 615
- Rheumatologie 639, 641, 642
- Toxikologie 844
Folsäure Hevert *(Folsäure)* 151
Folsäuremangel 149, 151, 587
Folverlan *(Folsäure)* 151
Fomepizol 435
Fomepizole Eusa Pharma
  (Fomepizol) 435
Fomipezole
- Toxikologie 841, 844
Fondaparinux 61
- Kardiologie 452, 479
- Pneumologie 510
Fondaparinux-Natrium beta
  (Fondaparinux) 61
Foradil P *(Formoterol)* 74
Forair *(Formoterol)* 74
Forlax *(Macrogol)* 99
Formatris *(Formoterol)* 74
Formigran *(Naratriptan)* 324
Formodual *(Formoterol + Beclometason)* 79
Formoterol 74, 77, 79, 80
- Pädiatrie 793
- Pneumologie 482, 483, 484, 485, 486, 489, 495, 496
Formoterol-ratioph.
  (Formoterol) 74
Forsteo *(Teriparatid)* 128
Fortecortin *(Dexamethason)* 209

Fortzaar *(Losartan + Hydrochlorothiazid)* 36
Forxiga *(Dapagliflozin)* 117
Fosamax *(Alendronsäure)* 131
Fosamprenavir 259
Fosaprepitant 108
Fosavance *(Alendronsäure + Colecalciferol)* 131
Foscarnet 252, 379
- Dermatologie 727
- Infektiologie 654
Foscavir *(Foscarnet)* 252
Fosfomycin 246
- Dermatologie 701
- Neurologie 678
- Pädiatrie 828
- Urologie 759, 760, 761
Fosfomycin Aristo *(Fosfomycin)* 246
Fosfouro *(Fosfomycin)* 246
Fosinopril 23
- Kardiologie 447
Fosinopril Teva *(Fosinopril)* 23
Fosinorm *(Fosinopril)* 23
Fosrenol *(Lanthancarbonat)* 111
Fostamatinib
- Hämatologie 590
Foster *(Formoterol + Beclometason)* 79
Fotil *(Pilocarpin + Timolol)* 393
Fotivda *(Tivozanib)* 178
Fototoxische Dermatitis 716
Fragmin *(Dalteparin)* 58
Fragmin D *(Dalteparin)* 58
Fragmin Multidose
  (Dalteparin) 58
Fragmin P *(Dalteparin)* 58
Fragmin P forte *(Dalteparin)* 58
Framycetin 379
Fraxiparin *(Nadroparin)* 58
Fraxiparin Multi *(Nadroparin)* 58
Fraxodi *(Nadroparin)* 58
Fremanezumab 326
Frequenzkontrolle 471
Fresh frozen plasma
- Anästhesie 668
- Kardiologie 668

Fri–Geb

Frisium *(Clobazam)* 361
Frovatriptan 324
- Neurologie 324
Frubiase Calcium *(Calcium-Ion)* 300
Frühgeborenenanämie, Prophylaxe 146
Frühgeburt 208
FSH-Agonisten 421
FSME Immun Junior *(FSME-Impfstoff, Stamm Neudörfl)* 281
FSME-Immunisierung 280, 281
FSME-Impfstoff (Stamm Neudörfl) 281
FSME-Impfstoff, Stamm K23 280
Fucidine *(Fusidinsäure)* 379
Fucithalmic *(Fusidinsäure)* 388
Fulvestrant 420
- Onkologie 626
Fulvestrant HEXAL *(Fulvestrant)* 420
Fumaderm *(Dimethylfumarat + Ethylhydrogenfumarat)* 375
Fumaderm initial *(Dimethylfumarat + Ethylhydrogenfumarat)* 375
Fumarsäure
- Dermatologie 722, 724
Fünf-Finger-Regel 431
Fungata *(Fluconazol)* 267
Fungizid-ratioph. *(Clotrimazol)* 380
Fungizid-ratioph. Extra *(Terbinafin)* 381
Fungizone *(Amphotericin B)* 268
Fungoral *(Ketoconazol)* 380
Furadantin *(Nitrofurantoin)* 240
Furanthril *(Furosemid)* 41
Furesis comp. *(Triamteren + Furosemid)* 45
Furorese *(Furosemid)* 41
Furosemid 18, 41, 45
- Endokrinologie 552–555, 566, 578, 579
- Gastroenterologie 531
- HNO 756
- Kardiologie 449, 458, 467, 669
- Nephrologie 534, 538, 539
- Neurologie 686
- Pädiatrie 791, 792, 827
- Toxikologie 831
Furosemid-ratioph. *(Furosemid)* 41
Furunkel 370, 703
Fusicutan *(Fusidinsäure)* 379
Fusidinsäure 379, 388
- Dermatologie 701–704, 713
- Ophthalmologie 731
- Pädiatrie 822
Fusionsproteine 71
Fuzeon *(Enfuvirtid)* 265
F-VIII-Plasmakonzentrat
- Pädiatrie 802

G

GABA-erge Substanzen 309, 310
Gabaliquid Geriasan *(Gabapentin)* 312
Gabapentin 312
- Anästhesie 666
- Dermatologie 728
- Geriatrie 438
- Neurologie 672, 673, 675, 681, 685, 687
Gabapentin HEXAL *(Gabapentin)* 312
Gabapentin Stada *(Gabapentin)* 312
Gabapentin-ratioph. *(Gabapentin)* 312
Gabrilen N *(Ketoprofen)* 200
Galafold *(Migalastat)* 139
Galaktorrhoe 427
Galantamin 331
- Geriatrie 437
- Psychiatrie 691
Galantamin HEXAL *(Galantamin)* 331
Galcanezumab 15, 325
Gallenblasenkarzinom 614
Gallenblasenkolik 532
Gallengangsverschluss 124
Gallenrefluxgastritis 102
Gallensäurenkomplexbildner 124
Gallensäuresynthese, Störung 138
Gallensteine 102
Gallenweginfektionen 224, 226, 229, 246
Galnora *(Galantamin)* 331
Galsulfase 139
Galvus *(Vildagliptin)* 115
Gammabutyrolakton-Intoxikation 841
Gammagard S/D *(Immunglobulin)* 278
Gammahydroxybuttersäure-Intoxikation 841
Gamunex 10% *(Immunglobuline)* 278
Ganciclovir 252, 388
- Gastroenterologie 520
- Ophthalmologie 735
- Pädiatrie 814
Ganciclovir HEXAL *(Ganciclovir)* 252
Ganfort *(Bimatoprost + Timolol)* 393
Gardasil *(Papillomavirusimpfstoff)* 282
Gastrinom 584
Gastritis 520
- akute erosive 520
Gastroduodenale Ulzera, Prophylaxe 93, 94, 96
Gastroenteritis 523
- bei Kindern 796
Gastrointestinale
- Blutung 109
- Infektionen 220, 231
- Tumoren, hormonaktiv 109
Gastronerton *(Metoclopramid)* 97
Gastrosil *(Metoclopramid)* 97
Gastroskopie, Vorbereitung 100
Gastrozepin *(Pirenzepin)* 96
Gazyvaro *(Obinutuzumab)* 186
G-CSF 151, 152
- Hämatologie 589, 592
Geburtseinleitung 426, 427

Handelsnamen = fett   Wirkstoffe = kursiv

Gefäßverschluss 19
Gefitinib 175
Gefrierplasma 726
Gegengift-Depots, mobile 849
Gehörgangsekzem 401
Gehörgangsmykose 754
Gelafundin Iso
 (Gelatinederivat) 304
Gelafusal N *(Gelatinederivat)* 304
Gelatinederivate 304
Gelbfieber-Immunisierung 281
Gelbfieber-Impfstoff 281
Gelenkinfektionen 222, 242
Gelonida Schmerztbl.
 (Paracetamol + Codein) 205
Gelusil Lac *(Al-Mg-Silicat)* 95
Gemci Cell *(Gemcitabin)* 160
Gemcitabin 160
 - Onkologie 605, 606, 609–611, 614, 615, 629, 634, 635
Gemcitabin HEXAL
 (Gemcitabin) 160
Gemedac *(Gemcitabin)* 160
Gemfibrozil 121
 - Endokrinologie 564
Gemtuzumab Ozogamicin 186
 - Hämatologie 599
Gemzar *(Gemcitabin)* 160
Generalisierte Angsterkrankung 697
Genitalinfektionen 232, 237, 238, 239, 241
Gent Ophtal *(Gentamicin)* 387
Gentamicin 217, 234, 379, 387, 390
 - Gynäkologie 772, 776
 - Infektiologie 654
 - Kardiologie 476
 - Ophthalmologie 731, 734
 - Pneumologie 504
 - Urologie 763, 764
Gentamicin HEXAL
 (Gentamicin) 234
Gentamicin-POS *(Gentamicin)* 387
Gentamicin-ratioph.
 (Gentamicin) 234

Gentamicinsulfat
 - HNO 753
Genvoya *(Cobicistat + Elvitegravir + Emtricitabin + Tenofovir)* 264
Gerbstoff 370
Gerinnung 57
Gerinnungsfaktoren 69
Gernebcin *(Tobramycin)* 234
Gesichtsschmerz, atypischer 675
Gestagen
 - Endokrinologie 568
 - Gynäkologie 776
Gestagene 414, 417
Gestoden 423
 - Gynäkologie 776
Gevilon *(Gemfibrozil)* 121
GFR 853
 - estimated 853
GHRH Ferring *(Somatorelin)* 144
Giardiasis 650
Gicht 130, 203, 565
Gichtanfall 565
 - akuter 200
Gichtarthritis 214
Gichtmittel 129
Giftelimination 431
Giftinformationszentralen 849
Gilenya *(Fingolimod)* 335
Gilteritinib 175
 - Hämatologie 599
Gilurytmal *(Ajmalin)* 17, 48
Gimeracil 160
Gingivitis 402
Ginoring *(Ethinylestradiol + Etonogestrel)* 425
Giotrif *(Afatinib)* 173
GIST 176, 178
Gittalun *(Doxylamin)* 365
Glasgow Coma Scale 670
Glatirameracetat 335
Glaukom 391, 392, 393, 394
 - malignes 744
Glaukommittel 391
Glaupax *(Acetazolamid)* 394
Glecaprevir 262
Gleithoden 829

Glepark *(Pramipexol)* 318
Glianimon *(Benperidol)* 353
Glibenclamid 112
 - Endokrinologie 559, 561
Gliben-CT *(Glibenclamid)* 112
GlibenHEXAL *(Glibenclamid)* 112
Glib-ratioph. *(Glibenclamid)* 112
Gliclazid 112
 - Endokrinologie 559
Gliclazid Axcount *(Gliclazid)* 112
Glimepirid 112
 - Endokrinologie 559
Glimepirid HEXAL *(Glimepirid)* 112
Glimepirid Stada *(Glimepirid)* 112
Glimepirid-CT *(Glimepirid)* 112
Glinide 113
Gliom 156
Gliquidon 112
 - Endokrinologie 559
Glitazone 116
Glivec *(Imatinib)* 176
Glomeruläre Filtrationsrate 851, 853
Glomerulonephritis 539
 - akute postinfektiöse bei Kindern 827
 - Anti-Glomerulumbasalmembran-AK 545
 - fokal segmental sklerosierende 542
 - IgA-Nephritis 544
 - Lupusnephritis 547
 - membranöse 540
 - membranproliferative 543
 - minimal change 540
 - rapid progressive 545
GLP1-Agonisten 114
GlucaGen *(Glucagon)* 120
Glucagon 120
 - Endokrinologie 558, 583
 - Pädiatrie 785
 - Toxikologie 837

Glucarpidase
- Toxikologie 845
Glucobay *(Acarbose)* 113
Glucophage *(Metformin)* 113
Glucose
- 10% 814
- 5% 526
- Endokrinologie 552, 553, 558, 566, 573, 577
- Infektiologie 650
- Nephrologie 534
- Pädiatrie 785, 786, 788
- Toxikologie 831, 837
Glucose 10% *(Kohlenhydratlösung)* 303
Glucose 20% *(Kohlenhydratlösung)* 303
Glucose 40 Braun *(Glucose 40%)* 18
Glucose 40 Braun Mini Plasco connect *(Glucose 40%)* 120
Glucose 40% 18, 120
Glucose 40% *(Kohlenhydratlösung)* 303
Glucose 5% *(Kohlenhydratlösung)* 303
Glucose 50% *(Kohlenhydratlösung)* 303
Glucose 70% *(Kohlenhydratlösung)* 303
Glucosteril 40% *(Glucose 40%)* 120
Glukokortikoide 104, 208, 370, 724
- Glukokortikoid + Triclosan 372
- inhalative 78
- Potenz 208
- topische, mittelstark wirksame 370
- topische, schwach wirksame 370
- topische, sehr stark wirksame 372
- topische, stark wirksame 371
Glurenorm *(Gliquidon)* 112
Glutamatrezeptorantagonisten 321

Glycerolnitrat 19, 46, 110
- Kardiologie 448, 450, 458, 459
- Toxikologie 844
Glycopyrronium
- Pneumologie 496
Glycopyrroniumbromid 76, 77, 80, 299
- Pneumologie 495
Glycylcycline 231
Glycylpressin *(Terlipressin)* 143
Glykopeptide 241
Glyxambi *(Dapagliflozin + Linagliptin)* 117
Glyzerin
- Pädiatrie 798
Glyzerolnitrat
- Kardiologie 669
Gn-RH-Agonisten 410
Godamed *(Acetylsalicylsäure)* 67
Goldgeist Forte *(Pyrethrine)* 382
Golimumab 215
- Dermatologie 724
- Gastroenterologie 525
- Rheumatologie 640–642
Goltor *(Ezetimib + Simvastatin)* 125
Gonadenfunktion 144
Gonadorelin 144, 411
Gonal F *(Follitropin alfa)* 421
Gonokokken
- Dakryoadenitis 732
- Gonoblennorrhoe 654
- Keratitis 735
- Konjunktivitis 734
- Vulvovaginitis/Kinder 654
Gonorrhoe 223, 225, 228, 229, 232, 233, 235, 236, 653
Goodpasture-Syndrom 545
Goserelin 411, 421
- Gynäkologie 771
- Onkologie 626
Gracial *(Ethinylestradiol + Desogestrel)* 423
Gramicidin 388
- Dermatologie 702
- HNO 753
- Ophthalmologie 735

Granisetron 106
- Anästhesie 665
- Onkologie 604
Granisetron HEXAL *(Granisetron)* 106
Granisetron Stada *(Granisetron)* 106
Granisetron-ratioph. *(Granisetron)* 106
Granocyte 13 *(Lenograstim)* 151
Granocyte 34 *(Lenograstim)* 151
Granpidam *(Sildenafil)* 91
Granuloma inguinale 654
Granulomatose 215, 277
Granulomatose Wegener 645
Granupas *(4-Aminosalicylsäure)* 250
Grastofil *(Filgrastim)* 151
Gravistat 125 *(Ethinylestradiol + Levonorgestrel)* 423
Grazoprevir 265
Grepid *(Clopidogrel)* 67
Griseofulvin
- Dermatologie 719
Grüncef *(Cefadroxil)* 228
Grünteeblätterextrakt 386
Guanfacin 368
Guillain-Barré-Syndrom 278
Guselkumab 376
- Dermatologie 723
Gutron *(Midodrin)* 55
Guttalax *(Natriumpicosulfat)* 99
Guttaplast *(Salicylsäure)* 383
GvHD
- steroidrefraktär 196
Gynäkologische Infektionen 221, 228, 240
Gynäkomastie 584
Gynefix 10a *(Intrauterinpessar mit Kupfer)* 426
Gynefix 200 *(Intrauterinpessar mit Kupfer)* 426
Gynefix 330 *(Intrauterinpessar mit Kupfer)* 426
Gynokadin *(Estradiol)* 413, 414
Gyno-Mykotral *(Miconazol)* 381
Gyrasehemmer 235

Handelsnamen = fett   Wirkstoffe = kursiv

H

H1-Antihistaminika 105
H2-Blocker-ratioph. *(Cimetidin)* 92
H2-Rezeptor-Blocker 92
Haarwuchsmittel 383
Haarzell-Leukämie 158, 197
Haemate HS *(Faktor VIII)* 69
Haemocomplettan P *(Faktor I)* 69
Haemoctin *(Faktor VIII)* 69
Haemophilus influenzae 217
Haemophilus-influenzae-Immunisierung 282
Haemopressin *(Terlipressin)* 143
HAES 6%
 – Ophthalmologie 742
Hakenwurm 271
Halaven *(Eribulin)* 195
Halbelektrolytlösungen 302
Halbmond *(Diphenhydramin)* 364
Halbwertszeit 851
Halcion *(Triazolam)* 363
Haldol *(Haloperidol)* 18
Haldol Janssen *(Haloperidol)* 354
Halogenakne 378
Halometason 372
Haloperidol 18, 354
 – Anästhesie 665, 666
 – Psychiatrie 689, 690, 691, 694, 695, 696, 697
 – Toxikologie 841
Haloperidoldecanoat
 – Psychiatrie 697
Haloperidol-neuraxpharm *(Haloperidol)* 354
Haloperidol-ratioph. *(Haloperidol)* 354
Halslymphknotentuberkulose 660
Hals-Rachen-Entzündung 403
Hals-Rachen-Therapeutika 402
Hämangiome, komplizierte 822

Hämarginat
 – Endokrinologie 566
Hämatologie, pädiatrische 801
Hämochromatose 571
Hämodynamische Entgleisung 474
Hämoglobinurie, paroxysmale, nächtliche 588
Hämolyse 275
Hämolytische Anämie 275, 587
Hämophilie 69, 585
 – A 69, 70
 – B 70
 – erworbene 69
Hämorrhoidalmittel 110
Hämorrhoiden 109, 110
Hämosiderose 436
Hämostaseologie, pädiatrische 801
Handekzem, hyperkeratotisches 715
Harnalkalisierung 411
Harnansäuerung 411
Harnblasenkarzinom 164
Harndrang 404, 405
Harninkontinenz 404, 405, 412
Harnsäureoxalatsteine 411
Harnstoff 383
Harnstoffzyklusstörungen 140
Harnwegsinfekte 411
 – bei Kindern 828
 – unkomplizierte 759
Harnweginfektionen 220, 222–231, 234–236, 238, 240–242, 246
Harnwegsspasmen 98
Harnwegstoxizität 198
Harvoni *(Ledipasvir + Sofosbuvir)* 262
Harzol *(Sitosterin)* 406
Hashimoto-Thyreoiditis 574
 – bei Kindern 800
Hautanästhesie 298
Hautantiinfektiva 379
Hautentzündung 370, 372
Hautinfektion 219, 220, 222–226, 228, 229, 231–237, 241–244, 246, 379, 381

Hautmykose 267, 269, 380, 381, 382
Hautnekrosen, cumarininduzierte 65
Hauttuberkulose 661
Hautulkus 379, 385
Havrix *(Hepatitis-A-Impfstoff)* 281
Hbvaxpro *(Engerix B Erwachsene)* 281
HCG
 – Pädiatrie 829
HCT Beta *(Hydrochlorothiazid)* 43
HCT HEXAL *(Hydrochlorothiazid)* 43
HCTad *(Hydrochlorothiazid)* 43
Heitrin *(Terazosin)* 33
Helicobacternachweis 521
Helicobacter-pylori-Eradikation 93, 94, 95, 220, 232
Helimbra *(Emicizumab)* 72
Heliodrei *(Colecalciferol)* 149
Helixate *(Faktor VIII)* 69
Helmex *(Pyrantel)* 271
Hemangiol *(Propranolol)* 29
Hemin 139
Hemmkörper 69
Hemolax *(Bisacodyl)* 99
Hepa Merz *(Ornithinaspartat)* 102
Heparin 19, 57
 – Antagonisierung 63
 – Gynäkologie 774
 – Intoxikation 847
 – Kardiologie 452, 455, 456, 470, 479
 – Neurologie 688
 – niedermolekulares 57
 – Ophthalmologie 741
 – Pneumologie 510
 – unfraktioniertes 57
Heparin Rotexmedia *(Heparin)* 57
Heparin-Natrium-ratioph. *(Heparin)* 19, 57
Heparinoide 59

Hepatitis 527
- autoimmune 529
Hepatitis B 254, 255, 256, 277
- chronische 528
Hepatitis C 260–262, 265, 277
Hepatitis-A- + -B-Impfstoff 281
Hepatitis-A-Immunisierung 281
Hepatitis-A-Impfstoff 281
Hepatitis-B-Immunisierung 281, 282
Hepatitis-B-Impfstoff 281
Hepatobiliäre Erkrankung 102
Hepa-Vibolex *(Ornithinaspartat)* 102
Hepaxane *(Enoxaparin)* 58
Hepsera *(Adefovir)* 254
Herceptin *(Trastuzumab)* 188
Herceptin s.c. *(Trastuzumab)* 188
Hereditäres Angioödem 726
Herglykoside-Intoxikation 842
Herpes genitalis 251, 252, 379
Herpes integumentalis 379, 727
Herpes labialis 379, 727
Herpes simplex 727
- Balanoposthitis 654
- bei Kindern 803
- Infektionen der Hornhaut 735
- Keratitis 388
- Lidinfektion 732
- Ösophagitis 519
- Proktitis 654
- Urethritis 654
- Vulvovaginitis 654
Herpes zoster 251, 252
- Immunisierung 282
- Keratitis 736
- Lidinfektion 732
Herpes, Aciclovir-Resistenz 252
Herpes-Enzephalitis 251
Herpes-Präparate 251
Herz ASS-ratioph. *(Acetylsalicylsäure)* 67
Herzinfarkt 19, 22–24, 26, 58, 61, 64, 65, 67, 68, 125

Herzinsuffizienz 19, 22–29, 38, 43, 44, 45, 47, 52–54, 56, 458, 463
- akute 463
- bei Kindern 790
- chronische 463
- chronische, mit erhaltener Ejektionsfraktion (HF-pEF) 465
- chronische, mit reduzierter Ejektionsfraktion (HF-rEF) 466
- Definiton der Formen 463
- Diagnostik 463
- Stadieneinteilung 463
- Therapie 466, 467
Herzrhythmusstörungen 20, 469
- bei Kindern 789
- bradykarde 55
- supraventrikuläre 27, 51
- tachykarde 18, 28, 29
- ventrikuläre 27, 29, 49, 51
Herzschrittmacher 457, 475
Herzsyndrom, hyperkinetisches 27–29
Herztransplantation 276
Herzuma *(Trastuzumab)* 188
HES 6%
- Ophthalmologie 741
Hetlioz *(Tasimelteon)* 347
Heweneural *(Lidocain)* 298
Hexamidin 402
- HNO 751
HF-mrEF 463
HF-pEF 463
HF-rEF 463
Hidradenitis suppurativa 213
Hirnabszess 239
Hirnleistungsstörung 331
Hirnmetastasen 155
Hirnödem 44, 209
Hirntumoren 155, 156
Hirsutismus 386, 418
Histaminagonisten, partielle 105
Histiocytosis X 161
Histoplasmose 267
HIV 151, 163, 164, 194, 232, 254–259, 264, 265, 278

HMG-CoA-Reduktase-Hemmer 121
HNO-Infektionen 219, 220, 224, 228–233, 235, 236, 238, 246
Hodenhochstand 829
Hodenkarzinom 153, 154, 156, 161, 162, 165, 617
Hodenunterfunktion 408
Hodgkin, Morbus 599
Hoggar Night *(Doxylamin)* 365
Holoxan *(Ifosfamid)* 154
Homocystinurie 138
Hordeolum 388, 731
Hormonaktiver Tumor 109
Hormonelle Kontrazeptiva 422, 776
- Depotpräparate 424
- Dreiphasenpräparate 424
- Einphasenpräparate 422
- Minipille 424
- Zweiphasenpräparate 424
Hormonpräparate 413
Hormonsubstitution 777
Hornhautpflegemittel 396
Hornhautulkus 388
Hornhautverletzung 388
Hörsturz 757
Horton, Morbus 645
Horton-Syndrom 325
Hulio *(Adalimumab)* 213
Humalog *(Insulin lispro)* 118
Humalog Mix 25, 50 *(Insulin lispro + Verzögerungsinsulin)* 119
Humatin *(Paromomycin)* 247
Huminsulin Basal *(Verzögerungsinsulin)* 118
Huminsulin Normal *(Insulin normal)* 118
Huminsulin Profil III *(Normalinsulin + Verzögerungsinsulin)* 119
Humira *(Adalimumab)* 213
Humulin Basal *(Verzögerungsinsulin)* 118
Humulin Normal *(Insulin normal)* 118
Hunner-Läsionen 412
Hunter-Syndrom 139

Handelsnamen = **fett**   Wirkstoffe = *kursiv*

Hustenstiller-ratioph. Dmp.
(Dextromethorphan) 84
Hustenstillung
- bei Kindern 794
HVL-Tumoren 582
Hyaluronsäure 396
- Ophthalmologie 733
Hycamtin *(Topotecan)* 166
Hydrea *(Hydroxycarbamid)* 195
Hydrochlorothiazid 34, 35, 36, 37, 38, 39, 43, 45, 46
- Endokrinologie 552, 554, 583
- Kardiologie 446, 467
- Nephrologie 539
- Neurologie 686
- Ophthalmologie 745
- Pädiatrie 791
- Urologie 766, 767
Hydrochlorothiazid
(Telmisartan + Hydrochlorothiazid) 36
Hydrocodon 284
Hydrocortison 104, 110, 209, 370, 381, 389
- Dermatologie 713, 714
- Endokrinologie 573, 574, 577, 580, 581
- Gynäkologie 772
- HNO 753
Hydrocortison *(Hydrocortison)* 209
Hydrocortison 1A *(Hydrocortison)* 370
Hydrocortison Acis *(Hydrocortison)* 209
Hydrocortison AT
- Ophthalmologie 733
Hydrocortison Hoechst *(Hydrocortison)* 209
Hydrocortison POS *(Hydrocortison)* 389
Hydrocortisonacetat
- Dermatologie 718
Hydrocortisonbutyrat 371
Hydrocutan *(Hydrocortison)* 370
Hydrokortison
- Gastroenterologie 526

Hydromorphon 284, 286
- Anästhesie 666
- Pädiatrie 812
- Urologie 765
Hydromorphon HEXAL *(Hydromorphon)* 286
Hydromorphon Oros 284, 287
Hydromorphon Stada *(Hydromorphon)* 286
Hydrotalcit 95
Hydrotalcit-ratioph. *(Hydrotalcit)* 95
Hydroxocobalamin 435
Hydroxycarbamid 195
- Hämatologie 590, 591
Hydroxycarbamid 1A *(Hydroxycarbamid)* 195
Hydroxychinolin
- Dermatologie 706, 707
Hydroxychloroquin Aristo *(Hydroxychloroquinsulfat)* 207
Hydroxychloroquinsulfat 207
Hydroxycobalamin
- Toxikologie 831
Hydroxyethylstärke 304
- Kardiologie 668
Hydroxyprogesteron
- Gynäkologie 771
Hydroxyzin 86
- Geriatrie 438
Hydroxyzin Bluefish *(Hydroxyzin)* 86
Hygroton *(Chlortalidon)* 43
Hylan *(Hyaluronsäure)* 396
Hylo Gel *(Hyaluronsäure)* 396
Hyperaktivitätsstörung 366, 367, 368, 699
Hyperaldosteronismus 44, 45, 46, 576
Hypercholesterinämie 41, 121, 122, 124, 125, 126
- bei Kindern 800
Hyperchylomikronämie-Syndrom 126
Hyperemesis gravidarum 775
Hypereosinophiles Syndrom 176
Hyperhidrosis 321

Hyperhydratation 552
- hypertone 552
- hypotone 552
- isotone 552
Hyperkaliämie 412, 553
Hyperkalzämie 129, 133, 554
- tumorinduzierte 132
Hyperkalzämische Krise 555
Hyperkalzurie 766, 767
Hyperkeratosen 383
Hyperkeratosis palmoplantaris 375
Hyperkeratotisches Handekzem 715
Hyperlipidämie 41, 120, 121, 122, 124
- bei Kindern 800
Hyperlipoproteinämien 563
Hypermagnesiämie 555
Hypermammonämie 138
Hypermenorrhoe 416, 426
Hyperosmolares Koma 563
Hyperoxalurie 707
Hyperparathyreoidismus 129, 578
Hyperphenylalaninämie 140
Hyperphosphatämie 111, 300
Hyperprolaktinämie 428
Hypertension
- intrakranielle bei Kindern 818
- okuläre 391, 392, 393
Hypertensive Krise 31, 32, 34, 448, 578
Hypertensiver Notfall 19, 20, 33
Hyperthermie, maligne 327
Hyperthyreose 29, 127, 128, 572
- bei Kindern 800
Hypertone Hyperhydratation 552
Hypertonie 19, 20, 22–43, 45, 124, 448, 578
- bei Kindern 791
- Kardiologie 443
- Prognose 443
- pulmonale 90, 91, 512
Hypertonie, pulmonale 90, 91

Hyr–Imb

Hypertriglyzeridämie 120, 121, 125, 564
Hyperurikämie 129, 130, 565, 767
Hypnomidate *(Etomidat)* 18, 294
Hypnorex retard *(Lithiumcarbonat)* 348
Hypnotika 359
Hypofibrinogenämie 69
Hypoglykämie 18, 119, 120
– bei Kindern 785
Hypoglykämisches Koma 558
Hypogonadismus 408, 421
Hypokaliämie 139
Hypokalzämie 150, 300, 554
Hypokortisolismus 450, 577
Hypomagnesiämie 300, 555
Hypomagnesiurie 767
Hyponatriämie
– Natriummangel 143
Hypoparathyreoidismus 149, 150, 580
– chronischer 128
– Prophylaxe 150
Hypophosphatämie, X-chromosomale 138
Hypophosphatasie 137
Hypophysäres Koma 581
Hypophysenfunktion 144
Hypophysenhinterlappen-hormone 142
Hypophysenvorderlappen-überfunktion 582
Hypopituitarismus 580
Hypothalamusfunktion 144
Hypothalamushormone 142
Hypothyreose 126, 127, 574
– bei Kindern 800
Hypothyreotes Koma 126
Hypotone Hyperhydratation 552
Hypotonie 18, 55, 142, 209, 450
Hypozitraturie 767
Hypromellose
– Ophthalmologie 733
– Rheumatologie 646
Hyrimoz *(Adalimumab)* 213

I

i.v.-Immunglobulin
– Pädiatrie 801
Ibandronat
– Endokrinologie 567
Ibandronsäure 132
– Endokrinologie 567, 579
Ibandronsäure HEXAL *(Ibandronsäure)* 132
Ibandronsäure Stada *(Ibandronsäure)* 132
Ibandronsäure-ratioph. *(Ibandronsäure)* 132
Iblias *(F. VIII, Octocog alfa)* 69
Ibrance *(Palbociclib)* 177
Ibrutinib 176
– Hämatologie 595, 598
IbuHEXAL *(Ibuprofen)* 200
Ibuprofen 200
– Anästhesie 666
– Dermatologie 716, 724
– HNO 754
– Kardiologie 477, 479
– Neurologie 675, 677
– Ophthalmologie 737
– Pädiatrie 810, 812, 818, 825
– Pneumologie 516
– Rheumatologie 638, 639
Ibu-ratioph. *(Ibuprofen)* 200
ib-u-ron *(Ibuprofen)* 200
Icandra *(Vildagliptin + Metformin)* 116
Icatibant 71
– Dermatologie 726
Ichtholan *(Ammoniumbituminosulfonat)* 370
Ichtholan spezial *(Ammoniumbituminosulfonat)* 370
Ichthyol
– Dermatologie 715
Ichthyol-Schwefel-Zink
– Dermatologie 710, 714
Ichthyosis 375, 383, 717
Iclusig *(Ponatinib)* 178
Idacio *(Adalimumab)* 213
Idarubicin 165

Idarubicin Accord *(Idarubicin)* 165
Idarucizumab 63
– Kardiologie 470
Idebenon 398
Idelalisib 195
– Hämatologie 595
Idelvion *(Faktor IX)* 70
IDEOS *(Colecalciferol + Calciumcarbonat)* 150
Idiopathische
– Lungenfibrose 499
– thrombozytopenische Purpura 275, 278, 589
Idursulfase 139
Ifirmasta *(Irbesartan)* 26
If-Kanal-Hemmer 47
IFO-cell *(Ifosfamid)* 154
Ifosfamid 154
– Hämatologie 596, 597
– Onkologie 609, 617
IgG-Wärmeantikörper 275
Ikervis *(Ciclosporin)* 391
Ikterus 124
Ilaris *(Canakinumab)* 138, 214
Ileus 330
Illina *(Ethinylestradiol + Levonorgestrel)* 423
Ilomedin *(Iloprost)* 69
Iloprost 69, 90
– Kardiologie 478
– Pneumologie 513
– Rheumatologie 638
Iloprost Ibisqus *(Iloprost)* 69
Iltria *(ASS + Atorvastatin + Ramipril)* 124
Ilumetri *(Tildrakizumab)* 376
Iluvien *(Fluocinolonacetonid)* 389
Imanivec *(Imatinib)* 176
Imap *(Fluspirilen)* 354
Imatinib 176
– Dermatologie 730
– Hämatologie 591
Imatinib Heumann *(Imatinib)* 176
Imatinib Onkovis *(Imatinib)* 176
Imbruvica *(Ibrutinib)* 176

Handelsnamen = fett   Wirkstoffe = kursiv

Imb–Inf

Imbun IBU-Lysinat *(Ibuprofen)* 200
Imfinzi *(Durvalumab)* 185
Imiglucerase 139
Imigran *(Sumatriptan)* 325
Imipenem 217, 241
- Gastroenterologie 531
- Gynäkologie 775
- Pneumologie 498, 504
- Urologie 762, 764

Imipenem/Cilastatin Actavis *(Imipenem + Cilastatin)* 241
Imipenem/Cilastatin Basics *(Imipenem + Cilastatin)* 241
Imipenem/Cilastatin Rotexmedica *(Imipenem + Cilastatin)* 241
Imipramin 340
- Geriatrie 437
- Neurologie 677
- Psychiatrie 698
- Urologie 770
Imipramin-neuraxpharm *(Imipramin)* 340
Imiquimod 386
- Dermatologie 728
- Infektiologie 653
Imlygic *(Talimogen laherparepvec)* 197
Immunate *(Faktor VIII)* 69
Immunglobulin
- Hämatologie 590
- Pädiatrie 809
Immunglobuline 277
- spezifische 278
Immunglobuline 278
Immunine STIM plus *(Faktor IX)* 70
Immunmangelsyndrome 278
Immunosporin *(Ciclosporin)* 275, 375
Immunstimulanzien 278
Immunsuppression 153
Immunsuppressiva 274, 391
- selektive 211, 333
Immunthrombozytopenie
- bei Kindern 801
Immunthrombozytopenische Purpura 72

Imnovid *(Pomalidomid)* 197
Imodium *(Loperamid)* 101
Imovax Polio 282
Impavido *(Miltefosin)* 196
Impetigo 379
- bei Kindern 822
- contagiosa 703
Impfkalender 283
Impfstoffe 279
- bakterielle 279
- bakterielle + virale 282
- virale 280
Implanon *(Etonogestrel)* 422
Implicor *(Metoprololtratrat + Ivabradin)* 47
Impromen *(Bromperidol)* 353
Imraldi *(Adalimumab)* 213
Imukin *(Interferon gamma-1b)* 277
Imurek *(Azathioprin)* 275
Imurel *(Azathioprin)* 275
INa-late Inhibitor 48
Incruse Ellipta *(Umeclidiniumbromid)* 77
Indacaterol 74, 77
- Pneumologie 495
Indapamid 35, 43
- Kardiologie 446
Indapamid AL *(Indapamid)* 43
Indapamid Heumann *(Indapamid)* 43
Inderal *(Propranolol)* 29
Inderm *(Erythromycin)* 377
Indikation 852
Indivina *(Estradiol + Medroxyprogesteron)* 418
Indometacin 202
- Endokrinologie 565, 570, 575
- Gastroenterologie 532
- Ophthalmologie 736, 737, 738
- Pneumologie 518
Indometacin AL *(Indometacin)* 202
InductOs *(Dibotermin alfa)* 134
Inegy *(Ezetimib + Simvastatin)* 125
INF-alfa, pegyliertes
- Hämatologie 591

INF-alpha-2a/b
- Endokrinologie 584
Infanrix *(Tetanus- + Diphtherie- + Pertussis-Toxoid)* 280
Infanrix Hexa *(Diphtherie-Tetanus-Pertussis-Poliomyelitis-Haemophilus influenzae-Hepatitis-B-Impfstoff)* 282
Infectoazit *(Azithromycin)* 387
Infectocef *(Cefaclor)* 228
Infectocillin *(Penicillin V)* 219
Infectocipro *(Ciprofloxacin)* 402
Infectociprocort *(Ciprofloxacin + Fluocinolonacetonid)* 402
Infectocortikrupp *(Prednisolon)* 20, 210
Infectocortisept *(Halometason + Triclosan)* 372
InfectoDexaKrupp *(Dexamethason)* 209
Infectofos *(Fosfomycin)* 246
Infectogenta *(Gentamicin)* 379, 387
InfectoKrupp Inhal *(Epinephrin)* 76
Infectomox *(Amoxicillin)* 220
Infectomycin *(Erythromycin)* 233
Infectoopticef *(Cefixim)* 229
Infectopedicul *(Permethrin)* 382
Infectoscab *(Permethrin)* 382
Infectosupramox *(Amoxicillin + Clavulansäure)* 222
Infectotrimet *(Trimethoprim)* 238
Infektionen
- intraabdominelle 227
- postpartale 241
- urologisches 759
Infektsteine 411, 766
Infiltrationsanästhesie 298
Infizierte Ekzeme 372
Inflanefran *(Prednisolon)* 389
Inflectra *(Infliximab)* 215

Infliximab 215
- Dermatologie 723, 724
- Gastroenterologie 524, 525
- Pneumologie 518
- Rheumatologie 640–642
Influenza 253
- Immunisierung 281
- Präparate 253
Influenza-Impfstoff (saisonale Influenza) 281
Influvac (Epidemische-Influenza-Impfstoff) 281
Inhalationsnarkotika 76
Inhalative Alpha- und Beta-Sympathomimetika 76
Inhalative Anticholinergika 76
Inhalative Beta-2-Sympathomimetika 73
Inhixa (Enoxaparin) 58
Inimur Myko (Ciclopirox) 380
Injektionsnarkotika 293, 294, 295
Inkontinenz 327, 404, 405, 412, 769, 778
Inlyta (Axitinib) 173
Innervation, sensible 670
innohep (Tinzaparin) 59
innohep 20000 (Tinzaparin) 59
innohep multi (Tinzaparin) 59
Inotersen 139
Inotuzumab Ozogamicin 186
Inovelon (Rufinamid) 308
Insektenstiche 385
Insidon (Opipramol) 349
Insomnie 347
Inspra (Eplerenon) 44
Instanyl (Fentanyl oral/nasal) 286
Insulatard (Verzögerungsinsulin) 118
Insulin
- Toxikologie 842
Insulin aspart 118, 119, 557
Insulin degludec 119
Insulin degludec U100/U300 118
Insulin detemir 118, 119, 557
Insulin glargin 118, 119, 557
Insulin glulisin 118, 557

Insulin lispro 118, 119, 557
Insulin Lispro Sanofi *(Insulin lispro)* 118
Insulin normal 118, 119
Insulin-Analoga
- lang wirksame 119
- sehr kurz wirksame 118
Insuline 118
- kurz wirksame 118
- mittellang wirksame 118
Insulin-Kombinationen 119
Insulinom 583
Insuman BASAL *(Verzögerungsinsulin)* 118
Insuman Comb *(Normalinsulin + Verzögerungsinsulin)* 119
Insuman Infusat *(Insulin normal)* 118
Insuman RAPID *(Insulin normal)* 118
Intal *(Cromoglicinsäure)* 86
Integrilin *(Eptifibatid)* 67
Intelence *(Etravirin)* 257
Interaktionen 852
Interferon alfa
- Hämatologie 591
- Onkologie 632
Interferon alfa, pegyliert
- Hämatologie 590, 591
Interferon alfa-2a 277
- Gastroenterologie 529
Interferon alfa-2a/b
- Hämatologie 590
Interferon alfa-2b 277
- Gastroenterologie 529
Interferon beta-1a 336
Interferon beta-1b 336
Interferon gamma-1b 277
Interferone 277
Intertrigo 371
Intestifalk *(Budesonid)* 104
Intoxikation 101, 431
- 1,4-Butandiol 841
- Acetylsalicylsäure 832
- Ajmalin, Prajmalin 832
- Alkohol bei Kindern 788
- Alkylantien 435
- Alkylphosphate 17, 55, 433
- Allgemeinmaßnahmen 831

- Amanitin 833
- Amantadin 833
- Amphetamin 834
- Anticholinerges Syndrom 788
- Antidepressiva 834
- Antihistaminika 835
- Antihistaminika bei Kindern 788
- Arsen 836
- Arzneimittel 435
- Atropin 836
- Atropin bei Kindern 788
- Barbiturate 836
- Benzodiazepine 18, 435, 836
- Betablocker 837
- Biperiden 838
- Blei 838
- Botulismus 838
- Bromat 435
- Cadmium 436
- Carbamate 834
- Chinin 838
- Chloroquin 839
- Chrom 839
- Clenbuterol 839
- Clonidin 839
- Cocain 843
- Cumarin 840
- Cyanid 433, 435, 840
- Digitalis 433
- Dihydroergotamin 840
- Dyskinesie bei Kindern 788
- Dystonie bei Kindern 788
- Eisen 436
- Eisen-III-Verbindungen 840
- Ethylenglykol 840
- Gammabutyrolakton 841
- Gammahydroxybuttersäure 841
- Heparin 842
- Herzglykoside 842
- Jod 435
- Kalziumantagonisten 842
- Knollenblätterpilz 833
- Koffein 843
- Kokain 843
- Kupfer 436, 844
- Lithium 844

- Lokalanästhetika 663
- MAO-Hemmer 844
- Methämoglobinbildner 436
- Methanol 433, 844
- Met-Hb-Bildner 844
- Methotrexat 195, 845
- Mutterkornalkaloide 845
- Nahrungsmittel 435
- Neostigmin 55, 433
- Neuroleptika 845
- Nikotin 320
- Nikotin bei Kindern 788
- Opiate 846
- Opiate bei Kindern 788
- Opioide 19, 290
- Opioide bei Kindern 788
- Organophosphate 436, 846
- Paracetamol 82, 432, 846
- Paracetamol bei Kindern 788
- Penicillin und Derivate 846
- Polonium 436
- Pyrazolon-Verbindungen 846
- Pyridostigmin 55, 433
- Quecksilber 433, 436, 847
- Reizgase 847
- Reserpin 847
- Säuren 848
- Schaumbildner 848
- Schaumbildner bei Kindern 788
- Schilddrüsenhormone 848
- Schwermetalle 435
- Scopolamin bei Kindern 788
- Spice 848
- Spülmittel 100, 436
- Sulfonamide 848
- Thallium 848
- Theophyllin 848
- Zink 436, 848

Intoxikationen
- Pädiatrie 787

Intrakranielle Hypertension bei Kindern 818

Intrauterine Kontrazeptiva 425

Intrauterinpessar mit Kupfer 426

Intrauterinpessar mit Levonorgestrel 426

Intrazellulärraum 850

Intron A *(Interferon alfa-2b)* 277

Intuniv *(Guanfacin)* 368

Inuvair *(Formoterol + Beclometason)* 79

Invanz *(Ertapenem)* 240

Invega *(Paliperidon)* 357

Invirase *(Saquinavir)* 259

Iopidine *(Apraclonidin)* 392

Ipilimumab 186
- Dermatologie 730

Iprabronch *(Ipratropiumbromid)* 76

Ipramol *(Ipratropiumbromid + Salbutamol)* 78

Ipratropium
- Pädiatrie 792

Ipratropium Teva *(Ipratropiumbromid)* 76

Ipratropiumbromid 76–78
- HNO 748
- Pädiatrie 794, 795
- Pneumologie 488, 494

Ipratropiumbromid HEXAL *(Ipratropiumbromid)* 76

IPV Merieux *(Poliomyelitis-Impfstoff)* 282

Irbecor comp. *(Irbesatan + Hydrochlorothiazid)* 36

Irbesartan 26, 36
- Kardiologie 447, 460

Irbesartan 1A *(Irbesatan)* 26

Irbesartan AL *(Irbesatan)* 26

Irbesartan comp. HEXAL *(Irbesatan + Hydrochlorothiazid)* 36

Irenat *(Natriumperchlorat)* 128

Iressa *(Gefitinib)* 175

Irinotecan 166
- Onkologie 608, 618, 619, 620, 624, 635

Irinotecan HEXAL *(Irinotecan)* 166

Irinotecan liposomal 166

Iritis 389, 394

Iruxol N *(Clostridium-histolyticum-Kollagenase + Proteasen)* 385

IS 5 mono-ratioph. *(Isosorbidmononitrat)* 46

Isavuconazol 267

Ischämie, zerebrale 64, 67, 68, 687

Ischämische Optikusneuropathie 740

Iscover *(Clopidogrel)* 67

ISDN AL *(Isosorbiddinitrat)* 47

ISDN-ratioph. *(Isosorbiddinitrat)* 47

Isentress *(Raltegravir)* 265

Isicom *(L-Dopa + Carbidopa)* 316

ISMN AL *(Isosorbidmononitrat)* 46

Ismo *(Isosorbidmononitrat)* 46

Isocillin *(Penicillin V)* 219

Isoconazol
- Dermatologie 718

Isofluran 295
- Anästhesie 664

Isofluran Baxter *(Isofluran)* 295

Isofluran Piramal *(Isofluran)* 295

IsoGalen *(Isotretinoin)* 379

Isogutt MP Lösung *(Natriumdihydrogen phosphat)* 398

Isoket *(Isosorbiddinitrat)* 47

Isoniazid 249, 250
- Dermatologie 708
- Infektiologie 658, 659, 660, 661
- Neurologie 679
- Ophthalmologie 732
- Pädiatrie 807, 808

Isoprenalin
- Toxikologie 833

Isoptin *(Verapamil)* 20, 30

Isoptin RR plus *(Verapamil + Hydrochlorothiazid)* 39

Isopto-Dex *(Dexamethason)* 389

Isopto-Max *(Neomycin + Polymyxin B + Dexamethason)* 390

Isoretinoin
- Dermatologie 711
Isosorbiddinitrat 47
- Gastroenterologie 520
- Rheumatologie 638
Isosorbidmononitrat 46
- Kardiologie 459
Isotone
- Dehydratation 551
- Hyperhydratation 552
Isotret HEXAL *(Isotretinoin)* 379
Isotretinoin 379
- Dermatologie 707, 709
Isotretinoin-ratioph. *(Isotretinoin)* 379
Isoxazolylpenicilline 219
Isozid *(Isoniazid)* 249
Isozid compositum *(Isoniazid + Pyridoxin)* 250
Isradipin 31
- Kardiologie 447
Itraconazol 267
- Dermatologie 719–721
- Infektiologie 652
- Pneumologie 515
Itraconazol-ratioph. *(Itraconazol)* 267
Itraisdin *(Itraconazol)* 267
Ivabalan *(Ivabradin)* 47
Ivabradin 31
- Kardiologie 460, 467, 469
Ivabradin 1A *(Ivabradin)* 47
Ivabradine Anpharm *(Ivabradin)* 47
Ivacaftor 139, 141
- Pneumologie 516
Ivemend *(Fosaprepitant)* 108
Ivermectin 270, 378, 382
- Dermatologie 710, 717
- Pädiatrie 824
Ixazomib 196
- Hämatologie 603
Ixekizumab 376
- Dermatologie 723
- Rheumatologie 643
Ixiaro *(Japanische-Enzephalitis-Virus-Impfstoff)* 281
Ixoten *(Trofosfamid)* 154

J

Jacutin Pedicul Fluid *(Dimeticon)* 382
Jakavi *(Ruxolitinib)* 178
Jalra *(Vildagliptin)* 115
Janumet *(Sitagliptin + Metformin)* 115
Januvia *(Sitagliptin)* 115
Japanische-B-Enzephalitis-Immunisierung 281
Japanische-Enzephalitis-Virus-Impfstoff 281
Jardiance *(Empagliflozin)* 117
Jatrosom *(Tranylcypromin)* 342
Javlor *(Vinflunin)* 161
Jaydess *(Intrauterinpessar mit Levonogrestrel)* 426
Jellin *(Fluocinolon)* 372
Jelliproct *(Fluocinonid + Lidocain)* 110
Jetrea *(Ocriplasmin)* 398
Jevtana *(Cabazitaxel)* 162
Jext *(Adrenalin)* 54
Jinarc *(Tolvaptan)* 143
Jivi *(Faktor VIII)* 69
Jivi *(Faktor VIII)* 14
Jodid
- Endokrinologie 571
Jod-Intoxikation 435
Jodmangelstruma 571
- bei Kindern 799
Jodthyrox *(Levothyroxin + Kaliumiodid)* 127
Jonosteril *(Vollelektrolytlösung)* 302
Jonosteril HD 5 *(Halbelektrolytlösung)* 302
Jonosteril Na 100 *(Zweidrittelelektrolytlösung)* 302
Jorveza *(Budesonid)* 104
Jubrele *(Desogestrel)* 425
Juckreiz 110, 370, 372, 385
Juformin *(Metformin)* 113
Jufurix *(Furosemid)* 41
Juluca *(Dolutegravir + Rilpivirin)* 265
Junik *(Beclometason)* 78

Jurnista *(Hydromorphon Oros)* 287
Jutabis *(Bisoprolol)* 27
Jutabloc *(Metoprololtartrat)* 28
Jutaxan *(Enalapril)* 23
juvenile idiopath. Arthritis 216

K

Ka Vit *(Vitamin K)* 150
Ka+-Na+-Hydrogencitrat
- Endokrinologie 565
Kadcyla *(Trastuzumab Emtansin)* 188
Kajinti *(Trastuzumab)* 188
Kaletra *(Lopinavir + Ritonavir)* 259
Kalinor *(Kalium)* 299
Kalinor ret. P *(Kalium)* 299
Kalitrans *(Kalium)* 299
Kalium 299, 300, 301
- Endokrinologie 553
- Pädiatrie 785
- Toxikologie 839
Kalium Verla *(Kalium)* 299
Kaliumcanrenoat 44
Kaliumchlorid 299
- Gastroenterologie 533
- Kardiologie 457
Kaliumchlorid 7.45% *(Kaliumchlorid)* 299
Kaliumfreie Lösungen 302
Kaliumhydroxid
- Dermatologie 728
Kaliumjodid 127
- Endokrinologie 571
Kaliumkanalblocker 332
Kalium-Natrium-Hydrogencitrat 411
Kaliumphosphat
- Endokrinologie 558
Kaliumpräparate 299
Kaliumsparende Diuretika 43
Kaliumsubstitution 299, 300
Kaliumsulfat 10
Kalma *(Tryptophan)* 365
Kälteagglutinine 588
Kälteschäden 385

Kalydeco *(Ivacaftor)* 139
Kalymin *(Pyridostigmin)* 330
Kalzium
 - Anästhesie 669
 - Endokrinologie 554, 567, 569, 579, 580
 - Urologie 767
Kalziumantagonist, Intoxikation 842
Kalziumantagonisten 30, 31, 37–41, 51, 336, 447
 - Geriatrie 438
Kalziumblocker 309
Kalziumfolinat
 - Toxikologie 845
Kalziumglukonat
 - Endokrinologie 554, 555, 580
 - Nephrologie 534
 - Toxikologie 842
 - Ophthalmologie 734
Kalziumglukonat 10%
 - Gastroenterologie 527
Kalziumkarbonat
 - Endokrinologie 569, 579
Kalziummangel 150, 300
Kalziumoxalatsteine 766
Kalziumpräparate 300
Kalziumstoffwechselregulatoren 131
Kalziumsubstitution 300
Kammerflimmern
 - bei Kindern 789
Kanamycin 387
 - Ophthalmologie 734
Kanamycin-POS *(Kanamycin)* 387
Kantos *(Formoterol + Beclometason)* 79
Kanuma *(Sebelipase alfa)* 140
Kaposi-Sarkom 163, 164, 194
Karbunkel 703
Kardiogener Schock 458
Kardiostimulanzien 56
Kardioversion 457, 472, 474
 - bei Kindern 789
Karditis 208, 647
Karies-Prophylaxe 150
Karison *(Clobetasol)* 372
Karminativa 100

Karvea *(Irbesartan)* 26
Karvezide *(Irbesartan + Hydrochlorothiazid)* 36
Karzinoid 109
Karzinoid-Syndrom bei GEP-NET 584
Karzinom
 - bronchial 607
 - Gallenblase 614
 - Harnblase 605
 - kolorektal 617
 - Leber 621
 - Magen 623
 - Mamma 626
 - Nieren 631
 - Ösophagus 633
 - ovarial 633
 - Pankreas 634
 - Prostata 636
 - Schilddrüse 631
Kataplexie 312, 314
Katatonie 354
 - perniziöse 690
Kationenaustauscher 111, 411
Kawasaki-Syndrom 278
KCl 99, 100
 - Endokrinologie 553, 555–557, 563, 579
Keimempfindlichkeit 217
Kengrexal *(Cangrelor)* 67
Kentera *(Oxybutynin)* 404
Keppra *(Levetiracetam)* 314
Keratitis 388–391, 396, 214
 - bakterielle Ulzera 735
 - Herpes zoster 736
 - Keratomykose 735
Keratokonjunktivitis sicca 396, 733
Keratolytika 383
Keratomykose 735
Keratose 160
 - aktinische 384, 386
Keratose, aktinische 384
Kerlone *(Betaxolol)* 27
Ketamin 19, 294
 - Anästhesie 664
Ketamin Hameln *(Ketamin)* 294
Ketamin Inresa *(Ketamin)* 294

Ketamin Rotexmedica *(Ketamin)* 294
Ketamin-ratioph. *(Ketamin)* 19
Ketanest S *(Esketamin)* 18, 294
Ketoazidose bei Kindern 785
Ketoconazol 141, 380
 - Dermatologie 714, 718, 720
 - Endokrinologie 575, 576
Ketoconazole HRA *(Ketoconazol)* 141
Ketof *(Ketotifen)* 87
Ketolide 232
Ketoprofen 200
Ketorolac 195
 - Ophthalmologie 736
Ketotifen 87, 395
 - Ophthalmologie 734
 - Pädiatrie 809
Ketotifen Stada *(Ketotifen)* 87
Ketotifen Stulln *(Ketotifen)* 395
Ketovision *(Ketorolac)* 390
Ketozolin *(Ketoconazol)* 380
Kevatril *(Granisetron)* 105
Kevzara *(Sarilumab)* 215
Keytruda *(Pembrolizumab)* 187
Kieferinfektionen 219, 233, 239
Kinderkardiologie 790
Kinderlax *(Macrogol)* 99
Kineret *(Anakinra)* 213
Kinetose 364
Kinzal mono *(Telmisartan)* 26
Kinzalkomb *(Telmisartan + Hydrochlorothiazid)* 36
Kiovig *(Immunglobuline)* 278
Kisplix *(Lenvatinib)* 176
Kisqali *(Ribociclib)* 178
Kivexa *(Abacavir + Lamivudin)* 254
Klacid *(Clarithromycin)* 232
Klasse-Ia-Antiarrhythmika 48
Klasse-Ib-Antiarrhythmika 49
Klasse-III-Antiarrhythmika 50
Klasse-IV-Antiarrhythmika 51
Klean Prep *(Macrogol + Na2SO4 + NaHCO3 + NaCl + KCl)* 100
Klebsiella 217, 507

Klimakterium 416, 419
Kliogest N *(Estradiol + Norethisteronacetat)* 418
Klismacort *(Prednisolon)* 20, 210
Knocheninfektionen 221, 222, 224, 225, 228, 233–236, 239, 241–243, 246
Knochenmarktransplantation 275, 278
Knochenmetastasen 132, 133
Knochenmorphogene Proteine 134
Knochentumore 133
Knochenverlust, Prophylaxe 133
Knollenblätterpilz, Intoxikation 833
Koffein-Intoxikation 843
Kogenate *(Faktor VIII)* 69
Kohle Hevert *(Kohle, medizinische)* 101, 435
Kohle Pulvis *(Kohle, medizinische)* 101, 435
Kohle, medizinische 435
Kohle-Compretten *(Kohle, medizinische)* 101
Kohlenhydratlösungen 303
Kokain-Intoxikation 843
Kolik 17, 204, 765
Kolitis, kollagene 104
Kolloidale Lösung 10%
 - Dermatologie 725
Kolloidale Plasmaersatzlösung 740, 741
Kolonkarzinom 156, 160, 165, 166, 184, 185, 187, 193, 195
Kolorektales Karzinom 617
Koloskopie 533
 - Vorbereitung 100
Koloskopie, Vorbereitung 100
Koma 102
 - hyperosmolares 563
 - hypoglykämisches 558
 - hypophysäres 581
 - Myxödem 581
Kombiglyze *(Saxagliptin + Metformin)* 116
Kompartimente 850

Kompensan *(Al-Na-Carbonat-dihydroxid)* 95
Konakion *(Phytomenadion)* 150
Kongestion, nasale 401
Konjugierte Östrogene 414, 419
Konjunktivitis 387–390, 395, 396, 733
 - allergische 85, 389, 395, 734
 - allergische, bei Kindern 809
 - bakterielle 734
 - virale 734
Konjunktivitis, allergische 395
Kontaktekzem 713
Kontaktlinsen 396
Kontrazeption 422–426
 - Depotpräparate 777
 - Einphasenpräparate 776
 - hormonelle 422, 776
 - intrauterine 425, 777
 - Postkoitalpille 777
 - Zweiphasenpräparat 776
Kopf-Hals-Karzinom 155–157, 161, 163, 165, 185, 615
Kopf-Hals-Tumore 615
Kopfschmerzen 674
 - idiopathische bei Kindern 818
 - vaskuläre 323
Koproporphyrie 139
Koprostase 99
Koronare Herzerkrankung 27–31, 47, 67, 121, 122, 124, 450
 - 23
 - Prophylaxe 125
Koronarintervention 62
Koronarsyndrom, akutes 17, 19, 22, 46, 47, 58, 61, 62, 67, 68
Koronarsyndrom, chronisches 459
Körperoberflächenberechnung 856
Kortikoide 104, 208
 - Auge 389, 390
 - HNO 400
Kortikoid-ratioph. *(Triamcinolonacetonid)* 371
Kovaltry *(Faktor VIII)* 69
Krampfanfall 17, 20, 308, 310, 361–363

Krätze 717
Kräutermischungen 848
Kreatininclearance 853
Kreon *(Pankreatin)* 103
Kreon f. Kinder *(Pankreatin)* 103
Kristalloide Lsg.
 - Pneumologie 500, 510
Krupp 210, 752
Kryptocur *(Gonadorelin)* 411
Kryptokokkenmeningitis 267, 269
Kupfer-Intoxikation 436, 844
Kurzdarmsyndrom 109
Kuvan *(Sapropterin)* 140
Kybernin Hs *(Antithrombin III)* 70
Kyleena *(Intrauterinpessar mit Levonorgestrel)* 426
Kymriah *(Tisagenlecleucel)* 198
Kyntheum *(Brodalumab)* 375
Kyprolis *(Carfilzomib)* 195
Kytril *(Granisetron)* 106

L

LABA (long acting beta-agonist) 74
Lachscalcitonin
 - Endokrinologie 579
Lac-Ophtalsystem *(Filmbildner)* 396
Lacosamid 307
Lacrimal *(Hypromellose)* 396
Lactuflor *(Lactulose)* 99
Lactulose
 - Gastroenterologie 532
 - Pädiatrie 798
Lactulose-ratioph. *(Lactulose)* 99
Lafamme *(Estradiol + Dienogest)* 417
Laktation 429
Laktationsstörung 427
LAMA (long-acting muscarinergic-antagonist) 76
Lambert-Eaton-Myasthenisches-Syndrom 137

Handelsnamen = fett   Wirkstoffe = kursiv

Lamblia intestinalis 650
Lambliasis 239
Lamictal *(Lamotrigin)* 308, 348
Lamisil *(Terbinafin)* 269, 381
Lamivudin 15, 254–256, 265
- Gastroenterologie 528
Lamivudin HEXAL *(Lamivudin)* 255
Lamivudin Teva *(Lamivudin)* 255
Lamivudin/Zidovudin HEXAL *(Lamivudin + Zidovudin)* 256
- Gastroenterologie 528
Lamizido *(Lamivudin + Zidovudin)* 256
Lamotrigin 308, 348
- Geriatrie 438
- Neurologie 671–673, 681
- Pädiatrie 815, 816
- Psychiatrie 694
Lamotrigin Acis *(Lamotrigin)* 308
Lamotrigin HEXAL *(Lamotrigin)* 308
Lamotrigin-neuraxpharm *(Lamotrigin)* 308
Lamotrigin-ratioph. *(Lamotrigin)* 308, 348
Lamuna *(Ethinylestradiol + Desogestrel)* 423
Lamzede *(Velmanase alfa)* 141
Lanadelumab 14, 71
Landiolol 28
Lanicor *(Digoxin)* 18, 52
Lanitop *(Metildigoxin)* 53
Lanreotid 109
- Endokrinologie 582–584
- Onkologie 622
Lansoprazol 93
- Gastroenterologie 519, 521
Lansoprazol AL *(Lansoprazol)* 93
Lansoprazol HEXAL *(Lansoprazol)* 93
Lansoprazol-ratioph. *(Lansoprazol)* 93
Lantarel *(Methotrexat)* 207, 376
Lanthancarbonat 111
- Endokrinologie 569

Lantus *(Insulin glargin)* 118, 119
Lapatinib 176
- Onkologie 629
Larbex *(Budesonid)* 78
L-Arginin-Hydrochlorid 21% *(Argininhydrochlorid)* 305
Lariam *(Mefloquin)* 273
Laronidase 139
Larotrectinib 176
Larylin Hustenstiller *(Dropropizin)* 84
Laryngitis 751
Laryngomedin N *(Hexamidin)* 402
Laryngotracheitis 76
- stenosierende, bei Kindern 806
Lasix *(Furosemid)* 18, 41
Latanelb *(Latanoprost)* 392
Latanoprost 392, 393
- Ophthalmologie 743, 744
Latanoprost HEXAL *(Latanoprost)* 392
Latanoprost HEXAL comp. *(Latanoprost + Timolol)* 393
Latanotim Vision *(Latanoprost + Timolol)* 393
Laticort *(Hydrocortisonbutyrat)* 371
Läuse 382
Laventair *(Umeclidiniumbromid + Vilanterol)* 78
Laxans-ratioph. *(Bisacodyl)* 99
Laxantien 98
Laxbene *(Macrogol)* 99
Laxbene Junior *(Macrogol)* 99
Laxoberal *(Natriumpicosulfat)* 99
Laxofalk *(Macrogol)* 99
LCE 1A-Pharma *(L-Dopa + Carbidopa + Entacapon)* 316
LDL-Cholesterin-Senkung 563
L-Dopa 316
- Neurologie 683, 685
Lebensrettende Basismaßnahmen bei Kindern 780
Leberabszess 532
Leberegel 271

Leberinsuffizienz 303
Lebertherapeutika 102
Lebertransplantation 276
Leberzellkarzinom 165, 174, 178, 621
Leberzirrhose 531
Ledaga *(Chlormethin)* 154
Lederlind *(Nystatin)* 381
Ledipasvir *(LDV)* 260, 262
- Gastroenterologie 529
Lefax *(Simeticon)* 100
Leflunomid 207
- Pneumologie 518
- Rheumatologie 639, 642
Leflunomid HEXAL *(Leflunomid)* 207
Leflunomid medac *(Leflunomid)* 207
Leflunomid Stada *(Leflunomid)* 207
Leflunomid Winthrop *(Leflunomid)* 207
Leganto *(Rotigotin)* 318
Legionella 217
Legionellenpneumonie 508
Leios *(Ethinylestradiol + Levonorgestrel)* 423
Leishmaniasis 196, 245
Leitungsanästhesie 298
Lemocin *(Cetrimonium + Lidocain + Tyrothricin)* 403
Lemtrada *(Alemtuzumab)* 334
Lenalidomid 196
- Hämatologie 592, 601–604
Lendenwirbelfusion 134
Lendorm *(Brotizolam)* 360
Lendormin *(Brotizolam)* 360
Lennox-Gastaut-Syndrom 308, 314
Lenograstim 151
LENOXe *(Xenon)* 296
Lenoxin *(Digoxin)* 52
Lenvatinib 176
- Onkologie 632
Lenvima *(Lenvatinib)* 176
Lenzetto *(Estradiol)* 414
Leona HEXAL *(Ethinylestradiol + Levonorgestrel)* 423

Leponex *(Clozapin)* 357
Lepra 250
Lercanidipin 31, 40
- Kardiologie 447, 460
Lercanidipin Heumann *(Lercanidipin)* 31
Lercanidipin Stada *(Lercanidipin)* 31
Lercaprel *(Lercanidipin + Enalapril)* 40
Lesch-Nyhan-Syndrom 130
Letermovir 252
Letroblock *(Letrozol)* 420
LetroHEXAL *(Letrozol)* 420
Letrozol 420
- Onkologie 626
Letrozol Winthrop *(Letrozol)* 420
Leukämie
- akute 153, 157–162, 164, 165, 175–177, 184, 186, 194, 598
- chronisch myelomonozytäre 159
- chronische 153, 154, 158, 161, 165, 175–177, 186, 187, 188, 195, 198, 215
- chronische eosinophile 176
- chronisch-myeloische 591
- Haarzell 158
- Promyelozyten 198
Leukase N *(Framycetin)* 379
Leukeran *(Chlorambucil)* 153
Leukotrienrezeptorantagonisten 81
Leukovorin *(Folinsäure)* 195
Leuprone HEXAL *(Leuprorelin)* 411
Leuprorelin 411, 421
- Gynäkologie 771
- Onkologie 626, 636
Leustatin *(Cladribin)* 158
Levact *(Bendamustin)* 153
Levemir *(Insulin detemir)* 119
Levetiracetam 314
- Geriatrie 438
- Neurologie 671, 672, 674, 682
- Pädiatrie 786, 814–817
- Toxikologie 833

Levetiracetam UCB *(Levetiracetam)* 314
Levetiracetam Winthrop *(Levetiracetam)* 314
Levey-Formel 851
Levitra *(Vardenafil)* 408
Levobunolol 391
- Ophthalmologie 743, 744
Levocabastin 395, 399
- HNO 747
- Ophthalmologie 734
- Pädiatrie 809
Levocetirizin 86
- Dermatologie 714–716, 724, 725
Levocetirizin HEXAL *(Levocetirizin)* 86
Levocetirizin Stada *(Levocetirizin)* 86
Levodopa 315
Levodopa/Carb-ratioph. *(L-Dopa + Carbidopa)* 316
Levofloxacin 217, 236, 388
- Gynäkologie 773
- HNO 753–756
- Ophthalmologie 735
- Pneumologie 498, 501–508, 515, 517
- Urologie 759–762, 764
Levofloxacin AL *(Levofloxacin)* 236
Levofloxacin HEXAL *(Levofloxacin)* 236
Levofloxacin Kabi *(Levofloxacin)* 236
Levomepromazin 350
- Anästhesie 666
- Geriatrie 439
- Neurologie 677
- Psychiatrie 689, 695
Levomepromazin-neuraxpharm *(Levomepromazin)* 350
Levomethadon 284, 287
Levonorarsito *(Levonorgestrel)* 425
Levonorgestrel 418, 423, 424, 425
- Gynäkologie 776, 777, 778

Levopar *(L-Dopa + Benserazid)* 316
Levopromazin
- Gastroenterologie 527
Levosimendan 56
Levothyroxin (T4) 126, 127
- Endokrinologie 571, 574, 580, 581
- Pädiatrie 800
Lexostad *(Bromazepam)* 360
LHRH 144
- Pädiatrie 829
LhRh Ferring *(Gonadorelin)* 144
LH-RH-Agonisten 420
Libtayo *(Cemiplimab)* 185
Librium *(Chlordiazepoxid)* 361
Licain (Lidocain) 298
Lichen ruber 371, 372, 375, 718
Lichen sclerosus 371, 372, 772
- bei Kindern 822
Lichtdermatose 150
- polymorphe 716
Lidabszess 731
Lidfurunkel 731
Lidinfektion
- Herpes simplex 732
- Herpes zoster 732
Lidocain 49, 110, 149, 298, 402, 403
- Dermatologie 718, 727
- Neurologie 675
- Toxikologie 832, 834, 843, 845
Lidphlegmone 731
Lidretraktion 745
Lifestyle-Arzneimittel 852
Limptar N *(Chininsulfat)* 327
Linaclotid 97
Linagliptin 117
Lincosamide 233
Linezolid 217, 244
- Dermatologie 701
- Pneumologie 504, 506
- Urologie 762
Linezolid 1A *(Linezolid)* 244
Linezolid HEXAL *(Linezolid)* 244
Linksherzinsuffizienz 46
Linola Urea *(Harnstoff)* 383

Handelsnamen = fett   Wirkstoffe = kursiv

Linolacort Hydro
(Hydrocortison) 370
Linola-H N *(Prednisolon)* 370
Linola-H-Fett N *(Prednisolon)* 370
Lioresal *(Baclofen)* 328
Liothyronin 126, 127
Lipasehemmer 134
Lipegfilgrastim (G-CSF) 151
Lipidil *(Fenofibrat)* 121
Lipidil 145 ONE *(Fenofibrat)* 121
Lipidil-Ter *(Fenofibrat)* 121
Lipidsenker 120
Lipidstoffwechsel 125
Lipitor *(Atorvastatin)* 121
Lipocol *(Colestyramin)* 124
Lipodystrophie 139
Lipofundin 20%
- Anästhesie 663
Lipofundin 20% *(Fettlösung)* 304
Lipopeptide 243
Liposomales Amphotericin B
- Infektiologie 648, 649
Lipotalon *(Dexamethason)* 209
Lipovenös MCT 20 *(Fettlösung)* 304
Liprolog *(Insulin lispro)* 118
Liprolog Mix *(Insulin lispro + Verzögerungsinsulin)* 119
Liptruzet *(Ezetimib + Atorvastatin)* 125
liquid ecstasy 841
Liquifilm *(Filmbildner)* 396
Liquigel *(Filmbildner)* 396
Liquor carbonis detergens
- Dermatologie 715, 722
Liraglutid 114
- Endokrinologie 560
- Kardiologie 460
Lisdexamfetamin 367
- Pädiatrie 810
- Psychiatrie 699
Lisette *(Ethinylestradiol + Chlormadinon)* 422
Lisi Lich *(Lisinopril)* 23
LisiHEXAL*(Lisinopril)* 23

Lisinopril 23, 35
- Kardiologie 447, 467
- Pädiatrie 790
Lisinopril 1A *(Lisinopril)* 23
Lisinopril 1A plus *(Lisinopril + Hydrochlorothiazid)* 35
Lisinopril AL *(Lisinopril)* 23
Lisiplus Stada *(Lisinopril + Hydrochlorothiazid)* 35
Liskantin *(Primidon)* 314
Listeriose 220
Lisurid
- Endokrinologie 582
- Neurologie 684
LITAK *(Cladribin)* 158
Litalir *(Hydroxycarbamid)* 195
Lithium
- Psychiatrie 689, 693–695
Lithium Apogepha *(Lithiumcarbonat)* 348
Lithiumcarbonat 348
Lithium-Intoxikation 844
Litholyse 532
Livial *(Tibolon)* 419
Liviella *(Tibolon)* 419
Livocab *(Levocabastin)* 395, 399
Lixiana *(Edoxaban)* 60
Locacorten *(Flumetason)* 371
Loceryl *(Amorolfin)* 380
Locol *(Fluvastatin)* 122
Lodotra *(Prednison)* 210
Logimat *(Felodipin + Metoprololsuccinat)* 40
Logimax *(Felodipin + Metoprololsuccinat)* 40
Lokalanästhesie 19, 298, 387
Lokalanästhetika 297
- Hals/Rachen 402
Lokalanästhetika-Intoxikation 663
Lomustin 155
Long acting beta-agonist (LABA) 74
Long-acting muscarinergic-antagonist (LABA) 76
Loniten *(Minoxidil)* 34
Lonolox *(Minoxidil)* 34
Lonoten *(Minoxidil)* 34

Lonsurf *(Trifluridin + Tipiracil)* 160
Lopedium *(Loperamid)* 101
Loperamid 101
- Endokrinologie 584
- Gastroenterologie 526
Loperamid Stada *(Loperamid)* 101
Loperamid-ratioph. *(Loperamid)* 101
Loperhoe *(Loperamid)* 101
Lophakomp B12 *(Cyanocobalamin)* 148
Lopinavir 259
Lopinavir/Ritonavir Accord *(Lopinavir + Ritonavir)* 259
Lopresor *(Metoprololtartrat)* 19
Lorano Akut *(Loratadin)* 86
Loratadin
- Dermatologie 714–716, 724, 725
- Gastroenterologie 527
- Geriatrie 438
- HNO 748
- Pädiatrie 810
Loratadin AL *(Loratadin)* 86
Loratadin Stada *(Loratadin)* 86
Lorazepam 310, 362
- Anästhesie 663
- Endokrinologie 556
- Geriatrie 440
- Onkologie 604
- Pädiatrie 786
- Psychiatrie 689, 690, 696, 697
- Toxikologie 833–836, 839, 841, 843
Lorazepam-neuraxpharm *(Lorazepam)* 362
Loretam *(Lormetazepam)* 362
Lorinden Teersalbe *(Steinkohlenteer)* 374
Lorlatinib 176
Lormetazepam 362
- Geriatrie 440
Lormetazepam-ratioph. *(Lormetazepam)* 362
Lorviqua *(Lorlatinib)* 176
Lorzaar *(Losartan)* 26

Lorzaar plus *(Losartan + Hydrochlorothiazid)* 36
Losamlo *(Losartan + Amlodipin)* 37
Losar Teva *(Losartan)* 26
Losar-Q *(Losartan)* 26
Losar-Q comp. *(Losartan + Hydrochlorothiazid)* 36
Losartan 26, 36, 37
- Kardiologie 447, 460, 468
- Nephrologie 538, 539
- Pädiatrie 791
Losartan HEXAL *(Losartan)* 26
Losartan HEXAL comp. *(Losartan + Hydrochlorothiazid)* 36
Lösferron *(Eisen-II-Ion)* 145
Lotemax *(Loteprednol)* 389
Loteprednol 389
Lotio alba
- Dermatologie 724, 727
Lotricomb *(Clotrimazol + Betamethason)* 381
Lotriderm *(Clotrimazol + Betamethason)* 381
Lotta HEXAL *(Ethinylestradiol + Levonorgestrel)* 423
Lovabeta *(Lovastatin)* 122
Lovastatin 122
- Endokrinologie 563
- Kardiologie 460
Lovastatin AL *(Lovastatin)* 122
Lovastatin-ratioph. *(Lovastatin)* 122
Lovenox *(Enoxaparin)* 58
Loxapin 357
- Psychiatrie 689
L-Poladdict *(Levomethadon)* 287
L-Polaflux *(Levomethadon)* 287
L-Polamidon *(Levomethadon)* 287
L-Polamidon Lsg. *(Levomethadon)* 287
L-Thyrox Jod HEXAL *(Levothyroxin + Kaliumiodid)* 127
L-Thyroxin HEXAL *(Levothyroxin)* 126

L-Thyroxin inject Henning *(Levothyroxin)* 126
L-Thyroxin-ratioph. *(Levothyroxin)* 126
L-Tryptophan-ratioph. *(Tryptophan)* 365
Lucentis *(Ranibizumab)* 398
Lues 218, 230, 233, 656
Luisa HEXAL *(Ethinylestradiol + Levonorgestrel)* 423
Lumacaftor 139
- Pneumologie 516
Lumefantrin 272
- Pädiatrie 804
Lumigan *(Bimatoprost)* 392
Luminal *(Phenobarbital)* 309
Luminaletten *(Phenobarbital)* 309
Lungenabszess 505
Lungenegel 271
Lungenembolie 19, 60–62, 64, 65, 509
Lungenemphysem 490
Lungenentzündung 499
Lungenfibrose, idiopathische 88
Lungenmilzbrand 236
Lungenödem 18, 19, 449
- akutes 669
- toxisches 20, 210
Lungenreife, Induktion 208
Lupus erythematodes 206–208, 214, 275, 371, 643
Lupus vulgaris 708
Lupus-Nephritis 206
Luxerm *(Methyl-5-amino-4-oxopentanoat)* 384
Luxturna *(Voretigen Neparvovec)* 15, 398
Lymphadenitis 219
- zervikale, bei Kindern 808
Lymphangioleiomyomatose 276
Lymphogranuloma venereum 652
Lymphom 152, 153, 157, 161
- anaplastisches 185
- B-Zell 188
- follikulares 188, 195
- kutanes T-Zell 194

Lynparza *(Olaparib)* 196
Lyrica *(Pregabalin)* 312
Lysandra *(Ethinylestradiol + Norgestimat)* 424
Lysetherapie 480, 687, 741
Lysin-Acetylsalicylsäure
- Neurologie 676
Lysodren *(Mitotan)* 196
Lysosomale saure Lipase
- Mangel 140
Lysthenon *(Suxamethonium)* 297

M

M PredniHEXAL *(Methylprednisolon)* 210
M. Crohn
- Fisteln 104
Maalox *(Mg-hydroxid + Al-oxid)* 95
Maaloxan *(Mg-hydroxid + Al-oxid)* 95
MabThera *(Rituximab)* 188, 215
MabThera SC *(Rituximab)* 188
Macitentan 90
- Pneumologie 514
- Rheumatologie 644
Macrogol 99, 100
- Gastroenterologie 533
- Pädiatrie 798
Macrogol ratio Balance *(Macrogol + NaCl + NaHCO3 + KCl)* 99
Macrogol Stada *(Macrogol + NaCl + NaHCO3 + KCl)* 99
Madenwürmer, bei Kindern 798
Madopar *(L-Dopa + Benserazid)* 316
Magaldrat 95
Magaldrat-ratioph. *(Magaldrat)* 95
Magenbeschwerden, säurebedingte 95
Magen-Darm-Infektionen 220, 231
Magen-Darm-Relaxation 120
Magen-Darm-Schmerzen, krampfartige 205

Magen-Darm-Spasmen 98
Magen-Darm-Störungen, funktionelle 101
Magen-Darm-Tumoren 176, 178
Magenkarzinom 160, 163–165, 188, 623
- Adenokarzinom 187
Magenschutz 550
Magenspülung 431
Maggisuppe
- Endokrinologie 551
Magium *(Magnesium)* 300
Magnesiocard *(Magnesium)* 300
Magnesium 300
- Gynäkologie 774
- Pädiatrie 819
- Toxikologie 838
- Urologie 825
Magnesium Diasporal *(Magnesium)* 300
Magnesium Verla *(Magnesium)* 300
Magnesiumhydrogencitrat
- Endokrinologie 555
Magnesiumhydrogenphosphat
- Endokrinologie 555
Magnesiumhydroxid
- Gastroenterologie 520
Magnesiummangel 300
Magnesiumoxid 100
Magnesiumpräparate 300
Magnesium-ratioph. *(Magnesium)* 300
Magnesiumsubstitution 300
Magnesiumsulfat 785
- Gynäkologie 775
- Pädiatrie 814
- Pneumologie 489
Magnetrans *(Magnesium)* 300
Makrolide 232, 506
Makro-Reentry-Tachykardie 469
Makuladegeneration 397, 398
Makulaödem 389, 397
- diabetisches 389, 397
Malabsorption 149

Malarex *(Proguanil + Atovaquon)* 273
Malaria 272, 273
- Prophylaxe bei Kindern 803
- Therapie bei Kindern 804
Malarone *(Proguanil + Atovaquon)* 273
Malarone junior *(Proguanil + Atovaquon)* 273
Maligne Hyperthermie 327
Malignes Glaukom 744
Malignes Melanom 155, 156, 161, 173, 174, 175, 178, 179, 186, 187, 197, 729
Malignome
- hämatologische 130
- ZNS 637
Mammakarzinom 153, 154, 157, 160–165, 176–179, 184, 187, 188, 195, 416, 420, 421, 626
Manidipin 31
Manie 307, 311, 348, 354, 356, 357, 358, 695
Maninil *(Glibenclamid)* 112
Mannit 44, 83, 394
- Ophthalmologie 744
- Pneumologie 516
Mannitol *(Mannitol)* 44, 394
Mannose
- Urologie 761
Mantelzell-Lymphom 176
Manyper *(Manidipin)* 31
MAO-A-Hemmer 342
MAO-B-Hemmer 318, 342, 683
MAO-Hemmer
- Intoxikation 844
Maprotilin 341
Maprotilin-CT *(Maprotilin)* 341
Maprotilin-neuraxpharm *(Maprotilin)* 341
Maprotilin-ratioph. *(Maprotilin)* 341
Maraviroc 265
Marax *(Magaldrat)* 95
Marcumar *(Phenprocoumon)* 63

Mareen *(Doxepin)* 340
Marvelon *(Ethinylestradiol + Desogestrel)* 423
Masern-Immunisierung 281
Masern-Mumps-Röteln-Impfstoff 281
Masern-Mumps-Röteln-Varizellen-Impfstoff 281
Masern-Prophylaxe 278
Mastitis 427, 771
Mastitisprophylaxe 427
Mastodynie 771
Mastodyn
- Gynäkologie 771
Mastoiditis 756
Mastopathie 771
Mastozytose 177
Mastzell-Leukämie 177
Mastzellstabilisatoren 86
Matrifen *(Fentanyl transdermal)* 286
Mavenclad *(Cladribin)* 158
Maviret *(Glecaprevir+ Pibrentasvir)* 262
Maxalt *(Rizatriptan)* 324
Maxim *(Ethinylestradiol + Dienogest)* 423
Maxitrol *(Neomycin + Polymyxin B + Dexamethason)* 390
Mayra *(Ethinylestradiol + Dienogest)* 423
Mayzent *(Siponimod)* 335
MCP HEXAL *(Metoclopramid)* 97
MCP Stada *(Metoclopramid)* 97
MCP-ratioph. *(Metoclopramid)* 97
MDRD-Formel 853
Meaverin *(Mepivacain)* 298
Mebendazol 271
- Infektiologie 651, 658
- Pädiatrie 796, 798, 799
Mebeverin 98
Mebeverin Puren *(Mebeverin)* 98
Medazepam 362
- Geriatrie 439

Medikinet *(Methylphenidat)* 367
Medivitan IM mit Lidocain *(Pyridoxin + Cyanocobalamin + Folsäure + Lidocain)* 149
Medoxa *(Oxaliplatin)* 156
Medrogeston 419
- Gynäkologie 771, 778
Medroxyprogesteron
- Gynäkologie 778
Medroxyprogesteronacetat 416, 422
- Endokrinologie 568
- Gynäkologie 777
- Onkologie 626
Medulläres Schilddrüsenkarzinom 631
Mefloquin 273
- Pädiatrie 803
Mefrusid 43
Megalac Almasilat *(Almasilat)* 95
Megaloblastäre Anämie 587
Megestat *(Megestrolacetat)* 416
Megestrolacetat 416
- Onkologie 626
Mehrkanalblocker 51
Mekinist *(Trametinib)* 178
Mektovi *(Binimetinib)* 173
Melanom, malignes 155, 156, 161, 173–175, 178, 179, 186, 187, 197, 729
Melatonin 347
- Dermatologie 711, 712
Melatonin-Rezeptoragonisten 346
Melinagyn *(Desogestrel)* 425
Melleril *(Thioridazin)* 351
Melneurin *(Melperon)* 350
Meloxicam 202
Meloxicam AL *(Meloxicam)* 202
Meloxicam Stada *(Meloxicam)* 202
Meloxicam-ratioph. *(Meloxicam)* 202
Melperon 350
- Geriatrie 439, 440
- Psychiatrie 691

Melperon-ratioph. *(Melperon)* 350
Melphalan 154
- Hämatologie 597, 601, 602
Melphalan-ratioph. *(Melphalan)* 154
Memando *(Memantin)* 331
Memantin 331
- Geriatrie 437
- Psychiatrie 691
Memantin Hennig *(Memantin)* 331
Memantin-neuraxpharm *(Memantin)* 331
Menière, Morbus 756
Meningeosis
- carcinomatosa 157
- leucaemica 157
Meningitec *(Meningokokken-C-Oligosaccharid)* 279
Meningitis 209, 218, 220, 221, 225, 234, 241, 246, 267, 269, 678
- bakterielle, bei Kindern 804
- tuberculosa 660
Meningoenzephalitis bei Kindern 813
Meningokokken
- Prophylaxe 249
Meningokokken-A-,-C-,-W135-, -Y-Oligosaccharid 279
Meningokokken-B-Adsorbat 279
Meningokokken-B-Immunisierung 279
Meningokokken-C-Oligosaccharid 279
Meningokokken-Immunisierung 279
Menjugate *(Meningokokken-C-Oligosaccharid)* 279
Menstruationsbeschwerden 416
Menstruationsstörungen 416, 427
Menveo *(Meningokokken-A-, -C-, -W135, -Y-Oligosacharid)* 279
Mepact *(Mifamurtid)* 196

MepiHEXAL *(Mepivacain)* 298
Mepivacain 19, 298
Mepolizumab 87
- Pädiatrie 793
- Pneumologie 487
Mepsevii *(Vestronidase alfa)* 141
Meptazinol 284, 289
Meptid *(Meptazinol)* 289
Mercaptopurin 158
Mercaptopurin Medice *(Mercaptopurin)* 158
Mercilon *(Ethinylestradiol + Desogestrel)* 423
Meresaul *(Sulpirid)* 351
Merkelzellkarzinom 184
Meronem *(Meropenem)* 241
Meropenem 241
- Neurologie 678
- Pneumologie 498, 504, 507, 508, 515, 517
- Urologie 762
Meropenem HEXAL *(Meropenem)* 241
Meropenem Kabi *(Meropenem)* 241
Meropenem Puren *(Meropenem)* 241
Mesalazin 103
- Gastroenterologie 524, 525, 526
Mesalazin Kohlpharma *(Mesalazin)* 103
Mesavancol *(Mesalazin)* 103
Mesenchymale Stromazellen 196
Mesna 198
- Nephrologie 549
- Rheumatologie 644–646
Mesna Cell *(Mesna)* 198
Mestinon *(Pyridostigmin)* 330
Mesuximid 314
Metabolische Alkalose 556
Metabolische Azidose 555
Metalcaptase
- Toxikologie 844
Metalcaptase *(Penicillamin)* 207
Metalyse *(Tenecteplase)* 65

Met–Met 919

Metamizol 19, 204
- AnästhesieMetamizol 666
- Dermatologie 728
- Geriatrie 437
- Neurologie 675, 677
- Pädiatrie 811

Metamizol HEXAL *(Metamizol)* 204

Metamucil *(Flohsamen)* 99
Meteorismus 100, 103
Meteozym *(Pankreatin + Simeticon)* 103
Metex *(Methotrexat)* 207, 376
Metfoliquid Geriasan *(Metformin)* 113
Metformin 113, 116, 117
- Endokrinologie 558, 561
Metformin Dura *(Metformin)* 113
Metformin-ratioph. *(Metformin)* 113
Methadon 284, 287
Methämoglobinämie 149
Methämoglobinbildner-Intoxikation 436
Methanol-Intoxikation 433, 844
Met-Hb-Bildner, Intoxikation 844
Methicillin 219
Methicillinresistenter Staph. aureus 217, 219, 224, 231, 241, 401
Methicillinsensitiver Staph. aureus 217, 219
Methionin 411
- Urologie 766, 767
Methionin HEXAL *(Methionin)* 411
Methizol *(Thiamazol)* 128
Methocarbamol 328
Methocarbamol-neuraxph. *(Methocarbamol)* 328
Methohexital 293
Methotrexat 157, 207, 376
- Dermatologie 722, 723, 724
- Hämatologie 596
- Nephrologie 546, 548, 549
- Onkologie 606, 627
- Ophthalmologie 737
- Pneumologie 518
- Rheumatologie 639, 641–646

Methotrexat medac *(Methotrexat)* 157
Methotrexat-GRY *(Methotrexat)* 157
Methotrexat-Intoxikation 195, 845
Methyl-5-amino-4-oxopentanoat 384, 729
Methyldopa Stada *(Alpha-Methyldopa)* 32
Methylenblau
- Toxikologie 844
Methylnaltrexon 97
Methylphenidat 367
- Pädiatrie 819
- Psychiatrie 699
Methylphenidat HEXAL *(Methylphenidat)* 367
Methylprednisolon 210, 372
- Dermatologie 712, 713, 715, 716, 725
- HNO 748
- Nephrologie 541, 544, 545, 546, 547, 548, 549
- Neurologie 674, 675, 682
- Ophthalmologie 738, 740, 741, 745, 746
- Pädiatrie 801
- Pneumologie 487, 496, 497, 499, 518
Methylprednisolon Acis *(Methylprednisolon)* 210
Methylprednisolonpuls
- Stufenschema 680
Methylxanthine 81
Methysergid
- Endokrinologie 584
- Neurologie 675
Metildigoxin 53
Metoclopramid 19, 97, 106, 205
- Geriatrie 438
- Gynäkologie 775
- Neurologie 675, 686
- Onkologie 604
MetoHEXAL *(Metoprololtartrat)* 28

MetoHEXAL comp. *(Metoprololtartrat + Hydrchlorothiazid)* 39
MetoHEXAL Succ comp. *(Metoprololsuccinat + Hydrochlorothiazid)* 39
MetoHEXAL-Succ *(Metoprololsuccinat)* 28
Metopiron *(Metyrapon)* 144
Metoprolol
- Kardiologie 446, 448, 450, 452, 453, 457, 459, 467, 469, 471–475
- Neurologie 676
- Pädiatrie 791
- Toxikologie 839, 841, 843
Metoprolol AWD *(Metoprololtartrat)* 28
Metoprolol-ratioph. *(Metoprololtartrat)* 28
Metoprolol-ratioph. comp. *(Metoprololtartrat + Hydrchlorothiazid)* 39
Metoprololsuccinat 28, 39, 40
- Kardiologie 452, 453
- Pädiatrie 792
Metoprololsuccinat AL *(Metoprololsuccinat)* 28
Metoprololsuccinat plus 1A *(Metoprololsuccinat + Hydrochlorothiazid)* 39
Metoprololtartrat 19, 28, 39, 40
- Gynäkologie 774
- Toxikologie 834
Metoprololtartrat 47
Metrelef *(Buserelin)* 420
Metreleptin 139
Metronidazol 95, 217, 239
- Dermatologie 707, 710
- Gastroenterologie 522, 523, 532, 533
- Gynäkologie 773, 775
- HNO 750
- Infektiologie 647, 650, 651, 658
- Pädiatrie 797, 799
Metronidazol Fresenius *(Metronidazol)* 239

Met–Mis

Metronidazol Heumann *(Metronidazol)* 239
Metronidazol Noridem *(Metronidazol)* 239
Metronidazol-ratioph. *(Metronidazol)* 239
Metvix *(Methyl-5-amino-4-oxopentanoat)* 384
Metypred *(Methylprednisolon)* 210
Metyrapon 144
- Endokrinologie 575, 576
Mexiletin 15, 327
Mezavant *(Mesalazin)* 103
Mezlocillin
- Gastroenterologie 532
Mg 5 Sulfat *(Magnesium)* 300
Mg 5-Longoral *(Magnesium)* 300
Mg-hydroxid 95
Mg-K-Präparat
- Kardiologie 475
Mg-Sulfat
- Toxikologie 833
Mg-sulfat
- Endokrinologie 554, 555
Mg-sulfat 10%
- Kardiologie 457, 475
Mianserin 341
- Psychiatrie 693
Mianserin Holsten *(Mianserin)* 341
Mianserin-neuraxpharm *(Mianserin)* 341
Micafungin 269
- Infektiologie 648
Micardis *(Telmisartan)* 26
Micardis plus *(Telmisartan + Hydrochlorothiazid)* 36
Miconazol 381, 382
- Dermatologie 718
- HNO 754
- Pädiatrie 823
Miconazol-Zinkoxid-Paste
- Pädiatrie 823
Micotar *(Miconazol)* 381
Microgynon 21 *(Ethinylestradiol + Levonorgestrel)* 423

Microlut *(Levonorgestrel)* 425
Mictonetten *(Propiverin)* 405
Mictonorm *(Propiverin)* 405
Midazolam 362
- Anästhesie 662, 663
- Endokrinologie 556
- Gastroenterologie 533
- Pädiatrie 786, 813, 817
Midazolam HEXAL *(Midazolam)* 362
Midazolam-ratioph. *(Midazolam)* 362
Midesia *(Desogestrel)* 425
Midodrin 55
- Kardiologie 450
Midostaurin 177
- Hämatologie 599
Mifamurtid 196
Miflonide *(Budesonid)* 78
Migalastat 139
Miglustat 140
Miglustat Bluefish *(Miglustat)* 140
Migraeflux Mcp *(Paracetamol + Metoclopramid)* 205
Migräne 17, 204, 205, 311, 323–325, 336, 675
- bei Kindern 818
- chronische 327
Migräne-Kranit *(Phenazon)* 204
Migränemittel 323
Migräneprophylaxe 28, 29, 325, 326
Migränerton *(Paracetamol + Metoclopramid)* 205
Mikrofilarämie 270
Milchsäure 383
Milchstau 427
Milnacipran 345
- Psychiatrie 693
Milnaneurax *(Milnacipran)* 345
Milrinon 56
Milrinon Carino *(Milrinon)* 56
Milrinon Hikma *(Milrinon)* 56
Milrinon Stragen *(Milrinon)* 56
Miltefosin 196

Milzbrand 236
Mimpara *(Cinacalcet)* 129
Mineralokortikoide Potenz 208
Mineralstoffe 299
Minette *(Ethinylestradiol + Chlormadinon)* 422
Minipille 424
Minirin *(Desmopressin)* 143
Minisiston *(Ethinylestradiol + Levonorgestrel)* 423
Minitrans *(Glyceroltrinitrat)* 46
Minocyclin 231, 379
- Dermatologie 709, 711
- Ophthalmologie 731, 734
Minocyclin 1A *(Minocyclin)* 379
Minocyclin-ratioph. *(Minocyclin)* 231, 379
Minoxicutan Frauen *(Minoxidil)* 383
Minoxicutan Männer *(Minoxidil)* 383
Minoxidil 34, 383
- Dermatologie 711
Minozyklin
- Dermatologie 710
Minprostin E2 *(Dinoproston)* 427
Minulet *(Ethinylestradiol + Gestoden)* 423
Miosis 392
Miranova *(Ethinylestradiol + Levonorgestrel)* 423
Mirapexin *(Pramipexol)* 318
Mircera *(PEG-Epoetin beta)* 147
Mirena *(Intrauterinpessar mit Levonorgestrel)* 426
Mirtazapin 341
- Geriatrie 437, 439, 440
- Psychiatrie 693
Mirtazapin Stada *(Mirtazapin)* 341
Mirtazelon *(Mirtazapin)* 341
Mirvaso *(Brimonidin)* 385
Mischinsulin
- Endokrinologie 561
Misoprostol 96, 205

Handelsnamen = fett   Wirkstoffe = kursiv

Mit–Mov

Mitem *(Mitomycin)* 165
Mito-extra *(Mitomycin)* 165
Mito-medac *(Mitomycin)* 165
Mitomycin 165
– Onkologie 604
Mitomycin HEXAL *(Mitomycin)* 165
Mitomycin medac *(Mitomycin)* 165
Mitotan 196
– Endokrinologie 576
Mitoxantron 165
– Hämatologie 593, 598
– Onkologie 636
Mitoxantron HEXAL *(Mitoxantron)* 165
Mivacron *(Mivacurium)* 296
Mivacurium 296
Mixtard 30 *(Normalinsulin + Verzögerungsinsulin)* 119
Mizolastin 86
– Dermatologie 725
– HNO 747
Mizollen *(Mizolastin)* 86
MMR Triplovax *(Masern-Mumps-Röteln-Impfstoff)* 281
MMR Vaxpro *(Masern-Mumps-Röteln-Impfstoff)* 281
Mobec *(Meloxicam)* 202
Mobloc *(Felodipin + Metoprololsuccinat)* 40
Moclobemid 342
– Psychiatrie 693, 698
Moclobemid HEXAL *(Moclobemid)* 342
Moclobemid Stada *(Moclobemid)* 342
Modafinil 367
– Neurologie 681
Modafinil Heumann *(Modafinil)* 367
Modafinil-neuraxpharm *(Modafinil)* 367
Modigraf *(Tacrolimus)* 276
Modip *(Felodipin)* 31
Moexipril 35
Mogadan *(Nitrazepam)* 363
Mogamulizumab 186

MOI 342
Molevac *(Pyrvinium)* 271
Molsidomin 47
– Kardiologie 459
Molsidomin Heumann *(Molsidomin)* 47
Molsidomin Stada *(Molsidomin)* 47
Momegalen *(Mometason)* 372
Mometa Abz *(Mometason)* 400
Mometa HEXAL *(Mometason)* 400
Mometason 79, 372, 400
– Dermatologie 712–716, 718, 722
– HNO 747
– Pädiatrie 810
– Pneumologie 483, 484, 485
Mometason-ratioph. *(Mometason)* 400
Mona *(Ethinylestradiol + Chlormadinon)* 422
Monkasta *(Montelukast)* 81
Mono Demetrin *(Prazepam)* 363
Monobactame 230
Mono-Embolex *(Certoparin)* 57
Mono-Embolex multi *(Certoparin)* 57
MonoFer *(Eisen-III-Hydroxid-Oxidcitrat-Isomaltooligo-saccharidalkohol-Hydrat-Komplex)* 145
Monoklonale Antikörper 87
Mononine *(Faktor IX)* 70
Monoprost *(Latanoprost)* 392
MonoStep *(Ethinylestradiol + Levonorgestrel)* 423
Montelair HEXAL *(Montelukast)* 81
Montelubronch *(Montelukast)* 81
Montelukast 81
– Dermatologie 726
– HNO 748
– Pädiatrie 793, 811
– Pneumologie 483, 484, 486, 489

Montelukast AL *(Montelukast)* 81
Monuril *(Fosfomycin)* 246
Morbus
– Addison 20, 209, 577
– Basedow 72
– Basedow bei Kindern 800
– Bechterew 201–203, 215, 376, 641
– Behcet 275
– Bowen 160
– Crohn 104, 207, 213, 215, 216, 275, 377, 524
– Cushing 142
– Darier 375
– Fabry 137, 139
– Gaucher, Typ I 138, 140, 141
– Gaucher, Typ I/III 139
– haemorrhagicus 150
– Hodgkin 154, 155, 156, 161, 162, 164, 165, 185, 599
– Horton 645
– Menière 105, 686, 756
– Paget 132, 133, 570
– Parkinson 316–322, 427, 428
– Pompe 137
– Reiter 641
– Waldenström 153
– Werlhof 161, 589
– Wilson 141, 207, 436, 570
Morea sanol *(Ethinylestradiol + Cyproteronacetat)* 418
MOR-NRI 284, 292
Moronal *(Nystatin)* 270
Morphanton *(Morphin)* 287
Morphin 19, 101, 284, 287
– Anästhesie 666
– Kardiologie 449, 450, 453, 458, 459, 669
– Pädiatrie 812
– Pneumologie 510
Morphin *(Dropizol)* 101
Morphin *(Morphin)* 19
Morphin Merck *(Morphin)* 287
Motilitätssteigernde Mittel 96
Motilium *(Domperidon)* 97
Moventig *(Naloxegol)* 98
Movicol *(Macrogol + NaCl + NaHCO3 + KCl)* 99

Movicol Junior *(Macrogol + NaCl + NaHCO3 + KCl)* 99
Moviprep *(Macrogol + Na2SO4 + NaCl + KCl + Ascorbinsäure + Natriumascorbat)* 100
Mowel *(Mycophenolatmofetil)* 276
Moxifloxacin 237
- Pneumologie 498, 501–503, 505–508
Moxifloxacin AL *(Moxifloxacin)* 237
Moxifloxacin HEXAL *(Moxifloxacin)* 237
Moxifloxacin Kabi *(Moxifloxacin)* 237
Moxobeta *(Moxonidin)* 32
Moxonidin 32
Moxonidin HEXAL *(Moxonidin)* 32
Mozobil *(Plerixafor)* 152
MPA HEXAL *(Medroxyprogesteronacetat)* 416
MRSA 217, 219, 224, 231, 241, 401
MS 165, 275, 332–336
MSI *(Morphin)* 19, 287
MSR *(Morphin)* 287
MSSA 217, 219
MST *(Morphin)* 287
mTOR-Inhibitoren 179
MTX HEXAL *(Methotrexat)* 157, 207, 376
Mucofalk *(Flohsamen)* 99
Mucopolysaccharidose 138
Mucosolvan *(Ambroxol)* 83
Mukolytika 82
Mukopolysaccharidose 139, 141
Mukormykose 267
Mukoviszidose 82, 83, 139, 141, 230, 234, 245
- Erradikationstherapie 517
- intestinale Verlaufsform 517
- pulmonale Verlaufsform 516
Multaq *(Dronedaron)* 51
Multiple Sklerose 165, 275, 332–336, 679
Multiples Myelom 132, 152–154, 164, 185, 195–197

Multisafe Cu 375 *(Intrauterinpessar mit Kupfer)* 426
Mumps-Immunisierung 281
Mundinfektionen 219, 239
Mund-Rachen-Entzündung 402, 403
Mundsoor 270, 381
Mundspülung 402
Mund-Zahnfleisch-Entzündung 402
Mupirocin 401, 749
- Dermatologie 702, 707
Muse *(Alprostadil)* 407
Muskelatrophie, spinale 327
Muskelrelaxantien 296, 326
- Antagonisierung 297, 330
- Antagonisten 297
- depolarisierende 295, 297
- peripher wirksame 326
- stabilisierende 296
- zentral wirksame 328
Muskelrelaxierung 296, 297
Muskelschmerzen 329
Muskelspasmen 328, 329
Muskelverspannung 328, 329, 361
Mutaflor
- Gastroenterologie 525
Mutterkornalkaloide 845
Muxan *(Docosanol)* 379
Myalepta *(Metreleptin)* 139
Myasthenia gravis 275, 330, 682
Myasthenisches Syndrom 137
Mycamine *(Micafungin)* 269
Mycobacterium avium intracellulare 232, 251
Mycobutin *(Rifabutin)* 251
Mycophenolatmofetil 276
- Dermatologie 721
- Hämatologie 588, 590
- Nephrologie 543, 544, 547–549
- Pneumologie 518
- Rheumatologie 644
Mycophenolatmofetil AL *(Mycophenolatmofetil)* 276
Mycophenolatnatrium 276

Mycophenolsäure
- Dermatologie 721
Mycophenolsäure HEXAL *(Mycophenolatnatrium)* 276
Myditin *(Pridinol)* 329
Mydocalm *(Tolperison)* 329
Mydriasert *(Tropicamid + Phenylephrin)* 394
Mydriasis 390, 394
Mydriaticum *(Tropicamid)* 394
Mydriatika 394
Mydrum *(Tropicamid)* 394
Myelodysplasie 592
Myelodysplastisches Syndrom 159, 176, 196
Myelofibrose 178
- primäre 591
Myelom, multiples 152, 153, 154, 164, 185, 195–197
Myelose, funikuläre 148
Myfenax *(Mycophenolatmofetil)* 276
Myfortic *(Mycophenolatnatrium)* 276
Mykobakteriose, nichttuberkulöse 807
Mykoplasmen 217
Mykoplasmen-Urethritis 657, 764
Mykose 267, 268, 718
- Aspergillose 267–269
- bei Kindern 823
- Candidose 267–270, 380, 381
- Chromoblastomykose 267, 269
- Fusariose 267
- Haut 267, 269, 380, 381, 382
- Kokzidioidomykose 267
- Myzetom 267
- Nagel 380, 719
- Pityriasis 381
- Prophylaxe 267, 269
- vaginale 380, 381
Mykosert *(Sertaconazol)* 381
Mykotin *(Miconazol)* 381
Mykundex *(Nystatin)* 270
Mylepsinum *(Primidon)* 314
Myleran *(Busulfan)* 154

Handelsnamen = fett   Wirkstoffe = kursiv

Mylotarg *(Gemtuzumab Ozogamicin)* 186
Myocet *(Doxorubicin liposomal)* 164
Myocholine-Glenwood *(Bethanechol)* 330
Myokardinfarkt 46, 68, 453, 457
Myokardischämie, pharmakologische Provokation 52
Myoklonien 309, 682
Myoklonus-Syndrom 332
Myom 421
Myopridin *(Pridinol)* 329
Myotonolytika 328
Myozyme *(Alglucosidase alfa)* 137
Myrtol
- HNO 749, 750
- Pädiatrie 825
Mysildecard *(Sildenafil)* 91
Myxödem-Koma 581

N

Na2SO4 100
Nabilon 108
N-Acetylcystein
- Toxikologie 839, 846
Nachtkerzensamen-Öl
- Dermatologie 713
NaCl 99, 100
- Endokrinologie 551, 552, 554–557, 563, 573, 577–579, 581
- Infektiologie 650
- Ophthalmologie 736
- Pädiatrie 785, 787, 794, 795
- Pneumologie 516
- Toxikologie 832, 835, 838
NaCl 0,9% *(Elektrolytlösung, kaliumfrei)* 302
NaCl-Konzentrat
- Endokrinologie 551
NaCl-Lsg.
- Pneumologie 516
Nacom *(L-Dopa + Carbidopa)* 316
NAC-ratioph. *(Acetylcystein)* 82

Nadifloxacin 377
- Dermatologie 709
Nadixa *(Nadifloxacin)* 377
Nadropren 58
- Endokrinologie 553, 558, 581
- Kardiologie 479
Nafarelin
- Gynäkologie 771
Naftidrofuryl 69
- Geriatrie 437
- HNO 757
- Kardiologie 478
Naftifin 381
- Dermatologie 719
Naftilong *(Naftidrofuryl)* 69
Nafti-ratioph. *(Naftidrofuryl)* 69
Nagel Batrafen *(Ciclopirox)* 380
Nagelmykose 380, 719
Naglazyme *(Galsulfase)* 139
NaHCO3 99, 100
Nahrungsmittelallergie 86
Nahrungsmittel-Intoxikation 435
Nalador *(Sulproston)* 427
Nalbuphin 289
Nalmefen 369
- Psychiatrie 692
Nalorex *(Naltrexon)* 290
Naloxegol 98
- Geriatrie 437
- Ophthalmologie 744
- Pädiatrie 788
- Toxikologie 840, 846
Naloxon Hameln *(Naloxon)* 290
Naloxon Inresa *(Naloxon)* 290
Naloxon-ratioph. *(Naloxon)* 19, 290
Nalpain *(Nalbuphin)* 289
Naltrexon 290, 369
- Psychiatrie 692
Naltrexon-HCL neuraxpharm *(Naltrexon)* 290
Namuscla *(Mexiletin)* 15, 327
Naphazolin 395, 399
- Ophthalmologie 733
Na-PPS 386

Naproxen 200
- Neurologie 676
- Pädiatrie 810, 812
Naproxen AL *(Naproxen)* 200
Naproxen HEXAL *(Naproxen)* 200
Naproxen Infectoph. *(Naproxen)* 200
Naproxen Stada *(Naproxen)* 200
Naramig *(Naratriptan)* 324
Naratriptan 324
- Neurologie 676
Naratriptan A1 *(Naratriptan)* 324
Naratriptan-neuraxpharm *(Naratriptan)* 324
Narcaricin mite *(Benzbromaron)* 129
NARI 346
Narkolepsie 312, 314, 340, 367
Narkose 18, 19, 20, 285, 286, 288, 293–297, 362
Narkoseprämedikation 55, 361, 362
Narkosezwischenfälle 663
Narkotika 293
Naropin *(Ropivacain)* 298
Nasacort *(Triamcinolon)* 400
Nasale Dekongestiva 401
Nasale Kongestion 401
Nasenfurunkel 748
Nasengel-ratioph. *(Xylometazolin)* 399
Nasenpolypen 400
Nasenspray-ratioph. *(Xylometazolin)* 399
Nasentropfen-ratioph. *(Xylometazolin)* 399
Nasivin *(Oxymetazolin)* 399
Nasonex *(Mometason)* 400
Natalizumab 335
Natamycin
- Ophthalmologie 735
Nateglinid 113
- Endokrinologie 559
Natpar *(Parathyroidhormon)* 128
Natrilix *(Indapamid)* 43

Natriumascorbat 100
Natriumbicarbonat
- Nephrologie 534, 537
- Urologie 766, 767, 768
Natriumbituminosulfonat
- Dermatologie 714
Natrium-Blocker 306, 310
Natriumchlorid
- Gastroenterologie 533
Natriumcitrat 411
Natriumdihydrogenphosphat 398, 736
Natriumfusidat
- Dermatologie 702
Natriumhydrogencarbonat 19, 305
- Endokrinologie 553, 555, 556, 558
- Gastroenterologie 533
- Nephrologie 534, 535
- Toxikologie 832, 834, 836–838, 845, 848
Natriumhydrogencarbonat 4.2% *(Natriumhydrogencarbonat)* 305
Natriumhydrogencarbonat 8.4% *(Natriumhydrogencarbonat)* 19, 305
Natriumoxybat 314
Natrium-Pentosanpolysulfat 386
Natriumperchlorat 128
Natriumphenylbutyrat 140
Natriumpicosulfat 99, 100
Natriumsulfat 100
- Toxikologie 831
Natriumthiosulfat 435
- Toxikologie 840
Natriumthiosulfat *(Natriumthiosulfat)* 435
Natulan *(Procarbazin)* 156
Navela *(Levonorgestrel)* 425
Navelbine *(Vinorelbin)* 162
Navirel *(Vinorelbin)* 162
Navoban *(Tropisetron)* 107
N-Butylscopolamin 205
- Endokrinologie 566
- Gastroenterologie 532
Nebennierenrindenfunktion 144

Nebennierenrindeninsuffizienz 209
Nebennierenrindenkarzinom 196
Nebenschilddrüsenhormone 128
Nebenschilddrüsenkarzinom 129
Nebido *(Testosteronundecanoat)* 408
Nebilet *(Nebivolol)* 29
Nebivolol 29
- Kardiologie 446, 467
Nebivolol AL *(Nebivolol)* 29
Nebivolol Stada *(Nebivolol)* 29
Necitumumab 186
- Onkologie 612
Neisseria meningitidis 217
Neisvac C *(Meningokokken-C-Oligosaccharid)* 279
Nelarabin 158
Neo-Eunomin *(Ethinylestradiol + Chlormadinon)* 424
Neo-Gilurytmal *(Prajmaliumbitartrat)* 48
Neokay *(Phytomenadion)* 150
Neomycinsulfat 388, 390
- HNO 753
- Ophthalmologie 734–736
NeoRecormon *(Epoetin beta)* 146
Neostig Carino *(Neostigmin)* 330
Neostigmin 330
- Anästhesie 666
Neostigmin Rotexmedica *(Neostigmin)* 330
Neostigmin-Intoxikation 55, 433
Neosynephrin-POS *(Phenylephrin)* 394
Neotaxan *(Paclitaxel)* 163
Neotigason *(Acitretin)* 375
Neotri *(Triamteren + Xipamid)* 45
Neovaskularisation, choroidale 397
Nepafenac 390
- Ophthalmologie 746
Nephral *(Triamteren + Hydrochlorothiazid)* 45
Nephrolithiasis 766

Nephrologie 534
- pädiatrische 827
Nephropathie, diabetische 22, 23, 26, 538
Nephrotect *(Aminosäurelösung)* 303
Nephrotisches Syndrom 275, 538
Nepresol *(Dihydralazin)* 34
Neratinib 177
Nerisona *(Diflucortolon)* 372
Nerlynx *(Neratinib)* 177
Nervo Opt N *(Diphenhydramin)* 364
Netupitant 107
Netzhautdystrophie 398
Neugeborenen-Anfälle
- Pädiatrie 814
Neulasta *(Pegfilgrastim)* 152
Neupogen 30, 48 *(Filgrastim)* 151
Neupro *(Rotigotin)* 318
Neuralgie 282, 298, 299, 307, 312
- Trigeminus 677
Neuralgin *(ASS + Paracetamol + Coffein)* 205
Neuranidal N *(ASS + Paracetamol + Coffein)* 205
Neuritis 298
Neuritis nervi optici 740
Neuro Medivitan *(Thiamin + Pyridoxin)* 149
Neuroblastom 153, 161, 164
NeuroBloc *(Clostridiumbotulinum-Toxin Typ B)* 327
Neuroborreliose 647
Neurocil *(Levomepromazin)* 350
Neurodermitis 371, 372, 713, 821
Neuroendokrine Tumore 178, 179, 621
Neurogene Detrusorhyperaktivität 327
Neurokinin-1-Antagonisten 107
Neuroleptanalgesie 286
Neuroleptika 107
- Intoxikation 845

Neurolues 657
Neurontin *(Gabapentin)* 312
Neuropathia vestibularis 757
Neuropathie 148
- diabetische autonome 450
- Präparate 336
Neuro-ratioph. 100/100 *(Thiamin + Pyridoxin)* 149
Neurotrat S forte *(Thiamin + Pyridoxin)* 149
Neurozystizerkose 271
Neutralisierungslösungen, Auge 398
Neutropenie 151, 152, 235, 236, 241, 269
- zytostatikainduziert 589
Nevanac *(Nepafenac)* 390
Nevirapin 258
Nevirapin Aurobindo *(Nevirapin)* 258
Nevirapin HEXAL *(Nevirapin)* 258
Nevirapin-ratioph. *(Nevirapin)* 258
Nexavar *(Sorafenib)* 178
Nexium *(Esomeprazol)* 93
Nexium Mups *(Esomeprazol)* 93
Nexplanon *(Etonogestrel)* 422
Nicergolin 331
- Geriatrie 437
Nicergolin-neuraxpharm *(Nicergolin)* 331
Nichtselektive Monoamin-Reuptake-Inhibitoren 338
Nichtsteroidale Antiphlogistika, Auge 390
Nicht-ST-Streckenhebungsinfarkt (NSTEMI) 450
Niclosamid 271
- Infektiologie 658
- Pädiatrie 799
Nierenfunktion, exkretorische 853
Niereninsuffizienz 41, 42, 111, 129, 146, 147, 150, 303, 551, 853
- chronische 535
- Dosisanpassung 851, 853, 854

Nierenkarzinom 631
Nierenkolik 765
Nierensteine 130, 411, 765
Nierentransplantation 275, 276
Nierenversagen 41, 44
- akutes 534
Nierenzellkarzinom 173, 174, 176–179, 184, 194
Nif Ten *(Nifedipin + Atenolol)* 40
Nifedipin 19, 31, 40
- Gastroenterologie 520
- Geriatrie 438
- Gynäkologie 774
- Kardiologie 447, 448
- Ophthalmologie 741
- Pneumologie 513
- Rheumatologie 638
- Toxikologie 843
- Urologie 766
Nifedipin Stada *(Nifedipin)* 31
Nifedipin-ratioph. *(Nifedipin)* 31
Nifurantin *(Nitrofurantoin)* 240
Nifuretten *(Nitrofurantoin)* 240
Nikotinintoxikation 320
- Pädiatrie 788
Nikotinkaugummi
- Pneumologie 491
Nikotinpflaster
- Pneumologie 491
Nilotinib 177
Nilox midi *(Notroxolin)* 240
Nimbex *(Cisatracurium)* 296
Nimodipin 331
Nimodipin Carino *(Nimodipin)* 331
Nimodipin HEXAL *(Nimodipin)* 331
Nimotop *(Nimodipin)* 331
Nimvastid *(Rivastigmin)* 332
Ninlaro *(Ixazomib)* 196
Nintedanib 88, 177
- Onkologie 613
- Pneumologie 499
Nipent *(Pentostatin)* 197

Niraparib 196
- Onkologie 634
Nitazoxanid
- Infektiologie 650
Nitisinon 140
Nitisinone Dipharma *(Nitisinon)* 140
Nitisinone Mdk *(Nitisinon)* 140
Nitoman *(Tetrabenazin)* 337
Nitrate 46
Nitrazepam 363
- Geriatrie 439
Nitrazepam AL *(Nitrazepam)* 363
Nitrazepam-neuraxpharm *(Nitrazepam)* 363
Nitrendipin 32, 41
- Kardiologie 447, 448
Nitrendipin Aristo *(Nitrendipin)* 32
Nitrendipin-ratioph. *(Nitrendipin)* 32
Nitro Carino *(Glyceroltrinitrat)* 46
Nitroderm *(Glyceroltrinitrat)* 46
Nitrofurane 239
Nitrofurantoin 240
- Geriatrie 437
- Pädiatrie 828
- Urologie 759, 761
Nitrofurantoin-ratioph. *(Nitrofurantoin)* 240
Nitroglycerin 19, 46
- Ophthalmologie 741
- Toxikologie 843
Nitroimidazole 239
Nitrolingual *(Glyceroltrinitrat)* 19, 46
Nitronal *(Glyceroltrinitrat)* 46
Nitroprussidnatrium
- Kardiologie 449
- Toxikologie 840, 845
Nitrosoharnstoffe 155
Nitroxolin 240
- Urologie 759
Nitroxolin forte *(Notroxolin)* 240
Nivestim *(Filgrastim)* 151

Nivolumab 186
- Hämatologie 600
- Onkologie 607, 611, 616, 632, 730
Nizoral *(Ketoconazol)* 380
NLS (Newborn Life Support) 779
NOAK 59, 61
Nocardiose 238
Nocdurna *(Desmopressin)* 143
Noctamid *(Lormetazepam)* 362
Nocturin *(Desmopressin)* 143
Nocutil *(Desmopressin)* 143
Nolvadex *(Tamoxifen)* 420
Nomegestrolacetat 422
Non-Dihydropyridine 34
Non-Hodgkin-Lymphom 153, 154, 157, 160–165, 215, 592, 596
Non-nukleosidische Reverse-Transkriptase-Inhibitoren 257
Non-steroidale Antirheumatika 199
Nootrop *(Piracetam)* 332
Noradrenalin 55
- Anästhesie 663, 667
- Kardiologie 667, 668, 669
- Pneumologie 500, 510
- Toxikologie 832, 835, 839, 845, 847
Noradrenalin Aguettant *(Norepinephrin)* 55
Noradrenalin-Reuptake-Inhibitoren 346
Norelgestromin 426
- Gynäkologie 777
Norepinephrin 55
Norethisteron 423, 424
- Gynäkologie 778
Norethisteronacetat 418
- Endokrinologie 580
- Gynäkologie 778
Norethisteronenantat 422
Norflex *(Orphenadrin)* 329
NorfloHEXAL *(Norfloxacin)* 235
Norflosal *(Norfloxacin)* 235
Norfloxacin 235
- Urologie 759, 760

Norfloxacin Stada *(Norfloxacin)* 235
Norgestimat 424
- Gynäkologie 776
Norgestrel
- Gynäkologie 778
Noristerat *(Norethisteronenantat)* 422
Normalinsulin
- Endokrinologie 561
- Pädiatrie 785
Normoc *(Bromazepam)* 360
Normofundin G5 (Zweidrittelelektrolytlösung) 302
Normofundin OP (Halbelektrolytlösung) 302
Normosang *(Hemin)* 139
Norprolac *(Quinagolid)* 428
Norspan *(Buprenorphin)* 289
Nortestosteron
Nortriptilen Glenmark *(Nortriptylin)* 340
Nortriptylin 340
- Psychiatrie 693
Norvasc *(Amlodipin)* 31
Norvir *(Ritonavir)* 259
Noscapin 84
- Pädiatrie 794
Notfälle, pädiatrische 779
Notfallkontrazeption 425
Notfallmedikamente 17
Novalgin *(Metamizol)* 19, 204
Novaminsulfon-ratioph. *(Metamizol)* 204
Novantron *(Mitoxantron)* 165
Novaplus T *(Intrauterinpessar mit Kupfer)* 426
Novastep *(Ethinylestradiol + Levonorgestrel)* 426
Novesine *(Oxybuprocain)* 387
Novial *(Ethinylestradiol + Desogestrel)* 424
Novirell B1 *(Thiamin)* 148
Novirell B12 *(Cyanocobalamin)* 148
Novodigal *(Beta-Acetyldigoxin)* 53

NovoEight *(Faktor VIII)* 69
Novofem *(Estradiol + Norethisteronacetat)* 418
Novomix 30 *(Insulinaspart + Verzögerungsinsulin)* 119
Novonorm *(Repaglinid)* 113
Novopulmon *(Budesonid)* 78
NovoRapid *(Insulinaspart)* 118
NovoSeven *(Faktor VIIa)* 69
Novothyral *(Levothyroxin + Liothyronin)* 127
Noxafil *(Posaconazol)* 267
NPA-Insulin 119
NPH-Insulin 118
- Endokrinologie 557, 561
Nplate *(Romiplostim)* 72
NPL-Insulin 119
NS5A-Inhibitoren 260
NS5B-Inhibitoren, nukleos(t)idisch 260
NSAR 199
- Geriatrie 437
NSCLC 157, 160, 163, 173, 174, 176, 177, 185, 186
NSMRI 338
NSTEMI (Nicht-ST-Streckenhebungsinfarkt) 450
Nubeqa *(Darolutamid)* 410
Nubral *(Harnstoff)* 383
Nucala *(Mepolizumab)* 87
Nukleosidische Reverse-Transkriptase-Inhibitoren 254
Nukleotidische Reverse-Transkriptase-Inhibitoren 254
Nulojix *(Belatacept)* 275
Nurofen *(Ibuprofen)* 200
Nusinersen 337
Nuvaring *(Ethinylestradiol + Etonogestrel)* 425
Nuwiq *(Faktor VIII)* 69
Nyda *(Dimeticon)* 382
Nyda Express*(Dimeticon)* 382
NYHA-Stadium Herzinsuffizienz 463
Nykturie 143
Nystaderm *(Nystatin)* 381

Handelsnamen = fett   *Wirkstoffe = kursiv*

Nystatin 270, 381
- Dermatologie 720
- HNO 754
- Infektiologie 648, 652
- Nephrologie 550
- Pädiatrie 823
Nystatin Stada *(Nystatin)* 270
Nystatin-Zinkoxid-Paste
- Pädiatrie 823

O

Oberflächenanästhetika, Auge 387
Obeticholsäure 102
- Gastroenterologie 530
Obidoximchlorid 436
- Toxikologie 846
Obinutuzumab 186
- Hämatologie 595
Obizur (Faktor VIII) 69
Obsidan (Propranolol) 29
Obstinol M (Paraffin) 99
Obstipation 97–99
- bei Kindern 798
Obstruktive Bronchitis bei Kindern 795
Obtinix *(mesenchymale Stromazellen)* 196
Ocaliva (Obeticholsäure) 102
Ocrelizumab 335
Ocrevus *(Ocrelizumab)* 335
Ocriplasmin 398
Octagam *(Immunglobuline)* 278
Octanine (Faktor IX) 70
Octaplex *(Prothrombinkomplex)* 70
Octenidin
- Dermatologie 703, 707
- Pädiatrie 822
Octostim (Desmopressin) 143
Octreotid 109
- Endokrinologie 582–584
- Gastroenterologie 531
- Onkologie 622
Octreotid Depot
- Onkologie 622
Octreotid HEXAL *(Octreotid)* 109

Ocuflur O.K. (Flurbiprofen) 390
Odansetron
- Gynäkologie 775
Odefsey *(Emtricitabin + Tenofovir + Rilpivirin)* 255
Ödemausschwemmung 553
Ödeme 41, 42, 43, 45, 46
Odomzo (Sonidegib) 197
OeKolp (Estriol) 414
Ofatumumab 187
- Hämatologie 595
Ofev (Nintedanib) 88
Offenwinkelglaukom, primäres 743
Oflox Basics (Ofloxacin) 236
Ofloxacin 236, 388
- Infektiologie 653
- Ophthalmologie 733, 735
- Urologie 759, 760
Ofloxacin Stada *(Ofloxacin)* 236
Ofloxacin Stulln *(Ofloxacin)* 388
Ofloxacin-Ophtal (Ofloxacin) 388
Ofloxacin-ratioph. (Ofloxacin) 236, 388
Oftaquix (Levofloxacin) 388
Ogivri (Trastuzumab) 188
Ogostal (Capreomycin) 250
Ohrenentzündung 401, 402
Olanzapin 357
- Psychiatrie 694–697
Olanzapin HEXAL *(Olanzapin)* 357
Olaparib 196
- Onkologie 634
Oligomenorrhoe 416
Oligurie 41, 42, 551
Olmeamlo (Olmesartan + Amlodipin) 37
Olmecor (Olmesartan) 26
Olmedipin (Olmesartan + Amlodipin) 37
Olmesartan 26, 36, 37, 38
- Kardiologie 447
Olmesartan AbZ (Olmesartan) 26
Olmetec (Olmesartan) 26

Olmetec plus (Olmesartan + Hydrochlorothiazid) 36
Olodaterol 74, 78
- Pneumologie 495
Olopatadin 395
- Ophthalmologie 734
Olsalazin 104
Olumiant *(Baricitinib)* 214
Olynth *(Xylometazolin)* 399
Omacor *(Omega-3-Säureneethylester)* 125
Omalizumab 88
- Dermatologie 726
- Pädiatrie 793, 811
- Pneumologie 487
Ombitasvir (OMW) 260, 262
Ome Tad (Omeprazol) 94
Omebeta (Omeprazol) 94
Omega 3 Biomo (Omega-3-Säureneethylester) 125
Omega-3-Fettsäuren 124
Omega-3-ratioph. *(Omega-3-Säureneethylester)* 125
Omega-3-Säureneethylester 125
Omep (Omeprazol) 94
Omep plus (Omeprazol + Amoxicillin + Clarithromycin) 95
Omeprazol 94, 95
- Endokrinologie 584
- Gastroenterologie 519, 521, 522
- Pädiatrie 798, 799
Omeprazol Dexcel (Omeprazol) 94
Omeprazol-ratioph. NT (Omeprazol) 94
Omnic Ocas *(Tamsulosin)* 406
Omsula *(Tamsulosin)* 406
Onbrez *(Indacaterol)* 74
Oncaspar *(Asparaginase)* 194
Oncofolic *(Folinsäure)* 195
Ondansetron 106
- Anästhesie 665
- Onkologie 604
- Pädiatrie 788, 797, 819
Ondansetron HEXAL *(Ondansetron)* 106

Ond–Otr

Ondansetron-ratioph.
(Ondansetron) 106
Ondexxya *(Andexanet alfa)* 63
One-Alpha *(Alfacalcidol)* 149
Ongentys *(Opicapon)* 320
Onglyza *(Saxagliptin)* 115
Onivyde *(Irinotecan liposomal)* 166
Onkotrone *(Mitoxantron)* 165
Onpattro *(Patisiran)* 167
Ontruzant *(Trastuzumab)* 188
Opatanol *(Olopatadin)* 395
Opdivo *(Nivolumab)* 186
Ophtalmin N *(Tetryzolin)* 395
Opiat-Intoxikation 846
– Pädiatrie 788
Opicapon 320
Opioide 284
– Abhängigkeit 287, 289, 290
– Agonist mit Noradrenalin-Reuptake-Hemmung 284, 292
– Agonisten 285
– Agonisten-Antagonisten 290
– Antagonisten 290
– Entzug 290
– Intoxikation 19, 290
– Intoxikation bei Kindern 788
– Überhang 19
– Umstellung 284
Opipram *(Opipramol)* 349
Opipramol 349
– Psychiatrie 698
Opipramol Stada *(Opipramol)* 349
Opipramol-neuraxpharm *(Opipramol)* 349
Oprymea *(Pramipexol)* 318
Opsumit *(Macitentan)* 90
Optidorm *(Zopiclon)* 365
Optikusneuropathie 398
Optikusneuropathie, ischämische 740
Optruma *(Raloxifen)* 419
Oral rehydration formula (WHO) 650
Oramorph *(Morphin)* 287
Orap *(Pimozid)* 354
Oraycea *(Doxycyclin)* 378
Orbitalphlegmone 731

Orbitopathie, endokrine 745
Orciprenalin 75
– Kardiologie 75
Orelox *(Cefpodoxim-Proxetil)* 229
Orencia *(Abatacept)* 212
Orfadin *(Nitisinon)* 140
Orfiril *(Valproinsäure)* 311
Organophosphat-Intoxikation 436, 846
Organschädigungen 443
Organtransplantation 153, 275, 276
Orgaran *(Danaparoid)* 60
Orkambi *(Ivacaftor + Lumacaftor)* 139
Orlistat 134
Orlistat HEXAL *(Orlistat)* 134
Orlistat-ratioph. *(Orlistat)* 134
Ornithinaspartat 102
Orphacol *(Cholsäure)* 138
Orphan Drugs 134
Orphenadrin 329
Ortoton *(Methocarbamol)* 328
Oseltamivir 253
Osimertinib 177
Osmofundin *(Mannitol)* 44
Osmosteril *(Mannitol)* 44
Osmotische Diuretika 44
Osnervan *(Procyclidin)* 321
Ösophagitis 519
– eosinophile 104
Ösophaguskarzinom 156, 161, 165, 633
Ösophagusvarizenblutung 143, 531
Ospolot *(Sultiam)* 313
Ossofortin D *(Colecalciferol + Calciumcarbonat)* 150
Ossofortin forte *(Colecalciferol + Calciumcarbonat)* 150
Ostac *(Clodronsäure)* 132
Osteodystrophie, renale 149
Osteolyse 132
Osteomalazie 149, 569
Osteomyelitis 220, 650
– bei Kindern 805
Osteopetrose 277

Osteoporose 128, 131–133, 149, 150, 300, 567
– Prophylaxe 550
– Prophylaxe, Postmenopause 414, 417–419
Osteoporoseprophylaxe, Postmenopause 413, 419
Osteosarkom 156, 157, 164, 165, 196
Osteotriol *(Calcitriol)* 149
Ostiofollikulitis 703
Ostitis deformans Paget 570
Östradiolvalerat
– Gynäkologie 778
Östrogene 413, 417
Östrogene, konjugierte 414, 419
– Endokrinologie 568
– Gynäkologie 778
Östrogen-Gestagen-Kombination 422, 424
Östrogenmangel 413, 414, 417–419
Östrogenrezeptor-Modulatoren 419
Östronara *(Estradiol + Levonorgestrel)* 418
OsvaRen *(Calciumdiacetat + Mg2+)* 111
Osyrol-Lasix *(Spironolacton + Furosemid)* 45
Otalgan *(Phenazon + Procain)* 401
OTC-Ausnahmeliste 852
Oterical 160
Otezla *(Apremilast)* 213
Otitex *(Docusat + Ethanol)* 401
Otitis
– externa 401, 402, 753
– externa diffusa 753
– externa maligna 754
– media 401, 402, 755
– media bei Kindern 825
Otobacid N *(Dexamethason + Cinchocain)* 401
Otologika 401
Otowaxol *(Docusat + Ethanol)* 401
Otri Allergie Fluticason *(Fluticasonpropionat)* 400

Handelsnamen = **fett**   Wirkstoffe = *kursiv*

Otriven *(Xylometazolin)* 399
Ovaleap *(Follitropin alfa)* 421
Ovarialkarzinom 153–156, 160, 162–166, 184, 196, 197, 633
Ovastat *(Treosulfan)* 154
Ovestin *(Estriol)* 414
Ovulationshemmer 422, 424, 425
Ovulationsinduktion 420
Ovulationsstimulation 421
Oxaliplatin 156
- Onkologie 614–620, 623, 624, 635
Oxaliplatin HEXAL *(Oxaliplatin)* 156
Oxazepam 363
- Geriatrie 440
Oxazepam-ratioph. *(Oxazepam)* 363
Oxazolidinone 243
Oxcarbazepin 308
- Neurologie 671, 673, 677
- Pädiatrie 815
Oxcarbazepin Dura *(Oxcarbazepin)* 308
Oxedrin
- Ophthalmologie 733
Oxicame 202
Oxis *(Formoterol)* 74
Oxybutynin *(Oxybutynin)* 404
Oxybuprocain 387
Oxybutynin 404
- Geriatrie 440
- Neurologie 681
- Pädiatrie 827
- Urologie 769, 770
Oxybutynin-ratioph. *(Oxybutynin)* 404
Oxycodon 284, 287, 288
- Geriatrie 437
Oxycodon Beta *(Oxycodon)* 287
Oxycodon Comp 1A *(Oxycodon + Naloxon)* 288
Oxycodon HEXAL *(Oxycodon)* 287
Oxycodon Stada *(Oxycodon)* 287

Oxycodon-ratioph. *(Oxycodon)* 287
Oxygesic *(Oxycodon)* 287
Oxymetazolin 399
Oxytetracyclin 388
- Ophthalmologie 734
Oxytetracyclin *(Oxytetracyclin)* 388
Oxytocin 20, 143, 427
- Gynäkologie 775
Oxytocin HEXAL *(Oxytocin)* 20, 427
Oxytocin Rotexmedica *(Oxytocin)* 427
Oxyuriasis 651
- bei Kindern 798
Ozempic *(Semaglutid)* 115
Ozurdex *(Dexamethason)* 389
Ozym *(Pankreatin)* 103

P

Paclitaxel 163
- Onkologie 605, 606, 609, 611, 614, 625, 628–630, 633, 635
Paclitaxel Orca *(Paclitaxel)* 163
Pädiatrische Infektiologie
- bei Kindern 802
Pädiatrische Notfälle 779
Padviram *(Efavirenz + Emtricitabin + Tenofovir)* 257
Paediamuc *(Ambroxol)* 83
Palbociclib 177
- Onkologie 630
Palexia retard *(Tapentadol)* 292
Paliperidon 357
- Psychiatrie 697
Palivizumab
- Pädiatrie 807
Palladon *(Hydromorphon)* 286
Palliativtherapie 209
Palmitinsäure
- Hämatologie 601
Palonosetron 107
- Onkologie 604
Palonosetron HEXAL *(Palonosetron)* 107

Palonosetron Riboseph. *(Palonosetron)* 107
Palynziq *(Pegvaliase)* 140
Pamba *(Aminomethyl-benzoesäure)* 65
Pamidron HEXAL *(Pamidronsäure)* 132
Pamidronsäure 132
- Endokrinologie 555
Pamifos *(Pamidronsäure)* 132
Pamorelin LA *(Triptorelin)* 411
Pan Ophtal *(Dexpanthenol)* 396
Panarteriitis nodosa 208, 275, 645
Pancuronium 296
Pancuronium Inresa *(Pancuronium)* 296
Pancuronium Rotexmedica *(Pancuronium)* 296
Pangrol *(Pankreatin)* 103
Panikstörung 340, 343, 344, 346, 360, 698
Panitumumab 187
- Onkologie 619, 620
Pankreasfistel 109
Pankreasinsuffizienz
- bei Mukoviszidose 103
- exokrine 103
Pankreaskarzinom 160, 165, 166, 175, 634
Pankreatin 103
- Gastroenterologie 527
- Pneumologie 75
Pankreatin Mikro-ratioph. *(Pankreatin)* 103
Pankreatitis 526
Panobinostat 197
- Hämatologie 603
Panoral *(Cefaclor)* 228
Panotile Cipro *(Ciprofloxacin)* 402
Panretin *(Alitretinoin)* 194
Pantoprazol 94
- Gastroenterologie 519, 521, 522
- Nephrologie 550
Pantoprazol HEXAL *(Pantoprazol)* 94

Pantoprazol NYC *(Pantoprazol)* 94
Pantoprazol Stada *(Pantoprazol)* 94
Pantorc *(Pantoprazol)* 94
Pantostin *(Alfatradiol)* 383
Pantozol *(Pantoprazol)* 94
Pantozol control *(Pantoprazol)* 94
Panzytrat *(Pankreatin)* 103
Papillomvirus-Immunisierung 282
Papillomvirusimpfstoff 282
Paracacitol
– Nephrologie 537
Paracefan *(Clonidin)* 368
Paracetamol 205, 293
– Anästhesie 666
– Dermatologie 728
– Gastroenterologie 527
– Geriatrie 437
– HNO 749, 751, 755, 758
– Neurologie 675–677
– Pädiatrie 810, 811, 818, 825
– Pneumologie 499
Paracetamol comp. Stada *(Paracetamol + Codein)* 205
Paracetamol HEXAL *(Paracetamol)* 293
Paracetamol Kabi *(Paracetamol)* 293
Paracetamol-Intoxikation 82, 432, 846
– Pädiatrie 788
Paracetamol-ratioph. *(Paracetamol)* 293
Paracodin *(Dihydrocodein)* 84
Paraffin 99
Paranoia 697
Parasympatholytika 55, 96, 98, 404
Parasympathomimetika, Auge 391
Parathormon 129
Parathyroidhormon 128, 580
Parecoxib 204
Parenterale Ernährung 301
– Stufenschema 301
– Tagesbedarf 301

Paricalcitol 150
Paricalcitol HEXAL *(Paricalcitol)* 150
Pariet *(Rabeprazol)* 94
Paritaprevir 259, 262
Parkinson, Morbus 427, 428
Parkinson-Syndrom 316, 321, 687
Parkopan *(Trihexphenidyl)* 321
Paromomycin 247
– Gastroenterologie 532
– Infektiologie 647
– Pädiatrie 797
Paroxat *(Paroxetin)* 344
Paroxetin 344
– Psychiatrie 693, 698, 699
Paroxetin Stada *(Paroxetin)* 344
Paroxetin-ratioph. *(Paroxetin)* 344
Paroxysmale nächtliche Hämoglobinurie 588
Parsabiv *(Etelcalcetid)* 129
Parsabiv *(Etelcalcetid)* 129
Partielle Histaminagonisten 105
Partusisten *(Fenoterol)* 18, 429
Partusisten intrapartal *(Fenoterol)* 429
Pasconeural Injectopas *(Procain)* 298
Pascorbin *(Ascorbinsäure)* 149
PAS-Fatol N *(4-Aminosalicylsäure)* 250
Pasireotid 142
– Endokrinologie 575, 582
Pasonican *(Paricalcitol)* 150
Paspertin *(Metoclopramid)* 19, 97
Patientenklassifikation, PESI 509
Patiromer 412
Patisiran 140
Pazopanib 177
– Onkologie 632
PCI 68, 453
PCIS (post-cardiac injury syndrome) 478
PCSK9-Inhibitor 564
PecFent *(Fentanyl oral/nasal)* 286
Pedea *(Ibuprofen)* 200

Pediculosis
– capitis 717
– capitis, bei Kindern 824
– pubis 717
Peeling-Creme
– Dermatologie 709
Pegasys *(Peginterferon alfa-2a)* 277
PEG-Epoetin beta 147
Pegfilgrastim
– Hämatologie 589, 592, 596
Pegfilgrastim (G-CSF) 152
PEG-IFN-alfa-2a
– Gastroenterologie 529
PEG-IFN-alfa-2b
– Gastroenterologie 529
Peginterferon alfa-2a 277
Pegvaliase 140
Pegvisomant 144
– Endokrinologie 582
Pelgraz *(Pegfilgrastim)* 152
Pelvic inflammatory disease 773
Pembrolizumab 187
– Onkologie 607, 612, 616, 730
Pemetrexed 157
– Onkologie 610, 611, 615
Pemetrexed Medac *(Pemetrexed)* 157
Pemolin, Neurologie 681
Pemphigoid, bullöses 275
Pemphigus vulgaris 275, 721
Pen Mega *(Penicillin V)* 219
Penciclovir 379
– Dermatologie 727
Pencivir *(Penciclovir)* 379
Pendysin *(Benzylpenicillin-Benzathin)* 218
PenHEXAL *(Penicillin V)* 219
Penicillamin 207
– Endokrinologie 570
Penicillin G 217, 218
– Dermatologie 705, 706
– HNO 750, 752
– Infektiologie 657
– Nephrologie 539
– Neurologie 685
– Ophthalmologie 734
– Pneumologie 506
– Toxikologie 833

Handelsnamen = fett   Wirkstoffe = kursiv

Penicillin G infectoph.
(Penicillin G) 218
Penicillin V 217, 219
- Dermatologie 706
- HNO 750, 751, 752
- Infektiologie 651
- Pädiatrie 801, 826, 827
Penicillin V-ratioph.
(Penicillin V) 219
Penicilline 218, 222
- mit erweitertem Spektrum 220
- mit Pseudomonaswirkung 221
Penicillin-Intoxikation 846
Pentacarinat (Pentamidin) 245
Pentaerithrityltetranitrat 47
- Kardiologie 459
Pentalong (Pentaerithrityltetranitrat) 47
Pentamidin 245
Pentamol *(Salbutamol)* 73
Pentasa *(Mesalazin)* 103
Pentatop *(Cromoglicinsäure)* 86
Pentosanpolysulfat-Natrium 412
Pentostatin 197
Pentoxifyllin 69
- Geriatrie 437
- HNO 757
- Ophthalmologie 741, 742
Pentoxifyllin 1A *(Pentoxifyllin)* 69
Pentoxyverin 84
- Pädiatrie 794
Pepdul *(Famotidin)* 92
Peptide, regulatorische 108
Perazin 352
- Psychiatrie 696
Perazin-neuraxpharm *(Perazin)* 352
Perchlorat
- Endokrinologie 573
Perchlorat-Discharge-Test 128
Perenterol *(Saccharomyces boulardii)* 101
Perfalgan (Paracetamol) 676

Perfan (Enoximon) 56
Perfluorohexyloctan 396
- Ophthalmologie 733
Pergolid 317
- Neurologie 684
Pergolid-neuraxpharm *(Pergolid)* 317
Perichondritis 753
Periduralanästhesie 298
Perifollikulitis 703
Perikarditis 477
Perimenopause 777
Perindo In 1A *(Perindopril + Indapamid)* 35
Perindopril 35, 41, 124
- Kardiologie 447, 467
Perindopril-Arginin 23, 40
Periorale Dermatitis 711
Periorbitale Schwellung 745
Peripher oder zentral antiadrenerge Substanzen 448
Peritonealkarzinom 184, 196, 197
Peritonealkarzinose 196
Peritonitis 221, 242
- bei Kindern 799
Perjeta *(Pertuzumab)* 187
Permethrin 382
- Dermatologie 710, 717
- Pädiatrie 824
Permethrin Biomo *(Permethrin)* 382
Perniziöse Anämie 587
Perniziöse Katatonie 690
Perocur forte *(Saccharomyces boulardii)* 101
Peroxidasehemmer 127
Perphenazin 354
- Geriatrie 439
Perphenazin-neuraxpharm *(Perphenazin)* 354
Pertussis bei Kindern 805
Pertussis-Immunisierung 280, 282
Pertuzumab 187
- Onkologie 630
PESI 509
Peteha *(Protionamid)* 249

Pethidin 284, 288
- Anästhesie 666
- Endokrinologie 566
- Gastroenterologie 526, 532
- Geriatrie 437
- Kardiologie 479
- Ophthalmologie 744
Pethidin Hameln *(Pethidin)* 288
Petibelle *(Ethinylestradiol + Drospirenon)* 423
Petinutin *(Mesuximid)* 314
Petnidan *(Ethosuximid)* 309
Peyona (Coffeincitrat) 297
Pfortaderhochdruck 531
Phäochromozytom 33, 449, 578
Phardol Ketoprofen *(Ketoprofen)* 200
Pharmakologie, Grundbegriffe 850
Pharyngitis 751
Pheburane *(Natriumphenylbutyrat)* 140
Phenazon 204, 401
Phenhydan *(Phenytoin)* 20, 308
Phenobarbital 309
- Geriatrie 438
- Neurologie 671
- Pädiatrie 786, 814
- Toxikologie 833, 834, 843
Phenobarbital-neuraxpharm *(Phenobarbital)* 309
Phenolsulfonsäure 370
Phenolsulfonsäure-Phenol-Harnstoff-Methanal-Kondensat
- Dermatologie 720
Phenoxybenzamin 33
- Endokrinologie 578
- Neurologie 681
Phenoxymethylpenicillin 219
- Dermatologie 707
Phenprocoumon 63
- Kardiologie 470, 480
- Neurologie 688
- Pneumologie 510
Phenprocoumon Acis *(Phenprocoumon)* 63
Phenprogamma *(Phenprocoumon)* 63

Phenpro-ratioph.
(Phenprocoumon) 63
Phentolamin
- Endokrinologie 578
- Kardiologie 449
Phenylephrin 394
Phenylketonurie 140
Phenytoin 20, 308
- Neurologie 671, 677
- Pädiatrie 786
- Toxikologie 832, 833
Phenytoin AWD *(Phenytoin)* 308
Phobie 340, 342, 344
- soziale 698
Phosphatbinder 111, 412
Phosphodiesterase-4-Inhibitor 82
Phosphodiesterase-5-Inhibitor 89
Phosphodiesterasehemmer 407
Phosphonorm
(Aluminiumchloridhydroxid-Komplex) 111
Photoallergische Dermatitis 716
Photosensitizer 384
Phototoxizität, Prophylaxe 385
Physiotens *(Moxonidin)* 32
Physostigmin 436
- Anästhesie 664
- Pädiatrie 788
- Toxikologie 833–836, 838, 845
Phytomenadion 150
- Toxikologie 840
Phytosterol 406
Pibrentasvir 260, 262
Picoprep *(Citronensäure + Magnesiumoxid + Natriumpicosulfat)* 100
Pidana *(Levonorgestrel)* 425
Pifeltro *(Doravirin)* 15, 257
Pigmentstörungen 150
Pilocarpin 392, 393
- Ophthalmologie 743, 744
- Rheumatologie 646
Pilomann *(Pilocarpin)* 392
Pimecrolimus 373
- Dermatologie 713, 715, 718

Pimozid 354
- Psychiatrie 696
Pindolol 29
Pink Luna *(Ethinylestradiol + Chlormadinon)* 422
Pioglitazon 116
- Endokrinologie 559, 561
Pioglitazon Aurobindo
(Pioglitazon) 116
Pipamperon 350
- Geriatrie 439, 440
- Pädiatrie 820
- Psychiatrie 691
Pipamperon HEXAL
(Pipamperon) 350
Pipamperon-neuraxpharm
(Pipamperon) 350
Piperacillin 217, 221, 223
- Gastroenterologie 527, 532, 533
- Gynäkologie 775
- Pädiatrie 799
- Pneumologie 498, 502, 504, 507, 515, 517
- Urologie 762, 764
Piperacillin Eberth
(Piperacillin) 221
Piperacillin Fresenius
(Piperacillin) 221
Piperacillin Hikma *(Piperacillin)* 221
Piperacillin Ibisqus
(Piperacillin) 221
Piperacillin/Tazobactam Fresenius *(Piperacillin + Tazobactam)* 223
Piperacillin/Tazobactam HEXAL *(Piperacillin + Tazobactam)* 223
Piperacillin/Tazobactam Puren *(Piperacillin + Tazobactam)* 223
Piperaquintetraphosphat 273, 804
Piracetam 332
- Geriatrie 437
- Neurologie 682
Piracetam Stada *(Piracetam)* 332

Piracetam-neuraxpharm
(Piracetam) 332
Piracetam-ratioph.
(Piracetam) 332
Pirenzepin 96
Piretanid 35, 42
Piretanid 1A *(Piretanid)* 42
Piretanid HEXAL *(Piretanid)* 42
Piretanid Stada *(Piretanid)* 42
Pirfenidon 88
- Pneumologie 499
Piribedil 317
- Neurologie 683
Piritramid 284, 288
Piritramid Hameln *(Piritramid)* 288
Piroxicam 203
Piroxicam AL *(Piroxicam)* 203
Piroxicam HEXAL *(Piroxicam)* 203
Piroxicam Stada *(Piroxicam)* 203
Piroxicam-ratioph. *(Piroxicam)* 203
Pitolisant 312
Pityriasis 375, 380, 381
Pityriasis versicolor 720
Pivmecillinam 221
- Urologie 759
Pivmelam *(Pivmecillinam)* 221
Pixantron 165
Pix-lithanthracis-Paste
- Dermatologie 718
Pixuvri *(Pixantron)* 165
PK-Merz *(Amantadin)* 321
Pladizol *(Cilostazol)* 67
Plantago ovata 99
Planum *(Temazepam)* 363
Plaquenil *(Hydroxychloroquinsulfat)* 207
Plaque-Psoriasis 213, 214
Plasmaersatzmittel 304
Plasmapherese 545, 741, 742
Plasmaproteinbindung 850
Platinhaltige Verbindungen 155
Plattenepithelhyperplasie 772
Plavix *(Clopidogrel)* 67
Plazentaschranke 852

Handelsnamen = fett   Wirkstoffe = kursiv

Plegridy *(Interferon beta-1a)* 336
Plenvu *(Macrogol + Na2SO4 + NaCl + KCl + Ascorbinsäure + Natriumascorbat)* 100
Pleon RA *(Sulfasalazin)* 207
Plerixafor 152
Pletal *(Cilostazol)* 67
Pleuraempyem 505
Pleuraergüsse, maligne 165
Pleuramesotheliom 615
- malignes 157
Pleuritis exsudativa 659
Plexusblockade 298
Pneumocystis-jirovecii-Pneumonie 238, 245
Pneumokokken
- Immunisierung 279
Pneumokokkenpolysaccharid 279
Pneumonie 208, 221–223, 226, 227, 232–234, 236, 237, 240, 243, 244, 499
- akuter Notfall 500
- ambulant erworbene 227, 242, 500
- ambulant erworbene, bei Kindern 795
- Aspiration und Retention 505
- bei Kindern 795
- Candida- 649
- Legionellen 508
- medikamentöse Therapie 501
- nosokomiale 223, 227, 242, 503
Pneumovax 23 *(Pneumokokkenpolysaccharid)* 279
Podomexef *(Cefpodoxim-Proxetil)* 229
Podophyllotoxin 386
- Infektiologie 653
Podophyllotoxin-Derivate 162
Polatuzumab 187
Polidocanol
- Dermatologie 727
Polihexanid
- Dermatologie 703, 707
Poliomyelitis-Immunisierung 282

Poliomyelitis-Impfstoff 282
Polividon
- Ophthalmologie 733
Polivinylalkohol
- Ophthalmologie 733
Polivy *(Polatuzumab)* 187
Pollakisurie 404, 405
Poloniumintoxikation 436
Polyangiitis 215
Polyarthritis 275
Polyartikuläre juvenile idiopath. Arthritis 216
Polycythaemia vera 154, 178, 195
Polyene 268
Polymenorrhoe 416
Polymixin
- Ophthalmologie 734
Polymorphe Lichtdermatose 716
Polymyalgia rheumatica 645
Polymyxin B 388, 390
- Ophthalmologie 735, 736
- HNO 753
Polymyxin-B-Sulfat 402
Polymyxine 244
Polyneuropathie 307, 336, 345
Polyspectran *(Polymyxin B + Neomycin + Gramicidin)* 388
Polyspectran *(Polymyxin-B-Sulfat + Neomycin + Gramicidin)* 402
Polysulfonsäure 412
- Endokrinologie 553
Polyvidon-Jod
- Dermatologie 706, 707
Polyzythaemia vera 590
Pomalidomid 197
- Hämatologie 603
Ponatinib 178
- Hämatologie 591
Ponveridol *(Droperidol)* 107
Porphyria cutanea tarda 566
Porphyrie 139, 150, 566
- akut hepatisch 566
- akut intermittierende 566
- chronisch hepatisch 566
Portrazza *(Necitumumab)* 186

Posaconazol 267
- Gastroenterologie 519
- Infektiologie 652
Posaconazol Heumann *(Posaconazol)* 267
Posaconazol HEXAL *(Posaconazol)* 267
Posaconazol Zentiva *(Posaconazol)* 267
Posifenicol C *(Chloramphenicol)* 387
Posiformin *(Bibrocathol)* 388
Post cardiac injury syndrome 478
Postanoxisches Myoklonus-Syndrom 332
Postericort *(Hydrocortison)* 110
Posterisan Akut *(Lidocain)* 110
Postherpetische Neuralgie, Prophylaxe 282
Postinor *(Levonorgestrel)* 425
Postkoitalpille 425, 777
Postkommotionelles Syndrom 332
Postmenopause 413, 414, 417, 418, 419, 777
Postpartale Blutung 20, 427
Postpartale Infektion 241
Post-Transplantations-Hyperlipidämie 122
Potactsol *(Topotecan)* 166
Poteligeo *(Mogamulizumab)* 186
Potenzen, analgetische 284
Povidon-Iod
- Dermatologie 703
Povidon-Jod
- Dermatologie 703
- HNO 748
PPSV23 bei Kindern 790
Präcoma 247
Pradaxa *(Dabigatran)* 62
Präeklampsie 773
Prajmaliumbitartrat 48
Präkanzerosen, aktinische 728
Prämedikation 55, 286, 361, 362, 662
Prämenstruelles Syndrom 771

Pramipexol 318
- Neurologie 683, 685
Pramipexol retard
- Neurologie 683
Pramipexol-Neurax
(Pramipexol) 318
Prandin *(Repaglinid)* 113
Prasugrel 68
- Geriatrie 439
- Kardiologie 451, 455
Prasugrel Accord *(Prasugrel)* 68
Prasugrel beta *(Prasugrel)* 68
Prasugrel Heumann *(Prasugrel)* 68
Prasugrel-ratioph. *(Prasugrel)* 68
Prava Basics *(Pravastatin)* 122
Pravafenix *(Fenofibrat + Pravastatin)* 124
Pravalich *(Pravastatin)* 122
Pravastatin 122, 124
- Endokrinologie 563
- Kardiologie 460
- Pädiatrie 800
Pravastatin HEXAL *(Pravastatin)* 122
Pravastatin-CT *(Pravastatin)* 122
Pravidel *(Bromocriptin)* 317, 427
Praxbind *(Idarucizumab)* 63
Praxiten *(Oxazepam)* 363
Prazepam 364
Praziquantel 271
- Infektiologie 658
- Pädiatrie 799
Predni POS *(Prednisolon)* 389
Prednicarbat 371
- Dermatologie 713–716, 721, 722, 723
Prednicarbat Acis *(Prednicarbat)* 371
PredniHEXAL *(Prednisolon)* 210
Prednisolon 20, 210, 370, 389
- Anästhesie 664
- Dermatologie 712, 714–718, 721, 725, 726, 728
- Endokrinologie 574, 575, 577, 581
- Gastroenterologie 524, 525, 529, 530
- Hämatologie 601, 602
- HNO 748, 752, 754, 757, 758
- Kardiologie 667
- Nephrologie 540–545
- Ophthalmologie 733, 735, 737–742, 744
- Pädiatrie 783, 785, 789, 794, 795, 801, 806, 809, 810
- Pneumologie 487–489, 496, 497, 515, 518
- Rheumatologie 639–646
Prednisolon Jenapharm *(Prednisolon)* 210
Prednisolon LAW *(Prednisolon)* 370
Prednisolon+ Sulfacetamid
- Ophthalmologie 731
Prednisolon-ratioph. *(Prednisolon)* 210
Prednisolut *(Prednisolon)* 210
Prednison 210
- Endokrinologie 555, 579
- Hämatologie 588, 589, 592, 593, 596, 600, 603
- HNO 752
- Infektiologie 659, 660
- Kardiologie 478
- Nephrologie 540, 545–549
- Onkologie 636
- Pädiatrie 794, 810, 817
- Pneumologie 487, 496, 497, 499, 518
- Rheumatologie 646
Prednison HEXAL *(Prednison)* 210
Prednitop *(Prednicarbat)* 371
Pregaba HEXAL *(Pregabalin)* 312
Pregabador *(Pregabalin)* 312
Pregabalin 312
- Anästhesie 666
- Dermatologie 728
- Neurologie 681, 685
- Psychiatrie 698
- Rheumatologie 638
Pregabalin Glenmark
(Pregabalin) 312
Pregnancy Risk Categories 852
Prellungen 200
Prepidil *(Dinoproston)* 427
Presinol *(Alpha-Methyldopa)* 32
Presomen 28 *(Konjugierte Östrogene)* 414
Presomen 28 compositum *(konjugierte Östrogene + Medrogeston)* 419
Presomen conti *(konjugierte Östrogene + Medrogeston)* 419
Preterax N *(Perindopril + Indapamid)* 35
Prevenar-13 *(Pneumokokkenpolysaccharid)* 279
Prevymis *(Letermovir)* 252
Prezista *(Darunavir)* 258
Prialt *(Ziconotid)* 292
Pridax *(Alprostadil)* 69
Pridinol 329
Priligy *(Dapoxetin)* 412
Prilocain 298
Primaquin 273
- Pädiatrie 804
Primaquine *(Primaquin)* 273
Primäre Myelofibrose 591
Primäres Offenwinkelglaukom 743
Primedifem-T Cu 380
(Intrauterinpessar mit Kupfer) 426
Primidon 314
- Neurologie 671, 687
Primidon Holsten *(Primidon)* 314
PRIND 68
Priorix MMR *(Masern-Mumps-Röteln-Impfstoff)* 281
Priorix Tetra *(Masern-Mumps-Röteln-Varizellen-Impfstoff)* 281
Privigen *(Immunglobuline)* 278
Privin *(Naphazolin)* 399
Proarrhythmische Wirkung, Antiarrhythmika 475

Handelsnamen = fett   Wirkstoffe = kursiv

Probenecid 129
- Ophthalmologie 734
Probenecid *(Probenecid)* 129
Procain Actavis *(Procain)* 298
Procainamid
- Kardiologie 474
Procarbazin 156
- Hämatologie 600
- Onkologie 636, 637
Procoralan *(Ivabradin)* 47
Proculin *(Naphazolin)* 395
Procyclidin 321
Profact Depot 2 *(Buserelin)* 410
Profact Depot 3 *(Buserelin)* 410
Profact nasal *(Buserelin)* 410
Profact pro injectione *(Buserelin)* 410
Progestan *(Progesteron)* 416
Progesteron 416
- Endokrinologie 568
- Gynäkologie 771
Proglicem *(Diazoxid)* 119
Prograf *(Tacrolimus)* 276
Progressive Muskelentspannung nach Jacobson 677
Proguanil 273
- Pädiatrie 803, 804
Progynova 21 (mite) *(Estradiol)* 413
Prokinetika 106
Proktitis 110
- Herpes simplex 654
Proktosigmoiditis 104
Prolaktinhemmer 427
Prolaktinom 582
Prolastin *(Alpha-1-Proteinase-Inhibitor)* 71
Proleukin S *(Aldesleukin)* 194
Prolia *(Denosumab)* 133
Promethazin 20, 351
- Gynäkologie 775
- Pädiatrie 813
- Psychiatrie 689, 695
Promethazin-neuraxpharm *(Promethazin)* 351
Promixin *(Colistimethatnatrium)* 245

Promyelozytenleukämie 198
Proneurin *(Promethazin)* 351
Pronoran *(Piribedil)* 317
Propafenon 50
- Kardiologie 472–474
- Pädiatrie 789
Propafenon-ratioph. *(Propafenon)* 50
Proparakain-POS *(Proxymetacain)* 387
Propecia *(Finasterid)* 383
Propess *(Dinoproston)* 427
Propionsäurederivate 199
Propiverin 405
- Neurologie 681
- Pädiatrie 827
- Urologie 769
Propiverin AL *(Propiverin)* 405
Propiverin HEXAL *(Propiverin)* 405
Propofol 20, 295
- Anästhesie 663, 665
- Gastroenterologie 533
Propofol HEXAL *(Propofol)* 295
Propofol lipuro *(Propofol)* 20, 295
Propra comp.-ratioph. *(Propranolol + Triamteren + Hydrochlorothiazid)* 39
Propranolol 29, 39
- Endokrinologie 566, 572, 573, 578
- Gastroenterologie 531
- Neurologie 676, 687
- Pädiatrie 800, 819, 822
- Toxikologie 839, 843, 848
Propranolol Stada *(Propranolol)* 29
Propra-ratioph. *(Propranolol)* 29
Propycil *(Propylthiouracil)* 127
Propylthiouracil 127
- Endokrinologie 572, 573
Propyphenazon 204
ProQuad *(Masern-Mumps-Röteln-Varizellen-Impfstoff)* 281
Proscar *(Finasterid)* 406
Prosmin *(Finasterid)* 406

Prostacyclin
- Rheumatologie 638
Prostadil *(Tamsulosin)* 406
Prostaglandin-Derivate 392
Prostaglandinsynthesehemmer 199–204, 293
Prostatahyperplasie 406
- benigne noduläre 768
Prostatakarzinom 156, 162, 163, 165, 195, 409, 410, 411, 636
Prostatamittel 405
Prostatitis 235, 236, 764
- akut bakterielle 764
- chronisch bakterielle 764
- chronische 765
Prostavasin *(Alprostadil)* 69, 638
Protagent *(Filmbildner)* 396
Protamin
- Toxikologie 842
Protamin Me *(Protamin-HCl)* 63
Protamin-HCl 63
Protamininsulfat Leo *(Protamin-HCl)* 63
Protaphane *(Verzögerungsinsulin)* 118
Protease-Inhibitor
- Pneumologie 498
Protease-Inhibitoren 258
Proteasen 385
Protein C 65
Protein-C-Mangel 65
Proteine, knochenmorphogene 134
Proteinkinase-Inhibitoren 167
Proteus mirabilis 217
Proteus vulgaris 217
Prothrombinkomplex 70
Prothazin *(Promethazin)* 351
Prothipendyl 351
Prothyrid *(Levothyroxin + Liothyronin)* 127
Protionamid 249
- Infektiologie 660
Protirelin 144
Protonenpumpenblocker 93
Protopic *(Tacrolimus)* 373

Protoporphyrie
- erythropoetische 566
Protoporphyrie, erythropoetische 385
Provas *(Valsartan)* 26
Provas comp. *(Valsartan + Hydrochlorothiazid)* 37
Provas maxx *(Valsartan + Hydrochlorothiazid)* 37
Proxymetacain 387
- Ophthalmologie 736
Prucalopid 98
Pruritus 109, 110, 124
Pseudoephedrin 401
Pseudokrupp 20, 210
- bei Kindern 806
Pseudo-Lennox-Syndrom 817
Pseudomonas aeruginosa 217, 234
Pseudomonas-aeruginosa-Pneumonie, chronische 230, 245
Pseudomonaspenicilline 221
Pseudomonilsäure
- Dermatologie 702
Pseudotumor cerebri bei Kindern 817
Psoriasis 213, 215, 275, 371, 372, 373, 374, 375, 376, 377, 722
- arthropathica 724
- pustulosa generalisata 723
- vulgaris 722
Psoriasisarthritis 207, 213–216, 376, 377, 642
Psychoanaleptika 365
Psychose 18, 350–357
Pubertas tarda 408
Puerperalfieber 775
Pulmelia *(Formoterol + Budesonid)* 80
Pulmicort *(Budesonid)* 78
Pulmicort Topinasal *(Budesonid)* 400
Pulmonale Hypertonie 90, 91, 512
- Therapeutika 89
Pulmonary embolism severity index 509

Puregon *(Follitropin beta)* 421
Purin-Analoga 157
Puri-Nethol *(Mercaptopurin)* 158
Purpura 589
- anaphylaktoide, bei Kindern 810
- fulminans 65
- idiopathische thrombozytopenische 278, 589
- immunthrombozytopenische 72
Pustulosis palmoplantaris 372, 375
PVP-Jod
- Pädiatrie 822
Pyelonephritis 227, 763
- bei Kindern 828
- unkomplizierte 761
Pylera *(Bismut-III-Oxid-Citrat + Metronidazol + Tetracyclin)* 95
Pyodermien 379, 703
Pyrafat *(Pyrazinamid)* 249
Pyrantelembonat 271
- Infektiologie 651
- Pädiatrie 796, 798
Pyrazinamid 249
- Dermatologie 708
- Infektiologie 659, 660, 661
- Neurologie 679
- Ophthalmologie 732
- Pädiatrie 808
Pyrazinamid *(Pyrazinamid)* 249
Pyrazolonderivate 204
Pyrazolonverbindungen, Intoxikation 846
Pyrcon *(Pyrvinium)* 271
Pyrethrine 382
Pyrethrum-Extrakt
- Dermatologie 717
- Pädiatrie 824
Pyridostigmin 330
- Neurologie 682
Pyridostigmin-Intoxikation 55, 433
Pyridoxal-5-phosphat
- Pädiatrie 815

Pyridoxin 148, 149, 250
- Endokrinologie 570
- Gynäkologie 775
- Toxikologie 841
- Urologie 767
Pyridoxin-HCl
- Pädiatrie 815
Pyrilax *(Bisacodyl)* 99
Pyrimethamin 246
- Ophthalmologie 739
Pyrimidin-Analoga 159
Pyrviniumembonat 271
- Pädiatrie 798

Q

Qlaira *(Estradiol + Dienogest)* 424
Qo-Wert 851, 853
Quadrupeltherapie 522
Quallenerytheme 385
Quantalan *(Colestyramin)* 124
Quecksilber-Intoxikation 433, 436, 847
Quensyl *(Hydroxychloroquinsulfat)* 207
Querto *(Carvedilol)* 28
Questran *(Colestyramin)* 124
Quetiapin 358
- Geriatrie 439
- Psychiatrie 694, 695, 696
Quetiapin HEXAL *(Quetiapin)* 358
Quetiapin-neuraxpharm *(Quetiapin)* 358
Quilonum retard *(Lithiumcarbonat)* 348
Quinagolid 408
Quinaplus Stada *(Quinapril + Hydrochlorothiazid)* 35
Quinapril 24, 35
- Kardiologie 447, 467
Quinapril HCT *(Quinapril + Hydrochlorothiazid)* 35
Quincke-Ödem 725
Quinsair *(Levofloxacin)* 236
Qutenza *(Capsaicin)* 299
Q-Wert 851, 853

Handelsnamen = fett   *Wirkstoffe = kursiv*

R

Rabeprazol 94
- Gastroenterologie 519, 521
Rabeprazol Puren *(Rabeprazol)* 94
Rabeprazol-ratioph. *(Rabeprazol)* 94
Rabipur *(Tollwutimpfstoff)* 282
Racecadotril 101
- Pädiatrie 796
Rachitis 149
- Prophylaxe 149, 150
Radiojod
- Endokrinologie 572
Radium 223
- Onkologie 637
Ralenova *(Mitoxantron)* 165
Ralnea *(Ropinirol)* 318
Raloxifen 419
- Endokrinologie 568
- Gynäkologie 778
Raloxifen HEXAL *(Raloxifen)* 419
Raloxifen Stada *(Raloxifen)* 419
Raltegravir 265
Ramidipin *(Amlodipin + Ramipril)* 40
Ramilich *(Ramipril)* 24
Ramiplus AL *(Ramipril + Hydrochlorothiazid)* 35
Ramipril 24, 35, 40, 124
- Kardiologie 447, 452, 454, 458, 460, 467
- Nephrologie 538, 539
Ramipril Abz *(Ramipril + Hydrochlorothiazid)* 35
Ramipril HEXAL *(Ramipril)* 24
Ramipril HEXAL plus Amlodipin *(Amlodipin + Ramipril)* 40
Ramipril Piretanid Winthrop *(Ramipril + Piretanid)* 35
Ramipril-CT *(Ramipril)* 24
Ramipril-ratioph. *(Ramipril)* 24
Ramipril-ratioph. comp. *(Ramipril + Hydrochlorothiazid)* 35

Ramitanid AL *(Ramipril + Piretanid)* 35
Ramucirumab 187
- Onkologie 614, 621
Ranexa *(Ranolazin)* 48
Ranibeta *(Ranitidin)* 92
Ranibizumab 398
- Ophthalmologie 739, 742, 745, 746
Ranitic *(Ranitidin)* 92
Ranitidin 92
- Gastroenterologie 520, 527
- HNO 757, 758
- Pädiatrie 798
Ranitidin-ratioph. *(Ranitidin)* 92
Ranolazin 48
- Kardiologie 460
Rantudil *(Acemetacin)* 201
Rapamune *(Sirolimus)* 276
Rapibloc *(Landiolol)* 28
Rapifen *(Alfentanil)* 285
Rasagilin 319
- Neurologie 684
Rasagilin-ratioph. *(Rasagilin)* 319
Rasburicase 130
Rasilez *(Aliskiren)* 30
Rasilez HCT *(Aliskiren + Hydrochlorothiazid)* 35
Ratiograstim *(Filgrastim)* 151
Rauchentwöhnung 369
Raucherentwöhnung 369
Rauchgasinhalation 78
Ravulizumab 188
- Hämatologie 588
Raxone *(Idebenon)* 398
Raynaud-Syndrom 31, 638
Reactine *(Cetirizin)* 85
Reactine Duo *(Pseudoephedrin + Cetirizin)* 401
Reagila *(Cariprazin)* 357
Reaktive Arthritis 641
Reanimation 17, 54
- bei Kindern 54
Reanimation Neugeborener 779
Rebetol *(Ribavirin)* 265
Rebif *(Interferon beta-1a)* 336
Reboxetin 346

Recombinate *(Faktor VIII)* 69
Rectodelt *(Prednison)* 210
Rectogesic *(Glyceroltrinitrat)* 110
Refixia *(Faktor IX)* 70
Refluxkrankheit 519
- bei Kindern 798
Refluxösophagitis 92–94, 96, 519
Refobacin *(Gentamicin)* 234, 379, 387
Refraktionsbestimmung 394
Regaine Frauen *(Minoxidil)* 383
Regaine Männer *(Minoxidil)* 383
Regenon *(Amfepramon)* 134
Regorafenib
- Onkologie 620
Regulatorische Peptide 108
Regulax picosulfat *(Natriumpicosulfat)* 99
Reisediarrhoe-Prophylaxe 101
Reisegold *(Dimenhydrinat)* 105
Reisekrankheit 105, 107
Reisetabletten-ratioph. *(Dimenhydrinat)* 105
Reiter, Morbus 641
Reizdarm 97, 98, 526
Reizgas-Intoxikation 847
Reizhusten 84
Reizkonjunktivitis 733
Reizsyndrom, zentrales vestibuläres 105
Rekawan *(Kalium)* 299
Rekovelle *(Follitropin delta)* 421
Rektumkarzinom 156, 160, 165, 166, 184, 185, 187, 193, 195
Relefact LHRH *(Gonadorelin)* 144
Relenza *(Zanamivir)* 253
Relestat *(Epinastin)* 395
Relistor *(Methylnaltrexon)* 97
Relpax *(Eletriptan)* 324
Relvar *(Vilanterol + Fluticasonfuroat)* 80
Remergil *(Mirtazapin)* 341
Remeron *(Mirtazapin)* 341
Remestan *(Temazepam)* 363
Remicade *(Infliximab)* 215

Remifentanil 284, 288
- Anästhesie 665
Remifentanil B. Braun *(Remifentanil)* 288
Remifentanil Hameln *(Remifentanil)* 288
Remifentanil Kabi *(Remifentanil)* 288
Reminyl *(Galantamin)* 331
Remodulin *(Treprostinil)* 91
Remsima *(Infliximab)* 215
Renacet *(Calciumacetat)* 111
Renacor *(Enalapril + Hydrochlorothiazid)* 35
Renagel *(Sevelamerhydrochlorid)* 111
RenaMag *(Calciumdiacetat + Mg2+)* 111
Renatriol *(Calcitriol)* 149
Renininhibitoren, direkte 30, 39, 448
Renvela *(Sevelamercarbonat)* 111
Repaglinid 113
- Endokrinologie 559
Repaglinid HEXAL *(Repaglinid)* 113
Repaglinid Stada *(Repaglinid)* 113
Repatha *(Evolocumab)* 126
Repevax 282
Repevax *(Diphtherie-Tetanus-Pertussis-Poliomyelitis-Impfstoff)* 282
Replagal *(Agalsidase alfa)* 137
Reproterol 75, 87
- Anästhesie 664
- Pädiatrie 785
- Pneumologie 489
ReQuip *(Ropinirol)* 318
Reserpin
- Geriatrie 438
Reserpin-Intoxikation 847
Reslizumab 88
- Pneumologie 487
Resochin *(Chloroquinphosphat)* 206, 272
Resolor *(Prucaloprid)* 98

Resonium
- Nephrologie 534
Resonium A *(Polysulfonsäure)* 412
Resorption 850
Respiratorische Alkalose 556
Respiratorische Azidose 556
Respiratorische Infektionen, gezielte Therapie 506
Respreeza *(Alpha-1-Proteinase-Inhibitor)* 71
Restex *(L-Dopa + Benserazid)* 316
Restless-Legs-Syndrom 316, 318, 685
Retacrit *(Epoetin zeta)* 147
Retapamulin
- Dermatologie 702–704, 707
Retentio testis 829
Retinitis 252, 389
Retinochorioiditis 739
- Clindamycin-3f-Therapie 739
- Pyrimethamin-3f-Therapie 739
- Toxoplasmose 739
Retinolpalmitat
- Ophthalmologie 735
Retrovir *(Zidovudin)* 256
Revatio *(Sildenafil)* 91
Reverse-Transkriptase-Inhibitoren
- non-nukleosidische 257
- nukleosidische 254
- nukleotidische 254
Revestive *(Teduglutid)* 109
Revinty *(Vilanterol + Fluticasonfuroat)* 80
Reviparin 59
- Kardiologie 479
Revlimid *(Lenalidomid)* 196
Revolade *(Eltrombopag)* 72
Reyataz *(Atazanavir)* 258
Rhabdomyosarkom 153
Rheologische Therapie 742
Rheuma-Basistherapeutika 206
Rheumatische Arthritis 209
Rheumatische Erkrankungen 200–203, 208, 209, 212–216

Rheumatisches Fieber 208, 218, 219
Rheumatoide Arthritis 188, 201, 202, 203, 206–208, 639
Rheumatologie 199
Rhinex Nasenspray *(Naphazolin)* 399
Rhinisan *(Triamcinolon)* 400
Rhinitis 747
- allergische 85, 86, 399–401
- allergische bei Kindern 809
- vasomotorische 401
Rhinivict *(Beclometason)* 400
Rhinokonjunktivitis, allergische
- bei Kindern 809
Rhinologika 399
Rhinopront *(Pseudoephedrin + Triprolidin)* 401
Rhinosinusitis
- akute bei Kindern 825
Rhinospray *(Tramazolin)* 399
rHu-Epo
- Nephrologie 537
Rhythmusstörungen 469
- bradykarde 475
- Rezidivprophylaxe 472
- tachykarde ventrikuläre 457
Riamet *(Artemether + Lumefantrin)* 272
Ribavirin 265
Ribavirin HEXAL *(Ribavirin)* 265
Ribaviirin-ratioph. *(Ribavirin)* 265
Ribocarbo-L *(Carboplatin)* 155
Ribociclib 178
- Onkologie 631
Ribodocel *(Docetaxel)* 163
Ribodoxo *(Doxorubicin)* 164
Ribodronat *(Pamidronsäure)* 132
Riboepi *(Epirubicin)* 164
Riboflavin 148
Ribofluor *(Fluorouracil)* 160
Riboirino *(Irinotecan)* 165
Ribometa *(Zoledronsäure)* 132
Riboposid *(Etoposid)* 162
Ribotax *(Paclitaxel)* 163
Riboxatin *(Oxaliplatin)* 156
Ribozar *(Gemcitabin)* 160

Ric–Ros

Rickettsien 217
Riedel-Thyreoiditis 574
Rifabutin 251
Rifampicin 249
- Dermatologie 702, 707, 708, 710
- Gastroenterologie 530
- Infektiologie 658, 659, 660, 661
- Kardiologie 476
- Neurologie 678, 679
- Ophthalmologie 732
- Pädiatrie 805, 807, 808
Rifapentin
- Pädiatrie 808
Rifaxan (Rifaximin) 247
Rifaximin 247
Rifun (Pantoprazol) 94
Rilpivirin 255, 258, 265
Rinderbandwurm 658
Ringer-Acetat
- Pädiatrie 787
Ringer-Lactat
(Vollelektrolytlösung) 302
Ringer-Lösung
- Endokrinologie 551, 552, 573
- Gastroenterologie 526
- Kardiologie 667, 668
- Pädiatrie 783
Ringer-Lösung
(Vollelektrolytlösung) 302
Rinvoq (Upadacitinib) 216
Riociguat 91
- Pneumologie 514
- Rheumatologie 644
Riopan (Magaldrat) 95
Risankizumab 15, 376
- Dermatologie 723
Risedron HEXAL
(Risedronsäure) 132
Risedronat Heumann
(Risedronsäure) 132
Risedronsäure 132
- Endokrinologie 567, 570
Risedronsäure-CT
(Risedronsäure) 132
Risperdal (Risperidon) 358
Risperdal Consta (Risperidon) 358

Risperidon 358
- Geriatrie 439
- Pädiatrie 820
- Psychiatrie 691, 694, 695–697
Risperidon AL (Risperidon) 358
Risperidon-ratioph.
(Risperidon) 358
Rispolept Consta (Risperidon) 358
Ritalin (Methylphenidat) 367
Ritalin Adult (Methylphenidat) 367
Ritonavir 259, 262
Ritonavir HEXAL (Ritonavir) 259
Ritonavir Mylan (Ritonavir) 259
Rituximab 188, 215
- Dermatologie 723
- Hämatologie 588, 590, 592–594, 596, 597
- Nephrologie 540, 541, 546, 549
- Rheumatologie 640, 646
Rivanol-Lösung
- Ophthalmologie 731
Rivaroxaban 61
- Antagonisierung 63
- Kardiologie 459, 470, 478, 479
- Pneumologie 510
Rivastigmin 332
- Geriatrie 437
- Psychiatrie 691
Rivastigmin HEXAL
(Rivastigmin) 332
Rivastigmin-neuraxph.
(Rivastigmin) 332
Rivendo (Rivastigmin) 332
Rivotril (Clonazepan) 310
Rixathon (Rituximab) 215
Rixubis (Faktor IX) 70
Rizatriptan 324
- Neurologie 676
Rizatriptan HEXAL
(Rizatriptan) 324
Rizatriptan-neuraxpharm
(Rizatriptan) 324

RoActemra (Tocilizumab) 216
Robinul
(Glycopyrroniumbromid) 299
Rocaltrol (Calcitriol) 149
Rocephin (Ceftriaxon) 225
Rocornal (Trapidil) 47
Rocuronium 296
- Antagonisierung 297
Rocuroniumbromid Inresa
(Rocuronium) 296
Rocuroniumbromid Kabi
(Rocuronium) 296
Rodavan S (Dimenhydrinat) 105
Roferon A (Interferon alfa-2a) 277
Roflumilast 82
- Pneumologie 496
Rohypnol (Flunitrazepam) 361
Rolando-Epilepsie 313
- Pädiatrie 817
Rolapitant 108
Rolenium (Salmeterol + Fluticasonpropionat) 80
Rolufta Ellipta
(Umeclidiniumbromid) 77
Romiplostim 72
- Hämatologie 590
Romosozumab 133
- Endokrinologie 567
Ropinirol 318
- Neurologie 683, 685
Ropinirol dura (Ropinirol) 318
Ropinirol HEXAL (Ropinirol) 318
Ropinirol retard
- Neurologie 683
Ropivacain 298
Ropivacain Kabi (Ropivacain) 298
Rosacea 230, 378, 710
RosuHEXAL (Rosuvastatin) 122
Rosustar (Rosuvastatin) 122
Rosuvador (Rosuvastatin) 122
Rosuvastatin 122, 125
- Endokrinologie 563
- Kardiologie 460

Rosuvastatin Heumann *(Rosuvastatin)* 122
Rosuzet *(Ezetimib + Rosuvastatin)* 125
Rotarix *(Rotavirusimpfstoff)* 282
RotaTeq *(Rotavirusimpfstoff)* 282
Rotaviren-Immunisierung 282
Rotavirusimpfstoff 282
Röteln-Immunisierung 281
Rotigotin 318
- Neurologie 683, 685
Rotop Adenosin *(Adenosin)* 52
Roxi Aristo *(Roxithromycin)* 233
Roxi HEXAL *(Roxithromycin)* 233
Roxithromycin 233
- Dermatologie 700, 706
- Gynäkologie 773
Roxithromycin Heumann *(Roxithromycin)* 233
RSV-Prophylaxe bei Kindern 806
rt-PA 64
- Kardiologie 456, 480
- lokal 687
- Ophthalmologie 741
- Pneumologie 511
- systemisch 687
Rubraca *(Rucaparib)* 15, 197
Rucaparib 15, 197
Ruconest *(Conestat alfa)* 71
Rudotel *(Medazepam)* 362
Rufinamid 308
Rulid *(Roxithromycin)* 233
Rupafin *(Rupatadin)* 86
Rupatadin 86
- Dermatologie 724, 725
- HNO 748
Rupatadin AL *(Rupatadin)* 86
Ruxolitinib 178
- Hämatologie 590, 591
Rydapt *(Midostaurin)* 177
Rytmonorm *(Propafenon)* 50
Rytmonorm SR *(Propafenon)* 50

S

sab simplex *(Simeticon)* 100, 436
SABA (Short-acting beta-agonist) 73
Sabril *(Vigabatrin)* 309
Saccharomyces boulardii 101
Sacubitril 38
- Kardiologie 468
Safinamtin 319
Sägezahnpalmextrakt
- Urologie 728
Salazopyrine *(Sulfasalazin)* 104
Salazopyrine RA *(Sulfasalazin)* 207
Salbubronch Elixier *(Salbutamol)* 75
Salbubronch Forte *(Salbutamol)* 75
SalbuHEXAL *(Salbutamol)* 73
SalbuHEXAL plus Ipratropiumbromid *(Ipratropiumbromid + Salbutamol)* 78
Salbulair N *(Salbutamol)* 73
Salbutamol 73, 75, 78
- Endokrinologie 554
- Pädiatrie 783–785, 792, 795
- Pneumologie 482, 483, 485–489, 494, 516
Salbutamol-ratioph. *(Salbutamol)* 73
Salicylsäure 383
- Dermatologie 715, 717, 720, 722, 726
Salicylsäurederivate 199
Salicylvaseline *(Salicylsäure)* 383
Salizylate 199
Salizylsäure
- Dermatologie 726
Salmeterol 74, 80
- Pädiatrie 793
- Pneumologie 484, 485, 486, 495
Salmeterol HEXAL *(Salmeterol)* 74

Salmonella 217
- enteritidis 523
- paratyphi 523
- typhi 523
- typhi, bei Kindern 796
- typhimurium 523
Salmonella-typhi-Polysaccharid 279
Salmonellen 523
Salmonellose 238, 523
- bei Kindern 796
Salofalk *(Mesalazin)* 103
Salpingitis 765, 772
Salvacyl *(Triptorelin)* 411
Salzsäure 305
- Endokrinologie 556
Salzsäure 7.25% *(Salzsäure)* 305
Salzverlustsyndrom 209
SAMA (short-acting muscarinergic-agonist) 76
Samsca *(Tolvaptan)* 143
Sanasthmax *(Beclometason)* 78
Sancuso *(Granisetron)* 106
Sandimmun *(Ciclosporin)* 275, 375
Sandocal-D *(Colecalciferol + Calciumcarbonat)* 150
Sandostatin *(Octreotid)* 109
Sandostatin LAR Monatsdepot *(Octreotid)* 109
Sapropterin 140
Saquinavir 259
Sarilumab 215
- Rheumatologie 640
Sarkoidose 518
Sarkom 153–157, 161, 163–165, 177, 194, 196, 198
Sartane 25
Sativex *(Tetrahydrocannabinol + Cannabidiol)* 333
Sauerstoff
- Kardiologie 449, 450, 453, 458, 459, 669
- Pädiatrie 783, 794
- Pneumologie 487–489, 499, 510, 513, 516
Sauerstofflangzeittherapie
- Pneumologie 496

Handelsnamen = fett   Wirkstoffe = kursiv

Säureamide 297
Säuren-Intoxikation 848
Saxagliptin 115, 116
- Endokrinologie 560
Saxenda *(Liraglutid)* 114
Scandicain *(Mepivacain)* 19, 298
Scenesse *(Afamelanotid)* 385
Scharlach 219, 651
Schaumbildner-Intoxikation 848
- bei Kindern 788
Schilddrüsenblockade 128
Schilddrüsenhormone 126
- Intoxikation 848
Schilddrüsenkarzinom 174, 176, 178, 179, 631
Schilddrüsenmalignom 126, 127, 164
Schilddrüsensuppressionstest 126
Schistosomiasis 271
Schizophrenie 350, 353–358, 696
Schlafsterne *(Doxylamin)* 365
Schlafstörungen 350, 351, 360–365
Schlaftabletten Elac *(Diphenhydramin)* 364
SchlafTabs-ratioph. *(Doxylamin)* 365
Schlaganfall 329
- Prophylaxe 61, 62
Schleifendiuretika 41
Schleimhautläsionen, Auge 393
Schleimhautanästhesie 298
Schleimhautprotektiva 96, 205
Schleimhautschwellung, Nase 399
Schmerz 17–19, 84, 199, 200, 202–205, 286–289, 291–294, 298, 323, 339, 340, 350
- neuropathischer 282, 298, 299, 312
- Therapie bei Kindern 811
Schmerz, neuropathischer 307
Schock 18, 44, 54, 55, 209
- anaphylaktischer 17, 20, 54, 85, 209, 210
- kardiogener 458
- septischer 54

Schönlein-Henoch-Purpura, bei Kindern 810
Schwangerschaft 852
- Beratungsstellen für Arzneimittel 429
- Hypertonus 32
- Risikoklassen (FDA) 429
Schwarze Salbe Lichtenstein *(Ammoniumbituminosulfonat)* 370
Schweinebandwurm 658
Schwellung 200–203
- periorbitale 174
Schwermetall-Intoxikation 435
Schwindel 105, 108, 336, 351, 364, 685
SCLC 164
Scopoderm TTS *(Scopolamin)* 107
Scopolamin 107
- Neurologie 686
Sebelipase alfa 140
Sebiprox *(Ciclopirox)* 380
Secale-Alkaloide 323
Secukinumab 376
- Dermatologie 723, 724
- Rheumatologie 641, 643
Sedalam *(Lormetazepam)* 362
Sedaplus *(Doxylamin)* 365
Sedativa 359
Sedierung 20, 295, 362, 533
- bei Kindern 813
Sedotussin *(Pentoxyverin)* 84
Seebri *(Glycopyrroniumbromid)* 76
Sehnen(scheiden)entzündung 203
Sekretionshemmung 299
Sekretolyse 82
Sekretolytika 82
Selegilin 319
- Neurologie 684
Selegilin Stada *(Selegilin)* 319
Selegilin-neuraxpharm *(Selegilin)* 319
Selenase *(Selen)* 301
Selenmangel 301
Selergo *(Ciclopirox)* 380

Selexipag 91
- Pneumologie 513
- Rheumatologie 644
Selincro *(Nalmefen)* 369
Semaglutid 115
- Endokrinologie 560
- Kardiologie 460
Sempera *(Itraconazol)* 267
Sennoside 99
Sepsis 221, 224–226, 234, 235, 239, 241, 243, 246
Septischer Schock 54
Sequidot *(Estradiol + Norethisteronacetat)* 418
Serdolect *(Sertindol)* 358
Seretide *(Salmeterol + Fluticasonpropionat)* 80
Serevent *(Salmeterol)* 80
Seroplex *(Escitalopram)* 344
Seroquel *(Quetiapin)* 358
Serotoninantagonisten 106
Serotonin-Noradrenalin-Reuptake-Inhibitoren 345
Serotonin-Reuptake-Inhibitoren, selektive 342
Serotoninsyntheseinhibitoren 109
Seroxat *(Paroxetin)* 344
Serratia 217
Serroflo *(Salmeterol + Fluticasonpropionat)* 80
Sertaconazol 381
- Dermatologie 718
Sertindol 358
Sertralin 344
- Psychiatrie 693, 698, 699
Sertralin Aristo *(Sertralin)* 344
Sertralin HEXAL *(Sertralin)* 344
Sertralin-neuraxpharm *(Sertralin)* 344
Setlona *(Ethinylestradiol + Etonogestrel)* 425
Sevelamer 111
Sevelamer HEXAL *(Sevelamercarbonat)* 111
Sevelamerhydrochlorid
- Endokrinologie 569
Sevikar *(Olmesartan + Amlodipin)* 37

Sevikar HCT *(Olmesartan + Amlodipin + Hydrochlorothiazid)* 38
Sevofluran 296
- Anästhesie 664
Sevofluran Piramal *(Sevofluran)* 296
Sevoflurane Baxter *(Sevofluran)* 296
Sevorane *(Sevofluran)* 296
Sevredol *(Morphin)* 287
Sexualhormone 408, 410
Sexuell übertragbare Krankheiten 651
Sexuelle Abnormität bei Männern 411
SGLT-2-Inhibitoren 116
SGLT-2-Inhibitor-Kombinationen 117
Shigellose 238, 658
Shingrix *(Varicella-Zoster-Impfstoff)* 393
Short-acting beta-agonist (SABA) 73
Short-acting muscarinergic-agonist (SAMA) 76
Shyla *(Tibolon)* 419
SIADH 143
Sialadenitis 758
Sibilla *(Ethinylestradiol + Dienogest)* 423
Siccaprotect *(Filmbildner)* 396
Sifrol *(Pramipexol)* 318
Signifor *(Pasireotid)* 142
Siklos *(Hydroxycarbamid)* 195
Silapo *(Epoetin zeta)* 147
Silber-2-aminoethyl-hydrogenphosphat
- Dermatologie 703
Silbesan *(Silodosin)* 406
Silbesan AL *(Silodosin)* 406
Sildegra *(Sildenafil)* 407
SildeHEXAL *(Sildenafil)* 407
SildeHEXAL PAH *(Sildenafil)* 91
Sildenafil 91, 407
- Neurologie 681
- Pneumologie 514
- Rheumatologie 644
- Urologie 770

Sildenafil-ratioph. *(Sildenafil)* 407
Silgard *(Papillomvirusimpfstoff)* 282
Silibinin
- Toxikologie 833
Silodosin 406
Silomat Pentoxyverin *(Pentoxyverin)* 84
Siltuximab 188
Simagel *(Almasilat)* 95
Simbrinza *(Brinzolamid + Brimonidin)* 393
Simdax *(Levosimendan)* 56
Simethicon-ratioph. *(Simeticon)* 100
Simeticon 100, 103, 436
- Gastroenterologie 526
- Pädiatrie 788
Simonette *(Desogestrel)* 425
Simplified PESI 509
Simponi *(Golimumab)* 215
Simulect *(Basiliximab)* 275
Simva Aristo *(Simvastatin)* 122
Simvabeta *(Simvastatin)* 122
SimvaHEXAL *(Simvastatin)* 122
Simvastatin 122, 125
- Endokrinologie 563
- Kardiologie 453, 454, 460
- Nephrologie 539
- Neurologie 688
Simvastatin-ratioph. *(Simvastatin)* 122
Simvazet *(Ezetimib + Simvastatin)* 125
Sinemet *(L-Dopa + Carbidopa)* 316
Singulair *(Montelukast)* 81
Sinora *(Norepinephrin)* 55
Sinupret extract 825
Sinusitis 236, 237, 749
Sinustachykardie 469
Siofor *(Metformin)* 113
Siponimod 335
Sipuleucel-T
- Onkologie 423
Sirdalud *(Tizanidin)* 329
Sirolimus 276
Siros *(Itraconazol)* 267

Sirturo *(Bedaquilin)* 248
Sitagliptin 115–117
- Endokrinologie 560, 561
Sitosterin 406
Sitosterinämie 125
Sivextro *(Tedizolid)* 244
Sixantone *(Leuprorelin)* 411
Sjögren-Syndrom 646
Skabies 270, 382, 717
- bei Kindern 824
S-Ketamin
- Anästhesie 664
Skid *(Minocyclin)* 231, 379
Skinoren *(Azelainsäure)* 378
Skleritis 389, 737
Sklerodermie 644
Sklerose, multiple 679
Skyrizi *(Risankizumab)* 15, 376
SLE 206, 207, 208, 214
Slentyo *(Melatonin)* 347
Smektit 101
SNRI 345
Snup *(Xylometazolin)* 399
Sobelin *(Clindamycin)* 233
Sodbrennen 92
Sodormwell *(Diphenhydramin)* 364
Sofosbuvir 260, 262
- Gastroenterologie 529
Softacort *(Hydrocortison)* 389
Solaraze *(Diclofenac)* 386
Solian *(Amisulprid)* 356
Solifemin *(Solifenacin)* 405
Solifenacin 405
- Neurologie 681
- Urologie 770
Solifenacin 1A *(Solifenacin)* 405
Soliris *(Eculizumab)* 185
Solosin *(Theophyllin)* 81
Solu-Decortin H *(Prednisolon)* 20, 210
Solupen sine *(Dexamethason)* 400
Solutio Cordes Dexa N *(Dexamethason)* 371
Solutio pyoactanini
- Dermatologie 713, 714, 716, 719, 721
Somatoforme Störung 698

Handelsnamen = fett   Wirkstoffe = kursiv

Somatorelin 144
Somatostatin 109
Somatostatin HEXAL *(Somatostatin)* 109
Somatostatin Inresa *(Somatostatin)* 109
Somatostatin-Analogon 142
Somatotropin
– Endokrinologie 580
Somatuline Autogel *(Lanreotid)* 109
Somavert *(Pegvisomant)* 144
Somnosan *(Zopiclon)* 365
Somsanit *(4-Hydroxybuttersäure)* 294
Sonidegib 197
– Dermatologie 730
Sonnenbrand 385, 716
Soolantra *(Ivermectin)* 378
Soorprophylaxe 550
Sorafenib 178
– Onkologie 621, 631
Sorbitol
– Pädiatrie 798
Sormodren *(Bornaprin)* 321
Sortis *(Atorvastatin)* 121
SotaHEXAL *(Sotalol)* 29
Sotalex *(Sotalol)* 29
Sotalol 29, 51
– Geriatrie 437
– Kardiologie 473, 474, 475
Sotalol-ratioph. *(Sotalol)* 29
Sovaldi *(Sofosbuvir)* 260
Soventol *(Bamipin)* 385
Spannungskopfschmerz 677
Spannungszustände 360, 361, 362, 363
Spasmen 327, 328, 329
– glatte Muskulatur 405
– Harnwege 98
– infantile 309
– Magen-Darm-Trakt 98
Spasmex *(Trospiumchlorid)* 405
Spasmolyt *(Trospiumchlorid)* 405
Spasmolytika 98
Spasmo-Urgenin TC *(Trospiumchlorid)* 405
Spastik 327–329, 333, 686

Spasuret *(Flavoxat)* 404
Spasyt *(Oxybutynin)* 404
Spedra *(Avanafil)* 407
Spermatogenese, Stimulation 421
Spersacarpin *(Pilocarpin)* 392
Spersadex *(Dexamethason)* 389
sPESI 509
Spice-Intoxikation 848
Spinalanästhesie 298
Spinraza *(Nusinersen)* 337
Spiolto *(Tiotropiumbromid + Olodaterol)* 78
Spiriva *(Tiotropiumbromid)* 77
Spiro comp. *(Spironolacton + Furosemid)* 45
Spiro D *(Spironolacton + Furosemid)* 45
Spirobeta *(Spironolacton)* 44
Spironolacton 44–46
– Endokrinologie 563, 576
– Gastroenterologie 531
– Kardiologie 452, 454, 467
– Pädiatrie 791
– Pneumologie 514
Spironolacton-ratioph. *(Spironolacton)* 44
Spironothiazid *(Spironolacton + Hydrochlorothiazid)* 46
Spiropent *(Clenbuterol)* 75
Sprycel *(Dasatinib)* 175
Spüllösung, antimikrobielle 247
Spülmittel-Intoxikation 100, 436
Spulwürmer bei Kindern 796
Srivasso *(Tiotropiumbromid)* 77
SSRI 342
Stalevo *(L-Dopa + Carbidopa + Entacapon)* 316
Stamaril *(Gelbfieber-Impfstoff)* 281
Stammzellmobilisierung 151, 152
Stammzellenspende 151
Stammzelltransplantation 154, 198
Stangyl *(Trimipramin)* 340
Staphylex *(Flucloxacillin)* 219

Staphylococcus aureus
– methicillinresistent 217, 219, 224, 231, 241, 401
– methicillinsensitiv 217, 219
Staphylokokkeninfektionen 219, 243, 401
Stapressial *(Atorvastatin + Perindopril + Amlodipin)* 41, 124
Stärkederivate 304
Starletta *(Ethinylestradiol + Dienogest)* 423
Starlix *(Nateglinid)* 113
Statin-Kombinationen 123
Status
– asthmaticus 20, 75, 210, 294
– asthmaticus bei Kindern 784
– asthmaticus, Ersttherapie 784
– epilepticus 17, 20, 308, 310, 361, 362
– epilepticus bei Kindern 786
Staurodorm Neu *(Flurazepam)* 361
Stediril 30 *(Ethinylestradiol + Levonorgestrel)* 423
Steglujan *(Ertugliflozin+ Sitagliptin)* 117
Steinkohlenteer 374
– Dermatologie 713
Stelara *(Ustekinumab)* 377
Stella *(Ethinylestradiol + Dienogest)* 423
STEMI (ST-Streckenhebungsinfarkt) 453
Stenotrophomonas 217
Sterofundin *(Vollelektrolytlösung)* 302
Steroide, synthetische 417
Steroidgenesehemmer 141
Stesolid *(Diazepam)* 17, 361
Stickstofflost-Analoga 153
Stieprox *(Ciclopirox)* 380
Still-Syndrom 214
Stillzeit 852
Stilnox *(Zolpidem)* 365
Stimmungsstabilisierer 348
Stiripentol 313
Stocrin *(Efavirenz)* 257
Strattera *(Atomoxetin)* 366

Strensiq *(Asfotase alfa)* 137
Streptococcus viridans 217
Strepto-Fatol *(Streptomycin)* 250
Streptokokken 217
- Scharlach 651
Streptomycin 250
Streptozocin
- Onkologie 621, 622
Stressinkontinenz 769
Stressulkusprophylaxe 92
Stribild *(Cobicistat + Elvitegravir + Emtricitabin + Tenofovir)* 264
Strimvelis *(CD34+ Zellsuspension)* 278
Striverdi *(Olodaterol)* 74
Strongyloidiasis 270, 271
StroVac 761
Struma 126, 127, 571
- blande 571
- euthyreot 571
ST-Streckenhebungsinfarkt (STEMI) 453
Stupor
- depressiver 690
- katatoner 689
Suades (L-Dopa + Carbidopa) 316
Subarachnoidalblutung 331
Suboxone *(Buprenorphin + Naloxon)* 289
Substitol *(Morphin)* 287
Subutex *(Buprenorphin)* 289
Succinylcholin *(Suxamethonium)* 297
Succinylcholin Inresa *(Suxamethonium)* 297
Sucrabest *(Sucralfat)* 96
Sucralfat 96
- Gastroenterologie 520
Sucroferric Oxyhydroxide 111
Sufentanil 284, 288
- Anästhesie 666
Sufentanil Hameln *(Sufentanil)* 288
Sugammadex 297
- Anästhesie 666
Suizidalität, akute 689

Sulbactam 222, 223
- Dermatologie 700
- Gastroenterologie 527, 532
- Gynäkologie 773, 775
- Kardiologie 476
- Pädiatrie 805
- Pneumologie 498, 502, 503, 505, 506, 508
Sulbactam Eberth *(Sulbactam)* 222
Sulfacetamid
- Ophthalmologie 731
Sulfadiazin 237
- Ophthalmologie 739
Sulfadiazin-Heyl *(Sulfadiazin)* 237
Sulfamethoxazol 238
- Dermatologie 701
- Nephrologie 550
Sulfasalazin 104, 207
- Rheumatologie 640, 641
Sulfasalazin HEXAL *(Sulfasalazin)* 207
Sulfasalazin Medac *(Sulfasalazin)* 207
Sulfonamide 237, 238
Sulfonamid-Intoxikation 848
Sulfonylharnstoffe 112
Sulpirid 351
Sulpirid 1A *(Sulpirid)* 351
Sulpirid Stada *(Sulpirid)* 351
Sulpivert *(Sulpirid)* 351
Sulproston 427
Sultamicillin 223
Sultamicillin-ratioph. *(Sultamicillin)* 223
Sultanol *(Salbutamol)* 73
Sultiam 313
- Pädiatrie 817
Sultiam-neuraxph. *(Sultiam)* 313
Sumatriptan 325
- Geriatrie 439
- Neurologie 675, 676
- Pädiatrie 818
Sumatriptan 1A *(Sumatriptan)* 325
Sumatriptan beta *(Sumatriptan)* 325

Sumatriptan HEXAL *(Sumatriptan)* 325
Sumatriptan Hormosan *(Sumatriptan)* 325
Sumatriptan-ratioph. *(Sumatriptan)* 325
Sunitinib 178
- Onkologie 622, 631
Superpep *(Dimenhydrinat)* 105
Supportive Therapie
- bei Immunsuppression 549
- Onkologie 604
Supportive Therapie (Onkologie) 604
Suprane *(Desfluran)* 295
Suprarenin *(Adrenalin)* 17, 54
Supraventrikuläre Tachykardie 469
- bei Kindern 789
Suprefact Depot *(Buserelin)* 410
Surgam *(Tiaprofensäure)* 201
Sustiva *(Efavirenz)* 257
Sutent *(Sunitinib)* 178
Suxamethonium 297
Suxilep *(Ethosuximid)* 309
Sycrest *(Asenapin)* 357
Sylvant *(Siltuximab)* 188
Symbicort *(Formoterol + Budesonid)* 80
Symkevi *(Tezacaftor + Ivacaftor)* 141
Sympal *(Dexketoprofen)* 200
Sympathomimetika 53, 73, 74, 76
- Auge 392
- Nase 399
Symtuza *(Cobicistat + Darunavir + Emtricitabin + Tenofovir)* 264
Synachten *(Tetracosactid)* 144
Synagis *(Palivizumab)* 807
Syndets
- Dermatologie 706, 709
Syndrom
- Bing-Horten 675
- Chylomikronämie 565
- Conn 576
- Cushing 575

Handelsnamen = fett Wirkstoffe = kursiv

- Karzinoid-, bei GEP-NET 584
- prämenstruelles 771
- Restless Legs 685
- von Willebrand-Jürgens 586
- Werner-Morrison 584
- Zollinger-Ellison 584

Synechien 394
Syneudon *(Amitriptylin)* 339
Synflorix *(Pneumokokken-polysaccharid)* 279
Synphase *(Ethinylestradiol + Norethisteron)* 424
Syntaris *(Flunisolid)* 400
Syntestan *(Cloprednol)* 208
Syphilis 656
Syrea *(Hydroxycarbamid)* 195
Systane *(Filmbildner)* 396
Systemische Beta-2-Sympathomimetika 74
Systemmykose 267

T

$T3$ 126, 127
$T4$ 126, 127
Tacalcitol
- Dermatologie 722
Tacholiquin *(Tyloxapol)* 83
Tachyarrhythmie 17
Tachykardie 52, 53
- atrioventrikuläre 473
- AV-Knoten, Reentry 473
- paroxysmale 17, 52
- paroxysmale bei Kindern 789
- Sinus- 469
- supraventrikuläre 17, 18, 20, 28, 30, 48, 50
- supraventrikuläre bei Kindern 789
- ventrikuläre 17, 48, 50, 474
- ventrikuläre bei Kindern 789
Tacni *(Tacrolimus)* 276
Tacpan *(Tacrolimus)* 276
Tacrolimus 276, 373
- Dermatologie 713, 715, 718
- Nephrologie 541, 542
Tacrolimus HEXAL *(Tacrolimus)* 276
Tadagis *(Tadalafil)* 407

TadaHexal PAH *(Tadalafil)* 91
Tadal 1A PAH *(Tadalafil)* 91
Tadalafil 91, 407
- Pneumologie 514
- Rheumatologie 644
- Urologie 769, 770
Tadalafil Mylan *(Tadalafil)* 407
Tadalafil Puren *(Tadalafil)* 407
Tadalafil Stada *(Tadalafil)* 407
Tadin *(Tamsulosin)* 406
Taenia 658
- saginata 658
- solium 658
Taeniasis 271, 658
- bei Kindern 799
Tafamidis 140
Tafil *(Alprazolam)* 360
Tafinlar *(Dabrafenib)* 175
Taflotan *(Tafluprost)* 392
Tafluprost 392
Tagesbedarf
- Aminosäuren 301
- Elektrolyte 301
- Energie 301
- Fett 301
- Kohlenhydrate 301
- Wasser 301
Tagrisso *(Osimertinib)* 177
Takhzyro *(Lanadelumab)* 14, 71
Takipril *(Prilocain)* 298
Takrozem *(Tacrolimus)* 373
Talazoparib 197
Talcid *(Hydrotalcit)* 95
Talidat *(Hydrotalcit)* 95
Talimogen laherparepvec 197
T-ALL 158
Taloxa *(Felbamat)* 314
Taltz *(Ixekizumab)* 376
Talvosilen *(Paracetamol + Codein)* 205
Talzenna *(Talazoparib)* 197
Tambocor *(Flecainid)* 50
Tamiflu *(Oseltamivir)* 253
Tamox 1A *(Tamoxifen)* 420
Tamoxifen 420
- Endokrinologie 574, 584
- Onkologie 626
Tamoxifen HEXAL *(Tamoxifen)* 420

Tamoxifen-ratioph. *(Tamoxifen)* 420
Tamsu-Astellas *(Tamsulosin)* 406
Tamsulosin 406
- Urologie 766, 768
Tamsulosin Beta *(Tamsulosin)* 406
Tamsulosin HEXAL *(Tamsulosin)* 406
Tamsunar *(Tamsulosin)* 406
Tannin
- Dermatologie 715, 727
Tannolact *(Phenolsulfonsäure)* 370
Tannosynt *(Phenolsulfonsäure)* 370
Tantum Verde *(Benzydamin)* 403
Tapentadol 284, 292
Tarceva *(Erlotinib)* 175
Tardocillin *(Benzylpenicillin-Benzathin)* 218
Tardyferon *(Eisen-II-Ion)* 145
Tardyferon-FOL *(Folsäure + Eisen)* 151
Tarektin *(Tadalafil)* 407
Targin *(Oxycodon + Naloxon)* 288
Targocid *(Teicoplanin)* 242
Targretin *(Bexaroten)* 194
Tarka *(Verapamil + Trandolapril)* 41
Tarmed *(Steinkohlenteer)* 374
Tasigna *(Nilotinib)* 177
Tasimelteon 347
Tasmar *(Tolcapon)* 320
Tauxib *(Etoricoxib)* 203
Tavanic *(Levofloxacin)* 236
Tavegil *(Clemastin)* 17, 85
Tavor *(Lorazepam)* 362
Taxane 162
Taxceus *(Docetaxel)* 163
Taxomedac *(Paclitaxel)* 163
Taxotere *(Docetaxel)* 163
Tazobactam 217, 222, 223, 227
- Gastroenterologie 533
- Pädiatrie 799
- Pneumologie 498, 502, 504, 507, 515, 517
- Urologie 762, 764

Td-Impfstoff Mérieux *(Tetanus- + Diphtherie-Toxoid)* 279
Td-pur *(Tetanus- + Diphtherie-Toxoid)* 279
Tecentriq *(Atezolizumab)* 184
Tecfidera *(Dimethylfumarat)* 335
Tedizolid 244
Teduglutid 109
Teer Linola Fett *(Steinkohlenteer)* 374
Tegafur 160
Tegretal *(Carbamazepin)* 307
Tegsedi *(Inotersen)* 139
Teicoplanin 242
- Dermatologie 702
Teicoplanin HEXAL *(Teicoplanin)* 242
Telavancin 242
Telbivudin
- Gastroenterologie 528
Televis Stulln *(Naphazolin)* 395
Telfast *(Fexofenadin)* 85
Telmisartan 26, 36, 37
- Kardiologie 447
Telmisartan HEXAL *(Telmisartan)* 26
Telotristatethyl 109
- Onkologie 622
Telzir *(Fosamprenavir)* 259
Temagin Pac *(ASS + Paracetamol + Coffein)* 205
Temazepam 363
- Geriatrie 440
Temazep-CT *(Temazepam)* 363
Temgesic *(Buprenorphin)* 289
Temocillin 221
Temodal *(Temozolomid)* 156
Temopen *(Temocillin)* 221
Temozo Cell *(Temozolomid)* 156
Temozolomid
- Onkologie 621, 637
Temozolomid HEXAL *(Temozolomid)* 156
Temsirolimus 179
- Hämatologie 598
- Onkologie 631

Tenecteplase 65
- Kardiologie 456
Teneretic *(Atenolol + Chlortalidon)* 38
Tenofovir 15, 255
Tenofovir Aristo *(Tenofovir-Disoproxil)* 256
Tenofovir Cipla *(Tenofovir-Disoproxil)* 256
Tenofovir HEXAL *(Tenofovir-Disoproxil)* 256
Tenofovir-Alafenamid 256, 528
- Gastroenterologie 528
Tenofovir-Disoproxil 254–257, 264
- Gastroenterologie 528
Tenormin *(Atenolol)* 27
Tensoflux *(Amilorid + Bendroflumethiazid)* 45
Tenuate *(Amfepramon)* 134
Tera Tad *(Terazosin)* 406
Terablock *(Terazosin)* 406
Terazosin 33, 406
- Geriatrie 438
- Urologie 768
Terazosin AL *(Terazosin)* 33
Terazosin HEXAL *(Terazosin)* 406
Terazosin Stada *(Terazosin)* 33
Terbinafin 269, 381
- Dermatologie 719, 720
- Pädiatrie 823
Terbinafin AL *(Terbinafin)* 269
Terbinafin HEXAL *(Terbinafin)* 269
Terbinafin-CT *(Terbinafin)* 381
Terbinafinhydrochlorid AL *(Terbinafin)* 381
Terbinafinhydrochlorid Stada *(Terbinafin)* 381
Terbutalin 20, 73, 75
- Anästhesie 664
- Dermatologie 725
- Pneumologie 482, 483, 485, 486, 489, 494
Terbutalin AL *(Terbutalin)* 75
Teriflunomid 335
Teriparatid 128
- Endokrinologie 567

Terlipressin 143
Terzolin *(Ketoconazol)* 380
Testim *(Testosteron)* 408
Testogel *(Testosteron)* 408
Testopatch *(Testosteron)* 408
Testosteron 408
- Endokrinologie 581
Testosteron-Depot *(Testosteron)* 408
Testosteronundecanoat 408
Testoviron-Depot *(Testosteron)* 408
Tetanus- + Diphtherie- + Pertussis-Toxoid 280
Tetanus- + Diphtherie-Toxoid 279
Tetanus-Immunisierung 279, 280, 282
Tetmodis *(Tetrabenazin)* 337
Tetrabenazin 337
- Neurologie 671
Tetrabenazin neuraxph. *(Tetrabenazin)* 337
Tetracosactid 144
Tetracyclin 95, 231
- Gastroenterologie 522
- Infektiologie 550
Tetracyclin Wolff *(Tetracyclin)* 231
Tetracycline 230
Tetrahydrobiopterin (BH4)-Mangel 140
Tetrahydrocannabinol 333
Tetrazepam
- Neurologie 677, 686
Tetrazyklische Antidepressiva 341
Tetryzolin 395
- Ophthalmologie 733
Tevabone *(Alendronsäure + Alfacalcidol)* 131
Tevanate *(Alendronsäure)* 131
Teveten Mono *(Eprosartan)* 25
Teveten plus *(Eprosartan + Hydrochlorothiazid)* 36
Teysuno *(Tegafur + Gimeracil + Oteracil)* 160
Tezacaftor 141
Thalassämie 148, 587

Handelsnamen = fett   Wirkstoffe = kursiv

Thalidomid 197
- Hämatologie 601, 602
Thalidomide Celgene *(Thalidomid)* 197
Thallium-Intoxikation 848
Tham Koehler 3M *(Trometamol)* 305
Thealoz Duo *(Trehalose + Hyaluronsäure)* 396
Theodrenalin 55
- Anästhesie 663
Theophyllin 20, 81
- Anästhesie 664
- Dermatologie 725
- HNO 748
- Pädiatrie 785
- Pneumologie 495
Theophyllin-Intoxikation 848
Theophyllin-ratioph. *(Theophyllin)* 81
Therapeutische Breite 851
Thevier *(Levothyroxin)* 126
Thiamazol 128
- Endokrinologie 572, 573
- Pädiatrie 800
Thiamazol Henning *(Thiamazol)* 128
Thiamazol HEXAL *(Thiamazol)* 128
Thiamin 148, 149
- Psychiatrie 690, 692
- Toxikologie 841
Thiaziddiuretika, Geriatrie 438
Thilo-Tears *(Filmbildner)* 396
Thiobitum *(Ammonium-bituminosulfonat)* 370
Thioctacid *(Alpha-Liponsäure)* 336
Thioguanin
- Hämatologie 598
Thioguanin Aspen *(Tioguanin)* 158
Thiopental 293
- Anästhesie 663
Thiopental Inresa *(Thiopental)* 293
Thiopental Rotexmedica *(Thiopental)* 293

Thioridazin 351
- Geriatrie 439
Thioridazin-neuraxpharm *(Thioridazin)* 351
Thomapyrin Classic Schmerz *(ASS + Paracetamol + Coffein)* 205
Thomapyrin Intensiv *(ASS + Paracetamol + Coffein)* 205
Thrombangitis obliterans 69, 478
Thrombininhibitoren 61, 70
Thrombocid *(Natrium-Pentosanpolysulfat)* 386
Thromboembolie 57–61, 65
Thromboembolische Risiken 64
Thrombolyse 687
Thrombopenie 72
Thrombophlebitis 386, 479
Thrombose 58, 59, 61, 65
- Akuttherapie 479
Thromboseprophylaxe 57–61
Thrombozytenaggregationshemmer 66
Thrombozytendysfunktion 143
Thrombozytenkonzentrat
- Anästhesie 668
- Pädiatrie 801
Thrombozythämie, essentielle 194, 195, 591
Thrombozytopenische Purpura 72, 275
Thybon *(Liothyronin)* 126
Thyreoiditis 574
- de Quervain 575
- Hashimoto 574
- Riedel 574
- subakute 575
Thyreostatika 127
Thyreotoxische Krise 128
Thyronajod *(Levothyroxin + Kaliumiodid)* 127
Thyrotardin-inject *(Liothyronin)* 126
Thyrozol *(Thiamazol)* 128
TIA 67, 68
Tianeptin 348
- Psychiatrie 693

Tianeurax *(Tianeptin)* 348
Tiaprid 337
- Neurologie 671
Tiaprid AL *(Tiaprid)* 337
Tiaprid HEXAL *(Tiaprid)* 337
Tiapridal *(Tiaprid)* 337
Tiaprofensäure 201
Tibiafraktur 134
Tibolon 419
- Gynäkologie 778
- Neurologie 681
Tibolon Aristo *(Tibolon)* 419
Ticagrelor 68
- Kardiologie 451, 455
Tic-ErkrankungenTics 354
Ticlopidi Neuraxph. *(Ticlopidin)* 68
Ticlopidin 68
- Geriatrie 439
Ticlopidin AL *(Ticlopidin)* 68
Tigecyclin 231
- Dermatologie 702
Tigreat *(Frovatriptan)* 324
Tiklid *(Ticlopidin)* 68
Tiklyd *(Ticlopidin)* 68
Tildrakizumab 376
- Dermatologie 723
Tilicomp Beta *(Tilidin + Naloxon)* 291
Tilidin 284, 291
- Geriatrie 437
- Neurologie 685
- Ophthalmologie 744
Tilidin HEXAL comp. *(Tilidin + Naloxon)* 291
Timo Vision *(Timolol)* 391
Timo-Comod *(Timolol)* 391
TimoHEXAL *(Timolol)* 391
Timolol 391, 393
- Ophthalmologie 738, 742–744
Timolol 1A Pharma *(Timolol)* 391
Timonil *(Carbamazepin)* 307
Tim-Ophtal *(Timolol)* 391
Timo-Stulln *(Timolol)* 391
Timox extent *(Oxcarbazepin)* 308
Tinatox *(Tolnaftat)* 381

948 Tin–Tra

Tinea capitis 718
- bei Kindern 823

Tinea corporis 718
- bei Kindern 823

Tinidazol
- Infektiologie 650, 651

Tinnitus aurium 757

Tinzaparin 59
- Kardiologie 479
- Pneumologie 510

Tioblis *(Ezetimib + Atorvastatin)* 125

Tioguanin 158

Tiopronin 436
- Urologie 768

Tiorfan *(Racecadotril)* 101

Tiotropiumbromid 77, 78
- Pädiatrie 793
- Pneumologie 495

Tiotropiumbromid (Softhaler)
- Pneumologie 486

Tipiracil 160

Tipranavir 259

Tirgon *(Bisacodyl)* 99

Tirofiban 68
- Kardiologie 451, 455

Tirofiban HEXAL *(Tirofiban)* 68

Tirofiban Ibisqus *(Tirofiban)* 68

Tisagenlecleucel 198
- Hämatologie 597

Titandioxid 110

Titralgan *(ASS + Paracetamol + Coffein)* 205

Titretta *(Paracetamol + Codein)* 205

Tivicay *(Dolutegravir)* 265

Tivozanib 178
- Onkologie 632

Tixteller *(Rifaximin)* 247

Tizanidin 329
- Neurologie 681, 686

Tizanidin Teva *(Tizanidin)* 329

TNF-alpha 189, 211

Tobi *(Tobramycin)* 234

Tobi Podhaler *(Tobramycin)* 234

Tobramaxin *(Tobramycin)* 387

Tobramycin 234, 387
- Pneumologie 504, 515, 517
- Urologie 764

Tobramycin B. Braun *(Tobramycin)* 234

Tobrazid *(Tobramycin)* 234

Tocilizumab 216
- Rheumatologie 640

Toctino *(Alitretinoin)* 373

Tofacitinib 216
- Rheumatologie 640, 643

Tokolyse 18, 428, 429

Tolcapon 320

Tolcapon-neuraxpharm *(Tolcapon)* 320

Tolid *(Lorazepam)* 362

Tollwut-Immunisierung 282

Tollwutimpfstoff 282

Tollwutimpfstoff (HDC) inaktiviert *(Tollwutimpfstoff)* 282

Tolnaftat 381
- Dermatologie 719

Toloniumchlorid 436
- Toxikologie 844, 848

Tolperison 329
- Geriatrie 439

Tolperison HEXAL *(Tolperison)* 329

Tolperison Stada *(Tolperison)* 329

Tolterodin 405
- Geriatrie 440
- Neurologie 681
- Urologie 769, 770

Tolterodin HEXAL *(Tolterodin)* 405

Tolterodin Puren *(Tolterodin)* 405

Tolucombi *(Telmisartan + Hydrochlorothiazid)* 36

Toluidinblau *(Toloniumchlorid)* 436

Tolura *(Telmisartan)* 26

Tolvaptan 143
- Endokrinologie 552

Tonometrie 387

Tonotec *(Amlodipin + Ramipril)* 40

Tonsillitis 750

Tonsillopharyngitis
- Streptokokken bei Kindern 826

Topamax *(Topiramat)* 311, 326

Topiramat 311, 326
- Neurologie 671, 673–676, 687
- Pädiatrie 816

Topiramat Heumann *(Topiramat)* 311

Topiramat Migräne Stada *(Topiramat)* 326

Topiramat-neuraxpharm *(Topiramat)* 311

Topisolon *(Desoximetason)* 372

Topoisomerase-I-Hemmer 166

Topotecan 166
- Onkologie 608, 609

Topotecan Medac *(Topotecan)* 166

Topsym *(Fluocinonid)* 372

Toragamma *(Torasemid)* 42

Torasemid 42
- Endokrinologie 552–554
- Gastroenterologie 531
- Kardiologie 449, 458, 467
- Nephrologie 538, 539

Torasemid HEXAL *(Torasemid)* 42

Torem *(Torasemid)* 42

Torisel *Temsirolimus* 179

Torsade de pointes 300, 475

Torticollis 329

Tostran 2% *(Testosteron)* 408

Toujeo *(Insulin glargin)* 118, 119

Tourette-Syndrom 354

Tovanor *(Glycopyrroniumbromid)* 76

Tovedeso *(Desfesoterodin)* 404

Toviaz *(Fesoterodin)* 404

Toxogonin *(Obidoximchlorid)* 436

Toxoplasmose 237, 246
- Retinochorioiditis 739

TP-Ophtal *(Pilocarpin + Timolol)* 393

Trabectedin 198

Tracleer *(Bosentan)* 90

Handelsnamen = fett   Wirkstoffe = kursiv

Tra–Tri 949

Tramadol 205, 284, 291
- Anästhesie 666
- Dermatologie 728
- Endokrinologie 568
- Gastroenterologie 527
- Neurologie 685
- Pädiatrie 812
- Rheumatologie 639
Tramadolor *(Tramadol)* 291
Tramadol-ratioph. *(Tramadol)* 291
Tramal *(Tramadol)* 291
Tramal long *(Tramadol)* 291
Tramazolin 399
Trametinib 178
- Dermatologie 730
Trandolapril 24, 41
Tränenersatzmittel 733
Tränenkanalinfektion 387
Tranexamsäure 66
- Anästhesie 669
- Pädiatrie 801, 802
Tranexamsäure HEXAL *(Tranexamsäure)* 66
Translarna *(Ataluren)* 137
Transplantatabstoßung 276
Transtec PRO *(Buprenorphin)* 289
Transthyretin-Amyloidose 139, 140
Tranxilium *(Dikaliumclorazepat)* 361
Tranylcypromin 342
- Geriatrie 437
- Psychiatrie 693
Tranylcypromin Aristo *(Tranylcypromin)* 342
Tranylcypromin-neuraxpharm *(Tranylcypromin)* 342
Trapidil 47
Trastuzumab 188
- Onkologie 625, 629
Trastuzumab Emtansin 188
- Onkologie 630
Trasylol *(Aprotinin)* 66
Travatan *(Travoprost)* 393
Travex One *(Tramadol)* 291
Travo Vision *(Travoprost)* 393

Travo/Timol AL *(Travoprost + Timolol)* 393
Travoprost 393
- Ophthalmologie 743
Travoprost 1A *(Travoprost)* 393
Travoprost AL *(Travoprost)* 393
Travotimvision *(Travoprost + Timolol)* 393
Trazimera *(Trastuzumab)* 188
Trazodon 348
Trazodon HEXAL *(Trazodon)* 348
Trazodon-neuraxpharm *(Trazodon)* 348
Tregor *(Amantadin)* 321
Trehalose 396
- Ophthalmologie 733
Trelegy *(Vilanterol + Fluticasonfuroat +Umeclidinium)* 80
Tremfya *(Guselkumab)* 376
Tremor, essentieller 29
- bei Kindern 819
Trenantone *(Leuprorelin)* 411, 421
Trental *(Pentoxifyllin)* 69
Treosulfan 154
- Onkologie 634
Treponema 217
Treprostinil 91
- Pneumologie 513
Treprostinil beta *(Treprostinil)* 91
Tresiba *(Insulin degludec)* 119
Tresiba *(Insulin degludec)* 118
Tretinoin 198, 378
- Dermatologie 709, 729
Trevicta *(Paliperidon)* 357
Trevilor *(Venlafaxin)* 346
Trexject Fertigspr. *(Methotrexat)* 207
TRH 144
TRH Ferring *(Protirelin)* 144
Tri Thiazid *(Triamteren + Hydrochlorothiazid)* 45
Triamcinolon 210, 400
- Dermatologie 713, 715, 716, 718
- Ophthalmologie 746

Triamcinolonacetonid 371, 382
- Dermatologie 712
- HNO 754
- Rheumatologie 638, 639
Triamgalen *(Triamcinolonacetonid)* 371
TriamHEXAL *(Triamcinolon)* 210
Triampur comp. *(Triamteren + Hydrochlorothiazid)* 45
Triamteren 39, 43, 45
- Kardiologie 446
- Neurologie 686
Triamteren comp.-ratioph. *(Triamteren + Hydrochlorothiazid)* 45
Triapin *(Felodipin + Ramipril)* 40
Triapten *(Foscarnet)* 379
Triazolam 363
- Geriatrie 440
Trichinose 270, 271
Trichomoniasis 239
Trichuriasis 271
Triclosan 372
- Dermatologie 713, 721
Triebdämpfung 409
Trientin 141
Trientine
- Endokrinologie 570
Trifluridin 160
- Ophthalmologie 735
Trifluridin/Tipiracil
- Onkologie 623
Trigeminusneuralgie 307, 677
Trigoa *(Ethinylestradiol + Levonorgestrel)* 424
Trihexphenidyl 321
Trileptal *(Oxcarbazepin)* 308
Trimbow *(Formoterol + Beclometason + Glycopyrronium)* 80
Trimethoprim 238
- Dermatologie 701
- Geriatrie 437
- Nephrologie 550
- Pädiatrie 828
Trimetphoprim
- Urologie 761

950 Tri–Ult

Trimineurin *(Trimipramin)* 340
Trimipramin 340
- Geriatrie 437
- Psychiatrie 693
Trimipramin-neuraxpharm *(Trimipramin)* 340
Trinordiol *(Ethinylestradiol + Levonorgestrel)* 424
Tripelennamin 385
Tripeltherapie
- französische 521
- italienische 522
Triprolidin 401
- Geriatrie 438
Triptane 323
Triptorelin 411
Triquilar *(Ethinylestradiol + Levonorgestrel)* 424
Trisequens *(Estradiol + Norethisteronacetat)* 418
Triumeq *(Dolutegravir + Abacavir + Lamivudin)* 265
Trivastal *(Piribedil)* 317
Triveram *(Atorvastatin + Perindopril + Amlodipin)* 41, 124
Trizivir *(Lamivudin + Zidovudin + Abacavir)* 256
Trizyklische Antidepressiva 338
Trofosfamid 154
Tromcardin Kalium + Magnesium *(Kalium + Magnesium)* 300
Trometamol 305
Tropicamid 394
- Ophthalmologie 737
Tropisetron 107
- Anästhesie 665
Trospi *(Trospiumchlorid)* 405
Trospiumchlorid 405
- Geriatrie 440
- Neurologie 681
- Urologie 769
TRPV1-Rezeptoragonisten 299
Trulicity *(Dulaglutid)* 119
Trumenba *(Meningokokken-B-Adsorbat)* 279
Trusopt *(Dorzolamid)* 392

Truvada *(Emtricitabin + Tenofovir)* 255
Truxima *(Rituximab)* 188, 215
Tryasol Codein *(Codein)* 84
Trypanosomiasis 245
Tryptophan 365
Tuberkulose 248–251, 658
- bei Kindern 807
- Halslymphknoten 660
- Haut 661
- Meningitis 660
- Pleuritis exsudativa 659
- urogenital 661
Tuberkulostatika 247
- Kombinationen 250
- Reservemittel 250
Tuboovarialabszess 765, 772
Tularämie 250
Tumenol
- Dermatologie 715
Tumor
- hormonaktiv 109
- solider mit NTRK-Genfusion 176
Tumor, hormonaktiv 109
Tumorlyse 130
Tumornekrosefaktor-alpha 189, 211
Tumorschmerz 204, 286, 287
Turfa Gamma *(Triamteren + Hydrochlorothiazid)* 45
Turixin *(Mupirocin)* 401
Tutofusin *(Vollelektrolytlösung)* 302
Tutofusin H G5 *(Halbelektrolytlösung)* 302
Tutofusin OPG *(Zweidrittel-elektrolytlösung)* 302
Tutofusin Viaflo *(Vollelektrolytlösung)* 302
Twinrix Erwachsene *(Hepatitis-A- + -B-Impfstoff)* 281
Twinrix Kinder *(Hepatitis-A- + -B-Impfstoff)* 281
Twynsta *(Telmisartan + Amlodipin)* 37
Tygacil *(Tigecyclin)* 231
Tygecyclin-ratioph. *(Tigecyclin)* 231

Tyloxapol 83
Typhim Vi *(Salmonella-typhi-Polysaccharid)* 279
Typhus 220
- Immunisierung 279
Tyrocidine
- Dermatologie 702
Tyrosinämie 140
Tyrothricin 403
- Dermatologie 702
Tysabri *(Natalizumab)* 335
Tyverb *(Lapatinib)* 176
T-Zellen, genetisch modifiziert 198
T-Zell-Lymphom, kutanes 154, 194

U

Übelkeit 19, 97, 105–108, 209, 364
- bei Kindern 797
- chemotherapieinduzierte 97
- postoperative 97, 354
- strahlentherapieinduzierte 97
Überaktive Blase 327
Übergangszellkarzinom 161
Ubretid *(Distigmin)* 330
UDC AL *(Ursodeoxycholsäure)* 102
Udrik *(Trandolapril)* 24
Ulcus duodeni 96
Ulcus molle 658
Ulcus ventriculi 96
Ulipristalacetat 425
- Gynäkologie 777
Ulkus
- gastroduodenales 92–94, 96
- Haut 379, 385
- Hornhaut 388
Ulkuskrankheit 521
- bei Kindern 799
Ulkusprophylaxe 92–94, 96
Ulkustherapeutika 92
Ultibro *(Glycopyrroniumbromid + Indacaterol)* 77
Ultiva *(Remifentanil)* 288
Ultomiris *(Ravulizumab)* 188

Handelsnamen = fett   Wirkstoffe = kursiv

Ultracarbon *(Kohle, medizinische)* 101, 435
Ultracortenol *(Prednisolon)* 389
Ultreon *(Azithromycin)* 232
Ulunar *(Glycopyrroniumbromid + Indacaterol)* 77
Umeclidiniumbromid 77, 78, 80
- Pneumologie 495, 496
Unacid *(Ampicillin + Sulbactam)* 223
Unacid PD *(Sultamicillin)* 223
Unasyn PD oral *(Sultamicillin)* 223
Unat *(Torasemid)* 42
Unerwünschte Wirkungen 852
Uniphyllin *(Theophyllin)* 81
Unizink *Zink* 301
Unofem *(Levonorgestrel)* 425
Unruhe 20, 350–352, 364
Unruhezustände 691
- bei Kindern 820
Upadacitinib 216
- Rheumatologie 640
Uptravi *(Selexipag)* 91
Uralyt-U *(Kalium-Natrium-Hydrogencitrat)* 411
Urapidil 20, 33
- Gynäkologie 774
- Kardiologie 448, 449
- Toxikologie 834
Urapidil Carino *(Urapidil)* 33
Urapidil Stragen *(Urapidil)* 33
Urat-Nephropathie 130
Uratsteine 768
Urbason *(Methylprednisolon)* 210
Urea 40%
- Dermatologie 719
Urea 5–10%
- Dermatologie 713, 715, 717
Ureotop *(Harnstoff)* 383
Urethritis 233, 764
- Chlamydien 652
- Herpes simplex 654
- Mykoplasmen 657, 764
Urgeinkontinenz 769
Urikostatikum 130
Urikosurika 129
Urivesc *(Trospiumchlorid)* 405

Urogenitalinfektionen 231–236
Urogenitalsystem 534, 759
Urogenitaltuberkulose 661
Urokinase 65
- Kardiologie 480
- Ophthalmologie 741
- Pneumologie 511
Urokinase medac *(Urokinase)* 65
UROKIT Doxo-cell *(Doxorubicin)* 164
Urolithiasismittel 411
Urologie 759
- pädiatrische 827
Uromitexan *(Mesna)* 198
Urorec *(Silodosin)* 406
Urosepsis 762
Urospasmolytika 404
Uro-Tablinen *(Nitrofurantoin)* 240
Urothelkarzinom 161, 184
UroVaxom *(E.-coli-Lysat)* 761
Uroxatral *(Alfuzosin)* 406
Urso *(Ursodeoxycholsäure)* 102
Urschol *(Ursodeoxycholsäure)* 102
Ursodeoxycholsäure 102
- Gastroenterologie 530, 532
Ursofalk *(Ursodeoxycholsäure)* 102
Urtikaria 85, 86, 724
- akute 724, 725
- bei Kindern 811
- chronische 85, 725
- Luftnot 725
- Quincke-Ödem 725
- Schock 725
Urtimed *(Rupatadin)* 86
Ustekinumab 377
- Dermatologie 723, 724
- Rheumatologie 643
Uterus myomatosus 421
Utrogest *(Progesteron)* 416
Utrogestan *(Progesteron)* 416
Uveitis 213, 389, 737
- anterior 737
- hintere 738
- intermediäre 738
UV-Protektiva 384

V

Vaginitis, Candida 267
Vaginose, bakterielle 233
Valaciclovir 252
- Dermatologie 727, 728
- Infektiologie 654, 655
Valaciclovir 1A Pharma *(Valaciclovir)* 252
Valaciclovir HEXAL *(Valaciclovir)* 252
Valcyte *(Valganciclovir)* 252
Valdoxan *(Agomelatin)* 347
Valette *(Ethinylestradiol + Dienogest)* 423
Valganciclovir 252
Valganciclovir HEXAL *(Valganciclovir)* 252
Valganciclovir Mylan *(Valganciclovir)* 252
Valocordin Diazepam *(Diazepam)* 361
Valoron N *(Tilidin + Naloxon)* 291
Valproat
- Pädiatrie 816, 817
Valproat HEXAL *(Valproinsäure)* 311
Valproat-neuraxph. *(Valproinsäure)* 311
Valproinsäure 311
- Geriatrie 438
- Hämatologie 592
- Neurologie 671, 672, 673, 676, 682
- Pädiatrie 786, 816
- Psychiatrie 695
Valsacor *(Valsartan)* 26
Valsacor comp. *(Valsartan + Hydrochlorothiazid)* 37
Valsartan 38
Valsartan 26, 37, 38
- Kardiologie 447, 452, 454, 460, 468
- Pädiatrie 791, 810
Valsartan Henning *(Valsartan)* 26
Valsartan HEXAL *(Valsartan)* 26

Val–Ver

Valsartan Stada *(Valsartan)* 26
Valsartan-ratioph. comp. *(Valsartan + Hydrochlorothiazid)* 37
Valtrex *(Valaciclovir)* 252
Vanco Saar *(Vancomycin)* 243
Vancomycin 217, 243
– Dermatologie 702
– HNO 756
– Infektiologie 650, 651
– Kardiologie 476
– Neurologie 678
– Ophthalmologie 740
– Pneumologie 504, 506
– Urologie 762
Vancomycin Enterocaps *(Vancomycin)* 243
Vancomycin Hikma *(Vancomycin)* 243
Vancomycin-ratioph. *(Vancomycin)* 243
Vancomycinresistente Enterokokken 217, 231
Vancosan *(Vancomycin)* 243
Vandetanib 179
– Onkologie 631
Vaniqa *(Eflornithin)* 386
Vantobra *(Tobramycin)* 234
Vaprino *(Racecadotril)* 101
Vaqta *(Hepatitis-A-Impfstoff)* 281
Vardegin *(Vardenafil)* 408
Vardenafil 408
– Urologie 770
Vardenafil Stada *(Vardenafil)* 408
Vardenaristo *(Vardenafil)* 408
Vareniclin 369
– Pneumologie 491
Vargatef *(Nintedanib)* 177
Varicella-Zoster-Immunisierung 282
Varicella-Zoster-Impfstoff 282
Varilrix *(Varizellen-Impfstoff)* 282
Variquel *(Terlipressin)* 143
Varivax *(Varizellen-Impfstoff)* 282

Varizellen 727
– bei Kindern 809
– Immunisierung 282
Varizellen-Immunisierung 281
Varizellen-Impfstoff 282
Varuby *(Rolapitant)* 189
Vascal uno *(Isradipin)* 31
Vasodilatatoren
– direkte 34
– periphere 449
Vasokonstriktiva 395
Vasomotal *(Betahistin)* 105
Vasopressin
– Anästhesie 668
Vasopressinantagonisten 143
Vasosan *(Colestyramin)* 124
Vasospasmen 331
Vectibix *(Panitumomab)* 187
Vecuronium 296
Vecuronium Bradex *(Vecuronium)* 296
Vecuronium Inresa *(Vecuronium)* 296
Vecuronium-Antagonisierung 297
Vedolizumab 216
– Gastroenterologie 525
Velafee *(Ethinylestradiol + Dienogest)* 423
Velaglucerase alfa 141
Velcade *(Bortezomib)* 195
Velmanase alfa 141
Velmetia *(Sitagliptin + Metformin)* 116
Velpatasvir 262
– Gastroenterologie 529
Velphoro *(Sucroferric-Oxyhydroxid)* 111
Veltassa *(Patiromer)* 412
Vemlidy *(Tenofovir-Alafenamid)* 256
Vemurafenib 179
– Dermatologie 730
Venclyxto *(Venetoclax)* 198
Venenthrombosen 60, 62
Venetoclax 198
– Hämatologie 595
Venlafaxin 346
– Psychiatrie 693, 697, 698

Venlafaxin-CT *(Venlafaxin)* 346
Venlafaxin-ratioph. *(Venlafaxin)* 346
Venofer *(Eisen-III-Ion)* 145
Venookklusive Erkrankung, hepatische 62
Ventavis *(Iloprost)* 90
Ventilastin *(Salbutamol)* 73
Ventolair *(Beclometason)* 78
Ventolair Steri-Neb *(Beclometason)* 78
Ventrikuläre Tachykardie 474
– Kinder 789
Vepesid *(Etoposid)* 162
VeraHEXAL *(Verapamil)* 20, 30
Veramex *(Verapamil)* 30
Verapamil 20, 30, 39, 41
– Geriatrie 438
– Kardiologie 447, 457, 469, 471, 473
– Neurologie 675
– Pädiatrie 789
Verapamil-ratioph. *(Verapamil)* 30
Veratide *(Verapamil + Hydrochlorothiazid + Triamteren)* 39
Verätzung am Auge 736
Verätzungen bei Kindern 789
Verbrennung am Auge 736
Verbrennungen 234, 379, 385
Verdauungsenzyme 103
Verdauungsstörung 103
Veregen *(Grünteeblätterextrakt)* 386
Vergentan *(Alizaprid)* 106
Vergiftungen 101, 431
– Pädiatrie 789
Verhaltensstörung 358
Veri-Aristo *(Ethinylestradiol + Etonogestrel)* 425
Vermox *(Mebendazol)* 271
Vernakalant
– Kardiologie 472
Vernakalanthydrochlorid 51
Verner-Morrison-Syndrom 584
Verrucae vulgares 726

Handelsnamen = **fett**   Wirkstoffe = *kursiv*

Verrucid *(Salicylsäure)* 383
Verrumal *(Salicylsäure + Fluoruracil + Dimethylsulfoxid)* 383
Verschreibungspflicht 852
Verstauchungen 200
Verteilung 850
Verteporfin 398
Vertigo Meresa *(Sulpirid)* 351
Vertigo Neogama *(Sulpirid)* 351
Vertigo-Vomex *(Dimenhydrinat)* 105
Verwirrtheit 350, 352, 364
Verwirrtheitssyndrome 691
Verzenios *(Abemaciclib)* 173
Verzögerungsinsulin 118
Verzögerungsinsuline 118, 119
Vesanoid *(Tretinoin)* 198
Vesikur *(Solifenacin)* 405
Vestronidase alfa 141
Veyvondi *(Vonicog alfa)* 14, 70
VFEND *(Voriconazol)* 268
Viacoram *(Amlodipin + Perindopril-Arginin)* 40
Viacorind *(Perindopril + Amlodipin + Indapamid)* 35
Viagra *(Sildenafil)* 407
Viani *(Salmeterol + Fluticasonpropionat)* 80
Vibativ *(Telavancin)* 242
Vibrio cholerae 650
Victoza *(Liraglutid)* 114
Vidaza *(Azacitidin)* 159
Videx *(Didanosin)* 254
Viekirax *(Ombitasvir + Paritaprevir + Ritonavir)* 262
Vigabatrin 309
Vigantol *(Colecalciferol)* 149
Vigantoletten *(Colecalciferol)* 149
Vigil *(Modafinil)* 367
Vilanterol 78, 80
- Pneumologie 484–486, 495, 496
Vildagliptin 116
Vimizim *(Elosulfase alfa)* 138
Vimpat *(Lacosamid)* 307

Vinblastin 161
- Hämatologie 600
- Onkologie 606
Vinblastinsulfat Teva *(Vinblastin)* 161
Vinca-Alkaloide 161
Vincristin 161
- Hämatologie 590, 592, 593, 596, 600
- Onkologie 607, 608, 636, 637
Vincristinsulfat Teva *(Vincristin)* 161
Vindesin 161
Vinflunin 161
- Onkologie 606
Vinorelbin 162
- Onkologie 609, 610, 628, 633
Vinorelbin Accord *(Vinorelbin)* 162
Vinorelbin Actavis *(Vinorelbin)* 162
Vinorelbin Nc *(Vinorelbin)* 162
Violette *(Ethinylestradiol + Dienogest)* 423
VIPom 584
Viramune *(Nevirapin)* 258
Viread *(Tenofovir-Disoproxil)* 256
Virgan *(Ganciclovir)* 388
Viridal *(Alprostadil)* 388
Virupos *(Aciclovir)* 388
Virushepatitis
- A, akute 527
- C, chronische 529
Virusinfektionen der Lider 732
Virustatika 251
- Auge 388
- Haut 379
Visanne *(Dienogest)* 416
Visine Yxin *(Tetryzolin)* 395
Visken *(Pindolol)* 29
Vismodegib 198
- Dermatologie 730
Vistabel *(Clostridium-botulinum-Toxin Typ A)* 327
Vistagan Liquifilm *(Levobunolol)* 391

Visudyne *(Verteporfin)* 398
Vitaferro *(Eisen-II-Ion)* 145
Vitamin ADEK
- Gastroenterologie 527, 531
- Pneumologie 517
Vitamin B 111, 148
Vitamin B1 (Thiamin) 148, 149
Vitamin B1 + B6 + B12 + Folsäure
- Gastroenterologie 531
Vitamin B1 Hevert *(Thiamin)* 148
Vitamin B12
- Onkologie 615
- Pädiatrie 801
Vitamin B12 (Cyanocobalamin) 148, 149
Vitamin B12-ratioph. *(Cyanocobalamin)* 148
Vitamin B1-ratioph. *(Thiamin)* 148
Vitamin B2 (Riboflavin) 148
Vitamin B2 Jenapharm *(Riboflavin)* 148
Vitamin B6 (Pyridoxin) 148, 149
- Neurologie 679
- Pädiatrie 787, 815
Vitamin B6 Hevert *(Pyridoxin)* 148
Vitamin B6-ratioph. *(Pyridoxin)* 148
Vitamin C 149
Vitamin C Loges *(Ascorbinsäure)* 149
Vitamin D 149
- Gastroenterologie 527
Vitamin D3
- Endokrinologie 567, 580
Vitamin D3 Hevert *(Colecalciferol)* 149
Vitamin E
- Gastroenterologie 527
Vitamin K 150
- Gastroenterologie 527
Vitamin K1 *(Phytomenadion)* 150
Vitamin-A-Säure
- Dermatologie 717, 726

Vitamin-B12-Mangel 148, 149, 587
- bei Kindern 801
Vitamin-B1-Mangel 148, 149
Vitamin-B2-Mangel 148
Vitamin-B6-Mangel 148, 149
Vitamin-C-Brause 736
Vitamin-C-Mangel 149
Vitamin-D-Mangel 149, 150
Vitaros *(Alprostadil)* 407
VITRAKVI *(Larotrectinib)* 176
Vividrin *(Cromoglicinsäure)* 395, 399
Vividrin akut Azela *(Azelastin)* 395
Vivinox Sleep *(Diphenhydramin)* 364
Vizimpro *(Dacomitinib)* 174
VMAT2-Inhibitoren 337
Vobaderm *(Miconazol + Flupredniden)* 382
Vocado *(Olmesartan + Amlodipin)* 37
Vocado HCT *(Olmesartan + Amlodipin + Hydrochlorothiazid)* 38
Volanesorsen 126
Volibris *(Ambrisentan)* 90
Volmac *(Salbutamol)* 75
Volon *(Triamcinolon)* 210
Volon A *(Triamcinolonacetonid)* 210, 371
Volonimat *(Triamcinolonacetonid)* 371
Voltaren *(Diclofenac)* 202
Voltaren ophtha *(Diclofenac)* 390
Voltaren plus *(Diclofenac + Codein)* 205
Voluven 10% *(Stärkederivat)* 304
Voluven 6% *(Stärkederivat)* 304
Vomacur *(Dimenhydrinat)* 105
Vomex *(Dimenhydrinat)* 676
Vomex A *(Dimenhydrinat)* 105
Voncento *(Faktor VIII)* 69

Vonicog alfa 14, 70
- Hämatologie 586
Von-Willebrand-Faktor 70
- Hämatologie 585
- Pädiatrie 802
Von-Willebrand-Jürgens-Syndrom 586
- Kinder 802
von-Willebrand-Jürgens-Syndrom 70
Voretigen Neparvovec 15, 398
Vorhofflattern 469
Vorhofflattern/-flimmern 457
- Therapie 470
Vorhofflimmern 18, 29, 50–53, 61, 62
Voriconazol 268
- Gastroenterologie 519
- Infektiologie 652
Voriconazol Aristo *(Voriconazol)* 268
Voriconazol HEXAL *(Voriconazol)* 268
Voriconazol Mylan *(Voriconazol)* 268
Voriconazol Stada *(Voriconazol)* 268
Vosevi *(Sofosbuvir + Velpatasvir + Voxilaprevir)* 262
Votrient *(Pazopanib)* 177
Votum *(Olmesartan)* 26
Votum plus *(Olmesartan + Hydrochlorothiazid)* 36
Voxilaprevir 259, 262
Vpriv *(Velaglucerase alfa)* 141
VRE 217, 231
Vulvadysplasie 282
Vulvadystrophie 772
Vulvovaginitis 652, 772
- Candida 772
- Herpes simplex 654
vWF 585
Vyndaqel *(Tafamidis)* 140
Vytorin *(Ezetimib + Simvastatin)* 125
VZV-Expositionsprophylaxe bei Kindern 809

W

Wachstumsfaktoren 151
Wachstumshormonrezeptorantagonisten 144
Wachstumsunterdrückung 408
WADA 859
Wadenkrämpfe 327
Wahnerkrankung 697
Wakix *(Pitolisant)* 312
Warfarin 64
Wärmeautoantikörper 275, 588
Wartec *(Podophyllotoxin)* 386
Warzen 383
Waylivra *(Volanesorsen)* 126
Wechselwirkungen 852
Wegener-Granulomatose 206, 645
Wehen, vorzeitige 18, 300, 428, 429
Wehenhemmer 428
Weheninduktion 426
Weichteilinfektionen 220–226, 228, 229, 231–237, 241–244, 246
Weichteilsarkom 154, 156, 164, 177, 198
Wellnara *(Estradiol + Levonorgestrel)* 418
Wellvone *(Atovaquon)* 245
Werlhof, Morbus 589
Wick Husten *(Dextromethorphan)* 84
Wick Sinex *(Oxymetazolin)* 399
Wilms-Tumor 161, 164
Wilson, Morbus 570
Winkelblockglaukom, akut 744
Wirkmechanismen 850
Wirkung 850
World Anti-Doping Agency 859
WPW-Syndrom 17
Wundinfektion 379

Handelsnamen = **fett**   Wirkstoffe = *kursiv*

X

Xadago *(Safinamid)* 319
Xagrid *(Anagrelid)* 194
Xalacom *(Latanoprost + Timolol)* 393
Xalatan *(Latanoprost)* 392
Xalkori *(Crizotinib)* 174
Xaluprine *(Mercaptopurin)* 158
Xamiol *(Calcipotriol + Betamethason)* 374
Xanef *(Enalapril)* 23
Xanthindervate 297
Xanthin-Oxidase-Inhibitoren 130
Xarelto *(Rivaroxaban)* 61
Xelevia *(Sitagliptin)* 115
Xeljanz *(Tofacitinib)* 216
Xeloda *(Capecitabin)* 160
Xenazine *(Tetrabenazin)* 337
Xenical *(Orlistat)* 134
Xenon 296
– Anästhesie 664
Xeomin *(Clostridium-botulinum-Toxin Typ A)* 327
Xeplion *(Paliperidon)* 357
Xeristar *(Duloxetin)* 412
Xermelo *(Telotristatethyl)* 109
Xgeva *(Denosumab)* 133
Xifaxan *(Rifaximin)* 247
Xigduo *(Dapagliflozin + Metformin)* 117
Ximovan *(Zopiclon)* 365
Xipamid 43, 45
– Kardiologie 467
– Nephrologie 538, 539
Xipamid AL *(Xipamid)* 43
Xipamid Stada *(Xipamid)* 43
Xipamid-ratioph. *(Xipamid)* 43
Xolair *(Omalizumab)* 88
Xomolix *(Droperidol)* 107
Xoros *(Aciclovir)* 388
Xospata *(Gilteritinib)* 175
Xoterna *(Glycopyrroniumbromid + Indacaterol)* 77
X-Systo *(Pivmecillinam)* 221
Xtandi *(Enzalutamid)* 410
Xusal *(Levocetirizin)* 86

Xydalba 242
Xydalba *(Dalbavancin)* 242
Xylocain *(Lidocain)* 49, 298
Xylocitin Cor *(Lidocain)* 49
Xylocitin Loc *(Lidocain)* 298
Xylometazolin 399
– HNO 747, 749, 755
Xylonest *(Prilocain)* 298
Xyrem *(4-Hydroxybuttersäure)* 314
Xyzall *(Levocetirizin)* 86

Y

Yaluvea *(Ethinylestradiol + Gestoden)* 423
Yargesa *(Miglustat)* 140
Yasmin *(Ethinylestradiol + Drospirenon)* 423
Yasminelle *(Ethinylestradiol + Drospirenon)* 423
Yasnal *(Donepezil)* 331
Yaz *(Ethinylestradiol + Drospirenon)* 423
Yentreve *(Duloxetin)* 412
Yervoy *(Ipilimumab)* 186
Yescarta *(Axicabtagen-Ciloleucel)* 194
Y-Ibritumomab-Tiuxetan
– Hämatologie 594
Yocon-Glenwood *(Yohimbin)* 408
Yohimbin 408
Yomesan *(Niclosamid)* 271
Yomogi *(Saccharomyces boulardii)* 101
Yondelis *(Trabectedin)* 198
Yvette-ratioph. *(Desogestrel)* 425

Z

ZacPac *(Pantoprazol + Amoxicillin + Clarithromycin)* 94
Zaditen ophta *(Ketotifen)* 395
Zahninfektionen 219, 233, 239
Zalain *(Sertaconazol)* 381
Zalasta *(Olanzapin)* 357

Zaldiar *(Paracetamol + Tramadol)* 205
Zalerg ophtha *(Ketotifen)* 395
Zalmoxis *(T-Zellen, genet. mod.)* 198
Zaltrap *(Aflibercept)* 193
Zanamivir 253
Zaneril *(Lercanidipin + Enalapril)* 40
Zanipress *(Lercanidipin + Enalapril)* 40
Zanosar *(Streptozocin)* 155
Zarzio *(Filgrastim)* 151
Zavedos *(Idarubicin)* 165
Zavedos Oral *(Idarubicin)* 165
Zavesca *(Miglustat)* 140
Zavicefta *(Ceftazidim + Avibactam)* 227
Zebinix *(Eslicarbazepinacetat)* 307
Zeffix *(Lamivudin)* 255
Zejula *(Niraparib)* 196
Zelboraf *(Vemurafenib)* 179
Zeldox *(Ziprasidon)* 358
Zemplar *(Paricalcitol)* 150
Zentral wirksame Abmagerungsmittel 134
Zentralarterienembolie 741
– Lysetherapie 741
Zentrales anticholinerges Syndrom 835
Zentrales vestibuläres Reizsyndrom 105
Zentralvenenthrombose 742
– rheologische Therapie 742
Zepatier *(Elbasvir + Grazoprevir)* 261
Zerbaxa *(Ceftolozan + Tazobactam)* 227
Zerebrale Ischämie 687
Zerrungen 200
Zervikale Dystonie 327
Zervixdysplasie 282
Zervixkarzinom 154–156, 165, 282
Zervizitis 772
– Chlamydien 772
Zessly *(Infliximab)* 215
Zetia *(Ezetimib)* 125

Zevtera *(Ceftobiprol)* 227
Ziagen *(Abacavir)* 254
Ziconotid 292
Zidovudin 256
Zidovudin Aurobindo *(Zidovudin)* 256
Ziel-INR 64
Zienam *(Imipenem + Cilastatin)* 241
Ziextenzo *(Pegfilgrastim)* 152
Ziloxicum *(Acemetacin)* 201
Zindaclin *(Clindamycin)* 377
Zinforo *(Ceftarolinfosamil)* 226
Zink 301
- Endokrinologie 570
Zink-Intoxikation 436, 848
Zinkit *(Zink)* 301
Zinkmangel 301
Zinplava *(Bezlotoxumab)* 278
Ziprasidon 358
- Psychiatrie 695, 696
Ziprasidon AL *(Ziprasidon)* 358
Ziprasidon HEXAL *(Ziprasidon)* 358
Zithromax *(Azithromycin)* 232
Zitrat
- Endokrinologie 555
ZNS-Malignome 637
ZNS-Tumoren 155, 156, 157
Zocor *(Simvastatin)* 122
Zodin *(Omega-3-Säurenethylester)* 125
Zoely *(Estradiol + Nomegestrolacetat)* 422
Zofenil *(Zofenopril)* 24
Zofenopril 24
Zofran *(Ondansetron)* 106
Zoladex *(Goserelin)* 411, 421
Zoledronsäure
- Endokrinologie 570
Zoledron HEXAL *(Zoledronsäure)* 132
Zoledron Medac *(Ziconotid)* 292
Zoledronsäure 132
- Endokrinologie 555, 567
- Hämatologie 601

Zoledronsäure 1A *(Zoledronsäure)* 132
Zolim *(Mizolastin)* 86
Zollinger-Ellison-Syndrom 92, 93, 94, 584
Zolmitriptan 325
- Neurologie 676
Zolmitriptan HEXAL *(Zolmitriptan)* 325
Zolmitriptan Stada *(Zolmitriptan)* 325
Zoloft *(Sertralin)* 344
Zolpidem 365
- Geriatrie 439, 440
Zolpidem Stada *(Zolpidem)* 365
Zolpidem-ratioph. *(Zolpidem)* 365
Zometa *(Zoledronsäure)* 132
Zomig *(Zolmitriptan)* 325
Zonegran *(Zonisamid)* 308
Zonisamid 308
- Neurologie 671, 672
Zonisamid-ratioph. *(Zonisamid)* 308
Zopiclon 365
- Geriatrie 439, 440
Zopiclon HEXAL *(Zopiclon)* 365
Zopiclon-ratioph. *(Zopiclon)* 365
Zostavax *(Varicella-Zoster-Impfstoff)* 282
Zoster 727
- bei Kindern 809
- ophthalmicus 251
- oticus 754
- oticus, bei Kindern 809
Zoster Galen *(Brivudin)* 251
Zostex *(Brivudin)* 251
Zovirax *(Aciclovir)* 251, 379, 388
Zuclopenthixol 352
- Psychiatrie 689
Zugsalbe Effect *(Ammoniumbituminosulfonat)* 370
Zwangserkrankung 699
Zwangsstörung 340, 344
Zweidrittelelektrolytlösungen 302

Zweiphasenpräparate 776
Zwergbandwurm 271
Zyban *(Bupropion)* 369
Zyclara *(Imiquimod)* 386
Zydelig *(Idelalisib)* 195
Zydlig *(Idelalisib)* 195
Zykadia *(Ceritinib)* 174
Zyklitis 389, 394
Zyklolat *(Cyclopentolat)* 394
Zykloplegie 394
Zykloplegika 394
Zyklusstörungen 416, 427
Zyloric *(Allopurinol)* 130
Zymafluor D *(Colecalciferol + Fluorid)* 150
Zynteglo *(Betaglobinstammzellen)* 194
Zypadhera *(Olanzapin)* 357
Zyprexa *(Olanzapin)* 357
Zyrtec *(Cetirizin)* 85
Zystennieren 763
Zystin
- Dermatologie 712
Zystinsteine 411, 768
Zystische Fibrose 102, 516
Zystitis 221, 236, 759
- Dauerkatheterträger 763
- rezidivierende bakterielle 760
Zytiga *(Abirateronacetat)* 409
Zytochrom-P450-System
- CYP1A2 854
- CYP2C19 855
- CYP2C9 855
- CYP2D6 855
- CYP2E1 855
- CYP3A 854
Zytomegalie-Ösophagitis 520
Zytotoxische Antibiotika 163
Zytrim *(Azathioprin)* 275
Zyvoxid *(Linezolid)* 244

Programmübersicht

pockets

Anästhesie pocket	978-3-89862-787-0
Arzneimittel pocket 2021	978-3-89862-832-7
Arzneimittel pocket plus 2021	978-3-89862-833-4
Arzneimittel Therapie pocket 2016	978-3-89862-773-3
Bergmedizin Expeditionsmedizin p.	978-3-89862-743-6
Diabetes mellitus pocket	978-3-89862-828-0
Differenzialdiagnose pocket	978-3-89862-754-2
EKG pocket	978-3-89862-785-6
Heilpraktiker Kompaktwissen p.	978-3-89862-734-4
Homöopathie pocket	978-3-89862-747-4
Kontrazeption pocket	978-3-89862-767-2
Labormedizin pocket	978-3-89862-826-6
Medizinisches Englisch pocket	978-3-89862-239-4
Mensch Körper pocket	978-3-89862-712-2
Neuro Imaging pocket	978-3-89862-749-8
Neurologie pocket	978-3-89862-746-7
Notfallmedikamente pocket	978-3-89862-776-4
Notfallmedizin pocket	978-3-89862-793-1
Phytotherapie pocket	978-3-89862-764-1
Psychiatrie pocket	978-3-89862-827-3
Traumatologie pocket	978-3-89862-769-6
Wörterbuch Medizin pocket	978-3-89862-798-6
Wörterbuch Pflege pocket	978-3-89862-792-4

fasts

Psychiatrie fast – 6h Crashkurs	978-3-89862-567-8

XXS pockets

Arzneimitteldosierungen bei Niereninsuffizienz XXS pocket	978-3-89862-756-6
Impfungen XXS pocket	978-3-89862-566-1
Stroke XXS pocket	978-3-89862-568-5

pockettools

EKG pockettool	978-3-89862-314-8

pocketcards

Anästhesie/Intensivmeds pc Set (2)	978-3-89862-193-9
Antibiotika pc Set 2020-2021 (2)	978-3-89862-425-1
Assessment i. d. Geriatrie pc Set (4)	978-3-89862-168-7
Beatmung pocketcard Set (5)	978-3-89862-421-3
Diabetes mellitus pc Set (3)	978-3-89862-199-1
Echokardiografie pc Set (2)	978-3-89862-422-0
EKG Lineal pocketcard	978-3-89862-011-6
EKG pocketcard	978-3-89862-172-4
EKG pocketcard Set (4)	978-3-89862-152-6
Elektrolyte/Säure-Basen pc Set (3)	978-3-89862-069-7
Fit im Nachtdienst pc Set (4)	978-3-89862-424-4
Gestationsdiabetes pc Set (3)	978-3-89862-157-1
Gicht pocketcard Set (2)	978-3-89862-156-4
Husten pocketcard Set (2)	978-3-89862-147-2
Lungenfunktion pocketcard Set (3)	978-3-89862-423-7
Lungensonografie pc Set (4)	978-3-89862-426-8
Malignes Melanom pc Set (4)	978-3-89862-159-5
Med. Englisch pocketcard Set (2)	978-3-89862-142-7
Med. Sprachtafeln pc Set (3)	978-3-89862-095-6
Neurologie pocketcard Set (4)	978-3-89862-180-9
Normalwerte pocketcard	978-3-89862-114-4
Notarzt pocketcard Set (3)	978-3-89862-196-0
Pädiatrie pocketcard Set (4)	978-3-89862-427-5
Palliativmedizin pocketcard Set (5)	978-3-89862-187-8
Periodensystem pocketcard	978-3-89862-153-3
Pflegeprozess pocketcard Set (3)	978-3-89862-173-1
Psoriasis pocketcard Set (3)	978-3-89862-161-8
Sehproben pocketcard	978-3-89862-110-6
Sono Abdomen pocketcard Set (4)	978-3-89862-185-4

Publikationen des RKI

STIKO Impfempfehlungen 2020/21	978-3-89862-322-3

Programmübersicht

Publikationen der DGVS

Kodierleitfaden Gastroenterologie, Version 2020	978-3-89862-993-5

Pocket-Leitlinien der DDG

Folgeerkrankungen bei Diabetes mellitus (Pocket Guideline 3/6)	978-3-89862-954-6
Diabetes mellitus bei Frauen (Pocket Guideline 4/6)	978-3-89862-955-3
Diabetes mellitus im Kindes- und Jugendalter (Pocket Guideline 5/6)	978-3-89862-956-0
Diabetes mellitus im Alter (Pocket Guideline 6/6)	978-3-89862-957-7

Pocket-Leitlinien der DGK

Akutes Koronarsyndrom ohne ST-Hebung (NSTE-ACS)	978-3-89862-968-3
Aortenerkrankungen	978-3-89862-959-1
Chronisches Koronarsyndrom	978-3-89862-998-0
Device-Therapie b. Herzinsuffizienz	978-3-89862-924-9
Diabetes, Prädiabetes und kardiovaskuläre Erkrankungen	978-3-89862-994-2
Diagnose und Behandlung der hypertrophen Kardiomyopathie	978-3-89862-963-8
Diagnose und Management von Synkopen	978-3-89862-989-8
Diagnose und Therapie der peripheren arteriellen Erkrankungen	978-3-89862-981-2
Diagnostik und Therapie der Dyslipidämien	978-3-89862-995-9
Diagnostik und Therapie der pulmonalen Hypertonie	978-3-89862-969-0
Duale antithrombozytäre Therapie bei koronarer Herzkrankheit	978-3-89862-982-9
Fahreignung bei kardiovaskulären Erkrankungen	978-3-89862-984-3
Gendiagnostik bei kardiovaskulären Erkrankungen	978-3-89862-962-1
Herzinsuffizienz	978-3-89862-974-4
Implantation von Defibrillatoren	978-3-89862-926-3
Infektiöse Endokarditis	978-3-89862-970-6
Kardiopulmonale Reanimation	978-3-89862-966-9
Kardiovaskuläre Erkrankungen in der Schwangerschaft	978-3-89862-990-4
Kardiovaskuläre Komplikationen onkologischer Therapien	978-3-89862-975-1
Konsensusempfehlungen z. Einsatz der Herzbildgebung mit CT u. MRT	978-3-89862-944-7
Management der akuten Lungenembolie	978-3-89862-996-6
Management der arteriellen Hypertonie	978-3-89862-986-7
Management der stabilen koronaren Herzkrankheit	978-3-89862-951-5
Management von Herzklappenerkrankungen	978-3-89862-980-5
Management von Vorhofflimmern	978-3-89862-977-5
Myokardrevaskularisation	978-3-89862-992-8
Nichtkardiale chirurgische Eingriffe	978-3-89862-960-7
Perikarderkrankungen	978-3-89862-971-3
Prävention von Herz-Kreislauf-Erkrankungen	978-3-89862-972-0
Schrittmacher- und kardiale Resynchronisationstherapie	978-3-89862-950-8
Supraventrikuläre Tachykardien	978-3-89862-999-7
Therapie d. akuten Herzinfarktes m. persistierender ST-Streckenhebung	978-3-89862-979-9
Ventrikuläre Arrhythmien und Prävention des plötzlichen Herztodes	978-3-89862-967-6
Vierte Definition des Myokardinfarktes	978-3-89862-987-4

Stand: Juli 2020

Abkürzungen

5-HT	5 Hydroxytryptamin = Serotonin
ACS	akutes Koronarsyndrom
ACT	activated clotting time
ADHS	Aufmerksamkeitsdefizit-/Hyperaktivitätsstörung
AGS	adrenogenitales Syndrom
akt.	aktualisiert
Amp.	Ampulle
Anw.	Anwendung
Anw.Beschr.	Anwendungsbeschränkung
aP	Alkalische Phosphatase
AP	Aktionspotential
Appl.	Applikation
AS	Augensalbe
AT	Augentropfen
BE	Base excess/Broteinheit
Bed.	Bedarf
bek.	bekannt
Btl.	Beutel
Btm	Betäubungsmittelrezept
BZ	Blutzucker
Ca	Karzinom
CED	chronisch entzündliche Darmerkrankung
CPR	Kardiopulmonale Reanimation
CSE	Cholesterol-Synthese-Enzym
d	Tag(e)
DA	Dosieraerosol
DALI	Dosisanpassung bei Leberinsuffizienz
DANI	Dosisanpassung bei Niereninsuffizienz
Dep.	Depot-Lösung
D.m.	Diabetes mellitus
DTI	Dauertropfinfusion
ED	Einzeldosis
ELF	epithelial lining fluid
empf.	empfohlen/empfindlich
Emul.	Emulsion
enth.	enthalten/enthält
Erh. Dos.	Erhaltungsdosis
Erw.	Erwachsene
FG	Frühgeborene
FI	Fachinformation
G-6-PDH	Glukose-6-Phosphat-Dehydrogenase
G-CSF	Granulozyten-Kolonien stimulierender Faktor
GFR	glomeruläre Filtrationsrate
GI	gastrointestinal
Glu	Glukose
glu-Pot	glukokortikoide Potenz
Glyc.	Glycerol
GM-CSF	Granulozyten-Makrophagen-Kolonienstimulierender Faktor
Gran.	Granulat
Gtt.	Tropfen
HD	Hämodialyse
HES	Hydroxyethylstärke
HF	Herzfrequenz
Hkt	Hämatokrit
HWI	Hinterwandinfarkt
HWZ	Halbwertszeit
HZV	Herzzeitvolumen
ICS	inhalatives Kortikosteroid
IE	internationale Einheit(en)
Impl.	Implantat
Ind. Stell.	Indikationsstellung
Inf.Lsg.	Infusionslösung
ICS	inhalatives Kortikosteroid
Inh.Kps.	Inhalationskapseln
Inh.Lsg.	Inhalationslösung
ini	initial
Inj.Lsg.	Injektionslösung
INR	international normalized ratio
i.o.	intraossär
ISA	intrinsische sympathomimetische Aktivität
J	Jahr(e)
Jug.	Jugendliche(r)
KG	Körpergewicht
KHK	koronare Herzerkrankung
KI	Kontraindikation
Ki.	Kinder
KM	Knochenmark
KOF	Körperoberfläche
Kps.	Kapseln
Krea	Kreatinin
KS	Kristallsuspension

Ktr.	Kontrolle		PCR	Polymerase chain reaction
LABA	long-acting beta-agonist		PDT	Photodynamische Therapie
Lact	Laktation, Stillzeit		Perf.	Perfusor (50 ml)
LAMA	long-acting muscarinic antagonist		Pfl.	Pflaster
			PPB	Plasmaproteinbindung
LI	Leberinsuffizienz		PRC	pregnancy risk category
Ling.Tbl.	Lingualtablette		Pro.	Prophylaxe
LL	Leitlinie		PTT	partielle Thromboplastinzeit
Lsg.	Lösung		RAA	Renin-Angiotensin-Aldosteron
LTRA	Leukotrien-Rezeptor-Agonist		ret.	retard
M	Monat(e)		RF	Risikofaktor(en)
MAC	Mycobacterium avium intracellulare		Rp	rezeptpflichtig
			Rp-L	Lifestylepräparat
MAO	Monoaminoxidase		rt-PA	recombinant tissuetype plasminogen activator
MCT	mittelkettige Triglyceride			
MDS	myelodysplastisches Syndrom		SABA	short-acting beta-agonist
mgl.	möglich		SAMA	short-acting muscarinic antagonist
MI	Myokard-/Herzinfarkt			
min-Pot	mineralokortikoide Potenz		SCLC	kleinzelliges Bronchial-CA
MRSI	Methicillin-resistente Staphylokokkeninfektion		s.l.	sublingual
			Sgl.	Säuglinge
MTD	maximale Tagesdosis		SR	Sinusrhythmus
MTX	Methotrexat		SS(W)	Schwangerschaft(-swoche)
MW	Molekulargewicht		Strg.	Störung
NG	Neugeborene		Supp.	Suppositorium
NI	Niereninsuffizienz		Susp.	Suspension
NOAK	neue orale Antikoagulanzien		SZ	Stillzeit
NPA	Neutral Protamin Aspart		Ther.	Therapie
NPL	Neutral Protamin Lispro		Trim.	Trimenon
NSCLC	nichtkleinzelliges Bronchial-Ca		TTS	transdermales therap. System
NT	Nasentropfen		Tx	Transplantation
NYHA	New York Heart Association		ULN	upper limit of normal
OAK	orale Antikoagulation		UW	unerwünschte Wirkungen
OCS	orales Kortikosteroid		VHF	Vorhofflimmern
OP	Operation		W	Woche(n)
Osmo	Osmolarität		Wdh.	Wiederholung, wiederholen
OT	Ohrentropfen		Wi	Wirkung
OTC	„over the counter", apothekenpflichtig		Wm	Wirkmechanismus
			WW	Wechselwirkungen
PAH	pulmonal arterielle Hypertonie		z.N.	zur Nacht
Pat.	Patienten		Zul.	Zulassung
Pck.Beil.	Packungsbeilage		↑	Zunahme/steigern/erhöht
Ph	Philadelphia-Chromosom		↓	Abnahme/reduzieren/erniedrigt
p.i.	per inhalationem		☠	Doping-relevant
PIM	für ältere Patienten potenziell inadäquate Medikamente		⌬	für ältere Patienten potenziell inadäquates Medikament